U0376737

全国临床检验操作规程

National Guide to Clinical Laboratory Procedures

第 4 版

主　编　尚　红　王毓三　申子瑜

专业主编

临床血液与体液检验	王鸿利　彭明婷
临床化学检验	潘柏申　陈文祥
临床免疫检验	王兰兰　李金明
临床微生物与寄生虫检验	洪秀华　孙自镛
临床核酸和基因检验	尹一兵　徐克前
临床实验室管理	丁家华　郝晓柯

中华人民共和国国家卫生和计划生育委员会医政医管局

人民卫生出版社

图书在版编目（CIP）数据

全国临床检验操作规程/尚红，王毓三，申子瑜主编．
—4 版．—北京：人民卫生出版社，2014
ISBN 978-7-117-19862-2

Ⅰ．①全… Ⅱ．①尚…②王…③申… Ⅲ．①临床医学-医学检验-技术操作规程 Ⅳ．①R446．1-65

中国版本图书馆 CIP 数据核字（2014）第 278684 号

人卫智网	www. ipmph. com	医学教育、学术、考试、健康，购书智慧智能综合服务平台
人卫官网	www. pmph. com	人卫官方资讯发布平台

ISBN 978-7-117-19862-2
9 787117 198622 >

全国临床检验操作规程
第 4 版

主　　编：尚　红　王毓三　申子瑜
出版发行：人民卫生出版社（中继线 010-59780011）
地　　址：北京市朝阳区潘家园南里 19 号
邮　　编：100021
E - mail：pmph @ pmph. com
购书热线：010-59787592　010-59787584　010-65264830
印　　刷：人卫印务（北京）有限公司
经　　销：新华书店
开　　本：889 × 1194　1/16　　印张：68
字　　数：2252 千字
版　　次：2015 年 3 月第 1 版　2023 年 8 月第 1 版第 10 次印刷
标准书号：ISBN 978-7-117-19862-2
定　　价：198. 00 元
打击盗版举报电话：010-59787491　E-mail：WQ @ pmph. com
（凡属印装质量问题请与本社市场营销中心联系退换）

审 评

（以姓氏笔画为序）

王金良　王继贵　王毓三　申子瑜　朱建国　李金明
李建平　李顺义　沈　霞　张　正　张丽霞　陈文祥
陈宏础　周　新　居　军　洪秀华　秦　莉　秦晓光
涂植光　樊绮诗

编 者

（以姓氏笔画为序）

丁家华　马　莹　王小中　王兰兰　王传新　王昌富
王治国　王学锋　王清涛　王鸿利　王毓三　王露楠
尹一兵　卢兴国　申子瑜　邢婉丽　朱自严　仲人前
庄俊华　刘文恩　关　明　许　斌　孙自镛　李　艳
李若瑜　李金明　李晓军　杨　青　邹伟民　汪俊军
沈立松　沈定霞　张　捷　张　曼　张丽霞　陈　瑜
陈小平　陈文祥　陈江华　武永康　欧启水　尚　红
岳秀玲　郝晓柯　胡晓波　段　勇　姜拥军　洪秀华
秦　雪　秦晓光　袁　宏　贾　玫　徐克前　郭　玮
涂植光　陶志华　崔　巍　康　辉　续　薇　彭明婷
蒋晓飞　褚云卓　樊绮诗　潘世扬　潘柏申

前　言

1990 年，卫生部临床检验中心受原卫生部医政司委托组织编写了《全国临床检验操作规程》（以下简称《规程》）。此后，又于 1997 年和 2006 年对《规程》进行了修订，分别出版了第 2 版和第 3 版。作为临床检验操作的权威性、规范性文件，《规程》的出版，受到了各级各类医疗机构和全国临床检验工作者的广泛欢迎。《规程》的临床应用，对促进我国检验医学的发展、保证临床检验质量、提高临床诊疗水平发挥了重要作用。二十余年来《规程》的三次出版也反映了中国检验医学在科学化、规范化和标准化管理方面持续改进的发展历程。

检验技术的发展日新月异，特别是分子生物学、免疫学等技术进展迅速，自《规程》第 3 版出版以来，新的检验技术、检验项目和检验方法不断进入临床实验室，其操作方法亟须规范。为此，我局委托中华医学会检验医学分会对《规程》第 3 版进行了修订，编写完成了《规程》第 4 版。

第 4 版紧密结合我国临床诊疗工作实际和临床检验新进展，在第 3 版的基础上，对检验技术和项目进行了增补；对章节设置和文字表述等进行了修订完善。第 4 版内容更加充实，文字更加简明，表达更加准确，也更易于医务人员掌握。它的出版，将进一步统一和规范各医疗机构的临床检验操作行为，进一步推动实验室室内质量控制和室间质量评价工作，促进检验医学的发展。

《规程》第 4 版在尚红教授、王毓三主任医师和申子瑜研究员的主持下，由全体编写人员共同努力完成。在此对《规程》第 4 版的编写者们付出的辛勤劳动表示衷心的感谢。

国家卫生和计划生育委员会医政医管局　**王　羽**

2014 年 5 月

编者的话

《全国临床检验操作规程》于1991年初问世，其间1997年和2007年两次再版，至今已是第4版了。本书在临床实验室应用达24年之久，实践表明它对规范临床检验操作方法，提高临床检验质量起到了积极促进作用。临床检验学科是一门多学科相互交融的边缘科学，发展迅速。随着基础理论研究的不断深入和分析技术的迅速发展，临床检验的新项目、新方法不断涌现，同时也有些检验项目或方法需要淘汰更新，检验工作者对原有项目的认识和应用也在不断深化。为了保持《全国临床检验操作规程》与时俱进，原卫生部医政司于2012年委托中华医学会检验分会对《全国临床检验操作规程》（以下简称《规程》）第3版进行修订。中华医学会检验分会于2012年9月在深圳召开主编会议，确定专业主编名单，并委托专业主编组织编写班子。同年10月在上海浦东召开第1次编委会，确定《规程》第4版的编写方案。在一年多的编写过程中各专业多次召开会议，反复讨论修改，到2013年底于沈阳召开定稿会。

《规程》第4版是在第3版的基础上进行修订的，在保持《规程》传统特色与风格的同时，新版《规程》在专业篇布局上作了较大变动：将原来的血液检验篇和体液检验篇合并为第一篇临床血液与体液检验；将原来分散在血液体液篇中的寄生虫检验和微生物检验篇合并为第四篇临床微生物与寄生虫检验；将临床实验室质量管理篇扩大为临床实验室管理篇，列为第六篇。编者们对《规程》第3版的检验项目和方法进行了全面论证和大幅修改，引进许多新项目和新方法，尤其是临床核酸和基因检验篇改动幅度较大，新增遗传性疾病和染色体病基因检测、肿瘤基因检测和用药个体化核酸检测等章节，内容涵盖当前临床常用分子诊断项目；临床实验室管理篇内容也有大幅扩展，新增临床实验室环境和设施、实验室设备，检验程序和分析系统以及分析前与检验后的程序等章节；临床化学检验篇中增加治疗药物浓度监测和心血管疾病常用检测项目章。在全书的各个项目附注中大都增加了方法学评述，便于读者了解方法学进展，了解各种影响因素对测定准确性的干扰，提高检验人员对分析过程中可能出现的各种问题的解决能力。

在一年多的编写过程中，各位编者付出了辛勤劳动，尤其是各位专业主编更加辛苦，反复查阅资料，反复讨论修订，力争规程内容更先进、更实用，尽量减少书中的错误。在此，向各位专业主编和编者致以崇高的敬意！各位专业秘书协助专业主编做了大量协调、沟通、联系等工作，在此向六位秘书周文宾、王蓓丽、武永康、简翠、邹琳和杨柳表示诚挚的谢意！《规程》编委会秘书褚云卓全面负责规程再版的编务，工作细心，认真负责，在此表示衷心的感谢！最后，由衷地感谢《规程》第3版的老专家和编委为本书留下宝贵的资料和经验！

尽管我们做了很大的努力，书中难免会有不足和错误，敬请临床专家和检验界同道予以批评指正！如有对本书的批评指正和相关建议，请写信与沈阳中国医科大学附属第一医院检验科褚云卓联系，通信地址：沈阳市南京北街155号，中国医科大学附属第一医院检验科，邮编110001。

尚 红 王毓三 申子瑜

2014年12月

目　录

第一篇　临床血液与体液检验

第二篇 临床化学检验

第三篇　临床免疫检验

第四篇　临床微生物与寄生虫检验

第五篇　临床核酸和基因检验

第六篇 临床实验室管理

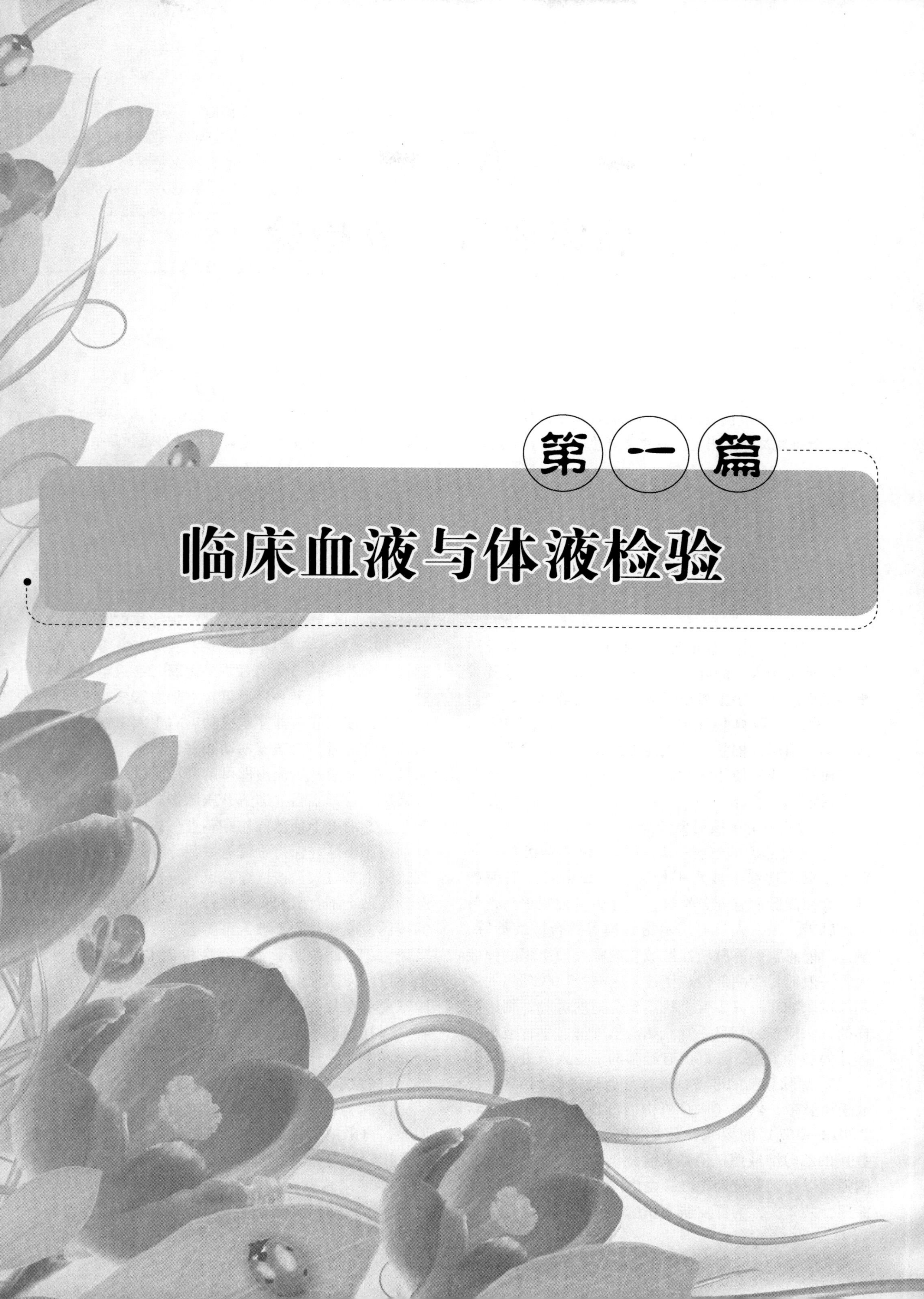

第一篇

临床血液与体液检验

第一章

临床血液一般检验

临床血液一般检验是血液学检验最基础、最常用的一类检验项目，主要包括全血细胞计数、外周血细胞形态学检查、红细胞沉降率测定、血液流变学检查等。血液一般检验取材容易，检测便捷，是临床最常用的初筛项目之一。

第一节　血液一般检验标本的采集与处理

一、静脉血的采集

【原理】 利用负压的原理，使用真空采血管或注射器将针头刺入浅静脉后，通过真空负压控制定量采集静脉血或通过手工控制吸取一定量的静脉血。

【试剂与器具】 压脉带、垫枕和手套；70%乙醇、消毒棉球或棉签；一次性无菌针头、持针器和真空采血管，或者使用注射器和试管；胶带。

【操作】

1. 对照申请单核对患者身份。

2. 采血部位的选择　患者取坐位或仰卧位，前臂置于桌面枕垫上或水平伸直。检查患者的肘前静脉，为使静脉血管充分暴露，可让患者握紧拳头，系上压脉带。采血人员可用示指触摸寻找合适的静脉，触摸时能感觉到静脉所在区域较周围其他组织的弹性大，一般肘臂弯曲部位或稍往下区域是比较理想的穿刺部位。如在一只手臂上找不到合适的静脉，则用同样的方法检查另一只手臂。如需从腕部、手背或脚部等处的静脉采血，最好由有经验的采血人员进行。

3. 静脉穿刺的准备　选择好合适的穿刺部位后，放松压脉带，依照《医疗机构消毒技术规范》（WS/T 2012—367）的要求，使用70%～80%（体积分数）的乙醇溶液擦拭消毒2遍，作用3分钟，消毒范围强调以穿刺部位为中心，由内向外缓慢旋转，逐步涂擦，共2次，消毒皮肤面积应≥5cm×5cm。

4. 静脉穿刺　①将患者的手臂置于稍低位置，在穿刺点上方约6cm处系紧压脉带，嘱受检者紧握拳头，使静脉充盈显露。采血人员一手拿着采血装置，另一只手的手指固定穿刺部位下方的皮肤，以使静脉位置相对固定。②手握持针器或注射器，保持穿刺针的方向和静脉走向一致，穿刺针与皮肤间的夹角约为20°，针尖斜面朝上。③将穿刺针快速、平稳地刺入皮肤和静脉。使用真空采血器时一只手固定住持针器和穿刺针，另一只手将真空采血管从持针器另一端推入；使用注射器穿刺成功后右手固定针筒，左手解开压脉带后，再缓缓抽动注射器针栓至采集到所需血量。④血液开始流出即可解开压脉带，或者在开始采最后一管标本后立即解开压脉带，同时嘱患者松开拳头。⑤消毒干棉球压住穿刺点，拔出针头，嘱患者继续按压棉球并保持手臂上举数分钟，如患者无法做到，则由采血人员按压穿刺点直至不出血。⑥在静脉穿刺处贴上不会引起过敏的胶条以助止血，如穿刺点的按压力度和时间不够，可能会导致皮下出血，形成瘀斑。⑦来回颠倒采血管数次将标本和抗凝剂混匀，但不可剧烈摇晃。⑧将采血针弃于利器盒内。⑨按实验室要求在每支采血管上贴好标签。⑩如是门诊患者，嘱其静坐片刻，确认无头晕、恶心等不良反应后再允许患者离开。

【注意事项】

1. 采血部位通常选择肘前静脉，如此处静脉不明显，可采用手背、手腕、腘窝和外踝部静脉；幼儿可采用颈外静脉。

2. 使用真空采血器前应仔细阅读厂家说明书。使用前勿松动一次性真空采血试管盖塞，以防采血量不准。

3. 使用注射器采血时，切忌将针栓回推，以免注射器中气泡进入血管形成气栓，造成严重后果。

4. 采血过程中应尽可能保持穿刺针位置不变，以免血流不畅。

5. 压脉带捆扎时间不应超过 1 分钟，否则会使血液成分的浓度发生改变。

6. 如果一次需要采集多管血液标本时，应按以下顺序采血：血培养管—需氧、血培养管—厌氧，凝血项管，无抗凝剂管（含或不含促凝剂和分离胶），有抗凝剂管。

7. 如遇受检者发生晕针，应立即拔出针头，让其平卧。必要时可用拇指压掐或针刺人中、合谷等穴位，嗅吸芳香氨酊等药物。

二、末梢血的采集

【试剂与器具】

1. 一次性使用的无菌采血针。
2. 70%乙醇棉球。
3. 一次性手套和消毒干棉球。
4. 不同检测所需特殊器具（如用于制作血涂片的玻片、微量移液管、血细胞计数稀释液、微量血细胞比容测量管）。

【操作】

1. 采血部位　成人以无名指或中指的指尖内侧为宜；特殊患者（如烧伤），必要时可从足跟部两侧或大拇指采血；婴儿理想的采血部位是足底面两侧的中部或后部，针刺的深度不应超过 2mm，靠近足底面后部的针刺深度不应超过 1mm。

2. 可轻轻按摩采血部位，使其自然充血，用 70%乙醇棉球消毒局部皮肤，待干。

3. 操作者用左手拇指和示指紧捏穿刺部位两侧，右手持无菌采血针，自指尖内侧迅速有力地穿刺，即刻拔出采血针并弃于利器盒内。

4. 用消毒干棉球擦去第一滴血，按需要依次采血。采血顺序：血涂片、EDTA 抗凝管、其他抗凝管、血清及微量采集管。

5. 可轻柔按压周围组织以获得足量的标本。

6. 采血完毕，用消毒干棉球压住伤口，止血片刻。

【注意事项】

1. 所选的采血部位要避开冻疮、炎症、水肿和瘢痕等患处；除特殊情况外，不宜从耳垂采血。

2. 不宜从婴儿的手指以及脚后方跟腱处采血，以防止可能造成骨组织和神经组织的损伤。

3. 采血部位宜保持温暖，有利于血液顺畅流出。

4. 消毒皮肤后应待乙醇挥发，皮肤干燥后方可采血，否则流出的血液不呈圆滴状，也可能会导致溶血。

5. 穿刺深度一般不超过 2mm；针刺后，稍加按压以血液能流出为宜。

三、抗凝剂的选用

血液一般检验常用的抗凝剂有以下 3 种：

1. 枸橼酸钠（柠檬酸钠）　枸橼酸能与血液中的钙离子结合形成螯合物，从而阻止血液凝固。市售枸橼酸钠多含 2 个分子的结晶水，分子量（MW）为 294.12，常用浓度为 109mmol/L（32g/L）。枸橼酸钠与血液的比例多采用 1∶9（V∶V）。常用于凝血试验和红细胞沉降率测定（魏氏法血沉测定时抗凝剂为 0.4ml 加血 1.6ml）。

2. 乙二胺四乙酸二钠（EDTA-$Na_2 \cdot H_2O$，MW336.21）或乙二胺四乙酸二钾（EDTA-$K_2 \cdot 2H_2O$，MW404.47）　抗凝机制与枸橼酸钠相同。全血细胞分析用 EDTA-$K_2 \cdot 2H_2O$，1.5～2.2mg 可阻止 1ml 血液凝固。由于 EDTA-Na_2 溶解度明显低于 EDTA-K_2，故 EDTA-K_2 特别适用于全血细胞分析，尤其适用于血小板计数。由于其影响血小板聚集及凝血因子检测，故不适合做凝血试验和血小板功能检查。

3. 肝素　是一种含有硫酸基团的黏多糖，分子量为 15 000，与抗凝血酶结合，促进其对凝血因子Ⅻ、Ⅺ、Ⅸ、Ⅹ和凝血酶活性的抑制，抑制血小板聚集从而达到抗凝。通常用肝素钠盐或锂盐粉剂（125U＝1mg）配成 1g/L 肝素水溶液，即每 ml 含肝素 1mg。取 0.5ml 置小瓶中，37～50℃烘干后，能抗凝 5ml 血液。适用于血气分析、电解质、钙等测定，不适合凝血象和血液学一般检查（可使白细胞聚集并使血涂片产生蓝色背景）。

四、血涂片制备

【器材】清洁、干燥、无尘、无油脂的载玻片（25mm×75mm，厚度为 0.8～1.2mm）。

【操作】血涂片制备方法很多，目前临床实验室普遍采用的是手工推片法，即用楔形技术制备血涂片方法，在玻片近一端 1/3 处，加 1 滴（约 0.05ml）充分混匀的血液，握住另一张边缘光滑的推片，以 30°～45°角使血滴沿推片迅速散开，快速、平稳地推动推片至载玻片的另一端。

【注意事项】

1. 血涂片应呈舌状，头、体、尾三部分清晰可分。

2. 推好的血涂片在空气中晃动，使其尽快干燥。天气寒冷或潮湿时，应于37℃恒温箱中保温促干，以免细胞变形缩小。

3. 涂片的厚薄、长度与血滴的大小、推片与载玻片之间的角度、推片时的速度及血细胞比容有关。一般认为血滴大、角度大、速度快则血膜越厚；反之则血膜越薄。血细胞比容高于正常时，血液黏度较高，保持较小的角度，可得满意结果；相反，血细胞比容低于正常时，血液较稀，则应用较大角度、推片速度较快。

4. 血涂片应在1小时内染色或在1小时内用无水甲醇（含水量<3%）固定后染色。

5. 新购置的载玻片常带有游离碱质，必须用约1mol/L HCl浸泡24小时后，再用清水彻底冲洗，擦干后备用。用过的载玻片可放入含适量肥皂或其他洗涤剂的清水中煮沸20分钟，洗净，再用清水反复冲洗，蒸馏水最后浸洗后擦干备用。使用时，切勿用手触及玻片表面。

6. 血液涂片既可直接用非抗凝的静脉血或毛细血管血，也可用EDTA抗凝血制备。由于EDTA能阻止血小板聚集，故在显微镜下观察血小板形态时非常合适。但EDTA抗凝血有时能引起红细胞皱缩和白细胞聚集，因此最好使用非抗凝血制备血涂片。

7. 使用EDTA-K_2抗凝血液样本时，应充分混匀后再涂片。抗凝血样本应在采集后4小时内制备血涂片，时间过长可引起中性粒细胞和单核细胞的形态学改变。注意制片前，样本不能冷藏。

五、血涂片染色

（一）瑞氏染色法

【原理】瑞氏（Wright）染色法使细胞着色既有化学亲合作用，又有物理吸附作用。各种细胞由于其所含化学成分不同，对染料的亲合力也不一样，因此，染色后各种细胞呈现出各自的染色特点。

【试剂】

1. 瑞氏染液

（1）瑞氏染料　　0.1g

（2）甲醇（AR）　　60.0ml

瑞氏染料由酸性染料伊红和碱性染料亚甲蓝组成。将瑞氏染料放入清洁干燥研钵里，先加少量甲醇，充分研磨使染料溶解，将已溶解的染料倒入棕色试剂瓶中，未溶解的再加少量甲醇研磨，直至染料完全溶解，甲醇全部用完为止，即为瑞氏染液。配好后放室温，一周后即可使用。新配染液效果较差，放置时间越长，染色效果越好。久置应密封，以免甲醇挥发或氧化成甲酸。染液中也可加中性甘油2～3ml，除可防止甲醇过早挥发外，也可使细胞着色清晰。

2. pH 6.8磷酸盐缓冲液

磷酸二氢钾（KH_2PO_4）　　0.3g

磷酸氢二钠（Na_2HPO_4）　　0.2g

加少量蒸馏水溶解，再用蒸馏水加至1000ml。

【操作】以血涂片染色为例。

1. 采血后推制厚薄适宜的血涂片（见血涂片制备）。

2. 用蜡笔在血膜两头画线，然后将血涂片平放在染色架上。

3. 加瑞氏染液数滴，以覆盖整个血膜为宜，染色约1分钟。

4. 滴加约等量的缓冲液与染液混合，室温下染色5～10分钟。

5. 用流水冲去染液，待干燥后镜检。

【注意事项】

1. pH对细胞染色有影响。由于细胞各种成分均由蛋白质构成，蛋白质均为两性电解质，所带电荷随溶液pH而定。对某一蛋白质而言，如环境pH <pI（pI为该蛋白质的等电点），则该蛋白质带正电荷，即在酸性环境中正电荷增多，易与酸性伊红结合，染色偏红；相反，则易与亚甲蓝结合，染色偏蓝。因细胞着色对氢离子浓度十分敏感，为此，应使用清洁中性的载玻片，稀释染液必须用pH 6.8缓冲液，冲洗片子必须用中性水。

2. 未干透的血膜不能染色，否则染色时血膜易脱落。

3. 染色时间的长短与染液浓度、染色时温度及血细胞多少有关。染色时间与染液浓度、染色时温度成反比；染色时间与细胞数量成正比。

4. 冲洗时不能先倒掉染液，应用流水冲去，以防染料沉淀在血膜上。

5. 如血膜上有染料颗粒沉积，可用甲醇溶解，但需立即用水冲掉甲醇，以免脱色。

6. 染色过淡，可以复染。复染时应先加缓冲液，创造良好的染色环境，而后加染液，或加染液与缓冲液的混合液，不可先加染液。

7. 染色过深可用水冲洗或浸泡水中一定时间，也可用甲醇脱色。

8. 染色偏酸或偏碱时，均应更换缓冲液再重染。

9. 瑞氏染液的质量好坏除用血涂片实际染色效果评价外，还可采用吸光度比值（ratio of absorption，RA）评价。瑞氏染液的成熟指数以 RA（A_{650nm}/A_{525nm}）=1.3±0.1 为宜。

（二）瑞氏-吉姆萨复合染色法

【原理】 吉姆萨染色原理与瑞氏染色相同，但提高了噻嗪染料的质量，加强了天青的作用，对细胞核着色效果较好，但和中性颗粒着色较瑞氏染色法差。因此，瑞氏-吉姆萨（Wright-Giemsa）复合染色法可取长补短，使血细胞的颗粒及胞核均能获得满意的染色效果。

【试剂】

瑞氏-吉姆萨复合染色液

Ⅰ液：取瑞氏染粉 1g、吉姆萨染粉 0.3g，置洁净研钵中，加少量甲醇（分析纯），研磨片刻，吸出上层染液。再加少量甲醇继续研磨，再吸出上层染液。如此连续几次，共用甲醇 500ml。收集于棕色玻璃瓶中，每天早、晚各振摇 3 分钟，共 5 天，以后存放一周即能使用。

Ⅱ液：pH 6.4～6.8 磷酸盐缓冲液

磷酸二氢钾（无水）	6.64g
磷酸氢二钠（无水）	2.56g

加少量蒸馏水溶解，用磷酸盐调整 pH，加水至 1000ml。

【操作】 瑞氏-吉姆萨染色方法基本上与瑞氏染色法相同。

（三）30 秒快速单一染色法

【试剂】

1. 贮存液

瑞氏染粉	2.0g
吉姆萨染粉	0.6g
天青Ⅱ	0.6g
甘油	10.0ml
聚乙烯吡咯烷酮（PVP）	20.0g
甲醇	1000ml

2. 磷酸盐缓冲液（pH 6.2～6.8）

磷酸二氢钾	6.64g
磷酸氢二钠	0.26g
苯酚	4.0ml
蒸馏水加至	1000ml

3. 应用液

1 液、2 液按 3∶1 比例混合放置 14 天后备用。

【操作】 将染液铺满血膜或将血片浸入缸内，30 秒后用自来水冲洗。

（四）快速染色法

【试剂】

Ⅰ液：

磷酸二氢钾	6.64g
磷酸氢二钠	2.56g
水溶性伊红 Y	4.0g（或伊红 B 2.5g）
蒸馏水	1000ml
苯酚	40ml

煮沸，待冷后备用。

Ⅱ液：

亚甲蓝	4g
蒸馏水	1000ml
高锰酸钾	2.4g

煮沸，待冷后备用。

【操作】 把干燥血涂片浸入快速染色液的Ⅰ液中 30 秒，水洗，再浸入Ⅱ液 30 秒，水洗待干。

第二节　血细胞分析

一、血细胞分析的质量要求

（一）人员

1. 实验室专业技术人员　应有明确的岗位职责，包括标本的采集与处理，样本检测，质量保证，报告的完成、审核与签发，检验结果的解释等岗位的职责和要求。

2. 形态学检查技术主管　应有专业技术培训（如进修学习、参加形态学检查培训班等）的考核记录（如合格证、学分证及岗位培训证等），其他形态学检查人员应有定期培训及考核记录。

3. 血液形态学检验人员的配置　宜满足工作需求，如血细胞分析复检标本的数量在每日 100 份以下时，宜配备 2 人；复检标本量在每日 100～200 份时，宜配备 3～4 人；若采用自动化仪器进行形态学筛查时，可适当减少人员数量。

4. 应有人员培训计划　包括但不限于如下内容：培训目的，时间和培训内容（包括专业理论和操作技能），接受培训人员，可供使用的参考资料等。

5. 应每年评估员工的工作能力　对新进员工，尤其是从事血液学形态识别的人员，在最初 6 个月内应至少进行 2 次能力评估。当职责变更时，或离岗 6 个月以上再上岗时，或政策、程序、技术有变更时，应对员工进行再培训和再评估。没有通过评估的人员应经再培训和再评审，合格后才可继续上岗，并记录。

6. 工作人员应对患者隐私及结果保密并签署声明。

（二）设施与环境条件

1. 实验室应具备满足工作需要的空间。

2. 如设置了不同的控制区域，应制定针对性的防护措施及合适的警告。

3. 应依据所用检测设备和实验过程对环境温湿度的要求，制定温湿度控制要求并记录。温度失控时应有处理措施并记录。

4. 应有足够的、温度适宜的储存空间（如冰箱），用以保存临床样品和试剂，设置目标温度和允许范围，温度失控时应有处理措施。

（三）实验室设备

1. 血液分析仪的性能验证 新仪器使用前应进行性能验证，内容至少应包括精密度、正确度、可报告范围等，验证方法和要求见卫生行业标准（WS/T 406—2012《临床血液学检验常规项目分析质量要求》）。要求至少每年对每台血液分析仪的性能进行评审。

2. 血液分析仪的校准应符合如下要求 依照卫生行业标准（WS/T 347—2011《血液分析仪的校准指南》）的要求实施校准；应对每一台仪器进行校准；应制定校准程序，内容包括校准物的来源、名称，校准方法和步骤，校准周期等；应对不同吸样模式（自动、手动和预稀释模式等）进行校准或比对；可使用制造商提供的配套校准物或校准实验室提供的定值新鲜血进行校准；至少6个月进行一次校准。

3. 试剂与耗材的要求 应提供试剂和耗材检查、接收、贮存和使用的记录。商品试剂使用记录应包括使用效期和启用日期，自配试剂记录应包括试剂名称或成分、规格、储存条件、制备或复溶日期、有效期、配制人等。

4. 电源配置 必要时，实验室可配置不间断电源（UPS）和（或）双路电源以保证关键设备的正常工作。

5. 设备故障原因分析 设备发生故障后，应首先分析故障原因，如设备故障可能影响了方法学性能，于故障修复后，可通过以下合适的方式进行相关的检测、验证：可校准的项目实施校准；质控物检验；与其他仪器或方法比对；以前检验过的样品再检验。

（四）检验前程序

1. 所有类型的样品应有采集说明（一些由临床工作人员负责采集的样品不要求实验室准备详细的采集说明，如骨髓样品的采集；但实验室需提出相关要求，如合格样品的要求和运输条件等）。

2. 血细胞分析标本的采集应使用EDTA抗凝剂，除少数静脉取血有困难的患者（如婴儿、大面积烧伤或需频繁采血进行检查的患者外，宜尽可能使用静脉穿刺方式采集标本；血液与抗凝剂的体积比一般为9:1。

3. 应根据检验项目明确列出不合格标本的类型（如有凝块、采集量不足、肉眼观察有溶血的标本等）和处理措施。

4. 用于疟原虫检查的静脉血标本，应在采集后1小时内同时制备厚片和薄片。如超过1小时，应在报告单上标注处理时间。

（五）检验程序

1. 应制定血细胞分析项目的标准操作程序。

2. 应制定血细胞分析的显微镜复检标准并对复检标准进行验证；要求复检后结果的假阴性率≤5%；应用软件有助于显微镜复检的有效实施；显微镜复检应保存记录；复检涂片至少保留2周。

3. 应规定检测结果超出仪器线性范围时的识别和解决方法 （如对血样进行适当稀释和重复检验）。

4. 当检测样本存在影响因素（如有核红细胞、红细胞凝集、疟原虫、巨型血小板等）时，对仪器检测结果可靠性的判定和纠正措施应有规定。

5. 血液寄生虫检查的要求见第四篇。

6. 如使用自建检测系统，应有程序评估并确认精密度、正确度、可报告范围、参考区间等分析性能符合预期用途。

7. 可由制造商或其他机构建立参考区间后，由使用相同分析系统的实验室对参考区间进行验证或评审。实验室内部有相同的分析系统（仪器型号、试剂批号以及消耗品等相同）时，可调用相同的参考区间。当临床需要时，应根据年龄和（或）性别分组建立参考区间。中国成人血细胞分析参考区间可采纳行业标准（WS/T 405—2012《血细胞分析参考区间》）。

（六）检验程序的质量保证

1. 实验室内部质量控制应符合如下要求

（1）质控品的选择：宜使用配套质控品，使用非配套质控品时应评价其质量和适用性。

（2）质控品的浓度水平：至少使用2个浓度水平（正常和异常水平）的质控品。

（3）质控项目：认可的所有检测项目均应开展室内质量控制。

（4）质控频度：根据检验标本量定期实施，检测当天至少 1 次。

（5）质控图：应使用 Levey-Jennings 质控图；质控图或类似的质量控制记录应包含以下信息：检测质控品的时间范围、质控图的中心线和控制界线、仪器/方法名称、质控品的名称、浓度水平、批号和有效期、试剂名称和批号、每个数据点的日期、操作人员的记录。

（6）质控图中心线的确定：血细胞计数质控品的测定应在不同时段至少检测 3 天，使用 10 个以上检测结果的均值画出质控图的中心线；每个新批号的质控品在日常使用前，应通过检测确定质控品均值，制造商规定的“标准值”只能作为参考。

（7）标准差的确定：标准差的计算方法参见 GB/T 20468—2006。

（8）失控判断规则：应规定质控规则，全血细胞计数至少使用 1_{3s} 和 2_{2s} 规则。

（9）失控报告：必要时宜包括失控情况的描述、核查方法、原因分析、纠正措施及纠正效果的评价等内容；应检查失控对之前患者样品检测结果的影响。

（10）质控数据的管理：按质控品批次或每月统计 1 次，记录至少保存 2 年。

（11）记录：实验室负责人应对每批次或每月室内质量控制记录进行审查并签字。

2. 所开展的检验项目应参加相应的室间质评要求使用相同的检测系统检测质控样本与患者样本；应由从事常规检验工作的人员实施室间质评样品的检测；应有禁止与其他实验室核对上报室间质评结果的规定；应保留参加室间质评的结果和证书。实验室应对“不满意”和“不合格”的室间质评结果进行分析并采取纠正措施。实验室负责人应监控室间质量评价活动的结果，并在评价报告上签字。

3. 对未开展室间质评检验项目的比对要求　应通过与其他实验室（如使用相同检测方法的实验室、使用配套系统的实验室）比对的方式，判断检验结果的可接受性，并应满足如下要求：

（1）规定比对实验室的选择原则。

（2）样品数量：至少 5 份，包括正常和异常水平。

（3）频率：至少每年 2 次。

（4）判定标准：应有≥80% 的结果符合要求。当实验室间比对不可行或不适用时，实验室应制定评价检验结果与临床诊断一致性的方法，判断检验结果的可接受性。每年至少评价 2 次，并有记录。

4. 实验室内部结果比对应符合如下要求

（1）检验同一项目的不同方法、不同分析系统应定期（至少 6 个月）进行结果的比对。血液分析仪等血液学检测设备，确认分析系统的有效性并确认其性能指标符合要求后，每年至少使用 20 份临床标本（含正常和异常标本）进行比对（可分批进行），结果应符合卫生行业标准（WS/T 406—2012《临床血液学检验常规项目分析质量要求》。

（2）应定期（至少每 3 个月 1 次，每次至少 5 份临床样本）进行形态学检验人员的结果比对、考核并记录。

（3）比对记录应由实验室负责人审核并签字，记录至少保留 2 年。

（七）结果报告

1. 如收到溶血标本，宜重新采集，否则检验报告中应注明标本溶血。

2. 危急值通常用于患者血液检验的首次结果。

二、血红蛋白测定

氰化高铁血红蛋白（hemoglobin cyanide，HiCN）分光光度法是世界卫生组织和国际血液学标准化委员会（International Council for Standardization in Haematology，ICSH）推荐的参考方法，该方法的测定结果是其他血红蛋白测定方法的溯源标准。常规实验室多使用血液分析仪或血红蛋白计进行测定，无论采用何种原理的测定方法，均要求实验室通过使用血液分析仪配套校准物或溯源至参考方法的定值新鲜血实施校准，以保证 Hb 测定结果的准确性。

（一）检测方法

1. 氰化高铁血红蛋白分光光度法

【原理】 血红蛋白（除硫化血红蛋白外）中的亚铁离子（Fe^{2+}）被高铁氰化钾氧化成高铁离子（Fe^{3+}），血红蛋白转化成高铁血红蛋白。高铁血红蛋白与氰根离子（CN^-）结合，生成稳定的氰化高铁血红蛋白（HiCN）。用分光光度计检测时，氰化高铁血红蛋白在波长 540nm 处有一个较宽的吸收峰，它在 540nm 处的吸光度同它在溶液中的浓度成正比。

【试剂】

HiCN 试剂：

氰化钾（KCN）	0.050g
高铁氰化钾［$K_3Fe(CN)_6$］	0.200g
无水磷酸二氢钾（KH_2PO_4）	0.140g

非离子表面活性剂［可用 Triton X-100，Saponic218 等］0.5 ~ 1.0ml

分别溶于蒸馏水中，混合，再加蒸馏水至 1000ml，混匀。试剂为淡黄色透明溶液，pH 在 7.0 ~ 7.4，用冰点渗透压仪测定的渗透量应在

(6～7)mOsm/(kg·H_2O)。血红蛋白应在5分钟内完全转化为高铁血红蛋白。

【操作】

(1) 标准曲线制备：将氰化高铁血红蛋白(HiCN)参考液稀释为四种浓度(200g/L，100g/L，50g/L，25g/L)，然后以HiCN试剂调零，分别测定其在540nm处的吸光值。以血红蛋白浓度(g/L)为横坐标，其对应的吸光度为纵坐标，在坐标纸上描点。用$Y(A_{540})=a+bX(C)$进行直线回归处理。

(2) 常规检测血红蛋白：先将20μl血用5.0ml HiCN试剂稀释，混匀，静置5分钟后，测定待检标本在540nm下的吸光值，按下面公式计算，从而得出待检标本的血红蛋白浓度。

$$C=\frac{A_{540}-a}{b}=(A_{540}-a)\times\frac{1}{b}$$

式中：A_{540}——患者待测HiCN在波长为540nm的吸光值

C——血红蛋白浓度，g/L

a为截距

b为斜率

【注意事项】

(1) 血红蛋白测定方法很多，但无论采用何种方法，都应溯源至氰化高铁血红蛋白分光光度法的结果。

(2) 试剂应贮存在棕色硼硅有塞玻璃瓶中，不能贮存于塑料瓶中，否则会使CN^-丢失，造成测定结果偏低。

(3) 试剂应置于2～8℃保存，不可冷冻，结冰可引起高铁氰化钾破坏，使试剂失效。

(4) 试剂应保持新鲜，至少一个月配制一次。

(5) 氰化钾是剧毒品，配试剂时要严格按剧毒品管理程序操作。

(6) 脂血症或标本中存在大量脂蛋白可产生浑浊，可引起血红蛋白假性升高。白细胞数$>20\times10^9/L$、血小板计数$>700\times10^9/L$及异常球蛋白增高也可出现混浊，均可使血红蛋白假性升高。煤气中毒或大量吸烟引起血液内碳氧血红蛋白增多，也可使测定值增高。若因白细胞数过多引起的混浊，可离心后取上清液比色；若因球蛋白异常增高(如肝硬化患者)引起的混浊，可向比色液中加入少许固体氯化钠(约0.25g)或碳酸钾(约0.1g)，混匀后可使溶液澄清。

(7) 测定后的HiCN比色液不能与酸性溶液混合(目前大都用流动比色，共用1个废液瓶，尤须注意这一点)，因为氰化钾遇酸可产生剧毒的氢氰酸气体。

(8) 为防止氰化钾污染环境，比色测定后的废液集中于广口瓶中处理。废液处理：①首先以水稀释废液(1:1)，再按每升上述稀释废液加入次氯酸钠35ml，充分混匀后敞开容器口放置15小时以上，使CN^-氧化成CO_2和N_2挥发，或水解成CO_3^{2-}和NH_4^+，再排入下水道；②碱性硫酸亚铁除毒：硫酸亚铁和KCN在碱性溶液中反应，生成无毒的亚铁氰化钾，取硫酸亚铁($FeSO_4\cdot7H_2O$)50g，氢氧化钠50g，加水至1000ml，搅匀制成悬液。每升HiCN废液，加上述碱性硫酸亚铁悬液40ml，不时搅匀，置3小时后排入下水道，但该方法的除毒效果不如前者好。

(9) HiCN参考液的纯度检查：①波长450～750nm的吸收光谱曲线形态应符合文献所述；②A_{540nm}/A_{504nm}的吸光度比值应为1.59～1.63；③用HiCN试剂作空白，波长710～800nm处，比色杯光径1.0cm时，吸光度应小于0.002。

(10) 血液标本使用静脉血，静脉血用乙二胺四乙酸二钾(EDTA-K_2)抗凝。

2. 十二烷基硫酸钠血红蛋白测定法　由于HiCN法会污染环境，对环境保护不利。为此各国均相继研发不含KCN测定血红蛋白的方法，如十二烷基硫酸钠血红蛋白(sodium lauryl sulfate hemoglobin，SLS-Hb)测定方法，但其测定结果应溯源到HiCN分光光度法。

【原理】除硫化血红蛋白(SHb)外，血液中各种血红蛋白均可与十二烷基硫酸钠(sodium lauryl sulfate，SLS)作用，生成SLS-Hb棕色化合物，SLS-Hb波峰在538nm，波谷在500nm。本法可用HiCN法定值的新鲜血，对血液分析仪进行校准或绘制标准曲线。

【试剂】

(1) 血液分析仪商品试剂。

(2) 自配试剂：①60g/L十二烷基硫酸钠的磷酸盐缓冲液：称取60g十二烷基硫酸钠溶解于33.3mmol/L磷酸盐缓冲液(pH 7.2)中，加Triton X-100 70ml于溶液中混匀，再加磷酸盐缓冲液至1000ml，混匀；②SLS应用液：将上述60g/L SLS原液用蒸馏水稀释100倍，SLS最终浓度为2.08mmol/L。

【操作】

(1) 按血液分析仪操作说明书的要求进行操作。

(2) 末梢血检测方法(适用于婴幼儿、采血困难的肿瘤患者等)：准确吸取SLS应用液5.0ml置于试管中，加入待测血20μl，充分混匀。5分钟后置

540nm 下以蒸馏水调零，读取待测管吸光度值，查标准曲线即得 SLS-Hb 结果。

（3）标准曲线绘制：取不同浓度血红蛋白的全血标本，分别用 HICN 法定值。再以这批已定值的全血标本，用 SLS-Hb 测定，获得相应的吸光度值，绘制出标准曲线。

【参考区间】（仪器法，静脉采血）

成年男性：130～175g/L*

成年女性：115～150g/L*

新生儿：180～190g/L**

婴儿：110～120g/L**

儿童：120～140g/L**

*摘自中华人民共和国卫生行业标准 WS/T 405—2012《血细胞分析参考区间》

**摘自胡亚美，江载芳. 诸福棠实用儿科学. 第7版. 北京：人民卫生出版社，2003：2685

【注意事项】

（1）注意选用 CP 级以上的优质十二烷基硫酸钠［$CH_3(CH_2)_3SO_4Na$，MW288.38］。

（2）本法配方溶血力很强，不能用同一管稀释标本同时测定血红蛋白和白细胞计数。

（3）其他环保的血红蛋白测定方法还很多，如碱羟血红蛋白测定法等。

（4）建议各临床实验室对参考区间进行验证后，采纳使用。

（5）为保证结果的可靠性，应尽可能使用静脉血进行检测。

（二）临床意义

1. 生理性降低　主要见于生理性贫血，如生长发育迅速而导致造血原料相对不足的婴幼儿、妊娠中后期血容量明显增加而引起血液稀释的孕妇，以及造血功能减退的老年人。

2. 病理性降低　见于各种贫血，常见原因有：①骨髓造血功能障碍，如再生障碍性贫血、白血病、骨髓瘤、骨髓纤维化；②造血物质缺乏或利用障碍，如缺铁性贫血、铁粒幼细胞贫血、巨幼细胞贫血（叶酸及维生素 B_{12}缺乏）；③急慢性失血，如手术或创伤后急性失血、消化道溃疡、寄生虫病；④血细胞破坏过多，如遗传性球形红细胞增多症、阵发性睡眠性血红蛋白尿、异常血红蛋白病、溶血性贫血；⑤其他疾病（如炎症、肝病、内分泌系统疾病）造成或伴发的贫血。

3. 生理性增高　见于生活在高原地区的居民、胎儿及初生儿、健康人进行剧烈运动或从事重体力劳动时。

4. 病理性增高　分为相对性增高和绝对性增高。相对性增高通常是由于血浆容量减少，致使血液中有形成分相对增多形成的暂时性假象，多见于脱水血浓缩时，常由严重呕吐、多次腹泻、大量出汗、大面积烧伤、尿崩症、大剂量使用利尿药等引起。绝对性增高多与组织缺氧、血中促红细胞生成素水平升高、骨髓加速释放红细胞有关，见于：①原发性红细胞增多症：为慢性骨髓增生性疾病，临床较为常见，其特点为红细胞及全血容量增加导致皮肤黏膜暗红，脾大同时伴有白细胞和血小板增多。②继发性红细胞增多症：见于肺源性心脏病、阻塞性肺气肿、发绀型先天性心脏病及异常血红蛋白病等；与某些肿瘤和肾脏疾患有关，如肾癌、肝细胞癌、子宫肌瘤、卵巢癌、肾胚胎瘤和肾积水、多囊肾、肾移植后；此外，还见于家族性自发性促红细胞生成素浓度增高，药物（雌激素、皮质类固醇等）引起的红细胞增多等。

在各种贫血时，由于红细胞内血红蛋白含量不同，红细胞和血红蛋白减少程度可不一致。血红蛋白测定可以用于了解贫血的程度，如需要了解贫血的类型，还需作红细胞计数和红细胞形态学检查，及与红细胞其他相关的指标测定。

三、红细胞计数

红细胞计数（red blood cell count，RBC）可采用自动化血液分析仪或显微镜检查法进行检测，以前者最为常用。血液分析仪进行红细胞计数的原理是电阻抗原理，在仪器计数结果不可靠（如红细胞数量较低、存在干扰等）需要确认、不具备条件使用血液分析仪时，可采用显微镜检查法进行红细胞计数。

（一）检测方法

1. 血液分析仪检测法

【原理】主要使用电阻抗原理进行检测。有的仪器采用流式细胞术加二维激光散射法进行检测，全血经专用稀释液稀释后，使自然状态下的双凹盘状扁圆形红细胞成为球形并经戊二醛固定，这种处理不影响红细胞的平均体积，红细胞通过测量区时，激光束以低角度前向光散射测量单个红细胞的体积和红细胞总数，可使红细胞计数结果更加准确。

【仪器与试剂】血液分析仪及配套试剂（如稀释液、清洗液）、配套校准物、质控物。

【操作】使用稀释液和特定装置定量稀释血液标本；检测稀释样本中的细胞数量；将稀释样本中的细胞数量转换为最终报告结果，即每升全血中的红细胞数量。不同类型血液分析仪的操作程序依照仪器说明书规定。

【参考区间】（仪器法，静脉采血）

成年男性：（4.3～5.8）$\times 10^{12}$/L；成年女性：（3.8～5.1）$\times 10^{12}$/L。

2. 显微镜计数法

【原理】显微镜检查方法用等渗稀释液将血液按一定倍数稀释并充入细胞计数板（又称牛鲍计数板）的计数池，在显微镜下计数一定体积内的红细胞数，经换算得出每升血液中红细胞的数量。

【试剂与器材】①赫姆（Hayem）液：氯化钠1.0g，结晶硫酸钠（$Na_2SO_4 \cdot 10H_2O$）5.0g（或无水硫酸钠2.5g），氯化汞0.5g，分别用蒸馏水溶解后混合，再用蒸馏水加至200ml，混匀、过滤后备用；如暂无赫姆（Hayem）液，可用无菌生理盐水替代；②改良Neubauer血细胞计数板、盖玻片；③普通显微镜。

【操作】①取中号试管1支，加红细胞稀释液2.0ml；②用清洁干燥微量吸管取末梢血或抗凝血10μl，擦去管外余血后加至红细胞稀释液底部，再轻吸上层清液清洗吸管2～3次，然后立即混匀；③混匀后，用干净微量吸管将红细胞悬液充入计数池，不得有空泡或外溢，充池后静置2～3分钟后计数；④高倍镜下依次计数中央大方格内四角和正中5个中方格内的红细胞。对压线红细胞按“数上不数下、数左不数右”的原则进行计数。

【结果计算】

$$\begin{aligned}\text{红细胞数/L} &= 5\text{个中方格内红细胞数} \times 5 \times 10 \times 200 \times 10^6 \\ &= 5\text{个中方格内红细胞数} \times 10^{10} \\ &= \frac{5\text{个中方格内的红细胞数}}{100} \times 10^{12}\end{aligned}$$

式中：×5：5个中方格换算成1个大方格；×10：1个大方格容积为0.1μl，换算成1.0μl；×200：血液的实际稀释倍数应为201倍，按200是便于计算；$\times 10^6$：由1μl换算成1L。

【注意事项】①显微镜计数方法由于计数细胞数量有限，检测结果的精密度较差，适用于红细胞数量较低标本的检测；②红细胞的聚集可导致计数不准确；③如计数板不清洁或计数板中的稀释液蒸发，也会导致结果增高或错误；④配制的稀释液应过滤，以免杂质、微粒等被误认为细胞。

（二）方法学评价

临床实验室主要使用血液分析仪进行红细胞计数，不仅操作简便、检测快速，重复性好，而且能够同时得到多个红细胞相关参数。使用配套校准物或溯源至参考方法的定值新鲜血实施校准后，可确认或改善检测结果的准确性。某些病理状态下（如白细胞数过高、巨大血小板、红细胞过小、存在冷凝集素等），仪器检测结果易受干扰，需使用手工法进行确认。手工法是传统方法，无需特殊设备，但操作费时费力，结果重复性较差，在常规检测中已较少使用。

（三）临床意义

1. 生理性降低 主要见于生理性贫血，如婴幼儿、妊娠中后期孕妇以及造血功能减退的老年人等。

2. 病理性降低 见于各种贫血，常见原因有：①骨髓造血功能障碍，如再生障碍性贫血、白血病、骨髓瘤、骨髓纤维化；②造血物质缺乏或利用障碍，如缺铁性贫血、铁粒幼细胞贫血、巨幼细胞贫血；③急慢性失血，如手术或创伤后急性失血、消化道溃疡、寄生虫病；④血细胞破坏过多，如溶血性贫血；⑤其他疾病造成或伴发的贫血。

3. 生理性增高 见于生活在高原地区的居民、胎儿及新生儿、剧烈运动或重体力劳动的健康人。

4. 病理性增高 分为相对性增高和绝对性增高。相对性增高通常是由于血浆容量减少，致使血液中有形成分相对增多形成的暂时性假象，常由严重呕吐、多次腹泻、大面积烧伤、尿崩症、大剂量使用利尿药等引起。绝对性增高多与组织缺氧、血中促红细胞生成素水平升高、骨髓加速释放红细胞有关，见于：①原发性红细胞增多症：为慢性骨髓增殖性肿瘤，临床较为常见；②继发性红细胞增多症：见于肺源性心脏病、慢性阻塞性肺气肿及异常血红蛋白病等；与某些肿瘤和肾脏疾患有关，如肾癌、肝细胞癌、卵巢癌、肾移植后；此外，还见于家族性自发性促红细胞生成素浓度增高，药物（雌激素、皮质类固醇等）引起的红细胞增多等。

四、血细胞比容测定

血细胞比容（hematocrit，Hct）可采用离心法或血液分析仪进行测定。微量离心法是国际血液学标准化委员会（ICSH）推荐的参考方法。临床实验室主要使用血液分析仪测定Hct，血液分析仪的检测结果应通过校准溯源至参考方法。

（一）检测方法

1. 血液分析仪检测法

【原理】仪器检测Hct的原理分为两类：一类是通过累积细胞计数时检测到的脉冲信号强度得

出；另一类是通过测定红细胞计数和红细胞平均体积的结果计算得出，Hct = 红细胞计数 × 红细胞平均体积。

【仪器与试剂】 血液分析仪及配套试剂、校准物、质控物、采血管等耗材。

【操作】 按血液分析仪说明书的要求进行操作。

【参考区间】（仪器法，静脉采血）

成年男性：0.40 ~ 0.50；成年女性：0.35 ~ 0.45。

【注意事项】 血标本中有凝块、溶血、严重脂血等因素可导致检测结果不可靠。

2. 毛细管离心法

【原理】 离心法是将待测标本吸入孔径一致的标准毛细玻璃管并进行离心，血细胞与血浆分离并被压紧，通过测量血细胞柱和血浆柱的长度即可计算出血细胞占全血的体积比。

【试剂与器材】

（1）抗凝剂：以 EDTA-K_2 为最好。

（2）毛细管：毛细管用钠玻璃制成，长度为 75mm ± 0.5mm；内径为 1.155mm ± 0.085mm；管壁厚度为 0.20mm，允许范围为 0.18 ~ 0.23mm。

（3）毛细管密封胶：应使用黏土样密封胶或符合要求的商品。

（4）高速离心机：离心半径应大于 8.0cm，能在 30 秒内加速到最大转速，在转动圆盘周边的 RCF 为 10 000 ~ 15 000g 时，转动 5 分钟，转盘的温度不超过 45℃。

（5）刻度读取器，如微分卡尺。

【操作】

（1）将血标本与抗凝剂混匀时，动作应轻柔，避免血液中产生过多气泡。

（2）利用虹吸作用将抗凝静脉血吸入毛细管内，反复倾斜毛细管，使血柱离毛细管两端的距离分别大于 0.5cm。

（3）将毛细管未吸血液的一端垂直插入密封胶，封口。密封胶柱长度为 4 ~ 6mm。

（4）将毛细管编号，按次序放置于离心机上。密封的一端朝向离心机圆盘的周边一侧。

（5）RCF 至少为 10 000 × g，离心 5 分钟。

（6）取出毛细管，测量其中红细胞柱、全细胞柱和血浆柱的长度。红细胞柱的长度除以全细胞柱和血浆柱的长度之和，即为血细胞比容。

【注意事项】 ①采血应顺利，防止溶血及组织液混入；②同一标本的测量结果之差不可大于 0.015；③测量红细胞柱的长度时，不能将白细胞和血小板层计算在内；④离心机应符合要求。

（二）方法学评价

临床实验室主要使用血液分析仪进行 Hct 检测，其优点是检测速度快，精密度良好，适合批量标本的检测，使用配套校准物或溯源至参考方法的定值新鲜血实施校准后，可确认或改善检测结果的准确性；常规条件使用的离心法操作简单，但检测速度较慢，结果准确性易受离心条件的影响，在临床实验室较少使用。

（三）临床意义

Hct 不仅与红细胞数量的多少有关，而且与红细胞的体积大小及血浆容量的改变有关。Hct 是诊断贫血的主要实验室检查指标之一，也是影响全血黏度的重要因素和纠正脱水及酸碱平衡失调时治疗的参考指标。

1. Hct 增高　常导致全血黏度增加，呈现血液高黏滞综合征。临床研究表明，高血细胞比容与血栓形成密切相关，在诊断血管疾病的血栓前状态中也有显著意义。Hct 增高临床常见于：①各种原因所致的血液浓缩，使红细胞数量相对增多，如严重呕吐、腹泻、大量出汗、大面积烧伤等；②真性红细胞增多症；③继发性红细胞增多（如高原病、慢性肺源性心脏病等）的患者红细胞数量绝对增多，Hct 可显著增高。

2. Hct 减低　见于：①正常孕妇；②各种类型贫血，如急慢性出血、缺铁性贫血和再生障碍性贫血，但 Hct 减少的程度与 RBC、Hb 的减少程度并非完全一致；③继发性纤维蛋白溶解症患者；④应用干扰素、青霉素、吲哚美辛（消炎痛）、维生素 A 等药物的患者。

五、红细胞平均指数

【原理】 临床不仅要根据红细胞计数、血红蛋白浓度及血细胞比容的变化对贫血进行诊断，还要利用 RBC、Hb 及 Hct 的数值，计算出红细胞平均指数，帮助对贫血做形态学分类，初步判断贫血的原因以及对贫血进行鉴别诊断。红细胞平均指数分别为：平均红细胞体积（mean corpuscular volume，MCV）、平均红细胞血红蛋白量（mean corpuscular hemoglobin，MCH）和平均红细胞血红蛋白浓度（mean corpuscular hemoglobin concentration，MCHC）。

【计算方法】

1. 平均红细胞体积（MCV）　是指每个红细胞的平均体积，以飞升（fl）为单位。

$$MCV = \frac{每升血液中红细胞比容(L)\times 10^{15}}{每升血液红细胞数(个)}$$
$$= \times \times fl$$

举例：患者血红细胞数为 $3.6\times 10^{12}/L$，血细胞比容为0.392。

因为 $1L=10^{15}fl$，即

$$MCV=\frac{0.392\times 10^{15}}{3.6\times 10^{12}}=109fl$$

2. 平均红细胞血红蛋白含量（MCH） 是指每个红细胞内所含血红蛋白的平均量，以皮克（pg）为单位。

$$MCH = \frac{每升血液中血红蛋白浓度(g)\times 10^{12}}{每升血液红细胞数(个)}$$
$$= \times \times pg$$

举例：患者红细胞数 $3.6\times 10^{12}/L$，血红蛋白为136g/L。

因为 $1g=10^{12}pg$，即

$$MCV=\frac{136\times 10^{12}}{3.6\times 10^{12}}=38pg$$

3. 平均红细胞血红蛋白浓度（MCHC） 是指平均每升红细胞中所含血红蛋白浓度（g/L）。

$$MCHC=\frac{每升血液中血红蛋白 g 数(g/L)}{每升血液红细胞比容(L/L)}= \times \times g/L$$

举例：患者血红蛋白136g/L，血细胞比容为0.392。

$$MCHC=\frac{136}{0.392}=347g/L$$

【参考区间及临床意义】

正常人和各型贫血时，红细胞平均指数的参考区间和临床意义见表1-1-1。

表1-1-1 正常成人静脉血红细胞平均指数的参考区间及临床意义

贫血类型	MCV（fl）* （82～100）	MCH（pg）* （27～34）	MCHC（g/L）* （316～354）	常见原因或疾病
正常细胞性贫血	正常	正常	正常	急性失血、急性溶血、再生障碍性贫血、白血病等
大细胞性贫血	>正常	>正常	正常	叶酸、维生素 B_{12} 缺乏或吸收障碍
单纯小细胞性贫血	<正常	<正常	正常	慢性炎症、尿毒症
小细胞低色素性贫血	<正常	<正常	<正常	铁缺乏、维生素 B_6 缺乏、珠蛋白肽链合成障碍、慢性失血等

注：* 引自卫生行业标准 WS/T 405—2012《血细胞分析参考区间》

1. MCV MCV增高见于红细胞体积增大时，见于各种造血物质缺乏或利用不良引起的巨幼细胞贫血、酒精性肝硬化、获得性溶血性贫血、出血性贫血再生之后和甲状腺功能减退等。MCV降低见于红细胞减小时，见于慢性感染、慢性肝肾疾病、慢性失血、珠蛋白生成障碍性贫血（地中海贫血）、铁缺乏及铁利用不良等引起的贫血等；其他原因引起的贫血MCV一般正常，如再生障碍性贫血、急性失血性贫血和某些溶血性贫血等。

2. MCH 增高见于各种造血物质缺乏或利用不良的大细胞性贫血（如巨幼细胞贫血）、恶性贫血、再生障碍性贫血、网织红细胞增多症、甲状腺功能减退等。MCH降低见于慢性感染、慢性肝肾疾病、慢性失血等原因引起的单纯小细胞性贫血和铁缺乏及铁利用不良等原因引起的小细胞低色素性贫血，也可见于妊娠、口炎性腹泻等，急性失血性贫血和某些溶血性贫血的MCH检测结果多为正常。

3. MCHC 增高见于红细胞内血红蛋白异常浓缩，如烧伤、严重呕吐、频繁腹泻、慢性一氧化碳中毒、心脏代偿功能不全、遗传性球形红细胞增多症和相对罕见的先天性疾病。MCHC降低主要见于小细胞低色素性贫血，如缺铁性贫血和珠蛋白生成障碍性贫血。患者的MCHC结果通常变化较小，可用于辅助监控血液分析仪检测结果的可靠性和标本异常等情况，如MCHC高于400g/L提示仪器检测状态可能有错误，也可能是标本出现了冷凝集。

【注意事项】

1. 由于以上三个参数都是间接算出的，因此红细胞数、血红蛋白浓度和血细胞比容的检测数据必须准确，否则误差很大。

2. 应结合红细胞形态学进行贫血种类的分析。

六、白细胞计数

白细胞计数（white blood cell count，WBC）可使用血液分析仪或显微镜进行检测，以前者最为常用。在血液分析仪计数结果异常（如白细胞数量较低、存在干扰等）需要确认或没有条件使用血液分析仪时，可采用手工显微镜法进行白细胞计数。

（一）检测方法

1. 血液分析仪检测法

【原理】进行白细胞计数的原理主要有电阻抗法和光散射法。即血液经溶血素处理后，在鞘流液的带动下白细胞逐个通过血液分析仪的细胞计数小孔或激光照射区，引起小孔周围电阻抗的变化或产生特征性的光散射，对应的脉冲信号或光散射信号的多少即代表白细胞的数量。

【仪器与试剂】血液分析仪及配套试剂（如稀释液、溶血剂、清洗液）、配套校准物、质控物。

【操作】使用稀释液和特定装置定量稀释血液标本；检测稀释样本中的细胞数量；将稀释样本中的细胞数量转换为最终报告结果，即每升全血中的白细胞数量。不同类型血液分析仪的操作程序依照仪器说明书规定。

【参考区间】（仪器法，静脉采血）

成年人：$(3.5 \sim 9.5) \times 10^9/L$。

【注意事项】血液应与抗凝剂充分混匀，避免产生凝块；同时应避免标本出现溶血。存在冷球蛋白、冷纤维蛋白原、红细胞抵抗溶血和高甘油三酯等影响因素均会干扰白细胞计数结果。

2. 显微镜计数法

【原理】手工计数时用白细胞稀释液将血液稀释一定倍数并破坏成熟的红细胞，然后将稀释后的标本充入细胞计数板（又称牛鲍计数板）的计数池，在显微镜下计数一定体积内的白细胞数，换算出每升血液中白细胞的数量。

【试剂与器材】

（1）白细胞稀释液

冰醋酸	2ml
蒸馏水	98ml
10g/L 亚甲蓝溶液	3 滴（混匀过滤后备用）

（2）其他：显微镜、改良 Neubauer 血细胞计数板等。

【操作】

（1）取小试管 1 支，加白细胞稀释液 0.38ml。

（2）用微量吸管准确吸取 20μl EDTA 抗凝全血或末梢血，擦去管外余血，将吸管插入小试管中稀释液的底部，轻轻将血放出，并吸取上清液清洗吸管 2 次，混匀。

（3）待红细胞完全破坏，液体变为棕褐色后，再次混匀后充池，静置 2～3 分钟，待白细胞下沉。

（4）用低倍镜计数四角 4 个大方格内的白细胞数，对压线细胞按“数上不数下、数左不数右”的原则进行计数。

【计算】

$$白细胞数/L = \left(\frac{N}{4}\right) \times 10 \times 20 \times 10^6 = \frac{N}{20} \times 10^9$$

式中：

N　4 个大方格内白细胞总数；

÷4　为每个大方格（即 0.1μl）内白细胞平均数；

×10　1 个大方格容积为 0.1μl，换算成 1.0μl；

×20　血液稀释倍数；

$\times 10^6$　由 1μl 换算成 1L。

【注意事项】手工法计数白细胞的误差，与样本量过少、采集样本的质量以及计数池中细胞分布不均匀等因素有关。

（1）静脉血稀释前应充分混匀，不能有凝集。末梢血在穿刺后应避免挤压，使之自由流出，且立即稀释，以免产生凝集。

（2）小试管、计数板均应清洁、干燥，以免杂质、微粒等被误认为细胞。

（3）应准确量取血液样本、恰当稀释。计数池只能加入一定量的稀释样本，过量则使盖玻片抬高，从而改变计数池的充液高度。

（4）白细胞数量过高时，可加大稀释倍数，如超过 $30 \times 10^9/L$，可用 1∶100 稀释；白细胞数量过低时，可计数 8 个大方格的白细胞数或减少稀释倍数，如 1∶10 稀释。

（5）白细胞计数的稀释液破坏或溶解所有的无核红细胞。在某些疾病条件下，有核红细胞可能会在外周血中出现，这些细胞不能从白细胞中分辨出来，在计数池中也被计数成白细胞。因此，对染色血涂片进行分类，每 100 个白细胞中有 5 个或更多有核红细胞时，白细胞计数结果按下列公式进行校正：

$$校正后的白细胞计数结果 = X \times \frac{100}{100 + Y}$$

X：未校正的白细胞数；Y：分类计数时，每 100 个白细胞中同时计数到的有核红细胞数。

白细胞计数以校正后的结果进行报告。

（6）白细胞总数在正常范围内时，大方格间的细胞数不得相差 8 个以上，两次重复计数误差不得超过 10%。

（二）方法学评价

临床实验室主要使用血液分析仪进行白细胞计数，不仅操作简便、检测快速，而且重复性好，易于标准化，适合批量标本的检测。使用配套校准物或溯源至参考方法的定值新鲜血实施校准后，可确认或改善检测结果的准确性。某些人为因素（如抗凝不充分）或病理状态（如外周血出现有核红细胞、巨大血小板、血小板凝集）干扰仪器的检测结果时，需使用手工法进行确认。手工法是白细胞计数的传统方法，简便易行，无需特殊设备，但检测速度慢、结果重复性较差，难于满足常规工作批量标本的检测需求。在规范操作条件下，当血液分析仪检测结果存在干扰因素导致结果不可靠时，手工法可用于 WBC 结果复核。

（三）临床意义

1. 生理性变化 白细胞计数结果有明显生理性波动，如：早晨较低，傍晚较高；餐后较餐前高；剧烈运动、情绪激动时较安静状态下偏高；月经期、妊娠、分娩、哺乳期亦可增高；新生儿及婴儿明显高于成人；吸烟亦可引起 WBC 增高。

2. 病理性增多 常见于：①急性化脓性感染，尤其是革兰阳性球菌感染（脓肿、脑膜炎、肺炎、阑尾炎、扁桃体炎等）；②某些病毒感染（传染性单核细胞增多症、流行性乙型脑炎等）；③组织损伤（严重外伤、大手术、大面积烧伤、急性心肌梗死等）；④急性大出血；⑤白血病；⑥骨髓纤维化；⑦恶性肿瘤（肝癌、胃癌、肺癌等）；⑧代谢性中毒（糖尿病酮症酸中毒、尿毒症等）；⑨某些金属（铅、汞等）中毒。

3. 病理性减少 见于：①某些感染性疾病，尤其是革兰阴性杆菌感染（伤寒、副伤寒等）；②某些原虫感染（黑热病、疟疾等）；③某些病毒感染（病毒性肝炎、流感等）；④某些血液病（再生障碍性贫血、急性粒细胞缺乏症、巨幼细胞贫血等）；⑤自身免疫性疾病（系统性红斑狼疮、艾滋病等）；⑥脾功能亢进（门脉肝硬化、班替综合征等）；⑦肿瘤化疗，电离辐射（如 X 线）及某些药物（氯霉素、磺胺类药等）反应等。

七、血小板计数

血小板计数（platelet count）是常用止凝血功能筛查指标之一。血小板计数可使用血液分析仪、显微镜或流式细胞仪进行检测。临床实验室主要使用血液分析仪进行血小板计数，其优点是重复性好、检测速度快，但当仪器检测报告显示血小板数量、图形异常或报警提示时，应使用显微镜或流式细胞仪检测法对血小板计数结果进行复核。ICSH 推荐的流式细胞术检测参考方法主要用于其他计数方法的溯源。

（一）检测方法

1. 血液分析仪检测法

【原理】 有电阻抗法和（或）光散射法，分别根据血小板的电阻抗特性和光学特性计数血小板数量。

【试剂】 血液分析仪检测试剂，如稀释液、溶血剂、鞘液等，详见仪器说明书。

【操作】 按仪器说明书要求进行操作

【参考区间】 $(125 \sim 350) \times 10^9/L$（仪器法，静脉采血）。

【注意事项】 检测结果数值或图形异常，或结果出现仪器报警提示时，均应使用血涂片显微镜检查法进行结果确认，必要时使用计数板在显微镜下计数血小板。

2. 显微镜计数法

【原理】 在仪器计数结果异常需要确认或不具备条件使用血液分析仪时，可采用人工显微镜检查方法计数血小板。可选用普通光学显微镜或相差显微镜，将血液标本按一定比例稀释后充入细胞计数池，在显微镜下计数一定体积内的血小板数量，经过换算得出每升血液中的血小板数。

【试剂与器材】

（1）1% 草酸铵稀释液：分别用少量蒸馏水溶解草酸铵 1.0g 及 EDTA-Na_2 0.012g，合并后加蒸馏水至 100ml，混匀，过滤后备用。

（2）其他：显微镜、改良 Neubauer 血细胞计数板及试管等。

【操作】

（1）于清洁试管中加入血小板稀释液 0.38ml。

（2）准确吸取毛细血管血 20μl，擦去管外余血，置于血小板稀释液内，吸取上清液洗三次，立即充分混匀。待完全溶血后再次混匀 1 分钟。

（3）取上述均匀的血小板悬液 1 滴，注入计数池内，静置 10 ~ 15 分钟，使血小板下沉。

（4）用高倍镜计数中央大方格内四角和中央五个中方格内血小板数。

【计算】 血小板数/L = 5 个中方格内血小板数 × 10^9/L。

【注意事项】

（1）应防止血小板稀释液被微粒和细菌污染，配制后应过滤。试管及吸管也应清洁。

（2）针刺应稍深，使血流顺畅流出。拭去第一滴血后，首先采血进行血小板检测。操作应迅速，防止血小板聚集和破坏。采集标本后应在1小时内完成检测。

(3) 血液加入稀释液内要充分混匀，滴入计数池后应静置10～15分钟。室温高湿度低时注意保持计数池周围的湿度，以免水分蒸发而影响计数结果。

(4) 计数时光线要适中，不可太强，应注意将有折光性的血小板与杂质和灰尘予以区别。附在血细胞旁边的血小板也要注意，不要漏数。

(5) 用相差显微镜或暗视野显微镜计数，效果更佳，计数结果更准确。

3. 流式细胞仪检测法

【原理】 用单克隆抗体染色标记血小板，根据荧光强度和散射光强度、用流式细胞检测原理计数血小板，是国际血液学标准化委员会（ICSH）推荐的参考方法。

【试剂】 鞘液、荧光染液、CD41和CD61抗体、质控品。

【操作】 详见ICSH发布文件《Platelet counting by the RBC/platelet ratio method. A reference method》。

【注意事项】

(1) 应使用健康人新鲜血进行参考方法检测。

(2) 此方法仅可得出血小板和红细胞的比值，要获得血小板计数的准确结果，还应同时保证红细胞计数的准确性。

（二）临床意义

血小板计数是人体止血与凝血功能障碍筛查的重要指标之一，血小板数量的升高或降低，除了个体自身的生理波动外，还与多种出血和血栓性疾病密切相关。

1. 生理性变化　正常人的血小板数随时间和生理状态而波动，通常午后略高于早晨；冬季高于春季；高原居民高于平原居民；月经后高于月经前；妊娠中晚期增高，分娩后即减低；运动、饱餐后增高，休息后恢复。小儿出生时血小板略低，两周后显著增加，半年内可达到成人水平。

2. 病理性增高　血小板计数超过350×10^9/L为血小板增多，常见于：①原发性增多：骨髓增生综合征、原发性血小板增多症、慢性粒细胞性白血病、真性红细胞增多症、特发性骨髓纤维化等；②反应性增多：急性和慢性炎症、急性大失血、急性溶血、肿瘤、近期行外科手术（尤其是脾切除术后）、缺铁性贫血、恶性肿瘤早期等，血小板可出现反应性增多、轻度增多或呈一过性增多；③其他疾病：心脏疾病、肝硬化、慢性胰腺炎、烧伤、肾衰竭、先兆子痫、严重冻伤等。

3. 病理性降低　血小板计数低于125×10^9/L为血小板减少，常见于：①血小板生成障碍：再生障碍性贫血、急性白血病、急性放射病、巨幼细胞贫血、骨髓纤维化等；②血小板破坏增多：原发性血小板减少性紫癜（ITP）、脾功能亢进、系统性红斑狼疮、血小板同种抗体等；③血小板消耗过多：如弥散性血管内凝血（DIC）、血栓性血小板减少性紫癜等。

八、血液分析仪常用检测参数的缩写及其临床意义

1. RBC（red blood cell count，红细胞计数）

2. Hb（hemoglobin，血红蛋白测定）

3. Hct（hematocrit，血细胞比容）

4. MCV（mean corpuscular volume，平均红细胞体积）

5. MCH（mean corpuscular hemoglobin，平均红细胞血红蛋白含量）

6. MCHC（mean corpuscular hemoglobin concentration，平均红细胞血红蛋白浓度）

7. RDW（red blood cell volume distribution width，红细胞体积分布宽度）　是由仪器测量获得反映红细胞体积异质性的参数，是反映红细胞大小不等的客观指标。多数仪器用RDW-CV来报告，也有的仪器采用RDW-SD来表达。RDW增高的意义在于轻型β-珠蛋白生成障碍性贫血（RDW正常）与缺铁性贫血（RDW异常）的鉴别；RDW可用于缺铁性贫血的早期诊断和疗效观察；RDW/MCV还可用于贫血的形态学分类等。

8. RBC直方图（histogram of red blood cell）　正常情况下呈钟形正态分布，如红细胞的体积发生改变，红细胞直方图可左移（MCV变小）或右移（MCV变大），或出现双峰（存在两个细胞群）。峰底的宽度反映红细胞大小变化范围，此时RDW值也呈相应变化。

9. PLT（platelet count，血小板总数）

10. PCT（platelet hematocrit，血小板比容）　与血小板的数量及大小呈正相关。

11. PDW（platelet volume distribution width，血小板体积分布宽度）　指血细胞分析仪测量一定数量的血小板体积后，获得反映外周血小板体积大小异质性的参数，常用CV表示。

12. MPV（mean platelet volume，平均血小板体

积） 指血液中血小板体积的平均值。与血小板数呈非线性负相关，分析 MPV 时应结合血小板数量的变化。临床常用于鉴别血小板减少的原因；MPV 增大可作为骨髓造血功能恢复的较早期指征，而且 MPV 增大常先于 PLT 升高。

13. PLT 直方图（histogram of platelet） 呈正偏态图形。曲线峰右移，MPV 结果增高，曲线峰左移，MPV 结果减低。如标本中血小板有轻度凝集，曲线峰右侧抬高呈拖尾状。注意小红细胞干扰血小板直方图，在曲线峰的右侧抬起并上扬，不与横坐标重合。

14. WBC（white blood cell count，白细胞总数）

15. WBC 直方图（histogram of white blood cell） 根据仪器型号不同、使用稀释液、溶血剂不同，WBC 直方图的形状也不相同。有的以浮动界标来分群，有的以一定体积范围来分群。

16. 三分群仪器其他参数

（1）LYM%（小细胞%或淋巴细胞%）

（2）LYM#（小细胞绝对数或淋巴细胞绝对数）

（3）MID%（中等大小细胞%，包括嗜酸性粒细胞、嗜碱性粒细胞、单核细胞及幼稚细胞）

（4）MID#（中等大小细胞绝对数）

（5）GRAN%（大细胞%或中性粒细胞%）

（6）GRAN#（大细胞绝对数或中性粒细胞绝对数）

17. 五分类仪器其他参数

（1）NE%或 NEUT%（中性粒细胞%）

（2）NE#或 NEUT#（中性粒细胞绝对数）

（3）LY%或 LYMPH%（淋巴细胞%）

（4）LY#或 LYMPH#（淋巴细胞绝对数）

（5）MO%或 MONO%（单核细胞%）

（6）MO#或 MONO#（单核细胞绝对数）

（7）EO%（嗜酸性粒细胞%）

（8）EO#（嗜酸性粒细胞绝对数）

（9）BA%或 BASO%（嗜碱性粒细胞%）

（10）BA#或 BASO#（嗜碱性粒细胞绝对数）

（11）IG%（immature granulocyte，未成熟粒细胞数%）

（12）IG#（未成熟粒细胞绝对数）

18. 网织红细胞常用参数

（1）RET%（网织红细胞%）

（2）RET#（网织红细胞绝对数）

（3）LFR（low fluorescent reticulocyte，低荧光强度网织红细胞），荧光越弱提示网织红细胞越接近成熟红细胞

（4）MFR（middle fluorescent reticulocyte，中荧光强度网织红细胞）

（5）HFR（high fluorescent reticulocyte，高荧光强度网织红细胞），幼稚网织红细胞显示最强荧光

（6）RMI（reticulocyte mature index，网织红细胞成熟指数）

$$RMI=\frac{MFR+HFR}{LFR}\times 100$$

该参数可表达骨髓造红细胞的功能，能早期反映贫血疗效、骨髓被抑制或造血重建等情况。

第三节 血细胞形态学检查

血细胞形态学检查是对血液有形成分质量的检查和数量的评估，主要包括对红细胞、白细胞及血小板的大小、形态、染色及结构等方面的检查。其检查方法有经典的显微镜检查、自动化数字式细胞图像分析仪及流式细胞仪检查。通过检查可发现周围血细胞病理形态的异常、确认血细胞分析需要显微镜复检细胞的形态与数量，有助于鉴别白细胞增高的原因、判断感染的程度，有助于贫血的病因分析及形态学分类，有助于鉴别血小板减少并了解血小板功能，可发现血液中某些寄生虫感染。对血液病的诊断、鉴别诊断、疗效观察及预后判断有重要价值。

一、血细胞分析的显微镜复检标准

血细胞分析复检的内容包括：应用血细胞分析对细胞数量的再测、应用显微镜对异常细胞的发现和确认，以及外观对大体标本的合格性判断。可见，血细胞分析的显微镜复检是血细胞分析复检的一部分，包括血细胞分析显微镜复检标准的建立和验证。

（一）血细胞分析显微镜复检规则的建立

建立血细胞分析显微镜复检规则，能够从大量的临床送检血常规标本中筛出异常，能通过镜检阅片确认血细胞分析仪检测标本异常的性质，既能充分发挥血细胞分析仪的自动化与智能化的作用，又能减少漏检误诊，保证检验结果的准确。

1. 国际血液学复检专家组推荐的血细胞分析显微镜复检规则 2005 年，国际血液学复检专家组（International Consensus Group for Hematology Review）对 13 298 份血标本进行检测分析，推荐了 41 条复检规则，于 2005 年发表了《关于自动化全血细胞计数和 WBC 分群分析后行为的建议规则》：

（1）新生儿：①复检条件：首次检测标本；②复检要求：涂片镜检。

（2）WBC、RBC、Hb、PLT、网织红细胞

(Ret)：①复检条件：超出线性范围；②复检要求：稀释标本后重新测定。

(3) WBC、PLT：①复检条件：低于实验室确认的仪器线性范围；②复检要求：按实验室标准操作规程（SOP）进行。

(4) WBC、RBC、Hb、PLT：①复检条件：无结果；②复检要求：检查标本是否有凝块；重测标本；如结果维持不变用替代方法计数。

(5) WBC：①复检条件：首次结果 $<4.0\times10^9/L$ 或 $>30.0\times10^9/L$；②复检要求：涂片镜检。

(6) WBC：①复检条件：3 天内 Delta 值超限，并 $<4.0\times10^9/L$ 或 $>30.0\times10^9/L$；②复检要求：涂片镜检。

(7) PLT：①复检条件：首次结果 $<100\times10^9/L$ 或 $>1000\times10^9/L$；②复检要求：涂片镜检。

(8) PLT：①复检条件：Delta 值超限的任何结果；②复检要求：涂片镜检。

(9) Hb：①复检条件：首次结果 <70g/L 或 > 其年龄和性别参考范围上限 20g/L；②复检要求：涂片镜检；确认标本是否符合要求。

(10) 平均红细胞体积（MCV）：①复检条件：24 小时内标本的首次结果 <75fl 或 >105fl（成人）；②复检要求：涂片镜检。

(11) MCV：①复检条件：24 小时以上的成人标本 >105fl；②复检要求：涂片镜检观察大红细胞相关变化；如无大红细胞相关变化，要求重送新鲜血标本；如无新鲜血标本，报告中注明。

(12) MCV：①复检条件：24 小时内标本的 Delta值超限的任何结果；②复检要求：确认标本是否符合要求。

(13) 平均红细胞血红蛋白浓度（MCHC）：①复检条件：≥参考范围上限 20g/L；②复检要求：检查标本是否有脂血、溶血、红细胞凝集及球形红细胞。

(14) MCHC：①复检条件：<300g/L，同时，MCV 正常或增高；②复检要求：寻找可能因静脉输液污染或其他标本原因。

(15) RDW：①复检条件：首次结果 >22%；②复检要求：涂片镜检。

(16) 无白细胞分类计数（DC）结果或 DC 结果不全：①复检条件：无条件复检；②复检要求：涂片镜检和人工分类。

(17) 中性粒细胞绝对计数（Neut#）：①复检条件：首次结果 $<1.0\times10^9/L$ 或 $>20.0\times10^9/L$；②复检要求：涂片镜检。

(18) 淋巴细胞绝对计数（Lym#）：①复检条件：首次结果 $>5.0\times10^9/L$（成人）或 $>7.0\times10^9/L$（<12 岁）；②复检要求：涂片镜检。

(19) 单核细胞绝对计数（Mono#）：①复检条件：首次结果 $>1.5\times10^9/L$（成人）或 $>3.0\times10^9/L$（<12 岁）；②复检要求：涂片镜检。

(20) 嗜酸性粒细胞绝对计数（Eos#）：①复检条件：首次结果 $>2.0\times10^9/L$；②复检要求：涂片镜检。

(21) 嗜碱性粒细胞绝对计数（Baso#）：①复检条件：首次结果 $>0.5\times10^9/L$；②复检要求：涂片镜检。

(22) 有核红细胞绝对计数（NRBC#）：①复检条件：首次出现任何结果；②复检要求：涂片镜检。

(23) 网织红细胞绝对计数（Ret#）：①复检条件：首次结果 $>0.10\times10^9/L$；②复检要求：涂片镜检。

(24) 怀疑性报警［不成熟粒细胞（IG）/杆状核中性粒细胞（Band）报警提示除外］：①复检条件：首次成人结果出现阳性报警；②复检要求：涂片镜检。

(25) 怀疑性报警：①复检条件：首次儿童结果出现阳性报警；②复检要求：涂片镜检。

(26) WBC 结果不可靠报警：①复检条件：阳性报警；②复检要求：确认标本是否符合要求并重测标本；如出现同样报警提示，检查仪器；如需要，进行人工分类。

(27) RBC 碎片：①复检条件：阳性报警；②复检要求：涂片镜检。

(28) 双形 RBC：①复检条件：首次结果出现阳性报警；②复检要求：涂片镜检。

(29) 难溶性 RBC：①复检条件：阳性报警；②复检要求：检查 WBC 直方/散点图；根据实验室 SOP 证实 Ret 计数是否正确；涂片镜检是否有异常形态的红细胞。

(30) PLT 聚集报警：①复检条件：任何计数结果；②复检要求：检查标本是否有凝块；涂片镜检估计 PLT 数；如 PLT 仍聚集，按实验室 SOP 进行。

(31) PLT 报警：①复检条件：除 PLT 聚集外的 PLT 和 MPV 报警；②复检要求：涂片镜检。

(32) IG 报警：①复检条件：首次结果出现阳性报警；②复检要求：涂片镜检。

(33) IG 报警：①复检条件：WBC 的 Delta 值超上限，有以前确认的阳性报警结果；②复检要求：涂片镜检。

(34) 左移报警：①复检条件：阳性报警；②复检要求：按实验室 SOP 进行。

(35) 不典型和（或）变异 Lym：①复检条件：首次结果出现阳性报警；②复检要求：涂片镜检。

(36) 不典型和（或）变异 Lym：①复检条件：WBC 的 Delta 值超上限，有以前确认的阳性报警结果；②复检要求：涂片镜检。

(37) 原始细胞报警：①复检条件：首次结果出现阳性报警；②复检要求：涂片镜检。

(38) 原始细胞报警：①复检条件：3 ~ 7 天内 WBC 的 Delta 值通过，有以前确认的阳性报警结果；②复检要求：按实验室 SOP 进行。

(39) 原始细胞报警：①复检条件：WBC 的 Delta值超上限，有以前确认的阳性报警结果；②复检要求：涂片镜检。

(40) NRBC 报警：①复检条件：阳性报警；②复检要求：涂片镜检；如发现 NRBC，计数 NRBC，重新计算 WBC 结果。

(41) Ret：①复检条件：散点/直方图异常；②复检要求：检查仪器状态是否正常；如吸样有问题，重测标本；如结果维持不变，涂片镜检。

2. 血细胞分析显微镜复检规则建立的技术要点

(1) 复检的标本要求：建立血细胞复检规则标本数量一般不少于 1000 份，这些标本从日常检测中随机抽取，其中包括：800 份首次检测标本，200 份再次检测标本，用于验证 Delta Check 规则。此外，要求标本中含有一定数量的幼稚细胞。

Delta Check 规则指同一患者连续 2 次检测结果间的差异，用于判断因标本等错误引起结果的偶然误差。一般在仪器检测 WBC、PLT、HGB、MCV、MCH 时使用 Delta Check 规则。

(2) 复检的镜下检查：每份标本制备两张血涂片，由有血细胞形态学检验资质的检验人员（至少两人）按照标准操作程序进行镜检。依据原卫生部发布的 WS/T 246—2005《白细胞分类计数参考方法》进行白细胞分类计数；每人计数 200 个白细胞，共计 400 个；取值为人工分类值，并进行形态观察；白细胞和血小板数量评估；红细胞和血小板的大小、染色及形态；有无巨大血小板及血小板聚集；其他异常：有核红细胞、红细胞冷凝集及寄生虫。对比双盲法分别做仪器和人工检测两者的结果，也可应用血细胞分析仪的筛选软件，对触及复检规则的样本自动筛查、自动涂片，并得出复检百分率、假阴性率和假阳性率等。

(3) 复检的参数内容：应涵盖仪器的所有参数以及形态学特征。将不显示 WBC、RBC、HGB、PLT 检测数据，仪器不显示分类信息，白细胞异常散点图，未成熟粒细胞、异常淋巴细胞/原始淋巴细胞、原始细胞、有核红细胞、双峰红细胞、血小板凝集列入复检规则中，并结合实验室血细胞危急值来设定 WBC、RBC、HGB、PLT 复检标准。

(4) 复检的人员配置：血细胞分析复检标本的数量在每日 100 份以下时，至少配备 2 人；复检标本量在每日 100 ~ 200 份时，至少配备 3 ~ 4 人；若采用自动化仪器进行形态学筛检，可适当减少人员数量。复检人员应根据《白细胞分类计数参考方法》对镜检的操作人员进行培训。

(5) 复检的关键指标：假阴性（<5%）是最关键的指标，特别是具有诊断意义的指标不能出现假阴性，对所有诊断不明确的贫血、白血病或临床有医嘱的样本应做显微镜细胞形态学检查，血液病细胞无漏诊。

(6) 复检的"宽"、"严"程度：仪器对细胞形态的识别能力决定复检标准的"宽"、"严"程度，不同型号仪器建立的复检参数不同，同一型号仪器因实验室要求不同，标准也可不同，复检参数也不同。在保证结果准确性的基础上，适当降低复检率。

(7) 复检的涂片记录：实验室应记录显微镜复检结果，复检涂片至少保留 2 周。

（二）血细胞分析显微镜复检规则的验证

血细胞分析显微镜复检规则验证是标准化流程的重要环节，是对上次复检规则预期指标和应用效果的评价，并在此基础上建立新的更加适宜的复检规则。复检规则建立后，应对规则进行验证，判断复检规则的合理性和有效性：减低检测过程中的假阴性率（<5%），在保证筛选质量的基础上适当降低复检率。实验室可根据验证指标对复检规则进行有目的的调整修改。

1. 验证的定量指标及公式

(1) 定量指标：复检率、假阳性率、假阴性率、真阳性率、真阴性率。进行血细胞复检规则的验证时，比较血涂片显微镜复检与血细胞分析仪检测结果，以镜检结果为金标准，镜检血涂片阳性为真阳性，镜检血涂片阴性为真阴性。

(2) 验证公式：见表 1-1-2。

表 1-1-2　血细胞分析显微镜复检规则的验证公式

仪器检测	显微镜检查（金标准）	
	阳性（+）	阴性（-）
阳性（+）	a（真阳性）	b（假阳性）
阴性（-）	c（假阴性）	d（真阴性）

标本总例数 = a + b + c + d

$$复检率 = \frac{a+b}{a+b+c+d} \times 100\%$$

$$真阳性率 = \frac{a}{b+c} \times 100\%$$

$$假阴性率 = \frac{c}{a+c} \times 100\%$$

$$假阳性率 = \frac{b}{b+d} \times 100\%$$

$$真阴性率 = \frac{d}{b+d} \times 100\%$$

真阳性率 + 假阴性率 = 1

假阳性率 + 真阴性率 = 1

2. 显微镜检查血涂片阳性的判断标准

（1）国际血涂片阳性的标准

1）形态学：①细胞形态≥2 +，且只要发现疟原虫均认为是红细胞有阳性形态改变；②大血小板形态≥2 +；③血小板偶见聚集；④Döhle 小体≥2 +；⑤中毒颗粒≥2 +；⑥空泡变性≥2 +。

2）异常细胞类型：①原始和幼稚细胞≥1%；②早幼粒细胞和中幼粒细胞≥1%；③晚幼粒细胞 > 2%；④异型淋巴细胞 > 5%；⑤有核红细胞 > 1%；⑥浆细胞 > 1%。

（2）国内血涂片阳性的标准（2008 年中国血细胞分析复审协作组）

1）细胞形态学改变：RBC 明显大小不等，染色异常 RBC > 30%；巨大 PLT > 15%；见到 PLT 聚集；存在 Döhle 小体的细胞；中毒颗粒中性粒细胞 > 0.1；空泡变性粒细胞 > 0.1。

2）细胞数量/比例改变：原始细胞≥0.01；早幼/中幼粒细胞≥0.01；晚幼粒细胞≥0.02；异常淋巴细胞 > 0.05；有核红细胞 > 0.01；浆细胞 > 0.01。

3. 验证方法

（1）将实验室建立的复检规则设置在血细胞分析仪的筛选软件中。

（2）随机选取一定数量的血常规标本，全部上机检测并推片染色。验证所用血常规标本一般不低于 300 份。

（3）仪器检测结果只要触及复检规则中的任何 1 条或同时触及多条的标本为仪器检测阳性。具有制片染色功能的血细胞分析仪或流水线会将阳性标本依据复检规则自动筛出、自动进行涂片染色后待镜检。手工方法时需收集仪器检测阳性的标本，进行手工涂片、瑞氏染色。每份标本涂片、染色 2 张，待显微镜镜检。

（4）对仪器检测结果未触及复检规则中任何 1 条的为仪器检测阴性。收集全部仪器检测阴性标本，每份标本涂片、染色 2 张，待显微镜镜检。

（5）进行显微镜血涂片镜检：首先，参考国际或国内显微镜检查血涂片阳性的判断标准，制定目测镜检结果正常与异常标准；其次，由有形态学经验的专业技术人员按照标准操作程序双盲法分别做仪器和人工镜检。镜检包括确认发现形态异常、评估细胞数量异常。对白细胞分类异常应重点镜检，对红细胞形态异常和血小板异常要镜下浏览，分别记录镜检结果。

（6）比对仪器和人工镜检两者结果：以显微镜检查结果为“金标准”：若仪器检验时触及规则为阳性，血涂片镜检也阳性为真阳性，镜检未发现异常则仪器结果为假阳性；若仪器检验时没有触及规则为阴性，镜检也阴性为真阴性，镜检发现了异常则仪器结果为假阴性。

（7）根据规则验证公式计算复检率、假阳性率、假阴性率、真阳性率、真阴性率。

（8）分析复检规则的验证结果，调整复检规则：假阴性率是关键参数，具有诊断意义的重要参数不能出现假阴性。其他参数的假阴性率也要尽可能最低。假阴性与漏诊密切相关，应至少低于 5%。根据触发假阴性规则的样本所占百分比逐条分析，同时分析假阴性病例的临床信息以确认漏诊的疾病种类。当假阴性偏高时，应调整规则使其更为严格。

（9）假阳性率根据触及假阳性规则所占的百分比进行分析：如果其中某一条规则比例较高，可适当放宽规则范围，降低复检率，在低假阴性率确保无漏诊的前提下，调整标准降低假阳性率。

（10）对调整后制定的复检规则重新进行统计分析，满足各项质量指标，最终确定本实验室的复检规则。

4. 验证举例　验证用血常规样本 300 份，其中：仪器检测触及规则的 83 例阳性样本和仪器检测未触及规则的 217 例阴性样本。标本均进行涂片、染色、显微镜镜检。仪器 83 例阳性中镜检阳性 62 例、阴性 21 例；仪器 217 例阴性中镜检阳性 3 例、镜检阴性 214 例。将比对结果代入表 1-1-2 和计算公式中得出表 1-1-3 及复检率等结果。

表 1-1-3 血细胞分析显微镜复检规则的验证公式代入比对结果

仪器检测（n=300 例）	镜检（金标准）	
	阳性	阴性
阳性（83）	a（真阳性 62）	b（假阳性 21）
阴性（217）	c（假阴性 3）	d（真阴性 214）

样本总例数 $n=a+b+c+d=62+21+3+214=300$ 例

复检率为 $=\frac{a+b}{样本总例数}\times 100\% = \frac{62+21}{300}\times 100\% = 27.7\%$

真阳性率 $=\frac{a}{a+c}\times 100\% = \frac{62}{62+3}\times 100\% = 95.4\%$

假阴性率 $=\frac{c}{a+c}\times 100\% = \frac{3}{62+3}\times 100\% = 4.6\%$

假阳性率 $=\frac{b}{b+d}\times 100\% = \frac{21}{21+214}\times 100\% = 8.9\%$

真阴性率 $=\frac{d}{b+d}\times 100\% = \frac{214}{21+214}\times 100\% = 91.1\%$

通过验证计算得出：复检率 27.7%，假阴性率 4.6%（<5%），假阳性率 8.9%。

二、血细胞形态学显微镜检查

（一）红细胞形态学检查

血涂片红细胞形态学（red blood cell morphology）检查主要是镜下对周围血液中红细胞大小、形态、染色和结构四个方面的检查，包括对红细胞数量的评估。正常时，成人及出生一周以上新生儿的外周血成熟红细胞无核，直径为 6~9μm，双面微凹，瑞氏染色呈粉红色，中央 1/3 处着色较淡，称中心淡染区。通过检查红细胞形态，有助于各种贫血、红细胞增多症和红细胞形态异常疾病的诊断和鉴别诊断。

1. 大小异常

（1）小红细胞：红细胞直径 <6μm，见于球形细胞增多症、缺铁性贫血、海洋性贫血、慢性失血导致的贫血等。

（2）大红细胞：红细胞直径 >10μm，见于巨幼细胞贫血、恶性贫血、溶血性贫血等。

（3）巨红细胞：红细胞直径 >15μm，见于营养性巨幼细胞贫血、化疗相关性贫血、骨髓增生异常综合征、红白血病等。

（4）红细胞大小不等：红细胞大小直径相差超过一倍以上，见于各种原因的慢性贫血如巨幼细胞贫血或骨髓增生异常综合征。

2. 形态异常

（1）球形红细胞：直径常 <6μm，厚度增加，常 >2μm，呈小圆球形，红细胞中心淡染区消失。此外，还可见于其他原因的溶血性贫血、脾功能亢进等。

（2）靶形红细胞：由于红细胞内的血红蛋白分布于细胞周边，聚集于细胞中心，故在瑞氏染色下红细胞中心及边缘深染，形态类似靶状称靶形红细胞，正常人占 1%~2%，见于缺铁性贫血、珠蛋白生成障碍性贫血等。

（3）缗钱状红细胞：当血浆中带正电荷的不对称大分子物质增多时（如球蛋白、纤维蛋白原），导致膜带负电荷的红细胞相互排斥减弱，成熟红细胞聚集呈串状叠加连成缗钱状。见于多发性骨髓瘤、巨球蛋白血症等。

（4）泪滴形红细胞：成熟红细胞形态似泪滴状。主要见于 DIC、骨髓纤维化等。

（5）椭圆形红细胞：成熟红细胞呈椭圆形或杆形，长度一般为宽度的 3~4 倍，正常人占 1%。增多对遗传性椭圆形细胞增多症有诊断参考价值，还可见于巨幼细胞贫血、骨髓增生异常综合征（myelodysplastic syndromes，MDS）。

（6）棘形红细胞：红细胞表面呈不规则棘样突起，细胞突起少于 5~10 个且不规则者称棘细胞，细胞突起多于 10~30 个且规则者称为锯齿红细胞。棘细胞大于 25% 时对巨细胞增多症有诊断意义，还可见于严重肝病、脾切除术后、梗阻性黄疸等。

（7）口形红细胞：成熟红细胞中心淡染区扁平状，似口形。正常人小于 4%，增多见于遗传性口形红细胞增多症、酒精性肝病。

（8）镰形红细胞：由于红细胞内存在异常的 HbS，在缺氧情况下红细胞呈镰刀状，见于镰形红细胞贫血、血红蛋白病等。

（9）红细胞形态不整：红细胞出现梨形、哑铃形、三角形、盔形等形态不规则变化。见于 DIC、溶血性贫血、感染性贫血、巨幼细胞贫血、骨髓增生异常综合征等。

（10）红细胞聚集：成熟红细胞成堆聚集，是可逆性抗体冷凝集素增多时导致的红细胞聚集，见于支原体肺炎、传染性单核细胞增多症、恶性淋巴瘤、肝硬化等。

3. 染色异常

（1）浅染红细胞：红细胞中心淡染区扩大，着色过浅甚至呈影形、环状。多见于缺铁性贫血、海洋性贫血、铁粒幼细胞增多的难治性贫血。

（2）浓染红细胞：红细胞中心淡染区消失，着色过深。见于球形细胞增多症、溶血性贫血、MDS、红白血病等。

（3）嗜多色性红细胞：未完全成熟的红细胞胞质中残留有核糖体等嗜碱性物质，在瑞氏染色下，红细胞胞质内全部或局部呈蓝灰色，见于各种原因的增生性贫血。

4. 结构异常

（1）嗜碱性点彩红细胞：未完全成熟的红细胞胞质中残留的核糖体等嗜碱性物质变性聚集，在瑞氏染色下，红细胞胞质内呈点状、散在的蓝黑色颗粒，见于重金属中毒、各种原因的增生性贫血、再生障碍性贫血等。

（2）卡波环（Cabot ring）：红细胞内出现红色8字形或环形结构，多认为是核膜的残留物。见于溶血性贫血、脾切除及各种原因的增生性贫血。

（3）豪周小体（Howell-Jolly body）：红细胞内出现紫红色、圆形小体，大小不等，多认为是红细胞脱核时的核残留。见于溶血性贫血、脾切除及各种原因的增生性贫血。

（4）有核红细胞：有核红细胞存在于骨髓内及一周内出生的新生儿外周血中。成人及出生一周后新生儿的外周血中出现有核红细胞见于各种原因的贫血、急慢性白血病、骨髓纤维化、原发性血小板增多症、恶性组织细胞病、MDS、多发性骨髓瘤及骨髓转移癌等。

（5）红细胞内的其他包涵体：HbH小体（活体组织染色）见于α-珠蛋白生成障碍性贫血，Heinz小体（活体组织染色）见于α-珠蛋白生成障碍性贫血重型，Fessus小体（活体组织染色）见于β-珠蛋白生成障碍性贫血重型，Pappenheimer小体见于铁粒幼细胞贫血、MDS或脾切除后。

5. 原始红细胞、早幼红细胞、中幼红细胞、晚幼红细胞、网织红细胞的形态见相关章节。

（二）白细胞形态学检查

血涂片白细胞形态学（white blood cell morphology）检查主要是镜下对周围血液中的中性粒细胞、淋巴细胞、嗜酸性粒细胞、嗜碱性粒细胞和单核细胞5种白细胞形态的检查，包括对血细胞分析仪检查数量的评估。通过显微镜检查观察白细胞的各种形态变化，有助于急慢性白血病诊断、鉴别诊断及治疗后缓解状况的观察，可以了解感染的程度，提示各种血液相关性疾病，对白细胞异常疾病的诊断和疗效观察有重要意义。

1. 中性粒细胞

（1）中性分叶核粒细胞（neutrophilic segmented granulocyte，Neg）：正常人白细胞分类分叶核粒细胞占50%～70%。细胞大小为10～15μm，呈圆形或卵圆形，核多分为3～5叶。分叶之间以丝相连，或核最细部分的直径小于最粗部分的1/3，或分叶核各分叶之间扭曲折叠。核染色质粗糙、浓缩成块状，无核仁。胞质丰富、淡粉红色、含细小的紫红色颗粒。

（2）中性杆状核粒细胞（neutrophilic stab granulocyte，Nst）：正常人白细胞分类杆状核粒细胞<5%。细胞大小为10～18μm，呈圆形或卵圆形。核弯曲呈杆状，核最细部分的直径大于最粗部分的1/3。核染色质粗颗粒状聚集，无核仁。胞质丰富、淡粉红色、含细小的紫红色颗粒。

（3）中性粒细胞核象变化：指中性粒细胞细胞核形态的变化情况，反映中性粒细胞的成熟程度。正常情况下外周血中性粒细胞杆状核与分叶核的比值约为1∶13，病理情况下可出现核左移和核右移。

1）核左移：外周血白细胞分类中性粒细胞杆状核大于5%或出现杆状核以前阶段的幼稚细胞，称为核左移。依据杆状核增多的程度分为轻度核左移（>6%）、中度核左移（>10%）和重度核左移（>25%）。核左移常伴有白细胞增高或白细胞减少，伴有中性粒细胞的中毒性改变。常见于急性感染、急性中毒、急性失血、急性溶血、急性组织细胞破坏、长期应用肾上腺皮质激素及急性粒细胞白血病。

2）核右移：外周血白细胞分类中性粒细胞分叶核5叶者超过3%，称为核右移。见于巨幼细胞贫血、恶性贫血、再生障碍性贫血、应用抗代谢药物、炎症恢复期等情况。在疾病进行期突然出现核象右移，提示预后不良。

（4）中性粒细胞中毒性变化：严重感染、恶性肿瘤、重金属或药物中毒、大面积烧伤等引起白细胞增高的疾病均可出现中性粒细胞的中毒性变化。

1）中毒颗粒：中性粒细胞胞质中出现的大小不等、蓝黑色、点状分布的颗粒，中性粒细胞碱性磷酸酶染色呈阳性，多认为是嗜苯胺颗粒聚集的结果。

2）空泡：中性粒细胞胞质中出现大小不等的泡沫状空泡，多认为是脂类变性的结果。

3）Döhle小体：中性粒细胞胞质内出现片状、云雾状结构，呈天蓝色或灰蓝色。多认为是核质发育失衡的结果。

4）核变性：中性粒细胞肿胀性变化是细胞胞体肿大、结构模糊、边缘不清晰，核肿胀和核溶解等现象；固缩性变化是细胞核致密、碎裂、变小。

5）大小不等：中性粒细胞体积大小相差明显。多认为是细胞分裂不规则的结果。

（5）棒状小体（Auer 小体）：在急性粒细胞性白血病或急性单核细胞白血病时，原、幼细胞胞质内出现棒状、红色杆状物，粒细胞性白血病时棒状小体短而粗，常多个，单核细胞白血病时，棒状小体长而细，常单个。棒状小体是嗜天青颗粒浓缩聚集的结果。

（6）中性粒细胞畸形

1）梅-赫（May-Hegglin）畸形：同一涂片内多个中性粒细胞（成熟粒细胞）胞质内出现单个或多个蓝色包涵体，大而圆。梅-赫畸形是一种以家族性血小板减少为特点的常染色体显性遗传疾病，常伴有巨大血小板。

2）Pelger-Hüet 畸形：白细胞核呈眼镜形、哑铃形双叶核，核分叶减少，核染色质凝集成团块。Pelger-Hüet 畸形为常染色体显性遗传病，又称为家族性粒细胞异常。获得性异常见于急性髓系白血病（AML），骨髓异常综合征，偶见于慢性粒细胞性白血病（CML）。

3）Chediak-Higashi 畸形：在各阶段粒细胞的胞质中含有数个至数十个紫红色的包涵体。Chediak-Higashi 畸形为常染色体隐性遗传，患者常伴有白化病。

4）Alder-Reilly 畸形：中性粒细胞胞质中含有的巨大深染嗜天青颗粒，呈深红或紫色包涵体。Alder-Reilly 畸形多为常染色体隐性遗传，患者常伴有脂肪软骨营养不良或遗传性黏多糖代谢障碍。

（7）原始粒细胞、早幼粒细胞、中幼粒细胞、晚幼稚粒细胞的形态变化见相关章节。

2. 淋巴细胞（lymphocyte，L）

（1）成熟淋巴细胞：大淋巴细胞直径 10～15μm，占 10%。小淋巴细胞在 6～10μm，占 90%。细胞呈圆形或卵圆形。大淋巴细胞蓝色胞质丰富，内有少量嗜天青颗粒。小淋巴细胞胞质少，无颗粒，胞核呈圆形或椭圆形，有切迹，成熟淋巴细胞染色质粗、块状凝聚。

（2）异型淋巴细胞

1）不规则型异型淋巴细胞：是异型淋巴细胞中最常见的一种。胞体较大而不规则，似单核细胞状，常见伪足，核呈圆形或不规则形，胞质丰富，呈较成熟淋巴细胞，染色深，呈灰蓝色。

2）幼稚型异型淋巴细胞：胞体较大，核圆形或椭圆形，染色质较粗，可见 1～2 个假核仁，胞质深蓝色。

3）空泡型异型淋巴细胞：属成熟淋巴细胞，细胞异型，胞质丰富，胞质及细胞核可见穿凿样空泡。空泡也可出现在不规则型异型淋巴细胞和幼稚型异型淋巴细胞。

异型淋巴细胞多见于病毒感染，以传染性单核细胞增多症（EB 病毒感染）时最为常见。此外，可见于流行性出血热、肺炎支原体性肺炎、疟疾、过敏性疾病、急慢性淋巴结炎、淋巴细胞增殖性疾病等。

（3）卫星现象：淋巴细胞核旁出现游离于核外的核结构（小卫星核），常见于接受大剂量电离辐射、核辐射之后或其他理化因素、抗癌药物等造成的细胞染色体损伤损伤，是致畸、致突变的指标之一。

3. 嗜酸性粒细胞（eosinophil，E） 成熟嗜酸性粒细胞主要包括嗜酸性杆状核粒细胞和分叶核粒细胞。周围血中多为分叶核，细胞直径为 13～15μm，圆形或类圆形，核呈镜片状，核染色质粗，胞质丰富，充满橘红色粗大、圆形、紧密排列的嗜酸性颗粒。

嗜酸性粒细胞增多主要见于寄生虫感染、变态反应性疾病、过敏性疾病、剥脱性皮炎、淋巴瘤、肺嗜酸性细胞增多症、嗜酸性粒细胞综合征及少见的嗜酸性粒细胞白血病。

4. 嗜碱性粒细胞（basophil，B） 成熟嗜碱性粒细胞：细胞直径 10～12μm，核染色质粗，呈深紫色，细胞质内量少，含蓝黑色的嗜碱性颗粒，蓝黑色覆盖分布于整个细胞质及细胞核表面，导致细胞核结构不清。

嗜碱性粒细胞增多见于慢性粒细胞性白血病、嗜碱性粒细胞性白血病、骨髓纤维化、恶性肿瘤如转移癌及过敏性疾病如结肠炎、结缔组织病如类风湿关节炎。

5. 单核细胞（monocyte，M） 成熟单核细胞：直径 14～20μm，圆形或不规则形，胞核不规则，可见伪足，核染色质粗糙、疏松、起伏感，胞质呈浅灰蓝色，胞质内可见细小淡红色颗粒。

单核细胞增多见于活动性结核病、亚急性感染性心内膜炎、急性感染恢复期、黑热病、粒细胞缺乏病恢复期、恶性组织细胞病、骨髓增生异常综合征、单核细胞白血病等。

原始及幼稚白细胞形态的描述见相关章节。

（三）血小板形态学检查

血涂片血小板形态学（platelet morphology）检查，主要是镜下对血小板形态的检查，包括对血细胞分析仪检查血小板数量的评估。形态学检查观察血小板大小、形态、聚集性和分布性情况，对判断和分析血小板相关性疾病具有重要意义。

1. 大小异常

（1）正常血小板：血小板呈小圆形或椭圆形，直径约2～4μm，淡蓝色或淡紫红色，多以小堆或成簇分布，新生的幼稚血小板体积大，成熟者体积小。

（2）小血小板：占33%～47%，增多见于缺铁性贫血、再生障碍性贫血。

（3）大血小板：占8%～16%，直径20～50μm以上称为巨血小板，占0.7%～2%，增多见于特发性血小板减少性紫癜、粒细胞白血病、血小板无力症、巨大血小板综合征、MDS和脾切除后。

2. 形态异常

（1）血小板颗粒减少：血小板内嗜天青颗粒减少或无颗粒，胞质灰蓝或淡蓝色，常见于骨髓增生异常综合征。

（2）血小板卫星现象：指血小板黏附、围绕于中性粒细胞或单核细胞的现象，可见血小板吞噬现象。偶见于EDTA抗凝血涂片中，可导致血液分析仪计数血小板假性减少。

（3）血小板分布情况：功能正常的血小板可聚集成团或成簇。原发性血小板增多症时血小板明显增多并聚集至油镜满视野，血小板无力症时血小板数量正常但无聚集，呈单个散在分布。

3. 血小板数量的评估　镜下观察血小板可了解血小板的聚集功能，评估血小板数量。数量正常、聚集功能正常的血小板血涂片中常7～10个以上聚集，成小簇或成小堆存在。而单个分布、散在少见的血小板多表明血小板数减少或功能异常。

特发性血小板增多症和血小板增多的慢性粒细胞白血病，血小板可呈大片聚集。再生障碍性贫血和原发性血小板减少性紫癜因血小板数量少，聚集情况明显减少。血小板无力症时血小板无聚集功能，散在分布，不出现聚集现象。

三、血细胞形态自动化检查

应用自动化数字式细胞图像分析仪可自动进行血细胞形态检查，自动化数字式细胞图像分析仪主要装置包括系统电脑和玻片扫描装置，通过自动调焦显微镜、数码彩色照相机、浸镜用油装置、自动片盒传送单元、带条码阅读器的玻片进样单元、图像采集和分类软件控制单元和机壳来分析识别（预分类）外周血中白细胞、红细胞、血小板等细胞，并对不能识别的细胞提示人工确认，起到血细胞形态自动化检查和确认细胞计数结果的作用。血细胞形态自动化检查系统可以有效地缩短制片及阅片时间，有助于血细胞形态学检查的标准化，保证形态学检查结果的一致性。

【原理】

1. 外周血白细胞分类原理　①定位WBC单细胞层：系统会锁定WBC的单细胞层，并从较厚区域的一个固定点开始逐步向较薄的区域扫描。同时分析红细胞的数目轮廓及平均大小。②定位细胞坐标：系统会根据城垛跟踪模式由薄向厚扫描单细胞层（10×）的细胞，并储存细胞坐标。当检查到一定数量的细胞或到扫描终点时则停止扫描。③自动对焦：此时系统会使用100×的物镜反复聚焦并抓拍细胞图像。④细胞切割：系统会对对焦后的细胞进行切割，并会通过预先存入的各项细胞特性（形状、颜色、胞核及胞质结构、颗粒特性等）对这些细胞进行特征分析。⑤通过人工神经网络（ANN）技术，对细胞信息进行处理分析和判断：系统会对白细胞进行预分类：原始细胞、早幼粒细胞、中幼粒细胞、晚幼粒细胞、中性杆状核粒细胞、中性分叶核粒细胞、嗜酸性粒细胞、嗜碱性粒细胞、单核细胞、淋巴细胞、异型淋巴细胞及浆细胞。⑥还会对非白细胞进行预分类：有核红细胞、正常血小板、巨大血小板、血小板聚集物、细胞碎片、灰尘。

2. 外周血红细胞特征描述原理　系统会先定位RBC的单细胞层，RBC的单细胞层使用油镜观察，典型RBC的单细胞层与WBC单细胞层相比更薄一些，抓取一定数量的图像行预分析RBC特征，最后对红细胞进行预分类：包括对红细胞大小异常如小红细胞、巨红细胞，红细胞着色异常如嗜多色性红细胞、淡染红细胞，红细胞形态异型如靶形、裂形、盔形、镰形、球形、椭圆形、泪滴形、口形、棘形红细胞，红细胞结构异常如Howell-Jolly小体、Pappenheimer小体、嗜碱性点彩红细胞以及寄生虫。

3. 血小板数量估算原理　使用与红细胞相同的方法，系统可抓取到血小板的概览图，并可将概览图中的血小板数量换算为平均每高倍视野下的血小板数量。用血细胞分析仪执行30个连续血液样本的血小板计数。对每个样本涂片染色，计数每个高倍视野下的血小板平均值。再用本系统检测这30个样本，计算出高倍视野下每个样本的平均血小板值。用自动血细胞分析仪检测到的血小板数值除以这个平均值即为每个样本的转换因子。计算30个转换因子的平均值即为血小板估计因子。样本血小板数量＝平均每高倍镜视野的血小板数量×血小板估计因子。

4. 其他细胞　不能预分类（识别）的血细胞如幼稚嗜酸性粒细胞、幼稚嗜碱性粒细胞、幼稚单核细胞、幼稚淋巴细胞、大颗粒淋巴细胞、毛细胞、Sezary 细胞等。系统自动提示，由操作者识别。体液细胞检测原理与外周血相似。

【操作】

（1）外周血涂片的制备：外周静脉抗凝血，抗凝剂为液体或者粉末状态的 EDTA-K_2 或 EDTA-K_3 [（1.5 ± 0.15）mg/ml]。将样本与抗凝剂充分混匀（手工作 20 次完整的颠倒），选择 25mm × 75mm，厚度为 0.8 ~ 1.2mm 规格的载玻片人工或推片机推片。使用吉姆萨染色液或瑞氏染色液染色。外周血涂片选取的白细胞浓度应在正常范围内，建议大于 7×10^9/L。白细胞计数超过 7×10^9/L 可以减少处理时间。如果系统不能定位到 100 个有核细胞，将不能进行细胞定位。推好的血涂片尽快干燥并在 1 小时内染色。

（2）体液细胞涂片的制备：体液标本如脑脊液及浆膜腔积液，为避免标本凝固可用 EDTA 盐抗凝。将标本离心，取适量的沉淀物及 1 滴正常血清滴加在载玻片上。推片制成均匀薄膜，置室温或 37℃ 温箱内待干。使用吉姆萨染色液或瑞氏染色液染色。为保证体液细胞染色质量，滴加在载玻片上的最佳细胞数应为 5000 ~ 12 000 个。若大于 12 000/μl，应对标本进行稀释。

（3）血细胞形态自动化检查：标本上机检测严格执行项目 SOP，操作者应严格按照仪器说明书操作。自动化数字式细胞图像分析仪可识别预分类的细胞有：

1）外周血细胞预分类：①白细胞预分类：原始细胞、早幼粒细胞、中幼粒细胞、晚幼粒细胞、杆状核中性粒细胞、分叶核中性粒细胞、嗜酸性粒细胞、嗜碱性粒细胞、单核细胞、淋巴细胞、异型淋巴细胞及浆细胞；②非白细胞预分类：有核红细胞、正常血小板、巨大血小板、血小板聚集物、细胞碎片及灰尘颗粒；③红细胞预分类：嗜多色性（多染色性）、血红蛋白减少（染色过浅）、红细胞大小不均、小红细胞、巨红细胞、异型红细胞、有核红细胞等类型；④血小板预分类：正常血小板、巨大血小板、血小板聚集物。

2）体液细胞预分类：中性粒细胞、嗜酸性粒细胞、淋巴细胞、巨噬细胞（包括单核细胞）、嗜碱性粒细胞、淋巴瘤细胞、非典型淋巴细胞、原始细胞和肿瘤细胞。

（4）人工复核：对外周血细胞涂片或体液细胞涂片的分析结果需要形态学检验技术人员最终审核。

1）外周血细胞

白细胞：可以浏览系统预分类的所有白细胞种类，也可以对白细胞重新分类和添加注解。当遇到仪器不能识别的白细胞类型时，如：幼稚嗜酸性粒细胞、幼稚嗜碱性粒细胞、幼稚单核细胞、幼稚淋巴细胞、大颗粒淋巴细胞、毛细胞、Sezary 细胞、巨核细胞等，仪器会发出报警提示，此时需人工进行确认。

红细胞：可根据红细胞概览图对红细胞进行进一步的描述，如：靶形红细胞、裂红细胞、盔形细胞、镰形细胞、球形红细胞、椭圆形红细胞、卵形红细胞、泪滴形红细胞、口形红细胞、皱缩细胞（锯齿状红细胞）、棘形红细胞、Howell-Jolly 小体、Pappenheimer 小体、嗜碱性点彩细胞、寄生虫等。

血小板：血小板的概貌图像按网格划分，可依据网格中血小板估计血小板的数量。

2）体液细胞：人工复核同上。

【临床意义】

同血细胞形态学显微镜检查。

四、血细胞形态学检查的质量控制

形态学检查严格按照标准化操作程序进行操作，在体尾交界处或至片尾的 3/4 区域，选择细胞分布均匀、细胞着色好的部位，按照一定方向（如弓字形）有规律地移动视野，避免重复或遗漏。应用低倍镜—高倍镜—油镜阅片，低倍镜观察内容应包括观察取材、涂片、染色是否满意，细胞分布情况与血细胞分析仪检测结果数量的评估是否一致，有无有核红细胞及幼稚粒细胞，有无疟原虫等寄生虫。高倍镜观察细胞结构并确认细胞：包括中性杆状核或分叶核粒细胞、淋巴细胞、单核细胞、嗜酸性粒细胞、嗜碱性粒细胞、异型淋巴细胞、有核红细胞、幼稚或异常细胞的形态改变；观察血小板数量、大小、形态有无异常改变。此外，应进行形态学人员比对和人员能力考核，以保证形态学检查结果的一致性和准确性。

1. 白细胞分类的人员比对

【目的】保证白细胞分类人员之间结果具有可比性，保证检验人员之间结果的一致性。

【技术要求】

掌握白细胞分类的技术要求，参考 WS/T 246—2005《白细胞分类计数参考方法》。

【操作】

（1）样本的选择：选取 3 ~ 5 份外周抗凝血标本并编号。样本中应含有：中性分叶核粒细胞、中性杆状核粒细胞、淋巴细胞、单核细胞、嗜酸性粒细胞、嗜碱性粒细胞。异型淋巴细胞、有核红细胞、未成熟白细胞可作为分类比对的细胞。

（2）确定比对人员：如 A、B、C、D、E 五人，每个标本制备5张血涂片，统一编号，分成5套，每人1套，每套3～5张。每张进行白细胞分类计数，结果以百分数表示并记录。

（3）确定允许范围：以本实验室2名有经验者的分类结果为判断标准。

（4）结果记录：记录参加比对人员的分类结果。

（5）结果判断：判断每个人每类细胞的分类结果是否在允许范围内。

2. 血细胞形态人员比对（人员能力考核）

【目的】保证形态学检查人员对细胞的识别能力，保证形态学检验结果的准确性。

【技术要求】形态学检验人员应能识别：

（1）红细胞：正常红细胞，异常红细胞（如大小异常、形状异常、血红蛋白含量异常、结构及排列异常等）。

（2）白细胞：正常白细胞（如中性杆状核粒细胞、中性分叶核粒细胞、嗜酸性粒细胞、嗜碱性粒细胞、淋巴细胞和单核细胞），异常白细胞（如幼稚细胞、中性粒细胞毒性变化、Auer小体、中性粒细胞核象变化、中性粒细胞胞核形态的异常、与遗传因素相关的中性粒细胞畸形及淋巴细胞形态异常等）。

（3）血小板：正常血小板，异常血小板（如血小板大小异常、形态异常及聚集分布异常）。

（4）寄生虫：如疟原虫、微丝蚴、弓形虫及锥虫等。

【操作】一次收集明确诊断的血细胞形态图片50张或镜下（显微镜视野下）50个细胞，细胞种类尽量涵盖应用说明中要求识别的细胞，包括正常与异常病理形态变化细胞。要求形态学比对人员一定时间内识别上述细胞，并在将所识别的结果填写在形态学比对（考核）表格上。计算每个人的正确识别的符合率，以符合率≥80%为合格。

第四节 红细胞沉降率测定

红细胞沉降率（erythrocyte sedimentation rate，ESR）是指红细胞在一定条件下沉降的速率。检测方法有：①魏氏（Westergren）检测法；②自动化沉降分析法；③全自动快速血沉分析仪法。血沉对某一疾病的诊断不具有特异性，但血沉对判断疾病处于静止期与活动期、病情稳定与复发、肿瘤良性与恶性具有鉴别意义，是临床广泛应用的检验指标。

一、检测方法

（一）魏氏检测法血沉测定

【原理】魏氏检测法血沉测定是将枸橼酸钠抗凝血液置于特制刻度血沉管内，垂直立于室温1小时后，上层血浆高度的毫米数值即为红细胞沉降率。正常情况下，红细胞膜表面的唾液酸因带有负电荷，使红细胞相互排斥悬浮于血浆中而沉降缓慢，细胞间的距离约为25nm。当血浆成分或红细胞数量与形态发生变化时，可以影响排斥而改变红细胞沉降速度。影响血沉速度的因素主要有血浆因素和红细胞因素。①血浆因素：血浆中不对称的大分子物质如γ-球蛋白、纤维蛋白原、免疫复合物、胆固醇及甘油三酯等可使红细胞表面的负电荷减少，使红细胞发生缗钱状聚集，缗钱状聚集的红细胞与血浆接触总面积减小，下沉的阻力减小、重力相对增大导致红细胞沉降加快。血浆中白蛋白、卵磷脂则相反，对红细胞下沉有抑制作用，使血沉减慢。②红细胞因素：红细胞数量增多时，下沉时受到的阻力增大使血沉减慢。相反，红细胞数量减少时，红细胞总表面积减少血沉加快。红细胞形态变化对血沉的影响多为减慢。

【试剂与器材】

1. 109mmol/L（32g/L）枸橼酸钠溶液　枸橼酸钠（$Na_3C_6H_5O_7 \cdot 2H_2O$，分子量294.12）3.2g；用蒸馏水溶解后，再用蒸馏水稀释至100ml，混匀。

2. 血沉管　ICSH规定，血沉管为全长（300±1.5）mm两端相通，一端有规范的200mm刻度的魏氏管（玻璃制），管内径2.55mm或更大些，管内均匀误差小于5%，横轴与竖轴差<0.1mm，外径(5.5±0.5)mm，管壁刻度200mm，误差±0.35mm，最小分度值1mm，误差<0.2mm。

3. 血沉架　应放置平稳，避免震动和阳光直射，保证血沉管直立90°±1°。

【操作】

1. 取静脉血1.6ml，加入含109mmol/L枸橼酸钠溶液0.4ml于试管中，抗凝剂和血液比例是1∶4，混匀。

2. 将混匀的抗凝血放入魏氏血沉管内，至“0”刻度处，将血沉管直立在血沉架上。

3. 室温条件静置1小时。

4. 读取红细胞上层血浆高度的毫米数。

5. 报告方式：××mm/h。

【参考区间】成年男性0～15mm/h；成年女性0～20mm/h。

【注意事项】

1. 血沉管架应平稳放置，避免震动和阳光直射，保证血沉管直立90°±1°。

2. 检测应在标本采集后3小时内测定完毕。存放时间超过3小时的样品，会出现假性增高。

3. 抗凝剂与血液之比为1:4，抗凝剂与血液比例要准确并立即混匀。抗凝剂应每周配制1次，置冰箱中保存，室温保存不超过2周。

4. 目前全血细胞分析都采用EDTA钾盐抗凝血，为了减少抽血量，有用生理盐水或枸橼酸钠抗凝剂把EDTA抗凝血作1:4稀释，立即采用魏氏血沉管检测，1小时后读取上层血浆毫米数的方法，这种检测方法与魏氏法有良好的相关性。

5. 应注意血细胞比容对ESR的影响，CLSI参考方法严格要求调节Hct≤0.35，以消除Hct对ESR的影响。

（二）自动分析仪法血沉测定

【原理】根据手工魏氏法检测原理设计，使用配套枸橼酸钠真空标本采集管，同时或分别对多个血液标本进行检测。通过红外线发射和接收装置自动测定管内初始液面高度，并开始计时的自动血沉仪：红外线不能穿过含大量红细胞的血液，只能穿过红细胞沉降后的血浆层，可用于检测到红细胞下降水平。仪器在单位时间内扫描红细胞高度，直至30分钟推算出每小时红细胞沉降数值。自动血沉仪的红外线定时扫描检测动态监测记录红细胞沉降全过程，显示检测结果并以提供红细胞沉降动态图形。

还有一种采用毛细管动态光学检测法的全自动快速血沉仪：在32r/min的速度自动混匀3分钟、温度为37℃、红外线测微光度计在波长621nm的条件下，仪器自动吸入毛细管内抗凝血200μl，在单位时间内将被检样本每20秒扫描1000次检测，通过光电二极管将光信号转变为与毛细管内红细胞浓度相关的电信号，得到的若干个电信号描绘成一个沉降曲线。红外线定时扫描检测可记录红细胞缗钱状结构的形成及沉降的变化过程，通过光密度的变化得到魏氏法相关的值。该方法学与魏氏法的相关系数=0.97。

【试剂与器材】

1. 抗凝剂 109mmol/L枸橼酸钠溶液或EDTA-K_2抗凝剂（1.5mg/ml）。

2. 试管 使用配套的真空标本采集管。

3. 质控品和定标品。

4. 仪器 自动血沉分析仪测定。

【操作】

1. 采集血液标本到标本管规定刻度后与管内抗凝剂混匀，避免血液凝固。

2. 将混匀后的标本管插入仪器内测定。

3. 严格按照仪器说明书制定操作规程并进行操作。

【参考区间】成年男性0～15mm/h；成年女性0～20mm/h。

【注意事项】

1. 采集足够量的血液标本。

2. 抗凝血标本应在室温条件下（18～25℃），2小时内测定。在测定期内温度不可上下波动，稳定在±1℃之内。室温过高时血沉加快，可以按温度系数校正。室温过低时血沉减慢，无法校正。

3. 存放时间超过3小时的样品，结果会有假性增加。

4. 严格按照厂家说明书进行室内质控、定标及仪器操作。

5. 应注意血细胞比容对ESR的影响，CLSI参考方法严格要求调节Hct≤0.35，以消除Hct对ESR的影响。

二、临床意义

1. ESR增快

（1）生理性血沉增快：12岁以下的儿童或60岁以上的高龄者、妇女月经期、妊娠3个月以上ESR可加快，其增快的原因与生理性贫血及纤维蛋白原含量增加有关。

（2）病理性血沉增快

1）炎症性疾病：急性炎症由于血中急性期反应物质迅速增多使血沉增快，慢性炎症如结核或风湿病时，血沉可用于观察病情变化和疗效。血沉加速，表示病情复发和活跃；当病情好转或静止时，血沉也逐渐恢复正常。

2）组织损伤和坏死：较大的组织损伤、手术创伤可导致血沉增快，如无合并症多于2～3周内恢复正常。血沉可用于鉴别功能性病变与器质性疾病，如急性心肌梗死时ESR增快，而心绞痛则ESR正常。

3）恶性肿瘤：用于鉴别良、恶性肿瘤，如胃良性溃疡ESR多正常、恶性溃疡ESR增快。恶性肿瘤治疗明显有效时，ESR渐趋正常，复发或转移时可增快。

4）高球蛋白血症：如多发性骨髓瘤、肝硬化、巨球蛋白血症、系统性红斑狼疮、慢性肾炎时，血浆中出现大量异常球蛋白，血沉显著加快。

5）贫血：血红蛋白低于90g/L时，血沉加快。

2. ESR减慢　临床意义不大，见于红细胞增多症、球形细胞增多症、纤维蛋白原缺乏等。

第五节　血液流变学检查

血液流变学（hemorheology）是研究血液流动与变形性及其临床应用的，是生物流变学的一个分支。血液流变学应用血液黏度分析仪对抗凝全血或血浆标本进行检查，可以测定出不同切变率条件下的全血黏度，并据此计算出红细胞刚性指数和红细胞聚集指数等相关血液流变学参数。通过检查全血、血浆及血液有形成分（红细胞、白细胞、血小板）的流动性、变形性和聚集性的变化规律，判断血管内血液循环状况，为血流特性监测及治疗效果评估提供客观依据。

一、全血黏度测定

全血黏度（blood viscosity）是血液最重要的流变学特性参数，由血细胞比容、红细胞聚集性、红细胞变形性、红细胞表面电荷、血浆黏度、纤维蛋白原含量以及白细胞和血小板流动性等多种因素决定，全血黏度高于血浆黏度，全血黏度越大，血液流动性越小。用于全血黏度测定的方法主要有两大类：旋转式黏度计检查法和毛细管黏度计检查法，通常采用锥板旋转式黏度分析仪进行测定。

（一）检测方法

1. 旋转式黏度计检查法

【原理】旋转式黏度计由一个平板和一个圆锥构成，两者之间有一个小的夹角。将血液填充在圆锥和平板之间的狭窄空间里，通过电机控制平板以一定的角速度旋转时，由于血液的黏稠性，在圆锥产生一个复原扭矩，并被与圆锥相连的感受器检查出来。复原扭矩的大小与血液黏度呈正相关。血液是非牛顿流体，其黏度随切变率变化而变化，测定全血黏度须选择一定的切变率范围，国际血液学标准委员会（ICSH）建议，测定全血黏度的低切变率范围在1～200/s，高切变率最好可以测量到300～400/s的黏度。临床通常选择2～3个切变率。

【试剂与器材】

（1）抗凝剂：每1ml全血加入10～20U肝素抗凝剂。

（2）器材：血液黏度分析仪。

【操作】

（1）取患者静脉血6ml，以肝素抗凝，每1ml全血含10～20U肝素。

（2）打开仪器预热，使恒温系统达到测试温度37℃。

（3）将待检样本在测试温度下恒温5分钟后，充分混匀，放入检查盘的相应检查通道。

（4）对待检样本进行编号，点击确定开始检查，切变率按由低至高的顺序进行测量。

（5）检查完毕后，执行关机前清洗程序、关机程序。

（6）可参照仪器使用说明书操作。

【参考区间】

切变率为200s^{-1}　男：3.84～5.30mPa·s；女：3.39～4.41mPa·s。

切变率为50s^{-1}　男：4.94～6.99mPa·s；女：4.16～5.62mPa·s。

切变率为5s^{-1}　男：8.80～16.05mPa·s；女：6.56～11.99mPa·s。

2. 毛细管黏度计检查法

【原理】在固定的压力驱动下，通过一定量的不同牛顿流体在一定长度和内径的玻璃毛细管里的流过时间与等体积的生理盐水通过玻璃毛细管所需时间的比值，为该液体的黏度。计算公式为对照液体的已知黏度乘以待测液体流过时间，再除以已知液体流过时间。

【试剂与器材】

（1）抗凝剂

1）肝素抗凝剂：每1ml全血加入10～20U肝素。

2）EDTA-Na_2抗凝剂：每1L全血加入1.5g EDTA-Na_2。

（2）器材：毛细管黏度计。

【操作】

（1）取患者静脉血，以肝素（10～20U/ml血）或EDTA（1.5g/L血）抗凝。

（2）血样置于水浴中，恒温5分钟，混匀后加入储液池，同时按下测量钮开始计时，测得血样流过时间。

（3）按上述2步操作，测量生理盐水流过时间。

（4）计算每个平均切变率下的血液表观黏度。

（5）可参照仪器使用说明书操作。

【参考区间】男：3.84～4.66mPa·s；女：3.33～3.97mPa·s。

（二）临床意义

1. 增高

（1）心脑血管病：脑血栓、脑供血不足、心肌梗死和心绞痛的发病与血液黏度升高有关，增高的程度可反映心肌缺血的严重性。血液黏度测定对血栓性疾病的预防提供一项前瞻性指标。

（2）高血压及肺心病：主要与红细胞变形性降低、血细胞比容增加、纤维蛋白原增加有关。

（3）恶性肿瘤：血液黏度升高还使得肿瘤易于转移。

（4）血液病：白血病细胞增多、原发性或继发性红细胞增多，原发性或继发性血小板增多症等，导致全血黏度和血浆黏度均增高。

（5）异常血红蛋白病：黏度增高，红细胞变形能力明显降低。

2. 降低　各种原因的贫血。

二、血浆黏度测定

血浆黏度（plasma viscosity）是血液最基本的流变学特性参数，血浆黏度受血液蛋白质的大小、形状和浓度的影响，如血纤维蛋白原、巨球蛋白、免疫球蛋白等。血浆是牛顿流体，其黏度与切变率变化无关。血浆黏度通常用毛细管黏度计测定。

【原理】一定体积的受检血浆流经一定半径和长度的毛细管所需的时间，与该管两端压力差计算血浆黏度值，见公式

$$Q = \frac{pR^4\Delta P}{8L\eta_p}$$

Q 为血浆流量，R 为毛细管半径，L 为毛细管长度，Δp 为压力表，η_p 为血浆黏度。

【试剂与器材】

1. 抗凝剂　每 1ml 全血加入 10～20U 肝素抗凝剂。

2. 器材　血液黏度分析仪。

【操作】

1. 取患者静脉血 6ml，以肝素抗凝，将血液以 4500r/min 离心 10 分钟，取血浆待用。

2. 检测步骤同全血黏度的检测步骤。

3. 可参照仪器使用说明书操作。

【参考区间】男：1.72～1.80mPa·s；女：1.72～1.84mPa·s。

【临床意义】血浆黏度增高见于：①心脑血管病、高血压、血液病、恶性肿瘤等；②血浆黏度在很大程度上还取决于机体内水的含量，当脱水出现血液浓缩时，血浆黏度可有大幅度升高，而血液稀释时血浆黏度下降；③异常免疫球蛋白血症、高球蛋白血症、多发性骨髓瘤、巨球蛋白血症可导致血浆黏度显著升高。血浆黏度降低无明显临床意义。

三、红细胞聚集指数

红细胞聚集性是指当血液的切变力降低到一定程度，红细胞互相叠连形成缗钱状聚集的能力。主要检测方法有红细胞沉降率法和黏度测定法。

【原理】

1. 红细胞沉降率法　血浆中不对称大分子物质增多或红细胞增多与形态变化会导致红细胞表面电荷、Hct、血浆黏度等诸多变化，这些变化会使红细胞在血管内发生聚集。随着红细胞聚集体的形成及其比重的增加，红细胞沉降率明显加快，红细胞沉降率（ESR）在一定程度上反映红细胞的聚集性。因此，利用血沉方程：$ESR = K[Hct - (\ln Hct + 1)]$ 求出 K 值，由 K 值估计红细胞的聚集性。K 值愈大，表示红细胞聚集性愈高。

式中，ESR：红细胞沉降率，Hct：血细胞比容，ln：自然对数。

2. 黏度测定法　根据近年国际推荐方法，低切变率下的血液相对黏度可以评价红细胞聚集指数（AI），计算公式为：$AI = \eta b / \eta p$，AI 越大，红细胞聚集性越高。

式中，AI：红细胞聚集指数；ηb：低切血液黏度；ηp：高切血液黏度。

【操作】可参照仪器使用说明书操作。

【参考范围】

1. 红细胞沉降率法　K 值的均值为 53±20。

2. 黏度测定法　男：2.32～3.34；女：1.85～2.90。

【临床意义】红细胞聚集性增高见于多发性骨髓瘤、异常蛋白血症、胶原病、某些炎症、恶性肿瘤、微血管障碍性糖尿病，心肌梗死、手术、外伤、烧伤等。

四、红细胞变形性测定

红细胞变形性是指红细胞在外力作用下形状发生改变的能力，与红细胞寿命相关，是微循环有效灌注的必要条件。主要检测方法有黏性检测法、微孔滤过法和激光衍射法。

【原理】

1. 黏性检测法　血液的表观黏度随切变率升高而降低，高切变率下血液的表观黏度主要由红细胞的变形性决定。在相同血细胞比容、介质黏度和切变率下，表观黏度降低者红细胞的平均变形性越好。因此，通过测量血液在高切变率下的表观黏度及相应的血浆黏度和血细胞比容值可间接估计红细胞的平均变形性。即应用黏性测量法通过黏性方程求出参数 TK

值，利用TK值估计红细胞变形性。

2. 微孔滤过法　在正常状态下红细胞很容易通过比自身直径小的孔道，而在病理状态下由于红细胞变形能力下降，其通过微细孔道的阻力增加。微孔滤过法就是采用通过测量红细胞通过滤膜上微孔（3～5μm）的能力来反映红细胞变形性。

测量一定体积的悬浮液和介质流过滤膜所需时间 t_s 与 t_0。用滤过指数（IF）表示红细胞的变形性，IF愈高红细胞变形性愈差，公式如下：

$$IF = \frac{t_s - t_0}{t_0(Hct)}$$

式中，t_s：悬浮液流过滤膜所需时间；t_0：介质流过滤膜所需时间；Hct：悬浮液中血细胞比容。

3. 激光衍射法　样本稀释于具有一定黏度、等渗的悬浮介质中，以流体切应力作用在红细胞的两个侧面上使之变形被拉长。在不同切变率下，用激光衍射仪测定在一定的悬浮介质中红细胞被拉长的百分比，即变形指数（deformation index，DI），可以反映红细胞的变形性。DI值越小，红细胞变形性越差。

【试剂与器材】

1. 黏性检测法　用旋转式黏度计或毛细管黏度计。

2. 微孔滤过法　红细胞滤过仪，主要由滤膜、负压发生系统和控温三大部分组成。

【操作】

1. 黏性检测法　应用黏性检测法估计红细胞变形性，可利用黏性方程求出参数TK值。用旋转式或毛细管黏度计测量血液在高切变率下的黏度值，用毛细管黏度计测量血浆黏度，利用下列黏性方程计算TK值：

$$\eta_r = (1 - TKC)^{-2.5}$$

$$TK = (\eta_r^{0.4} - 1) \times \eta_r^{0.4} C$$

式中，η_r：相对黏度（是全血黏度与血浆黏度的比值）；T：Taylor因子；K：红细胞群聚集指数；C：红细胞体积浓度（常以Hct代替）。

利用TK值可间接估计红细胞的变形性，正常状态下TK值约0.9，TK值愈大表明红细胞变形性愈差。

红细胞变形性还可以由获得的黏度值计算红细胞刚性指数（IR）：

$$IR = \frac{\eta_b - \eta_p}{\eta_p} \times \frac{1}{Hct}$$

式中，η_b：全血黏度；η_p：血浆黏度；Hct：血细胞比容；IR值愈大，表明红细胞变形性愈差。

2. 微孔滤过法

（1）将血液以2000r/min离心10分钟，弃去血浆及红细胞柱表面的血浆黄层，以PBS洗涤3次，每次洗后以2000r/min离心5分钟，弃去上清液。

（2）压紧的红细胞按1∶9（v/v）加到PBS中配成浓度10%的悬浮液备用。

（3）在加样前使储气瓶内保持0.98kPa或1.96kPa负压，分别吸取悬浮介质（PBS）和细胞悬浮液加入到带刻度的样品池内，分别测量在负压作用下流过滤膜的时间 t_0 和 t_s，计算红细胞的滤过指数（IF）。

（4）参照本实验室使用的仪器说明书操作。

【参考区间】

1. 黏性检测法　$180s^{-1}$ 为小于1.00。

2. 微孔滤过法　全血滤过法：0.29±0.10。

红细胞悬浮液滤过法：0.98±0.08。

3. 激光衍射法　DI：$500s^{-1}$ >49%，$800s^{-1}$ >56%（以15%聚乙烯吡咯烷酮为悬浮介质）。

【临床意义】 红细胞变形性降低见于：①冠心病与急性心肌梗死；②约1/3～1/2脑动脉硬化与脑梗死的患者红细胞变形性降低，在急性脑梗死发作时，变形性降低更为显著；③高血压可见红细胞变形性降低，导致血流减慢、微循环灌注减少，加重组织缺氧和酸中毒；④糖尿病、肾病、肝脏疾病均引起不同程度的红细胞变形性下降；⑤红细胞疾病如镰形细胞性贫血、遗传性球形红细胞增多症、自身免疫性溶血性贫血、不稳定血红蛋白病等膜或血红蛋白异常，可导致红细胞变形性减低。红细胞变形性增高可见于缺铁性贫血。

五、红细胞表面电荷测定（红细胞电泳法）

细胞电泳技术是通过测量细胞在电场中的泳动来反映细胞表面电荷的，进而研究细胞的表面结构和功能。将红细胞悬浮于生理盐水或自身血浆中，在电场的作用下，借助显微镜观察红细胞的电泳速度。由于红细胞表面带有负电荷，因此，红细胞向正极移动，电泳速度与其表面负电荷的密度大小成正比。

【原理】

红细胞表面带负电荷，在电场中向正极移动，其电泳泳动度（EPM）计算如下：

$$EPM = \frac{v}{E}$$

式中，v为细胞泳动速度；E为电场强度。

只要测出细胞的EPM，自动化仪器经过一系列换算便可得出红细胞表面的电荷速度。

【试剂与器材】

1. 肝素或 EDTA-Na_2。

2. 生理盐水或9%的蔗糖溶液。

3. 细胞电泳仪。

【操作】

可参照电泳仪器使用说明书操作。

1. 红细胞悬浮液的配制　取静脉血，以肝素抗凝（10～20U/ml 血）或 EDTA-Na_2（1.5g/L 血）抗凝，以每分钟2000转离心10分钟，取出血浆存于小试管内，随后加入1滴血使其中红细胞浓度达到10^4个/μl左右备用，也可用生理盐水或9%的蔗糖溶液作悬浮介质。但是由于生理盐水离子强度大、导电性强，电泳池内工作电流大，易生热而影响测量结果。

2. 将稀释的红细胞悬浮液装入方形玻管内，两端套好琼脂管，装入电泳管架的槽内，然后置于显微镜台上并插入电极。

3. 接通电源，通过倒向开关变换两电极的极性，利用微标尺测量细胞在电场作用下泳动一定距离（s）所需时间（t），仪器自动记录20个细胞在两个方向泳动时间的平均值（t），并会自动给出红细胞的电泳动度（EPM）和细胞表面电荷密度。

【参考区间】14.6～18.2秒。

【临床意义】红细胞表面电荷减少或丧失，导致红细胞间的静电斥力减少，使红细胞聚集性增加，形成串联、堆集现象，血流减慢。见于冠心病、脑血栓、糖尿病、脉管炎等血栓病。

六、血液流变学检查的质量要求

（一）采血与抗凝

肝素抗凝采集静脉血6ml，采血方式不当可引起黏度测定误差。根据ICSH的建议，压脉带压迫的时间应尽可能缩短，针头插入血管后，应在压脉带松开5秒后开始抽血，缓慢旋转使血液和抗凝剂充分混匀，避免剧烈振摇造成红细胞破裂后溶血。抗凝剂以用肝素（10～20U/ml 血）或 EDTA-Na_2（1.5g/L 血）为宜。为防止对血液的稀释作用，应采用固体抗凝剂，若采用液体抗凝，应提高抗凝剂的浓度，以减少加入液体的量。

（二）血样存放时间

采血后立即送检进行测试，样本18～25℃保存，最好于4小时内完成测试。在室温下存放时间过长，会引起测量结果偏高，若存于4℃冰箱可延长至12小时。血样不宜在0℃以下存放，因为在冷冻条件下红细胞会发生破裂。

（三）仪器及操作要求

旋转式黏度计比较适合全血黏度测定，毛细管黏度计则比较适合血浆黏度测定。黏度计需用标准油定期进行校准，定期检查黏度计测量的准确度、分辨率和精密度。血液黏度检查准确性受温度影响较大，仪器的恒温系统一定要稳定保持在37℃。操作应依据仪器类型及仪器使用说明书建立本实验室的标准操作规程（SOP）。

（四）参考区间的建立

不同的检查仪器和检查方法参考区间不完全相同，即使应用标准化的操作方法也难以获得一致的参考区间，因此不同的实验室应建立自己的参考区间或对仪器提供的参考区间进行验证，验证方法是至少检测20例健康人标本，>95%的样本数在参考区间内，如果如参考区间分组，则每组至少20例，结果判定以R=测定结果在参考范围内的例数/总测定例数≥95%为标准。

（五）残留液及Hct的影响

前一个血样测量后，毛细管内壁残留的液体会影响下一血样黏度的测定，在实际测量中可用下一个血样进行冲洗，即加入过量的第二血样，使其前沿先流入的液体冲洗毛细管，带走残留层。红细胞对全血黏度的影响最大，二者呈正比关系，即全血黏度随Hct的增加增大。

（六）红细胞表面电荷测定

介质的离子强度愈大，电泳速度愈慢。电场强度愈高，电泳速度愈快。温度升高可导致介质黏度降低、细胞泳动阻力变小、电泳速度增大。漂移现象即在无电场作用时，电泳池内细胞仍向某一方向移动。这是由于电泳小室有泄漏所致，故方玻管两端的琼脂管一定要套装好。

第二章

骨髓细胞学检验

俗称的骨髓细胞学检验是以涂片为标本进行诊断的传统细胞学检查的代表。骨髓涂片采用推片使细胞在载玻片上适度平铺而放大，染色后细胞色彩明亮、结构清晰；另一个长处是在涂片尾部易于浓集大细胞而便于观察和评判，这些优点是其他方法所不能比拟的。故以骨髓涂片进行的细胞学检查依然是血液病诊断和疗效评估的主要方法，但是了解相关学科的基础、密切结合疾病的临床特征和相关实验室检查的信息变得更为紧密和重要。

以细胞学为学科基础而逐渐建立起来的诸如细胞遗传学（细胞学与遗传学的结合）、细胞分子生物学（细胞学与生物学和分子技术的结合）等现代诊断技术，用于血液肿瘤检测的标本也常用骨髓，而且与形态学具有密切的联系，这里将骨髓细胞学（bone marrow cytology）检验作为一个整体，分别介绍骨髓细胞形态学检验、细胞遗传学检验、细胞分子生物学检验，以及整体上的临床应用。

第一节　骨髓细胞形态学检验

骨髓细胞形态学（bone marrow cell morphology）检验以骨髓涂片为主，但因骨髓穿刺常受血液稀释和组织病变特性（如骨髓纤维化和异常巨核细胞与淋巴细胞不易被抽吸）以及髓液特性（如涂片红细胞形态常不易观察）的影响，有若干欠缺。如有可能，与骨髓组织印片、血片和骨髓活检进行互补检验。

一、适应证与禁忌证

【适应证】

1. 血细胞变化和形态异常　①血细胞减少（尤其是不易临床解释）的各种贫血、白细胞减少症和血小板减少症；②疑似的脾功能亢进（简称脾亢）、浆细胞骨髓瘤（plasma cell myeloma，PCM）、类脂质代谢障碍性疾病等；③血细胞增加的白血病、类白血病反应、感染，以及骨髓增殖性肿瘤（myeloproliferative neoplasms，MPN）和淋巴瘤等，包括这些疾病的可疑病例；④血细胞形态明显异常者。

2. 经一定检查原因未明或不明的相关体征　①脾和（或）肝大；②淋巴结肿大；③发热；④骨痛或骨质破坏；⑤血沉明显增高，尤其是>35岁者；⑥胸腔积液；⑦高钙血症和皮肤病损；⑧年龄较大者的蛋白尿及肾脏受损；⑨紫癜、出血或黄疸等。

3. 需作血液病病期诊断和治疗观察　前者诸如对淋巴瘤病期的评估；后者如造血和淋巴组织肿瘤化疗前后的骨髓评估。

4. 评估体内铁的贮存　骨髓细胞内外铁检查仍是目前评价体内铁含量多少的金标准，加之直观的细胞形态学所见，是其他方法所不能比拟的。

5. 疑难病例　疑难病例中，一部分是由隐蔽的造血和淋巴组织疾病所致。对就诊于其他临床科而诊断不明、治疗无效者，尤其是有血液检查改变的疑难病例。

6. 以骨髓细胞为样本的其他检查　造血细胞培养，骨髓细胞（分子）遗传学检查，骨髓细菌培养、骨髓细胞流式细胞仪免疫表型检查等。

7. 其他　如临床需要了解骨髓造血功能，需要排除或需要作出鉴别诊断的造血和淋巴组织疾病；因患者明显的心理、精神因素经解释仍怀疑自己患有血液疾病者。

【禁忌证】

除了血友病等凝血因子中重度缺陷外，均可进行骨髓穿刺和活检，但局部有炎症（如褥疮）或畸形应避开。

二、标本采集、涂片与染色

【骨髓采集】骨髓采集一般以临床居多。考虑到标本质量的保证、直面患者了解病况对诊断的需要，专门的骨髓检查科室应参与骨髓采集与标本制备。许多血液病骨髓穿刺与活检一起进行，故采集标本除了髓液涂片外，还常有骨髓印片和组织固定与血片的制备。

1. 取材部位　成人患者首取髂后上棘，其次是髂前上棘。胸骨也是采集部位之一，常被用于髂骨穿刺获取的标本不能解决诊断，以及需要更多地了解造血功能时。3 岁以下患儿常选取胫骨。

2. 抽吸骨髓　抽吸骨髓液，一般以 0.2ml 为宜。也可以将骨髓液放入 EDTA-K_2 干燥抗凝管（2% EDTA-K_2 溶液 0.5ml）抗凝后，按需制备涂片。

3. 推制涂片　建议使用一端有磨砂区的载玻片，推片前在磨砂区写上患者的姓名和标本号等识别标记。将抽吸的骨髓液置于载玻片上立即制片，一般涂片 6～8 张；对疑似急性白血病者涂片 8～10 张。因部分需要细胞化学和免疫化学染色的血液病不能预见，所以涂片张数宜多。一般应同时采集血片 2 张。推制的涂片应有头、体、尾部分。

【标本染色】国际血液学标准化委员会（ICSH）推荐的细胞普通染色为 Romanowsky 染色，由于该染色剂组成的天青 B 质量不易达到要求，故使用最多最广并被许可的是 Wright-Giemsa 混合染色。

【原理】Wright 染料中含有碱性亚甲蓝和酸性伊红 2 种主要成分，分别与细胞内的各种物质具有不同的亲和力，使之显现不同的色调以利于分辨。血红蛋白、嗜酸性颗粒是碱性蛋白，与 Wright 染料中的酸性伊红有亲和力，染成红色；淋巴细胞胞质和细胞核的核仁含有酸性物质，与碱性亚甲蓝有亲和力，染成蓝色。当酸性和碱性物质各半时则被染成蓝红色或灰红色。胞核有 DNA 和碱性的组蛋白、精蛋白等成分，与染料中的酸性染料伊红有亲和力，但又含微量弱酸性蛋白与亚甲蓝反应，故胞核被染成紫红色。Giemsa 染色原理与 Wright 染色相似。Wright 染液对胞质成分着色较佳，Giemsa 染液对胞核着色较佳，故采用两者的混合染色可使细胞着色获得较为满意的效果。

【试剂】

1. 染色液

（1）Wright-Giemsa 混合染液配制：Wright 染料 0.5g、Giemsa 染料 0.5g，加入 500ml 的优级纯甲醇中混匀备用。

（2）分别配制 Wright 染液和 Giemsa 染液后混合：取 Wright 染料 0.84g，倒入含 500ml 的优级纯甲醇瓶中，振荡溶解（在配制的 3～4 周内，每隔数日振摇一次）。取 Giemsa 染料 4.2g 加入已加温于 37℃ 的 280ml 甘油中，振荡数分钟，待基本溶解后加入优级纯甲醇 280ml，混合（在配制的 3～4 周内每隔数日振摇一次）。

2. 磷酸盐缓冲液　磷酸二氢钾 0.3g、磷酸氢二钠 0.2g，加入 1000ml 蒸馏水中溶解，调 pH 6.8 左右。

【操作】将干燥的涂片平放于有机玻璃染色盒或染色架上，滴满 Wright 染液；约 30～60 秒后滴加 Giemsa 染液 2 滴；分次加 2 倍于染液的磷酸盐缓冲液混合；染色 10～15 分钟后用水冲洗，置于晾片架上晾干。

染液配制和染色方法的改良很多，实验室可以根据各自的经验适当地灵活掌握，但染色的细胞必须符合要求。

【评判的基本标准】细胞膜、核膜、染色质结构清晰，红细胞完整、染色微杏红色。ICSH 推荐的染色要求：染色质为紫色，核仁染为浅蓝色，嗜碱性胞质为蓝色，中性颗粒为紫色，嗜酸颗粒为橘红色，嗜碱颗粒为紫黑色，血小板颗粒为紫色，红细胞为红色至橘黄色，中毒性颗粒为黑色，Auer 小体为紫色，Döhle 小体为浅蓝色，Howell-Jolly 小体为紫色。

三、检验方法

有核细胞数量检验和细胞形态观察是镜检的两个主要内容。先用低倍镜检查，确认微小骨髓小粒和油滴的有无、染色的满意性，有核细胞的多少、有无明显的骨髓稀释、有无明显的异常细胞、涂片尾部有无特征细胞和异常的大细胞。然后用油镜进一步观察、确定细胞类型和分类，并随时与临床表现和相关检查相联系，对异常细胞进行定性和解释。

（一）油滴和小粒检验

【操作】油滴为带有发亮感的大小不一的空泡结构，骨髓小粒为鱼肉样至油脂样，大小不一。当油滴和小粒细小以及检查小粒内细胞时，需要镜检判断。

【结果判定】油滴“－”示涂片上几乎不见油滴；“＋”示油滴稀少，在涂片上呈细沙状分布，尾端无油滴；“＋＋”为油滴多而大，尾端有油滴；“＋＋＋”为油滴聚集成堆，或布满涂片。小粒“－”示涂片上不见小粒；“＋”示小粒稀小，眼观涂片尾部隐约可见，镜下有明显的小粒结构；“＋＋”为小粒较密集，在尾端明显可见；“＋＋＋”为小粒很多，在尾部彼此相连。

【参考区间】正常骨髓涂片油滴为“+～++”；骨髓小粒为“+”。

【临床意义】油滴在造血功能减退时增加，白血病等有核细胞增多时减少。鱼肉样小粒增多是造血旺盛的表现；检查小粒内细胞可以评估一些血液病的病变，如再生障碍性贫血（aplastic anemia，AA）小粒内缺乏造血细胞而由条索状纤维搭成网架和基质细胞构成的空巢。骨髓小粒明显存在是穿刺成功的标记。

（二）有核细胞数量检验

【操作】检查骨髓涂片有核细胞的数量有无明显变化。我国多采用中国医科院血液学研究所五级分类法（表1-2-1），在涂片厚薄均匀的区域根据有核细胞与红细胞的比，计算有核细胞的数量，即所谓的骨髓（细胞）增生程度。也可以取 EDTA-K_2 抗凝骨髓液同白细胞计数法进行计数。

【参考区间】增生活跃（镜检五级分类法），(36～124)×10^9/L（有核细胞直接计数法）。

【临床意义】骨髓细胞增生与疾病关系见表1-2-1。

表1-2-1　骨髓细胞增生程度五级分类法

增生级别	红细胞:有核细胞	意义
增生极度活跃	1.8:1	多见于白血病
增生明显活跃	(5～9):1	多见于白血病和增生性贫血
增生活跃	27:1	正常骨髓象及多种血液病
增生减低	90:1	AA及多种血液病
增生重度减低	200:1	AA及低增生的各种血液病

（三）巨核细胞检验

【操作】

1. 巨核细胞数量　通常用低倍镜计数适宜大小[参考区间（2～2.5）cm×（3～3.5）cm]的全片巨核细胞或以片为单位，通过换算成一般认为的“标准”涂片面积（1.5cm×3cm）中的巨核细胞数。

2. 分类计数　低倍镜下的巨核细胞转到油镜确认其成熟阶段，分类25个，不足时增加涂片累计分类，计算百分比；小于10个时可以不用百分比表示。

3. 形态观察　检查巨核细胞有无大小异常、核叶异常（多少和异型性）、胞质空泡和病态造血。

4. 涂片上血小板　观察涂片上散在和成簇的血小板是否容易检出。

【参考区间】

1. 全片巨核细胞　为10～120个；“标准”涂片面积（1.5cm×3cm）巨核细胞数7～35个。

2. 巨核细胞阶段　原始巨核细胞0，幼巨核细胞<5%，颗粒型10%～27%，产血小板型44%～60%，裸核8%～30%。

（四）细胞分类计数和粒红比值计算

骨髓细胞分类，分为有核细胞（all nucleated bone marrow cells，ANC）、非红系细胞（nonerythroid cell，NEC）分类和单系细胞分类等。

【ANC分类】ANC分类为骨髓有核细胞（不包括巨核细胞）的分类方法。一般分类计数200个ANC，必要时增加至500个，如需要确切判断骨髓增生异常综合征（myelodysplastic syndromes，MDS）还是急性髓细胞白血病（acute myeloid leukemias，AML）时。

【粒红比值】ANC分类后，以百分数为基数，计算总的粒系细胞和有核红细胞，求出粒红比值（granulocyte/erythroid ratio，G:E）。G:E与M:E不同，2008年ICSH在骨髓标本和报告标准化指南中，所指的M:E（myeloid/erythroid ratio）为所有粒单系细胞（原始单核细胞除外）与有核红细胞的比值。

【NEC分类】NEC为去除有核红细胞（E）、淋巴细胞（L）、巨噬细胞（M）、浆细胞（P）和肥大细胞（MC）（FAB），或去除有核红细胞、淋巴细胞和浆细胞（WHO）的分类方法。对AML的部分类型（如伴成熟和不伴成熟的AML、急性红系细胞白血病）和MDS幼红细胞>50%的患者，除了ANC分类外，还要进行NEC分类，以确认原始细胞是否≥20%（AML）或<20%（MDS）、≥90%（不伴成熟的AML）或<90%（伴成熟的AML）。

NEC分类取决于原始细胞及其成熟状态、有核红细胞和淋巴细胞的百分数。ANC分类后某一细胞（用x表示）百分数可通过公式换算成NEC分类中某一细胞的百分数。公式如下：

$$NEC = x \div [100 - (E + L + P)] \times 100\%$$

（WHO分类法）

【单系细胞分类】当前，尚需要单系细胞分类用于部分髓系肿瘤，需要对髓系三个系列中的单系细胞异常程度做进一步评价时。如MDS、AML和骨髓增生异常-骨髓增殖性肿瘤（myelodysplastic/myeloproliferative neoplasms，MDS-MPN）是否存在明显的病态造血，就需要用单系细胞分类。评判有无粒系病态造血为病态粒细胞占粒系细胞、红系病态造血为病态有核红细胞占有核红细胞、巨核系病态造血为分类30个巨核细胞计算病态巨核细胞占巨核细胞的百分比。参考区间为无病态造血细胞，或一般疾病中所占比例都<10%；>10%指示明显的病态造血存在。

在急性单核细胞白血病细胞分类中，也需要单系细胞分类，以确定原始单核细胞是否>80%（急性原始单核细胞白血病）与<80%（急性单核细胞白血病）；反之，幼单核细胞是否>20%或<20%。

【其他】 髓系肿瘤与非髓系肿瘤并存时，如慢性中性粒细胞白血病（chronic neutrophilic leukemia，CNL）与PCM并存，细胞分类不能包括非髓系肿瘤细胞。即去除非髓系肿瘤细胞后，再进行ANC分类，以反映髓系细胞的增殖情况。

（五）细胞形态检验

细胞形态检验有两层含义：其一是单指细胞的形态变化，如高尔基体发育、颗粒多少、细胞毒性变化、细胞大小变化和病态造血性异常等；其二包括增多的幼稚细胞或正常情况下不出现的异常细胞，如原始细胞增加及其成熟障碍和找到转移性肿瘤细胞。观察的涂片区域，应选取厚薄均匀、细胞展开并有一定立体感的区域。形态与涂片厚薄显著相关，涂片厚细胞小，有颗粒者可以不见颗粒、不规则者可呈规则状。

（六）细胞化学染色检验

在细胞学检验的同时，根据细胞学异常和临床要求有选择地进行细胞化学染色。如贫血的铁染色，急性白血病的过氧化物酶（peroxidase，POX）、苏丹黑B（sudan black B，SBB）、醋酸萘酯酶（α-naphthyl acetate esterase，NAE）、氯乙酸ASD萘酚酯酶（naphthol ASD chloroacetate esterase，NASDCE或CE）和丁酸萘酯酶（α-naphthyl butyrate esterase，NBE）、糖原染色。此外，中性粒细胞碱性磷酸酶（neutrophilic alkaline phosphatase，NAP）等方法也有助于某些疾病的鉴别诊断。检查方法见后述。

四、检验结果分析与报告

细胞形态学检验结果分析是形态学诊断中一个极其重要的过程。通过镜检有核细胞数量，细胞系列、比例及其形态变化等项目，判断骨髓病变的存在与否、病变的性质与程度或检查是否不足，同时结合临床，合理地评估并做出解释，最后按形态学诊断报告的要求给出恰当的诊断意见和（或）提出进一步检查的建议。

（一）骨髓细胞形态学（骨髓象）检验分析

通常在骨髓细胞形态学检验前，阅读患者的临床信息，从中找出需要检查的目的与解决诊断的要求，随后有重点兼顾其他进行细胞形态学的检查和分析。

【有核细胞数量分析】 有核细胞数量检验虽是一项不精确的项目，但在明显变化的标本中有重要的评判意义。如细胞的明显增多与减少（排除稀释），可以反映许多疾病骨髓的主要病变。

1. 急性白血病　白血病确认后，首先评判有核细胞量。WHO和FAB分类与诊断要求中，都需要按细胞多少做出是高细胞性（增生性）和低细胞性（低增生性）急性白血病的评判。然后，按形态特点和细胞化学反应进一步鉴定类型。对于低增生性则要求骨髓切片提供证据。

2. MDS　普遍的血液和骨髓异常为血细胞减少与骨髓细胞增多的矛盾，即相悖性造血异常，有评判意义。这一异常还常伴随细胞形态上的改变，即病态造血（dysplasis），又称增生异常或发育异常。

3. 骨髓增殖性肿瘤和MDS-MPN　MPN中，经典类型的真性红细胞增多症（polycythaemia vera，PV）、特发性血小板增多症（essential thrombocythaemia，ET）和原发性骨髓纤维化（primary myelofibrosis，PMF）大多见于中老年人。骨髓为与年龄不相称的过度造血，即高细胞量（骨髓增殖异常），有评判意义。同时在外周血中有一系或多系细胞增多，这恰与MDS不同。MDS-MPN骨髓造血细胞量不但增多而且有明显的病态造血细胞。

4. 贫血和其他疾病　通过细胞量检查将贫血粗分为增生性与低增生性，典型的例子是AA和巨幼细胞贫血（megaloblastic anemia，MA）。脾亢、继发性或反应性骨髓细胞增多等也都是通过对有核细胞量的检验结合临床作出诊断的。由于骨髓穿刺涂片受许多因素影响，评判有核细胞数量，尤其是减少者，有时会失去真实性。一般，评判有核细胞数量骨髓活检最可靠，骨髓印片其次，骨髓涂片较差。

【ANC分类和G∶E比值分析】 有核细胞数量检查，又称增生程度评判。我国常用方法是根据涂片红细胞与有核细胞之比。由于这一方法精度很差，骨髓涂片上又多不能正确计数红细胞。故实际上大多是一个大体判断。ANC中各阶段细胞和G∶E的参考值，各家报告差异很大，国内外都缺乏统一的标准，实验室需要加强或建立健康人的参考范围。如G∶E的参考区间为2∶1～4∶1，浙江大学医学院附属第二医院16例健康成人志愿者髂后上棘骨髓液涂片的参考区间为1.5∶1～3.5∶1。通常，当G∶E达到3.5∶1以上时常指示粒细胞增多或者有核红细胞减少；当达4∶1以上时全是异常骨髓象。此外，分析G∶E需要注意细胞增高、减低与相对性变化的关系。

1. 原始细胞百分比　分析原始细胞多少是评判有无血液病的重要指标。原始细胞是一个泛指的术语，一般在髓系肿瘤中被特指，参考区间 <2%。

在髓系肿瘤中，原始细胞增多分几个层次，>2%、>5%、>10% 与 >20%。当 >2% 时，结合细胞学的其他检查并排除其他原因所致者，需要疑似髓系肿瘤，如 MDS。当 >5% 结合临床可以基本评判为原始细胞克隆性增生，如 MDS；在 MPN 和 MDS-MPN 中则指示疾病进展。当 >10% 时，在 MDS 中可以评判为更高危的类型，在 MPN、MDS-MPN 中可以指示疾病加速。类白血病反应可见原始细胞增加，一般 <5%。当 >20% 时，不管原发还是继发，都可以诊断为 AML。婴幼儿患者，骨髓原始细胞比成人为多见，患病时又会相应增高。

2. 幼红细胞百分比　在急性白血病和 MDS 诊断中，除了原始细胞量界定外，幼红细胞（红系前体细胞）亦是重要的一个定量指标（图 1-2-1）。

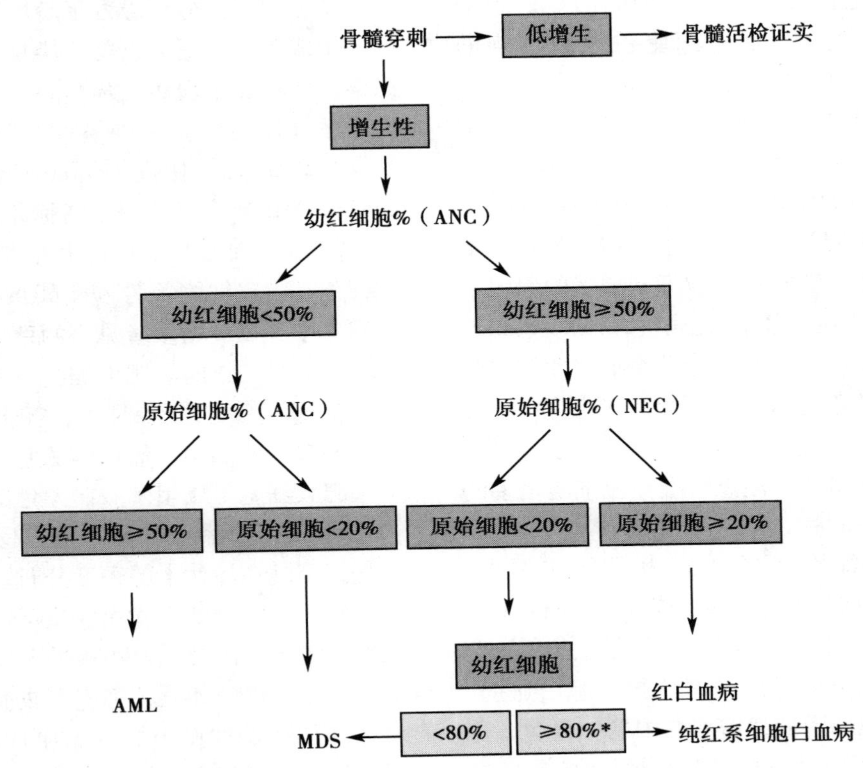

图 1-2-1　AML 与 MDS 细胞学诊断中幼红细胞和原始细胞百分比

ANC 为有核细胞分类，NEC 为非红系细胞分类

在贫血中，分析幼红细胞量的意义同样重要，如增生性与低增生性贫血的评判。一般，骨髓有核红细胞约占 20% ~35%，<15% 时可视为减少，<5% ~10% 可考虑红系造血减低。红系为主的造血减低多见于慢性肾衰竭、某些病毒感染等疾病时。纯红细胞再生障碍（pure red cell aplasia anemia，PRCAA）幼红细胞显著减低，通常 <5%。红血病有核红细胞常在 60% 以上。MA、缺铁性贫血（iron deficiency anemia，IDA）、难治性贫血（refractory anemia，RA）和铁粒幼细胞贫血（sideroblastic anemia，SA）有核红细胞增高，但 >60% 少见。

3. 粒细胞百分比　粒系细胞所占有核细胞的比例，约为 50% ~60%。通常当 <45% 为减少，>65% 为增多。在各阶段中，原始粒细胞 >2%，早幼粒细胞 >5%，中幼粒细胞 >10% ~15%，晚幼粒细胞 >15%，杆状核粒细胞和分叶核粒细胞分别 >20% 左右时，可以视为增多。同时注意细胞成熟是否正常，但具体意义还要参考细胞形态、临床和血象。

粒细胞减少见于许多疾病，当粒系细胞总和 <10% ~15% 应考虑特发性纯粒细胞再生障碍（pure granulocytic aplastia，PGA）或其他原因所致粒系造血严重受抑时。

4. 细胞成熟性及其数量变化　在确定有核细胞量、原始细胞量、幼红细胞量、粒细胞量、有无病态造血细胞及其程度后，还需要评判细胞的成熟性。如伴成熟的 AML 需要早幼粒细胞及其后阶段粒细胞 >10%，不伴成熟的 AML 则为 <10%；FAB 分类的 M2 和 M5b 等类型为原始细胞增多伴随细胞成熟，而

M1、M5a、M7 和 ALL 常不伴原始细胞的向下成熟；治疗相关白血病、MDS、MPN 和 MDS-MPN 转化的 AML，大多有明显的细胞成熟特性。

5. 病态造血细胞数量 病态造血是通过对有核细胞形态的观察进行评判，用于髓系肿瘤粒红巨三系有核细胞特定的异常形态（非造血物质铁、叶酸与维生素 B_{12}缺乏和非继发性原因所致）的描述，是诊断髓系肿瘤及其分类诊断的重要指标。如诊断伴病态造血 AML、原始细胞不增加的 MDS 和 MDS-MPN，都需要明显病态造血的存在。AML 中的明显病态造血是指单系细胞分类中，病态细胞占该系细胞的 50% 以上。MPN，尤其是 PV、ET、CML、CNL，都是无病态造血的慢性髓系肿瘤，但在病情中出现则指示疾病加速。

6. 嗜酸性粒细胞和嗜碱性粒细胞增多与减少 嗜酸性粒细胞参考区间为＜5%。5% ~10% 为轻度增多，＞20% 为明显增多。嗜酸性粒细胞增多的原因十分复杂，除了嗜酸性粒细胞白血病（chronic eosinophilic leukemia，CEL）和一部分特发性嗜酸性粒细胞增多症外，其原因常不能很好地反映在骨髓涂片上。但骨髓检查时仍需仔细检查其增多和成熟的程度以及有无伴随原始细胞增多，并注意嗜酸性粒细胞增多的时间以及伴随的相关症状。

骨髓嗜碱性粒细胞参考区间为偶见或不见。＞1% 为增多，＞5% 为明显增多。CML 嗜碱性粒细胞多在 3% ~10% 之间，＞20% 时需要疑似急变趋向或急变。＞40% 病例可以考虑嗜碱性粒细胞白血病。当不能解释嗜碱性粒细胞持续增加的中老年患者，需要考虑 MPN 等慢性髓系肿瘤，与不明原因的单核细胞增多一样，常是一个不良依据。

嗜酸性粒细胞和嗜碱性粒细胞减少的临床重要性相对较低，但有一些疾病有提示意义，如 CNL 为不见或少见嗜碱性粒细胞和嗜酸性粒细胞。

7. 淋系细胞百分比 原始淋巴细胞不见或偶见（婴幼儿可以稍增多），幼淋巴细胞偶见或不见，淋巴细胞 12% ~24%（婴幼儿可以更高），浆细胞 0 ~2%。通常淋巴细胞增多意义大于减少，当外周血三系细胞减少、骨髓增生减低而淋巴细胞相对增多时便有造血减低的评价意义；较多病毒感染时淋巴细胞增多，还常伴有不典型形态和单核细胞增多；当白细胞增高及外周血和骨髓淋巴细胞增多，且年龄 35 岁以上又无其他原因解释时，需要考虑慢性淋巴细胞白血病（chronic lymphocytic leukemia，CLL）或其早期表现。

偶见原始淋巴细胞或易见（低百分比）幼淋巴细胞是否异常需要视其他条件。若为淋巴瘤则可能为极早期浸润的信号，需要密切随访；有脾大的非恶性疾病可以易见幼稚淋巴细胞。一般，对于淋巴细胞肿瘤，都需要分析淋系细胞的数量，对肿瘤负荷性或有无淋巴瘤侵犯或其侵犯的程度作出评判。

8. 单核巨噬细胞百分比 单核细胞＞2% 为增多。单核（系）细胞＞10% 为明显增多，巨噬细胞≥1.0% 时为增多。单核细胞增多需要结合临床信息，评估是肿瘤性增多还是继发性。形态学改变（如明显空泡和转化型巨噬细胞是继发性的特征）是评估的一个方面，但分析患者年龄、起病方式、三系血细胞的组成等通常更为重要。伴有血细胞增减而无明显感染，或不能用现病史解释的单核细胞持续增多，需要考虑（慢性）髓系肿瘤，尤其是中老年患者。如慢性粒单细胞白血病（chronic myelomonocytic leukemia，CMML）定义的一个指标即是单核细胞增多。

9. 基质细胞和少见的其他细胞 网状细胞、纤维细胞、内皮细胞等骨髓支架细胞，又称基质细胞，骨髓象中少见。增多时见于两种情况，造血明显减退和造血明显亢进时。肥大细胞一般为不见或偶见，部分 AA、类癌综合征等易见，较多出现时应考虑肥大细胞增多症或髓系肿瘤伴随的肥大细胞增多。对于不典型肥大细胞可用甲苯胺蓝染色鉴定。

10. 红细胞和血小板 可以反映红细胞数量的指标是红细胞在涂片上的密度分布。当涂片上红细胞密集分布时，结合临床和血象，可以疑似真性增多还是继发性增多。涂片上血小板的多少，通常是观察血小板簇的易见性。如巨核细胞生成血小板不佳，包括免疫性（如特发性血小板减少症）和（或）继发性因素，涂片上簇状血小板减少；ET 等 MPN 常见簇状血小板显著增多。

【细胞形态分析】 检查细胞数量改变和形态异常通常先后或同时进行，但需要注意疾病的特点，有的以量变为主，如原始细胞＞20%、浆细胞＞30%，不管形态如何都可以诊断 AML 和浆细胞肿瘤。有的以质变为主，如显著畸形和幼稚的浆细胞虽只有 5%，不符合诊断要求，但仍可以提示诊断；唯有明显病态造血的存在才是诊断原始细胞不增多类型 MDS 的条件。但是，在多数情况下是细胞数量和形态都有改变。

形态观察有两个重要的要求：一是低倍与油镜之间的灵活运用，熟悉两镜下的细胞形态；二是发现问题细胞的异常和意义。因此，能否发现异常是极其重要的。低倍镜检常被用来发现问题细胞，油镜被是用来鉴定问题细胞的性质。

1. 原始细胞形态 髓系原始细胞形态，当前主要有四家协作组或机构（FAB、WHO、ELN 和

IWGM-MDS）的描述。

（1）FAB协作组修正的原始细胞：见表1-2-2。这一形态标准也适用于其他髓系肿瘤原始细胞。FAB的Ⅰ型和Ⅱ型原始细胞不是全指原始粒细胞。Ⅰ型原始细胞多见于AML的M1、M2。Ⅱ型原始细胞相当于过去认为的早期早幼粒细胞（颗粒在20颗左右），而不能认为是等于早幼粒细胞。

表1-2-2　FAB协作组修正的原始细胞范畴和形态学

细胞	形态学
修正原始细胞范畴	包括一些胞质含有颗粒者，不包括正常早幼粒细胞和可以辨认的幼单核细胞、原始红细胞和原始巨核细胞
Ⅰ型原始细胞	包括与原始粒细胞不易区分的大小不一的无法分类者，胞质内常无颗粒，核仁明显，染色质浓集不佳，较小的原始细胞核胞质比例高（0.8:1），较大的可稍低
Ⅱ型原始细胞	胞质内含有几颗及少许原始的嗜苯胺蓝颗粒，其他似Ⅰ型，但胞核胞质比例偏低而胞核仍在中间
早幼粒细胞	出现下列特征为早幼粒细胞而不再认为Ⅱ型原始细胞：胞核偏位；高尔基体发育；染色质较致密或结块；颗粒很多和低核质比例

（2）WHO分类中描述的原始细胞：包括APL的颗粒过多早幼粒细胞（原始细胞等同意义细胞）。幼红细胞不包括在原始细胞中，但在纯红细胞白血病中与原始细胞意义等同；小的病态巨核细胞和微小巨核细胞不计入原始细胞；幼单核细胞在急性（原始）单核细胞白血病、急性粒单细胞白血病中的意义与原始单核细胞等同。原始细胞也分为有颗粒和无颗粒。原始（粒）细胞明显大小不一，比成熟淋巴细胞稍大到大如单核细胞。大原始（粒）细胞有丰富的灰蓝色胞质；细胞核圆形、卵圆形，染色质细颗粒状，常见几个核仁；胞质中可见少许嗜苯胺蓝颗粒，Auer小体是髓系最特异的证据。

（3）ELN共识原始细胞：欧洲白血病网（European Leukemia Net，ELN）在FAB和WHO的形态基础上，确认原始细胞分为无颗粒和有颗粒。有颗粒的比FAB的Ⅱ型原始细胞为多，但其他仍具有原始细胞特征者。对不能识别某一系列的原始细胞指定为“原始细胞，不另作分类”。

（4）IWGM-MDS共识原始细胞：MDS形态学国际工作组（International Working Group on Morphology of Myelodsplastic Syndrome，IWGM-MDS）介绍原始细胞的主要认识三条：一是将有颗粒（100颗左右）和无颗粒的原始细胞替代过去的Ⅰ型、Ⅱ型和Ⅲ型原始细胞；二是从颗粒原始细胞和正常形态早幼粒细胞中区分出病态的早幼粒细胞；三是应有足够的细胞分类数来提高MDS中原始细胞增加的可靠性。

这四个描述的形态虽有差异，但最具特征的依然是三个：Auer小体、胞质颗粒和胞质浅红色区域。因此观察到这些形态是指证髓系肿瘤粒单系原始细胞（大多指原始粒细胞）的依据。

2. 病态造血细胞形态　确认病态造血细胞是检验其量变化的前提，但在形态把握上尚需要研究。一般来说，在分析中不能将轻度异常的病态造血细胞归类为病态造血细胞，因它见于许多良恶性疾病和部分正常骨髓象。

3. 细胞变性形态　有中性粒细胞的毒性颗粒、Döhle小体，空泡变性、淡染的嗜酸性变性胞质、细胞溶解和坏死等，检出这些形态需要结合临床作出正确的评判。如细胞空泡既见于感染，也见于多种原因所致的其他病理改变。酒精中毒和服用氯霉素后，常见幼红细胞空泡。部分髓系肿瘤和淋系肿瘤细胞也多见空泡形态。

4. 细胞大小异常　观察细胞大小变化也是常见的观察指标。感染时，中性粒细胞可出现小型细胞；IDA时出现不同阶段的红系小型细胞；MA时出现多种细胞的显著巨变；急性造血停滞时可见巨大原始（粒）红细胞；低增生白血病和MDS时可见小型原始细胞；部分感染、粒细胞缺乏症和给予粒细胞集落因子时可见大型早、中幼粒细胞等。

5. 胞核（核象）异常　胞核的大小、形状、染色，染色质的粗细、紧松，核叶的多少，核仁的大小和染色，核小体和核的其他形状突起，核的分裂象等，有无异常，属于核象形态学。分析中也需要结合其他信息。如检出增多的核小体和（或）核的其他畸形性形态时，主要意义有二：一是造血和淋巴组织肿瘤，为细胞的肿瘤性改变；二是少数重症感染的感染性核异质和良性造血显著异常的造血紊乱。

6. 胞质成分和染色异常　评判光镜下可见的细

胞器增加、减少和不正常性出现。比如 MDS 的粒细胞颗粒缺乏、胞质匀质性红染及其核质发育不平衡，感染时巨噬细胞胞质中的吞噬体或微生物。

7. 细胞异质性形态　分析细胞大小和异型性有无同时存在。例如 IDA 时低色素性为主的红细胞常伴有异型性；骨髓纤维化时红细胞除了泪滴形外几乎都伴其他红细胞的异型性；一部分重症感染患者也可见粒红细胞的显著异质性和畸形性。

8. 类似组织结构性形态　分析骨髓涂片上有无簇状细胞（≥3 个细胞围聚者）。原始细胞簇，如见于白血病和 MDS；浆细胞簇，见于浆细胞肿瘤和免疫反应亢进时；巨核细胞簇，见于巨核细胞异常增殖时；有核红细胞岛，如见于红系造血旺盛和噬血细胞综合征；幼粒细胞簇，如见于重症感染和噬血细胞综合征。

9. 其他　骨髓象分析的形态很多，对每一份标本任一细胞不同程度的异常，都需要分析评估。检查血液寄生虫，除了认真、仔细外，结合临床或寻找病史中信息十分重要。在红细胞中检出疟原虫、贝巴虫，巨噬细胞中检出组织胞浆菌和单核巨噬细胞（或中性粒细胞）内查见利杜小体和马尔尼菲青霉，均可明确诊断。

【细胞化学染色分析】

1. ICSH 推荐的白血病细胞化学染色　国际血液学标准化委员会（ICSH）推荐用于急性白血病的细胞化学染色见表 1-2-3。髓过氧化物酶（myeloperoxidase，MPO）是髓系成熟的特异性酶，原始粒细胞呈颗粒状阳性，且常聚集于高尔基体区域，原始单核细胞阴性或呈分散的颗粒状阳性，原始淋巴细胞和原始巨核细胞阴性。SBB 反应物较恒定，灵敏度高于 MPO。特异性方面则相反，故 SBB 和 MPO 应同步检验。MPO 和（或）SBB 阳性 >3% 可以评判为 AML 的 M1 ~ M5，M0、M7、ALL 为阴性或 <3% 阳性。酯酶中，CE、NBE 和 NAE 最为常用。

表 1-2-3　ICSH 推荐的细胞化学染色

MPO	CE	NAE（M 型）	诊断	说明
+	-	-	M1	包括 NAE- 的 M5
+	+	-	M2 或 M3	
+	-	+	M4 或 M5	
+	+	+	M4	CE + 和 NAE- 的混合
-	-	+	M5*	
-	+	-	AML**	免疫表型
-	-	-	分类不明**	免疫表型

*M5 的 MPO 常为阴性而 SBB 阳性；**MPO 阴性应做 SBB 染色

2. 其他常用细胞化学染色　NAP 被用以鉴别 CML 与类白血病反应，前者 NAP 积分降低，后者常增高；辅助白血病类型鉴别，淋系肿瘤 NAP 活性可以增高，AML 常不增高；辅助鉴别间变性大细胞淋巴瘤骨髓浸润与反应性组织细胞增多症，前者 NAP 降低，后者一般增高。

骨髓可染色铁染色是评判铁负荷和缺铁的指标，在 MDS 分类中则是类型诊断指标。伴环形铁粒幼细胞难治性贫血是铁负荷性贫血的典范，诊断时需要可染色铁增加，环形铁粒幼细胞 >15%。AA、MA 也是铁增加性贫血。IDA 是典型的铁缺乏（细胞外铁阴性、细胞内铁减少）性贫血，在分析中，首要指标是贫血和缺铁的存在，其次才是其他条件（如缺铁的原因和其他铁代谢指标）。脾亢和阵发性睡眠性血红蛋白尿也常有缺铁，但它们的缺铁常是形态学诊断中的次要条件。还有一种异常，为外铁增加（也可正常）而内铁减少的铁代谢反常，见于许多慢性病性贫血。

（二）骨髓细胞形态学检验报告

通过以上各个步骤的检验、分析与梳理，对骨髓细胞和形态的有无变化、意义如何有了基本的了解，结合临床特征和其他实验室的信息对所给出的形态学诊断有了基本的意见或结论，最后通过图文报告单发出报告。

【报告单格式、内容与填写要求】

1. 报告单的内容　包括患者的基本信息，检验骨髓小粒和油滴、巨核细胞计数与分类、有核细胞分类、粒红比值、细胞化学染色结果，细胞形态学特征描述和诊断意见等。

2. 报告单格式与填写要求　图文报告单基本上有竖式和横式两种，但不管式样如何，报告单格式和填写栏目应具有简明、使用方便和重点项有醒目标志的特质。

报告单内容的填写，需要突出关键性文字信息，如报告单位，患者姓名、年龄、性别，科别、床号、住院号（病案号），接收和报告的日期，标本号的数字，诊断病名的文字，都需用大一些的粗体醒目字号并做适当的色彩点缀，而患者姓名、年龄等小标题式栏目的文字，采用不醒目的小字号。对细胞图像应突显代表性图像与报告单上的位置，并可以按需插入大小不一的多幅图像。

【细胞形态学特征描述】在描述中应重点突出、符合逻辑、简明扼要。突出有核细胞总量的变化、变化细胞的系列、阶段和形态，尤其注意有无病态造血，有无原始细胞增加，有无特征性形态学。对有改变而不能下结论的异常更应着重描述。描述的基本内容如下。

1. 骨髓小粒和油滴　表述骨髓小粒丰富、少见或不见，是油脂性小粒（非造血细胞为主）还是鱼肉样小粒（幼稚造血细胞或肿瘤细胞为主）；描述骨髓小粒内造血成分的多少。类似表述油滴增多、一般和少见。也可用“+、-”方式半定性表示。

2. 有核细胞量　表述有核细胞量增多、大致正常和减少的范围。有核细胞增生程度是一种比细胞量多少描述更为客观的指标，宜慎重表述。

3. 增减细胞的系列　表述增加或减少有核细胞的系列。如AA常为粒红巨三系造血细胞均减少，而脾亢则相反。

4. 增减细胞系列的阶段　表述增加或减少有核细胞系列的阶段。如CLL为淋巴细胞增多为主，原始淋巴细胞和幼淋巴细胞少见或不见；急性白血病为原始细胞明显增多，而其后阶段及其正常的造血细胞均减少。

5. 增减细胞的形态　表述增加或减少有核细胞系列阶段的形态，如IDA为红系中晚幼红细胞呈细胞小、核小深染、胞质少蓝染性改变。

6. 其他　对无明显变化的其他系列细胞简略表述，还有涂片标本与染色的质量，以及在特定情况下提及无转移性肿瘤细胞、无血液寄生虫等。由于骨髓细胞学检验常需要与血片同步和参考，故在报告单中也需要描述血片有无幼稚细胞，有无异常形态包括红细胞大小、异型性及染色性变化，散在性和簇状血小板的多少。

【诊断意见或结论】 以证据为基础，必须客观、全面、慎重地评价。疾病临床期诊断意见按级报告，对非肯定性诊断需要提出进一步检查的建议。对不符合要求的标本而可能影响检验结果或诊断意见者，在报告单中予以说明。此外，应注意诊断性和检验性术语的恰当使用。

1. 肯定性结论　为细胞形态学所见有独特的诊断价值者。譬如找到典型转移性肿瘤细胞（骨髓转移性肿瘤）、增多的幼稚和异型浆细胞（PCM）或原始细胞（急性白血病）、红细胞内找到形态典型疟原虫（疟疾感染）。

2. 符合性结论　为临床表现典型而细胞形态学所见和其他实验室检查基本符合者。诸如形态典型而数量众多的幼红细胞巨幼变（MA），中晚幼红细胞和红细胞均有明显的小细胞性改变和可染色铁缺乏（IDA），与临床特点和血常规检验异常相符者。

3. 提示性或疑似性结论　为临床表现典型而细胞形态学所见和其他实验室检查尚有不足，或细胞形态学所见较为典型但特异性尚有欠缺而临床表现和其他实验室所见尚有不符合者。

4. 描述性结论　以细胞形态学所见的结论提供临床参考。为临床缺乏明确的证据而细胞形态学有一定的特征性所见或倾向性异常者。如巨核细胞增多伴生成血小板功能减退，而临床为不典型的原发免疫性血小板减少症（idiopathic thrombocytopenic purpura，ITP）或不能明确是否继发性者（如SLE、干燥综合征、肝硬化等）。

5. 其他或例外报告　其他，如无临床特征又无细胞形态学改变，却有可染色铁减少或缺乏者（隐性缺铁）。造血细胞或有核细胞少见骨髓象也可作为特殊的例外报之，便于临床参考和解释。造血细胞或有核细胞少见骨髓象是指骨髓涂片造血细胞或有核细胞少见，而尚不能确认是否为骨髓稀释所致。

【报告时间】 发出骨髓细胞形态学报告各地长短不一。2008年ICSH指南中介绍的报告时间（工作日时间）：骨髓涂片口头报告3小时，书面报告24~48小时；骨髓切片报告为5个工作日。考虑我国的情况，包括接收标本日在内，建议骨髓细胞形态学报告以3个工作日（至第3个工作日下午四时前发出），骨髓切片（塑料包埋超薄切片）以6个工作日发出报告，急需时可以口头形式报告。

五、各系统细胞形态

【正常形态学】

1. 红系细胞　在光镜下可以识别的有核红细胞形态的基本特征是胞体、胞核的圆形和规则（形状大体一致，轮廓分明），而细胞大小和胞质染色性（细胞生化与结构的体现）有显著变化。

（1）原始红细胞：胞体（直径约为15~25μm）、胞核大（约占细胞的3/4以上）而规则（圆形或卵圆形）；胞核多居中或稍偏位，核染色质均匀、粗粒状紫红色，常见核仁2~3个，有时见核旁小的淡染区；胞质丰富深蓝色（大量多聚核糖体的存在而显强嗜碱性着色）不透明（为形态学评判的一个典型特征），时有瘤状突起，无颗粒。

（2）早幼红细胞：胞体（直径约为12~20μm）、胞核（约占细胞的2/3以上）稍为收缩变小，染色质趋向浓集，核仁消失或偶见，胞质嗜碱性减弱，瘤状突起消失，细胞边缘常呈棉絮样。

（3）中幼红细胞：一般，在经历了二次分裂后，胞体（直径约为10~15μm）和胞核（约占细胞的一半）进一步缩小，核染质呈块状（异染色质致密块状)，块间显示空白点，胞质呈多色性（常见灰红色，由于血红蛋白量的增加所致）。

（4）晚幼红细胞：细胞进一步成熟，细胞直径约为8～12μm，胞核固缩，胞质呈灰红色或红色调中兼有灰色（仍含有多聚核糖体）。胞质完全血红蛋白性着色（正色素性）少见。

2. 粒系细胞 粒系细胞成熟过程中最显著的特点是核形的变化和颗粒，前者是细胞阶段划分的主要依据，后者区分颗粒属性以及鉴别于其他细胞的主要证据。

（1）原始粒细胞：胞体（直径约为12～22μm）和外形较为规则，可见小而不明显的突起。胞核圆形或椭圆形（约占细胞的4/5～3/4），在胞核偏位的一面略显平坦。核仁常见、多少不一，部分核染色质较为细致均匀，故有细沙状描述。胞质较少，有浊感，常呈浅灰（蓝）色或带点淡红色，高尔基体发育不良，有时可见MPO阳性的少许嗜苯胺蓝颗粒。

（2）早幼粒细胞：典型者胞体较原始粒细胞为大（直径约为14～25μm），胞质丰富或较为丰富。胞核偏位，核仁消失或隐约，常在靠近细胞中间一边胞核收缩（未超过假设圆形胞核直径的1/4），在核旁有发育良好的高尔基体（浅染区）和细少的特异性颗粒。胞质含有较多的嗜苯胺蓝颗粒和核旁浅染区是区分原始粒细胞的特征。

（3）中性中幼粒细胞：胞体约为11～18μm，胞核占细胞的1/2左右，核形演变成馒头状，核仁消失或隐约可见；胞质位于一边，含许多不易辨认的中性颗粒，呈杏黄色或浅粉红色或浅紫红色，靠近细胞边缘有少量嗜苯胺蓝颗粒。胞核收缩和胞质出现较多特异性颗粒是区分早幼粒细胞的特征。

（4）中性晚幼粒细胞：为中幼粒细胞胞核收缩内凹呈肾形者。胞质中高尔基体变小呈不活跃状态，但出现大量糖原颗粒和更多的特异性颗粒。

（5）中性杆状核和分叶核粒细胞：中性杆状核粒细胞为中性晚幼粒细胞成熟、胞核凹陷超过假设核圆径的3/4，同时核的两端变细，当细长胞核进一步收缩为细丝相连或呈分叶（大多为3～4叶）者则划分为中性分叶核粒细胞。

（6）嗜酸性粒细胞和嗜碱性粒细胞：胞核形态与相应的中性粒细胞相似，区别在于颗粒的特性。在早幼粒细胞晚期和中幼粒细胞阶段可以区分特殊颗粒。通常，成熟嗜酸分叶核呈哑铃状，颗粒粗大，有中空感，常被染成暗褐色或棕黄色，在中、晚幼嗜酸性粒细胞中还易见双染性颗粒。嗜碱性粒细胞胞核结构常模糊，颗粒少而散在于胞核上，呈紫黑色至紫红色，也可见细小的嗜碱颗粒。

3. 巨核系细胞

（1）原始巨核细胞：细胞明显大小不一，直径约在10～35μm，外形很不规则，常呈毛刺样和棉球样突起或细丝状、花瓣样、分离状突起；胞核大、轻度偏位，常见豆子状大小对称的双核或小叶状胞核，染色质凝集较为致密，着色常较暗，核仁小、多少不一；胞质量少，含有丰富的核糖核酸而呈不均性浑厚的嗜碱性着色，无颗粒，可有浓紫红色伪足突起。

（2）幼巨核细胞：大小约25～50μm，外形不规则；胞核大或巨大，由多个、分叶状核紧缩在一起，染色质致密粗糙，核仁不清晰或消失；胞质较多，嗜碱性仍较明显，但深浅浓淡不一；高尔基体发育良好，可在其附近（近核处）淡粉红色，或胞核附近（或在胞质的一端）出现少量颗粒，也可在明显蓝染的胞质区有少量血小板生成。

（3）颗粒型巨核细胞：胞体巨大至100～150μm以上，外形不规则、边缘不清晰；胞核多分叶状，胞质成熟为嗜酸性，含有丰富细小的紫红色颗粒；胞质明显丰富，高尔基体合成若干细小颗粒，含有聚集10～20个为一组的细小嗜天青颗粒，由分界膜包裹，聚集产生血小板。

（4）产血小板型巨核细胞：颗粒型再成熟，胞质呈粉红色，紫红色颗粒充盈于其中，并在胞质周边颗粒凝聚生成血小板（≥3个），形成产血小板型巨核细胞。

（5）裸核巨核细胞：胞质中血小板脱下或胞质脱完后成为裸核巨核细胞。

（6）血小板：胞体大小2～4μm，圆形或椭圆形凸盘状、不规则或多突状，常成群出现。胞质周围染淡蓝色，称为透明区；中央部分含有细小紫红色颗粒，类似胞核，为颗粒区，含有多种生物化学物质。

4. 单核系细胞

（1）原始单核细胞：细胞大小不一，大者可达25μm，胞体胞核不规则状明显，胞质丰富，灰蓝色无颗粒；小者，可小至12μm，胞体较规则，胞质比例高，易与原始粒细胞混淆。染色质纤细，淡紫红色，核仁大而清晰。

（2）幼单核细胞：胞体多不规则，直径约为15～25μm；胞核常呈扭折，核染色质浓集，核仁隐约可见或染色质纤细但无核仁，胞核常横向于细胞中，但常偏于一侧；有时胞核（包括原始单核细胞）虽为圆形，但不同于早期粒细胞的圆形胞核，其胞核为核膜圆度不完整；胞质丰富，呈灰蓝色，常见少许紫红色尘样颗粒。

（3）单核细胞：胞体圆形或不规则状，直径约为12～20μm；胞核呈扭、折、曲特征，染色质明显浓集和粗糙。胞质丰富浅灰蓝色，有时因胞质薄而呈毛玻璃样，也可呈浅红色，含有尘样颗粒，常见伪足样突起。

（4）巨噬细胞：胞体比单核细胞为大，由于处于不同的转化过程而明显大小不一，胞体直径约为15～40μm；胞核不规则状，明显偏位；胞质丰富，淡灰（蓝）色，细胞边缘不完整（明显伸突与细胞活跃有关），胞质常有空泡形成和被吞噬的细胞碎屑、凋亡细胞等。

5. 淋系细胞 包括淋巴干细胞和祖细胞（光镜下还不能识别）、原始淋巴细胞、幼淋巴细胞和淋巴细胞，并按免疫性质分为T、B和NK细胞几个系列。B细胞在抗原刺激下转化和发育为浆细胞，T细胞也可发生转化。

（1）原始淋巴细胞：胞体大小不一，10～20μm，较规则。胞膜、核膜较厚而清晰。核仁0～3个，染色质常呈粗粒状染成紫红色。核质比例高，胞质少，浅（灰）蓝色，常无颗粒。

（2）幼淋巴细胞：胞体大小约10～18μm，核仁消失或模糊，染色质有浓集倾向，胞质可见颗粒。

（3）淋巴细胞：大淋巴细胞直径10～15μm，胞核圆形或肾形，常偏位，染色质明显浓集，可见核仁痕迹；胞质丰富，淡（灰）蓝色，可见少许颗粒；有颗粒者相当于NK细胞。小淋巴细胞大小6～10μm，胞核圆形，可轻度不规则，染色质紧密块状，深紫红色，胞质少，多位于细胞一侧，一般无颗粒。

（4）浆细胞：原幼浆细胞胞体较大，约15～35μm，胞核圆形、偏位，可见核仁，染色质细致均匀，胞质丰富，嗜碱性较明显，并有浊感或泡沫状；浆细胞直径12～20μm，外形可不规则状，胞核圆形或椭圆形，约占细胞的1/2，偏位明显，染色质粗而浓集，间有空隙，故部分为车轮状结构。胞质丰富，深蓝色、灰蓝色或呈多色性，常有泡沫感。

6. 其他细胞

（1）网状细胞：胞体大小不一，呈星形或多突状。胞核圆形，染色质细腻疏松呈网状。胞质丰富，浅灰（蓝）色，近核处常深，细胞周边淡染，常不易看清其边界，用NAP染色可显示其细长和枝杈状胞质。

（2）内皮细胞：胞体呈梭形或长轴形，胞核圆形或椭圆形，染色质粗粒状，常排列成与胞核长轴一致的索状，无核仁。胞质一般，浅灰色或浅红色，位于胞核两边。在骨髓小粒或涂片中，有时血管尚未能完全破损，可见圆圈状或血管两边长条状。

（3）成纤维细胞：类似内皮细胞，但胞体大，长轴更长。胞核圆形或椭圆形，染色质粗网状，核仁隐约可见。胞质丰富，浅蓝色至浅红色不等。

（4）肥大细胞：胞体直径8～25μm，外形变化大，可呈圆形、蝌蚪状、菱形等形状。胞核小而居中或偏位，染色质常被颗粒掩盖而结构不清。胞质丰富，常充满大小不一的深（蓝）紫（黑）色或暗紫红色颗粒，排列紧密。

（5）组织嗜酸细胞：胞体较大，直径约15～30μm，外形不规则，胞核圆形或椭圆形，染色质网状，常见核仁，胞质丰富，含有明显的嗜酸颗粒，有时细胞膜破损颗粒呈散开状。

（6）成骨细胞：胞体较大，直径20～40μm，长椭圆形或不规则形，单个或多个簇状出现。胞核圆形，偏于一侧，可见1～3个核仁。胞质丰富，暗蓝色或蓝色，不均匀，离核较远处常有一淡染区。

（7）破骨细胞：胞体大，直径20～100μm，胞核数个至数十个，圆形或椭圆形，多有核仁，染色质均匀细致，胞质丰富，呈灰蓝色或浅蓝色，含有粗大的暗红色或紫红色溶酶体颗粒。

【异常形态学】

1. 红系细胞

（1）巨幼红细胞：为叶酸或维生素B_{12}缺乏所致的具有特征的异型幼红细胞。胞体明显增大，胞核增大为主，染色质疏松，显示核幼质老的不同步现象。原早幼红细胞，染色质明显细疏似烟头丝样，副染色质明显，胞质嗜碱性常增强，尤其是原始红细胞；中、晚幼红细胞染色质虽为块状，但非常松散。

（2）类巨变幼红细胞：与叶酸或维生素B_{12}缺乏无明显关系的不典型幼红细胞巨变，主要见于髓系肿瘤。多见于晚幼红和中幼红细胞，胞体增大常明显于胞核，核染色质松散不明显或致密状，胞质血红蛋白着色显明。

（3）侏儒幼红细胞和炭核幼红细胞：侏儒幼红细胞为胞体偏小、胞质发育不良、血红蛋白合成不足（量少和染色偏蓝），胞核相对固缩显老（所谓“核老质幼”），主要见于IDA和珠蛋白生成障碍性贫血。炭核幼红细胞有类似形态，不过炭核幼红细胞重在胞核的高度致密，见于AA、SA和珠蛋白生成障碍性贫血等。

（4）双核、多核幼红细胞：大多见于原始细胞和早幼红细胞，见于许多疾病，也偶见于正常骨髓，但大小不一和畸形双核大多见于髓系肿瘤；多核幼红细胞，细胞大或巨大，胞核2个以上，可大小不一和畸形，多见于原早幼红细胞，并常为核质发育常不平衡，见于造血和淋巴组织肿瘤，也见于特殊感染或重症感染（对骨髓的严重刺激所致）。

（5）核碎裂和核芽幼红细胞：多见于晚幼红和中幼红细胞，胞核呈分叶状、梅花样及花瓣状，胞体常增大。见于 MDS、MA、红血病和慢性（遗传性）HA 等疾病。

（6）Howell-Jolly 小体和嗜碱性点彩幼红细胞：Howell-Jolly 小体除了幼红细胞外也见于红细胞，见于 MA、HA 或骨髓无效造血时，多颗出现时更有参考价值。也见于少数 IDA（1～2 颗 Howell-Jolly 小体）和某些特殊感染等疾病（可见高比例和颗粒众多）。嗜碱性点彩为胞质出现多少不一的嗜碱性点彩颗粒。正常人嗜碱性点彩红细胞约占红细胞的 0.01%，除经常提及的铅中毒增多外，临床上常见的是慢性肾功能不全和 MDS。

（7）空泡变性幼红细胞：多见于原早幼红细胞，胞质和（或）胞核上出现空泡。见于服用某些药物后、酒精和化合物中毒等。

（8）红系病态造血细胞：包括前述的类巨变、多核和核碎裂幼红细胞，Howell-Jolly 小体、点彩、空泡、铁粒增多和其他畸形的幼红细胞。

（9）异常红细胞：有红细胞大小异常和形态异常（见第一章）。泪滴形等异型性红细胞，除了见于 PMF 外，少量出现还见于许多疾病病情严重（主要原因为血栓形成）时。

2. 粒系细胞

（1）白血病性原始（粒）细胞：髓系肿瘤时可见四种原始细胞：①正常；②胞核异常；③胞质异常（如 Auer 小体、多形性突起）；④大小异常。FAB、WHO、ELN 和 IWGM-MDS 描述的髓系肿瘤原始细胞见骨髓象分析。

APL 颗粒过多早幼粒细胞是与原始细胞等同意义的细胞，为胞质中含有或粗或粗细不一的密集颗粒。粗颗粒被染成紫红色，细小颗粒为颗粒细小或被染成浅（紫）红色均匀一片；有时因颗粒密集酷似胞核，有时由于颗粒排列有序而形成“内”、“外”胞质，“内”胞质为颗粒区，“外”胞质常无颗粒呈瘤状或花瓣状突起和蓝染；胞质中可见数量不等的柴棒状 Auer 小体。胞核多偏位，单核样或呈分叶状。另有一种胞膜不完整状和多颗粒网状样细胞，胞核幼稚呈网状，常可在胞质中检出更多的柴棒状 Auer 小体。

（2）胞核胞质发育不同步早、中幼粒细胞：为胞核幼稚，可见核仁，胞质特异性颗粒常较明显，而表现为“核幼胞质老”现象，多见于髓系肿瘤，尤其是 MDS 和 MDS-MPN。

（3）胞体巨大和颗粒增多早、中幼粒细胞：胞体常较大，胞质非特异性颗粒增多，中性颗粒较少，主要见于脾亢、粒细胞缺乏症、感染性疾病、MA。受继发性因素刺激时，早、中幼粒细胞还可出现胞核和胞质的形状变异（生长活跃），给予粒（单）细胞集落刺激因子者，还可见粒细胞空泡和核分叶过少。早、中幼粒细胞胞体大、规则、颗粒较多、胞质浊感大多是反应性或刺激性粒细胞形态学的重要特征。

（4）中性颗粒缺乏粒细胞：见于不同阶段粒细胞，为胞质内颗粒稀少或缺如，胞质染色固有的杏黄（红）色减退，胞质有清淡感。见于 MDS、MDS-MPN、AML 等。

（5）双核幼粒细胞：见于不同阶段，特点为双核，多为大小、形状对称，呈“八”字形或镜形；一部分为胞核大小不一和异型。见于反应性粒细胞增多症、粒细胞相对增多的 MDS 和 AML；对称性双核者多见于良性血液病，大小不一和异型双核且胞质非特异性颗粒常少以血液肿瘤居多。

（6）多核幼粒细胞：为胞核出现三个或更多者，早、中幼粒细胞中比晚幼粒细胞多见。通常细胞较大，胞核可呈异型性，非特异性颗粒常多，可有变性空泡；此异常幼粒细胞对诊断某些感染，尤其是特殊感染或重症感染有帮助；白血病和 MDS 也可见多核幼粒细胞，但胞质非特异性颗粒常偏少。

（7）胞质红染幼粒细胞：多见于中、晚幼粒细胞，为胞质着色过度红染者，非特异性颗粒缺少或缺乏，胞质呈均匀一片的浓杏红色，细胞边缘可见少量无颗粒的蓝色“外”胞质。主要见于 MDS、AML 和 MDS-MPN，但须与 APL 的细颗粒早幼粒细胞相鉴别。

（8）巨变粒细胞：见于不同阶段，但晚幼和杆状核粒细胞巨变尤其醒目，胞核肥大伴畸特形状（如扭、折、叠、转、鼓）。巨变幼粒细胞众多出现见于 MA，少量出现也见于粒细胞生成增多的感染性疾病，不典型形态或偶见典型者也常见于粒细胞（相对）增多的 MDS、AML 等。

（9）中性多分叶核粒细胞：核分叶多至 6 叶者，多见于 MA，也见于其他许多疾病，如感染、MDS、AA、PMF。

（10）毒性变粒细胞：主要为中性分叶核和杆状核粒细胞的毒性颗粒和空泡，也可见胞质嗜酸性变和胞膜退化变，细胞常肿大，也可固缩变小。严重时还可见 Döhle 小体。Döhle 小体为中性粒细胞胞质内出现的淡蓝色囊状包涵体（蓝色斑状小体），1 个或多个，常分布于胞质边缘。

（11）Pelger-Huet 异常粒细胞：为中性粒细胞少分叶或不分叶。常为两叶、肿胀如眼镜状，单个核者呈花生形，也见棒状、哑铃形和夹鼻眼镜状。见于显性遗传的 Pelger-Huet 病，但临床上最常见于 MDS、AML 和 MDS-MPN。

（12）环形杆状中性粒细胞：胞体比同期杆状核粒细胞大，胞核凹陷呈环状或锁状，中间为含颗粒的胞质。锁状为胞核一边变小出现成熟性收缩，形成胞核三面核径大致等宽而一面胞核收缩后留下一条常向外鼓起的相连核膜。最常见于 MA，其次为 MDS、AML、CML、重症酒精中毒、PMF 等。

（13）核染色质松散菊花样中性粒细胞：又称粒细胞核染色质异常，为不同阶段中性粒细胞的胞核染色质呈现松散不紧密的粗粒状、小块状，染色质均匀浅紫红色。典型者染色质酷似菊花样，但又非早期有丝分裂和核碎裂，菊花瓣与瓣之间间隙分明。见于 MDS、AML、aCML 等髓系肿瘤。

（14）其他：①Chediak-Higashi 畸形，见于 Chediak-Higashi 综合征，为细胞膜结构缺陷的异常导致粒细胞变形和运动功能异常和形态异常。形态学为中性粒细胞至早幼粒细胞胞质内出现嗜天青颗粒伴假性空泡，有时颗粒连缀在一起或融合一体的淡灰色块状物，MPO 阳性。患者多为小儿，中性粒细胞减少，反复感染，畏光，暴露部位皮肤灰色或色素过度沉着，肝脾淋巴结肿大。②May-Hegglin 畸形，为类似于 Döhle 小体的粒细胞异常浅蓝斑形成，也见于单核细胞和淋巴细胞，临床上有白细胞减少和血小板减少，可见颗粒稀少的巨大血小板。③Alder-Reilly 畸形或异常，为黏多糖性白细胞异常，是由于白细胞内溶酶体不能分解黏多糖，使黏多糖沉聚于白细胞内形成许多大而粗糙类似非特异性的颗粒，也类似包涵体，亦像嗜酸性和嗜碱性异常颗粒，这一异常颗粒除了成熟中性粒细胞外，也见于嗜酸性粒细胞和嗜碱性粒细胞、淋巴细胞和单核细胞，患者常有骨和关节畸形。

（15）粒系病态造血细胞：包括前述的核质发育不同步幼粒细胞、颗粒缺乏中性粒细胞、Pelger-Huet 异常粒细胞、双核粒细胞、环形杆状核粒细胞、多分叶核粒细胞、核染质松散菊花样中性粒细胞、红染幼粒细胞、不典型巨变粒细胞，以及不易归类的其他异常。

3. 巨核系细胞

（1）空泡变性巨核细胞：为巨核细胞胞质边缘出现空泡，见于 ITP、MDS 和感染等。

（2）白血病性原始巨核细胞：胞体大小悬殊，常为多形态与大小不一并存；胞核规则圆形，多偏位，染色质紫红色粗颗粒状；胞质常较丰富、嗜碱性无颗粒，呈空泡状、花瓣状、棉球样、龟甲状、分离状，并有云雾状、层状感和脱落状。

（3）病态巨核细胞：包括：①微小巨核细胞（胞核圆形或椭圆形，一般无核仁；胞质少、浅红色或灰蓝色，常含有少量紫红色颗粒或血小板，可见不规则分离状或脱落感）；②小圆核巨核细胞（大小约在 20～40μm，胞核小，1～2 个，圆形或椭圆形；胞质多少不一，含细小紫红色颗粒或血小板）；③多小圆核巨核细胞（大小约 40～100μm，核小、多个、圆形或类圆形、分散、核间无丝相连）；④低核叶巨核细胞（胞体偏小，胞核 1～3 个），检出较多的低核叶巨核细胞常具有提示意义，5q-MDS 巨核细胞具有这一形态特征。

（4）异常血小板：包括大小变化（巨大型和衰老小型血小板），染色变化（如蓝染的年轻血小板），聚集异常（如见于血小板无力症的单个散在血小板），颗粒多少及密度异常，形状改变。

4. 单核细胞和巨噬细胞

（1）白血病性原幼单核细胞：显著大小不一，多有明显的胞体和（或）核的异型性，胞质中可见尘样颗粒和吞噬的细胞。一部分原始单核细胞缺乏不规则性，与原始粒细胞鉴别需要细胞化学或免疫化学检查。WHO 描述的原始单核细胞形态为胞体大、胞质丰富、浅灰色至深蓝色、有时有伪足突起、胞质空泡和细小颗粒，胞核通常圆形，亦呈卵圆形和不规则形、染色质细致、有 1 个至多个明显的核仁；幼单核细胞胞核呈卷、折、凹状，染色质稀疏、核仁小或不明显，胞质有细小颗粒。

（2）刺激性异型和转化中单核细胞：常见胞质增多、嗜碱性明显增强和突起者为细胞受刺激的活跃形态；胞体增大、胞质空泡，可含有吞噬物者，意味着单核细胞向巨噬细胞转化。这些细胞多见于感染，也可见于应激反应显著时。

（3）印戒状巨噬细胞：为胞核呈类圆形、豆形或肾形，明显偏位，染色质较单核细胞疏松；胞质丰富，呈裙边样或泡状吹起，常有许多空泡环胞膜存在，靠近胞核的中央部分胞质常显厚实的内容物，如含有细小紫红色颗粒（内突外挤状）和吞噬的少量血小板及红细胞。常见于伤寒等感染性疾病。

（4）吞噬异常巨噬细胞：胞体大小明显不一（多为 15～50μm），常呈不规则圆形，胞膜可呈裙边状，胞质丰富，染色反应不一，可同时或单独吞噬多量红细胞、血小板、粒细胞、有核红细胞、淋巴细胞和单核细胞等细胞。见于细菌和病毒感染所致的噬血细胞综合征和淋巴瘤与癌症等伴随的噬血细胞综合征。

（5）Gaucher 细胞：胞体大小约 20～80μm，外观圆形或不规则圆形；胞核较小，偏位于一旁，偶见核仁；胞质丰富，多为浅红色，有条索状或葱皮样结构为其形态特征。见于 Gaucher 病，CML 等病可见不典型形态。

（6）Niemann-Pick 细胞：胞体大小约 20～80μm；胞核较小，偏位，染色质呈网状；胞质极丰富，淡蓝色，充满大小不一的有透明感或泡沫感或蜂窝状磷脂颗粒。见于 Niemann-Pick 病，CML 等病可见不典型形态。

（7）海蓝组织细胞：胞体大小约 20～50μm；胞核小，偏位，染色质粗网状，可见核仁；胞质丰富，嗜碱性，含有多少不一般的海蓝、蓝黑色或蓝紫色颗粒，呈石榴籽或桑葚样排列，可有泡沫感。见于特发性和继发性海蓝组织细胞增多症。

5. 淋系细胞

（1）白血病性原始淋巴细胞：原始淋巴细胞可见以下几种：①小原始淋巴细胞，直径＜12μm，染色质均匀细致，常无核仁，核质比例高；②大原始淋巴细胞，胞体＞12μm，染色质均匀但粗细不一，核形可不规则状，部分凹陷、折叠和切迹，核仁明显，1 个以上；胞质常丰富，嗜碱性，可见空泡，多者似蜂窝状（多见于 Burkitt 细胞白血病）；③核型明显不规则伴少量嗜碱性胞质者，多见于 T 原始细胞 ALL；④含颗粒原始淋巴细胞，多见于大原始淋巴细胞，颗粒较少（5～10 颗居多），较清晰，有集积倾向，分布于细胞一侧；⑤手镜型原始淋巴细胞，为胞质位于一侧，呈阿米巴样、蝌蚪状或手镜状，此细胞对化疗有抵抗性。

（2）原、幼淋巴瘤细胞：侵犯骨髓和血液的淋巴瘤细胞形态变异很大，除部分同 ALL 形态外，为胞体大小明显不一，胞核异型（如核长芽和突起），胞质较丰富，周边胞质嗜碱性强，一般无颗粒。过去描述的恶性组织细胞，大多为异常的幼稚 T 淋巴瘤细胞，一部分为弥散性大 B 细胞淋巴瘤等细胞。

（3）肿瘤性成熟 T 细胞：成熟型 T 淋巴瘤/白血病细胞，共性特点常是高核质比例、不规则核形、轻至中度嗜碱性胞质和无颗粒，临床上多见于中老年，常有明显浸润性（肝脾和淋巴结肿大、骨损害等）。如成人 T 细胞白血病为中等至大的肿瘤细胞，常有显著的胞核多形性（可见盘、绕、曲或脑回形胞核的巨大细胞），核染色质明显粗糙块状，有时可见明显核仁，胞质嗜碱性。外周血中肿瘤细胞常为多核叶，故又称为花细胞。Sezary 综合征（Sezary syndrome，SS）血液和骨髓中瘤细胞一部分为显著旋绕为特征的胞核（Sezary 细胞）。花细胞和 Sezary 细胞为特指的异常 T 细胞。

（4）肿瘤性成熟 B 细胞：多与 T 细胞相反：胞体核质比例低，胞体较大或小，核形规则而多偏位，胞质较丰富、常偏位和（或）突起（如毛发样、绒毛状）。临床上 B 细胞肿瘤多有孤立性脾大。

多毛细胞被特指为多毛细胞白血病（hairy cell leukemia，HCL）的肿瘤细胞，细胞有成熟特征，胞质丰富或较丰富，周围有细长绒毛；有短绒毛的脾性淋巴瘤细胞浸润血液和骨髓时的形态学特点为胞核偏位，胞质位于一侧并有短小的绒毛。

淋巴样浆细胞为胞质偏于一侧，典型者似鞋形。见于淋巴浆细胞淋巴瘤（lymphoplasmacytic lymphoma，LPL）/Waldenstrom 巨球蛋白血症（Waldenstrom macroglobulinemia，WM）外，也见于继发性体液免疫异常反应时。

（5）不典型淋巴细胞（异型淋巴细胞）：基本形态是胞体增大和胞质嗜碱性改变。此外，胞核增大和染色质细疏。按细胞形状可分为浆细胞型、幼稚细胞型和单核细胞型，有助于形态学上的认识，但一般不具有临床意义上的差异。出现少量不典型淋巴细胞，除了病毒感染外，也见于病情较重的许多疾病。

（6）变异淋巴细胞：与细胞因子刺激有关的活化细胞，形态变异大。主要为胞质嗜碱性，形变显著（如蝌蚪状、花生形、鱼尾样），部分胞质含嗜天青颗粒；胞质突起和分离（或脱落）常见。多见于感染（成熟为主）和淋巴瘤（幼稚为主）。

（7）反应性浆细胞和骨髓瘤细胞：反应性浆细胞常见一般性异常，如双核、三核，但无明显异型。PCM 浆细胞为多形性和畸形性，有原始与成熟，有巨大与小型，有胞核规则与畸形。偶见胞质无色或紫红色的条状晶体和 Russell 小体（异常浆细胞胞质含有大量肉红色、浅蓝色的圆形小体）。幼稚性和异型性特点是肿瘤性浆细胞的可靠依据。

六、细胞化学染色

（一）铁染色

铁染色是评判体内铁缺乏的金标准，也是评估细胞铁利用障碍的最佳方法。通过铁染色可以发现早期 IDA 和无贫血的隐性缺铁，明确是缺铁性、非缺铁性还是铁利用障碍性、铁代谢反常性的贫血。

【原理】骨髓内含铁血黄素的铁离子和幼红细胞内的铁，在盐酸环境下与亚铁氰化钾作用，生成蓝色的亚铁氰化铁沉淀（普鲁士蓝反应），定位于含铁粒的部位。

【试剂】铁染色液（临用时配制）：200g/L 亚铁氰化钾溶液 5 份加浓盐酸 1 份混合；复染液：1g/L 沙黄溶液。

【操作】取新鲜含骨髓小粒的骨髓涂片，于铁染色架上，滴满铁染色液；室温下染色 30 分钟，流水冲洗，复染液复染 30 秒；流水冲洗，晾干后镜检。

【结果判定】细胞外铁至少观察 3 个小粒。细胞外铁呈蓝色的颗粒状、小珠状或团块状，细胞外铁主要存在于巨噬细胞胞质内，有时也见于巨噬细胞外。"－"为涂片骨髓小粒全无蓝色反应；"＋"为骨髓小粒呈浅蓝色反应或偶见少许蓝染的铁小珠；"＋＋"为骨髓小粒有许多蓝染的铁粒、小珠和蓝色的片状或弥散性阳性物；"＋＋＋"为骨髓小粒有许多蓝染的铁粒、小珠和蓝色的密集小块或成片状；"＋＋＋＋"为骨髓小粒铁粒极多，密集成片。

铁粒幼细胞为幼红细胞胞质内出现蓝色细小颗粒（Ⅰ型含有 1～2 颗铁粒，Ⅱ型含有 3～5 颗，Ⅲ型含有 6～10 颗，Ⅳ型含有 10 颗以上，Ⅲ型和Ⅵ型又称病理性铁粒幼细胞）。铁粒红细胞为红细胞内出现蓝色细小颗粒。环铁粒幼红细胞为胞质中含有铁粒≥6 粒，围绕核周排列成 1/3 圈以上者；WHO 标准为沉积于胞质铁粒≥10 颗，环核周排列≥1/3 者；IWGM-MDS 标准为铁粒≥5 颗，以任何形式比较有规则环绕胞核排列者。

【参考区间】细胞外铁染色阳性（＋～＋＋），细胞内铁阳性率为 25%～90%（上限有异议），铁粒≤5 颗，不见Ⅲ型和Ⅳ型铁粒幼细胞。

【注意事项】操作中，需要排除一些干扰因素，如标本不能污染铁质。铁染色液配制，组成的亚铁氰化钾溶液和盐酸的比例取决于后者的实际浓度，当久用的浓盐酸浓度下降时，需要适当增加浓盐酸溶液的量。新鲜配制的亚铁氰化钾溶液为淡黄色，放置后亚铁被氧化成三价铁离子而变成绿色时，不宜使用。陈旧骨髓涂片染色或染色后放置数日观察都可造成细胞外铁阳性强度增加。复染液中，习惯用沙黄溶液，但容易产生沉渣，也可用中性红和碱性复红溶液复染。

【临床意义】主要用于协助以下疾病的诊断和鉴别：IDA 为外铁消失内铁减少。铁利用障碍性贫血（SA、AA、MA、MA、MDS、红血病等）为外铁增加（部分正常），内铁增加（Ⅲ型、Ⅳ型增多，可见环形铁粒幼细胞）。铁代谢反常性慢性贫血为外铁增加（也可正常）而内铁减少。此外，了解体内铁的贮存和利用情况，细胞外铁减少或消失表示骨髓贮存铁已将用完。若患者为小细胞性贫血，而细胞内外铁正常至增多，则提示铁利用障碍。

（二）中性粒细胞碱性磷酸酶染色（Kaplow 偶氮偶联法）

【原理】中性粒细胞碱性磷酸酶（NAP）在 pH 9.5条件下能水解磷酸萘酚钠，释放出萘酚，后者与重氮盐偶联形成不溶性的有色沉淀定位于胞质酶活性处。

【试剂】10%甲醛-甲醇固定液（甲醛 10ml、甲醇 901ml，混合后置 4℃冰箱）；0.05mol/L 缓冲液（二氨基二甲基-1，3 丙二醇 2.625g，蒸馏水 500ml，溶解混合后置 4℃冰箱）；基质液（α-磷酸萘酚 35mg 溶于 0.05mol/L 缓冲液 35ml，而后加入重氮盐坚牢蓝 B 35mg 溶解；复染液（1%苏木精溶液）。

【操作】将新鲜涂片浸于 4℃固定液中 30 秒，水洗后晾干；入基质液中温育 30 分钟，水洗 5 分钟后晾干；复染液复染 2 分钟，水洗后，晾干镜检。

【结果判定】中性粒细胞胞质内出现灰褐色至深黑色颗粒状或片状沉淀为阳性反应。"－"为胞质内无阳性产物（0 分）；"＋"为胞质内显现灰褐色阳性产物（1 分）；"＋＋"为胞质内显现灰黑色至棕黑色沉淀（2 分）；"＋＋＋"为胞质内基本充满至棕黑色至黑色颗粒状沉淀色（3 分）；"＋＋＋＋"为胞质内全为深黑色阳性沉淀产物，甚至遮盖胞核（4 分）。

【参考区间】参考区间阳性率为 30%～70%，阳性细胞积分为 35～100 分。积分为各阳性细胞分值百分比的乘积之和。

【注意事项】基质液配制后需要即刻使用，且显示阳性的色泽因重氮盐的种类而不同。涂片厚薄对结果有影响，通常涂片薄处的阳性细胞及其积分低于涂片厚的区域。染色中，同时选择前 1～2 天骨髓检查而无明显改变和无临床可疑血液病的标本作为质控对照，也可选择骨髓网状细胞、网状纤维及骨髓小粒内支架成分作为监控对象，若这些细胞或反应物呈阴性反应或阳性反应强度明显减弱时，可考虑失控现象，也可在整批染色（10 份标本以上）时，分析染色后的整体结果积分是否全高或均低，若有此现象应考虑偏倚结果。

【临床意义】NAP 主要用于鉴别诊断或诊断参考（见骨髓象分析）。

（三）过氧化物酶染色（ICSH 推荐法）

【原理】粒系和单核系细胞含有的过氧化物酶

（POX）能将二氨基联苯胺的氢原子转移给过氧化氢，产生有色染料沉淀于胞质酶活性处。

【试剂】 甲醛-丙酮缓冲液（pH 6.6）：磷酸氢二钠 20mg，磷酸二氢钾 100mg，蒸馏水 30ml，丙酮 45ml，400g/L 甲醛溶液 25ml（配制后 4℃保存）；50mmol/L Tris-HCl 缓冲液（pH 7.6）：基质液：3，3二氨基联苯胺 20mg，Tris-HCl 缓冲液 50ml，3%过氧化氢溶液 0.2ml，振荡混合后过滤（临时配制）。

【染色】 新鲜涂片用冷甲醛-丙酮缓冲液固定 30 秒（4℃），流水冲洗；入基质液温育 10～15 分钟（20℃ ±5℃），流水冲洗；Giemsa 染液复染 30 分钟，流水冲洗，晾干，镜检。

【结果判定与细胞反应】 阳性产物为棕黄色颗粒。“－”为胞质中无阳性颗粒；“±”为胞质中细小阳性颗粒；“＋”胞质中阳性颗粒较粗大，常呈局限性分布；“＋＋”为阳性颗粒粗大密集，约占胞质的 1/2～2/3；“＋＋＋”为阳性颗粒粗大几乎布满胞质；“＋＋＋＋”阳性颗粒呈团块状，充满胞质，可覆盖核上。

一般，粒系和单核系细胞 POX 阳性，并与细胞成熟有关，故早期原始粒细胞和原始单核细胞可呈阴性反应，而分化好的原始粒细胞及其以下阶段细胞随细胞成熟而阳性反应增强。衰老中性粒细胞阳性强度减弱。嗜酸性粒细胞阳性，嗜碱性粒细胞阴性。单核系细胞为弱阳性反应。淋巴细胞、有核红细胞和巨核细胞阴性。

【注意事项】 POX 染色方法有 Washburn 法、二氨基联苯胺法、四氨基联苯胺法和 Pereira 法等。ICSH（1985）推荐三种方法：二氨基联苯胺法（DAB 法）、氨基-甲基卡巴唑法和二盐酸联苯胺法中，二氨基联苯胺法为常用方法。

染色中，同时选择前 1～2 天骨髓检查而无明显改变和无临床可疑血液病的标本作为质控对照，尤其要重视受检标本中非白血病细胞的反应特性，它是自身质量监控的重要手段，如残余的应该阳性反应的正常细胞（对照的背景细胞）出现阴性（除非白血病细胞阳性），或阴性的正常细胞出现阳性，首先应考虑技术原因或试剂因素造成的失控。在观察中，还需要重视显微镜的质量和镜检技巧的把握，尤其注意位于核旁的微弱阳性颗粒。

【临床意义】 主要用于急性白血病类型之间的鉴别诊断。通常阳性 >3% 考虑为 AML，<3% 考虑为 ALL，但 AML 的 M0、M7 阳性细胞也为 <3%，在 M5a 中亦易见阴性病例。在 AML 中，M3 白血病细胞强阳性，AML 的 M2、M4 阳性，M1 弱阳性或阳性，M5 弱阳性或阴性。成熟粒细胞或单核细胞 POX 阴性或活性降低为其酶缺乏，主要见于 AML 和 MDS。

POX 反应呈弱阳性者，不仔细检查易于遗漏。弱阳性产物常位于原始细胞胞核收缩处或凹陷处，或细小点状散布于胞质。注意后者与细小染料沉着物区别，染料沉着物在涂片上无区域性，而细小阳性产物仅分布在胞质中，而与胞质外的沉积物无关。

（四）苏丹黑 B 染色

【原理】 苏丹黑 B（SBB）是一种脂溶性染料，可溶解细胞内的含脂结构，将中性脂肪、磷脂、胆固醇和糖脂等成分被着色为棕黑色至深黑色的颗粒，定位于胞质。

【试剂】 固定液（40%甲醛或 10%甲醛生理盐水）；SBB 贮存液（SBB 0.3g 溶于 100ml 无水乙醇）；SBB 缓冲液（酚 16g 溶于 30ml 无水乙醇，另取 12 水分子磷酸氢二钠 0.3g 溶于 100ml 蒸馏水中，取两液等量混合）；SBB 染色液（取贮存液 60ml 和 SBB 缓冲液 40ml 混合）；复染液（Wright-Giemsa 染液或 1g/L 沙黄溶液）。

【染色】 涂片 40%甲醛蒸气固定或 10%甲醛生理盐水中固定 5～10 分钟；流水冲洗，晾干后入 SBB 染色液温育 1～2 小时；取出快速流水冲洗后复染复染液；流水冲洗，晾干。

【结果判定与细胞反应】 同 POX，但可见 SBB 阳性而 POX 阴性的同类细胞。正常细胞反应与 POX 基本相同。

【注意事项】 SBB 染色时间应根据实际染色效果而定，一般情况下染色 30 分钟至 2 小时。采用不同复染液，需达到阳性和阴性细胞结构和涂片背景清晰。染色质控和结果观察的技巧同 POX 染色。

【临床意义】 SBB 的阳性率较 POX 为高，在 AML 的 M5 中可见 POX 阴性而 SBB 阳性。因此，两者可以互补。通常 AML-M5 阳性产物为细小和局限，AML-M1 和 M2 阳性颗粒较为粗大，AML-M3 白血病细胞几乎全呈强阳性反应。

（五）醋酸萘酯酶染色和氟化钠抑制试验

【原理】 造血细胞内的醋酸萘酯酶（NAE）在近中性条件下可水解底物 α-醋酸萘酯，使底物释放 α-萘酚，后者再与重氮盐偶联，生成不溶性有色沉淀定位于胞质。氟化钠抑制试验为基质液中加入氟化钠后，单核系细胞即出现明显的 NAE 活性被抑制。

【试剂】 固定液（10%甲醛生理盐水溶液）；1% α-NA 溶液（α-NA 1g 溶于 50ml 丙酮和 50ml 蒸馏水）；0.05mol/L（pH 7.4）磷酸盐缓冲液和重氮盐（坚牢蓝 RR 或其他相应重氮盐，如坚牢蓝 B）；基质液［0.05mol/L（pH 7.4）磷酸盐缓冲液 100ml，一边充分振荡一边缓慢滴入 2ml α-NA 溶液，最后加入重氮盐 100mg，溶解后过滤，分为两份，一份加入氟化钠，终浓度为 1.5g/L］。或者采用以下方法配制：α-NA 100mg 溶解于 50% 丙酮水溶液后，加入 0.05mol/L（pH 7.4）磷酸盐缓冲液 100ml，最后加入重氮盐 100mg，溶解。复染液（10g/L 甲基绿溶液或 1g/L 沙黄溶液）。

【染色】新鲜涂片 2 张，10% 甲醛生理盐水溶液固定 5 分钟，流水冲洗，晾干；1 张置入基质液，另 1 张置入加入氟化钠的基质液，各温育 37℃ 1 小时；流水冲洗，复染液复染 2 分钟，流水冲洗。

【结果判定与细胞反应】在基质液中以坚牢蓝 RR 为重氮盐，阳性反应为胞质内出现灰黑色至棕黑色弥散性或颗粒状沉积。“－”为胞质中无阳性颗粒；“±”为胞质中可见细小阳性颗粒；“＋”胞质显现均匀浅色阳性反应，占胞质＜1/4；“＋＋”为胞质显现均匀灰黑色阳性产物，占胞质＜1/2；“＋＋＋”为胞质充满棕黑色阳性产物；“＋＋＋＋”胞质充满致密黑色阳性产物呈团块状。

加入氟化钠后的阳性酯酶抑制率为未加氟化钠酯酶阳性率或积分减去加氟化钠酯酶阳性率或积分，除以加氟化钠酯酶阳性率或积分，再乘以 100%。

正常细胞中，单核细胞呈弥散性絮状阳性，加入氟化钠后阳性酯酶被抑制；粒系细胞、巨核细胞和淋巴细胞多呈细小颗粒状阳性，不为加入氟化钠所抑制。

【注意事项】NAE 染色满意是否，关键之一是配制基质液的技巧，滴入 α-NA 溶液需要缓慢地一滴一滴滴入又要小心防止滴入的试管触及母液或在振荡中母液沾污试管头。氟化钠抑制试验中，氟化钠浓度很重要，微量称取要准。在染色中，同时选用前 1～2 天骨髓检查未见明显变化和临床无可疑血液病的骨髓涂片标本或前几天检查而保存的阳性白血病标本作为质控对照。在镜检中，更需要注意标本中自身质控对照的细胞是否应该阳性或阴性。

【临床意义】NAE 染色用于辅助鉴定急性白血病类型，当白血病细胞 NAE 呈明显的阳性反应，且其阳性产物为氟化钠抑制时，应考虑为 M5，部分阳性并被氟化钠抑制时应考虑为 M4，白血病细胞阴性或（弱）阳性，且其阳性产物不被氟化钠抑制者则考虑其他类型白血病。APL 有些例外，NAE 可呈明显的阳性反应且可被氟化钠抑制。

（六）氯乙酸 ASD 萘酚酯酶（CE）染色

【原理】粒细胞内的 CE 能水解基质中的氯乙酸 ASD 萘酚产生 ASD 萘酚，后者与重氮盐偶联生成不溶性红色沉淀，定位于胞质酶活性处。

【试剂】固定液（10% 甲醛甲醇溶液，4℃ 保存）；六偶氮对品红（或六偶氮副品红）溶液［取 4% 对品红溶液（4g 对品红溶于 2mol/L 盐酸 100ml）和 4% 亚硝酸钠水溶液（临时配制）各 0.125ml 等量混合 1 分钟］；底物溶液（取底物氯乙酸 ASD 萘酚 5mg，溶于 2.5ml N，N 二甲基甲酰胺溶剂）；0.067mol/L（pH 6.7）磷酸盐缓冲液；基质液（先将临时配制的 2.5ml 底物溶液加到 47.5ml 磷酸盐缓冲液中，而后加入临时配制的 0.25ml 六偶氮对品红溶液）；复染液（10g/L 甲基绿溶液）。

【染色】将涂片入固定液固定 30 秒，或蒸气固定 5 分钟，流水冲洗，晾干；入基质液于染色湿盒 37℃ 温育 1 小时，流水冲洗；入复染液 5 分钟，流水冲洗，晾干。

【结果判定与细胞反应】阳性产物为红色颗粒或弥散性沉淀，定位于胞质酶活性处。根据阳性产物强弱，参考 NAE 阳性产物分级标准进行分级。

正常细胞，粒系细胞阳性。原始粒细胞多呈不同程度的阳性反应，早期原始粒细胞可呈阴性反应，早幼粒细胞至成熟中性全呈阳性反应，但酶活性不随细胞的成熟而增强。

【注意事项】染色在染色盒内进行比基质液直接滴加于涂片上的效果为佳。标本新鲜和对品红溶液新鲜配制是染色结果良好的前提。在染色中，同时选用前 1～2 天骨髓检查未见明显变化和临床无可疑血液病的骨髓涂片标本或前几天检查而保存的阳性白血病标本作为质控对照。在镜检中，更需要注意标本中自身质控对照的细胞是否应该阳性或阴性。

【临床意义】CE 为粒细胞酯酶，与 POX、SBB 一起为粒细胞阳性反应的染色项目，是鉴别 ALL 与 AML，M4 与 M5 的辅助性诊断指标。CE，AML 的 M1 和 M2 原始细胞呈阳性反应，阳性常在 30% 以上，M3 颗粒过多早幼粒细胞强阳性，M5 和 ALL 阴性，M4 粒系细胞阳性，单核系细胞阴性。CE 也是肥大细胞的特异酯酶，有助于肥大细胞疾病的诊断和鉴别诊断。CE 染色可以帮助鉴别嗜碱性粒细胞与肥大细胞，前者阳性或阴性，后者强阳性。

（七）丁酸萘酯酶染色

【原理】血细胞内的丁酸萘酯酶（NBE）在碱性条件下，将基质液中的 α-丁酸萘酯水解，释出 α-萘酚，再与六偶氮对品红偶联，形成不溶性红色沉淀，定位于胞质酶活性处。NBE 主要位于单核系细胞，可被氟化钠抑制，宜同时做氟化钠抑制试验。

【试剂】固定液（甲醛）；基质液［0.1mol/L（pH 8.0）磷酸盐缓冲液95ml，加入溶于5ml乙二醇-甲醚的α-丁酸萘酚100mg的底物溶液，而后加入六偶氮对品红溶液0.5ml（配制同CE），混合液充分混匀，过滤后均分于两个染色缸（各50ml）中，其中一缸加氟化钠75mg］；复染液（10g/L甲基绿溶液）。

【染色】涂片甲醛蒸气固定5分钟，水冲洗，晾干；入染色基质液，37℃温育45分钟，流水冲洗；入10g/L甲基绿复染液复染10分钟，水洗；晾干。

【结果判定与细胞反应】阳性产物为定位于胞质的不溶性棕红色或棕红色沉淀。NBE属于碱性非特异性酯酶，阳性产物的色泽还视重氮盐而不同，若用坚牢蓝BB盐为蓝色。

正常细胞中，单核系细胞的幼单核细胞和单核细胞阳性，原始单核细胞部分阳性，巨噬细胞阳性。单核系细胞阳性反应可被氟化钠抑制。粒系细胞阴性，但可见细小点状阳性。

【注意事项】涂片新鲜和基质液配制即时应用，是保证染色良好的前提。基质液含酯量高，37℃水浴后要连缸冲洗3分钟左右，保持涂片背景干净。在染色中，同时选用前1～2天骨髓检查未见明显变化和临床无可疑血液病的骨髓涂片标本或前几天检查而保存的阳性白血病标本作为质控对照。在镜检中，更需要注意标本中自身质控对照的细胞是否应该阳性或阴性。

【临床意义】单核系细胞NBE可呈弥散性阳性，被认为是鉴定M5、M4和CMML中单核细胞增多的有效指标。M5阳性，M4单核系细胞阳性，其阳性反应被氟化钠抑制。M1、M2和M3常为阴性，但可见点状阳性反应，并不被氟化钠抑制。

（八）过碘酸Schiff（糖原）染色

【原理】细胞内的糖类可用过碘酸Schiff染色（periodic acid Schiff method，PAS）显示，含有乙二醇基的糖类在过碘酸氧化作用下产生双醛基，后者与Schiff试剂作用，使无色品红变为紫红色染料沉积，定位于含有多糖成分的部位。在过碘酸氧化前，用麦芽糖淀粉酶或唾液淀粉酶处理标本，再作PAS染色，可鉴别是糖原还是其他多糖类物质，如被消化是糖原。

【试剂】固定液（95%乙醇）；10g/L过碘酸溶液；Schiff试剂（碱性品红1g溶于200ml煮沸的蒸馏水，冷却至60℃时加入1mol/L盐酸40ml，冷却至25℃时置于棕色瓶内再加入偏重亚硫酸钠2g，避光过夜，加入1g活性炭，吸附过滤后为无色透明液体，保存于4℃冰箱）；复染液（20g/L甲基绿溶液）。

【染色】涂片入固定液固定10分钟，流水冲洗，晾干；浸入过碘酸溶液氧化10分钟，流水冲洗，晾干；置于Schiff试剂作用1小时，流水冲洗；复染液复染10分钟，流水冲洗，晾干。

【结果判定与细胞反应】胞质中出现红色或紫红色颗粒沉积或弥散者为阳性。正常细胞中，糖原含量原始粒细胞低，但随细胞成熟而逐渐增加。中性粒细胞和嗜酸性粒细胞的PAS阳性颗粒可被淀粉酶水解。嗜碱性粒细胞的PAS阳性颗粒不能被淀粉酶水解为糖胺聚糖。单核细胞糖原含量较少，呈细粒状。淋巴细胞糖原常凝聚成颗粒或块状。巨核细胞和血小板含有丰富的糖原，PAS反应呈粗大的紫色颗粒或团块。正常红系细胞不含糖原。

【注意事项】PAS可显示血细胞多糖类的含量，其中糖原是主要成分。在染色中，同时选用前1～2天骨髓检查未见明显变化和临床无可疑血液病的骨髓涂片标本或前几天检查而保存的阳性白血病标本作为质控对照。在镜检中，更需要注意标本中自身质控对照的细胞是否应该阳性或阴性。

Schiff试剂应严置暗处，一旦受空气和光氧化后无色的亚硫酸品红分解，试剂变红，染色效力随之降低。配制Schiff试剂用的碱性品红因商品不一，效果不同。若遇到质量差的品红可适当等比例提高品红和偏重亚硫酸钠的量。

【临床意义】主要用于白血病的鉴别诊断：①M7，白血病原始细胞呈显著的块状或弥漫性强阳性时，结合多形性嗜碱性胞质和突起的特点，可疑似此型白血病；②M6与MA，M6幼红细胞PAS染多呈阳性反应，而MA几乎全为阴性；③原始粒细胞、原始淋巴细胞与原始单核细胞白血病，糖原成分以原始粒细胞最低，原始淋巴细胞最高，原始单核细胞最强；④其他，MDS幼红细胞可出现PAS阳性。Gaucher细胞PAS强阳性，Niemann-Pick细胞PAS为阴性或弱阳性，可用于两者的鉴别。

第二节 细胞遗传学检验

染色体是基因的载体，染色体异常是染色体数量和结构发生的变异（染色体畸变）。基因随染色体异常而发生改变，由基因控制的遗传性状也发生相应变化。白血病的细胞遗传学研究发现了许多有诊断和预后意义的染色体异常，也为分子学研究提供了重要线索，它对于造血和淋巴组织肿瘤（尤其是细分类型）的诊断分型、预后评判和检测微小残留病（minimal residual disease，MRD）具有很大的应用价值，是细胞形态学诊断不足诊断技术的补充和延伸。

血细胞遗传（blood cell genetics）检查是通过采集合适的标本，制备染色体并对染色体染色显带后，进行染色体核型分析，确定染色体数目和结构等有无异常。

一、标本来源及采集

骨髓、血液（肝素抗凝）以及体液或穿刺液标本，均可用于细胞遗传学检查。白血病的染色体检查通常以采用骨髓为宜，当白细胞 $>10\times10^9/L$ 和原、幼细胞 >10% 时，也可采用外周血细胞进行短期培养。淋巴瘤则采用淋巴结穿刺液或淋巴结活检标本制备染色体，只有当晚期侵犯骨髓时方可采用骨髓进行检查。

二、染色体制备

常用直接法、短期培养法和同步法。直接法是指骨髓自体内取出后不经培养立即予以各种处理后制片，短期培养法是指骨髓液接种到培养基内，经37℃培养 24 小时或 48 小时培养后再收获细胞制片。同步法是用氟脱氧尿嘧啶核苷等处理细胞，使其同步化，再用秋水仙素短时间作用后进行常规制片。

【原理】染色体检验的关键是获得足够的分裂中期细胞，应用秋水仙素，阻留中期分裂象，使染色单体收缩，形态典型并易于观察和分析。再通过低渗、固定和气干法滴片使染色体获得良好的分散度及清晰的带型。

【试剂】1640 培养液、磷酸缓冲液、0.2% 肝素、秋水仙素（碱）溶液、0.075mol/L 氯化钾溶液、3∶1 甲醇、冰醋酸溶液、10% Giemsa 染色液、氟脱氧尿嘧啶核苷。

【操作】

1. 细胞接种培养　用肝素湿润的针筒抽取一定量的骨髓液，立即注入含 1640 培养基的标本瓶中，将培养瓶放入 37℃温箱持续培养 24 小时或 48 小时（直接法无需培养）。

2. 中止细胞分裂　向培养后的骨髓细胞（培养法）或含有骨髓液的小牛血清 1640 培养基（直接法）中加入秋水仙素（碱）（终浓度为 0.05μg/ml）处理 1 小时（同步法处理 10～30 分钟）离心，弃上清。

3. 低渗处理　用 37℃预温的 0.075mol/L 氯化钾溶液处理细胞，离心，弃上清。

4. 固定　加入 3∶1 甲醇、冰醋酸固定液，反复多次固定后，制作细胞悬液。

5. 制片　用吸管将细胞悬液轻轻打匀后吸取少量，从 10cm 高处滴至一端倾斜 15°的经冰水或 20% 乙醇浸泡过的洁净无脂的玻片上，每片滴 2～3 滴，然后在酒精灯火焰上来回通过数次，使其干燥。

6. 染色　用 10% Giemsa 染色液染色，流水冲洗，待干，镜检。

【注意事项】直接法操作简单，但直接快速制备的标本分裂象数量较少，而且染色体的质量也较差（常为短小、分叉甚至发毛），不利于异常核型检出。短期培养法可提高分裂象的数量，也能使染色体质量得到某种程度的改善，可以提高异常核型的检出率，是普遍采用的方法。同步法可以获得长度适合、形态良好及显带清晰的染色体，但操作技术要求高、分裂指数低。在不同类型的血液系统恶性疾病中，应用不同方法制备染色体，成功率以及阳性检出率也各有不同，应结合具体疾病具体分析，如 AML 以培养法为首选，而 ALL 则可选择直接法。

三、染色体显带

中期染色体经固定制片后，直接用吉姆萨（Giemsa）染液染色仅能识别染色体形态，不能使各条染色体的细致特征完全显示出来。使用显带技术即用荧光染料染色或染色体经特殊预处理后以吉姆萨染料染色，可使染色体不同区段显示明暗条纹的染色体。常用染色体显带技术有以下 4 种：①喹吖因荧光法（Q 带）；②胰酶 Giemsa 法（C 带）；③逆向 Giemsa 法（R 带）；④着丝粒异染色质法（C 带）。其中 Q 带因荧光很快褪色，标本不易保存，故很少应用；C 带为染色体着丝粒显带法，对染色体识别帮助不大，一般也不作常规使用；国内应用较为广泛的是 G 带和 R 带技术。G 带带纹与 Q 带纹一致，因其带纹细致、清晰，重复性好且易于保存而得到广泛应用，其不足之处是多数染色体末端呈浅带，不利于该区异常的识别；R 显带与 G 显带、Q 显带带纹正好相反，染色体末端显深带，与 G 显带相比，有助于确定染色体末端缺失和易位，但是其带纹不如 G 带精细，不易识别微小异常。

四、染色体核型分析

染色体核型分析是根据染色体的长度、着丝点位置、臂比、随体的有无等特征，并借助染色体分带技术对染色体进行分析、比较，确定有无染色体的数目及结构异常，通常要求分析 20～25 个中期分裂象。

五、临床意义

细胞遗传学检查也是血液肿瘤常规诊断项目，如用于 AML（表1-2-4）和 ALL（表1-2-5）中特定类型或用细胞遗传学定义类型的确认。在 MPN 中，最重要的是提供进一步的可靠依据，并与其他类似形态学改变的 MPN 作出鉴别诊断，如 Ph 染色体阳性者为 CML，其他 MPN 均为阴性。在 MDS 中，除了 5q-MDS 外，包括其他血液肿瘤，较多的是作为诊断的一部分或形态学与免疫学诊断不足的补充。

表1-2-4 AML 和相关原幼细胞肿瘤分类（WHO，2008）

分类	类型
（细分的）特定类型 AML	1. 伴重现性细胞遗传学异常 AML （1）伴 t（8；21）（q22；q22）；*RUNX1-RUNX1T1* AML （2）伴 inv（16）（p13.1q22）或 t（16；16）（p13.1；q22）；*CBFB-MYH11* AML （3）伴 t（15；17）（q22；q12）；*PML-RARA* 急性早幼粒细胞白血病 （4）伴 t（9；11）（p22；q23）；*MLLT3-MLL* AML （5）伴 t（6；9）（p23；q34）；*DEK-NUP214* AML （6）伴 inv（3）（p21q26.2）或 t（3；3）（q21；q26.2）；*RPN1-EVI1* AMLC （7）伴 t（1；22）（p13；q13）；*RBM15-MKL1* AML（原始巨核细胞） （8）暂定亚型：伴 *NPM1* 突变 AML （9）暂定亚型：伴 *CEBPA* 突变 AML 2. 伴病态造血相关改变 AML （1）既往有 MDS 病史 AML （2）MDS 相关细胞遗传学异常 AML （3）多系病态造血 AML 3. 治疗相关髓系肿瘤
非特定类型（NOS）AML*	1. 微分化 AML 2. 不伴成熟 AML 3. 伴成熟 AML 4. 急性粒单细胞白血病 5. 急性单核细胞白血病 6. 急性原始单核细胞白血病 7. 急性红系白血病 8. 急性原始巨核细胞白血病 9. 急性嗜碱性粒细胞白血病 10. 急性全髓增殖症伴骨髓纤维化
髓系肉瘤	髓系肉瘤
Down 综合征相关髓系增殖	1. 一过性髓系造血异常 2. Down 综合征相关髓系白血病
其他	原始浆细胞样树突状细胞肿瘤

* 按一般诊断顺序，为从 FAB 分类类型（M0～M7）中经过细胞遗传性和基因检查将有（分子）细胞遗传学重现性改变和具有临床特征的特定异常者做出细分的或需要标注的特定类型后而剩下的普通类型

表1-2-5 原始淋巴细胞肿瘤（白血病/淋巴瘤）**分类**（WHO，2008）

分类	类型和细分类型
B 原始淋巴细胞白血病/淋巴瘤	1. 非特定类型（NOS）不需要免疫表型进一步分型 2. 细分特定类型（伴重现性遗传学异常） （1）伴 t（9：22）（q34；q11.2）；*BCR-ABL1*（预后差） （2）伴 t（v；11q23）；*MLL* 重排（预后差） （3）伴 t（12：21）（p13；q22）；*TEL-AML1*（*ETV6-RUNX1**）（预后差） （4）伴超二倍体

续表

分类	类型和细分类型
	(5) 伴低二倍体（低二倍体 ALL） (6) 伴 t (5; 14) (q31; q32); *IL3-IGH* (7) 伴 t (1; 19) (q23; p13.3); *E2A-PBX1* (*TCF3-PBX1*)（预后差）
T原始淋巴细胞白血病/淋巴瘤	不需要重现性遗传学异常和免疫表型进一步细分类型

* 又名 *ETV-CBFα*

第三节　细胞分子生物学检验

细胞分子生物学（molecular cell biology）检验（基因诊断），通过基因检测技术可发现染色体畸变所累及的基因位置及其表达产物，检出遗传学方法不能发现的异常，还能发现癌基因突变、抑癌基因失活、凋亡基因受抑与DNA-染色质空间构型改变。因此，在造血和淋巴组织肿瘤中，尤其是白血病的诊断、评估患者预后和指导治疗，都能提供较为精细的证据。

一、检测技术

常用技术有聚合酶链反应法（polymerase chain reaction，PCR）、荧光原位杂交（fluorescence in situ hybridization，FISH）、基因表达谱分析、比较基因组杂交和光谱核型分析等。其中最常用的是PCR和FISH，参见第五篇第三章聚合酶链反应和相关技术以及第五篇第七章肿瘤基因检测。

二、临床意义

在诊断上，基因检验也已作为常规项目用于特定类型的诊断，并为临床提供更好的提示预后的信息。

（一）AML和ALL重排（或融合）基因检查的意义

在AML和ALL细分的特定类型（表1-2-4、表1-2-5）中，需要通过基因检查确认特定的融合基因（包括基因重排后癌基因异位高表达）。如AML的 *RUNX1-RUNX1T1*（FAB分类的M2，少数为M4、M1）、*CBFB-MYH11*（M4，少数为M2等）、*PML-RARα*（M3）、*MLLT3-MLL*（M5，少数为M4）、*RBM15-MKL1*（M7）、*DEK-NUP214*（M2、M4），CML和ALL的 *BCR-ABL1*，ALL的 *MLL* 重排、*ETV6-RUNX1*、超二倍体（特定的染色体异常类型）、低二倍体（特定的染色体异常类型）、*IL3-IGH*（癌基因异位高表达）、*TCF3-PBX1* 等。因此，评估中还需要考虑所谓分子标记与一些疾病的交叉现象。

（二）慢性白血病中重排（或融合）基因检查的意义

慢性白血病中，最重要和最有价值的是CML的 *BCR-ABL1* 检查。其主要临床意义有三：用于诊断（检查阳性，对于形态学疑难病例有独特价值）、排除诊断（检查阴性）和作为治疗监测指标。

（三）突变基因检查的意义

一些急性白血病，遗传学检查核型正常，部分病例融合基因检查也为正常，却检出一些与细胞行为和患者预后有关的基因突变。如与AML相关的突变有 *RUNX1*、*NPM1*、*FLT3*、*KIT*、*NPM1*、*CEBPA*、*RAS*、*DNMT3A*、*TET2* 和 *IDH1* 与 *IDH2* 等。常见的如 *FLT3* 基因突变，见于1/3核型正常的AML患者，可以预示不良预后；*NPM1* 突变见于50%正常核型AML（核型异常者中只有10%～15%），FAB类型的M4（77%）、M5a（71%）、M5b（90%）都有高突变率，M3、M4Eo和M7则尚未检出此突变；*AML1*（runt结构域）点突变见于M0和M7等。*CEBPA* 突变约见于9% AML病例，但其中70%为正常核型，预后良好。

（四）扩增（高表达）基因检查的意义

在白血病中，基因产物高表达也是分子病理的一个形式，对于预后和诊断也有参考意义。常见扩增基因有 *MYC*、*BAALC*、*MN1*、*ERG*、*WT1*、*TAL*、*TTG*、*TAN*、*LYL* 等。APL、ALL（L3）和CML急变等，都可见 *MYC* 基因扩增，与细胞高周转相一致。ALL（T系）的 *TAL*、*TTG*、*TAN*、*LYL* 等都是染色体易位基因并置时，原癌基因被激活而在异位的高表达，是白血病/淋巴瘤的促发因素。

（五）抑癌基因失活检查的意义

抑癌基因失活也是肿瘤普遍存在的一个特征，主要原因是抑癌基因的缺失、点突变、磷酸化及其产物被癌基因蛋白结合。急性白血病、CML急变和MDS等可见 *P53*、*P16* 和 *RB* 失活。最有意义的是用于CML急变及其演变类型的预测，急粒变往往与 *P53*、

急淋变常与 *P16*、巨核细胞变与 *RB* 的失活或缺失有关，而 *N-RAS* 突变则是 aCML 急变的特点。AML 中，FAB 分类的 M5 和 M4 类型 *RB* 基因表达低而预后差。

（六）凋亡基因受抑检查的意义

凋亡基因主要有 *BCL-2* 家族、*P53*、*MYC*、*WT-1*、*BAX*、*ICE*、*TRPM-2*、*FAS*（*APO-1*）、*REL* 和某些融合基因（如 *BCR-ABL1*）。CLL 等 B 细胞肿瘤常见 BCL-2 蛋白高表达以及 CML 的 *BCR-ABL1*，被认为是细胞蓄积性增加的一个因素；AML 的 M1 和 M2 患者 *BCL-2* 表达高于 M3、M4 和 M5，且生存期短、化疗差。

（七）细胞表观遗传学异常检查的意义

通过检查 DNA 甲基化，组蛋白共价修饰（包括乙酰化、甲基化和磷酸化），核（小）体重塑和 microRNA，可以提供诊断和预后的新信息。如 AML、ALL 和 MDS 患者都有 *P15INK4b* 启动子区域 DNA（过度）甲基化（在 APL 中提示预后不良，在 MDS 中提示疾病进展）；参与造血的 *TEL* 经组蛋白脱乙酰化而抑制转录，融合基因 *PML-RAR* 通过阻遏物组蛋白脱乙酰化而抑制维 A 酸作用，*AML1-ETO* 通过 *ETO* 组蛋白脱乙酰化而瓦解 *AML1* 靶基因功能等，都是组蛋白脱乙酰化参与了白血病发生或影响了药物治疗效果的例子。

第四节 骨髓细胞学检验在造血和淋巴组织肿瘤中的应用

造血和淋巴组织疾病的定义与诊断已从形态学与临床的结合，到免疫学、遗传学、基因技术的应用。实验诊断的方法很多，但是有分层和渐进性需求。有的通过外周血和骨髓细胞形态学就能作出诊断（如白血病的基本诊断或类型分型，贫血类型中的 MA 和 IDA）；有的需要通过骨髓病理学检查才能发现疾病的根本异常（如骨髓纤维化和组织结构病变的 MPN，骨髓再生障碍的 AA）；有的需要通过免疫表型检查才能明确细胞系列或缺陷（如淋系肿瘤的 B、T、NK 细胞，贫血类型中的 PNH）；有些疾病的定义和细分类型的诊断，需要细胞遗传学和基因检查（如伴重现性遗传学异常的髓系与淋系肿瘤）；还有部分疾病，需要其他检查，如组织病理学、组织免疫化学以及特殊的形态学与细胞功能检查方可确诊（如淋巴瘤和白细胞功能异常疾病）。这些状况是由于各种方法的长处与不足而在不同疾病中显现特征的重要性各不相同，同时考虑到各地诊疗水平和条件的不一，患者之间经济状况的差异，各种实验诊断方法的实际需求有异。因此，需要合理评估方法学并以循证医学为原则进行检验项目的优化、选择与应用。下面作为一个整体，介绍造血和淋巴组织肿瘤的骨髓细胞学检验在临床上的应用。

一、髓系肿瘤

（一）AML 及相关原幼细胞肿瘤

疾病分类见表 1-2-4。考虑我国国情和 FAB 分类的简便性，首先根据临床特点与形态学（包括骨髓病理学等）检查作出基础性诊断（FAB 类型诊断），有典型形态学特征者可以进一步提示特定类型（如典型的 CML、APL、M4Eo）。有条件实验室需要细胞遗传学和（或）基因检查和（或）免疫表型分析，按有无重现性细胞遗传学和基因异常、特定的临床和形态学之间的关系，从形态学基础性诊断中分出特定类型（伴重现性细胞遗传学异常、伴病态造血相关改变、治疗相关髓系肿瘤）和非特定类型等。特定类型为从一般类型（FAB 类型）中细分出来的，亦是需要另作分类的；非特定类型为不需要说明或标注的类型（如图 1-2-2、图 1-2-3 所示），亦即不另作特定分类（not otherwise specified，NOS）的普通类型。

1. AML 特定类型　诊断 AML 的原始细胞基数未变（≥20%），但有重现性细胞遗传学异常［t（8；21）（q22；q22）；*RUNX1-RUNX1T1* 和 inv（16）（p13.1q22）或 t（16；16）（p13.1；q22）；*CBFB-MYH11*）］者，原始细胞可＜20%。检查选项与诊断分层（路径）见图 1-2-2～图 1-2-4。

伴病态造血或骨髓增生异常相关改变 AML 诊断应符合：①伴有病态造血特征（髓系中≥2 系病态细胞占 50% 以上）和外周血或骨髓原始细胞≥20%；或者②有 MDS（或 MDS-MPN）病史，或有 MDS 相关的细胞遗传学异常，无 AML 中的重现性遗传学异常；或者③有 MDS 相关遗传学异常所见；④先前没有相关疾病使用过细胞毒治疗和放疗的病史。治疗相关髓系肿瘤包括治疗相关 AML、治疗相关 MDS 和治疗相关 MDS-MPN，为原先肿瘤或非肿瘤性疾病中给予细胞毒化疗和（或）放疗后并发的临床综合征。

2. AML、NOS　下述类型相当于 FAB 分类的 M0～M7，但除去了特定类型。除了 AML 微分化型外，以骨髓细胞形态学为主行诊断。

AML 微分化型（M0）形态学和细胞化学检查不能证明髓系分化特点，诊断需要免疫表型检查提供依据。

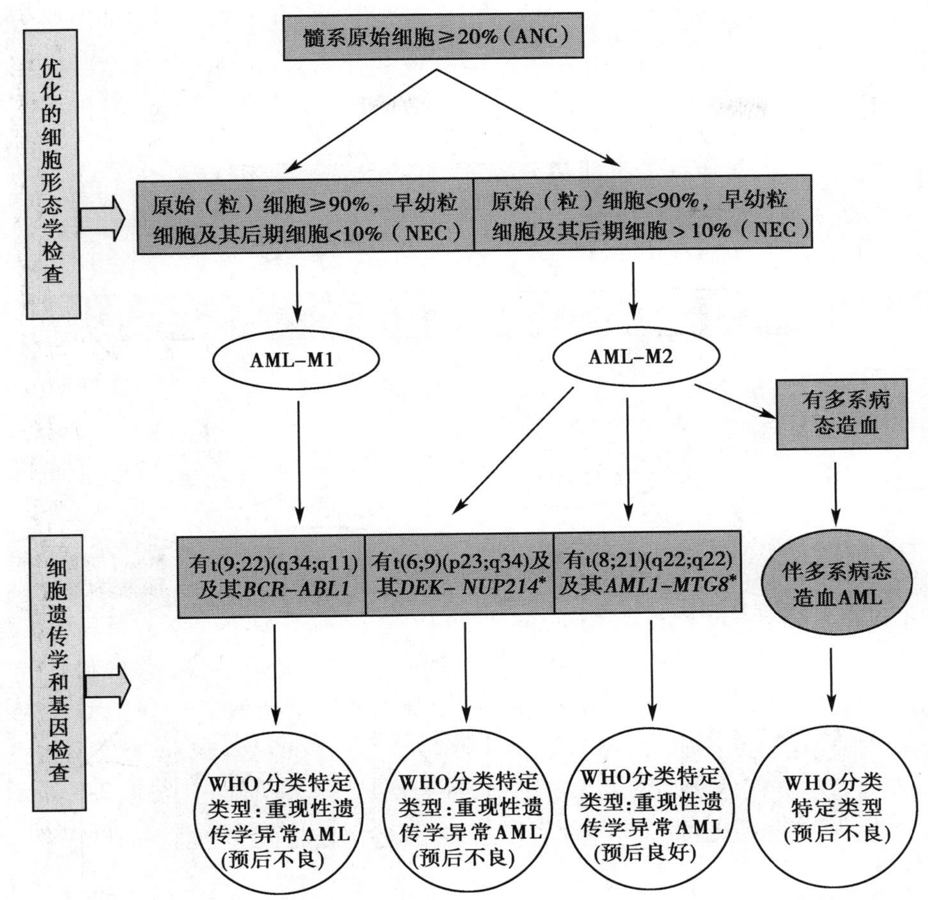

图 1-2-2　AML-M1 和 M2（FAB）及细分特定类型（WHO）的诊断

ANC 为有核细胞分类，NEC 为非红系细胞分类，*AML1-MTG8* 又称 *RUNX1-RUNX1T1*；分类出特定类型后剩下的为 AML，NOS；* 有典型形态学特征者可以提示

不伴成熟 AML（M1）和伴成熟 AML（M2），形态学和细胞化学检查：原始细胞 MPO、SBB 阳性≥3%和（或）Auer 小体存在；骨髓中原始细胞≥90%（NEC）和不伴细胞成熟为 M1，<90%（NEC）和伴细胞成熟（早幼粒细胞及其以下阶段细胞≥10%）与单核系细胞<20%为 M2。

急性粒单细胞白血病（M4）被定义为外周血或骨髓原始细胞（包括幼单核细胞）≥20%，粒细胞及其前期细胞和单核细胞及其前期细胞各>20%。

急性原始单核细胞和单核细胞白血病为骨髓原始单核、幼单核和单核细胞>80%，而粒细胞<20%。急性原始单核细胞白血病（M5a）为原始单核细胞占单核系细胞的 80% 以上，急性单核细胞白血病（M5b）则以幼单核细胞占优势。

急性红系白血病分为两个型：红白血病（M6a）为幼红细胞≥50%，原始细胞≥20%（NEC）；纯红系细胞白血病（M6b）为未成熟幼红细胞≥80%，原始细胞无明显增多。M6a 伴病态造血并符合伴多系病态造血 AML 者归类为特定类型。

急性巨核细胞白血病（M7）为原始细胞≥20%，其中原始巨核细胞>50%，不包括 AML 伴有病态造血相关病变、AML 伴 t（1；22）（p13；q13），inv（3）（q21q26），t（3；3）（q21；q26）和 Down 综合征相关病例。

（二）MDS

MDS 分类和诊断见表 1-2-6，细胞形态学检查是最重要的应用项目。原始细胞、病态造血和骨髓可染色铁染色是最主要的评判指标。除 MDS 的 5q- 综合征常为形态学提示，细胞遗传学确认外。一般，流式免疫表型分析、细胞遗传学和基因检查作为参考或诊断组成的一部分。

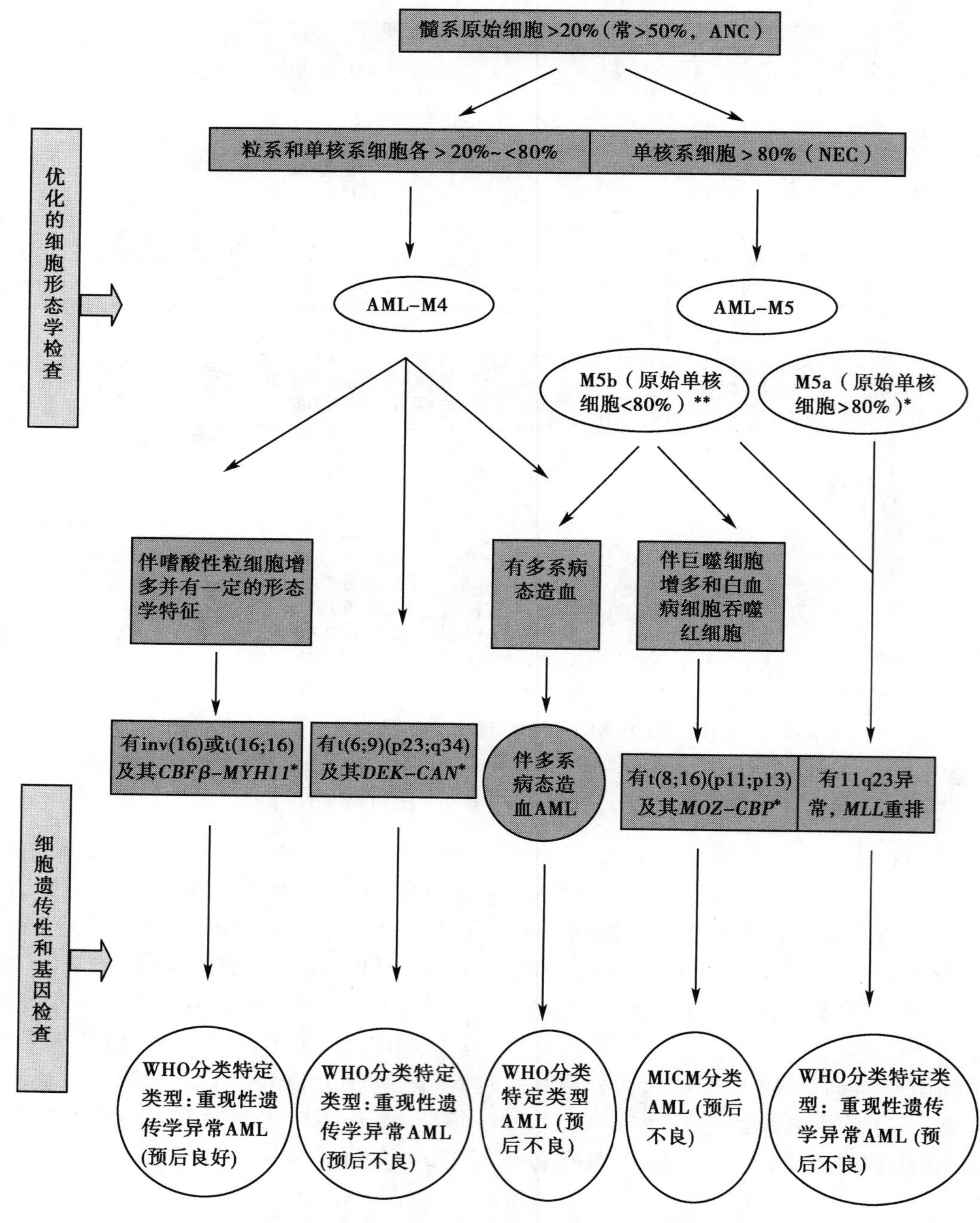

图 1-2-3 AML-M4 和 M5（FAB）及细分特定类型（WHO）的诊断

*有典型形态学特征者可以提示；**为单核系细胞分类

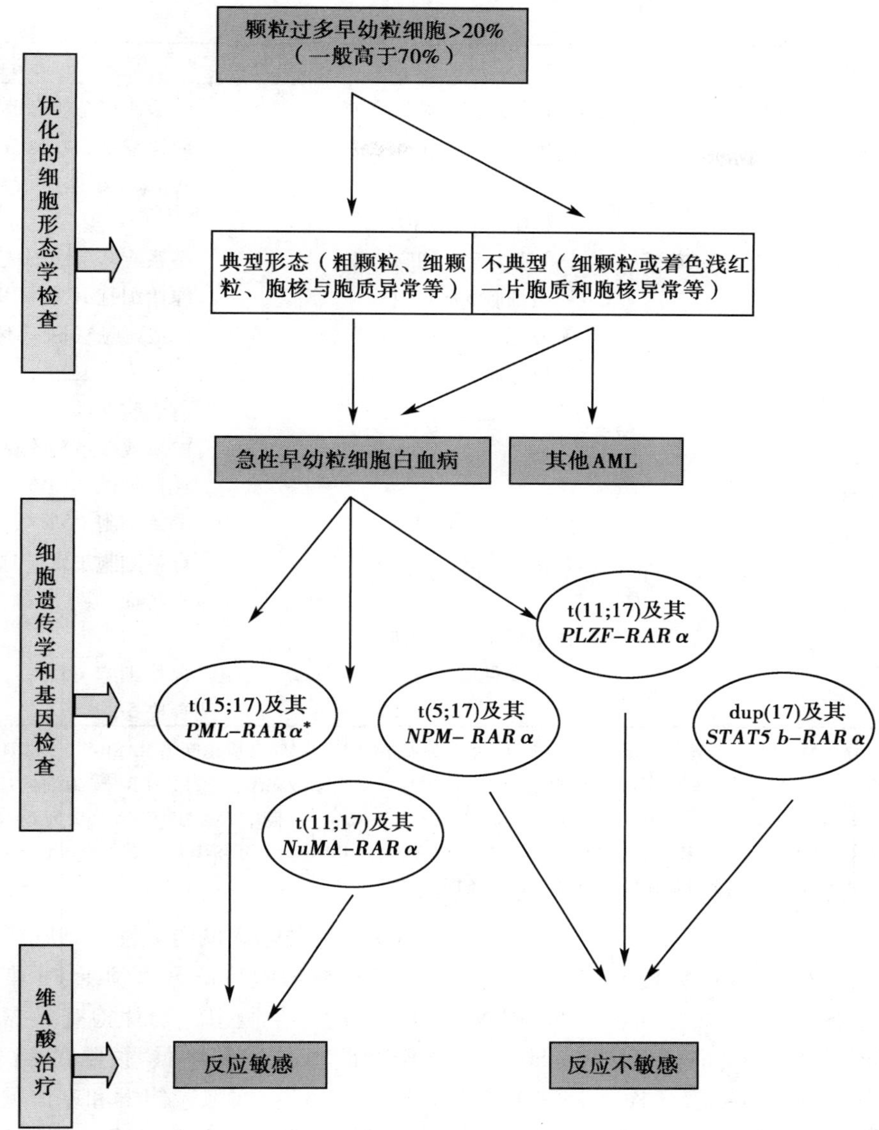

图 1-2-4 急性早幼粒细胞白血病（FAB）及细分类型（WHO）对维 A 酸的敏感性

*有典型形态学特征（密集颗粒、柴棒状 Auer 小体和胞体胞核改变早幼粒细胞）者可以预示

表 1-2-6 MDS 类型及其诊断要求（WHO，2008）

类型	血象	骨髓象
伴单系病态造血难治性血细胞减少症（RCUD）		
难治性贫血（RA）；难治性中性粒细胞	1 系或 2 系血细胞减少[a]	单系病态造血（增生异常）
减少症（RN）；难治性血小板减少症（RT）	无或偶见原始细胞（<1%）[b]	原始细胞<5%
（病态细胞占该系细胞的≥10%）		环形铁粒幼细胞<15%
伴环状铁粒幼细胞难治性贫血（RARS）	贫血	环形铁粒幼细胞≥15%
	无原始细胞	仅有红系病态造血
		原始细胞<5%
伴多系病态造血难治性血细胞减少症（RCMD）	1 系至 3 系血细胞减少	2 系以上病态造血
		（病态细胞各占该系细胞的≥10%）
	无或偶见原始细胞（<1%）[b]	原始细胞<5%
	无 Auer 小体	无 Auer 小体
	单核细胞<1×10^9/L	环形铁粒幼细胞>15%或<15%

续表

类型	血象	骨髓象
伴原始细胞增多难治性贫血-1（RAEB-1）	1系或多系血细胞减少 原始细胞<5%[b] 无Auer小体 单核细胞<1×10^9/L	单系或多系病态造血 原始细胞5%～9%[b] 无Auer小体
伴原始细胞增多难治性贫血-2（RAEB-2）	1系或多系血细胞减少 原始细胞5%～19% 无或可见Auer小体[c] 单核细胞<1×10^9/L	单系或多系病态造血 原始细胞10%～19% 无或可见Auer小体[c]
MDS，不能分类型（MDS-U）	多系血细胞减少 原始细胞≤1%[b]	有细胞遗传学异常提示MDS证据者，单系或多系病态造血的病态细胞所占比例可以<10% 原始细胞<5%
伴孤立5q-MDS	贫血 血小板正常或增加 无或偶见原始细胞（<1%）	巨核细胞正常至增加，但有低核叶形态特征 原始细胞<5%，无Auer小体 孤立5q-

注：[a] 3系血细胞减少归类为MDS-U；[b] 若骨髓原始细胞<5%而外周血原始细胞2%～4%者应诊断为RAEB-1，RCUD和RCMD患者外周血原始细胞1%者应归类于MDS-U；[c] 见Auer小体而外周血原始细胞<5%、骨髓原始细胞<10%者分类为RAEB-2。血细胞1～2系减少，骨髓单系病态造血为RCUD；血细胞3系减少，骨髓单系病态造血为MDS-U；血细胞1～2系减少，骨髓单系病态和RS>15%为RARS；血细胞1～3系减少，骨髓多系（2或2系以上）病态造血和（或）RS>15%为RCMD；RCUD、RCMD、RAEB-1、MDS-U中，若骨髓原始<5%而血片原始细胞2%～4%应诊断为RAEB-1；RCUD和RCMD患者外周血原始细胞1%者应归类于MDS-U

（三）MPN

MPN分为CML（*BCR-ABL1*阳性）、PV、ET、PMF、CNL、CEL（NOS）、肥大细胞增多症和MPN不能分类型（myeloproliferative neoplasm, unclassifiable, MPN-U）。外周血和骨髓细胞学检查是这类疾病最重要的常规项目（表1-2-7～表1-2-13），典型特征者还可以提示有无伴随的基因异常（如CML细胞象中明显增多的嗜碱性粒细胞、嗜酸性粒细胞和偏小型巨核细胞特征可以预示Ph染色体和*BCR-ABL1*的存在）。骨髓组织切片检查是MPN，尤其是PMF、ET和PV等诊断最主要的指标（表1-2-9～表1-2-13）。细胞遗传学和基因检查，如Ph染色体和*BCR-ABL1*，*JAK2*突变，可以提供进一步的分子依据。

表1-2-7 CML加速期和急变期诊断条件（WHO，2008）

病期诊断	项目标准
加速期诊断要求（符合项目、标准中的1项或1项以上者）*	1. 对治疗无反应的持续性或进行性的白细胞增高（>10×10^9/L）和（或）脾大 2. 治疗不能控制的血小板持续性增高（>1000×10^9/L） 3. 与治疗无关的血小板持续性减少（<100×10^9/L） 4. 出现初诊染色体核型的克隆性演变（其他异常） 5. 外周血嗜碱性粒细胞≥20% 6. 外周血白细胞或骨髓有核细胞中原始细胞占10%～19%
急变期（符合项目标准中的1项或1项以上者）	1. 外周血白细胞或骨髓有核细胞中原始细胞≥20% 2. 髓外原始细胞增殖（约见于79%患者，其中70%为任一髓系或它们的混合，20%～30%为原始淋巴细胞） 3. 骨髓切片原始细胞呈大的局灶性或簇状增生

*加速期诊断要求的1～6项标准中，第1～4项能反映慢性期向加速期转变的相关性，有第5～6项者常指示加速期向急变期转化；另外，CML加速期骨髓切片常见小的或病态的巨核细胞呈较大的片状和簇状增殖，伴有明显的网硬蛋白增多或胶原纤维化，也常见高细胞量和粒细胞病态造血，观察到这些异常时也可考虑为是加速期

表 1-2-8　CNL 诊断标准（WHO，2008）

标准项目	标准要求
1. 外周血	外周血白细胞增高≥25×10⁹/L，杆状核与分叶核粒细胞>80%，幼粒细胞（早幼、中幼和晚幼）<10%，原始细胞<1%
2. 骨髓活检	高细胞量，中性粒细胞增加，原始粒细胞<5%，中性粒细胞成熟正常，巨核细胞正常或左移
3. 临床特征和其他	（1）肝、脾大 （2）无生理性中性粒细胞增多的明确原因，如果原因存在，则需要有细胞遗传学或分子检查的髓系细胞克隆性依据。无感染性或炎症性疾病，无潜在肿瘤 （3）无 Ph 染色体和 *BCR-ABL1* 融合基因 （4）无 *PDGFRA*，*PDGFRB* 或 *FGFR1* 重排 （5）无 PV、PMF 或 ET 的证据 （6）无 MDS 或 MDS-MPN 的证据：无粒系病态造血，无其他髓系异常增生性改变，单核细胞<1×10⁹/L

表 1-2-9　PV 诊断标准（WHO，2008）*

标准类别	项目标准
主要标准	1. 血红蛋白男性>185g/L，女性 165g/L 或者红细胞容量增多的其他证据** 2. 存在 *JAK2 V617F* 或其他功能上类似的突变，如 *JAK2* 外显子 12 突变细胞占 10%～19%
次要标准	1. 骨髓活检显示显示与年龄不相称的高细胞量，明显的红系、粒系和巨核系增殖（全髓增殖） 2. 血清红细胞生成素水平低于正常参考范围 3. 体外内源性红系集落形成

*诊断要求符合主要标准中的两项和次要标准中的一项或者符合主要标准中的第一项和次要标准中的两项；**血红蛋白或血细胞比容（用特定方法）高于相应年龄、性别、居住地海拔参考范围的第 99 百分位或者血红蛋白>170g/L（男性）、>150g/L（女性）患者，需要具有与缺铁无关的持续从基线增加 20g/L 以上的证据；或者红细胞总量增多大于平均正常预测值的 25% 以上

表 1-2-10　多血后骨髓纤维化期（PV 后 MF）的诊断标准（WHO，2008）

标准类别	项目标准
必需标准	1. 具有先前诊断（符合 WHO 的定义和标准）的 PV 病史 2. 骨髓纤维化 2～3 级（三级分类）或 3～4 级（四级分类）
附加标准（需要符合项目标准中的 2 项或 2 项以上）	1. 出现贫血*，或者因红细胞增多而需要放血治疗或细胞减少疗法后出现血细胞持续减少 2. 外周血幼粒幼红细胞象 3. 渐增性脾大：可扪及的脾大者比原先> 5cm（距左肋缘）或新出现可扪及的脾大 4. 具有以下 3 个全身症状中的 1 个以上：6 个月内体重减轻 10%，盗汗，不明原因发热（> 37.5℃）

*低于年龄、性别、居住地海拔相关人群的参考值区间

表 1-2-11　特发性血小板增多症诊断标准（WHO，2008）

诊断项目与要求	项目标准与诊断
诊断项目	1. 血小板计数持续增高（≥450×10⁹/L） 2. 骨髓活检显示增殖象，主要为巨核细胞，体积增大而成熟的巨核细胞增多；中性粒细胞和有核红细胞无显著增加或左移 3. 不符合 WHO 诊断 PV、PMF、*BCR-ABL1* 阳性 CML、MDS 或其他髓系肿瘤的标准 4. 存在 *JAK2V617F* 或其他克隆性标记物，或无反应性血小板增多的证据
诊断要求	1. 项目标准第 3 项中不符合 PV 的要求为血清铁蛋白降低者，要求补铁治疗血红蛋白水平不能升至 PV 的范围，根据血红蛋白和血细胞比容水平排除 PV，无需测定红细胞总量 2. 项目标准第 3 项中不符合 PMF 的要求为无相应的网状纤维化、胶原纤维化、外周血幼红幼粒细胞象，或者无骨髓增生极度活跃伴典型的 PMF 的巨核细胞形态，包括小到大个的伴核质比异常和深染、出芽或不规则折叠状胞核的巨核细胞并密集成簇 3. 项目标准第 3 项中不符合 CML 的要求为 *BCR-ABL1* 阴性

续表

诊断项目与要求	项目标准与诊断
	4. 项目标准第3项中不符合MDS的要求无红系和粒系病态造血 5. 项目标准第4项中无反应性血小板增多的原因包括缺铁、脾切除、手术、感染、炎症、结缔组织病、转移癌和淋巴增殖性疾病 6. 诊断ET需要满足项目标准中的1～4四个项目，如果只符合前三个项目，则反应性血小板增多不排除ET可能

表1-2-12 ET后骨髓纤维化诊断标准（WHO，2008）

标准类别	项目标准
必需标准	1. 具有先前诊断（符合WHO的定义和标准）的ET病史 2. 骨髓纤维化2～3级（三级分类）或3～4级（四级分类）
附加标准（需要符合项目标准中的2项或2项以上）	1. 出贫血[*]或从基线血红蛋白水平下降≥20g/L 2. 外周血幼粒幼红细胞象 3. 定义为在可扪及脾大者中从基线增加>5cm（从左肋缘的距离），或新出现可扪及的脾大 4. LDH升高（参考区间以上） 5. 有以下3个全身症状中的1个以上：6个月内体重减轻>10%，盗汗，不明原因的发热（>37.5℃）

[*] 低于相关应年龄、性别、海拔的参考范围

表1-2-13 PMF诊断标准（WHO，2008）[*]

标准类别	项目标准
主要标准	1. 巨核细胞增殖和不典型性形态[a]，通常伴有网状和（或）胶原纤维增多；或者网状纤维增多不显著时，巨核细胞异常同时须伴有以粒细胞增殖为特征的骨髓细胞增多，红系增生往往减低（即纤维化前的细胞期） 2. 不符合WHO的PV[b]、*BCR-ABL1*+阳性CML[c]、MDS[d]或其他髓系肿瘤的标准 3. 检出*JAK2 V617F*或其他克隆性标记（如*MPL W515K/L*）；或者无克隆性标记所见，但无证据表明骨髓纤维化及其他变化是继发于感染、自身免疫性疾病或其他慢性炎症改变、多毛细胞白血病及其他淋巴肿瘤、转移性恶性肿瘤或毒性（慢性）骨髓病[e]
次要标准	1. 幼粒幼红细胞增多[f] 2. 血清乳酸脱氢酶水平升高[f] 3. 贫血[f] 4. 脾大[f]

[a] 为小到大的伴核质比异常且伴深染、出芽或不规则折叠核的巨核细胞并且密集成簇；[b] 对血清铁蛋白降低者，要求补铁治疗后血红蛋白水平不能升至PV的范围，并根据血红蛋白和血细胞比容水平排除PV，无需测定红细胞总量；[c] 为*BCR-ABL1*检查阴性；[d] 为要求无红系和粒系病态造血；[e] 对伴有反应性骨髓纤维化情况的患者不能排除PMF，而且在这些病例中如果其他条件符合应考虑PMF；[f] 为异常的程度可为临界或显著

[*] 诊断需满足主要标准中项目标准的3项和次要标准中项目标准的2项或2项以上

CEL为嗜酸性粒细胞增多而无*PDGFRA*、*PDGFRB*或*FGFR1*重排者（即CEL，NOS），并排除其他髓系肿瘤。血细胞学检查为外周血嗜酸性粒细胞持续增多>1.5×10^9/L；形态学检查为外周血原始细胞>2%且<20%或骨髓原始细胞>5%（克隆性增生的重要依据）并<20%是诊断的首要证据。（分子）细胞遗传学异常证明嗜酸性粒细胞克隆性是非常重要的，但在许多场合常无法提供，所以对原始细胞不增加者宜诊断为高嗜酸性粒细胞综合征。

（四）MDS-MPN

包括CMML、aCML（*BCR-ABL1*阴性）、幼年型粒单细胞白血病（juvenile myelomonocytic leukemia，JMML）和MDS-MPN不能分类型。细胞形态学依然是临床应用的主要项目，细胞遗传学和（或）基因检查常是鉴别诊断的重要选项。

1. CMML 尤其是中老年患者，外周血单核细胞检查多次（持续）增高（>1×10^9/L）和白细胞增高，并无原因解释时，需要怀疑本病。骨髓检查粒单细胞增多并有一系或多系病态造血，骨髓（或外周

血）原幼单核细胞<20%，可以对本病作出基本诊断或初步诊断。如无或轻度病态造血，则需要符合克隆性（分子）遗传学或不明原因单核细胞增高持续3个月以上；同时基因检查无Ph染色体或*BCR-ABL1*，无*PDGFRA*或*PDGFRB*基因重排。CMML分为2型：1型为血片原始细胞<5%或骨髓中<10%；2型为血片原始细胞5%～19%或骨髓中10%～19%。

2. aCML　尤其是中老年患者，外周血白细胞增高，幼粒细胞增多（常≥10%），并可见病态粒细胞，嗜碱性粒细胞轻度增多；骨髓检查粒系增殖和病态造血（常以粒系为主），嗜碱性粒细胞轻度增多，骨髓（或外周血）原始细胞<20%。形态学检查可以诊断或提示本病，细胞遗传学或基因检查可以进一步提供有无Ph染色体或*BCR-ABL1*和*PDGFRA*或*PDGFRB*的依据。

3. JMML　对于年少和儿童患者，血液和骨髓检查，发现外周血白细胞和单核细胞（$>1\times10^9/L$）持续增高，检出幼稚细胞，但外周血和骨髓原始细胞（包括幼单核细胞）<20%时，需要提示本病。血液HbF（增高）也是常见的一个实用项目，与形态学一起可以提高诊断的可靠度。细胞遗传学检出-7和（或）体外髓系祖细胞培养对GM-CSF高敏性，是进一步诊断的可靠证据。基因检查为无Ph染色体或*BCR-ABL1*。

4. MDS-MPN不能分类型　对有MDS类型之一的临床、实验室和形态学特征，且外周血和骨髓原始细胞<20%；有明显的骨髓增殖特征（如伴巨核细胞增殖的血小板$\geq450\times10^9/L$或白细胞$\geq13\times10^9/L$）；或患者一开始便有MDS和MPN重叠特征而不能归类于MDS、MPN、MDS-MPN任一类型者，且无MDS或MPN病史和无近期使用过细胞毒药物或生长因子患者，都需要提示本类型。进一步的基因检查为无Ph染色体或*BCR-ABL1*、无*PDGFRA*、*PDGFRB*或*FGFR1*基因重排，无孤立的5q-、t(3；3)（q21；q26）或inv(3)（q21q26）。

（五）髓系和淋系肿瘤伴嗜酸性粒细胞增多和*PDGFRA*、*PDGFRB*或*FGFR1*基因异常

一些伴嗜酸性粒细胞增多的髓系肿瘤（MPN，MDS-MPN和AML）和淋系肿瘤（ALL和淋巴瘤）中与特定的基因［*PDGFRA*（4q12）、*PDGFRB*（5q31-33）或*FGFR*1（8p11）］重排有关。细胞形态学可以提供初步信息，基因检查提供确诊证据。

（六）急性系列未明白血病

急性系列未明白血病为无证据表明单系列分化的一些白血病，包括无系列特异抗原表达的白血病——急性未分化细胞白血病（acute undifferentiated leukemia，AUL）和原始细胞表达多系抗原而不能归类任一单系表达的白血病——急性混合表型白血病（mixed phenotype acute leukaemia，MPAL）。MPAL包括不同原始细胞群有不同分化系列特征（双系列）和单一原始细胞群（相同原始细胞）表达有多系分化抗原特征（双表型）或者两者兼有者，进一步可分为多种类型（表1-2-14）。这些类型中，除双系原始细胞混合特征的形态学可以提示性诊断外，都需要免疫表型检查确诊。

表1-2-14　急性系列未明白血病分类（WHO，2008）

类型	细分类型
1. 急性未分化细胞白血病（AUL）	
2. 急性混合表型白血病（MAPL）	（1）t（9；22）（q34；q11.2），*BCR-ABL1*急性混合表型白血病
	（2）t（v；11q23），*MLL*重排急性混合表型白血病
	（3）B系髓系特征（NOS）急性混合表型白血病
	（4）T系髓系特征（NOS）急性混合表型白血病
	（5）其他罕见细胞型（NOS）急性混合表型白血病
3. 其他急性系列未明白血病	（1）原始NK细胞白血病/淋巴瘤
	（2）其他*

*白血病细胞免疫表型混合表达既不符合AUL又不符合MPAL

AUL表达的标记不具有淋系和髓系特异性，在初诊时需广泛的抗体组合以排除NK细胞白血病等少见系列白血病。AUL表达某一系列的标记不多于1个，不表达AML特异性标记MPO，B-ALL特异性标记CD79a、胞质CD22和强CD19，T-ALL特异性标记胞质CD3。常表达CD34、HLA-DR、CD38，TdT可阳性。MPAL的免疫表型诊断见表1-2-15。

表 1-2-15 MPAL 诊断条件（WHO，2008）*

标准系列	项目标准
1. 髓系	（1）MPO 阳性**（流式免疫表型，免疫组化或细胞化学检查） （2）或者有以下的单核细胞分化特征≥2 项阳性（NSE、CD11c、CD14、CD64 和溶菌酶）
2. T 系	（1）cCD3 表达（流式检测 CD3ε 有特异性，免疫组化用多克隆抗体检测 CD3ξ 为非 T 细胞特异标记） （2）或者 mCD3 表达（在 MPAL 中虽为少见表达，但阳性者提示 T 系）
3. B 系（需要检查多个抗原）	（1）CD19 强阳性并需符合 CD79a、cCD22、CD10 中的≥1 项强阳性 （2）或者 CD19 弱阳性并需符合 CD79a、cCD22、CD10 中的≥2 项强阳性

*诊断需要满足标准系列 3 项中≥2 个系列的全部项目标准；**髓系标记中，MPO 为系列特异，而 CD13、CD33 和 CD117 系列特异性不如 MPO

二、淋系肿瘤

淋系肿瘤有 5 大类型，即原始淋巴细胞（前体淋巴细胞）肿瘤、成熟 B 细胞肿瘤、成熟 T/NK 细胞肿瘤、霍奇金病和移植后淋巴组织增殖性病变。

（一）原始淋巴细胞肿瘤

原始淋巴细胞肿瘤类型（见表 1-2-5）包括前 B 淋巴细胞（B 原始淋巴细胞）肿瘤和前 T 淋巴细胞（T 原始淋巴细胞）肿瘤。

原始淋巴细胞肿瘤有 3 个类型（见表 1-2-5）。B 原始淋巴细胞白血病/淋巴瘤又有两个类型：不另作特定分类型（NOS）和细分的特定类型。B 原始淋巴细胞白血病/淋巴瘤，NOS，为伴重现性遗传学异常外的 B 系 ALL/淋巴瘤，以及 T 原始淋巴细胞白血病/淋巴瘤，形态学仍为临床应用的基本项目，免疫表型为 B、T 系列确认项目，但不需要免疫表型的进一步细分。B 原始淋巴细胞白血病/淋巴瘤伴重现性遗传学异常类型，在形态学和免疫表型检查的基础上，需要遗传学和（或）基因检查进行细分的特定类型诊断（图 1-2-5）。

（二）成熟淋巴细胞肿瘤

与形态学和免疫学检查项目密切相关的 B 细胞肿瘤有 CLL/小淋巴细胞性淋巴瘤（small lymphocytic lymphoma，SLL）、单克隆 B 细胞增多症（monoclonal B lymphocytosis，MBL）、B-幼淋巴细胞白血病（B-prolymphocytic leukemia，B-PLL）、SMZL、HCL、LPL/WM）、PCM。T 细胞肿瘤有 SS、T 幼淋巴细胞白血病（T-prolymphocytic leukemia，T-PLL）、T-LGLL、慢性 NK 细胞淋巴增殖性疾病等。

1. CLL 与 MBL　形态学是临床诊断 CLL 的基本项目，免疫表型则提供进一步的 B 细胞表型及其克隆性证据。CLL 为无髓外组织累及，外周血单克隆 B 细胞≥5×10^9/L，细胞免疫表型表达 CD5 和 CD23，并排除其他疾病。MBL 为有 CLL 免疫表型的单克隆 B 细胞增多（绝对值<5×10^9/L），无临床症状，免疫表型是诊断的最重要项目。

2. B-PLL　同 CLL 检查。B-PLL 为幼淋占淋系细胞的 55%以上（血片），排除 CLL 转化、CLL 伴幼淋细胞增多和类似形态的淋巴增殖性疾病。

3. SMZL　对于中老年不明原因脾大患者需要怀疑本病。细胞形态学和（或）组织病理学检查是临床应用的基本项目，免疫表型是提供进一步的 B 细胞肿瘤特性的证据。SMZL 是另一小或小中型 B 淋巴细胞肿瘤，瘤细胞常在外周血中出现短小极性绒毛；也常侵犯骨髓，白血病性浸润时外周血和骨髓有大量特征的极性绒毛细胞，瘤细胞代表性表达 sIgM、而不表达 IgD、CD5 和 CD10。

4. LPL/WG　LPL 常浸润骨髓，有时也累及淋巴结和脾；WG 是 LPL 的主要类型，被界定为伴有骨髓侵犯并有单克隆性 IgM 的 LPL。少数患者为其他 M 蛋白或 IgM 与其他类型的混合，亦可无 M 蛋白。

5. PCM　分为症状性和无症状性 PCM。无症状性即冒烟性 PCM，为无相关器官或组织损害症状（贫血、高钙血症、溶骨性损害、肾功能不全、高血黏度、淀粉样变性或相关症状）。形态学几乎都是临床应用的诊断性指标，骨髓浆细胞克隆性增生，常≥10%结合临床可以作出诊断，血清或尿中 M 蛋白水平作为参考。浆细胞白血病由细胞学定义与诊断，为外周血克隆性浆细胞≥20%或绝对值>2×10^9/L。

6. T-PLL 和 T-LGLL　T-PLL 临床常以高白细胞（>100×10^9/L）、肝脾大、胸水和皮损为特征。T-LGLL 为异质性疾病，形态学检查为大颗粒淋巴细胞持续性（>6 个月）增加［常在（2～20）$\times10^9$/L 之间］，无明显原因，并需要免疫表型证实为 T 细胞并是克隆性。

7. 慢性 NK 细胞淋巴增殖性疾病　多无明显症状，外周血 NK 细胞无诱因下持续>2×10^9/L，mCD3 阴性而 cCD3 常为阳性，CD16 阳性，CD56 弱

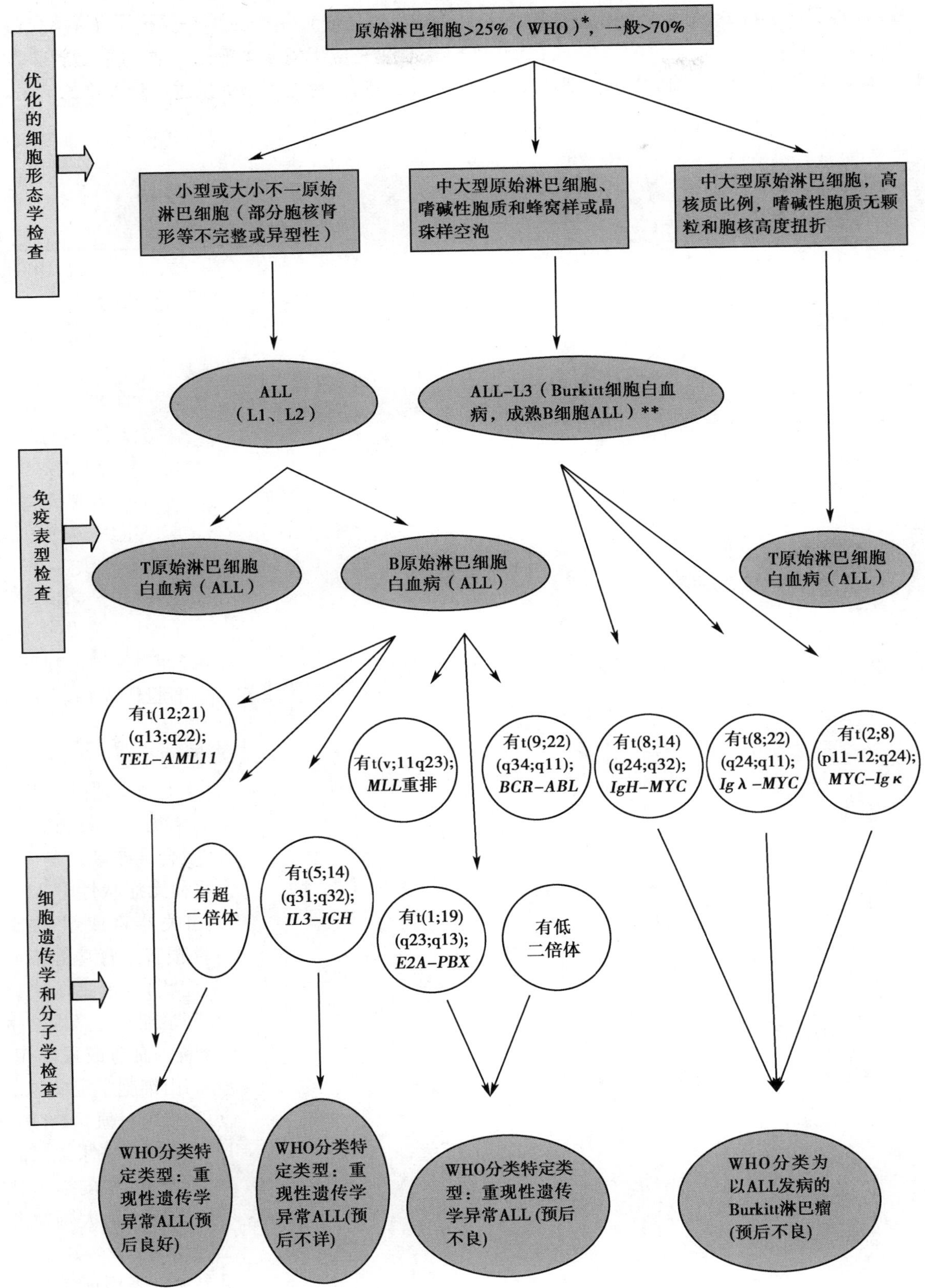

图 1-2-5 ALL（FAB）和细分特定类型（WHO）的诊断

* 也有规定>20%，与 AML 的诊断基数一致（包括我国中华医学会血液学分会 ALL 专家共识）；** 典型形态学特征者可以提示相关性免疫表型和细胞遗传学与基因异常

阳性，细胞毒性标记物阳性，与 NK 细胞白血病的最大不同为 EB 病毒阴性。因此，形态学和免疫表型都是临床应用的重要项目。

8. SS 诊断需要符合外周血 Sezary 细胞存在（常≥1×10^9/L），扩增的 $CD4^+$ 细胞群中 CD4/CD8 >10 和（或）一个或多个其他 T 细胞抗原缺失。形态学仍是应用的基本项目，结合临床特征可以作出提示性诊断，免疫表型提供进一步确诊的依据。

第三章

贫血的检验

贫血（anemia）指全身循环红细胞总量减少，在临床上表现为外周血单位容积中血红蛋白量、红细胞数量和血细胞比容低于参考区间下限的临床征象。诊断依据常以单位容积血红蛋白（hemoglobin，Hb）水平低于参考区间的下限为标准。贫血的检查主要依据临床诊断路径来探究贫血的临床病因和发病机制，其不但要借助细胞形态学、生物化学和免疫学的检测技术，分子诊断学技术也是必需的实验手段。

第一节　溶血性贫血的检验

成熟红细胞的寿命约120天，生理条件下主要通过自身对血氧浓度的感受以及激素水平的调节以维持红细胞数量的恒定。溶血性贫血（hemolytic anemia，HA）指由于遗传性/获得性等原因导致红细胞破坏速率超过骨髓造血代偿能力的一类贫血。

一、溶血性贫血的筛查

（一）网织红细胞计数

【原理】

网织红细胞（reticulocyte，Ret）是尚未完全成熟的红细胞，其胞质内尚有嗜碱性的RNA物质，经新亚甲蓝或煌焦油蓝活体染色后呈浅蓝或深蓝色网状结构。

【试剂】

染色液：①新亚甲蓝枸橼酸氯化钠染色液：新亚甲蓝0.1g溶于100ml枸橼酸氯化钠溶液内（1体积30g/L枸橼酸钠溶液与4体积9.0g/L氯化钠溶液混合），充分混匀，待染料溶解后过滤；②煌焦油蓝生理盐水染色液：煌焦油蓝1.0g、枸橼酸钠0.4g、氯化钠0.85g，溶于双蒸馏水100ml中，过滤后备用。

【操作】

1. 在小试管中加入染色液2滴；再加入静脉血（或末梢血）2滴，混匀后放置37℃恒温水箱中。

2. 10分钟后取1滴混悬液制成涂片。

3. 在油镜下直接观察1000个红细胞中Ret数。或以Miller窥盘计数法计数：Miller窥盘（图1-3-1）为一个厚为1mm、直径为19mm的圆形玻片，玻片上用微细刻线画出两个正方形格子，大方格B面积为小方格A的9倍。置于目镜内，计数小方格内红细胞数（将小方格内数得红细胞数乘以9，折算成一个大方格内的红细胞数）和大方格内的Ret数。

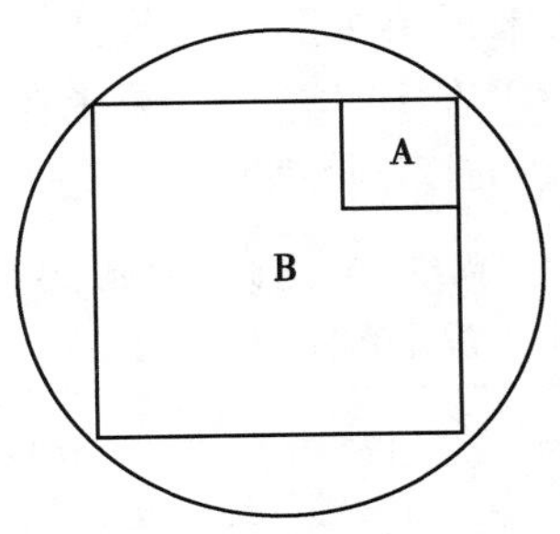

图1-3-1　Miller窥盘结构示意图

A为红细胞计数域，B＋A为网织红细胞计数域

【结果计算】

1. 直接观察法　网织红细胞比例 = $\frac{\text{计数1000个红细胞中的网织红细胞数}}{1000}$

2. 窥盘计数法　网织红细胞比例 = $\frac{\text{大方格内网织红细胞数}}{\text{小方格内红细胞数}\times 9}$

3. 网织红细胞绝对数（个/L）＝网织红细胞百分数×红细胞数/L

4. 网织红细胞生成指数（reticulocyte production

index，RPI）

$$RPI=\frac{\text{网织红细胞百分数}}{2}\times\frac{\text{患者血细胞比容}}{0.45}$$

【参考区间】

1. 网织红细胞比例　成年人：0.005～0.015；新生儿：0.03～0.06；儿童：0.005～0.015。

2. 网织红细胞绝对数　成年人：（24～84）×10^9/L。

3. RPI　2。

【临床意义】

1. 增加　表示骨髓造血功能旺盛。见于各类增生性贫血，溶血性贫血增加尤为显著；巨幼细胞贫血、缺铁性贫血分别应用维生素 B_{12} 叶酸或铁剂治疗后显著增多，表示有治疗效果；也是放疗和化疗后以及骨髓移植和 EPO 治疗后骨髓造血功能恢复的指标。

2. 减少　常见于骨髓增生受抑抑制、再生障碍性贫血和纯红细胞再生障碍。

3. RPI＞3 时，提示溶血性贫血或急性失血性贫血；RPI＜2 时，则提示红细胞生成减少所致的贫血。

【注意事项】

1. 标本应在 4 小时内进行处理。置于清洁的棕色瓶中保存，染色液应无沉淀。

2. 新亚甲蓝染料为 WHO 所推荐，着色强且稳定，背景清晰，利于计数；室温＜15℃时，放 37℃恒温水箱；用瑞氏-吉姆萨染液复染后，可使 Ret 计数结果减少。

3. 目前临床常用血液分析仪法。使用 Miller 窥盘时为了控制 *CV* 在 10% 之内，要求在连续视野中小方格内需要计数的红细胞数见表 1-3-1。

表 1-3-1　网织红细胞计数达到规定精密度需计数的红细胞数量

网织红细胞百分数×100	小方格内需要计数的红细胞数	所计数目达到相当于总的红细胞数
1～2	1000	9000
3～5	500	4500
6～10	200	1800
11～20	100	900

（二）血浆游离血红蛋白测定

【原理】血管内溶血时，血浆游离血红蛋白浓度增高。血红蛋白中亚铁血红素有类似过氧化物酶的作用，催化过氧化氢释放新生态氧，使无色的邻-甲联苯胺氧化而显蓝色，加酸后呈较稳定的黄色，吸收峰为 435nm。采用比色法可知其含量。

【试剂】

1. 邻-甲联苯胺溶液　称取邻-甲联苯胺（O-tolidine）0.2g，溶于冰醋酸 60ml，加蒸馏水至 100ml，保存于冰箱中，可用数周。

2. 1g/L 过氧化氢溶液　由 30g/L 过氧化氢液临用时稀释而成。

3. 10% 醋酸溶液。

4. Hb 标准贮存液　取抗凝血，离心去除血浆，用生理盐水洗红细胞 3 次，加入比容红细胞等量体积的蒸馏水和半量体积的四氯化碳（或氯仿），猛烈振摇 5～6 分钟，高速离心，将上层 Hb 溶液分离出来，用 HiCN 方法测其浓度，并用生理盐水调节浓度至 100g/L，于低温冰箱保存。临用时稀释成 100mg/L 的标准应用液。

【操作】

1. Hb 标准应用液 0.02ml 置于标准管内；受检血浆 0.02ml 置于测定管内；蒸馏水 0.02ml 置于空白管内。

2. 邻-甲联苯胺溶液及 1g/L 过氧化氢溶液各 1.0ml 依次分别加入标准管、测定管及空白管内，充分混匀，放置 10 分钟。

3. 于上述 3 管内分别加入 10% 醋酸溶液 10ml 混合，放置 10 分钟。

4. 用 435nm 进行比色，以空白管调零，读取各管吸光度。

【结果计算】

$$\text{血浆游离血红蛋白}(mg/L)=\frac{\text{测定管吸光度}}{\text{标准管吸光度}}\times 100(mg/L)$$

【参考区间】＜40mg/L。

【临床意义】多见于急性的、较严重的血管内溶血。当血管内溶血释放的血红蛋白量超过结合珠蛋白所能结合的量时，血浆中游离血红蛋白升高。

【注意事项】动物实验证明，急性血管内溶血发生后 2 小时，其血浆中游离 Hb 含量可减低一半。因此本试验应于溶血后即时取样检测，且应注意采样及分离血浆过程不得发生溶血。

（三）血清结合珠蛋白测定

【原理】结合珠蛋白（haptoglobin，Hp），能与游离的血红蛋白结合，生成 Hb-Hp 复合物，在血红蛋白降解代谢过程中具有重要作用。在被检血清中加入一定量的 Hb，待与血清中 Hp 结合生成 Hp-Hb 复合物后，通过电泳法将已结合的 Hb-Hp 复合物与未结合的游离 Hb 分开，以比色反应测定两条区带中血红蛋白的含量，Hp 对 Hb 的结合量能间接反映血液中 Hp 的含量，用 mgHb 表示。

【试剂】

1. 30g/L Hb 溶液 制备 Hb 标准贮存液（见“血浆游离血红蛋白测定”），准确稀释成 30g/L 的浓度。

2. TEB 缓冲液（pH 8.6） 取 Tris 55g，EDTA l7g，硼酸 12g，用蒸馏水配成 1000ml，即为贮存液。用前将贮存液稀释 3 倍为电泳槽缓冲液，稀释 6 倍为浸膜缓冲液。

【操作】

1. 取被检血清 0.09ml，加 30g/L Hb 液 0.01ml，混匀，置 37℃水浴 20 分钟。

2. 取上述温育液 20μl，点样于已浸透 TEB 缓冲液的醋酸纤维素薄膜（简称醋纤膜，8cm×3cm）离阴极 1cm 处，同法共作两张膜，将膜条架在电泳槽支架上。

3. 在 120～140V 条件下电泳。一般在通电 40 分钟后就可观察分出两条 Hb 区带，前面的（相当于 α_2-球蛋白位置）是 Hb-Hp 区带，后面的（相当于 β-球蛋白位置）是未结合的游离 Hb 区带。

4. 待两条区带明确分辨后关闭电源，取下醋纤膜，立即剪下 Hb-Hp 区带和未结合 Hb 区带，分别用 3ml 生理盐水洗脱，20 分钟后，用分光光度计在 415nm 波长下测定吸光度，按下式计算结果：

【结果计算】

$$\text{血清 } Hp \text{ 含量}(mgHb/L) = \frac{Hb-Hp\text{ 吸光度}}{(Hb-Hp\text{ 吸光度})+\text{未结合 }Hb\text{ 吸光度}}\times 3000$$

【参考区间】164 名健康成人的测定结果，血清 Hp 含量为（731±420）mg Hb/L。其中男 54 人，Hp 含量（742±360）mg Hb/L；女 110 人，Hp 含量（726±372）mg Hb/L。

【临床意义】

1. 减低 各种溶血性贫血，血清 Hp 含量都明显减少甚至缺如。肝细胞损伤性病变、传染性单核细胞增多症和先天性无 Hp 血症等，Hp 均可下降。

2. 增高 见于阻塞性黄疸。各种感染、恶性疾病和组织损伤，以及肾上腺皮质激素或雄性激素治疗后。

【注意事项】

1. 标本切勿溶血，否则结果偏低。电泳时温度过高时区带分辨效果欠佳。

2. 宜做 2 份平行试验。当 Hb-Hp 区带难以观察时，将另一张醋纤膜用联苯胺染色后（参见本章“血红蛋白区带电泳分析”）后辅助判别。Hp 降低的标本 Hb-Hp 区带色泽很浅而细；溶血性贫血时 Hb-Hp 区带可以消失；当严重血管内溶血时，在 Hb-Hp 区带位置前面可能出现一条呈暗红色的高铁血红素白蛋白区带，则需慎重确认。

3. Hp 含量受内分泌影响，女性患者最好在非月经期进行；Hp 为急性时相反应蛋白，检测结果宜结合临床表现综合分析。

4. 醋纤膜电泳法属经典方法，现可采用免疫散射比浊法定量检测 Hp，操作规程见厂家试剂盒说明书。

（四）尿含铁血黄素试验

【原理】尿含铁血黄素试验也称 Rous 试验。当血管内红细胞被大量破坏时，血红蛋白可直接通过肾脏滤过。久之铁离子以含铁血黄素的形式沉积于上皮细胞，并随尿液排出。尿中含铁血黄素是不稳定的铁蛋白聚合体，其高铁离子与亚铁氰化钾作用，在酸性环境下产生蓝色的亚铁氰化铁沉淀。

【试剂】

1. 20g/L 亚铁氰化钾溶液 取亚铁氰化钾 0.2g，溶于 10ml 蒸馏水中。按需要量临时配制。

2. 盐酸溶液 取 2ml 浓盐酸与 98ml 蒸馏水混合。

【操作】

1. 取混匀的新鲜尿液 10ml 加入试管中，以 2000r/min 离心 5 分钟，弃去上清液。

2. 在沉淀中加入亚铁氰化钾溶液和盐酸溶液各 2ml，混匀后室温下静置 10 分钟。

3. 再以 2000r/min 离心 5 分钟，弃去上清液，取沉淀物滴片。

【结果判定】

加盖片后，以油镜观察：有分散或成堆蓝色颗粒（直径 1～3μm，尤其存在于细胞内），为阳性。

【参考区间】阴性。

【临床意义】

阳性结果主要见于慢性血管内溶血，如阵发性睡眠性血红蛋白尿症。也见于溶血性输血反应、机械性红细胞损伤、烧伤、药物性溶血和重型血红蛋白病等。血管内溶血初期，上皮细胞内尚未形成可检出的含铁血黄素，可呈阴性反应。

【注意事项】

宜取患者晨尿，以提高阳性率；标本在放置时，建议以封口膜封口以免污染。所有器材必须不含铁，否则造成假阳性结果。分析中同时应作阴性对照。

二、红细胞膜缺陷的检验

（一）红细胞渗透脆性试验

【原理】

正常的红细胞为双凹圆盘形，若将红细胞置于低渗溶液中，因细胞内外存在渗透压差，水分子进入红细胞，使其发生肿胀，乃至红细胞破裂而发生溶血。红细胞在低渗盐溶液中出现溶血的特性即红细胞渗透脆性，其主要取决于红细胞的表面积与体积之比。表面积大而体积小者对低渗盐水溶液的抵抗力较大（脆性较小），反之则抵抗力较小（脆性增加）。

【试剂】10g/L 氯化钠贮存液：精确称取经100℃烘干、且在干燥器中密闭保存的分析纯氯化钠1.000g，置100ml容量瓶中，加适量蒸馏水溶解后，再加蒸馏水至刻度。

【操作】

1. 取清洁干燥小试管14支，各管按表1-3-2加蒸馏水和10g/L氯化钠溶液。

2. 用干燥灭菌注射器取被检者静脉血1ml，针头斜面向上，平执注射器，通过针头在每管加入1滴全血，轻轻摇匀；以同样方法取正常人血加于正常对照组试管。

3. 将各管静置室温中2小时，从高浓度开始观察全部14管溶血现象。

表1-3-2 氯化钠溶液稀释表

试管号	1	2	3	4	5	6	7	8	9	10	11	12	13	14
蒸馏水（滴）	20	19	18	17	16	15	14	13	12	11	10	9	8	7
10g/L NaCl（滴）	5	6	7	8	9	10	11	12	13	14	15	16	17	18
氯化钠浓度（g/L）	2.0	2.4	2.8	3.2	3.6	4.0	4.4	4.8	5.2	5.6	6.0	6.4	6.8	7.2

【结果判定】开始溶血管：上清液初现浅红色，管底尚有多量未溶红细胞；完全溶血管：全管溶液皆呈深红色，管底无红细胞或余红细胞残骸。记录各管相应氯化钠浓度。

【参考区间】

1. 开始溶血 3.8～4.6g/L。
2. 完全溶血 2.8～3.2g/L。

【临床意义】

1. 渗透脆性增加 见于遗传性球形红细胞增多症和遗传性椭圆形红细胞增多症，亦可见于自身免疫性溶血性贫血。

2. 渗透脆性减低 见于各型珠蛋白生成障碍性贫血，HbC、HbD、HbE病，缺铁性贫血，脾切除术后及其他一些红细胞膜有异常的疾病如肝脏疾病等。

【注意事项】

1. 每次检测均应有正常对照，正常对照与被检者氯化钠浓度相差0.4g/L，即有诊断价值。在乳白色背景下观察、判断完全溶血管，必要时可离心后观察。黄疸患者开始溶血管不易观察，严重贫血患者红细胞太少，皆可用等渗盐水将红细胞洗涤后再配成50%红细胞悬液进行试验。

2. 氯化钠必须干燥、称量精确，用前新鲜配制。所用器材必须清洁干燥。

3. 不能用枸橼酸盐或双草酸盐作抗凝，以免增加离子强度，影响溶液的渗透压。

（二）红细胞孵育渗透脆性试验

【原理】

将患者血液置于37℃孵育24小时，使红细胞代谢继续进行。由于能源葡萄糖的消耗，贮备的ATP减少，导致需要能量的红细胞膜对阳性离子的主动传递受阻，造成钠离子在红细胞内集聚，细胞膨胀，孵育渗透脆性增加。有细胞膜缺陷及某些酶缺陷的红细胞能源（葡萄糖和ATP）很快耗尽，红细胞孵育渗透脆性明显增加。

【试剂】

9g/L 氯化钠磷酸盐缓冲液（pH 7.4）

NaCl（AR） 9g

Na_2HPO_4（AR） 1.365g （或 $Na_2HPO_4 \cdot 2H_2O$ 1.712g）

NaH_2PO_4（AR） 0.184g （或 $NaH_2PO_4 \cdot 2H_2O$ 0.243g）

蒸馏水加至1000ml。

此氯化钠磷酸盐缓冲液的氯化钠浓度为9g/L，但其渗透压相当于10g/L氯化钠溶液。

【操作】

1. 取肝素抗凝静脉血2ml，分为2份，1份立即试验；另1份加塞在37℃温育24小时再做试验。

2. 将氯化钠磷酸盐缓冲液按表1-3-3稀释成不同浓度。

3. 每管加肝素抗凝血0.05ml，轻轻颠倒混匀，放置室温（20℃左右）30分钟。

4. 分别将各管混匀 1 次，然后离心取上清，用分光光度计波长 540nm，以 9g/L 氯化钠磷酸盐缓冲液调零，测定各溶血管上清液的吸光度。

表 1-3-3　氯化钠磷酸盐缓冲液稀释表

试管号	1	2	3	4	5	6	7	8	9	10	11	12	13
9g/L NaCl	4.2	3.7	3.5	3.2	3.0	2.7	2.5	2.2	2.0	1.7	1.5	1.0	0.5
缓冲液（ml）	5	5	0	5	0	5	0	5	0	5	0	0	0
蒸馏水（ml）	0.7	1.2	1.5	1.7	2.0	2.2	2.5	2.7	3.0	3.2	3.5	4.0	4.5
	5	5	0	5	0	5	0	5	0	5	0	0	0
NaCl（g/L）	8.5	7.5	7.0	6.5	6.0	5.5	5.0	4.5	4.0	3.5	3.0	2.0	1.0

【结果计算】

1. 溶血百分率　以 1.0g/L NaCl 完全溶血管的吸光度为 100%，从各管的吸光度计算出相应氯化钠浓度的溶血百分率。

$$溶血百分率(\%)=\frac{测定管吸光度}{完全溶血管吸光度}\times 100$$

2. 红细胞中间脆性（mean corpuscular fragility，MCF）　以溶血百分率为纵坐标、氯化钠浓度为横坐标作溶血曲线图，即为红细胞盐水渗透脆性曲线。在曲线上，50%溶血的氯化钠浓度为红细胞中间脆性。

【参考区间】

1. 未孵育　50%溶血为 4.00～4.45g NaCl/L。

2. 37℃孵育　24 小时 50%溶血为 4.65～5.90g NaCl/L。

【临床意义】同红细胞渗透脆性试验。由于本法灵敏度相对较高，多用于轻型 HS 的诊断和鉴别诊断。

【注意事项】

1. 所用的试剂及试管应先消毒，试管应加塞；每次试验应作正常对照。

2. 试剂 pH 及温度必须恒定，pH 改变 0.1 或温度改变 5℃，均可使结果改变 0.01%。

（三）红细胞自身溶血试验及其纠正试验

【原理】

红细胞自身溶血试验及其纠正试验是测定患者血液在 37℃孵育 48 小时后，自发产生的溶血程度。遗传性非球形细胞溶血性贫血患者由于细胞内酶缺陷，糖酵解发生障碍，能量供应不足，不能维持红细胞内的钠平衡，使患者红细胞在自身血清中经温育后逐渐发生溶血。

【试剂】

1. 100g/L 葡萄糖（无菌）。

2. 等渗盐水（无菌）。

3. 氰化高铁血红蛋白稀释液（见本篇第一章中“血红蛋白测定”）。

4. 0.4mol/L 三磷酸腺苷（adenosine triphosphate，ATP）生理盐水（无菌）　称取 ATP 2.5g 溶于 10ml 无菌生理盐水中，用无菌 14g/L $NaHCO_3$ 液调节至 pH 6.8。

【操作】

1. 取 4 支小试管（每管加 1g/L 肝素 0.02ml，高压灭菌后烘干），测定管编 1、2、3、4 号。

2. 取静脉血 4.0ml，分别加入各试管内 1.0ml。

3. 在 1、2、3 号管中按表 1-3-4 所示加入试剂，置 37℃温育后分离血浆制备各测定管；4 号管即放 4℃冰箱内保存，制备“全溶血对照管”。

表 1-3-4　自身溶血试验及其纠正试验操作表

管号	1	2	3	4（全溶血对照）
肝素抗凝血（ml）	1.0	1.0	1.0	1.0
100g/L 葡萄糖（ml）	0.05	–	–	–
0.4mol/L ATP（ml）	–	0.05	–	–
9g/L NaCl（ml）	–	–	0.05	–
	加塞于 37℃ 温育 48h 后作血细胞比容测定			4℃冷藏
另取 4 支试管	1	2	3	4
孵育后血浆（ml）	0.2	0.2	0.2	0.1（全血）
HiCN 稀释液（ml）	4.8	4.8	4.8	9.9

4. 再将4号管血液离心后，取血浆0.2ml加HiCN稀释液4.8ml为空白对照管。分光光度计波长540nm处，用空白对照管调零，读取上述各管吸光度值（A）。

【结果计算】

$$测定管溶血率(\%)=\frac{测定管吸光度\times(1-红细胞比容)}{全溶血对照管吸光度\times4}\times100$$

式中分子是将测定管A值乘以血浆比容，换算成稀释到全血量时的吸光度。式中分母乘4是溶血对照管稀释100倍、测定管稀释25倍的系数。若溶血明显，A值过大，可增加稀释倍数。

【参考区间】正常人血液在无菌条件下孵育48小时后，溶血率<4.0%；加葡萄糖或ATP后，溶血率<0.6%。

【临床意义】

各类溶血性贫血自身溶血试验及其纠正试验结果见表1-3-5。

表1-3-5 自身溶血试验及纠正试验结果（溶血率%）

		加等渗盐水	加葡萄糖	加ATP
正常		2.0（0.2～4.0）	0.3（0.1～0.6）	0.2（0.1～0.8）
遗传性球形细胞增多症		16.0（6～30）	3.0（0.2～14）	3.0（1～6）
非球形细胞溶血性贫血	Ⅰ型	3.0（1～6）	2.0（0.5～4.0）	1.0（0.4～2.0）
	Ⅱ型	13.0（8～44）	15.0（4～48）	1.0（0.2～2.0）

【注意事项】所有试剂和器材必须灭菌，操作严守无菌规程。

（四）酸化甘油溶血试验

【原理】

在微酸性含甘油的缓冲液中，由于甘油与膜脂质的亲和性等能与膜脂质发生化学反应，从而导致红细胞发生缓慢溶血，并随细胞溶解的增加显现吸光度逐渐下降。当光密度下降为起始吸光度一半时所需时间，即为酸化甘油溶血试验（$AGLT_{50}$）。

【试剂】

1. 0.1mol/L磷酸盐缓冲液　取0.1mol/L磷酸氢二钠溶液49ml和0.1mol/L磷酸二氢钾51ml混匀，调节pH至6.85，每10ml分装，-20℃保存。

2. 等渗磷酸缓冲盐液　取0.1mol/L磷酸缓冲液10ml和0.154mmol/L氯化钠溶液90ml混合，4℃可保存一周。

3. 0.3mol/L甘油试剂　取纯甘油1.1ml加入等渗磷酸缓冲盐液16ml，混匀后转入50ml容量瓶中，用蒸馏水定容，4℃可保存1个月。

【操作】

1. 开启分光光度计，预热20分钟，使得温度准确，读数稳定；试剂置于25℃水浴平衡20分钟。

2. 取离体4～8小时肝素抗凝血20μl，加入5ml等渗磷酸缓冲盐液中，配成红细胞悬液，其浓度以起始吸光度0.40～0.60为宜。

3. 取3ml等渗磷酸缓冲盐液比色调零，温度25℃，波长625nm，光径1.0cm。

4. 取0.3mol/L甘油试剂2.0ml，加入另一光径1.0cm比色皿中，再取已配制的红细胞悬液1.0ml吹入甘油试剂中。同时开启秒表，快速颠倒混合两次后测起始吸光度（10秒时），并记录。

【结果判定】

每间隔20秒，至290秒连续读取吸光度并记录之。以起始吸光度值下降一半的时间为$AGLT_{50}$结果。

【参考区间】$AGLT_{50}$>290秒。

【临床意义】遗传性球形红细胞增多症$AGLT_{50}$缩短；该试验较为灵敏，可以检出渗透脆性试验阴性的患者。自身免疫性溶血性贫血患者可有异常。

【注意事项】

1. 标本采集顺利，混匀时动作轻柔，避免发生溶血和破坏红细胞；标本采集后在室温静置4～8小时，静置时间不足容易出现中间值。

2. 酸化甘油试剂的pH 6.85为宜，pH的改变会导致红细胞膜电荷的改变，相互的排斥力减弱，易聚集而加速沉降。

3. 控制实验温度为25℃±2℃，温度过高$AGLT_{50}$太长，吸光度变化慢，不便于观察；温度低于20℃，则$AGLT_{50}$缩短，出现假阳性。每次试验中应做正常对照。

三、红细胞酶缺陷的检验

（一）高铁血红蛋白还原试验

【原理】

当红细胞内葡萄糖-6-磷酸脱氢酶（glucose-6-phosphate dehydrogenase，G-6-PD）含量不足或缺乏时，由磷酸戊糖代谢途径生成NADPH减少，致高铁血红蛋白还原速度减慢，甚至不能还原为 Hb。高铁血红蛋白呈褐色，在波长 635nm 处有吸收峰，可用分光光度计加以测定。

【试剂】

1. 0.18mol/L 亚硝酸钠和 0.28mol/L 葡萄糖混合溶液　亚硝酸钠 1.25g、葡萄糖 5.0g、蒸馏水溶解并加至 100ml，贮存于棕色瓶中，放 4℃冰箱，可保存 1 个月。

2. 0.4mmol/L 亚甲蓝溶液　亚甲蓝（含 3 个结晶水）0.15g，蒸馏水加至 100ml。先将亚甲蓝放入乳钵中，加蒸馏水少量研磨，待溶解后移到 100ml 容量瓶中，再加蒸馏水至 100ml，混匀过滤，此液可贮存 3 个月。

3. 0.02mol/L 磷酸盐缓冲液（pH 7.4）　磷酸氢二钠 229.5mg、磷酸二氢钾 52.2mg、蒸馏水加至 100ml。或用 0.0667mol/L pH 7.4 磷酸盐缓冲液稀释 3 倍。

4. 109mmol/L 枸橼酸钠溶液（32g/L）。

【操作】

1. 在试管中加入葡萄糖 20mg，109mmol/L 枸橼酸钠溶液 0.2ml，静脉血 1.8ml，混匀。

2. 离心 15 分钟，取出，调整血细胞与血浆比例为 1∶1 后再混匀。

3. 取上述抗凝血 1ml，加亚硝酸钠葡萄糖混合溶液和亚甲蓝溶液各 0.05ml，颠倒混合 15 次，使与氧气充分接触，加塞后放 37℃水浴或孵箱中 3 小时。

4. 孵育后混匀，取血 0.1ml，加 pH 7.4 磷酸盐缓冲液 10ml，混匀，2 分钟后在波长 635nm 处测定吸光度（设为 SA）。

5. 空白对照，用未加亚硝酸钠葡萄糖的血液，同样孵育后取 0.1ml，加 pH 7.4 磷酸盐缓冲液 10ml，2 分钟后测定吸光度为 B。然后加入亚硝酸钠葡萄糖混合溶液 1 滴，混匀，5 分钟后再测其吸光度为 ST，此为高铁血红蛋白对照。

【结果计算】

$$\text{高铁血红蛋白还原率}(\%)=\left[1-\frac{SA-B}{ST-B}\right]\times 100(\%)$$

式中：SA-B、ST-B 分别为还原后和还原前高铁血红蛋白的吸光度；SA-B/ST-B 为还原后剩余高铁血红蛋白的比值。

【参考区间】

高铁血红蛋白还原率 >75%。

【临床意义】

蚕豆病和伯氨喹啉型药物溶血性贫血患者由于 G-6-PD 缺陷（隐性遗传），高铁血红蛋白还原率明显下降，纯合子≤30%，杂合子多为 31% ~74%。

【注意事项】

1. Hct < 30% 时，高铁血红蛋白还原率显著降低，须调整红细胞与血浆的比例。

2. 因草酸盐具有还原性，不宜作抗凝剂。

（二）变性珠蛋白小体试验

【原理】

变性珠蛋白小体（Heinz 小体）是一种变性血红蛋白颗粒，被某些碱性染料染成紫色或蓝黑色点状物。

【试剂】

10g/L 结晶紫生理盐水溶液　取结晶紫 1.08g、NaCl 0.85g、蒸馏水 100ml，用乳钵研磨溶解后过滤使用。

【操作】

1. 取结晶紫生理盐水溶液 0.5ml，加末梢血 2 ~ 3 滴，混匀，置 37℃水浴 5 分钟。

2. 取出 1 滴于载玻片上，加盖玻片后用油镜观察。

3. 计数 500 ~1000 个红细胞，报告 Heinz 小体阳性红细胞的百分率。

【结果判定】

红细胞内有散在的或附着在膜上的圆形紫黑色颗粒（大小为 0.3 ~2μm）者为阳性。

【参考区间】 <1%。

【临床意义】增高见于 G-6-PD 缺乏所致的蚕豆病、伯氨喹啉类药物所致的溶血性贫血和不稳定 Hb 病等。

（三）葡萄糖-6-磷酸脱氢酶荧光斑点试验

【原理】

在葡萄糖-6-磷酸和辅酶Ⅱ（NADP）存在下，葡萄糖-6-磷酸脱氢酶（glucose-6-phosphate dehydrogenase，G-6-PD）能使 NADP 还原成 NADPH，后者在紫外线照射下会发出荧光。

【试剂】

混合试剂的成分与配方如下：

0.1mol/L G-6-P	1ml
7.5mmol/L NADP	1ml
0.7mol/L Tris-HCl（pH 7.8）	3ml
8mmol/L 氧化型谷胱甘肽	1ml
10g/L 皂素	2ml
蒸馏水	2ml

此混合试剂分装后置 20℃保存，可稳定数月。

【操作】

1. 标本采集　EDTA-Na_2、ACD 或肝素抗凝全血，若置4℃保存，可稳定1周。亦可用肝素化毛细管从手指或足跟采取末梢血液。

2. 取12mm×75mm试管3支，标明患者、正常对照和阳性对照。向各管加入混合试剂200μl。

3. 向各管分别加入患者、正常和阳性的抗凝全血20μl，混匀后置25℃室温中。

4. 在反应0分钟（混匀后立即吸出）、5分钟和10分钟时，分别从各管吸出反应液1滴，加于新华1号滤纸上，使充分干燥。

【结果判定】 在暗室内，用波长260～340nm的紫外线分别照射晾干后滤纸上的斑点，观察有无荧光。

【参考区间】 5分钟和10分钟斑点出现荧光，而10分钟斑点荧光最强。

【临床意义】 正常人有甚强的荧光。G-6-PD缺陷者荧光很弱或无荧光；杂合子或某些G-6-PD变异体者则可能有轻到中度荧光。

【注意事项】

1. 本法是直接测定NADPH的量，特异性较好。

2. 每次或每批宜有G-6-PD正常和缺陷者的标本作对照。

（四）葡萄糖-6-磷酸脱氢酶活性测定

【原理】 红细胞G-6-PD催化葡萄糖-6-磷酸（G-6-P）生成6-磷酸葡萄糖-δ-内酯，后者很快氧化成6-磷酸葡萄糖酸（6-PGA），同时NADP被还原成NADPH。反应式如下。在波长340nm处监测NADPH的吸光度增高，直接计算葡萄糖-6-磷酸脱氢酶活性。

$$\text{G-6-P} + \text{NADP}^+ \xrightarrow{G\text{-}6\text{-}PD} \text{6-PGA} + \text{NADPH} + \text{H}^+$$

【试剂】

1. 0.27mol/L EDTA溶液（pH 7.0） 100.5g EDTA-Na_2·$2H_2O$溶液调节至pH 7.0，再加蒸馏水至1000ml。置4℃冰箱保存，可稳定1年。

2. 稳定液 0.25ml β-巯基乙醇，加0.27mol/L EDTA溶液5ml，用氢氧化钠或盐酸调节至pH 7.0。然后用蒸馏水稀释至500ml，置4℃冰箱保存，可稳定1个月。

3. 1mol/L Tris-HCl缓冲液（pH 8.0，含5mmol/L EDTA） 向400ml蒸馏水中加入60.6g Tris（MW121.14），0.93g EDTA-Na_2·$2H_2O$（MW372.24），用0.1mol/L HCl调节至pH 8.0，再加水至500ml。置4℃冰箱保存，可稳定1年。

4. 0.1mol/L $MgCl_2$溶液 10.2g MgCl·$6H_2O$（MW203.31），加蒸馏水至500ml。置4℃冰箱保存，可稳定1年。

5. 2mmol/L NADP溶液 β-NADP钠盐（MW765.4）10mg，溶于6.5ml蒸馏水中，置4℃冰箱保存，可稳定1天（注：Sigma公司有预称的β-NADP钠盐供应，每瓶有1mg、5mg和10mg三种规格）。

6. 反应混合液

1mol/L Tris-HCl缓冲液	6ml
0.1mol/L $MgCl_2$溶液	6ml
2mmol/L NADP溶液	6ml
蒸馏水	34.8ml

分装成6ml一份，冷冻保存，至少可稳定1个月。

7. 6mmol/L G-6-P溶液 称取G-6-P钠盐（MW282.1）17mg，加1mol/L Tris-HCl缓冲液10ml。分装成每份0.8ml，冷冻保存。

8. 氰化高铁血红蛋白测定试剂 购商品试剂盒。

【操作】

1. 溶血液制备 新鲜抗凝血，离心去除上清及白细胞层，用4℃冷生理盐水洗涤2次，每次离心去上清时，务必吸去剩余的白细胞层，再加冷生理盐水配成含血细胞比容为30%的红细胞悬液，置冰水浴中备用。用时以蒸馏水作25倍稀释制备溶血液。

2. 溶血液Hb含量用氰化高铁血红蛋白法测定。

3. 按照表1-3-6操作。

表1-3-6 G-6-PD测定操作步骤

试剂名称（μl）	测定管	空白管
反应混合液（预温）	880	880
溶血液	20	
稳定溶液		20

4. 各管混匀，置37℃孵育10分钟，向各管加入6mmol/L G-6-P溶液100μl，混匀。以分光光度计（波长340nm，比色杯光径10mm，温度37℃，以空白管调零）每隔1分钟读取1次测定管的吸光度，共读6次。根据5分钟的连续吸光度的变化，计算出每分钟吸光度增量（ΔA/min）。

【结果计算】

G-6-PD活性（U/L溶血液）

$$= \Delta A/\min \times \frac{1000}{6.22} \times \frac{1000}{20}$$

$$= \Delta A/\min \times 8040$$

G-6-PD活性（U/g Hb）

$$= \Delta A/\min \times \frac{8040}{Hb\text{（g/L溶血液）}}$$

【参考区间】成人红细胞 G-6-PD 活性为 8～18U/g Hb。

【临床意义】G-6-PD 缺乏或减少见于 G-6-PD 缺乏症、药物反应、蚕豆病和感染等。诊断有效性较高。

【注意事项】

1. 将全血标本保存于4℃，可达数天；但溶血液配制后应尽快测定。4℃可保存 8 小时；－20℃可保存48 小时。

2. 如连续 6 次吸光度中，各 ΔA/min 间相差较大，应增加读数次数，直至连续5 次 ΔA/min 读数间接近为止。

（五）丙酮酸激酶荧光斑点试验

【原理】

丙酮酸激酶（pyruvate kinase，PK）在二磷酸腺苷（adenosine diphosphate，ADP）存在的条件下催化磷酸烯醇丙酮酸（phosphoenolpyruvate，PEP）继而转化为丙酮酸，在乳酸脱氢酶（LDH）作用下丙酮酸转化为乳酸，同时还原型辅酶Ⅰ（NADH，有荧光）氧化为辅酶Ⅰ（NAD，无荧光）。在紫外线照射下检测此过程荧光消失的时间可反映 PK 的活性。

【试剂】

1. 0.15mol/L PEP 液　取144.3mg PEP 溶于2ml 蒸馏水中上，用0.2mol/L 的 NaOH 液调节 pH 为7～8，冷藏备用。

2. 0.015mol/L NADH 液　NADH 10.5mg，溶于1ml 蒸馏水中，并用0.2mol/L 的 NaOH 液调节 pH 为7～8，冷藏备用。

3. 0.08mol/L 硫酸镁溶液　$MgSO_4 \cdot 7H_2O$ 98mg 溶于5ml 蒸馏水中。

4. 0.25mol/L 磷酸盐缓冲液（pH 7.4）　取 80ml 0.25mol/L K_2HPO_4 和 20ml 0.25mol/L KH_2PO_4 混合，调节至 pH 7.4。

5. 0.03mol/L ADP 液　取 ADP 二钠盐 150mg 溶于5ml 蒸馏水，用0.2mol/L 的 NaOH 液调节 pH 为7～8，－20℃冻存。

6. 反应液（临用新配）

0.15mol/L	PEP	30μl
0.015mol/L	NADH 液	0.1ml
0.08mol/L	$MgSO_4$ 溶液	0.1ml
0.25mol/L	磷酸盐缓冲液	0.05ml
0.03mol/L	ADP 液	0.1ml
蒸馏水		0.62ml

混匀待用。

【操作】

1. 取肝素抗凝血 2ml，120×g 离心 5 分钟，弃去血浆和乳白色层，用生理盐水洗涤红细胞3 次。取1 体积比容红细胞用 4 体积生理盐水配成 20% 的悬液。

2. 配制好的红细胞悬液放于－20℃以下冷冻，再在室温中复溶，红细胞溶解。

3. 取反应液 200μl 置于小试管中，再加上述溶血液 20μl，充分混匀后于 37℃温育。

4. 在温育开始（0 分钟）和温育后 25 分钟、35 分钟、45 分钟和 60 分钟分别取一小滴混合液点于滤纸上，晾干后观察结果。

【结果判定】于紫外线灯下观察斑点的荧光。

【参考区间】荧光在25 分钟内消失。

【临床意义】荧光斑点不消失或时间延长说明丙酮酸激酶缺乏，中度缺乏（杂合子）时，荧光 25～60 分钟消失，严重缺乏（纯合子）时，荧光 60 分钟不消失。

【注意事项】

1. 每次检测应采用已知 PK 正常的标本作为正常对照，利于结果观察判断。

2. NADH 配制后不稳定，用前应以 340nm 的光吸收进行校正，以上配制好的 NADH 液经 1∶1000 稀释后吸光度约为 0.093。

（六）丙酮酸激酶活性测定

【原理】通过检测 NADH 转变为 NAD 速率从而反映 PK 的活性。NADH 在 340nm 波长下有一特定吸收峰，而 NAD 没有此吸收峰，在此波长下，检测 NADH 减少的速率，可推算丙酮酸激酶活性。

【试剂】

1. 1mol/L Tris-HCl 缓冲液（含 5mmol/L EDTA），pH 8.0。

2. 1mol/L 氯化钾溶液。

3. 0.1mol/L 氯化镁溶液。

4. 2mmol/L NADH 液　称取 NADH 1.4mg 溶于1ml 蒸馏水中。

5. 30mmol/L ADP 液　取 ADP 二钠盐 150mg 溶于5ml 蒸馏水中。

6. 60U/ml 乳酸脱氢酶液　取 LDH 液活性单位调至 60U/ml。

7. 50mmol/L PEP 溶液　取24.05mg 磷酸烯醇丙酮酸氨盐溶于1ml 蒸馏水，4℃冷藏备用。

【操作】

1. 取肝素抗凝血 3.5ml，加右旋糖酐 1ml，静置后弃去血浆。再加右旋糖酐 1ml、生理盐水补足至 4.5ml 洗涤红细胞，反复洗涤 4 ~6 次，再将无白细胞的红细胞液用生理盐水洗 2 次。

2. 将洗涤后红细胞悬液加入冰浴的蒸馏水，制成 1:20 的溶血液，测定血红蛋白。冰浴备用。

3. 在 1ml 反应系统中按表 1-3-7 加入试剂及标本。

4. 在 37℃恒温条件下，测定吸光度的变化，波长 340nm，蒸馏水调零，每分钟测定 1 次，连续测定 10 分钟。

表 1-3-7 PK 活性测定的操作

试剂	对照（μl）	高 PEP 浓度（μl）	低 PEP 浓度（μl）
1mol/L Tris-HCl 缓冲液	100	100	100
1mol/L 氯化钾溶液	100	100	100
0.1mol/L 氯化镁溶液	100	100	100
2mmol/L NADH 液	100	100	100
30mmol/L ADP 溶液	0	50	20
60U/ml LDH 液	100	100	100
1:20 溶血液	20	20	20
蒸馏水	380	330	455
混匀，37℃水浴 10min			
50mmol/L PEP 溶液	100	100	5

【结果计算】

$$\text{PK 活性(U/g Hb)} = \frac{100 \times \Delta A \times V_C}{Hb \times 6.22 \times V_H}$$

式中，ΔA：为每分钟的吸光度变化；

V_C：测定体系的总体积，本试验为 1ml；

Hb：溶血液的血红蛋白浓度；

6.22：1mmol/L 的 NADPH 在 340nm 的吸光度值；

V_H：加入溶血液的量，本试验为 20μl。

【参考区间】 成人为（15.0 ±1.99）U/g Hb。

【临床意义】

1. 先天性 PK 缺乏，PK 活性率降低或消失，纯合子的 PK 值在正常活性的 25% 以下，杂合子为正常 25% ~50%。

2. 继发性 PK 缺乏，如白血病、再生障碍性贫血、MDS 等，PK 活性可减低。

【注意事项】

1. 血液标本要新鲜。试剂、pH 和试验温度要准确。

2. 白细胞、血小板等含的 PK 酶活性相当高，必须尽可能洗除。

四、血红蛋白病的检验

（一）血红蛋白区带电泳分析

【原理】

各种 Hb 由于组成珠蛋白的肽链不同而具有不同的等电点，在一定 pH 的缓冲液中可带不同的电荷。在碱性缓冲液中 Hb 带负电荷，反之带正电荷。肽链中一个或数个氨基酸被取代或缺失后，有时所带的电荷也随之发生改变。在一定的电场中，带有不同电荷的珠蛋白分子便可分别向正极或负极移动，其迁移的速度也因所带电荷的强弱而不同，结果便在支持介质（醋酸纤维素薄膜/琼脂糖凝胶）中形成各种血红蛋白区带电泳图。观察电泳图便可初步发现各种异常 Hb，用比色或扫描的方法，还可测出其含量，对血红蛋白病（Hb 病）作出诊断。

【器材】

1. 直流稳压电源和微型电泳槽。

2. 分光光度计和吸光度扫描仪。

【试剂】

1. 浸膜缓冲液（pH 8.5 TEB 缓冲液） 取三羟甲基氨基甲烷（Tris）10.2g，EDTA-Na_2 0.6g 及硼酸（boric acid）3.2g，加蒸馏水溶解，配成 1000ml。

2. 电泳槽缓冲液 取硼砂 6.87g，硼酸 5.56g，用蒸馏水配成 1000ml。

3. 醋酸纤维素薄膜（简称醋纤膜） 剪成 6cm × 4cm 大小，或根据检测标本的数量剪成 6cm 长、不同宽度的膜。

4. 2g/L 丽春红 S（Ponceau S）液 取丽春红 S 0.2g，三氯醋酸 3g，磺基水杨酸 3g，用蒸馏水溶解后稀释至 100ml。

5. 氨基黑 10B 染液 ①染色液：氨基黑 10B

0.5g，加甲醇 50ml，冰醋酸 10ml，蒸馏水 40ml；②脱色液：甲醇 45ml，冰醋酸 5ml，蒸馏水 50ml；③透明液：无水乙醇 70ml，冰醋酸 30ml。

6. 联苯胺染液　称取联苯胺 0.1g 溶于甲醇 10ml 中，为贮存液。临用时取贮存液 1ml，加醋酸钠缓冲液（0.8g 结晶醋酸钠，加冰醋酸 1.2ml，加蒸馏水至 500ml）50ml，再加 30%（V/V）H_2O_2 1 滴和 50g/L 亚硝基铁氰化钠 1 滴（或结晶一小粒），混匀。

【操作】

1. Hb 溶液的制备　取抗凝血 2ml，按照"血浆游离血红蛋白测定"中"Hb 标准贮存液"（四氯化碳法）制备待检 Hb 溶液；或在试管中加入蒸馏水 5 滴和全血 2 滴，振荡后静置 30 分钟，使红细胞破坏后即为 Hb 溶液（微量法）。

2. 在醋纤膜的无光泽面的一端用铅笔画一横线作点样线（作异常 Hb 检查时可在距阴极端 1.5cm 处画线）。在近阳极端写上被检者姓名或检号。

3. 浸膜　将醋纤膜浮于 TEB 缓冲液表面，待其均匀浸湿后沉下浸泡至少 15～20 分钟，使完全浸透，取出薄膜用滤纸吸去多余的水分。

4. 点样　用薄盖玻片或废 X 线胶片蘸取待检 50～100g/L Hb 溶液 3～4μl，印在点样线的中间，也可用微量加样器吸取 Hb 溶液约 2μl 点样，点样要求匀、直、细。同法以正常 Hb 溶液平行点样作对照。如采用比色法定量检测，则需另取一醋纤膜，点样 10～20μl。

5. 电泳　将等量硼砂硼酸缓冲液加入电泳槽两端的缓冲液槽内并使两端液面平衡。用两层滤纸或纱布作桥搭在两边醋纤膜支架上，将已点好样的薄膜安放在电泳槽支架板的滤纸桥上，点样面向下，点样端接负极，加盖，平衡 5～10 分钟后接通电源，调节电压在 200～250V，电流在 0.3～0.4mA/cm，薄膜两端电势梯度约为 25V/cm，通电 25～45 分钟，待各类 Hb 区带分离。

【结果判定】正常人 Hb 电泳谱可显出 4 条区带，最近阳极端量最多的为 HbA，其后为少量的 HbA_2。再后有两条更少的红细胞内非 Hb 蛋白成分 NHb1，以及 NHb2（可不显现）。HbF 在 HbA 之后，通常很难与 HbA 分离开来。在 pH 8.5 TEB 不连续电泳中，根据各 Hb 电泳的速度可分 6 组，见图 1-3-2。以 HbA 为标志，比它快的包括 H 及 J 组为快速异常 Hb，比 HbA 慢的包括 G、S 及 E 组，属慢速异常 Hb。6 组 Hb 的电泳速度与各组中的主要异常 Hb 见表 1-3-8。如果氨基酸的替代或缺失并未引起 Hb 分子电荷的改变（如 HbM），则不能用电泳法分离。

表 1-3-8　6 组 Hb 电泳速度与分组中常见 Hb

组别	电泳速度	常见异常 Hb 相对泳动位置
H	最快，以 Hb H 为标志	Bart's < H = I
J	快于 A，慢于 H	K < J = Norfolk < N
A	以 Hb A 为标志	F < A，还有异常 Hb，如某些不稳定 Hb 及氧亲和性改变的异常 Hb
G	较 A 慢，较 D 快	G = L = P
D	较 A 慢，以 Hb D 为标志	S = D = Lepore
E	较 D 慢，以 Hb E 为标志	C < E < A_2 < O = Falexandra

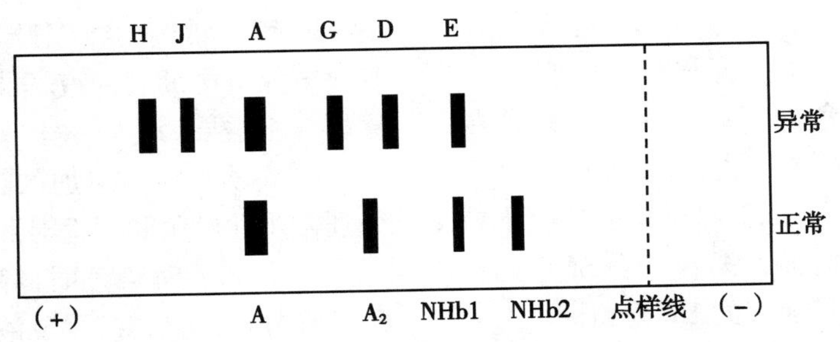

图 1-3-2　血红蛋白电泳区带分析示意图

注：（-）表示阴极，（+）表示阳极。下一排为正常血红蛋白结果，显示出四种区带：A 区带（Hb A）、A_2 区带（Hb A_2）及两条非血红蛋白区带（NHb1 和 NHb2）；上一排为异常 Hb 电泳结果，出现病理性 Hb 条带，如 Hb H 区带、Hb J 区带、Hb E 区带等

在筛选异常 Hb 时宜用氨基黑或丽春红染色，发现异常的 Hb 区带后要用联苯胺染色证实。①氨基黑染色：将已电泳的薄膜浸入氨基黑染液中，随时翻动，避免重叠，染色 15 分钟后移入盛有脱色液的平皿中浸泡漂洗，更换脱色液数次，直至薄膜上背景染液洗净为止，取出，将其贴在玻璃板上，待自然干燥；②丽春红 S 染色：将薄膜浸入丽春红 S 液中染色约 10 分钟，移入 3% ~5% 的醋酸中，漂洗至背景无色，取出贴在玻板上待阴干；③联苯胺染色：薄膜先用 70g/L 三氯醋酸或 100g/L 磺柳酸液固定 5 分钟，充分水洗，浸入联苯胺液中染数分钟，待 Hb 区带清晰显现后，用水洗净或用脱色液洗净。

【结果计算】临床上 Hb 区带还需定量分析。

1. 直接比色法　以 Hb A_2 定量测定为例。分别剪出膜条中的 Hb A 和 Hb A_2 区带，放入 2 支试管中。Hb A 管中加蒸馏水 20ml，Hb A_2 管中加蒸馏水 4ml。浸泡 30 分钟，不时摇动。待血红蛋白完全洗脱下来后，混匀，用分光光度计（波长 413nm）读取吸光度（蒸馏水校正零点），以下式计算出结果。

$$\text{Hb } A_2(\%)=\frac{\text{Hb } A_2\text{吸光度}}{\text{Hb A 吸光度}\times 5+\text{Hb } A_2\text{吸光度}}\times 100$$

2. 染色后比色法　以异常 Hb 定量为例。将经氨基黑染色的各 Hb 区带剪下，分别置入带塞试管中，加入 0.4mol/L NaOH 液：Hb A 管 4ml、Hb A_2 管 2ml、异常 Hb 管 2ml 或酌情减少（如用 1ml 比色，计算时吸光度值除以 2）；另剪一块与 A_2 区带面积相同的空白薄膜，加 0.4mol/L NaOH 液 2ml 为空白对照。其间不时摇动试管，在室温中洗脱 15 ~20 分钟，待各区带色泽完全洗脱至碱液中。再以空白管调零，在 600nm 下用分光光度计分别测定各管的吸光度，按下列公式算出各异常 Hb 的百分比。

$$\text{异常 Hb}(\%)=\frac{\text{异常 Hb 吸光度}}{(\text{Hb A 吸光度}\times 2)+\text{Hb } A_2\text{吸光度}+\text{异常 Hb 吸光度}}\times 100$$

3. 扫描法　①将经染色处理后彻底干燥的薄膜浸入透明液中浸泡 15 ~20 分钟，取出立即小心地平贴在玻板上阴干即成透明标本；②将已染色透明干燥的醋纤膜放在吸光度仪上扫描；③自动分辨并显示 Hb 区带吸光度，定量分析各区带的 Hb 含量。

【参考区间】

1. Hb 区带电泳　未发现异常 Hb 区带。

2. Hb A_2 定量　正常成人为 1.05% ~3.12%。

【临床意义】

1. 通过与正常人的血红蛋白电泳图谱进行比较，可发现异常血红蛋白区带，如 Hb H、Hb E、Hb Bart's、Hb S、Hb D 和 Hb C 等异常血红蛋白，应进一步定量检测。Hb H 在 pH 6.5 电泳时仍向阳极移动（Hb Bart's 位于膜中间点样线），而其他 Hb 均泳向阴极。

2. Hb A_2 升高，是 β-珠蛋白生成障碍性贫血基因携带者的特征性标志，故 Hb A_2 定量的准确与否，对于临床上 β-珠蛋白生成障碍性贫血基因携带者的筛查至关重要。Hb A_2 增高至 4% ~8%，多数为轻型 β-珠蛋白生成障碍性贫血；若增高至 10% 以上提示为 Hb E。其他一些疾病如肿瘤、疟疾、甲状腺功能亢进、Hb S 病等，Hb A_2 也可轻度增高。

3. Hb A_2 减低　遗传性 Hb F 持续存在综合征（HPFH）、α-珠蛋白生成障碍性贫血、δ-珠蛋白生成障碍性贫血患者的 Hb A_2 含量较低。缺铁性贫血患者的 Hb A_2 常降低，借此可与轻型 β-珠蛋白生成障碍性贫血鉴别。

【注意事项】

1. 血红蛋白电泳一般采用微量法制备标本，宜稀释 1 ~2 倍，这样会使区带更为清晰、整齐；Hb A 与 Hb A_2 之间应距离 6mm 以上的空白区域。定量分析应以四氯化碳法制备血红蛋白溶液，点样量约 10μl，对于中度或重度贫血的病例，点样量应增大为至 20μl，以提高检测结果准确度。血红蛋白溶液置于 4℃保存不能超过 1 周。冷冻时可保存几个月，但不宜反复冻融，否则将导致变性。

2. 点样量要适当，也不要达到膜的边缘引起拖尾。过多则分辨不清；染色液不易染透，染色色带容易脱落。过少 Hb A_2（或异常 Hb 区带）吸光度太低，影响准确性。

3. 要避免 Hb 以外的标本污染醋纤膜。浸膜时应漂浮在浸膜液中缓缓浸透，避免产生气泡。

4. 严格控制缓冲液离子强度、染液质量和浓度、染色时间、漂洗次数以及电泳时电流、电压和时间等，电泳槽中的缓冲液不能长期使用，否则可影响电泳的分析结果。

5. 每次试验均应加入已知正常标本和异常标本，分别做阴性对照和阳性对照。

6. 室温低时染色时间应延长。气温高时洗脱时间不宜过长，否则洗脱碱液蓝色渐褪，并逐步变为紫红色。洗脱后要尽快比色，超过半小时可能因逐渐褪色而影响结果。

7. 随着全自动电泳仪的出现，Hb 电泳现多用分辨率更高且便于扫描定量的琼脂糖凝胶电泳取代醋纤膜法。操作程序见仪器制造厂家使用说明书。

（二）血红蛋白组分色谱分析

【原理】

色谱分析（chromatography）又称色谱法、层析法。其利用不同物质在不同相态的选择性分配，以流动相对固定相中的混合物进行洗脱，混合物中不同的物质会以不同的速度沿固定相移动，最终达到分离的效果。

【操作方法及结果计算】目前 Hb 色谱分析法已实现高通量全自动化，各生产厂家均提供规范操作规程。严格按试剂盒说明书进行。

【参考范围】成人 Hb A_2 为 1.41% ~3.61%。各实验室宜进行验证。

【临床意义】同 Hb 区带电泳法。以高效液相色谱法进行 Hb 组分分析为当前国际公认的主流技术，典型 Hb 组分色谱分析见图 1-3-3。

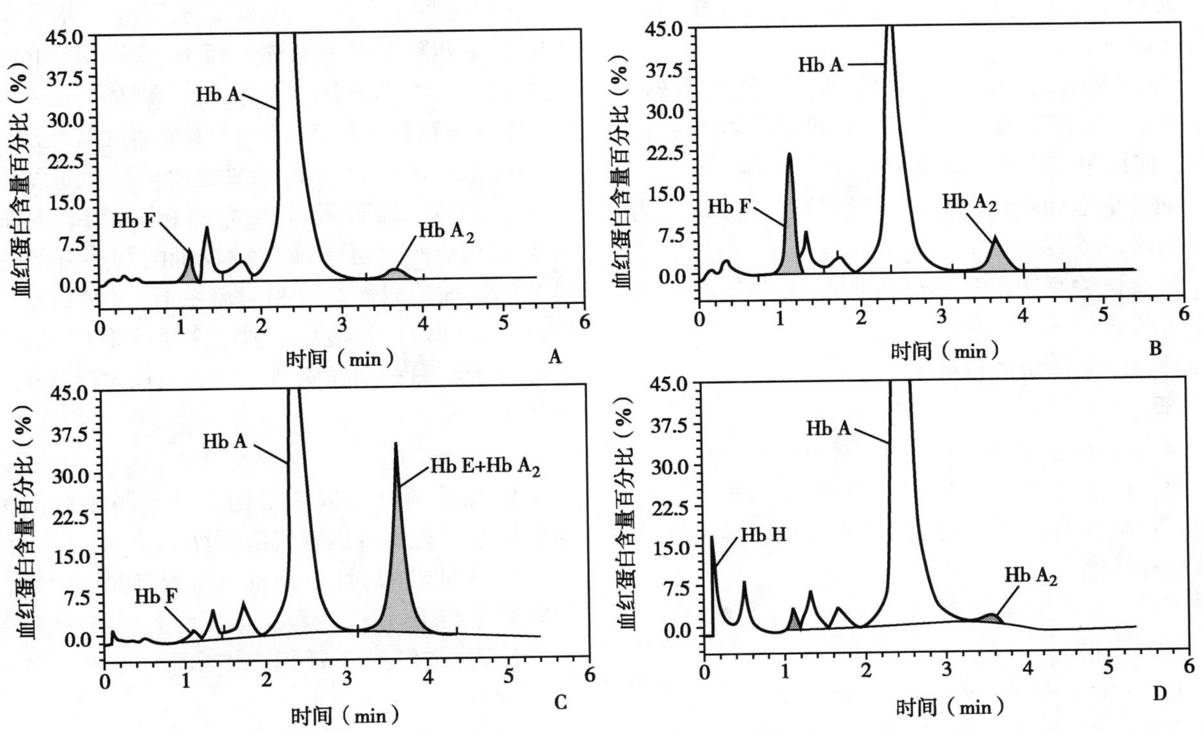

图 1-3-3　血红蛋白组分色谱图分析案例

A. 正常对照；B. β-珠蛋白生成障碍性贫血杂合子；C. Hb E 病；D. Hb H 病

（三）抗碱血红蛋白测定

【原理】抗碱血红蛋白（Hb F）抗碱能力比 Hb A 强，在碱性溶液中，Hb F 不易变性沉淀，其他 Hb 在碱性溶液中可变性而被沉淀剂沉淀。测定其滤液中 Hb 含量，即 Hb F 的含量。本试验中所使用的半饱和硫酸铵有停止变性反应、降低 pH 及沉淀蛋白的作用。

【试剂】

1. 0.083mol/L 氢氧化钾（pH 12.7）　置塑料瓶中，4℃保存，若有沉淀或混浊，应弃去不用。用前宜进行滴定校正。

2. 半饱和硫酸铵　取硫酸铵 390g，溶于 500ml 蒸馏水中，加热溶解，冷却后置室温。饱和硫酸铵溶液中必须有少量硫酸铵结晶在容器底部，才能表示已达饱和。临用前，取饱和硫酸铵 4ml，加蒸馏水 4ml 及 10mol/L 盐酸 0.02ml。

【操作】

1. 血红蛋白液的制备　与血红蛋白电泳检测相同，用四氯化碳法制备。

2. 取大试管 1 支，加 0.083mol/L 氢氧化钾溶液 3.2ml、血红蛋白液 0.2ml，立即混匀，准确碱化 1 分钟，届时立即加入半饱和硫酸铵 6.8ml，混匀后用优质滤纸过滤，所得滤液为甲液。

3. 另取试管 1 支，加蒸馏水 5ml 及血红蛋白液 0.02ml，混匀后为乙液。

4. 甲液和乙液均用蒸馏水作空白管，用分光光度计 540nm 波长分别测定吸光度。

【结果计算】

$$抗碱血红蛋白(\%)=\frac{甲液吸光度}{乙液吸光度}\times\frac{51}{251}\times100$$

式中 51 和 251 分别为甲、乙血红蛋白液的稀释倍数。

【参考区间】成人1.0%～3.1%。新生儿55%～85%，2～4个月后逐渐下降，1岁左右接近成人水平。

【临床意义】抗碱血红蛋白明显增高见于β-珠蛋白生成障碍性贫血患者，重型患者可达80%～90%。急性白血病、再生障碍性贫血、红白血病、淋巴瘤等也可轻度增高。

【注意事项】

1. 滤液应清澄透明；呈淡黄或淡红色可能为血红蛋白含量高。

2. 试验所用试管、吸管等仪器不可沾污酸碱。碱液浓度必须准确，其pH >12，校准后最好分装密闭保存，使用量和作用时间都必须十分准确。

3. 酸性半饱和硫酸铵必须准确配制，其pH应为3.0，宜小批量分装。

4. 每次试验宜用正常人血和脐带血（Hb F含量高）作对照试验。

（四）Hb F酸洗脱试验

【原理】

Hb F除抗碱能力强外，抗酸能力也较Hb A为强。因此，经固定后的血片，置酸性缓冲液中保温一定时间，只有含Hb F的红细胞不被洗脱，再用伊红染色而呈鲜红色。

【试剂】

1. 80%乙醇。

2. 0.1mol/L枸橼酸 取无水枸橼酸（MW 192.1）9.6g，溶解于适量蒸馏水中，待完全溶解后，加蒸馏水至500ml。

3. 0.2mol/L磷酸氢二钠 取$Na_2HPO_4 \cdot 12H_2O$（MW 358.07）35.81g溶于少量蒸馏水中，待完全溶解后，加水至500ml。

4. 酸性缓冲液（pH 3.3±0.2） 0.2mol/L磷酸氢二钠12.3ml；0.1mol/L枸橼酸37.7ml。

5. 苏木素染色液 取1g苏木素溶于10ml无水乙醇中，取2g明矾溶于200ml蒸馏水中。混合上述二液，煮沸后即加氧化汞0.5g，再加热至染液变成深紫色，随即放入冷水中，使之变凉，次日过滤。

6. 伊红染液 10g/L伊红Y溶液200ml中加1滴冰醋酸。

【操作】

1. 按常法制备血涂片，自然干燥1小时，再用80%乙醇固定5分钟（枸橼酸盐抗凝血在4℃冰箱内保存3日内可以使用），水洗待干。

2. 将固定后血膜放37℃、pH 3.3的酸性缓冲液中，保温准确5分钟。

3. 冲洗干燥后，在苏木素染液中染白细胞1分钟，以免误认为阳性红细胞。

4. 水洗后，用伊红染液染1分钟，再水洗，干后镜检。

【结果判定】在油镜下，含有Hb F的红细胞被伊红染液染成鲜红色为阳性红细胞；仅留下淡影的细胞膜者为阴性红细胞。仿照网织红细胞计数法，计数1000个红细胞中阳性红细胞所占百分率。

【参考区间】脐带血几乎所有的红细胞均呈阳性；新生儿阳性率为55%～85%；1个月后的婴儿为67%；4～6个月后偶见；成人小于1%。

【临床意义】β-珠蛋白生成障碍性贫血患者：轻型者（杂合子）仅少数红细胞呈阳性，重型者（纯合子）阳性红细胞明显增多。再生障碍性贫血和其他溶血性贫血也可出现数量较少的阳性红细胞。β-珠蛋白生成障碍性贫血和遗传性Hb F持续综合征患者抗碱血红蛋白均增高，但酸洗脱试验显示前者红细胞染色为红白相间异质性，后者为均匀淡红色，有鉴别诊断意义。

【注意事项】

1. 血片中红细胞应平铺分散。制成后，在2小时内染色，否则可出现假阳性反应。

2. 缓冲液的pH、温度、洗脱时间应严格，否则影响测定结果。

（五）血红蛋白H包涵体检查

【原理】

血液中加入煌焦油蓝，在37℃孵育后，血红蛋白H（Hb H）因氧化变性而发生沉淀，呈颗粒状，弥散而均匀地分散在红细胞内，被染成墨绿蓝色，形成血红蛋白H包涵体。

【试剂】10g/L煌焦油蓝溶液 煌焦油蓝1g、枸橼酸钠0.4g溶于100ml生理盐水中，贮存于棕色瓶中，临用前过滤。

【操作】

取10g/L煌焦油蓝溶液0.5ml，置小试管中，加新鲜血3～4滴，混匀，加塞，置37℃水浴中。在10分钟及1小时用毛细滴管各取1滴血推成薄片，待干后置于油镜下观察。

【结果判定】Hb H包涵体染色阳性时，在红细胞内出现大小不等、数目不一的墨绿蓝色圆形小体，分布不规则，散在于整个红细胞内。观察孵育1小时后血涂片中1000个红细胞，报告含有Hb H包涵体阳性细胞的百分率。

【参考区间】0～5%。

【临床意义】Hb H病患者阳性的红细胞可达

50%以上，轻型α-珠蛋白生成障碍性贫血时，偶见Hb H包涵体。

【注意事项】

1. 观察结果时，须注意与网织红细胞鉴别，后者一般呈网状或细小点粒状，与煌焦油蓝混合后在10分钟内即显现出来。必要时以孵育10分钟时血涂片进行比较分析。

2. Hb H一般要在10分钟后至1小时内产生包涵体。有些不稳定Hb用本法染色也可产生珠蛋白变性沉淀，形成变性珠蛋白小体，但需孵育更长时间（3小时或更长）。

（六）红细胞镰变试验

【原理】血液中加入偏重亚硫酸钠可以降低红细胞的氧张力，Hb S在还原状态下溶解度明显降低，互相聚合成长管状多聚体，使红细胞变成镰形。

【试剂】

1. 20g/L偏重亚硫酸钠液　临用时配制，取Na_2SO_5 200mg，溶于10ml刚煮沸已冷却的蒸馏水中。

2. 凡士林液状石蜡合剂　凡士林与液状石蜡等量混合。

【操作】

1. 在清洁载玻片上滴加被检鲜血1滴，加偏重亚硫酸钠液1滴，混匀。

2. 加盖片，避免气泡，用凡士林液状石蜡合剂封固，置37℃温箱。

3. 同时用正常人血作对照。

【结果判定】在温育15分钟、30分钟、60分钟、120分钟及24小时后分别用高倍镜观察，有镰状红细胞形成为阳性。

【参考区间】阴性。

【临床意义】镰变试验阳性提示存在Hb S。

【注意事项】

1. 在温育中不能干涸，必要时可将玻片放在垫有浸湿纱布的平皿内温育。

2. 必须连续观察24小时，如均无镰变时才能报告阴性。

（七）异丙醇试验

【原理】

非极性溶剂会使Hb分子内部的氢键减弱，稳定性下降，随时间推移，逐渐显现混浊和絮状沉淀。

【试剂】

1. 17%（V/V）异丙醇溶液　在100ml容量瓶中加17ml异丙醇，然后加0.1mol/L Tris缓冲液（pH 7.4）至刻度，需加盖密封保存。

2. Hb溶液　见血红蛋白电泳，用四氯化碳制备。

【操作】取2ml 17%异丙醇溶液，置有塞试管中，37℃水浴预热数分钟后，加入0.2ml Hb溶液，加塞混匀，计时观察，同时作正常对照。

【结果判定】

在5分钟、20分钟和40分钟分别观察试管中溶液的混浊或沉淀现象。5分钟清澈、40分钟略有混浊为阴性；5分钟出现混浊，40分钟之内出现沉淀为阳性；20分钟观察时即有絮状沉淀则为强阳性。

【参考区间】阴性。

【临床意义】本试验阳性提示存在不稳定Hb或Hb H，需作进一步检查。此外，Hb F及高铁Hb也可有混浊发生。

【注意事项】

1. 异丙醇溶液浓度（17%）及温度（37℃）要严格控制。pH不得低于7.2。

2. Hb液浓度为100g/L（70～130g/L），抗凝剂无影响。

3. Hb液需新鲜配制，久置可转变为高铁Hb，造成假阳性。

（八）热不稳定试验

【原理】

不稳定Hb可在红细胞内发生变性。在体外若将其Hb溶液加热，能够促进发生沉淀现象。

【试剂】

1. 0.1mol/L Tris缓冲液（pH 7.4）　称取Tris 1.21g，加0.1mol/L HCl 40ml，加蒸馏水至100ml。

2. 氰化高铁Hb稀释液　$NaHCO_3$ 1g，KCN 50mg，高铁氰化钾200mg，加蒸馏水至1000ml。

【操作】

1. 在试管中将0.5ml待检Hb液和5ml Tris缓冲液混匀。

2. 另取2支试管，各加上述混合液2ml。第1管（对照管）置于4℃冰箱；第2管（测定管）在50℃水浴2小时后以3000r/min离心20分钟。

3. 各管取0.1ml上清液，各加5ml氰化高铁Hb稀释液，混合，分光光度计于540nm波长处，用空白管（0.1ml Tris溶液，加5ml氰化高铁Hb稀释液）调零，读取各管吸光度。

【结果计算】

$$\text{不稳定血红蛋白}(\%)=\frac{\text{对照管吸光度}-\text{测定管吸光度}}{\text{对照管吸光度}}\times 100$$

【参考区间】≤5%。

【临床意义】阳性结果提示存在不稳定Hb。

【注意事项】

1. 以四氯化碳法新鲜制备 Hb 液。

2. 水浴温度恒定，离心时速准确。

五、阵发性睡眠性血红蛋白尿症的检验

（一）酸化溶血试验

【原理】酸化溶血试验又称 Ham 试验。阵发性睡眠性血红蛋白尿（paroxysmal nocturnal hemoglobinuria，PNH）患者的红细胞对补体敏感性增高，在酸化的血清中（pH 6.6～6.8），经 37℃孵育，易溶血。此法较敏感。如血清经 56℃加热 30 分钟，使补体灭活，患者红细胞即不溶解。

【试剂】0.2mol/L HCl。

【操作】

1. 脱纤维血的制备　取患者和同血型正常人（对照）静脉血约 5ml，取下针头，慢慢地注入一事先放有几个清洁小玻璃珠的小烧瓶内。立即轻轻地、不断地摇动，直至纤维蛋白出现并附着于玻璃珠上时为止。然后将此脱纤维血倒入试管中，离心沉淀，分离血清和红细胞。血清应及早使用，不可久储。

2. 50%洗涤红细胞配制　将脱纤维血倒于一离心管中，加新鲜生理盐水至将满，颠倒混匀。离心沉淀后，尽量吸弃上清液，留下红细胞。再加生理盐水至将满，混匀，离心沉淀，如此共洗三次。最后取此压缩红细胞，加入等量生理盐水，即为 50%红细胞悬液。

3. 取试管 6 支，按表 1-3-9 先加入同血型正常人新鲜血清 0.5ml，其中 3、6 两管在 56℃水浴中，放 30 分钟，使补体灭活，其余 4 管放在室温中，此后按表 1-3-9 顺序操作。

表 1-3-9　酸化血清试验操作

试管	试验管			对照管		
	1	2	3	4	5	6
正常人新鲜血清（ml）	0.50	0.50	–	0.50	0.50	–
正常人 56℃灭活血清（ml）	–	–	0.50	–	–	0.50
0.2mol/L HCl（ml）	–	0.05	0.05	–	0.05	0.05
50%患者红细胞（ml）	0.05	0.05	0.05	–	–	–
50%正常人红细胞（ml）	–	–	–	0.05	0.05	0.05
混匀，置于 37℃水浴中 1 小时（中间轻轻混匀 1 次）后离心沉淀						
阳性结果（溶血）	±	3＋	–	–	–	–

【结果判定】正常人全部不溶血，PNH 患者第 1 管（未酸化的血清）通常不溶血或极轻微溶血；第 2 管则部分溶血；如第 3 管（加正常人灭活血清管）也溶血，则表明此溶血不依赖补体，故不是 PNH，可能是红细胞有其他缺陷，如球红细胞增多症等，应作进一步鉴别。

【参考区间】阴性。

【临床意义】阳性主要见于 PNH 患者。伴有缺铁的患者有时可呈假阴性，但经铁剂治疗纠正后又可出现阳性。某些 AIHA 发作严重时也可阳性。

【注意事项】

1. 一切用具要干燥，避免溶血。

2. 脱纤维血制备时，通常约需旋转摇动玻璃珠 10～15 分钟，此时应注意摇动要轻，切勿造成溶血。

3. 血清酸化后用塞盖好，避免 CO_2 逸出而降低血清的酸度，导致溶血程度减低。

（二）蔗糖溶血试验

【原理】蔗糖溶液离子浓度低，经温育后可促进补体与红细胞膜的结合，使对补体敏感的红细胞膜上形成小孔，蔗糖水进入红细胞内引起红细胞膜破裂，发生溶血。

【试剂】

1. 10%蔗糖溶液。

2. 与患者同血型的或 AB 型的健康人新鲜血清。

3. 患者 50%红细胞悬液　取患者抗凝血经生理盐水洗涤 3 次后用 0.85%氯化钠溶液配成。

4. 生理盐水。

【操作】

1. 取与患者相同血型的或 AB 型的健康人新鲜血清 0.05ml，加 10%蔗糖溶液 0.85ml，混匀。

2. 加患者 50%红细胞悬液 0.1ml，混匀。

3. 置 37℃水浴箱中 30 分钟，取出以 1000r/min 离心 5 分钟，再观察上清液有无溶血现象。

【结果判定】浅红色或红色为阳性，无色为阴性。

【参考区间】阴性。

【临床意义】蔗糖溶血试验阳性见于PNH。部分自身免疫溶血性贫血、巨幼细胞贫血和遗传性球形红细胞增多症呈弱阳性。

【注意事项】

1. 所用器材应清洁干燥，以免溶血造成假阳性。
2. 每次实验应同时作正常对照。

（三）蛇毒因子溶血试验

【原理】蛇毒因子是从眼镜蛇毒中提取的一种分子质量为144 000的蛋白质，它能直接激活血清中的补体C3，通过旁路途径激活补体系统，进攻PNH患者红细胞，造成溶血。

【试剂】

1. 蛇毒因子　用生理盐水配成0.1mg/ml。
2. AB血清　取新鲜或-80℃保存的AB血清。
3. PNH样红细胞（PNH like cell）　取正常人的红细胞，生理盐水洗3次，3000r/min离心后，用生理盐水作1∶5稀释。取悬液1ml，加入8mmol/L马来酰亚胺（NEM）1ml，置于37℃温育60分钟，用生理盐水洗3次，配成2%的红细胞悬液。

【操作】

1. 患者及正常人（阴性对照）血均用枸橼酸钠抗凝。阳性对照是PNH like cell。
2. 患者及正常人标本用生理盐水洗3次，配成2%的红细胞悬液。
3. 取3个试管按表1-3-10操作。

表1-3-10　蛇毒因子溶血试验操作表

	实验管	对照管	全溶管
COF（μl）	200		
AB血清（μl）	100	100	
2%红细胞悬液（μl）	100	100	100
37℃保温1h			
生理盐水（ml）	4.0	4.2	
蒸馏水（ml）			4.3

4. 上述各管以1500r/min离心5分钟，取上清液在415nm比色测定吸光度。

【结果计算】

$$溶血度\% = \frac{实验管吸光度 - 对照管吸光度}{全溶管吸光度} \times 100$$

【结果判定】

溶血度大于10为阳性；溶血度小于5为阴性。

【参考区间】阴性。

【临床意义】PNH呈阳性。

【注意事项】

1. 对照管的吸光度应控制在0.05左右，若大于0.10，应重做。
2. 只有阳性对照大于10%，阴性对照小于5%本实验结果才有意义。

六、免疫性溶血性贫血检验

（一）单特异性抗球蛋白试验

【原理】

抗球蛋白试验又称Coombs试验。直接法利用单价抗人球蛋白血清与已被不完全抗体或补体致敏红细胞产生凝集反应，可检查红细胞是否已被某种不完全抗体所致敏。间接法则是一种探知血清中存在不完全抗体或补体的方法，在免疫性溶血病诊断中采用致敏红细胞测定受检血清相应的不完全抗体及其类型。

【试剂】

1. 抗IgG　与IgG（抗D）致敏细胞凝集效价≥1∶4。
2. 抗C3d　与C_3致敏细胞凝集效价≥1∶4。
3. 抗IgG+C_{3d}　凝集效价≥1∶4。

【操作】

1. 直接法

（1）抽取静脉血，以枸橼酸钠抗凝为宜。

（2）用生理盐水洗涤待测红细胞3次，配成5%的红细胞悬液。

（3）取3支小试管，分别加入50μl受检红细胞悬液。标明抗IgG、抗C_{3d}以及抗IgG+C_{3d}。

（4）每管中分别加入相应的3种抗血清50μl，1000r/min离心5分钟，观察凝集结果。

2. 间接法

（1）及时分离受检血清。

（2）将正常O型（RhD+）红细胞洗涤3次，配成5%的O型红细胞悬液。

（3）取1支小试管，加入受检血清500μl和O型红细胞悬液500μl，混匀后，加塞，置37℃水浴箱温浴1小时。

（4）取出2000r/min离心5分钟，弃去上清液；将红细胞轻轻混匀（可能被致敏），以生理盐水洗涤3次后，尽量弃去上清液。

（5）以生理盐水重悬为5%的红细胞悬液，分别取50μl加入3支小试管中。标明抗IgG、抗C_{3d}以及抗IgG+C_{3d}。

（6）每管中分别加入相应的3种抗血清50μl。

(7) 以1000r/min离心5分钟，轻轻摇动，观察凝集现象。

【结果判定】

1. 阳性 见红细胞凝集，几乎没有或有少量散在红细胞。

2. 弱阳性 见有少量红细胞凝集，大部分为散在红细胞。

3. 阴性 未见凝集，全为散在红细胞。

【参考区间】直接法和间接法均阴性。

【临床意义】

1. 自身免疫性溶血性贫血（autoimmune hemolytic anemia，AIHA）患者直接法阳性，间接法少数阳性。阳性还见于同种免疫性溶血性贫血、药物诱导的溶血性贫血和其他疾病如SLE、类风湿关节炎、多发性骨髓瘤、镰状细胞病、器官移植、淋巴增殖病、恶性肿瘤等。

2. 应注意混合型AIHA，可能是温抗体（IgG）和冷抗体（IgM）同时存在，可应用冷凝集素和冷热凝集素试验协助诊断。

3. 间接法主要用于Rh或ABO妊娠免疫性新生儿溶血病母体血清中不完全抗体的检测。当间接法阳性、直接法阴性时，应结合病史，考虑同种免疫性溶血性贫血。

4. 多特异性（广谱）Coombs试验见本篇第五章第四节。利用单特异性Coombs试验不但能进行分型试验，且比经典Coombs试验敏感。

【注意事项】

1. 每批新的试剂要进行性能验证。试剂开启后需在规定条件下保存和使用。每次试验宜用正常O型红细胞作阴性对照、阳性血清致敏O型红细胞作阳性对照。

2. 标本采集要顺利，不能出现凝集现象；应尽快送检，放置过程中可使抗体从细胞表面丢失或结合上非特异性补体，造成假阴性或假阳性结果。当体内有冷凝集抗体时，会影响直接法抗人球蛋白试验的结果判读。

3. 观察红细胞凝集时，动作应轻柔，切忌用力过猛。红细胞凝集程度很弱时，应在显微镜下观察。

（二）冷凝集素试验

【原理】

冷凝集素综合征的患者血清中存在冷凝集素，为IgM类完全抗体，在低温时可使自身（或O型、同型）红细胞发生凝集。凝集反应的高峰在0～4℃，当温度回升到37℃时凝集消失。

【试剂】生理盐水。

【操作】

1. 取患者静脉血2ml，置37℃温箱中，凝固后分离血清。

2. 取患者（或同型、O型正常人）抗凝血1～2ml，以温生理盐水洗涤红细胞3次，最后配成2%红细胞悬液。

3. 取10支小试管，每管加生理盐水0.2ml，第1管加血清0.2ml，逐管倍比稀释至第9管，混匀后弃去0.2ml。第10管作对照。

4. 每管加2%红细胞悬液0.2ml（由此形成1:4～1:1024系列血清滴度），摇匀，置4℃冰箱中2～4小时。

【结果判定】观察各管凝集现象，记录有明显凝集的最后一管的滴度。如第9管仍凝集，宜继续稀释观察其最高滴度。

【参考区间】冷凝集素滴度<1:16。

【临床意义】阳性见于冷凝集素综合征（>1:1000）。支原体肺炎、传染性单核细胞增多症、疟疾、肝硬化、淋巴瘤及多发性骨髓瘤患者亦可增高，但多数患者不超过1:1000。抗体几乎均为IgM，但也有报告IgG或IgA增高，故广谱抗球蛋白直接反应可呈阳性。某些AIHA患者冷凝集素效价很高，有的可达1:64 000以上。

【注意事项】除观察凝集外，同时要注意溶血现象，如发现溶血，应同时报告。

（三）冷热溶血试验

【原理】冷热溶血试验又称D-L试验（Donath-Landsteiner test）。阵发性冷性血红蛋白尿症（PCH）患者血清中有一种特殊的冷-热反应抗体（Donath-Landsteiner抗体），在20℃以下（常为0～4℃）时与红细胞结合，同时吸附补体，但不溶血。当温度升至37℃时，补体激活，使红细胞膜破坏而发生急性血管内溶血。

【操作】

1. 取血约3ml，加到3支已预温至37℃的小试管中，每管约1ml，分别标记为A、B、C。

2. A管凝固后静置于37℃ 1小时，B管凝固后置4℃ 1小时，C管则先置于4℃中30分钟，再置于37℃ 1小时，各管均不可搅动。

【结果判定】

如仅C管溶血，A、B管不溶血，结果为阳性，表明患者可能有Donath-Landsteiner抗体。

【参考区间】阴性。

【临床意义】阳性对阵发性寒冷性血红蛋白尿的诊断有一定价值，D-L抗体效价可高于1:40。某些病毒感染：如麻疹、流行性腮腺炎、水痘、传染性单核细胞增多症也可见阳性反应。

【注意事项】

1. 如患者近期正溶血发作，由于补体被消耗，可得出假阴性结果。

2. 此种冷抗体应与由 IgM 引起的冷凝集素区别。后者在体外 pH 6.9～7.0 时亦可缓慢地溶血，患者血清中冷溶血抗体滴度一般不高，血清中的补体由于消耗而降低。

3. 在急性发作期，患者红细胞用抗补体直接抗球蛋白试验，常呈阳性。

第二节 造血原料缺乏性贫血的检验

血红蛋白由珠蛋白和亚铁（Fe^{2+}）血红素组成。珠蛋白由两条 α 链与两条非 α 链组成，表型分析已在本章第一节讨论；亚铁血红素是血红蛋白的辅基，由亚铁原子和原卟啉Ⅸ组成。体内的铁以多种形式保持着铁代谢的动态平衡，还有许多物质如红细胞内游离原卟啉、红细胞生成素、叶酸和维生素 B_{12} 作为重要的造血原料和造血因子参与了骨髓红系细胞分化、增殖和成熟过程。若这些物质在体内减少或利用障碍，便可表现为红细胞生成减少性贫血。

一、红细胞原卟啉和铁元素相关的检验

（一）红细胞内游离原卟啉测定

【原理】

用加酸的醋酸乙酯或无水乙醇破坏红细胞并提取红细胞内游离原卟啉（free erythrocyte protoporphyrin，FEP）。卟啉在紫外线照射下会发荧光，可用荧光比色法加以测定。

【试剂】

1. 酸化无水乙醇　无水乙醇 94ml，加入 2.5mmol/L HCl 至 100ml。

2. 标准原卟啉Ⅸ原液（5mg/L）　精确称取原卟啉Ⅸ粉剂 5mg，加少量酸化无水乙醇溶解后至 1000ml，盛于棕色瓶中，外用黑纸包裹，贮存于 4℃ 冰箱中，可用一个月。

3. 标准原卟啉Ⅸ工作液（50μg/L）　上述贮存原液以酸化无水乙醇稀释 100 倍，临用前新鲜配制。

【操作】按表 1-3-11 进行操作。

表 1-3-11　红细胞内游离原卟啉测定步骤

	空白管	标准管	测定管
肝素抗凝全血（ml）	－－	－－	0.05
标准原卟啉Ⅸ工作液（ml）	－－	0.05	－－
生理盐水（ml）	0.05	－－	－－
酸化无水乙醇（ml）	3.50	3.50	3.50

置旋涡式振荡器上振荡 2～3 分钟，以 3000r/min 离心 6 分钟，将上清液倒入荧光比色杯中，于荧光光度计上进行荧光度测定（激发滤片 400nm，发射滤片 600nm）。以空白管校零点，标准管校荧光强度并调至 100，读取测定管的荧光强度读数（Fu）。另用肝素抗凝全血测血细胞比容（PCV）。

【结果计算】

$$FEP(\mu g/L,RBC)=35\times\frac{Fu}{PCV}$$

【参考区间】

成人：（398.4±131.7）μg/L RBC。

【临床意义】

因铁缺乏致血红蛋白合成减少，造成红细胞内 FEP 增多。铅中毒、红细胞生成性卟啉病、MDS 等病时 FEP 也升高。恶性贫血，营养性巨幼细胞贫血及红白血病时游离原卟啉较低。

【注意事项】

1. 原卟啉在强光下易破坏，取得标本后尽快测定。如血液标本收集后不能立即测定，应保存在暗处或冰箱（4℃）中，但不得超过 24 小时。操作过程应在避光条件下进行。

2. 荧光强度在 2 小时内基本稳定，随着时间的延长而逐渐衰退。

3. 各实验室宜验证参考区间。国内有些单位采用血液荧光测定仪测定血液中红细胞内锌原卟啉（zinc protoporphyrin，ZPP）含量，协助慢性铅中毒或缺铁性贫血的诊断。这是用于普查的筛检方法，测定时应严格按照使用说明书操作。一般用 ZPP＞3.5μg/g Hb 作为缺铁性贫血诊断指标之一。

（二）血清铁测定

【原理】

血清铁（serum iron，SI）以 Fe^{3+} 形式与转铁蛋

白（transferrin，Tf）结合存在，降低介质 pH 及加入还原剂（如抗坏血酸、羟胺盐酸盐等）能将 Fe^{3+} 还原为 Fe^{2+}，则转铁蛋白对铁离子的亲和力降低而解离，解离出的 Fe^{2+} 与显色剂（如亚铁嗪或 α，α′-联吡啶等）反应，生成有色络合物，同时作标准对照，计算出血清铁的含量。

【试剂】

1. 甘氨酸/盐酸缓冲液（pH 2.8） 0.4mol/L 甘氨酸溶液 58ml、0.4mol/L 盐酸溶液 42ml 和 Triton X-100 3ml 混合后加入无水亚硫酸钠 800mg，使溶解。

2. 亚铁嗪显色液 亚铁嗪 0.6g 溶于 100ml 去离子水中。

3. 铁标准贮存液（1ml = 100μg Fe） 精确称取优级硫酸高铁铵［$NH_4Fe(SO_4)_2 \cdot 12H_2O$］0.8635g，置1L 容量瓶中，加去离子水 50ml，逐滴加入浓硫酸 5ml，溶解后用去离子水补足至刻度，置棕色瓶中可长期保存。

4. 铁标准应用液（200μg/dl 或 35.8μmol/L Fe） 在 100ml 容量瓶中加入铁标准贮存液 2ml，加适量去离子水后，再加浓硫酸 0.5ml，最后用去离子水补足至刻度。

【操作】

1. 采集血液 3ml，以 3000r/min 离心 10 分钟，尽快分离血清。

2. 取试管 3 支标明测定、标准和空白管，分别加入血清、铁标准应用液和去离子水各 0.45ml，在上述各管中加入甘氨酸/盐酸缓冲液 1.20ml，混匀。

3. 在 562 nm 波长，5mm 光径比色杯，以空白管调零，比色读取测定管吸光度（称血清空白）。

4. 各管加入亚铁嗪显色液 0.05ml，充分混匀，置室温 15 分钟，或 37℃ 10 分钟，再次读取各管的吸光度。

【结果计算】

$$\text{血清铁}(\mu mol/L) = \frac{\text{测定管吸光度} - (\text{血清空白管吸光度} \times 0.97)}{\text{标准管吸光度}} \times 35.8$$

【参考区间】成年男性 11.6～31.3μmol/L，女性 9.0～30.4μmol/L。

【临床意义】

1. 血清铁降低 常见于缺铁性贫血、慢性长期失血、恶性肿瘤和感染等。其中慢性长期失血占缺铁原因的首位，如月经过多、消化道失血、钩虫病、反复鼻出血、痔疮出血等。

2. 血清铁增高 见于红细胞破坏增多时，如溶血性贫血；红细胞的再生或成熟障碍，如再生障碍性贫血、巨幼细胞贫血。

【注意事项】

1. 血清铁有明显的昼夜规律，上午高于下午，晚上则更低，其波动范围可达 20%～30%。因此监测血清铁，尤其是观察疗效时，应注意标本采样时间一致。

2. 血清本身的色度可干扰检测，检测时应做空白对照；溶血标本、严重脂血标本以及使用肝素钠抗凝血浆的标本会影响测定结果。

3. 所用的玻璃器材必须用 10%（V/V）盐酸浸泡 24 小时，取出后再用去离子冲洗后方可应用，并避免与铁器接触，以防止污染。

（三）血清总铁结合力测定

【原理】

通常情况下，仅约有 1/3 的 Tf 与铁结合。在血清中加入已知过量的铁标准液，使血清中全部的 Tf 与铁结合达到饱和状态，再用吸附剂（轻质碳酸镁）除去多余的铁。再测定被吸附后铁的含量，其结果为血清总铁结合力（total iron binding capacity，TIBC）。用 TIBC 减去直接测得的 SI，即为未饱和铁结合力（unsaturated iron binding capacity，UIBC）。SI 与 TIBC 的百分比为铁饱和度。

【试剂】

1. TIBC 铁标准液（1000μg/dl 或 179μmol/L Fe） 在 100ml 容量瓶中，准确加入铁标准贮存液 10ml，加适量去离子水后，再加入浓硫酸 0.5ml，最后用去离子水补足至刻度。

2. 轻质碳酸镁粉。

其他试剂见“血清铁测定”。

【操作】

1. 于一具有塞子的试管中加入血清 0.45ml、TIBC 铁标准液（1000μg/dl）0.25ml 和去离子水 0.2ml，混匀。

2. 放置室温 10 分钟后，加碳酸镁粉末 20mg，振摇数次，再放置 10 分钟，其间再振摇数次，2500r/min 离心 10 分钟。

3. 取 3 支试管，标明测定、标准与空白管，分别加入上述离心上清液、铁标准液（200μg/dl）和去离子水各 0.45ml，向各管加入甘氨酸/盐酸缓冲液 1.20ml，混匀。

4. 在 562nm 波长，5mm 光径比色杯，以空白管调零，比色读取测定管吸光度（称血清空白）。

5. 向上述各管加入亚铁嗪显色液 0.05ml，充分混匀，置室温 15 分钟或 37℃ 10 分钟，以空白管调零，再次读取各管的吸光度。

【结果计算】

$$\text{血清总铁结合力}(\mu mol/L)=\frac{\text{测定管吸光度}-(\text{血清空白管吸光度}\times 0.97)}{\text{标准管吸光度}}\times 71.6$$

【参考区间】

1. TIBC　男性 50～77μmol/L，女性 54～77μmol/L。

2. UIBC　25.1～51.9μmol/L。

3. 铁饱和度　20%～55%。

【临床意义】

1. 血清总铁结合力增高　见于缺铁性贫血、红细胞增多症、急性肝炎等。

2. 血清总铁结合力降低　见于肝硬化、恶性肿瘤、溶血性贫血、慢性感染、肾病综合征、尿毒症和血色沉着症等。

3. 血清铁、TIBC 与铁饱和度等 3 项试验的综合分析的临床意义，见表 1-3-12。

表 1-3-12　3 项试验综合分析的临床意义

临床	血清铁	总铁结合力	铁饱和度
缺铁性贫血	↓	↑	↓
溶血性贫血	↑	N，↓	↑
珠蛋白生成障碍性贫血	↑	↓	↑
铁中毒	↑	↓	↑
血色病	↑	N，↓	↑
妊娠后期	↓	↑	↓
月经期	↓	↓	N
口服避孕药	N，↑	↑	N
病毒性肝炎	↑	↓	N，↑
肾病综合征	↓	↓	↑
慢性感染	↓	↓	↓
恶病质	↓	↓	↓

注：N 正常；↓ 降低；↑ 增高

【注意事项】

1. 血清铁测定注意事项适于总铁结合力测定。

2. 测定 TIBC 的常用方法多采用碳酸镁、氧化铝等吸附剂吸附多余的未结合的铁，经离心去除吸附剂再显色测定。这些方法标本用量大，前处理操作烦琐，影响结果的因素较多，随机误差较大。

3. 在生化分析仪上采用 Ferene 法直接测定 SI、UIBC 计算总铁结合力，避免了前处理过程中人为的影响因素。

（四）血清铁蛋白测定

【原理】

血清铁蛋白测定可采用电化学发光免疫（双抗体夹心）法：将标本、生物素化的抗铁蛋白单克隆抗体和钌（Ru）标记的抗铁蛋白单克隆抗体混匀，形成夹心复合物；加入链霉亲和素包被的磁性微粒，使所形成的复合物通过生物素与链霉亲和素间的反应结合到微粒上；微粒通过磁铁吸附到电极上，未结合的物质被清洗液洗去；电极加电压后触发三丙胺-三联吡啶钌反应系统，产生化学发光，通过光电倍增管进行测定。

【操作方法及结果计算】 严格按试剂盒说明书进行。

【参考区间】 男性（年龄 20～60 岁）：30～400ng/ml；女性（年龄 17～60 岁）：13～150ng/ml。

【临床意义】

1. 减低　血清铁蛋白（serum ferritin，SF）含量也能准确反映体内贮铁情况，与骨髓铁染色结果有良好的相关性。SF 的减少是诊断缺铁性贫血的敏感方法之一。缺铁性贫血时 SF＜14μg/L（女性＜10μg/L）。降低亦可见于失血、慢性贫血等。

2. 增高　见于肝脏疾病、血色病、输血引起的铁负荷过度，急性感染，以及铁粒幼细胞贫血患者。恶性肿瘤如肝癌、乳腺癌、肺癌、白血病及淋巴瘤患者中部分病例血清铁蛋白可明显增高，其 SF 浓度与贮铁无关，与肿瘤细胞的合成和释放增加有关。

【注意事项】

1. 接受过小鼠单抗治疗或体内诊治的患者可能会出现假阳性反应。

2. 标本不能使用叠氮钠防腐。标本放置时间过长或处理不当、标本灭活或有沉淀时、试剂超过使用期限/或仪器性能下降等可对检测造成影响。

（五）血清转铁蛋白测定

【原理】

血清转铁蛋白（transferrin，Tf）测定采用免疫散射比浊法：利用抗人转铁蛋白血清与待检测的转铁蛋白结合形成抗原-抗体复合物，其光吸收和散射浊度增加，与标准曲线比较，可计算出转铁蛋白含量。

【操作方法及结果计算】严格按试剂盒说明书进行。

【参考区间】28.6～51.9μmol/L。

【临床意义】

1. 增高　见于缺铁性贫血和妊娠。

2. 降低　常见于肾病综合征、肝硬化、恶性肿瘤、炎症等。

【注意事项】

1. 妊娠及口服避孕药或雌激素注射可使Tf升高。

2. 标本放置时间过长或处理不当，脂血，标本有沉淀，或灭活过的标本，试剂超过使用期限/或仪器性能下降时可对检测造成影响。

（六）血清转铁蛋白受体测定

【原理】

血清转铁蛋白受体（serum transferrin receptor，sTfR）测定可采用酶联免疫双抗体夹心法。包被TfR特异的多克隆抗体，与血清中转铁蛋白受体进行反应，再加入酶标记的TfR抗体，使之形成“夹心”复合物，洗去游离的酶标抗体；加入底物和显色剂，其颜色的深浅与转铁蛋白受体的量成正比。

【操作方法及结果计算】

严格按试剂盒说明书进行。

【参考区间】

成人：1.3～3.3mg/L。

【临床意义】

1. 升高　常见于缺铁性贫血和溶血性贫血。一般采用血清可溶性转铁蛋白受体（sTfR）浓度>8mg/L作为缺铁性红细胞生成的指标。对缺铁性贫血和慢性炎症的小细胞性贫血有鉴别价值。

2. 降低　见于再生障碍性贫血、慢性病贫血、肾衰竭等。

3. 用于临床观察骨髓增生状况和治疗反应。如肿瘤化疗后骨髓受抑制和恢复情况，骨髓移植后的骨髓重建情况，以及用红细胞生成素治疗各类贫血过程中的疗效观察和剂量调整等。

【注意事项】

1. 新生儿、儿童sTfR高于成年人，随着年龄增长sTfR逐渐下降接近成年人；不同海拔高度的人群，sTfR浓度也不同，生活的海拔越高，sTfR浓度也越高；此外，孕妇随妊娠期的进展，sTfR不断升高，于产后5～10周恢复正常。

2. 标本处理和保存不当时（如溶血、高血脂等），可影响检测结果。

二、叶酸和维生素 B_{12} 的测定

（一）血清和红细胞叶酸测定

【原理】

化学发光法采用竞争结合的原理。血清和溶血液经预处理后可将叶酸游离出来，添加叶酸结合蛋白、鼠抗叶酸结合蛋白、叶酸-碱性磷酸酶复合物以及包被的羊抗鼠捕获抗体的顺磁性颗粒到反应容器中，在标本中的叶酸与叶酸-碱性磷酸酶复合物竞争在叶酸结合蛋白的结合位点。通过鼠抗叶酸结合蛋白结合到固相上。在反应容器中孵育后，结合到固相上的材料固定在磁场，未结合的物质被洗去。随后将添加化学发光底物，并对反应产生的光量子进行测量，其与在叶酸中的浓度成反比。

【操作方法及结果计算】严格按试剂盒说明书进行。

【参考区间】血清叶酸>11.81nmol/L；红细胞叶酸>537nmol/L。

【临床意义】叶酸减低有助于诊断由于叶酸缺乏引起的巨幼细胞贫血（megalo-blastic anemia，MgA）；体内组织叶酸缺乏但当未发生巨幼细胞贫血时，红细胞叶酸测定对判断叶酸缺乏尤其有价值。此外，可见于红细胞过度增生，叶酸利用增加，如溶血性贫血、骨髓增殖性肿瘤等。

【注意事项】

1. 血清中的叶酸测定应禁食8小时后采样，避光保存。如不能立即检测，则在2～8℃下冷藏标本。如不能在8小时内完成检测，或进行标本运输时，应在-20℃下进行冷冻。由于红细胞中的叶酸水平远高于血清中叶酸水平，因此不能采用溶血标本检测血清叶酸。

2. 检测红细胞叶酸时宜用EDTA和肝素抗凝，测定血细胞比容，以专用溶血试剂处理后按说明书操作。

（二）血清维生素 B_{12} 测定

【原理】

化学发光法采用竞争结合的原理。血清标本经预处理使维生素 B_{12}（vitamin，$VitB_{12}$）转化为氰钴胺形式。加入内因子-碱性磷酸酶复合物、包被羊抗鼠IgG的顺磁性颗粒和鼠抗内因子抗体，标本中的 $VitB_{12}$ 竞争性地与内因子-酶复合物结合以阻止后者与鼠抗内因子抗体结合而固相化。在磁性分离区域进行分离和冲洗以去除未与固相结合的游离成分。再将化学发光底物加入到反应管中，与反应体系中固相化的内因子标记的碱性磷酸酶进行反应，发出的光量子被光电倍增管检测，光量子的强度与标本中的 $VitB_{12}$ 含量成反比。

【操作方法及结果计算】 严格按试剂盒说明书进行。

【参考区间】 133～675pmol/L。

【临床意义】

血清维生素 B_{12} 降低对巨幼细胞贫血诊断有重要价值；而白血病患者血清维生素 B_{12} 含量明显增高；真性红细胞增多症、某些恶性肿瘤和肝细胞损伤时也可增加。

【注意事项】

1. 不要使用溶血标本。标本在15～30℃条件下不超过8小时。若在8小时内不能完成检测即应将标本放入2～8℃冰箱冷藏。如果24小时内不能完成检测或要转运标本，则应将标本放入－20℃冻藏。

2. 怀孕时 $VitB_{12}$ 增高，服用口服避孕药和多种维生素制剂可使 $VitB_{12}$ 增高。

三、红细胞生成素测定

【原理】

以化学发光法为例，将血清标本、小鼠单克隆抗人红细胞生成素（erythropoietin，EPO）碱性磷酸酶标记的EPO抗体和包被着山羊抗小鼠IgG的顺磁性微粒添加到反应管中。在反应管内温育完成后，结合在微粒上的免疫复合物将在磁场内被吸附住，而未结合的物质被冲洗除去。然后，将化学发光底物添加到反应管内，对反应中所产生的光量子进行测量，其与标本内EPO的浓度成正比。

【试剂、操作方法及结果计算】 严格按试剂盒说明书进行。

【参考区间】 2.59～18.50mIU/ml。

【临床意义】

1. 增高　见于缺铁性贫血、珠蛋白生成障碍性贫血、巨细胞贫血等疾病和肾癌、肝癌等肿瘤。

2. 降低　见于肾衰竭、晚期肾病、慢性感染或代谢紊乱导致的贫血、自身免疫疾病、类风湿关节炎、AIDS、恶病质、低甲状腺功能性贫血和营养不良性贫血等疾病。

【注意事项】

1. 标本不宜久置，室温（15～30℃）8小时内、2～8℃ 24小时内应完成测定。否则应在－20℃条件下冷冻保存。

2. 嗜异性抗体，如人抗山羊抗体，可能会存在于患者的标本内，此类干扰性的抗体可能会导致结果的错误，需对被怀疑带有此类抗体的患者的结果进行仔细的核查。

第四章

血栓与止血的检验

血栓与止血的检验在出血病和血栓病的诊断与鉴别诊断、抗凝治疗的监测、疾病预后的判断等方面具有重要价值。内容包括血管壁和内皮细胞的检验、血小板的检验、凝血因子的检验、抗凝和纤溶因子的检验等。上述检查有其各自的特殊性，故严格控制检测条件，保证结果的可比性非常重要。

第一节　血栓与止血检验标本的采集与处理

血栓与止血检验的标本采集以及前处理直接影响实验结果的准确性，因此，要求所有步骤均应规范操作（相关检测项目可参照卫生行业标准 WS/T 359—2011《血浆凝固实验血液标本的采集及处理指南》的要求）。

一、标本的采集

（一）采血前的准备工作

采血时，首先应该确认患者姓名，并且将姓名和编号写在贮血容器上。安慰患者，努力减轻患者的恐惧心理。尽可能地保证每次采血都在同样的条件下进行，即患者处于休息状态，并且在早餐前采血。

服用某些药物或某些生理状况（如怀孕、情绪激动或剧烈运动）会对一些凝血试验结果造成影响。阿司匹林、双嘧达莫等双联抗栓药物能抑制血小板聚集；口服避孕药、雌激素会使血小板黏附功能、聚集功能和纤维蛋白原，凝血酶原及凝血因子Ⅶ、Ⅷ、Ⅸ、Ⅹ、Ⅺ的活性明显增高；剧烈运动或输注肾上腺素时，因子Ⅷ活性快速上升；口服香豆素类抗凝药物，可以使维生素 K 依赖的凝血因子（因子Ⅱ、Ⅶ、Ⅸ、Ⅹ）和抗凝蛋白（蛋白 C、蛋白 S）等活性下降。故一般在进行此类检验时，应停用有关药物 2 周，因故不能停药者，必须注明用药状态。

（二）采血的技术要点

1. 患者要求　取血时患者应松弛，环境温暖，防止静脉挛缩，止血带的压力应尽可能小，压力大及束缚时间长可造成局部血液的浓缩和内皮细胞释放组织型纤溶酶原激活物（tissue plasminogen activator，t-PA），后者将引起纤溶活性增加。

2. 部位　除了出血时间（BT）及对新生儿的某些检测外，绝大多数凝血检测均应使用静脉血。

3. 采血人员　应技术熟练，“一针见血”，以防止组织损伤和外源性凝血因子进入针管。反复静脉穿刺可以导致血小板活化，致使血小板计数（PLT）假性减少；储存时间影响 PLT 标本应保存于室温，低温可激活血小板，储存时间过久可导致 PLT 偏低。因此，标本应置室温，2 小时内完成检测。

4. 试管　市售的真空采血管，由于具有采血便捷、定量且有多种抗凝剂可供选择，有的管壁已进行了硅化等优点，因此非常适合于血栓与止血的检验。取血后管内剩余空间应不小于所抽血液体积的 15%。因为采取的样品常含小凝血块及污染的组织液，有时尚可混有经此途径给予的药物，如肝素反流在样品中，导致凝血时间不应有的延长。故从输液管取血的做法不可取。

5. 标本放置时间　尽量缩短。这对某些检测很重要，如因子Ⅷ最不稳定，若无法立即检测，可将标本置于 -80℃ 冰箱中。纤维蛋白肽 A（FPA）和 β-血小板球蛋白（β-TG）在稍有组织损伤或标本放置时间较长时即可导致结果改变。血小板功能检测，标本应该储存于 18～24℃，禁止存放于冰箱中。

6. 其他　取血时，拉针栓的速度要慢且均匀，使血液平稳地进入注射器，防止气泡的产生。如果抽血过慢或不太顺利，可能激活凝血系统，试验结果将会显示凝血因子活性增高，血小板数假性降低等异常结果。一旦取样完毕，立即与抗凝剂在试管内充分混合。

二、标本的保存

标本保存的温度与时间，可影响凝血因子的促凝活性，因此严格的标本保存措施是分析前质控的重要内容。所采血样原则上应立即检测，若无法满足，试管口应加塞，否则将会因 CO_2 的散失而导致 pH 的改变。如果不能在 4 小时内完成所有试验，应将血浆标本低温保存（-70～-20℃），试验前将血浆于 37℃下快速融化。血小板聚集试验应在采血后 2 小时内完成。

如需要富含血小板的血浆（PRP），可以室温下每分钟 800～1000 转离心 10 分钟；缺乏血小板的血浆（PPP）可用于大多数的凝血试验，制备必须在大于或等于每分钟 3000 转条件下离心 15 分钟。

1. 抗凝剂　因子Ⅴ和因子Ⅷ在枸橼酸盐溶液中稳定性比在草酸盐溶液中好，用于凝血筛查试验、凝血因子检测或血小板聚集功能测定时，抗凝剂必须采用枸橼酸钠。另外，采集于枸橼酸盐溶液中的标本对肝素敏感性高于用草酸盐溶液抗凝时，这对于应用肝素时活化部分凝血活酶时间（APTT）监测十分重要。

枸橼酸钠浓度推荐是 109mmol/L（3.2%）$Na_3C_6H_5O_7 \cdot 2H_2O$ 或 0.129mol/L（3.8%）的 $Na_3C_6H_5O_7 \cdot 5H_2O$ 溶液。抗凝剂与血液比例要求是 1∶9。但对于血细胞比容明显异常的患者，抗凝剂与全血的比例应进行调整，或计算抗凝剂的体积（ml）= 1.85×10^{-3} × 血量 ×（100 - 血细胞比容）。有研究表明，血细胞比容 45% 的患者，以抗凝剂与血液比例分别为 1∶9 和 1∶5 采血，其凝血酶时间（PT）的结果分别为 11.7 秒和 18.7 秒，存在显著差异。

若用于血小板颗粒释放产物 β-TG、血小板第 4 因子（PF_4）或 P-选择素测定时，由于要尽量避免血小板的体外活化而造成的结果变异，抗凝剂以选择 EDTA-Na_2 为宜，同时抗凝剂中要加入茶碱、吲哚美辛（消炎痛）等，以避免血小板活化，抗凝剂与血浆的比例一般情况下也是 1∶9。

2. 检测试剂　各种凝血活酶试剂对因子Ⅶ敏感性各不相同，导致一步法 PT 试验的结果不尽相同；同样活化部分凝血活酶试剂也存在这些问题。所以在选择试剂时应掌握下列原则：

（1）根据试剂对所检测物质不同的敏感性，选择最适的试剂：以 APTT 试剂为例，通常以磷脂作为接触表面，用白陶土、硅藻土或鞣花酸作为激活剂。但上述激活剂对肝素、因子Ⅷ和因子Ⅸ及狼疮抗凝物质缺乏的敏感性各不相同，在检测中就应根据不同的检测对象选择合理的激活剂。

（2）按照仪器性能和厂商指导选用匹配的试剂：某些活化部分凝血活酶试剂不适用于部分仪器，如混浊的或含颗粒的活化部分凝血活酶试剂就不能用在光学法判断终点的仪器上。

（3）商品试剂使用严格遵循产品说明：用于口服抗凝剂监测的 PT 试剂必须按 WHO 的要求进行标化，提供国际敏感度指数（ISI），结果以国际标准化比值（INR）报告。

第二节　血栓与止血自动化仪器检测的通用规则

临床常用血栓与止血检测的仪器有血凝仪、血小板聚集仪、流式细胞仪、血栓弹力图仪、酶标仪等。血栓与止血的检测方法，包括常用的凝固法、磁珠法、发色底物法、光学法和阻抗法（血小板功能检测）、酶联免疫吸附法、流式细胞术、免疫电泳法以及基于基因扩增的分子生物学方法等。无论何种方法，使用何种原理的仪器，均应该遵守实验室的通用规则。

一、设施与环境条件

1. 实验室应具备满足工作需要的空间。

2. 如设置了不同的控制区域，应制定针对性的防护措施及合适的警告预示。

3. 应依据所用检测设备和实验过程对环境温湿度的要求，制定温湿度控制要求并记录。温度失控时应有处理措施并记录。

4. 应有足够的、温度适宜的储存空间（如冰箱），用以保存临床样品和试剂，设置目标温度和允许范围，并有记录。温度失控时应有处理措施和记录。

二、实验设备

1. 所有设备应进行校准，可按制造商校准程序或行业标准的要求进行。

2. 应提供试剂和耗材检查、接收或拒收、贮存和使用的记录。商品试剂使用记录还应包括使用效期和启用日期。自配试剂记录应包括：试剂名称或成分、规格、储存条件、制备或复溶的日期、有效期、配制人。

3. 必要时，实验室可配置不间断电源（UPS）和（或）双路电源以保证关键设备的正常工作。

4. 设备故障修复后，应首先分析故障原因，如果设备故障影响了方法学性能，可选择以下合适的方式进行结果验证：可校准的项目实施校准或校准验证；质控品检测结果在允许范围内；与其他仪器的检测结果比较；使用留样再测结果进行判断。

三、检验程序

1. 应制定血栓与止血检验各分析项目的标准操作程序。

2. 应规定检测结果超出仪器线性范围时的识别和解决方法（如对样本进行适当稀释和重复检验）。

3. 当检测样本存在影响因素（如溶血、黄疸及脂血标本）时，对仪器检测结果可靠性的判定和纠正措施应有规定。

4. 各种仪器的性能验证内容至少应包括精密度、正确度、可报告范围等。

5. 如使用自建检测系统，应有程序评估并确认精密度、正确度、可报告范围、参考区间等分析性能符合预期用途。

6. 可由制造商或其他机构制定生物参考区间后，由使用相同分析系统的实验室对生物参考区间进行验证或评审。实验室内部有相同的分析系统（仪器型号、试剂批号以及消耗品等相同）时，可调用相同的生物参考区间。当临床需要时，应根据年龄和（或）性别分组建立生物参考区间。

四、检验程序的质量保证

1. 实验室内部质量控制应符合要求

（1）质控品的选择：宜使用配套质控品，使用非配套质控品时应评价其质量和适用性。

（2）质控品的浓度水平：至少使用2个浓度水平（正常和异常水平）的质控品。

（3）质控项目：实施的所有检测项目均应开展室内质量控制。

（4）质控频度：根据检验标本量定期实施，检测当天至少1次。

（5）质控图：应使用Levey-Jennings质控图；Levey-Jennings质控图或类似的质量控制记录应包含以下信息：检测质控品的时间、范围、质控图的中心线和控制界线、仪器/方法名称、质控品的名称、浓度水平、批号和有效期、试剂名称和批号、每个数据点的日期、操作人员的记录。

（6）质控图中心线和标准差的确定：具体方法参见GB/T 20468—2006《临床实验室定量测定室内质量控制指南》。

（7）失控判断规则：应规定质控规则，至少使用1_{3s}和2_{2s}规则。

（8）失控报告：应包括失控情况的描述、核查方法、原因分析、纠正措施及纠正效果的评价等内容；应检查失控对之前患者样品检测结果的影响。

（9）质控数据的管理：按质控品批次或每月统计1次，记录至少保存2年。

（10）记录：实验室负责人应对每批次或每月室内质量控制记录进行审查并签字。

2. 所开展的检验项目应参加相应的室间质评应使用相同的检测系统检测质控样本与患者样本；应由从事常规检验工作的人员实施室间质评样品的检测；应有禁止与其他实验室核对上报室间质评结果的规定；应保留参加室间质评的结果和证书。实验室应对“不满意”和“不合格”的室间质评结果进行分析并采取纠正措施。实验室负责人应监控室间质量评价活动的结果，并在结果报告上签字。

3. 对没有开展室间质评的检验项目 应通过与其他实验室（如使用相同检测方法的实验室、使用配套系统的实验室）比对的方式，判断检验结果的可接受性，并应满足如下要求：①规定比对实验室的选择原则；②样品数量：至少5份，包括正常和异常水平；③频率：至少每年2次；④判定标准：应有≥80%的结果符合要求。当实验室间比对不可行或不适用时，实验室应制定评价检验结果与临床诊断一致性的方法，判断检验结果的可接受性。每年至少评价2次，并有记录。

第三节 血管壁和内皮细胞的检验

一、出血时间测定

【原理】出血时间测定（bleeding time，BT）是指皮肤受特定条件的外伤后，出血自行停止所需要的时间。该过程反映了皮肤毛细血管与血小板的相互作用，包括血小板的黏附、活化、释放和聚集等反应。当与这些反应相关的血管和血液因子，如血管性血友病因子（vWF）和纤维蛋白原含量（Fg）等有缺陷时，出血时间可出现异常。

【试剂与器材】

1. 血压计。
2. 出血时间测定器 为双刀片弹簧装置。
3. 干净滤纸。
4. 秒表。

【操作】

具体步骤可参照卫生行业标准 WS/T 344—2011《出血性时间测定要求》。

1. 血压计袖带缚于上臂，加压。成人维持在40mmHg，儿童维持在20mmHg处。

2. 在肘前窝凹下二横指处常规消毒，轻轻绷紧皮肤，避开血管、瘢痕、水肿，置出血时间测定器使它贴于皮肤表面，注意刀片的长度与前臂相平行，按其按钮，使刀片由“测定器”内刺入皮肤，见创口出血即启动秒表。

3. 每隔半分钟，用干净滤纸吸取流出血液，直至出血自然停止，按停秒表计时。

【参考区间】(6.9±2.1) 分钟。

【注意事项】

1. 采血部位应保暖，血液应自动流出。

2. 由于刺入皮肤的刀片的长度和深度均固定，故本法测定的结果较为准确。

3. 滤纸吸干流出血液时，应避免与伤口接触。

4. 试验前1周内不能服用抗血小板药物，如阿司匹林等，以免影响结果。

5. WHO推荐的模板法（template bleeding test，TBT）或出血时间测定器法，皮肤切口的长度和深度固定，测定结果较为准确。

6. BT一般不作为常规筛查试验。对有皮肤及黏膜出血表现、疑为初期止血缺陷的患者，可检查BT。

7. 试验前一周应停用抗血小板药物，如阿司匹林、氯吡格雷等。

【临床意义】

1. BT延长 见于血小板数量异常，如血小板减少症；血小板质量缺陷，如先天性和获得性血小板病和血小板无力症等；见于某些凝血因子缺乏，如血管性血友病（vWD）和弥散性血管内凝血（DIC）等；还可见于血管疾病，如遗传性出血性毛细血管扩张症和单纯性紫癜等。

2. BT缩短 见于某些严重的血栓病，但不敏感。

二、内皮细胞功能的检验

（一）血管性血友病因子抗原测定

【原理】血管性血友病因子抗原测定（von willebrand factor antigen，vWF：Ag）采用酶联双抗体夹心法。

【试剂与器材】

1. 抗vWF单抗。
2. 辣根过氧化物酶标记的抗vWF单抗。
3. 聚苯乙烯酶标反应板。
4. 牛血清白蛋白（BSA）。
5. 邻苯二胺（OPD）。
6. 正常人混合血浆。
7. 酶标仪。

【操作】

1. 单抗以0.1mol/L碳酸盐缓冲液（pH 9.5）稀释成10μg/ml后加入反应板中，0.2ml/孔，湿盒于4℃过夜。

2. 0.05% Tween-20，0.01mol/L磷酸盐缓冲液（pH 7.4）（Tween-PBS）洗3次后加入用0.4% BSA-PBS稀释的待测血浆或培养液上清，0.2ml/孔，37℃温育2小时。

3. 同前洗涤3次后加入用同上缓冲液稀释的酶联vWF单抗，每孔0.2ml，37℃温育2小时。

4. 同前洗涤5次后每孔加底物溶液（OPD 1mg/ml，用0.1ml/L，pH 4.5的枸橼酸盐酸缓冲液配制，30%过氧化氢0.5μl/ml）0.2ml，室温置约5分钟后各孔加3mol/L硫酸0.05ml终止反应。

5. 室温置10分钟后测定492nm吸光度值。

6. 标准曲线 正常人混合血浆以0.4% BSA-PBS按1∶20、1∶50、1∶100、1∶200、1∶500、1∶1000六种浓度稀释，与待测样品在相同条件下测定。

【结果计算】以正常混合血浆vWF浓度为100%或1U/ml。混合血浆6种稀释度的吸光度值与其相对应的浓度值在双对数坐标纸上绘制标准曲线，然后以标本吸光度值查找对应浓度值，也可以线形回归方程计算浓度。

【参考区间】107.5%±29.6%。

【临床意义】

1. vWF：Ag浓度减低是诊断vWD的重要指标。

2. vWF：Ag浓度增高见于周围血管病变、心肌梗死、心绞痛、脑血管病变、糖尿病、肾小球疾病、尿毒症、肺部疾病、肝脏疾病、妊娠期高血压疾病、大手术后和剧烈运动。

（二）血管性血友病因子瑞斯托霉素辅因子测定

【原理】在瑞斯托霉素（ristocetin）存在的条件下，vWF通过与血小板膜糖蛋白Ⅰb（GPⅠb）相互作用可使正常血小板发生凝聚。洗涤并固定的正常血小板加入瑞斯托霉素和待测样品中，可从血小板凝聚的程度来计算样品中血管性血友病因子瑞斯托霉素辅因子（von willebrand factor ristocetin cofactor，vWF：Rco）的活性。此反映vWF的活性。

【试剂与器材】

1. 甲醛。

2. 正常人混合血浆和受测血浆分别以0.13mol/L枸橼酸钠1∶9抗凝。

3. 瑞斯托霉素。

4. BSA。

5. 血小板聚集仪。

【操作】

1. 正常人洗涤血小板加等体积2%甲醛（用0.01%mol/L TBS，0.01%mol/L EDTA，pH 7.5配制），4℃置18分钟。2500×g离心10分钟上清液，加上述TBS-EDTA缓冲液洗涤3次，调成2×10^8/ml的浓度。

2. 待测样品0.05ml加血小板悬液0.2ml，1000r/min匀速搅拌1～2分钟，再加10μl瑞斯托霉素（终浓度为1.25mg/ml），血小板聚集仪测定其血小板凝聚程度。

3. 标准曲线 正常混合血浆用含4%BSA的上述缓冲液以1∶2～1∶32的比例稀释，并以与测定样品同样的条件测定各自的血小板凝聚强度。

【结果计算】以正常人混合血浆的vWF：Rco活性为100%。标准曲线各点凝聚强度值及其对应稀释度在双对数坐标纸上绘制标准曲线，然后以受测标本凝聚强度值查出对应vWF：Rco活性值（%）。

【参考区间】50%～150%。

【注意事项】

1. 本试验若以EDTA抗凝，测定结果不准。

2. 试管和注射器均应涂硅，或使用塑料制品。

3. 在vWF检测中，vWF：Ag的定量最常用，以前多采用免疫火箭电泳，现已较少用。ELISA也可用于定量vWF：Ag，但以胶乳颗粒增强的免疫比浊法最为简便、快速。vWF：A主要是指vWF的GPⅠb受体分子数量，可在自动凝血仪上与抗原同时测定。计算vWF：A/vWF：Ag比值，对血管性血友病（vWD）的分型有价值。

4. vWF：Rco和瑞斯托霉素诱导的血小板凝集试验（RIPA）是最常用的vWF功能试验，vWF多聚体分析是诊断vWD最为特异的试验，但检测方法难度较大，一般实验室难于常规检测。对一些疑难病例，在有条件时可进行基因诊断。

5. 测定FⅧ的凝血活性（FⅧ：C）并计算FⅧ：C/vWF：Ag的比值，也有助于血管性血友病（vWD）的诊断与分型。

【临床意义】大部分vWD患者本试验结果降低，表明vWF功能减退；若vWF：R_{CO}与vWF：Ag同时测定，对vWD的诊断更有价值。

（三）6-酮-前列腺素F1α测定

【原理】6-酮-前列腺素F1α（6-ketone-prostaglandin F1α，6-ketone-PGF1α）测定采用酶联竞争抗体法。

【试剂与器材】

1. 0.05mol/L碳酸盐缓冲液（pH 9.6）。

2. 0.05mol/L PBS（pH 7.2）。

3. 0.1mol/L柠檬酸盐缓冲液（pH 4.5）。

4. 6-酮-PGF1α-牛血清白蛋白连接物（6-酮-PGF1α-BSA）。

5. 6-酮-PGF1α标准品。

6. 兔抗6-酮-PGF1α-IgG。

7. 羊抗兔IgG-辣根过氧化物酶联结物（酶标第二抗体）。

8. 邻苯二胺（OPD）。

9. 30%过氧化氢。

10. 明胶（用碳酸盐缓冲液配成0.3%浓度）。

11. Tween-20。

12. 3mol/L硫酸。

13. 酶标仪。

【操作】用碳酸盐缓冲液将6-酮-PGF1α-BSA作一定稀释后包被酶标反应板。用0.3%明胶封闭。加入标准品（倍比稀释成12.5～1600pg/ml浓度）或待测样品、抗6-酮-PGF1α-IgG后在37℃温育2小时。洗涤后再加酶标第二抗体在37℃反应2小时。以OPD-过氧化氢为基质显色20分钟，加3mol/L硫酸中止反应，在酶标仪上测定490nm处的吸光度值。

【结果计算】

B/B_0（%）=A标准品或样品－A非特异/A零标准孔－A非特异×100%。

以标准品含量为横坐标，B/B_0（%）为纵坐标，在半对数纸上做标准曲线。根据样品孔B/B_0（%）值在标准曲线上读出6-酮-PGF1α的含量。

样品6-酮-PGF1α浓度（pg/ml）=测定值×10。

【参考区间】（17.9±7.2）pg/ml。

【注意事项】

1. 配制明胶时，可加热至40℃。

2. 其他与ELISA法测定的注意事项相同。

3. PGI_2半衰期较短，在30分钟内很快转变为无活性稳定的6-酮-PGF1α，后者在体内可经肝脏氧化代谢转变为去甲基6-酮-PGF1α，测定二者含量可间接反映内皮细胞合成 PGI_2 的多少。去甲基-6-酮-PGF1α 比 6-酮-PGF1α 能更准确地反映体内 PGI_2 的生成水平，可作为反映血管内皮早期损伤的指标之一。通过竞争性 ELISA 或放射免疫分析（RIA）均可进行定量，但以前者更常用。

【临床意义】6-酮-PGF1α 减少见于糖尿病、动脉粥样硬化、急性心肌梗死、心绞痛、脑血管病变、肿瘤转移、周围血管血栓形成及血栓性血小板减少性紫癜（TTP）等。

第四节　血小板的检验

一、血小板功能的有关检验

（一）血小板聚集试验（platelet aggregation test，PAgT）

【原理】在特定的连续搅拌条件下于富含血小板血浆（PRP）中加入诱导剂时，由于血小板发生聚集，悬液的浊度就会发生相应的改变，光电池将浊度的变化转换为电讯号的变化，在记录仪上予以记录。根据描记虚线即可计算出血小板聚集的程度和速度。

【试剂与器材】

1. 血小板聚集测定仪及记录仪（量程 10mV 电子电位差计）。

2. 富含血小板血浆（PRP）及乏含血小板血浆（PPP）。

3. 100μl 微量加液器、硅化试管及注射器或塑料试管及注射器。

4. 血小板聚集诱导剂 ADP、肾上腺素、胶原、花生四烯酸、凝血酶等。

【操作】

1. 用硅化注射器从肘静脉顺利取血 4.5ml，注入含有 0.5ml 109mmol/L 枸橼酸钠的硅化或塑料离心管中，充分混匀。

2. PRP（富含血小板血浆）的制备　以 1000r/min 离心 10 分钟，小心取出上层血浆，计数血小板并调至（100～200）$\times 10^9$/L。

3. PPP（贫含血小板血浆）的制备　将剩余血液以 3000r/min 离心 20 分钟，上层较为透明的液体即为 PPP，其血小板一般低于（10～20）$\times 10^9$/L。

4. 将 PRP 标本置于仪器比浊管内（体积视聚集仪而定），放入测定孔内并调节透光度为 10，并加搅拌磁棒，在 37℃预热 3 分钟。

5. 打开记录仪走纸开关，描记 10 秒的 PRP 基线，随后在 PRP 中加入诱导剂，同时开始搅拌（1000r/min），测定时间为 6～10 分钟，记录走纸速度一般为 2cm/min，记录聚集波型。

【参考区间】

1. 浓度 6×10^{-6}mol/L 的 ADP 时 MAR 为（35.2 ± 13.5）%，坡度为（63.9 ± 22.2）度。

2. 浓度 4.5×10^{-5}mol/L 的肾上腺素可引起双相聚集曲线，此时第一相 MAR 为（20.3 ± 4.8）%；坡度（61.9 ± 32.9）度。

【注意事项】

1. 避免反复穿刺而将组织液抽到注射器内，或将气泡混入。组织液可使少量凝血酶形成而引起血小板聚集。

2. 时间　实验应在采血后 3 小时内完成。时间过长会降低血小板的聚集强度或速度。

3. 温度　采血后的标本应放在 15～25℃的室温下为宜，低温会使血小板激活，黏附、聚集能力增加或有自发性聚集，故切忌放入冰箱。

4. 血浆的 pH　采血后血液中的 CO_2 不断逸出使血浆 pH 上升。pH 6.8～8.5 的标本可获得最佳聚集效果，pH 低于 6.4 或高于 10.0 时，将会使聚集受抑制或消失。

5. 抗凝剂　Ca^{2+} 是血小板聚集过程中的重要因素。血小板聚集程度随血浆中枸橼酸浓度的降低而增高，因此在贫血患者应按公式（100 − 细胞比容）× 血液（ml）× 0.00185 调整抗凝剂的用量。EDTA 由于螯合 Ca^{2+} 作用强，使 ADP 不能引起血小板聚集，因此忌用 EDTA 作为抗凝剂。

6. 红细胞混入、溶血及血浆脂类等因素可降低悬液透光度，掩盖了血小板聚集的变化。因此，采血当天也应禁饮牛奶、豆浆和脂肪性食品。

7. 药物　阿司匹林、氯吡格雷、双嘧达莫、肝素、双香豆素等均可抑制血小板聚集。阿司匹林抑制血小板聚集作用可持续 1 周，故采血前 1 周内不应服用此类药物。

8. 血小板接触表面　接触血小板的玻璃器皿如未经硅化，可影响血小板凝集力，甚至使原来正常者出现异常结果。

9. 诱导剂　ADP 在保存中会自行分解产生 AMP，所以配制成溶液后应在 −20℃冰箱中贮存。一般半年内活性不会降低。应用肾上腺素时，应裹以黑纸避光，以减少分解。诱导剂的种类和浓度对血小板聚集结果有影响，因此临床判断时应该注明所用的诱导剂的浓度，以便进行对比。为此各实验室应有自己的参考值。

10. 血小板聚集试验（PAgT）的测定方法较多，

包括PRP透射比浊法、全血电阻抗法、剪切诱导法、光散射比浊法、微量反应板法和自发性血小板聚集试验等。PRP透射比浊法最常用，对鉴别和诊断血小板功能缺陷最有价值，但其不足是制备PRP时可因离心作用激活血小板，对小的血小板聚集块不敏感，高脂血症可影响PRP的透光度。全血电阻抗法应用全血标本，不需要离心血液，更接近体内血小板聚集的生理状态，可作为常规的手术前血小板聚集功能评价、血小板聚集功能增高监测、抗血小板药物疗效观察等，但其不足之处是每次测定需要清洗电极、检测时间长、对血小板的小聚集块不敏感等。

11. PRP透射比浊法测定时血小板的浓度对聚集率的影响较大，一般应调整为（150～200）$\times 10^9$/L较为适宜。当患者全血血小板计数小于100 $\times 10^9$/L或更低时，PRP的血小板浓度较低，可使血小板聚集率减低。

【临床意义】

1. 血小板聚集率降低　见于血小板无力症、贮藏池病及低（无）纤维蛋白原血症、尿毒症、肝硬化、Wilson病、维生素B_{12}缺乏症、服用血小板抑制药物（如阿司匹林、氯吡格雷、双嘧达莫等）。

2. 血小板聚集率增高　见于血栓性疾病，如急性心肌梗死、心绞痛、糖尿病伴血管病变、脑血管病变、高β-脂蛋白血症、抗原-抗体复合物、人工瓣膜、口服避孕药等。

3. 阿司匹林抵抗AR标准　用10μmol/L ADP诱导血小板平均聚集率≥70%和用0.5mmol/L和AA诱导血小板平均聚集率≥20%。

4. 在选用血小板聚集试验的激活剂时，应根据目的不同选择不同种类及其浓度。检测血小板聚集功能亢进时，宜选用低浓度（2～3μmol/L）的ADP。检测血小板聚集功能缺陷时，如诊断血小板无力症，应选用高浓度（5～10μmol/L）的ADP，并用多种诱导剂均出现聚集减低或不聚集时，才能确定血小板聚集功能缺陷。

5. 服用阿司匹林时，花生四烯酸（AA）诱导的血小板聚集减低更为灵敏，适合于药物剂量与疗效监测。

6. 瑞斯托霉素（ristocetin，RIS）诱导的血小板凝集试验（RIPA）并不导致血小板的激活，其凝集率的高低不反映血小板的聚集功能，仅与血小板GPⅠb和血浆中vWF有关。

（二）血浆β-血小板球蛋白（β-thromboglobulin，β-TG）**和血小板第4因子**（PF_4）**测定**

【原理】酶标双抗夹心法。

【试剂与器材】

1. 测定β-TG ELISA试剂盒。

2. 测定PF_4 ELISA试剂盒。

3. 酶标仪。

【操作】具体操作详见试剂盒说明书，并严格按说明书步骤操作。

【注意事项】

1. 每次必须同时测定系列标准抗原，以便作标准曲线。

2. 凡ELISA测定中应注意的问题均要重视。

3. 血浆β-TG和PF_4的影响因素较多，当血小板在体外被活化后，可致血浆水平假性增高。即使仅有1/1000的血小板在体外释放其α颗粒的内含物，血浆β-TG、PF_4就可成倍增加，二者比例变化不大；此外，当肾脏排泄功能异常、血小板破坏过多时，血浆β-TG、PF_4也可增高。而体内血小板活化，α颗粒内含物所释放的β-TG、PF_4同步升高，但后者可以和内皮细胞表面的硫酸乙酰肝素结合使血浆含量减低，β-TG/PF_4比值升高。同时进行血浆β-TG和PF_4测定，有助于判断血小板是否在体外活化。

【参考区间】血浆β-TG为（16.4±9.8）ng/ml；PF_4为（3.2±2.3）ng/ml。

【临床意义】血浆β-TG和PF_4增高表示血小板被激活及其释放反应亢进，见于血栓前状态和血栓栓塞性疾病，例如急性心肌梗死、脑血管病变、尿毒症、妊娠期高血压疾病、肾病综合征、糖尿病伴血管病变、弥散性血管内凝血、静脉血栓形成。

（三）血浆P-选择素（p-selectin）**测定**

【原理】酶联双抗夹心法。

【试剂与器材】

1. 可拆式包被反应条。

2. 酶标抗体。

3. 标准品。

4. 底物OPD片剂。

5. 稀释液。

6. 洗涤液。

7. 底物缓冲液。

8. 终止液。

【操作】

1. 静脉采血　以1/10体积抽取静脉血置2% EDTA-Na_2塑料抗凝管，3000rpm离心10分钟，收集血浆。

2. 标准品的稀释　将标准品用300μl稀释液准确复溶，用稀释液作5次倍比稀释，得六个（2.5、5、10、20、40、80ng/ml）标准点。

3. 加样 每孔加不同浓度标准品或待测血浆100μl，空白对照孔中加入稀释液100μl，37℃孵育90分钟。

4. 洗涤 弃去反应孔内液体，用洗涤液注满各孔，静置3秒，甩干，反复三次后拍干。

5. 加酶标抗体 每孔加入酶标抗体100μl，37℃孵育60分钟。

6. 洗涤 弃去反应孔内液体，用洗涤液注满各孔，静置3秒，甩干，反复三次后拍干。

7. 显色 临用前每片OPD用5ml底物缓冲液溶解。每孔加底物液100μl，37℃孵育15～20分钟。

8. 终止 每孔加终止液50μl。

9. 比色 在酶标仪上492nm处，以空白孔调零，测定各孔A值。

10. 数据计算 以A492/标准品作标准曲线，随后由标准曲线查出待测样品P-选择素含量。

【参考区间】 9.4～20.8ng/ml。

【注意事项】

1. 采血过程应严格、仔细，采血后应尽快分离血浆，避免血小板被激活，引起P-选择素假性增高。

2. ELISA试验应严格按操作基本要求进行，否则易造成白板、颜色浅、污染等现象。

3. 实验温度条件以25℃以下为佳。

【临床意义】 血浆P-选择素水平增高可反映体内血小板或内皮细胞活化程度，并可为动静脉栓塞等血栓性疾病，糖尿病等代谢性疾病以及免疫炎症性疾病等病程、病情观察及疗效评估，提供较特异判断指标。

（四）11-去氢-血栓烷B_2（11-DH-TXB_2）测定

【原理】 酶联抗体竞争法。

【试剂与器材】

1. 11-DH-TXB_2抗血清。
2. 乙酰胆碱酯酶标记的11-DH-TXB_2。
3. 11-DH-TXB_2标准品。
4. EIA缓冲液。
5. 洗涤液。
6. Tween-20。
7. 包被微量测试板。
8. Ellman试剂（Sigma）。
9. 酶标仪。

【操作】

1. 标本 静脉血1.8ml以2%的EDTA-Na_2 0.2ml抗凝，以3000r/min离心15分钟。取得上层血浆，立即提取或于－20℃储存。

2. 酶标板以纯化的鼠抗兔IgG包被（2μg/孔），并用牛血清白蛋白（BSA）封闭。

3. 测定前甩干液体。

4. 依次加入倍比稀释的11-DH-TXB_2标准品（从125ng/L开始稀释，共8个稀释度）或待测血浆（直接测定）各50μl/孔、兔抗11-DH-TXB_2抗体50μl/孔和经乙酰胆碱酯酶标记的11-DH-TXB_2 50μl/孔。

5. 混匀后置4℃过夜。

6. 以洗涤液洗板5次后加入酶底物（Ellman）试剂200μl/孔。

7. 用酶标仪在410nm处测定各孔的吸光度值。

8. 用半对数纸绘制标准曲线，样品含量从曲线中查得。

【参考区间】（4.5±2.5）ng/L。

【注意事项】 血小板花生四烯酸（AA）代谢的主要活性产物是血栓烷A_2（TXA_2），TXA_2不稳定，半衰期约30秒，很快转变为稳定、无活性的TXB_2，因而测定血浆TXB_2可反映血小板的AA代谢状态。然而，当血液中血小板在体外被活化后，可致血浆TXB_2水平假性增高。11-DH-TXB_2是体内TXB_2经肝脏氧化酶或脱氢酶代谢的产物，由肾脏排出，其浓度不受体外因素或操作的影响。因此，比TXB_2水平更能准确地反映体内血小板TXA_2的合成情况；尿11-DH-TXB_2检测较血液检测更加便利。

【临床意义】

1. 11-DH-TXB_2增高 见于糖尿病、动脉粥样硬化、急性心肌梗死等血栓前状态和血栓病。

2. 11-DH-TXB_2减少 见于服用阿司匹林等非甾体抗炎药或先天性血小板环氧化酶缺陷患者。

二、血小板数量的有关检验

（一）改良MAIPA法检测血浆中糖蛋白特异性自身抗体测定

【原理】

羊抗鼠抗体包被酶标板后，俘获特异的抗血小板膜糖蛋白单抗。将患者血浆与血小板孵育后裂解，裂解液加入俘获单抗的羊抗鼠IgG包被的96孔酶标板上。再加入碱性磷酸酶标记的羊抗人IgG，显色反应的深浅与患者血浆中抗体水平呈正相关。

【试剂与器材】

1. 1.5% EDTA。
2. 0.01mol/L pH 7.4 PBS。

3. 5% PBS/EDTA "0.01mol/L pH 7.4 PBS 94ml + 5% EDTA 6.6ml。

4. 0.1mol/L HCl。

5. 0.2mol/L NaOH。

6. 底物缓冲液　二乙醇胺 48.5ml，1mol/L HCl 30.0ml，ddH$_2$O 421.5ml，MgCl$_2$·6H$_2$O 50.0ml，10% NaN$_3$ 1.0ml，pH 调至 9.8。

7. 底物溶液　PNPP（4-nitrophenylphosphat $C_6H_4NO_6PNa_2 \cdot 6H_2O$）(Bohringer Mannheim GmbH) 100mg，底物缓冲液 12.25ml。需现配，避光。

8. 溶解缓冲液　Trizma-HCl 6.61g，Trizma-Base 0.97g，NaCl 8.5g，Triton X-100 10ml，ddH$_2$O 加至 1L，pH 调至 7.4；用时加入 10mg/ml 的蛋白酶抑制剂（Leupeptin Sigma 公司，25mg 粉剂加 2.5ml ddH$_2$O 稀释成终浓度 10mg/ml 分装到 EP 管内 -20℃ 冷藏备用）。

9. 稀释缓冲液　Trizma-HCl 6.61g，Trizma-Base 0.97g，NaCl 8.5g，Triton X-100 5ml，Tween-20 0.5ml，ddH$_2$O 加至 1L，pH 调至 7.4。

10. PBS/Tween　0.01mol/L PBS 4L，Tween-20 2ml。

11. 单抗稀释液　0.01mol/L PBS/Tween/1% BSA。

12. 封闭液　0.01mol/L PBS/Tween/3% BSA。

13. 碳酸缓冲液　Na_2CO_3 0.8g，$NaHCO_3$ 1.47g，NaN_3 0.1g，ddH$_2$O 加至 500ml，pH 调至 9.6。

14. 抗体包被液　17μl 羊抗鼠抗体 + 10ml 碳酸缓冲液（亲和纯化的羊抗鼠抗体，1.5mg，浓度 1.8mg/ml，缓冲液 0.01mol/L Na_3PO_4，0.25mol/L NaCl，pH 7.6，2~8℃保存）。

15. 单抗 CD41　特异性抗血小板糖蛋白（GP）Ⅱb/Ⅲa。

16. 单抗 CD42b　特异性抗血小板糖蛋白（GP）Ⅰ。

17. 聚苯乙烯酶标反应板。

18. 酶标仪。

【操作】

1. 抗体包被

(1) 羊抗鼠抗体包被：抗体包被液 10ml，抗体终浓度 3μg/ml，加样每孔 100μl。

(2) 4℃孵育过夜。

(3) 0.01mol/L PBS/Tween 洗涤两次，甩干。

(4) 每孔加 200μl，封膜，置室温下 30 分钟。

(5) 去除封闭液，吸干。

(6) 即用，否则塑料薄膜覆盖，置 -70℃备用。

2. 单抗俘获

(1) 制备单抗稀释液（4μg/ml）。

(2) 抗体包被多孔板：每孔加入 50μl 单抗稀释液。

(3) 盖膜，摇床，室温孵育 60 分钟。

(4) 0.01mol/L PBS/Tween 洗板 3 次。

(5) 盖膜，待用于 MAIPA。

3. 改良 MAIPA

(1) 于两个大塑料离心管中收集 O 型正常人血小板，2000 转 10 分钟，用 6~8ml PBS/EDTA 洗涤，用吸管吹匀血小板，2000 转，离心 10 分钟。重复 2 次。

(2) 2~3ml PBS/EDTA 重新悬浮血小板。

(3) 调整血小板浓度为 1×10^9/ml。移至 1.5ml EP 管中，每管约 110μl 左右，含血小板 1×10^8 个。

(4) 每管加入 110μl 待测血浆，混匀后，室温孵育 60 分钟。

(5) 加 0.6ml PBS/EDTA，混匀，3000×g 离心 2 分钟，弃去上清，此为第一次洗涤；再加 0.6ml PBS/EDTA，吹匀血小板，洗涤离心，再重复 2 次。第 3 次离心后，扣干上清液。

(6) 每管加入血小板裂解液 110μl 溶解血小板，振荡混匀，置于 4℃冰箱，摇床孵育 30 分钟。

(7) 离心分离，4℃，26 000×g，离心 30 分钟以去除不溶解的物质。

(8) 取上清液 90μl，用 360μl 稀释缓冲液稀释。

(9) 取上述制备的稀释上清液 100μl 加样至俘获单抗的羊抗鼠 IgG 包被的 96 孔板上，设双复孔，摇床，室温孵育 60 分钟。

(10) 0.01mol/L PBS/Tween 洗涤 4 次。

(11) 每孔加入 100μl 碱性磷酸酶标记的羊抗人 IgG（Sigma 公司）。

(12) 封膜后，摇床，室温孵育 60 分钟。

(13) 0.01mol/L PBS/Tween 洗涤 6 次（每孔约加 300μl 洗涤液）。

(14) 加入 100μl PNPP/底物缓冲液，37℃水浴箱孵育 2~3 小时，至显色。

(15) 405nm、490nm 观察结果。用 405nm OD 值减去 490nm OD 值。每板设 4 个正常对照，OD 值大于正常均值 +3 倍标准差为阳性。

【参考区间】 阴性。

【注意事项】

1. 注射器和试管必须涂硅或用塑料制品。

2. 标准曲线及代测标本均应作双份，如两孔 A 值相差≥0.1，均应重测。

3. 因皮质激素可影响结果，故应停药 2 周以上才能抽血检测。

4. 血小板自身抗体检测的方法较多，MAIPA 是目前检测特异性血小板自身抗体最主要的方法。已有报道用 MAIPA 检测血小板的洗脱液比血浆的自身抗体阳性率更高。用流式微球液相芯片技术可以同时检测多种血小板自身抗体。研究表明血小板自身抗体主要是针对 GPⅡb/Ⅲa 和 GPⅠb/Ⅸ 抗原表位的抗体，其他可见抗 GPⅠa/Ⅱa、GPⅣ、GPⅤ、GMP-140 和 HLA-ABC 等。一般情况下，与循环血小板结合的抗体多为抗血小板膜蛋白的抗体，血浆中游离的自身抗体可有抗血小板内成分的抗体。IgG 型抗体被证实起最重要作用，而 IgM 和 IgA 型抗体较少。

【临床意义】

1. 作为诊断原发免疫性血小板减少症（ITP）的指标之一。

2. 作为 ITP 观察疗效及估计预后的指标。

3. 有助于研究其他一些疾病的免疫机制，如系统性红斑狼疮（SLE）、Evans 综合征、慢性活动性肝炎、恶性淋巴瘤、多发性骨髓瘤和药物性免疫性疾病等。

（二）血小板寿命测定

【原理】TXB_2 放射免疫法。

【试剂与器材】

1. 血小板分离液（相对密度 1.077）。

2. TEN 血小板洗涤液。

3. 0.05mol/L PBS（pH 7.4），含 0.02mol/L Tris（pH 7.4），9mmol/L EDTA-Na_2，0.15mol/L NaCl 溶液。

4. 花生四烯酸。

5. TXB_2 放射免疫测定试剂盒。

【操作】

1. 一次性口服阿司匹林 0.6g。

2. 服药前和服药后 2 天、4 天、6 天、8 天、10 天、12 天分别取血（0.05mol/L EDTA-Na_2 抗凝），分离血小板，洗涤，并将血小板数调至 10^7/L。

3. 取血小板悬液 0.2ml，加花生四烯酸（终浓度 0.33mmol/L）0.2ml，37℃温育 10 分钟，以 3000r/min 离心 10 分钟，取上清液置低温冰箱保存待测。

4. TXB_2 放射免疫测定。

【参考区间】（9.3 ± 1.7）天。

【注意事项】

1. PRP 中血小板浓度宜在 500×10^9/L 以上。

2. 洗涤血小板时应充分洗去血浆蛋白。

3. 血小板寿命测定操作较烦琐，抽血量多，因患者服用阿司匹林后有加重出血的危险性。本检测患者的依从性差，目前已经较少应用。

【临床意义】

血小板生存时间缩短见于血小板破坏增多或消耗过多性疾病，如特发性血小板减少性紫癜、输血后紫癜、脾功能亢进、弥散性血管内凝血、各种血栓病（心肌梗死、糖尿病、外科手术、恶性肿瘤等）。

（三）抗心磷脂抗体测定

【原理】酶联免疫吸附法。

【试剂与器材】

1. 心磷脂乙醇溶液 20mg/L。

2. 辣根过氧化物酶标记的羊抗人 IgG、IgM 或 IgA。

3. 洗涤液 0.01mol/L PBS，pH 7.4。

4. 显色液。

5. 终止液。

6. 酶标仪。

【操作】

1. 包被　每孔加 30μl 心磷脂乙醇溶液，置 4℃过夜，次日每孔加 10% 小牛血清 0.2ml 封闭，室温放置 2 小时。

2. 反应　洗涤液洗板 1 次，被检血清用 10% 小牛血清稀释 100 倍。每孔加稀释后的被检血清 50μl。室温 2 小时后用洗涤液洗板 4 次。加入酶标记的抗人 IgG（或 IgM，或 IgA）100μl，室温 1.5 小时后洗板 4 次。加显色液 50μl/孔，37℃反应 20 分钟，加 2mol/L 硫酸 50μl 中止反应。

3. 测量　用酶标仪在 492nm 处测定各孔的吸光度值。

【结果判断】

大于正常人血清吸光度值加两个标准差时为阳性。

【参考区间】

IgG 型抗心磷脂抗体少于或等于 26%；IgM 型抗体少于或等于 21%；IgA 型抗体少于或等于 25%。

【临床意义】

1. 各种自身免疫性疾病（系统性红斑狼疮、原发免疫性血小板减少症、风湿性关节炎和抗磷脂综合征等）、病毒感染、肝硬化、恶性肿瘤、心肌炎、冠心病、高血压和脑血栓等疾病中增高。

2. 某些药物（如氯丙嗪、吩噻嗪）治疗时，血浆中抗心磷脂抗体浓度升高。

3. 少数正常老年人也能检出抗心磷脂抗体。

第五节 凝血因子的检验

一、凝血因子筛查试验

（一）活化凝血时间（activated clotting time，ACT）

【原理】

试管中加入白陶土-脑磷脂的混悬液以充分激活因子Ⅻ、Ⅺ，并为凝血反应提供丰富的催化表面，以提高本试验的敏感性。

【试剂与器材】

1. 4%白陶土-脑磷脂的混悬液。

2. ACT测定仪。

【操作】

1. 在含白陶土-脑磷脂混悬液0.2ml的小试管中注入受检者全血0.5ml，轻轻混匀。

2. 插入ACT测定仪，观察凝固时间。

【参考区间】（1.70±0.76）分钟。

【注意事项】

1. 4%白陶土-脑磷脂的混悬液是将脑磷脂用巴比妥缓冲液作1∶50稀释，再加等量4%白陶土悬液混合而成。

2. 本试验较敏感，可检出因子Ⅷ：C小于45%的亚临床型血友病患者。

【临床意义】

ACT是监测体外循环肝素用量的常用指标之一。在肝素化后使ACT保持在360～450秒为宜，在肝素中和后ACT应小于130秒。

（二）活化部分凝血活酶时间（activated partial thromboplastin time，APTT）

【原理】

在37℃下以白陶土激活因子Ⅻ和Ⅺ，以脑磷脂（部分凝血活酶）代替血小板提供凝血的催化表面，在Ca^{2+}参与下，观察贫含血小板血浆凝固所需时间。

【试剂与器材】

1. 待测血浆及正常对照血浆　以109mmol/L枸橼酸钠溶液作1∶9抗凝，3000r/min离心10分钟，获贫含血小板血浆，应使用塑料试管，防止血小板激活。

2. 40g/L白陶土-脑磷脂的混悬液。

3. 0.025mol/L氯化钙溶液。

【操作】

1. 取待测血浆、白陶土-脑磷脂的混悬液各0.1ml，混匀，置37℃水浴温育3分钟，其间轻轻摇荡数次。

2. 加入经预温至37℃的0.025mol/L氯化钙溶液0.1ml，立即开启秒表，置水浴中不断振摇，约30秒时取出试管，观察出现纤维蛋白丝的时间，重复两次取平均值。

3. 同时按上法测定正常对照。

【参考区间】

1. 手工法　男性（37±3.3）秒（31.5～43.5秒）；女性（37.5±2.8）秒（32～43秒）。待测者的测定值较正常对照值延长超过10秒以上有临床意义。

2. 仪器法　不同品牌仪器及试剂间结果差异较大，需要各家自行制定。

【注意事项】

1. 标本应及时检测，最迟不超过2小时。血浆加白陶土部分凝血活酶后被激活的时间不得少于3分钟。

2. 分离血浆应在3000r/min离心10分钟，务必去除血小板。

3. 白陶土因规格不一，其致活能力不同，因此参考值有差异。但若正常对照值明显延长，提示白陶土部分凝血活酶悬液质量不佳。

4. 本试验较试管法全血凝固时间敏感，能检出因子Ⅷ：C<25%的轻型血友病。

5. 同时按上法测定正常对照值。

6. ACT和APTT检测的临床意义相同。但对凝血因子缺乏的敏感性依次为ACT、APTT。ACT更多用于体外循环肝素化的检测。APTT是目前最常用的内源凝血系统的筛查试验。但由于活化剂的成分不同，其检测的参考区间差异较大，临床上应该使用正常对照值以利异常结果的判断。对肝素、狼疮抗凝物和凝血因子缺乏症检测所选用的APTT试剂应该有所区别。上述试验对高凝状态的检出不敏感。APTT延长的纠正试验常用，有鉴别诊断的意义。

【临床意义】

1. APTT

（1）延长：①因子Ⅷ、Ⅸ、Ⅺ和Ⅻ血浆水平减低，如血友病A、B及凝血因子Ⅺ、Ⅻ缺乏症；因子Ⅷ减少还见于部分血管性血友病（vWD）患者；②严重的凝血酶原、因子Ⅴ、因子Ⅹ和纤维蛋白原缺乏，如严重肝脏疾病、阻塞性黄疸、新生儿出血病、口服抗凝剂以及纤维蛋白原缺乏血症等；③纤溶活性增强，如继发性（DIC）、原发性（后期）及循环血液中有纤维蛋白（原）降解产物（FDP/

D-D)；④血液循环中有抗凝物质，如抗因子Ⅷ或Ⅸ抗体，狼疮抗凝物质等；⑤监测普通肝素(uFH)治疗，要求APTT延长史正常对照值的1.5～2.0倍。

(2) 缩短：①高凝状态，如弥散性血管内凝血的高凝血期、促凝物质进入血流以及凝血因子的活性增强等；②血栓性疾病，如心肌梗死、不稳定型心绞痛、脑血管病变、糖尿病伴血管病变、肺栓塞、深静脉血栓形成、妊娠期高血压疾病和肾病综合征以及严重灼伤等。

2. 纠正试验的结果与意义　以APTT延长为例(图1-4-1)。

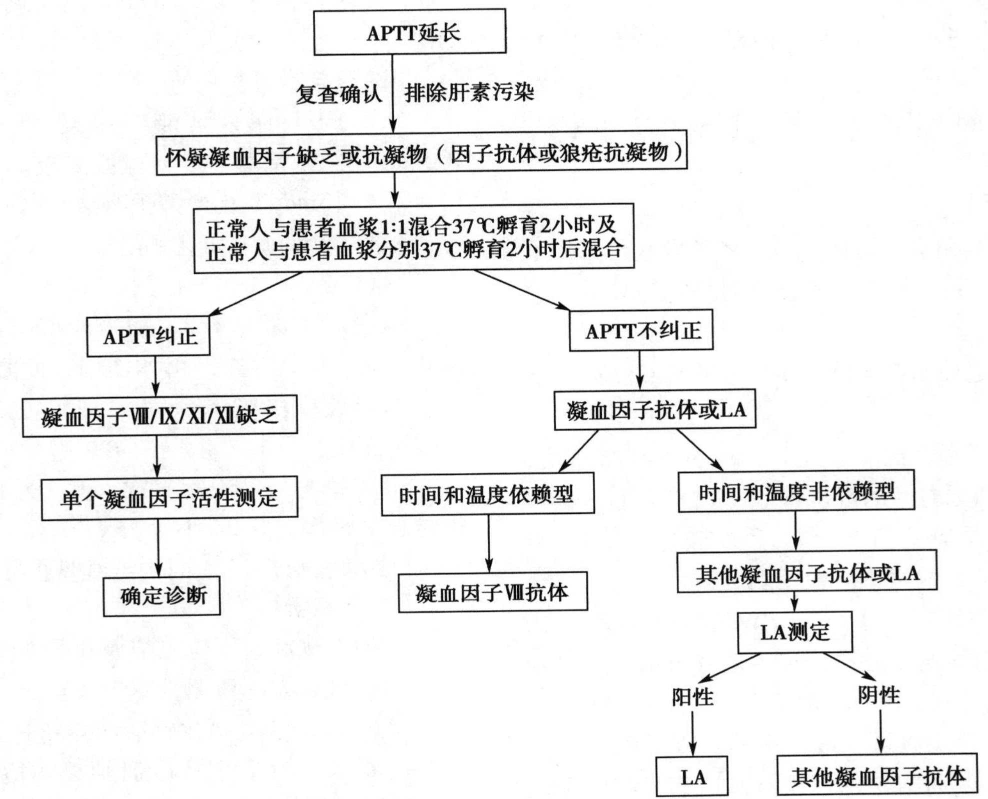

图1-4-1　APTT延长的纠正试验结果与意义

(三) 血浆凝血酶原时间(prothrombin time, PT)

【原理】

在待检血浆中加入过量的组织凝血活酶（兔脑、人脑、基因重组等）浸出液和Ca^{2+}，使凝血酶原转变为凝血酶，后者使纤维蛋白原转变为纤维蛋白。它不仅反映凝血酶原水平，而且反映因子Ⅴ、Ⅶ、Ⅹ和纤维蛋白原在血浆中的水平，故是外源性凝血系统的筛查试验。

【试剂与器材】

1. 组织凝血活酶浸出液　常用人或兔脑粉浸出液。

2. 0.025mol/L氯化钙溶液。

3. 秒表、塑料试管、塑料注射器。

【操作】

1. 在试管内加入109mmol/L枸橼酸钠溶液0.2ml，然后加入待检全血（或正常对照）1.8ml，混匀，低速离心，分离血浆。

2. 取小试管1支，加入待测血浆和组织凝血活酶浸出液各0.1ml，37℃预温，再加入0.025mol/L氯化钙溶液0.1ml（氯化钙溶液也应预温在37℃水浴中），立即开动秒表，不断轻轻倾斜试管，记录至液体停止流动所需要的时间。重复以上操作2～3次，取平均值，即为凝血酶原时间(PT)。

3. 同时按上法测定正常对照。

【结果计算】

$$\text{凝血酶原时间比值(PTR)}=\frac{\text{待检血浆的凝血酶原时间}(s)}{\text{正常参比血浆的凝血酶原时间}(s)}$$

现在采用国际标准化（凝血活酶时间）比值(international normalized ratio, INR)统一判断治疗效果。为此必须通过该组织凝血活酶的ISI，经下列公式计算。患者$INR=PTR^{ISI}$。

【参考区间】

1. PT值（秒）

（1）手工法：男性11～13.7，女性11～14.3，男女平均为12±1；待测者的测定值较正常对照值延长超过3秒以上才有临床意义。

（2）仪器法：不同品牌仪器及试剂间结果差异较大，需要各实验室自行制定。

2. 凝血酶原时间比值（PTR） 0.82～1.15（1.00±0.05）。

3. INR 依ISI不同而异，一般在1.0～2.0之间。

【注意事项】

1. 采血后宜在1小时内完成，置4℃冰箱保存不应超过4小时，－20℃下可放置2周，－70℃下可放置6个月。

2. 水浴稳定控制在37℃±1℃，过高或过低均会影响结果。

3. 抽血要顺利，抗凝要充分，决不可有凝血块，这将影响凝血酶原时间的准确性。

4. 市场上供应的组织凝血活酶制剂应注明ISI值，选用ISI<2.0的组织凝血活酶为宜。

5. 在血细胞比容（Hct）<20%或>55%时，抗凝剂与血液的比例须按公式：抗凝剂（ml）=（100－Hct）×血液（ml）×0.00185调整。

6. PT是外源凝血系统最常用的筛查试验。由于不同来源、不同制备方法的组织凝血活酶对结果影响很大，造成结果的可比性很差，特别影响判断治疗效果。WHO提出以人脑凝血活酶67/40批号作为标准品，并以国际敏感度指数（international sensitivity index，ISI）表示各种制剂与67/40之间相互关系。67/40为原始参考品，定ISI为1.0。因此各种制剂必须标以ISI值。不同敏感度的试剂，检测的正常参考区间不同。有必要使用正常对照值，以便对异常结果作出判读。PT对于高凝状态的检出不敏感。

【临床意义】

1. PT延长或PTR增加 见于先天性因子Ⅱ、Ⅴ、Ⅶ、Ⅹ缺乏症或低（无）纤维蛋白原血症；获得性见于DIC、原发性纤溶症、维生素K缺乏症、血液循环中有抗凝物质如口服抗凝剂、肝素和FDP存在。

2. PT缩短或PTR降低 见于先天性因子Ⅴ增多症、口服避孕药、高凝状态和血栓病等。

3. 监测口服抗凝剂 国人INR以1.8～2.5为宜，一般不超过3.0。

（四）因子ⅩⅢ定性试验（FⅩⅢ）

【原理】

在Ca^{2+}的参与下，因子ⅩⅢa能使可溶于5mol/L尿素或2%单氯（碘）醋酸溶液的可溶性纤维蛋白单体聚合物变为纤维蛋白。因此，含因子ⅩⅢ的血浆凝固后不再溶于上述溶液。如果受检血浆中缺乏因子ⅩⅢ，则聚合物可溶于5mol/L尿素或2%单氯（碘）醋酸。

【试剂与器材】

1. 5mol/L尿素溶液 尿素30g，蒸馏水加至100ml；或2%单氯（碘）醋酸溶液。

2. 0.13mol/L枸橼酸钠溶液。

3. 0.025mol/L氯化钙溶液。

【操作】

1. 受检血浆0.1ml，加入0.025mol/L氯化钙溶液0.1ml，混合后置37℃水浴中，使凝块形成。

2. 将此凝块移入5mol/L尿素或2%单氯（碘）醋酸溶液中。

3. 先每5分钟观察1次，共2小时；以后2～4小时观察一次，共24小时。

【参考区间】24小时内纤维蛋白凝块不溶解。

【注意事项】

1. 抽血顺利，不应有溶血和凝血。

2. 抽血后立即检测，不宜久置。

3. 0.025mol/L氯化钙溶液应新鲜配制。

4. 本法简便，对因子ⅩⅢ缺乏的检测的特异性较强，敏感性欠佳。但本试验在纤维蛋白原低于0.5g/L的情况，由于无法形成足够的血凝块，结果观察可能受到影响。

【临床意义】

若纤维蛋白凝块在24小时内（尤其在2小时内）完全溶解，表示因子ⅩⅢ有先天性或获得性缺乏。获得性者见于肝脏病，系统性红斑狼疮、类风湿关节炎、淋巴瘤、转移性肝癌、恶性贫血、弥散性血管内凝血及原发性纤溶等。

二、凝血因子活性检查

（一）凝血因子Ⅷ（FⅧ：C）、Ⅸ（FⅨ：C）、Ⅺ（FⅪ：C）、Ⅻ（FⅫ：C）的活性测定（一期法）

【原理】

待检血浆或稀释的正常人血浆分别与缺乏因子Ⅷ：C、Ⅸ：C、Ⅺ：C、Ⅻ：C的基质血浆混合，作白陶土部分凝血活酶时间测定。将待检血浆测定结果与正常人血浆作比较，分别计算出待检血浆中所含因子Ⅷ：C、Ⅸ：C、Ⅺ：C、Ⅻ：C相当于正常人的百分率。

【试剂与器材】

1. 缺乏因子Ⅷ：C、Ⅸ：C、Ⅺ：C、Ⅻ：C的基质血浆　可用先天性或人工制备的缺乏这些因子的血浆（要求它们的活性<1%），也可购自商品（缺乏以上因子）血浆为基质血浆，应于低温（-40～-80℃）下保存。

2. 脑磷脂悬液　用兔脑或人脑制作脑磷脂悬液，临用时用生理盐水作1:100稀释，必要时可调整稀释度。

3. 5g/L白陶土生理盐水悬液。

4. 0.05mol/L氯化钙溶液。

5. 咪唑缓冲液（pH 7.3）

(1) 甲液：1.36g咪唑、2.34g氯化钠溶于200ml蒸馏水中，再加0.1mol/L盐酸溶液74.4ml，最后加蒸馏水至400ml。

(2) 乙液：109mmol/L枸橼酸钠溶液。

咪唑缓冲液可在临用前将甲液5份与乙液1份混合即可。

6. 血液凝固分析仪。

【操作】

1. 空白测定管　取基质血浆、咪唑缓冲工作液、脑磷脂悬液及5g/L白陶土生理盐水悬液各0.1ml，混匀，置37℃预温2分钟，加0.05mol/L氯化钙溶液0.1ml，开动秒表记录凝固时间。要求空白测定管的测定时间在240～250秒。凝固时间的长短可用脑磷脂悬液的浓度来调节。

2. 待检标本测定　待检血浆用枸橼酸钠抗凝，分离后即置于冰浴中，测定前以咪唑缓冲工作液作1:20稀释。取待检稀释血浆、咪唑缓冲工作液、脑磷脂悬液及5g/L白陶土生理盐水悬液各0.1ml，混匀，置37℃水浴预温2分钟整，加0.05mol/L氯化钙溶液0.1ml，开动秒表记录凝固时间，查标准曲线，得出各因子活性再乘以2。若凝固时间过长，应减少稀释倍数，使凝固时间处于标准曲线的线性范围内。

3. 标准曲线绘制　取多个正常人新鲜混合血浆，以咪唑缓冲工作液作1:10、1:20、1:40、1:80、1:100、1:200、1:500、1:1000稀释。将各稀释度的样品分别与缺乏因子Ⅷ：C基质血浆、脑磷脂悬液及5g/L白陶土生理盐水悬液各0.1ml混合，置37℃水浴预温2分钟整，加0.05mol/L氯化钙溶液0.1ml，开动秒表记录凝固时间，以凝固时间的对数和浓度（1:10作为100%）的对数计算出回归方程或以稀释液（或活性）为横坐标，凝固时间为纵坐标，在双对数曲线纸上绘制标准曲线。

【参考区间】

因子Ⅷ：C（103±25.7）%；因子Ⅸ：C（98.1±30.4）%；因子Ⅺ：C（100±18.4）%；因子Ⅻ：C（92.4±20.7）%。

【注意事项】

1. 缺乏某因子的基质血浆的因子水平应<1%，而其他因子的水平必须正常。该基质血浆应置-40～-80℃冰箱中保存。

2. 待检标本采集后应立即测定或将分离血浆置-20～-40℃冰箱内待测，但不能超过2个月。同时避免反复冻融。

3. 每次测定都应做标准曲线。正常人新鲜混合血浆要求至少30人份以上。分装、冻干可保存-20～-40℃以下2～3个月。

4. 在FⅧ：C、FⅨ：C、FⅪ：C、FⅫ：C活性测定中，由于待测血浆均进行了一定比例的稀释，可以避免一些异常抗凝物的干扰。但是高浓度的肝素、纤维蛋白/纤维蛋白原降解产物（FDP）、自身抗体（如因子抑制物）等，仍有可能引起因子活性的假性减低。

5. 发色底物法常用于测定FⅧ：C、FⅨ：C，测定结果的影响因素比乏因子血浆纠正试验少，准确度和精密度都更高。

6. 血液标本采集不当（如采血不顺利，组织液混入血等），保存不当（如低温保存时引起的冷激活等），可使凝血因子活性呈假性增高。若输血后检测凝血因子，不能排除无因子缺陷症，一般应在输血7天后再测定。

【临床意义】

1. 血浆中凝血因子Ⅷ：C、Ⅸ：C、Ⅺ：C和Ⅻ：C减低

(1) 血浆中凝血因子Ⅷ：C减低：见于血友病A，按减低程度分为：重型（<2%）、中型（2%～5%）、轻型（5%～25%）、亚临床型（25%～45%）；其次见于vWD（Ⅰ型、Ⅱ型）和DIC；抗Ⅷ：C抗体所致获得性血友病较为少见。

(2) 因子Ⅸ：C减低：见于血友病B，临床上减低程度分型与血友病A相同；其次见于肝脏疾病、维生素K缺乏症、DIC、口服抗凝剂和抗FIX抗体存在等。

(3) 因子Ⅺ：C减低：见于因子Ⅺ缺乏症、肝脏疾病、DIC和抗FⅪ抗体存在等。

(4) 因子Ⅻ：C减低：见于先天性因子Ⅻ缺乏症、DIC、肝脏疾病以及部分血栓病患者。

2. 血浆中凝血因子Ⅷ：C、Ⅸ：C、Ⅺ：C水平

增高 主要见于高凝状态和血栓病，尤其是静脉血栓形成、肾病综合征、妊娠期高血压疾病、恶性肿瘤等。肝病时因子Ⅷ：C增高。

（二）凝血因子Ⅱ（FⅡ：C）、Ⅴ（FⅤ：C）、Ⅶ（FⅦ：C）和Ⅹ（FⅩ：C）的活性测定（一期法）

【原理】

受检者稀释血浆分别与缺乏因子Ⅱ：C、Ⅴ：C、Ⅶ：C、Ⅹ：C的基质血浆混合，作凝血酶原时间测定。将受检者血浆测定的结果与正常血浆作比较，分别计算受检血浆中所含因子Ⅱ：C、Ⅴ：C、Ⅶ：C、Ⅹ：C相当于正常人的百分率。

【试剂与器材】

1. 缺乏因子Ⅱ：C、Ⅴ：C、Ⅶ：C、Ⅹ：C的基质血浆 先天性或人工制备的缺乏这些因子的血浆（要求它们的活性小于1%），冻干保存。
2. 兔脑或人脑浸出液。
3. 0.025mol/L氯化钙溶液。
4. 血液凝固分析仪。

【操作】

1. 取至少30人份正常人的血浆混合，以10倍稀释作为100%，然后进行倍比稀释成50%，25%，12.5%，6.25%。
2. 按上述操作，分别测定各稀释度的凝固时间（秒）。
3. 将所测凝固时间（秒）为纵坐标，正常人混合血浆不同水平因子的活性（%）作横坐标，在双对数纸上绘出标准曲线或建立回归方程。

【结果计算】

受检血浆所测得的凝固时间，通过标准曲线或回归方程，得出相当于正常人因子活性的百分比，将该值乘以2，即为受检血浆凝血因子活性的水平（%）。

【参考区间】

因子Ⅱ：C（97.7±16.7）%；因子Ⅴ：C（102.4±30.9）%；因子Ⅶ：C（103±17.3）%；因子Ⅹ：C（103±19.0）%。

【注意事项】同血浆凝血酶原时间测得及因子Ⅷ：C、Ⅸ：C、Ⅺ：C和Ⅻ：C测定。

【临床意义】

1. 血浆中因子Ⅱ：C、Ⅴ：C、Ⅶ：C、Ⅹ：C的水平增高 同因子Ⅷ：C、Ⅸ：C、Ⅺ：C和Ⅻ：C测定，但肝脏疾病除外。
2. 血浆中因子Ⅱ：C、Ⅴ：C、Ⅶ：C、Ⅹ：C的减低 见于先天性因子Ⅱ、Ⅴ、Ⅶ、Ⅹ缺乏症，但较少见。获得性减低者见于维生素K缺乏症、肝脏疾病（最多和最先减少的是因子Ⅶ，其次和中度减少的是因子Ⅱ和Ⅹ，最后和最少减少的是因子Ⅴ）、DIC和口服抗凝剂等。在血液循环中有上述凝血因子的抑制物时，这些因子的血浆水平也减低。

三、血浆纤维蛋白原含量测定

【原理】

根据纤维蛋白原与凝血酶作用最终形成纤维蛋白的原理。以国际标准品为参比血浆制作标准曲线，用凝血酶来测定血浆凝固时间，所得凝固时间与血浆中纤维蛋白原浓度呈负相关，从而得到纤维蛋白原的含量。

【试剂与器材】

1. 凝血酶（冻干）。
2. 参比血浆（冻干）。
3. 血浆稀释液。

【操作】

1. 蒸馏水复溶凝血酶2ml。
2. 将待测或参比血浆用血浆稀释液作10倍稀释。
3. 取已稀释的血浆0.2ml于一小试管中，置37℃水浴加温2分钟，再加入已复溶的凝血酶试剂0.1ml，即刻观察凝固时间。
4. 再一次重复上述操作，若两次结果差异超过0.5秒，则需再重复一次，取两次结果的均值。
5. 如遇有凝固时间长的标本，使两次结果间误差大，可用1∶5的稀释血浆进行操作，将结果除以2再报告结果。
6. 根据凝固时间（秒）查阅标准曲线读数表，即可获得血浆纤维蛋白原浓度（g/L）。

【参考区间】2～4g/L。

【注意事项】

1. 参比血浆应同时与标本一起操作，以核对结果是否可靠。
2. 凝血酶复溶后在4～6℃可放置2天。
3. 凝固时间延长，查得纤维蛋白原浓度降低可有以下情况：①血浆纤维蛋白原浓度真正的降低；②血浆纤维蛋白原浓度假性降低，即由于血浆中出现肝素、FDP或罕见的异常纤维蛋白原血症所致，属以上情况时应进一步用其他实验方法证实或测定纤维蛋白原的抗原浓度。
4. Fg检测的方法学较多，各种方法的检测特性不同（表1-4-1）综合各种因素，Clauss法是目前首选的方法。

表1-4-1 血浆纤维蛋白原主要检测方法的比较*

方法	与参考方法的相关性			精密度 CV（%）	灵敏度	最低检出值（g/L）	准确性（相对误差%）		
	低值	正常	高值				低值	正常	高值
Clauss 法	好	0.92	好	3.89	高	0.1	好	好	好
双缩脲比色法	差	0.96	差	4.68	低	0.5	差	35.43*	差
免疫法	差	0.995	差	3.71	较高	0.18	差	27.95*	差
PT 衍生法	0.695*	0.815*	0.966*	2.88*	较高	0.6	差	3.59*	好

*与 Clauss 法比较

5. Clauss 法的检测原理与 TT 相同，但其使用凝血酶的浓度是 TT 的 25 倍，待检样本进行了 10 倍稀释，肝素（<0.6U/ml）和 FDP（<100μg/dl）不影响检测的结果。Fg 检测应采用市售商品化的试剂并进行质量控制。若采用自制试剂检测 Fg，需要对凝血酶含量进行严格的标定。Fg 检测中的凝血酶试剂容易氧化失活，严格按照说明书推荐的条件保存，一旦配制要尽早使用。

6. PT 衍生法在 PT 检测值异常以及 Fg 异常等情况并不适用。

【临床意义】

1. 纤维蛋白原增高（超过 4g/L） 见于糖尿病和糖尿病酸中毒、动脉血栓栓塞（急性心肌梗死发作期）、急性传染病、结缔组织病、急性肾炎和尿毒症、放射治疗后、灼伤、骨髓瘤、休克、老年人外科大手术后、妊娠晚期和妊娠期高血压疾病、轻型肝炎、败血症、急性感染和恶性肿瘤等。

2. 纤维蛋白原减少（低于 2g/L） 见于弥散性血管内凝血和原发性纤溶症、重症肝炎和肝硬化等，也见于降纤药治疗（如抗栓酶、去纤酶）和溶血栓治疗（UK，t-PA），故是它们的监测指标之一。

四、可溶性纤维蛋白单体复合物测定

【原理】可溶性纤维蛋白单体复合物测定（soluble fibrin monomer complex，SFMC）采用酶联免疫分析法。

【试剂与器材】

1. 氨基醋酸 终浓度为 20g/L。
2. 抑肽酶 终浓度为 500U/ml。
3. 碳酸盐缓冲液 0.1mol/L（pH 9.6）。
4. 抗纤维蛋白原 IgG 单抗。
5. 配制含 0.05% Tween-20 的 0.01mol/L PBS 洗涤液。
6. OPD 溶液（1g/L，含过氧化氢）。
7. 辣根过氧化物酶标记的抗纤维蛋白原单抗。
8. 酶标仪。

【操作】

1. 采血 取静脉血 5ml，以 0.15mol/L EDTA-Na_2 作 1∶9 抗凝，并加终浓度为 20g/L 的氨基醋酸和 500U/ml 的抑肽酶溶液，以 3000r/min 离心 15 分钟，制备血浆，置 -20℃保存备测。

2. 用 0.1mol/L 的碳酸盐缓冲液（pH 9.6）将抗纤维蛋白原 IgG 单抗稀释成 10mg/L，加 0.1ml 于酶标板各孔中，置 4℃过夜。

3. 经含 0.05% Tween-20 的 0.01mol/L PBS 洗涤后，再于各孔内加入 1% BSA 0.2ml 封闭，于 37℃温育 2 小时。

4. 将血浆和标准品用 0.01mol/L PBS 系列稀释，分别加 0.1ml 于各孔内，37℃温育 2 小时，洗涤后，加 0.1ml 用洗涤液稀释 3000 倍的辣根过氧化物酶标记的抗纤维蛋白原单抗，37℃温育 2 小时并充分洗涤后，于曾加辣根过氧化物酶单抗的各孔中加入 0.2ml 的 OPD 溶液（1g/L，含过氧化氢），显色 10 分钟，在波长为 492nm 处测各孔吸光度值。

【结果计算】

以标准品各浓度值为横坐标，相应的吸光度值为纵坐标，在半对数坐标纸上绘制标准曲线。根据样品的吸光度值占最高标准点计数的百分结合率，从相应的标准曲线上查出稀释样品的 sFMC 数值，再乘以稀释倍数即得血浆样品的 sFMC 含量。

【参考区间】（48.5±15.6）mg/L。

【注意事项】

凝血酶生成，无直接检测指标。SFMC 的测定，可以间接反映凝血酶的生成。因此，该项目的检测，可以作为血栓形成的早期辅助诊断指标。

【临床意义】

SFMC 水平升高，反映凝血酶生成增多。见于 DIC、产科意外、严重感染、肝病、急性白血病、外科手术、严重创伤和恶性肿瘤等。

第六节 抗凝因子检验

一、抗凝血酶测定

（一）抗凝血酶抗原测定

【原理】抗凝血酶抗原测定（antithrombin antigen，AT：Ag）采用酶联免疫吸附法。

【试剂与器材】

1. 0.1mol/L 碳酸盐缓冲液（pH 9.6）。
2. 抗人 AT 单抗。
3. AT 标准品。
4. 酶标的抗 AT 单抗。
5. 洗涤液 0.01mol/L PBS（含 0.05% Tween-20）。
6. 样品稀释液 0.25mol/L EDTA-Na_2-PBS（含 2% BSA）。
7. 邻苯二胺溶液（1mg/ml） 用 pH 4.5 0.1mol/L 枸橼酸盐缓冲液配制。
8. 3mol/L 硫酸终止液。
9. 30% 过氧化氢溶液。
10. 酶标仪。

【操作】

1. 用碳酸盐缓冲液将抗 AT 单抗配制为适当浓度，加入到酶标板中，每孔 0.1ml，4℃包被过夜。
2. 用洗涤液洗去未结合的单抗。
3. 将经样品稀释液一系列稀释的标准品及待测标本加入含固相抗体的酶标板中，每孔 0.1ml，37℃温育 2 小时，再用洗涤液洗涤 3 次。
4. 每孔加 0.1ml 适当浓度的酶标抗 AT 抗体，37℃再温育 2 小时，用洗涤液洗涤 3 次。
5. 加新鲜配制的含 1mg/ml 邻苯二胺、3% 过氧化氢的枸橼酸盐缓冲液，每孔 0.1ml，显色 10 分钟。
6. 每孔加 0.05ml 3mol/L 硫酸溶液终止反应。
7. 在酶标仪上于 492nm 波长测各孔吸光度值。
8. 以标准品的浓度为横坐标，尤其对应的吸光度值为纵坐标，在半对数纸上绘制标准曲线。
9. 以待测样本的吸光度值从标准曲线上查出其对应的 AT 数值，再乘以稀释倍数，得出标本中 AT：Ag 的含量。

【参考区间】（290 ± 30.2）mg/L。

【注意事项】

1. 样本采用枸橼酸钠抗凝而不能用肝素抗凝血浆。
2. 保存待检血浆从冰箱中取出后应立即置 37℃水浴中融冻，但不能反复冻融。

【临床意义】

1. 先天性 AT 缺陷 按 AT：Ag 及 AT：A 测定结果分为 CRM^- 型（AT：Ag 与 AT：A 均减低）和 CRM^+ 型（AT：Ag 正常而 AT：A 减低）。
2. 获得性 AT 缺乏，见于肝脏疾病、DIC、应用肝素等。

（二）抗凝血酶活性测定（antithrombin activity，AT：A）

【原理】发色底物法。

【试剂与器材】

1. 标准血浆。
2. 底物 S2238 的浓度为 5×10^{-7}mmol/L。
3. 凝血酶溶液 牛凝血酶用生理盐水配成 7.5～7.7U/ml，每 10ml 溶液中加入聚乙二醇 6000（PEG6000）0.5g 混合。
4. Tris-肝素缓冲液 0.05mol/L Tris，7.5×10^{-3}mol/L，EDTA-$Na_2 \cdot 2H_2O$，1.75×10^{-4}mol/L 氯化钠，用 1mol/L 盐酸调节 pH 至 8.4，每升缓冲液中含肝素 3 万单位。
5. 50% 的醋酸。
6. 酶标仪。

【操作】

1. 将标准血浆及待测血浆按表 1-4-2 作一系列稀释。

表 1-4-2 发色底物法检测 AT：A 标准管稀释

	管 1	管 2	管 3	管 4	管 5	受检管
标准血浆（μl）	50	100	150	200	250	-
待测血浆（μl）	-	-	-	-	-	200
Tris-肝素缓冲液（μl）	1150	1100	1050	1000	950	1000
稀释度	1:24	2:24	3:24	4:24	5:24	4:24
AT：A（%）	25	50	75	100	125	?

2. 将一系列稀释的标准血浆及待测标本与Tris-肝素缓冲液混合，于37℃温育5分钟。

3. 加过量的凝血酶50μl，混匀，37℃放置30秒。

4. 加底物150μl，混匀，37℃精确温育30秒。

5. 加50%的醋酸终止反应后，在405nm下测吸光度值。

6. 以标准品AT：A为横坐标，以其相应的吸光度值为纵坐标，在半对数纸上作标准曲线。

7. 根据受检者标本的吸光度值在标准曲线上查出其AT：A，若标本预先经过稀释必须乘以稀释倍数。

【参考区间】（108.5±5.3）%。

【注意事项】

AT：A的发色底物测定以往常用过多的肝素和凝血酶与待测血浆中AT作用后，测定剩余的凝血酶活性来反映AT的活性。由于凝血酶易使血浆纤维蛋白凝固，而且活性不如FⅩa稳定，所以在测定中用FⅩa替代凝血酶可以减少干扰和增加结果的稳定性。AT：A和AT：Ag同时测定，有助于AT缺陷症分型。

【临床意义】同AT：Ag测定。

二、蛋白C测定

（一）蛋白C抗原测定

【原理】蛋白C抗原测定（protein C antigen，PC：Ag）采用免疫火箭电泳法。

【试剂与器材】

1. 抗人PC抗体。

2. PC缓冲液　每升溶液中巴比妥钠1.62g、Tris 5.65g、甘氨酸7.07g、EDTA-Na_2 1.80g、PEG（MW 6000）10g，pH调至8.8。

3. 生理盐水。

4. 标准血浆。

5. 考马斯亮蓝染色液　取考马斯亮蓝R-250 2.5g，冰醋酸100ml，乙醇450ml，蒸馏水450ml，溶解后混匀。

6. 考马斯亮蓝脱色液　取乙醇1000ml，冰醋酸250ml，蒸馏水1000ml，混匀。

7. 电泳仪。

8. 两分规。

【操作】

1. 用PC缓冲液配制10g/L的琼脂糖溶液，制板方法与一般免疫火箭法相同。

2. 将标准血浆稀释为原倍、1:2（100%）、1:4、1:8、1:16共5个稀释度。

3. 待检血浆作1:2稀释。

4. 电泳　先于50V低电压下加样，每孔15μl，每板必须同时作标准曲线。待加样完后，提高电压至110V，在室温不高于30℃条件下电泳18小时。

5. 染色　电泳完毕后关闭电源。取出琼脂糖凝胶板，置于生理盐水中漂洗杂蛋白（约12～24小时），取出后用蒸馏水稍冲一下，除去盐类，用多层滤纸压干，以便吸去大部分水，再用电吹风吹干，然后用考马斯亮蓝染色3～5分钟，再用脱色液洗脱至底色白、峰形清晰为止。

6. 测定火箭峰高度　用两分规测定火箭峰高度，以加样孔上缘至峰顶为准。将5个标准的各自读数，通过回归得到标准曲线。然后求出各待检样本的PC：Ag含量。

【参考区间】（102.5±20.1）%。

【临床意义】

1. 先天性PC缺陷　Ⅰ型者PC：Ag含量与活性均降低，Ⅱ型者PC：Ag正常而活性降低。

2. 获得性PC减少　可见于DIC、肝功能不全、手术后及口服双香豆素抗凝剂等。

（二）蛋白C活性测定

【原理】蛋白C活性测定（protein C activity，PC：A）采用发色底物法。

【器材】

1. 缓冲液A　0.04mol/L巴比妥缓冲液，pH 7.4。

2. Protac激活液　每瓶3U，加缓冲液A 3ml，分装，置-20℃保存，使用时稀释成0.15U/m。

3. 发色底物液　用重蒸馏水将Chromozym-PCA配成1.6mmol/L。

4. 正常混合血浆用缓冲液A稀释成浓度为原液、80%、60%、40%、20%、10%等。

5. 待检样本用生理盐水作1:2稀释。

6. 终止液用冰醋酸溶液。

7. 酶标仪及酶标板。

【操作】

1. 将待测已稀释样本25μl加入酶标板孔中，同时也将6个不同稀释度正常混合血浆各25μl分别加入各孔内，在上述待测样本及标准管各孔加入激活液100μl，置37℃水浴温育8分钟。

2. 再加入发色底物chromozym-PCA 100μl，混匀，置37℃水浴中继续温育10分钟，使其充分显色。

3. 以缓冲液A为空白管，酶标仪405nm读出多孔的 A 值。

4. 以正常人混合血浆的各稀释孔的 A 值为纵坐标，相应的 PC：A 含量为横坐标作出标准曲线。待测样本查标准曲线，结果乘以 2。

【参考区间】(100.24±13.18)%。

【注意事项】除本法外，尚有血浆凝固法。后者检测可能受到狼疮抗凝物（lupus anticoagulant，LAC）、高浓度的 FⅧ（>250%）等的影响。如果存在活化蛋白 C 抵抗（activated protein C resistance，APC-R）时，可出现血浆凝固时间假性缩短，将待测血浆用缺乏 PC 的基质血浆进行 1∶2、1∶4 等适当比例稀释后可以纠正。

【临床意义】与 PC：Ag 相同。

三、蛋白 S 抗原测定

【原理】蛋白 S 抗原测定（protein S antigen，PS：Ag）采用免疫火箭电泳法。血浆总 PS（TPS）包括游离 PS（FPS）和与补体 C_4 结合蛋白结合的 PS（C_{4bp}-PS）。火箭电泳法在琼脂板上可同时检测 TPS 和 FPS。在待测血浆中加一定量聚乙二醇 6000，则 C_{4bp}-PS 会沉淀下来，上清部分即为 FPS。

【试剂与器材】

1. 抗人 PS 血清。
2. 巴比妥钠缓冲液 每升含巴比妥钠 10.32g、甘氨酸 7.52g、Tris 0.6g、EDTA 1.46g、pH 9.0。
3. 25% 聚乙二醇 6000（PEG6000）。
4. 余同 FⅧ：Ag 的检测。
5. 电泳仪。

【操作】

1. 受检血浆用 0.13mol/L 枸橼酸钠抗凝，FPS 处理同标准曲线制作，TPS 与 FPS 均每孔加 10μl，余均同标准曲线。

2. 检测样品的峰高代入公式中 X，Y 为样本的 PS 值。

3. 标准曲线绘制

（1）取抗人 PS 血清，用巴比妥钠缓冲液配制成 1% 含 PS 抗血清的琼脂糖凝胶板。

（2）TPS 标准血浆稀释为原倍（100%），1∶2（50%），1∶4（25%），1∶8（12.5%），1∶16（6.25%）。

（3）每孔加样 10μl。

（4）电泳条件同 PC：Ag 检测。

（5）FPS：吸取 2 支各 300μl 正常混合血浆，每支加 25% 聚乙二醇 6000 50μl，充分混匀，室温下放置 30 分钟，然后以 3000r/min 离心 10 分钟，取上层血浆，一支作原倍（100%）；另一支作1∶2（50%），1∶4（25%），1∶8（12.5%），1∶16（6.25%）稀释。与 TPS 在同一琼脂板上进行电泳。

（6）染色：将电泳后的琼脂板置 1% 磷钼酸染色液中数分钟，一般 5～15 分钟（以磷钼酸液新鲜度而定，新鲜则短，使用多次后则相应延长染色时间），即可见清晰的火箭沉淀峰。

（7）采用直线回归，将测得的峰高与相应的血浆稀释度做直线回归处理，Y＝bX＋a。

【参考区间】TPS：(96.6±9.8)%；FPS：(100.9±11.6)%。

【注意事项】

1. 游离 PS 标本，制备好的上层血浆应当天检测，否则会影响实验结果。

2. 同一份标本，同时做 TPS 和 FPS，加样时可以单孔为 TPS 样本；双孔为 FPS 样本，以便分析结果。

3. 血浆中约 60% C4BP-PS，40% 为 FPS。只有 FPS 辅助 APC 发挥灭活 FⅤa 和 FⅧa 功能。故检测 FPS 更有临床价值。

【临床意义】

1. PS 作为 PC 的辅因子，对因子Ⅴa、Ⅷa 有加速灭活作用。先天性 PS 缺陷者常伴发严重的深静脉血栓栓塞。

2. 获得性 PS 缺乏 见于肝功能障碍、口服双香豆素类抗凝药物。

四、凝血酶-抗凝血酶复合物测定

【原理】凝血酶-抗凝血酶复合物测定（thrombin antithrombin complex，TAT）采用酶联双抗体夹心法。

【试剂与器材】

1. 以兔抗人凝血酶包被的酶标板。
2. 以过氧化物酶标记的兔抗人 AT。
3. 共轭缓冲液。
4. TAT 标准血浆 A1～S4（人）浓度范围 2～60μg/L。
5. TAT 质控血浆（人）。
6. 样本缓冲液（TAT） Tris 缓冲液 100mmol/L，Tween-20 10ml/L，EDTA 37g/L。
7. 洗涤液 磷酸盐缓冲液 90mmol/L，含 Tween 18g/L。
8. 底物缓冲液 枸橼酸盐缓冲液含 H_2O_2 0.3g/L。
9. 底物 邻苯二胺。
10. 终止液 0.5mol/L 硫酸。

11. 酶标仪。

【操作】

1. 试剂准备

（1）洗涤液：用蒸馏水稀释 15ml 浓缩液至 300ml。

（2）工作共轭液：将 200μl 抗人 AT 抗体加至含共轭缓冲液的瓶中（11ml），轻轻振荡混匀。

（3）TAT 标准血浆 S1～S4 和 TAT 质控血浆各加 1ml 蒸馏水稀释，使 S1～S4 中 TAT 浓度分别为 2μg/L、6μg/L、20μg/L、60μg/L。质控血浆 TAT 值如标签示。

2. 检测

（1）取所需数量的微量测试排条于托板上，其余的重新封存好，并于其中放干燥剂，保存于 2～8℃。

（2）每孔加 50μl 样本缓冲液（TAT），再分别加入 50μl 标准品、质控血浆或样本，充分混匀。

（3）37℃温育 15 分钟（±2 分钟）。

（4）每孔用 0.3ml 稀释洗涤液洗板 2 次，甩干。

（5）将 100μl 工作共轭液加至各孔。

（6）37℃温育 15 分钟（±2 分钟）。

（7）准备底物液：加 10ml 底物缓冲液（20～25℃）至含底物的瓶中，振荡摇匀。

（8）用洗涤缓冲液洗板 3 次。

（9）每孔加 100μl 新鲜配制的底物液。

（10）20～25℃温育 30 分钟（避光）。

（11）每孔加 100μl 终止液，放置时间同底物液。

（12）1 小时内检测波长 492nm 处吸光度（A）值。

3. 标准曲线绘制　标准曲线通过以 TAT 标准血浆的 TAT 浓度（μg/L）对相应吸光度值作图得到。纵坐标为 492nm 吸光度值，横坐标为 TAT 浓度（分别为 2μg/L、6μg/L、20μg/L、60μg/L）。待测样品中 TAT 的浓度则可比照标准曲线得到。

【参考区间】正常成人枸橼酸钠抗凝血浆 TAT：1.0～4.1μg/L（平均 1.5μg/L）。

【注意事项】

1. 在 2～8℃环境下，共轭缓冲液、工作共轭液和样本缓冲液可保存 4 周，稀释过的洗涤液可在 1 周内使用。

2. 稀释过的标准血浆和质控血浆在 15～25℃下，可放置 8 小时。工作底物液须避光保存，且应在 1 小时内使用。

3. 共轭缓冲液、标准血浆、质控血浆和样本缓冲液在 -20℃可保存 3 个月。剩余的工作底物液应在配制后 30 分钟内冻存，2 周内使用。

4. 血浆样本采集不当可影响检测结果。溶血、脂血、含类风湿因子的血浆样本不可使用。

5. 凝血酶形成后迅速被抗凝血酶所抑制。因此，常规方法无法直接测定凝血酶的生成量。TAT 的测定，可以间接反映凝血酶的生成。作为早期血栓形成的一个辅助检测指标。

【临床意义】血浆 TAT 含量增高，见于血栓形成前期和血栓性疾病，如 DIC、深静脉血栓栓塞、急性心肌梗死等。

第七节　病理性抗凝物质检验

一、筛查试验

（一）复钙交叉试验

【原理】延长的复钙时间，如果能被 1/10 量的正常血浆所纠正，表示受检血浆中缺乏凝血因子；如果不能被等量的正常血浆所纠正，则提示受检血浆中有抗凝物质。

【试剂与器材】

1. 0.1mol/L 草酸钠或 0.13mol/L 枸橼酸钠抗凝的正常血浆和待测血浆。

2. 0.025mol/L 氯化钙溶液。

【操作】按表 1-4-3 进行。

表 1-4-3　复钙交叉试验操作方法

	试管 1	试管 2	试管 3	试管 4	试管 5
标准血浆（μl）	–	0.01	0.05	0.09	0.1
待测血浆（μl）	0.1	0.09	0.05	0.01	–

放置于 37℃水浴中 1 分钟，加 0.025mol/L 氯化钙溶液 0.1ml 混合的同时启动秒表，记录血浆中出现纤维蛋白丝的时间（分钟），重复两次，取平均值。

【参考区间】若第 3 管的复钙时间不能恢复至正常值（2 分 18 秒～4 分 17 秒），则表示受检血浆中有抗凝物质存在。

【注意事项】

1. 抽血应顺利，不应有溶血及凝血。

2. 取血后应立即检测，血浆在室温中放置不超过2小时。

【临床意义】本试验可区别复钙时间延长的原因，是血液循环中有无病理性抗凝物质的一项筛查试验。

（二）凝血酶时间延长的纠正试验（游离肝素时间测定）

【原理】甲苯胺蓝可中和肝素的抗凝作用。当凝血酶时间（TT）延长，可在受检血浆中加入甲苯胺蓝，若延长的TT恢复正常或明显缩短，则表示受检血浆中肝素或类肝素增多，否则示其他抗凝血酶类物质存在。

【试剂与器材】

1. 0.1%甲苯胺蓝溶液。

2. 0.1mol/L草酸钠或0.13mol/L枸橼酸钠抗凝血浆。

3. 凝血酶溶液　凝血酶加生理盐水稀释，使正常对照血浆的凝固时间在16～18秒。

【操作】

1. 取受检抗凝血浆0.1ml，加0.1%甲苯胺蓝0.1ml，摇匀，置37℃水浴中。

2. 随即加入凝血酶溶液0.1ml，即刻记录血浆凝固时间，重复2次或3次，取平均值。

【结果判断】在凝血酶时间（TT）延长的患者，加入甲苯胺蓝后TT明显缩短，两者相差大于5秒，提示患者血浆中有肝素或类肝素增多；如TT并不因为加入甲苯胺蓝而缩短，提示TT延长不是由肝素或类肝素物质所致。

【注意事项】凝血酶溶液在每次操作时都需作校正试验，使正常血浆的TT值在16～18秒。复钙交叉试验和游离肝素时间检测均为临床常用的病理性抗凝物质存在的筛选试验。前者可以鉴别凝血异常是内源凝血系统因子缺乏还是由病理性抗凝物质存在引起；后者对检测肝素或类肝素物质的存在比较敏感和特异。但二者均只是定性检测试验。

【临床意义】在过敏性休克，使用氮芥或放疗后，严重肝病，弥散性血管内凝血或肝叶切除后或肝移植术后等患者的血浆中可能有类肝素物质的增多。

二、血浆肝素浓度测定

【原理】发色底物法。

【试剂与器材】

1. FⅩa试剂（含冻干牛FⅩa）。

2. AT（含冻干人AT和缓冲液0.05mol/L Tris-HCl，0.175mol/L NaCl，7.5mmol/L EDTA，pH 8.4）。

3. 发色底物Spectrozyme FⅩa。

4. 光电比色仪。

【操作】

1. 标本准备　0.129mol/L枸橼酸钠1:9抗凝血，以3000r/min离心10分钟。为彻底祛除剩余血小板，1小时内再以3000r/min离心10分钟。缺乏血小板血浆须保存在2～8℃，2小时内完成检测，或－20℃保存1个月，用前37℃融化15分钟。

2. 试剂准备

（1）FⅩa试剂：加5ml蒸馏水，2～8℃可保存2周，－20℃可保存4个月。

（2）AT：加5ml蒸馏水，2～8℃可保存2周，－20℃可保存4个月。

（3）发色底物Spectrozyme FⅩa：加5ml蒸馏水，2～8℃可保存2个月，－20℃可保存6个月（勿反复冻融）。

3. 标准品准备　用同样的方法采集正常血浆，以制备肝素标准品。以0.9% NaCl配成8USPU/ml的肝素，然后用正常血浆配成下列肝素标准品

0.8U/ml：900μl血浆＋100μl肝素（8USPU/ml）；

0.4U/ml：500μl血浆＋500μl 0.8U/ml标准品；

0.2U/ml：500μl血浆＋500μl 0.4U/ml标准品；

0.0U/ml：500μl血浆。

200μl AT，加25μl血浆样品或肝素标准品，混匀，37℃温育2分钟，加200μl FⅩa并混匀，37℃精确温育1分钟；混合液中加200μl发色底物Spectrozyme FⅩa，混匀，37℃精确温育5分钟；加200μl醋酸，混匀；最后，加200μl水。在波长405nm处读取吸光度值，空白对照液可按下列顺序配制：200μl醋酸→200μl AT→25μl正常对照血浆→200μl FⅩa→200μl发色底物Spectrozyme FⅩa→200μl水。

4. 标准曲线　以吸光度值与对应的肝素标准品浓度绘制标准曲线，纵、横坐标分别为405nm吸光度值和肝素浓度。待测血浆中肝素浓度可从标准曲线上直接查到。标准曲线应每次制备。

【参考区间】正常人用本法检测肝素为0。根据抗凝治疗的强度不同，本检测值有相应变化。本法检测肝素的范围是0～0.8U/ml。

【注意事项】

1. 采血与离心必须细心，以避免血小板激活，导致血小板第4因子（PF_4）释放，后者可抑制肝素活性。

2. 反应中温育时间和温度均应严格按要求，否则将影响检测结果。

3. 严重黄疸患者检测中应设自身对照。

4. 制作标准曲线的肝素制剂应与患者使用的一致。

5. 采血时间必须与用药时间紧密对应，使检测结果可以指导临床的药物剂量调整。

6. 肝素治疗个体差异较大，过量用药可以导致出血，用药不足无法避免血栓形成。肝素浓度的检测可以有效地提供药动学信息，指导临床合理调整药物的剂量。

【临床意义】 在过敏性休克，使用氮芥或放疗后，严重肝病或DIC，肝叶切除后或肝移植术后等患者血浆中肝素增多。主要应用于肝素治疗的监测。

三、凝血因子Ⅷ抑制物测定（Bethesda 法）

【原理】 将受检血浆与正常人血浆混合，温育一定时间后，检测剩余因子Ⅷ的活性，以Bethesda单位来计算抑制物的含量，1个Bethesda单位相当于灭活50%因子Ⅷ的量。

【试剂与器材】

1. 0.05mol/L 咪唑缓冲液（pH 7.3）　咪唑0.34g，氯化钠0.585g，加蒸馏水至100ml。

2. 白陶土-脑磷脂悬液。

3. 缺乏因子Ⅷ血浆（FⅧ：C＜1%）。

4. 正常人混合血浆。

5. 0.025mol/L 氯化钙。

【操作】

1. 用咪唑缓冲液制备受检者1/2（受检者血浆1份加缓冲液1份）和1/3（受检者血浆2份加缓冲液1份）的稀释血浆。

2. 温育混合物的制备　对照为正常人混合血浆0.2ml加缓冲液0.2ml；受检者1/2稀释血浆0.2ml加对照血浆0.2ml；受检者1/3稀释血浆0.2ml加对照血浆0.2ml。

将上述3支含混合物试管置37℃水浴箱中温育2小时。

3. 用测FⅧ：C的方法，检测各管的Ⅷ：C水平。

【结果计算】

$$\text{剩余 FⅧ:C(\%)} = \frac{\text{温育前 FⅧ:C}}{\text{温育前 FⅧ:C}}$$

按表1-4-4将剩余的FⅧ：C换算成Bethesda单位。

以Bethesda单位计算因子Ⅷ抑制物含量。

受检血浆稀释度×Bethesda单位＝每毫升血浆中因子Ⅷ抑制物的Bethesda单位数。

表1-4-4　因子Ⅷ：C与Bethesda单位的换算表

剩余因子Ⅷ：C（%）	血浆抗体含量（单位）	剩余因子Ⅷ：C（%）	血浆抗体含量（单位）	剩余因子Ⅷ：C（%）	血浆抗体含量（单位）
97	0.05	61	0.70	40	1.35
93	0.10	59	0.75	38	1.40
90	0.15	57	0.80	37	1.45
87	0.20	55	0.85	35	1.50
84	0.25	53	0.90	34	1.55
81	0.30	51	0.95	33	1.60
78	0.35	50	1.00	32	1.65
75	0.40	48	1.05	30	1.70
73	0.45	46	1.10	29	1.75
70	0.50	45	1.15	28	1.80
68	0.55	43	1.20	27	1.85
66	0.60	42	1.25	26	1.90
64	0.65	41	1.30	25	2.00

举例：对照温育混合的因子Ⅷ：C =55%

受检血浆与正常（1/2）对照血浆混合的因子Ⅷ：C =35%

剩余因子Ⅷ：C =35/55 ×100% =64%

从表1-4-4 中查得，64%剩余因子Ⅷ为0.65 Bethesda 单位。

稀释度×单位=因子Ⅷ抑制单位值

1 ×0.65 =0.65 BethesdaU/ml 血浆

【注意事项】同凝血因子Ⅷ：C 测定。当筛查试验如复钙交叉试验、APTT 纠正试验出现阳性结果时，患者有血友病 A 史或因子Ⅷ活性下降，用凝血因子Ⅷ抑制物测定（Bethesda 法）可以定量反映抑制物的水平，用于血友病 A 患者产生因子Ⅷ抑制物或获得性血友病 A 的诊断与疗效的监测。该检测是一种经典的方法。

【参考区间】正常人体内无抑制物。

【临床意义】本法多用于血友病 A 患者出现抗因子Ⅷ：C 抗体者，也用于获得性血友病 A 者；也可用于测定其他凝血因子所产生的抗体。

四、狼疮抗凝物的检测

【原理】用蛇毒试剂激活 FX，加入 Ca^{2+} 和低浓度磷脂，观察血浆发生凝固的时间，称为 Russell 蛇毒时间（Russell viper venom time，RVVT），作为狼疮抗凝物（lupus anticoagulation，LAC）的过筛试验（LAC screen）。若 RVVT 明显延长时，提示有凝血因子缺陷或存在 LAC。加入正常血浆后，RVVT 缩短，为凝血因子缺陷；若 RVVT 仍延长，表明存在 LAC。加入高浓度的磷脂中和 LAC 后，可使延长的 RVVT 缩短或恢复正常，确证血浆中存在 LAC，称为 LAC 确认试验（LAC confirm）。通过计算 LAC screen 或 LAC confirm 与正常人血浆 RVVT 的比值，得到 LAC 过筛试验比值（screen ratio，SR）和确认试验比值（confirm ratio，CR），用筛查除以确认比值，得到标准化 LAC 比值（normalized LAC ratio，NLR），根据 NLR 的大小，判断待测血浆中有无 LAC。

【试剂与器材】

1. LAC 过筛试剂盒。
2. LAC 确认试剂盒。

【操作】

1. 将 LAC 过筛试剂及 LAC 确认试剂各用 2ml 去离子蒸馏水溶解，置室温 30 分钟，颠倒混匀后备用。
2. 将 LAC 过筛试剂及 LAC 确认试剂置于 37℃水浴中预温 1 分钟。
3. 取 2 个试管，各加 0.2ml 缺乏血小板的被检血浆，37℃预温 1 分钟。
4. LAC 过筛试验，待检试管中加预温的 LAC 过筛试剂 0.2ml，启动秒表，记录血浆凝固时间。若做 LAC 确认试验，待检试管中则加预温的 LAC 确认试剂，体积为 0.2ml，启动秒表，记录血浆凝固时间。
5. 正常人血浆同时进行上述检测。

【结果计算】

1. LAC 过筛试验比值（SR）= 患者过筛试验结果（秒）/正常人过筛试验结果（秒）。
2. LAC 确认试验比值（CR）= 患者确认试验结果（秒）/正常人确认试验结果（秒）。
3. 标准化 LAC 比值（NLR）= 过筛试验比值/确认试验比值。

【参考区间】NLR：正常人：<1.2；>2.0 为强阳性；1.5 ~2.0 为中度阳性；1.2 ~1.5 为弱阳性。

【注意事项】本试验对狼疮抗凝物检测的敏感性和特异性均较高。检测系统内磷脂的含量至关重要。要求待检血浆中尽量祛除血小板成分。在常规离心获得乏血小板血浆后，可以将所得的血浆吸取 2/3，再次 3000 转离心 10 分钟，取后次所得血浆的上 1/3 用于检测。这样，可以避免剩余血小板磷脂参与反应，导致对检测结果的影响。

【临床意义】LAC 是一组抗磷脂或磷脂与蛋白（如 β-2-glycoprotein 1 和凝血因子）复合物的抗体，可以干扰磷脂依赖的止血反应和体外凝血试验（如 APTT、SCT、RVVT 等）。血浆 LAC 阳性，可见于自身免疫性疾病（如 SLE）、病毒感染、骨髓增生性疾病、复发性流产等，约有 24% ~36% 患者可发生血栓形成。

第八节 纤溶系统的检验

一、优球蛋白溶解时间

【原理】血浆经稀释后，加稀醋酸使 pH 降低至 4.5 时优球蛋白组分即沉淀，经离心可除去纤溶抑制物。而沉淀的优球蛋白组分中含纤维蛋白原、纤溶酶原和纤溶酶原激活物等。将此沉淀物溶解于缓冲液中，再加氯化钙（加钙法）或凝血酶（加酶法）使其凝固，置 37℃下观察凝块完全溶解所需时间，即为优球蛋白溶解时间（euglobulin lysis time，ELT）。

【试剂与器材】

1. 109mmol/L 枸橼酸钠溶液。
2. 1%醋酸溶液。

3. 硼酸盐缓冲液（pH 9.0） 取氯化钠9g，硼酸钠1g，加蒸馏水溶解后，加水至1000ml。

4. 0.025mol/L 氯化钙溶液。

【操作】

1. 109mmol/L 枸橼酸钠 0.2ml，加 1.8ml 血液，混匀，并分离血浆。

2. 尖底离心管1支，加蒸馏水7.5ml，加1%醋酸约0.12ml，使pH为4.5，置冰浴中。

3. 取0.5ml 血浆加到上述置冰浴中的离心管中，混匀，继续置冰浴中10分钟，使优球蛋白充分析出。

4. 用3000r/min 离心5分钟，倾去上清液，倒置离心管于滤纸上，吸去残余液体。

5. 加硼酸缓冲液（pH 9.0）0.5ml 于沉淀中，置37℃水浴中，轻轻搅拌使之完全溶解。

6. 加入 0.025mol/L 氯化钙 0.5ml，开动秒表记录凝固时间。

7. 置37℃水浴中，观察凝块完全溶解，并记录时间。

【参考区间】 溶解时间（ELT）大于120分钟。小于70分钟为异常，是诊断纤溶活性亢进的指标之一；大于120分钟提示纤溶活性减低。

【注意事项】

1. 采血时止血带不宜扎得过紧，时间不得超过5分钟。

2. 第2、3步骤要在15分钟内完成。

3. 观察溶解标本以不见絮状物为准。

4. 当纤溶极度亢进时，体内纤溶酶原基本被耗尽时，本试验可呈假阴性。

5. ELT测定依赖于血浆中有足够的纤维蛋白原和纤溶酶原，当血浆中优球蛋白浓度较低时，可能仅出现较纤细的纤维蛋白丝或无纤维蛋白凝块形成而影响测定，ELT可延长。肝素抗凝治疗不会影响ELT测定，因为肝素不会在醋酸溶液中发生沉淀。由于ELT的测定时间较长，影响因素多，近年来已较少在临床应用。

【临床意义】 本试验用以观察总的纤溶活性。当原发性或继发性纤溶亢进（如DIC）时，ELT缩短（小于70分钟有价值）。ELT > 120分钟，提示纤溶活性减低，临床意义不大。

二、纤溶组分检验

（一）组织型纤溶酶原激活剂活性测定（tissue plasminogen activator activity，t-PA：A）

【原理】 发色底物法。

【试剂与器材】

1. 抗凝液。

2. 浓酸化液 应用时每支用蒸馏水稀释到10ml。

3. 浓缓冲液 应用时每支用蒸馏水稀释到25ml。

4. 纤溶酶原。

5. 发色底物 S2251。

6. 共价物。

7. 标准品（10U）。

8. 终止液。

9. 光电比色仪。

【操作】

1. 标准曲线绘制

（1）t-PA标准品用缓冲液4.0ml溶解，再稀释100倍（取50μl，加缓冲液4950μl），此时t-PA标准品活性为2.5×10^{-2}U/ml，按表1-4-5加入到平底酶标板上。

表1-4-5 t-PA标准孔稀释

	管1	管2	管3	管4	管5	管6
t-PA标准品（μl）	0	20	40	60	80	100
缓冲液（μl）	100	80	60	40	20	0
t-PA：A（U/ml）	0	0.005	0.01	0.015	0.02	0.025

（2）各用缓冲液2ml将发色底物、共价物、纤溶酶原溶解，然后予以混合，在各标准品孔中，每孔加100μl，湿盒中保温约150～180分钟（或标准系列中的6号管对应的测定孔的405nm吸光度值为0.8左右）。

（3）加终止液20μl终止反应，在酶标仪上检测各孔405nm吸光度值，以标准系列中的1号管调零点（或在检测后减去该孔的值）。

（4）以405nm吸光度值为纵坐标，t-PA：A为横坐标，绘制标准曲线。

2. 检测

（1）0.129mol/L枸橼酸钠抗凝血浆200μl，即刻加等体积酸化液，立即混合，2～8℃可保存12小时，－20℃可保存1个月。检测前需摇匀。

（2）用缓冲液将经酸化的待测血浆再稀释15倍

（取50μl，加缓冲液700μl，稀释倍数可根据血浆中t-PA：A的高低而增减），用微量取液器取100μl加入到酶标板的检测孔中。

（3）余同标准曲线绘制步骤（2）与（3）。

（4）待测样品t-PA：A可从标准曲线上查出，结果乘以稀释倍数15×2×1.1即可（如果用固体肝素抗凝，则不用乘以1.1）。

【参考区间】（0.3~0.6）U/ml。

【注意事项】

1. 因加压后t-PA可进入血液，采血标本时最好不用止血带；取血后尽快在低温下分离血浆。

2. 样本必须加以酸化处理，以抑制纤溶酶原激活抑制剂（PAI）的作用。

3. 血浆t-PA的影响因素较多，可随年龄的增加而升高；在剧烈运动、机体应激反应时增高。此外，血液标本采集时的状况（如压脉带的使用）、标本溶血、血浆中的其他抗体（如嗜异性抗体、类风湿因子）等可影响t-PA：Ag的测定结果。t-PA测定方法较多，而且缺乏标准化，不同实验室的报告方式和参考区间有显著不同，每个实验室应根据所使用方法建立各自的参考区间。

【临床意义】

1. t-PA活性增高　表明纤溶活性亢进，见于原发性和继发性纤溶亢进症（DIC等）。

2. t-PA活性降低　表明纤溶活性减低，见于血栓前状态和血栓病。

（二）组织型纤溶酶原激活剂抗原测定（tissue plasminogen activator antigen，t-PA：Ag）

【原理】酶联双抗体夹心法。

【试剂与器材】

1. 鼠抗人t-PA单抗。

2. 包被液　0.05mol/L碳酸盐缓冲液（pH 9.6）。

3. 辣根过氧化物酶抗体复合物。

4. 基质　邻苯二胺（OPD）。

5. 基质缓冲液　0.2mol/L枸橼酸，0.2mol/L枸橼酸钠缓冲液（pH 4.5）。

6. 稀释缓冲液　0.49%白蛋白-0.01mol/L磷酸盐缓冲液（PBS-BSA，pH 7.4）。

7. 洗涤液　0.025mol/L氯化钙-Tween-20-PBS缓冲液。

8. 标准t-PA。

9. 0.13mol/L枸橼酸钠溶液。

10. 30%过氧化氢溶液。

11. 终止液3mol/L硫酸。

12. 酶标仪。

【操作】

1. 标准曲线绘制

（1）用包被液稀释t-PA抗体后包板，每孔200μl，37℃温育过夜，次日用洗涤液洗3次，甩干。

（2）将标准t-PA稀释成10μg/ml，5μg/ml，2.5μg/ml，1.25μg/ml，0.625μg/ml，0.3125μg/ml，每孔加20μl（复管），温育1小时后，用洗涤液洗3次，甩干。

（3）用稀释缓冲液稀释辣根过氧化物酶抗体复合物到应用浓度，每孔加200μl，温育1小时，洗涤3次，甩干。

（4）用基质缓冲液10ml溶解邻苯二胺（1g/L），加入30%过氧化氢溶液10μl（新鲜配制）后，即刻加入各孔，每孔200μl，显色10~15分钟。

（5）目测为最佳显色时，每孔加3mol/L硫酸50μl，终止反应，于492nm处读取吸光度值，以稀释缓冲液调零点。

（6）以吸光度为纵坐标，t-PA含量为横坐标制备标准曲线。

2. 检测

（1）枸橼酸钠抗凝血浆1份加稀释缓冲液5份，如果估计t-PA值增高，抗凝血浆可作1:10稀释，每孔加样200μl。

（2）余同标准曲线绘制中2~5。

（3）据吸光度读数由标准曲线查得t-PA含量。

【参考区间】1~12μg/L。

【临床意义】见t-PA：A检测。

（三）纤溶酶原活性测定（plasminogen activity，PLG：A）

【原理】发色底物法。

【试剂与器材】

1. 发色底物S2251，用双蒸水配制成5g/L。

2. 链激酶。

3. 0.05mol/L的Tris-HCl缓冲液（pH 7.4）。

4. 正常混合血浆。

5. 反应终止液：50%的醋酸。

6. 光电比色仪。

【操作】

1. 将正常混合血浆用缓冲液进行1:10、1:20、1:40、1:80稀释，各稀释度取50μl加入96孔的酶标板中，将标本作1:10稀释后加50μl于酶标板中。

2. 每孔加50μl链激酶，37℃温育30分钟。

3. 每孔加发色底物20μl及缓冲液100μl，置于微量振荡器上混合片刻。

4. 37℃温育1小时，加50%醋酸50μl终止反应。

5. 酶标仪上读取405nm的吸光度值。

6. 以标准品中PLG的活性作横坐标（1:10正常人混合血浆为100%活性），以405nm吸光度值作为纵坐标在半对数纸上绘制标准曲线。

7. 以待测样品的吸光度值在标准曲线上查得PLG的含量，再乘以稀释倍数，从而得出待测标本的PLG活性值。

【参考区间】(85.55±27.83)%。

【注意事项】从链球菌提取的SK，不能直接激活PLG，但可与PLG形成1:1的复合物，使PLG结构发生改变，自身降解产生纤溶酶（plasmin）而水解发色底物显色。发色底物法测定PLG：A简便、快速，比免疫化学法更适用。除了少数患者外，PLG活性与抗原测定的相关性较好。由于血浆PLG水平受多种因素的影响而出现波动，不能灵敏地反映纤溶亢进。血浆PLG减低，可能是因PLG消耗而减低，也可能由于合成减少所致。测定血浆PLG的抑制物α_2-抗纤溶酶（α_2-antiplasmin，α_2-AP）比其更敏感。

【临床意义】纤溶酶原活性减低，表明其激活物的活性增强，见于原发性纤溶、重症肝炎、肝硬化、肝叶切除、门静脉高压症、肝移植、大型手术、前置胎盘、胎盘早剥、肿瘤扩散、严重感染以及弥散性血管内凝血等。

（四）纤溶酶原激活抑制剂-1活性测定（plasminogen activator inhibitor-1 activity，PAI-1：A）

【原理】发色底物法。

【试剂与器材】

1. 抗凝液。
2. 浓缓冲液　使用前用蒸馏水作1:24稀释。
3. 纤溶酶原。
4. 共价物。
5. 发色底物。
6. 标准品（10.0U）使用前用缓冲液稀释为t-PA：A 5.0×10^{-2}U/ml。
7. 终止液。
8. 酶标仪。

【操作】

1. 标准曲线绘制

（1）取活性为5.0×10^{-2}U/ml t-PA 500μl，加等量缓冲液混匀，使t-PA活性为2.5×10^{-2}U/ml。此时PAI-1相对活性为0任意单位（arbitrary，AU）。任意单位，为PAI-1活性单位，其定义为在25℃，20分钟内抑制1.0U t-PA的PAI酶量，即为1.0AU，按表1-4-6加入到平底酶标板上。

表1-4-6 制作PAI相对活性标准曲线稀释法

	孔1	孔2	孔3	孔4	孔5	孔6
t-PA标准品（μl）	0	20	40	60	80	100
缓冲液（μl）	100	80	60	40	20	0
PAI相对活性（AU/ml）	0.025	0.020	0.015	0.010	0.005	0

（2）各用缓冲液2ml将发色底物、共价物、纤溶酶原溶解，然后予以混合，混合后加入上述孔中，每孔100μl，将板置湿盒中保温约150～180分钟（或3号孔405nm吸光度值为0.8左右）。

（3）在酶标仪上检测各孔405nm吸光度值，用1号孔调零点（或在检测后减去该孔的值）。

（4）以405nm吸光度值为纵坐标，PAI相对活性为横坐标，绘制标准曲线。

2. 检测

（1）待测血浆用缓冲液稀释20倍（取50μl，加缓冲液950μl），然后取200μl，与等量活性为5.0×10^{-2}U/ml的标准t-PA混合，25℃放置20分钟，用微量吸液器取100μl加入到酶标板的余孔中。

（2）余同标准曲线绘制步骤2～3。待测样品PAI活性可从标准曲线上查出，乘以40，再乘以1.1（抗凝剂与静脉血1:9稀释）即可。

【参考区间】0.1～1AU/ml。

【注意事项】

1. 试剂一旦溶解应一次用完。
2. 本法的线性范围为0.005～0.025AU/ml，若标本检测值不在此范围，可视显色深浅调整稀释度。
3. 保温时间可视标准品的显色程度作适当选择。
4. 血浆标本于－20℃中可保存1个月。

【临床意义】

1. PAI-1活性增高　见于高凝状态和血栓性疾病。
2. AI-1活性降低　见于原发性和继发性纤溶症。

（五）纤溶酶原激活抑制剂-1抗原测定（plasminogen activator inhibitor-1 antigen，PAI-1：Ag）

【原理】酶联双抗体夹心法。

【试剂与器材】

1. 6×16 预包被鼠抗人纤溶酶原激活物抑制剂-1（PAI-1）IgG 抗体的微量测试排条。

2. PET 缓冲液（PBS-EDTA-Tween-20 缓冲液）。

3. PAI-1 血浆标准品“50”（50ng/ml），0.5ml。

4. PAI-1 血浆标准品“0”（缺乏 PAI-1 血浆），0.5ml。

5. 标记抗体 过氧化物酶标记的羊抗人 PAI-1 IgG 抗体。

6. 酶标仪。

【操作】

1. 试剂准备

（1）PET 缓冲液：溶解 PET 缓冲液于 1L 净水中，搅拌 15 分钟，2～8℃可保存 1 个月。

（2）终止液（4.5mol/L H_2SO_4）：将 5ml 95%～97% 的 H_2SO_4 加至 15ml 水中，混匀。

（3）PAI-1 血浆标准品：加 0.5ml 水至含 PAI-1 血浆标准品“50”的瓶中（轻轻振荡 3 分钟），配成 50ng/ml PAI-1。加 0.5ml 水至含 PAI-1 血浆标准品“0”的瓶中（轻轻振荡 3 分钟），配成 PAI-1 为 0 血浆（0ng/ml）。PAI-1 标准品“50”和“0”也可用小的加塞试管分装，保存于 -20℃或温度更低处。

（4）标记物：加 7ml PET 缓冲液至标记物瓶中，轻摇 3 分钟，2～8℃可保存 1 个月。

（5）底物：一片基质溶解于 3ml 水中，再加 21ml 水至 24ml，可分装成每瓶 4ml，-20℃可保存 1 个月。

2. 检测

（1）取出适量微量测试排条并安置于托板上，其余的重新封存好。用 PET 缓冲液洗去所用排条中的防腐剂。

（2）制备 PAI-1 血浆标准品：按表 1-4-7 比例加 PAI-1 标准品“50”（50ng/ml）和 PAI-1 标准品“0”（缺乏 PAI-1 血浆），混匀。

表 1-4-7 标准曲线的制作

PAI-1 标准品“50”（μl）	PAI-1 标准品“0”（μl）	PAI-1 抗原（ng/ml）	第一列孔号
0	100	0	A
25	75	12.5	B
50	50	25	C
100	0	50	D

（3）制备血浆样本：0.129mol/L 枸橼酸钠 1∶9 抗凝的缺乏血小板血浆，可在 -70℃保存 2 年。一般无需稀释血浆，仅在 PAI-1 大于 50ng/ml 时，可用 PAI-1 标准品“0”（缺乏 PAI-1 血浆）稀释，或用缺乏 t-PA/PAI 血浆稀释。

（4）样本加法：在第一列各孔加 20μl 对照血浆，剩余的孔可加等量待测样本，25℃放置 1 小时，置摇床混匀（400～500r/min）。

（5）标记物：每孔加 50μl 标记液，25℃放置 1 小时，置摇床混匀（400～500r/min）。

（6）洗涤：用 PET 缓冲液洗涤，放置 3 分钟，甩干，重复洗板 4 次。

（7）底物：如果用 24ml 底物，可在用前加 10μl 30% H_2O_2 至底物中，混匀。如用分装品，则在 4ml 底物中加 3～5μl 30% H_2O_2（均需用前新鲜配制）。每孔加 200μl 底物/H_2O_2 混合液，置 25℃摇床 11～12 分钟。

（8）终止：加 50μl 终止液终止反应。

（9）在波长 492nm 处检测吸光度值。

3. 标准曲线绘制 以 PAI-1：Ag 含量（ng/ml）为横坐标，相应 492nm 处吸光度值为纵坐标绘制标准曲线。

【参考区间】人 PPP 中 PAI-1：Ag 含量为 4～43ng/ml［平均（18±10）ng/ml］。

【注意事项】

1. 本法可用于检测血浆、组织液、细胞培养上清液中 PAI-1：Ag 含量。

2. 须用缺乏血小板血浆样本，否则将影响检测结果。

3. PAI-1 水平在一天中以 15 时最低，在采集样本时应注意这一点。

4. 该法可检测活化和非活化形式的 PAI-1，t-PA/PAI-1 和 u-PA/PAI-1 复合物。

5. 防腐剂（叠氮化钠）可抑制过氧化物酶的活性，因此在加标记物前应用 PET 缓冲液洗净每孔。

6. PAI 释放有明显的昼夜节律性，早晨最高、下午最低。一般在上午 8～10 时采血较为适宜，而且采血前患者应休息 20 分钟以上，尽量减少 t-PA 释放，以免影响 PAI 测定。血浆中的 PAI 主要包括 PAI-1 和 PAI-2，前者含量较高，一般主要检测 PAI-1。PAI 的测定方法较多，而且缺乏标准化，不同实验室的报告方式和参考范围有显著不同，每个实验室应根据所使用方法建立各参考范围。由于 t-PA 和 PAI 是一对体内最重要的纤溶活性调节剂，同时测定两者更有意义。

【临床意义】

1. PAI-1 抗原含量增高 见于深静脉血栓、心肌梗死和败血症等。在正常妊娠后期，PAI-1：Ag 含量可呈 3 ~6 倍增高。

2. PAI-1 抗原含量降低 见于原发性和继发性纤溶。

（六）α_2-抗纤溶酶活性测定（α_2-antiplasmin activity，α_2-AP：A）

【原理】发色底物法。

【试剂与器材】

1. 纤溶酶。
2. 发色底物 S2251。
3. 标准血浆 20 个以上的正常人混合血浆。
4. 终止液 2mol/L 的硫酸。

【操作】

1. 将标准血浆稀释 10 倍，设此时 α_2-AP 活性为 200%，按表 1-4-8 加入到酶标板上。

表 1-4-8 制作 α_2-AP 标准曲线稀释法

	孔 1	孔 2	孔 3	孔 4	孔 5	孔 6
200%标准血浆（μl）	0	20	40	50	60	80
缓冲液（μl）	10	80	60	50	40	20
α_2-AP 活性（%）	0	40	80	100	120	160

2. 将代测标本用缓冲液作 20 倍稀释，取 100μl 加入到酶标板中，37℃保温 10 分钟。

3. 将发色底物及纤溶酶分别用 1ml 缓冲液溶解，37℃保温 30 分钟。

4. 吸取 50μl 纤溶酶加入到待测标本中，37℃准确保温 2 分钟。

5. 吸取 50μl 发色底物加至上述孔中，混匀，置室温 1 分钟左右，加终止液 20μl，检测 405nm 吸光度值。

6. 以 405nm 吸光度值为纵坐标，以 α_2-AP：A 为横坐标，绘制标准曲线。

7. 以待测标本的 405nm 吸光度值在标准曲线上查出 α_2-AP：A，再乘以稀释倍数就得到标本的 α_2-AP：A。

【参考区间】(95.6 ±12.8)%。

【注意事项】

1. 试剂溶解后应一次用完。
2. 样本稀释度，视显色深浅可作适当调整。
3. 底物的作用时间应根据标准曲线各孔的显色程度来决定。
4. 所有试剂都必须新鲜配制。
5. 血浆 α_2-AP 的含量通常较为恒定，α_2-AP 比纤溶酶原测定能更灵敏地反映纤溶活性。对于一些伤口愈合慢，出血时间延长，PT、APTT 正常的患者，可能是由于 α_2-AP 缺乏所致。

【临床意义】

1. α_2-AP：A 升高 见于动脉和静脉血栓形成、产后、恶性肿瘤等。

2. α_2-AP：A 降低 见于肝病、手术后、弥散性血管内凝血、先天性 α_2-AP 缺乏症。

（七）纤溶酶-抗纤溶酶复合物测定（plasmin-antiplasmin complex，PAP）

【原理】酶联双抗体夹心法。

【试剂与器材】

1. 12 ×8 孔预包被可拆式反应条。
2. PAP 冻干标准品。
3. 缺乏 PAP 血浆。
4. 标记有辣根过氧化物酶的抗人纤溶酶原抗体。
5. ABTS 底物 12ml。
6. 终止液 12ml。
7. 洗涤缓冲液（20ml，12.5 倍浓缩液）。
8. 稀释液（20ml，2.5 倍浓缩液）。
9. 酶标仪。

【操作】

1. 试剂准备 使用前将试剂置于室温中。

（1）洗涤缓冲液：20ml 浓缩液加入 230ml 蒸馏水稀释。

（2）稀释缓冲液：20ml 浓缩液加入 30ml 蒸馏水。

（3）检测抗体：加入 1.2ml 稀释液，混匀，变成 10 倍浓缩液。若一次不能全部用完，则将剩余的分装为每份 100μl，-20℃冻存。再次使用前 37℃融化后应用。

（4）缺乏 PAP 血浆：每瓶加入 1.1ml 蒸馏水溶解，放置 15 分钟，混匀。

（5）PAP 标准品：加入 0.1ml 蒸馏水，15 分钟静置，混匀。

（6）PAP 低水平曲线（A）：13.5ml 稀释缓冲液中加入 1.5ml 缺乏 PAP 血浆，即稀释液 A。

（7）PAP 高水平曲线（B）：49.5ml 稀释缓冲液

中加入 0.5ml 缺乏 PAP 血浆，即稀释液 B。如表 1-4-9所示，用稀释液 A 或稀释液 B 制备系列浓度的 PAP 标准品。

表 1-4-9 标准曲线制作

试管	标准品浓度	体积	加入
A	150ng/ml	0.010ml 标准品	0.99ml 稀释液
B	75ng/ml	从试管 A 中取 0.5ml	0.5ml 稀释液
C	37.5ng/ml	从试管 B 中取 0.5ml	0.5ml 稀释液
D	18.75ng/ml	从试管 C 中取 0.5ml	0.5ml 稀释液
E	9.50ng/ml	从试管 D 中取 0.5ml	0.5ml 稀释液
	0.0ng/ml	无	0.5ml 稀释液

2. 标本制备 全血用 0.129mol/L 枸橼酸钠 1∶9 抗凝［含有终浓度为 2000kU/ml 抑肽酶和 20mmol/L 的苯甲脒（benzamidine）］，4℃条件下，5000×g 离心 10 分钟，90 分钟内收集血浆，－70℃冻存，使用前 37℃快速融化。患者血浆用稀释液 A 作 1∶10 稀释（低水平 PAP）或者用稀释液 B 作 1∶100 稀释（高水平 PAP）进行检测。

3. 检测

（1）打开银箔袋，撤去酶标板的框架。将不用的板条依旧包好，封紧后重新置 2～8℃贮存。

（2）用洗涤缓冲液洗板 4 次。

（3）每孔加 100μl 标准品或稀释血浆标本，并同干净塑料膜封板，在 4℃条件下过夜。所有检测均做复管检测。

（4）用洗涤缓冲液洗板 4 次。

（5）将酶标抗体用稀释液按 1∶10 比例稀释并混匀。每孔加 100μl，37℃温育 2 小时。

（6）用洗涤缓冲液洗板 4 次。

（7）每孔加 100μl 底物溶液，室温温育 30 分钟。

（8）每孔加 100μl 终止液，将酶标板放入酶标仪，于 405nm 处在 1 小时内读取吸光度值。

4. 标准曲线绘制 以吸光度平均值与对应的 PAP 标准品浓度绘制标准曲线。稀释标本 PAP 浓度可从标准曲线上直接查到，此值乘以稀释倍数，即可获得患者血浆中 PAP 的浓度。标准曲线应每次制备。

【参考区间】0～150ng/ml。

【注意事项】

1. 试剂盒仅用于 PAP 测定，不可用于游离纤溶酶原、α_2-抗纤溶酶（α_2-AP）或其他纤溶酶复合物的检测，本检测也不受上述物质的干扰。

2. 酶标板，浓缩液和冻干品应 2～8℃保存，配好的稀释液 2～8℃保存不超过 1 个月。冻干品复溶后置于－20℃冷冻可保存 3 周。

3. 血浆 α_2-AP 的含量通常较为恒定，α_2-AP 比纤溶酶原测定能更灵敏地反映纤溶活性。对于一些伤口愈合慢，出血时间延长，PT、APTT 正常的患者，可能是由于 α_2-AP 缺乏所致。

【临床意义】用于高纤溶酶血症和溶栓治疗的临床检测。α_2-AP 在溶栓治疗过程中被消耗。PAP 复合物的检测结果可了解纤溶酶血症的程度和出血的可能性。伴随纤维蛋白形成增加和高纤溶酶血症的疾病，PAP 复合物含量也增加。所以，对于许多疾病，纤维蛋白降解产物的水平和 PAP 的水平呈正相关。除溶栓治疗外，一旦 PAP 浓度高于 150ng/ml，则可视为血栓形成倾向或预示纤溶亢进。

三、纤维蛋白（原）降解产物检验

（一）血浆硫酸鱼精蛋白副凝固试验（3P 试验，凝固法）

【原理】在凝血酶作用下，纤维蛋白原释放出肽 A 肽 B 后转变为纤维蛋白单体（FM），与纤维蛋白降解产物（FDP）形成可溶性复合物。硫酸鱼精蛋白可使该复合物中 FM 游离出来，后又自行聚合呈肉眼可见的纤维状、絮状或胶冻状，它反映了 FDP（尤其是碎片 X）的存在。

【试剂与器材】

1. 109mmol/L 枸橼酸钠溶液。

2. 10g/L 硫酸鱼精蛋白溶液（pH 6.5）。

【操作】

1. 取 0.5ml 贫含血小板的枸橼酸抗凝血浆（PPP）放入试管中。

2. 置 37℃水浴中 3 分钟。

3. 加 10g/L 硫酸鱼精蛋白溶液 0.05ml，混匀，置 37℃水浴中 15 分钟，立即观察结果。

【结果判断】

1. 阴性 血浆清晰不变，无不溶解物产生。

2. 阳性 血浆中如有细或粗颗粒沉淀出现、或有纤维蛋白丝（网）或有胶冻形成。

【参考区间】正常人为阴性。

【注意事项】

1. 本试验不能用草酸盐、肝素或 EDTA 盐等作抗凝剂。

2. 抽血不顺利、抗凝不完全、标本保存于冰箱、到时未立即观察结果等均会导致假阳性结果。

3. 若水浴温度太低或纤维蛋白原的含量过低都会造成假阴性结果。

4. 3P 试验检测血浆中 FDPs 的灵敏度为 >50mg/L，主要反映血浆中可溶性 FM 和 FDPs 中的较大的片段（X 片段）增多，只有二者同时存在时 3P 试验才呈阳性。

5. 采血后及时送检，可以避免假阳性结果。

【临床意义】

1. 3P 阳性 见于 DIC 早期或中期，但在大出血（创伤、手术、咯血）或样本置冰箱后可呈假阳性。

2. 3P 阴性 见于 DIC 晚期和原发性纤溶症。

（二）凝血酶时间（TT）测定

【原理】

在凝血酶作用下，待检血浆中纤维蛋白原转变为纤维蛋白。当待检血浆中抗凝物质增多时，凝血酶时间延长。

【试剂与器材】

1. 109mmol/L 枸橼酸钠溶液。

2. 凝血酶溶液 可将浓凝血酶液加生理盐水，直至正常人对照血浆的凝固时间为 16～18 秒。

3. 秒表。

【操作】

1. 取待检枸橼酸钠抗凝血浆 0.1ml，置于 37℃ 水浴中温育 5 分钟。

2. 加入凝血酶溶液 0.1ml，记录凝固时间。如此重复 2～3 次，取平均值。

【参考区间】16～18 秒，若超过正常对照 3 秒以上者为异常。

【注意事项】

1. 采血后宜在 1 小时内完成检测，血浆标本置冰箱保存不应超过 4 小时。

2. 肝素或 EDTA-Na_2 抗凝血浆不宜作本试验。

3. 当血浆中纤溶酶活性增高，导致纤维蛋白/纤维蛋白原降解产物（FDP）增加时，可使 TT 明显延长，故 TT 是一项常用的纤溶活性筛选试验。然而，TT 的长短与血浆中纤维蛋白原的浓度、结构和凝血酶抑制物等抗凝血酶的物质存在密切相关，故 TT 还可用于低/异常纤维蛋白原血症和类肝素物质增多的筛查。

4. TT 测定时，所加入血浆的凝血酶试剂的浓度对其结果影响极大，将对照血浆的 TT 值调在 16～18 秒，再测标本较为合适。

【临床意义】

1. 凝血酶时间延长 见于肝素增多/类肝素抗凝物质存在，纤维蛋白（原）降解产物（FDP）/D-D 增多以及低（无）纤维蛋白原血症异常纤维蛋白原血症等。

2. 凝血酶时间缩短 常见于血样本有微小凝块或钙离子存在时。

（三）血清纤维蛋白（原）降解产物 [fibrin (gen) degradation products，FDP] 定性试验

【原理】胶乳凝集法。

【试剂与器材】

1. 鼠抗人 FDP 单抗包被的胶乳颗粒悬浮液。

2. 甘氨酸缓冲液。

3. FDP 阴性对照液。

4. FDP 阳性对照液。

5. 专用纸片板。

6. 混匀用塑料小棒。

【操作】

1. 待测样本需先作两个稀释度，1∶2（血浆 50μl 加甘氨酸缓冲液 50μl），1∶8（血浆 50μl 加甘氨酸缓冲液 350μl），混合。

2. 每个稀释度各取 20μl，加于纸片板的相邻环行圈内。

3. 阳性对照、阴性对照各取 20μl 于各自环行圈内。

4. 每个环行圈内各加经摇匀的单抗胶乳悬液 20μl。

5. 每圈取一根混匀用小棒，将两液混合，然后轻巧地旋转纸片板 3 分钟。

6. 观察结果 待测样本与阳性、阴性对照比较，若两个稀释度均与阴性对照一样不产生凝集，则 FDP 值小于 5mg/L；若 1∶2 出现凝集而 1∶8 不凝集，则 FDP 在 5～20mg/L；若两个稀释度均与阳性对照一样产生凝集，则 FDP 值大于 20mg/L。

本法的 FDP 检测阈值为 2.5mg/L。超过 1∶8 阳性时，则检测值为大于 2.5×8（稀释倍数）。

【参考区间】小于 5mg/L。

【注意事项】

1. 试剂储存于2~8℃，用前取出置于室温中。

2. 包被抗体的乳胶悬液，每次用前需处于充分混悬状态。

3. 待测血浆用109mmol/L枸橼酸钠抗凝，以3000r/min离心15分钟。保存时间：20℃ 8小时，2~8℃ 24小时，-20℃ 1个月。

4. 当类风湿因子强阳性存在时，可产生假阳性反应。

5. FDPs增高，间接反映纤溶活性亢进，可作为纤溶活性的筛查指标之一，具有较高的灵敏度。临床可用手工胶乳凝集试验半定量检测FDPs，该法较为简便，适合于少量标本测定。目前，已经有在全自动凝血仪上使用的乳胶凝集免疫比浊法试剂，使检测的速度和敏感性有较大的改善。

【临床意义】

1. 原发性纤溶亢进时，FDP含量可明显增高。

2. 高凝状态、弥散性血管内凝血、肺栓塞、器官移植的排斥反应、妊娠期高血压疾病、恶性肿瘤、心、肝、肾疾病及静脉血栓、溶栓治疗等所致的继发性纤溶亢进时，FDP含量升高。

（四）D-二聚体（D-dimer，D-D）测定

【原理】酶联双抗体夹心法。

【试剂与器材】

1. 已包被抗体的酶标板。

2. 酶标抗体。

3. 酶抗体反应助剂，使用前与酶标抗体等量混合。

4. 样品稀释液。

5. D-二聚体标准品。

6. 洗涤液。

7. 底物 邻苯二胺，临用前加底物缓冲液2ml、蒸馏水3ml，加30%过氧化氢溶液4μl。

8. 底物缓冲液。

9. 30%过氧化氢溶液。

10. 终止液。

11. 酶标仪。

【操作】

1. 标准曲线绘制

（1）标准品用样品稀释液0.5ml精确复溶。

（2）将已包被有抗体的酶标板揭去封口膜后，倾去保护液并用洗涤液洗涤1次，甩干。

（3）在酶标板的右侧两排孔11A~H、12A~H中，11A、12A、11B、12B加标准品各100μl。用样品稀释液（各孔100μl），从11B、12B开始按倍比稀释法进行连续稀释（每一稀释度都是双孔）至11H、12H，每孔最终体积为100μl，37℃温育1.5小时。

（4）甩去液体，用洗涤液洗4次。

（5）加酶标记D-二聚体单抗，每孔100μl，温育30分钟。

（6）甩去酶标抗体，洗涤4次，拍干。

（7）加底物，每孔100μl，37℃温育15分钟。

（8）每孔加终止液50μl，于495nm波长读取吸光度值，空白对照孔调零点。

（9）在半对数坐标纸上，以D-二聚体含量为纵坐标，吸光度值为横坐标，绘制标准曲线。

2. 检测

（1）检测孔每孔加90μl样品稀释液、10μl待测样品，加毕轻轻振荡酶标板，使混合均匀。37℃温育1.5小时。

（2）余同标准曲线绘制步骤（4）~（8）。

（3）用样品孔双孔吸光度的平均值，查曲线得D-二聚体含量，乘稀释倍数获最初含量。

【参考区间】0~0.256mg/L。

【注意事项】

1. D-D的检测方法有多种，主要是基于胶乳凝集原理的定性或半定量试验以及基于ELISA原理的定量测定，也有一些方法采用免疫浊度原理或免疫荧光原理。对于基于胶乳凝集原理的快速检测方法来讲，敏感度低是其最大的缺点，且由于其结果判断以阴性和阳性表示，无法通过降低临界值水平来提高敏感性。另外，由于结果需肉眼观察，不可避免地存在不同观察者之间的差异。现在已经发展了数种快速的、可检测单份标本的高灵敏度检测方法。

2. D-D是继发性纤溶亢进诊断的重要依据，是机体活动性血栓形成的特异性分子标志物。其报告的两种形式DDU和FEU之间不能转换。由于各种试剂所检测的抗原决定簇的差异，不同试剂间结果的差异显著。由于其检测敏感性高，特异性低，故是排除血栓性疾病尤其是静脉血栓最常用的指标，但要注意用于排除静脉血栓栓塞症的试剂敏感度和阴性预测值应符合要求，且试剂应有临界值标示并经产品注册审批部门审核批准。

3. 较为理想的D-二聚体检测方法应该具有以下特点：①可以定量检测；②具有较高的敏感性和阴性预测值；③具有较好的可重复性；④结果处于临界值水平时的变异系数低；⑤方法简便，快速。ELISA可准确定量D-D，但操作步骤多、耗时长，临床较少用。目前临床多用乳胶凝集免疫比浊法在全自动血凝仪上进行定量检测。

4. D-二聚体参考区限的限定对于静脉血栓形成的排除诊断至关重要。传统的以正常人群测定结果分布的95%置信区间作为参考区限的方法对临床帮助不大。应以可获得深静脉血栓形成诊断最佳敏感性或阴性预测值作为临界值的判断指标。各实验室应该以对疑诊深静脉血栓形成的患者经过客观影像学检验证实的临床研究中确立针对该特定检测方法和特定人群的检测界限。手术后、肿瘤、妊娠、产后和高龄人群均可以出现D-二聚体的水平增高，这些情况下对深静脉血栓形成的阴性排除值应该单独设定。当D-二聚体值检测目的为排除VTE时，若排除VTE阈值与参考区间上限值不同，最好报告阈值。当不明确D-二聚体检测的原因或需要评估临床疾病时，建议同时报告参考区间及阈值。

5. D-D阴性患者（假阴性），仍有极少数患者（<2%）伴静脉血栓，其原因：①血栓体积很小/远端小血栓；②放射线/超声检查出现假阳性；③临床表现与标本采集时间相隔太长；④纤溶活性降低。

6. 随着妊娠期的发展，孕妇的D-D值随之逐渐升高，可高至基础值的3～4倍。故结果判断时尤其要引起注意。妊娠期发生VTE，可干扰D-D排除VTE的有效性。若D-D结果阴性，仍有排除VTE的价值。

7. D-D检测对抗凝治疗的监测　抗凝治疗过程中（3～6个月），D-D值逐渐减低。若停用抗凝剂，D-D值水平正常则对复发VTE有较高的阴性预测值（NPV），所以D-D检测对监测抗凝治疗有指导意义。

【临床意义】

1. D-二聚体是交联纤维蛋白降解中的一个特征性产物，在深静脉血栓、肺栓塞、弥散性血管内凝血、重症肝炎、肺栓塞等疾病中升高。

2. 也可作为溶栓治疗有效的观察指标。

3. 陈旧性血栓患者D-二聚体并不升高。

4. 凡有血块形成的出血，本试验均可阳性，故其特异性较低。

第五章

血型血清学检查

血型血清学检查的基础是红细胞抗体抗原的反应，此反应本身是不可见的，为了让这种反应显现出来，必须使用一些特殊的技术使抗原-抗体反应出现凝集、沉淀或溶血，其中最常见的就是血凝技术。本章将系统介绍血型血清学常用的检测方法，并详细阐述临床实验室应如何规范地进行红细胞血型鉴定、红细胞血型抗体筛查、红细胞血型抗体鉴定、交叉配血试验及胎儿新生儿溶血病的血型血清学检测。注意的是：本章方法学为红细胞血清学基本操作规范，不同试剂需参阅厂商说明。

1900 年 Landsteiner 在特异性血凝现象的基础上发现了人类第一个血型系统——ABO 血型系统，为临床输血安全打下了良好的理论基础。经过了一个多世纪的改进和发展，这些经典的血清学方法很多依然活跃在基础研究和临床检测的领域，许多新兴的血清学方法则推动着临床检测向着更准确、更高效的方向发展，为人类的输血和医疗保健事业造福。

第一节　ABO 血型鉴定

一、ABO 血型鉴定

【原理】 人类 ABO 血型系统包括四种主要的表现型：A、B、O 和 AB。ABO 血型由红细胞上 A 和 B 抗原的有或无决定，ABO 系统还以血清中存在自然发生的规则抗体为特点，即血清中含有针对自身红细胞所缺的 A 或 B 抗原产生的同种凝集素（也称为“天然抗体”）。人类红细胞上 A 和 B 抗原的有或无与血浆中抗 A 和抗 B 抗体的产生存在着相反的互补关系。例如 O 型个体红细胞上缺少 A 和 B 抗原，其血清中含有抗 A 和抗 B 抗体。

利用红细胞凝集试验，通过正反定型可准确鉴定 ABO 血型。所谓正定型，也称为红细胞定型试验，是指用标准抗 A 和抗 B 试剂来测定红细胞上的 A 抗原和 B 抗原；所谓反定型，也称为血清定型试验，是指用标准 A 型细胞和 B 型细胞来测定血清中有无相应的抗 A 和抗 B 抗体。“天然抗体”的免疫原可能是肠道及环境中的细菌，例如在大肠埃希菌的脂多糖外壳中含有 ABO 类似结构。

1. 试管法　试管法是 ABO 定型试验的经典方法。

【样本】 抗凝或者不抗凝的样本均可用于 ABO 鉴定试验。红细胞可以悬浮在自身血清、血浆或盐水中，也可以洗涤后悬浮于盐水中。通常情况下，试管法正定型被检样本与反定型中试剂红细胞的细胞悬液浓度皆为2% ~5%。

【试剂】

（1）抗 A 血清。

（2）抗 B 血清。

（3）2% ~5%的 A_1 型，B 型红细胞盐水悬液。

（4）如果需要，可增加抗 A，B 试剂和 A_2 血型红细胞。

【操作】

（1）正定型：检测红细胞上的 A 或 B 抗原。①加1 滴抗 A 到一支洁净试管中并标记；②加 1 滴抗 B 到一支洁净试管中并标记；③如果需要，可选做加 1 滴抗 A，B 在第三支试管，并标记；④向每一试管滴加 1 滴 2% ~5% 的待检红细胞悬液；⑤轻轻混匀，按照校准速度和时间离心，通常（900 ~ 1000）×g 离心 15 秒；⑥轻轻重悬细胞扣，检查凝集情况；⑦观察、解释、记录试验结果，并与血清（血浆）试验结果对照。

（2）反定型：检测血清或血浆中的抗体。①取 2

支洁净试管，分别标记 A_1 和 B，分别向其中滴加2～3 滴血清或血浆；②加 1 滴 A_1 型试剂红细胞到标记 A_1 的试管；③加 1 滴 B 型试剂红细胞到标记 B 的试管；④如果需要，加 1 滴 A_2 试剂红细胞到一支已加入 2～3 滴血清或血浆的试管中，并做好标记；⑤轻轻混合试管内容物，按照校准速度和时间离心，通常（900～1000）×g 离心 15 秒；⑥检查是否有溶血现象。然后轻轻重悬细胞扣，检查凝集情况；⑦观察、解释、记录试验结果，并与红细胞试验结果对照。

【结果判定】

（1）细胞试验中的凝集以及血清或血浆试验中的溶血或凝集均为阳性结果。

（2）细胞扣重悬后表现为均匀的细胞悬液是阴性结果。

（3）凝集强度判断标准参见表 1-5-1。

（4）ABO 定型的血清或血浆试验以及红细胞试验的解释见表 1-5-2。

（5）如果红细胞定型试验与血清定型试验结果不一致，应通过进一步试验解决，然后才给出 ABO 血型结果。

（6）混合视野凝集的情况，应进一步找出原因：例如是否混合血样标本，近期有无输血史，是否白血病急性期或者 ABO 亚型等。

（7）按表 1-5-2 报告受检者红细胞 ABO 血型。

表 1-5-1 凝集反应解释

肉眼观察所见	凝集强度	评分 Score
一个结实的凝集块	4 +	12
数个大的凝集块	3 +	10
中等大小的凝块，背景清晰	2 +	8
小的凝集块，背景浑浊（颗粒状，但确定成块）	1 +	5
非常细小的凝集，背景浑浊（细小颗粒状）	$1+^{w}$	4
几乎看不见的凝集，背景浑浊	w + 或 +/-	2
没有凝集	0	0
凝集和不凝集的细胞同时存在，混合视野	mf	
完全溶血	H	
部分溶血，还有一些红细胞	PH	

参照美国血库协会（AABB）第 17 版

表 1-5-2 ABO 血型常规定型

抗体试剂 + 待检红细胞反应（红细胞定型）			待检血清 + 试剂红细胞反应（血清定型）		解释
抗 A	抗 B	抗 A，B（可选）	A 细胞	B 细胞	ABO 血型
+	-	+	-	+	A
-	+	+	+	-	B
-	-	-	+	+	O
+	+	+	-	-	AB

【注意事项】

（1）红细胞试验中抗体试剂与待测红细胞产生 3 + ～4 + 的凝集为阳性反应。血清与试剂红细胞的反应经常较弱。血清试验可以在室温孵育 5～15 分钟以增强弱凝集反应，观察结果时既要看有无凝集，更要注意凝集强度，有助于弱凝集的发现。

（2）试管法定型反应快，需时短，特别是紧急输血时，可立即离心观察结果；通过离心增强凝集，可发现亚型和较弱的抗原-抗体反应，结果准确可靠，是 ABO 定型的常规方法。

2. 玻片法

【样本】用玻片法进行 ABO 正定型时，待检红细胞悬液的浓度是 10%～15%。玻片法一般只能做正定型。

【试剂】

（1）抗 A。

（2）抗 B。

【操作】

（1）加 1 滴抗 A 到一洁净的玻璃片或白瓷板凹孔中，并做好标记。

（2）加 1 滴抗 B 到一洁净的玻璃片或白瓷板凹孔中，并做好标记。

（3）向以上玻片上或白瓷板凹孔中的每一种试剂中分别加 1 滴充分混匀的待检红细胞悬液。

（4）充分混合抗体试剂和细胞，用搅拌棒将混合物均匀分散。

（5）不断地从一边到另一边轻轻倾斜转动玻片或白瓷板，持续大概2分钟。在此期间不要将玻片或瓷板放在热的表面上。

（6）读取，解释并记录所有玻片或白瓷板凹孔中的结果。

【结果判定】

（1）任何ABO定型试剂与红细胞反应表现强凝集都是阳性结果。

（2）在反应2分钟末红细胞仍呈现均匀悬液是阴性结果。

（3）弱阳性或可疑结果应使用试管法进一步确认。

【注意事项】

（1）玻片法可能存在感染性标本暴露的风险，需注意防范。

（2）玻片法可作为ABO血型初筛或复检。

（3）玻片法定型简单，不需离心设备，适合大规模血型普查，但该法反应时间较长，不适合急诊定型。

（4）玻片法不适合检测血清或血浆中的抗体，故不适用于抗体鉴定和交叉配血。

（5）玻片法不适合检测ABO亚型。亚型红细胞抗原与抗体的凝集反应慢、凝集强度弱，可能导致定型有误。

（6）我国输血技术操作规程要求玻片法正反定型均做，而美国血库协会（AABB）操作手册中玻片法仅用于正定型。

3. 柱凝集法

【样本】同玻片法和试管法。

【试剂】

（1）ABO试剂红细胞。

（2）柱凝集血型卡。

【操作】

（1）配制好检测样本的红细胞悬液和试剂红细胞悬液。通常用于柱凝集试验的红细胞悬液浓度比试管法低，比如可选用1%或0.8%的红细胞盐水悬液50μl，个别新生儿卡中选用5%的红细胞盐水悬液10μl。

（2）在正定型的柱凝集检测管中分别加入样本的红细胞悬液。

（3）在反定型的柱凝集检测管中先加入反定型红细胞悬液再加入检测样本的血清或血浆。

（4）在专用柱凝集离心机中离心。

（5）判读并记录凝集反应结果。

【结果判定】根据红细胞在凝胶柱内的反应情况解释凝集强度。出现凝集和（或）溶血结果为阳性，不凝集为阴性。柱凝集法凝集强度判读表见图1-5-1、表1-5-3。

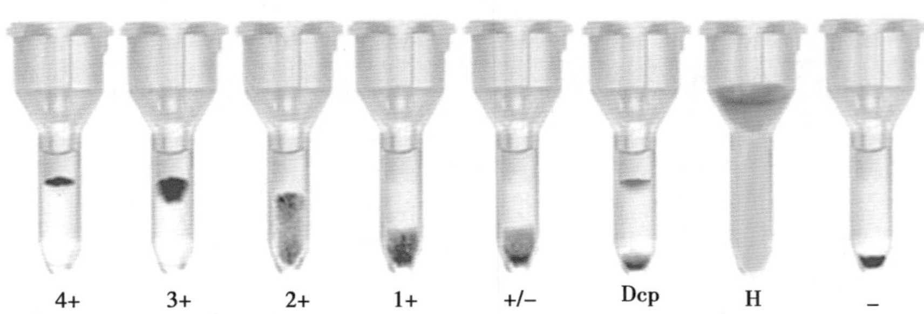

图1-5-1 柱凝集法凝集强度结果判读

表1-5-3 柱凝集法反应强度解释

反应强度	红细胞在凝胶内的反应情况
4+	红细胞全部位于凝胶表面
3+	大部分红细胞位于凝胶表面，少部分位于凝胶中上部
2+	大部分红细胞位于凝胶中部，少部分位于凝胶中下部
1+	红细胞位于凝胶中下近底部
+/–	绝大部分红细胞沉积在管尖底部，极少部分位于凝胶中近底部
Dcp	同时存在两群细胞，分别位于凝胶表面和管尖底部，即混合视野凝集
H	红细胞复合物部分或完全消失，柱内液体为均匀透明红色，即发生溶血
–	红细胞全部沉积在管尖底部

【注意事项】微柱凝集试验技术是较新的血型血清学检测技术，具有易于操作标准化、自动化、判读客观和可靠、结果可长期保存、有利于大量样本操作等优点，但在检测过程中，红细胞悬液中如有颗粒物质，或血样本的血浆中存在冷抗体或蛋白异常，都会干扰检测结果的判读。柱凝集血型卡法有可能难于鉴别或漏检某些ABO亚型抗原。

4. 微孔板法　微孔板技术可用来检测红细胞上的抗原和血清中的抗体。一块微孔板相当于96根“短”试管，因此，其检测原理与试管法相同。

微孔板可以是硬的，也可以是软的，其底部是U形或V形的。U形底微孔板使用更为广泛，因为使用这种微孔板，可以在离心后重悬红细胞观察结果，或者将微孔板以一定角度安置，在红细胞流动模式下观察结果。两种判读方法都可以估计凝集强度。

【样本】同玻片法和试管法。

【仪器】

（1）分配仪（可选）：将等量液体分配到微孔板中的自动仪器。

（2）微孔板结果判读仪（可选）：自动光度仪，通过分析U形底孔中的吸光度，判定阳性和阴性结果。仪器的微处理器会显示血型检测的结果。必须根据生产厂商的说明，准备血清、血浆或者细胞样本。

（3）离心机：需要购买用于常规台式离心机的特种平板载体。要建立合适的离心条件。根据生产厂商的说明，推荐使用下列离心时间和离心力。①对于柔软的U形微孔板：红细胞检测、血浆和血清检测均为700×g，5秒；②对于硬U形微孔板：红细胞检测、血浆和血清检测均为400×g，30秒。

【试剂】

（1）抗A。

（2）抗B。

（3）2%～5%的A_1型，B型红细胞盐水悬液。

（4）如果需要，可增加抗A，B试剂和A_2血型红细胞。

【操作】

（1）检测红细胞：①在干净U形微孔板的两孔中分别加入1滴抗A和1滴抗B，如果需要，在第3孔中加入抗A，B；②在含有血型检测试剂的孔中，分别加入1滴2%～5%红细胞生理盐水悬液；③温和地轻拍微孔板壁，混匀红细胞和试剂；④用合适的条件离心微孔板；⑤轻拍微孔板，或者使用机械摇板器，或者将板放置一定角度，使液体流动，以重悬红细胞；⑥判读，解释，记录结果。将结果和血浆或血清结果进行比较。

（2）检测血浆或血清：①在每孔中加入1滴待测血浆或血清；②在U形微孔板含有血浆或血清的每孔中分别加入1滴2%～5% A_1和B型试剂红细胞悬液。如果选择检测A_2，将A_2红细胞加到第3孔内；③温和地轻拍微孔板壁，混匀各组分；④用合适的条件离心微孔板；⑤轻拍微孔板，或者使用机械摇板器，或者将板放置一定角度，使液体流动，以重悬红细胞；⑥判读，解释，记录结果。将结果和红细胞结果进行比较。

【解释】

（1）红细胞定型试验中的凝集，血浆或血清定型试验中的溶血或凝集，均被判定为阳性结果。

（2）红细胞重悬后表现为均匀的细胞悬液是阴性结果。

（3）对ABO检测的结果说明见表1-5-2。

（4）细胞试验和血浆或血清试验的结果如果出现矛盾，在记录患者或献血者的ABO血型前，必须解决这个问题。

【注意事项】为加强弱的血浆或血清的反应，微孔板可以在室温孵育5～10分钟，然后重复离心、判读、记录的过程。

二、ABO亚型鉴定

ABO血型系统中除了A型、B型、AB型和O型四种主要的表现型以外，人群中还有一部分A和B血型的变异型，称为ABO亚型。如A亚型有A_2、A_3、A_x、A_m、A_{el}等，而B亚型有B_3、B_x、B_m和B_{el}等。ABO亚型受控于稀有的ABO等位基因，在人群中的频率很低，通常在几千分之一到几万分之一。

（一）ABO正反定型试验

【原理】ABO亚型在常规的ABO定型试验中常常表现为正反定型结果不一致。共同特点是红细胞上的A或B抗原数量减少，正定型中红细胞与抗A，抗B试剂的反应与正常A或B型红细胞相比显著减弱，有些甚至不凝集，ABO亚型红细胞上的H抗原表达常常增强。某些ABO亚型血清中除了ABO天然抗体之外，还会产生抗A_1（或抗B）。由于ABO亚型种类很多，不同ABO亚型常呈现独特的正反定型结果。

【结果分析】

1. ABO亚型正反定型结果　ABO亚型呈现独特的正反定型结果，比如A_3或B_3红细胞与抗A或抗B试剂表现混合视野凝集反应；A_2红细胞与抗A试剂凝集较强，但不与抗A_1试剂反应，因此抗A_1试剂可以用来鉴定A_2红细胞；与抗A相比，抗A，B常常

与 A_x 红细胞呈增强的凝集反应等。每一种亚型红细胞上的抗原与血清中的抗体在 ABO 正反定型试验中表现各不相同，尚无特定的抗血清可以将它们简单地加以区分。表 1-5-4 所显示的是不同 ABO 亚型正反定型特点。B 亚型的命名和血清学特点常常与 A 亚型相对应，但 B 亚型在人群中的数量和种类比 A 亚型少。A_2 是相对常见并且比较重要的一种 A 亚型，但是目前为止尚未发现与 A_2 亚型血清学上相对应的 B_2 亚型。

表 1-5-4 ABO 亚型正反定型血型血清特征

表型	红细胞与抗血清反应					血清与试剂红细胞反应				唾液血型物质
	抗 A	抗 B	抗 AB	抗 A_1	抗 H	A_{1c}	A_{2c}	B_c	O_c	
A_1	4+	-	4+	4+	-	-	-	4+	-	A 和 H
A_{int}	4+	-	4+	2+	3+	-	-	4+	-	A 和 H
A_2	4+	-	4+	-	2+	有时*	-	4+	-	A 和 H
A_3	$2+^{mf}$	-	$2+^{mf}$	-	3+	偶尔§	-	4+	-	A 和 H
A_m	-/±	-	-/±	-	4+	-	-	4+	-	A 和 H
A_x	-/±	-	-	-	4+	2+/-	-/1+	4+	-	H
A_{el}	-	-	-	-	4+	2+/-	-	4+	-	H
B	-	4+	4+	-	-	4+	4+	-	-	B 和 H
B_3	-	$1+^{mf}$	$2+^{mf}$	-	4+	4+	4+	-	-	B 和 H
B_m	-	-	±	-	4+	4+	4+	-	-	B 和 H
B_x	-	-/±	±	-	4+	4+	4+	-	-	H

*：A_2 亚型的个体，其血清中常含有抗 A_1；§：A_3 亚型的个体血清中偶尔也会产生抗 A_1

正定型属于细胞抗原定型，反定型属于血清抗体定型。ABO 血型鉴定必须正反定型都做，相互印证。如果 ABO 正反定型结果不符，需要找到造成不一致的原因，疾病、亚型、不规则抗体、冷抗体以及自身抗体干扰是 ABO 正反定型不一致的主要原因。

2. 正反定型结果不一致的原因　既可能是技术性问题也可能是红细胞和血清本身的问题，常见有以下几种原因。

（1）试剂抗血清：效价太低、亲和力不强。如抗 A 血清效价不高，可将 A 亚型误定为 O 型，AB 型误定为 B 型。

（2）红细胞悬液：过浓或过淡，抗原-抗体比例不适当，使反应不明显，误判为阴性反应。

（3）受检者红细胞上抗原位点：红细胞上抗原位点过少（如 ABO 亚型）或抗原性减弱（见于白血病或恶性肿瘤）以及类 B 等。

（4）受检者血清：血清中蛋白浓度紊乱（如高球蛋白血症），或实验时温度过高，常引起红细胞呈缗钱状排列；或受检者血清中缺乏应有的抗 A 和（或）抗 B 抗体，如丙种球蛋白缺乏症；或血清中有 ABO 血型以外的抗体，如自身抗 I 或其他不规则抗体，常引起干扰；或老年人血清中 ABO 抗体水平有所下降。

（5）红细胞溶解：各种原因引起的红细胞溶解，误判为不凝集。

（6）其他：由细菌污染或遗传因素引起多凝集或全凝集；新生儿 ABO 抗原尚未发育完全等。

（7）ABO 亚型：ABO 亚型在常规的 ABO 定型试验中常常表现为正反定型结果不一致。

3. 正反定型结果不一致的解决办法

（1）重复试验并分析可能原因：正反定型结果不符时，应重复试验并分析可能的原因，首先应当排除技术性原因造成的正反定型不符。当怀疑正反定型不符是由于 ABO 亚型所致时，可增加必要的试验内容，例如正定型补充红细胞与抗 A_1，抗 H，抗 A，B 试剂的反应，反定型增加血清与 A_2 红细胞的反应。必要时可通过吸收放散试验检测红细胞上的弱 A 和弱 B 抗原，还可以通过检测唾液中的血型物质帮助推测 ABO 亚型（见本章第四节）。

（2）排除技术性原因造成的正反定型不符：严格执行操作规程，使用质量合格的试剂，细心观察和解释试验结果，重新做试验 1 次。对一些疑难问题必须及时请示上级主管，并进一步检查。

1）初步检查步骤：①重新从受检者采取 1 份新

鲜血液标本，这样可以纠正因污染或搞错样本造成的不符合。②将红细胞洗涤 1～3 次，配成5%的盐水细胞悬液，用抗 A、抗 B、抗 A_1、抗 A，B 及抗 H 做试验可以得到其他有用的信息。③对待检红细胞做直接抗球蛋白试验，如结果呈阳性，表示红细胞已被抗体致敏；用 A_1、A_2、B、O 红细胞及自身红细胞检查待检血清。如果怀疑是抗 I，用 O 型（或 ABO 相合的）脐血红细胞检查。④如果试验结果未见凝集，应将细胞及血清试验至少在室温和4℃放置 30 分钟，用显微镜检查核实。⑤如疑为 A 抗原或 B 抗原减弱，则可将受检红细胞与抗 A 或抗 B 血清作吸收及放散试验，以及受检者唾液作 A、B、H 血型物质测定。人群中大约 80%的个体属于 ABH 分泌型，可以通过其唾液检测血型物质的种类；如试验结果红细胞呈缗钱状排列，加生理盐水 1 滴混匀，往往可使缗钱现象消失。应注意不应先加盐水于受检者血清中，再加试剂红细胞作试验，以免使血清中抗体被稀释。⑥如受检者为 A 型血而疑为有类 B 抗原时，可用下列方法进行鉴别：a. 观察细胞与抗 A 及抗 B 的凝集强度，与抗 A 的反应要比与抗 B 的反应强，这种区别用玻片法作试验更为明显；b. 用受检者红细胞与自身血清作试验，血清中的抗 B 不凝集自身红细胞上的类 B 抗原；c. 检查唾液中是否有 A、B 物质，如果是分泌型，可检出 A 物质或（和）B 物质；d. 核对患者的诊断。类 B 抗原的形成与结肠癌、直肠癌、革兰阴性杆菌感染有关。⑦如发现多凝集现象，应考虑由遗传产生的 Cad 抗原活性、被细菌酶激活的 T 或 TK 受体、或产生机制不太明了的 Tn 受体所引起。多凝集红细胞具有以下特点：a. 能被人和许多家兔的血清凝集；b. 能与大多数成年人的血清凝集，不管有无相应的同种抗体；c. 不被脐带血清凝集；d. 通常不与自身的血清凝集；e. 如有条件可用外源凝集素加以鉴别。

2）A、B 反定型红细胞悬液的制备：①分别采取已知 A、B 血型的红细胞，经盐水洗涤 3 次，以压紧红细胞配成不同浓度的红细胞悬液（表 1-5-5）；②为了防止红细胞悬液敏感性不一致，可随机采取 3 个或 3 个以上同型的健康成人血液，按 A、B 型分别混合后，按上法制备；③如条件许可，可分别制备 A_1、A_2 及其他亚型的红细胞悬液，以供 ABO 亚型鉴定时参考；④如欲将红细胞保存，应严格注意无菌技术采集血液，以 ACD 保存液按4∶1 抗凝，置4℃冰箱可保存 3 周。临用时取出一部分经盐水洗涤后配制成所需的浓度。如以红细胞保存液保存，在4℃下可保存4～5 周。红细胞保存液的配法：5.4%葡萄糖液 640ml 及 109mmol/L 枸橼酸钠 264ml 混合后，加新配的 1%硫柳汞液 1.8ml，经高压灭菌的（110℃，15 分钟）溶液最后 pH 为 7.4，使用时压积红细胞与保存液的容积比为 6∶1。

表 1-5-5　红细胞悬液的配制

悬液浓度（%）	压积红细胞（滴）	盐水（滴）
2	1	2ml（40）
5	1	0.8ml（16）
10	1	0.4ml（8）
20	1	0.2ml（4）

（二）吸收和放散试验确认弱 A 或弱 B 亚型

【原理】 一些 ABO 亚型的抗原非常弱，以至于直接凝集试验检测不到，甚至在降低孵育温度和增强抗体强度后仍检测不到这些弱抗原。可先用抗 A 或抗 B 吸附于红细胞上的 A 抗原或（和）B 抗原，然后将结合的抗体放散下来，放散液通过与试剂 A_1 和 B 红细胞的反应，来评价放散液中是否有抗 A 或抗 B 抗体。对于正定型单克隆抗 A，抗 B 及人源抗 A，抗 B 均无法检出抗原，且反定型检出相应抗体的标本，需要进行吸收放散试验。

【样本】 待检红细胞。

【试剂】 人源性抗 A 和（或）抗 B 试剂。由于某些单克隆 ABO 定型试剂对 pH 和渗透压的改变较为敏感，这些试剂可能不适合用于吸收和放散试验。

1. 放散试剂　见本章第四节。
2. 3 份不同个体的 O 型红细胞。
3. 3 份不同个体的 A_1 或 B 型红细胞

【操作】

1. 用生理盐水洗涤 1ml 待测红细胞至少 3 遍，最后一遍吸弃所有上清。
2. 加 1ml 抗 A 试剂（如果怀疑 A 亚型）或 1ml 抗 B 试剂（如果怀疑 B 亚型）到洗涤好的压积红细胞。
3. 混匀红细胞和抗体，置4℃孵育 1 小时，这期间可偶尔混匀一下。
4. 离心混合物，移除所有上清试剂。
5. 将细胞转移到一个洁净的新试管中。
6. 用大量（至少 10ml）冷盐水（4℃）至少洗涤 8 遍。保留末次洗涤上清分装到新的试管中，与放散液做平行试验。
7. 选用一种适合的放散方法（如热放散）重获 ABO 抗体（参见本章第四节）。
8. 检测放散液和（第 6 步中获得的）末次洗涤

液，分别与3个O细胞以及3个A_1或B红细胞反应（根据吸收所用抗体选择合适的A_1或B细胞）。向两组试管中分别加2滴放散液和洗涤液，然后向试管中加上述红细胞悬液1滴，立即离心检查凝集。

9. 如果离心后没有观察到凝集，室温孵育15～30分钟。

10. 如果室温孵育后仍没有凝集，37℃孵育15～30分钟，做间接抗球蛋白试验。

【结果判定】

1. 放散液中出现抗A或抗B，说明待测红细胞上有A或B抗原。只有符合以下情况，试验结果才是有效的：①任何阶段，放散液与所有3个抗原阳性的红细胞反应；②放散液与所有3个O型细胞不反应；③末次洗涤液与所有6个细胞均不发生反应。

2. 放散液与抗原阳性的红细胞不反应表明待测红细胞上不表达A或B抗原。不反应也可能是没有正确做好吸收放散试验。

3. 放散液与某些或全部抗原阳性细胞以及O细胞反应，说明试验过程中保留了一些额外的抗体。

4. 如果末次洗涤液与抗原阳性细胞反应，试验是无效的。放散试验前，未结合的试剂抗体没有洗涤干净。

5. A_1，B或O细胞或所有3种细胞可以平行进行吸收放散试验，作为该实验的阳性或阴性对照。

第二节 Rh血型鉴定

一、Rh血型定型

【原理】Rh血型系统是输血医学中仅次于ABO系统的第二大血型系统。Rh血型系统常见的抗原有D和C、c、E、e五种，分别由*RHD*基因和*RHCE*基因编码，RhD和RhCE蛋白均是反复穿膜的蛋白质。使用相应的抗D、抗C、抗c、抗E和抗e五种血型试剂可以鉴定这些抗原。临床上，D抗原是Rh抗原中免疫原性最强的抗原，也是最具有临床意义的抗原，一般只作D抗原鉴定，凡带有D抗原者称为Rh阳性，不带D抗原者称为Rh阴性。采用常规血清学技术，中国汉族人群中Rh阳性比例约为99.7%，Rh阴性比例大约0.2%～0.4%。欧洲和北美白人Rh阳性率在82%～88%，大约95%的非洲黑人是D阳性。

本节以鉴定RhD抗原为例，介绍Rh血型试管法、玻片法和微量板法的鉴定方法，除这三种方法之外，Rh血型的鉴定也可用柱凝集法、酶法和聚凝胺法进行定型。利用Rh血型定型试剂中的IgM抗D血型抗体和红细胞在盐水介质中反应，有相应抗原的红细胞发生凝集，无相应抗原的红细胞不发生凝集，从而判断待检红细胞上所具有的RhD抗原。

1. 试管法

【样本】抗凝或不抗凝的血液标本都可以用于Rh定型。红细胞可以悬浮于自身血清、血浆、盐水中或洗涤后悬浮于盐水中。

【试剂】

（1）IgM抗D试剂。

（2）6%小牛血清白蛋白，或Rh对照试剂。

【操作】

（1）加1滴抗D到一洁净试管，并做好标记。

（2）加1滴6%小牛血清白蛋白，或试剂厂商提供的Rh对照试剂到第二个洁净试管中，并标记。

（3）分别加1滴2%～5%红细胞悬液到每支试管中。

（4）轻轻混合，通常（900～1000）×g离心15秒。

（5）轻轻重悬细胞扣，检查凝集。

（6）评价反应强度，记录试验管和对照管的试验结果。

【结果判定】

（1）抗D管凝集，对照管不凝集表明红细胞是RhD阳性。

（2）对照管和抗D管均阴性，说明待测红细胞是RhD阴性结果。此时如果检测的是患者标本则可以认为是RhD阴性。但根据多数国际行业协会的标准，要求对献血者血样和孕妇血样需做进一步确认试验，以排除弱RhD抗原的存在。

（3）对照管凝集则试验无效，可能需要移除红细胞上的IgM或IgG抗体。

【注意事项】

（1）适合的试剂包括低蛋白单克隆试剂和高蛋白多克隆抗D试剂。

（2）本试验只是RhD血型鉴定的初检，确认RhD血型需进一步进行弱D鉴定。

（3）玻片法、微量板法和柱凝集卡等方法也可用于RhD血型的初筛试验。但由于玻片法的灵敏度较低，一般很少在临床RhD鉴定中使用该方法。

2. 玻片法

【样本】用玻片法进行Rh定型时，待检红细胞悬液的浓度是40%～50%。

【试剂】适合用于玻片法的低蛋白抗D试剂。

【操作】

（1）试验前，将洁净玻片预热到40～50℃。

（2）加1滴抗D到一洁净的玻璃片或白瓷板凹孔中，并做好标记。

（3）加1滴合适的对照试剂到另一洁净的玻璃片或白瓷板凹孔中，并做好标记。

（4）向以上玻片上或白瓷板凹孔中的每一种试剂中分别加1滴充分混匀的40%～50%待检红细胞悬液。

（5）充分混合抗体试剂和细胞，用搅拌棒将混合物均匀分散。

（6）不断地从一边到另一边轻轻倾斜转动玻片或白瓷板，持续大概2分钟。

（7）读取，解释并记录所有玻片或白瓷板凹孔中的结果。

【结果判定】

（1）抗D试剂与红细胞反应表现凝集，而对照为阴性反应，表明待检红细胞是RhD阳性。

（2）抗D试剂与对照均为阴性反应，表明待检红细胞可能是RhD阴性，进一步使用试管法间接抗球蛋白试验可以检出玻片法检测不到的弱D表型。

（3）如果对照反应阳性，在没有进一步试验之前，不能解释为RhD阳性。

【注意事项】

（1）玻片法可能存在感染性标本暴露的风险，需注意防范。

（2）玻片法不适合检测弱D表型。

3. 微孔板法

【样本】根据生产厂商的说明。自动化技术需要抗凝样本。

【试剂】只使用获得许可，能用于微孔板检测的抗D试剂。参照生产厂商的说明，使用特定的试剂、仪器及正确的操作。

【操作】

（1）在干净的微孔板孔中加入1滴抗D试剂。如果该试剂需要使用Rh对照，在第2孔中加入1滴Rh对照。

（2）在每孔中加入1滴2%～5%生理盐水红细胞悬液。

（3）轻轻拍打平板的边沿，混匀各组分。

（4）根据生产厂商的说明，使用合适的条件离心平板。

（5）轻拍微孔板，或者使用机械摇板器，或者将板放置一定角度，使液体流动，以重悬红细胞。

（6）检测凝集，判读、解释、记录实验结果。

（7）为加强弱反应，将阴性结果的样本在37℃，孵育15～30分钟，重复步骤（4）～（6）。

【结果判定】

（1）抗D孔中出现凝集，同时，对照组中是均匀的悬液，说明该红细胞是D阳性。

（2）抗D孔和对照孔中均未出现凝集。来自患者的样本可以被定为D阴性。

（3）对于献血者的样本以及来自母亲产生Rh免疫球蛋白的婴儿样本，需进一步检测是否具有弱D抗原。

4. 柱凝集法

【样本】同玻片法和试管法。

【试剂】已加抗D试剂的柱凝集血型卡。

【操作】

（1）配制好检测样本的红细胞悬液和试剂红细胞悬液。通常用于柱凝集试验的红细胞悬液浓度比试管法低，比如可选用1%或0.8%的红细胞盐水悬液50μl，个别新生儿卡中选用5%的红细胞盐水悬液10μl。

（2）在柱凝集卡的RhD检测管中分别加入样本的红细胞悬液。

（3）在专用柱凝集离心机中离心。

（4）判读并记录凝集反应结果。

【结果判定】根据红细胞在凝胶柱内的反应情况解释凝集强度。出现凝集和（或）溶血结果为阳性，不凝集为阴性。柱凝集法凝集强度判读表见图1-5-1。

二、弱D型鉴定

已报道有100多种*RHD*等位基因编码的RhD蛋白带有氨基酸置换，导致了多种D抗原变异型，包括弱D、部分D和Del表现型。

【原理】携带弱D（weak D）抗原的红细胞仍被归类为D阳性。弱D型红细胞与某些抗D试剂在盐水介质中不发生凝集，但在间接抗球蛋白试验中发生凝集。因此，当在盐水介质中发现红细胞与IgM抗D不凝集时，不应立即鉴定为RhD阴性，需进一步排除弱D型的可能。当献血者初筛检测为阴性时需进一步进行Rh阴性确认试验，以排除弱D，但是如果检测的是患者样本，则可不必再确认。

“部分D（partial D）”，又称不完全D红细胞，是由于缺失D抗原的一部分抗原表位而得名。目前人们将部分D分类为$D^{Ⅰ}$～$D^{Ⅶ}$，每个表位中又有若干个亚类。部分D表型常常是由于*RHD*和*RHCE*形成杂交基因，导致RhD基因的部分片段被*RHCE*基因替代，杂交基因编码的蛋白质丢失D抗原的部分表位。部分D表型的个体输入正常RhD阳性红细胞，有可能会产生抗D。有些部分D则与弱D类似，是由于*RHD*基因编码的蛋白质发生氨基酸置换所致。这类“部分D”与“弱D”两者不同之处是弱D的氨基酸替代常常发生在RhD蛋白的细胞内区段或跨膜区，而部分D的氨基酸替代则发生在RHD蛋白的膜外区。

Del红细胞表达非常少的D抗原，常规的血清学定型试验无法检出，需通过更加敏感的吸收放散技术才能检测到。常规血清学诊断的Rh阴性个体中，有一部分实际上是Del表现型。亚洲人中Del占到Rh阴性的10%～30%；白种人Del的频率要少得多，仅有大约0.027%。

【样本】通常使用洗涤后的红细胞悬液，试管法悬液浓度皆为2%～5%，柱凝集法为0.8%或1%。

【试剂】不是每一种抗D试剂都适用于Rh阴性确认试验。通常采用室温反应的单克隆IgM抗D，结合一种用于抗球蛋白试验的单克隆或多克隆IgG抗D，用来进一步检测弱D表现型。

1. 抗D试剂。
2. 6%小牛血清白蛋白，或Rh对照试剂。
3. 抗人球蛋白试剂，多特异性或抗IgG。
4. IgG抗体致敏的红细胞。

【操作】试验流程应使用合适的对照。

1. 加1滴抗D到一洁净的试管中，并做好标记。
2. 加1滴6%小牛血清白蛋白，或试剂厂商提供的Rh对照试剂作为对照试剂到第二个洁净试管中，并标记。
3. 向每支试管加1滴2%～5%的红细胞生理盐水悬液。
4. 混匀并孵育测试管和对照管，通常在37℃孵育15～30分钟。
5. 孵育后可以离心并轻轻重悬细胞扣，检查凝集。
6. 用生理盐水至少洗涤细胞3遍。每次洗涤，通常（900～1000）×g，离心1分钟。弃上清。
7. 倒扣吸干剩余上清液后，加1滴或2滴抗人球蛋白试剂，或根据试剂制造商的要求加抗人球蛋白试剂。
8. 轻轻混匀，并以校准的速度和时间离心，通常（900～1000）×g离心15秒。
9. 轻轻重悬，检查凝集强度并记录结果。
10. 加入IgG致敏的质控红细胞以确认阴性抗球蛋白试验的有效性。

【结果判定】

1. 抗D管凝集，对照管没有凝集，表明红细胞是D阳性。将结果报告成D阳性，或者D变异型。
2. 抗D管和对照管均没有凝集，则提示被检红细胞上无D抗原表达，是D阴性。
3. 允许使用待检红细胞的直接抗球蛋白试验作为对照，但是在间接抗人球蛋白试验过程中，最好使用一种Rh或白蛋白对照试剂，可以排除所有试剂成分造成的假阳性。
4. 对照管在任何阶段出现凝集，则试验无效。先从红细胞上移除IgG抗体可能对试验是有帮助的。

【注意事项】

1. 在临床输血中弱D型个体输注RHD阳性红细胞后可产生抗D抗体。所以受血者（患者）为弱D型，作Rh阴性论，应输注Rh阴性血液；供血者（献血者）为弱D型者，应作Rh阳性论，不应当输血给Rh阴性的受血者。
2. 在选用IgM和IgG抗D试剂时，所选用的抗D应能尽可能多的识别不同D表位。其中$D^{Ⅳ}$、$D^{Ⅴ}$、$D^{Ⅵ}$表位被认为是必须可识别的。
3. 中国人RhD阴性群体中约有10%～30%的个体是Del表型。这类表型的个体在受到D抗原免疫刺激时，几乎不产生应答。Del表型的鉴定请参见本章第四节中吸收试验和放散试验。
4. 对于“部分D”表型个体，由于缺失D抗原的一部分抗原表位，表现为与某些单克隆抗D不凝集而与另外的单克隆抗D试剂发生凝集。进一步鉴定其带有或缺失的RhD表位，需使用一组分别针对不同D表位的特殊抗D抗体。例如：DIAGAST公司的D-Screen试剂盒，是一组针对RhD蛋白不同表位的单克隆抗D试剂。有些部分D表型的个体，如$D^{Ⅵ}$Ⅲ表型，可产生缺乏其表位的抗D抗体，$D^{Ⅵ}$Ⅲ型妇女与Rh阳性丈夫生育的婴儿可能发生新生儿溶血病。

第三节 其他血型鉴定

一、MN血型定型

【原理】

根据红细胞膜表面是否具有M抗原和（或）N抗原，可将MN血型系统分为M型、N型和MN型3种表现型。利用红细胞凝集试验，可准确鉴定MN血型。免疫性抗M、抗N抗体能引起早产、死胎、新生儿溶血病及配血不合等。

【样本】抗凝或不抗凝的血液标本都可以用于MN血型定型。红细胞可以悬浮于自身血清、血浆、盐水中或洗涤后悬浮于盐水中。

【试剂】

1. 抗M血清。

2. 抗N血清。

【操作】

1. 加1滴抗M试剂到一支洁净试管，并做好标记。

2. 加1滴抗N试剂到一支洁净试管，并做好标记。

3. 向以上两支试管中分别加2%～5%的受检者红细胞悬液1滴。

4. 轻轻混匀，置室温中5～15分钟，通常(900～1000)×g离心15秒。

5. 观察并记录反应结果。

【结果判定】

待检红细胞仅与抗M试剂凝集，与抗N不凝集，判断为MM血型；与抗M不凝集，仅与抗N试剂发生凝集，判断为NN血型；红细胞既与抗M凝集，也与抗N凝集判定为MN血型。

二、P1Pk血型定型

【原理】当P1/P2表型被证实是由*A4GALT*基因外显子2a中的一个多态性所确定后，2010年国际输血协会（ISBT）将原来的P血型系统重新命名为P1Pk血型系统，该系统包括P1Pk1和P1Pk2两种抗原（即原来的P1抗原和P^k抗原）。临床上使用抗P1试剂将红细胞分成P1Pk1和P1Pk2两种抗原（抗P1阳性和抗P1阴性）。我国汉族人群P1Pk1占39.67%，P1Pk2占60.33%。

【样本】抗凝或不抗凝的血液标本都可以用于P1Pk血型定型。红细胞可以悬浮于自身血清、血浆、盐水中或洗涤后悬浮于盐水中。

【试剂】

1. 抗P1试剂。

2. 已知P1Pk1和P1Pk2血型的2%～5%的红细胞悬液。

【操作】

1. 加1滴抗P1分型试剂到一支洁净试管，并标记为受检者。

2. 加1滴抗P1试剂到一支洁净试管，并标记为P1Pk1对照。

3. 加1滴抗P1试剂到第三支洁净试管，并标记为P1Pk2对照。

4. 分别向以上三支试管滴加受检者红细胞、P1Pk1和P1Pk2红细胞悬液各1滴。

5. 放置室温中5～15分钟。通常(900～1000)×g离心15秒。

6. 观察凝集，并记录实验结果。

【结果判定】P1Pk1对照管凝集，P1Pk2对照管不凝集；受检红细胞凝集者为P1Pk1表型；P1Pk1对照应管凝集，P1Pk2对照管不凝集；受检红细胞不凝集者为P1Pk2表型。

【注意事项】

1. P1Pk血型鉴定应注意控制反应时间在5～15分钟，太长容易出现假阳性。

2. 抗P1常属冷凝集素IgM，4℃为最适反应温度，偶尔可引起输血反应。

第四节 血型血清学常用检查方法

一、抗球蛋白试验

抗球蛋白试验（antiglobulin test，AGT）又称Coombs试验，是检查红细胞上是否致敏有IgG抗体（直接抗球蛋白试验）或血清中是否存在IgG抗体（间接抗球蛋白试验）的一种经典方法。当血清或血浆中的IgG抗体致敏到红细胞上，或红细胞膜上本身就致敏有抗体，通过加入抗人球蛋白（antihuman globulin，AHG）的“桥连”作用，使红细胞表面的IgG抗体与抗人球蛋白抗体发生特异性反应，形成肉眼可见的红细胞凝集。抗人球蛋白除可以测定红细胞上IgG抗体外，也可以测定补体组分（C3、C4）。所谓多特异性AHG，即包括抗IgG和抗C_3抗体。

（一）直接抗球蛋白试验

【原理】利用抗球蛋白可与体内已被IgG抗体或补体致敏的红细胞产生凝集反应，用于检查红细胞膜上是否已被IgG抗体所致敏。直接抗球蛋白试验（direct antiglobulin test，DAT）常用于新生儿溶血病（胎儿红细胞被母亲血型抗体致敏）、溶血性输血反应（输入的不相合红细胞被受血者不完全抗体致敏）、自身免疫性溶血性贫血（患者红细胞被自身抗体致敏）以及药物诱导产生的自身抗体（由甲基多巴类药物、青霉素等所致）的检测。

【试剂与器材】

1. 抗人球蛋白（AHG）试剂 多特异性抗球蛋白试剂，或抗-IgG和抗C3d。

2. 对照试剂 盐水或6%白蛋白。

3. IgG致敏的试剂红细胞。

【操作】

1. 将EDTA抗凝的血样用生理盐水配制成2%～

5%的红细胞。

2. 向测定管和对照管中分别加入1滴2%～5%红细胞悬液。

3. 生理盐水洗涤3～4次，最后一次洗涤，除尽上清液。

4. 立即向测定管中加入抗人球蛋白试剂1滴，向对照管中加入1滴盐水或6%白蛋白，混匀。

5. （900～1000）×g离心15秒。

6. 观察凝集情况，评分并记录结果。

7. 若测定管中未观察到凝集，向含有抗球蛋白试剂的试管中加入IgG致敏红细胞，（900～1000）×g离心15秒，观察并记录结果，确认阴性结果的有效性。

【结果判定】

1. 立即离心测定管出现凝集，而盐水或6%白蛋白对照管未出现凝集，直接抗球蛋白试验（DAT）为阳性。

2. 如果盐水或6%白蛋白对照管在离心后出现凝集，则实验结果无效。

3. 如果实验过程中未观察到凝集，加入IgG致敏红细胞后发生凝集，则DAT为阴性。如果IgG致敏细胞不凝集，阴性结果无效，需重复实验。

【注意事项】

1. 在有激活的补体存在的情况下，可使用单特异性AHG试剂。

2. 进一步确认致敏在被检红细胞上的是IgG或是补体，可采用单特异性抗IgG和抗C3dg。

3. DAT阴性不一定证明红细胞上没有结合球蛋白分子，多特异性和单特异性抗IgG试剂的检测灵敏度可达150～500个IgG分子/红细胞，但患者体内红细胞上IgG包被数即使低于此水平，仍会发生自身免疫性溶血性贫血。

4. 盐水或6%白蛋白对照管出现凝集，提示可能存在冷自身凝集素或温反应性IgM/IgG抗体导致的自发凝集。37℃孵育红细胞或用温（37℃）盐水洗涤，可消除冷自身抗体的反应。自身凝集需要用二硫苏糖醇（DTT）或2-氨乙基异硫脲溴化物（AET）处理红细胞。

5. 初检可只用多特异性抗球蛋白试剂。如果DAT阴性，不需要后续试验。如果DAT阳性，再用单特异性试剂（抗-IgG和抗补体）做DAT，以确定是何种球蛋白。

6. 脐血标本中含有华通胶，可能需增加洗涤次数。

7. 可用柱凝集卡（抗-IgG卡）进行DAT。在进行柱凝集试验时需注意样本中尽量不含凝块、纤维蛋白，以避免假凝集。

（二）间接抗球蛋白试验

【原理】间接抗球蛋白试验（indirect antiglobulin test，IAT）是一种检测血清中不完全抗体或补体的方法，即用已知抗原表型的红细胞测定受检血清中是否含有相应的不完全抗体（IgG抗体），或用已知特异性的抗血清测定受检红细胞上是否含有相应抗原。本试验常用于血型鉴定、抗体的筛查和鉴定、输血前交叉配血试验以及其他特殊研究。

【试剂与器材】

1. 生理盐水。

2. 抗人球蛋白（AHG）试剂，可按需要，使用多特异性或单特异性抗IgG。

3. O型抗筛细胞。混合O型抗筛细胞只能用于献血者检测。患者样本必须使非混合细胞。

4. 生理盐水配制的2%～5%献血者红细胞悬液。

5. IgG致敏的试剂红细胞。

【操作】

1. 向正确标记的试管中加2滴血清或血浆。

2. 每管中，加2%～5%试剂O型红细胞盐水悬液或献血者红细胞悬液1滴，混匀。

3. （900～1000）×g离心15秒，观察溶血和凝集情况，评分并记录结果。

4. 37℃孵育30～60分钟。

5. （900～1000）×g离心15秒，观察溶血和凝集情况，评分并记录结果。

6. 生理盐水洗涤红细胞3次或4次，最后一次洗涤尽量移除上清。

7. 向红细胞扣里加入AHG，充分混匀。

8. （900～1000）×g离心15秒，观察凝集，评分并记录结果。

9. 加入IgG致敏的试剂红细胞确认阴性结果的有效性。

【结果判定】

1. 37℃孵育后，出现凝集/溶血为阳性结果。

2. 加AHG后，出现凝集为阳性结果。

3. 初次离心未观察到凝集，加IgG致敏红细胞后，离心出现凝集为阴性结果。

4. 如果加入的IgG致敏的试剂红细胞离心后未凝集，阴性结果无效，实验需重做。

【注意事项】

1. 质控　输血前对不规则抗体的检测实验，需每日使用弱抗体进行监控。质控血清可用6%牛白蛋白稀释定型用抗血清试剂至IAT反应2+强度，也可用人源 IgG 抗体。

2. 在间接抗球蛋白试验中，可使用白蛋白、低离子强度溶液（LISS）、PEG 来加快并增强抗原-抗体反应。加22%牛白蛋白后，37℃孵育时间为15～30分钟；加LISS后，孵育时间为10～15分钟；加4滴20% PEG后，孵育时间为15分钟。加PEG的实验，37℃孵育后没有直接离心看结果这一步，因为红细胞无法重悬。

3. 可使用单特异性抗 IgG 试剂替代多特异性 AHG，以避免结合 C3 的自身抗体造成不必要的阳性反应。

4. 使用 PEG 时，由于血清球蛋白浓度提高，会出现血清蛋白沉淀现象。当 IgG 致敏红细胞不反应或反应很弱时，这一问题会很明显。在 AHG 介质中，至少4洗红细胞，并充分摇匀、重悬红细胞通常可防止问题发生，或者用不加 PEG 的方法重复一次实验。

5. 操作步骤6～9需连续完成，不可中断。

二、唾液中 ABH 血型物质测定

【原理】约78%的个体带有 *Se* 基因，可分泌水溶性 ABH 抗原至除脑脊液外的体液中。这种分泌型抗原可通过 ABH 抗血清对唾液的抑制试验来检测。

【试剂与器材】

1. 唾液的留取　在小烧杯或广口试管中收集唾液5～10ml。大多数人可在几分钟内积累到这一数量。为促进唾液分泌，可嚼石蜡或干净的橡皮圈，但不要嚼口香糖或含糖/蛋白的物品。（900～1000）×g 离心8～10分钟，将上清液转移至一干净试管，沸水浴8～10分钟，灭活唾液酶。（900～1000）×g 离心8～10分钟，收集透明或略带乳白色的上清液。用等量生理盐水稀释上清液。如果样本采集当天不进行实验，应将样本放于－20℃冻存。冻存样本可保持活性数年之久。

2. 人（多克隆）抗 A 和抗 B 试剂。

3. 荆豆来源的市售抗-H 凝集素或用荆豆种子盐水抽提物制备的抗-H。

4. A_1、B、O 型红细胞。

5. 来自已知分泌型和非分泌型个体的冷冻/新鲜唾液，分别作为阳性和阴性对照。

【操作】

1. 倍比稀释要用的分型试剂：检测 A 物质用抗 A、检测 B 物质用抗 B、检测 H 物质用抗-H。

2. 每1滴稀释的分型试剂，分别加入对应的2%～5%红细胞（A、B、O）盐水悬液1滴。1000×g 离心15秒，肉眼观察凝集情况，选择凝集强度2＋的最高稀释度。

3. 在4支试管中各加1滴正确稀释的定型试剂。检测 ABH 抗原，试管上标记“分泌”、“非分泌”、“盐水”和“待检”。

4. 向“分泌”、“非分泌”和“待检”管中各加1滴对应分泌型个体的唾液，在“盐水”管中加1滴盐水。

5. 混匀，室温孵育8～10分钟。

6. 根据检测的目标抗原，每管中加1滴2%～5%洗涤过的指示红细胞悬液（A、B、O）。

7. 混匀，室温孵育30～60分钟。

8. （900～1000）×g 离心15秒，肉眼观察细胞扣凝集情况。

【结果判定】指示红细胞被抗体凝集，说明唾液中没有相应抗原。指示细胞不被抗体凝集，说明唾液中含有相应抗原。盐水对照管中的抗体不能凝集指示红细胞，说明实验无效。无效实验通常说明试剂被过度稀释，需重新确定适宜的稀释度，再重复实验。

【注意事项】之前已检测过的分泌（Se）和非分泌（sese）个体的唾液可分别作为阳性和阴性对照。已知分泌/非分泌型个体的唾液可分装冻存，以备后用。

三、吸收试验

【原理】血清中的抗体可以通过表达相应抗原的红细胞吸收除去。抗体被吸收后，分离血清和细胞，相应的抗体仍结合在红细胞上。通过放散试验，可收集结合的抗体。检测吸收后的血清，可鉴定吸收后剩余的抗体。吸收试验常用于：分离多抗体血清；吸收自身抗体，以检测可能被掩盖的同种抗体；制作血清试剂时，除去不要的抗体（通常是抗 A、抗 B）；用已知特异性的抗血清，通过吸收试验证明红细胞上存在相应抗原；用已知抗原表型的红细胞，通过吸收试验可证明抗体的特异性。

【试剂与器材】

1. 待吸收的血清或血浆。

2. （自体或异源）红细胞，应有待吸收抗体所对应的抗原。

【操作】

1. 盐水洗涤红细胞至少三次。

2. 红细胞末次洗涤后，（800～1000）×g 离心至少5分钟，尽量除尽上清液。残余盐水可用滤纸条吸尽。

3. 混匀适量体积的压积红细胞和血清，在适宜的温度下孵育30～60分钟。

4. 孵育过程中，定时混匀血清和细胞。

5. 红细胞（800～1000）×g离心5分钟。如有条件，在孵育温度下离心，防止抗体从红细胞膜上解离。

6. 将上清液（被吸收的血清）转移至干净的试管。如要放散液，保留红细胞。

7. 取部分吸收后的血清反应，和保留的未用过的吸收红细胞反应，以检查是否所有抗体都被吸收。

【结果判定】如果吸收后血清仍有活性，证明抗体未被完全吸收。血清不反应，证明抗体被完全吸收。

【注意事项】

1. 压积红细胞和血清可按等体积加入，也可根据实际情况，加大红细胞或血清的量。IgG抗体的最适吸收温度为37℃，IgM抗体的最适吸收温度为4℃。

2. 如果红细胞和血清的接触面积较大，吸收会更有效。推荐使用大口径试管（13mm以上）。

3. 抗体要完全除尽，可能需多次吸收。但每增加一次吸收，血清被稀释的可能性会增加，未被吸收的抗体会减弱。

4. 重复吸收时，要用新的红细胞，而非之前吸收过的红细胞。

5. 对于耐酶处理的抗原，可用酶处理红细胞，以增强对相应抗体的吸收。

四、放散试验

【原理】红细胞上的抗原与血清中抗体在适合条件下发生凝集或致敏，这种结合是可逆的，如改变某些物理条件，抗体又可从结合的细胞上放散，再以相应的红细胞鉴定放散液内抗体的种类并测定其强度，用以判定原来红细胞上抗原的型别。这种方法常用于ABO亚型的鉴定、全凝集或多凝集红细胞的定型、类B的鉴定以及新生儿溶血病的诊断等。

放散试验的方法很多，ABO血型新生儿溶血病的IgG抗A、抗B以及IgM血型抗体以热放散法为常用。Rh血型IgG抗体以乙醚放散法为常用。

1. 热放散法

【试剂与器材】

（1）直接抗球蛋白试验（DAT）阳性红细胞，用大量盐水洗涤4～6次。

（2）待放散红细胞末次洗涤的盐水上清。

（3）6%牛白蛋白。

【操作】

（1）在13mm×100mm的试管中，加等体积洗涤后的压积红细胞和6%牛白蛋白，混匀。

（2）56℃，孵育10分钟。孵育期间，定时摇动试管。

（3）（900～1000）×g离心2～3分钟。

（4）立即转移上清放散液至一新试管，和红细胞末次洗涤的盐水上清平行试验。

【注意事项】对于冷抗体，红细胞应用冷盐水洗涤，防止结合的抗体在放散前解离。

2. 乙醚放散法

【试剂与器材】

（1）受检者血清。

（2）相应抗原的红细胞（抗凝血）。

（3）乙醚（分析试剂）。

（4）AB型血清。

【操作】

（1）取具有相应抗原的抗凝血，离心后吸去血浆，加大量生理盐水，洗涤3次，离心，取压积红细胞备用。

（2）将适量的受检者血清和压积红细胞混匀后，放在适当的温度中1小时，在此期间要摇匀1～2次。

（3）（800～1000）×g离心5分钟，将上清液吸出另放1管，鉴定上清液中的抗体，以判断待检血清除被吸收的抗体外，是否还有其他血型抗体。

（4）将红细胞用盐水洗涤3次，离心压积红细胞。

（5）取1体积压积红细胞，加1体积AB型血清或生理盐水、2体积乙醚，用力颠倒振摇1分钟，然后以（900～1000）×g离心3分钟。

（6）离心后即分成3层，最上层是乙醚，中层是红细胞基质，下层是具有抗体的放散液，其色深红。

（7）用清洁的吸管吸出放散液。若有混浊，可再离心1次。

（8）将放散液放置37℃水浴中10分钟，除尽乙醚。

（9）（900～1000）×g离心2分钟，取上层深红色放散液鉴定抗体。

【注意事项】本试验适用于鉴定Rh抗体。最大优点用于检查获得性溶血性贫血，此类患者的红细胞为直接抗球蛋白试验阳性，说明在体内已有自身抗体吸附在红细胞上。这种抗体常常有Rh特异性。

五、血型抗体效价测定

【原理】

血型效价测定（又称效价滴定）是一种半定量

方法，用来确定血清中抗体的浓度或比较红细胞表面抗原表达强度差异。血型抗体效价滴定常用于以下情况：发生胎母同种免疫时，检测孕妇体内抗体的活性；判断自身抗体特异性；鉴别高效价低亲合力抗体，Knops、Chido/Rodgers、Cs^a、JMH 抗体常表现此特性；观察巯基还原剂对抗体活性的影响，以判断免疫球蛋白的种类（IgG 或 IgM）。

【试剂与器材】

1. 待滴定血清或血浆。

2. 2% ~5% 表达相应抗原的红细胞生理盐水悬液。

3. 生理盐水（也可用白蛋白作稀释液）。

【操作】

1. 根据血清稀释度标记 10 支试管（比如 1∶1、1∶2等）。1∶1 代表 1 体积未稀释血清；1∶2 代表 1 体积血清被稀释至 2 体积或 50% 的血清稀释液。

2. 除第 1 管（未稀释，1∶1）外，每支试管中加 1 体积盐水。

3. 前两管（未稀释和 1∶2）中，各加 1 体积血清。

4. 用干净的吸管，混匀 1∶2 中的液体数次，转移 1 体积至下一支试管（1∶4）。

5. 重复相同的步骤，直至完成所有稀释，每次使用干净的吸管混匀并转移液体。从最后一管中吸出 1 体积稀释过的血清并留存，以备后续稀释使用。

6. 按稀释度标记 10 支试管。

7. 从每个稀释过的血清中转移 2 滴至对应标记的试管，每个稀释度使用一支独立的吸管。每管加 2 滴 2% 红细胞悬液。也可加试剂商提供的 3% ~4% 的红细胞悬液 1 滴，但这种方法不够精确。

8. 充分混匀，根据抗体性质，用合适的血清学技术检测。

9. 肉眼观察结果，打分并记录。前带效应可能会造成稀释度低的血清反应比稀释度高的血清弱。如果要避免结果误读，最好先观察稀释度最高的试管，依次判读，直至未稀释样本管。

【结果判定】 观察肉眼凝集 1 + 的最高稀释度。效价用稀释度的倒数表示（如 32，而不是 1/32 或 1∶32）。如果稀释度最高的血清仍有凝集，说明还未到达反应终点，应继续稀释并检测。

【注意事项】

1. 在比较研究中，效价相差 3 个或 3 个以上稀释度，为显著差异。技术差异和生物固有的可变性会导致重复试验的结果升高或降低 1 个稀释度。比如，血清中抗体的真实效价为 32，在重复试验中，终点可能出现在 1∶32、1∶64 或 1∶16 的试管中。

2. 如果不评估凝集强度，效价值就会引起误解。可以给观察的凝集强度打分，滴定试验中所有试管的分数总和为最终分数，这是另一种测量抗体活性的半定量方法。不同的样品相差 10 分或以上，可以粗略地判定两者的分数有显著差异。

3. 高效价低亲合力抗体的效价通常大于 64，而且大部分试管表现出一致的弱反应。

4. 大体积比小体积测量准确。同一组试验中，大量稀释得到的结果比每个实验分别稀释的结果更可靠。要计算所有试验需要的体积，每个稀释度都要准备足够的量。

5. 移液很关键。推荐使用可更换吸头的移液器。

6. 检测用红细胞的年龄、表型和浓度会影响结果。

7. 孵育的最适时间和温度、离心的时间和转速都要保持一致。

8. 如果要比较多个含抗体血清的效价，所用红细胞（最好新鲜采集）应来自同一献血者。如果没条件，应用来自相同表型献血者的混合试剂红细胞完成试验。样本只有同时做检测，比较才有效。

9. 如果一份血清要和不同的红细胞样本反应，所有红细胞都应采用相同的采集和保存方法，并稀释到相同的浓度。所有试验都应来自同一份母液。样本只有同时做检测，比较才有效。

六、聚凝胺试验

【原理】 聚凝胺试验（polybrene）使用低离子介质（low ionic medium，LIM）加速 IgG 型抗体与红细胞之间的反应速度。聚凝胺作为一种碱性分子可以和红细胞表面的酸性糖分子结合，在离心力的作用下聚凝胺使红细胞相互靠近，使得已经结合在红细胞表面的 IgG 抗体分子可以在不同的红细胞之间搭桥。然后加入重悬液，使得聚凝胺的作用被消除。被聚凝胺凝集起来的红细胞，此时会渐渐散开，但已经被 IgG 抗体分子搭桥连接起来的红细胞不会散开，以此检测血清或血浆中存在的血型抗体。本试验具有敏感性高及快速等优点，已应用于血型检查、抗体筛选和鉴定、交叉配血试验。聚凝胺试剂目前国内市场有售。

【试剂与器材】

1. 低离子介质（LIM）。

2. Polybrene 试剂。

3. 2% ~5% 已知抗原的红细胞生理盐水悬液。

4. 重悬液。

【操作】

1. 小试管中加入待检血清2滴和1滴2%～5%红细胞悬液。

2. 立即以1000×g离心，观察结果。如果阴性则继续试验；如果阳性，需分析原因排除干扰后继续后续试验。

3. 加0.6ml LIM试剂，室温放置1分钟。

4. 加入2滴polybrene试剂，立即以1000×g离心1分钟，弃去试管中液体，轻摇试管，肉眼判断红细胞凝集情况。如果有凝集出现则继续操作。如果没有凝集出现则该试验无效。

5. 加入1滴重悬液，轻摇试管，肉眼观察结果。

【结果判定】1分钟内凝集消失为聚凝胺试验阴性，1分钟内凝集不消失为聚凝胺试验阳性。

【注意事项】

1. 通常情况下，使用低离子强度溶液（LISS）法和LIM试剂作为缩短抗原-抗体的反应时间是同时有效的。

2. 加入重悬液后，应尽快观察结果，以免弱反应消失。

3. 肝素会中和聚凝胺的作用，应避免用肝素抗凝的血样。

4. 聚凝胺方法不适合Kell系统抗体的检测，所以对阴性结果需进行抗球蛋白试验，以免漏检。黄种人中Kell系统抗体极罕见。

第五节 红细胞血型抗体筛查

抗体筛查试验的原则是让受检者的血清与已知血型的试剂红细胞即筛选红细胞反应，以发现在37℃有反应的抗体。试验中使用的方法有盐水法、抗人球蛋白试验、白蛋白介质法、低离子强度溶液（LISS）法、聚凝胺（polybrene）法、凝胶法等。

红细胞血型抗体筛查适用于下列情况：ABO血型鉴定发现受检者血清中有不规则抗体时；供血者血清抗体筛检；输血前受血者血清抗体筛查；输血后溶血性输血反应疑为由同种抗体引起时；孕妇血清的抗体检查；新生儿溶血病婴儿血液中抗体检查；直接抗球蛋白试验阳性红细胞放散液中抗体的检查。

一、IgM血型同种抗体筛查试验

【原理】当血清（或血浆）中的血型抗体是IgM免疫球蛋白时，具有相应抗原的红细胞在盐水介质中就可以直接被IgM性质的抗体凝集。

【样本】

1. 血清和血浆标本均可用于抗体筛查和鉴定。极少数情况下，需通过激活补体才能证实的抗体，才需使用血清标本。本节下文和第六节中除特指外，血清标本即血清或血浆标本。

2. 血清标本的采取时间应注意。为了检出由于近期红细胞刺激而产生的抗体，血样必须是新近的。

3. 为了防止血样溶血对血清中抗体检测的影响，有必要把血清从凝块中分离，贮存在另一个单独的试管内，并适当标记、密封或用塞子塞紧。

4. 红细胞放散液也可以作抗体筛查及鉴定。

5. 如果以冷冻血清作抗体检查，融化后的样本要充分混合。如果一个样本要使用多次，应把它分成数小份后冷冻。反复冻融的标本不能供抗体鉴定用。

6. 每一样本应详细记录病史，包括姓名、性别、年龄、民族、诊断、妊娠史、输血史，使用过哪些药物（如甲基多巴、青霉素、先锋霉素等）、采样日期、有无抗凝剂、抗凝剂的种类和剂量、血液样本的外观、有无溶血、黄疸等。

7. 5～10ml全血分离得到的血清可鉴定单一特异性的抗体，如包含较多抗体，可能需要更多的全血。

【试剂】

1. 抗体筛选细胞有多种商业化的试剂可供选择，以2个或3个抗原互补的单一供者红细胞为1套，单一人份红细胞的敏感性较混合红细胞更好。

2. 针对于中国人群，一套筛选细胞至少有以下抗原通常被认为是合适的：D，C，E，c，e，M，N，S，s，P1，Lea，Leb，K，k，Fya，Fyb，Jka，Jkb和Mur。

3. 某些抗体与抗原反应时存在剂量效应，即抗体与抗原纯合的红细胞比与抗原杂合的红细胞反应要强，如Rh、MNS、Duffy和Kidd系统中的抗体。如果某种抗体只能与相应抗原的纯合子细胞反应，而筛选细胞上这种特定抗原是杂合子时，则该抗体有可能被漏检。合适的纯合子表型的供血者是很少的，为了能尽可能地避免具有临床意义的抗体漏检，通常在使用来自3个供者的红细胞的筛选细胞中，以下抗原一般需纯合表达：D、C、E、s、Fyb、Jka和Jkb。由于在蒙古人种中s-，Fya-的频率相对较低，因此有条件时可选用S和Fya纯合表达的细胞。

4. 筛选细胞通常不包括低频率抗原，所以针对低频率抗原的抗体会漏检。这种抗体只有在抗体鉴定时才能检测到，或在交叉配血时或新生儿出生后出现黄疸时才会被发现。

【操作】

1. 取受检者血清2滴加入各支标好的试管中。

2. 取筛选红细胞悬液各1滴加入每个试管中，与血清混匀。

3. 室温孵育10~15分钟后，(900~1000)×g离心15秒。

4. 观察是否溶血。轻轻重悬细胞扣，观察凝集反应，记录结果。

【结果判定】

1. 溶血或凝集都是阳性结果。如果溶血和凝集都存在，离心后要立即观察上清液的溶血情况。

2. 重悬细胞扣后，红细胞呈平滑悬液状为阴性结果。

3. 判读试验结果时，必须记录观察到的每个细胞样本的凝集强度或溶血现象。同一实验室中的技术人员必须使用同样的解释和符号（见表1-5-1）。

【注意事项】

1. 多数在室温或4℃下反应最强。

2. 在室温下有活性而在37℃无活性的抗体是没有什么临床意义的。

二、IgG血型同种抗体筛查试验

【原理】当抗体是IgG免疫球蛋白时，大多必须使用抗人球蛋白法、白蛋白介质法、低离子强度溶液法等方法之一才能使红细胞出现凝集反应。凝胶技术是近年来出现的另一种显示红细胞抗原-抗体反应的方法，它利用微柱中填充物的空间位阻或亲和反应，在离心力的作用下，使被抗体致敏的红细胞留在微柱上端，而未被致敏的红细胞沉至柱底。

【样本】同IgM血型同种抗体筛查试验。

【试剂】除筛选细胞外，IgG血型同种抗体筛查试验还需以下试剂。

1. 抗人球蛋白试剂单特异性（抗-IgG特异性）或多特异性（含抗IgG和抗补体）的抗人球蛋白试剂（AHG）均可，多数实验人员倾向于使用单特异性AHG以避免由结合补体引起的意外反应。

2. 增效剂包括LISS、聚乙二醇（PEG）、凝胶柱、聚凝胺和固相技术等。复杂情况下还需使用其他技术。

【操作】

1. 抗人球蛋白试验

(1) 在标记的试管中加入受检者血清2滴。

(2) 加2%~5%试剂红细胞悬液1滴，混匀。

(3) 离心，观察是否溶血和凝集，并记录结果。离心速度和时间通常为（900~1000）×g（3400转/分），15秒。

(4) 37℃孵育30~60分钟。

(5) 离心，观察是否溶血和凝集，并记录结果。离心速度和时间通常为（900~1000）×g（3400转/分），15秒。

(6) 洗涤细胞3~4次，最后一次洗涤后，弃去全部洗涤液。

(7) 将抗人球蛋白试剂加入细胞扣，充分混匀。

(8) 离心，观察凝集反应，记录结果。离心速度和时间通常为（900~1000）×g（3400转/分），15秒。

(9) 如结果为阴性，加入IgG致敏的细胞，离心并观察结果。离心速度和时间通常为（900~1000）×g（3400转/分），15秒。

2. 低离子强度溶液（LISS）抗人球蛋白试验 抗原、抗体在低离子强度溶液的条件下发生反应，可缩短检出大多数抗体所需的温育时间。

(1) LISS的配制：称取氯化钠1.75g和甘氨酸18g，置1L的容量瓶内；加磷酸盐缓冲液（0.15mol/L KH_2PO_4 11.3ml和0.15mol/L Na_2HPO_4 8.7ml混合）20ml；加蒸馏水定容至1L；用NaOH调节pH至6.7±0.1；加0.5g叠氮钠作为防腐剂。

(2) 方法一：加受检者血清2滴于标记的试管中；加入等体积的LISS；加2%~5%的试剂红细胞悬液1滴，混匀；37℃孵育10~15分钟；离心，离心速度和时间通常为1000×g（3400转/分），15秒。观察是否溶血或凝集，记录结果；按照抗人球蛋白试验操作步骤（见操作1）中的(6)~(9)操作。

(3) 方法二：将适量的试剂红细胞用盐水洗涤3次，弃去全部盐水；用LISS将红细胞配制成2%~3%悬液；加受检者血清2滴于标记的试管中；加LISS重悬的红细胞悬液2滴，混匀，37℃孵育10~15分钟；离心，离心速度和时间通常为1000×g（3400转/分），15秒。观察是否溶血，轻轻重悬细胞扣观察是否凝集，记录结果；按照抗人球蛋白试验操作步骤中的(6)~(9)操作。

3. 聚乙二醇（PEG）抗人球蛋白试验

(1) 将受检者血清2滴，20% PEG溶液2滴，2%~5%的试剂红细胞悬液1滴混匀。

(2) 37℃孵育15分钟。

(3) 不立即离心。

(4) 用生理盐水将红细胞洗涤4次，最后一次洗涤后，弃去全部洗涤液。

(5) 使用单特异性抗IgG，按照抗人球蛋白试验操作步骤中的（7）~（9）操作。

【结果判定】

1. 37℃孵育后的凝集/溶血均为阳性结果。

2. 加入抗人球蛋白试剂后的凝集为阳性结果。

3. 如加入 IgG 致敏的红细胞离心后出现凝集，则之前观察到的没有凝集的抗人球蛋白试验结果是阴性，如加入 IgG 致敏的红细胞也不见凝集，表示试验无效，必须重做。

【注意事项】

1. 孵育时间和红细胞的体积及浓度均为文献报道。各实验室根据条件可制订抗体检查的室内方法。

2. 抗人球蛋白试验的步骤（3）可省略以避免检出室温下反应的抗体。

3. 抗人球蛋白试验的步骤（6）~（9）需连续完成，不得中断。

4. 有些抗体与 H 抗原有关，它们与 O 型红细胞的反应比与 A 型、B 型或 AB 型强，鉴定这些抗体还需要 ABO 细胞、ABO 亚型细胞以及脐血细胞的协助。

5. 血型同种抗体筛查试验也可用聚凝胺、酶法等多种检测 IgG 抗体的方法进行。

【临床意义】抗体筛查试验也有其局限性。阴性的试验结果不一定意味着受检血清中没有抗体，而只是在使用这些技术时，缺乏与筛查细胞起反应的抗体。如果临床资料等提供了另外的线索，就应扩大常规筛查方法。如遇到受检者血清同试剂红细胞呈阳性反应，而同供血者红细胞呈阴性反应，或者相反，可能由下列抗体所引起：

1. 在 A_1 和 A_1B 型血清中偶尔有抗 H。而 O 型红细胞上有大量的 H 抗原，A_1 和 A_1B 细胞上的 H 抗原非常少。所以，含抗-H 的血清能凝集全部 O 型试剂红细胞，但不凝集 A_1 和 A_1B 供血者的红细胞。同样，因为 A_2 细胞有相当大量的 H 抗原，所以如果 A_1 血清中含有抗-H 时，与 A_2 细胞交叉配血可能是不相合的。

2. 抗-Le^{bH}。这种抗体与 O 型 Le（b+）红细胞起反应，但不与 A_1 或 A_1B 型 Le（b+）红细胞凝集。因此，在抗体检查中检出有抗-Le^{bH}，而这种抗体与 A_1 或 A_1B 型 Le（b+）红细胞作交叉配血可以是相合的。

3. 在 A_2 受血者血清中有抗 A_1，这种情况受检者血清与 O 型筛选细胞呈阴性，而与 A_1 供血者细胞呈阳性反应。

4. 受检者血清中存在与低频率抗原反应的抗体如 Wr^a，这种情况可能受检者血清与筛选细胞不反应，而与红细胞表面存在相应抗原的供者红细胞凝集。

5. 受检者血清中存在仅与相应抗原的纯合子细胞起反应的抗体，这种情况可能与筛检细胞或供血者细胞发生凝集。

第六节 红细胞血型抗体鉴定

红细胞血型抗体鉴定是血型抗体筛查后的进一步检查。一旦抗体被检出，应作抗体鉴定试验，以确定其特异性。

抗体鉴定应有的样本信息：受检者的血型，包括 ABO、Rh 以及其他必需的血型；以往输血史及妊娠史；临床诊断，尤其是自身免疫性溶血性贫血（AIHA）；药物治疗史（包括 Rh 免疫球蛋白）；如果以往曾有过血型鉴定，应进一步了解以往试验方法等；与随机供者红细胞反应阳性的频率和强度；试验时有无溶血现象及剂量效应等。

【试剂】红细胞血型抗体鉴定需使用谱细胞（panel cells）。

谱细胞一般由 8~16 人份已知血型抗原组成的单个供者的 O 型红细胞组成。可选择市售试剂，也可根据情况自行制备。谱细胞中的红细胞表型应包括 Rh、Kidd、MNSs、Duffy、Diego、Xg、Kell、Lewis、P 及 Lutheran 等血型系统的主要抗原，为了提供 Rh 系统中复合抗体（如抗-Ce）与混合抗体（如抗-C+抗-e）的鉴定依据，谱细胞中 Rh 的基因型也应加以标明（如 R_1R_1，R_1R_2）。如有条件对其他特殊抗原可以另列一栏加以说明，如对低频率及高频率抗原是阴性还是阳性。通常一套谱细胞应尽可能包括多种抗原决定簇，以及一些缺乏某种抗原决定簇的红细胞。谱细胞中应包含针对有剂量效应抗体的相应纯合子抗原细胞。谱细胞的组合原则是，可有效鉴定常见的有临床重要性的抗体，如抗-D、抗-E、抗-K、抗-Fy^a 等，且不覆盖其他抗体，对大多数单一抗体（single antibody）和多种混合抗体（multiple antibody）鉴定方便。为了保证抗体鉴定的正确性，要求每个抗原有足够的阳性和阴性细胞，从而使血清学检查的结果表现出客观的规律而不是偶然的结果。应注意结果判定时使用正确对应的谱细胞反应格局。通常谱细胞保存于特殊保养液中，试管法中谱细胞浓度一般为 2%~5%，应在有效期内使用。

【操作】

1. 血型抗体鉴定　实验包含以下主要内容：

(1) 自身对照：观察受检者的血清与受检者自身细胞的反应情况，确定血清内是否有自身抗体或自身抗体和同种抗体二者同时存在。

(2) 谱细胞：使用谱细胞，应用各种抗体检查技术，检测受检者的血清，结合谱细胞反应格局，确定其抗体的特异性。还需同时检测受检者的红细胞表型进行验证。

(3) 吸收放散：当患者体内的同种抗体有两种或两种以上时，可采用吸收放散试验。

2. 复杂抗体鉴定　抗体鉴定的方法无统一的规定，须灵活应用盐水法、白蛋白介质法、抗人球蛋白试验、低离子强度溶液法、聚凝胺法及凝胶法等各种技术（图 1-5-2、图 1-5-3）。一般应包括盐水法（4℃、室温及 37℃）、抗人球蛋白试验，必要时再结合吸收放散试验及用巯基乙醇（2-ME）或二硫苏糖醇（DTT）处理的血清分析抗体特异性。各种方法均应包含自身对照。如反应格局较弱，可使用增效剂。

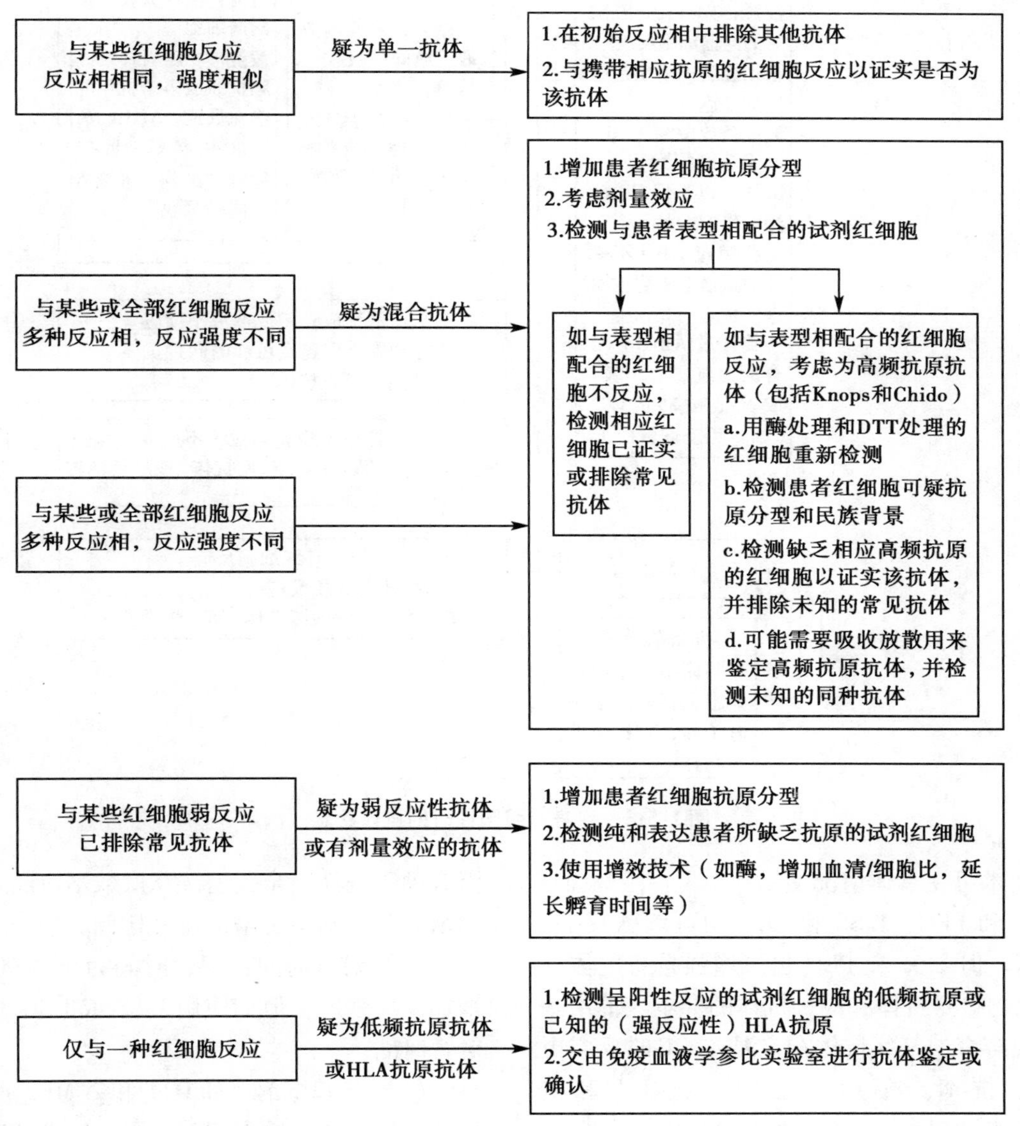

图 1-5-2　自身对照阴性时的抗体鉴定

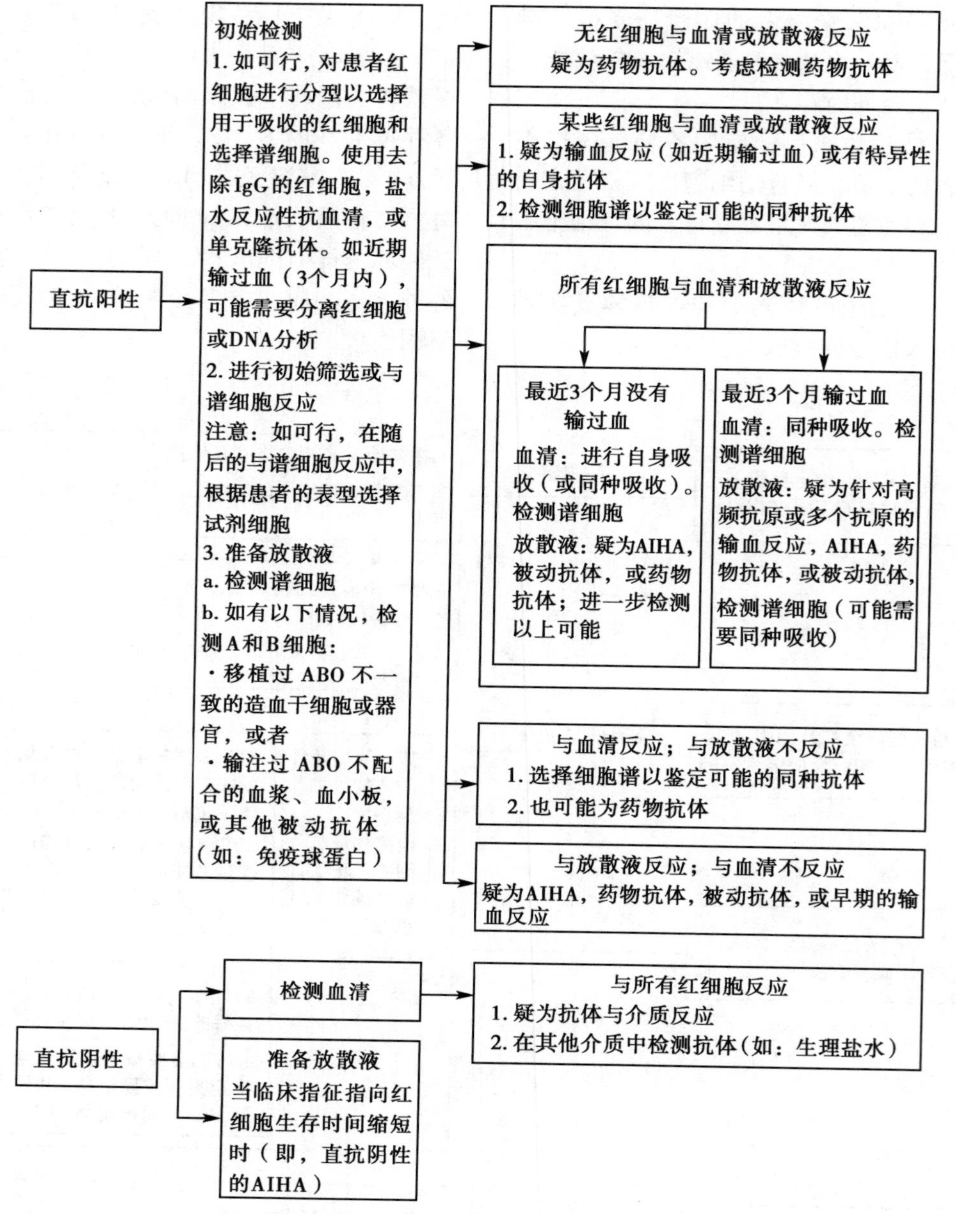

图 1-5-3 自身对照阳性时的抗体鉴定

3. 以下技术可视具体情况使用

（1）LISS 和 PEG：LISS 和 PEG 均可增强反应，减少孵育时间。但 LISS 和 PEG 也可增强自身抗体反应，对同时包含自身抗体和同种抗体的样本应慎用。

（2）低温孵育：某些抗体在室温或 4℃时反应更佳，如抗-M，抗-N，抗-P1，抗-Le^a，抗-Le^b 和抗 A_1 等。由于有些血清中也包含抗-I 或其他冷自身抗体，此时自身对照尤为重要。

（3）增加血清/细胞比：红细胞使用量不变而增加血清的体积可增强某些低效价抗体的反应。可使用 5～10 倍体积的血清与 1 体积的 2%～5% 红悬液在 37℃孵育 60 分钟。孵育中定期混匀可促进红细胞与抗体的接触。如增加血清使用量，三洗前离心去除血清有助于洗涤完全，但洗涤次数不应超过 4 次。如使用增效剂，则不可增加血清比例。

（4）孵育时间：孵育时间为 30～60 分钟有利于增加反应强度，但如使用 LISS 或 PEG 时则不可延长孵育时间。

（5）巯基试剂：如 DTT 和 2-ME，可破坏 IgM 抗体的二硫键或某些红细胞抗原。以下情况可使用巯基试剂：①确定抗体的亚类时；②IgM 混合 IgG 抗体的鉴定，特别是 IgM 抗体掩盖 IgG 抗体时；③分离结合有 IgM 自身抗体的红细胞时；④有目的地破坏某些红细胞抗原时（如 Kell、Dombrock、LW 和 Knops 系统的某些抗原）。

（6）吸收放散试验：吸收、放散试验视试验目的可单独使用，也可结合使用，适用于以下情况：①分离单个样本中存在的多种抗体时；②鉴定同种抗体时除去自身抗体；③除去人源试剂中的其他抗体（通常为抗 A、抗 B 或两者皆有）；④通过吸收含已知特异性抗体的血清，确定红细胞存在相应的抗原；⑤确定某些只可被特定表型红细胞吸收的抗体的特异性。

【结果判定】要对谱细胞的反应结果有正确的解释，必须首先对一些特异性抗体的血清学特性进行了解，再分析反应结果。

确定抗体特异性时可以综合运用以下的实验结果中的信息。

1. 观察受检血清与每个试剂谱细胞的反应结果。

2. 观察受检血清与其自身细胞的反应结果。

3. 观察反应的格局，检查每个反应相的结果，包括不同的温度、介质作用的情况，一些抗体的特异性与反应介质直接相关。

4. 是否溶血现象。在阳性反应的细胞中，反应强度有否不同，是否出现剂量效应。

5. 对自身红细胞上的抗原详细检查，从所缺少的抗原情况，提示是否存在相应的抗体。

【临床评价】不规则抗体能造成严重的输血反应，有些抗体与特定疾病有关，如新生儿溶血病、流产、寒冷性阵发性血红蛋白尿等。因此抗体筛查和鉴定在提高输血的安全性、有效性以及某些疾病的诊断和防治方面有重要意义。

在传统的试管法中，增效剂 PEG 相对于 LISS，尽管假阳性率相对更高，但也更为敏感。而在鉴定有临床意义的抗体以及直接抗球蛋白试验方面，凝胶法较试管法敏感性更高（$P<0.01$）。如怀疑由免疫性抗体导致直抗阳性而抗体筛查试管法结果为阴性时，应进行更全面的检测。自动的固相法在抗体鉴定方面与手动凝胶法相当，而一项对手动固相法、自动固相法和使用增效剂 PEG 的方法比较研究结果显示，手动固相法敏感性最好而特异性最差，自动固相法敏感性最差但特异性最好，PEG 法则敏感性特异性均居中。

第七节　交叉配血试验

交叉配血试验又称血液相容性试验，是确保患者安全输血必不可少的试验。完整的操作规程应包括：查阅受血者以前的血型检查记录，如与这次检查结果有所不同，可以及时分析原因；对受血者血样进行 ABO 正反定型和 RhD 抗原检测，必要时可增加其他血型抗原的检查；选择预先进行血型检查的合格供血者作交叉配血试验。

交叉配血主要是检查受血者与供血者血液之间有没有相应的抗原-抗体反应，包括主侧与次侧配血。使用受血者血清加供血者红细胞的一管称为“主侧”；使用供血者血清加受血者红细胞的一管称为“次侧”。

除非在紧急用血的情况下，任何一次输注红细胞之前都要进行交叉配血试验。

对于当前或是以往筛查出含有临床意义抗体的患者，即便是看上去没有抗原-抗体反应，也要选择缺少相应抗原的血液进行输注。除了盐水介质交叉配血，还要进行可检出 IgG 类血型同种抗体的交叉配血试验，如抗人球蛋白介质检测。抗人球蛋白介质交叉配血可以采用与抗体筛选及抗体鉴定一致的方法，也可以采用不同的方法。例如，使用试管法与柱凝集法来进行交叉配血。

一、盐水介质交叉配血试验

【原理】红细胞上携带有 ABO 抗原，当和相应的抗体结合（如 A 型红细胞遇到含有抗 A 的 B 型血清）之后，就会产生肉眼可见的凝集。所以当受血者和供血者细胞经混合并离心后，如有 ABO 不配合问题，就会很快显示出来，所以常称为“立即离心”（immediate spin，IS）配血试验。用来检测供者红细胞与受血者血清之间的 ABO 相容性。

【试剂】生理盐水。

【操作】

1. 用生理盐水将受血者红细胞制备 2% ~5% 盐水悬液。

2. 从供血者血液保存袋上的辫子中获取少量血样，分离血清，生理盐水三洗红细胞，并用生理盐水将供血者红细胞制备 2% ~5% 盐水悬液。

3. 取洁净小试管（10mm ×60mm）2 支，1 支标明受血者血清（PS）+ 供血者细胞（DC）或“主侧”；另 1 支标明供血者血清（DS）+ 受血者细胞（PC）或“次侧”。

4. 按标记“主侧”管加受血者血清 2 滴，加供血者红细胞悬液 1 滴。“次侧”管放供血者血清 2 滴，加受血者红细胞悬液 1 滴。混匀，以 3400r/min（1000 ×g）离心 15 秒，轻轻晃动试管，肉眼观察结果。

【结果判定】

1. 肉眼观察，如果试管中出现任何红细胞凝集或溶血，则判读为阳性，无凝集为阴性。

2. 对于不能明显判定为阴性而并未达到阳性凝集的反应，可通过显微镜进一步判读。镜下有红细胞凝集的反应为阳性，无凝集的为阴性。

3. 如果试验在室温进行，若有凝集产生，可置37℃放置2分钟后观察凝块是否散开，以排除冷凝集素造成的凝集影响测定结果。

【注意事项】如盐水介质配血结果阴性，可将原标本接着做抗球蛋白法配血。若输注洗涤红细胞，可以只做“主侧”配血而不做“次侧”配血。

二、抗球蛋白交叉配血试验

【原理】一些针对红细胞上血型抗原的IgG类不完全抗体，结合到红细胞上之后，必须通过抗球蛋白试剂的连接，才能形成肉眼可见的凝集。当供血者或受血者血液中存在相应的不规则抗体时，可能会导致迟发型溶血反应的发生。所以，抗球蛋白交叉配血试验常用来检测IgG抗体引起的不相容性。抗球蛋白介质交叉配血可以使用试管法、固相化方法来进行。

【试剂】抗人球蛋白试剂，对照试剂：IgG致敏红细胞悬液，O型红细胞悬液，AB型血清。

【操作】

1. 取试管2支，分别标明“主侧”和“次侧”，“主侧”管加受血者血清2滴和供血者2%～5%红细胞盐水悬液1滴；“次侧”管加供血者血清2滴和受血者2%～5%红细胞悬液1滴。

2. 混合，置37℃水浴致敏30分钟，取出后用生理盐水洗涤红细胞3次，在吸水纸上扣干残余液体。

3. 加抗人球蛋白试剂1滴，混匀，3400r/min（1000×g）离心15秒，观察结果。

4. 阳性对照：2%～5% IgG致敏红细胞悬液1滴，加抗人球蛋白试剂1滴；阴性对照：2%～5% O型红细胞悬液1滴，加抗人球蛋白试剂1滴；盐水对照：1管供血者2%～5%红细胞盐水悬液1滴加生理盐水1滴；另1管受血者2%～5%红细胞盐水悬液1滴加生理盐水1滴。

【结果判定】如阳性对照管凝集，阴性对照管、盐水对照管不凝集，“主侧”、“次侧”配血管都不凝集，表示受血者与献血者相匹配，可以进行输注。

三、柱凝集法交叉配血试验

【原理】柱凝集法交叉配血是通过抗原-抗体在凝胶卡的反应室中反应后，离心通过预先装填有抗IgG的凝胶柱。凝集的红细胞将会被截留在凝胶柱的顶部或柱体中，而不凝集的红细胞则将在凝胶柱的底部。

【试剂】柱凝集配血卡。

【操作】

1. 取凝胶抗球蛋白微柱卡，标记1号（“主侧”），2号（“次侧”）。

2. 主侧　配制细胞悬液，通常情况下使用供应商提供的稀释液将献血者红细胞配成1%的悬液（根据厂商的操作说明书而定）50μl轻轻滴入1号微管反应池中，再加25μl受血者血清。

3. 次侧　配制细胞悬液，通常情况下使用供应商提供的稀释液将受血者红细胞配成1%的悬液（根据厂商的操作说明书而定）50μl轻轻滴入2号微管反应池中，再加25μl献血者血清。

4. 阴性对照　配制细胞悬液，通常情况下使用供应商提供的稀释液将受血者红细胞配成1%的悬液50μl轻轻滴入2号微管反应池中，再加25μl AB型血清。

5. 将已加好反应物的凝胶卡放入37℃孵育15分钟。

6. 取出凝胶卡，立即用专用离心机离心，通常离心的速度被设定在1000r/min（80×g～100×g）离心10分钟后，观察结果。

【结果判定】

1. 若对照管细胞沉淀在管底，检测管凝集块在胶上或胶中判读为阳性。结果判断参照图示（见图1-5-1）。

2. 若对照管和检测管的细胞沉淀均在管底判读为阴性。

3. 若对照管细胞在胶上或胶中说明试验失败，应重新试验。

【注意事项】

1. 每种柱凝集卡都分为反应室和凝胶柱两部分，操作时，向反应池内要先加红细胞悬液，后加血清或抗体。

2. 不同的厂商所提供的柱凝集试验要求的细胞与血清的比例不同，一般50μl 1%红细胞悬浮加25μl血清；50μl 0.8%红细胞悬浮加40μl血清。

3. 除上述两种配血方法之外，常用的还有快速的聚凝胺介质配血、LISS介质配血以及增强反应的酶法配血等。这些方法具有一些局限性，通常用于特殊情况下的配血，操作中的注意事项参见“红细胞血型抗体筛查”一节。

四、聚凝胺法交叉配血试验

【原理】见本章第四节中聚凝胺试验。

【试剂】见本章第四节中聚凝胺试验。

【操作】

1. 主侧配血　向试管中加入患者血清2滴和献血者2%～5%红细胞悬液1滴。次侧配血：向试管中加入献血者血清2滴和患者2%～5%红细胞悬液1滴。

2. 立即以1000×g离心，观察结果。如果阴性则继续试验；如果阳性，需分析原因排除干扰后继续后续试验。

3. 加0.6ml LIM试剂，室温放置1分钟。

4. 加入2滴polybrene试剂，立即以1000×g离心1分钟，弃去试管中液体，轻摇试管，肉眼判断红细胞凝集情况。如果有凝集出现则继续操作。如果没有凝集出现则该试验无效。

5. 加入1滴重悬液，轻摇试管，肉眼观察结果。

【结果判定】1分钟内凝集消失为聚凝胺试验阴性，1分钟内凝集不消失为聚凝胺试验阳性。

【注意事项】

1. 通常情况下，使用LISS和LIM试剂作为缩短抗原-抗体的反应时间是同时有效的。

2. 加入重悬液后，应尽快观察结果，以免弱反应消失。

3. 肝素会中和聚凝胺的作用，应避免用肝素抗凝的血样。

4. 聚凝胺方法不适合Kell系统抗体的检测，所以对阴性结果需进行抗球蛋白试验，以免漏检。黄种人中Kell系统抗体极罕见。

【临床评价】盐水法交叉配血简单、方便、快速，但不能检出不完全抗体引起的交叉配血不配合。而且盐水法对于操作人员的操作技能与专业判断能力有一定的要求。有一定几率会导致试验结果出现假阴性。

试管法抗球蛋白介质交叉配血是一种安全可靠的交叉配血方法。在盐水法的基础上，抗人球蛋白介质增加了对不完全抗体（IgG抗体）引起的检测。但试管法抗球蛋白介质交叉配血试验操作复杂、时间长，很难应用于紧急配血试验。同样对于操作人员的操作技能与专业判断能力有一定的要求。

柱凝集法能对微弱的抗原或抗体进行反应，大大提高了试验的敏感度，便于自动化、标准化，重复性好，结果稳定，结果观察直观。但孵育、离心时间较长，不适用于特别紧急的配血。

第八节　胎儿新生儿溶血病的血型血清学检查

胎儿新生儿溶血病（hemolytic disease of the fetus newborn，HDFN）是由母婴血型不合引起的，是由于母亲体内具有针对婴儿体内遗传自父亲红细胞抗原的抗体，从而导致的胎儿和新生儿红细胞的破坏而引起的。母亲体内的IgG类抗体，可以通过胎盘进入胎儿的血液循环，结合到相应的红细胞抗原上，使得包被了抗体的红细胞在胎儿脾脏内被巨噬细胞破坏。除了针对ABO及Rh抗原之外，针对其他抗原的抗体也会导致HDN。其他被报道会引起轻度的或严重的HDFN的抗体，还有抗M，抗Kpa，抗Kpb，抗Ku，抗Jsa，抗Jsb，抗Jka，抗Fya，抗Fyb，抗S，抗s以及抗U等。诊断HDN最有力的证据是证实患儿红细胞被来自母亲的IgG抗体所致敏，所以要首先对患儿的红细胞进行直接抗球蛋白试验检测。但由于ABO-HDFN患儿红细胞上ABO抗原发育不完全，再加上血浆中所存在的可溶性A和（或）B血型物质可中和部分IgG抗A和（或）抗B，所以ABO-HDFN的症状通常不是很严重。无论是为了检测是ABO-HDN还是Rh-HDN，均要进行母亲及新生儿的血型鉴定及母亲的抗体筛查，以便进行进一步的实验分析。

一、ABO新生儿溶血病血型血清学检查

ABO胎儿新生儿溶血病（HDFN）是由于母体的IgG抗A（B）经胎盘侵入胎儿循环，致敏并破坏胎儿红细胞。因为母亲在怀孕血型不合的胎儿以前就可能有高效价的IgG抗A（B），所以ABO-HDFN有约50%发生在第一胎。

O型母亲血清中IgG抗A（B）效价较高，所以，ABO-HDFN患儿的母亲往往多数是O型。又因为胎儿红细胞上的A位点（抗原决定簇）较B位点为多，故发生ABO-HDFN的以A型婴儿比B型婴儿为多。仅少数ABO-HDFN发生于母子血型为（母血型-子血型）：O-B，A-AB，B-A或B-AB。

夫妇或母子的ABO血型配合和不配合的判定见表1-5-6。

（一）患儿及其父母的ABO血型鉴定

ABO血型的鉴定方法参考本章第一节ABO血型鉴定。

由于新生儿免疫系统发育尚未健全，因此新生儿ABO定型时只做正定型，而不做反定型。又由于新生儿红细胞膜上ABO抗原发育尚不充分（约成人抗

原数量的五分之一），因此在新生儿 ABO 正定型时，应注意有可能存在的弱反应。

婴儿及其父母 ABO 血型的鉴定是检查新生儿溶血病的第一步，以便考虑以后进一步检查的程序。

表 1-5-6 夫妇或母子间 ABO 血型关系

产妇		丈夫血型		婴儿血型	
血型	血清中抗体	配合	不配合	配合	不配合
O	抗 A、抗 B	O	A、B、AB	O	A、B
A	抗 B	A、O	B、AB	A、O	B、AB
B	抗 A	B、O	A、AB	B、O	A、AB
AB		A、B、O、AB		A、B、AB	

（二）母亲血清中 IgG 抗 A（B）检查

【原理】 ABO-HDFN 由于 IgG 抗 A（B）引起，当母亲血清中 IgG 抗 A（B）效价≥64 时，提示其血型不合胎儿有可能发生 ABO HDFN。所以检测母亲血清中有无 IgG 性质的抗体并测定其效价，即可预计 ABO-HDN 发生的可能性。

人血清中的抗 A、抗 B 往往是 IgM 和 IgG 混合物，它们具有相同的特异性，要单独测定 IgG 抗 A（B）必须去除 IgM 抗 A（B）的干扰。一般先用巯基乙醇（2-Me）处理血清，破坏 IgM 抗 A（B），再进行 IgG 抗 A 和抗 B 的检测。

【试剂】

（1）2% ~5% 红细胞悬液（A 型和 B 型）。

（2）抗人球蛋白试剂。

【操作】

1. 吸取受检者血清，加等量 2-Me 应用液并混合均匀，使用封口膜将试管口封住，室温放置 30 分钟或 37℃水浴 10 分钟。

2. 排列小试管（10mm ×60mm）两排，每排 10 支，从第 1 排第 2 管开始每管各加生理盐水 100μl。

3. 第 1 管加 2-Me 处理血清 100μl，第 2 管同样加入 100μl 2-Me 处理血清并混合均匀，吸出 100μl，移至第 3 管内。以此类推，作倍比稀释至第 10 管，最后一管混匀后，吸出 100μl 丢弃。每管内留有1:2，1:4，…，1:1024 不同稀释度血清各 100μl。

4. 将第 1 排中倍比稀释的处理后血清各取 50μl，加入相应的第 2 排各管中。

5. 第 1 排每管各加 2% ~5% A 型红细胞悬液 50μl，第 2 排每管各加 2% ~5% B 型红细胞悬液 50μl，置 37℃水浴温育 30 分钟。

6. 3400r/min［（900 ~1000）×g］离心 15 秒，结果观察，如在发现有红细胞凝集，记录第一次出现凝集度为 ± 的效价。

7. 将各管红细胞用生理盐水洗涤 3 次，扣干残留液体。

8. 每管加入抗人球蛋白血清 1 滴，混合。3400r/min［（900 ~1000）×g］离心 15 秒。

9. 轻轻摇动试管，从低稀释倍数管（第一管）开始观察结果，第一次出现凝集度为 ± 的试管，其稀释倍数即为 IgG 抗 A（B）的效价。

【注意事项】

1. IgG 抗 A（B）效价测定，第 1 管的血清已经使用等体积的 2-Me 破坏，故已经稀释一倍，所以效价起始为 2。

2. 母亲血清 IgG 抗 A（B）抗人球蛋白介质凝集效价≥盐水介质凝集效价两管（4 倍）时，可以认为抗球蛋白介质凝集效价即为 IgG 抗体效价。

（三）患儿血样检查

【原理】 母亲血液中的 IgG 类抗体可以通过血胎屏障进入胎儿体内，这些抗体会游离分布在胎儿的血液中，也会结合在胎儿的红细胞上。所以，要对胎儿血样进行抗体的检测，来判定 HDFN 是否是相应的抗体导致产生。

【试剂】

1. 患儿血样。

2. ABO 试剂红细胞，酶处理 ABO 试剂红细胞。

3. 多特异性抗人球蛋白试剂。

【操作】

1. 患儿红细胞直接抗球蛋白试验

（1）将患儿红细胞用盐水洗涤 3 次，配成 2% ~5% 红细胞盐水悬液。

（2）取小试管 2 支，各加入患儿红细胞悬液 1 滴，然后，一管加入多特异性抗人球蛋白试剂 1 滴，另一管加盐水 1 滴，混合后立即以 3400r/min（1000 ×g）离心 15 秒。

（3）轻轻转动试管，观察结果。

2. 患儿红细胞抗体放散试验 致敏的患儿红细胞通过加热放散试验将抗体放散于放散液中，然后再加入酶处理的成人相应红细胞致敏，红细胞先经酶处理可增强吸收抗体的能力。经充分洗涤后，用抗人球蛋白血清来促使凝集反应的发生。此法甚敏感，即使DAT阴性，放散试验也有可能得到阳性的结果。方法如下：

（1）取患儿不抗凝（或干粉抗凝）血样，用搅拌棒捣碎血块并用盐水洗涤3次，取压积红细胞1ml左右，加等量盐水，置大试管中。

（2）将试管放在56℃水浴中不断振摇1分钟后放置于56℃水浴箱中9分钟，取出后立即以3400r/min（1000×g）离心1分钟，吸取上层液（即放散液）备用。

（3）将放散液分为3份，加入3个小试管中，分别加入3% A、B及O型酶处理红细胞盐水悬液1滴，37℃致敏30分钟。

（4）取出后，用盐水洗3次，加入多特异性抗人球蛋白试剂1滴，以3400r/min（1000×g）离心15秒，肉眼观察，按表1-5-7判断。

表1-5-7 患儿红细胞抗体放散试验的意义

指示红细胞			意义
A	B	O	
+	−	−	放散出IgG抗A
−	+	−	放散出IgG抗B
+	+	−	放散出IgG抗AB抗体，或同时放散出IgG抗A和抗B
−	−	−	未放散出抗体
+/−	+/−	+	放散出ABO血型以外的抗体

在放散试验的结果观察中，会遇到一种交叉反应性抗体，这是O型人血清中除抗A、抗B以外的第三种抗体抗AB。它针对的特异性是A和B抗原所共有的，因而它能凝集A型和B型红细胞。

3. 患儿血清中游离抗体测定　新生儿血清中的IgG抗A（B）来自母亲，因此，如果在新生儿血清中发现有与其红细胞不配合的IgG抗A（-B）时，表明婴儿可能为ABO抗体引起的HDFN。方法如下：

（1）取小试管3支，每管加患儿血清2滴。

（2）分别加入3%A、B、O型红细胞盐水悬液1滴，37℃水浴致敏30分钟后取出，用盐水洗3次后，加入抗人球蛋白血清1滴，3400r/min离心15秒后，肉眼观察结果。按表1-5-8分析结果。

表1-5-8 新生儿血清中游离抗体检查

指示红细胞			意义
A	B	O	
+	−	−	游离的抗A
−	+	−	游离的抗B
+	+	−	游离的抗A、抗B或有抗AB
+/−	+/−	+	游离的ABO系统以外抗体
−	−	−	无游离抗体

4. 患儿血清胆红素测定

【原理】当母亲的抗体结合到胎儿的红细胞抗原上时，会造成胎儿红细胞通过Fc受体黏附到其脾脏内的巨噬细胞上，导致溶血产生。溶血的发生率以及严重程度与IgG抗体的亚类、抗体数量以及红细胞上的抗原数目有关。IgG1与IgG3比IgG2和IgG4更容易导致溶血的发生。IgG1与IgG3在怀孕第6个月开始，便通过Fc受体转运通过胎盘直至分娩。由于IgG1通过胎盘的时间早于IgG3，而且数量巨大，所以常常会导致比较严重的溶血。

【操作】作患儿血清胆红素测定，采用胆红素单项自动测定仪进行测定。

【结果判定】一般认为在正常情况下，足月新生儿脐血胆红素24小时<102μmol/L，即<6mg/dl；48小时<128μmol/L，即<7.5mg/dl；3～7天<205μmol/L，即<12mg/dl。未成熟新生儿24小时<136μmol/L，即<8mg/dl；48小时<205μmol/L，即<12mg/dl；3～7天<256μmol/L，即<15mg/dl。超过这个范围作为病理性黄疸考虑。

【注意事项】

1. 患儿红细胞加盐水管应不凝集，若这管发生凝集，说明细胞本身有自凝现象，试验结果无参考意义。

2. 若患儿红细胞直抗为阴性，要使用IgG致敏红细胞与抗球蛋白试剂建立阳性对照，以确定结果的可靠性。

二、Rh新生儿溶血病血型血清学检查

我国汉族人Rh新生儿溶血病由抗D（包括D、DE、CD、cD）引起者约占61.5%；由抗E（包括E、cE）引起者约占34.4%。本病绝大多数发生于第2胎，少数见于曾有输血史的第1胎。如因某原因而导致曾经发生过流产，再次怀胎时亦可发生。

（一）产妇的血清学检查

【原理】当经产或因输血而产生抗体的妇女，在

以后怀 Rh 阳性胎儿时，抗体会通过胎盘进入胎儿体内，导致严重的新生儿溶血病的发生。

【试剂】

1. 产妇血样。

2. 谱细胞，抗人球蛋白试剂。

【操作】

1. 产妇血清抗体筛选试验产妇血清 2 滴加筛选细胞 1 滴，混匀后立即离心以检测产妇是否含有 IgM 类不规则抗体。若结果为阳性，则需要使用 2-Me 破坏 IgM 类抗体之后，再进行间接抗球蛋白试验；若结果为阴性，则将试管置 37℃孵育 30 分钟，然用盐水洗 3 次后，加入抗人球蛋白试剂 1 滴，3400r/min [（900～1000）×g] 离心 15 秒，观察结果（详见本章第五节中 IgG 血型同种抗体筛选试验）。

2. 谱细胞对产妇血清进行特异性分析若被检血样抗体筛选试验结果阳性，则需使用谱细胞对产妇血清进行特异性分析，以判断是否存在 Rh 抗体（详见本章第六节红细胞血型抗体鉴定）。

3. Rh 抗体效价测定当产妇血清中检出某种 Rh 抗体时，应选择纯合表达此抗体针对抗原的红细胞，进一步测定其效价。如需在不同时间内测定产妇抗体时，必须选用抗原表达量相近的红细胞和相同的方法，以做比较。如 Rh 抗体效价≥256，则其血型不合胎儿可能严重受害，效价在≤16 者，一般其血型不合胎儿的溶血病一般较轻。

孕妇分娩前后血清学检查见表 1-5-9。

表 1-5-9 孕妇分娩前后血清学检查计划

母亲抗 D 检查结果	产史提示	血清学检查计划
D-阳性	（1）正常产史——无不规则抗体	不进一步检查
	（2）产史揭示溶血病	试验如（4）
	（3）有不规则抗体存在	试验如（6）
D-阴性	（4）正常产史——无不配合抗体	在妊娠 32～34 周分娩时，如果婴儿为 D 阳性，分娩后 10 天与 12 周做抗体检查
	（5）产史提示溶血病，但无抗体	从妊娠 25 周起每个月一次，如婴儿为 D 阳性，分娩后 10 天与 12 周做抗体检查
	（6）Rh 抗体存在	大约每个月测 1 次抗体效价，包括产后第 10 天

（二）婴儿的血清学检查

1. 直接抗球蛋白试验　直接抗球蛋白试验的操作与判读方法详见本章第四节。由于严重的 Rh-HDFN 患儿红细胞常致敏有大量 IgG 同种血型抗体（如抗 D），因此在进行直接抗球蛋白试验时常呈强阳性。而这时如果用 IgM 抗体来检查患儿的 Rh 血型，可能得假阴性结果，称为遮断现象。这是因为患儿红细胞上的抗原已被 IgG 抗体占据，不能再与相应的 IgM 抗体结合的关系。

2. 放散与抗体鉴定试验

【原理】致敏在红细胞上的 IgG 血型抗体可以通过乙醚将结合有膜蛋白上的抗体解离至放散液中，然后再通过对含抗体的放散液进行抗体鉴定，分析致敏在新生儿红细胞膜上抗体的特异性。

【试剂】

（1）乙醚。

（2）谱细胞。

（3）抗人球蛋白试剂。

【操作】

1. 取患儿不抗凝（或干粉抗凝）血样，用搅拌棒捣碎红细胞并用盐水洗涤 3 次，加等量盐水，置大试管中。

2. 加入两倍体积乙醚，振荡 1～2 分钟，3400 转/分（1000×g）离心 3 分钟。

3. 吸出下层深色放散液，转入另一管中，37℃放置 10 分钟以挥发残余乙醚。

4. 3400r/min（1000×g）离心 3 分钟，取深色上清，即为红细胞放散液。

5. 平均分配放散液，使用谱细胞对患儿放散液以抗球蛋白试验方法，进行抗体鉴定。

【结果判定】根据放散液与谱细胞反应的结果，与谱细胞供应商提供的反应格局进行比对，来判定抗体的特异性（详见本章第六节　红细胞血型抗体鉴定）。

1. 游离抗体检查　患儿血清与谱细胞以间接抗人球蛋白试验的方法测定其血清中是否含有血型同种抗体（详见本章第六节　红细胞血型抗体鉴定）。

2. 血清胆红素定量　见本章第八节中 ABO 新生儿溶血病患儿血样检查。Rh-HDFN 黄疸出现的时间一般较 ABO-HDFN 为早，且血清胆红素的浓度也较高。

【注意事项】

1. 标本的送验时间与要求

(1) 由于 Rh 新生儿溶血病患者的游离胆红素在出生后会急剧上升，因此尽早诊断是治疗方案确定的关键。产前血型抗体检查可及时预判严重的 Rh 新生儿溶血病。产后患儿血样的及时送检以及产妇和丈夫的血样同时送检也有助于及时判定造成溶血的抗体特异性。

(2) 新生儿脐带血与新生儿静脉血在检测时同样有效。新生儿血样在运输过程中应注意避光。

2. 新生儿溶血病血清学检查程序 参见图 1-5-4。

3. 在同一次妊娠过程中，连续监测母源性抗体效价升高的情况是有意义的。冻存血清或血浆在复溶后效价会降低。

4. 孕妇血清或血浆中抗体效价的高低并不完全反映胎儿红细胞破坏的程度，胎儿或新生儿的溶血程度还与抗体的亚类和吞噬系统的活性相关。

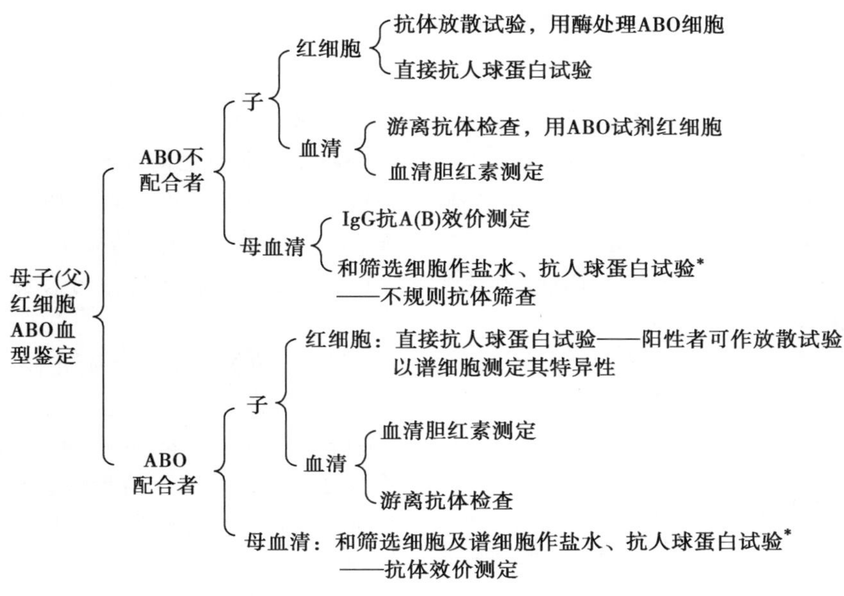

图 1-5-4 新生儿溶血病血清学检查程序

注：* 经巯基乙醇处理，破坏完全抗体后，再检查不完全抗体

第六章

流式细胞分析相关临床血液学检验项目

随着单克隆抗体的发展，检测方法的不断完善，以流式细胞术作为检测手段的临床常规项目越来越多，流式细胞术可用于血液病诊断和监测的定性和定量分析。定性分析主要集中在两方面：一是针对细胞免疫表型的分析，包括血液恶性肿瘤免疫表型分析、血小板膜糖蛋白分析、红细胞和中性粒细胞膜分化抗原（cluster of differentiation，CD）55 和 CD59 的检测等；二是针对细胞核酸（DNA 和 RNA）的分析，包括网织红细胞计数、细胞周期和倍体分析等。定量分析可用于 CD34 定量计数监测造血干细胞移植治疗的采集、CD3 绝对定量监测抗移植排斥治疗的监测等。

第一节　常见检测项目

一、血液恶性肿瘤免疫表型分析

【原理】

1. 分析原理　根据不同类型不同时期的血液恶性肿瘤其肿瘤细胞出现的抗原时序混乱表达、抗原跨系表达及分化阻滞等现象，通过流式细胞术免疫荧光染色法，比较分析分化抗原在肿瘤细胞和正常造血细胞上的表达有何不同，是否出现过度表达、缺失表达、不规则表达或非生理性表达等，从而对血液恶性肿瘤进行诊断、分型及预后判断，并为选择治疗方案提供重要依据。

2. 设门法原理　CD45/侧向角散射光（side scatter，SSC）设门法是目前血液恶性肿瘤免疫表型分析常用的数据采集和分析策略。CD45 是白细胞的共同抗原，成熟红细胞和血小板不表达。CD45 在白细胞上表达的荧光强度与细胞分化程度有一定关系，即分化程度高的成熟白细胞 CD45 的荧光强度也高，分化程度低的原始细胞荧光强度也低；而在成熟白细胞中，各类细胞 CD45 的荧光强度亦不相同，其中淋巴细胞和单核细胞的荧光强度高于中性粒细胞。因此，根据各类造血细胞上 CD45 表达的荧光强度和颗粒密度不同，采用 CD45/SSC 设门法可以将原始细胞（低荧光强度，低或高 SSC）、淋巴细胞（高荧光强度，低 SSC）、单核细胞（高荧光强度，中等 SSC）、幼稚及成熟粒细胞（低荧光强度，高 SSC）、红系细胞（最低荧光强度，低或高 SSC）和细胞碎片（最低荧光强度，最低 SSC）清楚地区分开，见图 1-6-1。通过准确设门后，分析靶细胞群中各种分化抗原的表达情况。

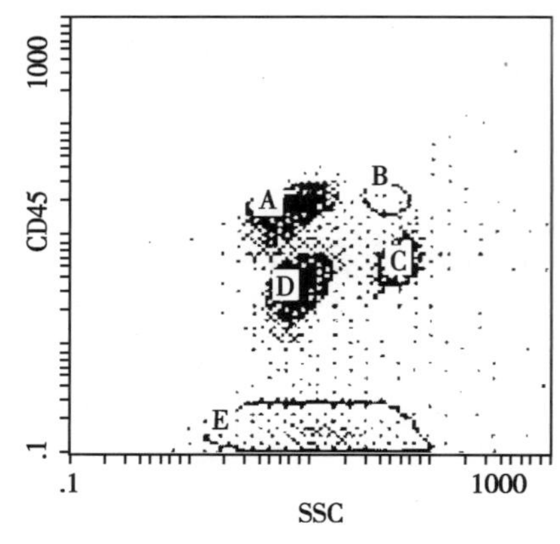

图 1-6-1　骨髓中各类细胞在 CD45 SSC 散点图中的分布

A 门：淋巴细胞；B 门：单核细胞；C 门：幼稚及成熟粒细胞；D 门：原始细胞；E 门：红细胞及细胞碎片

3. 分化抗原　分化抗原是造血细胞在分化成熟过程中，不同系列、不同分化阶段及活化过程中出现或消失的细胞表面标志。人类白细胞分化抗原（human leucocyte differentiation antigen，HLDA）工作组对人类白细胞分化抗原进行整理编号，依据以单克隆抗体鉴定为主的聚类分类法，将抗体识别的同一种分化抗原归为同一个分化群，即CD。CD主要按其分布的细胞群分类，分为T细胞、B细胞、NK细胞、髓细胞/单核细胞、血小板、黏附分子、内皮细胞、细胞因子受体、树突状细胞、干/祖细胞、红细胞和活化抗原12类标志，以下为造血细胞各系列不同分化阶段的主要标志。

（1）造血干/组细胞：①造血干细胞（hematopoietic stem cell，HSC）：CD34；②定向祖细胞：CD34、人类组织相容性抗原-DR（HLA-DR）、CD38；③髓系祖细胞：CD34、CD117、HLA-DR、CD13、CD33（弱表达）、髓性过氧化物酶（myeloperoxidase，MPO）；④B系祖细胞：CD34、CD38、HLA-DR、末端脱氧核糖核苷酸转移酶（terminal deoxynucleotidyl transferase，TdT）、CD19、CD10；⑤T系祖细胞：TdT、胞质（cytoplasm，c）CD3、CD7。

（2）T细胞系：cCD3或CD3、CD1a、CD2、CD4、CD5、CD7、CD8、TdT、CD34、CD99、T细胞受体（T cell receptors，TCR）αβ、TCRγδ；其中，cCD3、CD2、CD5、CD7表达于各阶段T细胞；TdT、CD34、CD99表达于原始T细胞；CD1a、CD4、CD8表达于胸腺皮质阶段T细胞；成熟T细胞CD4亚群表达CD2、CD3、CD4、CD5、CD7、TCRαβ；CD8亚群表达CD2、CD3、CD5、CD7、CD8、TCRαβ。

（3）B细胞系：cCD22或CD22、CD19、cCD79a、TdT、CD34、CD10、CD20、免疫球蛋白轻链kappa、免疫球蛋白轻链lambda；其中，cCD22或CD22、CD19、cCD79a表达于各阶段B细胞；TdT、CD34、CD10表达于原始B细胞：CD20表达于幼稚和成熟B细胞；kappa或者lambda表达于成熟B细胞。

（4）粒系：MPO、CD33、CD13、CD34、HLA-DR、CD117、CD64、CD15、CDw65、CD11b、CD16。MPO是粒系相对特异的标志；CD33、CD13表达于粒系各阶段细胞；CD34和HLA-DR表达于原粒细胞；CD117在中幼粒细胞及其以后阶段不表达；CD15在早幼粒细胞开始出现，在以后各阶段的成熟粒细胞上强表达；CD11b表达于中幼粒细胞以后阶段的各类髓系细胞；CD16、CD10表达于成熟粒细胞。

（5）单核系：HLA-DR、CD33、CD13、CD64、CDw65、CD11b、CD11c、CD15、CD36、CD14、CD68、CD4；其中，HLA-DR、CD33、CD13表达于单核系各阶段细胞，CD64、CDw65、CD11b、CD11c、CD15、CD36在幼单核阶段开始表达；CD14、CD4表达于成熟单核细胞和巨噬细胞。

（6）红系：CD117、CD71、CD36、血型糖蛋白A（glycophorin A，GlyA，CD235a）及血型抗原；其中，CD117见于原红和早幼红阶段；CD71表达于造血祖细胞向红系分化及以后各阶段；血型糖蛋白A和血型抗原表达于早幼红细胞及以后各阶段。

（7）巨核系：CD41、CD42、CD61、CD36、CD9。

4. 急性白血病初筛建议方案　CD45用于CD45/SSC设门法确定异常细胞群，要求每一测试管均加入同一荧光素标记的CD45。cCD3和（或）CD3、CD2、CD5、CD7、cCD22或cCD79a、CD19、CD10是淋系标志，其中，cCD3和（或）CD3、CD2和CD7是T细胞系标志，cCD3和（或）CD3是T细胞系特异性标志；cCD22或cCD79a、CD19是B细胞系标志，cCD22或cCD79a是B细胞系特异性标志。MPO、CD13、CD33、CD14是髓系标志，其中，MPO是髓系特异性标志，CD14对单核细胞系更特异；CD41是巨核细胞系标志；GlyA是红系标志；CD34、HLA-DR是非系列特异性标志。

不排除跨系表达，如髓系白血病或B系白血病可出现CD7阳性，T系白血病可出现CD13阳性等。

【试剂与仪器】

1. 荧光素标记的单克隆抗体。
2. 红细胞裂解液。
3. 破膜用固定剂。
4. 破膜剂。
5. pH 7.4的PBS。
6. 荧光标准微球。
7. 质控物。
8. 流式细胞仪配套试剂（如鞘液、清洗液）。
9. 蒸馏水。
10. 多聚甲醛1%。
11. 流式细胞仪。

【操作】

1. 标本采集　肝素抗凝的新鲜骨髓液2ml及以上，或EDTA抗凝的新鲜外周静脉血2ml及以上。血液恶性肿瘤免疫表型分析以骨髓作为首选标本，不排除组织和体液标本，不推荐使用枸橼酸钠抗凝，标本应在48小时内进行免疫荧光染色。

2. 细胞计数　计数有核细胞数量，取100μl含1×10^6有核细胞的细胞悬液加入流式细胞术专用试管。

（1）细胞免疫荧光染色

1）细胞膜免疫荧光染色：①每管加入适量（如10～20μl）荧光素标记的单克隆抗体或对照试剂（依据操作说明书），室温避光孵育20～30分钟；②加入适量（如2ml）的1×红细胞裂解液（依据操作说明书），室温避光孵育10分钟，300×g离心5分钟，弃上清；③加入2ml的PBS，200×g离心5分钟，弃上清；④加入500μl的PBS，避光，于4小时内进行流式细胞仪检测；或加1%多聚甲醛500μl于4℃避光保存，48小时内检测。

2）细胞内免疫荧光染色：用于细胞内抗原染色。①含有有核细胞的测试管内加入适量（如2ml）的1×红细胞裂解液（依据操作说明书），室温避光孵育10分钟，300×g离心5分钟，弃上清；②加入2ml的PBS，200×g离心5分钟，弃上清；③加入适量（如0.5～1ml）破膜用固定剂（依据操作说明书），混匀，室温孵育20～30分钟；④加入1ml的PBS，200×g离心5分钟，弃上清；⑤加入适量（如0.5～1ml）破膜剂（依据操作说明书），混匀，室温孵育20～30分钟；⑥加入1ml的PBS，400×g离心5分钟，弃上清，混匀；⑦加入适量（如10～20μl）荧光素标记的单克隆抗体（依据操作说明书），室温避光孵育15～30分钟；⑧加入1ml的PBS，400×g离心5分钟，弃上清；⑨加入0.5～1ml的PBS，混匀，于4小时内进行流式细胞仪检测。

3）细胞膜和细胞内联合免疫荧光染色：用于细胞表面抗原和细胞内抗原的联合染色。①含有有核细胞的测试管内加入适量（如10～20μl）荧光素标记的单克隆抗体或对照试剂（依据操作说明书），室温避光孵育20～30分钟；②加入适量（如2ml）的1×红细胞裂解液（依据操作说明书），室温避光孵育10分钟，300×g离心5分钟，弃上清；③加入2ml的PBS，200×g离心5分钟，弃上清；④加入适量（如0.5～1ml）破膜用固定剂（依据操作说明书），混匀，室温孵育20～30分钟；⑤加入1ml的PBS，200×g离心5分钟，弃上清；⑥加入适量（如0.5～1ml）破膜剂（依据操作说明书），混匀，室温孵育20～30分钟；⑦加入1ml的PBS，400×g离心5分钟，弃上清，混匀；⑧加入适量（如10～20μl）荧光素标记的单克隆抗体（依据操作说明书），室温避光孵育15～30分钟；⑨加入1ml的PBS，400×g离心5分钟，弃上清；⑩加入0.5～1ml的PBS，混匀，于4小时内进行流式细胞仪检测。

（2）流式细胞仪测定

1）开机前准备：灌满鞘液桶，清空废液桶。

2）开机：根据仪器说明书进行开机。

3）光路校准：采用荧光标准微球进行仪器光路校准，使各检测通道的变异达到操作说明书要求，如CV值<2.0%。

4）建立分型方案：在流式细胞仪上建立免疫表型分析检测方案并保存，前向散射光（FSC）信号通常采用线性参数收集数据，SSC和荧光信号通常采用对数参数收集数据。

5）上样：细胞获取速度为每秒200～400个细胞。

6）调节各检测通道电压至合适的检测条件。

7）调整荧光补偿：推荐采用标记除待测通道外其他所有通道荧光标志的荧光缺一（fluorescence minus one，FMO）对照，配合仪器自动补偿，也可以采用手工补偿。

8）获取细胞：获取细胞量通常在10 000～20 000个，对于抗原表达较少的靶细胞，至少收集2000～3000个待测靶细胞才能保证结果的可靠性。

9）设门：通常采用CD45/SSC设门法进行第一步设门，确定分析靶细胞群，同时去除细胞碎片和细胞聚集体对实验的干扰；再通过其他荧光散点图或直方图，分析靶细胞群表达一种或以上标志抗原的百分率和荧光强度，也可以分析两种及以上标志抗原共表达情况。

10）保存数据，并根据仪器说明书进行仪器清洗和关机。

（3）报告内容：至少包括以下内容。

1）标本中异常细胞百分比。

2）异常细胞的免疫表型分析：单一分化抗原的表达百分率和表达强度，相关抗原共表达和单一表达的百分率和表达强度。

3）提供抗原异常表达的典型图形，包括第一步设门图。

4）必要的文字说明。

5）标本有质量问题需注明。

【结果判定】

1. 白血病分型诊断

（1）WHO2008白血病系列划分标准

1）T系：cCD3或CD3阳性。

2）B系：CD19强表达伴cCD79a、cCD22、CD10至少一个强表达，或CD19弱表达伴cCD79a、cCD22、CD10至少两个强表达。

3）髓系：MPO阳性；或单核系分化抗原，包括非特异性酯酶染色、CD11c、CD14、CD64及溶菌酶中至少有2项为阳性。

（2）EGIL1998和WHO2001白血病积分系统：

见表1-6-1。

表1-6-1 EGIL1998和WHO2001白血病评分标准

分值	B细胞系	T细胞系	髓系
2	cCD79a、cCD22、cIgM	cCD3、TCRα/β、TCRγ/δ	MPO
1	CD19、CD20、CD10	CD2、CD5、CD8、CD10	CD117、CD13、CD33、CD65
0.5	TdT、CD24	TdT、CD7、CD1a	CD14、CD15、CD64

备注：当每个系列积分>2分时，则诊断为混合表型急性白血病

2. 前体B淋巴细胞肿瘤

（1）B原淋巴细胞白血病/淋巴瘤（B-acute lymphoblastic leukemia/lymphoma，B-ALL/LBL)：原淋巴细胞强表达B系抗原CD19、cCD22、cCD79a，CD22或cCD22特异性较好；常表达HLA-DR和CD10；可表达CD22、CD24和TdT；CD20和CD34的表达变异较大；可伴髓系抗原CD13、CD15、CD33、CD11b表达；少数伴T系抗原CD2、CD5表达。

（2）早期前B-ALL（pro B-ALL)：白血病细胞群的CD19、CD34及TdT阳性，CD10、cIg及SmIg为阴性，相当于FAB的L1和L2。

（3）普通型ALL（common B-ALL)：白血病细胞群的CD19、CD34、TdT及CD10阳性，cIg及SmIg为阴性，相当于FAB的L1和L2。

（4）前B-ALL（pre B-ALL)：白血病细胞群的CD19、TdT 、CD10及cIg阳性，SmIg阴性，相当于FAB的L1。

（5）成熟B-ALL：白血病细胞群的CD19和SmIg阳性，CD34、TdT及CD10阴性，相当于FAB的L3。

3. 前体T淋巴细胞肿瘤

（1）T-原淋巴细胞白血病/淋巴瘤（T-ALL/LBL)：原淋巴细胞通常表达TdT；常表达cCD3或CD3、CD7；可表达CD1a、CD2、CD3、CD4、CD5、CD7、CD8、CD10；CD4和CD8共表达多见于T-幼淋巴细胞淋巴瘤。

（2）早前期T-ALL（Pro T-ALL)：白血病细胞群的TdT阳性，cCD3阳性，CD7阳性，CD3阴性，CD2阴性，CD1a阴性，CD4和CD8呈双阴性，相当于FAB的L1和L2。

（3）前T-ALL（Pre T-ALL)：白血病细胞群的TdT阳性，cCD3阳性，CD7阳性，CD3阳性和（或）CD2阳性和（或）CD1a阳性和（或）CD5阳性，但CD4阴性，相当于FAB的L1和L2。

（4）皮质T-ALL：白血病细胞群的TdT阳性，cCD3阳性，CD7阳性，CD3阳性，CD1a阳性，CD2阳性和（或）CD5阳性，CD4和CD8为双阳性表达，相当于FAB的L1和L2。

（5）成熟T-ALL：白血病细胞群的TdT阴性，cCD3阳性，CD7阳性，CD3阳性，CD2阳性和（或）CD5阳性，CD1a阴性，CD4或CD8阳性，但不呈现双阳性表达，相当于FAB的L1和L。

4. 急性髓系白血病和相关前体细胞肿瘤

（1）微分化型急性髓系白血病：白血病细胞表达干/祖细胞抗原，如CD34、HLA-DR、TdT等；至少表达1个早期髓系抗原，如CD117、CD13和（或）CD33，MPO可以阳性，但细胞化学染色MPO为阴性；不表达髓系成熟抗原，如CD15、CD11b、CD14、CD64等；不表达特异性淋系抗原，如cCD3、cCD79a、cCD22等，但CD7可阳性。相当于FAB分型的AML-M0（minimally differentiated acute myeloid leukemia)。

（2）未成熟型急性髓系白血病：白血病细胞至少表达2个及以上髓系抗原，如CD13、CD33、CD117等；通常不表达成熟粒系抗原如CD15、CD65，或单核系抗原如CD14、CD64；CD34、HLA-DR多阳性；CD11b亦可阳性；MPO部分阳性；不表达特异性淋系抗原，如cCD3、cCD79a、cCD22等，但CD7可阳性。相当于FAB分型的AML-M1（acute myeloid leukemia without maturation)。

（3）成熟型急性髓系白血病：白血病细胞常表达干/祖细胞抗原，如CD34、HLA-DR；表达髓系抗原，如CD117、CD13和（或）CD33；表达粒系成熟抗原，如CD15、CD11b、CD65等；一般不表达单核系抗原，如CD14、CD64；CD7可阳性。伴t（8；21）（q22；q22)；RUNX1-RUNX1T1的AML，可弱表达CD19、cCD79a，CD56阳性提示预后不良。相当于FAB分型的AML-M2（acute myeloid leukemia with maturation)。

（4）急性早幼粒细胞白血病伴t（15；17）（q22；q12)；PML-RARA：白血病细胞低表达或不表达HLA-DR、CD34、CD11b、CD11c；强表达CD33和MPO；CD13呈异质性表达；可表达CD117、CD64、CD9；CD15、CD65常阴性或弱表达；CD56

阳性者多呈现遗传学变异，并提示预后不良。相当于FAB分型的AML-M3（acute promyelocytic leukemia，APL）。

（5）急性粒-单核细胞白血病：CD45/SSC散点图可见三群异常细胞，第一群位于原始细胞区（SSC较小，CD45弱表达）：表达干/祖细胞抗原HLA-DR、CD34；表达髓系抗原CD117、CD13、CD33；部分表达CD7。第二群位于单核细胞区（CD45表达较强）：表达单核系及其他髓系抗原，如CD14、CD64、CD11b、CD11c、CD36；表达巨噬细胞限制性抗原CD68、CD163，CD15弱表达和CD64强表达提示单核系分化；第三群位于分化的粒细胞区（SSC较大，CD45弱表达）：表达髓系抗原CD11b、CD13、CD15、CD33，部分表达CD16。三群可能集中界限不清。相当于FAB分型的AML-M4（acute myelomonocytic leukemia，AMML）。

（6）急性原单核细胞和单核细胞白血病：白血病细胞至少表达2种单核系抗原，如CD4、CD14、CD64、CD11b、CD11c、CD68、CD36等；表达髓系抗原，如CD13、CD15、CD33、CD65等；CD34和CD117可阳性；几乎所有患者均表达HLA-DR。相当于FAB分型的AML-M5（acute monocytic leukemia，AMoL）。

（7）急性红白血病：红白血病和纯红白血病的免疫表型不同。红白血病时，红系前体细胞可表达HbA和GlyA，CD71可低表达；不表达CD45和髓系抗原，MPO阴性；HbA和GlyA阴性者提示红系前体细胞早期阶段；CD36常阳性；髓系幼稚细胞可不同程度地表达MPO、CD13、CD33、CD64、CD11c、CD117、CD34、HLA-DR。纯红白血病时，异常细胞可表达GlyA、CD71、CD36，不表达CD45、MPO和其他髓系抗原，但CD117常阳性；HLA-DR和CD34常阴性；如CD71或CD36阳性而GlyA阴性，提示红系早期分化。相当于FAB分型的AML-M6（erythroleukemia，EL）。

（8）急性巨核细胞白血病：白血病细胞至少表达2种血小板膜糖蛋白标志，如CD41、CD61、CD36等，胞质抗原比膜表面抗原阳性更特异；成熟抗原CD42b可不表达；髓系抗原CD13、CD33、CD117可阳性；CD45、CD34和HLA-DR通常为阴性；原巨核细胞通常不表达MPO，不表达淋系抗原和TdT，但CD7可阳性。相当于FAB分型的AML-M7（acute megakaryoblastic leukemia，AMeL）。

5. 混合表型急性白血病（mixed phenotype acute leukaemia，MPAL） MPAL通常表现为双表型和双克隆型。双表型为一种白血病细胞同时表达2个或2个以上系列标志。双克隆型为同时存在2种或2种以上异常细胞，分别表达各自的系列特异性标志。MPAL常见类型：T细胞系/髓系、B细胞系/髓系、T细胞系/B细胞系、T细胞系/B细胞系/髓系。诊断标准参考表1-6-1。

6. 成熟淋巴细胞肿瘤

（1）B-慢性淋巴细胞白血病/小淋巴细胞淋巴瘤（B-CLL/SLL）：成熟淋巴细胞群主要表达B系抗原，如CD19、CD20、CD22、CD23、cCD79a等，常共表达CD5；一般不表达CD10和FMC7；表达CD38和ZAP-70者提示预后不良。

（2）浆细胞骨髓瘤：肿瘤细胞群弱表达或不表达CD45；强表达CD38；可表达CD138、CD56、CD20、胞质（c）lambda或kappa；CD19常阴性；CD22、HLA-DR和CD34少见表达。

（3）毛细胞白血病（HCL）：肿瘤细胞群强表达CD20、CD22、CD11c及限制性膜免疫球蛋白轻链；表达CD103、CD25、FMC7；CD10和CD5通常阴性。

（4）滤泡淋巴瘤：肿瘤细胞表达膜表面免疫球蛋白，呈轻链限制性；表达B系相关抗原，如CD22、CD20、CD19、cCD79a等；可表达CD10，不表达CD5、CD43；CD21、CD23表达不一。

（5）Burkitt样淋巴瘤/白血病：肿瘤细胞上膜IgM和kappa或者lambda轻链呈中等或强表达；表达B细胞相关抗原，如CD19、CD20、CD22、CD10、cCD79a等；表达CD38；TdT和CD34常阴性。

（6）成熟T细胞淋巴瘤：异常淋巴细胞群出现异常T细胞表型，如CD3、CD5、CD7表达下调；出现CD4阳性/CD8阴性表型或CD4/CD8双阳性或CD4/CD8双阴性；可表达CD8、CD56、TCRαβ、CD30、CD15等；不表达幼稚淋巴细胞抗原，如CD34、TdT和CD1a等。

（7）NK细胞淋巴瘤：异常淋巴细胞群上正常NK细胞的抗原表达减弱或丢失，如CD16、CD56、CD7、CD94、CD161等；出现CD8一致性表达；可表达CD5。

7. 骨髓增殖性肿瘤

（1）慢性髓细胞白血病-慢性期（chronic myeloid leukemia-chronic phase，CML-CP）

1）原始细胞比例不高，表达CD34、CD117、CD13、CD33、HLA-DR；部分表达CD2、CD7、CD19、CD56等。

2）幼稚中性粒细胞及以下各阶段细胞比例明显升高。

3）各发育阶段粒细胞发育模式改变：CD16 阴性 CD11b 阴性、CD16 阴性 CD11b 阳性阶段细胞偏多。

4）粒细胞异常表达：异常表达 CD56、CD15。

5）可见明显的嗜酸性粒细胞和嗜碱性粒细胞群，嗜酸性粒细胞表达 MPO、CD15、CD13、CD64、CD33、CD9，不表达 CD16；嗜碱性粒细胞表达 CD9、CD13、CD33、CD36，弱表达 CD22、CD25；强表达 CD38、CD123；不表达 CD19、CD34、CD64、HLA-DR。

（2）骨髓增生异常综合征（myelodysplastic syndrome，MDS）

1）CD34 阳性的髓系祖细胞增多，表达 CD11b 和（或）CD15，不表达 CD13、CD33 或 HLA-DR，CD45 表达下降，CD38 表达异常下降，表达淋系抗原 CD7、CD56 等，可出现 CD34 阳性 CD10 阳性共表达。

2）各个成熟阶段的粒细胞和单核细胞出现抗原表达改变，包括丢失、增强、减弱，可出现伴系表达。

3）髓系发育异常，可出现 CD16 阳性 CD11c 阳性 CD64 弱阳性的成熟阶段细胞比例减低，CD16 阴性 CD11b 阳性的中间阶段细胞增多和（或）CD11b 阴性 CD13 阳性的早期阶段细胞增多，或者 CD64 强表达 CD11c 阴性的早中期阶段细胞增多，SSC 减低提示粒细胞脱颗粒。

4）单核细胞可能出现 CD13、CD14、CD16 或 CD33 表达缺失，CD34 阳性，伴淋系抗原表达，但 CD4 阴性。

5）红系前体细胞可能出现 CD45 表达异常，表达 CD34，CD71、CD117 和 CD352a 异常表达。

6）可能出现巨核细胞比例增多及抗原表达异常。

（3）慢性粒-单核细胞白血病（chronic myelomonocytic leukemia，CMML）

1）外周血和骨髓中成熟单核细胞增多，强表达 CD45，表达 CD14、CD64、CD11b、CD11c、HLA-DR、CD33、CD13、CD36 等，弱表达 CD4、CD15 等。

2）外周血中髓系原始细胞增多，表达 CD34、CD117、HLA-DR；部分病例异常表达 CD7、CD56；亦可出现 CD13、CD33、CD117 表达减低或缺失。

3）单核细胞可能不表达 CD14，可能伴有 CD56 异常表达，或者其他单核细胞抗原表达强度异常。

4）在 CD45/SSC 散点图上，CD45 弱表达/SSC 大的分化粒细胞可能减少，CD16 阳性和（或）CD16 阴性 CD11b 阳性的成熟和较成熟阶段的粒细胞减少，或者阶段性缺乏，异常表达 CD56、CD34、HLA-DR 等，髓系抗原 CD13、CD33、CD15、CD16、CD11b、CD11c、CD64、MPO 可能出现表达强度异常。

5）有核红细胞可能增多，尤其在外周血，部分出现 CD71 表达强度减低。

【临床意义】

1. 免疫表型分析已被纳入白血病 WHO 分型方案中，是诊断和鉴别诊断白血病、淋巴瘤及血液恶性肿瘤，选择化疗方案和判断预后的重要实验室指标，通常用于 ALL 分型、鉴别 AML 与 ALL 及确定形态学不能或很难区分的白血病类型及亚型。

2. 免疫表型分析补充了形态学的不足，提高了分型的准确性；同时，免疫表型分析需结合形态学分型及遗传学分析等，以提高对异质性和非同步性抗原表达紊乱的白血病细胞的鉴别能力。

3. 急性淋巴细胞白血病免疫表型分析用于诊断和鉴别诊断 T 系和 B 系白血病。急性髓系白血病免疫表型分析为诊断和鉴别诊断提供重要参考信息，但不作为分型唯一依据。对于微分化型急性髓系白血病和急性淋巴细胞白血病的鉴别，免疫表型分析是重要诊断项目。

4. MDS 免疫表型分析是诊断 MDS 的辅助标准，用于分析骨髓细胞表型是否异常，红系和（或）髓系是否存在单克隆细胞群。

【注意事项】

1. 各种血液恶性肿瘤免疫表型分析的判定不能涵盖所有患者，这与肿瘤细胞表型的高异质性有关。

2. 尽管 CD45/SSC 设门法可以清楚地区分原始细胞、各系列成熟细胞及细胞碎片等，从而准确定位靶细胞群，克服了前向角散射光（FSC）/SSC 设门法受成熟细胞或其他细胞干扰的缺点；但并非所有靶细胞的定位均采用 CD45/SSC 设门法，例如，定位浆细胞骨髓瘤细胞，也可采用 CD38/SSC 设门法或 CD45/CD138 设门法，其设门优势更突出。

3. cCD3、cCD22 和 MPO 分别对 T 系、B 系和髓系特异和敏感，通过这些抗原可以对大多数病例作出初步的系列分型判断；但如果 cCD3、cCD22 和 MPO 均为阴性，必须检出 2 个及以上同系列抗原出现异常表达，并排除其他诊断，才能作出系列分型诊断。CD7 对 T-ALL 最敏感，但特异性差，常伴随 AML 表达；除 cCD22 外，CD19 和 cCD79a 也是 B-ALL 较特异而敏感的分型标志；虽然 MPO 对髓系白血病特异，但只有 50% ~70% 的 AML 表达 MPO。针对 CD45 阴性或髓系和淋系抗原均阴性的肿瘤细胞，需排除红白血病、巨核细胞白血病、浆细胞肿瘤、转移癌或原始浆细胞样树突状细胞肿瘤（blastic plasmacytoid dendritic cell neoplasm，BPDC）等，BPDC 抗原标志为 BDCA-2（CD303）、BDCA-4（CD304）、CD4、CD56、CD123、HLA-DR 等。

二、微量残留白血病检查

【原理】 根据初发白血病分型诊断，联合使用多种造血细胞相关抗原，通过流式细胞仪可以鉴定出表达白血病相关免疫表型（leukemia associated immuno phenotypes，LAIP）的微量残留白血病（minimal residual disease，MRD）细胞。LAIP 是指与正常造血细胞存在质和量差异的白血病细胞分化抗原的异常表达，MRD 细胞的 LAIP 主要表现为：正常血细胞分化成熟过程的抗原表达缺失、表达过度及非同步性表达，不同系列如淋系和髓系相关抗原及不成熟和成熟相关抗原的非生理性共表达。

建议分型方案：首先对初发患者采用 4 色及以上免疫荧光染色法结合流式细胞术进行 MRD 标志筛选，利用筛选出的有效标志进行组合来动态监测 MRD。

1. 急性 T 淋巴细胞白血病微量残留白血病（T-ALL MRD）

（1）常用第一步设门：CD3/SSC。

（2）LAIP：CD7、CD5、CD3、CD4、CD8、CD2、TdT、CD38、CD34 等。

2. 急性 B 淋巴细胞白血病微量残留白血病（B-ALL MRD）

（1）常用第一步设门：CD19/SSC。

（2）LAIP：TdT、CD10、CD19、CD34、CD22、CD21、CD13、CD33、CD15、CD38、CD45、CD58 等。

3. 急性髓系白血病微量残留白血病（AML MRD）

（1）常用第一步设门：CD45/SSC。

（2）LAIP：CD34、CD117、CD45、CD13、CD33、CD14、CD15、CD38、HLA-DR、CD56、CD7、CD19 等。

【试剂与仪器】 同“血液恶性肿瘤免疫表型分析”。

【操作】 参考“血液恶性肿瘤免疫表型分析”操作部分。通过流式细胞仪测定时，设门策略参考微量残留白血病“建议分型方案”，尽可能获取有核细胞数，以超过 1.0×10^6 为宜。

【结果判定】

1. T-ALL MRD　与初发 T-ALL 相比，表面抗原变化不大；cTdT 和 CD34 过度表达，通常 cTdT 与 cCD3 呈共表达；也可出现 CD33 和 CD117 等交叉抗原表达；出现 CD7 过表达，CD3 低表达或不表达，CD45 不表达等；CD19 和 HLA-DR 常阴性。

2. B-ALL MRD　与初发白血病相比，通常有 1 个及以上表面抗原的荧光强度发生改变，呈现过表达或低表达，其中，CD34 与 CD10 在 B-ALL MRD 中发生变化的频率最高；常出现正常早期 B 淋巴细胞中极少出现的交叉抗原表达，如 CD13、CD33、CD15、CD65 等；也亦出现抗原的非同步表达：如 CD34 和 CD21 的共表达。

3. AML MRD　与初诊时的 LAIP 大多相似。

【临床意义】 MRD 是指白血病经化疗获得完全缓解后或骨髓移植治疗后，体内残留白血病细胞的状态，是白血病复发的主要根源。流式细胞术检测 MRD，是预测白血病复发、判断预后、指导治疗及评价自体骨髓移植净化程度的重要手段。各种类型血液恶性肿瘤的 MRD 免疫表型分析，因肿瘤细胞表型的高异质性而呈现个体化现象。根据 LAIP 进行 MRD 免疫表型分析，适用于 95% 的 ALL 和 70% ~80% 的 AML 患者。

【注意事项】

1. 详细记录 MRD 监测过程中的分型方案、染色方法、流式细胞分析策略、所用试剂等重要环节，确保使用统一方案进行 MRD 监测，以便于结果间比较分析。

2. 在 MRD 监测过程中，白血病细胞抗原表达可能会发生变化而导致 MRD 检测结果的假阴性或假阳性。因此，初发白血病免疫表型分析结果对 MRD 监测具有重要参考价值。

3. MRD 免疫表型分析的灵敏度取决于被分析细胞的特性及所获取的有核细胞数量，其灵敏度约为 $10^{-3}\sim10^{-4}$，建议采用多色分析并尽可能收集足够量的细胞数，5 色及以上多色分析可相对提高检测灵敏度。

4. 结合流式细胞术白血病相关免疫表型和分子生物学技术检测的抗原受体基因重排、染色体易位及融合基因，可提高急性白血病 MRD 监测的灵敏度达 $10^{-4}\sim10^{-6}$。

三、CD34 计数

【原理】 采用荧光素标记的 CD34 抗体和（或）其他荧光抗体及其他荧光染料，通过流式细胞仪计数

CD34的百分含量和绝对值。CD34计数包括双平台法和单平台法，前者首先由流式细胞仪测定CD34占白细胞（white blood cell，WBC）总数的百分率，再借助血细胞分析仪计数WBC，通过计算公式得出CD34绝对计数；后者利用流式细胞仪单一检测平台即可测得CD34绝对计数，其主要依据已知数量的荧光微球作为内参；以溶解红细胞免洗方法制备标本来避免细胞数丢失和体积改变；根据特异性核酸染料染色区分活细胞和死细胞；通过流式细胞仪分析CD34占有核细胞的百分比和占CD45阳性细胞的百分比；再通过计算公式得出CD34绝对数量。

目前，CD45/SSC设门法是CD34计数常用的设门策略，根据白细胞共同抗原CD45在造血干/祖细胞上的表达减弱，而在成熟的淋巴细胞、单核细胞及粒细胞上表达相对增强，在死细胞及细胞碎片上不表达等特点，通过CD45/SSC设门法将CD34阳性的干/祖细胞与其他成分区分开，以达到对干/祖细胞定位的目的。

【试剂与仪器】

1. 荧光素标记的抗CD34抗体。
2. 荧光素标记的抗CD45抗体和（或）其他抗体或荧光染料。
3. 定量微球，用于单平台法计数CD34。
4. 红细胞裂解液。
5. pH 7.4的PBS。
6. 荧光标准微球。
7. 流式细胞仪配套试剂（如鞘液、清洗液）。
8. 蒸馏水。
9. 多聚甲醛1%。
10. 流式细胞仪。

【操作】

1. 标本采集　EDTA抗凝外周血2ml，或肝素抗凝骨髓血、脐带血、外周血干细胞采集物若干，EDTA抗凝血可室温保存12～24小时，肝素抗凝血可保存48～72小时。

2. 单平台法计数CD34　参考相应的操作说明书。

3. 双平台法　采用细胞膜免疫荧光染色方法。

4. 设门和数据分析策略　首先采用CD45/SSC设门法设定造血干/祖细胞群，至少获取10^5～10^6个CD45阳性细胞和（或）100个以上的CD34阳性细胞；进一步，通过在CD45/SSC散点图中设定CD45阳性细胞群；进一步，在CD34/SSC散点图中设定CD34阳性细胞；进一步，在CD45/SSC散点图中设定CD45弱阳性细胞群；进一步，在FSC/SSC散点图中设定FSC偏大的细胞群，即造血祖细胞。

5. 报告　单平台法直接报告CD34细胞数/μl；双平台法报告CD34%，WBC计数（选择性报告）和CD34细胞数/μl（选择性报告）；并进行必要的文字说明；标本有质量问题需注明。

6. 其余　参考“血液恶性肿瘤免疫表型分析”操作部分。

【结果判定】

1. 双平台法CD34计数　WBC计数（$\times10^9$/L）×CD34%=CD34绝对值（细胞数/μl）。

2. 单平台法CD34计数　（获取CD34阳性细胞数/获取定量微球数）×（每管内定量微球数/标本体积）=CD34绝对值（细胞数/μl）。

【参考区间】健康人外周血CD34计数为0.1%～0.3%，骨髓CD34计数为1%～3%。

【临床意义】对于有剂量要求的造血干细胞移植和骨髓移植而言，精确的造血干/祖细胞计数是确保移植成功的关键，动员后外周血CD34通常高于1%。

【注意事项】相对于血液恶性肿瘤免疫表型，造血干/祖细胞含量较低，为能准确计数造血干/祖细胞，注意以下几点：

1. 尽量简化样本处理步骤，避免溶血时间过长，以减少$CD34^+$细胞丢失。
2. 选择对神经氨酸酶和糖蛋白酶均不敏感的Ⅲ型CD34抗体。
3. 选择发射光强及非特异荧光结合少的荧光素标记的干/祖细胞抗体，如藻红蛋白（R-phycoerythrin，PE）标记的CD34抗体，也可选择藻红蛋白青色素染料5（phycoerythrin-Cy5，PE-CY5）和别藻蓝蛋白（allophycocyanin，APC）标记的抗体。
4. 获取足够细胞数。
5. 检测冻存复苏的造血干细胞采集物和脐带血标本，建议首先采用放线菌素D（7-aminoactinomycin D，7-AAD）评估细胞活性，并在计数干/祖细胞时同时染色7-AAD以排除死细胞的干扰，最低检测活性应在70%以上。

四、CD55、CD59和FLAER测定

【原理】阵发性睡眠性血红蛋白尿症（paroxysmal nocturnal hemoglobinuria，PNH）患者的血细胞膜出现多种糖基磷脂酰肌醇（glycosylphosphatidylinositol，GPI）锚定蛋白异常或缺失表达，如C3转化酶衰变加速因子（CD55）及反应性溶血膜抑制物（CD59）等，因此，采用荧光素标记的抗CD55抗体、抗CD59抗体及GPI锚定蛋白结合蛋白气单胞菌

溶素（FLAER）相关标志，通过流式细胞术可以检测中性粒细胞和红细胞上 CD55 和 CD59 表达及单核细胞和中性粒细胞上 FLAER 表达情况。

【试剂与仪器】

1. 荧光素标记的抗 CD55 抗体、CD59 抗体、FLAER 及其他抗体。

2. 红细胞裂解液。

3. pH 7.4 的 PBS。

4. 荧光标准微球。

5. 流式细胞仪配套试剂（如鞘液、清洗液）。

6. 蒸馏水。

7. 多聚甲醛 1%。

8. 流式细胞仪。

【操作】

1. 标本采集　首选 EDTA 抗凝外周血，也可选择肝素钠和枸橼酸钠抗凝，标本采集后 24～48 小时内进行处理，不建议用骨髓标本进行 PNH 检测。

2. 红细胞 CD55 和 CD59 计数　采用非溶血法，取全血 5μl，加 PBS 稀释至 1×10^6 个红细胞/50～100μl，加入适量（如 10～20μl）抗 CD55 和抗 CD59 抗体，室温避光孵育 20 分钟，PBS 洗涤 2 次后，在 4 小时内上机检测。采用 FSC/SSC 散点图获取 5000～10 000 个红细胞。

3. 中性粒细胞 CD55 和 CD59 计数及单核细胞和中性粒细胞 FLAER 计数　采用细胞膜免疫荧光染色方法。通常采用 FSC/SSC 或 CD45/SSC 设门；单核细胞较少时，采用抗 CD14/SSC 设门确定单核细胞；粒细胞较少时，采用非 GPI 锚定蛋白粒系标志/SSC 设门法。

4. 其余　参考“血液恶性肿瘤免疫表型分析”操作部分。

【结果判定】

1. 健康人外周血红细胞和中性粒细胞 CD55 和 CD59 表达完全阳性，单核细胞和中性粒细胞 FLAER 表达完全阳性。

2. PNH 患者红细胞和中性粒细胞 CD55 和 CD59 表达出现缺失，单核细胞和中性粒细胞 FLAER 表达出现缺失。

3. 红细胞 CD55 和 CD59 均出现缺失，具有诊断意义；否则需检测其他 GPI 相关抗原，如 CD16、CD24 或 CD66。红细胞只有出现 2 种及以上 GPI 相关抗原缺失，才具有诊断意义，但不排除仅存在单一抗原缺失的 PNH。

4. 根据血细胞标志抗原 CD55、CD59 或 FLAER 的表达强弱，PNH 细胞被分为三型：Ⅰ型（正常型）为标志抗原表达完全阳性，其荧光强度与健康人阳性峰所在荧光道数相近；Ⅱ型（部分缺陷型）为标志抗原表达部分阳性，其荧光强度处于Ⅰ型及Ⅲ型之间；Ⅲ型（完全缺陷型）为标志抗原表达完全阴性，见图 1-6-2。在红细胞分析中，Ⅰ型细胞、Ⅱ型细胞和Ⅲ型细胞分辨更清楚。

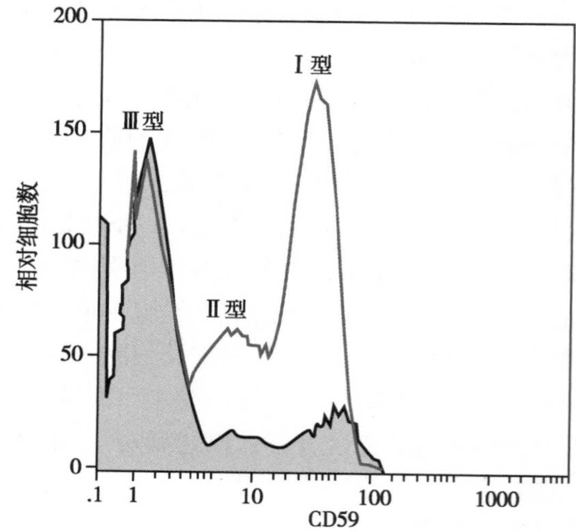

图 1-6-2　三型 PNH 细胞的流式细胞仪测定图

【临床意义】通过分析红细胞和白细胞膜上 CD55、CD59、FLAER 等 GPI 锚蛋白缺失表达情况，可以帮助诊断 PNH 及鉴别其他原因引起的贫血。缺陷型 PNH 细胞所占比例，可以帮助判断 PNH 预后并反映 PNH 的克隆情况。

【注意事项】

1. CD55、CD59 及 FLAER 用于 PNH 诊断的特异性和灵敏度均优于 Coombs 试验。

2. FLAER 是目前检测 PNH 粒细胞克隆最佳指标，CD55 和 CD59 不适用于检测 PNH 微小克隆细胞。

3. B 细胞和网织红细胞上 CD55 和 CD59 的表达变化与红细胞和中性粒细胞基本一致，但需要联合使用 B 系抗原如 CD19 及网织红细胞染料噻唑橙（thiazole orange，TO），增加了检测复杂性及试剂成本，不作为常规推荐。

4. 淋巴细胞 CD55 和 CD59 的表达不能作为诊断 PNH 的指标，因为即使在健康人，淋巴细胞 CD55 和 CD59 的表达也不是完全阳性，这主要与 CD8 阳性 T 细胞和 NK 细胞有关。

五、血小板表面膜糖蛋白检查

（一）GPⅡb 和 GPⅢa 测定

【原理】GPⅡb（CD41）和 GPⅢa（CD61）是分布于血小板膜表面的主要糖蛋白，采用荧光素标记的抗 GPⅡb 和抗 GPⅢa 抗体，通过流式细胞仪分析 GPⅡb 和 GPⅢa 的表达情况，可以帮助诊断血小板无力症（Glanzmann thrombasthenia，GT）。

【试剂与仪器】

1. 荧光素标记的抗 CD41 抗体、CD61 抗体及其同型对照。

2. pH 7.4 的 PBS。

3. 荧光标准微球。

4. 流式细胞仪配套试剂（如鞘液、清洗液）。

5. 蒸馏水。

6. 多聚甲醛 1%。

7. 流式细胞仪。

【操作】

1. 标本采集　枸橼酸钠抗凝静脉血 3ml。

2. 富含血小板血浆制备　抗凝静脉血在 200g 下离心 5 分钟，取上层血浆，PBS 洗涤，取 100μl 含有 1×10^6 个血小板的细胞悬液加入试管中。

3. 细胞膜免疫荧光染色

（1）在测试管中加入适量（如 20μl）的 CD41 和（或）CD61 抗体。

（2）在对照管中分别加入适量（如 20μl）的同型对照。

（3）分别在测试管和对照管中加入富含血小板血浆 100μl。

（4）轻轻混匀，室温暗处孵育 15～20 分钟。

（5）4 小时内上机测定，或各管中加入 1% 多聚甲醛 0.5ml，充分混匀，2～8℃保存，24 小时内上机测定。

4. 流式细胞仪测定

（1）在 FSC/SSC 散点图获取 10 000 个血小板。

（2）分别在 CD41 直方图和 CD61 直方图中分析 CD41 和 CD61 表达率和荧光强度；或在 CD41/CD61 散点图中分析 CD41 和 CD61 表达率。

5. 其余　参考“血液恶性肿瘤免疫表型分析”操作部分。

【结果判定】健康人 CD41 和 CD61 均为高表达，GT 患者的 CD41 和 CD61 均有不同程度的减少和缺失。

【临床意义】血小板表面膜糖蛋白 GPⅡb 和 GPⅢa 的表达可以帮助诊断 GT 及计数血小板。血小板无力症（GT）患者其血小板膜糖蛋白 GPⅡb 和 GPⅢa 出现表达缺失甚至产生质的异常，致使血小板在二磷酸腺苷（adenosine diphosphate，ADP）、胶原和凝血酶等刺激下也不能聚集，从而出现止血功能障碍。

【注意事项】

1. 建议使用健康人标本作为阳性对照。

2. 建议采用富含血小板血浆　尽管富含血小板血浆及全血标本均可进行 GPⅡb 和 GPⅢa 测定，但鉴于 GT 时 GPⅡb 和 GPⅢa 可能缺乏，不适合 CD41/SSC 或 CD61/SSC 设门方案，而 FSC/SSC 设门方案不能准确区分红细胞和血小板，因此，不推荐首选全血标本。

（二）GPⅠb 和 GPⅨ测定

【原理】GPⅠb（CD42a）和 GPⅨ（CD42b）是分布于血小板膜表面的糖蛋白，采用荧光素标记的抗 GPⅠb 抗体和抗 GPⅨ抗体，通过流式细胞仪分析 GPⅠb 和 GPⅨ的表达情况，可以帮助诊断巨大血小板综合征（Bernard-Soulier syndrome，BSS）。

【试剂与仪器】

1. 荧光素标记的抗 CD42a 抗体、抗 CD42b 抗体及其同型对照。

2. pH 7.4 的 PBS。

3. 荧光标准微球。

4. 流式细胞仪配套试剂（如鞘液、清洗液）。

5. 蒸馏水。

6. 1% 多聚甲醛。

7. 流式细胞仪。

【操作】

1. 标本采集　枸橼酸钠抗凝静脉血 3ml。

2. 富含血小板血浆制备　抗凝静脉血在 200g 下离心 5 分钟，取上层血浆，PBS 洗涤，取 100μl 含有 1×10^6 个血小板的细胞悬液加入试管中。

3. 细胞膜免疫荧光染色

（1）在测试管中加入适量（如 20μl）的 CD42a 和（或）CD42b 抗体。

（2）在对照管中分别加入适量（如 20μl）的同型对照。

（3）在测试管和对照管中各加入富含血小板血浆 100μl。

（4）轻轻混匀，室温暗处孵育 15～20 分钟。

（5）4 小时内上机测定，或各管中加入 1% 多聚甲醛 0.5ml，充分混匀，2～8℃保存，24 小时内上机测定。

4. 流式细胞仪测定

（1）在 FSC/SSC 散点图获取 10 000 个血小板。

（2）分别在 CD42a 直方图和 CD42b 直方图中分析 CD42a 和 CD42b 表达率；或在 CD42a/CD42b 散点图中分析 CD42a 和 CD42b 表达率。

5. 其余　参考“血液恶性肿瘤免疫表型分析”操作部分。

【结果判定】健康人 GPⅠb 和 GPⅨ均为高表达，BSS 患者的 GPⅠb 和 GPⅨ均有不同程度的减少和缺失。

【临床意义】血小板表面膜糖蛋白 GPⅠb 和 GPⅨ

的表达缺失可以帮助诊断 BSS。BSS 发生时，血小板膜糖蛋白 GPⅠb 和 GPⅨ出现缺失，使血小板黏附于内皮下组织发生功能缺陷，不能结合 vWF，瑞斯托霉素也不能使血小板聚集，从而出现止血功能障碍。

【注意事项】

1. 建议使用健康人标本作为阳性对照。

2. 建议采用富含血小板血浆　尽管富含血小板血浆及全血标本均可进行 GPⅠb 和 GPⅨ测定，但鉴于 BSS 时 GPⅠb 和 GPⅨ可能缺乏，不适合 CD42a/SSC 或 CD42b/SSC 设门方案，而 FSC/SSC 设门方案不能准确区分红细胞和血小板，因此，不推荐首选全血标本。

（三）GPⅡb/Ⅲa 复合蛋白和 GMP140 测定

【原理】 GPⅡb 和 GPⅢa 在静息血小板膜上以异二聚体复合物形式存在，当血小板活化时，GPⅡb/Ⅲa 复合物结构发生变化，并与纤维蛋白原结合。P-选择素（GMP140，CD62P）存在于静息血小板胞质 α 颗粒内，血小板活化时，颗粒内糖蛋白向膜外释放，血小板表达 CD62P，其出现要晚于活化的 GPⅡb/Ⅲa 复合物。通过流式细胞术多色分析法，结合荧光素标记的单克隆抗体，即可检测血小板膜糖蛋白 GPⅡb/Ⅲa 复合物和 GMP140 的表达情况，从而反映血小板活化状态。识别活化的 GPⅡb/Ⅲa 复合物和 GMP140 抗原的标志分别为 PAC-1 和抗 CD62P 抗体。

【试剂与仪器】

1. 荧光素标记的抗 CD41/CD61 复合物抗体（推荐 IgM 型）。

2. 荧光素标记的抗 CD62P 抗体。

3. 荧光素标记的抗 CD61 抗体。

4. CD41/CD61 复合物阻断剂，用于阴性对照（可选择），制备方法参考说明书和浓度依据实验需求。

5. ADP 或其他血小板激活剂，用于激活血小板（可选择），制备方法参考说明书和浓度依据实验需求。

6. pH 7.4 的 PBS。

7. 荧光标准微球。

8. 流式细胞仪配套试剂（如鞘液、清洗液）。

9. 蒸馏水。

10. 多聚甲醛 1%。

11. 流式细胞仪。

【操作】

1. 标本采集　采用大号针头抽取静脉血，第二管使用枸橼酸钠抗凝管（1∶9 抗凝）抽取静脉血 3ml，采集后在 10 分钟内尽快处理，完成血小板激活和染色步骤。

2. 血小板激活　在流式细胞仪专用试管中加入适量 ADP 或其他血小板激活剂，再按比例加入适量全血，轻轻摇匀，室温孵育 5 分钟，即可进行免疫荧光染色。

3. 采用全血法细胞膜免疫荧光染色

（1）在测试管中分别加入适量（如 20μl）的 CD61、CD41/CD61 复合物抗体及 CD62P。

（2）在对照管中分别加入适量（如 20μl）的同型对照、CD61、CD41/CD61 复合物抗体及其阻断剂。

（3）分别在测试管和对照管中加入未激活或激活的血标本 5μl。

（4）轻轻混匀，室温避光孵育 15～20 分钟。

（5）各管中加入预冷（2～8℃）的 1% 多聚甲醛 1ml，充分混匀，2～8℃避光放置 30 分钟。

（6）24 小时内上机测定。

4. 流式细胞仪测定

（1）在 CD61/SSC 散点图中设定单一血小板群（CD61 高荧光强度，低 SSC）和黏附在血细胞上的血小板群（CD61 高荧光强度，高 SSC），排除血小板碎片群（CD61 高荧光强度，极低 SSC）。

（2）获取 10 000 个 CD61 阳性的血小板。

（3）进一步在 CD41/CD61 复合物/CD62P 散点图中分析 CD41/CD61 复合物和 CD62P 的表达率。

5. 其余　参考“血液恶性肿瘤免疫表型分析”操作部分。

【结果判定】 正常机体血小板 GPⅡb/Ⅲa 复合物和 GMP140 不表达，GPⅡb/Ⅲa 复合物和 GMP140 升高提示血小板活化。

【临床意义】 用于判断血小板活化状态。当机体由于血栓性疾病、血栓前状态及心肺手术等疾病引起血小板活化时，血小板表面 GPⅡb/Ⅲa 复合物和 GMP140 升高。

【注意事项】

1. 首选枸橼酸钠抗凝血；EDTA 会影响血小板聚集，肝素易激活血小板。

2. 避免体外血小板活化是本实验的关键

（1）需用大号针头采血，首先抽取的 2ml 静脉血不用。

（2）尽量避免标本在转运和操作过程中受到物理振动。

（3）离心速度不宜过大。

（4）取血后 10 分钟内完成染色和固定。

（5）试管壁上不能有残留血，以免未染色血样影响试验结果。

（6）尽早固定可降低血小板的自发活化。

（7）不建议采用 FSC/SSC 设门，避免红细胞对血小板的干扰。

（8）除同型对照和使用 CD41/CD61 复合物阻断

剂的阴性对照外，建议采用未受激活的正常标本做阴性对照，用于监控在操作过程中是否存在体外血小板激活；同时采用受激活的正常标本做阳性对照。

（四）血小板相关免疫球蛋白测定

【原理】当机体内出现抗血小板自身抗体时，血小板抗原会与这些血小板相关免疫球蛋白（platelet associated immunoglobulin，PAIg）相结合，采用荧光素标记的抗 IgG、抗 IgA、抗 IgM，通过流式细胞术可以检测与血小板抗原结合的 PAIgG、PAIgA 及 PAIgM。

【试剂与仪器】

1. 荧光素标记的羊抗人 IgG 和（或）IgA 和（或）IgM。

2. 荧光素标记的羊抗鼠 IgG 和（或）IgA 和（或）IgM，用作同型对照。

3. pH 7.4 的 PBS。

4. 荧光标准微球。

5. 流式细胞仪配套试剂（如鞘液、清洗液）。

6. 蒸馏水。

7. 多聚甲醛 1%。

8. 流式细胞仪。

【操作】

1. 标本采集　抽取 EDTA 或枸橼酸钠抗凝（1∶9 抗凝）的静脉血 3ml。

2. 富含血小板血浆制备　抗凝静脉血在 200g 下离心 5 分钟，取上层血浆，PBS 洗涤，计数，1×10^6 个血小板/100μl。

3. 细胞膜免疫荧光染色

（1）在测试管中加入适量（根据操作说明书）的荧光素标记的羊抗人 IgG 和（或）IgA 和（或）IgM。

（2）在对照管中分别加入适量（根据操作说明书）的荧光素标记的羊抗鼠 IgG 和（或）IgA 和（或）IgM 同型对照。

（3）分别在测试管和对照管中加入富含血小板血浆 100μl。

（4）轻轻混匀，在室温下避光温育 30 分钟，洗涤 2 次，以 PBS 悬浮。

（5）4 小时内上机测定，或各管中加入 1% 多聚甲醛 0.5ml，充分混匀，2～8℃保存，24 小时内上机测定。

4. 流式细胞仪测定

（1）在 FSC/SSC 散点图获取 10 000 个血小板。

（2）分别在 IgG 或 IgA 或 IgM 直方图分析羊抗人 IgG 或 IgA 或 IgM 阳性率和荧光强度及羊抗鼠 IgG 或 IgA 或 IgM 阳性率和荧光强度。

5. 其余　参考“血液恶性肿瘤免疫表型分析”操作部分。

【结果判定】

PAIgG%（PAIgA% 或 PAIgM%）= 羊抗人 IgG（IgA 或 IgM）阳性率 - 羊抗鼠 IgG（IgA 或 IgM）阳性率。

PAIgG（PAIgA 或 PAIgM）荧光强度 = 羊抗人 IgG（IgA 或 IgM）荧光强度/羊抗鼠 IgG（IgA 或 IgM）荧光强度。

PAIgG、PAIgA 及 PAIgM 常为多克隆抗体，因存在非特异性结合，在健康人中易可检出阳性，但阳性率不高，通常不超过 10%，故每个实验室根据所采用的抗体不同，建立各自实验室的参考范围。

【临床意义】血小板自身抗体是诊断特发性血小板减少性紫癜（idiopathic thrombocytopenia purpura，ITP）的重要指标，ITP 患者的 PAIgG 和（或）PAIgA 和（或）PAIgM 明显高于健康人。PAIg 升高也见于部分系统性红斑狼疮（systemic lupus erythematosus，SLE）等免疫系统疾病及少数非免疫性血小板减少者。

【注意事项】

1. 目前临床上尚无简单特异的方法检测血小板自身抗体，同常规 ELISA 方法比较，流式细胞术具有灵敏度高、重复性好、操作简便、需血量少等特点，适用于血小板明显减少的患者。但基于多克隆抗体假阳性较高，除同型对照外，建议设置阳性对照和阴性对照。

2. 以含有已知血小板抗体的血清与血小板孵育，作为阳性对照；以不含血小板抗体的血清与血小板孵育，作为阴性对照。

3. 流式细胞术检测 PAIg 的灵敏度高但特异性差，如能结合阳性率低但特异性高的血小板抗原单克隆抗体固相化法或血小板相关 IgG 特性试验等，可以提高 PAIg 检测的敏感度与特异性，从而进一步提高 ITP 的实验室诊断能力。

六、白细胞分类计数

【测定原理】根据外周血白细胞分类细胞，如中性粒细胞、淋巴细胞、单核细胞、嗜酸性粒细胞、嗜碱性粒细胞及未成熟细胞表面抗原表达标志的不同和（或）荧光强度不同，采用适当的荧光素标记特异性单克隆抗体与白细胞反应，通过流式细胞仪测定，可以得到相应细胞群的阳性百分比。通常采用 CD2 标记 T 细胞和 NK 细胞；CD19 标记 B 细胞；CD16 标记中性粒细胞、细胞毒性 T 细胞、促炎性单核细胞；CD36 标记单核细胞；CD294 标记嗜酸性粒细胞、嗜碱性粒细胞及活化 T 细胞；CD45 用于标记所有白细胞。

【试剂与仪器】

1. 荧光素标记的抗 CD45、抗 CD2、抗 CD19、抗 CD16、抗 CD36、抗 CD294 等多种抗体的组合试剂。

2. 红细胞裂解液。
3. pH 7.4 的 PBS。
4. 荧光标准微球。
5. 流式细胞仪配套试剂（如鞘液、清洗液）。
6. 蒸馏水。
7. 多聚甲醛 1%。
8. 流式细胞仪。

【操作】

1. 标本采集 采用 EDTA 抗凝静脉血 2ml。
2. 细胞膜免疫荧光染色 参考操作说明书。
3. 流式细胞仪测定 参考操作说明书，以下设门和数据获取流程供参考（图 1-6-3）。

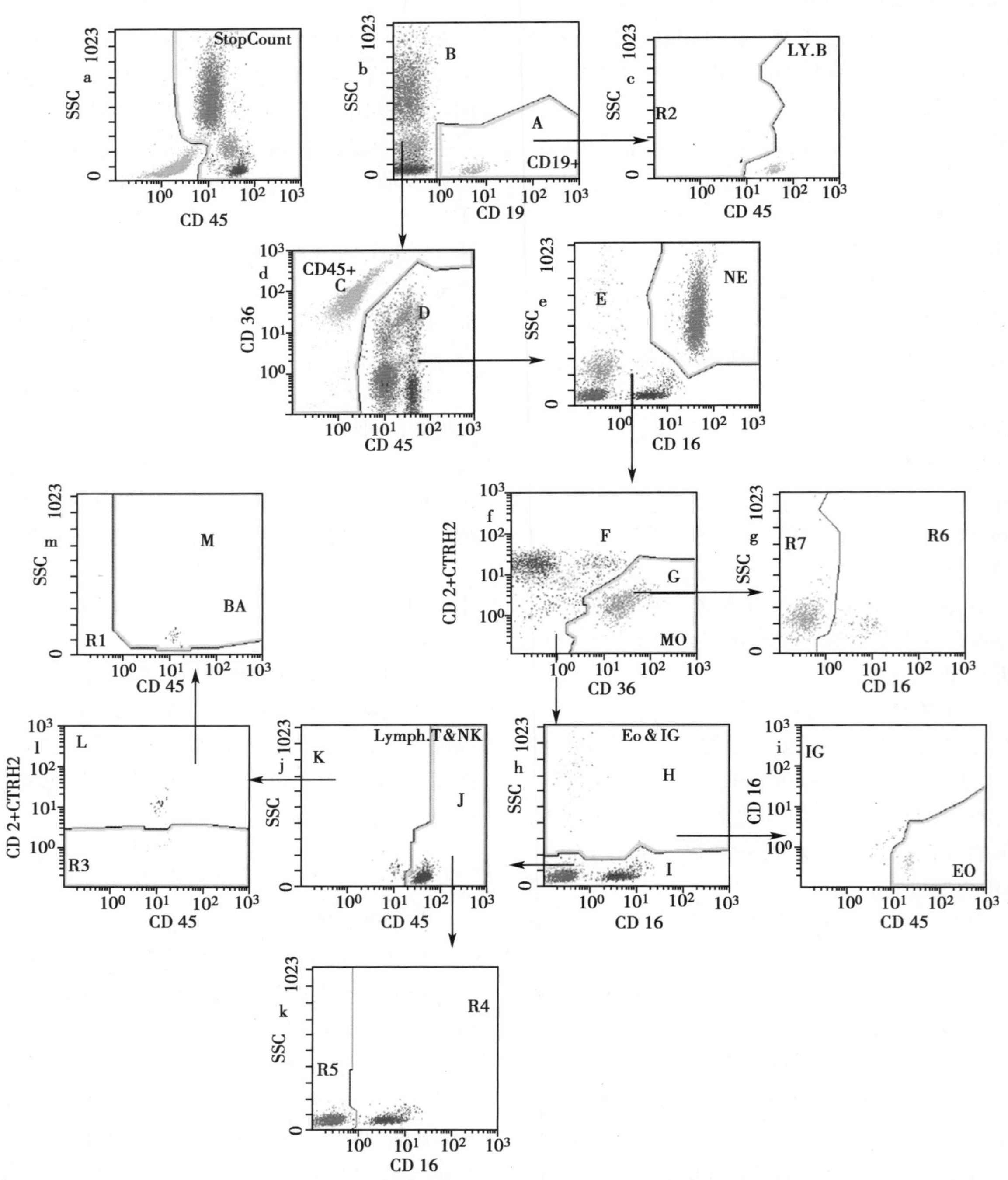

图 1-6-3 流式细胞术分类计数外周血白细胞的设门流程示意图

注：LY. B：B 淋巴细胞；NE：中性粒细胞；MO：单核细胞；Eo：嗜酸性粒细胞，IG：未成熟粒细胞，LY. T&NK：淋巴 & 自然杀伤细胞；BA：嗜碱性粒细胞

（1）首先用 CD45/SSC 作图（a），用以确定细胞计数区（StopCount 区）。

（2）用 CD19/SSC 作图（b），分出 CD19 阳性区（A 门）和 CD19 阴性区（B 门）。

（3）在A门基础上用CD45/SSC作图（c），分出B淋巴细胞（LY. B区）和原始B淋巴细胞（R2门）。

（4）在B门基础上用CD45/CD36作图（d），分出CD45阴性区（C门）和CD45阳性区（D门）。

（5）基于D门用CD16/SSC作图（e），分出中性粒细胞（NE）和非中性粒细胞区（E门）。

（6）基于E门用CD36/CD2+CRTH2-作图（f），分出单核细胞（MO）（G门）和非单核细胞区（F门）。

（7）基于G门用CD16/SSC作图（g），分出促炎性单核细胞（R6门）和炎性单核细胞（R7门）。

（8）基于F门用CD16/SSC作图（h），分出嗜酸性粒细胞及未成熟粒细胞区（Eo & IG）（H门）和SS信号弱的细胞区（I门）。

（9）基于H门用CD45/CD16作图（i），分出嗜酸性粒细胞（EO）和未成熟粒细胞（IG）。

（10）基于I门用CD45/SSC作图（j），用以确定T淋巴细胞及NK细胞区（Lymph. T&NK）（J门）和CD45阴性细胞区（K门）。

（11）基于J门用CD16/SSC作图（k），分出颗粒型T淋巴细胞及NK细胞（R4门）和非毒性T淋巴细胞及NK细胞（R5门）。

（12）基于K门用CD45/CD2+CRTH2作图（l），分出原始非T非B淋巴细胞（R3门）和CD2+CRTH2阳性细胞区（L门）。

（13）基于L门用CD45/SSC作图（m），分出嗜碱性粒细胞（BA区）和原始T淋巴细胞（R1门）。

4. 其余　参考“血液恶性肿瘤免疫表型分析”操作部分。

【结果判定】结合上述组合荧光抗体的多色分析及逻辑设门方案，可以计数中性粒细胞、淋巴细胞、B淋巴细胞、T淋巴细胞+NK细胞、单核细胞、嗜酸性粒细胞、嗜碱性粒细胞、未成熟粒细胞、原始细胞，以及细胞毒性T淋巴细胞+NK细胞、非细胞毒性T淋巴细胞、CD16阴性单核细胞（非炎性单核细胞）、CD16阳性单核细胞（促炎性单核细胞）、原始T淋巴细胞、原始B淋巴细胞、原始非T非B淋巴细胞等细胞的百分率。

【临床意义】

1. 采用流式细胞术进行白细胞分类计数，能对血细胞分析仪出现的报警及异常结果进行确认，尤其是WBC相关异常信息和结果，从而降低血常规显微镜法的复检率。

2. 采用流式细胞术进行白细胞分类，可以鉴定和计数未成熟粒细胞、原始细胞及异常淋巴细胞等细胞类型，对血液恶性肿瘤及相关疾病的诊断、鉴别诊断及预后监测具有一定的指导和提示作用。

【注意事项】

1. 获取细胞数至少在20 000个白细胞及以上，以保证嗜酸性粒细胞及嗜碱性粒细胞等百分率相对较低或极低的细胞得到可靠的计数。

2. 通过多重逻辑设门进行白细胞分类的操作流程相对烦琐，不能完全依赖自动化软件的分析，必要时需要进行人工微调。

七、网织红细胞计数

【原理】网织红细胞含有的少量RNA，是成熟红细胞的前体细胞。采用某种荧光染料（如噻唑橙）与细胞内RNA结合，通过流式细胞术检测被染色的网织红细胞中的荧光强度，分析得到网织红细胞数量及成熟程度。网织红细胞越幼稚，细胞内RNA含量就越多，染料与RNA结合的越多，流式细胞术检测到的荧光就越强；反之亦然。

【试剂与仪器】

1. 荧光染料噻唑橙。
2. pH 7.4的PBS。
3. 荧光标准微球。
4. 流式细胞仪配套试剂（如鞘液、清洗液）。
5. 蒸馏水。
6. 流式细胞仪。

【操作】

1. 标本采集　采用EDTA抗凝静脉血2ml。

2. 采用全血法细胞膜免疫荧光染色　①在测试管和对照管中分别加入全血标本5μl，并用PBS稀释至50μl；②在测试管内加入适量（按照操作说明书）的荧光染料噻唑橙；③轻轻混匀，室温避光孵育20～30分钟；④4小时内上机测定。

3. 流式细胞仪测定　①在FSC/SSC散点图中设定红细胞群；②获取10 000个红细胞；③进一步在FITC散点图中分析噻唑橙阳性的网织红细胞百分率（%）和荧光强度。

4. 其余　参考“血液恶性肿瘤免疫表型分析”操作部分。

【结果判定】

1. 各实验室需建立各自的网织红细胞计数的参考范围。

2. 网织红细胞绝对数量需借助血细胞分析平台计数RBC，网织红细胞绝对数量（$\times 10^{12}$/L）=网织红细胞% ×RBC计数。

【临床意义】 网织红细胞计数可用于帮助诊断贫血及评估红细胞生成活性。溶血性贫血或急性失血时，骨髓造血代偿性增强，大量网织红细胞进入血液循环，可使网织红细胞计数升高。骨髓造血功能低下时，网织红细胞计数减少，低于 $15\times10^9/L$ 时，可帮助再生障碍性贫血。流式细胞术不但能计数网织红细胞，还能通过荧光强度评估网织红细胞成熟程度，用于评价贫血治疗前后、骨髓移植和肾移植前后红细胞的生成活性。但多功能流式细胞仪提供的评估网织红细胞成熟程度的指标尚需标准化。

【注意事项】

1. 因采用荧光染料标记网织红细胞，无法设置同型对照。

2. 采用待测标本的红细胞不进行任何染色直接测定作为阴性对照，以观察待测标本的自发荧光。

3. 采用已知健康的标本与待测标本同步处理和检测，作为正常对照。

第二节 质量控制

在流式细胞仪检测样本前，需要采用标准微球对仪器散射光和荧光信号的光电倍增管（photomechanical transfer，PMT）电压、增益等参数进行检验和校正，多色分析还需进行颜色补偿，进而通过同型对照或阴性对照等设定检测阈值，并定期进行室内质控和室间质评监控。

一、验证和调整光路

每次开机时，首先用荧光标准微球验证仪器的光路，用电压校准微球调整 FSC、SSC 及荧光检测通道的电压和增益，使每一通道检测粒子数的峰变异达到要求（参考试剂说明书）。固定电压后，连续 20 天测定荧光微球在每个检测通道的平均通道数和 CV，然后计算出这些参数的均数及标准差，以均值 ±2SD 作为可接受范围。随后每次验证和调整光路时，均需要记录平均通道值及 CV，并与其对应的可接受范围进行比较，判断是否失控。如有失控，及时查找原因，如仪器管路是否彻底清洗，校准微球是否过期，并采取相应的处理措施，必要时请专业工程师维修。

二、监测荧光检测稳定性

定期监测荧光检测稳定性对于白血病免疫表型分析和 MRD 监测时准确定量抗原表达强度非常重要。荧光检测稳定性是通过对仪器的 PMT 电压进行监测而实现，采用已知相对荧光强度的多色荧光微球混合物上机测定，设置与检测临床标本相同的 PMT 电压，记录每一种荧光微球的平均荧光强度（mean fluorescenceIntensity index，MFI），连续测定 20 天，计算出每一种微球的可接受 MFI 范围，确保每一种荧光微球 MFI 的相关系数≥0.98。随后，每月一次或按照仪器供应商的推荐周期进行荧光检测稳定性的监测。在仪器 PMT 电压不变的情况下，各种荧光微球的荧光 MFI 差异应保持不变。如有失控，及时查找原因，如仪器管路是否彻底清洗，校准微球是否过期，并采取相应的处理措施，必要时请专业工程师维修。

三、荧光补偿

荧光补偿对于正确分析检测结果至关重要，当采用多种抗体组合方案时需要调整荧光补偿。根据多色分析采用的荧光染料种类和数量，通过新鲜细胞样本合理进行补偿设置，FMO 方案可以更准确地设门，清楚地区分出阳性和阴性细胞群。亦可选用商品化的标准补偿试剂。建议每次进行多色分析前均需进行荧光补偿验证和调整。

四、抗体的选择

抗体的浓度、克隆号和批号对于染色结果极其重要。新的抗体使用前，应根据自己实验室的实际情况确定使用浓度（即抗体滴度）；更换抗体批号时需要进行不同批号的比对试验，以确保染色结果的一致性。多种抗体组合使用时，应比较每种抗体单独应用和组合应用的结果是否有差别，无差别时，方可用于多色分析。

1. 抗体的选择和合理组合的原则

（1）尽可能选择体外诊断（in vitro diagnosis，IVD）试剂或分析特异性（analyte specific reagent，ASR）试剂，其特异性、灵敏度、精密度和适用范围符合临床常规检测要求。

（2）相同 CD 编号的抗体可能识别不同的抗原决定簇，选择抗体前，首先了解拟使用抗体的克隆来源和细胞反应谱。

（3）表达量少的抗原或弱表达抗原应尽可能选择长波长荧光素标记的抗体。

（4）抗体的多种组合可能通过空间构型阻碍与抗原的结合，组合抗体前，应了解每个抗体单染色细胞时的表达率和（或）表达强度。

2. 比对 建议相同项目尽量在同一台仪器上进行检测，如果在多台仪器上进行相同项目测定，至少半年进行一次比对。选择 10 份有代表性的临床标本，按照实验室标准化操作规程进行测定。实验室需制定比对结果可接受区间，及校正程序和方法。

3. 对照设置 对照可以分为两类，一类对照用于设定流式细胞仪的检测阈值，包括同型对照、空白对照和正常对照等；另一类用于监测抗体和试剂的质量及整个实验过程，类似于质控品，包括阳性对照、阴性对照和正常对照等。

（1）同型对照：理论上是理想的对照，主要用于监测细胞自发荧光和抗体的非特异结合，但实际使用时同型对照与测试抗体对细胞的标记偶尔会出现偏差，尤其对表达量很低的抗原进行细胞计数时。

（2）空白对照：主要用于监测细胞的自发荧光，在无法设置同型对照时，可采用空白对照设置检测阈值，如采用荧光素TO对网织红细胞染色时。同型对照或空白对照通常在每个实验组进行流式细胞仪测定时都需要设定，这两种对照都不是绝对的“对照”，只能作为一种参考，在某些情况下，如阴性峰和阳性峰分界很清楚时，对照的作用不是很大。

（3）阳性对照和阴性对照：对于某些实验无法得到商品化质控品时，必须设置实验室内阳性对照和阴性对照用于监测整个实验过程。如针对PNH诊断进行CD55和CD59计数和针对血小板无力症和巨大血小板综合征进行血小板膜糖蛋白检测时，必须以来源于健康人的标本作为阳性对照。

（4）正常对照：除具有质控品作用外，正常对照在某些实验中也起到设定阈值的作用，如在PI染色进行细胞周期和倍体分析时，正常淋巴细胞和鸡红细胞的二倍体峰所在位置决定了待测细胞倍体是否正常或异常。

五、室内质量控制

实验室应开展室内质量控制，考虑到流式细胞分析质控品成本较高，一些检测项目难以做到检测当天至少1次，可根据实际情况适当延长检测质控品的周期。开展室内质量控制前，应使用健康志愿者的新鲜外周血上机测定，以确认检测结果的重复性。

六、室间质量评价

室间质量评价主要是控制实验室工作的不准确度，实验室应参加国内（如卫生部临床检验中心）或国外质评机构组织（如美国病理学家学会）的室间质量评价和能力验证（proficiency test，PT），用于能力验证的样本必须与患者标本同等对待，要求检验人员和检验流程完全一致。如发生任何失控问题，应积极采取纠正措施预防其再次发生，并记录所有质量保证活动。实验室需要对能力验证时样本的接收、检测前处理、检测、检测后分析与解释及检测报告等相关资料进行保存。

七、人员培训要求

流式细胞分析室应具有监督人员和操作人员岗位，并制定用于培训的标准化操作规程。实验室监督人员对每一位操作人员的培训效果、流式细胞术检验能力进行考核并决定是否授权上岗。监督人员和操作人员应完成流式细胞仪厂家的基本培训以及专业操作培训班的定期培训，并跟进政府或地区对培训和教育的政策措施。

第七章

尿液检验

第一节　尿液标本的采集与处理

一、尿液标本种类和收集

实验室应制定并实施正确收集和处理尿标本的指导手册，并使负责收集尿标本的人员方便获得这些资料或向患者告知收集说明。有关尿液标本种类和收集方法请参见卫生行业标准 WS/T 348—2011《尿液标本的收集及处理指南》和 CLSI 指南 GP-16 A3《Urinalysis》的要求。尿液标本收集注意事项如下：

1. 标本留取时间

（1）收集常规尿液分析的尿标本：应留取新鲜尿，以清晨第一次尿为宜，较浓缩，条件恒定，易检出异常，便于对比。

（2）收集急诊患者尿液分析的尿标本：可随时留取（随机尿）。

（3）收集特殊检验尿液分析的尿标本

1）收集计时尿标本：应告知患者留尿起始和终止时间；留取前应将尿液排空，然后收集该时段内（含终止时间点）排出的所有尿液。

2）收集使用防腐剂的尿标本：应建议患者先将尿液收集于未加防腐剂的干净容器内，然后小心地将尿液倒入实验室提供的含防腐剂容器中。

3）收集多项检测尿标本：应针对不同检测项目分别留取尿标本（可分次留取，也可一次留取分装至不同容器中）。

4）收集特定时段内尿标本：尿液应保存于 2～8℃条件下。

5）收集时段尿尿标本：如总尿量超过单个容器的容量时，须用两个容器，检测前必须充分混匀两个容器内的尿液，最常用的方法是在两个尿容器之间来回相互倾倒尿标本；第二个容器收集的尿量一般较少，故注意加入防腐剂的量相应减少。

6）收集卧床导尿患者的尿标本：将尿袋置于冰袋上；如患者可走动，应定期排空尿袋，将尿液存放在 2～8℃条件下。

2. 标本收集容器　应清洁、无渗漏、无颗粒；制备容器的材料与尿液成分不发生反应；容器和盖均无干扰物质附着，如清洁剂等；容器的容积一般应≥50ml，收集 24 小时尿标本的容器的容积应为 3L 左右；容器口为圆形，直径应≥4cm；容器底部应较宽，适于稳定放置；容器盖应安全、密闭性好而又易于开启；推荐使用一次性容器；收集微生物检查标本容器应干燥无菌。

3. 标本容器标识　尿标本容器的标签材料应具有置于冰箱后仍能粘牢的特性；应在容器上粘贴标签，不可只粘贴于容器盖上；标签提供的信息应至少包含：①患者姓名；②唯一性标志；③收集尿液的日期和时间；④如尿标本加入防腐剂应注明名称，并加上防腐剂如溢出可对人体造成伤害的警示内容（还需口头告知患者）。

4. 标本留取书面指导　至少应包括：①洗手清洁：患者留取标本前要洗手，并实施其他必要的清洁措施；②信息核实：交给患者的尿液收集容器应贴有标签，并要求核对患者姓名；③最少留尿量：留取所需检验项目的最小尿标本量（还需口头告知患者）；④避免污染和干扰源：如避免污染经血、白带、精液、粪便；烟灰、糖纸等；避免光照影响尿胆原等化学物质分解或氧化；⑤容器加盖：防止尿液外溢；⑥记录标本留取时间。

二、尿液防腐与保存

通常，尿标本采集后应在 2 小时内完成检验，避免使用防腐剂；如尿标本不能及时完成检测，则宜置于2～8℃条件下保存，但不能超过6小时（微生物学检查标本在24小时内仍可进行培养）。根据检测项目特点，尿标本可采用相应的防腐剂防腐，而无需置冰箱保存。

选择适当的防腐剂。有多种防腐剂适用于该分析时，应选择危害性最小的防腐剂。常用尿液防腐方法见表1-7-1。

表1-7-1 常用尿液防腐方法

类型	说明	用途
甲醛	每0.1L尿加入400g/L甲醛0.5ml	用于管型、细胞检查；甲醛具还原性，不适于尿糖等化学成分检查
硼酸	每升尿加入约10g硼酸	在24h内可抑制细菌生长，可有尿酸盐沉淀。用于蛋白质、尿酸、5-羟吲哚乙酸、羟脯氨酸、皮质醇、雌激素、类固醇等检查；不适于pH检查
甲苯	每0.1L尿加入0.5ml甲苯	用于尿糖、尿蛋白检查
盐酸	每升尿加入10ml浓盐酸	用于钙、磷酸盐、草酸盐、尿17酮类固醇、17羟类固醇、肾上腺素、儿茶酚胺等检查；因可破坏有形成分，沉淀溶质及杀菌，故不能用于常规筛检
碳酸钠	24h尿中加入约4g碳酸钠	用于卟啉、尿胆原检查；不能用于常规筛检
麝香草酚	每0.1L尿加入0.1g麝香草酚	用于有形成分检查

三、检验后尿液标本的处理

1. 尿标本 应按生物危害物处理，遵照各级医院规定的医疗废弃物处理方法进行处理。

2. 一次性使用尿杯 使用后置入医疗废弃物袋中，统一处理。

3. 尿容器及试管等器材 使用后可先浸入消毒液（如0.5%过氧乙酸、5%甲酚皂液等）浸泡消毒12～24小时后再处理。

第二节 尿液理学检验

一、尿 量

使用量筒或其他带刻度的容器直接测定尿量。

个体尿量随气候、出汗量、饮水量等不同而异。一般健康成人约为1.0L～1.5L/24h，即1ml/(h·kg)；小儿如按体重（kg）计算尿量，则较成人多3～4倍。

1. 增多见于

（1）生理性：饮水过多，饮浓茶、咖啡、乙醇类或精神紧张等。

（2）病理性：常见于糖尿病、尿崩症、慢性肾炎和神经性多尿等。

2. 减少见于

（1）生理性：饮水少和出汗多等。

（2）病理性：常见于休克、脱水、严重烧伤、急慢性肾炎、心功能不全、肝硬化腹水、流行性出血热少尿期、尿毒症和急慢性肾衰竭等。

二、尿液颜色

根据观察到的尿颜色进行报告。

正常尿颜色：因尿含尿色素可呈淡黄色。尿液浓缩时，颜色可呈深黄色，并受某些食物及药物的影响。

病理性尿颜色：凡观察到尿液呈无色、深黄色、浓茶色、红色、紫红色、棕黑色、绿蓝色、乳白色等，均应报告。浓茶样深红色尿可见于胆红素尿；红色尿见于血尿、血红蛋白尿；紫红色尿见于卟啉尿；棕黑色尿见于高铁血红蛋白尿、黑色素尿；绿蓝色尿见于胆绿素尿和尿蓝母；乳白色尿可能为乳糜尿、脓尿。

三、尿液透明度

根据尿的外观理学性状，将尿液透明度分为“清晰透明、微浑、浑浊、明显浑浊”4个等级。

浑浊尿的鉴别步骤为：①加热：浑浊消失，为尿酸盐结晶；②加入醋酸数滴：浑浊消失且产生气泡，为碳酸盐结晶；浑浊消失但无气泡，为磷酸盐结晶；③加入2%盐酸数滴：浑浊消失，为草酸盐结晶；④加入10%氢氧化钠数滴：浑浊消失，为尿酸结晶；呈现胶状，为脓尿；⑤在1份尿液中，加入乙醚1份和乙醇2份，振荡，浑浊消失，为脂肪尿；⑥尿液经上述处理方法后：仍呈浑浊，多为菌尿。

第三节 尿液化学检验

一、尿液干化学分析

（一）尿液干化学分析仪

尿液干化学分析仪由机械系统、光学系统和电路系统3部分组成。采用反射光度法原理对配套尿干化学试带进行检测，发生化学反应产生颜色变化的试带，被波长不同的发光二极管照射后，产生反射光，反射光由光电管接受，光信号转化成为电讯号，电讯号传送至模拟数字转换器，转换成数值，经微处理控制器处理，自动显示结果。

使用尿液干化学分析仪应注意如下问题：

1. 检验人员有合格的能力　检验人员必须经规范培训合格才能上岗，上岗前必须仔细阅读仪器说明书，了解仪器的测定原理，熟悉操作方法、校正方法、仪器日常维修和保养要求等。

2. 仪器校正带校准　部分仪器开机后虽会自动校正，但应每天用仪器自带的校正带进行测定，观察测定结果与校正带标示结果是否一致，只有完全一致才能证明仪器处于正常运转状态，同时记录测定结果。

3. 保持仪器洁净　如尿液污染，应立即进行清除。

4. 执行日常保养　按厂商规定，定期对仪器光学部分和机械部分进行保养。

5. 使用配套专用试带　不同型号仪器应使用各自相应的尿试带。

6. 操作温度　检测时，仪器、尿干化学试带和标本的最佳温度为20～25℃。

（二）尿液干化学分析试带

1. 试带法常用检验项目

【原理】尿液干化学试带是以滤纸为载体，将各种试剂成分浸渍后干燥，作为试剂层，固定在塑料底层上，并在表面覆盖一层起保护作用的尼龙膜，通常能检测8～11项尿化学试验。

试带法尿酸碱度（pH）、蛋白质、葡萄糖、酮体、隐血、胆红素、尿胆原、亚硝酸盐、比密、白细胞酯酶和维生素C测定的原理、参考区间和分析灵敏度见表1-7-2。

表1-7-2　尿试带法检验项目的原理、参考区间和分析灵敏度

项目	原理	参考区间	分析灵敏度
酸碱度（pH）	双指示剂系统	4.5～8.0	5.0～9.0
蛋白质（mg/L）	指示剂蛋白质误差	阴性	60～150
葡萄糖（mg/L）	葡萄糖氧化酶-过氧化物酶偶联酶反应	阴性	400～1250
酮体（mg/L）	亚硝基铁氰化钠反应	阴性	50～10
隐血：①Hb：（mg/L）；②RBC：（个/μl）	血红素的类过氧化物酶活性	阴性	①0.2～0.6；②5～20
胆红素（mg/L）	偶氮耦合反应	阴性	4～8
尿胆原（mg/L）	偶氮反应或改良Ehrlich反应	阴性或弱阳性	2～10
亚硝酸盐（mg/L）	偶氮耦合反应	阴性	0.5～0.6
比密	尿中离子溶质引起多聚电解质释放质子	随机尿标本1.003～1.030；晨尿>1.020；新生儿1.002～1.004	1.000～1.030
白细胞酯酶（白细胞：个/μl）	偶氮耦合反应	阴性	5～25
维生素C（mg/L）	维生素C还原试带中染料	阴性	200

注：不同厂家尿干化学试带的检测原理、分析灵敏度不尽相同

【操作】按仪器说明书操作半自动或全自动尿液干化学分析仪。

【注意事项】

（1）干扰因素：试带法检测结果的干扰因素见表1-7-3。

表1-7-3　影响尿试带结果的因素

项目	假阴性结果	假阳性结果	说明
pH	甲醛溶液	-	尿试带蛋白区溢出时pH降低
蛋白质	不能检出球蛋白、免疫球蛋白轻链；色素尿	碱性尿（pH 9）、季铵类清洁剂、氯己定（洗必泰）、聚乙烯吡咯烷酮（血液代用品）	
葡萄糖	维生素C、尿路感染	氧化型清洁剂、次氯乙酸	出现酮体时试验灵敏度降低；比密增高时试验灵敏度降低；新试剂使维生素C的假阴性减少
酮体	不能检出β-羟丁酸；试带保存不当	色素尿（痕量）；尿中有大量左旋多巴代谢物；2-巯基乙醇磺酸	不与β-羟丁酸和丙酮反应；与苯丙酮酸或酞类化合物呈红色或橘红色反应，和酮体呈色不同
隐血	甲醛；大剂量维生素C、亚硝酸盐；高比密尿；标本陈旧	氧化型清洁剂、次氯乙酸；尿路感染时微生物产生过氧化物酶	部分品牌试带因使用含碘酯盐试剂垫，排除了维生素C干扰
胆红素	尿中维生素C和亚硝酸盐浓度增高；曝光	非那吡啶、依托度酸、大剂量氯丙嗪；色素尿	出现维生素C时试验灵敏度降低；亚硝酸盐增多时试验灵敏度降低；硫酸吲哚酚对阴性和阳性结果都有干扰
尿胆原	甲醛（2g/L）；曝光	对氨基水杨酸、磺胺药、对氨基苯磺酸、非那吡啶（用非Ehrlich试剂）；色素尿	尿胆原缺乏不能用本试验检出
亚硝酸盐	感染细菌无亚硝酸盐还原酶、膀胱通过时间短、限制硝酸盐还原为亚硝酸盐；革兰阳性菌；饮食中无蔬菜	药物使尿呈红色或在酸性介质中尿呈红色；色素尿	因维生素C（≥250mg/L）直接和重氮盐反应形成无色产物，阻止偶联反应
比密	葡萄糖、尿素、碱性尿	酮酸、明显糖尿；放射线造影剂	注意有些新指示剂已不受非离子颗粒和造影剂影响；极碱性尿读数可降低；明显蛋白尿（>1g/L）时结果增高
白细胞酯酶	尿中四环素浓度高、维生素C、汞盐、胰蛋白酶抑制剂、草酸盐；1%硼酸；含黏液标本、含淋巴细胞标本	氧化型清洁剂、甲醛、叠氮钠；色素尿；阴道分泌物污染	葡萄糖（>30g/L）、比密和草酸浓度增高时灵敏度降低；受呋喃妥因、庆大霉素、头孢氨苄和高浓度白蛋白（>5g/L）的干扰

注：本表所收集资料来自几种商品试带的情况。个别试带因所用试剂不同，出现假阴性和假阳性的情况也不同。应注意阅读产品说明书

（2）标本要求：测定尿pH、葡萄糖、酮体、隐血、胆红素、亚硝酸盐时，标本必须新鲜。

（3）试带保存：尿葡萄糖、胆红素试带易失效，应避光保存于室温干燥处。

（4）尿蛋白质：通常，试带法检测结果为阴性时，应再用加热醋酸法或磺基水杨酸法复查，以免漏诊阳性结果。

（5）尿隐血：由于红细胞易于沉淀，所以测试前标本必须混匀。为防止强氧化剂或某些产过氧化物酶细菌的干扰，可将尿液煮沸2分钟，再用试带进行检测。

【参考区间】试带法尿pH、蛋白质、葡萄糖、酮体、隐血、胆红素、尿胆原、亚硝酸盐、比密和白细胞酯酶测定的参考区间见表1-7-2。

【临床意义】

（1）尿酸碱度：肉食者多为酸性，食用蔬菜水果可致碱性。久置腐败尿或泌尿道感染、脓血尿均可呈碱性。磷酸盐、碳酸盐结晶多见于碱性尿；尿酸盐、草酸盐、胱氨酸结晶多见于酸性尿。酸中毒及服用氯化铵等酸性药物时尿可呈酸性。

（2）尿蛋白质：分为短暂性蛋白尿，如功能性（发热、运动、充血性心力衰竭和癫痫发作等）和体位性（仅见于直立性体位），或持续性蛋白尿，如肾前性（免疫球蛋白重链和轻链分泌、肌红蛋白尿和血红蛋白尿等）、肾性（IgA 肾病、肾毒性药物所致小分子蛋白尿和进展性肾病等）和肾后性（如尿路感染、前列腺或膀胱疾病和阴道分泌物污染等）。

（3）尿葡萄糖：阳性见于糖尿病、肾性糖尿病、甲状腺功能亢进等。内服或注射大量葡萄糖及精神激动等也可致阳性反应。

（4）尿酮体：阳性见于妊娠剧吐、长期饥饿、营养不良、剧烈运动后。严重未治疗的糖尿病酸中毒患者，酮体可呈强阳性反应。

（5）尿隐血：尿隐血来自两种情况：①尿红细胞：无论试验前红细胞是否破坏，只要红细胞达到一定浓度，试带检测时均可出现隐血阳性。主要见于肾小球肾炎、尿路结石、泌尿系统肿瘤、感染等。②尿血红蛋白：即含游离血红蛋白的血红蛋白尿。正常人尿液中无游离血红蛋白。当体内大量溶血，尤其是血管内溶血，血液中游离血红蛋白可大量增加。当超过 1.00～1.35g/L 时，即出现血红蛋白尿。此种情况常见于血型不合输血、阵发性睡眠性血红蛋白尿、寒冷性血红蛋白尿症、急性溶血性疾病等。还可见于各种病毒感染、链球菌败血症、疟疾、大面积烧伤、体外循环、肾透析、手术后所致的红细胞大量破坏等。

（6）尿胆红素：阳性见于肝实质性及阻塞性黄疸。溶血性黄疸时，一般尿胆红素阴性。

（7）尿胆原：阴性见于完全阻塞性黄疸。阳性增强见于溶血性疾病及肝实质性病变如肝炎。

（8）尿亚硝酸：阳性见于尿路细菌感染，如大肠埃希菌属、克雷伯菌属、变形杆菌属和假单胞菌属感染。注意，亚硝酸盐结果阳性与致病菌数量没有直接关系。

（9）尿比密：增高见于少尿、急性肾炎、高热、心功能不全、脱水等；尿比密增高同时伴尿量增多，常见于糖尿病。尿比密减低见于慢性肾小球肾炎、肾功能不全、尿崩症等。连续测定尿比密比一次测定更有价值，慢性肾功能不全呈现持续性低比密尿。如临床怀疑肾小管疾病时建议采用冰点渗透压法测定尿渗量以明确诊断。

（10）尿白细胞酯酶：阳性提示尿路炎症，如肾脏或下尿道炎症，表明尿液中白细胞数量 >20 个/μl；阳性也可见于前列腺炎。

（11）尿维生素 C：主要用于排除维生素 C 对干化学分析结果的干扰，阳性提示试带尿液隐血、胆红素、亚硝酸盐和葡萄糖检测结果可能为假阴性。

【注意事项】

（1）注意尿干化学分析试带测定结果与手工法化学试验测定结果的差异：如尿蛋白质试带测定的是白蛋白，对球蛋白不敏感；用葡萄糖氧化酶测定尿葡萄糖的灵敏度比班氏法高，但高浓度仅测到“3+”为止；尿胆红素试带法结果比 Harrison 法灵敏度低；尿白细胞酯酶检测白细胞只能测出有无粒细胞，而不与淋巴细胞发生反应等。

（2）尿干化学分析试带结果的确认检验：通常采用相同或更高灵敏度或特异度的相同或不同方法来检测同一物质。但是，采用相同干化学分析试带重复检测不能作为确证试验。

（3）试带法检测结果宜采用显微镜检查法来加以确认：国际上普遍认为，宜采用显微镜检查法来加以确认试带法检测结果。试带法白细胞酯酶和亚硝酸盐阳性时，宜采用病原生物学检查来排除尿路感染可能，采用显微镜检查法来确认菌尿或白细胞尿。当显微镜检查提示存在异常上皮细胞时，宜做细胞病理学检查来确认结果。疑为膀胱移行上皮细胞癌时，宜采用图像流式细胞分析法和 DNA 分析法来确证。

2. 常用确证试验　目前，国内常用的试带法确认试验介绍如下，包括磺基水杨酸法测定尿蛋白质、Harrison 法测定尿胆红素和显微镜法检查尿红细胞和白细胞（后者见本章第四节）。

（1）磺基水杨酸法尿蛋白质测定

【原理】磺基水杨酸为生物碱试剂，在酸性环境下，其阴离子可与带正电荷的蛋白质结合成不溶性蛋白盐而沉淀。

【试剂】

1）100g/L 磺基水杨酸乙醇溶液：取磺基水杨酸 20g，加水至 100ml，取此液与等量 95% 乙醇或甲醇液混合。

2）200g/L 磺基水杨酸溶液：取磺基水杨酸 20g，加水至 100ml。

【操作】

1）加尿标本：取小试管加尿液 3～5ml。

2）加试剂：加 100g/L 磺基水杨酸乙醇溶液 3～4 滴或 200g/L 磺基水杨酸溶液 1～2 滴，形成界面。

3）观察结果：如尿显浑浊，表示存在尿蛋白，浑浊深浅与尿蛋白量成正比。

4）结果判断：①阴性：尿液不显浑浊，外观仍清晰透明；②可疑（±）：轻微浑浊，隐约可见，含蛋白量约为0.05～0.2g/L；③阳性（+）：明显白色浑浊，但无颗粒出现，含蛋白量约为0.3g/L；（2+）：稀薄乳样浑浊，出现颗粒，含蛋白量约为1g/L；（3+）：乳浊，有絮片状沉淀，含蛋白量约为3g/L；（4+）：絮状浑浊，有大凝块下沉，含蛋白量≥5g/L。

【注意事项】

1）磺基水杨酸法灵敏度：0.05～0.1g/L尿。

2）浑浊尿处理：应先离心或过滤。

3）强碱性尿处理：应加5%醋酸溶液数滴酸化后再作试验，否则可出现假阴性。

4）假阳性结果：可见于有机碘造影剂、超大剂量使用青霉素；尿含高浓度尿酸或尿酸盐（出现阳性反应与尿蛋白阳性结果不同，前者加试剂1～2分钟后出现白色点状物，向周围呈毛刺状突起，并慢慢形成雾状）。

（2）Harrison法尿胆红素测定

【原理】用硫酸钡吸附尿液中胆红素后，滴加酸性三氯化铁试剂，使胆红素氧化成胆绿素而呈绿色反应。

【试剂】

1）酸性三氯化铁试剂（Fouchet试剂）：称取三氯乙酸25g，加蒸馏水少许溶解，再加入三氯化铁0.9g，溶解后加蒸馏水至100ml。

2）100g/L氯化钡溶液。

3）氯化钡试纸：将优质滤纸裁成10mm×80mm大小纸条，浸入饱和氯化钡溶液内（氯化钡30g，加蒸馏水100ml）数分钟后，放置室温或37℃温箱内待干，贮于有塞瓶中备用。

【操作】

1）试管法：取尿液5ml，加入100g/L氯化钡溶液约2.5ml，混匀，此时出现白色的硫酸钡沉淀。离心后弃去上清液，向沉淀物加入酸性三氯化铁试剂数滴。若显现绿色或蓝绿色者为阳性结果。

2）氯化钡试纸法：将氯化钡试纸条的一端浸入尿中，浸入部分至少50mm长，5～10秒后，取出试条，平铺于吸水纸上。在浸没尿液的部位上滴加酸性三氯化铁试剂2～3滴，呈绿、蓝色为阳性，色泽深浅与胆红素含量成正比。

【注意事项】

1）本法灵敏度：0.9μmol/L或0.5mg/L胆红素。

2）胆红素在阳光照射下易分解，留尿后应及时检查。

3）假阳性：见于尿含水杨酸盐、阿司匹林（与Fouchet试剂反应）。

4）假阴性：加入Fouchet试剂过多，反应呈黄色而不显绿色。

二、尿本-周蛋白定性试验

（一）试验方法

1. 过筛法

（1）热沉淀反应法

【原理】本-周蛋白又称凝溶蛋白，是一种免疫球蛋白的轻链或其聚合体。此种蛋白在一定pH条件下加热至40～60℃时沉淀，温度升高至100℃时，沉淀消失，再冷却时又可重现沉淀。

【试剂】

1）200g/L磺基水杨酸溶液。

2）2mol/L醋酸盐缓冲溶液（pH 4.9±0.1）：取醋酸钠（$CH_3COONa \cdot 3H_2O$）17.5g，加冰醋酸4.1ml，再加蒸馏水至100ml，调pH至4.9。

【操作】

1）先用磺基水杨酸法作尿蛋白定性试验：如试验阴性，则可认为尿标本中本-周蛋白阴性；如试验阳性，则继续以下试验。

2）取清晰透明的尿液4ml于试管中，再加入醋酸盐缓冲溶液1ml，混匀后，放置56℃水浴中15分钟。如有浑浊或出现沉淀，再将试管放入沸水中，煮沸3分钟，观察试管中浑浊或沉淀的变化，如浑浊变清、浑浊减弱或沉淀减少，均提示本-周蛋白阳性。若煮沸后，浑浊增加或沉淀增多，表明此尿液中还有其他蛋白质。此时，应将试管从沸水中取出，立即过滤；如滤液开始透明，温度下降后浑浊，再煮沸时又透明，提示本-周蛋白为阳性。

（2）对甲苯磺酸法

【原理】本-周蛋白在酸性条件下，与对甲苯磺酸形成沉淀。一般蛋白质的等电点多在5.0以下，而本-周蛋白等电点略高于一般蛋白质，故本法测定本-周蛋白有相对特异性。

【试剂】对甲苯磺酸溶液：对甲苯磺酸12g，加冰醋酸至100ml，溶解后即可使用。

【操作】

1）取尿标本：取透明尿液2ml于试管中。

2）加试剂：加对甲苯磺酸溶液1ml，混匀，室温静置15～30分钟。

3）观察结果：5分钟内出现沉淀或浑浊，提示本-周蛋白为阳性。

【注意事项】

1）尿液应新鲜：避免白蛋白、球蛋白分解变性而干扰试验。

2）尿液应清晰：浑浊尿应离心沉淀，取用上清尿液作试验。

3）设置对照管：本-周蛋白过多时，在90℃以上不易完全溶解，故需与对照管比较（也可将尿液稀释后再测）。

4）煮沸过滤：应在保持高温状态下迅速除去尿白、球蛋白；避免同时滤去本-周蛋白。

5）对甲苯磺酸法灵敏度高与热沉淀反应法，但前者有假阳性。

2. 确证试验——免疫电泳分析法　如本-周蛋白含量少时，应将尿液透析浓缩约50倍，在醋酸纤维素薄膜上点样进行电泳，本-周蛋白可在α～γ球蛋白区出现一条浓集的区带。为进一步确诊，可将尿液与抗κ轻链及抗λ轻链血清进行免疫学测定，以区分轻链类型。

（二）临床意义

本-周蛋白阳性，见于：

1. 浆细胞恶性增殖　可能产生过多轻链或重链合成被抑制，致使过多轻链通过尿液排出。

2. 多发性骨髓瘤　约50%患者。

3. 巨球蛋白血症　约15%患者。

4. 其他疾病　肾淀粉样变、慢性肾盂肾炎及恶性淋巴瘤等。

三、尿肌红蛋白定性试验

【原理】肌红蛋白（Mb）和血红蛋白（Hb）一样，分子中含有血红素基团，具有过氧化物酶样活性，能催化H_2O_2作为电子受体使色原（常用的有邻联甲苯胺、氨基比林）氧化呈色，色泽深浅与肌红蛋白或血红蛋白含量成正比。Mb能溶于80%饱和度的硫酸铵溶液中，而Hb则不能，两者由此可予以区别。

【试剂】

1. 10g/L邻联甲苯胺（o-tolidine）冰醋酸溶液　取邻联甲苯胺1g，溶于冰醋酸和无水乙醇各50ml的混合液中，置棕色瓶中，冷藏保存，可用8～12周，若溶液变暗色，应重新配制。

2. 过氧化氢溶液　冰醋酸1份，加3%过氧化氢溶液2份。

3. 硫酸铵粉末　用化学纯制品。

【操作】

1. 测试尿标本是否存在血红素　依次在试管中加入新鲜尿液4滴，邻联甲苯胺（或四甲基联苯胺）溶液2滴，混合后，加入过氧化氢溶液3滴，如出现蓝色或蓝绿色，表示尿中存在Hb和（或）Mb。

2. 尿硫酸铵沉淀反应　尿液离心或过滤使透明；吸取上清液5ml，加入硫酸铵粉末2.8g，使之溶解混合（饱和度达80%），静置5分钟，用滤纸过滤；取滤液按上述操作步骤“1”重复测试是否存在血红素，如呈蓝色，则表示尿Mb阳性，如不显蓝色，则表示血红素已被硫酸铵沉淀，为尿Hb阳性。

【注意事项】

1. 邻联甲苯胺　亦称邻甲联苯胺，即英文o-tolidine［3，3′-dimethyl-（1，1′-biphenyl）4，4′-diamine，$C_{14}H_{16}N_2$，MW 212.3］。邻甲苯胺，英文o-toluidine（2-aminotoluene，C_7H_9N，MW 107.2），可用于血糖测定。两者应予区别。

2. 尿标本　必须新鲜，并避免剧烈搅拌。

3. 本法为过筛试验　如少部分健康人出现假阳性，应进一步选用超滤检查法、电泳法、分光光度检查法和免疫化学鉴定法等加以鉴别。

【临床意义】肌红蛋白尿症可见于下列疾病：

1. 遗传性肌红蛋白尿　磷酸化酶缺乏、未知的代谢缺陷，可伴有肌营养不良、皮肌炎或多发性肌炎等。

2. 散发性肌红蛋白尿　当在某些病理过程中发生肌肉组织变性、炎症、广泛性损伤及代谢紊乱时，大量肌红蛋白自受损伤的肌肉组织中渗出，从肾小球滤出而成肌红蛋白尿。

四、尿乳糜定性试验

尿液混有脂肪即为脂肪尿。乳糜微粒与蛋白质混合使尿液呈乳化状态浑浊即为乳糜尿。

【原理】脂肪可溶解于乙醚中，而脂肪小滴可通过染色识别。

【试剂】

1. 乙醚（AR）。

2. 苏丹Ⅲ醋酸乙醇染色液　5%乙醇10ml，冰醋酸90ml，苏丹Ⅲ粉末一药匙，先将乙醇与冰醋酸混合，再倾入苏丹Ⅲ粉末，使之充分溶解。

3. 猩红染色液　先配70%乙醇和丙酮1:1溶液，然后将猩红染色液加入至饱和为止。

【操作】

1. 取尿液加乙醚　取尿5～10ml，加乙醚2～3ml，混合振摇后，使脂肪溶于乙醚。静置数分钟后，

2000r/min 离心 5 分钟。

2. 涂片加液　吸取乙醚与尿液的界面层涂片，加苏丹Ⅲ醋酸乙醇染色液或猩红染色液 1 滴。

3. 镜检观察　是否查见红色脂肪小滴。

4. 结果判断

（1）浑浊尿液：加乙醚后而澄清，则为脂肪或乳糜尿。

（2）镜检涂片：脂肪滴呈红色。

【注意事项】

1. 尿液中加少量饱和氢氧化钠，再加乙醚，有助于澄清。

2. 将分离的乙醚层隔水蒸干，若留有油状沉淀，也可加苏丹Ⅲ，镜检证实有无脂肪小滴。

【临床意义】

1. 正常人为阴性。

2. 因丝虫或其他原因阻塞淋巴管，使尿路淋巴管破裂而形成乳糜尿。丝虫病患者的乳糜尿的沉渣中常见红细胞，并可找到微丝蚴。

五、尿苯丙酮酸定性试验

【原理】尿中的苯丙酮酸在酸性条件下与三氯化铁作用，生成 Fe^{3+} 和苯丙酮酸烯醇基的蓝绿色螯合物，磷酸盐对本试验有干扰，应先将其改变成磷酸铵镁沉淀后除去。

【试剂】

1. 100g/L 三氯化铁溶液　称取三氯化铁 10g，加入蒸馏水至 100ml。

2. 磷酸盐沉淀剂　氧化镁 2.2g、氯化铵 1.4g、280g/L 氢氧化铵液 2.0ml，加水至 100ml。

【操作】

1. 加液过滤　尿液 4ml 加磷酸盐沉淀剂 1ml，混匀，静置 3 分钟，如出现沉淀，可用滤纸过滤或离心除去。

2. 加试剂　滤液中加入浓盐酸 2 ~ 3 滴和 100g/L 三氯化铁溶液 2 ~ 3 滴，每加 1 滴立即观察颜色变化。

3. 结果判断　如尿滤液显蓝绿色并持续 2 ~ 4 分钟，即为阳性。如绿色很快消失，提示可能有尿黑酸，可报告苯丙酮酸阴性。本法灵敏度约为 100mg/L；尿液作系列稀释后再测定，可粗略定量。

【注意事项】

1. 尿标本　一定要新鲜，尿中若含酚类药物（如水杨酸制剂）及氯丙嗪，也可与氯化铁结合显色，试验前应停用此类药物。胆红素也可造成假阳性。

2. 用 2，4-二硝基苯肼溶液（与赖氏法测定转氨酶试剂同）试验　试剂与尿液等量混合，如显黄色浑浊为苯丙酮酸阳性。本法灵敏度为 200mg/L。

3. 儿童年龄　小儿出生后 6 周内不易查出，故宜出生 6 周后检查。

【临床意义】

1. 正常人为阴性。

2. 大多数苯丙酮尿症患者的尿液可出现阳性；约有 1/4 ~ 1/2 病例可能会漏检。

六、尿妊娠试验

妊娠试验（pregnancy test）又名尿绒毛膜促性腺激素试验（urine hCG test）。人绒毛膜促性腺激素（hCG）是由胎盘绒毛膜滋养层细胞所合成，具有促进性腺发育的糖蛋白激素，分子量约在 37 000D 左右，由 237 个氨基酸残基和糖组成，有两个非共价键结合糖蛋白亚单位，称之为 α 和 β 亚单位。α 亚单位的氨基酸排列顺序和黄体生成素（LH）、促卵泡成熟激素（FSH）、促甲状腺激素（TSH）的 α 亚单位大体相同，故相互之间可发生交叉反应。而 β 亚单位则不同，结构特异，不存在于其他糖蛋白激素中。根据这一特点可制取 β-hCG 单克隆抗体，从而将上述激素之间的交叉反应降低到最低值，提高了试验的特异性及灵敏度，能更精确地反映 hCG 在尿液中的浓度。

金标抗体测定与酶标抗体测定，在原理上基本相似，只是金标抗体反应后直接呈现（金的）红色，适用于床旁或即时检验。

【原理】金标抗体检测法：两个抗人 β-hCG 单克隆抗体，一个抗体吸附于硝酸纤维素薄膜（NC 膜）上，另一个抗体结合于金溶胶颗粒表面（即金标抗体）。尿液中 hCG 先与 NC 膜上的抗体结合，然后再与金标单抗溶液反应，最终形成“抗体-hCG-金标抗体”夹心式复合物，显红色金斑点。

【操作】

1. 见试剂盒说明书。

2. 结果判断

（1）阳性反应：质控点（线）和测定点（线）均呈红色。

（2）阴性反应：仅质控点（线）呈红色。

（3）无效反应：质控点（线）和测定点（线）均不显色。

【注意事项】

1. 质控点（线）与测定点（线）均不呈红色，表示试剂失效。

2. 金标早早孕检测试剂盒有薄膜渗滤法（呈现

两个红色斑点）和试带法（呈现两条红杠）。因操作简便，可作家庭监测受孕应用。

3. 本法灵敏度 0.8～2.0ng/L。

4. 在滴加金标抗体溶液前，应上下颠倒试剂瓶混匀溶液。

【临床意义】

1. 早期妊娠诊断 受孕2～6天即呈现阳性。

2. 妊娠与相关疾病和肿瘤 诊断及鉴别诊断。

3. 过期流产或不完全流产 本试验呈阳性，提示子宫内仍有活胎盘组织。

4. 人工流产后 本实验仍呈阳性，提示宫内尚有残存胚胎组织。

5. 宫外孕 hCG低于正常妊娠，仅有60%阳性。

七、尿液比密和渗量测定

（一）尿液比密测定

【原理】尿液比密测定方法很多，常用方法有试带法、折射计法和比密计法。目前，比密计法因操作烦琐和影响因素多，已不再是测定尿液比密的准确方法。但基层医院仍有使用，故介绍如下。

物质的重量与同体积的纯水，在一定温度下（4℃、15.5℃）相比，得到的密度为该物质的比密（俗称比重）。尿比密计是一种液体比密计，可测出规定温度下尿液的比密。

【操作】

1. 充分混匀尿液后，沿管壁缓慢倒入小量筒或小量杯中，如有气泡，可用滴管或吸水纸吸去。

2. 比密计放入杯中，使悬浮于中央，勿触及杯壁或杯底。

3. 等比密计停稳后，读取与尿液凹面相切的刻度，即为被测尿液的比密。

【注意事项】

1. 比密计校正 新比密计应用纯水在规定温度下观察比密是否准确。蒸馏水15.5℃应为1.000，8.5g/L氯化钠溶液在15.5℃应为1.006，50g/L氯化钠液在15.5℃应为1.035。

2. 温度影响 温度高时，液体的比密低，反之则比密高，故一般比密计上都注明测定温度。如不在指定的温度下测定时，则每高于指定温度3℃时，比密应加0.001，每低3℃，则减去0.001。

3. 尿内容物的影响

（1）尿内含糖、蛋白时，可增高尿液比密。

（2）盐类析出，比密下降，应待盐类溶解后测比密。

（3）尿素分解，比密下降。

（4）尿液含造影剂，可使比密大于1.050。

【参考区间】正常成人随机尿标本1.003～1.030，晨尿>1.020，新生儿1.002～1.004。

【临床意义】

1. 比密增高 尿量少且比密增高，见于急性肾炎、高热、心功能不全和脱水等；尿量多且比密增加，见于糖尿病。

2. 比密降低 见于慢性肾小球肾炎、肾功能不全和尿崩症等。

（二）尿液渗量测定

【原理】尿液渗量测定是反映尿中具有渗透活性粒子（分子或离子等）数量的一种指标，与粒子大小及电荷无关。因分子量大的蛋白影响小，故是评价肾脏浓缩功能较理想的指标。

溶液中有效粒子状态，可用该溶液沸点上升（从液态到气态）或冰点下降（液态到固态）的温度变化（ΔT）用以表示。1个渗透克分子（osmole，Osm）浓度可使1kg水的冰点下降1.858℃，因此渗摩尔量：

$$Osm/(kg \cdot H_2O) = \frac{\text{观察取得冰点下降℃数}}{1.858}$$

冰点渗透压计，包括标本冷却室、热敏电阻，其工作原理是根据溶液的结冰曲线。溶液的浓度、温度过低、样品的容量和热传导状态等均会影响结冰曲线的形态，继而影响冰点测定结果。

【操作】

1. 标本收集 使用清洁干燥的容器，不加防腐剂。用较高速度离心，除去全部不溶性颗粒。但尿中盐类沉淀应使之溶解，不可除去。如不能立即测定，应置冰箱内保存，临用前将标本预温，使盐类沉淀完全溶解。

2. 操作准备 使用时，应先接通标本冷却室的循环水，继而注入不冻液，调试并保持不冻液温度为-7～8℃后再开始标本的测定。在测试过程中，要保持搅动探针的适当振幅（1～1.5cm）。

3. 校正渗透压 用氯化钠（GR级）12.687g/(kg·H_2O)校正400mOsm/(kg·H_2O)读数。

4. 测定尿渗量 记录读数。

【参考区间】尿液渗量一般为（600～1000）mOsm/(kg·H_2O)，24小时内最大范围为（40～1400）mOsm/(kg·H_2O)，血浆渗量约为（275～305）mOsm/(kg·H_2O)，尿与血浆渗量之比为3∶1～4.7∶1。

【临床意义】

1. 正常人禁水12小时，尿渗量>800mOsm/(kg·H_2O)，尿渗量∶血浆渗量>3。

2. 尿渗量：血浆渗量 < 3，表示肾脏浓缩功能不全。急性肾小管功能障碍时，尿与血浆渗量之比 < 1.2，且尿 Na^+ > 20mmol/L。

3. 渗量检测应结合血液电解质考虑：如糖尿病、尿毒症时，血液渗量升高，但尿 Na^+ 下降。

八、尿液化学检验的质量管理

（一）室内质控

1. 使用阴性和阳性质控品　尿液干化学试带应至少使用阴性和阳性质控品进行室内质控，每工作日至少检测1次，偏差不超过1个等级，且阴性不可为阳性，阳性不可为阴性。应制定程序对失控进行分析并采取相应的措施，应检查失控对之前患者样品检测结果的影响。

2. 自制室内质控品的配制　见表1-7-4、表1-7-5。因人工尿的化学成分总是不如自然尿，有时带来误差较大，故如条件许可，应制备以正常人尿为本底，加入各有关成分的尿质控物。适量分装（50ml），冷冻防腐，每天取出一瓶，使其达室温后再使用。

表1-7-4　尿液化学检验室内质控人工尿液的配制

成分	低浓度质控人工尿液		高浓度质控人工尿液	
	1L中含量（g）	浓度（mmol/L）	1L中含量（g）	浓度（mmol/L）
氯化钠（MW58.5）	5.0	85.5	10.0	170.9
尿素（MW60.06）	5.0	83.3	10.0	166.5
肌酐（MW113.1）	0.5	2.21	1.0	4.42
葡萄糖（MW180.2）	3.0	16.6	15.0	83.2
300g/L牛白蛋白	5.0ml	1.5g/L	35ml	10.5g/L
正常全血（Hb：130～150g/L）			3～5μl	0.4～0.7mg/L
丙酮（MW58.08）	-	-	2ml	27.54
氯仿（MW119.38）	5ml	5ml/L	5ml	5ml/L
蒸馏水	加至1L		加至1L	

表1-7-5　人工尿液质控期望值

项目	低浓度质控人工尿液	高浓度质控人工尿液
pH	6	6
蛋白质定性	2+	4+
葡萄糖定性	-	3+
酮体定性	-	-
比密	1.006	1.020
渗量[mOsm/(kg·H_2O)]	305	660
隐血试验	-	2+～3+

（二）使用尿液干化学试带应注意的问题

1. 仔细阅读尿试带说明书　不同厂家生产用于尿液化学检查的试带，同一厂家生产的不同批号的试带不具有等同性。使用试带前，要仔细阅读产品说明书，严格按其说明进行操作。了解各项目的测定原理及操作有关事项。

2. 严格试带与尿液的反应时间　需严格遵循厂家说明书的规定操作。

3. 必须准确掌握尿试带每种成分检测的灵敏度和特异性。

4. 尿试带反应结果读取　因人工读取尿试带结果有个体差异，故应选择合适光源，并让试带靠近比色卡。

5. 充分熟悉假性反应　操作者应熟知（包括厂家说明书提供的）引起尿试带出现的假阴性、假阳性反应的因素。

6. 试带保存原则　应根据厂家推荐的条件（如温度、暗处等）保存于厂商提供的容器中，在有效期内使用。试带应避免直射光下照射或暴露于潮湿环境中。贮存试带容器应密封。

7. 尿试带取用原则 一次只取所需要量的试带，并应立即将瓶盖盖好。多余试带不得放回原容器中，更不应该合并各瓶的试带。操作中注意切勿触摸试带上的反应检测模块。

（三）复检要求

在临床医生未要求做镜检，非泌尿道疾病、肾病、糖尿病、应用免疫抑制剂和妊娠者，且尿标本外观、浊度正常情况下，如尿试带结果同时满足以下4项条件：①白细胞酯酶结果为阴性；②亚硝酸盐结果为阴性；③尿蛋白结果为阴性；④隐血（血红蛋白或红细胞）结果为阴性，则可不进行尿液沉渣显微镜检查。否则，则必须进行镜检复核。

第四节 尿液有形成分检验

一、尿液有形成分分析仪

目前，在国内外已推出了能对部分尿液有形成分进行自动筛检分析的仪器，称尿液有形成分分析仪，这些系统多数采用电阻抗、光散射（包括对有形成分进行各种染色如荧光染色后的流式细胞术检测）或数字影像分析术的原理，识别或分类红细胞、白细胞、上皮细胞、小圆上皮细胞、管型、细菌、精子、黏液丝、结晶等有形成分，已逐步成为尿液显微镜检查的首选筛检方法。

【原理】

1. 筛检方法一 采用流式细胞术和电阻抗法原理。先用荧光染料对尿中各类有形成分进行染色，然后经激光照射每一有形成分发出的荧光强度、散射光强度及电阻抗大小进行综合分析，得出红细胞、白细胞、上皮细胞、管型和细菌定量数据，以及各种有形成分的散射图和RBC、WBC直方图，尿中红、白细胞信息和病理性管型、小圆上皮细胞、结晶、酵母样细胞等信息。

2. 筛检方法二 采用影像分析术和自动粒子识别系统原理。先用CCD数字摄像机自动捕获数百幅图像，然后进行数字化图像分析，用自动粒子识别软件进行比较，最后定量报告尿中多种有形成分的数量，包括红细胞、白细胞、白细胞聚集、透明管型、未分类管型、鳞状上皮细胞、非鳞状上皮细胞、细菌、酵母菌、结晶、黏液和精子等。

【试剂】 按仪器分析所需试剂的说明书准备试剂。

【操作】 各种仪器操作步骤不尽相同，操作前应首先仔细阅读仪器操作说明书。简单步骤如下：

1. 准备标本 充分混匀收集的全部新鲜尿液，倒入洁净的试管中（标本量约10ml）。

2. 启动仪器 打开仪器电源，待仪器动核查通过后，进入样本分析界面。

3. 进行质控 如质控通过，则可继续下一步操作；如失控，则分析并解决原因后，才能继续患者标本检测。

4. 检测标本 在仪器上输入样本号，按开始键手工进样，或由自动进样架自动进样。

5. 复核结果 根据实验室设定的仪器分析结果复检规则（包括显微镜复核），确认仪器分析结果。

6. 发送报告 在确认仪器和复检结果的基础上，可发送检验结果报告。

【参考区间】 可供参考的全自动尿液有形成分分析仪分析结果的参考区间见表1-7-6。各实验室应根据仪器、试剂厂商所提供的参考区间和参考人群，通过必要的验证或评估来确定符合自身特点的参考区间。

表1-7-6 全自动尿液有形成分分析仪参考区间

项目	Regeniter A 等	Lamchiagdhase P 等
红细胞（个/μl）	0.5～13.9	0～9.0
白细胞（个/μl）	0.6～15.7	0～11.0
上皮细胞（个/μl）	0.1～8.9	0～11.9
管型（个/μl）	0～1.86	–
细菌（个/μl）	6.3～173.4	–

【注意事项】

1. 尿标本 自动化仪器检测常采用不离心新鲜尿液标本。

2. 尿容器 应确保尿容器的洁净，避免存在任何污染物。

3. 干扰结果的自身因素 尿中存在大量黏液、结晶、真菌、精子、影形红细胞等会使管型、红细胞、细菌等项目计数结果假性增高或减低。

二、尿液有形成分显微镜检查

（一）尿沉渣显微镜检查

1. 试验方法

（1）尿沉渣未染色检查法

【器材】

1）离心试管：可用塑料或玻璃制成；须足够长，防止离心时尿液标本溢出；须干净、透明，便于尿液外观检查；须带体积刻度（精确到0.1ml）；容积须>12ml而<15ml；试管底部应为锥形，便于浓缩沉渣；无化学物质污染；试管须有盖，可防止试管内液体溅出及气溶胶形成；建议使用一次性离心试管。

2）移液管：必须洁净；使用一次性移液管。

3）尿沉渣板：须标准化，具有可定量沉渣液的计数池，并一次性使用。如采用在普通玻片上滴加尿沉渣液后加盖玻片的检查方法，则不能提供标准化、可重复的结果。

4）显微镜：应使用内置光源的双筒显微镜；载物台能机械移动玻片；物镜能放大10倍、40倍，目镜能放大10倍；同一实验室使用多台显微镜，其物镜及目镜的放大倍数应一致。

5）离心机：应使用水平式有盖离心机；离心时须上盖，以确保安全。离心时的相对离心力应稳定在400g。应每12个月对离心机进行一次校正。

【操作】

1）尿标本用量：应准确取尿10ml。如标本量<10ml，应在结果报告单中注明。

2）离心留尿量：在相对离心力400g条件下离心5分钟。离心后，一次性倾倒或吸弃上清尿液，留取离心管底部液体0.2ml。

3）尿沉渣制备：充分混匀尿沉渣液，取适量滴入尿沉渣板；或取20μl，滴入载玻片，加盖玻片（18mm×18mm）后镜检。

4）结果报告：①方法1：以每微升（μl）单位体积各尿沉渣成分数量报告结果；②方法2：管型，以低倍（10×10）镜视野全片至少20个视野所见的平均值报告；细胞，以高倍（40×10）镜视野至少10个视野所见的最低~最高数的范围报告；尿结晶等，以每高倍镜视野所见数换算为半定量的“-、±、1+、2+、3+”等级报告（表1-7-7）。

表1-7-7 尿结晶、细菌、真菌、寄生虫等报告方式

	报告等级				
	-	±	1+	2+	3+
结晶	0		1~4个/HP	5~9个/HP	>10个/HP
原虫、寄生虫卵	0		1个/全片~4个/HP	5~9个/HP	>10个/HP
细菌、真菌	0	数个视野散在可见	各视野均可见	量多、团状聚集	无数
盐类	无	罕见	少量	中等量	多量

（2）尿沉渣染色检查法：有时，活体染色（如Sternheimer-Malbin染色或0.5%甲苯胺蓝染色）有助于细胞和管型的鉴别。但也不足以鉴别或确认尿沉渣中所有成分，如在检查下列有形成分时，可采用一种或多种特殊染色。

1）脂肪和卵圆脂肪小体：采用油红O染色和苏丹Ⅲ染色。

2）细菌：采用革兰染色和巴氏染色。

3）嗜酸性粒细胞：采用Hansel染色、瑞氏染色、吉姆萨染色、瑞-吉染色和巴氏染色。

4）含铁血黄素颗粒：采用普鲁士蓝染色。

通常，特殊染色需要制备特定涂片，如浓缩涂片、印片或细胞离心涂片。巴氏染色常用于肾小管上皮细胞、异常尿路上皮细胞、腺上皮细胞和鳞状上皮细胞的鉴别。Hansel染色用于检测嗜酸性粒细胞尿。

2. 参考区间 因各实验室所用尿标本量、离心力、尿沉渣液量、观察尿沉渣用量、尿沉渣计数板规格等均不尽相同，尿沉渣检查参考区间应由实验室通过必要的验证或评估来确定。国外文献报道的参考区间见表1-7-8，国内《实用内科学》所提供参考区间与《希氏内科学》相同。

表1-7-8 国内外尿沉渣检查的参考区间

	红细胞	白细胞	透明管型	上皮细胞	细菌和真菌
第24版《希氏内科学》（2013年）	0~2/HP	男0~3/HP 女0~5/HP	0~1/HP	少，以鳞状上皮为主	无
Haber MH等	0~5/HP	0~5/HP	0~1/LP	偶见，以鳞状上皮为主	-
Brunzel NA等	0~3/HP	0~8/HP	0~2/LP	少见	阴性

3. 注意事项 实验室应统一尿液有形成分形态的鉴别标准和报告方式。

4. 临床意义

(1) 白细胞：增多表示泌尿系统有化脓性炎症。

(2) 红细胞：增多常见于肾小球肾炎、泌尿系结石、结核或恶性肿瘤。

(3) 透明管型：可偶见于正常人清晨浓缩尿中；透明管型在轻度或暂时性肾或循环功能改变时可增多。

(4) 颗粒管型：可见于肾实质性病变，如肾小球肾炎。

(5) 红细胞管型：常见于急性肾小球肾炎等。

(6) 白细胞管型：常见于急性肾盂肾炎等。

(7) 脂肪管型：可见于慢性肾炎肾病型及类脂性肾病。

(8) 宽形管型：可见于慢性肾衰竭，提示预后不良。

(9) 蜡样管型：提示肾脏有长期而严重病变，见于慢性肾小球肾炎晚期和肾淀粉样变。

(二) 1小时尿沉渣计数

目前，12小时尿沉渣计数（Addis计数）因影响结果准确性的因素很多，故在临床上已很少应用。现常采用1小时尿沉渣计数。

【操作】

1. 患者先排尿弃去，准确收集3小时尿液于清洁干燥容器内送检（如：标本留取时间5：30～8：30）。

2. 准确测量3小时尿量，充分混合。取混匀尿液10ml，置刻度离心管中，1500r/min离心5分钟，用吸管吸弃上层尿液9ml，留下1ml，充分混匀。吸取混匀尿液1滴，注入血细胞计数板内。细胞计数10个大方格，管型计数20个大方格。

【计算】

$$1\text{小时细胞数}=10\text{大格细胞总数}\times\frac{1000}{10}\times\frac{3\text{小时尿总量ml数}}{3}$$

$$1\text{小时管型数}=\frac{20\text{大方格管型总数}}{2}\times\frac{1000}{10}\times\frac{3\text{小时尿总量ml数}}{3}$$

式中：1000为μl换算成ml数；10为尿液浓缩倍数。

【参考区间】

1. 红细胞男性<3万/小时，女性<4万/小时。

2. 白细胞男性<7万/小时，女性<14万/小时。

3. 管型<3400个/小时。

【注意事项】

1. 尿液应新鲜检查，pH应在6以下，若为碱性尿，则血细胞和管型易溶解。

2. 被检尿液比密最好在1.026以上，如小于1.016为低渗尿，细胞易破坏。

3. 如尿中含多量磷酸盐时，应加入少量稀醋酸液，使其溶解；但切勿加酸过多，以免红细胞及管型溶解；含大量尿酸盐时，应加温使其溶解，以便观察。

【临床意义】

1. 急性肾炎患者红细胞增加。

2. 肾盂肾炎患者白细胞可明显增加。

(三) 尿液有形成分检查的推荐参考方法

2003年，国际实验血液学学会（ISLH）提出了尿中有形成分计数的推荐参考方法，用于自动化尿液有形成分分析仪中红细胞、白细胞、透明管型和鳞状上皮细胞参考计数。

【试剂】

1. 染色贮存液

(1) 2%阿辛蓝溶液：阿辛蓝1mg溶解于50ml蒸馏水中。

(2) 1.5%派洛宁B溶液：派洛宁B 0.75mg溶解于50ml蒸馏水中。

溶液用磁力搅拌器充分搅拌，混匀2～4小时，在20℃过夜后过滤。并用分光光度计核查吸光度，阿辛蓝溶液的最大吸光度为662nm，派洛宁B溶液的最大吸光度为553nm。贮存液在20℃能保存3个月以上。

2. 染色应用液 使用时，将2种贮存液按1:1比例混合。应用液在20℃能保存2～4周。

【操作】

1. 器材准备 使用前，先用流水，再用乙醇冲洗并干燥计数盘和盖玻片。将Fuchs-Rosenthal计数盘放在显微镜载物台上，加盖玻片。

Fuchs-Rosenthal计数池结构（图1-7-1）：分16大格；每大格体积为1mm（长）×1mm（宽）×0.2mm（高）=0.2μl；每块计数盘有2个计数池，总体积=2×16×0.2μl=6.4μl。

2. 尿标本染色 于试管中，将1份染色应用液和9份尿标本混匀，染色5分钟。

3. 混匀混合液 将试管内染色尿标本颠倒混匀20～40次。

4. 计数盘充液 用移液管吸取尿液，以45°角充入计数池中。充池量约15～16μl。充池后，静置5

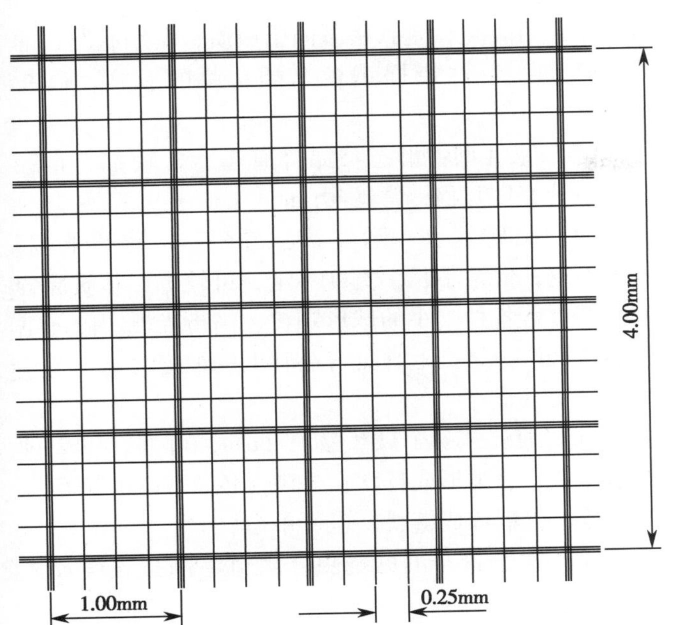

图 1-7-1 Fuchs-Rosenthal 血细胞计数盘

分钟。

5. 显微镜计数 先用低倍镜（10×10 倍）扫描整个计数盘，保证颗粒分布均匀。然后，用高倍镜（10×40 倍）计数颗粒数量。大型颗粒（管型和鳞状上皮细胞）可在低倍镜下观察并计数。

计数原则：和血细胞计数相同，颗粒计数符合泊松分布的特征，为达到颗粒计数统计学精度，必须计算足够容积中的颗粒数。通常，管型和鳞状上皮细胞至少计数 50 个，使计数 CV＜14%；白细胞和红细胞至少计数 200 个，使计数 CV＜7%。为避免颗粒重复计数或漏计数，可采用“数左不数右，数上不数下”的规则。

6. 结果报告 计数结果以“个/μl”报告。

【注意事项】

1. 计数推荐方法 使用相差显微镜和活体染色技术。

2. 尿标本 尿液有形成分检查参考方法采用不离心新鲜尿液标本。

3. 器材 标本容器须使用塑料或硅化玻璃，避免颗粒黏附；容量为 5～12ml。使用塑料或硅化玻璃移液管，避免尿中颗粒黏附，容量误差应＜5%；盖玻片须适用于在相差显微镜下观察，边角应呈圆形，边缘光滑。不能使用薄盖玻片（＜0.4mm）。盖玻片用 25mm（长）×22mm（宽），允许误差 ±1mm。盖玻片置于计数盘上如能见衍射光环，则表示平整。

4. 充池要求 速度不能太快；凡充池液太多，计数区域充池不全、有气泡或有碎片等异常，均必须重新充池。

5. 计数时间 应于 1 小时内完成计数；计数时如发现计数池液体干涸，须清洗后重新充池。

三、尿液有形成分检验的质量管理

（一）室内质控

尿液有形成分分析仪红细胞、白细胞计数检验项目，可参照 GB/T 20468—2006《临床实验室定量测定室内质量控制指南》进行室内质控。应至少使用正常和异常 2 个浓度水平的质控品，每工作日至少检测 1 次，至少使用 1_{3s}、2_{2s} 失控规则。应制定程序对失控进行分析并采取相应的纠正措施，应检查失控对之前患者样品检测结果的影响。

（二）复检要求

当自动化尿液分析（包括尿干化学分析和尿液有形成分分析）结果异常时，需要做手工法尿沉渣显微镜检查复核。当自动化尿液分析结果阴性时，结合临床实际可不做显微镜复检。

如使用自动化尿液有形成分分析仪筛检尿液有形成分时，实验室应：

1. 制定尿液有形成分分析的显微镜复检标准以实验室自定义（结合临床医师要求；临床特定疾病，如泌尿道疾病、肾病、糖尿病、应用免疫抑制剂等；理学和化学检查结果异常等情况）和尿液有形成分分析仪固有提示的异常为依据制定复检标准。

2. 规定验证复检标准的标准和方法，假阴性率应＜5%。以显微镜检查结果作为真阳性和真阴性判断标准，各种仪器筛检结果与之比较，得出阳性符合率、阴性符合率、假阳性率和假阴性率数据。

3. 记录和保存显微镜复检结果。

（三）镜检能力要求

镜检应能识别的尿液有形成分如下所述，能力考核时应采用至少 50 幅显微摄影照片（包括正常和异常尿液有形成分）或其他形式图像，要求能正确识别照片或图像中≥80% 的有形成分。

尿液主要有形成分的形态特征如下：

1. 上皮细胞

（1）鳞状上皮细胞：直径 30～50μm，扁平和圆形、多角形或卷曲呈管状；核圆形、居中，染色质中度致密；胞质大量、无色，伴角化颗粒。

（2）肾小管上皮细胞：直径 15～35μm，多面体形或卵圆形；核圆形和偏位，染色质颗粒状；胞质含颗粒，无色。

（3）移行上皮细胞：直径 20～40μm，多面体形或球形；核圆形或卵圆形，染色质细颗粒状；胞质无色、细颗粒状，可呈尾形。

2. 血细胞

（1）红细胞：正常红细胞直径7~8μm，呈圆形、近卵圆形双凹圆盘形，高渗标本呈锯齿形，边缘和表面不规则，低渗标本呈球形“影”细胞；胞质淡橘黄色，可无色，染色后呈红色或紫色。异型红细胞直径7~8μm，但不定，呈圆形或近卵圆形，泡状胞质；胞质淡橘黄色，可无色，染色后呈红色或紫色。

（2）中性粒细胞：直径10~12μm，呈圆形、卵圆形或阿米巴形；新鲜尿中核呈分叶状，陈旧尿中核模糊、呈卵圆形，染色质粗颗粒状聚集；新鲜尿中胞质颗粒状，陈旧尿中胞质无颗粒。

（3）嗜酸性粒细胞：直径大于中性粒细胞，呈圆形、卵圆形；核呈分叶状，染色质粗颗粒状；胞质含粗颗粒，Wright染色呈橘红色。

（4）淋巴细胞：直径7~10μm，呈圆形、卵圆形；核呈圆形、卵圆形或锯齿形，染色质致密；胞质透明。

（5）单核细胞和巨噬细胞：直径12~14μm，胞质含吞噬物质或多核者较大，呈圆形、卵圆形或不规则形；核呈分叶、锯齿、折叠状，巨噬细胞可多核，染色质细颗粒状；胞质呈泡沫状、空泡、含吞噬物质。

3. 管型

（1）透明管型：长形、雪茄形，有时扭曲或卷曲形，圆形末端或一端锥形，边缘光滑；长度不定，宽度常等于肾小管宽度，约为30~50μm；外观透明无色，折光性低，含少量颗粒；成分主要是Tamm-Horsfall黏蛋白和白蛋白。

（2）颗粒管型：长圆柱形，罕见折叠或弯曲，圆形末端，边缘光滑；长度不定，宽度常等于肾小管宽度，约25~50μm；外观可含少量或大量球形颗粒散布在基质上，颗粒大小各异，可细可粗；是透明基质散布各种大小颗粒。

（3）红细胞管型：圆柱状、雪茄形，圆形末端；长度不定，但常不长，宽度不定，可较宽；基质部分或全部覆盖完整或破碎红细胞。

（4）白细胞管型：形态和大小似红细胞管型，但基质部分或全部覆盖完整或破碎白细胞和大量颗粒。

（5）细胞管型：形态和大小似红细胞管型，但基质部分或全部覆盖完整或破碎肾小管上皮细胞，并常在管型中见到白细胞。

（6）蜡样管型：圆柱状，钝圆或方形末端；边缘有裂隙或锯齿；长度不定，但相对较短而粗硬，宽度不定，可较宽；是致密凝固蛋白质，是细胞凋亡的终末产物，牛油蜡样黄色基质，厚的胶样，高折光性。

（7）宽管型：形态似蜡样管型，常较宽，直径是肾小管宽度几倍，常>40μm。

（8）脂肪管型：圆柱状、雪茄形、钝圆末端；长度不定，但常不长，宽度不定，可较宽；基质部分或全部覆盖各种大小的球形颗粒，高折光性，内部结构不易辨认，管型上常见肾小管上皮细胞。

4. 微生物

（1）细菌：单个微生物常1μm，可变；以2种形态为主，呈圆形或杆状；外观无色，Wright染色呈深蓝色；成堆或成链状，也可单个。

（2）寄生虫：可见蛲虫、阴道毛滴虫、埃及血吸虫卵等。

（4）真菌：酵母菌约5~7μm，假菌丝长度可超过50μm；酵母菌形态呈卵圆形，假菌丝形态较长伴分支状，末端有出芽；外观无色和厚壁，显示出芽。

5. 结晶

（1）无定形尿酸盐结晶：细颗粒；pH <5.8；双折光性；无色或红黄色、粉红色、棕红色和砖灰色。

（2）无定形磷酸盐结晶：微小颗粒；pH >6.3；无色。

（3）草酸钙结晶：3~12μm；卵圆形、双锥体形；pH <5.4；强双折光性；无色，偶见胆汁染色。

（4）胆固醇结晶：大；直角平板形，有一个或多个突起，呈层状；pH中性或酸性；中折光性；无色。

（5）胱氨酸结晶：大小不定；六边形，常部分层状；pH <5.5；无折光性；无色。

（6）三联磷酸盐结晶：大小不定；呈六边形、星形、直角形；pH 6.2~7.0；中折光性；透明。

（7）尿酸结晶：中等大小；长菱形，偶见六角形，也可呈星形、圆筒形、立方形、玫瑰花形；pH <5.8；强折光性；多色，呈黄色、米黄色或棕黄色等。

6. 其他

（1）污染物：如纤维、淀粉颗粒、花粉和脂肪滴等。

（2）黏液丝：大小不定；常长条形，可卷曲；外观纤细透明、波浪形，SM染色呈粉红色或蓝色。

（3）精子：头4~6μm，尾40~60μm，可相互分离；头呈圆形或椭圆形，尾呈纤维丝状；胞质无色。

第八章

粪 便 检 查

第一节　粪便标本的采集与处理

一、粪便收集

1. 常规检验　采集粪便标本的方法因检查目的不同而有差别，如常规检验留取新鲜指头大小（约5g）即可，放入干燥、清洁、无吸水性的有盖容器内送检。不应采取尿壶、便盆中的粪便标本，因标本中混入尿液和消毒剂等，可破坏粪便的有形成分，混入植物、泥土、污水等，因腐生性原虫、真菌孢子、植物种子、花粉等易干扰检验结果。粪便标本检验时，应选择其中脓血黏液等病理成分，若无病理成分，可多部位取材。采集标本后，应在1小时内完成检查，否则可因pH及消化酶等影响，使粪便中细胞成分破坏分解。

2. 寄生虫检验　粪便必须新鲜，送检时间一般不宜超过24小时。如检查肠内原虫滋养体，应于排便后迅速送检，立即检查，冬季需采取保温（35～37℃）措施。血吸虫毛蚴孵化应留新鲜便，不少于30g。检查蛲虫卵需用透明胶带，在清晨排便前由肛门四周取标本，也可用棉签拭取，但均须立即镜检。检查寄生虫体及虫卵计数，须用洁净、干燥的容器，并防止污染；粪便不可混入尿液及其他体液等，以免影响检查结果。

3. 化学检验　采用化学法做隐血试验应嘱患者于收集标本前3天起禁食动物性和含过氧化物酶类食物（如萝卜、西红柿、韭菜、木耳、花菜、黄瓜、苹果、柑橘和香蕉等），并禁服铁剂和维生素C等，以免假阳性反应；连续检查3天，并选取外表及内层粪便；收集标本后须迅速送检，以免因长时间放置使隐血反应的敏感度降低。粪胆原定量检查应收集3天粪便，混合称量，从其中取出约20g送验；查胆汁成分的粪便标本不应在室温中长时间放置，以免阳性率减低。

4. 细菌检验　粪便标本应收集于灭菌有盖容器内，勿混入消毒剂及其他化学药品，并立即送检。

二、检验后粪便标本的处理

1. 粪标本　应按生物危害物处理，遵照各级医院规定的医疗废弃物处理方法进行处理。

2. 纸类或塑料等容器　使用后置入医疗废弃物袋中，统一处理。

3. 瓷器、玻璃等器皿　使用后可先浸入消毒液（如0.5%过氧乙酸、5%甲酚皂液等）浸泡消毒12～24小时后再处理。

第二节　粪便理学检验

粪便理学检验包括颜色、性状、粪便隐血试验。

一、颜　色

可根据观察所见报告，如黄色、灰白色、绿色、红色和柏油样等。

正常粪便因粪胆素而呈棕黄色，但可因饮食、药物或疾病影响而改变粪便颜色。灰白色见于钡餐后、服硅酸铝、阻塞性黄疸、胆汁减少或缺乏。绿色见于食用含叶绿素的蔬菜后及含胆绿素时。红色见于下消化道出血、食用西红柿、西瓜等。柏油样便见于上消化道出血等。酱色便常见于阿米巴痢疾、食用大量咖啡和巧克力等。

二、性　状

可报告为软、硬、糊状、泡沫样、稀汁样、血水样、血样、黏液血样、黏液脓样、米泔水样和有不消化食物等。

正常时为有形软便。球形硬便可见于便秘。黏液稀便可见于肠壁受刺激或发炎时，如肠炎、痢疾和急性血吸虫病等。黏液脓性血便多见于细菌痢疾。酱色黏液（可带脓）便多见于阿米巴痢疾。稀汁样便可见于急性肠胃炎，大量时见于假膜性肠炎及隐孢子虫感染等。米泔水样便并有大量肠黏膜脱落，见于霍乱、副霍乱等。扁平带状便可能因直肠或肛门狭窄所致，如直肠癌和直肠息肉等。

第三节 粪便隐血试验

上消化道有少量出血时，红细胞被消化而分解破坏，由于显微镜下不能发现，故称为隐血。目前，粪便隐血试验（occult blood test，OBT）常用化学法或免疫法测定粪中血红蛋白，也可联合测定粪中转铁蛋白。其中，免疫法粪便隐血试验是一种高灵敏度的测定方法，有胶乳凝集法、EIA 法、胶体金法和免疫层析法等。此外，还有半自动、全自动的粪便隐血试验仪器。

一、化学法

【原理】 血红蛋白中的亚铁血红素有类似过氧化物酶的活性，能催化 H_2O_2 作为电子受体使色原（如邻联甲苯胺）氧化而显色（如邻联甲苯胺氧化成邻甲偶氮苯显蓝色）。

【试剂】

1. 10g/L 邻联甲苯胺冰醋酸溶液。
2. 3% 过氧化氢液。

【操作】

1. 用小木棍挑取少量粪便，涂在消毒棉签或白瓷板上。
2. 滴加 10g/L 邻联甲苯胺（o-tolidine）冰醋酸溶液 2～3 滴于粪便上。
3. 滴加 3% 过氧化氢液 2～3 滴。
4. 立即观察结果，在 2 分钟内显蓝色为阳性。

【结果判定】

1. 阴性　加入试剂 2 分钟后仍不显色。
2. 阳性 +　加入试剂 10 秒后，由浅蓝色渐变蓝色。
3. 阳性 2 +　加入试剂后初显浅蓝褐色，逐渐呈明显蓝褐色。
4. 阳性 3 +　加入试剂后立即呈现蓝褐色。
5. 阳性 4 +　加入试剂后立即呈现蓝黑褐色。

【注意事项】

1. 3% 过氧化氢液易变质失效，须进行阳性对照试验，将过氧化氢滴在血片上，应产生大量泡沫。
2. 齿龈出血、鼻出血、月经血等可导致阳性反应。
3. 用具应加热处理（如试管、玻片、滴管等），以破坏污染的过氧化物酶。
4. 也可选用中等敏感（0.3～1mg Hb/g 粪便）的愈创木酯法，但必须选购质量优良的愈创木酯，配制成 20g/L 愈创木酯（gum guaiacum）乙醇溶液，代替 10g/L 邻联甲苯胺冰醋酸溶液，操作同上。

二、免疫法

【原理】 采用抗人血红蛋白的单克隆抗体或多克隆抗体，与粪便样品中的人血红蛋白特异性结合以检测粪便中有无血液。本试验不受动物血红蛋白的干扰，试验前不须禁食肉类。

【操作】 根据不同试剂盒的说明书操作。

【注意事项】

1. 灵敏度和特异性

（1）灵敏度：样品中血红蛋白浓度达到 10～14mg Hb/L 或 0.2mg Hb/g 粪便，就可得到阳性结果。

（2）特异性：免疫法对人血红蛋白特异性很强，样品中鸡、牛、马、猪、羊等动物血液血红蛋白含量在 500mg/L 以下时，不出现假阳性结果。

2. 试验局限性

（1）本法可以帮助医生早期发现胃肠道因病变的出血，然而，由于家族性息肉或直肠癌可能不出血，或间断性出血，或出血在粪便中分布不均匀，或粪便处理不当（高温、潮湿、放置过久等）都可造成阴性结果。

（2）本法对正常人检验有时也会得到阳性结果，这是由于某种刺激胃肠道的药物造成粪便隐血所致。

（3）本法只能作为筛查或辅助诊断用，不能替代胃镜、直肠镜、内镜和 X 线检查。

（4）上消化道出血者本法阳性率低于化学法。

【临床意义】

1. 消化道出血时（如溃疡病、恶性肿瘤、肠结核、伤寒、钩虫病等）本试验可阳性。一般而言，上消化道出血时化学法比免疫法阳性率高；下消化道出血时免疫法比化学法灵敏度高。
2. 消化道恶性肿瘤时，一般粪便隐血可持续阳性，溃疡病时呈间断性阳性。本法对消化道恶性肿瘤的早期检出率约 30%～40%，进展期约为 60%～

70%，如果连续检查2天，阳性率可提高10%～15%。

第四节 粪便有形成分检验

一、直接涂片镜检

【操作】

1. 洁净玻片上加等渗盐水1～2滴，选择粪便的不正常部分，或挑取不同部位的粪便做直接涂片检查。

2. 制成涂片后，应覆以盖玻片。涂片的厚度以能透过印刷物字迹为度。

3. 在涂片中如发现疑似包囊，则在该涂片上于盖玻片边缘近处加1滴碘液或其他染色液，在高倍镜下仔细鉴别，如仍不能确定时，可另取粪便做寄生虫检查。

4. 粪便脂肪由结合脂肪酸、游离脂肪酸和中性脂肪组成，经苏丹Ⅲ染液（将1～2g苏丹Ⅲ溶于100ml 70%乙醇溶液）直接染色后镜检，脂肪呈较大的橘红色或红色球状颗粒，或呈小的橘红色颗粒。若显微镜下脂肪滴>60个/HP表明为脂肪泻。

【注意事项】

1. 应注意将植物纤维及其细胞与寄生虫、人体细胞相鉴别，并应注意有无肌纤维、结缔组织、弹力纤维、淀粉颗粒、脂肪小滴等。若大量出现，则提示消化不良或胰腺外分泌功能不全。

2. 细胞中应该注意红细胞、白细胞、嗜酸性粒细胞（直接涂片干后用瑞氏染色）、上皮细胞和巨噬细胞等。

【临床意义】

1. 白细胞　正常粪便中不见或偶见。小肠炎症时，白细胞数量不多（<15个/HP），均匀混合于粪便中，且细胞已被部分消化难以辨认。结肠炎症如细菌性痢疾时，白细胞大量出现，可见白细胞呈灰白色，胞质中充满细小颗粒，核不清楚，呈分叶状，胞体肿大，边缘已不完整或已破碎，可见成堆出现的脓细胞。若滴加冰醋酸，胞质和核清晰可见。过敏性肠炎、肠道寄生虫病（阿米巴痢疾或钩虫病）时还可见较多的嗜酸性粒细胞，同时常伴有夏科-雷登结晶。

2. 红细胞　正常粪便中无红细胞。上消化道出血时，红细胞多因胃液及肠液而破坏，可通过隐血试验予以证实。下消化道炎症（如细菌性痢疾、阿米巴痢疾、溃疡性结肠炎）、外伤、肿瘤及其他出血性疾病时可见到多少不等的红细胞。在阿米巴痢疾的粪便中以红细胞为主，成堆存在，并有破碎现象。在细菌性痢疾时红细胞少于白细胞，常分散存在，形态多正常。

3. 巨噬细胞　正常粪便中无巨噬细胞。胞体较中性粒细胞大，核形态多不规则，胞质常有伪足状突起，内常吞噬有颗粒或细胞碎屑等异物。粪便中出现提示为急性细菌性痢疾，也可见于急性出血性肠炎或偶见于溃疡性结肠炎。

4. 肠黏膜上皮细胞　整个小肠和大肠黏膜的上皮细胞均为柱状上皮细胞。在生理情况下，少量脱落的上皮细胞大多被破坏，故正常粪便中不易发现。当肠道发生炎症，如霍乱、副霍乱、坏死性肠炎等时，上皮细胞增多。假膜性肠炎时，粪便的黏膜块中可见到数量较多的肠黏膜柱状上皮细胞，多与白细胞共同存在。

5. 肿瘤细胞　乙状结肠癌、直肠癌患者的血性粪便中涂片染色，可见到成堆的癌细胞，但形态多不太典型，判断较难。

6. 夏科-雷登（Charcot-Leyden）结晶　为无色或浅黄色两端尖而透明具有折光性的菱形结晶，大小不一。常见于肠道溃疡，尤以阿米巴感染粪便中最易检出。过敏性腹泻及钩虫病患者粪便亦常可见到。

7. 细菌　占粪便净重的1/3，小肠正常菌群以乳酸杆菌、肠球菌和类白喉杆菌等为主，大肠正常菌群以厌氧菌为主，包括拟杆菌属、双歧杆菌、梭状芽胞杆菌、乳酸杆菌、厌氧链球菌等。正常菌群消失或比例失调可因大量应用抗生素所致，除涂片染色找细菌外，应采用不同培养基培养鉴定。

二、寄生虫检查

粪便检查是诊断寄生虫病常用的病原学检测方法，详见第四篇第八章寄生虫检验与常规鉴定。

第九章

脑脊液检验

脑脊液检验主要包括脑脊液理学、化学、有形成分及病原学等检查，中枢神经系统任何部位发生感染、肿瘤、外伤等均可引起脑脊液性状和成分改变，从而为中枢神经系统疾病的诊断和治疗提供依据。

第一节　脑脊液标本的采集与处理

1. 脑脊液主要由临床医师采集，一般行腰椎穿刺，必要时从小脑延髓池或侧脑室穿刺采集。将脑脊液分别收集于3个无菌试管中，每管1～2ml，第一管做化学或免疫学检查，第二管做病原微生物学检查，第三管做理学和显微镜检查。

2. 标本采集后无特殊处理要求，应立即送检，不超过1小时。久置可致细胞破坏，影响细胞计数及分类检查，葡萄糖分解使含量降低，以及病原菌破坏或溶解。病原微生物检验标本须室温条件下运送，以免冷藏致某些微生物死亡。

3. 细胞计数管应避免标本凝固，遇高蛋白标本时，可用EDTA盐抗凝。

第二节　脑脊液理学检验

脑脊液理学检验包括脑脊液颜色、透明度、凝固性、比重。

一、颜　色

【结果判定】正常为无色透明；病理情况下可有不同改变。

【临床意义】中枢神经系统发生感染、出血、肿瘤等，脑脊液中出现过多的白细胞、红细胞和其他色素，颜色会发生异常改变。

1. 红色　多见于穿刺损伤出血、蛛网膜下腔出血或脑室出血等。如标本为血性，为区别病理性出血或穿刺损伤，应注意：

（1）将血性脑脊液离心沉淀（1500r/min），如上层液体呈黄色，隐血试验阳性，多为病理性出血，且出血时间已超过4小时，约90%患者为12小时内发生出血；如上层液体澄清无色，红细胞均沉管底，多为穿刺损伤或因病变所致新鲜出血。

（2）显微镜下红细胞皱缩，不仅见于陈旧性出血，在穿刺损伤引起出血时也可见到。因脑脊液渗透压较血浆高所致。

2. 黄色　除陈旧性出血外，脑脊髓肿瘤所致脑脊液滞留时，也可呈黄色；黄疸患者（血清胆红素171～257μmol/L）脑脊液也可呈黄色，但前者呈黄色透明胶冻状；橘黄色见于血液降解和进食大量胡萝卜素。

3. 米汤样　为白细胞增多，可见于各种化脓性细菌引起的脑膜炎。

4. 绿色　可见于铜绿假单胞菌、肺炎链球菌、化脓性链球菌引起的脑膜炎。

5. 褐色或黑色　黑色可见于侵犯脑膜的中枢神经系统黑色素瘤；褐色可见于脑出血的康复期。

二、透明度

【结果判定】正常为清澈透明；病理情况下可有不同程度的浑浊。

【临床意义】脑脊液中细胞数大于300×10^6/L或含大量细菌、真菌时呈不同程度混浊。结核性脑膜炎时呈毛玻璃样浑浊；化脓性脑膜炎时呈脓性浑浊；正常脑脊液可因穿刺过程中带入红细胞而呈轻度浑浊。

三、凝固性

【结果判定】静置24小时不形成薄膜、凝块或沉淀。

【临床意义】脑脊液中蛋白质（特别是纤维蛋白原）含量多于10g/L时出现薄膜、凝块或沉淀，如：化脓性脑膜炎在1～2小时内即可出现肉眼可见的凝块；结核性脑膜炎在12～24小时内形成薄膜或纤细凝块；神经梅毒可出现小絮状凝块；蛛网膜下腔阻塞时呈黄色胶冻状。脑脊液同时存在胶样凝固、黄变症和蛋白质-细胞分离（蛋白质明显增高，细胞正常或轻度增高）、隐血试验阴性，称为Froin综合征，是蛛网膜下腔梗阻的脑脊液特点。

四、比　重

【原理】采用折射仪法。

【操作】

1. 使用手持折射仪时，用左手指握住橡胶套，右手调节目镜，防止体温传入仪器，影响测量精度。

2. 打开进光板，用柔软绒布将折光棱镜擦拭干净。

3. 将蒸馏水数滴，滴在折光棱镜上，轻轻合上进光板，使溶液均匀分布于棱镜表面，并将仪器进光板对准光源或明亮处，眼睛通过接目镜观察视场，如果视场明暗分界不清楚，则旋转接目镜使视场清晰，再旋转校零螺钉，使明暗分界线置于零位。然后擦净蒸馏水，换上待测脑脊液，此时视场所处相应分划刻度值则为比重。

【参考区间】腰椎穿刺：1.006～1.008，脑室穿刺：1.002～1.004，小脑延髓池穿刺：1.004～1.008。

【临床意义】比重增高常见于各种颅内炎症、肿瘤、出血性脑病、尿毒症和糖尿病；比重降低见于脑脊液分泌增多。

第三节　脑脊液化学检验

一、蛋白质定性试验

【原理】

脑脊液中球蛋白（glubin，Glb）与苯酚结合，可形成不溶性蛋白盐而下沉，产生白色浑浊或沉淀，即潘氏（Pandy）试验阳性。

【试剂】5%酚溶液：取纯酚25ml，加蒸馏水至500ml，用力振摇，置37℃温箱内1～2天，待完全溶解后，置棕色瓶内室温保存。

【操作】取试剂2～3ml，置小试管内，用毛细滴管滴入脑脊液1～2滴，衬以黑背景，立即观察结果。

【结果判定】

阴性：清晰透明，不显雾状。

极弱阳性（±）：微呈白雾状，在黑色背景下，才能看到。

阳性：（+）为灰白色云雾状；（2+）为白色浑浊；（3+）为白色浓絮状沉淀；（4+）为白色凝块。

【临床意义】正常时多为阴性。有脑组织和脑膜感染性疾患（如化脓性脑膜炎、结核性脑膜炎、中枢神经系统梅毒、脊髓灰白质炎和流行性脑炎等）、蛛网膜下腔出血及蛛网膜下腔梗阻等时常呈阳性反应。脑出血时多呈强阳性反应，如外伤性血液混入脑脊液中，亦可呈阳性反应。

二、蛋白质定量测定

【原理】磺基水杨酸为生物碱试剂，能沉淀蛋白质，对白蛋白沉淀能力比球蛋白强，加适量硫酸钠后，沉淀清、球蛋白的能力趋于一致，再与标准蛋白比较进行定量测定，即磺基水杨酸-硫酸钠比浊法。

【试剂】磺基水杨酸-硫酸钠（SS-S）试剂：取磺基水杨酸3.0g和无水硫酸钠7.0g，加蒸馏水至100ml。过滤后，储存于棕色瓶中，如显色或混浊则不能用。

【操作】

1. 制备标准曲线　含蛋白质200mg/L、400mg/L、800mg/L、1200mg/L、1600mg/L的稀释混合人血清蛋白标准系列各0.5ml，加SS-S试剂4.5ml，充分混匀7～15分钟后，用420nm波长比浊，以吸光度为纵坐标，蛋白质为横坐标，绘制标准曲线。

2. 样品检测　取待测脑脊液标本各0.5ml于两个试管中，其中一个试管加SS-S试剂4.5ml，另一个试管加154mmol/L的NaCl溶液4.5ml作为空白管。在与制作标准曲线相同的条件下比色，所测吸光度可从标准曲线上求得蛋白质浓度。

【参考区间】腰椎穿刺：0.2～0.4g/L；脑室穿刺：0.05～0.15g/L；小脑延髓池穿刺：0.10～0.25g/L（磺基水杨酸-硫酸钠比浊法）。

【临床意义】

1. 中枢神经系统炎症　脑部感染时，脑膜和脉络丛毛细血管通透性增加，首先是白蛋白增高，随后是球蛋白和纤维蛋白增高。

2. 神经根病变　如梗阻性脑积水、吉兰-巴雷综合征，多数患者有蛋白质增高，而细胞数正常或接近正常，即蛋白-细胞分离现象。

3. 椎管内梗阻 脑与蛛网膜下腔互不相通，血浆蛋白由脊髓静脉渗出时，脑脊液蛋白质含量显著增高，有时高达30～50g/L，如脊髓肿瘤、转移癌、粘连性蛛网膜炎等。

4. 其他 早产儿脑脊液蛋白含量可达2g/L，新生儿为0.8～1.0g/L，出生2个月后逐渐降至正常水平。

【注意事项】

1. 脑脊液如呈混浊外观，应先离心取上清液检查。如蛋白质浓度过高，应先用生理盐水稀释后再测定。

2. 加入SS-S试剂的方法、速度，室温和比浊前标本放置时间都会影响实验结果，故操作时应注意控制操作方法和比浊时间与标准曲线制作方法一致。应随气温改变，勤作标准曲线。

三、葡萄糖测定

【原理】采用己糖激酶法，同血清葡萄糖测定。

【参考区间】腰椎穿刺：2.5～4.4mmol/L；脑室穿刺：3.0～4.4mmol/L；小脑延髓池穿刺：2.8～4.2mmol/L（己糖激酶法）。

【临床意义】正常脑脊液内葡萄糖含量仅为血糖的50%～80%，早产儿及新生儿因血脑屏障通透性增高，葡萄糖含量比成人高，一般认为无病理意义。葡萄糖增高见于脑出血、影响到脑干的急性外伤、中毒及糖尿病等；降低见于急性化脓性脑膜炎、结核性脑膜炎、真菌性脑膜炎、脑肿瘤、神经性梅毒和低血糖等。

四、氯化物测定

【原理】采用电极分析法，同血清氯化物测定。

【参考区间】成人：120～130mmol/L；儿童：111～123mmol/L（电极分析法）。

【临床意义】

1. 氯化物增高见于脱水、尿毒症、心力衰竭及浆液性脑膜炎等。

2. 氯化物降低主要见于呕吐、细菌性脑膜炎、真菌性脑膜炎、结核性脑膜炎、病毒性脑膜炎、肾上腺皮质功能减退、肾病变、脊髓灰质炎及脑肿瘤等。

五、酶类测定

【原理】采用速率法，同血清相关酶类测定。

【参考区间】乳酸脱氢酶（LDH）<40U/L、天冬氨酸氨基转移酶（AST）<20U/L、丙氨酸氨基转移酶（ALT）<15U/L、肌酸激酶（CK）0.5～2U/L、腺苷脱氨酶（ADA）<8U/L（速率法）。

【临床意义】LDH活性增高见于脑组织坏死、出血等。ALT、AST活性增高见于脑梗死、脑萎缩及急性颅脑损伤等。CK活性增高见于化脓性脑膜炎、结核性脑膜炎及多发性硬化等。ADA活性增高见于化脓性脑膜炎、脑出血及吉兰-巴雷综合征等。

六、免疫球蛋白测定

【原理】采用免疫比浊法，同血清免疫球蛋白测定。

【参考区间】IgG 10～40mg/L，IgA <6mg/L，IgM <0.22mg/L和IgE极少量（免疫比浊法）。

【临床意义】IgG增高见于神经梅毒、化脓性脑膜炎、结核性脑膜炎及病毒性脑膜炎等；IgA增高见于化脓性脑膜炎、结核性脑膜炎及病毒性脑膜炎等；IgM增高见于化脓性脑膜炎、病毒性脑膜炎、肿瘤及多发性硬化等；IgE增高见于脑寄生虫病等。

七、蛋白质电泳

【原理】常用醋酸纤维素薄膜电泳和琼脂糖凝胶电泳法，同血清蛋白质电泳测定。

【参考区间】前清蛋白3%～6%，白蛋白50%～70%，α_1-球蛋白4%～6%，α_2-球蛋白4%～9%，β-球蛋白7%～13%和γ-球蛋白7%～8%（琼脂糖凝胶电泳法）。

【临床意义】前清蛋白增高见于舞蹈症、帕金森病及脑积水等，减少见于中枢神经系统炎症；白蛋白增高见于脑血管病变，减少见于脑外伤急性期；α-球蛋白增高见于脑膜炎、脑肿瘤等；β-球蛋白增高见于退行性病变、外伤后偏瘫等；γ-球蛋白增高见于脑胶质瘤、多发性硬化等。

第四节 脑脊液有形成分分析

【操作】

1. 红细胞计数

（1）澄清标本：可混匀脑脊液后用滴管直接滴入血细胞计数池，静置1分钟，在高倍镜下，计数5个大方格内红细胞数，乘以2即为每微升红细胞数。如用升表示，则再乘以10^6。

（2）浑浊或血性标本：可用微量吸管吸取混匀的脑脊液20μl，加入含红细胞稀释液0.38ml的小试管内，混匀后滴入血细胞计数池内，静置2～3分钟，在高倍镜下，计数中央大方格内四角和正中5个中方格内红细胞数，乘以1000即为每升脑脊液的细胞总数。对压线细胞按“数上不数下、数左不数右”的原则。

2. 白细胞计数

(1) 非血性标本：小试管内加入冰醋酸1～2滴，转动试管，使内壁沾有冰醋酸后倾去，然后滴加混匀脑脊液3～4滴，数分钟后，混匀充入计数池，按血液白细胞计数法计数。

(2) 混浊或血性标本：将混匀脑脊液用1%冰醋酸溶液按血液白细胞计数法稀释后进行计数。为剔除因出血而来的白细胞数，用下式公式进行校正。

脑脊液白细胞校正数＝脑脊液白细胞计数值－出血增加的白细胞数

出血增加的白细胞数＝外周血白细胞数×脑脊液红细胞数/外周血红细胞数

3. 细胞分类

(1) 直接分类法：白细胞计数后，将低倍镜换为高倍镜，直接在高倍镜下根据细胞核形态分别计数单个核细胞（包括淋巴细胞、单核细胞）和多个核细胞，应数100个白细胞，并以百分率表示。若白细胞少于100个，应直接写出单个核、多个核细胞的具体数字。

(2) 染色分类法：如直接分类法不易区分细胞或临床需细胞分类结果时，可将脑脊液离心沉淀，取沉淀物2滴，加正常血清1滴，推片制成均匀薄膜，置室温或37℃温箱内待干，行瑞氏染色后用高倍镜或油镜分类。如见有不能分类的细胞，应请有经验技术人员复核，并另行描述报告，如脑膜白血病或肿瘤细胞。最好取0.5ml脑脊液用玻片离心沉淀仪制片后染色分类，可最大限度地获取全部细胞，并保持细胞完整性，脑脊液中找到癌细胞是临床确诊脑膜癌重要手段。

【参考区间】

红细胞计数：0×10^6/L。

白细胞计数：成人（0～8）$\times10^6$/L；儿童（0～15）$\times10^6$/L；新生儿（0～30）$\times10^6$/L。

细胞分类：淋巴细胞：成人40%～80%，新生儿5%～35%；单核细胞：成人15%～45%，新生儿50%～90%；中性粒细胞：成人＜6%，新生儿＜8%。

【注意事项】

1. 计数应在标本采集后1小时内完成。如放置过久，细胞会破坏、沉淀或纤维蛋白凝集，导致计数不准确。

2. 细胞计数时，应注意新型隐球菌与白细胞区别。前者不溶于醋酸，加优质墨汁后可见不着色荚膜。

3. 使用计数板后应立即清洗，以免细胞或其他成分黏附在计数板上，影响使用。

【临床意义】

1. 中枢神经系统病变的脑脊液细胞数可增多，其增多程度及细胞种类与病变性质有关。

2. 中枢神经系统病毒感染、结核性或真菌性脑膜炎时，细胞数可中度增加，常以淋巴细胞为主，早期伴有中性粒细胞及单核细胞。

3. 细菌感染时，如化脓性脑膜炎者细胞数显著增加，早期以中性粒细胞为主。

4. 脑寄生虫病时，可见较多嗜酸性粒细胞。

5. 脑室或蛛网膜下腔出血时，脑脊液内可见多数红细胞，红细胞吞噬细胞及含铁血黄素细胞。

6. 脑膜白血病和脑膜癌时，可见白血病细胞或癌细胞。

第五节 脑脊液病原微生物检查

脑脊液病原微生物检查包括革兰染色检查细菌、抗酸染色检查结合分枝杆菌、湿片法寄生虫检查、墨汁染色新型隐球菌检查。详见第四篇第四、六、八章。

第十章

痰液检验

痰液是肺泡、支气管和气管分泌物，痰液检查对某些呼吸系统疾病，如肺结核、肺吸虫、肺部肿瘤、支气管哮喘、支气管扩张和慢性支气管炎等诊断、疗效观察和预后判断有一定价值。

第一节　痰液标本的采集与处理

【操作】

1. 痰常规标本　嘱患者晨起用清水漱口，然后用力咳出1～2口痰液，盛于蜡纸盒或广口容器内。如查癌细胞，容器内应放10%甲醛溶液或95%乙醇溶液固定后送检。

2. 痰培养标本　清晨痰量多，含菌量亦大，嘱患者先用复方硼砂含漱液，再用清水漱口，除去口腔中细菌，深吸气后用力咳出1～2口痰液盛于灭菌培养皿或瓶中，及时送检。

3. 24小时痰标本　容器上贴好标签，注明起止时间，嘱患者将晨7时至次日7时的痰液全部留在容器中送检，不可将漱口液、唾液等混入。

【注意事项】痰液标本收集法因检验目的不同而异，主要用自然咳痰法。采集容器须加盖，痰液勿污染容器外（用不吸水容器盛留）。

1. 痰液一般检查应收集新鲜痰，以清晨第一口痰为宜。患者起床后刷牙，漱口（用3% H_2O_2 及清水漱3次），用力咳出气管深处呼吸道分泌物，勿混入唾液、鼻咽分泌物和漱口水，及时送检。适用于常规检验、一般细菌检验、结核菌检查。

2. 细胞学检查用上午9～10点深咳痰液及时送检（清晨第一口痰在呼吸道停留时间久，细胞可发生自溶破坏或变性而结构不清）。应尽量送含血痰液。

3. 浓缩法找抗酸杆菌应留24小时痰（量不少于5ml），细菌检验应避免口腔、鼻咽分泌物污染。

4. 幼儿痰液收集困难时，可用消毒棉拭子刺激喉部引起咳嗽反射，用棉拭子采取标本。

5. 对无痰或少痰患者可用经45℃加温100g/L氯化钠水溶液雾化吸入，促使痰液咳出；对小儿可轻压胸骨柄上方，诱导咳痰；昏迷患者可清洁口腔后用负压吸引法吸取痰液。

6. 观察每日痰排出量和分层时，须将痰放入广口容器内，可加少量苯酚防腐。

7. 标本不能及时送检，可暂时冷藏保存，但不宜超过24小时。

8. 检验完毕后，标本及容器应按生物危害物处理。

第二节　痰液理学检验

痰液理学检验有检测痰液的量、颜色、气味、性状等理学指标，为呼吸系统疾病诊断及疗效判断提供依据。

【结果判定】

1. 量　以ml/24h计，无痰或仅有少量泡沫样或黏液样痰。

2. 颜色　白色或灰白色。

3. 气味　无特殊气味。

4. 性状　呈泡沫状或稍黏稠。

5. 异物　无。

【临床意义】

1. 量　增多见于慢性支气管炎、支气管扩张、肺脓肿、肺结核、脓胸和支气管破裂。

2. 颜色　黄色或黄绿色见于呼吸道化脓性感染；

铁锈色见于大叶性肺炎；咖啡色见于阿米巴脓肿；绿色见于铜绿假单胞菌感染、肺肿瘤；红色见于急性心力衰竭、肺梗死、出血、肺结核或肺肿瘤等。

3. 性状 黏液性见于气管炎、哮喘、大叶性肺炎等；浆液性见于肺水肿；脓性见于肺脓肿、脓胸、支气管扩张等；黏液脓性见于慢性支气管炎、支气管扩张、肺结核等；浆液脓性见于肺脓肿、肺组织坏死等；血性见于肺结核、肺吸虫、支气管扩张等；支气管管型见于大叶性肺炎、慢性支气管炎、纤维性支气管炎；痰块见于慢性支气管炎、支气管扩张等。

第三节 痰液有形成分分析

【试剂与器材】

1. 革兰染液、瑞-吉染液、H-E 染液和巴氏染液。

2. 显微镜、载玻片、盖玻片和培养皿。

【操作】

1. 直接涂片法

（1）制备涂片：将痰液滴于载玻片上，加盖玻片。

（2）显微镜观察：先低倍镜观察全片，再用高倍镜观察视野内白细胞、红细胞和上皮细胞等有形成分。

2. 涂片染色法

（1）制备和固定涂片：常规制备痰液涂片，用固定液固定 10 分钟。

（2）染色：根据不同的目的做不同染色。

（3）显微镜观察：先低倍镜观察全片，再用高倍镜观察各种有形成分及其形态变化。

【结果判定】正常情况下，痰液中无红细胞，可见少量上皮细胞、白细胞和肺泡巨噬细胞，如找到其他有形成分应如实报告。

【临床意义】

1. 红细胞 在脓性、黏液性、血性痰中可见，且多已破坏，形态不完整。

2. 白细胞 中性粒细胞增多见于炎症，且多已退化、变形。嗜酸性粒细胞增多见于支气管哮喘、过敏性支气管炎和肺吸虫病等。

3. 上皮细胞 鳞状上皮细胞见于急性喉炎；柱状上皮细胞见于支气管哮喘、急性支气管炎。

4. 弹力纤维 为均匀细长、弯曲、折光性强、轮廓清晰条状物，末端分叉，无色或微黄，加 10g/L 伊红乙醇溶液 1 滴可染成红色，植物纤维不着色。见于肺脓肿和肺癌患者。

5. 夏科-雷登结晶 为菱形无色透明结晶，两端尖长，大小不等，折光性强，实质为破裂融合嗜酸性粒细胞颗粒。常与嗜酸性粒细胞、库什曼螺旋体并存。见于肺吸虫病和支气管哮喘等。

6. 肺泡吞噬细胞 肺泡吞噬细胞存在于肺泡间隔内，可通过肺泡壁进入肺泡，为大单核细胞或肺泡上皮细胞。吞噬尘粒和其他异物后形成尘细胞或载碳细胞，见于过量吸烟、烟尘环境中生活；吞噬红细胞后称为含铁血黄素细胞或心力衰竭细胞，见于肺部长期淤血、心力衰竭、肺炎、肺气肿、肺栓塞、肺出血。

7. 肿瘤细胞 见于原发性或转移性肺癌。

8. 寄生虫和虫卵 可查到阿米巴滋养体、卡氏肺孢子虫、细粒棘球蚴和多房棘球蚴，当肺内寄生的棘球蚴囊壁破裂时，患者痰中可查到原头蚴和囊壁碎片。卫氏并殖吸虫卵，尤其是有脓血性痰的肺吸虫患者多能查到虫卵。

9. 细菌检查 取痰液涂片，干燥后行革兰染色，查找细菌、螺旋体、梭形杆菌和真菌等；用抗酸染色找抗酸杆菌。出现真菌孢子见于严重免疫功能低下者、广谱抗生素及肾上腺皮质激素的大剂量使用、严重糖尿病、白血病和白细胞减少患者继发感染。

第十一章

支气管肺泡灌洗液检验

支气管肺泡灌洗液（bronchoalveolar lavage fluid，BALF）是利用纤维支气管镜，对肺段、亚肺段进行灌洗后，采集的肺泡表面衬液。对支气管肺泡灌洗液进行细胞学及微生物、寄生虫的病原学检查，对呼吸系统疾病尤其是下呼吸道疾病的诊断定位、病情观察、预后判断、发病机制的研究均有重要价值。

第一节　支气管肺泡灌洗液标本的采集与处理

1. 支气管肺泡灌洗液由临床医生行纤维支气管镜检查时采集。经单层纱布过滤去除黏液，800r/min离心10分钟后，上清液用于化学和免疫学检查，沉淀物用于显微镜检查。

2. 用于微生物检查的标本须严格无菌操作，避免杂菌混入。支气管肺泡灌洗液须符合下列要求：①达到规定的回收比例，回收率40%以上；②不可混有血液，红细胞数<10%；③上皮细胞一般<3%。

第二节　支气管肺泡灌洗液有形成分分析

支气管肺泡灌洗液有形成分分析包括细胞学检查、微生物学及寄生虫学检查，对临床呼吸系统疾病的诊断、治疗及疗效观察有很大的帮助。

一、细胞学检查

【原理】有核细胞须计数除上皮细胞、红细胞外的所有细胞，细胞分类可用沉淀物制成涂片进行。

【参考区间】正常支气管肺泡灌洗液中的有核细胞为（5～10）$\times 10^6$/L，肺泡吞噬细胞为>90%，淋巴细胞为1%～5%，中性粒细胞≤2%，嗜酸性粒细胞<1%，无癌细胞。

【临床意义】中性粒细胞增多见于细菌感染；淋巴细胞增多见于病毒感染等；嗜酸性粒细胞增多见于支气管哮喘、嗜酸性粒细胞增高性肺炎等。淋巴细胞增多时可行淋巴细胞亚群分析。检查出癌细胞有利于肺部肿瘤的诊断。

二、微生物检查

1. 涂片　支气管肺泡灌洗液的非病原性杂菌很少，不含气管和左右大支气管的分泌物，因此，涂片检查病原菌的意义较大。

2. 培养　适用于细菌、真菌等病原微生物的培养。培养细菌数≥10^5cfu/ml时，有临床意义。

三、寄生虫检查

痰液中寄生虫、虫卵检出率低，但支气管肺泡灌洗液对卡氏肺孢子虫、卫氏并殖吸虫检出率高。

四、细胞免疫检查

支气管肺泡灌洗液中定量测定CD3和CD4阳性T细胞比率是最常用的项目，可用于检测肉瘤样病。通常采用流式细胞仪进行检测。测定CD1a阳性细胞有助于Langerhans细胞组织细胞增多症的诊断，但肺泡巨噬细胞也会表达此类抗原。

第十二章

浆膜腔积液检验

正常情况下，人体浆膜腔内含少量起润滑作用的液体。病理情况下，浆膜腔内因大量液体潴留而形成浆膜腔积液，按积液部位不同分为胸腔积液、腹腔积液、心包腔积液和关节腔积液；按积液性质不同分为漏出液和渗出液。浆膜腔积液检验主要包括理学检查、化学检验和有形成分分析，在漏出液和渗出液、癌性和非癌性积液、结核性和非结核性积液的鉴别诊断及寻找致病原因等方面具有重要意义。

第一节 浆膜腔积液标本的采集与处理

1. 浆膜腔积液的采集由临床相关科室医生穿刺获得，放置引流的患者直接从引流管内接取，留取中段液体置于无菌容器内。

2. 常规检测及细胞学检查留取2ml，化学分析留取2ml，厌氧培养留取1ml，检查抗酸杆菌则留取10ml。

3. 为防止积液凝固，进行细胞涂片检查应加入100g/L EDTA钠盐或钾盐进行抗凝处理，每0.1ml抗凝剂可抗凝6ml浆膜腔积液；生化检查及pH测定采用肝素抗凝处理；除留取上述样本，还需另留一管不添加抗凝剂，观察有无凝块。

4. 由穿刺取得的标本为防止细胞变性、出现凝块或细菌破坏自溶等，标本需及时送检。若无法及时送检，可加入10%乙醇置2~4℃保存，不宜超过2小时。

5. 检验后标本和容器均需消毒处理。

第二节 浆膜腔积液理学检验

【原理】因漏出液与渗出液产生机制不同，其理学性质如颜色、透明度、凝固性等也有所不同，可通过肉眼和感官方法区别。

【器材】比重计、折射仪、pH试纸或pH计。

【操作】

1. 肉眼观察浆膜腔积液颜色并直接记录。

2. 观察透明度时可轻摇标本，肉眼观察浆膜腔积液透明度的变化。

3. 倾斜浆膜腔积液试管，肉眼观察有无凝块形成。

4. 测比密前，标本应充分混匀，其方法与尿比密相同。

5. 采用pH试纸或pH计测量浆膜腔积液的酸碱度。

【临床意义】

1. 颜色　通常漏出液呈清亮、淡黄色液体。红色见于恶性肿瘤、结核病急性期等；黄色见于各种原因引起的黄疸；绿色见于铜绿假单胞菌感染；乳白色见于化脓性感染、胸导管或淋巴管阻塞性疾病；黑色见于曲霉感染；棕色或咖啡色见于恶性肿瘤、内脏损伤、出血性疾病、穿刺损伤和阿米巴脓肿破溃入浆膜腔等；草绿色见于尿毒症引起的心包积液。

2. 透明度　通常漏出液是清晰透明。透明度与积液所含细胞、细菌及蛋白质的含量有关。渗出液因含细菌、细胞、蛋白质呈不同程度的混浊；漏出液因含细胞、蛋白质少，无细菌而清晰透明。

3. 凝固性　渗出液含有纤维蛋白原等凝血因子易自行凝固或有凝块产生，漏出液不凝固。

4. 比重　渗出液因含蛋白质、细胞较多而比重常大于1.018；漏出液因含溶质少，常小于1.015。

5. 酸碱度　通常漏出液pH为7.40~7.50。降低见于感染性浆膜炎及风湿性疾病等继发性浆膜炎。

第三节 浆膜腔积液化学检验

一、浆膜腔积液黏蛋白定性试验

【原理】渗出液中含大量浆膜黏蛋白，在酸性条件下可产生白色雾状沉淀，即Rivalta试验阳性。

【操作】取100ml量筒，加蒸馏水100ml，滴入冰醋酸0.1ml，充分混匀（pH 3～5），静止数分钟，将积液靠近量筒液面逐滴轻轻滴下，在黑色背景下，观察白色雾状沉淀发生及其下降速度等。

【试剂与器材】量筒、冰醋酸和蒸馏水。

【结果判定】在滴下穿刺液后，如见浓厚白色云雾状沉淀很快地下降，而且形成较长的沉淀物，即Rivalta试验阳性；如产生白色浑浊不明显，下沉缓慢，并较快消失者为阴性反应。

阴性：清晰不显雾状。

可疑：（±）渐呈白雾状。

阳性：（+）呈白雾状；（++）呈白薄云状；（+++）呈白浓云状。

【临床意义】主要用于漏出液和渗出液鉴别，漏出液为阴性，渗出液为阳性。

二、浆膜腔积液蛋白质定量试验

【原理】采用双缩脲法，同血清总蛋白测定。

【临床意义】

1. 主要用于漏出液和渗出液鉴别。漏出液<25g/L，渗出液>30g/L。

2. 炎症性疾病（化脓性、结核性等）浆膜腔积液蛋白质含量多>40g/L；恶性肿瘤为20～40g/L；肝静脉血栓形成综合征为40～60g/L；淤血性心功能不全、肾病综合征蛋白浓度最低，多为1～10g/L；肝硬化患者腹腔积液蛋白质多为5～20g/L。

三、浆膜腔积液葡萄糖测定

【原理】采用己糖激酶法，同血清葡萄糖测定。

【临床意义】通常，漏出液葡萄糖为3.6～5.5mmol/L。降低见于风湿性积液、积脓、结核性积液、恶性积液或食管破裂等。胸腔积液葡萄糖含量<3.33mmol/L，或胸腔积液与血清葡萄糖比值<0.5，多见于类风湿性积液、恶性积液、非化脓性感染性积液和食管破裂性积液等。

四、浆膜腔积液酶类测定

（一）乳酸脱氢酶测定

【原理】采用酶速率法，同血清乳酸脱氢酶（lactate dehydrogenase，LDH）测定。

【临床意义】主要用于漏出液与渗出液鉴别诊断。漏出液<200U/L，渗出液>200U/L。积液与血清LDH之比<0.6时，为漏出液；积液与血清LDH之比>0.6时，为渗出液。渗出液中化脓性感染增高最为显著，均值可达正常血清30倍，其次为恶性积液；结核性积液略高于正常血清。恶性胸腔积液LDH约为自身血清3.5倍，而良性积液约为2.5倍。

（二）腺苷脱氨酶测定

【原理】采用酶速率法，同血清腺苷脱氨酶（adenosine deaminase，ADA）测定。

【临床意义】主要用于鉴别结核性和恶性积液。结核性积液ADA活性明显增高，常>40U/L，甚至超过100U/L，抗结核治疗有效时，ADA活性随之减低。

（三）淀粉酶测定

【原理】采用酶速率法，同血清淀粉酶（amylase，AMY）测定。

【临床意义】主要用于判断胰源性腹腔积液和食管破裂性胸腔积液。胸腔积液淀粉酶升高（>300U/L），多见于食管穿孔及胰腺外伤合并胸腔积液，原发性或继发性肺腺癌胸腔积液AMY显著升高。

胰腺的各类炎症、肿瘤或损伤时，腹腔积液AMY水平可高出血清数倍至几十倍。也可见于胃穿孔、十二指肠穿孔、急性肠系膜血栓形成和小肠狭窄等。

第四节 浆膜腔积液有形成分分析

【原理】根据浆膜腔积液中的各种细胞形态特点，通过计算一定体积的浆膜腔液体内细胞数或将标本染色分类计数，计算出浆膜腔积液中各种细胞的数量或百分比。

【试剂与器材】

1. 试管、吸管、玻棒、改良Neubauer计数板、盖玻片和显微镜。

2. 冰醋酸、白细胞稀释液、瑞氏染液或瑞-吉染液。

【操作】

1. 细胞总数及有核细胞计数　计数方法与脑脊液相同，如细胞数较多的应用稀释法进行检查。

2. 细胞形态学检查及分类

（1）直接分类法：高倍镜下根据有核细胞的核有无分叶分别计数单个核细胞和多核细胞，计数100个有核细胞，以比例或百分比表示。

（2）染色分类法：穿刺液应在抽出后立即离心，用沉淀物涂片3~5张，也可用细胞玻片离心沉淀收集细胞，以瑞氏或瑞-吉染色法进行分类。必要时，制备稍厚涂片，湿固定30分钟，作苏木素-伊红（HE）或巴氏染色查找癌细胞。恶性肿瘤性积液主要为腺癌，其次为鳞癌、间皮瘤等。漏出液中细胞较少，以淋巴细胞和间皮细胞为主；渗出液中细胞种类较多。

3. 其他有形成分

（1）结晶：胆固醇结晶见于脂肪变性的陈旧性胸腔积液、胆固醇性胸膜炎所致积液；积液中伴嗜酸性粒细胞增多时，可见有夏科-雷登结晶。

（2）染色体：染色体检查是诊断恶性肿瘤的有效检查方法之一，癌性积液细胞染色体变化主要有染色体数量异常、染色体形态异常的标志染色体。

（3）病原微生物检查：①细菌：对怀疑为渗出液的样本，应进行无菌操作离心沉淀后细菌培养和涂片染色检查。临床上可见的细菌有结核杆菌、大肠埃希菌、铜绿假单胞菌等。②寄生虫及虫卵：积液离心沉淀后，涂片观察有无寄生虫及虫卵。乳糜性积液注意观察有无微丝蚴；包虫病所致的积液中可见到棘球蚴头节；阿米巴病的积液中可见阿米巴滋养体。

【临床意义】

1. 通常漏出液 $<100\times10^6/L$，渗出液 $>500\times10^6/L$。少量红细胞多见于穿刺损伤，对渗出液和漏出液的鉴别意义不大；大量红细胞提示为出血性渗出液，主要见于恶性肿瘤（最常见）、穿刺损伤及肺栓塞等。

2. 中性粒细胞增多（>50%）常见于急性炎症（如类肺炎性胸腔积液）。

3. 淋巴细胞增多（>50%）常见于漏出液、结核、肿瘤、冠状动脉分流术、淋巴增生性疾病和乳糜性积液。

4. 嗜酸性粒细胞增多（>10%）常见于气胸、肺栓塞、外伤性血胸、胸管反应、寄生虫病和Churg-Strauss综合征。

5. 源自实体肿瘤的肿瘤细胞常见于转移性肿瘤。原始细胞常见于造血系统恶性肿瘤。

6. 胆固醇结晶见于陈旧性胸腔积液和胆固醇胸膜炎积液；含铁血黄素颗粒见于浆膜腔出血。

7. 乳糜性积液离心后沉淀物中可查有无微丝蚴；包虫性胸腔积液可查有无棘球蚴头节和小钩；阿米巴性积液可查有无阿米巴滋养体。

【注意事项】标本采集后及时送检，收到标本后应立即检查，以免积液凝固或细胞破坏使结果不准确。计数前，标本必须混匀。因穿刺损伤血管，引起血性浆膜腔积液，白细胞计数结果必须校正，以剔除因出血而带来白细胞。涂片染色分类计数时，离心速度不能太快，否则细胞形态受影响，涂片固定时间不能太长，更不能高温固定，以免细胞皱缩。

第十三章

精液检验

精液是男性生殖器官和附属性腺分泌液体，主要由精子和精浆组成。精液检验包括理学检查、化学检验、有形成分分析等，为男性生殖系统疾病的诊断、预后判断以及男性生育能力的评价提供依据。

第一节　精液标本的采集与处理

一、精液标本的采集

1. 采样前禁欲时间为2～7天。如需多次采集标本，每次禁欲时间天数均应尽可能一致。3个月内至少应检查2次，2次间隔时间应>7天，但不超过3周。

2. 应提供患者关于精液标本采集的清晰的书面和口头的指导，应强调精液标本采集必须完整，应要求患者告知精液标本是否有部分丢失的情况。

3. 使用专用或指定清洁干燥广口带刻度容器收集精液。仅在特殊情况下，可使用专门为采集精液设计的无毒性避孕套来采集标本。

4. 容器应保持在20～37℃环境中，并尽快送检。容器必须注明患者姓名和（或）识别号（标本号或条码），标本采集日期和时间。

5. 应将一次射精精液全部送检。如标本不完整，应在检验报告中注明。

二、精液标本的处理

收到标本记录留取时间后，应立即加盖保存于37℃环境中观察液化时间。精液内可能含有HBV、HIV和疱疹病毒等，故精液和相关使用过的器材应按潜在生物危害物进行处理。

第二节　精液理学检验

通常，精液理学检验包括以下步骤：①开始5分钟，将标本容器置37℃环境，待精液液化；②30～60分钟，评估精液液化时间、外观、精液量、精液pH、精子活力、精子数量、精子存活率、混合抗球蛋白反应试验、过氧化物酶试验和免疫珠试验；③3小时内；标本送至微生物实验室；④4小时后，评估精子形态学，如需要测定附属性腺标志物和间接免疫珠试验。

理学检查包括精液外观、精液量、液化时间、黏稠度和酸碱度等。

一、精液外观

正常精液外观呈均质性、灰白色，精子浓度非常低时，精液略显透明。有红细胞时（血精）精液呈红褐色，黄疸患者和服用维生素或药物者的精液可呈黄色。

二、精 液 量

正常一次射精精液量约为1.5～6.8ml。推荐采用称重法测量精液量；或将精液标本直接采集到一个改良的广口带刻度玻璃量杯中，直接从刻度上读取精液体积（精确到0.1ml），不推荐将精液吸到移液管或注射器，或倒入量筒来测量体积。精液量减少见于射精管阻塞、先天性双侧输精管缺如或精囊腺发育不良，也可能是采集问题、不完全逆行射精或雄激素缺乏。精液量增多见于附性腺活动性炎症。

三、黏稠度

精液液化后，用一次性广口径（直径约 1.5mm）移液管吸入精液，然后让精液靠重力滴落，观察拉丝长度。或将一玻棒插入标本，提起玻棒，观察拉丝长度。正常精液形成不连续的小滴，拉丝长度 < 2cm。黏稠度增加干扰精子活力、精子浓度、精子表面抗体和生化标志物的检测。

四、液化时间

精液射到收集容器后很快呈现典型的半固体凝胶的团块。通常，在室温或 37℃ 孵箱内几分钟内，精液开始液化（变得稀薄），精液标本在 15 分钟内常完全液化，很少超过 60 分钟。若液化时间超过 60 分钟则为异常，应作记录。正常液化的精液标本可能含有不液化的胶冻状颗粒，无任何临床意义。

五、酸碱度

pH 应在液化后测量，最好在 30 分钟后，宜使用测量范围为 6.0～10.0 的 pH 试纸来测量酸碱度。正常精液 pH 为 7.2～8.0（平均 7.8）。pH <7.0 并伴有精液量减少和精子数量少，可能存在射精管阻塞、先天性双侧输精管缺如或精囊腺发育不良。pH 增高不能提供有用的临床信息。

第三节 精浆果糖测定

【原理】 间苯二酚显色法：果糖与间苯二酚在加热条件下可生成红色化合物，经与标准曲线比较，可得到样本中果糖含量。

【试剂】

1. 0.175mol/L $ZnSO_4 \cdot 7H_2O$　50.2g/L 硫酸锌，加蒸馏水至 1L。

2. 0.150mol/L $Ba(OH)_2 \cdot 8H_2O$　47.3g/L 氢氧化钡，加蒸馏水至 1L。

3. 1g/L 间苯二酚　分析纯间苯二酚 1g，加 95% 乙醇 1L 配制。

4. 10mol/L HCl　于 87ml 蒸馏水中加入浓 HCl 413ml。

5. 果糖标准贮存液　50mg 果糖加蒸馏水至 100ml。

6. 果糖标准液　果糖标准贮存液 1ml，加蒸馏水至 10ml。

【操作】

1. 取精浆 0.1ml，加蒸馏水 2.9ml，混匀，加 0.5ml 0.15mol/L $Ba(OH)_2$，0.5ml 0.175mol/L $ZnSO_4$，混匀，静置 5 分钟，离心取上清液备用。

2. 按表 1-13-1 操作。

表 1-13-1　间苯二酚法测定精浆果糖操作步骤

试剂（ml）	测定管	标准管	空白管
待测上清液	1	–	–
果糖标准液	–	1	–
蒸馏水	–	–	1
间苯二酚	1	1	1
10mol/L HCl	3	3	3

90℃ 水浴 10 分钟，流水冷却，490nm，空白管调零，读取吸光度

【结果判断】 果糖（g/L）=（测定管吸光度/标准管吸光度）×2。

【参考区间】 0.87～3.95g/L。

【临床意义】 减低见于精囊腺炎和雄激素分泌不足；缺如见于先天性精囊腺缺如、逆行射精等。

第四节 精液有形成分分析

测定精液中精子、生精细胞及上皮细胞等有形成分，为评价男性生育功能、捐精者精液质量、输精管结扎术后疗效和法医学鉴定提供依据。

一、精子存活率和活动率测定

精子存活率（motility）通过检测精子膜的完整性来评价，常用染料拒染法或低渗膨胀试验来鉴别细胞膜完整的精子，从而得出活精子的百分率。

（一）伊红染色法

【试剂】 5g/L 伊红 Y 染色液：伊红 Y0.5g，加 9g/L 生理盐水至 100ml。

【操作】

1. 在载玻片上加新鲜精液和伊红 Y 染色液各 1 滴，混匀后加上盖玻片，30 秒后在高倍镜下观察，活精子头部呈白色或淡粉红色不着色，死精子头部呈红色或暗粉红色。

2. 计数 200 个精子，计算未着色（活精子）的百分率。

（二）伊红-苯胺黑染色法

【试剂】

1. 伊红 Y 染色液　将 0.67g 伊红 Y 和 0.9g 氯化

钠溶入100ml纯净水中。

2. 伊红-苯胺黑染色液 将10g苯胺黑加到配好的100ml伊红Y溶液中，加热至沸腾，然后冷却至室温，用滤纸过滤，存储于黑色密封玻璃瓶中。

【操作】

1. 取小试管，加新鲜精液和伊红Y染色液各1滴，混匀。

2. 30秒后加苯胺黑溶液3滴，混匀。

3. 30秒后在载玻片上加精液、伊红-苯胺黑染色液的混合液1滴，制成涂片，待干。

4. 油镜下观察，活精子为白色，死精子染成红色或暗粉红色，背景呈黑色。计数200个精子，计算未着色（活精子）百分率。

（三）精子低渗膨胀试验

精子低渗膨胀试验作为染料拒染法的替代试验，当必须避免精子染色的时候，如ICSI选择精子时，可采用此法。

【试剂】膨胀液：枸橼酸钠0.735g，果糖1.351g，加蒸馏水至100ml。分装，-20℃冷冻保存，使用前解冻，并充分混匀。

【操作】

1. 取小试管，加1ml膨胀液，37℃预温5分钟。

2. 加0.1ml液化精液，轻轻搅匀，37℃孵育至少30分钟。

3. 在相差显微镜高倍视野下观察，发生膨胀的精子通过精子形状的改变来辨别。如精子尾部卷曲为活精子。见图1-13-1。计数200个精子，计算膨胀精子的百分率。

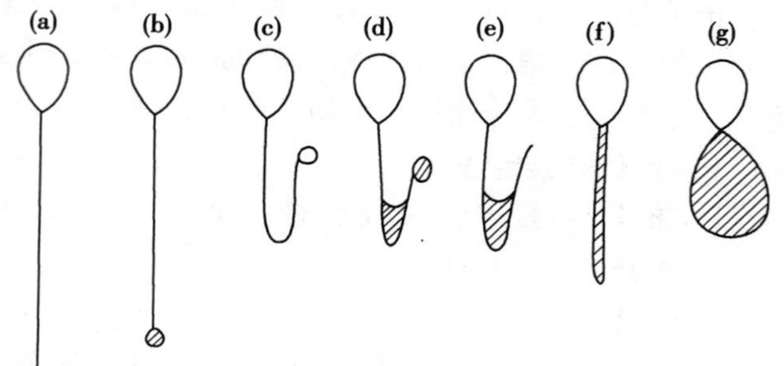

图1-13-1 低渗情况人类精子典型变化图

注：（a）无变化；（b）~（g）尾部变化的不同类型，画线部分代表尾部膨胀区

【参考区间】精子存活率58%~91%。

【临床意义】精子存活率与活动率主要用于男性不育症检查，两者降低示男性生育力下降。精子活动率降低可见于精索静脉曲张；淋病、梅毒等生殖系统感染；高温环境、放射线等物理因素；应用某些抗代谢药、抗疟药、雌激素等；存在抗精子抗体等免疫因素。精子活动率低于40%可导致不育。

【注意事项】

1. 标本应注意保暖，宜在保温镜台上进行观察。如室温低于10℃时，应将标本先放入37℃温育5~10分钟后镜检。

2. 精子湿片检查若不活动精子过多，应采用体外活体染色法观察活精子数进行确证。湿片法和染色法操作简单，适合临床初筛检查。

3. 某些标本试验前就有尾部卷曲的精子，在精子低渗膨胀试验前，计算未处理标本中尾部卷曲精子的百分数，实际精子低渗膨胀试验结果百分率就等于测定值减去未处理标本中尾部卷曲精子百分率。

二、精子活动力测定

精子活动力的检测常用传统显微镜法、连续摄影法和精子质量分析仪法。WHO推荐使用评估精子活力等级的简单系统。

【操作】取充分混匀精液标本10μl制片，在高倍视野下观察约200个精子，并进行分级，首先计数前向运动（PR）和非前向运动（NP）精子，随后在同一视野内计数不活动（IM）精子。

【结果判断】

前向运动（PR）：精子主动地呈直线或沿一大圆周运动，不管其速度如何。

非前向运动（NP）：所有其他非前向运动的形式，如小圆周泳动、尾部动力几乎不能驱使头部移动或只能观察到尾部摆动。

不活动（IM）：精子没有运动。

【参考区间】精子总活动力（PR+NP）40%~78%，前向运动32%~72%。

【临床意义】前向精子活动力的程度与妊娠率相关。精子活动力减低见于精索静脉曲张；生殖系统非特异性感染；应用某些抗代谢药、抗疟药、雌激素等。精子活动力是评估男性生育能力的重要指标。

【注意事项】此检查受许多因素影响，如精液离体时间、环境温度、液化程度等。因此，最好在排精后尽快检查，尽可能在37℃环境中测定。

三、精子计数

【试剂】精子稀释液：碳酸氢钠5g，40%甲醛溶液1ml，蒸馏水100ml，待完全溶解过滤后使用。

【操作】

1. 于小试管内加精子稀释液 0.38ml，取液化精液 20μl，加入稀释液内混匀。

2. 充分摇匀后，滴入改良 Neubauer 计数板的计数池内，静置 1~2 分钟，待精子下沉后，以精子头部作为基准进行计数。

3. 如每个中央中方格内精子少于 10 个，应计数所有 25 个中方格内的精子数。

4. 如每个中央中方格内精子在 10~40 个，应计数 10 个中方格内的精子数。

5. 如每个中央中方格内精子多于 40 个，应计数 5 个中方格内的精子数。

【结果判断】

$$精子数=\frac{计数结果}{计数中方格数}\times 25\times\frac{1}{计数池高度}\times 20\times 10^3/ml$$

$$=\frac{计数结果}{计数中方格}\times\frac{1}{计数池高度}\times 5\times 10^5/ml$$

【参考区间】精子计数（15~213）$\times 10^6$/ml，精子总数（39~802）$\times 10^6$/每次射精。

【临床意义】每次射精的精子数与妊娠时间有关，并且可预测受孕。精子总数可以衡量睾丸产生精子的能力和男性输精管道畅通的程度。精液中精子浓度与受精率和妊娠率相关，精子数量受精囊腺和前列腺分泌液量的影响，不是衡量睾丸功能的特异性指标。精子计数是单位体积精液中的精子数目，是一个射出精子数目与稀释精子液体体积的函数。精子总数是一次完整射精的精液中的精子总数，由精子浓度乘以精液体积得出。

【注意事项】

1. 出现一次异常结果，应间隔 1 周后复查，反复检查 2 次以上方能得出比较正确的结果。

2. 如低倍镜、高倍镜检查均无精子，应将精液离心沉淀后再次涂片检查，如 2 次均无精子，报告“无精子”。

3. 因统计学上符合泊松分布规律，为减少取样误差，必须计数足够数量的精子，最好计数 400 个以上的精子，使计数精密度能达到 5%。

四、精子形态观察

【试剂】改良巴氏染色液、Shorr 染色液、Diff-Quik 快速染色液：商品化染色液一般质量均佳，但实验室也可自行配制。

【操作】

1. 在载玻片上滴 1 滴精液，约 5~20μl，采用压片法或推片法制片。

2. 将涂片浸入 95% 乙醇至少 15 分钟后做巴氏染色；或用 75% 乙醇固定 60 分钟后做 Shorr 染色；或用 95% 甲醇固定 60 分钟后做 Diff-Quik 快速染色。

3. 在油镜下观察，至少计数 200 个精子，记录正常和异常精子的数量。

【结果判定】评估精子正常形态时应采用严格标准，精子包括头、颈、中段、主段和末段，而光镜下可认为精子是由头（和颈）和尾（中段和主段）组成。只有头和尾都正常的精子才认为是正常的。精子头的形状必须是椭圆形，顶体区清晰可辨，约占头部的 40%~70%，顶体区没有大空泡，并且不超过 2 个小空泡，空泡大小不超过头部的 20%，顶体后区没有任何空泡；中段细长规则，约与头部长度相等，中段主轴应与头部长轴成一条直线，当残留胞质超过精子头大小 1/3 时认为是残留胞质过量；主段应比中段细，均一，长约 45μm，尾部应没有显示鞭毛折断的锐利折角，主段可自身卷曲成环状。

所有形态学处于临界状态的精子均列为异常。异常精子可有：①头部缺陷：大头、小头、锥形头、梨形头、圆头、无定形头、有空泡头、顶体过小头或过大、双头等；②颈段和中段缺陷：颈部弯曲、中段非对称地接在头部、粗的或不规则中段、异常细的中段等；③主段缺陷：短尾、多尾、发卡形尾、尾部断裂、尾部弯曲、尾部宽度不规则、尾部卷曲等，有时，可见残留胞质过量现象，见图 1-13-2。

【参考区间】正常形态精子 4%~44%（异常精子应少于 20%，如超过 20% 为不正常）。

【临床意义】异常精子增多见于感染、外伤、高温、放射线、乙醇中毒、药物、工业废物、环境污染、激素失调或遗传因素导致睾丸异常、精索静脉曲张等。

五、精子凝集现象检查

精子凝集是活动精子以各种方式，如头对头，尾对尾或混合型相互黏附在一起的现象。以分级方式报告，从 1 级（零散的，每个凝集 <10 个精子，有很多自由活动的精子）、2 级（中等的，每个凝集 <10~50 个精子，存在自由活动精子）、3 级（大量的，每个凝集 >50 个精子，仍有一些自由活动精子）到 4 级（全部的，所有精子凝集，数个凝集又粘连在一起）。凝集的存在暗示存在抗精子抗

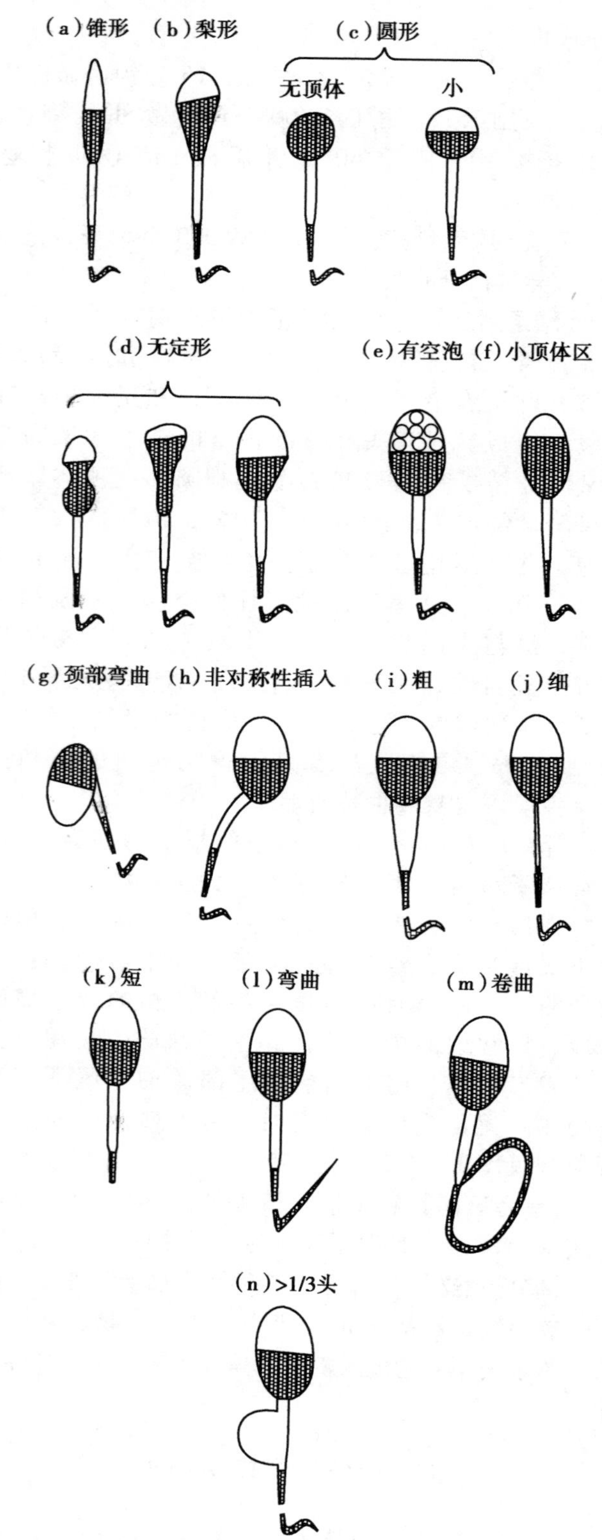

图 1-13-2 人类精子异常形态图

体，需进一步实验证明，但不足以推断免疫因素导致不育。

六、精液中其他有形成分检查

精液含有的非精子细胞成分，称为"圆细胞"，这些细胞包括泌尿生殖道上皮细胞、前列腺上皮细胞、白细胞和不成熟的生精细胞。正常人精液中圆细胞 $<5\times10^6$/ml。

前列腺增生肥大者可见较多增大的前列腺上皮细胞。正常精液中白细胞主要是中性粒细胞，数量不应超过 1×10^6/ml。过多提示感染，为白细胞精子症，见于前列腺炎、精囊炎和附睾炎等；精液中红、白细胞异常增多见于生殖道炎症、结核、恶性肿瘤等。药物或其他因素导致睾丸曲细精管受损时，精液中可出现较多生精细胞。精液中出现癌细胞，可为生殖系统恶性肿瘤的诊断提供依据。精液中可出现的其他有形成分包括结晶体、卵磷脂小体、淀粉样小体、脂滴等。

七、计算机辅助精液分析

传统的精液检查方法带有很大的主观性，检查结果可因操作人员的不同而出现较大差异，也无法对精子运动能力进行严格的量化，且不同实验室之间的检查结果可比性较小。随着技术的进步，计算机辅助精液分析（computer-aided semen analysis，CASA）系统和精子质量分析仪（semen quality analyzer，SQA）目前正逐步得到应用，其高效、客观、高精度的特点使其在精液检查方面具有一定的优势。

（一）计算机辅助精液分析系统

通过将显微镜与摄像机连接，跟踪和确定单个精子的活动，并根据设定的精子运动的位移、精子大小和灰度及精子运动的有关参数，利用计算机对采集到的图像进行动态处理分析，并报告结果。CASA 系统既可定量分析精子浓度、精子活动率、精子活动力，又可分析精子运动速度和运动轨迹特征。

采用 CASA 系统对精液进行检查时，需注意以下几个问题：①精子浓度在（20～50）$\times10^9$/L 的范围内时结果较理想，精子浓度过高，标本应当稀释，还应在培养基中加入牛血清白蛋白（0.3g/L）和葡萄糖（1g/L），以防止因标本稀释而造成精子运动改变；精子浓度过低时应多检查几个视野；②计算精子活动率时，精子只有发生了一定的位移，CASA 系统才认为是活动精子，而对原地摆动的精子则判定为不活动精子，其结果常低于实际结果；③CASA 系统测定的是单个精子的运动参数，缺乏对精子群体的了解；④CASA 系统识别精子的准确性易受到精液中细胞和颗粒物质的影响。

（二）精子质量分析仪

当光束通过液化的精液时，精液中精子的运动可引起光密度变化，其中，光密度变化包括频率和振幅的变化。通过检测光密度频率和振幅的变化量，即可对精子质量进行判断。频率和振幅的变化量越大，则精子质量越好；反之，则精子质量越差。SQA 具有重复性好、客观性强、精密度高，操作简便等优点，可以客观、快速地对精液质量进行评价，但目前还不能完全代替显微镜检查。

第十四章

前列腺液检验

前列腺液检验为临床常用检查项目之一，主要包括理学检验和有形成分分析，方法简便易行，有助于前列腺炎症、结核、肿瘤等多种疾病的辅助诊断与预后评估。

第一节 前列腺液标本的采集与处理

1. 采集标本前禁欲3天；若一次采集失败或检查结果为阴性但临床指征明确者，可于3～5天后复查。

2. 前列腺液标本由临床医师行前列腺按摩术采集。前列腺按摩指征要明确，一般用于慢性前列腺炎症；疑有前列腺急性炎症、脓肿、结核或肿瘤且压痛明显者，应慎重采集标本。按摩时用力要均匀适当，并按一定方向进行，避免因反复强力按压造成不必要的损伤。

3. 将前列腺液标本采集于清洁玻片上，采集时应弃去流出的第1滴前列腺液，并立即送检，无其他特殊处理。

第二节 前列腺液理学检验

通过理学方法对新鲜前列腺液进行检查，观察颜色、性状和pH的变化。

【操作】

1. 量 成年人经一次前列腺按摩后，计数前列腺液滴数或使用刻度吸管、小量筒测量前列腺液毫升数。

2. 颜色和透明度 肉眼观察，颜色以乳白色、黄色或红色等报告；透明度以稀薄、浑浊、黏稠或脓性黏稠报告。

3. 酸碱度 用pH试纸测定前列腺液酸碱度，并记录pH。

【结果判定】

正常前列腺液为数滴至2ml不等；呈乳白色、不透明、稀薄、有光泽；弱酸性，pH为6.3～6.5。

【临床意义】

1. 量 减少主要见于前列腺炎，当合并前列腺炎性纤维化或性功能低下时，前列腺分泌功能严重不足，前列腺液可减少甚至采集不到；增多主要见于前列腺慢性充血或过度兴奋。

2. 颜色和透明度 黄色、浑浊、黏性浓稠的前列腺液多由前列腺炎、精囊炎等化脓性感染所致；红色提示存在出血，多见于精囊炎、前列腺炎、前列腺结核或恶性肿瘤，临床医师进行前列腺按摩时用力过重也可导致血性前列腺液。

3. 酸碱度 75岁以上者pH可略升高，如混入较多精囊液时，其pH亦可升高。

第三节 前列腺液有形成分分析

【试剂与器具】

1. 乙醚乙醇固定液 乙醚49.5ml、95%乙醇49.5ml、冰醋酸1ml混匀备用。

2. 革兰染液、瑞-吉染液、H-E染液、巴氏染液。

3. 显微镜、载玻片、盖玻片。

【操作】

1. 直接涂片法

(1) 制备涂片：将1滴新鲜前列腺液滴于载玻片上，加盖玻片。

（2）显微镜观察：先低倍镜观察全片，再用高倍镜观察10个视野内的卵磷脂小体、白细胞、红细胞、前列腺颗粒细胞、精子、上皮细胞等有形成分。

2. 涂片染色法

（1）制备和固定涂片：常规制备前列腺液涂片，湿固定10分钟，自然干燥。

（2）染色：根据不同的目的做不同染色。

（3）显微镜观察：先低倍镜观察全片，再用高倍镜观察各种有形成分及其形态变化。

【结果判定】

正常人卵磷脂小体均匀分布且布满视野；白细胞<10个/高倍视野；红细胞<5个/高倍视野；前列腺颗粒细胞0~1个/高倍视野；如找到精子、上皮细胞等其他有形成分应如实报告。

【临床意义】

1. 卵磷脂小体　前列腺炎时卵磷脂小体数量减少、聚集成堆或不均匀分布，严重时被吞噬细胞吞噬，从而减少甚至消失。

2. 白细胞　增多主要见于急、慢性前列腺炎。

3. 红细胞　增多见于前列腺炎、前列腺结石及前列腺癌等。若前列腺按摩过度，也可出现数量不等的新鲜红细胞。

4. 前列腺颗粒细胞　增多见于老年人、前列腺炎等。

5. 淀粉样小体　正常前列腺液中可见，随年龄增长而数量增多，一般无特殊临床意义。

6. 其他　前列腺癌时，可见癌细胞；前列腺炎时，可找到细菌；滴虫感染者亦可找到滴虫。

第十五章

阴道分泌物检验

阴道分泌物检验包括理学检验、化学检验、有形成分分析等，是妇科检查的常规项目，对于女性生殖系统炎症、肿瘤等疾病的诊断，是临床诊断阴道疾病的重要依据。

第一节 阴道分泌物标本的采集与处理

【操作】由临床医师负责采集。采集容器应清洁，一般采用生理盐水浸湿的棉拭子于阴道深部或阴道后穹隆、宫颈口等处取材，采用生理盐水涂片法观察阴道分泌物，或用生理盐水悬滴法观察滴虫。取得标本后应立即送检。

【注意事项】月经期间不宜进行阴道分泌物检验。检测完毕的标本须按潜在生物危害物处理。

第二节 阴道分泌物理学检验

一、外 观

【结果判定】阴道分泌物正常为白色稀糊状、无气味、量多少不等，与生殖器官充血和雌激素水平有关。近排卵期时量增多，清澈透明、稀薄；排卵期2～3天后量少、浑浊、黏稠；月经前期量又增加；妊娠期量较多。

【临床意义】阴道分泌物外观呈脓性、黄色或黄绿色、味臭，多见于滴虫性或化脓性阴道炎等；呈脓性泡沫状，多见于滴虫性阴道炎；呈豆腐渣样，多见于真菌性阴道炎；呈黄色水样，多见于子宫黏膜下肌瘤、宫颈癌、输卵管癌等引起的组织变性坏死；呈血性伴特殊臭味多见于恶性肿瘤、宫颈息肉、老年性阴道炎、慢性宫颈炎及使用宫内节育器副反应等；呈灰白色、奶油状和稀薄均匀状，多见于细菌性阴道病，如阴道加德纳菌感染；呈无色透明黏液性状，见于应用雌激素后和卵巢颗粒细胞瘤。

二、酸 碱 度

【结果判定】正常阴道分泌物呈酸性，pH为4.0～4.5。

【临床意义】增高见于各种阴道炎、幼女和绝经后的妇女。

第三节 阴道分泌物化学检验

阴道分泌物化学检验主要包括过氧化氢、白细胞酯酶、唾液酸酶的检测。

【原理】样品中的过氧化氢经过氧化物酶作用，释放出新生态氧，后者在安替吡啉存在下，使N-乙基-N-(2-羟基-3-磺丙基)-3-甲基苯胺钠盐氧化，呈现红色或紫红色，呈色深度与过氧化氢浓度成正比。白细胞酯酶通过水解X-醋酸盐，释放出溴吲哚基，后者在氧存在的条件下呈蓝色，呈色深度与白细胞酯酶活性成正比。唾液酸苷酶能水解X-乙酰神经氨酸，释放出溴吲哚基，与重氮盐反应呈红色或紫色，呈色深度与唾液酸苷酶活性成正比。

【操作】参照相应试剂盒说明书的操作步骤。

【临床意义】过氧化氢反映阴道分泌物中有益菌的多少，阴性表明乳酸杆菌多，阳性表明阴道环境可能处于病理或亚健康状态。白细胞酯酶反映阴道分泌物中白细胞的多少，阳性表明白细胞>15个/HP，可能有阴道炎。唾液酸酶阳性可能与细菌性阴道病、生殖道肿瘤或其他炎症等有关。

第四节　阴道分泌物有形成分分析

一、阴道清洁度

【操作】阴道分泌物直接涂片或加少量生理盐水混合后均匀涂片，镜下观察清洁度和有无特殊细胞等。必要时进一步染色观察。

【结果判定】阴道清洁度根据上皮细胞、白细胞、乳酸杆菌和杂菌数量多少分成Ⅰ～Ⅳ度，判定结果见表1-15-1。

表1-15-1　阴道涂片清洁度判定表

清洁度	杆菌	球菌	上皮细胞	白细胞（或脓细胞）
Ⅰ	多	-	满视野	0～5个/HP
Ⅱ	中	少	1/2视野	5～15个/HP
Ⅲ	少	多	少量	15～30个/HP
Ⅳ	-	大量	-	>30个/HP

【临床意义】清洁度在Ⅰ～Ⅱ度为正常；Ⅲ度提示阴道炎、宫颈炎等；Ⅳ度提示炎症加重，如滴虫性阴道炎、淋球菌性阴道炎、细菌性阴道病等。单纯不清洁，且无滴虫和真菌者，可见于细菌性阴道病。

【注意事项】

1. 育龄期妇女阴道清洁度与性激素分泌变化有关，排卵前期阴道趋于清洁，卵巢功能不足或病原体侵袭时，阴道感染杂菌，清洁度下降，因此阴道清洁度检查的最佳时间为排卵期。

2. 所用玻片须洁净，生理盐水新鲜，标本应避免污染。涂片应均匀，对可疑阳性标本或与临床诊断不符时应复查。

二、滴虫检查

阴道毛滴虫呈颈宽尾尖倒置梨形，大小为白细胞的2～3倍，顶端有鞭毛4根，活动的最适pH为5.5～6.0，在25～42℃下运动活泼，标本要采取保温措施。发现滴虫是滴虫性阴道炎的诊断依据。

三、真菌检查

一般采用生理盐水涂片法显微镜下观察，为提高阳性率，可在玻片上滴加1滴10%的KOH溶液混合后镜检。可见真菌孢子呈卵圆形，有芽生孢子及假菌丝，假菌丝与出芽细胞连接成链状或分枝状。发现真菌是真菌性阴道炎的诊断依据。

四、线索细胞检查

线索细胞（clue cell）为鳞状上皮细胞黏附有大量加德纳菌和厌氧菌，使细胞边缘呈锯齿状，核模糊不清，表面毛糙，有斑点和大量细小颗粒。涂片革兰染色显示，黏附于上皮细胞表面的细菌为革兰阴性或染色不定球杆菌，其中，柯氏动弯杆菌（*Mobiluncus curtisii*）是一短小的（平均约1.5μm）革兰染色不定菌，羞怯动弯杆菌（*Mobiluncus mulieris*）是一长的（平均约3.0μm）革兰染色阴性菌，阴道加德纳菌（*Gardnerella vaginalis*）是一微需氧的、多形性的革兰染色不定杆菌。发现线索细胞是细菌性阴道病的诊断依据。

参考文献

1. 中华人民共和国卫生部. WS/T 406—2012. 临床血液学检验常规项目分析质量要求. 北京：中华人民共和国卫生部，2012.
2. 中华人民共和国卫生部. WS/T 407—2012. 医疗机构内定量检验结果的可比性验证指南. 北京：中华人民共和国卫生部，2012.
3. （美）特金. 检验医学基础理论与常规检测技术. 彭明婷，申子瑜，译. 第5版. 北京：世界图书出版公司，2012.
4. 刘成玉，罗春丽. 临床检验基础. 第5版. 北京：人民卫生出版社，2012.
5. 中华人民共和国卫生部. WS/T347—2011. 血细胞分析的校准指南. 北京：中华人民共和国卫生部，2011.
6. 中华人民共和国卫生部. WS/T347—2011. 血细胞分析参考区间. 北京：中华人民共和国卫生部，2011.
7. 中华人民共和国卫生部. WS/T 348—2011. 尿液标本的收集及处理指南. 北京：中华人民共和国卫生部，2011.
8. 谷翊群，陈振文，卢文红，等译. 世界卫生组织人类精液检查与处理实验室手册. 第3版. 北京：人民卫生出版社，2011.
9. 王鸿利，尚红，王兰兰. 实验诊断学. 第2版. 北京：人民卫生出版社，2010.
10. 从玉隆，王昌富，乐家新. 血细胞自动化分析后血涂片复审标准制定的原则与步骤. 中华检验医学杂志，2008，7（31）：729-732.
11. 熊立凡，刘成玉. 临床检验基础. 第4版. 北京：人民卫生出版社，2008：41-42.
12. 中华医学会检验分会血液学复检专家小组，中华检验医学杂志编辑委员. 全国血液学复检专家小组工作会议纪要暨血细胞自动计数复检标准释义. 中华检验医学杂志，2007，30（4）：380-382.
13. 李家增，王鸿利，贺石林. 现代出血病学. 上海：上海科学技术文献出版社，2004.
14. 中华人民共和国卫生部. WS/T 359—2011. 血浆凝固实

验血液标本的采集及处理指南. 北京：中华人民共和国卫生部，2011.

15. Brunzel NA. Fundamentals of urine & body fluid analysis. 3rd ed. Philadelphia：Elsevier Saunders，2013.
16. Wildemann B，Oschmann P，Reiber H. Laboratory Diagnosis in Neurology. New York：Thieme Publishing Group，2010.
17. Cooper TG，Noonan E，von Eckardstein S，et al. World Health Organization reference values for human semen characteristics. Human Reproduction Update，2010，16（3）：231-245.
18. Key N，Makris M，O'Shaughnessy D，et al. Practical Hemostasis and Thrombosis. 3rd ed. New Jersey：Wiley-Blackwell，2009.
19. National Committee for Clinical Laboratory Standards（NCCLS）. Urinalysis：Clinical and Laboratory Standards；approved guideline. NCCLS document GP16-A3. NCCLS，Wayne，PA，USA，2009.
20. Swerdlow SH，Campo E，Harris NL，et al. WHO classification of tumours of haematopoietic and lymphoid tissues. Lyon：the International Agency for Research on Cancer（IARC），2008.
21. Rodark BF，Fritsma GA，Doig K. Hematology Clinical Principles and Applications. 3rd ed. Philadelphia：Elsevier Saunders，2007.
22. Barnes PW，McFadden SL，Machin SJ，et al. The international consensus group for hematology review：suggested criteria for action following automated CBC and WBC differential analysis. Lab Hematol，2005，11（2）：83-90.

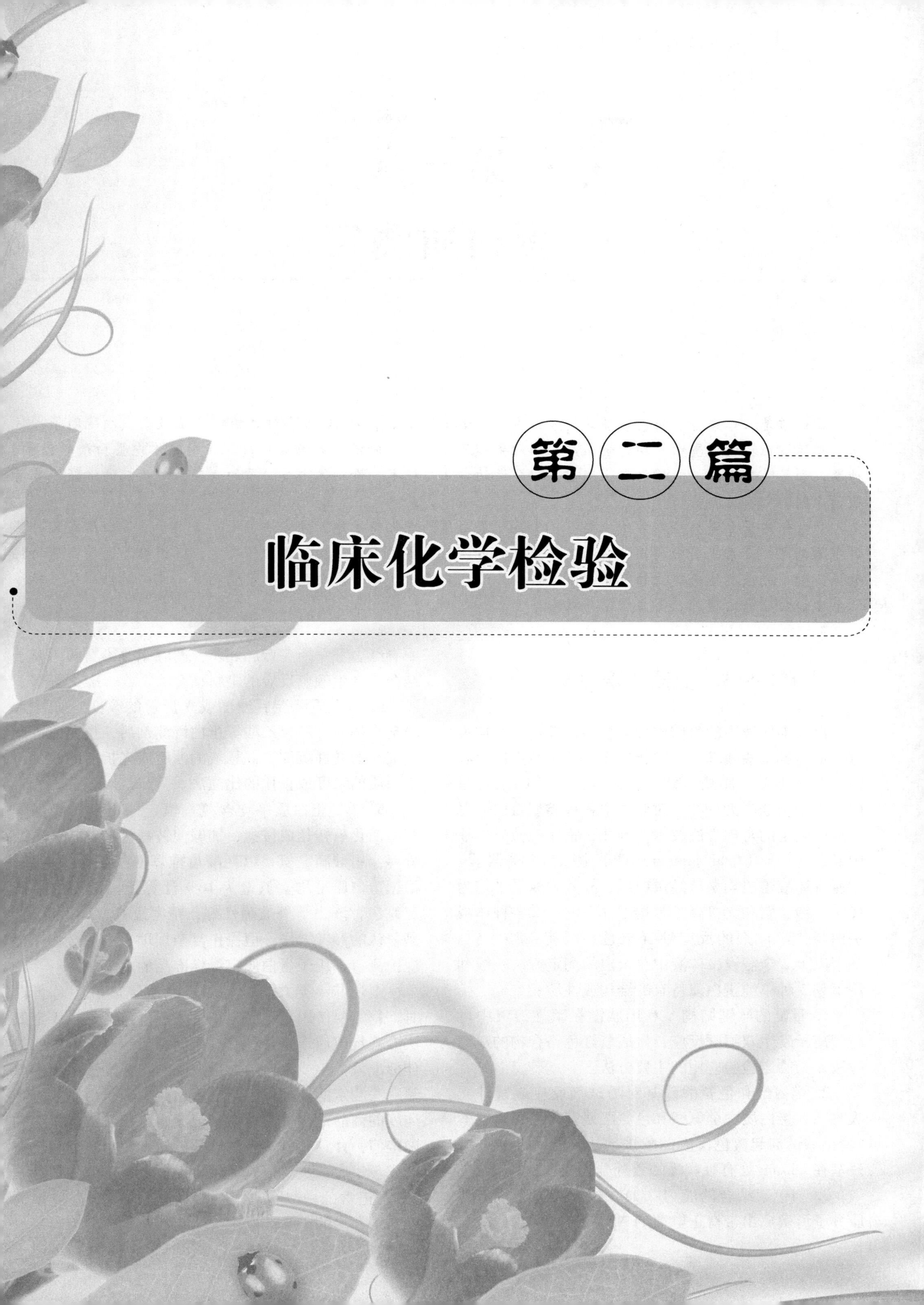

第二篇

临床化学检验

第一章

蛋白质测定

蛋白质是人体含量和种类最多的物质，占人体干重的45%，有10万多种。酶、多肽激素、细胞因子、抗体、转运蛋白、收缩蛋白等均为蛋白质，因此蛋白质被称为生命活动的物质基础。疾病时体内蛋白质的结构、种类、含量、分布和功能均会发生变化，以合适的方法与技术，检测体内蛋白质的改变，对疾病的诊断、病情及预后判断都有重要价值。

对人体内蛋白质的检测方法主要有：①基于蛋白质的理化特性建立的方法技术，多用于总蛋白质或某一类蛋白质测定；②根据蛋白质的特有功能而建立的方法，主要用于酶等功能蛋白质测定；③根据不同蛋白质的抗原性，制备相应抗体而建立的定量免疫学检测方法，广泛用于单一蛋白质准确定量测定；④同时检测尽可能多低丰度蛋白质谱的芯片、蛋白组学等技术。

第一节　血清总蛋白测定

血浆等体液中的蛋白质种类众多，按化学结构可分为仅由氨基酸残基以肽键相连而成的单纯蛋白质和结合有多糖基、脂质、核酸、无机离子等的结合蛋白。由于至今尚无一种可对体液中各种类型蛋白质总量准确测定的常规方法技术，因此，临床检验对体液中总蛋白质（total protein，TP）测定时需假设：①所有体液蛋白均是单纯蛋白质，故其含氮量平均为16%，糖、脂和无机离子等均不计在内；②各种体液蛋白与化学试剂的反应性（成色、沉淀）均一致。基于以上2个假设，体液中总蛋白的测定方法一般利用下列5种单纯蛋白质特有的结构或性质。

1. 重复的肽键结构　利用肽键在碱性溶液中可与铜离子发生双缩脲反应，生成紫红色络合物的双缩脲法，为临床检验应用的主要方法。

2. 酪氨酸和色氨酸残基对酚试剂反应或紫外光吸收　如蛋白质中酪氨酸和色氨酸残基可还原磷钨酸-磷钼酸试剂起蓝色反应的酚试剂法，芳香族氨基酸残基在280nm处有吸收峰的紫外分光光度法。

3. 与色素结合的能力　如在酸性环境下，蛋白质分子可解离出带有正电荷的NH_3^+，它可与氨基黑、丽春红、考马斯亮蓝、邻苯三酚红钼等染料的阴离子结合，产生颜色反应的染料结合法。

4. 蛋白质沉淀后浊度或光折射的改变　如加入磺基水杨酸、三氯乙酸等蛋白沉淀剂后，蛋白质可产生细小的变性沉淀，混悬液的浊度或光折射的改变与蛋白质的浓度成正比的比浊法。

5. 单纯蛋白质平均含氮量恒定　蛋白质经强酸高温消化后转化成铵盐，加碱使铵盐生成氨，经蒸馏分离，用酸滴定氨，以耗酸量推算氨及氨中含氮量，根据蛋白质平均含氮量为16%计算蛋白浓度的凯氏定氮法。该法结果准确性好，精密度高，灵敏度高，是公认的参考方法。但操作复杂烦琐，不适合临床常规检测，多用于蛋白质定量标准品的定值。

上述前4类方法技术测定血清等体液中总蛋白时，都需要使用定标品。正常人混合血清经凯氏定氮法准确定值后，是各种常规血清总蛋白测定方法的最佳标准液。牛或人血清白蛋白配制的标准液适用于双缩脲法测定的校准，因为白蛋白为单纯蛋白质并有高纯度的商品试剂，其含氮量恒定，可用凯氏定氮法准确定值；并且其分子中肽键数已知，发生双缩脲反应的成色反应稳定。建议使用凯氏定氮法定值的正常人（具有正常的白/球蛋白比例）血清或混合血清作为染料结合法的定标。对于沉淀法的定标，因为磺基水杨酸对白蛋白产生的浊度比对球蛋白产生的浊度要大2.5倍，故牛或人血清白蛋白标准液都不适用于磺基水杨酸沉淀法，但可用于三氯乙酸沉淀法定标。

一、检测方法

（一）双缩脲法

【原理】 2个尿素（脲）分子缩合后生成的双缩脲（H_2N—OC—NH—CO—NH_2），在碱性溶液中可与Cu^{2+}络合生成紫红色反应物，称双缩脲反应。所有蛋白质中都含有肽键，含有2个以上肽键(—CONH—)的肽、蛋白质分子中的肽键在碱性溶液中亦可与Cu^{2+}发生类似双缩脲反应，生成紫红色的络合物。紫红色络合物在540nm的吸光度与肽键数量呈正比关系，据此可计算总蛋白质含量。产生双缩脲反应的试剂称双缩脲试剂。

1. 手工检测

【试剂】

（1）6.0mol/L NaOH溶液：使用新开瓶的优质氢氧化钠，以减少碳酸盐的污染。称取240g NaOH溶于约800ml新鲜制备的蒸馏水或刚煮沸冷却的去离子水中，再加水定容至1L。置聚乙烯塑料瓶中，密塞（不能用玻璃塞）室温中保存。

（2）双缩脲试剂：称取3.00g未风化、没有丢失结晶水的$CuSO_4 \cdot 5H_2O$，溶解于500ml新制备的蒸馏水或刚煮沸冷却的去离子水中，加酒石酸钠钾（$KNaC_4H_4O_6 \cdot 4H_2O$）9.00g和KI 5.0g。待完全溶解后，加入6.0mol/L NaOH溶液100ml，用蒸馏水定容至1L，置聚乙烯塑料瓶中，密塞（不能用玻璃塞）放室温中保存，至少可稳定6个月。该试剂在波长540nm的吸光度必须在0.095～0.105，否则要重新配制。

（3）双缩脲空白试剂：不含硫酸铜，其他成分和双缩脲试剂相同。

（4）蛋白标准液：可用正常人混合血清，经凯氏定氮法测定总蛋白浓度。最方便的是购买有批准文号的优质市售试剂盒。

【操作】 按表2-1-1操作。

表2-1-1　总蛋白双缩脲常规法测定操作步骤

加入物	测定管	标准管	空白管
待检血清（ml）	0.1		
蛋白标准液（ml）		0.1	
蒸馏水（ml）			0.1
双缩脲试剂（ml）	5.0	5.0	5.0

混匀，37℃反应10分钟，分光光度计波长540nm、比色杯光径1.0cm用空白管调零，读取标准管和各测定管的吸光度。

【结果计算】

$$血清总蛋白（g/L）=\frac{测定管吸光度}{标准管吸光度}\times 蛋白标准液浓度$$

2. 自动化分析仪检测　不同厂家试剂盒及自动生化分析仪的参数设置可能不同，应坚持选用有正式批文，可量值溯源至参考物质NIST SRM927c的质量可靠的产品，严格按说明书及本科室的SOP文件操作。下面以某试剂盒的有关上机参数设置为例。

【试剂】 单试剂（双缩脲试剂）。

【操作】 测定模式：单试剂终点法；反应模式：吸光度增加型；定标方式：两点定标；反应温度：37℃；主波长：546nm；次波长：700nm；试剂：300μl；血清/标准液6μl；混合后读取吸光度为A_1；反应时间：600s后读取吸光度为A_2。

【结果计算】

$$血清总蛋白（g/L）=\frac{测定管\ A_2-A_1}{标准管\ A_2-A_1}\times 蛋白标准液浓度$$

3. 注意事项

（1）方法学特点：该法对各种蛋白质呈色基本相同、显色稳定，特异性、准确度和精密度好，试剂单一、方法简便。本法灵敏度较低（最低检测限2g/L，线性范围10～150g/L），但可满足血清总蛋白定量要求，而对蛋白质含量低的脑脊液、胸腹水和尿液等其他体液总蛋白定量时不宜采用。以血浆为标本时，因血浆中含有大量的纤维蛋白原，不宜用血清的参考区间。当血清存在脂浊（或静脉输注右旋糖酐使测定管混浊）、溶血（血红蛋白>650mg/dl）、严重黄疸（胆红素在540nm有弱吸光度）时，对本法有干扰。检测此类血清标本，应设血清0.1ml加双缩脲空白试剂5.0ml的标本空白管，用双缩脲空白试剂调零，检测标本空白管吸光度。以测定管吸光度减去标本空白管吸光度后的净吸光度，作为计算总蛋白浓度的测定管吸光度。若标本空白管吸光度过高，仍会影响测定的准确度。

（2）双缩脲试剂中各成分的作用：①碱性酒石酸钠钾的作用是与Cu^{2+}形成复合物，并维持复合物的溶解性，保证与肽键充分反应；②碘化物是抗氧化剂，避免Cu^{2+}被氧化；③Cu^{2+}在碱性环境中与酒石酸钠钾形成的复合物可与肽键的羰基氧和酰氨基氮生成紫红色络合物。

（3）报告单位：因血清中各种蛋白质的相对分子质量不同，所以血清总蛋白质浓度只能用g/L表示，不能用 mol/L。

（4）吸光度的大小与试剂的组分、pH、反应温度有关：若能保证上述条件在稳定的标准化状态，可以不必每次做标准管，而依据比吸光度法计算蛋白质浓度；或者配制系列浓度蛋白标准液，绘制标准曲线，根据标准曲线方程计算样本的蛋白质浓度。

（5）酚酞、磺溴酞钠在碱性溶液中呈色，影响双缩脲的测定结果，但人血清中不存在这些物质，可不考虑。此外，含有 2 个以上肽键的肽、蛋白质分子中的肽键才能发生双缩脲反应，并且随着肽键增加呈色由粉红色到红紫色。但血清等体液中二肽及三肽等寡肽极微量，对总蛋白量的影响也可忽略不计。

（6）采血状态对结果的影响：应在安静状态下仰卧位采血，因直立体位总蛋白浓度可有 10% 升高，特别是进行性水肿患者更明显；剧烈运动后立即采血总蛋白最多可升高 12%；采血时止血带压迫静脉时间超过 3 分钟，总蛋白也可上升 10%，应避免。

（7）标本稳定性：密闭血清标本室温保存 1 周、2～4℃保存 1 个月不影响测定结果。冷冻标本室温解融后必须充分混匀再测定。

（二）双缩脲比吸光度法

【原理】 严格按照 Doumas 方法所规定的配方配制双缩脲试剂、控制反应条件和校准分光光度计的情况下，蛋白质肽键的双缩脲反应呈色强度稳定，可以根据蛋白质双缩脲络合物的比吸光度，直接计算血清总蛋白浓度。

【试剂】 同双缩脲法。

【操作】 按表 2-1-2 操作。

表 2-1-2 总蛋白双缩脲比吸光度法测定操作步骤

加入物	测定管	试剂空白管	标本空白管
待检血清（μl）	100		100
蒸馏水（μl）		100	
双缩脲试剂（ml）	5.0	5.0	
双缩脲空白试剂（ml）			5.0

各管迅速充分混匀后，置（25±1）℃水浴中保温 30 分钟。立即用经过校准的高级分光光度计，在波长 540nm，1.0cm 光径比色杯，读取各管吸光度。读“测定管”及“试剂空白管”吸光度时，用蒸馏水调零；读“标本空白管”吸光度时，用双缩脲空白试剂调零。

【结果计算】

$$校正吸光度（A_c）=A_t-（A_r+A_s）$$

式中 A_t 为测定管吸光度，A_r 为试剂空白管吸光度，A_s 为标本空白管吸光度。

如测定所用的分光光度计波长准确，带宽≤2nm、比色杯光径为准确的 1.0cm 时，血清总蛋白含量可根据比吸光度用下式直接计算：

$$血清总蛋白（g/L）=\frac{A_c}{0.298}\times\frac{5.1}{0.1}=\frac{A_c}{0.298}\times 51$$

式中 0.298 为蛋白质双缩脲络合物的比吸光系数，即按 Doumas 双缩脲试剂标准配方，在上述规定的反应及测定条件下，蛋白质浓度为 1.0g/L 时的吸光度。

检查比色杯的实际光径可按下述方法进行。

1. 每升含 43.00g 硫酸钴铵六水合物［$(NH_4)_2Co(SO_4)_2\cdot 6H_2O$］的水溶液，在比色杯光径 1.0cm、波长 510nm 时，吸光度应为 0.556。

2. 每升含 0.050g 重铬酸钾的水溶液（加数滴浓硫酸）在比色杯光径 1.0cm、波长 350nm 时，吸光度应为 0.535。

如测出的吸光度与上述不符，表示比色杯光径非 1.0cm，计算结果时需进行校正。校正系数 $F=A_s/A_m$。A_s 为钴盐的吸光度（0.556）或重铬酸钾的吸光度（0.535），A_m 为实测的吸光度。F 还可取两种溶液校正系数的均值。用下式计算：

$$血清总蛋白（g/L）=\frac{A_c}{0.298}\times 51\times F$$

【注意事项】 因基本原理同“双缩脲常规法”，请参见该法注意事项。

由于本法的定量基础为比吸光度，因此，除准确配制试剂，严格控制反应条件外，对分光光度计的性能，包括波长、带宽，以及比色杯的光径、清洁等，必须保证在良好状态，并定期校正。否则会严重影响测定结果准确性。

二、参考区间

成人血清总蛋白浓度（双缩脲常规法）：65～85g/L。

上述参考区间引自 WS/T 404.2—2012《临床常用生化检验项目参考区间》。

三、临床意义

（一）血清总蛋白浓度增高（>85g/L）

1. 血浆中水丢失而浓缩，总蛋白浓度相对增高 呕吐、腹泻、高热大汗等急性失水时，可升高达 100～150g/L；使用脱水、利尿药，以及休克、慢性肾上腺皮质功能减退患者，亦可出现血浆浓缩。

2. 血清蛋白质合成增加 多见于多发性骨髓瘤、巨球蛋白血症患者，此时主要是球蛋白增加，总蛋白

可 >100g/L。

（二）血清总蛋白浓度降低（<65g/L）

1. 血浆中水分增加而被稀释　如各种原因所致水潴留，总蛋白浓度相对降低。

2. 营养不良和消耗增加　长期食物中蛋白不足或慢性肠道疾病所致的吸收不良，体内蛋白质合成原料缺乏；严重结核病、甲状腺功能亢进、长期发热和恶性肿瘤等均可致血浆蛋白大量消耗。

3. 合成障碍　主要是严重肝功能损伤致蛋白质合成减少，以白蛋白下降最显著。

4. 血浆蛋白大量丢失　肾病综合征时大量蛋白特别是白蛋白从尿中丢失；严重烧伤时大量血浆渗出；大出血、溃疡性结肠炎等均可使蛋白丢失。

第二节　血清白蛋白测定

白蛋白（albumin，Alb）亦称清蛋白，为含 580 个氨基酸残基的单链单纯蛋白质，分子量 66.3kD，分子中含 17 个二硫键，在 pH 7.4 体液中为每分子可以带有 200 个以上负电荷的负离子。Alb 由肝实质细胞合成分泌，是血浆中含量最多的蛋白质，约占血浆总蛋白的57%～68%，血浆半衰期约15～19 天。Alb 为体内重要营养蛋白，并参与维持血浆胶体渗透压、酸碱平衡等内环境稳定，也是血浆中多种物质的主要转运蛋白。曾用硫酸铵盐析法沉淀球蛋白，再用上述总蛋白测定方法测定上清液中的蛋白质量，视作 Alb 量，但操作繁杂、特异性及重复性差，已不使用。目前临床实验室测定 Alb 的方法有电泳法、免疫法和染料结合法，以染料结合法和免疫法常用。染料结合法是利用 Alb 可与溴甲酚绿、溴甲酚紫等阴离子染料快速结合显色的特性，直接测定血清 Alb。免疫法则是利用制备的抗人 Alb 单或多克隆抗体，以各种定量免疫学方法测定血清 Alb 浓度。

一、检测方法

（一）溴甲酚绿法

【原理】 人 Alb 等电点（pI）为 4～5.8，在 pH 4.2 的缓冲液中将带正电荷，在非离子型表面活性剂存在时，可与阴离子染料溴甲酚绿（BCG）快速结合，生成在 628nm 处有吸收峰的蓝绿色复合物，复合物的吸光度与 Alb 量呈正比关系，据此可计算样本中 Alb 含量。

1. 手工检测

【试剂】

（1）BCG 试剂：分别准确称取 0.105g BCG（或 0.108g BCG 钠盐）、8.85g 琥珀酸和 0.100g 叠氮钠，溶于约 950ml 蒸馏水中，加入 4ml 30% 聚氧化乙烯月桂醚（Brij-35）。待完全混溶后，用 6mol/L 氢氧化钠溶液调节 pH 至 4.15～4.25，再用蒸馏水定容至 1L，贮存于聚乙烯塑料瓶中，密塞。室温中至少可稳定 6 个月。

配成的 BCG 试剂用分光光度计波长 628nm，蒸馏水调零，测定的吸光度应在 0.150 左右方可使用。

（2）BCG 空白试剂：除不加入 BCG 外，其余完全同 BCG 试剂配制方法。

（3）40g/L 白蛋白标准液：也可用定值参考血清作白蛋白标准，均需冰箱保存。

如用商品试剂盒，应选用可溯源至人血清蛋白参考物质 CRM470、有批准文号的产品。

【操作】 按表 2-1-3 操作。

表 2-1-3　白蛋白 BCG 法手工测定操作步骤

加入物（ml）	测定管	标准管	空白管
待测血清	0.02		
白蛋白标准液		0.02	
蒸馏水			0.02
BCG 试剂	5.0	5.0	5.0

保证每管在加入 BCG 试剂立即混匀后，(30±3) 秒即在分光光度计上 628nm 波长处，空白管调零读取吸光度。

【结果计算】

$$血清白蛋白（g/L）=\frac{测定管吸光度}{标准管吸光度}\times 白蛋白标准液浓度$$

2. 自动化分析仪检测　不同厂家试剂盒及自动生化分析仪的参数设置可能不同，应坚持选用有正式批文、可溯源至参考物质 CRM470 的质量可靠的产品，严格按说明书操作。下面以某试剂盒的有关上机参数设置为例。

【试剂】 单试剂（BCG 试剂），白蛋白标准液（40.0g/L）。

【操作】 测定模式：单试剂终点法；反应模式：吸光度增加型；定标方式：两点定标；反应温度：37℃；主波长：600nm；次波长：700nm；试剂：300μl；血清/标准液 3μl；混合后读取吸光度为 A_1；反应时间 30 秒后读取吸光度为 A_2。

【结果计算】

$$血清白蛋白（g/L）=\frac{测定管\ A_2-A_1}{标准管\ A_2-A_1}\times 白蛋白标$$

准液浓度

3. 注意事项

（1）分析性能：本法测定 Alb 的最低检测限为 2g/L，线性范围为 2～60g/L，批内变异系数≤4.0%，批间变异系数≤6.5%，相对偏差<±10%。

（2）试剂要求

1）BCG 为酸碱指示剂，其变色域为 pH 3.8（黄色）～pH 5.4（蓝绿色）。因此保证试剂中缓冲体系的准确 pH 及足够缓冲容量，以控制反应体系 pH 是本法的关键。配制 BCG 试剂的缓冲液，也可用枸橼酸盐或乳酸盐缓冲液，但因琥珀酸缓冲液校正曲线通过原点，并且线性范围较宽，灵敏度好，故推荐采用。

2）BCG 试剂中的聚氧化乙烯月桂醚（Brij-35）为非离子型表面活性剂，可促进 Alb 和 BCG 快速完全反应。亦可用其他非离子型表面活性剂替代，如吐温－20（Tween-20）、吐温－80（Tween-80），终浓度为 2ml/L，灵敏度和线性范围与使用 Brij-35 相同。

（3）方法学特点：在本法反应条件下，BCG 不仅和 Alb 反应显色，也可和血清中其他一些蛋白质特别是 α_1-球蛋白、转铁蛋白和触珠蛋白反应显色。但 BCG 和 Alb 显色反应迅速，而与其他蛋白的显色反应缓慢，需 1 小时才完全完成。若血清与 BCG 试剂混合后 30 秒即进行测定，则主要反映 Alb 所致的快速显色反应。因此，应严格控制反应 30 秒即进行比色，以减少“慢反应”蛋白的干扰，特别是标准品为纯人 Alb 时。若以定值人血清为定标品，可有效减少血清中“慢反应”蛋白的基质效应。

（4）干扰因素：溶血（血红蛋白<10g/L）和胆红素（<1026μmol/L）对本法无明显干扰，但对脂血浑浊标本需加做标本空白管。即以测定管等量样本血清加入 BCG 空白试剂，同样以 BCG 空白试剂调零，读取标本空白管吸光度，用测定管吸光度减去标本空白管吸光度的净吸光度，计算血清 Alb 浓度。

（5）以 60g/L 白蛋白标准液按手工测定法操作，比色杯光径为 1.0cm，在 628nm 测定的吸光度应为 0.811±0.035。如达不到此值，表示灵敏度较差，应检查试剂及仪器有无问题。

（二）溴甲酚紫法

溴甲酚紫（BCP）和溴甲酚绿均为阴离子染料，故可用溴甲酚绿类似方法测定血清 Alb。BCP 在 pH 4.9～5.2 的醋酸缓冲液中呈黄色，同样在有非离子型表面活性剂存在时，可与人 Alb 快速结合后生成 603nm 处有吸收峰的绿色复合物。其吸光度与 Alb 浓度成正比，与同样处理的 Alb 定标品比较，可计算样品血清 Alb 浓度。

溴甲酚紫法除以 BCP 替代 BCG，缓冲液为 pH 为 4.9～5.2 的醋酸缓冲液，一般在加入 BCP 试剂后 1～2 分钟时读取吸光度外，其检测方法、方法性能及注意事项同溴甲酚绿法，并且两法的相关性高。由于该法反应体系的 pH 接近 α-球蛋白和 β-球蛋白的等电点，能一定程度减少这两种球蛋白的正电荷形成，抑制它们与阴离子染料 BCP 的非特异性反应，所以认为对测定白蛋白有相对较高的特异性。但 BCP 与动物血清 Alb 的反应性较差，因此本法要求 Alb 标准品及质控血清均应使用人源性的。目前已有供自动生化分析仪用的该法试剂盒问世。

（三）免疫比浊法

【原理】 人 Alb 具完全抗原性，可制备多克隆或单克隆抗体。将抗人 Alb 抗体加入样本血清中，可通过抗原-抗体反应与血清中 Alb 特异性结合，形成 Alb-抗 Alb 抗体复合物微粒，导致浊度增加。在一定的条件下，如合适的抗原、抗体浓度，一定的免疫复合物微粒直径/入射光波长比值等，浊度的增加与免疫复合物微粒数相关，因此可定量得到样本中 Alb 的浓度。

目前临床检验中以免疫比浊法测定血清（浆）中 Alb 及其他蛋白质大都是在仪器上完成。对浊度改变的检测均是基于液体中有悬浮微粒时，可发生入射光的光散射。根据对散射光的检测角度，可分为散射浊度法和透射浊度法 2 类方法。散射浊度法是在入射光 5°～95°方向检测散射光强度定量悬浮微粒浓度，其灵敏度高，但干扰因素较多，并需特殊的散射光检测仪器，如特定蛋白测定仪。散射浊度法还可分为终点散射浊度法和速率散射浊度法，后者的灵敏性更高。而透射浊度法则是在入射光 0°方向，即直射角度上检测散射光强度定量悬浮微粒浓度，其准确性较高，并且在自动生化分析仪上即可完成，较多使用。

不同厂家试剂盒及上机参数设置可能不同，应坚持选用有正式批文、可溯源至人血清蛋白参考物 CRM470 的质量可靠产品，严格按说明书及本科室的 SOP 文件操作。下面以 Alb 透射浊度法某试剂盒为例。

【试剂】

1. 50mmol/L Tris 缓冲液（pH 8.0） 含 4.2% 聚乙二醇（PEG）、2.0mmol/L 乙二胺四乙酸（EDTA）及防腐剂。

2. 多克隆羊抗人白蛋白抗体 以 100mmol/L Tris（pH 7.2）缓冲液配制成所需滴度，含防腐剂。

3. 抗原过剩稀释液 50mmol/L 磷酸盐缓冲液

(pH 7.0) 含 150mmol/L NaCl 及防腐剂。

4. 标准液　经溯源至 CRM470 参考物定值的 5 种不同浓度白蛋白标准液。

【操作】在适用于该试剂盒的某型号自动生化分析仪上基本参数设置为：

测定类型：2 点终点法；反应时间/测定点：10/10-34；定标方式：多点定标；波长（副/主）：700/340nm；反应方向：上升；试剂 1：100μl；试剂 2：20μl。样本量：2.0μl。

不同实验室具体反应条件会因所用仪器和试剂而异，在保证方法可靠的前提下，应按仪器和试剂说明书设定测定条件，进行定标品、质控样品和样品分析。

【结果计算】根据待测样本浊度以系列浓度白蛋白标准品绘制的曲线（多为 Logit-log 曲线）及拟合的方程式，自动计算出样本中白蛋白浓度。

【注意事项】

1. 方法学特点　定量免疫比浊法测定中，根据免疫复合物微粒径选择适宜入射光波长，对方法的检测性能十分重要。透射浊度法时，免疫复合物微粒径在 35～100nm 时，选择 290～410nm 波长入射光最佳，上述介绍方法即是基于人白蛋白-抗体复合物粒径约 40nm 而选用 340nm 波长入射光。定量免疫比浊法现常采用的微粒增强免疫浊度法，则是将抗体吸附或交联于一定粒径的乳胶或聚苯乙烯等微粒上，较均一地增加免疫复合物粒径，从而增强其正向折射光，提高检测灵敏度，特别是对分子量较小的抗原更适用。

2. 本法试剂 1 含聚乙二醇，并保证反应体系有合适的 pH 和电解质，是常用的促进免疫复合物形成和稳定的方法。即便如此，抗原-抗体结合反应仍遵守典型的 Heidelberger 曲线，即当抗体量恒定时，抗原与抗体结合形成免疫复合物的反应与散射信号响应值的上升存在 3 相：①抗体过剩期又称前带，信号响应值上升缓慢并且与抗原量无良好相关性；②平衡期又称等价带，此期信号响应值上升与抗原量存在良好相关性；③抗原过剩期又称后带，当抗体被大量消耗或绝对抗原过多，信号响应值上升至一极限值时，已形成的抗原-抗体复合物会发生解离而迅速下降。因此只有在平衡期检测才能保证结果可靠，故应使用多点非线性定标，可自动拟合合适的曲线，并对样本多点检测，保证结果可靠的仪器。

3. 干扰因素　样本浑浊、灰尘污染、存在微小凝血块等微粒对免疫浊度法干扰大，必须注意避免。试剂有任何可见的混浊，即应弃去不用。

4. 其他检测方法　血清 Alb 定量免疫学检测方法还有散射浊度法、酶联免疫吸附法等。前法需特殊仪器，后法操作较烦琐其检测性能较差，透射浊度法可在已普及的自动生化分析仪上即可完成，广泛应用。但由于血清 Alb 浓度较高，前述成本较低的染料结合法已可完全满足要求，故 Alb 定量免疫学检测主要用于含量较低的尿和脑脊液测定。

二、参考区间

成人血清 Alb 浓度（溴甲酚绿法）：40～55g/L。摩尔浓度按 g/L×15.2＝μmol/L 换算。

此外，根据测定的血清总蛋白及 Alb 浓度，可按血清球蛋白＝血清总蛋白－白蛋白，计算出血清球蛋白（globulin，Glb）和白蛋白/球蛋白比值（A/G）：成人血清球蛋白浓度为 20～40g/L，A/G 为（1.2～2.4）：1。

以上参考区间引自“WS/T 404.2—2012《临床常用生化检验项目参考区间》。

三、临床意义

人血清 Alb 异常的临床意义，通常应结合血清总蛋白（TP）、球蛋白（Glb）和 A/G 比值进行分析。

急性 Alb 降低伴 TP 降低但 A/G 正常，见于大出血、严重烫伤时血浆大量丢失或短期内大量补液；慢性 Alb 降低伴 TP 降低但 A/G 正常，见于长期营养不良蛋白质合成不足；慢性 Alb 降低但 TP 正常或略减少，而球蛋白升高、A/G 降低甚至倒置，提示肝纤维化导致肝实质细胞 Alb 生成受损、肝间质细胞球蛋白表达上调；慢性 Alb 及 TP 降低，球蛋白正常而 A/G 降低，提示为血浆 Alb 大量丢失所致，如肾病综合征等致 Alb 从尿丢失，妊娠特别是晚期，由于对 Alb 需求增加，又伴有血容量增高，亦可见上述改变，但分娩后可迅速恢复正常。由于 Alb 为维持血浆胶体渗透压的主要成分，当 Alb＜20g/L 时，常发生水肿。罕见的先天性白蛋白缺乏症患者，血清中几乎没有白蛋白，但患者不出现水肿。

Alb 伴 TP 升高但 A/G 正常，见于脱水等导致血浆浓缩。尚未发现单纯导致 Alb 升高的疾病。

球蛋白浓度降低主要是合成减少。长期大剂量使用肾上腺皮质激素和其他免疫抑制剂，会导致球蛋白合成减少。低 γ-球蛋白血症或无 γ-球蛋白血症者，血清中 γ-球蛋白极度低下或无，先天性患者仅见于男性婴儿，而后天获得性患者可见于男、女两性，此类患者缺乏体液免疫功能，极易发生难以控制的感染。正常婴儿出生后至 3 岁，肝脏和免疫系统尚未发育完全，可出现生理性球蛋白浓度较低。

单纯球蛋白浓度增高多以γ-球蛋白为主。见于感染性疾病、自身免疫性疾病及多发性骨髓瘤，后者γ-球蛋白可达20～50g/L，并在电泳时形成M蛋白区带。

第三节 血清蛋白电泳

血浆蛋白质种类繁多，怎样分类是复杂的问题，可以从不同角度对其进行归纳分类。如将血浆蛋白质简单分为清蛋白和球蛋白两大类，按化学结构分为单纯蛋白质和结合蛋白，根据功能进行分类等。至今较实用的仍是通过电泳获得的条带，对血浆蛋白质概貌谱分类。蛋白电泳（protein electrophoresis）指利用溶液中带电粒子在直流电场作用下向所带电荷相反电极方向移动，所带电荷越大、直径越小或越接近球形则移动越快，从而对蛋白不同组分进行分离鉴定的技术。

两性电解质蛋白质在一定的pH溶液中所带正、负电荷数恰好相等，即分子的净电荷等于零，此时该蛋白质在电场中不会移动，溶液的这一pH，称为该蛋白质的等电点。若溶液pH＜pI，则蛋白质带正电荷，在电场中向负极移动；若溶液pH＞pI，则蛋白质带负电荷，就向正极移动。不同蛋白质的迁移率主要受所带电荷大小、分子量和形状影响。按有无支持介质可将电泳分为自由电泳和支持物电泳，后者较多应用。血清蛋白电泳多用表面带电荷较少的惰性支持介质，如滤纸、醋酸纤维素膜、琼脂糖凝胶，该类介质虽然分辨率较低，但较少电渗。滤纸吸附效应较强，易使蛋白区带形成小的拖尾，且滤纸不透明不能用光密度计扫描，血清蛋白纸电泳已经淘汰。醋酸纤维素膜对蛋白质吸附小故拖尾现象轻，区带界限清晰，通常较短分离时间即可将血清蛋白分为5条清晰区带，并且能透明，可用光密度计扫描，染色后则可长期保存，但醋酸纤维素膜吸水性差，电阻较大，电泳时产热明显，导致膜中水分易蒸发及蛋白质变性破坏，影响电泳结果，需注意选择合适电压。琼脂是一种多糖，经处理去除其中的果胶，即为琼脂糖，琼脂糖链受氢键及其他力的作用而互相盘绕形成绳状琼脂糖束，构成大网孔型凝胶，具备分子筛功效，故分辨率好，可将血清蛋白分离出8～11条区带，而且琼脂糖中SO_4^{2-}较少，电渗影响弱，使分离效果显著提高，血清琼脂糖凝胶电泳是临床常用的血清蛋白电泳检测技术。毛细管电泳或称高效毛细管电泳是指以毛细管为分离柱，由于毛细管置于冷却系统中有效地冷却降温，故可加以直流高压作为驱动力，使样品在高压电场中快速泳动，达到高效分离的一类新型电泳技术，具有高效、快速、高分辨率等优点。

其他支持介质如聚丙烯酰胺凝胶，因不同浓度和交联度可形成不同孔径的三维网状结构，兼有电泳支持体及分子筛的功能，提高了分辨率，在适当条件下可分出30多条区带，但未在临床常规使用。下面将介绍血清蛋白醋酸纤维素膜电泳方法、琼脂糖凝胶电泳方法和毛细管区带电泳方法。

一、检测方法

（一）血清蛋白醋酸纤维素膜（CAM）电泳

【原理】血清蛋白质等电点（pI）大都＜7.3，因此，在pH 8.6缓冲液中，几乎所有血清蛋白质均为带负电荷的质点，在电场中向正极泳动。由于血清中各种蛋白质pI不同，所带电荷量有差异，加之相对分子质量不同，形状有差异，故在同一电场中迁移率不同，经过一定时间后，得以分离形成可分辨的区带。由于CAM对蛋白质吸附小，区带清晰，分离时间短，并且对染料不吸附，无背景干扰，染色后可较长期保存，亦可透明化用光密度计直接扫描，为血清蛋白电泳最常使用的支持介质，血清蛋白CAM电泳通常可获得5条清晰区带。

【仪器】

1. 电泳仪 电压0～600V、电流0～300mA的晶体管整流稳压稳流直流电源。

2. 电泳槽 选用适合CAM电泳的铂丝电极的水平电泳槽，电泳槽的膜面空间与CAM面积应为$5cm^3/cm^2$。

3. 血清加样器 微量吸管（10μl，分度0.5μl）或专用电泳血清加样器。

4. 分光光度计及自动光密度计 选用质量可靠的产品。

【材料】醋酸纤维素薄膜2cm×8cm规格，质地均匀、孔细、吸水性高、染料吸附少，分离效果好的产品。

【试剂】

1. 巴比妥缓冲液（pH 8.6，离子强度0.06）准确称取巴比妥2.21g，巴比妥钠12.36g于500ml蒸馏水中加热溶解，待冷至室温后，用蒸馏水定容至1L。

2. 染色液

（1）丽春红S染色液：称取0.4g丽春红S及6.0g三氯醋酸，用蒸馏水溶解，并定容至100ml。

（2）氨基黑10B染色液：称取0.1g氨基黑10B，

溶于 20ml 无水乙醇中，再加冰醋酸 5ml，甘油 0.5ml，混匀。另取 2.5g 磺基水杨酸，溶于 74.5ml 蒸馏水中。再将二液混合摇匀。

3. 漂洗液

（1）3%（V/V）醋酸溶液：适用于丽春红 S 染色漂洗。

（2）甲醇 45ml、冰醋酸 5ml 和蒸馏水 50ml 混匀。适用于氨基黑 10B 染色的漂洗。

4. 洗脱液　0.1mol/L 氢氧化钠溶液，适用于丽春红 S 染色洗脱；0.4mol/L 氢氧化钠溶液，适用于氨基黑 10B 染色洗脱。

5. 透明液　称取 21g 柠檬酸（$C_6H_5O_7Na_3 \cdot 2H_2O$）和 150g N-甲基-2-吡咯烷酮，以蒸馏水溶解并定容至 500ml。如不需保存亦可用十氢萘或液状石蜡为透明液。

【操作】

1. 将电泳槽置于水平平台上，电泳槽两侧内加入等量巴比妥缓冲液，使两侧槽内的缓冲液在同一水平面，液面与支架距离约 2～2.5cm。

2. 取 CAM（2cm×8cm）一张，在毛面的一端（负极侧）1.5cm 处，用铅笔轻画一横线作点样标记，编号后，将 CAM 毛面向下漂浮于盛有巴比妥缓冲液的平皿中，待其自然浸润下沉并充分浸透后（约 20 分钟）取出。夹于洁净滤纸中间，吸去多余的缓冲液。

3. 将 CAM 毛面向上，画线端朝向负极贴于电泳槽的支架上轻轻拉直，用微量吸管吸取样本血清在横线处沿横线加 3～5μl。样品应与膜的边缘保持一定距离，以免电泳图谱中蛋白区带变形。待血清渗入膜后，反转 CAM，使光面朝上，画线端朝向负极平直地贴于电泳槽支架上，用双层滤纸或 4 层纱布将膜的两端与缓冲液连通（桥联），平衡 5 分钟。

4. 接通电源　将电泳槽与电泳仪的正、负极连接，注意 CAM 上画线端一定接负极。调节电压为 90～150V、电流 0.4～0.6mA/cm 膜长，夏季通电 45 分钟，冬季通电 60 分钟，待电泳区带展开约 25～35mm，即可关闭电源结束电泳。上述电泳参数设置，不同电泳仪和室温要求不同，应摸索建立。

5. 染色　取下 CAM 直接浸于丽春红 S 或氨基黑 10B 染色液中，轻轻晃动染色 5～10 分钟（以清蛋白带染透为止）。薄膜条较多时，需使用较大的器具盛染液，避免薄膜条紧贴或重叠，影响染色效果。

6. 漂洗　准备 3～4 个漂洗皿，装入漂洗液。从染色液中取出染好色的 CAM 并尽量沥去染色液，依次投入漂洗皿漂洗，直至背景无色为止。

7. 定量　包括洗脱后比色定量及光密度扫描法 2 种定量方法。

（1）洗脱比色定量法：将漂洗净的膜吸干，剪下各染色蛋白区带，并在膜的无蛋白质区带部分，剪取与清蛋白区带同宽度膜条，作为空白对照，分别放入已编号的试管内洗脱。氨基黑 10B 染色用 0.4mol/L 氢氧化钠洗脱，清蛋白管内加 6ml（计算时吸光度乘以 2），其余各加 3ml，置 37℃水箱 20 分钟，不时振摇，使染料完全浸出至洗脱液中。用分光光度计在 620nm 处以空白管液调零，读取各管吸光度。丽春红 S 染色，浸出液用 0.1mol/L 氢氧化钠，加入量同上。10 分钟后，向清蛋白管内加 40%（V/V）醋酸 0.6ml（计算时吸光度乘以 2），其余各加 0.3ml，以中和部分氢氧化钠使色泽加深。必要时离心沉淀，取上清液，用分光光度计 520nm 处以空白管液调零，读取各管吸光度。

（2）光密度扫描法

1）透明：对需保存 CAM，吸去膜上的漂洗液（防止透明液被稀释影响透明效果），将薄膜浸入 N-甲基-2-吡咯烷酮-柠檬酸透明液中 2～3 分钟（可适当延长一些时间），取出以滚动方式平贴于洁净无划痕的载物玻璃片（切勿产生气泡），将此玻璃片竖立片刻，尽量沥去透明液后，置已恒温至 90～100℃烘箱内烘烤 10～15 分钟，取出冷至室温。用此法透明的各条蛋白区带鲜明，薄膜平整，可供直接扫描和保存。对不保存的 CAM，可将漂洗过的薄膜烘干后，用十氢萘或液状石蜡浸透，夹于两块优质薄玻片间供扫描用。此法透明的薄膜不能久藏，且易发生皱褶。

2）扫描定量：将已透明的薄膜放入全自动光密度计内，进行扫描分析。

【结果计算】 通常血清蛋白 CAM 电泳可获得从正极端起依次为白蛋白、α_1-球蛋白、α_2-球蛋白、β-球蛋白和 γ-球蛋白的 5 条区带。扫描法时，全自动光密度计可自动报告各组分蛋白占总蛋白的百分比。洗脱比色定量法可按下式计算：

$$\text{各区带蛋白（\%）} = \frac{A_X}{A_T} \times 100\%$$

式中，A_x 表示各区带蛋白测定的吸光度；A_T 表示各区带蛋白吸光度总和。

根据同时测定的血清总蛋白浓度，可按下式计算出各区带蛋白的浓度：

各区带蛋白（g/L）= 各区带蛋白（%）× 血清总蛋白（g/L）。

【参考区间】 用百分率报告各组分的相对量时，任何组分的增减，即便其他组分绝对含量虽然正常，也会出现相应的减增，所以最好同时报告相对比值和绝对浓度。由于各实验室采用的电泳条件不同，再加之不同地区人群间可能存在生物学变异，参考区间存在差异，故各实验室应建立自己测定体系的参考区间，表2-1-4列出的参考区间引自《全国临床检验操作规程》（第3版），仅供参考。

表2-1-4 血清蛋白醋酸纤维素膜电泳参考区间

蛋白质组分	丽春红S染色扫描		氨基黑10B染色扫描		氨基黑10B染色洗脱比色
	g/L	%总蛋白	g/L	%总蛋白	%总蛋白
白蛋白	35～52	57～68	43.7～53.9	53.0～73.2	58.6～73.8
α_1-球蛋白	1.0～4.0	1.0～5.7	0.4～2.6	1.0～3.0	2.5～5.9
α_2-球蛋白	4.0～8.0	4.9～11.2	2.5～5.3	3.3～7.3	4.5～8.7
β-球蛋白	5.0～10.0	7.0～13.0	4.0～8.2	6.7～9.9	7.1～13.5
γ-球蛋白	6.0～13.0	9.8～18.2	7.6～18.6	11.9～23.5	13.1～21.5

【注意事项】

1. 染料选择 使用光密度计扫描定量一般用丽春红S染色，因其可与各组分蛋白浓度基本呈正比例结合，结果较准确。用洗脱比色法定量时，用丽春红S或氨基黑10B均可，但选用氨基黑10B时，因其对白蛋白亲和力更高，特别是白蛋白浓度高时，可因白蛋白染色过深，导致白蛋白结果偏高而球蛋白偏低；或者白蛋白区带染色不透，出现小空泡甚至蛋白膜脱落在染色液中，严重影响结果的准确性。因此血清总蛋白>80g/L时，用氨基黑10B染色应将血清对半稀释再加样。

2. 缓冲液要求 由于缓冲液的pH及离子强度对电泳结果影响大，除保证严格按规定配制外，每次电泳时应交换正负电极，以使电泳槽两侧缓冲液的正、负离子相互交换，维持缓冲液的pH和离子强度不至于发生较大改变。即便如此，因每次电泳的薄膜数量可能不等，所以缓冲液使用10次后仍应更换。

3. 液面高度要求 电泳槽缓冲液的液面要保持一定高度，过低可能会增加γ-球蛋白的电渗现象（向阴极移动）。同时电泳槽两侧的液面应保持同一水平面，否则，会通过薄膜产生虹吸现象，严重影响蛋白分子的迁移率。

4. 电泳失败的判断及原因分析

（1）电泳图谱不整齐：加样不均匀、样品触及薄膜边缘、薄膜未完全浸透或温度过高致使膜局部干燥或水分蒸发、缓冲液变质；电泳时薄膜放置不正确，使电流方向不平行。

（2）蛋白各组分分离不佳：点样过多、电流过低、薄膜质量差等。

（3）染色后清蛋白中间着色浅：染色时间不足或染色液陈旧所致；若因蛋白含量高引起，可稀释血清或延长染色时间。一般以延长2分钟为宜，若时间过长，球蛋白百分比上升，A/G比值会下降。

（4）薄膜透明不完全：烘箱温度未达到90℃以上就将膜放入、透明液陈旧和浸泡时间不足等。

（5）透明膜上有气泡：玻片上有油脂，使薄膜部分脱开或贴膜时滚动不佳。

5. 检测仪器 已有全自动电泳系统上市，电泳支持物为琼脂糖或CAM，可自动完成电泳、烘干、染色、漂洗，最后自动扫描光密度，打印出图形及定量报告。由于从电泳到光密度扫描均在电脑程序控制下自动完成，可有效减少操作误差。只要严格使用配套试剂及器材，严格按规定操作，重复性高。但这类仪器适用于标本量多的单位使用，若样本量少，经济上很不合算。

（二）血清蛋白琼脂糖凝胶电泳

【原理】 血清蛋白质等电点（pI）大都<7.3，因此，在pH 8.6缓冲液中，几乎所有血清蛋白质均为带负电荷的质点，在电场中向正极泳动。由于血清中各种蛋白质pI不同，所带电荷量有差异，加之相对分子质量不同，形状有差异，故在同一电场中迁移率不同，经过一定时间后，得以分离形成可分辨的区带。使用琼脂糖凝胶的优点是电泳速度快，血清样品无需处理即可直接加样进行检测；琼脂糖凝胶兼具分子筛功效，分辨率好；电泳区带易染色，干燥后背景几乎无色，便于光密度扫描检测。

【仪器】

1. 琼脂糖凝胶电泳仪 选用质量可靠的国产或进口仪器。

2. 血清加样器 微量吸管（10μl，分度0.5μl）或专用电泳加样器。

3. 点样支架　选用质量可靠的产品或配套产品。

4. 点样梳　选用质量可靠的产品或配套产品。

5. 琼脂糖凝胶电泳专用滤纸。

6. 全自动光密度计　选用质量可靠的产品。

【试剂】购买合格的商品化试剂盒，以某仪器配套的试剂盒为例，包括：①琼脂糖凝胶胶片；②缓冲液；③点样梳；④薄滤纸；⑤染液；⑥脱色液；⑦湿盒。

【操作】按仪器操作和试剂说明书进行，该试剂在适用于该试剂盒的某型号自动化琼脂糖凝胶电泳仪上操作如下：

1. 点样　点样梳每孔加血清10μl。点样完毕后，应让样品在梳齿内扩散5分钟。若不能立即电泳，需将点样梳梳齿向上置于湿盒内。

2. 架设缓冲条　打开电泳舱盖并升起点样支架，取出两根缓冲条嵌于支架的正负两极。缓冲条的海绵部分应紧贴在电极铂金丝上。

3. 铺设凝胶胶片。

4. 取出胶片，正面向上　用薄滤纸轻轻覆盖琼脂糖凝胶表面，吸取多余的缓冲液，并迅速移走滤纸。

5. 在电泳板框的下1/3处滴加约200μl蒸馏水。将胶片放置于电泳平台框标内，确定胶片背面无气泡，并轻轻放下点样支架。

6. 上样　去除点样梳的外围支架，梳齿向下插入点样支架的相应位置。关闭电泳舱盖，进行电泳。

7. 染色　放入染色液中约10分钟。

8. 脱色　将染色完毕的胶片放入脱色液中。脱色至胶片背景恰好无色。

9. 干燥　将脱色后的凝胶片置于冷风下吹干。

10. 扫描电泳结果　将已透明的胶片放入全自动光密度计内，进行扫描分析。

【结果计算】通常血清蛋白琼脂糖电泳可获得从正极端起依次为白蛋白、α_1-球蛋白、α_2-球蛋白、β-球蛋白和γ-球蛋白的5条区带。扫描法时，全自动光密度计可自动报告各组分蛋白占血清总蛋白的百分比。

根据同时测定的血清总蛋白浓度，可按下式计算出各区带蛋白的浓度：

各区带蛋白（g/L）= 各区带蛋白（%）× 血清总蛋白（g/L）。

【参考区间】成人血清蛋白琼脂糖凝胶电泳参考区间：

白蛋白：59.8% ~72.4%

α_1-球蛋白：1.0% ~3.2%

α_2-球蛋白：7.4% ~12.6%

β-球蛋白：7.5% ~12.9%

γ-球蛋白：8.0% ~15.8%

以上参考区间引自试剂说明书。

【注意事项】电泳失败的判断及原因分析：

1. 电泳图谱不整齐　加样不均匀、样品触及胶片边缘、胶片未完全浸透或温度过高致使膜局部干燥或水分蒸发、缓冲液变质；电泳时胶片放置不正确，使电流方向不平行。

2. 蛋白各组分分离不佳　点样过多、电流过低、胶片质量差等。

3. 染色后清蛋白中间着色浅　染色时间不足或染色液陈旧所致；若因蛋白含量过高引起，可稀释血清或延长染色时间。一般以延长2分钟为宜，若时间过长，球蛋白百分比上升，A/G比值会下降。

4. 胶片透明不完全　洗脱液陈旧和浸泡时间不足等。

（三）血清蛋白毛细管区带电泳

【原理】毛细管电泳的理论基础建立在电双层的概念之下。在与电解液接触的直立电极上加电压，带相反电荷的离子积聚在电极表面，电荷载体的这种布置即称为电双层。毛细管区带电泳是毛细管电泳7种经典分离方式之一，其原理是将待分析溶液引入毛细管进样一端，施加直流电压后，各组分按各自的电泳流和电渗流的矢量和，流向毛细管出口端，按阳离子、中性粒子和阴离子及其电荷大小的顺序，以不同的速度移动通过检测器而分离。但中性组分彼此不能分离。

【仪器】

1. 毛细管电泳仪　选用质量可靠的国产或进口仪器。

2. 血清加样器　微量吸管或专用电泳加样器。

3. 缓冲液　选用质量可靠的产品或配套产品。

4. 清洗液　选用质量可靠的产品或配套产品。

5. 稀释杯　选用质量可靠的产品或配套产品。

6. 过滤器　选用质量可靠的产品或配套产品。

【操作】按仪器操作和试剂说明书进行，该试剂在适用于该试剂盒的某型号毛细管电泳仪上操作如下：

采用8条毛细管通道并行运作，快速电泳分离的全自动、多任务处理的毛细管电泳系统。从连续进样到最后电泳结果传输全过程包括：标本识别、稀释、毛细管清洁、标本进样、电泳、检测、结果处理等全部自动完成，其中操作人员仅需分离血清上机，其余步骤均由仪器自动完成。

【结果计算】系统自动将毛细管电泳仪测定的6条区带百分比转换成5条区带的百分比（$β_1$-球蛋白和$β_2$-球蛋白百分比将合并为β-球蛋白百分比）。其余结果计算方式同血清蛋白琼脂糖电泳方法。

【参考区间】成人血清蛋白毛细管区带电泳参考区间：

白蛋白：55.8%～66.1%

$α_1$-球蛋白：2.9%～4.9%

$α_2$-球蛋白：7.1%～11.8%

β-球蛋白：8.4%～13.1%

$β_1$-球蛋白：4.7%～7.2%

$β_2$-球蛋白：3.2%～6.5%

γ-球蛋白：11.1%～18.8%

以上参考区间引自试剂说明书。

二、临床意义

血清蛋白电泳的原理是按不同蛋白的迁移率进行分离鉴定，每一区带都是电泳体系中具有相同或相近迁移率的蛋白质混合物，CAM电泳通常仅形成5条区带。而多数有较高诊断意义的蛋白质在血清中都是微量存在，其浓度改变一般不会对其所在区带产生明显影响。因此，仅表2-1-5中列出的疾病时，CAM电泳结果可出现较明显改变，有一定临床意义。

表2-1-5 几种疾病时血清白蛋白醋酸纤维素膜电泳典型改变

病名	区带[1]				
	白蛋白	$α_1$-球蛋白	$α_2$-球蛋白	β-球蛋白	γ-球蛋白
肾病	↓↓	↑	↑↑	↑	↓
弥漫性肝损害	↓↓	↑	↓	↓	↓
肝硬化	↓↓	↓	↑	均↑，并融合形成β-γ桥	
原发性肝癌	↓↓	AFP[2]			↑
多发性骨髓瘤[3]			$α_2$带-γ带间出现M蛋白区带		
慢性炎症	↓	↑	↑		↑
妊娠	↓			↑	↓
无丙种球蛋白血症					↓↓
双白蛋白血症[4]	双峰				

注：1. 表中"↑"表示轻度增加，"↑↑"表示显著增加，"↓"表示轻度减少，"↓↓"表示显著减少，无箭头表示没有明显改变

2. 甲胎蛋白（AFP）显著升高的肝癌患者，可在白蛋白与$α_1$-球蛋白区带间，出现一条清晰的AFP新区带

3. 多发性骨髓瘤患者因浆细胞异常增殖，产生大量单克隆蛋白（monoclonal protein）即M蛋白，为免疫球蛋白（Ig）或其轻链或重链，电泳出现一条深染区带，称M蛋白带，多出现在γ或β区，偶见于$α_2$区

4. 双白蛋白血症为较少见的常染色体遗传性白蛋白异常，以持续白蛋白区出现双峰为特征。此外，在接受大剂量β-内酰胺类抗生素治疗患者中，也可出现双白蛋白峰，但停药后逐渐消失，仅为一过性，借以区别。

第四节 血清前白蛋白测定

前白蛋白（prealbumin，PA）又称前清蛋白，分子量约55kD，血浆半衰期为1.9天，为肝脏细胞合成的糖蛋白，因电泳时迁移在白蛋白之前而得名。PA的生理功能为组织修补材料和运载蛋白。PA可结合大约10%的T_4和T_3，对T_3亲和力更大；此外，脂溶性维生素A以视黄醇形式存在于血浆中，先与视黄醇结合蛋白形成复合物，再与PA以非共价键形成视黄醇-RBP-PA复合物运输，该复合物一方面可避免视黄醇氧化，另一方面可防止小分子的视黄醇-RBP复合物从肾丢失。

血清PA可用电泳和免疫学方法测定。电泳法操作较繁杂耗时，准确性和重复性差，不适合常规临床检验。测定PA的免疫学方法包括免疫电泳、放射免疫、酶联免疫吸附试验、化学或电化学发光免疫法、荧光免疫法和免疫浊度法等。目前临床检验测定PA多用免疫浊度法。

【原理】抗人PA抗体加入样本血清中，通过抗原-抗体反应与血清中PA特异性结合，形成PA-抗PA抗体复合物微粒，导致浊度增加。在一定的条件下，如合适的抗原、抗体浓度，一定的免疫复合物微粒径/入射光波长比值等，浊度的增加与免疫复合物

微粒数即 PA 数相关，得以定量 PA 浓度。免疫浊度法对浊度改变的检测包括散射浊度法和透射浊度法 2 类方法（参阅本章第二节血清白蛋白测定的免疫比浊法）。透射浊度法在多数自动生化分析仪上即可完成，较多使用。

一、检测方法

1. 手工检测

【试剂】 选用有正式批文、量值可溯源至人血清蛋白质参考物 CRM 470 的质量可靠产品。下面以 PA 透射浊度法某试剂盒为例。

（1）pH 7.2 的磷酸盐缓冲液（12.7mmol/L）：含 NaCl 0.13mol/L，聚乙二醇（PEG）60g/L 及防腐剂。

（2）抗人 PA 抗体工作液。

（3）PA 定值血清（冻干品）：使用前按说明书加指定量的缓冲液复溶。

【操作】 按表 2-1-6 进行。

表 2-1-6 PA 测定手工操作步骤

加入物	测定管	标准管	空白管
样本血清（μl）	20	–	–
PA 标准液（μl）	–	20	–
缓冲液（μl）	–	–	20
PA 抗体工作液（ml）	1.0	1.0	1.0

混匀，37℃反应 10 分钟，波长 340nm 以空白管调零，读取各管吸光度

【结果计算】

$$血清\ PA\ (mg/L)=\frac{测定管吸光度}{标准管吸光度}\times PA\ 标准液浓度\ (mg/L)$$

2. 自动化分析仪检测

【试剂】 同“1. 手工检测”。

【操作】 不同实验室具体反应条件会因所用仪器和试剂而异，在保证方法可靠的前提下，应按仪器和试剂说明书设定测定条件，进行定标品、质控样品和样品分析。

【结果计算】 自动生化分析仪可根据系列浓度标准品自动制作的 Logit-log 曲线，计算出待测样本的血清 PA 浓度。

3. 注意事项

（1）方法学特点：本法的人血清 PA 最低检测限为 15mg/L，可报告范围为 30～800mg/L，批内及批间 CV 均≤2.0%。超过报告范围上限的样本需用生理盐水对半稀释血清后，重新测定，结果乘以稀释倍数。黄疸、中度溶血及类风湿因子＜100IU/ml 标本对本法无显著干扰，但脂浊及高甘油三酯血清对本法有负干扰。

（2）影响因素：有关透射浊度法的一些共同影响因素，参阅本章第二节血清白蛋白测定中免疫比浊法的注意事项。

（3）参考区间应用：以其他定量免疫学方法，包括散射免疫浊度法测定的结果与本法存在差异，应建立使用方法的本实验室参考区间。

（4）标本稳定性：血清标本如不能及时测定，应置 2～8℃冰箱保存，可稳定 2 天。

二、参考区间

成人血清 PA 浓度（透射浊度法）为 250～400mg/L（4.55～7.28μmol/L），儿童约为成人水平的一半，青春期急剧增加达成人水平。2 种单位间可按 mg/L×0.0182＝μmol/L 换算。

三、临床意义

由于 PA 半衰期仅 1.9 天，短于其他肝脏表达释放的血浆蛋白，为反映营养状态及肝功能的敏感指标，也是一种敏感的负性急性时相反应蛋白。

1. 评价营养不良　PA 在 200～400mg/L 为正常，100～150mg/L 轻度营养不良，50～100mg/L 中度营养不良，＜50mg/L 严重营养不良。

2. 评价肝功能不全　肝功能损伤时 PA 降低，比 Alb 和转铁蛋白更敏感，对早期肝炎及重症肝炎有特殊诊断价值。

3. 负性急性时相反应蛋白　在急性炎症、恶性肿瘤、创伤等急需合成蛋白质的情况下，血清 PA 均迅速下降。

4. PA 浓度增高可见于霍奇金病。

第五节　血清转铁蛋白测定

转铁蛋白（transferrin，TRF）为主要由肝细胞合成的，分子量约 79.6kD 的单链糖蛋白，半衰期约 7 天，pI 为 5.5～5.9，CAM 电泳位置在 β 区带。TRF 能可逆地结合铁、铜、锌、钴等多价阳离子。血浆 TRF 的主要生理功能是转运铁离子。从小肠进入血液的 Fe^{2+} 必须被铜蓝蛋白氧化为 Fe^{3+} 后才能与 TRF 结合，每分子 TRF 可结合 2 个 Fe^{3+}。TRF-Fe^{3+} 复合物与多种细胞，特别是骨髓造血细胞表面的 TRF 受体结合后，被摄入细胞解离出 Fe^{3+}，供合成血红

蛋白、肌红蛋白、细胞色素以及铁蛋白等，而 TRF 本身结构不变。血清 TRF 主要用免疫比浊法测定。

【原理】人 TRF 为完全抗原，可制备其多或单克隆抗体。将抗人 TRF 抗体加入样本血清中，可通过抗原-抗体反应与血清中 TRF 特异性结合，形成免疫复合物微粒，导致浊度增加。在一定的条件下，如合适的抗原、抗体浓度，一定的免疫复合物微粒径/入射光波长比值等，浊度的增加与免疫复合物微粒数即 TRF 数相关，得以定量样本中 TRF 浓度。免疫浊度法对浊度改变的检测包括散射浊度法和透射浊度法 2 类方法（参阅本章第二节血清白蛋白测定中的免疫比浊法）。因透射浊度法在自动生化分析仪上即可完成，较多使用。

【试剂】选用有正式批文、量值可溯源至人血清蛋白参考物 CRM 470 的质量可靠产品。下面以 TRF 透射浊度法某试剂盒为例。

1. pH 7.2 磷酸缓冲液（55mmol/L） 含 25mmol/L NaCl、5% 聚乙二醇（PEG）及防腐剂。

2. 抗人转铁蛋白抗体工作液 含已调节到标定滴度的抗体、100mmol/L NaCl 及防腐剂。

3. 样本稀释液 pH 7.0 的 50mmol/L 磷酸盐缓冲液，含 150mmol/L NaCl 和防腐剂。

【操作】不同实验室具体反应条件会因所用仪器和试剂而异，在保证方法可靠的前提下，应按仪器和试剂说明书设定测定条件，进行定标品、质控样品和样品分析。

【结果计算】根据待测样本浊度，以系列浓度 TRF 定标品绘制的曲线及拟合的方程式，自动计算出样本中 TRF 浓度。

【参考区间】成人血清 TRF 浓度（透射浊度法）：28.6～51.9μmol/L（2.3～4.1g/L），2 种单位间换算公式为 μmol/L×0.0796＝g/L。

【注意事项】

1. 方法学特点 本法的人血清 TRF 最低检测限为 1.26μmol/L（0.1g/L），线性范围为 1.26～65.5μmol/L（0.1～5.2g/L），批内及批间 CV 均≤3.0%。黄疸、溶血及类风湿因子＜1200IU/ml 标本对本法无显著干扰，但脂浊及高甘油三酯血清有负干扰。

2. 影响因素 有关透射浊度法的一些共同影响因素，参阅本章第二节血清白蛋白测定中免疫比浊法的注意事项。

3. 参考区间应用 以其他定量免疫学方法，包括散射免疫浊度法测定的结果与本法存在差异，应建立使用方法的本实验室参考区间。

【临床意义】

1. 贫血的鉴别诊断 缺铁性（低血色素性）贫血时，TRF 代偿性合成增加，但铁饱和度（参阅本篇第三章第九节血清铁和总铁结合力测定）远低于 30%；再生障碍性贫血时，TRF 正常或低下，而铁饱和度增高。

2. 负性急性时相反应蛋白 在炎症、肿瘤等急性时相反应时，与前清蛋白等同时下降。

3. 判断营养状态及肝功能 在营养不良及慢性肝脏疾病时下降；肾病综合征时因 TRF 大量从尿丢失，血清水平下降。

第六节 血清铁蛋白测定

铁蛋白（ferritin，Ferr）为体内铁的存储形式，由 24 个亚基及 2500 个左右 Fe^{3+} 构成，分子量因 Fe^{3+} 含量不同而异，一般≥440kD。构成 Ferr 的亚基包括酸性的 H 型（重型）和弱碱性的 L 型（轻型）亚基。转铁蛋白（TRF）结合 Fe^{3+} 后形成的 TRF-Fe^{3+} 复合物，与多种细胞包括骨髓造血细胞表面的 TRF 受体结合后，被摄入细胞解离出 Fe^{3+}，除供合成血红蛋白、肌红蛋白、细胞色素外，还与 Ferr 的 L 型亚基结合，生成铁蛋白存储，在体内铁代谢上发挥调节作用。Ferr 广泛分布于体内多种组织细胞及血浆中。血清 Ferr 可用各种定量免疫学方法测定，下面以应用较多的免疫比浊法为例介绍。

【原理】将抗人 Ferr 多或单克隆抗体加入样本血清中，通过抗原-抗体反应与血清中 Ferr 特异性结合，形成免疫复合物微粒，导致浊度增加。在一定的条件下，如合适的抗原、抗体浓度、免疫复合物微粒径/入射光波长比值等，浊度的增加与免疫复合物微粒数即 Ferr 数相关，得以定量样本中 Ferr 浓度。浊度改变的检测包括散射浊度法和透射浊度法 2 类方法（参阅本章第二节血清白蛋白测定中的免疫比浊法）。因后一种方法在自动生化分析仪上即可完成，广泛使用。

【试剂】选用有正式批文、量值可溯源至人铁蛋白 WHO standard（1st）参考物的质量可靠产品。

【操作】不同实验室具体反应条件会因所用仪器和试剂而异，在保证方法可靠的前提下，应按仪器和试剂说明书设定测定条件，进行定标品、质控样品和样品分析。

【结果计算】根据待测样本浊度，按系列浓度 Ferr 标准品绘制的曲线及拟合的方程式，自动计算出样本中 Ferr 浓度。

【参考区间】 成人血清 Ferr 浓度（透射浊度法）：男性及 50 岁以上女性 30 ~ 400μg/L（67 ~ 899pmol/L）；50 岁以下女性 15 ~ 150μg/L（34 ~ 337pmol/L）。

儿童（透射浊度法）：1 个月内　150 ~ 450μg/L（337 ~ 1011pmol/L）；第 2 ~ 3 个月　80 ~ 500μg/L（180 ~ 1123pmol/L）；3 个月 ~ 16 岁　20 ~ 200μg/L（45 ~ 449pmol/L）。

2 种单位间换算公式为 μg/L × 2.25 = pmol/L。

以上参考区间引自试剂说明书。

【注意事项】

1. 方法学特点　本法人血清 Ferr 最低检测限为 10μg/L（22.5pmol/L），线性范围为 15 ~ 800μg/L（34 ~ 1800pmol/L），批内 CV < 2.0%、批间 CV < 6.6%。黄疸、轻度溶血、类风湿因子 < 1200IU/ml 及高甘油三酯（≤8.48mmol/L）标本对本法无显著干扰。

2. 影响因素　有关透射浊度法的一些共同影响因素，参阅本章第二节血清白蛋白测定中免疫比浊法的注意事项。

3. 参考区间应用　以其他定量免疫学方法，包括散射免疫浊度法及透射比浊法不同厂家试剂盒测定的结果均存在差异，应建立使用方法的本实验室参考区间。

【临床意义】 血清 Ferr 浓度为反映体内铁存储状况的可靠指标，与骨髓铁染色结果相关性好；也作为肿瘤标志物用于多种恶性肿瘤的辅助诊断。

1. 降低　成人血清 Ferr < 14μg/L 是诊断缺铁性贫血的敏感指标。成人血清 Ferr 降低也见于其他失血性贫血、慢性贫血。

2. 升高　见于肝脏疾病、血色病、输血引起的铁负荷过度，急性感染，铁粒幼细胞贫血及甲状腺功能亢进患者。肝癌、乳腺癌、肺癌、胰腺癌、白血病及淋巴瘤等多种恶性肿瘤患者血清 Ferr 可明显增高，可能与肿瘤细胞中 Ferr 合成和释放增加有关。

第七节　血清铜蓝蛋白测定

铜蓝蛋白（ceruloplasmin，Cp）是肝细胞表达的含铜 α_2-球蛋白，为分子量平均约 132kD 的单链糖肽，含糖约 8% ~ 9.5%。每分子 Cp 结合 6 ~ 8 个铜原子，因含铜呈蓝色而得名。除 5% 血浆铜游离存在外，95% 存在于 Cp 中，故 Cp 被视为铜的无毒性转运载体和存储库。此外，Cp 也是一种急性时相反应蛋白；并具有氧化酶样作用，可将 Fe^{2+} 氧化为 Fe^{3+} 结合到转铁蛋白上，也参与儿茶酚胺和多酚的氧化；还可抑制 Cu^{2+} 等金属离子对膜脂质的过氧化损伤作用。血清 Cp 可用多种定量免疫学方法测定，下面以应用较多的免疫比浊法为例介绍。

【原理】 将抗人 Cp 多或单克隆抗体加入样本血清中，通过抗原-抗体反应与血清中 Cp 特异性结合，形成免疫复合物微粒，导致浊度增加。在一定的适宜条件下，浊度的增加与免疫复合物微粒数即 Cp 数相关，得以定量样本中 Cp 浓度。浊度改变的检测包括散射和透射浊度法 2 类（参阅本章第二节血清白蛋白测定中的免疫比浊法）。因后一种方法在自动生化分析仪上即可完成，被广泛使用。

【试剂】 选用有正式批文、量值可溯源至人血清蛋白参考物 CRM 470 的质量可靠产品。下面以 Cp 透射浊度法某试剂盒为例。

1. 试剂 1　50g/L 聚乙二醇（PEG）的含防腐剂的磷酸盐缓冲液。

2. 抗人 Cp 抗体工作液　含标定滴度的兔抗人铁蛋白抗体，以及稳定剂和防腐剂的磷酸盐缓冲剂。

3. 样本稀释液　pH 7.0 的 50mmol/L 磷酸盐缓冲液，含 150mmol/L NaCl 和防腐剂。

【操作】 不同实验室具体反应条件会因所用仪器和试剂而异，在保证方法可靠的前提下，应按仪器和试剂说明书设定测定条件，进行定标品、质控样品和样品分析。

【结果计算】 根据待测样本浊度，按系列浓度 Cp 标准品绘制的曲线及拟合的方程式，自动计算出样本中 Cp 浓度。

【参考区间】 成人血清 Cp 浓度（透射浊度法）：男性 0.15 ~ 0.30g/L（1.10 ~ 2.20μmol/L），女性 0.16 ~ 0.45g/L（1.17 ~ 3.30μmol/L）。2 种单位间换算公式为 g/L × 7.333 = μmol/L。

以上参考区间引自试剂说明书。

【注意事项】

1. 方法学特点　本法人血清 Cp 最低检测限为 30mg/L（0.22μmol/L），线性范围为 0.03 ~ 1.4g/L（0.22 ~ 10.44μmol/L），批内、批间 CV 均 < 2.0%。黄疸、溶血及类风湿因子 < 100IU/ml 血清标本无显著干扰。但高甘油三酯血清标本对本法有负性干扰。

2. 影响因素　有关透射浊度法的一些共同影响因素，参阅本章第二节血清白蛋白测定中免疫比浊法的注意事项。

3. 参考区间应用　以其他定量免疫学方法，包括散射免疫浊度法及透射比浊法不同厂家试剂盒测定的结果均存在差异，应建立使用方法的本实验室参考区间。

【临床意义】

1. Cp 减少 对 Wilson 病、营养性铜缺乏和 Menkes 病（遗传性铜吸收不良）有较大诊断价值。Wilson 病是常染色体隐性遗传病，因血浆 Cp 显著减少（通常≤0. 1g/L），血浆游离铜增加，铜沉积在肝可引起肝硬化，沉积在脑基底节的豆状核则导致豆状核变性，故该病又称为肝豆状核变性，纯合子携带者 Cp 显著降低，但杂合携带者 Cp 水平可仅轻度减少或正常。此外，营养不良、严重肝病及肾病综合征等所致 Cp 合成减少或大量丢失也可致 Cp 减少。

2. Cp 升高 Cp 为急性时相反应蛋白，在妊娠、感染、创伤、肿瘤和胆道阻塞性疾病时血清浓度增加。Cp 显著升高会使血清呈现蓝绿色。

第八节 血清 α_1-抗胰蛋白酶测定

α_1-抗胰蛋白酶（α_1-antitrypsin，AAT）主要由肝实质细胞合成，单核细胞、肺泡巨噬细胞和上皮细胞也少量合成。其基因定位于 14q31-32. 3 上，为 394 个氨基酸残基的单一肽链糖蛋白，分子量约 52kD，含糖 10% ~12%，为醋酸纤维素薄膜电泳 α_1 区带的主要组分（约 90%）。血浆中 AAT 来源于肝细胞，是人血浆中主要的丝氨酸蛋白酶抑制剂，可与丝氨酸蛋白酶如胰蛋白酶、糜蛋白酶、白细胞弹性蛋白纤溶酶和凝血酶等形成抑制性复合物，约占该类蛋白酶活力抑制的 90%。肝外合成的 AAT 在局部组织损伤调节中起重要作用。AAT 抑制作用与 pH 有关，中性和弱碱性时显示最大抑制，pH 4. 5 时抑制作用基本丧失。血清 AAT 可用各种定量免疫学方法测定，下面以应用较多的免疫比浊法为例介绍。

【原理】抗人 AAT 多或单克隆抗体加入样本血清中，通过抗原-抗体反应与血清中 AAT 特异性结合，形成免疫复合物微粒导致浊度增加。在一定条件下，如合适的抗原、抗体浓度、免疫复合物微粒径/入射光波长比值等，浊度增加与免疫复合物微粒数即 AAT 数相关，得以定量样本中 AAT 浓度。浊度改变的检测包括散射浊度法和透射浊度法 2 类方法（参阅本章第二节血清白蛋白测定中的免疫比浊法）。因后一种方法在自动生化分析仪上即可完成，被广泛使用。

【试剂】选用有正式批文、量值可溯源至人血清蛋白参考物 CRM 470 的质量可靠产品。下面以 AAT 透射浊度法某试剂盒为例。

1. 试剂 1 12. 7mmol/L 磷酸盐缓冲液（pH 7. 2），含 0. 13mmol/L NaCl、40g/L 聚乙二醇和防腐剂。

2. 试剂 2 含标定滴度的兔抗人 AAT 抗体、0. 1mmol/L NaCl 和防腐剂。

【操作】该试剂在适用于该试剂盒的某型号自动生化分析仪上基本参数设置为：

测定类型：2 点终点法；反应时间/测定点：10/6-24；定标方式：多点非线性 RCM 定标；波长（副/主）：700/340nm；反应方向：上升；试剂 1：100μl；试剂 2：45μl。样本量：6μl。

【结果计算】根据待测样本浊度，按系列浓度 AAT 标准品绘制的曲线及拟合的方程式，自动计算出样本中 AAT 浓度。

【参考区间】成人血清 AAT 浓度（透射浊度法）：0. 9 ~2. 0g/L（16. 6 ~36. 8μmol/L）。2 种单位间换算公式为：g/L × 18. 4 = μmol/L。

以上参考区间引自试剂说明书。

【注意事项】

1. 方法学特点 本法人血清 AAT 最低检测限为 0. 2g/L（3. 68μmol/L），线性范围为 0. 2 ~ 6. 0g/L（3. 68 ~110. 4μmol/L），批内、批间 CV 均 <2%。黄疸、溶血、类风湿因子 <1200IU/ml 血清标本对本法无显著干扰。但高甘油三酯血清对本法有负干扰；而口服避孕药及妊娠前 3 个月因高雌激素水平可产生假阳性。对常规方法不能检测出血清 AAT 的遗传性缺乏症者，可采用等电聚焦电泳或分子生物学方法进行 AAT 表型分析。

2. 影响因素 有关透射浊度法的一些共同影响因素，参阅本章第二节血清白蛋白测定中免疫比浊法的注意事项。

3. 参考区间应用 以其他定量免疫学方法，包括散射免疫浊度法及透射比浊法不同厂家试剂盒测定的结果均存在差异，应建立使用方法的本实验室参考区间。

【临床意义】

1. AAT 减少 除外营养不良、严重肝病及肾病综合征等所致 AAT 合成减少或大量丢失所致者，AAT 显著减少乃至缺乏应考虑存在遗传性 AAT 缺乏症。ATT 基因为常染色体共显性遗传，正常为 MM 型，但现已发现至少有 75 种 AAT 变体，其中 ZZ、SS、SZ 甚至 MS 型可出现胎儿呼吸窘迫综合征、早年（20 ~30 岁）发生的肺气肿及肝硬化，与这些 AAT 变体不能有效抑制肺、肝局部中性粒细胞释放的溶酶体弹性蛋白酶有关。

2. AAT 增加 作为急性时相蛋白，在炎症、感染、肝病、肿瘤等多种疾病时 ATT 均显著增加，且与炎症程度相关。

第九节　血清 α_1-微球蛋白测定

α_1-微球蛋白（α_1-microglobulin，α_1-MG）为肝细胞和淋巴细胞产生的一种分子量仅33kD的糖蛋白，电泳出现于 α_1 区带而得名。α_1-MG存在于体液及淋巴细胞膜表面，血浆中 α_1-MG以游离或与IgG、白蛋白结合的两种形式存在。游离 α_1-MG可自由滤过肾小球，但原尿中99%以上的 α_1-MG被近曲小管上皮细胞以胞饮方式重摄取并分解（不以原型返回血浆），仅微量从尿排泄。血清 α_1-MG可用各种定量免疫学方法测定，下面以应用较多的免疫比浊法为例介绍。

【原理】 抗人 α_1-MG多或单克隆抗体与样本血清中 α_1-MG通过抗原-抗体反应特异性结合，形成免疫复合物微粒，导致浊度增加。在一定条件下，浊度的增加与免疫复合物微粒数即 α_1-MG数相关，得以定量样本中 α_1-MG浓度。浊度检测包括散射浊度法和透射浊度法2类（参阅本章第二节血清白蛋白测定中的免疫比浊法）。因后一种方法在自动生化分析仪上即可完成，被广泛使用。

【试剂】 选用有正式批文的质量可靠产品。下面以 α_1-MG透射浊度法某试剂盒为例。

1. 试剂1　35mmol/L醋酸盐缓冲液（pH 5.3）含40g/L聚乙二醇和防腐剂。

2. 试剂2　35mmol/L醋酸盐缓冲液（pH 5.3）中含标定滴度的羊抗人 α_1-MG抗体和防腐剂。

【操作】 不同实验室具体反应条件会因所用仪器和试剂而异，在保证方法可靠的前提下，应按仪器和试剂说明书设定测定条件，进行定标品、质控样品和样品分析。

【结果计算】 根据待测样本浊度，按系列浓度 α_1-MG标准品绘制的曲线及拟合的方程式，自动计算出样本中 α_1-MG浓度。

【参考区间】 成人血清 α_1-MG浓度（透射浊度法）：10～30mg/L（此参考区间引自试剂说明书）。

【注意事项】

1. 方法学特点　本法人血清 α_1-MG最低检测限为2mg/L，线性范围为2～750mg/L，批内CV<5%、批间CV<6%。轻中度黄疸和溶血血清标本对本法无显著干扰。但高甘油三酯血清对本法有负干扰。由于 α_1-MG存在与人类白细胞抗原HLA-A11、HLA-B20和HLA-BW51等有交叉反应的抗原决定簇，因此，必须选用特异性抗 α_1-MG的抗体制备的试剂盒。否则将导致测定结果明显假性升高。

2. 影响因素　有关透射浊度法的一些共同影响因素，参阅本章第二节血清白蛋白测定中免疫比浊法的注意事项。

3. 参考区间应用　以其他定量免疫学方法，包括散射免疫浊度法及透射比浊法不同厂家试剂盒测定的结果均存在差异，应建立使用方法的本实验室参考区间。

【临床意义】

1. 血清 α_1-MG升高　多见于各种原因所致肾小球滤过功能损伤，也见于IgA型骨髓瘤、肝癌等。在判断肾小球滤过功能损伤上，血清 α_1-MG与胱抑素C的诊断性能相当。由于血清胱抑素C的广泛应用，加之 α_1-MG的上述肾排泄特点，目前更常检测尿 α_1-MG浓度作为诊断近端肾小管损伤标志（参阅本章第二十节尿 α_1-微球蛋白测定）。

2. 血清 α_1-MG降低　提示重度肝功能损害致其生成减少。

第十节　血清 α_2-巨球蛋白测定

α_2-巨球蛋白（α_2-macroglobulin，α_2-MG）是由4个相同亚基组成的，分子量约725kD的血浆中最大糖蛋白，约占血浆总蛋白的8%～10%，由肝细胞、单核-巨噬细胞等合成，半衰期约5天。α_2-MG是对肽链内切酶（纤维蛋白溶酶、糜蛋白酶、胰蛋白酶及组织蛋白酶D等）具有特异抑制作用的蛋白酶抑制物，也是血浆锌、激素和酶转运载体，还可刺激淋巴细胞和粒细胞发育。血清 α_2-MG可用各种定量免疫学方法测定，下面以应用较多的免疫比浊法为例介绍。

【原理】 抗人 α_2-MG多或单克隆抗体与样本血清中 α_2-MG通过抗原-抗体反应特异性结合，形成免疫复合物微粒，导致浊度增加。在一定条件下，浊度的增加与免疫复合物微粒数即 α_2-MG数相关，得以定量样本中 α_2-MG浓度。浊度检测包括散射浊度法和透射浊度法2类（参阅本章第二节血清白蛋白测定中的免疫比浊法）。下面以目前 α_2-MG测定较多采用的散射浊度法为例介绍。

【试剂】 选用有正式批文、量值可溯源至人血清蛋白参考物CRM 470的质量可靠产品。下面以 α_2-MG散射浊度法某试剂盒为例。该试剂盒由含标定滴度的羊抗人多克隆 α_2-MG抗体和防腐剂的抗血清、含聚乙二醇和防腐剂的缓冲液及稀释液组成。

【操作】 不同实验室具体反应条件会因所用仪器

和试剂而异，在保证方法可靠的前提下，应按仪器和试剂说明书设定测定条件，进行定标品、质控样品和样品分析。

【结果计算】根据待测样本散射光，仪器根据 α_2-MG 定标品浓度（至少 2 个不同水平），自动计算出样本中 α_2-MG 浓度。

【参考区间】成人血清 α_2-MG（散射浊度法）：1.3～3.0g/L（此参考区间引自试剂说明书）。

【注意事项】

1. 方法学特点　本法人血清 α_2-MG 最低检测限为 0.05g/L，线性范围为 0.05～6.4g/L，批内 CV≤4%、批间 CV≤6%。轻中度黄疸和溶血血清标本对本法无显著干扰。但脂血血清对本法有明显干扰。

2. 影响因素　有关散射浊度法的一些共同影响因素，参阅本章第二节血清白蛋白测定中免疫比浊法的注意事项。

3. 参考区间应用　以其他定量免疫学方法，包括透射比浊法及散射免疫浊度法不同厂家试剂盒测定的结果均存在差异，应建立使用方法的本实验室参考区间。

【临床意义】

1. α_2-MG 水平升高　α_2-MG 为非急性时相反应蛋白。低白蛋白血症，尤其是肾病综合征时，其含量可显著增高，出现 α_2-MG/白蛋白比率显著增大，这可能是一种保持血浆胶体渗透压的代偿机制，也与 α_2-MG 分子量大，难以从肾小球滤过丢失有关；肝硬化与糖尿病患者 α_2-MG 浓度也会升高。

2. α_2-MG 水平降低　见于急性胰腺炎和进展型前列腺癌治疗前，并与病情的严重程度有关；也见于弥散性血管内凝血（DIC）、抗纤维蛋白溶解治疗、心脏手术、营养不良等疾病；低 α_2-MG 浓度的急性心肌梗死者预后较好。

第十一节　血清 α-淀粉样蛋白测定

α-淀粉样蛋白（α-amyloid protein，AAP）又称淀粉样蛋白 A，分子量约 12kD。现在已发现 AAP 为至少由 4 种分别由不同基因表达的异质类蛋白家族。血浆中 AAP 的主要功能包括：与血浆高密度脂蛋白（HDL）结合，转运胆固醇到肝脏代谢；募集免疫细胞至炎症部位；诱导降解细胞外基质的酶表达；AAP 降解产物能以淀粉样蛋白 A 原纤维的方式沉积在不同的器官中，参与慢性炎症病理组织学改变。急性时相反应时，在 IL-1、IL-6 和肿瘤坏死因子等细胞因子刺激下，肝细胞、被激活的巨噬细胞、成纤维细胞乃至脂肪细胞都可大量表达 AAP，血浆浓度可升高 100～1000 倍，而其半衰期只有 50 分钟左右，因此，是一种灵敏的正性急性时相反应蛋白。临床检测血清 α-淀粉样蛋白（serum α-amyloid protein，SAA）主要用各种定量免疫学方法，以免疫比浊法和酶联免疫吸附法多用，下面以准确、特异的免疫比浊法为例介绍。

【原理】抗人 SAA 多或单克隆抗体与样本血清中 SAA 通过抗原-抗体反应特异性结合，形成免疫复合物微粒，导致浊度增加。在一定条件下，浊度的增加与免疫复合物微粒数即 SAA 数相关，得以定量样本中 SAA 浓度。浊度检测包括散射浊度法和透射浊度法 2 类（参阅本章第二节血清白蛋白测定中的免疫比浊法）。下面以 SAA 的散射浊度法测定为例介绍。

【试剂】选用有正式批文、量值可溯源至人血清 α-淀粉样蛋白国际 1 级参考物的质量可靠产品。下面以 SAA 散射浊度法某试剂盒为例。

该试剂盒由冻干的包被有羊抗人 SAA 多克隆抗体的聚苯乙烯颗粒、复溶剂；已溯源至人 SAA 国际 1 级参考物的标准液；含高浓度 SAA 的人血清冻干质控品及复溶液；血清样本稀释液组成。

【操作】不同实验室具体反应条件会因所用仪器和试剂而异，在保证方法可靠的前提下，应按仪器和试剂说明书设定测定条件，进行定标品、质控样品和样品分析。

【结果计算】根据待测样本散射光，仪器根据系列稀释的 SAA 定标品浓度，以多点定标方式建立的曲线或方程式，自动计算出样本中 SAA 浓度。

【参考区间】成人血清 SAA（散射浊度法）：<6.4mg/L（此参考区间引自试剂说明书）。

【注意事项】

1. 方法学特点　本法对人 SAA 的批内 CV≤6.2%、批间 CV≤6.4%。轻中度黄疸、严重溶血（血红蛋白<10g/L）血清标本对本法无显著干扰。但脂血对本法有明显干扰，需高速离心获取清澈血清再测定。

2. 影响因素　有关散射浊度法的一些共同影响因素，参阅本章第二节血清白蛋白测定中免疫比浊法的注意事项。

3. 参考区间应用　以其他定量免疫学方法，包括透射比浊法及散射免疫浊度法不同厂家试剂盒测定的结果均存在差异，应建立使用方法的本实验室参考区间。

【临床意义】

1. 作为急性时相反应蛋白，SAA 和 C-反应蛋白一样可用于：了解机体急性时相反应程度；辅助鉴别细菌性和除腺病毒外的其他病毒性感染，评估抗菌药疗效和停药指征；早期发现器官移植后排斥反应等。由于前述急性时相反应中 SAA 大幅度升高及短半衰期特点，有研究认为 SAA 比 C-反应蛋白更敏感。但红斑狼疮和溃疡性结肠炎者 SAA 升高并不明显。

2. 近年来 SAA 被发现是动脉粥样硬化、急性冠脉综合征、2 型糖尿病等疾病的高相对危险度的独立危险因素，尚有待进一步证实。

第十二节　血清视黄醇结合蛋白测定

视黄醇结合蛋白（retinol-binding protein，RBP）是至少由 7 种蛋白组成的家族，可由肝细胞、小肠及其他组织细胞合成，广泛分布于血浆及其他体液中。血浆中主要是由肝细胞表达分泌的 RBP4，分子量仅 21kD。其主要功能是与前白蛋白共同和维生素 A 的反式视黄醇形式结合、转运，并保护其不被氧化。RBP 还参与胎儿的发育调控。血浆中 RBP 分子量小，可自由滤过肾小球，但原尿中 99% 的 RBP 被近曲小管上皮细胞以胞饮方式重摄取并分解（不以原型返回血浆），仅微量从尿排泄。血清 RBP 主要用各种定量免疫学方法检测，以免疫比浊法和酶联免疫吸附法多用，下面以免疫比浊法为例介绍。

【原理】抗人 RBP 多或单克隆抗体与样本血清中 RBP 通过抗原-抗体反应特异性结合，形成免疫复合物微粒，导致浊度增加。在一定条件下，浊度的增加与免疫复合物微粒数即 RBP 数相关，得以定量样本中 RBP 浓度。浊度检测包括散射浊度法和透射浊度法 2 类（参阅本章第二节血清白蛋白测定中的免疫比浊法）。下面以 RBP 的透射浊度法测定为例介绍。

【试剂】选用有正式批文的质量可靠产品。下面以 RBP 透射浊度法某试剂盒为例。该试剂盒包括：

试剂 1：40mmol/L 磷酸盐缓冲液（pH 7.2～7.6），含 83mmol/L 聚乙二醇 6000，10mmol/L EDTA-Na_2。

试剂 2：40mmol/L 磷酸盐缓冲液（pH 7.2～7.6），含羊抗人 RBP 抗血清 6ml 及 10mmol/L EDTA-Na_2。

【操作】不同实验室具体反应条件会因所用仪器和试剂而异，在保证方法可靠的前提下，应按仪器和试剂说明书设定测定条件，进行定标品、质控样品和样品分析。

【结果计算】血清/标准液的吸光度 $A = A_2 - A_1$。仪器根据系列稀释的 RBP 标准品浓度及对应的 A，以多点定标方式建立的标准曲线或方程式，并以样本的 A 自动计算出样本中 RBP 浓度。

【参考区间】成人血清 RBP（透射浊度法）：25～70mg/L（此参考区间引自试剂说明书）。

【注意事项】

1. 方法学特点　本法对人 RBP 的最低检测限为 0.5mg/L，线性范围 0.5～126mg/L，批内、批间 CV 均≤3.5%。轻中度黄疸、溶血（血红蛋白 10g/L）血清标本对本法无显著干扰。但脂浊血清有明显干扰，需超速离心获取清澈血清再测定。

2. 影响因素　有关免疫比浊法的一些共同影响因素，参阅本章第二节血清白蛋白测定中免疫比浊法的注意事项。

3. 参考区间应用　以其他定量免疫学方法，包括散射比浊法及透射免疫浊度法不同厂家试剂盒测定的结果均存在差异，应建立使用方法的本实验室参考区间。

【临床意义】

1. 血清 RBP 升高　多见于各种原因所致肾小球滤过功能损伤，也见于过量摄入维生素 A、营养过剩性脂肪肝等。在判断肾小球滤过功能损伤上，血清 RBP 与胱抑素 C 的诊断性能相当。由于血清胱抑素 C 的广泛应用，加之 RBP 的上述肾排泄特点，目前更常检测尿 RBP 浓度作为诊断近端肾小管损伤标志（参阅本章第二十三节尿视黄醇结合蛋白测定）。

2. 血清 RBP 降低　维生素 A 缺乏症、低蛋白血症、肝病、甲状旁腺功能亢进、吸收不良综合征等，可出现血中 RBP 降低。

第十三节　血清妊娠相关蛋白 A 测定

妊娠相关血浆蛋白 A（pregnancy-associated plasma protein-A，PAPP-A）为大分子糖蛋白，基因定位于染色体 9q33.1。血管平滑肌细胞、血管内皮细胞和单核细胞等可表达分泌分子量约 400kD 的纯二聚体 PAPP-A。但妊娠期滋养层组织大量表达分泌 PAPP-A 单体，并与嗜酸性粒细胞主要碱性蛋白前体的 2 个亚基以 2∶2 异四聚体形式存在于血浆中，分子量约 800kD。PAPP-A 为锌肽酶超家族成员，可水解细胞外基质及胰岛素样生长因子结合蛋白 4，参与免疫调节和炎症反应；亦是产前筛查胎儿染色体异常及其他高危妊娠指标之一。血清 PAPP-A 有多种定量免疫学方法检测，包括电化学发光免疫法、化学发光免疫法和 ELISA 等，下面以电化学发光免疫法为例介绍。

【原理】电化学发光免疫法是综合了电化学发光高效性与免疫反应特异性的高性能检测方法。样本PAPP-A与生物素化抗人PAPP-A单克隆抗体、三联吖啶钌［$Ru(byp)_3^{2+}$］标记的抗人PAPP-A单克隆抗体特异结合，由于2种单克隆抗体分别识别PAPP-A的不同抗原表位，得以形成生物素化PAPP-A抗体－PAPP-A－$Ru(byp)_3^{2+}$标记PAPP-A抗体复合物；该复合物通过生物素与链霉亲和素的特异相互作用，再结合到链霉亲和素包被的磁性微粒上，并通过磁性吸附到阳性电极表面。去除未结合物质后，电极加电压复合物将发射波长为620nm的光子，检测到的该波长发射光强度与PAPP-A浓度成正比。

【试剂】选用有正式批文、可量值溯源至WHO参考物IRP 78/610的质量可靠产品。下面以符合上述要求的某试剂盒为例。该试剂盒包括：

1. 试剂1　0.72mg/ml的链霉亲和素包被的磁性微粒，含稳定剂。

2. 试剂2　含标定的生物素化抗人PAPP-A单克隆抗体及防腐剂的50mmol/L Tris缓冲液（pH 7.0）。

3. 试剂3　含标定滴度的$Ru(byp)_3^{2+}$标记抗人PAPP-A单克隆抗体及防腐剂的50mmol/L磷酸盐缓冲液（pH 7.4）。

【操作】严格按照试剂盒和适用于该试剂盒的电化学发光免疫分析仪说明书，以及本科室的SOP文件，设置各项参数进行检测。

【结果计算】仪器根据配套的PAPP-A标准品系列浓度，自动以多点定标方式建立标准曲线或方程式，并以样本的吸光度计算出样本中PAPP-A浓度。

【参考区间】成人（女性非妊娠期）血清PAPP-A（电化学发光免疫法）：＜7.15mIU/L。妊娠期女性应建立可靠方法确定不同孕期参考区间（参见注意事项）。

以上参考区间引自试剂说明书。

【注意事项】

1. 参考区间应用　由于不同定量免疫学方法，同一方法不同厂家试剂盒测定的结果均存在差异；妊娠期女性血清PAPP-A水平随孕期增加升高，而准确判断孕期困难。推荐以B超测得的胎儿头臀径或双顶径值计算早期孕龄。每个实验室必须建立所用检测系统的不同孕期参考区间。

2. 方法学特点　本法对人PAPP-A的最低检测限为4mIU/L，功能灵敏度＜20mIU/L，线性范围1～10 000mIU/L，批内、批间CV均＜2.5%。黄疸、溶血（血红蛋白＜10g/L）、服用生物素（＜5mg/d）的血清标本对本法均无显著干扰。但脂浊血清对本法有明显干扰，需超速离心获取清澈血清再测定。

【临床意义】

1. 妊娠期女性　双胎妊娠、妊娠期高血压疾病、先兆子痫等，可使PAPP-A的水平升高；而非整倍体畸胎、胎儿异位妊娠、胎儿宫内发育迟缓、糖尿病合并妊娠等，PAPP-A则下降。在妊娠的前3个月（第11～14周），血清PAPP-A结合hCG和颈半透明度的超声检测，可辅助早期筛查唐氏综合征胎儿的高危孕妇。

2. 有研究发现除外妊娠期女性，血清PAPP-A持续轻度升高，可作为急性冠状动脉综合征预测及预后评价的标志，尚有待进一步证实。

第十四节　脑脊液总蛋白测定

脑脊液（cerebrospinal fluid，CSF）中的蛋白质含量很低，仅相当于血浆蛋白的5%，分别来源于：①主要是由血浆蛋白质经血脑屏障超滤进入，以白蛋白为主；②由中枢神经系统合成释放的少量蛋白质，如免疫球蛋白等。检测病理情况下因血脑屏障的通透性改变、中枢神经系统大量合成释放，导致的CSF中蛋白质的量和种类改变，有其临床意义。由于CSF总蛋白浓度低，血清总蛋白测定常用的双缩脲法灵敏度不能满足其要求，不宜采用。目前国内脑脊液总蛋白（cerebrospinal fluid total protein，CSF-TP）测定常用邻苯三酚红钼络合显色法、免疫比浊法、沉淀比浊法和染料结合法，分别介绍如下。

一、检测方法

（一）邻苯三酚红钼络合显色法

【原理】邻苯三酚红又称焦酚红，和钼酸络合，可生成475nm有吸收峰的红色络合物，在酸性条件下，该络合物可与蛋白质形成604nm有吸收峰的紫色复合物，在此波长检测该复合物的吸光度变化，可定量CSF总蛋白浓度。

1. 手工检测

【试剂】

（1）0.1mol/L甘氨酸-盐酸缓冲液（pH 3.0）：称取甘氨酸7.5g，氯化钠5.844g，加蒸馏水定容至1000ml。取此液81份与0.1mol/L HCl溶液19份混匀即成。

（2）显色试剂：称取邻苯三酚红27mg、钼酸铵30mg，用上述缓冲液溶解、定容至1000ml，置棕色瓶内，25℃以下避光保存。

（3）蛋白标准液：500mg/L。

如果用试剂盒，应选用有正式批文，质量可靠的试剂盒。

【操作】按表2-1-7操作。

表2-1-7 脑脊液总蛋白邻苯三酚红钼络合显色法操作步骤

加入物（ml）	测定管	标准管	空白管
脑脊液	0.1		
蛋白标准液		0.1	
生理盐水			0.1
显色试剂	5.0	5.0	5.0

各管混匀，室温下放置20分钟，1小时内在604nm波长以1.0cm光径比色杯，空白管调零，读取测定管和标准管吸光度。

【结果计算】

$$脑脊液蛋白（mg/L）=\frac{测定管吸光度}{标准管吸光度}\times 蛋白标准液浓度$$

2. 自动化仪器检测

【试剂】同“1. 手工检测”。

【操作】有供自动生化分析仪使用的本法配套试剂盒，多采用固定时间两点终点法，600nm波长测定。应严格按照试剂盒及适用的自动生化分析仪说明书，结合本科室的SOP文件，设置各项参数进行检测。

【结果计算】仪器可自动计算出样本蛋白质浓度。

3. 注意事项

（1）方法学特点：本法在CSF总蛋白浓度<2g/L存在良好线性，超过此浓度应稀释脑脊液重新测定，并按稀释倍数校正。标本较多单位，可用系列浓度蛋白标准建立标准曲线及回归方程，并确定该法在本科室检测系统的线性范围，既可直接根据测定管吸光度计算出样本浓度，也可发现超出线性范围的浓度过高标本。

（2）干扰因素：表面活性剂对本法有干扰，需避免其污染。

（二）沉淀比浊法

【原理】磺基水杨酸-硫酸钠可使蛋白质发生变性沉淀，导致浊度升高，浊度改变与蛋白质浓度成正比，得以定量CSF总蛋白浓度。

【试剂】

1. 蛋白质沉淀剂　称取二水磺基水杨酸3.0g，无水硫酸钠7.0g，以蒸馏水溶解、定容至100ml，必要时过滤后使用。

2. 叠氮钠生理盐水　称取叠氮钠0.1g、氯化钠0.9g，以蒸馏水溶解、定容至100ml。

3. 蛋白标准工作液　将血清总蛋白测定用标准液用叠氮钠生理盐水稀释为500mg/L，4℃冷藏保存（勿冷冻），临用时取出。

如果用试剂盒，应选用有正式批文，质量可靠的试剂盒。

【操作】按表2-1-8操作。

表2-1-8 脑脊液总蛋白磺基水杨酸-硫酸钠沉淀比浊法操作步骤

加入物（ml）	测定管	标准管	空白管
脑脊液	0.5		
蛋白标准工作液		0.5	
叠氮钠生理盐水			0.5
沉淀剂	4.0	4.0	4.0

各管混匀，室温下放置10分钟，在530nm波长以1.0cm光径比色杯，空白管调零，读取测定管和标准管吸光度。

【结果计算】

$$脑脊液蛋白（mg/L）=\frac{测定管吸光度}{标准管吸光度}\times 蛋白标准液浓度$$

【注意事项】

1. 方法学特点　本法在加入沉淀剂后10分钟内浊度进行性增加，到10分钟时达顶点，故应在反应10分钟后及时测定。若有絮状沉淀出现，应反复颠倒消除絮状，否则会严重影响测定准确性。

2. 标本要求　本法需要的CSF量较多，并且要求用离心沉淀CSF中的细胞及其他微小颗粒后的上清液进行测定。

3. 试剂要求　磺基水杨酸-硫酸钠试剂放置过久，会产生细微沉淀，应重新配制。

4. 高值标本处理　CSF总蛋白浓度过高，超过本法线性范围时，必须稀释后重新测定。因此，标本较多的单位，可用系列浓度蛋白标准建立标准曲线及回归方程，并确定该法在本科室检测系统的线性范围，既可直接根据测定管吸光度计算出样本浓度，也可发现超出线性范围的浓度过高标本，稀释处理，保证准确性。

5. 已有基于样品在含有EDTA的碱性溶液中预孵育，消除Mg^{2+}的干扰，并使蛋白质变性，然后加入苄索氯铵，产生浊度反应的上机沉淀比浊法试剂盒。所需样本量少，重复性及准确性较高。

（三）染料结合法

【原理】在有柠檬酸（又名“枸橼酸”）的酸性

环境中，酸性染料伊红Y离解成阴离子型；而蛋白质中的精氨酸、组氨酸、赖氨酸和色氨酸残基则解离生成带-NH_3^+基团，可与阴离子型伊红Y染料的羧基和酚基以静电引力结合，生成540nm有吸收峰的红色蛋白染料复合物，其吸光度大小与蛋白质浓度成正比。

【试剂】

1. 0.1%伊红Y存储液 准确称取100.0mg水溶性伊红Y（勿用醇溶性伊红Y），以蒸馏水溶解、定容至100ml，密闭冷藏备用。

2. 10% Brij-35溶液。

3. 显色剂 取0.1%伊红Y存储液3.75ml、10% Brij-35溶液0.4ml，以蒸馏水稀释、混匀，定容至50ml。每次不宜配制过多。

4. 10%柠檬酸溶液。

5. 700mg/L蛋白标准工作液 取70g/L总蛋白标准液1.0ml，用含防腐剂叠氮钠的生理盐水稀释定容至100ml。

如果用试剂盒，应选用有正式批文，质量可靠的试剂盒。

【操作】按表2-1-9操作。

表2-1-9 脑脊液总蛋白染料伊红Y结合法操作步骤

加入物	测定管	标准管	空白管
脑脊液（μl）	50		
蛋白标准工作液（μl）		50	
叠氮钠生理盐水（μl）			50
10%柠檬酸（μl）	100	100	100
显色剂（ml）	3.0	3.0	3.0

各管混匀，室温下放置10分钟，30分钟内在540nm波长以1.0cm光径比色杯，空白管调零，读取测定管和标准管吸光度。

【结果计算】

$$\text{脑脊液蛋白}(mg/L)=\frac{\text{测定管吸光度}}{\text{标准管吸光度}}\times\text{蛋白标准液浓度}$$

【注意事项】

1. 方法学特点 本法显色在1~5分钟进行性增加，10~30分钟趋于平稳，可稳定2小时。线性范围可达1000mg/L，若CSF总蛋白浓度过高，潘迪蛋白定性试验达++及以上者，应减少CSF加入量或稀释，结果需做相应校正。柠檬酸溶液的加入对本法的影响大，必须保证准确，并最好边加边摇匀。

2. 染料选择 亦有使用酸性染料考马斯亮蓝的同样方法，灵敏度更高。但不管是使用伊红Y还是考马斯亮蓝，CSF总蛋白的染料结合法都存在白蛋白易结合呈色，而球蛋白不易结合呈色的共同问题。因此CSF存在较多球蛋白的病理情况下，不能真实反映其总蛋白浓度。

二、参考区间

成人腰池CSF总蛋白：150~450mg/L。

三、临床意义

CSF总蛋白升高常见于颅内感染等各种原因致血脑屏障通透性增加，各种颅内疾病，颅内及全身性出血性疾病，以及脑脊液循环阻塞。CSF总蛋白升高的常见病症见表2-1-10，应结合其他临床资料及CSF其他检查结果，综合分析。

表2-1-10 脑脊液总蛋白测定的临床意义

病症	腰池脑脊液总蛋白（mg/L）
化脓性细菌性脑膜炎	10 000~60 000
结核性脑膜炎	500~3000，偶可达10 000
浆液性（病毒性）脑膜炎	300~1000
病毒性脑炎	500~3000
神经梅毒	500~1500
癫痫	500~3000
多发性硬化	250~800
脑瘤	150~2000
脊髓肿瘤	1000~20 000
颅内出血	300~1500
脑脓肿	300~3000

第十五节 脑脊液其他蛋白测定

通过对CSF总蛋白中某些组分的测定，可协助判断血脑屏障的状况，以及导致CSF总蛋白升高的可能原因。此外，CSF中某些中枢神经系统疾病特异标志蛋白，如髓鞘碱性蛋白的测定，则有较高的诊断和预后评估价值。目前开展较多的是CSF白蛋白和免疫球蛋白G测定。

一、脑脊液白蛋白测定

因CSF中白蛋白浓度低，血清白蛋白测定的溴甲酚绿法和溴甲酚紫法灵敏度不能满足需要，需采用灵敏的定量免疫学方法进行准确测定，其中免疫透射比浊法在自动生化分析仪上即可完成，被广泛采用。脑脊液白蛋白（cerebrospinal fluid albumin，CSF-

ALB）免疫透射比浊法检测的原理、操作、结果计算及注意事项，参阅本章第二节血清白蛋白测定中的免疫比浊法。

由于白蛋白为血浆蛋白的主要组分，分子量又较小，故CSF中经血脑屏障超滤进入的蛋白以白蛋白为主。根据CSF中白蛋白浓度，结合同时测定的血清白蛋白浓度，计算CSF白蛋白/血清白蛋白比值，可判断血脑屏障通透性的改变，了解CSF蛋白的来源。

【参考区间】 成人腰池CSF白蛋白（免疫透射比浊法）：140～230mg/L；CSF白蛋白/血清白蛋白比值：0.5～0.8。

以上参考区间引自试剂说明书。各实验室应建立自己的参考区间。

【临床意义】 主要用于判断血脑屏障通透性。CSF总蛋白升高同时CSF白蛋白/血清白蛋白比值亦升高，提示各种原因导致血脑屏障通透性增加，血浆白蛋白大量经血脑屏障超滤入CSF。颅内疾病等虽然CSF总蛋白升高，但只要未累及血脑屏障通透性，该比值反降低。

二、脑脊液免疫球蛋白G测定

免疫球蛋白G（immunoglobulin G，IgG）是由两条轻链（κ或λ）和两条γ重链组成的，分子量144～150kD。IgG约占血浆免疫球蛋白的80%。由于IgG分子量远大于白蛋白，难以透过血脑屏障进入CSF，CSF中IgG含量低，主要用各种定量免疫学方法检测，下面以常用并且可靠的免疫比浊法为例介绍。

【原理】 抗人IgG多或单克隆抗体与CSF中IgG通过抗原-抗体反应特异性结合，形成免疫复合物微粒，导致浊度增加。在一定条件下，浊度的增加与免疫复合物微粒数即IgG数相关，得以定量样本中IgG浓度。浊度检测有散射浊度法和透射浊度法2类。透射浊度法可在自动生化分析仪上完成，较多采用。下面以IgG的透射浊度法测定为例介绍。

【试剂】 选用有正式批文、量值可溯源至人血清蛋白参考物CRM 470的质量可靠产品。下面以IgG透射浊度法某试剂盒为例。该试剂盒包括：

1. 试剂1　20mmol/L Tris缓冲液（pH 8.0）含200mmol/L NaCl、3.6%聚乙二醇、防腐剂及稳定剂。

2. 试剂2　20mmol/L Tris缓冲液（pH 8.0）含已标定滴度的羊抗人IgG抗体、150mmol/L NaCl、防腐剂。

【操作】 不同实验室具体反应条件会因所用仪器和试剂而异，在保证方法可靠的前提下，应按仪器和试剂说明书设定测定条件，进行定标品、质控样品和样品分析。

【结果计算】 仪器自动根据系列稀释的CSF标准品（已溯源至人血清蛋白参考物CRM 470）浓度及对应的吸光度，以多点定标方式建立标准曲线或方程式，计算出样本中IgG浓度。

【参考区间】 成人腰池CSF IgG（免疫透射比浊法）参考区间：10～30mg/L（66.7～200nmol/L）。2种单位间换算公式为mg/L×6.67＝nmol/L。

以上参考区间引自试剂说明书。

【注意事项】

1. 方法学特点　本法对CSF IgG的最低检测限为4mg/L，线性范围4.00～200mg/L，批内、批间CV均≤3.5%。轻中度黄疸及溶血对本法CSF的IgG测定无明显干扰，与IgA和IgM未发现交叉反应。

2. 影响因素　有关免疫比浊法的一些共同影响因素，参阅本章第二节血清白蛋白测定中免疫比浊法的注意事项。

3. 参考区间应用　以其他定量免疫学方法，包括散射比浊法及透射免疫浊度法不同厂家试剂盒测定的结果均存在差异，应建立使用方法的本实验室参考区间。

【临床意义】 CSF IgG多结合CSF白蛋白（Alb）、血清IgG和Alb测定，计算CSF中IgG比值（CSF IgG/CSF Alb）、IgG指数［（CSF IgG/血清IgG）/（CSF Alb/血清Alb）］或24小时鞘内IgG合成率等指标，判断CSF IgG来源以辅助诊断颅内疾病。上述计算指标参考区间尚无公认，多数文献报道IgG比值为0.12～0.21，IgG指数<0.7。

若CSF IgG升高，但IgG比值特别是IgG指数正常，提示为血脑屏障通透性升高，血浆中IgG和Alb接近等比例超滤入CSF所致；而CSF IgG升高同时伴有IgG比值和IgG指数也升高，提示为颅内炎症性疾病时局部大量生成的IgG进入CSF所致，特别是累及脑脊髓膜的感染性炎症升高更显著。

第十六节　尿总蛋白测定

对于尿总蛋白（urine total protein，u-TP）含量的测定，首先要人为地做2个“假设”：①所有蛋白质分子都是由纯多肽构成，氮含量的质量百分比为16%；②体液中每个蛋白质分子对测定反应都具有非常相似的特性。当然，实际情况更复杂。

目前，已经建立起许多特异性的尿总蛋白测定方法，重要的方法有：双缩脲法（根据所有蛋白质都含有肽键，在碱性溶液中能与铜离子发生双缩脲反应）、丽春红S法、邻苯三酚红钼络合显色法等。

关于尿总蛋白测定的标准问题。正常人混合血清经凯氏定氮法准确定值后，是常规总蛋白测定最佳的标准液。

一、检测方法

（一）双缩脲比色法

参阅本章第一节血清总蛋白双缩脲常规法测定。

（二）丽春红S法

【原理】在尿液标本中，加入蛋白沉淀剂三氯乙酸和丽春红S染料后离心沉淀，蛋白-染料结合物被沉淀出来，将沉淀物加碱液溶解后，比色测定，计算蛋白含量。

【试剂】三氯乙酸-丽春红S试剂原液　称取丽春红S 1.0g，溶解在300g/L三氯乙酸溶液1000ml中。

1. 三氯乙酸-丽春红S试剂应用液　原液100ml用蒸馏水稀释至1000ml，在室温下数月稳定。

2. 蛋白定性试剂　如100g/L磺基水杨酸乙醇溶液。

3. 0.2mol/L氢氧化钠溶液。

4. 蛋白标准曲线　取蛋白标准液（50g/L）用盐水稀释成每升含蛋白200mg、400mg、600mg、800mg、1000mg、1200mg、1600mg的标准液，各取100μl，与测定标本操作相同，用560nm波长比色，制成标准曲线。

【操作】

1. 先作蛋白定性试验，估计尿液中蛋白质的浓度，依据蛋白浓度调整标本用量：

（1）1g/L以下时，标本用量为100μl。

（2）1～3g/L时，标本用量为50μl（测得值×2）。

（3）3～10g/L时，标本用量为10μl（测得值×10）。

2. 取12mm×100mm的试管1支，按上述要求量加入标本，再加入三氯乙酸-丽春红S试剂1.0ml，混匀后以3500r/min离心10分钟，将上清液缓缓倒出后，倒置于滤纸上数分钟，并用小滤纸条吸去附着于管壁的多余试剂（注意勿触及管底沉淀物）。

3. 加0.2mol/L氢氧化钠溶液2.0ml于沉淀物中，混合使沉淀溶解，用560nm波长测定吸光度，查标准曲线得蛋白含量。

【参考区间】成人尿蛋白参考区间：28.4～64.6mg/L（此参考区间引自试剂说明书）。

【注意事项】

1. 方法学特点　丽春红S法比较灵敏，对白蛋白的敏感性远比球蛋白高。双缩脲法虽不太敏感，但能正确反映肾病患者尿中蛋白排泄量。

2. 操作要求　离心沉淀后上清液必须全部倾去，但不能损失沉淀物，否则可影响比色结果。标本蛋白含量在0.1g/L以下时，可用标本1.0ml加试剂原液0.1ml，混匀，离心后弃去上清液，吸去管壁上多余试剂，加0.2mmol/L氢氧化钠溶液2.0ml检测。

3. 干扰因素　本法较比浊法误差小，胆红素<68μmol/L（即<4mg/L）时对结果无影响；也不受室温的影响。

（三）邻苯三酚红比色法

【原理】蛋白质和邻苯三酚红/钼酸盐形成红色复合物，显色强度与蛋白质浓度成正比。

【试剂】购买成套商品化试剂盒。邻苯三酚红和钼酸钠。

【操作】严格按照仪器使用说明书和配套试剂盒说明书操作。

收集新鲜随机尿或定时尿，用全自动生化分析仪进行检测。

【结果计算】以定标品校准仪器后，在患者结果可报告范围内，仪器直接报告可靠的检测结果。

【参考区间】成人尿蛋白参考区间：阴性或<150mg/24h尿（参考区间引自《临床检验基础》第4版）。

【注意事项】测定糖尿病患者的尿蛋白，可能会出现假阴性的结果。螯合剂可能干扰检测。

二、临床意义

在多数肾脏疾病中可观测到尿总蛋白浓度升高（蛋白尿）。原发性和继发性肾病可导致肾小球渗透性增加或肾小管再吸收能力下降，引起肾性蛋白尿；感染、出血或泌尿管的疾病可引起肾后性蛋白尿；尿液蛋白水平升高也可能与生理或心理压力和其他急性病症如发热等有关。

第十七节　尿蛋白电泳

应用惰性支持介质分离尿液蛋白质组分的最简单方法是尿蛋白电泳（urine protein electrophoresis，UPE）。电泳后经染色，显示尿液中的蛋白质组分，分离成许多清晰的蛋白条带（区带），因此又叫区带电泳。支持介质分为两大类：第一类支持物，分离蛋白质分子根据分子的净电荷，这类支持物有滤纸、醋酸纤维膜和琼脂糖凝胶；第二类支持物，分离蛋白质分子根据分子电荷、分子形状和大小，这类支持物有淀粉凝胶和聚丙烯酰胺凝胶，其分辨率大大超过第一类支持物，但由于操作烦琐，不适宜临床常规使用，目前主要用于研究工作。

滤纸具有吸附效应使蛋白区带形成小的拖尾，且滤纸不易透明，不能用光密度计扫描，已经被淘汰；醋纤膜对蛋白质吸附小，区带清晰，分离时间短，能透明，可用光密度仪扫描，但重复性较差；琼脂糖电泳分辨率好，区带整齐，吸附小，尿液无需浓缩，在临床上广泛应用。全自动电泳仪系统是用计算机控制电泳、烘干、染色、漂洗，最后用光密度计自动扫描，打印出图形及定量报告。这类仪器所用电泳支持物多为琼脂糖，适用于标本量多的单位使用。

【原理】以非浓缩尿蛋白SDS-PAGE电泳为例介绍其原理：利用琼脂糖凝胶的选择性及多孔性，SDS与尿蛋白结合成一个带负电荷的蛋白质-SDS分子团，从而使尿液中的蛋白质完全依据相对分子质量大小予以分离。以尿蛋白成分最多的中分子量Alb（约70kD）为界限，可以区分出3个区域：从正极端起依次为低分子质量蛋白区（肾小管源性蛋白区）、中分子质量蛋白区（Alb区）、高分子质量蛋白区（肾小球源性蛋白区）。

【仪器】

1. 电泳仪　选用晶体管整流的稳压稳流电源，电压0～600V，电流0～300mA。

2. 电泳槽　选购适合琼脂糖凝胶的电泳槽，电极用铂金（白金）丝。

3. 血清加样器　可用微量吸管（10μl，分度0.5μl）或专用的电泳血清加样器。

4. 光密度计　国产或进口的各种型号均可。

5. 分光光度计。

【试剂】

1. 琼脂糖凝胶　琼脂糖浓度为50g/L；中性缓冲液pH 7.0±0.1；十二磺基硫酸钠（SDS）。

2. 缓冲液　中性缓冲液（pH 7.0±0.3；SDS 1.0g/L）。

3. 染色液　2g/L结晶紫；10%醋酸。

4. 脱色液　含柠檬酸5g/L。

5. 稀释液　中性缓冲液pH 7.0±0.3；SDS；溴酚蓝。

【操作】将缓冲液加入电泳槽内，调节两侧槽内的缓冲液，使其在同一水平面。

1. 琼脂糖凝胶准备　用洁净滤纸吸取凝胶孔内多余的缓冲液。

2. 将待测样品以稀释液预处理　20μl稀释液与80μl尿液混匀，然后用微量吸样管加5μl于加样孔，室温下静置10分钟。反转琼脂糖凝胶置于电泳槽，凝胶两端与缓冲液连通。

3. 电源　接通电源，注意加样孔一端在负极，切勿接错。电压240V、电流41.7mA、功率10W（不同电泳仪所需电压、电流可能不同，夏季、冬季通电时间有所差异，一般为1小时，应视待电泳区带展开情况灵活掌握）。

4. 染色　通电完毕，取下凝胶烘干（80℃，35分钟），直接浸于结晶紫染色液中，染色30分钟，然后在漂洗液中漂去剩余染料，直至背景无色为止。

5. 光密度扫描法定量　将已透明的薄膜放入全自动光密度计内，进行扫描分析。

【结果计算】全自动光密度扫描仪扫描分析得出结果。

【参考区间】成人尿蛋白阴性或<150mg/24h尿时，尿蛋白电泳参考区间：

蛋白质组分	占总蛋白百分比%
低分子量蛋白	0
中分子量蛋白（Alb）	100
高分子量蛋白	0

以上参考区间引自试剂说明书，各实验室应该建立各自的参考区间。

【注意事项】试剂要求：每次使用凝胶的数量可能不等，所以缓冲液经10次使用后，应将缓冲液弃去。电泳槽两侧的液面应保持同一水平，否则将会影响蛋白分子的泳动速度。电泳失败的原因如下：

1. 电泳图谱不整齐　点样不均匀、温度过高致使凝胶水分蒸发、缓冲液变质；电泳时凝胶放置不正确，使电流方向不平行。

2. 蛋白各组分分离不佳　点样过多、电流过低导电差等。

3. 染色不佳　由于染色时间不足或染色液陈旧所致。

4. 凝胶透明不完全　温度未达80℃以上或烘干时间未达35分钟所致。

【临床意义】尿蛋白电泳通常可分离出低分子量蛋白区（β_2-微球蛋白、溶菌酶、视黄醇结合蛋白、游离轻链、α_1-微球蛋白、游离轻链二聚体）、中分子量蛋白区（Alb）、高分子量蛋白区（转铁蛋白、IgG、IgA、触珠蛋白、α_2-巨球蛋白）3个区域。正常人尿液中蛋白阴性或仅出现少量Alb；中、高分子量蛋白区主要反映肾小球病变；低分子量蛋白区可见于肾小管病变及溢出性蛋白尿；高、中、低分子量蛋白区同时出现，可见于肾小管及肾小球均被累及的病变。

第十八节 尿免疫球蛋白G测定

免疫球蛋白G（immunoglobulin G，IgG）是血清中免疫球蛋白的主要成分，主要由脾脏和淋巴结中的浆细胞合成，分子量约为150kD。正常情况下肾小球基底膜上皮细胞为精细滤器，血浆蛋白质分子量小于60kD，半径小于3.5nm才能通过，因此，健康人尿液中不出现IgG。在肾小球疾病时，因毛细血管壁增厚、变形、断裂、结构破坏，通透性增高，尿液中可出现IgG。

【原理】尿液IgG测定采用免疫散射比浊法：利用抗人IgG抗体与待测标本中的IgG结合形成抗原-抗体复合物，产生的浊度与尿液中IgG含量呈正比例，用散射比浊法测定散射光强度，与标准曲线比较，可计算出尿液中IgG的含量。

【试剂】IgG抗血清：兔抗人IgG（γ链）抗体

【操作】严格按照仪器使用说明书和配套试剂盒说明书操作。

收集新鲜随机尿或定时尿，离心后用全自动免疫散射分析仪进行自动检测。

【结果计算】仪器通过多点定标的方式建立参考曲线。依据所测得的散射光强度，计算出尿液中IgG含量。

【参考区间】成人尿IgG：<9.6mg/L（晨尿）（此参考区间引自试剂说明书）。

【注意事项】尿液检测前必须离心，浑浊标本可干扰检测结果。尿液标本不能冻存。

【临床意义】尿液IgG是反映肾小球损伤的指标之一，尿中IgG升高提示患者肾小球滤膜损伤严重，为非选择性蛋白尿。

第十九节 尿转铁蛋白测定

转铁蛋白（transferrin，TRF）是肝脏合成的一种结合金属的糖蛋白，分子量约77kD，等电点（isoelectric point，pI）为5.7，主要生理功能是运输铁，属负性时相反应蛋白。正常情况下TRF不能通过肾小球滤过膜，但在早期肾损伤时，肾小球基底膜内外疏松层硫酸肝素糖蛋白含量减低，使负电荷位点明显减少，从而带负电荷（pI=5.7）的TRF自肾小球滤过膜滤过，出现在尿液中。

【原理】尿液转铁蛋白测定采用免疫散射比浊法：利用抗人TRF抗体与待测标本中的TRF结合形成抗原-抗体复合物，产生的浊度与尿液中TRF含量呈正比例，用散射比浊法测定散射光强度，与标准曲线比较，可计算出尿液中TRF的含量。

【试剂】TRF抗血清：兔抗人TRF抗体

【操作】严格按照仪器使用说明书和配套试剂盒说明书操作。

收集新鲜随机尿或定时尿，离心后上全自动免疫散射分析仪进行自动检测。

【结果计算】仪器通过多点定标的方式建立参考曲线。

【参考区间】成人尿TRF：<2.12mg/L（此参考区间引自试剂说明书）。

【注意事项】尿液检测前必须离心，浑浊标本可干扰检测结果。尿液标本不能冻存。

【临床意义】尿液转铁蛋白是早期肾小球损伤的指标之一，主要反映肾小球滤过膜电荷选择屏障受损。

第二十节 尿α_1-微球蛋白测定

α_1-微球蛋白（α_1-microglobulin，α_1-MG）是一种分子量约为33kD的糖蛋白，在人体的肝脏和淋巴细胞合成，由167个氨基酸组成，广泛存在于人体各种体液及淋巴细胞膜表面。α_1-MG在血液中以两种形式存在，即与IgA结合的α_1-MG（α_1MG-IgA）和游离的α_1-MG，结合型的α_1-MG不能通过肾小球，其在尿液中的浓度为零，而游离的α_1-MG可自由通过肾小球滤过膜，95%~99%在肾近曲小管重吸收和代谢。正常情况下尿中α_1-MG含量甚微，当肾小管受损时，尿中α_1-MG排泌增高。

【原理】尿液α_1-微球蛋白测定采用免疫散射比浊法：利用抗人α_1-MG抗体与待测标本中的α_1-MG结合形成抗原-抗体复合物，产生的浊度与尿液中α_1-MG含量呈正比例，用散射比浊法测定散射光强度，与标准曲线比较，可计算出尿液中α_1-MG的含量。

【试剂】

1. α_1-MG抗血清　兔抗人α_1-MG抗体。
2. 辅助试剂　含有去垢剂的缓冲液。

【操作】严格按照仪器使用说明书和配套试剂盒说明书操作。

收集新鲜随机尿或定时尿，离心后用全自动免疫散射分析仪进行自动检测。

【结果计算】仪器通过多点定标的方式建立参考曲线。

【参考区间】成人尿α_1-MG：<12mg/L（晨尿）

(此参考区间引自试剂说明书)。

【注意事项】

1. 标本要求　尿液检测前必须离心，浑浊标本可干扰检测结果。尿液标本不能冻存。当 pH <6.0 时，标本放置几天后再测定，结果可能会降低。

2. 结果解释　需结合患者的病史、临床表现和其他的检查结果作综合评价。

【临床意义】 尿 α_1-MG 是判断肾近曲小管损害的早期诊断指标。对于肾炎、早期糖尿病肾病患者、重金属暴露患者或服用了肾毒性药物的患者，如果尿 α_1-MG 升高提示其发生了肾小管的损伤；尿路感染患者尿 α_1-MG 升高表明感染已累及肾脏；尿 α_1-MG 降低提示重度肝功能损害，见于肝病患者。

第二十一节　尿 β_2-微球蛋白测定

β_2-微球蛋白（β_2-microglobulin，β_2-MG）是一种分子量为 11.8kD 的低分子量血清蛋白质，为人类白细胞抗原 I 类分子的轻链。除成熟的红细胞和胎盘滋养层细胞外，其他细胞均含 β_2-MG，主要由淋巴细胞产生。在健康人中 β_2-MG 以相对恒定的速率合成，被释放后进入体液。血清 β_2-MG 极易通过肾小球滤过膜，但 99.9% 被近曲小管细胞重吸收和降解，因此尿中含量很低。当肾小球和肾小管功能障碍时可导致血清和尿液 β_2-MG 浓度的改变，在分析尿液 β_2-MG 的临床意义时应结合血清 β_2-MG 浓度进行综合评估。

【原理】 尿液 β_2-微球蛋白测定采用免疫散射比浊法：利用抗人 β_2-MG 抗体与待测标本中的 β_2-MG 结合形成抗原-抗体复合物，产生的浊度与尿液中 β_2-MG 含量呈正比例，用散射比浊法测定散射光强度，与标准曲线比较，可计算出尿液中 β_2-MG 的含量。

【试剂】

1. β_2-MG 乳胶试剂　包被了鼠抗人 β_2-MG 单抗的聚苯乙烯颗粒悬液。

2. 尿稳定剂　含有去垢剂的溶液。

【操作】 严格按照仪器使用说明书和配套试剂盒说明书操作。

收集新鲜随机尿，离心后吸取 1ml 尿液加入 1 滴稳定剂，充分混匀，用全自动免疫散射分析仪进行自动检测，尿液自动稀释倍数为 1∶100。

【结果计算】 仪器通过多点定标的方式建立参考曲线。

【参考区间】 成人尿 β_2-MG：<0.2mg/L（此参考区间引自试剂说明书）。

【注意事项】 当 pH <6.0 时，β_2-MG 在 2 小时内发生变性，因此不宜采用晨尿标本（晨尿往往 pH <6.0），而宜收集白天任意时段的尿标本，并且不推荐使用冻存的尿液标本。排尿后必须测定 pH，若 pH <6，应在尿液中加几滴 1mol/L 的 NaOH 使 pH 调整至 7~9。尿液检测前必须离心，浑浊标本可干扰检测结果。尿液标本不能冻存。

【临床意义】

1. 尿 β_2-MG 升高而血 β_2-MG 正常　主要由于肾小管重吸收功能明显受损，见于先天性近曲小管功能缺陷、范科尼（Fanconi）综合征、慢性镉中毒、Wilson 病、肾移植排斥反应等。

2. 尿 β_2-MG 和血 β_2-MG 均升高　主要由于体内某些部位产生 β_2-MG 过多或肾小球和肾小管都受到损伤，常见于恶性肿瘤（如原发性肝癌、肺癌、骨髓瘤等）、自身免疫性疾病（如系统性红斑狼疮、溶血性贫血）、慢性肝炎、糖尿病肾病等。此外，老年人也可见血、尿 β_2-MG 升高。

3. 尿 β_2-MG 正常而血 β_2-MG 升高　主要由于肾小球滤过功能下降，常见于急、慢性肾炎，肾衰竭等。

4. 尿 β_2-MG 可鉴别上或下尿路感染　在急、慢性肾盂肾炎时因肾小管受损导致尿 β_2-MG 增高，而在单纯性膀胱炎时尿 β_2-MG 不升高。

第二十二节　尿白蛋白测定

1892 年 Viberti 等用放射免疫试验发现尿中白蛋白排泄的增加率，可以预示胰岛素依赖性糖尿病肾病的发作。此时尿中总蛋白排泄正常，尿常规蛋白定量阴性，而尿白蛋白排泄却增加，称之为微量白蛋白尿。尿白蛋白（urinary albumin，u-ALB）是指在正常尿液中含量甚微的白蛋白，可早期反映肾脏异常；也可反映整个血管系统的改变，被认为是动脉病变的窗口。

尿白蛋白测定方法有两类：一类是染料结合法，另一类是免疫学方法。Sehosinsky 最早报道用溴酚蓝染料结合法直接测定尿中白蛋白。此法虽简单、快速，但灵敏度低，尿中非蛋白成分会干扰 BPB 反应，不适宜测定微量的白蛋白尿。Jung 等用凝胶过滤法，事先除去尿液中的干扰成分，用蛋白洗脱物同 BPB 反应，方法简单、方便，提高了灵敏度，排除了干扰，适宜基层单位使用，其特异性虽比免疫学法差，但可满足临床使用。最近发现了一种阴离子染料叫Albumin blue 580，对白蛋白有特别的选择性，高度特异地结合到白蛋白上，形成很强的荧光复合物，而其他蛋白质则无反应，此法试剂稳定、简单、快速，可与免疫学方法相媲美，已用于尿白蛋白测定，唯国内目前尚无试剂供应。免疫学方法有散射比浊法和透射比浊法两种。应用较多的是免疫透射比浊法，但报告方式不一，有的以每升尿中白蛋白量表示，有的以24小时排泄量表示，常用的报告方式是以白蛋白/肌酐比值报告，单位为mg/g。

一、检测方法

（一）染料结合法

【原理】将尿液标本事先用Sephadex G-50凝胶过滤，除去尿液中色素及其他干扰成分。将流出物加BPB染料，使之与白蛋白结合显色，经与同样显色的白蛋白标准液比较，可求得尿液中白蛋白含量。

【试剂】

1. 洗脱液　154mmol/L NaCl溶液。
2. Sephadex G-50，Medium，50～150μl。
3. 1mol/L甘氨酸缓冲液（pH 3.0）。
4. 显色液　1.1mmol/L溴酚蓝。
5. 白蛋白标准液　60mg/L（建议使用市售白蛋白标准品稀释）

【操作】

1. 装柱　层析柱内径1.2cm，高15cm，柱床体积约10.5ml。称取5g Sephadex G-50，加154mmol/L NaCl溶液100ml左右，置室温浸泡6小时，可装5支柱。柱床应均匀，无断裂或气泡。

2. 标本准备　将待检尿样先离心沉淀（或过滤），再作蛋白定性。阴性者可直接上柱，若蛋白为+，则先用洗脱液稀释5倍，2+则稀释10倍，3+稀释15倍，4+稀释20倍。

3. 凝胶过滤　将尿样（或稀释尿）3ml加于柱床上部的凝胶上，待样品完全进入凝胶后，弃去流出物，加入洗脱液洗脱，流速5ml/min，收集洗脱液6ml，混匀，供测定用。用过的凝胶柱可在柱床上部以50ml洗脱液连续洗柱，使干扰物质全部流出，即可供下次使用。

4. 测定　取15mm×100mm试管3支，分别标明空白、标准及测定，按表2-1-11进行。

混匀后30秒内，用分光光度计波长600nm，比色杯光径10mm，以154mmol/L NaCl溶液调节吸光度至零点，读取各管吸光度。

表2-1-11　尿白蛋白染料结合法手工测定操作步骤

加入物（ml）	测定管	标准管	空白管
尿样洗脱液	4.0		
白蛋白标准液		4.0	
154mmol/L NaCl			4.0
显色液	0.4	0.4	0.4

【结果计算】

$$尿液白蛋白(mg/L)=\frac{测定管吸光度-空白管吸光度}{标准管吸光度-空白管吸光度}\times 白蛋白标准液浓度\times 2$$

尿标本如果被稀释，结果应乘以稀释倍数。

【参考区间】成人尿白蛋白：19.6～60.2mg/L尿液；12.5～32.3mg/g尿液肌酐。

【注意事项】

1. 方法学特点　本法线性范围可达150mg/L，若尿中白蛋白含量超过此值，应将标本稀释后再作凝胶过滤。本法灵敏度高，检出限为5mg/L白蛋白，尤适合于微量的尿白蛋白测定。

2. 操作要求　白蛋白与溴酚蓝混合后30秒内显色达顶点，球蛋白显色在30秒后逐渐加深，至5分钟时方达顶点，为避免球蛋白的干扰，显色后应在30秒内读取吸光度。

3. 干扰因素　胆红素、尿色素、药物（维生素B_2）及其他非蛋白有机物，对本测定基本无干扰，它们都在凝胶过滤后已被洗脱出；尿中Hb浓度达37.2mg/L时，对本法有干扰，因Hb的相对分子质量为64 500，白蛋白的相对分子质量为65 000，十分接近，Hb在过柱时几乎与白蛋白同时洗脱出，无法分开。

4. 标本要求　尿液混浊，上柱前必须离心或过滤，否则将使结果偏高。

5. 试剂要求　Sephadex G-50凝胶柱若有细菌生长，会使葡萄糖凝凝胶分解。此时应弃去，用新配的凝胶重新装柱。本法溴酚蓝最适浓度为1.1mmol/L，应当注意，空白管吸光度随着溴酚蓝浓度的增加而加大。

6. 生理性影响因素　女性在经期收集尿液可能因携带额外的蛋白影响测定结果，要避免在经期进行测定。过量的运动也可能增加白蛋白的分泌，需要避免在运动后收集尿液。

（二）透射比浊法

【原理】尿液中的白蛋白与抗人白蛋白特异抗体在缓冲液中反应生成抗原-抗体复合物，产生浊度，与尿中白蛋白浓度呈正比例，用透射比浊法测定吸光度，与同样处理的标准品制备的标准曲线比较，求得尿液中白蛋白的浓度。

【试剂】

1. 缓冲液

聚乙二醇	60g/L
Tris/HCl 缓冲剂（pH 7.4）	20mmol/L
NaCl	150mmol/L

2. 抗-人白蛋白抗体溶液

Tris/HCl 缓冲剂（pH 7.4）	20mmol/L
NaCl	150mmol/L

3. 抗血清白蛋白标准液　制作标准曲线用，浓度分别为9.9mg/L、19.8mg/L、49.5mg/L、99.0mg/L 和198mg/L。

【操作】

1. 以手工和半自动化分析仪为例，所有试剂和尿液标本，临用前都应平衡到室温。

2. 主要参数

波长	340nm
比色皿光径	1cm
温度	37℃

3. 按表 2-1-12 进行操作。

表 2-1-12　尿白蛋白透射比浊法手工测定操作步骤

加入物	测定管	标准管	质控管
缓冲液（ml）	1.0	1.0	1.0
待检尿液（μl）	100		
标准液（μl）		100	
质控标本（μl）			100
充分混匀，波长 340nm，比色杯光径 1cm，蒸馏水调零，读取起始吸光度 A_1，然后加入：			
抗-人白蛋白抗体（μl）	100	100	100

充分混匀，盖上塑料膜，在 37℃ 保温 20 分钟；再次混匀，同样方法再读取各管最终吸光度为 A_2。

4. 标准曲线的绘制　以上述 5 种浓度的标准液，分别制作 5 个标准管，同上操作测定吸光度。

$$\Delta A\text{标准} = A_2\text{标准} - A_1\text{标准} \times \frac{1.1}{1.2}$$

以 ΔA 标准和对应的白蛋白浓度在半对数纸上作图，绘制标准曲线。

【结果计算】

$$\Delta A\text{样本} = A_2\text{样本} - A_1\text{样本} \times \frac{1.1}{1.2}$$

以 ΔA 样本查标准曲线，即可求得尿中白蛋白浓度。

【参考区间】 成人尿白蛋白：

24 小时尿：<30mg/24h。

定时尿：<20μg/min。

随机尿：<30mg/g 肌酐。

【注意事项】

1. 试剂要求　所有试剂均应储存于 2～8℃，在有效期内使用。

2. 分析性能　本法线性范围在 4～200mg/L。尿液白蛋白浓度超过 500mg/L，受前带现象的影响，结果可呈假性降低。因此，分析前应以 0.9% NaCl 稀释使其浓度处于 4～200mg/L 范围内。

3. 标本要求　可用定时尿或随机尿标本进行测定。尿液若混浊，应于分析前离心或过滤。

4. 干扰因素　高浓度水平的水杨酸盐（5g/L），能引起尿蛋白沉淀，使结果偏低。其他分析物在下列浓度以下时不产生干扰：

抗坏血酸	4g/L
胆红素	250mg/L
肌酐	4g/L
庆大霉素	10g/L
葡萄糖	40g/L
对乙酰氨基酚	5g/L
KCl	10g/L
NaCl	20g/L
尿素	40g/L

5. 生理性影响因素　女性在经期收集尿液可能因携带额外的蛋白影响测定结果，因此要避免在经期进行测定。过量的运动可能增加白蛋白的分泌，需要避免在运动后收集尿液。

（三）散射比浊法

【原理】 尿液中的白蛋白与抗人白蛋白特异抗体在缓冲液中反应生成抗原-抗体复合物。这些复合物会使穿过标本的光束发生散射。散射光的强度与标本中的相关蛋白浓度成正比。与已知的标准浓度对比即可得出结果。

【试剂】 尿白蛋白散射比浊法常采用与专门检测仪器设备配套的商品化试剂盒。主要包括但不限于以下成分：

1. 抗-人白蛋白血清试剂
2. 防腐剂
3. 叠氮钠
4. 蛋白标准液
5. 反应缓冲液
6. 试剂稀释剂

【操作】

所有试剂和尿液标本，临用前都应平衡到室温。严格按照试剂说明书进行上机操作。

【结果计算】仪器通过多点定标的方式建立参考曲线。

【参考区间】成人尿白蛋白：<30mg/L（此参考区间引自试剂说明书）。

【注意事项】

1. 试剂要求 所有试剂均应储存于2～8℃，在有效期内使用。

2. 分析性能 本法有一定的线性范围，尿液白蛋白若浓度超过500mg/L，结果可呈假性降低。因此，分析前应用稀释液以1:5的比例进行稀释，并在一定时间内完成检测。

3. 标本要求 标本中的浑浊和颗粒可能干扰测量结果。因此含有颗粒的标本必须在检测前进行离心沉淀。

4. 生理性影响因素 女性在经期收集尿液可能因携带额外的蛋白影响测定结果，因此要避免在经期进行测定。过量的运动也可能增加白蛋白的分泌，需要避免在运动后收集尿液。

二、临床意义

白蛋白是血浆重要的蛋白质之一，在通常情况下，白蛋白的分子大，不能越过肾小球基底膜，即使有少量滤入原尿，也可被肾小管重吸收。因此，在健康人尿液中仅含有很低浓度的白蛋白。当肾小球基底膜受到损害（即使是早期的轻微受损）使其通透性改变时，白蛋白可进入尿液中，尿液白蛋白浓度持续升高，出现白蛋白尿。

临床上界定微量白蛋白尿：

24小时尿	30～299mg/24h
定时尿	20～199μg/min
随机尿	30～299mg/g肌酐

临床白蛋白尿：

24小时尿	300mg/24h
定时尿	200μg/min
随机尿	300mg/g肌酐

尿液白蛋白测定对早期发现肾脏功能改变及随后的治疗监控，其特异性和敏感度均比总蛋白高。高血压、糖尿病及系统性红斑狼疮等常伴有肾脏病变的缓慢进行性恶化，尿液白蛋白测定可较早发现这些异常。在糖尿病时，尿液白蛋白排泄量增加常伴随有肾小球滤过率增加。它发生于肾病的早期阶段，在肾组织学或结构改变之前即可检出，对预防糖尿病肾脏并发症的发生有着重要意义。

尿液中白蛋白排泄量变动很大，CV为45%～100%。文献报道的参考区间各不相同，尤其随机尿白蛋白的参考区间彼此相差更甚。Shihab指出未定时的尿液标本（随机尿）一次白蛋白排泄量增高，可能并无意义；如连续2～3次增高均超过参考区间方有诊断价值。某些进展缓慢的疾病，观察一段时期内尿液白蛋白排泄的改变，比一次测定结果更为重要。

第二十三节 尿视黄醇结合蛋白测定

视黄醇结合蛋白（retinol-binding protein，RBP）是维生素A的运载蛋白，结构上为疏水小分子结合蛋白家族的成员。RBP在维生素A的储存、代谢、转运到周围靶器官中发挥重要功能。血浆中的RBP大部分与甲状腺结合前白蛋白结合形成复合物，小部分的未结合的RBP（<10%）可自由通过肾小球膜，被近曲小管重吸收进行代谢降解。正是由于肾小管的重吸收作用，正常患者尿液中仅有微量的RBP。因此，一旦尿液中RBP浓度升高，提示近段肾小管损伤或功能受损，有助于肾脏疾病的辅助诊断。

目前常用的检测尿RBP的方法有免疫透射比浊法和酶联免疫吸附法。

一、检测方法

（一）透射比浊法

【原理】RBP免疫透射比浊法测定的原理为利用抗原（RBP）和特异性抗体（羊抗RBP抗血清）相结合，形成不溶性免疫复合物，使反应液产生混浊，其浊度高低即透光度减少、吸光度增加反映尿液中RBP的含量，由定标品所做的剂量反应曲线算出。

【试剂】尿视黄醇结合蛋白透射比浊法试剂盒基本组分：

1. 试剂1（R1）

pH 7.2～7.6磷酸盐缓冲液

聚乙二醇6000

EDTA-Na_2

2. 试剂2（R2）

羊抗人RBP抗血清

磷酸盐缓冲液

目前各商品试剂与上述试剂相似，但试剂1和2组成及各成分浓度存在一定差异。

【操作】透射比浊法属于两点终点法，测定过程为尿液样本与R1混合，37℃孵育5分钟，读测第1

点吸光度（A_1）；加入 R2，37℃孵育 5 分钟，读测第 2 点吸光度（A_2）；最后得到样本的吸光度 $A = A_2 - A_1$。主要反应条件如下：

样品-试剂最终比例	1∶15
反应温度	37.0℃
温育时间	5 分钟
波长	主波长 405nm，副波长 700nm
反应时间	5 分钟

不同实验室具体反应条件会因所使用的仪器和试剂而异，在保证方法可靠的前提下，应按仪器和试剂说明书设定测定条件，进行定标品、质控样品和尿液样品分析。

【结果计算】仪器通过多点定标的方式建立参考曲线。

【参考区间】成人尿 RBP：<0.7mg/L（此参考区间试剂说明书）。

【注意事项】尿液 RBP 检测的标本可以是 24 小时尿液，也可以是随机尿。一般而言，收集 24 小时尿液进行 RBP 检测是比较常用和标准的做法。而随机尿 RBP 需要用尿肌酐进行校正。样品的浊度以及样本中含有的颗粒（细胞、结晶）会影响检测结果，所有尿液样本在检测前需在室温环境下进行离心。

（二）酶联免疫吸附法

【原理】以抗 RBP 单克隆抗体（单抗）包被于聚苯乙烯反应板微孔中。待测样本（或 RBP 标准品）中的 RBP 可与之结合，再依次加入酶标抗体经过一定时间的孵育，在固相形成“抗 RBP 抗体-RBP-酶标抗体复合物”，加酶底物和显色剂显色，显色强度与样本中 RBP 中的浓度成一定比例。

【试剂】购买专用商品试剂盒。

【操作】按试剂盒说明书操作，举例如下：

1. 自冷藏处取出试剂盒，恢复至室温（18～25℃）。配制试剂与 RBP 定标品；稀释待测血清。

2. 加入待测尿液样本、不同浓度 RBP 定标品、分析液各 50μl 于相应的微孔中。其中加分析液的微孔作为最大结合孔（B0）。另设 2 孔作为非特异结合孔（NSB），加入 75μl 分析液。

3. 各孔加入 25μl RBP-过氧化物酶结合物。

4. 除了 NSB 孔，各孔加入抗 RBP 抗体 25μl，混匀后箔纸封板，在室温下放置 1 小时。

5. 吸出孔内液体后，每孔注入清洗液 300μl 洗孔，共 4 次，甩尽孔内液体，用吸水纸拍干。

6. 每孔加入 100μl 四甲基联苯胺（TMB）溶液，在室温下放置 30 分钟。

7. 加终止液每孔 100μl，轻轻混匀，30 分钟内于酶标仪 450nm 波长测吸光度。

【结果计算】以 RBP 定标品浓度为横坐标，相应吸光度为纵坐标，制备标准曲线。待测样本中 RBP 浓度可根据所测吸光度从标准曲线得出。

【参考区间】成人尿 RBP：<0.7mg/L（此参考区间引自试剂说明书）。

【注意事项】过期试剂不得使用；不同厂家、不同批号试剂不可混用。

二、临床意义

尿 RBP 升高提示近端肾小管损伤和功能异常，有助于肾脏疾病的诊断和监测。

引起尿 RBP 升高的主要肾脏疾病有：①肾小管间质性肾炎；②重金属或肾毒性药物引起的小管中毒；③肾小球肾病和肾血管疾病经常合并小管损伤，也可能引起尿中 RBP 水平升高。

第二章

糖代谢测定

糖代谢主要是指葡萄糖在体内通过发生有氧氧化、无氧酵解、磷酸戊糖途径等一系列化学反应进行代谢，为机体生理活动提供所需的能量和重要物质。葡萄糖也可经过合成代谢转变为糖原，并以糖原的形式储存在肝脏或肌肉组织中，当机体需要葡萄糖时糖原可迅速分解以补充血糖。此外，体内非糖物质如乳酸、氨基酸、甘油等通过糖异生途径也可转变为葡萄糖或糖原。通过检测血糖、糖代谢中间产物以及调节糖代谢的相关激素水平，可帮助评估机体糖代谢状态，判断糖代谢紊乱的原因以协助诊断和指导治疗。临床常用的糖代谢检测指标包括：葡萄糖测定、口服葡萄糖耐量试验、糖化血红蛋白测定、糖化血清蛋白测定、C 肽和胰岛素测定、β-羟丁酸测定等。

第一节　血液葡萄糖测定

血液葡萄糖（glucose，Glu）测定在评估机体糖代谢状态、诊断糖代谢紊乱相关疾病，指导临床医师制定并适时调整治疗方案等方面具有重要价值。血液葡萄糖简称血糖，血糖测定包括空腹血糖和随机血糖测定。酶学方法是测定血糖的主要方法，主要包括己糖激酶法、葡萄糖氧化酶法和葡萄糖脱氢酶法。酶学方法特异度和敏感度较高，适用于全自动生化分析仪。

一、检测方法

（一）己糖激酶法

【原理】葡萄糖和三磷酸腺苷（ATP）在己糖激酶（HK）的催化作用下发生磷酸化反应，生成葡萄糖-6-磷酸（G-6-P）和二磷酸腺苷（ADP）。G-6-P 在葡萄糖-6-磷酸脱氢酶（G-6-PD）催化下脱氢，氧化生成 6-磷酸葡萄糖酸（6-PG），同时使烟酰胺腺嘌呤二核苷酸磷酸（$NADP^+$）或烟酰胺腺嘌呤二核苷酸（NAD^+）分别还原成还原型烟酰胺腺嘌呤二核苷酸磷酸（NADPH）或还原型烟酰胺腺嘌呤二核苷酸（NADH）。反应式如下：

$$\text{葡萄糖} + \text{ATP} \xrightarrow{\text{HK}} \text{G-6-P} + \text{ADP}$$

$$\text{G-6-P} + \text{NAD (P)}^+ \xrightarrow{\text{G-6-PD}} \text{6-PG} + \text{NAD (P) H} + \text{H}^+$$

反应式中 NADPH 或 NADH 生成的速率与样本中葡萄糖浓度成正比，NADPH 或 NADH 均在波长 340nm 有吸收峰，可用紫外可见分光光度计监测 340nm 处吸光度升高速率，计算血葡萄糖浓度。

1. 手工检测

【试剂】（1）酶混合试剂：

反应混合液	pH 7.5
三乙醇胺盐酸缓冲液（pH 7.5）	50mmol/L
$MgSO_4$	2mmol/L
ATP	2mmol/L
NADP	2mmol/L
HK	≥1500U/L
G-6-PD	2500U/L

（2）葡萄糖标准液　5mmol/L

【操作】速率法测定：将预温的混合试剂和样本混合，37℃反应，吸入自动分析仪，比色杯光径 1.0cm，在 340nm 处连续读取吸光度值，监测吸光度升高速率（ΔA/min）。

（1）终点法测定：按表 2-2-1 操作。

（2）表 2-2-1 中各管充分混匀，在 37℃水浴，放置 10 分钟后，紫外可见分光光度计波长 340nm，比色杯光径 1.0cm，用蒸馏水调零，分别读取各管吸光度（A_U、A_C、A_S 和 A_B）。

表 2-2-1　葡萄糖己糖激酶法测定操作步骤

加入物（ml）	测定管（U）	校准管（C）	标准管（S）	空白管（B）
血清	0.02	0.02		－
葡萄糖标准液	－	－	0.02	－
生理盐水	－	2.0	－	0.02
酶混合试剂	2.0	－	2.0	2.0

【结果计算】

（1）速率法：血葡萄糖（mmol/L）$=\Delta A/\min\times\frac{1}{6.22}\times\frac{1.02}{0.02}=\Delta A/\min\times 8.2$

（2）终点法：血葡萄糖（mmol/L）$=\frac{A_U-A_C-A_B}{A_S-A_B}\times$ 葡萄糖标准液浓度

2. 自动化分析仪检测

【试剂】 主要活性成分包括：ATP、Mg^{2+}、$NADP^+$ 或 NAD^+、HK、G-6-PD、缓冲液、防腐剂、葡萄糖定标品等。

【操作】 参照各分析仪配套的用户指南及具体分析说明。不同实验室具体反应条件会因所使用的仪器和试剂而异，在保证方法可靠的前提下，应按仪器和试剂说明书设定测定条件，进行定标品、质控品和样品分析。

（1）定标：定标品可溯源至放射性核素稀释质谱法（ID-MS）或美国国家标准与技术研究院（NIST）标准参考物质（SRM）965。每个实验室应根据工作实际情况建立合适的定标频率。如下情况发生时应进行定标：①试剂批次改变；②质量控制方案要求时或质控值显著变化；③对分析仪进行了重要的维护保养，或更换了关键部件。

（2）质量控制：每个实验室应当建立合适的室内质控品的检测频率和质控评价规则。每次定标后或每天检验标本时，均应做室内质控品的测定，只有质控品在控，方可检测标本。

（3）样本上机检测。

【结果计算】 全自动分析仪自动计算各样本的葡萄糖浓度。

单位换算公式：mg/dl × 0.0555 = mmol/L

3. 注意事项　己糖激酶法是推荐的葡萄糖测定参考方法。虽然第 1 步反应非特异性，但第 2 步有较高的特异性，使总反应的特异性相对高于葡萄糖氧化酶法；试剂成本略高。轻度的溶血、黄疸、脂血症、维生素 C、肝素及 EDTA 等对此方法干扰较小或无干扰。但是严重溶血的样本，由于红细胞中释放出较多的有机磷酸酯和一些酶，可干扰样本中葡萄糖浓度和 NAD（P）H 之间的成正比计算关系，从而影响测定结果。在非常罕见的丙种球蛋白血症的病例，特别是 IgM 型（Waldenström 巨球蛋白血症）中，血液葡萄糖的测定结果可能不可靠。

全血葡萄糖浓度比血浆或血清低 12% ～15%。取血后如全血放置室温，血细胞中的糖酵解会使葡萄糖浓度降低，因此标本采集后应尽快分离血浆或血清；用氟化钠-草酸盐抗凝可抑制糖酵解，稳定全血中的葡萄糖，但有文献报道用氟化钠-草酸盐抗凝的血标本，室温放置在 1 小时内仍有少量葡萄糖会酵解，之后葡萄糖水平可在至少 72 小时内保持相对稳定。

（二）葡萄糖氧化酶法

【原理】 β-D-葡萄糖在葡萄糖氧化酶（GOD）的催化作用下氧化生成 D-葡萄糖酸，并产生过氧化氢（H_2O_2），在过氧化物酶（POD）的催化作用下，H_2O_2 氧化色原性氧受体（如联大茴香胺、4-氨基安替比林、联邻甲苯胺等），生成有色化合物，紫外可见分光光度计 505nm 处读取吸光度值。反应式如下：

$$\beta\text{-D-葡萄糖}+2H_2O+O_2\xrightarrow{GOD}\text{D-葡萄糖酸}+2H_2O_2$$

$$H_2O_2+\text{色原性氧受体}\xrightarrow{POD}\text{有色化合物}+H_2O$$

1. 手工检测

【试剂】 主要成分如下：

（1）0.1mol/L 磷酸盐缓冲液（pH 7.0）。

（2）酶试剂：GOD 1200U，POD 1200U，4-氨基安替比林 10mg，加上述磷酸盐缓冲液至 80ml，调节至 pH 7.0，再加磷酸盐缓冲液至 100ml，2 ～8℃保存，可稳定 3 个月。

（3）酚溶液：重蒸馏酚 100mg 溶于 100ml 蒸馏水中，避光保存，2 ～8℃保存，可稳定 1 个月。

（4）酶酚混合试剂：酶试剂及酚溶液等量混合，避光保存。

（5）12mmol/L 苯甲酸溶液。

（6）葡萄糖标准液 5mmol/L。

【操作】 按表 2-2-2 操作。

混匀，置 37℃水浴中，保温 15 分钟，紫外可见分光光度计波长 505nm，比色杯直径 1.0cm，以空白管调零，分别读取标准管和测定管的吸光度。

【结果计算】

血葡萄糖（mmol/L）$=\frac{\text{测定管吸光度}}{\text{标准管吸光度}}\times$ 葡萄糖标准液浓度

表 2-2-2 葡萄糖氧化酶法测定操作步骤

加入物（ml）	测定管（U）	标准管（S）	空白管（B）
血清	0.02		–
葡萄糖标准液	–	0.02	–
蒸馏水	–	–	0.02
酶酚混合试剂	3.0	3.0	3.0

2. 自动化分析仪检测

【试剂】试剂主要活性成分包括：GOD、POD、色原性氧受体或铁氰化物、缓冲液、葡萄糖定标品等。

【操作】参照各分析仪器配套的用户指南及具体分析说明。不同实验室具体反应条件会因所使用的仪器和试剂而异，在保证方法可靠的前提下，应按仪器和实际说明书设定测定条件，进行定标品、质控品和样品分析。

（1）定标：定标品可溯源至放射性核素稀释质谱法（ID-MS）或美国国家标准与技术研究院（NIST）标准参考物质（SRM）965。如下情况发生时应进行定标：①试剂批次改变；②质量控制方案要求时或质控值显著变化；③对分析仪进行了重要的维护保养，或更换了关键部件。

（2）质量控制：每个实验室应当建立合适的检测室内质控品的频率和质控评价规则。每次定标后或每天检验标本时，均应做室内质控品的测定，只有质控品在控，方可检测标本。

（3）标本上机检测。

【结果计算】全自动分析仪自动计算各样本的葡萄糖浓度。

单位换算公式：mg/dl × 0.0555 = mmol/L

3. 注意事项

（1）方法学特点：葡萄糖氧化酶法第1步反应有较高的特异性；第2步反应易受干扰，此方法的特异性低于己糖激酶法。该法仅对β-D-葡萄糖高度特异，而葡萄糖α和β构型各占36%和64%，要使葡萄糖完全反应，必须使α-葡萄糖变旋为β-构型。某些商品试剂中含有葡萄糖变旋酶或通过延长孵育时间，促进α-D-葡萄糖转变为β-D-葡萄糖。

（2）干扰因素：尿素、胆红素、血红蛋白和谷胱甘肽；高浓度的尿酸、维生素C、胆红素、肌酐、L-半胱氨酸、左旋二苯丙胺酸、多巴胺、甲基多巴、柠檬酸等可与色原性受体竞争 H_2O_2，产生竞争抑制作用，可抑制呈色反应。在非常罕见的丙种球蛋白血症的病例，特别是IgM型（Waldenström巨球蛋白血症）中，血液葡萄糖的测定结果可能不可靠。

（三）葡萄糖脱氢酶法

【原理】β-D-葡萄糖在葡萄糖脱氢酶（GDH）的催化作用下，氧化生成D-葡萄糖酸内酯，同时使 NAD^+ 还原成NADH。反应式如下：

$$\beta\text{-D-葡萄糖} + NAD^+ \xrightarrow{GDH} \text{D-葡萄糖酸内酯} + NADH$$

可用紫外可见分光光度计监测340nm处吸光度升高速率，计算血葡萄糖浓度。

上述反应中生成的NADH在硫辛酰胺脱氢酶（DLD）的催化下，使噻唑兰（MTT）还原呈蓝色，紫外可见分光光度计490nm处读取吸光度值。反应式如下：

$$MTT + NADH \xrightarrow{DLD} MTTH\text{（蓝色）} + NAD^+$$

1. 手工检测

【试剂】试剂主要成分如下：

（1）磷酸盐缓冲液（pH 7.6）：120mmol/L磷酸盐、150mmol/L氯化钠和1.0g/L叠氮钠，用磷酸或氢氧化钠调节至pH 7.6（25℃），4℃保存。

（2）酶混合液：GDH ≥ 4500U/L，变旋酶 ≥ 90U/L，NAD 2.2mmol/L，4℃保存，可稳定12周。若试剂吸光度大于0.4（波长340nm，光径1.0cm，用蒸馏水调零）时，提示酶混合液要重新配制。

（3）葡萄糖标准液5mmol/L。

【操作】按表2-2-3操作。

表 2-2-3 葡萄糖脱氢酶法测定操作步骤

加入物	测定管（U）	标准管（S）	空白管（B）
血清、血浆、尿液（μl）	10		–
葡萄糖标准液（μl）	–	10	–
蒸馏水（μl）	–	–	10
酶酚混合试剂（ml）	2	2	2

充分混匀，置20℃室温10分钟或37℃水浴7分钟，紫外可见分光光度计波长340nm，比色杯直径1.0cm，以空白管调零，读取测定管和标准管吸光度。

【结果计算】

$$\text{血葡萄糖（mmol/L）} = \frac{\text{测定管吸光度}}{\text{标准管吸光度}} \times \text{葡萄糖标准液浓度}$$

2. 自动化分析仪检测

【试剂】主要成分包括：GDH、NAD^+、MTT、DLD、葡萄糖定标品、缓冲液等。

【操作】参照各分析仪器配套的用户指南及具体分析说明。不同实验室具体反应条件会因所使用的仪器和试剂而异，在保证方法可靠的前提下，应按仪器和实际说明书设定测定条件，进行定标品、质控品和样品分析。

（1）定标：定标品可溯源至放射性核素稀释质谱法（ID-MS）或美国国家标准与技术研究院（NIST）标准参考物质（SRM）965。每个实验室应根据实际工作情况建立合适的定标频率。如下情况发生时应进行定标：①试剂批次改变时定标；②质量控制方案要求时或质控值显著变化；③对分析仪进行了重要的维护保养，或更换了关键部件。

（2）质量控制：每个实验室应当建立合适的检测室内质控品的频率和质控评价规则。每次定标后或每天检验标本时，均应做室内质控品的测定，只有质控品在控，方可检测标本。

（3）样本上机检测。

【结果计算】全自动分析仪自动计算各样本的葡萄糖浓度。

单位换算公式：mg/dl × 0.0555 = mmol/L

3. 注意事项　葡萄糖脱氢酶法对葡萄糖的特异性较高，其测定结果与HK法具有良好的一致性。因反应过程无需氧的参与，因此不受氧分压的影响。一般浓度的抗凝剂或防腐剂，如肝素、EDTA、柠檬酸盐、草酸盐、氟化物、碘乙酸等不干扰测定。一定浓度的胆红素、血红蛋白、维生素C、谷胱甘肽、尿酸、尿素、肌酐等不干扰测定。

二、参考区间

成人空腹血浆（清）葡萄糖：3.9～6.1mmol/L（70～110mg/dl）。

三、临床意义

血糖升高主要见于：①生理性血糖升高：饭后1～2小时，摄入高糖食物，情绪激动或剧烈运动会导致生理性血糖升高；②糖尿病：空腹血糖≥7.0mmol/L，或口服糖耐量试验中2小时血糖≥11.1mmol/L，或随机血糖≥11.1mmol/L同时有糖尿病症状（其中任何一项有异常均应于另一日重复测定），三项中有一项超过即可诊断为糖尿病，血糖是糖尿病诊断的重要指标；③内分泌疾病：嗜铬细胞瘤、甲状腺功能亢进症、皮质醇增多症、生长激素释放增多等空腹血糖水平亦升高；④胰腺病变：急性或慢性胰腺炎、胰腺肿瘤、胰腺大部分切除术后等；⑤严重的肝脏病变：肝功能障碍使葡萄糖向肝糖原转化能力下降，餐后血糖升高；⑥应激性高血糖：颅脑损伤、脑卒中、心肌梗死等；⑦药物影响：激素、噻嗪类利尿药、口服避孕药等；⑧其他病理性血糖升高：妊娠呕吐、脱水、缺氧、窒息、麻醉等。

血糖降低主要见于：①生理性低血糖：饥饿及剧烈运动后；②胰岛素分泌过多：如胰岛β细胞增生或肿瘤、胰岛素瘤、口服降糖药等；③升高血糖的激素分泌不足：如胰高血糖素、肾上腺素、生长激素等。

第二节　口服葡萄糖耐量试验

口服葡萄糖耐量试验（oral glucose tolerance test，OGTT）是在口服一定量葡萄糖后2小时内做系列血糖测定，可用于评价个体的血糖调节能力，判断有无糖代谢异常，是诊断糖尿病的指标之一，有助于早期发现空腹血糖轻度增高但未达到糖尿病诊断标准的糖耐量异常患者。

【原理】正常人在服用一定量葡萄糖后，血液葡萄糖浓度升高（一般不超过8.9mmol/L或160mg/dl），刺激胰岛素分泌增多，使血液葡萄糖浓度短时间内恢复至空腹水平，此现象称为耐糖现象。若因内分泌失调等因素引起糖代谢异常时，口服一定量葡萄糖后，血液葡萄糖浓度可急剧升高或升高不明显，而且短时间内不能恢复至空腹血葡萄糖浓度水平，称为糖耐量异常。

【操作】WHO推荐的标准化OGTT：

1. 试验前3天，受试者每日食物中含糖量不低于150g，且维持正常活动，停用影响试验的药物（如胰岛素）。

2. 空腹10～16小时后，坐位抽取静脉血，测定血葡萄糖浓度（称空腹血浆葡萄糖，FPG）。

3. 将75g无水葡萄糖（或82.5g含1分子水的葡萄糖）溶于250～300ml水中，5分钟之内饮完。妊娠妇女用量为100g；儿童按1.75g/kg体重计算口服葡萄糖用量，总量不超过75g。

4. 服糖后，每隔30分钟取血1次，测定血浆葡萄糖浓度共4次，历时2小时（必要时可延长血标本的收集时间，可长达服糖后6小时）。其中，2小时血浆葡萄糖浓度（2h PG）是临床诊断的关键。

5. 根据各次测得的血葡萄糖浓度与对应时间作图，绘制糖耐量曲线。

【参考区间】

成人（酶法）：FPG <6.1mmol/L；服糖后0.5～1小时血糖升高达峰值，但<11.1mmol/L；2h PG <

7.8mmol/L。

以上参考区间引自《临床生物化学检验》第5版。

【结果计算】

1. 正常糖耐量 FPG＜6.1mmol/L，且2h PG＜7.8mmol/L。

2. 空腹血糖受损（IFG） FPG≥6.1mmol/L，但＜7.0mmol/L，2h PG＜7.8mmol/L。

3. 糖耐量减低（IGT） FPG＜7.0mmol/L，同时2h PG≥7.8mmol/L，但＜11.1mmol/L。

4. 糖尿病（DM） FPG≥7.0mmol/L，且2h PG≥11.1mmol/L。

【注意事项】

1. 试验前准备 整个试验过程中不可吸烟、喝咖啡、喝茶或进食。

2. 影响因素 对于糖尿病的诊断，OGTT比空腹血糖测定更灵敏，但易受样本采集时间、身高、体重、年龄、妊娠和精神紧张等多因素影响，重复性较差，除第一次OGTT结果明显异常外，一般需多次测定。

3. 临床应用 临床上大多数糖尿病患者会出现空腹血糖增高，且血糖测定步骤简单，准确性较高，因此首先推荐空腹血糖测定用于糖尿病的诊断。但我国流行病学研究结果提示仅查空腹血糖，糖尿病的漏诊率较高（40%），所以建议只要是已达到糖调节受损（IGR）的人群，即空腹血糖受损（IFG）或糖耐量受损（IGT）的患者均应行OGTT检查，以降低糖尿病的漏诊率。但OGTT检查不能用于监测血糖控制的效果。

4. 静脉葡萄糖耐量试验 对于不能承受大剂量口服葡萄糖、胃切除后及其他可致口服葡萄糖吸收不良的患者，为排除葡萄糖吸收因素的影响，可按WHO的方法进行静脉葡萄糖耐量试验。

【临床意义】

1. OGTT是诊断糖尿病的指标之一，其中FPG和2h PG是诊断的主要依据。糖尿病患者FPG往往超过正常，服糖后血糖更高，恢复至空腹血糖水平的时间延长。

2. 有无法解释的肾病、神经病变或视网膜病变，其随机血糖＜7.8mmol/L，可用OGTT了解糖代谢状况。

3. 其他内分泌疾病如垂体功能亢进症、甲状腺功能亢进、肾上腺皮质功能亢进等均可导致糖耐量异常，且各有不同的特征性OGTT试验曲线。

4. 急性肝炎患者服用葡萄糖后在0.5～1.5小时之间血糖会急剧增高，可超过正常。

第三节 糖化血红蛋白测定

成人的血红蛋白（Hb）通常由HbA（97%）、HbA_2（2.5%）和HbF（0.5%）组成。HbA又可分为非糖化血红蛋白，即天然血红蛋白HbA_0（94%）和糖化血红蛋白HbA_1（6%）。根据糖化位点和反应参与物的不同，HbA_1可进一步分为HbA_{1a}、HbA_{1b}和HbA_{1c}等亚组分。其中血红蛋白A_{1c}（hemoglobin A_{1c}，HbA_{1c}）占HbA_1的80%，化学结构为具有特定六肽结构的血红蛋白分子。其形成过程是血红蛋白β链N末端缬氨酸与葡萄糖的醛基首先发生快速加成反应形成不稳定的中间产物醛亚胺（西佛氏碱），继而经过Amadori转位，分子重排缓慢形成稳定不可逆的酮胺化合物，即HbA_{1c}。HbA_{1c}浓度相对恒定，故临床常用HbA_{1c}代表总的糖化血红蛋白水平，能直接反映机体血糖水平，是临床监控糖尿病患者血糖控制水平的较好的检测指标。

糖化血红蛋白（glycated hemoglobin，GHb）测定方法多达60余种，主要分为两大类：①基于电荷差异的检测方法，包括离子交换层析、高效液相色谱分析（HPLC）和电泳法等；②基于结构差异的检测方法，包括亲和层析法和免疫法等。21世纪后，新酶法问世，果糖基缬氨酸氧化酶可作用于糖化的缬氨酸，产生过氧化氢与色原反应，从而测定HbA_{1c}。临床上多采用免疫比浊法和HPLC法。其中HPLC法，是国际临床化学联合会（IFCC）推荐的测定糖化血红蛋白的参考方法。

一、检测方法

（一）HPLC法

【原理】用偏酸性的缓冲液处理Bio-Rex70阳离子交换树脂，使之带负电荷，与带正电荷的Hb有亲和力。HbA与HbA_1均带正电荷，但HbA_1的两个β链的N末端正电荷被糖基清除，正电荷较HbA少，造成二者对树脂的附着力不同。用pH 6.7的磷酸盐缓冲液可首先将带正电荷较少、吸附力较弱的HbA_1洗脱下来，用紫外可见分光光度计测定洗脱液中的HbA_1占总Hb的百分数。

HPLC法是基于高效液相层析法原理，使用阳离子交换柱通过与不同带电离子作用来将血红蛋白组分分离。利用3种不同盐浓度所形成的梯度洗脱液使得包括HbA_{1c}在内的血红蛋白中的多种成分很快被分离成6个部分，并用检测器对分离后的各种血红蛋白组分的吸光度进行检测。分析结束后，以百分率表示各种血红蛋白组分结果。

1. 手工检测

【试剂】

（1）0.2mol/L 磷酸氢二钠溶液：称取无水 Na_2HPO_4 28.396g，溶于蒸馏水并加至1L（即试剂1）。

（2）0.2mol/L 磷酸二氢钠溶液：称取 $NaH_2PO_4 \cdot 2H_2O$ 31.206g，溶于蒸馏水并加至1L（即试剂2）。

（3）溶血剂：pH 4.62，取25ml试剂2，加0.2ml Triton X-100，加蒸馏水至100ml。

（4）洗脱剂Ⅰ（磷酸盐缓冲液，pH 6.7）：取100ml试剂1，150ml试剂2，于1000ml容量瓶内，加蒸馏水至1L。

（5）洗脱剂Ⅱ（磷酸盐缓冲液，pH 6.4）：取300ml试剂1，700ml试剂2，加蒸馏水300ml，混匀即成。

（6）Bio-Rex70 阳离子交换树脂：200～400目，钠型，分析纯级。

【操作】

（1）树脂处理：称取 Bio-Rex70 阳离子交换树脂10g，加0.1mol/L NaOH 溶液30ml，搅匀，置室温30分钟，其间搅拌2～3次。然后，加浓盐酸数滴，调至pH 6.7，弃去上清液，用约50ml蒸馏水洗1次，用洗脱剂Ⅱ洗2次，再用洗脱剂Ⅰ洗4次即可。

（2）装柱：将上述处理过的树脂加洗脱剂Ⅰ，搅匀，用毛细滴管吸取树脂，加入塑料微柱内，使树脂床高度达到30～40mm即可，树脂床填充应均匀，无气泡无断层即可。

（3）溶血液的制备：将EDTA抗凝血或毛细管血20μl，加于2ml生理盐水中，摇匀，离心，吸弃上清液，仅留下红细胞，加溶血剂0.3ml，摇匀，置37℃水浴中15分钟，以除去不稳定的 HbA_1。

（4）柱的准备：将微柱颠倒摇动，使树脂混悬，然后去掉上下盖，将柱插入15mm×150mm的大试管中，让柱内缓冲液完全流出。

（5）上样：用微量加样器取100μl溶血液，加于微柱内树脂床上，待溶血液完全进入树脂床后，将柱移入另一支15mm×150mm的空试管中。

（6）层析洗脱：取3ml洗脱剂Ⅰ，缓缓加于树脂床上，注意勿冲动树脂，收集流出物，此即为 HbA_1（测定管）。

（7）对照管：取上述溶血液50μl，加蒸馏水7.5ml，摇匀，此即为总Hb管。

（8）比色：用紫外可见分光光度计，波长415nm，比色杯光径10mm，以蒸馏水作空白，测定各管吸光度。

（9）微柱的清洗和保存：用过的柱先加洗脱剂Ⅱ 3ml，使Hb全部洗下，再用洗脱剂Ⅰ洗3次，每次3ml，最后加洗脱剂Ⅰ 3ml，加上下盖，保存备用。

【结果计算】

$$HbA_1\ (\%) = \frac{\text{测定管 A}}{\text{对照管 A} \times 5} \times 100\%$$

2. 自动化分析仪检测

【试剂】试剂主要成分参阅手工试剂。各商品试剂组分及浓度存在一定差异。

【操作】不同实验室具体反应条件会因所使用的仪器和试剂而异，在保证方法可靠的前提下，应按仪器和实际说明书设定测定条件，进行定标品、质控品和样品分析。

【参考区间】成人糖化血红蛋白：

HbA_1（%）5.0%～8.0%

HbA_{1c}（%）3.6%～6.0%

3. 注意事项

（1）环境要求：层析时环境温度对结果有较大影响，规定的标准温度为22℃，需要严格控制温度。

（2）标本类型及稳定性：抗凝剂EDTA和氟化物不影响测定结果，肝素可使结果增高。标本置于室温超过24小时，可使结果增高，于4℃冰箱可稳定5天。

（3）干扰因素：溶血性贫血患者由于红细胞寿命短，HbA_{1c} 可降低。HbF、HbH及Hb Bart'S可与 HbA_1 一起洗脱下来，使结果假阳性；有HbC和HbS的患者，结果可偏低。

（二）亲和层析法

【原理】用于分离糖化和非糖化Hb的亲和层析凝胶柱，是交联间-氨基苯硼酸的琼脂糖珠。硼酸与结合在Hb分子上葡萄糖的顺位二醇基反应，形成可逆的五环化合物，使样本中的糖化Hb选择性地结合于柱上，而非糖化的Hb则被洗脱。再用山梨醇解离五环化合物以洗脱糖化Hb，在波长415nm处分别测定解析液的吸光度，计算糖化血红蛋白的百分率。

【试剂】

1. 洗涤缓冲剂（wash buffer，WB） 含250mmol/L醋酸铵，50mmol/L氯化镁，200mg/L叠氮钠，调节至pH 8.0，贮于室温。

2. 洗脱缓冲剂（elution buffer，EB） 含200mmol/L山梨醇，100mmol/L Tris，200mg/L叠氮钠，调节至pH 8.5，贮于室温。

3. 0.1mol/L及1mol/L盐酸溶液。

【操作】

1. 标本 静脉采血，EDTA或肝素抗凝，充分混匀，置4℃可保存1周。

2. 溶血液制备 将抗凝全血离心，吸去血浆、白细胞及血小板层。吸100μl压积红细胞至小试管中，加2ml蒸馏水充分混匀，静置5分钟后，重新混匀，离心，上清液应清亮。

3. 层析柱准备 层析柱装0.5ml固相凝胶（glyco-gel B），保存于4℃，防止直射阳光。如凝胶变为紫红色应弃去。测定前取出置室温，拔去顶塞，倾去柱中液体，再除去底帽，将层析柱插入试管中，加2ml洗涤缓冲剂（WB），让洗涤液自然流出并弃去。当液体水平面在凝胶面上成盘状时即停止。

4. 非结合部分（NB）的洗脱 将上述经平衡洗涤过的层析柱插入15mm×150mm标为"NB"的试管中。加50μl清亮的溶血液至盘状液面的顶部，让其流出。加0.5ml WB液，让其流出。此步应确保样品完全进入凝胶。加5ml WB液，让其流出。以上洗脱液总体积为5.55ml，混合。

5. 结合或糖化部分（B）的洗脱 将上述层析柱转入标为"B"的试管中。加3ml EB液，让其流出，混匀。

6. 比色 紫外可见分光光度计，波长415nm，以蒸馏水调"0"点，分别测定NB及B管的吸光度。

7. 层析柱的再生 用过的层析柱应尽快再生。加0.1mol/L HCl 5ml，让其流出并弃去；再加1mol/L HCl 3ml，让其流出并弃去；最后加1mol/L HCl 3ml，塞上顶塞，并盖上层析柱尖端的底帽。在层析柱上标注用过的次数，放置4℃冰箱暗处保存。一般用5次后即弃去。

详细操作应严格按照试剂盒说明书要求。

【结果计算】

$$HbA_1(\%)=\frac{3.0A_B}{5.55A_{NB}+3.0A_B}\times100\%$$

【参考区间】成人糖化血红蛋白：5.0%~8.0%。

【注意事项】

1. 方法学特点 环境温度对本法影响很小。不受异常血红蛋白的影响。不稳定的HbA_1的干扰可以忽略不计。

2. 标本类型及稳定性 抗凝剂选择EDTA和肝素均可，于4℃冰箱可保存一周。

（三）免疫比浊法

【原理】利用TTAB（tetradecyltrimethylammonium bromide，四癸基三甲铵溴化物）作为溶血剂，用来消除白细胞物质的干扰（TTAB不溶解白细胞）。血液样本不需要去除不稳定HbA_1的预处理，用浊度抑制免疫学方法测定。

先加入抗体缓冲液，样本中的糖化血红蛋白（HbA_{1c}）和其抗体反应形成可溶性的抗原-抗体复合物，因为在HbA_{1c}分子上只有一个特异性的HbA_{1c}抗体结合位点，不能形成凝集反应。然后，加入多聚半抗原缓冲液，多聚半抗原和反应液中过剩的抗HbA_{1c}抗体结合，生成不溶性的抗体-多聚半抗原复合物，再用比浊法测定。

同时在另一通道测定Hb浓度，溶血液中的血红蛋白转变成具有特征性吸收光谱的血红蛋白衍生物，用重铬酸盐作标准参照物，进行比色测定Hb浓度。

根据Hb含量和HbA_{1c}含量，计算出HbA_{1c}的百分比。

【试剂】

1. HbA_{1c}测定试剂

（1）R1试剂：0.025mol/L MES（2-morpholino ethanesulfonic acid，2-吗啉乙基磺酸）缓冲液；0.015mol/L Tris缓冲液（pH 6.2）；HbA_{1c}抗体（绵羊血清，≥0.5mg/ml）和稳定剂。

（2）R2试剂：0.025mol/L MES缓冲液；0.015mol/L Tris缓冲液（pH 6.2）；HbA_{1c}多聚半抗原（≥8μg/ml）和稳定剂。

（3）标准液：人血和绵羊血制备的溶血液，9g/L TTAB和稳定剂。

2. Hb测定试剂 0.02mol/L磷酸盐缓冲液（pH 7.4）和稳定剂。

3. 溶血试剂 9g/L TTAB溶液。

4. 质控物 正常值或异常值两种。

5. 0.9% NaCl。

【操作】

1. 于小试管中，加溶血试剂1ml，加入人EDTA或肝素抗凝血10μl，轻轻旋涡混匀，避免形成气泡，待溶血液的颜色由红色变为棕绿色后（大约1~2分钟）即可使用。此溶血液于15~25℃可稳定4小时，2~8℃可稳定24小时。

2. 根据不同型号生化分析仪及配套试剂设定参数，测定HbA_{1c}浓度和测定Hb浓度。详细操作程序，必须根据仪器和配套试剂盒的说明书。

【结果计算】

1. IFCC计算方案：$HbA_{1c}(\%)=\frac{HbA_{1c}}{Hb}\times100\%$

2. DCCT/NGSP计算方案（糖尿病控制和并发症试验/美国糖化血红蛋白标准化方案）：$HbA_{1c}(\%)=$

$87.6\times\frac{HbA_{1c}}{Hb}+2.27$

【参考区间】成人 HbA_{1c}：

IFCC 计算方案：2.8% ~3.8%。

DCCT/NGSP 计算方案：4.8% ~6.0%。

【注意事项】

1. 定标　当更换试剂批号、更换比色杯和质控结果失控时需要重新定标。

2. 不需用溶血试剂预处理。

3. 干扰因素　胆红素浓度 <855μmol/L，甘油三酯 <9.12mmol/L，类风湿因子 <750U/ml，抗坏血酸 <2.84mmol/L 时对本法无干扰。

（四）酶法

【原理】用直接酶法测定样本中 HbA_{1c} 的百分比，而不需另外检测总血红蛋白，处理后的样本与氧化还原剂反应，去除小分子和高分子干扰物质，变性后的全血样本在蛋白酶作用下分解出氨基酸，其中包括糖化血红蛋白 β 链上的缬氨酸，糖化的缬氨酸作为果糖缬氨酸氧化酶（FVO）的底物，被特异地清除 N-末端缬氨酸，并且产生 H_2O_2，在过氧化物酶的作用下氧化色原底物而呈色，进行比色法测定。

【试剂】试剂主要成分包括：CHES 缓冲剂、还原剂、蛋白酶、FVO 酶、辣根过氧化物酶、底物等。

【操作】

1. EDTA 抗凝全血，2 ~8℃保存可稳定 24 ~36 小时，使用前混匀；将 20μl 全血与 250μl 溶血剂混合，避免产生泡沫，室温孵育 15 ~20 分钟，其间轻轻混匀几次，当其变为澄清的深红色液体时，证明全血已完全溶解，处理后的样本要于当天检测，室温可稳定 4 小时。

2. 参数如下

温度	37℃
主波长	700nm
反应模式	二点终点法

不同实验室具体反应条件会因所使用的仪器和试剂而异，在保证方法可靠的前提下，应按仪器和试剂说明书设定测定条件，进行定标品、质控样品和样品分析。

【结果计算】

$$HbA_{1c}（\%）=\frac{\Delta A_{测定}}{\Delta A_{标准}}\times 标准液浓度$$

【参考区间】成人 HbA_{1c}：3.6% ~6.0%（此参考区间引自《临床生物化学检验》第 5 版）。

【注意事项】甘油三酯 <7.6mmol/L，总胆红素 <450μmol/L，血红蛋白 <200g/L，葡萄糖 <75.2mol/L 时对本法无显著干扰，高 HbF（>10%）可能致测定结果不准确。

二、临床意义

1. HbA_{1c} 与红细胞寿命和平均血糖水平相关，是评价糖尿病患者长期血糖控制较理想的指标，可反映过去 2 ~3 个月的平均血糖水平，不受每天血糖波动的影响。

2. 与微血管和大血管并发症的发生关系密切。HbA_{1c} 水平升高，糖尿病视网膜病变、肾脏病变、神经病变、心血管事件发生风险均相应增加。

3. HbA_{1c} 对于糖尿病发生有较好的预测能力。

2010 年，美国糖尿病协会（ADA）发布的糖尿病诊治指南中正式采纳以 HbA_{1c} ≥6.5% 作为糖尿病的诊断标准之一。HbA_{1c} 水平在 5.7% ~6.4% 为糖尿病高危人群，预示进展至糖尿病前期阶段，患糖尿病和心血管疾病风险均升高。2011 年世界卫生组织（WHO）也推荐 HbA_{1c} ≥6.5% 作为糖尿病诊断切点。

第四节　糖化血清蛋白测定

血液中的葡萄糖可与血清蛋白的 N 末端发生非酶促的糖基化反应，形成高分子酮胺化合物，其结构类似果糖胺，总称为糖化血清蛋白。由于 70% 以上的糖化血清蛋白是糖化白蛋白，（其中也包含糖化球蛋白和微量糖化脂蛋白等混合物）。因此测定糖化白蛋白更能准确反映血糖控制的水平。临床上可以采用酶联免疫吸附法、高效液相色谱法、果糖胺法、酮胺氧化酶法来测定糖化血清蛋白或糖化白蛋白，其中用果糖胺法测定糖化血清蛋白和采用酮胺氧化酶法测定糖化白蛋白最为常用。

一、检测方法

（一）果糖胺法

【原理】血清中的葡萄糖与白蛋白及其他血清蛋白分子 N 末端的氨基酸可形成高分子酮胺结构，该酮胺结构能在碱性环境中与硝基四氮唑蓝（NBT）发生还原反应，生成有色物质甲臜，以 1-脱氧-1-吗啉果糖（DMF）为标准参照物，进行比色测定。

【试剂】

1. 0.1mol/L 碳酸盐缓冲液（pH 10.8）无水碳酸钠 9.54g，碳酸氢钠 0.84g；溶于蒸馏水并稀释至 1000ml。

2. 0.11mol/L NBT 试剂　称取氯化硝基四氮唑蓝 100mg，用上述缓冲液溶解并稀释至 1000ml，置

4℃冰箱保存，至少可稳定3个月。

3. 4mmol/L DMF标准液　称取DMF 99.6mg，溶于40g/L牛血清白蛋白溶液100ml中。

【操作】测定管加待检血清（血浆）0.1ml，空白管加蒸馏水0.1ml，各管加37℃预温的NBT试剂4ml，混匀，置37℃水浴15分钟，立即取出，流水冷却（低于25℃）。冷却后15分钟内，用可见紫外分光光度计波长550nm，比色杯光径1.0cm，以空白管调零，读取测定管吸光度。从标准曲线查得测定结果。以果糖胺"mmol/L"报告。

【结果计算】取4mmol/L DMF标准液，用牛血清白蛋白溶液（40g/L）稀释成1mmol/L、2mmol/L、3mmol/L、4mmol/L，并以牛血清白蛋白溶液（40g/L）为空白，与测定管同样操作，读取各浓度DMF相应的吸光度。以DMF浓度为横坐标，吸光度为纵坐标，制成标准曲线。浓度在4mmol/L以内与吸光度呈线性关系，从标准曲线查得测定结果。

【参考区间】成人果糖胺：1.65～2.15mmol/L。

【注意事项】

1. 方法学特点　该法经济、快速，适用于自动生化分析仪，但pH、反应温度、反应时间，对本实验影响较大，必须严格予以控制。

2. 干扰因素　当血清白蛋白<30g/L或尿蛋白>1g/L时，该法结果不可靠。血液中的胆红素、乳糜和低分子物质会对测定造成干扰。因此该法不适用于肾病综合征、肝硬化、异常蛋白血症或急性时相反应后的患者。

（二）酮胺氧化酶法

【原理】糖化白蛋白的酮胺键能与酮胺氧化酶发生特异性的酶促反应，释放过氧化氢，在过氧化物酶作用下使色原底物基质发生呈色反应，用紫外可见分光光度计测定吸光度的变化，计算出糖化白蛋白的浓度。再测定出血清中白蛋白的浓度，将糖化白蛋白浓度除以血清白蛋白浓度算出糖化白蛋白的百分比值（%）。

【试剂】自动生化分析仪试剂成分及其终浓度如下：

1. 糖化白蛋白试剂

R1 前处理液：	酮胺氧化酶	30U/ml
	TODB	2.0mmol/L
R2 酶液：	过氧化物酶	40KU/ml
	4-AA	5.0mmol/L

2. 白蛋白试剂

R1 前处理液：琥珀酸	120mmol/L
R2 发色液：BCP	0.13g/L

目前各商品试剂与上述试剂相似，试剂组成及各成分浓度存在一定差异。

【操作】

1. 糖化白蛋白的测定　测定过程为血清样品与R1混合，温育，加入R2，在添加R2前和添加后的5分钟，以蒸馏水为对照，在主波长为546nm/副波长为700nm时测定吸光度，计算出吸光度的变化。与定标品的值进行对照，计算出样本中的糖化白蛋白浓度。主要反应条件如下：

样品-试剂最终比例	1:40
反应温度	37.0℃
温育时间	10分钟
主波长	546nm
吸光度监测时间	10分钟

不同实验室具体反应条件会因所使用的仪器和试剂而异，在保证方法可靠的前提下，应按仪器和试剂说明书设定测定条件，进行定标品、质控样品和血清样品分析。

2. 血清白蛋白的测定　参阅本篇第一章第二节血清白蛋白测定。

【结果计算】

$$糖化白蛋白（\%）=\frac{糖化白蛋白浓度}{血清白蛋白浓度}\times 100\%$$

【参考区间】成人糖化白蛋白：10.8%～17.1%（此参考区间引自《临床生物化学检验》第5版）。

【注意事项】该法可用于自动化生化分析仪，精密度高、准确性好，胆红素对其干扰较小。

二、临床意义

测定糖化血清蛋白水平可以反映患者2～3周前的血糖控制情况，白蛋白的半衰期为20天左右，不受临时血糖浓度波动的影响，是判断糖尿病患者在一定时间内血糖控制水平的一个较好指标。同一患者前后连续检测结果的比较更有临床价值。一些特殊情况下，如透析性贫血、肝病、糖尿病合并妊娠、降糖药物调整期等，结合糖化白蛋白能更准确地反映短期内的平均血糖变化，特别是当患者体内有血红蛋白变异体（如HbS或HbC）存在时，会使红细胞寿命缩短，此时糖化白蛋白检测则更有价值。

第五节　血清C肽测定

C肽是由31个氨基酸组成的分子量为3.6kD的连接肽，由胰岛素原在转化酶的作用下降解形成，本身无活性，但对维持胰岛素原分子的稳定性和完整性具有重要意义。C 肽与胰岛素等分子分泌入血，肝脏对 C 肽的摄取小于 10%，其测定更能反映胰岛 β 细胞的功能。C 肽测定的方法主要包括放射免疫分析法、酶联免疫吸附法和发光免疫分析法。放射免疫分析法测定 C 肽已逐渐被化学发光免疫分析法取代，后者灵敏度高，检测线性和重复性好，且无放射性污染，广泛适用于各种自动化免疫分析仪。

血清 C 肽的检测方法和临床意义参阅本篇第十章第四节胰腺激素测定的相关内容。

第六节　血清胰岛素测定

胰岛素是由含 51 个氨基酸组成的小分子蛋白质，由胰腺的 β 细胞分泌。可促进肝、肌肉和脂肪组织从血中摄取葡萄糖，并转换成糖原储存，抑制糖异生，降低血糖。人胰岛素基因位于第 11 号染色体上，经过转录翻译首先在胰岛 β 细胞胞质内质网中合成前胰岛素原，很快被酶水解为胰岛素原，胰岛素原转运至高尔基体被蛋白酶水解为由 51 个氨基酸构成的具有活性的胰岛素和由 31 个氨基酸构成的无活性的 C 肽，分泌到胰岛 β 细胞外。胰岛素相对分子量为 5.8kD，由 A、B 两条肽链组成，并以二硫键相连，在调节体内糖、脂肪和蛋白质的代谢方面发挥重要作用。血糖是调节胰岛素分泌的最重要因素，一些氨基酸如精氨酸、赖氨酸也有刺激胰岛素分泌的作用；胃泌素、胰高血糖素等一些激素及支配胰岛的迷走神经也可刺激胰岛素的释放。

血清胰岛素的检测方法和临床意义参阅本篇第十章第四节胰腺激素测定的相关内容。

第七节　脑脊液葡萄糖测定

用于血液葡萄糖测定的葡萄糖氧化酶法或己糖激酶法均适用于脑脊液葡萄糖测定。但脑脊液中的葡萄糖含量仅为血液葡萄糖含量的 50% ~80%。为了提高测定的灵敏度，可将标本用量加倍，再将结果除以 2。

脑脊液标本留取后应迅速送检，若想保存较长时间，可以选择草酸钾/氟化钠作为抗凝剂的采血管留取标本。

【参考区间】 成人脑脊液葡萄糖：2.5 ~4.5mmol/L（45 ~80mg/dl）。

儿童脑脊液葡萄糖：2.8 ~4.5mmol/L（50 ~80mg/dl）。

【临床意义】 脑脊液中葡萄糖的测定常用于细菌性脑膜炎与病毒性脑膜炎的鉴别诊断。化脓性或结核性脑膜炎时，葡萄糖被感染的细菌所分解而浓度降低。病毒性脑膜炎时，脑脊液葡萄糖含量正常。中枢神经系统真菌感染或脑膜癌时也可出现脑脊液葡萄糖降低。糖尿病及某些脑炎患者脑脊液葡萄糖可见增高。

第八节　尿液葡萄糖测定

己糖激酶法和葡萄糖脱氢酶法是测定尿液中葡萄糖含量较特异和准确的方法。根据测定氧消耗量（如氧电极法）的葡萄糖氧化酶法，对尿液葡萄糖测定也是可靠的。但葡萄糖氧化酶和过氧化物酶偶联法（即 GOD-POD 法）不适合用于尿液葡萄糖测定，因为尿液中各种还原性物质（如尿酸、维生素 C 等）含量较高，会消耗葡萄糖氧化酶反应中所产生的过氧化氢，降低呈色反应，引起假阴性。

【参考区间】 成人尿糖定性试验：阴性。

【临床意义】 尿液葡萄糖检测目前已作为尿液常规检查的一项指标。尿糖阳性主要见于糖尿病患者，某些肾脏疾病、老年人或妊娠等肾糖阈降低时也可出现尿糖阳性。

第九节　血浆乳酸测定

乳酸（lactate）是糖代谢的中间产物，主要来源于骨骼肌、脑、皮肤、肾髓质和红细胞。血液中乳酸浓度和这些组织产生乳酸的速率以及肝脏对乳酸的代谢速度有关，约 65% 的乳酸由肝脏代谢。测定血浆中的乳酸浓度对乳酸性酸中毒有重要的诊断意义。

乳酸的测定有酶催化法、化学氧化法、电化学法和酶电极感应器法，后三种均为化学法。化学法操作复杂，影响因素多，而酶催化法灵敏度高，线性范围宽且适用于自动化分析仪，是乳酸测定较理想的常用方法。

【原理】 在 NAD^+ 存在时，乳酸脱氢酶催化乳酸氧化成丙酮酸，同时生成 NADH：

$$\text{L-乳酸} + NAD^+ \xrightarrow{LDH} \text{丙酮酸} + NADH + H^+$$

在 pH 9.8 时，平衡偏向乳酸氧化成丙酮酸。加入肼或氨基脲与丙酮酸生成复合物，使丙酮酸不断从反应体系中减少，促使反应向右进行。在紫外可见分光光度计波长 340nm 处监测吸光度的升高速率，计算乳酸含量。

一、检测方法

（一）手工检测

【试剂】

1. Tris-EDTA-肼缓冲液（浓度分别为 499mmol/L、

11.9mmol/L 和 226mmol/L） 溶解 Tris 60.5g 和 EDTA-Na_2 4g 于约 800ml 蒸馏水中，加水合肼 11ml，用盐酸或氧氧化钠溶液调节 pH 至 9.8，再用蒸馏水稀释至 1L。放 4℃冰箱中保存，可稳定 6 个月。

2. NAD 溶液 预先称取数份 β-NAD（MW 663.4）66.3mg 置于试管中，塞紧，放冰箱中保存，至少稳定 1 个月。临用前，取出 1 管加入蒸馏水 3ml 溶解 NAD。

3. 乳酸脱氢酶溶液 纯化的兔肌 LDH 硫酸铵悬液，比活性约 550U/mg。

4. 底物应用液 取 Tris-EDTA-肼缓冲液 27ml，NAD 溶液 3ml，乳酸脱氢酶溶液 40μl 混匀。置 4℃可稳定 24 小时。

5. 20mmol/L 乳酸标准液 称取 192mg/L 乳酸锂标准品溶于 100ml 蒸馏水中。置 4℃可稳定 6 个月。

6. 乳酸标准应用液（2mmol/L 和 5mmol/L） 20mmol/L 乳酸标准液用蒸馏水分别稀释成 2mmol/L 和 5mmol/L 乳酸标准应用液。置 4℃保存可稳定 2 个月。

【操作】 取 15mm×100mm 试管 3 支，分别编号为“测定管”、“标准管”及“空白管”，按表 2-2-4 进行操作。

表 2-2-4 乳酸测定操作步骤

加入物（μl）	测定管	对照管	标准管	空白管
血浆	10	10		
5mmol/L 乳酸标准液			10	
蒸馏水		500		10
底物应用液	500		500	500

表 2-2-4 中各管立即混匀后，置 37℃水浴准确保温 5 分钟，各管立即加入 0.1mol/L 盐酸 3ml 终止反应。紫外可见分光光度计波长 340nm，比色杯光径 1.0cm，用蒸馏水调零，读取测定管、对照管、标准管和空白管的吸光度。

【结果计算】

$$\text{血浆乳酸浓度（mmol/L）}=\frac{\text{测定管吸光度}-\text{对照管吸光度}}{\text{标准管吸光度}-\text{空白管吸光度}}\times\text{乳酸标准应用液浓度}$$

（二）自动化分析仪检测

【试剂】 同“（一）手工检测”。

【操作】 不同实验室具体反应条件会因所使用的仪器和试剂而异，在保证方法可靠的前提下，应按仪器和试剂说明书设定测定条件，进行定标品、质控样品和血浆样品分析。

【结果计算】

$$\text{血浆乳酸浓度（mmol/L）}=\frac{\text{测定管吸光度}-\text{对照管吸光度}}{\text{标准管吸光度}-\text{空白管吸光度}}\times\text{乳酸标准液浓度}$$

（三）注意事项

1. 标本类型 抗凝剂要选择肝素-氟化钠，尽快分离出血浆。因草酸钾对乳酸脱氢酶有一定的抑制作用，故不能选择草酸钾/氟化钠作为抗凝剂。

2. 采血前准备 为避免分析前其他因素对乳酸检测结果的影响，患者在采血前应保持空腹和完全静息至少 2 小时，以使血中乳酸浓度达到稳态。

3. 可用氯化硝基四氮唑蓝（NBT）呈色法测定 NADH 的生成量。在酚嗪二甲酯硫酸盐（PMS）的存在下，使 NADH 的氢传递给 NBT，还原生成紫红色的物质，再进行比色测定。

4. 本法测定时，样本中的乳酸含量与 NADH 的生成量呈等摩尔关系。因此，可以根据 NADH 的摩尔吸光度（ε=6220）来直接计算乳酸的浓度。但是，仪器必须校准，反应条件必须标准化，必须与标准管法进行比对实验，证明结果准确。

二、参考区间

安静状态下，成年人空腹静脉血乳酸浓度：0.6～2.2mmol/L。动脉血中乳酸水平为静脉血中乳酸水平的 1/2～2/3。餐后乳酸水平比基础空腹值高 20%～50%。新生儿毛细血管血中的乳酸水平比成年人平均高 50%。

三、临床意义

血浆乳酸升高可见于：

1. 生理性升高 剧烈运动或脱水。

2. 病理性升高

（1）休克、心力衰竭、血液病和肺功能不全时出现组织严重缺氧，导致丙酮酸还原成乳酸的酵解作用增加，促使乳酸水平升高。

（2）某些肝脏疾病时由于肝脏对乳酸的清除率减低，可出现血乳酸升高。

（3）糖尿病患者胰岛素绝对或（和）相对不足，机体不能有效利用血糖，丙酮酸大量还原成乳酸，导致体内乳酸堆积，出现乳酸酸中毒。

（4）服用某些药物或毒物（如乙醇、甲醇、水杨酸等）亦可引起血乳酸增高。

第十节 血浆丙酮酸测定

丙酮酸（pyruvate）是糖类和大多数氨基酸分解代谢过程中的重要中间产物，丙酮酸可通过乙酰 CoA 和三羧酸循环实现体内糖、脂肪和氨基酸间的互相转化，因此在三大营养物质的代谢联系中起着重要的枢纽作用。

丙酮酸的测定方法包括乳酸脱氢酶法、酶电极感应器法和高效液相色谱法等。其中乳酸脱氢酶法是目前测定丙酮酸的首选方法。

【原理】 乳酸脱氢酶催化丙酮酸还原成乳酸，反应式如下：

$$\text{丙酮酸} + NADH + H^{+} \xrightarrow{LDH} \text{L-乳酸} + NAD^{+}$$

在紫外可见分光光度计波长 340nm 处监测 NADH 吸光度的下降速率，计算样本中丙酮酸的浓度。

【试剂】

1. 100mmol/L Na_2HPO_4 溶解 1.42g Na_2HPO_4 于 80ml 蒸馏水中，再加蒸馏水至 100ml。置 4℃冰箱保存，稳定 1 年。

2. 100mmol/L KH_2PO_4 溶解 1.36g KH_2PO_4 于 80ml 蒸馏水中，再加蒸馏水至 100ml。置 4℃冰箱保存，稳定 1 年。

3. 100mmol/L 磷酸盐缓冲液 将 20ml 100mmol/L KH_2PO_4 溶液和 80ml 100mmol/L Na_2HPO_4 溶液混合。在 pH 计下，用 0.1mol/L 盐酸或氧氧化钠，调节至 pH 7.4±0.05。4℃冰箱保存，稳定 2 个月。

4. NADH 溶液 称取纯 NADH 20mg，溶于 1ml 蒸馏水中，新鲜配制，1 小时内使用。

5. 乳酸脱氢酶溶液 乳酸脱氢酶硫酸铵悬液用蒸馏水稀释至 550U/ml（37℃）。

6. 工作试剂 乳酸脱氢酶溶液 40μl 与 NADH 溶液 400μl 混匀，用 100mmol/L 磷酸盐缓冲液（pH 7.4）稀释至 10ml，4℃冰箱保存，可稳定 24 小时。

7. 25mmol/L 丙酮酸标准液 称取 2.75g 丙酮酸钠（MW110）置于 1L 容量瓶中，用 0.1mol/L 盐酸溶解，再用 0.1mol/L 盐酸稀释至 1L。置 4℃冰箱，稳定 3 个月。

8. 0.5mmol/L 丙酮酸标准液 1ml 25mmol/L 丙酮酸标准液用蒸馏水稀释至 50ml，每天新鲜配制。

【操作】 根据实验室的自动分析仪性能，设定参数。下列参数供参考：

温度	37℃
pH	7.4
波长	340nm

分别监测样品管吸光度的下降速率（$\Delta Au/min$）和标准管吸光度的下降速率（$\Delta As/min$）。不同实验室延迟时间、监测时间、样品体积和试剂体积等具体反应条件会因所使用的仪器和试剂而异，在保证方法可靠的前提下，应按仪器和试剂说明书设定测定条件，进行定标品和样品分析。

【结果计算】

$$\text{丙酮酸浓度（mmoL/L）} = \frac{\Delta Au/min}{\Delta As/min} \times \text{丙酮酸标准液浓度}$$

【参考区间】 成人空腹静脉血和动脉血丙酮酸浓度均小于 0.1mmol/L。安静状态下，空腹静脉血浆丙酮酸含量为 0.03～0.10mmol/L（0.3～0.9mg/dl），动脉全血丙酮酸浓度为 0.02～0.08mmol/L（0.2～0.7mg/dl）。

以上参考区间引自《临床生物化学检验》第 5 版。

【注意事项】

1. 方法学特点 本法适用于各种自动化分析仪，具有较高的特异性、精密度和回收率。可根据所使用的自动分析仪性能，建立合适的测定参数和操作规程，但要严格控制各反应条件。

2. 采血要求 患者须空腹采血，用止血带不要超过 2 分钟。

3. 标本稳定性 丙酮酸在血液中很不稳定，采血后 1～2 分钟就可出现明显下降，须在 4℃条件下尽快分离出血浆并尽快检测。不能及时测定时，需用偏磷酸等制备成无蛋白滤液保存。在偏磷酸滤液中，丙酮酸室温下可稳定 6 天，4℃可稳定 8 天。

4. 干扰因素 乳酸 < 40mmol/L，胆红素 < 342μmol/L，Hb < 2g/L 和脂血对本法测定无干扰。乳酸脱氢酶试剂中若含有丙酮酸激酶时，将造成测定结果偏低。

【临床意义】 进食或运动后可使丙酮酸出现生理性升高。病理性升高可见于维生素 B_1 缺乏症的患者，缺乏维生素 B_1 时，丙酮酸氧化障碍，导致血丙酮酸含量增加；糖尿病、充血性心力衰竭、严重腹泻等消化性障碍、严重感染和肝病时也可出现丙酮酸增高，并伴有高乳酸血症。

此外，血浆丙酮酸浓度检测也可用于评价有先天代谢紊乱而使血乳酸浓度增加的患者。与乳酸/丙酮酸比例增加有关的先天代谢紊乱包括丙酮酸羧化酶缺陷和氧化磷酸化酶缺陷。

第十一节 血清β-羟丁酸测定

β-羟丁酸、乙酰乙酸和丙酮总称为酮体，其中

β-羟丁酸约占78%。酮体来源于游离脂肪酸在肝脏的氧化代谢产物，当糖代谢发生障碍时，脂肪分解加速，不能充分氧化，就会产生大量中间产物酮体。

血清中β-羟丁酸（β-hydroxybutyrate，β-HB）的测定方法包括酸氧化比色法、气相色谱法、酶法和毛细管电泳法等。酸氧化比色法操作费时且特异性差；气相色谱法特异性高但操作费时且需要内源性丙酮的校正；毛细管电泳法快速且敏感，但仪器价格昂贵，需要严格控制pH；酶法灵敏度高、速度快且样品用量少，可直接测定，适用于自动化分析仪，目前为β-羟丁酸测定的首选方法。

【原理】 在NAD^+存在时，β-羟丁酸在β-羟丁酸脱氢酶（β-HBDH）的催化下，生成乙酰乙酸和NADH，反应式如下：

$$\beta\text{-羟丁酸} + NAD^+ \xrightarrow{\beta\text{-HBDH}} \text{乙酰乙酸} + NADH + H^+$$

在紫外可见分光光度计波长340nm处监测吸光度的上升速率，可计算样本中β-羟丁酸的浓度。

一、检测方法

（一）手工检测

【试剂】

1. 缓冲液

Tris-HCl缓冲液（pH 8.5）	0.1mol/L
EDTA-Na_2	2mmol/L
草酸	20mmol/L

2～8℃冰箱储存，可稳定数月。

2. 酶试剂

NAD^+	2.5mmol/L
β-羟丁酸脱氢酶	120U/L

冻干品，按说明书用缓冲液复溶，在15～25℃可稳定24小时，在2～8℃冰箱可稳定7天。

3. 1mmol/L β-羟丁酸标准液，于2～8℃冰箱储存，注意失效期。

【操作】 主要参数如下：

波长	340nm
比色杯光径	1.0cm
温度	37℃

按表2-2-5进行操作。

表2-2-5 β-羟丁酸测定操作步骤

加入物	测定管	标准管	试剂空白管
血清（μl）	25		
β-羟丁酸标准液（μl）		25	
蒸馏水（μl）			25
酶试剂（ml）	1.0	1.0	1.0

混匀，在37℃保温60秒，以试剂空白管调"0"，用紫外可见分光光度计读取各管吸光度；在1、2分钟后再分别读取1次吸光度，分别计算测定管和标准管每分钟吸光度的升高值（ΔA/min）。

【结果计算】

$$\beta\text{-羟丁酸浓度（mmoL/L）} = \frac{\Delta A_{测定}/min}{\Delta A_{标准}/min} \times \beta\text{-羟丁酸标准液浓度}$$

（二）自动化分析仪检测

【试剂】 同"（一）手工检测"。

【操作】 不同实验室具体反应条件会因所使用的仪器和试剂而异，在保证方法可靠的前提下，应按仪器和试剂说明书设定测定条件，进行定标品、质控样品和样品分析。

（三）注意事项

1. 标本要求 采血后2～4小时内分离，样品保存在4℃不超过1周。

2. 干扰因素 乙酰乙酸、血红蛋白、胆红素对酶法干扰小。

二、参考区间

成年人血清β-羟丁酸浓度：0.03～0.30mmol/L。

三、临床意义

血清β-羟丁酸升高见于糖尿病酮症酸中毒及各种原因所致的长期饥饿、饮食中缺少糖类或营养不良等。其水平测定对酮症酸中毒的鉴别诊断和监护很有帮助。在严重酸中毒患者，β-羟丁酸与乙酰乙酸的比值可从正常人的2∶1升高到16∶1，在酮症酸中毒的早期阶段，比值可达最高点，而继续治疗，该比值将随着β-羟丁酸被氧化成乙酰乙酸而降低。因此，通过跟踪监测β-羟丁酸可以更真实地反映酮症酸中毒的状况。

第三章

无机离子测定

人体内的化学元素除碳、氢、氧、氮四种是构成糖、脂、蛋白质等有机物的基本元素外，大多属无机元素。人体内无机元素大多以离子的形式存在于细胞内外，与水及小分子有机物质、蛋白质组成人体的内环境——体液。正常情况下，人体通过精细的调控系统，以保持各部分体液间的水与电解质处于动态平衡状态，这种平衡状态很易受体内外因素影响而被破坏，出现代谢失调，产生电解质和酸碱平衡紊乱。

第一节　钾钠测定

人体内的钾（potassium，kalium）是维持细胞生理活动的主要阳离子，是细胞内液的重要电解质，虽然血清钾测定实为细胞外液钾离子测定，但体内的钾离子经常不断地在细胞内与体液之间互相交换，以保持动态平衡。因此血清钾浓度的高低，在一定程度上也可间接地反映细胞内钾的水平。

钠离子是细胞外液的重要电解质，人体内的总钠（sodium，natrium）量为 60 ~ 100g，平均 45 ~ 50mmol/kg。其中44%存在于细胞外液，47%存在于骨骼中，约10%在细胞内液中。

血清钾、钠、氯测定是临床常见的组合检测项目之一，有助于水、电解质平衡和酸碱平衡紊乱的判断。

钾钠离子检测的主要方法有：火焰光度法、离子选择电极法（ISE）和酶法。

钾测定的决定性方法（参考方法）是放射性核素稀释-质谱法（ID-ms）和中子活化法。钠测定的决定性方法是重量分析法和中子活化法。国际临床生化联合会推荐测定钾、钠的参考方法是火焰光度计法。目前临床上测定钾、钠应用较普遍的方法是离子选择电极法（ISE）和酶法，由于后两种方法简便、灵敏，适合装备于大型自动化分析仪，所以目前被大多数实验室普遍使用。

ISE法优点：ISE法是目前临床检测中最常用的方法，具有标本用量少，可与自动生化分析仪组合，快速准确，重复性好、特异性强，操作简便等优点。缺点：电极具有一定寿命，使用一段时间后，电极会老化，需要定期更换。

酶法优点：酶法的精密度和准确度可以与火焰光度法接近，弥补了生化分析仪不能直接测定钾钠离子的不足。具有简便、精确、重复性好、特异性强、血清用量少等优点，是一种可行的新方法。缺点是价格较贵。

火焰光度法是钾、钠测定的参考方法，优点：结果准确。缺点：其样本稀释倍数大，并且要使用可燃气体，存在安全隐患。

一、检测方法

（一）离子选择电极法（ISE）

【原理】ISE原理是利用电极电位和离子活度的关系来测定离子活度的一种电化学技术，其核心是采用对被测离子选择性响应的敏感膜。钠电极离子交换膜的主要成分是硅酸锂，对 Na^+ 选择性比 K^+ 高数千倍。钾电极采用含有缬氨霉素的中性载体膜，对 K^+ 具有很高的选择性。当被选择离子与ISE电极膜接触反应时，电位计电路中的电动势立即发生变化，产生电位差。电位差的大小，与溶液中钠、钾离子活度成正比，亦与离子浓度成正比。

【试剂】

1. ISE稀释液　主要成分为Bis-Tris、硼酸、甲醛溶液。

2. ISE参比电极液 主要成分为氯化钾。

3. ISE内部标准液 主要成分为Bis-Tris、硼酸、氯化钠、磷酸二氢钾和碳酸氢钠。

各厂家仪器都有配套试剂供应，但配方未完全公开。详见各厂家试剂说明书

【操作】 主要参数

方 法：离子选择电极法	样本/试剂：1/31
主波长：无	反应温度：37℃
副波长：无	反应时间：无

必须严格按照自动分析仪的说明书操作。

ISE分析仪器型号很多，所用电极基本相同。钠电极大多采用硅酸锂铝玻璃电极膜制成，寿命较长。钾电极大多采用缬氨霉素膜制成。

各种型号ISE分析仪的试剂配方、试剂用量、操作方法有所不同，在保证方法可靠的前提下，应按仪器和试剂说明书设定测定条件，进行定标品、质控样品和血清样品分析。

一般要进行下列步骤：

1. 开启仪器，清洗管道。

2. 仪器校准 用适合本仪器的低、高值校准溶液，确定钾钠电极的斜率值，然后用已知浓度的血样定标品做校准验证，算出标准曲线的补偿值，仪器自动加上补偿值（注：每日校准后，标准曲线的斜率和补偿值必须在仪器允许的范围内）。

3. 校准通过后，应至少做2个浓度水平的质控品，质控通过后，做临床标本。

4. 间接法的样品由仪器自动稀释后再行测定。直接法的样品可直接吸入电极管道进行测定。

5. 测定结果由仪器内微处理器计算后打印数值。

6. 每天用完后，清洗电极和管道后再关机。若用于急诊检验室，可不关机，自动定时清洗和单点校准，随时使用。

【结果计算】

1. K^+浓度计算

$C_K = C_{IS} \times 10\ (E_K - E_{IS})/SL$　$C_K' = C_K$ + 补偿值

式中：

C_K：补偿前K^+浓度；　E_k：K^+的电动势；

C_K'：K^+浓度；　E_{IS}：ISE内部标准液的电动势；

C_{IS}：ISE内部标准液浓度；

SL：斜率值（SLOPE值）

2. Na^+浓度计算

$C_{Na} = C_{IS} \times 10\ (E_{Na} - E_{IS})/SL$　$C_{Na}' = C_{Na}$ + 补偿值

式中：

C_{Na}：补偿前Na^+浓度；　E_{Na}：Na^+的电动势；

C_{Na}'：Na^+浓度；　E_{IS}：ISE内部标准液的电动势；

C_{IS}：ISE内部标准液浓度；

SL：斜率值（SLOPE值）

全自动生化分析仪系统内部进行所有数据计算，并产生最终报告结果。

【参考区间】 成人：

血清钾：3.5~5.3mmol/L。

尿钾：25~100mmol/24h。

血清钠：137~147mmol/L。

尿钠：130~260mmol/24h。

以上参考区间引自WS/T 404.2—2012《临床常用生化检验项目参考区间》和《全国临床检验操作规程》（第3版）。

【注意事项】

1. 样品采集和处理 血清、肝素锂抗凝血浆、尿、汗及胃肠液均可作为钾钠样品。含铵离子的抗凝剂、柠檬酸钠、草酸盐及EDTA等均可影响测定结果。血清或血浆可在2~4℃或冷冻保存。钾测定结果明显受溶血的干扰，因为红细胞内钾浓度约为血清钾浓度的20倍，故样品严格防止溶血。血浆钾比血清钾低0.1~0.7mmol/L，这种差别是由于血液凝固时血小板破裂会释放出一部分钾之故。全血未及时分离或冷藏均可使血钾上升。采血前，患者肌活动，如仰卧起坐、握拳等，可使血钾上升。

2. 标本放置时间与保存温度 血清或血浆标本应及时分离，因全血标本放置时间过长，体外红细胞能量代谢受到抑制，能量不足导致红细胞膜上Na^+-K^+-ATP酶不能正常运转，从而不能将红细胞内逸出的钾转运到胞内，造成血清钾升高，使测定结果出现假性增高。正常情况下，红细胞内外钠、钾离子的平衡由三磷酸腺苷酶维持，当标本冷藏时，三磷酸腺苷酶的活性降低，造成血钾假性升高。测定血钾标本时，室温放置30~45分钟后离心分离血浆或血清。室温下，从接收标本到上机检测的最长时间限制是4小时，15~30℃的环境下不应超过8小时。如无法在4小时内完成，血清或血浆应该被保存在2~8℃，在48小时内完成测定。测定血钠时，血清、血浆标本可以在2~4℃或冷冻存放，红细胞中钠的含量仅为血浆中的1/10，即使溶血对钠浓度测定影响也不会太大。

3. 尿液标本要求 采集尿样时，整个收集的过程应该在2小时内完成。若是检测24小时尿液的样本，保存样本的容器应该放置在冰箱或是在保存的过程中持续冰浴。假如需要防腐剂，应当在尿液收集前事先加入容器中。

4. 药物的影响 临床上有许多常用药物在治疗

疾病的同时，也影响血清钾浓度。药物之所以能改变血钾浓度，是因为某些药物的作用可使钾离子经肾脏或消化道排泄增多或减少，使钾向细胞内转入或从细胞内转出，使血清中的钾浓度出现异常，引起药源性低血钾症或药源性高钾血症。可引起血钾过低的常用药物有呋塞米、甘露醇等利尿脱水药；地塞米松、醛固酮等激素类药物；青霉素钠、羧苄西林等β-内酰胺类抗生素；以及两性霉素B、高渗葡萄糖、碳酸氢钠、胰岛素、维生素B、氨基糖苷类抗生素、水杨酸类解热镇痛药、各类泻药等。可引起药源性高钾血症的药物有氯化钾、抗肿瘤药物、头孢噻吩、头孢噻啶、多黏菌素、环孢素、吡罗昔康、肝素、普萘洛尔等。

5. 方法学特点　离子选择电极只对水相中活化离子产生选择性响应，与标本中脂肪、蛋白质所占体积无关。血浆中固体物质部分（血脂和蛋白质）约占总体血浆的7%，而水相占93%，电解质都存在于水相中。间接ISE法需要稀释液来稀释样本，对于高脂样本由于脂蛋白占有大量体积，从而使结果出现假性降低。直接ISE法不需要样本稀释，因而测定结果不受高脂样本的影响。临床实际工作中以间接ISE法为主。

6. 干扰因素　脂血标本采用离子选择电极法测定，将造成假性低钠血症，可高速离心分离后测定。

（二）钾的酶法测定

【原理】磷酸烯醇丙酮酸（PEP）与二磷酸腺苷（ADP）在钾依赖性丙酮酸激酶（PK）催化下，生成丙酮酸和三磷酸腺苷（ATP）。再在乳酸脱氢酶催化下，所生成的丙酮酸和NADH反应，生成乳酸和NAD^+。反应中NADH的消耗量与样品中钾离子浓度成正比。因此，在340nm处监测吸光度下降速率，可以计算钾离子含量。反应式如下：

$$PEP + ADP \xrightarrow{K+,\ PK} \text{丙酮酸} + ATP$$

$$\text{丙酮酸} + NADH + H^+ \xrightarrow{LDH} \text{乳酸} + NAD^+$$

酶法测定钾离子一般要求双试剂，适用于较大型的全自动生化分析仪。

【试剂】

1. 试剂Ⅰ（缓冲液/酶/底物）

Tris 缓冲液（pH 8.2）	250mmol/L
穴合剂（cryptand）	12mmol/L
PEP	≥3.3mmol/L
ADP	≥3.15mmol/L
α-酮戊二酸	≥1.2mmol/L
NADH	≥0.35mmol/L
GLDH（谷氨酸脱氧酶）	≥11 000U/L
PK	≥1200U/L

2. 试剂Ⅱ（LDH/稀释液）

Tris 缓冲液（pH 9.0）	10mmol/L
LDH	≥65 000U/L

3. 标准液　低值标准液和高值标准液。

【操作】钾的酶法必须严格按照试剂盒说明书操作、下列主要参数与方法供参考：

血清样品与试剂Ⅰ混合，温育，加入试剂Ⅱ，迟滞一定时间后监测特定波长下的吸光度。主要反应条件如下：

反应类型	两点速率法
反应方向	反应吸光度下降
样本/试剂Ⅰ/试剂Ⅱ	25μl/250μl/100μl
吸光度监测时间	2分钟
反应温度	37.0℃
波长	340nm/410nm
温育时间	3分钟
迟滞时间	2分钟

不同实验室具体反应条件会因所使用的仪器和试剂而异，在保证方法可靠的前提下，应按仪器和试剂说明书设定测定条件，进行定标品、质控样品和血清样品分析。

【结果计算】

$$\text{血清钾浓度（mmol/L）} = \frac{\Delta A_{\text{测定}}/min}{\Delta A_{\text{标准}}/min} \times \text{钾标准液浓度（mmol/L）}$$

【参考区间】成人：

血清钾：3.5~5.3mmol/L。

尿钾：25~100mmol/24h。

以上参考区间引自WS/T 404.2—2012《临床常用生化检验项目参考区间》和《全国临床检验操作规程》（第3版）。

（三）钠的酶法测定

【原理】邻硝基酚-β-D-半乳糖苷（ONPG）在钠依赖性β-D-半乳糖苷酶催化下生成邻-硝基酚和半乳糖。邻-硝基酚的生成量和样品中钠离子浓度成正比。邻-硝基酚在碱性环境中呈黄色，可在405nm波长处监测吸光度的升高速度，计算钠的浓度。酶法测定钠离子一般要求双试剂，适用于较大型的全自动生化分析仪。

【试剂】

1. R1试剂（缓冲液/酶）

Tris 缓时冲液（pH 9.0）	450mmol/L
穴合剂	5.4mmol/L

β-D-半乳糖苷酶 ≥800U/L

2. R2 试剂（底物）

Tris 缓冲液（pH 9.0） 10mmol/L

ONPG 5.5mmol/L

3. 标准液 低值标准液和高值标准液。

【操作】钠的酶法必须严格按照试剂盒说明书操作、下列主要参数与方法供参考：

血清样品与试剂 R1 混合，温育，加入试剂 R2，迟滞一定时间后监测特定波长下的吸光度。主要反应条件如下：

反应类型	两点速率法
反应方向	反应吸光度上升
样本/试剂	8μl/250μl/100μl
吸光度监测时间	2 分钟
反应温度	37.0℃
波长	405nm/660nm
温育时间	3 分钟
迟滞时间	2 分钟

不同实验室具体反应条件会因所使用的仪器和试剂而异，在保证方法可靠的前提下，应按仪器和试剂说明书设定测定条件，进行定标品、质控样品和血清样品分析。

【结果计算】

$$\text{血清钠浓度（mmol/L）}=\frac{\Delta A_{\text{测定}}/\min}{\Delta A_{\text{标准}}/\min}\times\text{钠标准液浓度（mmol/L）}$$

【参考区间】成人：

血清钠：137～147mmol/L。

尿钠：130～260mmol/24h。

以上参考区间引自 WS/T 404.2—2012《临床常用生化检验项目参考区间》和《全国临床检验操作规程》（第 3 版）。

【注意事项】

1. 操作要求 ①比色杯一定要干净，特别使用塑料比色杯时，要注意挑选和定期更换，以保证结果的准确性；②冲洗水要用去离子水，以减少水中钾、钠离子的干扰；③工作液的使用效期是 2 周，不同批号的试剂不能混用；④上机测定顺序的编排要注意和含有钾、钠离子试剂的项目隔开，以免交叉污染，钾钠联合测定时，应将钾离子测定排在钠以前。

2. 干扰因素 氨浓度≥500μmol/L，甘油三酯浓度≥8mmol/L 时可影响测定结果。

3. 试剂中加入掩蔽剂穴状化合物，可使血清中钠离子浓度降至 55mmol/L，K^+/Na^+ 选择性可提高至 600:1，从而消除了钠离子的干扰。

（四）火焰光度法

【原理】火焰光度分析是一种发射光谱分析法，是测定被测离子的发射光强度（这点正好与比色法相反，比色法是测定被测物质对光的吸收强度）。样品中的钾、钠原子接受火焰的热能而被激发处于激发态。激发态的原子不稳定，立即发射出特定波长的光线，迅速回到基态。发射光线的强度与样品中钾或钠离子的浓度呈正比关系。

血清及尿液样品用含有已知量锂盐或铯盐的稀释液稀释，然后由压缩空气喷雾雾化，进入丙烷气体（或其他可燃气）火焰。钠、钾、锂或铯受热被激发，发射出谱带锋利而又明亮的光线，其波长分别在 589nm、767nm、671nm 和 852nm。被测离子的发射光透过干涉滤色片到达光电检测器，与钠钾标准液的火焰比较，计算出血清及尿液样品的钠钾浓度。锂或铯离子（通常为 15mmol/L）为钠钾离子的内标准。

【试剂】

1. 10mmol/L 钾标准贮存液 精确称取后经 110℃烘烤 4 小时，并置于干燥器至恒重的氧化钾（AR）0.7455g，用去离子水溶解后移入 1L 容量瓶中，再稀释至刻度。

2. 200mmol/L 钠标准贮存液 精确称取后经 110℃烘烤 4 小时，并置干燥器至恒重的氧化钠（AR）11.691g，用去离子水溶解后移入 1L 容量瓶中，再稀释至刻度。

3. 钾钠标准应用液（低）（钾 0.04mmol/L，钠 1.2mmol/L） 取 10mmol/L 钾标准液 4ml 和 200mmol/L 钠标准液 6ml 于 1L 容量瓶中，用去离子水稀释至刻度（内标法用锂应用液稀释至刻度），贮存在塑料瓶中备用。

4. 钾钠标准应用液（中）（钾 0.04mmol/L、钠 1.4mmol/L） 取 10mmol/L 钾标准液 4ml 和 200mmol/L 钠标准液 7ml 于 1L 容量瓶中，用去离子水稀释至刻度（内标法用锂应用液稀释至刻度），贮存在塑料瓶中备用。

5. 钠钾标准应用液（高）（钾 0.04mmol/L、钠 1.6mmol/L） 取 10mmol/L 钾标准液 4ml 和 200mmol/L 钠标准液 8ml 于 1L 容量瓶中，用去离子水稀释至刻度（内标法用锂应用液稀释至刻度），贮存在塑料瓶中备用。

6. 锂贮存液（1.5mol/L） 称取硝酸锂 103.43g，用去离子水溶解后移入 1L 容量瓶中，再稀释至刻度。若用其他锂盐，称量分别是：氯化锂 63.59g/L、碳酸锂 55.42g/L、硫酸锂 95.97g/L，贮存于聚乙烯瓶内。

7. 锂应用液（15mmol/L） 将锂贮存液用蒸馏水作100倍稀释，必须贮存于聚乙烯瓶内。

【仪器】必须严格按照仪器的说明书操作。

不同厂家生产的仪器虽然型号不同，但主机（包括空气压缩机）基本上是由三个部分组成：

1. 雾化燃烧部分 压缩空气经气阀调节恒压输入，到达喷嘴，同时将标本稀释液吸入到雾化室内进行雾化，然后与一定比例的燃烧气体相混合后到达燃烧器。

2. 光学部分 燃烧的火焰即为光源，通过反光镜和聚光镜使发射光成为一束平行光线，通过干涉滤光片（钾滤色片为767nm，钠滤色片为589nm，锂滤色片671nm），到达光电池或光电管。

3. 光度计部分 通过滤光片的单色光（钾767nm，钠589nm，锂671nm），落射到光电池或光电管，光电流经放大后，在显示器上读出发射光的强度。

【操作】

1. 标本准备 全血标本应及时分离出血清。血清用去离子水作1:100稀释。若用内标准法测定时，血液或尿液标本均用15mmol/L锂应用液进行稀释。稀释后的血清或尿液标本，经火焰光度计的样品吸入管进入雾化器。

2. 仪器操作 直接测定法：调节火焰的大小，放入钠滤色片，调节检流计的发射光强度读数到零点和100%点。依次分别测定“低、高”钾钠标准应用液和各测定管，分别记录钠的低、高标准管和各测定管的读数。然后，放入钾滤色片，以同样方式，测定“中”钾钠标准应用液和各测定管，记录标准管和各测定管钾的读数。

【结果计算】

$$钠浓度(mmol/L)=\left[\frac{测定标本读数-低标准液读数}{高标准液读数-低标准液读数}\times(高标准液浓度-低标准液浓度)+低标准液浓度\right]\times稀释倍数$$

$$钾浓度(mmol/L)=\frac{测定标本读数}{标准液读数}\times钾标准液浓度\times稀释倍数$$

有些仪器可同时测定K^+、Na^+，并直接显示结果。

【注意事项】

1. 方法学特点 火焰调节到适宜大小，保持火焰稳定，是保证测定准确性的关键。火焰直径必须保持粗大适宜，才能达到较大的发光面积，检流计才能获得足够的电流，达到最佳检测灵敏度。在火焰中，钠激发光通过直径较大的火焰时会被基态钠原子吸收。当样品中钠浓度高时，基态钠原子多，原子吸收也越大。因此，血清钠的标准曲线在高浓度区呈抛物线状，从而失去线性关系。样品中钾浓度低，火焰中基态钾原子少，原子吸收少，在10mmol/L内呈线性关系，可以用单一标准液来计算测定结果。

2. 插入法计算 配制“高、中、低”3个标准的作用是可以绘制标准曲线或进行插入法计算。所谓插入法计算，是指：当测定读数在“高、中”标准之间或“中、低”标准之间时，分别用“高、中”标准或“中、低”标准进行计算，因为钠的浓度与激发光强度呈抛物线状，这样计算的结果更准确。

3. 影响因素 溶血或延迟分离血清均可使血清浓度增高，应及时分离血清，置于具塞试管内冰箱保存。若遇标本溶血，应在报告单上注明，以便于临床医生对结果的解释。

4. 尿液稀释方法 尿液标本钾、钠浓度波动范围大，稀释倍数要作适当调整，使尿钾的测定浓度在10mmol/L以内，尿钠的测定读数位于高中低三个标准管中的两个标准读数之间，以使用插入法计算尿钠浓度。为了便于大家应用，现将尿液稀释方法列于表2-3-1。

表2-3-1 尿液稀释方法

尿（ml）	去离子水（或锂应用液）(ml)	稀释倍数
0.5	9.5	20
0.1	9.9	100
1:100稀释尿2.0	8.0	500
1:100稀释尿1.0	9.0	1000

5. 锂盐稀释注意事项 用锂（硝酸锂或氯化锂等锂盐）作稀释的内标准溶液配制后，应立即置入聚乙烯瓶内保存，不得放在玻璃试剂瓶中，以防止锂离子进入硼硅玻璃中，而使浓度降低。

6. 玻璃器皿要求 测定用的玻璃器皿必须用去离子水冲洗干净，防止钾钠离子污染。测定时宜用小型烧杯，可使吸液前后的液面差距尽量缩小，不宜用小口径试管。

7. 安全性问题 国产火焰光度计所用燃料（汽油、液化石油气等）为易燃物，有一定的危险性，应注意安全。火焰光度计的各种管道应保持通畅不得有堵塞，燃料气压及助燃气压应保持恒定，其两者的比例要合适。

8. 内标准测定法 具有内标准法的火焰光度计多数能直接显示测定结果，血清用锂应用液（15mmol/L）作1∶100稀释。内标准测定法能减少由于火焰不稳定引起的测定误差，可以提高测定精密度和准确性，但是明显的燃气和助燃气压力波动仍会影响测定结果，须严格按照仪器说明书进行操作和维护，才能得到理想的测定结果。

二、临床意义

（一）钾

1. 血清钾异常

（1）高钾血症：血清钾 > 5.5mmol/L 为高钾血症。高钾血症可引起严重的肌肉、心肌和呼吸功能的抑制性应激紊乱，以及心电图改变（P波消失，T波和QRS波群改变），常见于血钾 > 7mmol/L时，即可发生心室颤动，心脏停搏而致死亡。见于：①肾脏功能障碍使排钾减少，如少尿、尿闭、尿毒症，又如急性肾衰竭、大出血使肾血流量锐减、血压下降，伴休克；②释放性高钾血症，如输血事故、重度溶血反应、组织大量破坏使细胞内钾大量释放出来；③组织低氧，急性哮喘发作、急性肺炎、呼吸障碍等；④皮质功能减退，如艾迪生病，远曲小管泌钾减少，造成高钾血症、低钠血症；⑤含钾药物及潴钾利尿药的过度使用，如注射大剂量青霉素钾等。

（2）低钾血症：血清钾 < 3.5mmol/L 为低钾血症。常见于：①钾进食量不足；②钾丢失过多：呕吐、腹泻；③肾脏疾病：急性肾衰竭多尿期，尿排出大量电解质；④皮质功能亢进，尤其是醛固酮增多症，尿钾丢失过多。此外，长期使用皮质激素，如可的松、地塞米松，未同时补钾，也可得低钾血症。

2. 尿钾异常

（1）尿钾增加：见于皮质功能亢进；使用利尿药后排钾增加；碱中毒使尿钾排出增加；

（2）尿钾降低：见于皮质功能减退；酸中毒使尿钾排出减少。

（二）钠

1. 血钠异常 血清钠离子升高见于：严重脱水、尿崩症、呕吐、腹泻等；血清钠离子降低见于：呕吐、腹泻等胃肠道钠流失、肾炎、慢性肾功能不全等。

2. 尿钠异常 尿中钠离子浓度在一天中变化比较大，故尿钠的测定需要留取24小时的全部尿液。

尿钠离子升高见于：严重的肾盂肾炎、急性肾小管坏死、肾病综合征、肾衰竭、碱中毒，以及摄入咖啡因、利尿剂等药物。

尿钠离子降低见于：进食含钠过少的食物、库欣综合征、原发性醛固酮增多症、慢性肾衰竭晚期、腹泻、吸收不良，以及摄入皮质类固醇、肾上腺素等药物。

第二节 血清氯化物测定

氯（chlorine，Cl）是细胞外液中主要的阴离子。正常成人每日平均摄入70～210mmol（2.5～7.4g）的氯。人体摄入的氯约70%存在于血浆、细胞间液和淋巴液中，仅少量存在于细胞内液和分泌 Cl^- 的细胞内，另有一部分存在于结缔组织和胶原纤维等处。氯的主要生理功能基本与钠相同，在维持体内的电解质平衡、酸碱平衡和渗透压平衡中起相同的作用。体内氯主要经肾随尿液排出体外。

氯离子的测定方法有：放射性核素稀释法、电量滴定法、分光光度法、离子选择电极法（ISE）、硝酸汞滴定法和酶法。放射性核素稀释质谱法是氯测定的决定性方法，临床常用的检测方法为ISE法。

1. 离子选择电极法（ISE） 是目前测定氯最好的方法。离子选择电极法广泛应用于全自动生化分析仪。按其测定过程分为直接测定法及间接测定法。由于间接测定法将待测样本稀释后测定、所测离子活度更接近离子浓度，是目前测定氯最常用的方法，具有简便、快捷、准确等优点。ISE法精密度和准确度均较酶法为优。且不受高脂血清干扰，管状液膜电极性能稳定，成本低，便于自动化，且可进行多项目组合分析，目前应用最普遍。2001年CAP能力比对试验调查中99%医院使用ISE方法。

2. 电量滴定法 精密度高，又不受光学干扰，所以既是AACC选定的血清氯测定方法，又是NBS的参考方法，电量滴定法和ISE法在方法学上具有相近的实验室间变异系数。1996年，美国CAP的质控调查中，发现只有1%的实验室在使用库仑-安培计滴定法。目前，国内也很少有实验室采用此方法测定氯化物。

3. 分光光度法 分两类，一类是硫氰酸汞比色法，另一类是酶法。硫氰酸汞比色法的变异系数稍高。酶法的优点是便于自动化，不需特殊仪器，缺点是价格较贵。

4. 硝酸汞滴定法 判断滴定终点比较困难，且受胆红素、血红蛋白和血脂的干扰，因此本法精密度明显不佳，且工作效率低，故不建议采用。

一、检测方法

（一）离子选择电极法

【原理】离子选择电极含有氯化银晶体，通过膜与样本隔离，样本中的氯离子通过膜移动嵌入晶体的栅状结构。在此过程中，将会产生一个电位差并与具有恒定电压的参比电极作比较测量，这两者的电位差值即与样本中的氯离子浓度成比例。

【仪器】一般都是由 K^+、Na^+、Cl^- 三种电极组合的电解质分析仪。

【试剂】氯测定所需的试剂和标准液是与钾、钠电极应用的缓冲液和标准液组合在一起，不单独配制。

1. ISE 稀释液　主要成分为 Bis-Tris、硼酸、甲醛溶液。

2. ISE 参比电极液　主要成分为氯化钾。

3. ISE 内部标准液　主要成分为 Bis-Tris、硼酸、氯化钠、磷酸二氢钾、碳酸氢钠。

各厂家仪器都有配套试剂供应，但配方未完全公开。详见各厂家试剂说明书。

【操作】操作方法和步骤与用钾、钠电极测定 K^+、Na^+ 相似。必须严格按照自动分析仪的说明书操作。

仪器型号很多，所用电极基本相同。各种型号 ISE 分析仪的试剂配方、试剂用量、操作方法有所不同，在保证方法可靠的前提下，应按仪器和试剂说明书设定测定条件，进行定标品、质控样品和血清样品分析。

主要参数

方　法：离子选择电极法	样本/试剂：1/31
主波长：无	反应温度：37℃
副波长：无	反应时间：无

一般要进行下列步骤：

1. 开启仪器，清洗管道。

2. 仪器校准　用适合本仪器的低、高值校准溶液，确定氯电极的斜率值，然后用已知浓度的血样定标品做校准验证，算出标准曲线的补偿值，仪器自动加上补偿值（注：每日校准后，标准曲线的斜率和补偿值必须在仪器允许的范围内）。

3. 校准通过后，应至少做 2 个浓度水平的质控品，质控通过后，做临床标本。

4. 间接法的样品由仪器自动稀释后再行测定。直接法的样品可直接吸入电极管道进行测定。

5. 测定结果由仪器内微处理器计算后打印数值。

6. 每天用完后，清洗电极和管道后再关机。若用于急诊检验室，可不关机，自动定时清洗和单点校准，随时使用。

【结果计算】

$C_{Cl} = C_{IS} \times 10\ (E_{Cl} - E_{IS})/SL$　$C_{Cl}' = C_{Cl}$ + 补偿值

式中：

C_{Cl}：补偿前 Cl^- 浓度；

E_{Cl}：Cl^- 的电动势；

C_{Cl}'：Cl^- 浓度；

E_{IS}：ISE 内部标准液的电动势；

C_{IS}：ISE 内部标准液浓度；

SL：斜率值（SLOPE 值）

全自动生化分析仪系统内部进行所有数据计算，并产生最终报告结果。

【注意事项】

1. 仪器维护保养　按照仪器说明书进行操作和维护保养，电极老化需及时更换。

2. 标本放置时间与保存温度　测定血标本时，室温放置 30～45 分钟后离心分离血浆或血清。室温下，从接收标本到上机检测的最长时间限制是 4 小时，15℃到 30℃的环境下不应超过 8 小时。如无法在 4 小时内完成，血清或血浆应该被保存在 2～8℃，在 48 小时内完成测定。

3. 尿液标本要求　采集尿样时，整个收集的过程应该在 2 小时内完成。若是检测 24 小时尿液的样本，保存样本的容器应该放置在冰箱或是在保存的过程中持续冰浴。假如需要防腐剂，应当在尿液收集前事先加入容器中。

（二）电量分析法

电量分析法常用的氯化物测定仪是一种用电量滴定法测定氯化物的专用仪器，国内已有数家仪器厂生产。此法操作简便，也适合于常规检验用。

【原理】体液中氯化物的电量滴定法是仪器在恒定的电流和在不断搅拌的条件下，以银丝为阳极，不断生成的银离子与氯离子结合，生成不溶性的氯化银沉淀。当标本中氯离子与银离子作用完全时，溶液中出现游离的银离子，此时溶液电导明显增加，使仪器的传感装置和计时器立即切断电流并自动记录滴定所需的时间。溶液中氯化物浓度用法拉第常数进行计算(96487 库仑/摩尔氯化物)。库仑与滴定时间和电流的乘积成正比。但在实际应用时不测电流，只须准确测定滴定标本所需的时间与滴定标准液所需时间进行比较，最后由微处理器自动换算成浓度，数字显示测定结果。

【试剂】

1. 酸性稀释液　取冰醋酸 100ml、浓硝酸 6.4ml

加于盛有约800ml蒸馏水的1L容量瓶中，用蒸馏水稀释至刻度，此溶液较稳定。

2. 明胶溶液　将明胶6g，水溶性麝香草酚蓝0.1g及麝香草酚0.1g溶解于1000ml热蒸馏水中，冷却，并分装于试管中，每管约10ml，塞紧并置冰箱保存，明胶溶液在室温中不稳定，室温过夜后即不能使用。

3. 氯化物标准液　100mmol/L。

【操作】

1. 血清（浆）或脑脊液标本

（1）于滴定杯内加入去离子水0.1ml，酸性稀释液4ml，明胶溶液4滴，调节仪器使读数为零。

（2）每天测定前应先用氯化钠标准液校准仪器。校准时，加氯化钠标准液0.1ml，酸性稀释液4ml，明胶液4滴，调节标准读数，使显示值为100mmol/L。

（3）同法滴定血清标本，即以0.1ml血清代替标准液，读出测定结果，此为血清氯化物的浓度。

2. 尿液　尿液中氯化物含量的波动范围比血液大，为使所取的标本量适应仪器的测定范围，需要取不同量的标本进行测试。标本用量不得少于血清的1/3，亦不宜超过血清量的1倍，即0.03～0.2ml。尿液测定方法同血清的测定方法。

【注意事项】

1. 仪器维护保养　每次滴定后，银电极用蒸馏水清洗数次后擦干。不同厂家仪器的操作方法和维护保养略有差别，请严格按照说明书进行。

2. 线性范围　可达150mmol/L。

（三）硫氰酸汞比色法

【原理】标本中的氯离子与硫氰酸汞反应，生成极难解离的氯化汞，并释放出相应当量的硫氰酸离子。后者与试剂中铁离子结合生成色泽很深的橙红色硫氰酸铁，吸收峰在460nm，色泽强度与氯化物的含量成正比。

$$Hg(SCN)_2 + 2Cl \rightarrow HgCl_2 + 2SCN^-$$

$$3SCN^- + Fe^{3+} \rightarrow Fe(SCN)_3\text{（橙红色）}$$

1. 手工检测

【试剂】

（1）饱和硫氰酸汞溶液：称取硫氰酸汞2.0g，溶于1L蒸馏水中，放室温48小时，并经常摇动，取上清液应用。

（2）硝酸汞溶液：称取硝酸汞6.0g，用50ml蒸馏水溶解，加入1ml浓硝酸并稀释至100ml。

（3）显色应用液：称取硝酸铁［$Fe(NO_3)_3 \cdot 9H_2O$］13g，加水约400ml溶解，再加入1.5ml浓硝酸、500ml饱和硫氰酸汞溶液和5ml硝酸汞溶液，最后用水稀释至1000ml，用塑料瓶存放，置室温保存。

（4）氯化物标准液：100mmol/L。

（5）空白试剂：称取硝酸铁13g，溶于400ml蒸馏水中，加浓硝酸1.5ml，再稀释至1000ml。

【操作】取试管4支标明测定管、测定空白管、标准管和试剂空白管，然后按表2-3-2操作。

表2-3-2　氯化物比色法测定操作步骤

加入物（ml）	测定管	测定空白管	标准管	试剂空白管
血清	0.05	0.05		
氯标准液			0.05	
蒸馏水				0.05
空白试剂		3.0		
显色应用液	3.0		3.0	3.0

表中各管混匀，置室温10分钟，分光光度计波长460nm，比色杯光径1cm，以试剂空白管调零，读取各管吸光度。

【结果计算】

$$\text{血清氯浓度（mmol/L）} = \frac{\text{测定管吸光度} - \text{空白管吸光度}}{\text{标准管吸光度}} \times \text{氯标准液浓度（mmol/L）}$$

2. 自动化仪器操作

【试剂】同“1. 手工检测”。

【操作】血清样品与试剂混合、温育，一定时间后监测特定波长下的吸光度。主要反应参数如下：

方　法：硫氰酸汞比色法/终点法　　样本/试剂：3μl/300μl

主波长：460～500nm　　反应温度：37℃

副波长：700nm　　反应时间：10分钟

不同实验室具体反应条件会因所使用的仪器和试剂而异，在保证方法可靠的前提下，应按仪器和试剂说明书设定测定条件，进行定标品、质控样品和血清样品分析。

【结果计算】测定管吸光度为A_1，空白管吸光度为A_2。$\Delta A = A_1 - A_2$。

$$\text{血清氯浓度（mmol/L）} = \frac{\text{测定管吸光度变化值}}{\text{标准管吸光度变化值}} \times \text{氯标准液浓度（mmol/L）}$$

全自动生化分析仪系统内部进行所有数据计算，并产生最终报告结果。

3. 注意事项

（1）干扰因素：本法对氯离子并非绝对特异，其他一些卤族元素如 F^-、Br^-、I^- 亦能取代硫氰酸离子，与汞离子结合生成卤素汞，同时游离出硫氰酸离子，产生同样的呈色反应。但在正常人血液中，上述元素含量很低，这种干扰可以忽略不计。若接受大量含上述卤素离子药物治疗时，可使血清中氯测定结果偏高。高脂样本会产生浑浊而干扰测定，某些药物及胆红素对测定也有一定影响。

（2）超限标本处理：本法线性范围较窄（80～125mmol/L）。若标本中氯化物含量 >125mmol/L 或低于 80mmol/L 时，应将标本用蒸馏水进行 1∶1 稀释或将标本用量加大 0.5 倍后再进行检测，其结果乘以稀释倍数或除以标本加大的倍数。

（3）应用液要求：显色应用液的呈色强度与硫氰酸汞和硝酸汞的含量有关。如呈色过强，线性范围在 125mmol/L 以下，要增加硝酸汞的用量。呈色太弱，要增加硫氰酸汞的用量。因此，在测定前要调整好显色应用液的灵敏度，在波长 460nm，比色杯光径 10mm，标准管吸光度值应在 0.4 左右为宜。

（4）室温要求：本法对温度非常敏感，吸光度随温度升高而增加；呈色温度应不低于 20℃。室温过低，易产生混浊，影响比色。

（5）方法学特点：本法适用于自动生化分析仪，反应条件易控制，所测结果比较理想。若用手工法测定，每批应采用三点标准（70mmol/L、100mmol/L、120mmol/L），可克服标准曲线不通过零点及不同温度呈色不一致而带来测定结果的误差。

（6）质控血清要求：每批标本测定，应同时测定正常和异常值的质控血清，所得值应该在允许误差范围内，否则应寻找误差原因。

（四）酶法测定

【原理】 α-淀粉酶催化 2-氯-4-硝基苯-α-D-麦芽三糖苷解离生成 2-氯-4-硝基酚（CNP）和麦芽三糖（G3），CNP 的最大吸收峰在 405nm，连续监测 405nm 吸光度变化可直接反映 CNP 生成量，其与酶活力成正比。氯离子是 α-淀粉酶的激动剂，反应速率变化可反映氯化物的浓度，反应式如下：

$$CNP - G3 \xrightarrow{\alpha - Amy,\ CL^-} CNP + G3$$

【试剂】

1. R1 试剂

PIPE Buffer	pH 6.0
4-吗啡啉乙酰硫磺酸	100mmol/L
α-淀粉酶	2000U/L
EDTA-Ca	2mmol/L

2. R2 试剂

2-氯-4-硝基苯-麦芽三糖苷（CNP-G3）	5mmol/L
Maltose	100mmol/L

【操作】 氯的酶法必须严格按照试剂盒说明书操作。下列主要参数与方法供参考：

血清样品与试剂 R1 混合，温育，加入试剂 R2，迟滞一定时间后监测特定波长下的吸光度。主要反应条件如下：

反应类型	两点速率法
反应方向	反应吸光度上升
样本/试剂	7μl/150μl/150μl
吸光度监测时间	3.5 分钟
反应温度	37.0℃
波长	405nm/660nm
温育时间	5 分钟
迟滞时间	1.5 分钟

不同实验室具体反应条件会因所使用的仪器和试剂而异，在保证方法可靠的前提下，应按仪器和试剂说明书设定测定条件，进行定标品、质控样品和血清样品分析。

【结果计算】 测定管吸光度为 A_1，空白管吸光度为 A_2。$\Delta A = A_1 - A_2$。

$$血清氯浓度（mmol/L）= \frac{测定管吸光度变化值}{标准管吸光度变化值} \times 氯标准液浓度（mmol/L）$$

全自动生化分析仪系统内部进行所有数据计算，并产生最终报告结果。

【注意事项】 基于钙离子和氯离子是 α-淀粉酶的激动剂原理，使用 α-淀粉酶和 CNP-G3 进行血清氯化物的直接酶法测定。实验发现反应液中钙离子和氯离子浓度对测定结果有显著影响，将样品与试剂的比例调整到 1∶150 测定结果最好。同时，由于样品测定时被稀释 150 倍，大大提高了本方法的抗干扰性能。

突出优点表现在抗干扰方面，不受卤族元素溴、碘及硫氰酸等阴离子的干扰，能反映血清氯化物水平的真实性，具有显著的实用性。

二、参考区间

成人：

血清或血浆氯化物：96～108mmol/L。

尿液氯化物：170～250mmol/24h。

脑脊液氯化物：120～132mmol/L。

以上参考区间引自 WS/T 404.2—2012《临床常用生化检验项目参考区间》和《全国临床检验操作规程》（第3版）。

三、临床意义

1. 血清氯化物异常

（1）血清（浆）氯化物增高：临床上高氯血症常见于高钠血症、失水大于失盐、氯化物相对浓度增高，高氯血症代谢酸中毒，过量注射生理盐水等。

（2）血清（浆）氯化物减低：临床上低氯血症较为多见。常见原因有氯化钠的异常丢失或摄入减少，如严重呕吐、腹泻，胃液、胰液或胆汁大量丢失，长期限制氯化钠的摄入，艾迪生病，抗利尿素分泌增多的稀释性低钠、低氯血症。

2. 尿氯化物异常 尿中氯离子浓度在一天中变化比较大，故尿的测定需要留取24小时的全部尿液。尿氯离子的升高和降低基本同尿钠离子一致。

（1）尿氯离子升高见于：严重的肾盂肾炎、急性肾小管坏死、肾病综合征、肾衰竭、碱中毒，以及摄入咖啡因、利尿剂等药物。

（2）尿氯离子降低见于：进食含钠过少的食物、库欣综合征、原发性醛固酮增多症、慢性肾衰竭晚期、腹泻、吸收不良，以及摄入皮质类固醇、肾上腺素等药物。

3. 脑脊液氯化物异常

（1）脑脊液中氯化物明显降低：见于低氯血症，如呕吐、脱水、肺炎球菌肺炎、细菌性或真菌性脑膜炎。

脑脊液氯化物测定对化脓性脑膜炎和结核性脑膜炎的鉴别有重要意义，后者降低较前者更为显著，且结核性脑膜炎时脑脊液氯化物降低早于糖降低，提示预后不良。另外，化脓性脑膜炎、结核性脑膜炎等后期，氯化物降低常与脑膜渗透压改变和脑脊液中蛋白质增加有关。

（2）脑脊液中氯化物增加：尿毒症和慢性肾炎最常见，病毒性脑炎、脑脓肿、神经梅毒时含量可正常或稍高。

第三节 血浆（清）碳酸氢根及总二氧化碳测定

二氧化碳总量（T-CO_2）是指血浆中各种形式的CO_2的总和，包括HCO_3^-（95%）、少量物理溶解的CO_2及极少量的其他形式存在的CO_2。因此在体内受呼吸和代谢两个因素的影响，主要是代谢因素的影响。

T-CO_2可以用电极法或酶法测定。在间接电极法测定中，血浆（清）酸化后所释放出气态CO_2用PCO_2电极测定；在酶法测定中，血浆（清）碱化后，所有的CO_2和碳酸盐都转化成HCO_3^-，可用酶法来检测。目前，国内大多数实验室都使用电极法和酶法测定总二氧化碳。

一、检测方法

（一）酶法

【原理】血浆（清）中的碳酸氢根在磷酸烯醇式丙酮酸羧化酶（PEPC）催化下和磷酸烯醇式丙酮酸（PEP）反应，生成草酰乙酸和磷酸；草酰乙酸在苹果酸脱氢酶（MDH）催化下，生成苹果酸，同时NADH被氧化成NAD^+，引起340nm波长处的吸收减少，其下降程度与所检测标本中的碳酸氢盐浓度呈正比例。反应式如下：

$$\text{磷酸烯醇式丙酮酸} + HCO_3^- \xrightarrow{PEPC} \text{草酰乙酸} + \text{磷酸}$$

$$\text{草酰乙酸} + NADH + H^+ \xrightarrow{MDH} \text{苹果酸} + NAD^+$$

1. 手工检测

【试剂】主要试剂成分：

（1）R1 试剂

Tris-HCl 缓冲液	50mmol/L
PEP	1.8mmol/L
PEPC	≥300U/L
MDH	≥1250U/L

（2）R2 试剂

NADH	>0.3mmol/L
硫酸镁	10mmol/L
草氨酸钠	2.5mmol/L
反应液 pH	8.0±0.15

（3）HCO_3^-标准液：此试剂必须使用经煮沸去除CO_2的蒸馏水复溶，复溶后的试剂加盖存放在4℃冰箱中可用数小时。

【操作】按表2-3-3操作。

表2-3-3 HCO_3^-酶法测定操作步骤

	测定（U）	空白（B）	校准（C）
样本（μl）	10	–	–
蒸馏水（μl）	–	10	–
标准液（μl）	–	–	10
试剂 R1（ml）	1.2	1.2	1.2
试剂 R2（ml）	0.3	0.3	0.3

混匀，37℃恒温3分钟后340nm波长处测定吸光度 A_1，4分钟后测定吸光度 A_2，计算 $\Delta A/min$。

【结果计算】 $\Delta A = A_1 - A_2$。

$$HCO_3^- \text{浓度}(mmol/L) = \frac{\text{测定管吸光度变化值}}{\text{标准管吸光度变化值}} \times HCO_3^- \text{标准液浓度}(mmol/L)$$

2. 自动化分析仪检测

【试剂】 同"1. 手工检测"。

【操作】 血清样品与试剂R1混合，温育，加入试剂R2，迟滞一定时间后监测特定波长下的吸光度。主要反应条件如下：

反应类型	两点速率法
反应方向	反应吸光度下降
样本/试剂	2μl/240μl/60μl
吸光度监测时间	4分钟
反应温度	37.0℃
波长	340nm/405nm
温育时间	3分钟
迟滞时间	0.5分钟

不同实验室具体反应条件会因所使用的仪器和试剂而异，在保证方法可靠的前提下，应按仪器和试剂说明书设定测定条件，进行定标品、质控样品和血清样品分析。

【结果计算】 测定管吸光度为 A_1，空白管吸光度为 A_2。

$\Delta A = A_1 - A_2$。

$$HCO_3^- \text{浓度}(mmol/L) = \frac{\text{测定管吸光度变化值}}{\text{标准管吸光度变化值}} \times HCO_3^- \text{标准液浓度}(mmol/L)$$

全自动生化分析仪系统内部进行所有数据计算，并产生最终报告结果。

【参考区间】 成人血浆 HCO_3^- 浓度：23～29mmol/L。

3. 注意事项

（1）标本要求：血清，若抗凝只能用肝素抗凝剂，而草酸盐、柠檬酸盐和EDTA都不宜使用。严重脂血、溶血和黄疸标本应做标本空白管。在准备试剂和收集标本时，应严格做到密封，避免 CO_2 逸散。内源性丙酮酸和LDH的干扰可用草氨酸钠消除。

（2）试剂要求：试剂出现混浊或试剂空白吸光度小于1.0时都不能使用。

（3）二氧化碳酶法试剂盒有两种：一种在340nm波长测定；另一种在380nm波长测定。两者的试剂成分相同，但浓度有差别。大多数自动生化分析仪只具340nm波长。340nm是NADH的吸收峰，吸光度较高，灵敏度也较高。380nm波长处于NADH吸光曲线的下降坡，吸光度较低，此时可提高酶反应底物PEP和NADH的浓度，反应线性范围较宽。试剂成本相对较高，但不能用于不具380nm波长的自动生化分析仪。

（二）电极法

【原理】 二氧化碳电极是一种在电极端覆盖了一层硅橡胶膜的改良pH电极，属气敏电极，只允许 CO_2 选择性透过。当样品接触酸性稀释液时，样品中所有的以各种形式存在的二氧化碳都会转变成 CO_2 气体，然后 CO_2 气体扩散，透过电极膜进入碱性的碳酸氢盐溶液，溶液的pH随 CO_2 气体的增加而降低，pH的变化与样品内的总二氧化碳浓度成正比。

【仪器】 一般都是由 K^+、Na^+、Cl^-、T-CO_2 四种电极组合的电解质分析仪。

【试剂】 T-CO_2 测定所需的试剂和标准液是与钾、钠电极应用的缓冲液和标准液组合在一起，不单独配制。

1. ISE稀释液　主要成分为Bis-Tris、硼酸、甲醛溶液。

2. ISE参比电极液　主要成分为氯化钾。

3. ISE内部标准液　主要成分为Bis-Tris、硼酸、氯化钠、磷酸二氢钾、碳酸氢钠。

各厂家仪器都有配套试剂供应，但配方未完全公开。详见各厂家试剂说明书。

【操作】 操作方法和步骤与用钾、钠电极测定 K^+、Na^+ 相似。必须严格按照自动分析仪的说明书操作。

仪器型号很多，所用电极基本相同。各种型号ISE分析仪的试剂配方、试剂用量、操作方法有所不同，在保证方法可靠的前提下，应按仪器和试剂说明书设定测定条件，进行定标品、空白样品和血清样品分析。

主要参数

方　法：离子选择电极法	样本/试剂：1/31
主波长：无	反应温度：37℃
副波长：无	反应时间：无

一般要进行下列步骤：

1. 开启仪器，清洗管道。

2. 仪器校准　用适合本仪器的低、高值标准溶液，确定T-CO_2 电极的斜率值，然后用已知浓度的血样定标品做校准验证，算出标准曲线的补偿值，仪器自动加上补偿值。注：每日校准后，标准曲线的斜率和补偿值必须在仪器允许的范围内。

3. 校准通过后，应至少做2个浓度水平的质控品，质控通过后，做临床标本。

4. 间接法的样品由仪器自动稀释后再行测定。直接法的样品可直接吸入电极管道进行测定。

5. 测定结果由仪器内微处理器计算后打印数值。

6. 每天用完后，清洗电极和管道后再关机。若用于急诊检验室，可不关机，自动定时清洗和单点校准，随时使用。

【结果计算】

$$C_{HCO_3^-} = C_{IS} \times 10\ (E_{HCO_3^-} - E_{IS})/SL$$

$$C'_{HCO_3^-} = C_{HCO_3^-} + \text{补偿值}$$

式中：

$C_{HCO_3^-}$：补偿前 HCO_3^- 浓度

$E_{HCO_3^-}$：HCO_3^- 的电动势

$C_{HCO_3^-}$：HCO_3^- 浓度

E_{IS}：ISE 内部标准液的电动势

C_{IS}：ISE 内部标准液浓度

SL：斜率值（SLOPE 值）

全自动生化分析仪系统内部进行所有数据计算，并产生最终报告结果。

【参考区间】成人血浆总二氧化碳浓度：22～29mmol/L。

【注意事项】

1. 标本要求　采血后应迅速分离，及时测定，以免因时间过长，血浆（清）中 CO_2 逸散而使结果偏低。

2. CO_2 电极　一般都与 K^+、Na^+、Cl^- 电解质分析仪组合在一起。CO_2 电极膜有一定使用寿命，需定期更换。

二、临床意义

1. 病理性增高

（1）代谢性碱中毒：如缺钾、肾上腺皮质功能亢进、过量使用肾上腺皮质激素，由于碱性物质产生过多或肾功能不全，使肾脏排出 HCO_3^- 减少，重吸收 HCO_3^- 增加，导致 CO_2 升高，这是 CO_2CP 升高的主要原因。

（2）呼吸性酸中毒：如呼吸道阻塞、重症肺气肿、支气管扩张、肺水肿，由于 CO_2 排出减少，也可使 CO_2CP 增加。

（3）代谢性碱中毒合并呼吸性酸中毒：CO_2CP 显著升高。

2. 病理性降低

（1）代谢性酸中毒：如糖尿病酮症酸中毒、尿毒症、休克、严重腹泻、脱水等，由于酸性物质产生过多或肾功能不全，使肾脏排出 HCO_3^- 增加，重吸收 HCO_3^- 减少，导致 CO_2CP 减低，这是 CO_2CP 降低的主要原因。

（2）呼吸性碱中毒：如呼吸中枢兴奋、呼吸增快、换气过度，由于 CO_2 排出过多，也可使 CO_2CP 减低。

（3）代谢性酸中毒合并呼吸性碱中毒：CO_2CP 明显减低。

第四节　血浆（清）阴离子间隙的计算

阴离子间隙（anion gap，AG）是血清中所测定的阳离子总数和阴离子总数之差。临床上用来评价酸碱紊乱的一个重要指标，它不仅能鉴别不同类型的代谢性酸中毒，对混合性酸碱失衡的诊断也有重要的参考价值。

血清中阳离子主要有 Na^+、K^+、Ca^{2+}、H^+、Mg^{2+} 等，其中以 Na^+、K^+ 和 H^+ 为主，约 145mmol/L，称为可测定阳离子，其余为未测定阳离子（unmeasured cation，UC）。阴离子主要有 Cl^-、HCO_3^-、SO_4^{2-}、PO_4^{3-}、有机酸及带阴电荷的蛋白质等，其中以 Cl^-、HCO_3^- 和 PO_4^{3-} 为主，约为 128mmol/L，为可测定阴离子，其余为未测定阴离子（unmeasured anion，UA）。根据血清中阴离子（155mmol/L）和阳离子（155mmol/L）的电荷总数相等的原理，$Na^+ + K^+ + UC = Cl^- + HCO_3^- + UA$，将上式移项为 $Na^+ + K^+ - Cl^- - HCO_3^- = UA - UC = AG$。由于血清中含钾量较少，且变化不大，所以临床上常用 $AG = Na^+ - Cl^- - HCO_3^-$ 这一公式。

AG 是根据可测定阳离子（$Na^+ + K^+$）和可测定阴离子（$Cl^- + HCO_3^-$）的浓度计算出来的，它取决于未测定阴离子和未测定阳离子的浓度。因此，AG 的实际概念是血清中“残余的未测定的阴离子”，即指血清中全部未测定阴离子用来平衡全部未测定阳离子后所剩余的部分。

由于未被测阳离子浓度低且稳定，所以 AG 值主要反映未被测阴离子的变化。从计算公式可看出，影响血钠的各种因素均可影响 AG 值。

【结果计算】$AG\ (mmol/L) = Na^+ - (Cl^- + HCO_3^-)$

举例：测得血清 Na^+ 为 138mmol/L，Cl^- 为 100mmol/L，HCO_3^- 为 22mmol/L。代入上式。

$$AG\ (mmol/L) = 138 - (100 + 22) = 16$$

【参考区间】成人 AG：8～16mmol/L。

【注意事项】

1. 标本要求　标本收集后，应隔绝空气，迅速送检，否则会影响结果的准确性。

2. AG 值不是直接测得的结果，而是分别测定 Na^+、Cl^- 和 HCO_3^- 后计算而得。上述三项结果必须测得很准确，否则存在实验室误差。若用含有 K^+、Na^+、Cl^-，CO_2 电极组合的电解质分析仪，可通过分析仪的微处理器计算出阴离子间隙的结果。

【临床意义】 临床上 AG 值增高常见于：酮酸、乳酸、磷酸盐或硫酸盐的滞留和碳酸氢盐减少的代谢性酸中毒。尿毒症时，由于磷酸盐与硫酸盐增高，阴离子间隙可增至 24 ~ 29mmol/L。代谢性酸中毒时，如果碳酸氢盐下降的同时伴有氯化物增多（>110mmol/L），阴离子间隙可正常。大量使用羧苄西林与其他阴离子药物时，阴离子间隙增高，但没有代谢性酸中毒。

AG 值下降常见于：如排除计算错误，可见于低白蛋白血症、代谢性碱中毒、多发性骨髓瘤、高镁血症、高钙血症和锂中毒等。

第五节 血清总钙测定

钙是人体中含量最多的阳离子。血清总钙由三部分组成：游离钙或离子钙，占钙总量的 50%；蛋白结合钙，大部分与血浆白蛋白结合，只有少部分与血浆球蛋白结合，占钙总量的 45%；复合结合钙，此部分钙与阴离子（尤其是磷酸盐）结合，占钙总量的 5%。

在常规测定条件下，测量总钙比测量离子钙更简单易行，但其缺点是总钙的血浆浓度明显地受到总蛋白的影响，尤其是受到白蛋白的影响。白蛋白下降 10g/L 将导致总钙减少大约 0.25mmol/L（1mg/dl）。

血清总钙（total calcium，total Ca）的测定方法有比色法（最常用的是邻甲酚酞络合酮法、甲基麝香草酚蓝法、偶氮砷Ⅲ法）、火焰光度法、原子吸收分光光度法、滴定法（氧化还原滴定法、络合滴定法）、放射性核素稀释质谱法等。IFCC 推荐钙测定的决定性方法为放射性核素稀释质谱法，参考方法为原子吸收分光光度法。WHO 和我国卫生部临床检验中心（1997 年）推荐的常规方法为邻甲酚酞络合酮法（OCPC）。

世界卫生组织推荐中等规模实验室使用 OCPC 法，该法灵敏度较高，方法简便、快速、稳定，同时适用于手工和自动化分析仪。但反应体系受 pH 影响较大，且存在污染问题。精密度：批内 CV 为 1.08% ~2.13%，批间 CV 为 3.05% ~4.12%，线性范围为 1.25 ~3.75mmol/L，回收率为 98% ~102%。

偶氮砷Ⅲ比色法是近年来发展起来的血清总钙的比色测定法，具有试剂稳定、本底吸光度低、无强碱、适于手工操作和自动化分析仪等优点。但仍因目前全自动生化分析仪的设计原理存在试剂间化学污染的缺陷，且污染发生具有偶然性，导致结果判断存在一定困难。

离子选择电极法避免了污染的影响，同时可以检测总钙和血清离子钙。

一、检测方法

（一）邻甲酚酞络合酮比色法

【原理】 邻甲酚酞络合酮是金属络合指示剂，同时也是酸碱指示剂，在碱性溶液中与钙及镁螯合，生成紫红色螯合物。作钙测定时，在试剂中加入 8-羟基喹啉以消除标本中镁离子的干扰。

1. 手工检测

【试剂】

（1）邻甲酚酞络合酮显色剂：称取 8-羟基喹啉 500mg，置烧杯中，加浓盐酸 5ml，使其溶解并转入 500ml 容量瓶中，再加入邻甲酚酞络合酮 25mg，待完全溶解后，加 1ml Triton X-100，混匀，然后加去离子水至刻度，置聚乙烯瓶内保存。

（2）1mol/L AMP 碱性缓冲液：于 1L 容量瓶中置去离子水 500ml，加入 2-氨基-2-甲基-1-丙醇（2-amino-2-methyL-1-propanol，AMP）89.14g，待完全溶解后加水至刻度，置聚乙烯瓶中室温保存。

（3）显色应用液：应用时，根据当日标本的多少将上述两液等量混合。

（4）钙标准液（2.5mmol/L）：精确称取经 110℃干燥 12 小时的碳酸钙 250mg，置于 1L 容量瓶内，加稀盐酸（1 份浓盐酸加 9 份去离子水）7ml 溶解后，加去离子水约 900ml，然后用 500g/L 醋酸铵溶液调节至 pH 7.0，最后加去离子水至刻度，混匀。

【操作】 取试管 3 支，注明测定管、标准管和空白管。向测定管中加入血清 0.05ml，标准管中加入钙标准液 0.05ml，空白管中加去离子水 0.05ml。向上述各管加显色应用液 4ml，混匀，放 5 分钟后，分光光度计波长 575nm，比色杯光径 10mm，用空白管调零，读取测定管和标准管的吸光度。

如遇标本混浊、黄疸或溶血，需作校正试验。比色测定后，向空白管及测定管中各加入 5g/L EGTA［乙二醇双（2-氨基乙基醚）四乙酸］溶液 0.05ml，再测吸光度，先后两次测定的吸光度差，即为校正吸光度。

【结果计算】

$$\text{血清钙（mmol/L）}=\frac{\text{测定管吸光度}-\text{空白管吸光度}}{\text{标准管吸光度}}\times\text{钙标准液浓度（mmol/L）}$$

2. 自动化分析仪检测

【试剂】

R1：2-氨基-2-甲基-1-丙醇 1.0mmol/L。

R2：邻甲酚酞络合酮（OCPC）0.22mmol/L；8-羟基喹啉 2.50mmol/L。

【操作】血清样品与试剂Ⅰ混合，温育，加入试剂Ⅱ，温育一定时间后监测特定波长下的吸光度。主要反应条件如下：

方 法：OCPC 法/终点法

样本/试剂：7μl/360μl/180μl

主波长：570nm 反应温度：37℃

副波长：546nm 反应时间：10 分钟

不同实验室具体反应条件会因所使用的仪器和试剂而异，在保证方法可靠的前提下，应按仪器和试剂说明书设定测定条件，进行定标品、质控样品和血清样品分析。

【结果计算】测定管吸光度为 A_1，空白管吸光度为 A_2。

$\Delta A=A_1-A_2$。

$$\text{血清钙（mmol/L）}=\frac{\text{测定管吸光度变化值}}{\text{标准管吸光度变化值}}\times\text{钙标准液浓度（mmol/L）}$$

全自动生化分析仪系统内部进行所有数据计算，并产生最终报告结果。

【参考区间】成人血清钙浓度：2.11～2.52mmol/L（数据引自 WS/T 404.6《临床常用生化检验项目参考区间》）。

儿童：2.25～2.67mmol/L（8.98～10.78mg/dl）。

单位换算系数：血清钙（mg/dl）= 血清钙（mmol/L）×4。

3. 注意事项

（1）血液标本采集要求及稳定性：采样时静脉压迫用力需轻，因为静脉压迫一段时间可能导致钙总量上升 10% 及因酸中毒而导致的钙离子的升高；可用血清或肝素抗凝血浆标本，不能用钙螯合剂（EDTA-Na_2）及草酸盐作抗凝剂的标本。标本室温放置 30～45 分钟后离心分离血浆或血清。从接收标本到上机检测的最长时间限制是 4 小时，15～30℃的环境下不应超过 8 小时。如无法在 4 小时内完成，血清或血浆应保存在 2～8℃。如无法在 48 小时内完成，应保存在 -20℃。

（2）尿液标本要求：采集尿液样本时，整个收集的过程应该在 2 小时内完成。若是检测 24 小时尿液的样本，保存样本的容器应该放置在冰箱或是在保存的过程中持续冰浴。假如需要防腐剂，应当在尿液收集前事先加入容器中。

（3）pH 要求：此反应对 pH 敏感。中性、酸性，邻甲酚酞络合酮无色；碱性，呈紫红色。pH 10.5～12 之间此反应敏感性好，所以反应选用 pH 11.0 为宜。

（4）去除 Mg^{2+} 干扰：8-羟基喹啉络合 Mg^{2+}。去除 Mg^{2+} 干扰，Mg^{2+} 也可与邻甲酚酞络合酮反应。

（5）玻璃器皿要求：邻甲酚酞络合酮试剂灵敏度很高，所用的试管和器皿如有微量的钙污染亦会引起测定误差，因此最好用一次性塑料试管，所有试剂应在聚乙烯瓶内保存。如果条件不允许而使用玻璃试管和器皿时，一定要先经稀盐酸泡洗，再用去离子水冲净后方可使用。

（6）温度要求：反应对温度很敏感，应严格控制反应温度。

（7）二点定标：若试剂吸光度较高时，则标准曲线不通过零点，产生负截距。遇此情况，可在试剂中加入适量的 EDTA-Na_2（注意：试剂应呈淡紫色，不可无色）或用 1.25mmol/L、2.5mmol/L 标准液作二点定标。

（二）甲基麝香草酚蓝比色法

【原理】血清中钙离子在碱性溶液中与甲基麝香草酚蓝结合，生成蓝色的络合物。加入适量的 8-羟基喹啉，可消除镁离子对测定的干扰，与同样处理的钙标准液进行比较，以求得血清总钙的含量。

1. 手工检测

【试剂】

（1）甲基麝香草酚蓝贮存液：称取 8-羟基喹啉 4.0g 溶于 50ml 去离子水中，再加浓硫酸 5ml，搅拌促使其溶解，移入 1L 容量瓶中，加甲基麝香草酚蓝 0.2g，聚乙烯吡咯烷酮（PVP）6.0g，最后用蒸馏水稀释至刻度，贮存于棕色瓶中，置冰箱保存。

（2）碱性溶液：取二乙胺溶液 35ml 于 1L 容量瓶中，用去离子水稀释至刻度，在室温保存。

（3）显色应用液：临用前，根据标本量取 1 液 1 份与 2 液 3 份混合即可。

（4）钙标准液：精确称取经 110℃ 干燥 12 小时的碳酸钙 250mg。置于 1L 容量瓶内，加稀盐酸（1 份浓盐酸加 9 份去离子水）7ml 溶解后，加去离子水约 900ml，然后用 500g/L 醋酸铵溶液调至 pH 7.0，最后加去离子水至刻度，混匀。

【操作】按表2-3-4进行操作。

表2-3-4　钙甲基麝香草酚蓝比色法测定操作步骤

加入物	测定管	标准管	空白管
血清（μl）	50	-	-
钙标准液（μl）	-	50	-
去离子水（μl）	-	-	50
显色应用液（ml）	4.0	4.0	4.0

将以上各管混匀，10分钟后，分光光度计波长610nm，比色杯光径10mm，空白管调零，读取各管吸光度。

【结果计算】

$$血清钙（mmol/L）=\frac{测定管吸光度}{标准管吸光度}\times 钙标准液浓度（mmol/L）$$

2. 自动化分析仪检测

【试剂】

（1）R1 碱性缓冲液：乙醇胺　202g/L

（2）R2 显色试剂：甲基麝香草酚蓝络合剂　0.09mmol/L

聚乙烯吡咯烷酮　3.5g/L

8-羟基喹啉　13.7mmol/L

【操作】血清样品与试剂R1混合，温育，加入试剂R2，温育一定时间后监测特定波长下的吸光度。主要反应条件如下：

方　法：甲基麝香草酚蓝比色法/终点法

样本/试剂：7μl/360μl/180μl

主波长：610nm　反应温度：37℃

副波长：700nm　反应时间：10分钟

不同实验室具体反应条件会因所使用的仪器和试剂而异，在保证方法可靠的前提下，应按仪器和试剂说明书设定测定条件，进行定标品、质控样品和血清样品分析。

【结果计算】测定管吸光度为 A_1，空白管吸光度为 A_2。

$\Delta A = A_1 - A_2$。

$$血清钙（mmol/L）=\frac{测定管吸光度变化值}{标准管吸光度变化值}\times 钙标准液浓度（mmol/L）$$

全自动生化分析仪系统内部进行所有数据计算，并产生最终报告结果。

【参考区间】成人血清钙浓度：2.08～2.60mmol/L（8.3～10.4mg/dl）。

儿童：2.2～2.80mmol/L（8.9～11.2mg/dl）。

单位换算系数：血清钙（mg/dl）= 血清钙（mmol/L）×4。

3. 注意事项

（1）血液标本类型及稳定性：本法可用肝素抗凝血，不能用钙螯合剂和草酸盐抗凝。标本室温放置30～45分钟后离心分离血浆或血清。从接收标本到上机检测的最长时间限制是4小时，15～30℃的环境下不应超过8小时。如无法在4小时内完成，血清或血浆应保存在2～8℃。如无法在48小时内完成，应保存在-20℃，但不可反复冻融。

（2）尿液标本要求：采集尿液样本时，整个收集的过程应该在2小时内完成。若是检测24小时尿液的样本，保存样本的容器应该放置在冰箱或是在保存的过程中持续冰浴。假如需要防腐剂，应当在尿液收集前事先加入容器中。

（3）干扰因素：胆红素、蛋白质、无机磷对测定结果无影响。脂血有影响，需用血清（样品）做空白消除其浊度影响。

（三）偶氮砷Ⅲ比色法

【原理】碱性条件下在含有8-羧基喹啉-5-磺酸的反应体系中，镁离子被掩蔽，偶氮砷Ⅲ与钙离子反应形成紫色络合物，在波长为580nm处有一吸收峰，反应液580nm处的吸光度与钙离子浓度在一定范围内成正比。

1. 手工检测

【试剂】

（1）偶氮砷Ⅲ试剂：称取偶氮砷Ⅲ（MW = 776.4）116.5mg，溶于1000ml pH 7.0 50mmol/L 磷酸盐缓冲液中。

（2）钙标准液（2.5mmol/L）：精确称取经110℃干燥12小时的碳酸钙250mg。置于1L容量瓶内，加稀盐酸（1份浓盐酸加9份去离子水）7ml溶解后，加去离子水约900ml，然后用500g/L醋酸铵溶液调至pH 7.0，最后加去离子水至刻度，混匀。

【操作】测定管（U）、标准管（S）、空白管（B）依次加入待检血清或10倍稀释的尿液，2.5mmol/L标准液和水20μl，各加试剂3ml，混匀，室温放置5分钟。空白管调零，分光光度计600nm、比色杯光径1cm，空白管调零，读取各管吸光度。

【结果计算】

$$血清钙（mmol/L）=\frac{测定管吸光度-空白管吸光度}{标准管吸光度}\times 钙标准液浓度（mmol/L）$$

2. 自动化分析仪检测

【试剂】

R1：Tris-HCl 缓冲液 0.2mmol/L

R2：8-羟基喹啉 4.0mmol/L

偶氮砷Ⅲ 80.0mmol/L

【操作】血清样品与试剂Ⅰ混合，温育，加入试剂Ⅱ，温育一定时间后监测特定波长下的吸光度。主要反应条件如下：

方 法：偶氮砷Ⅲ法/终点法

样本/试剂：2μl/100μl/100μl

主波长：600nm 反应温度：37℃

副波长：无 反应时间：10 分钟

不同实验室具体反应条件会因所使用的仪器和试剂而异，在保证方法可靠的前提下，应按仪器和试剂说明书设定测定条件，进行定标品、质控样品和血清样品分析。

【结果计算】测定管吸光度为 A_1，空白管吸光度为 A_2。

$\Delta A = A_1 - A_2$。

$$\text{血清钙（mmol/L）} = \frac{\text{测定管吸光度变化值}}{\text{标准管吸光度变化值}} \times \text{钙标准液浓度（mmol/L）}$$

全自动生化分析仪系统内部进行所有数据计算，并产生最终报告结果

【参考区间】成人血清：2.2～2.7mmol/L。

成人尿液：25～38mmol/24h。

儿童血清：2.5～3.0mmol/L。

以上参考区间引自试剂说明书。

单位换算系数：血清钙（mg/dl）＝血清钙（mmol/L）×4。

3. 注意事项

（1）安全性：砷Ⅲ是有毒物质，一旦污染皮肤需要用大量水冲洗。

（2）干扰因素：溶血和胆红素无干扰，Hb 20g/L，Bil 20mg/L 可无影响，适合新生儿溶血症的标本。脂血可产生正干扰，所以需要加血清空白。

（3）标本类型：可用肝素抗凝，螯合剂、EDTA、草酸盐不能用于此法。

（4）尿液标本要求：浑浊尿应当离心后检测。

（5）治疗药物影响：治疗中使用维生素 D、葡萄糖酸钙、双氢氯丙嗪、雌激素、黄体酮、己烯雌酚、睾酮等药物可使血清总钙结果偏高；使用苯妥英钠、苯巴比妥、利尿剂、硫酸钠等药物可使测定血清总钙结果偏低。使用呋塞米或长期服用肾上腺皮质激素的患者，尿钙含量可增高。

二、临床意义

1. 血清总钙异常

（1）血清总钙增高：见于甲状旁腺功能亢进、多发性骨髓瘤、结节病、大量应用维生素 D 治疗引起肠道过量吸收钙。

（2）血钙降低：可引起神经肌肉应激性增强而使手足搐搦，见于：婴儿手足搐搦症、维生素 D 缺乏症、引起血清清蛋白减少的疾病（恶性肿瘤、严重肝病等），伴高血磷见于甲状旁腺功能减退（甲状旁腺分泌不足）和慢性肾衰竭，伴血磷正常或偏低见于佝偻病、骨软化症。

2. 尿钙异常

（1）尿钙增高：见于甲状旁腺功能亢进、维生素 D_3 摄入过多、特发性高尿钙症、溶解性骨癌及骨肉瘤骨转移、Paget 病、结节病、骨质疏松、肢端肥大、肾小管损伤等。

（2）尿钙降低：见于甲状旁腺功能减退、维生素 D 缺乏症、佝偻病、慢性肾衰软骨病、手足搐搦症、低钙膳食、尿毒症。

第六节 血清离子钙测定

临床普遍应用的离子选择电极分析仪，能够直接测定全血中的游离钙以及其他电解质。游离钙测定部件是在微处理器控制下的一个泵系统；该泵系统输送各种标准液、样品液和清洗液通过测量池；在测量池内装有钙离子选择电极、参考电极和 pH 电极。灵敏的电位计可以测量出测定电极（ISE）和参考电极之间的电位差，通过微处理器计算出钙离子浓度。大多数仪器能同时测定在 37℃条件下的游离钙和 pH。

钙离子选择电极包括一层含有内置参考电极的钙离子选择膜和氯化钙内部参考溶液。该内部参考溶液常常含有饱和氯化银和生理浓度的氯化钠和氯化钾。近年来，这种钙离子选择电极开始使用液体膜；该液体膜含有溶于有机液体中的钙离子选择性敏感器（包埋于多聚基质中）。中性载体（例如，ETH1001）和离子交换剂，如有机磷酸盐敏感器［例如，calcium bis（di-n-octylphenyl）phosphate dissolved di-n-octylphenyl phosphate］通常用作钙敏感器。外置参考电极与样品通过液体-液体或氯化钾/甲酸钠盐桥连接组成化学电池。根据 Nernst 方程，化学电池两侧的电位差与游离钙活度的对数呈正比关系。

血清离子钙（ionized calcium/free calcium，Ca^{2+}），即游离钙的测定方法目前主要有生物学法、

透析法、超滤法、金属指示剂法、离子选择性电极法（ISE），参考方法是离子选择电极法。

ISE 法简便、快速、重复性好，正确度和敏感性高。线性范围为 0～3.95mmol/L，精密度：批内 CV 为1.08%～2.00%，批间 CV 为3.05%～5.00%，干扰试验血红蛋白 <10g/L，胆红素 <300mg/L，维生素 C <5g/L 不受影响。以下介绍离子选择电极法（ISE）。

【原理】 所有现代的钙选择电极，其装置和原理类似。当钙离子与钙离子选择膜结合，便产生一个跨膜的电化学电位，其电位与 Ca^{2+} 浓度成比例。把测定电极产生的电位改变与参比电极之间形成的电位差接通到测量仪器上，再与离子钙标准溶液电位差比较，仪器将自动显示离子钙活度。

【试剂】 各厂家生产的仪器所需试剂都是配套供应，其配方未完全公开。

【操作】 商品的离子钙分析仪所用的钙电极都采用中性载体作钙电极的活性材料制成聚氯乙烯（PVC）电极膜，电极的寿命约半年左右。pH 电极由特殊玻璃毛细管制成，参考电极采用银/氯化银制成。

各种型号的离子钙分析仪的试剂配方、试剂用量、操作方法有所不同，一般要进行下列步骤。本法以一种国产的离子钙分析仪为例。

1. 接上电源，仪器首先进行显示及电子线路检测，结束后即可进行二点斜率定标。

2. 斜率定标时，推出吸样针先后将其浸入盛有低、高两个浓度斜率定标品的小瓶中，吸取斜率定标品，待仪器发出“嘟”声后移去。吸样针退回原处，仪器自动进行斜率定标。

3. 定标通过后，可进行样品测量。

（1）毛细管血测量：将毛细管血混匀，推出吸样针，去掉两端塞子，一头装上接头，将接头另一端装在仪器的取样针部件上，按“测量”键直到样品完全充满样品测量腔后，再松开“测量”键，进样泵即停止工作。此时应检查样品测量腔内的样品是否有气泡，如有气泡存在，应在松开“测量”键 8 秒内，再按“测量”键，继续吸取样品，直至排出气泡为止。移去样品，擦净吸样针并推回原位，在进样结束 8 秒后即显示测量数据并打印结果。

（2）全血测量：将血液样品混匀，推出吸样针，将吸样针浸入血样中，按“测量”键，仪器自动吸入样品，待仪器发出“嘟”声，移开样品，推回吸样针，8 秒后仪器即显示测量数据或打印结果。

（3）血清测量：操作过程同全血测量。

4. 标本测量结束，仪器冲洗管路和样品测量腔，冲洗好后即可进行下一个样品的测量。

5. 在最后一次定标或血样测量结束后 10 分钟不操作仪器，仪器将进入“休眠”状态。此时如需进行血样测定，必须先进行一点定标。若没有血样测定，仪器每隔 30 分钟自动进行一次一点定标。

【参考区间】 成人血清离子钙浓度：1.10～1.34mmol/L。

【注意事项】

1. 标本类型及稳定性　测定离子钙最好用血清。优点是不掺入抗凝剂，减少蛋白对电极的污染。全血样品可使用 10～20U 肝素抗凝。不能使用 EDTA、柠檬酸盐、草酸盐等抗凝剂。标本应尽快测定，最好在采样后 1 小时内完成。全血密封贮存于 4℃ 冰箱可稳定 6 小时或更长些时间。密封在注射器中的血清，若无气泡存在，室温可保存 1～2 小时，4℃ 可保存 24 小时以上。pH 改变对 Ca^{2+} 影响较大。pH 降低能使 Ca^{2+} 增加，反之能使钙离子减少。故采到的血标本尽可能防止 CO_2 逸出，避免 pH 增加。

2. 离子钙含量还与下列因素有关

（1）站立能使离子钙增高约 1%～2%。

（2）延长静脉取血时间，能使离子钙增加 2%，取血时前臂运动几分钟离子钙可增加 8%。

（3）卧床 3～12 天足以使离子钙超出正常范围。故采集标本时应注意这些易变因素。

【临床意义】

1. 血清离子钙增高　甲状旁腺功能亢进、代谢性酸中毒、肿瘤、维生素 D 过多症等。

2. 血清离子钙降低　原发性和继发性甲状旁腺功能减退、慢性肾衰竭、肾移植或进行血透患者、维生素 D 缺乏症、呼吸性或代谢性碱中毒、新生儿低钙血症。

第七节　血清无机磷测定

磷是机体重要的组成部分。血清中磷的浓度变化很大，与年龄、饮食、性别有一定的关系。血浆中的磷通常是指无机磷的浓度。血磷浓度有昼夜变化的规律，凌晨开始下降，到上午 10 时左右最低，随后逐渐上升后半夜可达到高峰值。

血清无机磷（phosphorus，P）测定方法有硫酸亚铁磷钼蓝比色法、硫酸亚铁铵还原直接测定法、紫外分光光度法、染料结合法、黄嘌呤氧化酶法、CV-多元络合超微量测定法、放射性核素稀释质谱法、原子吸收分光光度法等。决定性方法是放射性核素稀释质谱法。WHO 推荐使用比色法，其中紫外分光光度法简便、快速、稳定、易于自动化，但缺点是受溶血、黄疸、脂血的干扰较大。CV-多元络合体系光度法直接超微量测定，灵敏度较高。酶法为磷检测的发展方向，特异性较高，线性范围广，不易受常规干扰物影响。

目前我国卫生部临床检验中心推荐的常规方法是以硫酸亚铁或米吐尔（对甲氨基酚硫酸盐）作还原剂的还原钼蓝法。在CAP的调查中，大约2/3实验室采用340nm直接紫外分光光度法测定，只有1/3实验室采用还原成钼蓝的比色法测定。

一、检测方法

（一）紫外分光光度法

【原理】在酸性条件下，样品中无机磷与钼酸铵作用生成磷钼酸盐复合物。这种复合物在340nm波长处有吸光峰，吸光度的变化与无机磷的浓度成正比，与同样处理的标准品比较，可求得样品中无机磷的含量。

1. 手工检测

【试剂】

（1）0.15mmol/L钼酸铵溶液：钼酸铵111.2mg、NaN_3 50mg至小烧杯中，加50ml蒸馏水溶解并转入100ml容量瓶中，加Triton X-100 0.2ml，加水至刻度。

（2）2%硫酸：准确吸取浓硫酸2ml加至98ml水中，混匀即可。

（3）应用液：应用前，根据当日测定的标本数量，取适量的上述“1”液和“2”液进行等量混合。

（4）磷标准液：1.292mmol/L。

【操作】取试管3支，标明测定管、标准管和空白管，然后按表2-3-5操作。

表2-3-5 无机磷紫外分光光度法测定操作步骤

加入物（ml）	测定管	标准管	空白管
血清	0.1		
磷标准液		0.1	
去离子水			0.1
应用液	3.0	3.0	3.0

混匀，室温放置5分钟后用分光光度计，在波长340nm，比色杯光径10mm，用空白管调零，读取各管的吸光度。

【结果计算】

$$无机磷（mmol/L）=\frac{测定管吸光度}{标准管吸光度}\times 磷标准液浓度（mmol/L）$$

2. 自动化分析仪检测

【试剂】

（1）R1

硫酸	0.36mmol/L
表面活性剂	

（2）R2

钼酸铵	3.5mmol/L
硫酸	0.36mol/L
氯化钠	150mmol/L

【操作】血清样品与试剂R1混合，温育，加入试剂R2，温育一定时间后监测特定波长下的吸光度。主要反应条件如下：

方　法：紫外分光光度法/终点法

样本/试剂：2μl/90μl/45μl

主波长：340nm　　反应温度：37℃

副波长：800nm　　反应时间：10分钟

不同实验室具体反应条件会因所使用的仪器和试剂而异，在保证方法可靠的前提下，应按仪器和试剂说明书设定测定条件，进行定标品、质控样品和血清样品分析。

【结果计算】测定管吸光度为A_1，空白管吸光度为A_2。

$\Delta A=A_1-A_2$。

$$无机磷（mmol/L）=\frac{测定管吸光度变化值}{标准管吸光度变化值}\times 磷标准液浓度（mmol/L）$$

全自动生化分析仪系统内部进行所有数据计算，并产生最终报告结果。

3. 注意事项

（1）检测波长要求：凡带有紫外波长325nm或340nm的分光光度计均可应用。340nm测得的吸光度是325nm（吸收峰在325nm）的82%。

（2）本反应在：5～120分钟内显色稳定，3小时后，标准管吸光度无改变；而测定管吸光度随时间的延长而上升，这可能与血清中含有极微量的还原性物质有关。

（3）表面活性剂要求：Tween-80、Tween-20（0.4% V/V）和Triton X-100（0.2% V/V）三种表面活性剂均适用于本法，所测结果基本相同，因此可选用其中的一种。吐温浓度以0.4%为佳，浓度太大，试剂颜色加深，吸光度增高。浓度太低，易产生混浊。

（4）干扰因素：黄疸和脂血标本应做标本空白，溶血标本会使结果偏高，不宜采用。单克隆免疫球蛋白含量高的标本采用此法测定时，因其结合磷酸盐，测定结果假性升高。

（5）标本稳定性：标本室温放置30～45分钟后离心分离血浆或血清。从接收标本到上机检测的最长时间限制是4小时，15～30℃的环境下不应超过8小时。如无法在4小时内完成，血清或血浆应该被保存在2～8℃。如无法在48小时内完成，应保存在-20℃，但不可反复冻融。

（6）尿液标本要求：采集尿液样本时，整个收集的过程应该在2小时内完成。若是检测24小时尿液的样本，保存样本的容器应该放置在冰箱或是在保存的过程中持续冰浴。假如需要防腐剂，应当在尿液收集前事先加入容器中。

（7）线性范围：0.323～3.876mmol/L（1～9mg/dl）。

（二）米吐尔直接显色法

【原理】利用无机磷在酸性溶液中与钼酸铵反应生成磷钼酸铵复合物，用还原剂对甲氨基酚硫酸盐（米吐尔）还原生成钼蓝。在试剂中加入Tween-80以抑制蛋白质的干扰。

1. 手工检测

【试剂】

（1）R1钼酸铵溶液：在50ml去离子水中加浓硫酸3.3ml，再加钼酸铵0.2g，溶解后加Tween-80 0.5ml，最后去离子水至100ml。

（2）R2对甲氨基酚硫酸盐（米吐尔）溶液：称取对甲氨基酚硫酸盐2g，溶于80ml去离子水中，加无水硫酸钠5g，最后加去离子水至100ml。

（3）R3显色应用液：取1液10ml，2液1.1ml混合即可应用。

（4）R4磷标准液：配制方法同前法。

【操作】取试管3支，标明测定管、标准管和空白管，然后按表2-3-6操作。

表2-3-6　无机磷米吐尔直接显色法测定操作步骤

加入物（ml）	测定管	标准管	空白管
血清	0.1		
磷标准液		0.1	
去离子水			0.1
显色应用液（R3）	4.0	4.0	4.0

混匀后置37℃水浴10分钟，取出，用分光光度计，在650nm波长，以空白管调零，10mm光径比色杯进行比色，读取各管的吸光度。

【结果计算】

$$\text{无机磷（mmol/L）}=\frac{\text{测定管吸光度}}{\text{标准管吸光度}}\times\text{磷标准液浓度（mmol/L）}$$

2. 自动化分析仪检测

【试剂】

（1）R1钼酸铵溶液：配制方法同前法。

（2）R2对甲氨基酚硫酸盐（米吐尔）溶液：配制方法同前法。

（3）R3磷标准液：配制方法同前法。

【操作】血清样品与试剂R1混合，温育，加入试剂R2，温育一定时间后监测特定波长下的吸光度。主要反应条件如下：

方法：米吐尔直接显色法/终点法

样本/试剂：4μl/180μl/90μl

主波长：650nm　　反应温度：37℃

副波长：700nm　　反应时间：10分钟

不同实验室具体反应条件会因所使用的仪器和试剂而异，在保证方法可靠的前提下，应按仪器和试剂说明书设定测定条件，进行定标品、质控样品和血清样品分析。

【结果计算】测定管吸光度为A_1，空白管吸光度为A_2。

$\Delta A=A_1-A_2$。

$$\text{无机磷（mmol/L）}=\frac{\text{测定管吸光度变化值}}{\text{标准管吸光度变化值}}\times\text{磷标准液浓度（mmol/L）}$$

全自动生化分析仪系统内部进行所有数据计算，并产生最终报告结果。

3. 注意事项

（1）白球蛋白比值倒置标本的处理：本法对血清白球蛋白比值倒置的标本易产生混浊，解决办法是用30g/L三氯醋酸去蛋白处理。方法如下：取血清0.2ml，加30g/L三氯醋酸1.8ml，充分混匀后离心，取上清液1.0ml。磷标准液同样进行处理，然后加显色液4.0ml，混匀后进行比色。

（2）试剂要求：米吐尔试剂应少量配制，放置时间不宜太长，否则正常血清有时也会产生轻度混浊。

二、参考区间

成人（20～79岁）血清无机磷：0.85～1.51mmol/L（此数据引自WS/T 404.6《临床常用生化检验项目参考区间》）。

成人尿液无机磷：32.3～38.4mmol/24h（1.0～

1.5g/24h)(此数据引自孙荣武，王鸿利《临床实验诊断学》)。

儿童血清无机磷：1.45 ~ 2.10mmol/L (4.5 ~ 6.5mg/dl)(此数据引自孙荣武，王鸿利《临床实验诊断学》)。

单位换算系数：血清无机磷 (mg/dl) = 血清无机磷 (mmol/L) ÷0.323。

三、临床意义

1. 血清无机磷异常

(1) 增高：①甲状旁腺功能减退。本病常因手术不慎伤及甲状旁腺或其血管，使激素分泌减少，肾小管对磷的重吸收增强使血清磷升高。假性甲状旁腺功能减退也伴有血清磷增高。②肾功能不全或衰竭、尿毒症或肾炎晚期，磷酸盐排出障碍使血清磷滞留。③维生素 D 过多，促进肠道钙磷吸收，血清钙磷升高。④多发性骨髓瘤、骨质疏松、骨转移瘤、骨折愈合期。

(2) 降低：①甲状旁腺功能亢进时，肾小管重吸收磷受抑制，尿磷排泄增多，导致血磷降低。②佝偻病或软骨病伴有继发性甲状旁腺增生，尿磷排泄增多导致血磷降低。③糖利用增加：连续静脉输入葡萄糖并同时输入胰岛素，或胰腺瘤伴有胰岛素过多症，使糖利用增加，消耗大量的无机磷酸盐。④肾小管变性病变，使肾小管重吸收磷障碍，血磷偏低。⑤乳糜泻时肠内大量的脂肪存在，抑制磷吸收。

2. 尿磷异常

临床检测尿磷浓度主要用于钙磷代谢、骨病评价及骨病治疗检测。

(1) 尿磷增加：见于甲状旁腺功能亢进、代谢性酸中毒、痛风、软骨病、肾小管疾病（肾小管酸中毒、Fanconi 综合征)、抗维生素 D 佝偻病、甲状腺功能亢进等。

(2) 尿磷减少：见于甲状旁腺功能减退、佝偻病、肾功能不全、维生素 D 缺乏时摄取高钙膳食、妊娠、哺乳期的妇女。

3. 尿磷减少、血磷增加，反映肾小球滤过率降低；尿磷增加、血磷减少，反映肾小管功能障碍。

第八节 血清镁测定

镁的含量居人体内阳离子的第四位，细胞内阳离子中镁的含量仅次于钾。镁参与体内许多重要的生物学过程，尤其是体内的能量代谢，神经肌肉传递以及酶的活性。近年来的研究表明镁与心血管疾病，特别是心律失常的发生有密切的关系。血清中的镁 71% 是游离的，22% 与白蛋白结合，7% 与球蛋白结合。

血清镁（magnesium，Mg）测定方法有比色法、荧光法、离子层析法、离子选择电极法、酶法、原子吸收分光光度法、放射性核素稀释质谱法等。其中决定性方法是放射性核素稀释质谱法，参考方法是原子吸收分光光度法。我国卫生部临床检验中心推荐甲基麝香草酚蓝（MTB）比色法、钙镁试剂（calmagite）法作为常规方法。

原子吸收分光光度法灵敏、快速、准确，是镁测定的参考方法。但仪器昂贵，难以普及。回收率为 98.3% ~100.7%，总精密度 CV 为 1.1%，分析灵敏度为 0.038mmol/L。

利用某些染料（如甲基麝香草酚蓝、Calmagite 等）的直接分光光度法，准确度及精密度可达到临床要求。且适宜自动分析，在临床实验室广泛使用，是我国卫生部临床检验中心推荐的常规方法。

甲基麝香草酚蓝法应用最广泛，操作简便，费用低，可用于自动生化分析系统。但存在试剂空白吸光度高、胆红素和其他阳离子干扰等缺点。采血后应尽快分离血清，避免溶血。线性范围为 0 ~ 5mmol/L；精密度：批内 CV 为 2.43%，批间 CV 为 4.12%；平均回收率为 98.9%。

二甲苯胺蓝法、Calmagite 染料法、偶氮砷Ⅰ比色法、偶氮砷Ⅲ法和酶速率法批内精密度均较好，批间精密度（CV%）二甲苯胺蓝法较好。二甲苯胺蓝法和偶氮砷Ⅲ法线性为 2.5mmol/L，Calmagite 染料法线性为 2.0mmol/L，偶氮砷Ⅰ法和酶速率法线性为 4.0mmol/L。二甲苯胺蓝法和酶速率法试剂开盖稳定性较好，适合临床常规实验室自动化分析仪使用。

一、检测方法

（一）甲基麝香草酚蓝比色法

【原理】 血清中镁、钙离子在碱性溶液中能与甲基麝香草酚蓝染料结合，生成蓝紫色的复合物，加入 EGTA 可遮蔽钙离子的干扰。

1. 手工检测

【试剂】

(1) R1 碱性缓冲液：称取无水亚硫酸钠 2g、叠氮钠 100mg、甘氨酸 750mg 和乙二醇双（β-氨基乙醚）-N，N，N，N-四乙酸［ethylene glycol-bis（β-aminoethylether-N，N，N，N′-tetraacetic acid)，简称 EGTA］90mg 于小烧杯中，加 1mol/L 氢氧化钠 23ml，使其溶解后，转入 100ml 容量瓶中，加去离子水至刻度。

（2）R2 显色剂：精确称取甲基麝香草酚蓝（AR）20mg 和聚乙烯吡咯烷酮（PVP）0.6g 于烧杯中，加 1mol/L 盐酸溶液 10ml，使其溶解后转入 100ml 容量瓶中，加去离子水至刻度，混匀，置棕色瓶中保存。

（3）R3 显色应用液：临用前将上述 R1 液和 R2 液等量混合即可（手工检测时需要此步，上生化仪操作时 R1 液和 R2 液直接使用）。

（4）R4 镁标准液：精确称取硫酸镁（$MgSO_4 \cdot 7H_2O$）0.2026g 于 1L 容量瓶中，加少量去离子水溶解，再精确称取干燥碳酸钙（$CaCO_3$）250mg 于小烧杯中，加去离子水 40ml 及 1mol/L 盐酸 6ml，慢慢加温至 60℃，使其溶解，冷却后转入上述容量瓶中，然后加去离子水至刻度，盛入塑料瓶中可长期保存，此液含镁 0.823mmol/L（2mg/dl）、钙 2.5mmol/L（10mg/dl）。

【操作】 取经稀盐酸处理及去离子水清洗的干燥试管 3 支，标明测定管、标准管和空白管，然后按表 2-3-7 进行操作。

表 2-3-7 镁甲基麝香草酚蓝比色法测定操作步骤

加入物（ml）	测定管	标准管	空白管
血清	0.1		
镁标准液（R4）		0.1	
去离子水			0.1
显色应用液（R3）	4.0	4.0	4.0

表中各管混匀，分光光度计波长 600nm，比色杯光径 10mm，以空白管调零，读取各管吸光度。

【结果计算】

$$血清镁（mmol/L）= \frac{测定管吸光度}{标准管吸光度} \times 镁标准液浓度（mmol/L）$$

2. 自动化分析仪检测

【试剂】 同“1. 手工检测”。

【操作】 血清样品与试剂 R1 混合，温育，加入试剂 R2，温育一定时间后监测特定波长下的吸光度。主要反应条件如下：

方　法：甲基麝香草酚蓝比色法/终点法

样本/试剂：3μl/100μl/100μl

主波长：600nm　　反应温度：37℃

副波长：700nm　　反应时间：10 分钟

不同实验室具体反应条件会因所使用的仪器和试剂而异，在保证方法可靠的前提下，应按仪器和试剂说明书设定测定条件，进行定标品、质控样品和血清样品分析。

【结果计算】 测定管吸光度为 A_1，空白管吸光度为 A_2。

$\Delta A = A_1 - A_2$。

$$血清镁（mmol/L）= \frac{测定管吸光度变化值}{标准管吸光度变化值} \times 镁标准液浓度（mmol/L）$$

全自动生化分析仪系统内部进行所有数据计算，并产生最终报告结果。

3. 注意事项

（1）标本稳定性：标本室温放置 30～45 分钟后离心分离血浆或血清。从接收标本到上机检测的最长时间限制是 4 小时，15～30℃的环境下不应超过 8 小时。如无法在 4 小时内完成，血清或血浆应该被保存在 2～8℃。如无法在 48 小时内完成，或分离的检体无法储存超过 48 小时，样本应该放置 -20℃冰箱保存，但不可反复冻融。

（2）影响因素：因 33% 的镁存在于血液中与蛋白质结合，采血时静脉压迫时间过长可出现假性升高，个体间每日差异为 3.4%。

（3）试剂要求：EGTA 是一个金属络合剂，在碱性条件下能络合钙而不络合镁，但浓度过高也能络合镁，故称量必须准确。在镁标准液中加入 2.5mmol/L 钙，可避免 EGTA 对镁的络合。

（二）Calmagite 染料比色法

【原理】 血清中镁在碱性条件下与 Calmagite 染料生成紫红色络合物，颜色的深浅与镁的浓度成正比。溶液中的 EGTA 可消除钙的干扰，使用表面活性剂可使蛋白胶体稳定，不必去除血清蛋白质而直接测定镁。

1. 手工检测

【试剂】

（1）Calmagite 染料溶液：Calmagite［1-(1 羟基-4-甲基-2-苯偶氮)-2 萘酚-4-磺酸］染料（Sigma）400mg，溶于 1000ml 去离子水中。

（2）碱性溶液：称取氢氧化钠 7g，EGTA 1.5g，3-环己胺-1，1 丙烷磺酸（CAPS）79g，氯化钠 990mg，溶于 1000ml 去离子水中，再加 Triton X-100 2ml，三乙醇胺 56ml，混匀，贮室温中备用。

（3）氯化锶溶液：称取氯化锶（AR）1.28g 溶于 100ml 去离子水中。

（4）显色应用液：临用前将（1）液 10 份、（2）液 10 份、（3）液 1 份加水 80 份混合，用 1mol/L 氢氧化钾溶液调节 pH 为 11.5±0.02，置冰箱保存，可用 2 周。

（5）镁标准液：配制方法同前法。

【操作】取经稀盐酸处理和去离子水清洗的干燥试管 3 支，标明测定、标准和空白管，然后按表 2-3-8 操作。

表 2-3-8 镁 Calmagite 染料比色法测定操作步骤

加入物（ml）	测定管	标准管	空白管
血清	0.05		
镁标准液		0.05	
去离子水			0.05
显色应用液	4.0	4.0	4.0

混匀，分光光度计波长 510nm，比色杯光径 10mm，以空白管调零，读取各管吸光度。

【结果计算】

$$血清镁（mmol/L）=\frac{测定管吸光度}{标准管吸光度}\times 镁标准液浓度（mmol/L）$$

2. 自动化分析仪检测

【试剂】

（1）R1 试剂

2-氨基-2-甲基-1-丙醇缓冲液　100mmol/L，pH 11.25

乙二醇双（α-氨基乙基）醚乙酸（EGTA）　40μmol/L

（2）R2 试剂

Calmagite 染料　0.11mmol/L

【操作】血清样品与试剂 R1 混合，温育，加入试剂 R2，温育一定时间后监测特定波长下的吸光度。主要反应条件如下：

方　法：Calmagite 染料比色法/终点法

样本/试剂：3μl/100μl/100μl

主波长：510nm　反应温度：37℃

副波长：600nm　反应时间：10 分钟

不同实验室具体反应条件会因所使用的仪器和试剂而异，在保证方法可靠的前提下，应按仪器和试剂说明书设定测定条件，进行定标品、质控样品和血清样品分析。

【结果计算】测定管吸光度为 A_1，空白管吸光度为 A_2。

$\Delta A = A_1 - A_2$。

$$血清镁（mmol/L）=\frac{测定管吸光度变化值}{标准管吸光度变化值}\times 镁标准液浓度（mmol/L）$$

全自动生化分析仪系统内部进行所有数据计算，并产生最终报告结果。

3. 注意事项

（1）标本稳定性：标本室温放置 30～45 分钟后离心分离血浆或血清。从接收标本到上机检测的最长时间限制是 4 小时，15～30℃的环境下不应超过 8 小时。如无法在 4 小时内完成，血清或血浆应保存在 2～8℃。如无法在 48 小时内完成，应保存在 -20℃，但不可反复冻融。

（2）干扰因素：溶血标本对本法测定有明显正干扰；脂血标本用本法测定也有明显的正干扰，标本应去脂处理后，方可用本法进行测定。

（3）试剂要求：碱性溶液中的 CAPS 也可用 AMP（2-氨基 2-甲基-1-丙醇）代替，其要求 pH 在 11.5，pH 偏低，显色反应不够敏感。本法中应用三乙醇胺可代替氰化钾，起到去除血清中重金属的作用。Triton X-100 不仅能使反应液中血清蛋白胶体稳定，而且可减低空白管的吸光度。

（三）二甲苯胺蓝法

【原理】在碱性条件下，镁和二甲苯胺蓝（XB-I）结合，生成红紫色水溶性螯合物，在 520nm 处有最大吸收度，与此同时 XB-I 作为底物在不断减少，其在 620nm 处的吸光度不断减少。通过对该底物吸光度减少的测定，即可求得样本中镁的浓度。

【试剂】显色液：

二甲苯胺蓝（XB-I）　0.13mmol/L

乙二醇醚二胺四乙酸（GEDTA）　0.045mmol/L

碳酸缓冲液（pH 11.6）

【操作】血清样品与试剂混合，温育一定时间后监测特定波长下的吸光度。主要反应条件如下：

方　法：XB（二甲苯胺蓝）法/终点法

样本/试剂：2μl/250μl

主波长：620nm　反应温度：37℃

副波长：700nm　反应时间：10 分钟

不同实验室具体反应条件会因所使用的仪器和试剂而异，在保证方法可靠的前提下，应按仪器和试剂说明书设定测定条件，进行定标品、质控样品和血清样品分析。

【结果计算】测定管吸光度为 A_1，空白管吸光度为 A_2。

$\Delta A = A_1 - A_2$。

$$血清镁（mmol/L）=\frac{测定管吸光度变化值}{标准管吸光度变化值}\times 镁标准液浓度（mmol/L）$$

全自动生化分析仪系统内部进行所有数据计算，并产生最终报告结果。

【注意事项】试剂开瓶后，在2～8℃保存时，请于30天以内使用。切不可冻存。

（四）原子吸收分光光度法

【原理】镁的空心阴极灯发射285.2nm的谱线，通过火焰进入分光系统，照射到光电倍增管上。稀释的血清被吸进空气-乙炔火焰时，镁在高温下解离成镁原子蒸气。部分发射光被蒸气中基态镁原子吸收，光吸收的量与火焰中镁离子的浓度成正比。

【试剂】

1. 无盐氧化镧稀释液（La^{3+} 4.3g/L） 取浓盐酸10ml加入800ml去离子水中，再加入准确称取高纯度 La_2O_3 5g，搅拌，使其溶解后，再以去离子水补足至1L，贮存于室温。

2. 含盐氧化镧稀释液 在上述无盐镧稀释液中加氯化钠164mg/L、氯化钾7.5mg/L，分别含 Na^+ 2.8mmol/L和 K^+ 0.1mmol/L。

3. 镁标准贮存液（20mmol/L） 精确称取硫酸镁（$MgSO_4 \cdot 7H_2O$）0.493g溶于去离子水中并稀释至100ml。

4. 镁标准液（1mmol/L） 取镁贮存液5ml，用去离子水稀释至100ml。

5. 镁标准校正液（0～0.04mmol/L） 用含盐氧化镧稀释液将1mmol/L镁标准液稀释成0～0.04mmol/L的四种浓度，贮存于聚乙烯瓶中。

【操作】

1. 样品处理 取血清0.1ml，加无盐氧化镧稀释液4.9ml，混匀。

2. 测定步骤

（1）插上电源，打开仪器，开灯及点火后，预温15分钟。

（2）吸入含盐氧化镧稀释液校正零点与基线。

（3）吸入镁校正标准液，调校读出的数字与浓度一致。

（4）吸入已经稀释的血清标本，读出镁浓度。

【注意事项】钠、钾盐加进校正标准液及校正零点的目的是使与测定管中的盐基本接近，减少离子干扰。镧用以去除磷酸盐干扰，使镁与钙在火焰中能充分解离。

二、参考区间

成人（20～79岁）血清镁浓度：0.75～1.02mmol/L（此数据引自WS/T 404.6《临床常用生化检验项目参考区间》）。

成人尿镁浓度：0.04～0.08mmol/24h（0.1～0.2g/24h）。

儿童血清镁浓度：0.5～0.9mmol/L（1.2～2.19mg/dl）；

血清镁（mg/dl）= 血清镁（mmol/L）÷0.411。

三、临床意义

1. 血清镁增高 可见于：

（1）肾脏疾病，如急性或慢性肾衰竭。

（2）内分泌疾病，如甲状腺功能减退症、甲状旁腺功能减退症、艾迪生病和糖尿病昏迷。

（3）多发性骨髓瘤、严重脱水症等血清镁也增高。

2. 血清镁降低 可见于：

（1）镁由消化道丢失，如长期禁食、吸收不良或长期丢失胃肠液者，慢性腹泻、吸收不良综合征、长期吸引胃液者等。

（2）镁由尿路丢失，如慢性肾炎多尿期，或长期用利尿药治疗者。

（3）内分泌疾病，如甲状腺功能亢进症、甲状旁腺功能亢进症、糖尿病酸中毒、醛固酮增多症等，以及长期使用皮质激素治疗。

第九节 血清铁和总铁结合力测定

铁是人体必需的微量元素，是合成红细胞中血红蛋白的主要原料。存在于正常成人体内的铁平均为3～4.5g。全身所有的铁约70%存在血红蛋白中，少量存在于肌红蛋白中。而各种酶和血浆中运输状态中的铁，仅占全身铁的极小部分。

血清铁（ferrum，Fe）测定几乎总是同时要做总铁结合力（total iron binding capacity，TIBC）测定。血清铁是与转铁蛋白结合的，但转铁蛋白分子中只有一部分被饱和，而另一部分未被饱和，称之为未饱和铁结合力（unsaturated iron binding capacity，UIBC）。当血清转铁蛋白全部被饱和后，其结合铁的量就是总铁结合力。

血清铁测定方法有分光光度法、原子吸收分光光度法、溶出伏安法。血清铁检测多用分光光度法[亚铁嗪比色法、红菲绕啉（bathophenanthroline）直接比色法、啡啉（ferene）直接比色法]，分光光度法已被IFCC推荐为参考方法。分光光度法特异性高，操作简便，适用于全自动生化分析仪，便于大量样本的检测。

国际血液学标准化委员会（ISCH）铁专门小组已对1978年推荐的血清铁测定方法作了一些改进，包括使用新的显色剂，以及减少血清标本的用量。经修改后的方法更敏感，费用更低。原推荐方法中，以红菲绕啉磺酸盐为显色剂；而改良法用亚铁嗪或啡啉作显色剂，前者的灵敏度可增加25%，后者更敏感，可增加50%。

原子吸收分光光度法灵敏、快速、准确，但需要昂贵的仪器设备，操作过程也较复杂，很少用来做血清铁的常规分析。比色法仍然是测定血清铁的主要方法。

一、血清铁比色法测定

（一）亚铁嗪直接比色法

【原理】 血清铁与运铁蛋白结合成复合物，在酸性介质中铁从复合物中解离出来，再被还原剂还原成二价铁，并与亚铁嗪生成紫红色化合物，在562nm处有吸收峰，可比色测定。不除蛋白直接测定法应纠正血清本身的色度，故应设血清空白。

1. 手工检测

【试剂】

（1）R1试剂：甘氨酸/盐酸缓冲液（pH 2.8）：0.4mol/L甘氨酸溶液58ml、0.4mol/L盐酸溶液42ml和Triton X-100 3ml混合后加入无水亚硫酸钠800mg，使溶解。

（2）R2试剂亚铁嗪显色液：称取亚铁嗪0.6g溶于100ml去离子水中。

铁标准贮存液（1.79mmol/L）：精确称取经室温干燥恒重的硫酸高铁铵［$FeNH_4(SO_4)_2 \cdot 12H_2O$，AR］0.8635g，置于烧杯中，加去离子水50ml，逐滴加入浓硫酸5ml，溶解后移入1L容量瓶中并用去离子水稀释至刻度。置棕色瓶中可长期保存。

铁标准应用液（35.8μmol/L）：在100ml容量瓶中加入铁标准贮存液2ml，加适量去离子水后，再加浓硫酸0.5ml，最后以去离子水稀释至刻度。

【操作】 按表2-3-9操作。

表2-3-9 铁亚铁嗪比色法测定操作方法

试剂（ml）	测定管	标准管	空白管
血清	0.45		
铁标准应用液（35.8μmol/L）		0.45	
去离子水			0.45
甘氨酸/盐酸缓冲液	1.20	1.20	1.20
混匀，用波长562nm，光径0.5cm，空白调零，读取测定管吸光度，然后再加			
亚铁嗪显色液	0.05	0.05	0.05

充分混匀，置室温15分钟或37℃ 10分钟后用同样的条件和方法读各管吸光度。

【结果计算】

血清铁（μmol/L）=

$$\frac{\text{测定管吸光度} - \text{血清空白管吸光度} \times 0.97}{\text{标准管吸光度}} \times$$

铁标准应用液浓度（μmol/L）

2. 自动化分析仪检测

【试剂】 同“1. 手工检测”。

【操作】 血清样品与试剂R1混合，温育，加入试剂R2，温育一定时间后监测特定波长下的吸光度。主要反应条件如下：

方　法：亚铁嗪直接比色法/终点法

样本/试剂：3μl/200μl/100μl

主波长：562nm　　反应温度：37℃

副波长：660nm　　反应时间：10分钟

不同实验室具体反应条件会因所使用的仪器和试剂而异，在保证方法可靠的前提下，应按仪器和试剂说明书设定测定条件，进行定标品、质控样品和血清样品分析。

【结果计算】 全自动生化分析仪系统内部进行所有数据计算，并产生最终报告结果。

3. 注意事项

（1）采血时间：血清铁还存在着日内变异，早上的值最高、晚上的值最低。故病程观察时应固定时间采血，一般以清晨空腹采血为佳。

（2）操作要求：测定管煮沸离心后有混浊，一般为脂性所导致，可加氯仿1ml，振荡片刻，离心后混浊可除掉。显色剂每次使用时，应倒出一定量于试管中，用后多余试剂不再放回原瓶，以防污染。

（二）红菲绕啉直接比色法

【原理】 当样本与含有表面活性剂和还原剂（抗坏血酸）的缓冲液混合时，使血清蛋白变性，转铁蛋白结合的铁被释放。所有的被释放的Fe^{3+}被抗坏血酸还原成Fe^{2+}，并与红菲绕啉二磺酸二钠盐形成红色螯合物。通过测定该红色螯合物溶液的吸光度，即可求得样本中铁的浓度。

【试剂】

1. R1缓冲液

甘氨酸缓冲液　pH 3.5　0.4mol/L

抗坏血酸　40mmol/L

表面活性剂

2. R2显色液

甘氨酸缓冲液　pH 3.0　40mmol/L

4，7-二苯基-1.10-菲绕啉磺酸钠　1.86mmol/L

表面活性剂

【操作】全自动生化分析操作

血清样品与试剂 R1 混合，温育，加入试剂 R2，温育一定时间后监测特定波长下的吸光度。主要反应条件如下：

方 法：红菲绕啉直接比色法/终点法

样本/试剂：13.5μl/200μl/50μl

主波长：546nm 反应温度：37℃

副波长：600nm 反应时间：10 分钟

不同实验室具体反应条件会因所使用的仪器和试剂而异，在保证方法可靠的前提下，应按仪器和试剂说明书设定测定条件，进行定标品、质控样品和血清样品分析。

【结果计算】测定管吸光度为 A_1，空白管吸光度为 A_2。

$\Delta A = A_1 - A_2$。

$$血清铁（\mu mol/L）= \frac{测定管吸光度变化值}{标准管吸光度变化值} \times 铁标准应用液浓度（\mu mol/L）$$

全自动生化分析仪系统内部进行所有数据计算，并产生最终报告结果。

【注意事项】

1. 采血时间 血清铁还存在着日内变异，早上的值最高、晚上的值最低。故病程观察时应固定时间采血，一般以清晨空腹采血为佳。

2. 试剂要求 试剂请勿冷冻，否则有可能出现错误的测定结果。试剂开封后请立即使用。如果开封后需要保存，请在规定的条件下封瓶保存。

3. 稀释 如果样本出现超出测定范围的值，请用生理盐水稀释样本后重新进行测定。

（三）参考区间

1. 成人（20～79 岁）血清铁浓度：

男性：10.6～36.7μmol/L。

女性：7.8～32.2μmol/L。

以上参考区间引自 WS/T 404.6《临床常用生化检验项目参考区间》。

2. 儿童 9.0～32.2μmol/L（50.3～179.9μg/dl）［此数据引自李影林《中华医学检验全书》（上卷）］。

单位换算系数：血清铁（μg/dl）= 血清铁（μmol/L）÷0.179。

二、血清总铁结合力测定

（一）亚铁嗪比色法

【原理】血清（浆）加入过量的铁，使其与未饱和的运铁蛋白结合。再加入碳酸镁以吸附多余的铁，然后用测血清铁的方法测定铁的含量，此量称为总铁结合力（TIBC），由 TIBC 减去血清铁值，则称为未饱和铁结合力（UIBC）。

【试剂】

1. TIBC 铁标准液（179μmol/L） 取 1.79mmol/L 铁标准贮存液 10ml，于 100ml 容量瓶中，加去离子水补足至刻度。

2. 轻质碳酸镁粉末。

3. 其他试剂同亚铁嗪直接比色法。

【操作】手工检测法：

取血清 0.45ml，加 TIBC 铁标准液（179μmol/L）0.25ml 和去离子水 0.2ml，混匀，置室温 10 分钟，加轻质碳酸镁粉末 20mg，再放 10 分钟，其间振摇数次，然后 2500r/min，离心 10 分钟，取上清液按表 2-3-10 操作。

表 2-3-10 TIBC 亚铁嗪比色法测定操作方法

试剂（ml）	测定管	标准管	空白管
上清液	0.45		
铁标准应用液（35.8μmol/L）		0.45	
去离子水			0.45
甘氨酸/盐酸缓冲液	1.20	1.20	1.20
混匀，用波长 562nm，光径 0.5cm，空白调零，读取测定管吸光度，然后再加			
亚铁嗪显色液	0.05	0.05	0.05

充分混匀，置室温 15 分钟或 37℃ 10 分钟后，用波长 562nm，光径 0.5cm，以空白管调零，读取各管吸光度。

【结果计算】

$$TIBC（\mu mol/L）= \frac{测定管吸光度 - 血清空白管吸光度 \times 0.97}{标准管吸光度} \times 铁标准应用液浓度（\mu mol/L）$$

血清 TIBC − 血清铁 = 血清 UIBCμmol/L

$$\frac{血清铁}{TIBC} \times 100\% = 铁饱和度$$

【参考区间】

1. 成人血清 TIBC

男性：50～77μmol/L （279.3～430.2μg/dl）。

女性：54～77μmol/L （301.7～430.2μg/dl）。

以上参考区间引自《全国临床检验操作规程》（第 3 版）。

2. 成人血清 UIBC 25.0～50.1μmol/L（139.7～

279.9μg/dl)。

3. 成人血清铁饱和度 男性约为40%，女性约为35%。

以上参考区间引自李影林《中华医学检验全书》(上卷)。

单位换算系数：血清铁（μg/dl）= 血清铁（μmol/L）÷0.179。

【注意事项】 碳酸镁的吸附能力鉴定：即取89.54μmol/L铁标准液1ml，用100mg碳酸镁能完全吸附为合格。碳酸镁的用量应随铁标准液用量增减而变化。

（二）啡啉直接比色法

【原理】 在酸性条件下，血清中的铁离子与转铁蛋白分离，与还原剂和显色剂作用生成蓝色络合物，此产物在600nm有最大吸收，其吸收强度与血清中铁离子的含量成正比，通过与标准比较可计算出血清铁的含量。在有过量铁离子存在的碱性溶液中，血清中未与铁结合的转铁蛋白全部与铁离子结合，剩余的铁离子与还原剂、显色剂作用后生成蓝色络合物(600nm)。通过计算缓冲液中铁离子的减少量就可计算出血清的不饱和铁结合力。

【试剂】 铁测定试剂主要成分：

1. R1试剂

醋酸缓冲液 pH =4.5	200mmol/L
硫脲	42mmol/L
Triton X-100	0.5%

2. R2试剂

Ferene	2mmol/L
盐酸羟胺	200mmol/L

UIBC测定试剂主要成分：

3. R3试剂

Tris缓冲液 pH =8.6	0.3mol/L
硫脲	42mmol/L

4. R4试剂

Triton X-100	0.8%
Ferene	1mmol/L
抗坏血酸	30mmol/L

【操作】 全自动生化分析操作

血清样品与试剂R1/R3混合，温育，加入试剂R2/R4，温育一定时间后监测特定波长下的吸光度。主要反应条件如下：

方 法：啡啉比色法/终点法

	样本/试剂：20μl/200μl/40μl
主波长：600nm	反应温度：37℃
副波长：700nm	反应时间：10分钟

Fe测定程序与UIBC测定程序相同，但所用的标准液不同。需要分别设置Fe及UIBC的通道，分别用去离子水和Fe标准液；去离子水与UIBC标准液各自建立工作曲线。

【结果计算】

$$\text{Fe/UIBC}\ (\mu\text{mol/L}) = \frac{\text{测定管吸光度}-\text{空白管吸光度}}{\text{标准管吸光度}}\times \text{Fe/UIBC 标准应用液浓度}\ (\mu\text{mol/L})$$

$$\text{TIBC} = \text{UIBC} + \text{Fe}$$

【参考区间】 成人：

Fe：男：9~32μmol/L（50~179μg/dl）。

女：7~30μmol/L（39~168μg/dl）。

UIBC：31~51μmol/L（173~285μg/dl）。

TIBC：45~75μmol/L（251~419μg/dl）。

以上参考区间引自试剂说明书。

单位换算系数：血清铁（μg/dl）= 血清铁（μmol/L）÷0.179。

【注意事项】

1. 波长选择 如仪器内无指定波长，选择波长接近的数值输入。

2. 稀释 结果如超过线性范围，请用生理盐水将标本按1:1稀释，测定结果乘以2。

3. 干扰因素 血红蛋白和肝素钠对测定结果有影响，应避免溶血及使用肝素钠抗凝血浆。

（三）红菲绕啉直接比色法

【原理】 在标本中加入含有已知过量铁离子的缓冲液。标本中的不饱和转铁蛋白与缓冲液中的铁离子定量地结合，变为饱和转铁蛋白。一部分未结合的铁离子与加入的还原剂（抗坏血酸）和含有红菲绕啉二磺酸二钠盐的显色试剂作用生成螯合化合物，并呈红色。在波长546nm测定这种物质的吸光度，得到残余铁离子的含量，再用已知过量铁离子量减去残余的铁离子量，即可求出标本中的不饱和铁结合力(UIBC)。

【试剂】

1. R1缓冲液

甘氨酸缓冲液 pH 3.5	0.13mol/L
硫酸亚铁铵	0.013mmol/L

2. R2显色液

甘氨酸缓冲液 pH 3.0	7mmol/L
红菲绕啉二磺酸二钠	1.86mmol/L
抗坏血酸	3mmol/L

【操作】 全自动生化分析操作

血清样品与试剂R1混合，温育，加入试剂R2，温育一定时间后监测特定波长下的吸光度。主要反应条件如下：

方 法：红菲绕啉直接比色法/终点法

样本/试剂：13.5μl/200μl/50μl

主波长：546nm 反应温度：37℃

副波长：600nm 反应时间：10 分钟

不同实验室具体反应条件会因所使用的仪器和试剂而异，在保证方法可靠的前提下，应按仪器和试剂说明书设定测定条件，进行定标品、质控样品和血清样品分析。

【结果计算】

$$\text{UIBC}\ (\mu g/dl)=\frac{\text{测定管吸光度变化值}}{\text{标准管吸光度变化值}}\times \text{UIBC 标准液浓度}\ (\mu g/dl)$$

【参考区间】 成人血清不饱和铁结合力：34～48μmol/L（191～269μg/dl）(此参考区间引自试剂说明书)。单位换算系数：血清铁（μg/dl）= 血清铁（μmol/L）÷0.179。

【注意事项】

1. 试剂要求 请勿冷冻本试剂，否则测定结果显示错误。试剂开瓶后，请尽快使用。若开瓶后需保存时，应在规定的条件下，盖上瓶塞保存。

2. 稀释 标本的测定值超过测定范围时，请用生理盐水稀释后复测。

三、临床意义

1. 血清铁异常

(1) 血清铁增高：①红细胞破坏增多时，如溶血性贫血；②红细胞的再生或成熟障碍，如再生障碍性贫血、巨幼红细胞性贫血；③铅中毒时铁利用率过低；④维生素 B_6 缺乏引起造血功能减退时。

(2) 血清铁降低：①机体摄取不足，如营养不良、胃肠道病变、消化性溃疡、慢性腹泻等；②机体失铁增加，如失血，包括大量和隐性失血，特别是肾炎、肾结核、阴道出血、溃疡病等，泌尿生殖道和胃肠道的出血；③体内铁的需要增加又未及时补充，如妊娠、婴儿生长期等；④体内贮存铁释放减少，如急性和慢性感染、尿毒症等均可引起铁释出减少；⑤某些药物治疗，如促肾上腺皮质激素或肾上腺皮质激素、大剂量的阿司匹林、考来烯胺等；⑥生理性降低：妇女在月经期、妊娠期，婴儿在生长期，因体内铁的需要量增加，可使血清铁降低，属于生理现象。

2. 血清总铁结合力异常

(1) 血清总铁结合力增高：见于缺铁性贫血、急性肝炎等。

(2) 血清总铁结合力降低：见于肝硬化、肾病、尿毒症和血色素沉着症等。

第十节 血清铜测定

铜是广泛分布于体内的微量元素。血清中的铜主要以铜蓝蛋白-铜及清蛋白-Cu^{2+} 形式存在。铜是含铜酶的重要成分，对细胞、呼吸、神经和内分泌的功能有重要作用。通过测定血中铜的浓度可用来诊断 Wilson 病、Menkes 综合征、骨疾病、肝胆系统疾病。

血清铜（cuprum，Cu）测定方法有分光光度法，原子吸收分光光度法，发射光谱法等。目前，尚无血清铜测定参考方法，首选方法是原子吸收分光光度法，此法灵敏、快速、准确，但仪器昂贵，难以普及。当不能采用原子吸收分光光度法时，可选用双环己酮草酰二腙比色法。比色法线性范围可达 62.8mmol/L，显色稳定，显色后在 4～20℃可稳定 1 小时，特异性高。

一、检测方法

(一) 原子吸收分光光度法

【原理】 铜的空心阴极灯发射 324.5nm 谱线，通过火焰进入分光系统照射到检测器上。血清用去离子水等量稀释，吸入原子化器（火焰），铜在高温下离解成铜原子蒸气。铜的空心阴极灯发射的 324.5nm 谱线中，部分发射光被蒸气中基态铜原子吸收，光吸收的量与火焰中铜离子的浓度成正比。用 10% 甘油水溶液作标准液的稀释剂，使标准液的黏度与血清相近。

【试剂】

1. 10%（V/V）甘油水溶液。

2. 1.574mmol/L 铜标准贮存液 精确称取硫酸铜（$CuSO_4 \cdot 5H_2O$）392.9mg，用去离子水溶解并稀释至 1L。

3. 铜标准应用液（7.87μmol/L 和 15.74μmol/L）吸取 1.574mmol/L 铜标准贮存液 0.5ml 和 1.0ml 分别用 10%（V/V）甘油水溶液稀释至 100ml。

【操作】

1. 血清和质控血清用去离子水作 1∶1 稀释混匀。

2. 吸入去离子水调零。

3. 吸入 15.74μmol/L 铜标准应用液调至合适显示值。

4. 吸入 7.87μmol/L 铜标准应用液检查线性。

5. 测定血清标本及质控血清。

【结果计算】 血清铜：测得的结果乘以 2（稀释

倍数）。

【参考区间】成人血清铜浓度：

男性：11.0～22.0μmol/L（70～140μg/dl）。

女性：12.6～24.4μmol/L（80～155μg/dl）。

儿童：12.6～29.9μmol/L（80～190μg/dl）。

单位换算系数：血清铜（μmol/L）＝血清铜（μg/dl）×0.1574。

【注意事项】

1. 原子吸收分光光度计 型号较多，灵敏度和操作步骤不完全一致，请按仪器操作说明书的要求进行操作。

2. 防止污染 从样品采集直到最后一步分析均应严格注意防止污染。全部玻璃器皿必须在约4mol/L的HNO_3中浸泡过夜，再用去离子水彻底冲洗干净。禁用玻璃容器盛标准液。

3. 操作要求 在进行血清样品测定时，每测3份样品后要用去离子水校对零点，每测5份样品后要测一次质控血清。无论何时，一旦零点漂移大于±3或质控血清改变大于5%时，均应重作标准。

（二）比色法

【原理】在酸性条件下，铜蓝蛋白和清蛋白中的铜解离出来，抗坏血酸（还原型）将解离出来二价铜离子还原成一价铜离子，一价铜离子与显色剂3，5-DiBr-PAESA生成蓝色络合物，通过检测蓝色铜络合物的吸光度，可以计算出铜的浓度。

$$铜蓝蛋白-Cu^{2+}\xrightarrow{酸性条件}铜蓝蛋白+Cu^{2+}$$

$$清蛋白-Cu^{2+}\xrightarrow{酸性条件}清蛋白+Cu^{2+}$$

Cu^{2+}＋抗坏血酸（还原型）→Cu^{+}＋抗坏血酸（氧化型）

Cu^{+}＋3，5-DiBr-PAESA→蓝色铜络合物

1. 手工检测

【试剂】

（1）R1试剂：

缓冲液（R1a）：醋酸盐缓冲液，pH 4.7，0.2mmol/L。开即可用，2～8℃放至有效期。

试剂（R1b）：还原剂，抗坏血酸。

R1试剂准备：取一瓶R1b，加入20ml缓冲液（R1a），充分溶解后作为工作液（W1）使用，2～8℃可存放2周。

（2）显色剂（R2）：4-(3，5-二溴-吡啶偶氮)-N-乙基-N-磺基丙基苯胺（3，5-DiBr-PAESA）：0.10mmol/L。

开即可用，作为工作液使用，2～8℃放至有效期。

（3）铜标准液

【操作】见表2-3-11。

表2-3-11 铜比色法操作步骤

加入物（μl）	试剂空白	样品	标准
去离子水	60		
样品		60	
铜标准液			60
试剂1	1000	1000	1000

充分混匀，37℃静置60秒，在580nm（570～590nm）对照试剂空白，读取初始吸光度值A1；分别加入250μl显色剂，37℃孵育5分钟，对照试剂空白读取最后吸光度值A_2，计算$\Delta A=A_2-A_1$。

【结果计算】

$$血清铜（\mu mol/L）=\frac{测定管吸光度}{标准管吸光度}\times 铜标准液浓度（\mu mol/L）$$

2. 自动化分析仪检测

【试剂】同“1. 手工检测”。

【操作】血清样品与试剂R1混合，温育，加入试剂R2，温育一定时间后监测特定波长下的吸光度。主要反应条件如下：

方 法：比色法/终点法

样本/试剂：10μl/150μl/50μl

主波长：600nm 反应温度：37℃

副波长：700nm 反应时间：10分钟

不同实验室具体反应条件会因所使用的仪器和试剂而异，在保证方法可靠的前提下，应按仪器和试剂说明书设定测定条件，进行定标品、质控样品和血清样品分析。

【结果计算】测定管吸光度为A_1，空白管吸光度为A_2。

$\Delta A=A_1-A_2$。

$$血清铜（\mu mol/L）=\frac{测定管吸光度}{标准管吸光度}\times 铜标准液浓度（\mu mol/L）$$

全自动生化分析仪系统内部进行所有数据计算，并产生最终报告结果。

【参考区间】成人血清铜：

男性：10.99～21.98μmol/L（70～140μg/dl）。

女性：12.60～23.60μmol/L（80～150μg/dl）。

单位换算系数：血清铜（μmol/L）＝血清铜（μg/dl）×0.1574。

3. 注意事项

（1）标本稳定性：标本室温放置30～45分钟后离心分离血浆或血清。从接收标本到上机检测的最长时间限制是4小时，15～30℃的环境下不应超过8小时。如无法在4小时内完成，血清或血浆应该被保存在2～8℃。如无法在48小时内完成，或分离的检体无法储存超过48小时，样本应该放置－20℃冰箱保存，但不可反复冻融。

（2）干扰因素：胆红素≤100mg/L，D-青霉胺≤250mg/L，尿酸≤250mg/L，肝素钠≤200mg/L，血红蛋白≤100mg/L，对本实验无干扰。血清中血红蛋白浓度高于100mg/L时，会使检测结果偏高；同时脂血标本亦会使结果升高。

（三）双环己酮草酰二腙比色法

【原理】用稀盐酸使与铜蓝蛋白及白蛋白结合的铜释放，用三氯醋酸沉淀蛋白，滤液中的铜离子与双环己酮草酰二腙反应，生成稳定的蓝色化合物。

1. 手工检测

【试剂】

（1）2mol/L盐酸溶液。

（2）200g/L三氯醋酸溶液。

（3）缓冲液：饱和焦磷酸钠溶液35.7ml，饱和枸橼酸钠溶液35.7ml，浓氢氧化铵溶液80.3ml，加去离子水至1000ml。

（4）铜试剂：称取双环己酮草酰二腙0.5g，加50%（V/V）乙醇至100ml。

（5）铜标准贮存液（100μg/ml）：精确称取硫酸铜（$CuSO_4 \cdot 5H_2O$，AR）392.9mg，加去离子水溶解并稀释至1000ml。

（6）铜标准应用液（2μg/ml或31.4μmol/L）：取上述贮存标准液2ml，加去离子水稀释至100ml。

【操作】取试管3支标明测定管、标准管和空白管，然后按表2-3-12操作。

表2-3-12 铜测定操作步骤

加入物（ml）	测定管	标准管	空白管
血清	1.0		
铜标准应用液		1.0	
去离子水			1.0
2mol/L盐酸	0.7	0.7	0.7
充分混匀，在室温中静置10min			
200g/L三氯醋酸	1.0	1.0	1.0
混匀，在室温中静置10min 离心沉淀10min，吸取各管上清液			
上清液	2.0	2.0	2.0
缓冲液	2.8	2.8	2.8
铜试剂	0.2	0.2	0.2

表2-3-12中各管混匀，在室温中静置20分钟，用分光光度计波长620nm，以空白管调零，读取各管吸光度。

【结果计算】

$$血清铜（\mu mol/L）=\frac{测定管吸光度}{标准管吸光度}\times 铜标准应用液浓度$$

2. 自动化分析仪检测

【试剂】

（1）R1试剂：

缓冲液（R1a）：醋酸盐缓冲液0.2mmol/L，pH 4.7。开即可用，2～8℃放至有效期。

试剂（R1b）：抗坏血酸。

R1试剂准备：取一瓶R1b，加入20ml缓冲液（R1），充分溶解后作为工作液（W1）使用，2～8℃可存放2周。

（2）R2试剂：显色剂，主要成分 双环己酮草酰二腙0.10mmol/L。开即可用，作为工作液（W2）使用，2～8℃放至有效期。

【操作】血清样品与试剂1混合，温育，加入试剂2，温育一定时间后监测特定波长下的吸光度。主要反应条件如下：

方 法：双环己酮草酰二腙比色法/终点法

样本/试剂：10μl/150μl/50μl

主波长：600nm 反应温度：37℃

副波长：700nm 反应时间：10分钟

不同实验室具体反应条件会因所使用的仪器和试剂而异，在保证方法可靠的前提下，应按仪器和试剂说明书设定测定条件，进行定标品、质控样品和血清样品分析。

【结果计算】测定管吸光度为A_1，空白管吸光度为A_2。

$\Delta A=A_1-A_2$。

$$血清铜（\mu mol/L）=\frac{测定管吸光度}{标准管吸光度}\times 铜标准液浓度（\mu mol/L）$$

全自动生化分析仪系统内部进行所有数据计算，并产生最终报告结果。

【参考区间】

成年男性血清铜浓度：10.99～21.98μmol/L（70～140μg/dl）。

成年女性血清铜浓度：12.56-23.55μmol/L（80～

150μg/dl)；

单位换算系数：血清铜（μmol/L）= 血清铜（μg/dl）×0.1574。

3. 注意事项

（1）标本稳定性：标本室温放置30～45分钟后离心分离血浆或血清。从接收标本到上机检测的最长时间限制是4小时，15～30℃的环境下不应超过8小时。如无法在4小时内完成，血清或血浆应该被保存在2～8℃。如无法在48小时内完成，应保存在－20℃，但不可反复冻融。

（2）方法学特点：本法十分灵敏，所有试剂要求高纯度。试验中所用仪器、试管、抽血注射器应避免铜的污染。本方法线性为1.6～79μmol/L（10～550μg/dl）。超过此浓度，用双蒸水做倍比稀释后再测。

二、临床意义

铜作为人体的微量元素之一，对人体营养起着重要作用，且是许多金属酶的组成成分。它是血浆铜蛋白的重要组成成分，并参与合成黑色素以及胶原物质。

1. 血浆铜增高见于　口服避孕药、雌激素治疗、霍奇金病、白血病及其他肿瘤（特别是支气管肿瘤）、巨幼红细胞性贫血、再生障碍性贫血、色素沉着病、风湿热、重型及轻型珠蛋白生成障碍性贫血、创伤及胶原性疾病。

2. 血清铜降低见于　威尔逊病（肝豆状核变性，Wilson病）、Menkes病或丝卷综合征、烧伤患者、某些缺铁性贫血、蛋白质营养不良以及慢性局部缺血性心脏病等。

第十一节　血清锌测定

锌是人体主要的微量元素之一，成人体内含锌2～3g。其在血液中的量相对恒定，约占所有微量元素的24%。锌是重要的营养素，青少年、婴儿、孕妇、癌症及烧伤患者是缺锌的高发人群。

血清锌（zinc，Zn）的主要测定方法有原子吸收分光光度法、中子活化法和吡啶偶氮酚比色法。

原子吸收分光光度法特异性好，检出限低，精密度好，准确性高，是我国卫生部临床检验中心的推荐方法，但因血清用量大、仪器昂贵而难以推广。

吡啶偶氮酚比色法，简单，快速，灵敏度高，可得到与原子吸收分光光度法近似的结果。比色法需要将与蛋白结合的锌离子释放，同时掩蔽其他干扰离子，由于反应显色物质较为灵敏，易受到仪器性能和系统污染的影响。精密度：批内CV为3.05%～3.08%，批间CV为2.97%～3.12%。

一、检测方法

（一）原子吸收分光光度法

【原理】分析生物体液中锌含量的方法为原子吸收分光光度法，基于标本在高温下反应，离子锌被还原并转化为原子锌蒸气，在锌的特征性波长213.8nm测定它的吸光度。锌的空心阴极灯发射213.8nm谱线，通过火焰进入分光系统照射到检测器上。血清用去离子水稀释，吸入原子化器（火焰），锌在高温下离解成锌原子蒸气。锌的空心阴极灯发射的213.8nm谱线中，部分发射光被蒸气中基态锌原子吸收，光吸收的强度与火焰中锌离子的浓度成正比。用50ml/L甘油稀释锌标准液，使与稀释血清有相似的黏度，通过标准曲线读出血清锌的浓度。

【试剂】

1. 甘油稀释液　50ml/L（V/V）甘油。

2. 锌高标准贮存液（1g/L）　准确称取纯金属锌粒200mg，溶于10倍稀释的硝酸20ml中，加去离子水至200ml。

3. 锌中标准贮存液（10mg/L）　准确吸取1g/L锌高标准贮存液1ml加50ml/L甘油至100ml。

4. 锌标准应用液　分别吸取10mg/L锌中标准贮存液5ml、10ml、15ml、20ml于4支100ml容量瓶中，各加50ml/L甘油至刻度，最终锌浓度分别为500μg/L、1000μg/L、1500μg/L、2000μg/L。

【操作】

1. 标本收集和处理　取静脉血4.0ml注入洁净的聚乙烯小试管内，迅速送检，分离血清时应避免溶血。

2. 稀释血清　吸取血清和质控血清各0.5ml于聚乙烯塑料试管内，加去离子水2.0ml，混匀，备用。

3. 仪器　调节原子吸收分光光度计至波长213.8nm，狭缝宽度0.7nm。空气-乙炔火焰，因使用仪器的型号较多，调节方法也不完全相同。请按各仪器的说明书来调气压、流速、标本吸入速度、灯电流、灯位置，使达到最大灵敏度。

4. 测定

（1）吸入甘油稀释液进入火焰，调基线，使吸光度为零。

（2）吸进从低浓度到高浓度的锌标准应用液，重复进样直至读出的吸光度稳定在±0.002A，绘制标准曲线。

（3）吸进稀释血清和稀释质控血清，读取吸光度，然后从标准曲线查取锌浓度（μg/L）。

质控血清测定值应在靶值的±6%以内。

【结果计算】

血清锌（μmol/L）=

$$\frac{\text{测定管吸光度}-\text{空白管吸光度}}{\text{标准管吸光度}}\times$$

锌标准应用液浓度（μmol/L）

【参考区间】 成人血清锌浓度：11.6～23.0μmol/L（76～150μg/dl）。

单位换算系数：血清锌（μmol/L）= 血清锌（μg/dl）×0.0153。

【注意事项】

1. 操作要求　样品的吸入速度和火焰状态保持恒定是取得重复结果的重要环节。为了保持雾化器的清洁，要定期吸进稀盐酸清洗。燃烧头应放在非酸性清洁液浸泡，使用前彻底清洗，保持燃烧喷口的通畅和表面光滑。操作过程都要严格防止锌污染。因橡胶制品含锌较高，故标本不宜与橡胶制品接触。

2. 器皿要求　玻璃可持续弥散少量锌，不可用玻璃容器，标本、去离子水、试剂应存放在聚乙烯制品的容器内。不同类型的特夫龙和聚乙烯也含有锌，能弥散入样本中，在长期贮藏时锌值可升高。聚丙烯是最合适的容器。

3. 标本要求　标本应避免溶血及时测定。

（二）吡啶偶氮酚比色法

【原理】 硝基-PAPS［3-羟基-4-（5-硝基吡啶偶氮）］在碱性溶液中与 Zn^{2+} 反应，生成紫色的复合物，在570nm处有最大的吸收峰。而来自于Cu和铁离子的干扰可以通过调节pH和添加螯合物完全消除。

1. 手工检测

【试剂】

（1）R1试剂：

硼酸盐缓冲液　pH 8.20	370mmol/L
水杨醛肟	12.5mmol/L
丁二酮肟盐	1.25mmol/L
表面活性剂及防腐剂	

（2）R2试剂：

硝基-PAPS缓冲液	0.4mmol/L
（3）锌标准液	200μg/dl

【操作】 见表2-3-13。

混合均匀，孵育5～10分钟后，30分钟内，在570nm处以空白管调零，读取吸光度A。

表2-3-13　锌吡啶偶氮酚比色法双试剂测定操作步骤

加入物（μl）	空白管	标准管	测定管
试剂R1	1000	1000	1000
样本			60
去离子水	60		
标准/校正		60	
混合均匀，孵育5min，再加入			
试剂R2	250	250	250

【结果计算】

血清锌（μmol/L）=

$$\frac{\text{测定管吸光度}-\text{空白管吸光度}}{\text{标准管吸光度}}\times$$

锌标准应用液浓度（μmol/L）

2. 自动化分析仪检测　血清样品与试剂R1混合，温育，加入试剂R2，温育一定时间后监测特定波长下的吸光度。主要反应条件如下：

方　法：吡啶偶氮酚比色法/终点法

样本/试剂：12μl/200μl/50μl

主波长：570nm　反应温度：37℃

副波长：700nm　反应时间：10分钟

不同实验室具体反应条件会因所使用的仪器和试剂而异，在保证方法可靠的前提下，应按仪器和试剂说明书设定测定条件，进行定标品、质控样品和血清样品分析。

【结果计算】 测定管吸光度为 A_1，空白管吸光度为 A_2。

$\Delta A = A_1 - A_2$。

血清锌（μmol/L）$=\dfrac{\text{测定管吸光度}}{\text{标准管吸光度}}\times$锌标准液浓度（μmol/L）

全自动生化分析仪系统内部进行所有数据计算，并产生最终报告结果。

【参考区间】 成人血清锌浓度：9.0～20.7μmol/L（59～135μg/dl）。

单位换算系数：血清锌（μmol/L）= 血清锌（μg/dl）×0.0153。

3. 注意事项

（1）安全问题：试剂含有叠氮化钠，误入眼、口中或沾染到皮肤上请立即用清水彻底冲洗，必要时到医院就诊。叠氮化钠可以和铜、铅等金属发生强烈的反应生成叠氮化金属，故废弃时请充分稀释废液和冲洗排水管，以免在排水管中有残留。反应中生成的硝基酚有毒性，防止吸入，吞食或皮肤接触，如果皮肤或黏膜接触反应物，请用大量水冲洗。

（2）干扰因素：甘油三酯≤1000mg/dl，胆红素≤50mg/dl，VC≤100mg/dl，Cu^{2+}≤60μmol/L，Fe^{3+}≤60μmol/L，Ca^{2+}≤5mmol/L，Mg^{2+}≤4mmol/L，不会对本试验有干扰。

（3）器皿要求：本法所用器皿必须经10%（V/V）硝酸浸泡过夜，然后用去离子水冲洗干净后备用。

二、临床意义

锌是人体重要的营养素，青少年、婴儿、孕妇、癌症及烧伤患者是缺锌的高发人群。

血清锌降低见于：急性组织烧伤、酒精中毒性肝硬化、肺癌、心肌梗死、慢性感染、营养不良、恶性贫血、胃肠吸收障碍、妊娠、肾病综合征及部分慢性肾衰竭患者。儿童缺锌可出现嗜睡、生长迟缓、食欲低下、男性性腺发育不全和皮肤改变。

血清锌升高见于：甲状腺功能亢进、垂体及肾上腺皮质功能减退、真性红细胞增多症、嗜酸性粒细胞增多症，高血压患者，也可见于工业污染引起的急性锌中毒。

第十二节 全血铅测定

铅（plumbum，Pb）是一种具有神经毒性的重金属元素，主要经呼吸道、消化道和皮肤吸收，入血后随血流分布到全身各器官和组织。铅的排泄大部分经肾脏由尿排出，小部分通过胆汁分泌排入肠腔，然后随粪便排出，微量由乳汁、汗、唾液、头发及指甲脱落排出体外。

血铅能直接反映近期（几个月内）机体吸收铅的量，与食物链、空气铅浓度密切相关，全血铅浓度的测定是最有用的筛查和临床诊断的实验手段。

在我国临床实践中，目前使用较多的血铅检测方法有：石墨炉原子吸收光谱法、微分电位溶出法（包括ESA LeadCare及ESA LeadCare Ⅱ和国产相关便携式检测设备）和钨舟无焰原子吸收光谱法。无论选用哪种方法，都必须严格执行《血铅临床检验技术规范》（卫生部文件，卫医发［2006］10号）；必须建立从样品采集和处理直至检测全程序严格防范外部铅污染的程序和措施；必须使用国家血铅标准物质进行质量控制，使其结果具有溯源性。对血铅浓度较高的样本，复检时必须采用静脉血样。

一、检测方法

（一）石墨炉原子吸收光谱法

【原理】 血样用Triton X-100作基体改进剂，溶血后用硝酸处理，在283.3nm波长下用石墨炉原子吸收光谱法测定铅的含量。

【仪器】

1. 原子吸收分光光度计。
2. 铅空心阴极灯。
3. 自动进样装置。
4. 石墨杯。
5. 聚乙烯加盖离心管。
6. 容量瓶（25ml）。
7. 微量取液器。
8. 所用容量器皿均用3.9mol/L硝酸浸泡过夜，冲洗干净，晾干后备用。

【试剂】 本法所用试剂除另有说明外，均用分析纯试剂。

1. 实验用水 为亚沸蒸馏水或去离子水。
2. 硝酸 优级纯ρ20 =1.42g/ml。
3. 硝酸铅 优级纯或金属铅，光谱纯。
4. 硝酸溶液1%（V/V）。
5. 硝酸溶液0.1%（V/V）。
6. 肝素钠溶液5g/L。
7. Triton X-100溶液0.1%（V/V）。
8. 铅标准溶液

（1）铅标准储存液：购买国家标准物质GBW 08619（1ml溶液含1mg铅）或称取0.100g金属铅，溶于1.0ml硝酸（试剂2），加水稀释到100ml，此溶液1ml含1mg铅。或称取0.1598g硝酸铅（105℃干燥2小时）用1mol/L硝酸溶液溶解并稀释至100ml，此溶液1ml含1mg铅，存于聚乙烯塑料瓶中。

（2）铅标准应用液：用硝酸溶液（试剂5）将铅标准贮存液逐级稀释成1ml含0.4μg铅的中间液，然后用Triton X-100溶液稀释成1ml含0.1μg铅（应用液1）和1ml含0.2μg铅（应用液Ⅱ）的标准应用液。临用前配制。

质控样品：采用GBW09154—9156或GBW09139—09140。

【操作】

1. 仪器操作条件 参照下列仪器操作条件，将原子吸收分光光度计调整到最佳测定状态（表2-3-14）。

2. 空白试验（试剂空白） 取0.32ml Triton X-100溶液（试剂7），加入0.04ml硝酸溶液（试剂4），混匀，与样品同时进行测定。

表 2-3-14　原子吸收分光光度计的最佳测定状态

波长 283.3nm	干燥 70～110℃ 70s
狭缝 1.3nm	灰化 400～500℃ 30s 保持 10s
灯电流 7.5mA	原子化 2400℃ 7s
载气 Ar 150ml/min	清洗 2500℃ 3s
背景矫正	

3. 标准曲线绘制

（1）取 7 个带盖离心管，按表 2-3-15 配制标准管。

（2）各管加 0.04ml 硝酸溶液（试剂 4），混匀。按仪器操作条件测定吸光度。

（3）以 1～6 号管的吸光度减去 0 号管的吸光度为纵坐标，铅含量为横坐标，绘制标准曲线。

表 2-3-15　血铅标准管的配制

管号	0	1	2	3	4	5	6
铅标准应用液（Ⅰ）(ml)	0	0.02	0.04	0.08	0.16	0.32	0
铅标准应用液（Ⅱ）(ml)	0	0	0	0	0	0	0.20
Triton X-100（ml）	0.32	0.30	0.28	0.24	0.16	0	0.12
健康人血液（ml）	0.04	0.04	0.04	0.04	0.04	0.04	0.04
铅含量（μg/L）	0	5	10	20	40	80	100

4. 样品测定

（1）将盛有稀释血样（采样 1）的带盖离心管和试剂空白，按仪器条件（操作 1，表 2-3-14）测定吸光度。

（2）或将抗凝静脉血（采样 2）由冰瓶取出，放至室温，振摇均匀，取 40μl，按采样方法 1 处理后，进样 10μl，再按仪器操作条件测定吸光度值。

（3）样品的吸光度减去试剂空白的吸光度，从标准曲线查得的铅浓度，即为稀释血样中铅的浓度。

（4）测定前后及每测 10 个样品后，测定一次质控样品。

【结果计算】按下式计算血铅浓度：

$$X = 10C \div 207.2$$

式中：X——血液中铅的浓度（μmol/L）

C——由标准曲线查得的铅浓度（μg/L）

10——稀释倍数

【注意事项】

1. 方法学特点　本法的最低检测浓度 3μg/L；精密度 CV＝3.7%～5.0%（血铅浓度 109～800μg/L，n＝6）；血样加标准液的回收率 95.1%～103.2%（加标浓度 10～40μg/L）；血铅标准样品测定符合率 99.1%。

2. 操作要求　在测定过程中，干燥、灰化温度和时间的选择很重要，要防样品的飞溅。每只石墨管的阻值不同，更换石墨管后需重新作标准曲线。如血样含铅量超出测定范围，可增加稀释倍数。

3. 共存物的干扰及去除　血液中 3 倍于正常值 NaCl、K、Ca、Mg 和 3 倍治疗量的 EDTA 对测定无影响。用标准加入法分析可以消除基体的干扰。

4. 样本采集、运输和保存应按《血铅临床检验技术规范》中的规定进行。可选用下述两种方式。

（1）手指末梢血采集：严格控制污染和组织液稀释，去掉第一滴。用微量取液器（仪器 7）抽取血样 40μl，置于盛有 0.32ml Triton X-100 溶液（试剂 7）的带盖离心管中，充分振摇，然后加入 40μl 硝酸溶液（试剂 4），混匀。冰瓶运输，4℃下至少可保存 5 天。

（2）空腹静脉血采集：置入事先加好肝素钠溶液（用量为每毫升血液加 20～40μl 试剂 6）的试管中混匀。冰瓶运输，于 4℃下可保存 3 周。

（二）微分电位溶出法

【原理】酸性介质中，在选定的电位上，将 Hg^{2+} 和 Pb^{2+} 电沉积在预镀汞膜玻碳工作电极上，断开恒电位电路，利用溶液中溶解氧使沉积在汞剂中的铅氧化溶出，并记录溶出的（dt/dE）－E 曲线，以溶出峰高进行定量测定。

【仪器】

1. 微分电位溶出仪，配备旋转玻碳电极、饱和甘汞电极、铂电极。

2. 烧杯，10ml。

3. 聚乙烯塑料管，10mm×90mm。

4. 玻璃仪器和塑料器皿均用 8.0mol/L 硝酸浸泡过夜，用水冲洗干净，晾干后备用。

【试剂】所用试剂除另有说明者外，均为分析纯试剂。

1. 实验用水　为去离子水，比电阻大于 500kΩ·cm，或用全玻璃蒸馏器重蒸所得的水。

2. 硝酸 ρ20 = 1.42g/ml。

3. 盐酸 ρ20 = 1.19g/ml。

4. 氨水 ρ20 = 0.90g/ml。

5. 无水乙醇。

6. 肝素钠 生化试剂。

7. 氯化汞溶液 0.01mol/L 取 2.7g 氯化汞溶于2ml 8.0mol/L 硝酸中，用水稀释至1000ml。

8. 镀汞液 取2ml 氯化汞溶液（试剂7），用水稀释成100ml。

9. 标准溶液 称取 0.1598g 硝酸铅［$Pb(NO_3)_2$，优级纯，105℃下干燥 2 小时］，加水溶解，定量转移到 1000ml 容量瓶中，用水稀释至刻度。此溶液 1ml 含 0.1mg Pb。临用前，用1%（V/V）硝酸稀释成 10μg/ml 和 1μg/ml Pb 的标准应用液。

10. 质控样品 用标准物质 GBW09154—09156 或 GBW09139—09140。

【操作】

1. 仪器操作条件 见表 2-3-16。

表 2-3-16 仪器操作条件

	镀汞	测定
电解电位（V）	-1.0	-1.1
电解时间（s）	90	90
搅拌时间（s）	60	60
溶出上限电位（V）	-0.8	-0.8
溶出下限电位（V）	-0.2	-0.2
电极转速（r/min）	2000	2000

2. 电极处理及预镀汞膜 将玻碳电极表面在氧化铈粉水浆液中旋转抛光，冲洗干净。依次用氨水、无水乙醇及蒸馏水冲洗、擦干。插入镀汞液中，使用三电极系统（指工作电极、辅助电极、参比电极），按仪器操作条件镀汞，重复 3 次，洗净后备用。

3. 空白实验（试剂空白） 取 4ml 蒸馏水按照操作 4 进行。

4. 样品处理 取已经加蒸馏水溶血的末梢血样（采样 1）或取静脉血样 50μl（采样 2），置于盛有 4ml 蒸馏水的 100ml 烧杯中，加入氯化汞溶液 50μl（试剂 7），1.19mol/L 盐酸 1.0ml，供测定。

5. 标准曲线的绘制 于 10ml 烧杯中，加氯化汞溶液 50μl（试剂 7），水 4ml（试剂 1），1.19mol/L 盐酸 1.0ml，插入三电极后，按仪器操作条件富集、溶出。记录溶出峰后，再连续加 1μg/ml 的铅标准应用液，每次 10μl（每次增加 2.0μg/L，共加 5 次），每加一次标准液后，进行富集、溶出，分别记录溶出峰高。以峰高为纵坐标，加入铅量为横坐标，绘制标准曲线。

6. 测定（标准加入法）

（1）按仪器操作条件（操作 1，表 2-3-16）测定处理后的样品（操作 4），记录溶出峰值。然后连续加入与血样铅含量相近铅标准溶液 2 次，每次 10μl。每加一次进行富集，溶出，分别记录溶出峰。

（2）测定试剂空白（操作 3）的峰高。

（3）采用标准加入外推作图法计算铅含量。即在溶出峰前脚与后脚之间作切线，再以溶出峰顶为中心，向下作垂线与切线相交，以峰顶与交点的高度为纵坐标，加入铅量为横坐标，绘制标准添加曲线，使曲线外延与横坐标相交，对应于原点和交点的距离即为血样中铅的含量。

（4）在测定前后和每测定 10 个样品后测一次质控样品，每批至少测定 3 次质控样品。血铅的微分电位溶出峰在 -0.4V（对 SCE）。

【结果计算】按下式计算血铅的含量。

$$X = [(a-b) \cdot d/c] \times 100 \div 207.2$$

式中：X 为血液中铅的含量（μmol/L）。

a——从标准添加曲线上查出的样品中铅浓度（μg/ml）。

b——从标准添加曲线上查出的试剂空白铅浓度（μg/ml）。

c——分析时所取血液的体积（ml）。

d——将 c 稀释后，总体积为 5ml。

【注意事项】

1. 方法学特点 检测限为 0.9μg/L（试剂空白峰高值的 3 倍标准差）。精密度为 4.3% ~7.8%（血铅浓度为 250.0 ~ 620.0μg/L，n = 6）。准确度为 97.3% ~107.3%（血样加标准液回收率）。本法允许试样中含有大量有机物及反电活性物质的存在，血样酸化后即可直接测定，络合态铅在酸性条件下能完全解离。由于预镀汞膜为厚膜，解决了其他方法示膜电极重现性差的问题。

2. 电极要求 电极镀汞 1 次一般可用 4 小时，如溶出峰不正常应及时重新镀汞。电极沾污时，可用氧化铈粉浆重新抛光。

3. 样本采集、运输和保存应按《血铅临床检验技术规范》中的规定执行。可选用下述两种方式：

（1）取手指血 50μl，置于盛有 4ml 水（试剂 1）的小烧杯中，混匀，使溶血待测。

（2）静脉血 50μl 置于预先加入肝素钠（按 150μg 肝素/ml 血液）的试管中，充分混匀。血样放冰瓶中运输，4℃下可保存 1 周。

（三）钨舟无焰原子吸收光谱法

【原理】 待测元素的化合物在高温下进行原子化，被解离为基态原子。当锐线光源发射出的特征谱线，穿过一定厚度的原子蒸气时，光的一部分被原子蒸气中待测元素基态原子吸收，检测系统测量出透射光的强弱变化，根据光吸收定律：吸光度的大小与原子化器中待测元素原子浓度成正比的关系，求得待测元素含量。

将血液直接加入专用稀释液中，混匀后一次进样，采用复合空心阴极灯，自吸收背景扣除，以波长283.3nm（铅）、228.8nm（镉），可同时测定血液中铅、镉元素含量。

【仪器】 钨舟原子吸收光谱仪。

1. 旋涡混合器。
2. 100μl 可调精密微量加样器。
3. 1.5ml 聚乙烯带盖离心管。

【试剂】

1. 去离子水。
2. 铅、镉专用稀释液　京药监械（准）字 2009 第 2400506 号（更）。
3. 全血铅、镉标准溶液　国家一级标准物质（GBW09154 ~ GBW09156 或 GBW09139 GBW09140），或国家二级标准物质［GBW（E）090033 ~ 090036 和 GBW（E）090250 ~ 090251］。
4. 铅、镉标准应用溶液　取 3 支盛有铅、镉测定专用稀释液（0.36ml）的离心管，按浓度不同分别加入国家一级标准物质或国家二级标准物质［GBW（E）090033 ~ 090036 和 GBW（E）090250 ~ 090251］40μl，以旋涡混合器充分混匀。
5. 质控样品　国家一级标准物质或国家二级标准物质（用标准物质 GBW09154 ~ 09156 或 GBW09139 ~ 09140）。

【采样、运输和保存】 按《血铅临床检验技术规范》中的规定进行。

吸取 40μl 末梢血或静脉血，分别置于盛有专用稀释液（0.36ml）的离心管中，盖紧离心管盖，充分混匀待测。样品用冰瓶运送实验室。样品暂不能检测时，可置冰箱内 4 ~ 6℃保存 1 周。

【操作】

1. 仪器操作条件　见表 2-3-17。
2. 样品测定　先将铅、镉标准应用液和样品放置室温，然后充分混匀静置。按铅、镉标准应用液顺序进样，绘制出标准曲线（$r \geq 0.9950$）。然后测定质控样品，当质控样品测定结果可接受时再进行样品测定，同时测定试剂空白。样品的吸光度减去试剂空白的吸光度后，由标准曲线查出铅、镉的含量。

表 2-3-17　仪器操作条件

元素名称	铅	镉
波长（nm）	283.3	228.8
载气（L/min）	1.5	1.5
干燥（℃/s）	110/30	110/30
灰化（℃/s）	500/30	300/30
原子化（℃/s）	2300/5	2000/5
清洗（℃/s）	2400/3	2200/3

【结果计算】

血铅　$C = cF \div 207.2$

血镉　$C = cF \div 112.4$

式中：C——血液中铅或镉浓度（μmol/L）。

c——由标准曲线查得的稀释血样中铅、镉浓度（μg/L）。

F——稀释倍数，按本法操作时，铅、镉稀释倍数为 10。

【注意事项】

1. 方法学特点　本法定量下限（6 次空白的 10 倍标准差）≤3μg/L。方法检出限（6 次空白的 3 倍标准差）≤0.60μg/L。精密度 CV≤10%（血铅浓度 100 ~ 500μg/L，$n=6$）；血镉最低检测浓度≤0.2μg/L，精密度 CV≤10%（血镉浓度 8μg/L，$n=6$）。
2. 器皿要求　所用器皿均用 4mol/L 硝酸溶液浸泡过夜，用去离子水冲洗干净，晾干备用。
3. 标本要求　血样采集时间不限。为防止样品污染，采样时要选用铅、镉含量低于该方法定量下限的各类材料。
4. 原子吸收分光光度计型号较多，操作步骤不完全一致，请按仪器操作说明书的要求进行操作。

二、参考区间

全血铅测定 成人：<0.97μmol/L（<200μg/L）。

儿童：<0.48μmol/L（<100μg/L）。

三、临床意义

铅是对人体有神经毒性作用的重金属元素，广泛存在于人的生活环境和食物链中，铅可以铅烟、铅尘和各种氧化物形式被人体经呼吸道和消化道摄入体内，引起以神经、消化、造血系统障碍为主的全身性疾病。在同一环境中，婴幼儿由于生理因素决定，其受危害的程度相对大于成人。

铅进入人体后，以各种络合物形式经血液输送至各组织器官，主要储存于软组织和骨骼中。血液中95%的铅在红细胞中，其浓度与机体铅吸收、排出、分布处于平衡状态。当生活环境不变，铅暴露基本稳定的情况下，血铅不仅反映了近期的铅接触水平，也一定程度上反映体内的铅负荷和铅的健康危害。研究表明，血铅是当前最可行、最能灵敏地反映铅对人体健康危害的指标。

1. 国家标准中对血铅的规定指标

（1）职业性慢性铅中毒诊断标准 GBZ37—2002

观察对象：血铅 ≥ 1.9μmol/L（0.4mg/L 或 400μg/L）。

轻度中毒：血铅 ≥ 2.9μmol/L（0.6mg/L 或 600μg/L）。

文件规定：非职业性慢性铅中毒的诊断和处理亦可参照使用。

（2）职业接触铅及其化合物的生物限值（WS/T 112—1999）

生物监测指标：血铅。

生物限值：2.0μmol/L（400μg/L）。

2. 儿童血铅的相关规定《儿童高铅血症和铅中毒分级和处理原则（试行）》“诊断与分级”规定如下。

儿童高铅血症和铅中毒要依据儿童静脉血铅水平进行诊断。

高铅血症：连续两次静脉血铅水平为 100 ~ 199μg/L

铅中毒：连续两次静脉血铅水平等于或高200μg/L；并依据血铅水平分为轻、中、重度铅中毒。

轻度铅中毒：血铅水平为 200 ~ 249μg/L。

中度铅中毒：血铅水平为 250 ~ 449μg/L。

重度铅中毒：血铅水平等于或高于 450μg/L。

儿童铅中毒可伴有某些非特异性的临床症状，如腹隐痛、便秘、贫血、多动、易冲动等；血铅等于或高于 700μg/L 时，可伴有昏迷、惊厥等铅中毒脑病表现。

第四章

血清酶测定

酶是能催化人体化学反应的一类特殊蛋白质。酶产生于人体不同组织，体液中酶的浓度反映相应组织或器官的生理病理状态，因而可用于临床诊断。目前临床上主要检测血清中的酶，血清酶可分血浆特异酶和非血浆特异酶两类。血浆特异酶是血浆蛋白的固有成分，在血浆中发挥特定催化作用（如胆碱酯酶、脂蛋白脂肪酶），当酶的合成器官功能减退时，可见血清酶水平降低。非血浆特异酶包括外分泌酶（如淀粉酶）和细胞酶（如转氨酶、肌酸激酶、乳酸脱氢酶），这些酶血清水平很低，主要存在于细胞内或细胞膜，当组织损伤或由于病理生理原因酶合成增多或清除减少等情况时血清水平升高。血清酶检测在临床上应用十分广泛。血清酶检测可以测定酶的质量浓度，也可以测定酶的催化活性浓度，活性测定具有简便、特异、成本低等特点，是血清酶测定的主要方法。本章介绍常用血清酶的测定。

第一节　血清丙氨酸氨基转移酶测定

丙氨酸氨基转移酶（alanine aminotransferase，ALT）是转氨酶的一种，催化丙氨酸和α-酮酸之间的氨基转移反应。磷酸吡哆醛是转氨酶的辅基，酶蛋白与磷酸吡哆醛结合后才具有催化活性。ALT 是最常用的临床检验项目之一。ALT 主要存在于肝脏，但也广泛存在于心脏、肾脏、骨骼肌、胰腺、脾脏、肺等组织中，这些组织损伤或坏死时，血清中 ALT 升高。ALT 主要存在于细胞质，释放容易，故血清 ALT 升高可出现于组织损伤早期。

测定血清 ALT 大多测定其催化活性。1955 年 Karmen 建立基于酶偶联反应的紫外分光光度动态监测法（速率法），1957 年 Reitman 和 Frankel 提出基于二硝基苯肼显色反应的比色法（赖氏法）。在早期技术条件下，赖氏法相对简便，曾得到较广泛的应用，但该法存在原理缺陷，也不便自动分析。随着分光光度和自动化分析技术的发展，赖氏法逐渐被淘汰，速率法逐渐成为主流方法。20 世纪 70 ~ 80 年代国际临床化学联合会（IFCC）对速率法反应条件（底物浓度、缓冲液种类、预温育、磷酸吡哆醛活化等）进行优化，推荐反应温度为 30℃ 的 ALT 测定方法。该方法产生明显国际影响，目前 ALT 测定方法几乎均源于此法，同时该方法在推进 ALT 测定标准化方面也发挥一定作用。20 世纪末，人们发现推荐方法所能实现的标准化程度有限，遂考虑采纳计量学溯源原理。2002 年 IFCC 在原推荐方法基础上提出 ALT 测定参考方法，此法基本采用推荐方法反应条件，只是考虑现代自动生化分析仪普遍在 37℃ 下进行分析，故将反应温度由 30℃ 改为 37℃。此法目前是国际公认 ALT 测定参考方法。目前也认为常规测定应使用定值可溯源至参考方法的定标品校准，以实现 ALT 测定标准化。本节介绍目前应用较多的速率法。

【原理】 血清 ALT 催化 L-丙氨酸与α-酮戊二酸的氨基转移反应，生成丙酮酸和 L-谷氨酸，生成的丙酮酸在乳酸脱氢酶（LDH）作用下氧化还原型烟酰胺腺嘌呤二核苷酸（NADH）为氧化型烟酰胺腺嘌呤二核苷酸（NAD^+）。NADH 在 340nm 波长处有较强光吸收，而 NAD^+ 无吸收。在底物过剩的情况下，丙酮酸的生成速率与血清 ALT 浓度成正比，NADH 下降速率与丙酮酸的生成速率成正比，因而可通过监测 NADH 下降速率测定血清 ALT 活性浓度。ALT 活性测定的酶偶联反应式如下：

$$\text{L-丙氨酸} + \alpha\text{-酮戊二酸} \xleftrightarrow{ALT} \text{丙酮酸} + \text{L-谷氨酸}$$

$$\text{丙酮酸} + NADH + H^{+} \xleftrightarrow{LDH} \text{L-乳酸} + NAD^{+}$$

【试剂】 2002 年 IFCC 参考方法试剂成分及其终浓度如下：

三羟甲基氨基甲烷（Tris）	100mmol/L
pH（37℃）	7.15
L-丙氨酸	500mmol/L
NADH	0.18mmol/L
磷酸吡哆醛	0.1mmol/L
LDH	1700U/L
α-酮戊二酸	15mmol/L
样品体积分数	1:12

上述试剂成分，除 α-酮戊二酸外的其他成分组成试剂Ⅰ，α-酮戊二酸作为试剂Ⅱ。目前各商品试剂与上述试剂相似，但多数不含磷酸吡哆醛，试剂Ⅰ和Ⅱ组成、各成分浓度及样品体积分数存在一定差异，详见各试剂说明书。

【操作】 IFCC 参考方法测定过程为，血清样品与试剂Ⅰ混合，温育，加入试剂Ⅱ，迟滞一定时间后监测特定波长下的吸光度。主要测定条件如下：

反应温度	37.0℃
温育时间	5 分钟
迟滞时间	1.5 分钟
吸光度监测波长	340nm
吸光度监测时间	3 分钟

不同实验室具体反应条件会因所使用的仪器和试剂而异，在保证方法可靠的前提下，应按仪器和试剂说明书设定测定条件，进行定标品、空白样品和血清样品分析。

【结果计算】 在 IFCC 推荐方法和参考方法中，样品 ALT 催化活性浓度按下式计算：

$$C_{样品} = \frac{\Delta A_{样品} - \Delta A_{空白}}{t} \times \frac{10^{6}}{\varepsilon} \times \frac{V_{总}}{V_{样品}}$$

式中 $C_{样品}$ 为样品浓度，$\Delta A_{样品}$ 和 $\Delta A_{空白}$ 分别为样品和空白的吸收度（光径 1cm）差值，t 为吸光度监测时间，ε 为 NADH 的摩尔消光系数，$V_{总}$ 和 $V_{样品}$ 分别为总体积和样品体积。当 t 的单位为分（min）时，血清 ALT 催化活性浓度的单位是 U/L，当 t 的单位为秒（s）时，血清 ALT 催化活性浓度的单位是 μkat/L，两者换算公式为：1μkat/L = 60U/L。

常规方法一般用定标品校准，计算公式如下：

$$C_{样品} = \frac{\Delta A_{样品} - \Delta A_{空白}}{\Delta A_{校准} - \Delta A_{空白}} \times C_{校准}$$

式中 $\Delta A_{校准}$ 和 $C_{校准}$ 分别为定标品吸收度（光径 1cm）差值和定标品浓度。

有的常规方法根据上述原理直接给出校准系数（F），样品浓度按下式计算：

$$C_{样品} = (\Delta A_{样品} - \Delta A_{空白}) \times F$$

【参考区间】 试剂中不含磷酸吡哆醛时，成年男性 9 ~ 50U/L，女性 7 ~ 40U/L；试剂中含磷酸吡哆醛时，成年男性 9 ~ 60U/L，女性 7 ~ 45U/L。

上述参考区间引自 WS/T 404.1—2012《临床常用生化检验项目参考区间》。

【注意事项】

1. 报告单位 血清 ALT 催化活性浓度的常用单位是 U/L，国际单位制单位是 μkat/L。

2. 定标品要求 样品 ALT 浓度过去常用由 NADH 的摩尔消光系数推导的校准因子计算，但各种常规方法很难完全重复 IFCC 推荐方法的试剂组成和反应条件，由此会造成测定结果差异。目前认为，ALT 测定需用定值可溯源至 IFCC 参考方法的定标品校准。

3. 磷酸吡哆醛 磷酸吡哆醛是转氨酶的辅基，是转氨酶发挥催化活性的必要物质。IFCC 推荐方法试剂中含有磷酸吡哆醛，但目前多数常规方法试剂中不含磷酸吡哆醛。一般而言，含磷酸吡哆醛试剂的测定结果偏高。健康人血清中磷酸吡哆醛含量正常，试剂中磷酸吡哆醛增高 ALT 活性的作用不明显，但在某些病理状态（如肾病）血清磷酸吡哆醛含量偏低，试剂中的磷酸吡哆醛可显著升高血清 ALT 活性。含磷酸吡哆醛的方法更为合理。

4. 双试剂 血清中的游离 α-酮酸（如丙酮酸）能消耗 NADH，使测定结果升高，因此目前 ALT 测定推荐使用"双试剂"，加入试剂Ⅰ后温育一段时间，消耗内源性 α-酮酸，再加入外源底物，监测 NADH 降低。需注意的是，有的双试剂的试剂Ⅰ中不含 NADH，此种双试剂不是真正双试剂，不能避免内源性 α-酮酸的干扰。

5. 标本类型及稳定性 宜用血清标本测定 ALT。血清分离后应尽快进行分析。若需过夜贮存，可存于 4℃；若需更长贮存，需存于 -70℃。血清标本不宜反复冻融。红细胞内 ALT 含量为血清浓度的 3 ~ 5 倍，溶血标本不适于 ALT 测定。

【临床意义】 血清 ALT 测定主要用于肝脏疾病实验诊断。ALT 是反映肝损伤的灵敏指标，各种急性肝损伤（如急性传染性肝炎及药物或酒精中毒）时，血清 ALT 可在临床症状（如黄疸）出现之前急剧升高等，并一般与病情轻重和恢复情况相平行；慢性肝炎、脂肪肝、肝硬化、肝癌、肝淤血等血清 ALT 也可升高。另外，胆石症、胆囊炎、胰腺炎、心肌梗死、心肌炎、心力衰竭及服用某些药物（如氯丙嗪、异菸肼、奎宁、水杨酸制剂等）时可见血清ALT升高。

第二节 血清天门冬氨酸氨基转移酶测定

天门冬氨酸氨基转移酶（aspartate aminotransferase，AST）是另一种转氨酶（参见本章第一节），催化天门冬氨酸和α-酮酸之间的氨基转移反应。AST同样广泛存在于多种组织，按含量多少大致顺序为心脏、肝脏、骨骼肌、肾脏等，这些组织损伤或坏死时，血清中AST升高。AST活性大部分分布于细胞的线粒体，小部分分布于细胞质，故细胞损伤严重或坏死时，血清AST升高明显。AST活性测定方法的发展历程与ALT类似，早期曾有速率法、赖氏法等方法，20世纪70～80年代IFCC对速率法进行优化，提出推荐方法。目前绝大多数AST测定常规方法基于IFCC推荐方法。2002年IFCC提出AST测定参考方法，用于AST测定标准化。本节介绍目前普遍应用的速率法。

【原理】血清AST催化L-天门冬氨酸与α-酮戊二酸的氨基转移反应，生成草酰乙酸和L-谷氨酸，生成的草酰乙酸在苹果酸脱氢酶（MDH）作用下氧化还原型烟酰胺腺嘌呤二核苷酸（NADH）为氧化型烟酰胺腺嘌呤二核苷酸（NAD^+）。NADH在340nm波长处有较强吸收，而NAD^+无吸收。在底物过剩的情况下，草酰乙酸的生成速率与血清AST浓度成正比，NADH下降速率与草酰乙酸的生成速率成正比，因而可通过监测NADH下降测定血清AST活性浓度。AST活性测定的酶偶联反应式如下：

$$\text{L-天门冬氨酸} + \alpha\text{-酮戊二酸} \xleftrightarrow{AST} \text{草酰乙酸} + \text{L-谷氨酸}$$

$$\text{草酰乙酸} + NADH + H^+ \xleftrightarrow{MDH} \text{L-苹果酸} + NAD^+$$

【试剂】2002年IFCC参考方法试剂成分及其终浓度如下：

三羟甲基氨基甲烷（Tris）	80mmol/L
pH（37℃）	7.65
L-天门冬氨酸	240mmol/L
NADH	0.18mmol/L
磷酸吡哆醛	0.1mmol/L
MDH	600U/L
LDH	900U/L
α-酮戊二酸	12mmol/L
样品体积分数	1∶12

上述试剂成分，除α-酮戊二酸外的其他成分组成试剂Ⅰ，α-酮戊二酸作为试剂Ⅱ。目前各商品试剂与上述试剂相似，但多数不含磷酸吡哆醛，试剂Ⅰ和Ⅱ组成、各成分浓度及样品体积分数存在一定差异，详见各试剂说明书。

【操作】IFCC参考方法测定过程为，血清样品与试剂Ⅰ混合，温育，加入试剂Ⅱ，迟滞一定时间后监测特定波长下的吸光度。主要测定条件如下：

反应温度	37.0℃
温育时间	5分钟
迟滞时间	1.5分钟
吸光度监测波长	340nm
吸光度监测时间	3分钟

不同实验室具体反应条件会因所使用的仪器和试剂而异，在保证方法可靠的前提下，应按仪器和试剂说明书设定测定条件，进行定标品、空白样品和血清样品分析。

【结果计算】血清样品AST催化活性浓度可按NADH摩尔消光系数计算或用定标品校准，参见本章第一节。

【参考区间】试剂中不含磷酸吡哆醛时，成年男性15～40U/L，女性13～35U/L；试剂中含磷酸吡哆醛时，成年男性15～45U/L，女性13～40U/L。

上述参考区间引自WS/T 404.1—2012《临床常用生化检验项目参考区间》。

【注意事项】血清AST测定注意事项与ALT类似，参见本章第一节。

【临床意义】血清AST测定主要用于肝脏疾病实验诊断。急性肝损伤时，血清AST升高，但不如ALT升高明显，慢性肝炎、肝硬化、肝癌等情况时AST升高明显，可超过ALT，AST/ALT比值常用于急慢性肝脏疾病的鉴别诊断。心脏疾病、胆道疾病等及服用某些药物时也可见血清ALT升高。AST心肌分布较多，过去曾用于心肌梗死的实验诊断，由于其本身的局限性及更佳心肌标志物（如肌钙蛋白）的出现，目前已基本不用于此临床目的。

第三节 血清天门冬氨酸氨基转移酶同工酶测定

血清天门冬氨酸氨基转移酶（AST）部分来自组织细胞的细胞质，部分来自线粒体，分别称细胞质天门冬氨酸氨基转移酶（cytoplasmic aspartate aminotransferase，c-AST）和线粒体天门冬氨酸氨基转移酶（mitochondrial aspartate aminotransferase，m-AST）。两种AST由不同基因编码，结构不同，但催化相同反应，是同工酶。当细胞发生轻度或可逆性损伤时，仅细胞膜性质发生改变，细胞质中的酶可释放进入循环系统，细胞器（如线粒体）保持完整，其中的酶不易释放；当细胞发生重度或不可逆损伤（如细胞坏死）时，细胞器结构被破坏，其中的酶可进入循环系统。因此，血清c-AST和m-AST相对比例可反映组织细胞的损伤程度。血清c-AST和m-AST可用电泳法分离、检测，但正常人血清m-AST含量低，电泳法有时难以检出或难以精密检测。也可用免疫沉淀原理分离c-AST和m-AST后进行m-AST检测。比较方便的方法是匀相抑制速率法，不需样品处理等手工操作，可实现自动分析。本节介绍匀相抑制速率法。

【原理】用蛋白酶K水解血清c-AST，或用抗c-AST抗体结合c-AST，抑制c-AST活性，用AST总活性测定原理（见本章第二节）自动测定m-AST活性浓度。

【试剂】见血清AST测定（本章第二节），试剂Ⅰ中包含蛋白酶K或抗c-AST抗体。

【操作】见血清AST测定（本章第二节）。

【结果计算】见血清AST测定（本章第二节）。

【注意事项】蛋白酶K或抗c-AST抗体性能和浓度等可影响c-AST抑制完全程度，从而影响m-AST测定结果。其他注意事项见血清AST测定（本章第二节）。

【参考区间】一般正常人血清m-AST活性约为AST总活性的5%～10%。不同方法因特异性等方法性能不同可能有不同参考区间。

【临床意义】血清m-AST或m-AST/c-AST比值有时用于肝炎等肝脏疾病的程度或性质评估，水平升高反映肝组织损伤严重。

第四节 血清碱性磷酸酶测定

碱性磷酸酶（alkaline phosphatase，ALP）是一组在碱性条件下水解磷酸单酯类化合物或转移磷酸单酯的磷酰基至其他物质的酶。ALP广泛分布于人体各种组织，其中肝脏、肾脏、骨骼、小肠、胎盘等组织含量较多。正常成人血清中的ALP主要来自肝脏和骨骼，含量相当，另有约10%来自小肠。各种原因引起的ALP合成增多或清除减少可造成血清ALP升高。儿童、孕妇由于骨骼或胎盘生长活跃可出现生理性血清ALP升高，正常成人ALP升高多与骨骼或肝胆疾病等情况有关。血清ALP总催化活性浓度测定出现过多种方法，其中以苯酚磷酸酯为底物的比色法（金氏法）曾得到较广泛应用，后来以连续监测法（速率法）为主。1983年IFCC对速率法的底物、缓冲液等进行优化，提出ALP测定建议方法，虽非IFCC正式推荐方法，但产生广泛影响，目前绝大多数ALP常规方法采用此法原理。2011年IFCC在原建议方法基础上提出ALP测定参考方法，用于血清ALP测定标准化。本节介绍目前应用较多的速率法。

【原理】血清ALP在碱性条件下转移对硝基苯酚磷酸酯（NPP）的磷酰基至水和2-氨基-2-甲基-1-丙醇（AMP）分子，生成对硝基苯酚。在碱性条件下，对硝基苯酚以对硝基苯氧离子形式存在，呈黄色，在405nm波长处有较强吸收，而NPP无色。在底物过剩的情况下，对硝基苯氧离子的生成速率与血清ALP浓度成正比，因而可通过监测对硝基苯氧离子升高测定血清ALP活性浓度。ALP活性测定的酶促反应式如下：

$$NPP + H_2O \xrightarrow{ALP} \text{对硝基苯氧离子} + \text{磷酸盐}$$

$$NPP + AMP \xrightarrow{ALP} \text{对硝基苯氧离子} + AMP - \text{磷酸}$$

【试剂】2011年IFCC参考方法试剂成分及其终浓度如下：

AMP	750mmol/L
pH（37℃）	10.2
NPP	16mmol/L
硫酸锌	1mmol/L
醋酸镁	2mmol/L
N-(2-羟乙基)乙二胺-N，N′，N′-三乙酸（HEDTA）	2mmol/L
样品体积分数	1:51

上述试剂成分，除NPP外的其他成分组成试剂Ⅰ，NPP作为试剂Ⅱ。目前各商品试剂与上述试剂相似，试剂Ⅰ和Ⅱ组成、各成分浓度及样品体积分数存在一定差异，详见各试剂说明书。

【操作】IFCC参考方法测定过程为，血清样品与试剂Ⅰ混合，温育，加入试剂Ⅱ，迟滞一定时间后监测特定波长下的吸光度。主要测定条件如下：

反应温度	37.0℃
温育时间	1分钟
迟滞时间	1.5分钟
吸光度监测波长	405nm
吸光度监测时间	2分钟

不同实验室具体反应条件会因所使用的仪器和试剂而异，在保证方法可靠的前提下，应按仪器和试剂说明书设定测定条件，进行定标品、空白样品和血清

样品分析。

【结果计算】血清样品 ALP 催化活性浓度可按对硝基苯氧离子摩尔消光系数计算或用定标品校准，参见本章第一节。

【参考区间】成年男性 45 ~ 125U/L，女性 20 ~ 49 岁 35 ~ 100U/L，50 ~ 79 岁 50 ~ 135U/L。

上述参考区间引自 WS/T 404.1—2012《临床常用生化检验项目参考区间》。各实验室应建立自己的参考区间。

【注意事项】

1. 定标品要求 样品 ALP 浓度过去常用由对硝基苯氧离子的摩尔消光系数推导的校准因子计算，但各种常规方法很难完全重复 IFCC 推荐方法的试剂组成和反应条件，由此会造成测定结果差异。目前认为，ALP 测定需用定值可溯源至 IFCC 参考方法的定标品校准。

2. 缓冲体系 ALP 测定方法中曾使用过多种缓冲液，AMP 是一种磷酰基接受体，ALP 在 AMP 缓冲液中表现出较高活性。锌离子是 ALP 的结构离子，镁离子等二价离子是 ALP 的激活剂，合适的锌离子和镁离子浓度是 ALP 发挥最佳活性的重要条件，试剂中加入锌离子和镁离子大部分与 HEDTA 结合，HEDTA 起控制离子浓度的作用。

3. 试剂要求 血清 ALP 测定反应在碱性条件下进行，开封试剂可因吸收空气中的二氧化碳而使 pH 降低，影响测定结果，因此应注意开封试剂的使用时间，采用合适的校准计划，尤其对缓冲物质（AMP）浓度较低的试剂。

4. 标本类型 除血清外 ALP 测定可用肝素血浆。草酸、柠檬酸、EDTA 等抗凝剂因络合金属离子而抑制 ALP 活性，故使用此类抗凝剂的血浆不能用做 ALP 测定。分离血清后应尽快进行分析，各种条件下贮存可能会造成 ALP 活性改变。

【临床意义】血清 ALP 测定主要用于肝胆疾病和骨骼代谢相关疾病的实验诊断。急性肝炎（病毒性及中毒性）时血清 ALP 轻中度升高，肝硬化、胆石症、肿瘤等引起胆汁淤积时血清 ALP 大幅升高，肝外胆道阻塞时 ALP 升高更为明显，且升高程度经常与阻塞程度呈正相关。血清骨 ALP 是总体成骨活动良好指标，出现成骨活动相关疾病时血清 ALP 升高，维生素 D 缺乏、甲状腺功能亢进、纤维性骨炎、骨折修复等情况时血清 ALP 升高，Paget 病、骨肿瘤等可见血清 ALP 大幅升高。生长期儿童、孕妇可见生理性 ALP 升高。

第五节 血清碱性磷酸酶同工酶测定

血清碱性磷酸酶（alkaline phosphatase，ALP）是糖蛋白，不是单一的酶，有多种形式。肝、骨和肾 ALP 由同一基因编码，但所含碳水化合物种类和数量不同；胎盘和肠 ALP 分别由另外两种基因编码；肝 ALP 还有一种大分子形式，可能是肝 ALP 与细胞膜片段的结合物，称大分子 ALP 或胆汁 ALP。当需明确血清 ALP 来源或需监测特定同工酶变化时，可进行 ALP 同工酶测定。各种 ALP 同工酶结构不同，因而性质不同。可用于区分不同 ALP 同工酶的物理化学性质包括电泳特性、对热或特定化学物质的稳定性、对特定抑制剂的反应性、对特定凝集素的亲和性及免疫化学特性等，所涉及的分析方法多种多样。本节主要介绍较常用方法的原理和相关事项，各种方法的具体试剂、操作等参阅相关方法说明书或文献。

【原理】一种较常用的 ALP 同工酶测定方法是电泳法。可使用血清蛋白电泳系统（参见第一章第三节），用含某种底物（如 α-萘酚磷酸酯）及显色物质（如重氮盐类化合物）的缓冲液染色。肝 ALP 向阳极的移动最快，呈密集带，骨 ALP 移动稍慢，区带较弥散，肠 ALP 移动最慢，胎盘 ALP 出现于骨 ALP 区域。大分子 ALP 带较多负电荷，在无分子筛作用的电泳介质（如醋酸纤维素膜）中的移动比肝 ALP 更快。

上述电泳中肝 ALP 和骨 ALP 不能完全分离，存在不同程度交叠，血清 ALP 水平升高时尤其明显，难以定量。改进肝 ALP 和骨 ALP 分离有两种方法，均基于两种同工酶碳水化合物的差异。一种方法在电泳介质中加入麦胚凝集素，骨 ALP 与麦胚凝集素的亲和力较强，故移动减缓，从而与肝 ALP 分离。另一种方法用唾液酸苷酶短时处理血清，骨 ALP 的末端唾液酸更易被解离，负电荷减少，电泳中的移动减缓。

在不少临床情况下，血清 γ-谷氨酰转移酶（γ-GT）测定可能是电泳法区分肝 ALP 和骨 ALP 的简易替代，γ-GT 仅在肝胆疾病时升高，骨骼疾病时不升高。

目前也已有基于免疫化学原理的骨 ALP 质量或活性测定方法。

肠 ALP 区带的确认可用唾液酸苷酶长时（如过夜）处理血清后再行电泳，肠 ALP 因不含末端唾液酸，其移动不受影响，其他 ALP 同工酶均移动减缓。

胎盘 ALP 具有一定的热稳定性，用较高温度处理（如65℃，30 分钟）血清后测定 ALP 活性（参见本章第四节）是测定胎盘 ALP 的方便方法。

【临床意义】肝 ALP 和骨 ALP 同工酶测定主要用于肝脏疾病和骨骼相关疾病的鉴别诊断或监测（参见本章第四节）。与血清总 ALP 相比，肝 ALP 和骨 ALP 分别与肝脏疾病和骨骼相关疾病有更密切的关系。多种原因引起的肝外胆道阻塞时常可见大分子 ALP；肝硬化、肠腺化生时，肠 ALP 可升高。某些肿瘤患者血清中可以检出类胎盘 ALP 的 Regan 同工酶或其他 ALP 同工酶。

第六节 血清酸性磷酸酶测定

酸性磷酸酶（acid phosphatase，ACP）是一组在酸性条件下水解磷酸单酯类化合物的酶。ACP 存在于人体多种组织或细胞，主要有红细胞、血小板、脾脏、骨骼以及男性的前列腺等。男性血清中 ACP 大约一半来自前列腺，男性血清的其他 ACP 和女性血清 ACP 主要来自骨骼破骨细胞、红细胞等。ACP 有多种，来自前列腺的 ACP 称前列腺 ACP（p-ACP），可被右旋酒石酸抑制，其他不被酒石酸抑制，称酒石酸抵抗 ACP（tr-ACP）。p-ACP 升高主要与前列腺肿瘤有关，tr-ACP 升高主要与骨溶解和再造有关。ACP 测定主要采用活性测定，有多种方法。一种比色法以磷酸麝香草酚酞为底物，此底物对 p-ACP 有一定特异性，曾有较广泛应用。另一种方法是速率法，通过一系列反应，连续监测有色物质的生成，易于自动化，是目前常用方法。近年出现利用免疫分离的活性测定方法，可特异性测定特定种类的 ACP。本节介绍目前应用较多的速率法。

【原理】血清 ACP 在酸性条件下水解 α-萘酚磷酸酯，生成 α-萘酚和磷酸，α-萘酚与固红 TR 反应生成有色物质，在 405nm 波长处有吸收。在底物过剩的情况下，α-萘酚的生成速率与血清 ACP 浓度成正比，有色物质生成速率与 α-萘酚的生成速率成正比，因而可通过监测有色物质升高测定血清 ACP 活性浓度。ACP 活性测定的酶促反应式如下：

$$\alpha\text{-萘酚磷酸酯} + H_2O \xrightarrow{ACP} \alpha\text{-萘酚} + \text{磷酸}$$

$$\alpha\text{-萘酚} + \text{固红 TR} \longrightarrow \text{有色物质}$$

反应体系中加入 1，5-戊二醇等醇类物质作为磷酸接受体，以加速磷酸酯水解。可通过加和不加酒石酸，分别测定 tr-ACP 和总 ACP（t-ACP）。

【试剂】主要试剂成分包括 α-萘酚磷酸酯、固红 TR 或相似物质、1，5-戊二醇、枸橼酸缓冲液等，测定 tr-ACP 时含酒石酸，测定 t-ACP 时不含酒石酸。各商品试剂成分相似，各成分浓度及样品体积分数存在一定差异，详见各试剂说明书。

【操作】测定过程一般为，试剂与样品混合后温育一段时间（如 5 分钟），随后监测一定时间（1～3 分钟）内吸收度（405nm 左右）变化。反应温度 37℃。不同实验室具体测定条件会因所使用的仪器和试剂而异，在保证方法可靠的前提下，应按仪器和试剂说明书设定测定条件，进行定标品、空白样品和血清样品分析。

【结果计算】血清样品 ACP 催化活性浓度可按有色物质消光系数计算或用定标品校准，参见本章第一节。

【参考区间】不同方法参考区间不甚一致，一般成人血清 t-ACP 参考上限 7U/L 左右，tr-ACP 5U/L 左右。

【注意事项】血清 ACP 不稳定，血清分离后需尽快加入适量乙酸，降低血清 pH 至 5.4，以稳定 ACP。红细胞中含大量 ACP，需尽快分离血清，溶血样品不可用做 ACP 测定。

【临床意义】血清 tr-ACP 主要是一个溶骨活动指标，Paget 病、甲状旁腺功能亢进、骨肿瘤或肿瘤骨转移、骨石化症等情况时血清 tr-ACP 可升高。与骨无关的一种血清 tr-ACP 升高的情况是 Gaucher 病，毛细胞白血病的毛细胞表达 tr-ACP，毛细胞白血病时 tr-ACP 是组织化学指标，但血清 tr-ACP 一般不升高。前列腺癌，特别是有转移时，血清 ACP 或 p-ACP 明显升高。血清 ACP 或 p-ACP 曾广泛用于前列腺癌诊断或监测，但目前已基本被前列腺特异性抗原（PSA）取代。

第七节 血清乳酸脱氢酶测定

乳酸脱氢酶（lactate dehydrogenase，LDH）催化乳酸氧化为丙酮酸的反应，以氧化型烟酰胺腺嘌呤二核苷酸（NAD^+）作为氢接受体。LDH 广泛分布于人体各种组织或细胞，其中肝脏、心肌、肾脏、骨骼肌、红细胞等含量较多，均存在于细胞质中。LDH 是由两种亚基（H 和 M）组成的四聚体，有五种不同结构。血清 LDH 总催化活性浓度测定也曾出现过比色法，但后来以连续监测法（速率法）为主。速率法有两种，分别利用乳酸氧化为丙酮酸的反应（LP 法）和其逆反应（PL 法）。1994 年国际临床化学联合会（IFCC）提出 LDH 测定推荐方法（LP

法)，2002 年 IFCC 在推荐方法基础上提出 LDH 测定参考方法，用于血清 ALP 测定标准化。本节介绍目前应用较多的 LP 速率法。

【原理】 血清 LDH 催化 L-乳酸氧化为丙酮酸，同时将氢转移给 NAD^+，生成还原型烟酰胺腺嘌呤二核苷酸（NADH）。NADH 在 340nm 波长处有较强吸收，而 NAD^+ 无吸收。在底物过剩的情况下，NADH 的生成速率与血清 LDH 浓度成正比，因而可通过监测 NADH 上升测定血清 LDH 活性浓度。LDH 活性测定的反应式如下：

$$\text{L-乳酸} + NAD^+ \xrightleftharpoons{LDH} \text{丙酮酸} + NADH + H^+$$

【试剂】 2002 年 IFCC 参考方法试剂成分及其终浓度如下：

N-甲基-D-葡萄糖胺	325mmol/L
pH（37℃）	9.40
L-乳酸	50mmol/L
NAD^+（游离酸 3.15mmol/L，锂盐 6.85mmol/L）	10mmol/L
样品体积分数	1:23

上述试剂成分，除 NAD^+ 的其他成分组成试剂Ⅰ，NAD^+ 作为试剂Ⅱ。目前各商品试剂与上述试剂相似，缓冲物质种类、试剂Ⅰ和Ⅱ组成、各成分浓度及样品体积分数存在一定差异，详见各试剂说明书。

【操作】 IFCC 参考方法测定过程为，血清样品与试剂Ⅰ混合，温育，加入试剂Ⅱ，迟滞一定时间后监测特定波长下的吸光度。主要测定条件如下：

反应温度	37.0℃
温育时间	3 分钟
迟滞时间	1.5 分钟
吸光度监测波长	340nm
吸光度监测时间	3 分钟

不同实验室具体测定条件会因所使用的仪器和试剂而异，在保证方法可靠的前提下，应按仪器和试剂说明书设定测定条件，进行定标品、空白样品和血清样品分析。

【结果计算】 血清样品 LDH 催化活性浓度可按 NADH 摩尔消光系数计算或用定标品校准，参见本章第一节。

【参考区间】 成人（20～79 岁）血清 LDH：120～250U/L（此数据引自 WS/T 404.7《临床常用生化检验项目参考区间》）。

【注意事项】

1. 定标品要求　样品 LDH 浓度过去常用由 NADH 的摩尔消光系数推导的校准因子计算，但各种常规方法很难完全重复 IFCC 推荐方法的试剂组成和反应条件，由此会造成测定结果差异。目前认为，血清 LDH 测定需用定值可溯源至 IFCC 参考方法的定标品校准。

2. 两种速率法比较　血清 LDH 测定两种速率法（LP 法和 PL 法）曾都有较多应用，变化趋势是 LP 法逐渐成为主流方法，目前我国绝大部分实验室使用 LP 法。LP 法的主要优点是试剂稳定性好、保持线性反应速率的时间长、结果重复性好。PL 法测定结果，若按 NADH 摩尔消光系数计算，约为 LP 法的 2 倍。已有研究显示，若用合适定标品校准，PL 法测定结果也可溯源至 IFCC 参考方法。

3. 标本类型及稳定性　红细胞和血小板含大量 LDH，血清是 LDH 测定的适宜标本，血浆因可能含少量血小板而不宜用作 LDH 测定；血液凝固后应尽快分离血清，溶血标本不可用作 LDH 测定。血清 LDH 在室温下相对稳定；LDH 或其部分同工酶对低温敏感，4℃或 -20℃贮存可造成 LDH 活性降低。有研究资料显示 LDH 在 -70℃下稳定。

【临床意义】 LDH 分布广泛，因此血清 LDH 升高可见于众多临床情况，如心肌梗死、肝炎、溶血、肿瘤及肾、肺、肌肉等的多种疾患。目前血清 LDH 测定可能主要用于血液学和肿瘤相关疾病的诊断。溶血性贫血（如具有细胞性贫血）、白血病、恶性肿瘤等常可见血清 LDH 显著升高。

第八节　血清乳酸脱氢酶同工酶测定

乳酸脱氢酶（LDH）由两种亚基（H 和 M）组成，四聚体结构，有五种亚基组合，构成五种 LDH 同工酶，按电泳中向正极移动速度的快慢依次命名为 LDH1、LDH2、LDH3、LDH4 和 LDH5，其亚基组成分别为 H_4、H_3M、H_2M_2、HM_3 和 M_4。LDH 广泛分布于人体各种组织，不同组织的 LDH 同工酶分布不同，存在一定组织特异性，因此乳酸脱氢酶同工酶（lactate dehydrogenase isoenzyme）测定有时可协助判断疾病性质或部位。LDH 同工酶测定有电泳法、离子交换层析法、免疫学法、抑制法和酶水解法等多种，目前可能有一定应用的是电泳法，简述如下。

【原理】 根据不同 LDH 同工酶在一定 pH 下的带电性质，用电泳技术分离不同同工酶，用底物试剂处理电泳介质，使同工酶区带显色或显荧光，用光密度计扫描，确定各种同工酶的相对含量。

【试剂】 一般采用血清蛋白电泳系统（参见本篇

第一章第三节血清蛋白电泳)。电泳介质一般为琼脂糖凝胶或醋酸纤维素膜,缓冲液多为巴比妥缓冲液(pH 8.6),显色剂一般为乳酸盐(LDH 底物)和 NAD^+(荧光检测),或上述试剂外加四唑盐类化合物(颜色检测)。

【操作】 一般包括电泳系统准备、点样、电泳及显色等步骤,参见本篇第一章第三节。

【参考区间】 成人血清 LDH 同工酶有如下规律:LDH2 > LDH1 > LDH3 > LDH4 > LDH5。琼脂糖凝胶电泳荧光检测所得各同工酶相对含量大致为:LDH1 14% ~26%;LDH2 29% ~39%;LDH3 20% ~26%;LDH4 8% ~16%;LDH5 6% ~16%。

【临床意义】 一般溶血性疾病和心脏疾病时 H 亚单位(LDH1 和 LDH2)升高,恶性肿瘤和肝脏疾病时 M 亚单位(LDH4 和 LDH5)升高,肺、胰、脾等疾病时 LDH2、LDH3、LDH4 升高。

第九节 血清 α-羟丁酸脱氢酶测定

α-羟丁酸脱氢酶(α-hydroxybutyrate dehydrogenase,α-HBDH)是乳酸脱氢酶同工酶(LDH)(参见本章第七节和第八节)的一种,主要代表 LDH1 和 LDH2 活性,以 α-羟丁酸为底物时 HBDH 比其他 LDH 同工酶表现更高活性。血清 HBDH 测定有比色法、荧光光度法、速率法等,本节介绍目前应用较多的速率法。

【原理】 血清 HBDH 催化 α-酮丁酸(2-氧丁酸)还原为 α-羟丁酸,同时使还原型烟酰胺腺嘌呤二核苷酸(NADH)氧化为氧化型烟酰胺腺嘌呤二核苷酸(NAD^+)。NADH 在 340nm 波长处有较强吸收。在底物过剩的情况下,NADH 的消耗速率与血清 HBDH 浓度成正比,因而可通过监测 NADH 降低测定血清 HBDH 活性浓度。HBDH 活性测定的反应式如下:

$$\alpha\text{-酮丁酸} + \text{NADH} + \text{H}^+ \xrightarrow{\text{HBDH}} \alpha\text{-羟丁酸} + \text{NAD}^+$$

【试剂】 主要试剂成分包括磷酸盐缓冲液、α-酮丁酸和 NADH,各商品试剂成分相似,成分浓度及样品-试剂比例有一定差异,一般为双试剂,详见试剂说明书。

【操作】 测定过程一般为,样品先与含 NADH 的试剂混合,温育一段时间(如5分钟),加入含 α-酮丁酸的试剂,迟滞一定时间(如60秒),监测一定时间(如3分钟)内吸收度(340nm)变化。反应温度37℃。不同实验室具体测定条件会因所使用的仪器和试剂而异,在保证方法可靠的前提下,应按仪器和试剂说明书设定测定条件。

【结果计算】 血清样品 HBDH 催化活性浓度可按 NADH 摩尔消光系数计算或用定标品校准,参见本章第一节。

【参考区间】 目前引用较多的 HBDH 参考区间为成人 72 ~182U/L。以上参考区间引自《全国临床检验操作规程》(第3版)。

【注意事项】 红细胞中 HBDH 含量高,标本采集后应在2小时内分离血清,溶血血清不能用于 HBDH 测定。

【临床意义】 LDH1 和 LDH2 在心脏分布较多,故心脏疾病(心肌梗死、心肌炎等)时血清 HBDH 升高。HBDH 曾是心肌酶谱的组成部分,用于心肌梗死的实验诊断,目前已很少用于此临床目的。血清 HBDH/LDH 比值有时可用于心脏疾病和肝脏疾病的鉴别诊断,心脏疾病时比值较高,肝脏疾病时比值较低。此外,溶血性贫血时血清 HBDH 增高。

第十节 血清 L-γ-谷氨酰基转移酶测定

L-γ-谷氨酰基转移酶(L-γ-glutamyl transferase,GGT)是一种肽酶,催化 γ-谷氨酰基移换反应。GGT 仅作用于含末端谷氨酸残基且以 γ-羧基(末位羧基)与其他基团相连的肽(如谷胱甘肽)或肽样物质,转移 γ-谷氨酰基至其他物质(肽、氨基酸、水等)。GGT 主要分布于肾、肝、胰、小肠等。血清中的 GGT 主要来自肝脏。GGT 存在于细胞质,但大部分分布于细胞膜上。血清 GGT 测定有比色法、速率法等,比色法现已少用。速率法早期曾使用 L-γ-谷氨酰-对硝基苯胺为底物,但该底物的溶解度较小,很难达到饱和底物浓度,不能显示酶 GGT 的最大活性,后来的方法多以水溶性良好的 L-γ-谷氨酰-3-羧基-对硝基苯胺为底物。1983 年国际临床化学联合会(IFCC)提出 GGT 测定推荐方法,2002 年 IFCC 在推荐方法基础上提出 GGT 测定参考方法,用于血清 GGT 测定标准化。本节介绍目前应用较多的以 L-γ-谷氨酰-3-羧基-对硝基苯胺为底物的速率法。

【原理】 血清 GGT 催化 L-γ-谷氨酰-3-羧基-对硝基苯胺向甘氨酰甘氨酸(绝大部分)和 L-γ-谷氨酰-3-羧基-对硝基苯胺本身(约1%)的 L-γ-谷氨酰基转移反应,释放5-氨基-2-硝基苯甲酸。5-氨基-2-硝基苯甲酸在 410nm 波长处有较强吸收。在底物过剩的情况下，5-氨基-2-硝基苯甲酸的生成速率与血清GGT浓度成正比，因而可通过监测5-氨基-2-硝基苯甲酸生成速率测定血清GGT活性浓度。GGT活性测定的反应式如下：

L-γ-谷氨酰-3-羧基-对硝基苯胺＋甘氨酰甘氨酸 $\xleftrightarrow{GGT}$ 5-氨基-2-硝基苯甲酸＋L-γ-谷氨酰甘氨酰甘氨酸

L-γ-谷氨酰-3-羧基-对硝基苯胺＋L-γ-谷氨酰-3-羧基-对硝基苯胺 $\xleftrightarrow{GGT}$ 5-氨基-2-硝基苯甲酸＋L-γ-谷氨酰-γ-谷氨酰-3-羧基-对硝基苯胺

【试剂】 2002年IFCC参考方法试剂成分及其终浓度如下：

甘氨酰甘氨酸	150mmol/L
pH（37℃）	7.70
L-γ-谷氨酰-3-羧基-对硝基苯胺	6mmol/L
样品体积分数	1:11

上述试剂成分，甘氨酰甘氨酸作试剂Ⅰ，L-γ-谷氨酰-3-羧基-对硝基苯胺作为试剂Ⅱ。目前各商品试剂与上述试剂相似，有的另加缓冲物质，各成分浓度及样品体积分数存在一定差异，详见试剂说明书。

【操作】 IFCC参考方法测定过程为，血清样品与试剂Ⅰ混合，温育，加入试剂Ⅱ，迟滞一定时间后监测特定波长下的吸光度。主要测定条件如下：

反应温度	37.0℃
温育时间	3分钟
迟滞时间	1分钟
吸光度监测波长	410nm
吸光度监测时间	3分钟

不同实验室具体测定条件会因所使用的仪器和试剂而异，在保证方法可靠的前提下，应按仪器和试剂说明书设定测定条件，进行定标品、空白样品和血清样品分析。

【结果计算】 血清样品GGT催化活性浓度可按NADH摩尔消光系数计算或用定标品校准，参见本章第一节。

【参考区间】 成人血清GGT，男性10～60U/L，女性7～45U/L。

上述参考区间引自WS/T 404.1—2012《临床常用生化检验项目参考区间》。

【注意事项】

1. 定标品要求　样品GGT浓度过去常用由5-氨基-2-硝基苯甲酸的摩尔消光系数推导的校准因子计算，但各种常规方法很难完全重复IFCC推荐方法的试剂组成和反应条件，由此会造成测定结果差异。目前认为，血清GGT测定需用定值可溯源至IFCC参考方法的定标品校准。

2. 方法学特点　甘氨酰甘氨酸是L-γ-谷氨酰基的良好接受体，以甘氨酰甘氨酸作L-γ-谷氨酰基接受体，GGT表现较高活性。甘氨酰甘氨酸试剂中往往含有甘氨酸杂质，而甘氨酸是GGT抑制剂，甘氨酰甘氨酸中0.2%的甘氨酸杂质可降低GGT测定结果1%～1.5%。方法中所用的吸光度监测波长不是5-氨基-2-硝基苯甲酸的最大吸收波长，处于吸收曲线的下降段，故波长准确性影响测定结果，1nm波长变化可引起约3%结果变化。

3. 标本类型及稳定性　血清是GGT测定的适宜标本，可用EDTA血浆。肝素可使反应液浑浊，枸橼酸盐、草酸盐、氟化物等抑制GGT，因此以这些物质做抗凝剂的血浆不宜用作GGT测定。红细胞GGT含量很低，故轻度溶血对GGT测定影响不明显。血清GGT相对稳定，4℃下至少可稳定一个月，－20℃下至少一年。

【临床意义】 血清GGT主要用于肝胆疾病的实验诊断。血清GGT是肝脏疾病的灵敏指标，各种原因引起的肝脏疾病可见血清GGT升高。类似于血清碱性磷酸酶（ALP），肝内或肝外胆管阻塞时血清GGT升高明显，但血清GGT和机体成骨活动无关，故血清ALP升高而GGT不高时可排除ALP的肝来源。原发或继发性性肝癌时也可见血清GGT明显升高。肝炎、肝硬化、脂肪肝等肝实质病变时血清GGT一般中度升高。重度饮酒及长期服用某些药物（如苯巴比妥、苯妥英等）血清GGT常常升高。

第十一节　血清肌酸激酶测定

肌酸激酶（creatine kinase，CK）催化肌酸被三磷酸腺苷（ATP）磷酸化的反应及其逆反应。CK是由两个亚基（B和M）组成的二聚体。CK主要分布于骨骼肌和心肌，也分布于脑、胃肠道、膀胱等组织，但含量低，肝脏和红细胞基本不含CK。血清CK测定有多种比色法、荧光光度法和速率法等。1991年国际临床化学联合会（IFCC）提出CK测定推荐方法（酶偶联速率法），2002年IFCC在推荐方法基础上提出CK测定参考方法，用于血清CK测定标准化。本节介绍目前应用较多的酶偶联速率法。

【原理】 CK催化磷酸肌酸和二磷酸腺苷（ADP）的反应，生成肌酸和ATP，生成的ATP在己糖激酶（HK）催化下与葡萄糖反应，生成葡萄糖-6-磷酸和ADP，葡萄糖-6-磷酸在葡萄糖-6-磷酸脱氢酶

（GPDH）作用下被氧化为6-磷酸葡萄糖酸，同时氧化型烟酰胺腺嘌呤二核苷酸磷酸（$NADP^+$）被还原为还原型烟酰胺腺嘌呤二核苷酸磷酸（NADPH）。NADH在340nm波长处有较强吸收。在底物过剩的情况下，ATP的生成速率与血清CK浓度成正比，NADPH生成速率与ATP的生成速率成正比，因而可通过监测NADPH生成测定血清CK活性浓度。血清CK活性测定的酶偶联反应式如下：

$$\text{磷酸肌酸} + \text{ADP} \xleftrightarrow{\text{CK}} \text{肌酸} + \text{ATP}$$

$$\text{ATP} + \text{葡萄糖} \xleftrightarrow{\text{HK}} \text{葡萄糖-6-磷酸} + \text{ADP}$$

$$\text{葡萄糖-6-磷酸} + \text{NADP}^+ \xleftrightarrow{\text{GPDH}} \text{6-磷酸葡萄糖酸} + \text{NADPH} + \text{H}^+$$

【试剂】2002年IFCC参考方法试剂成分及其终浓度如下：

咪唑	100mmol/L
pH（37℃）	6.50
磷酸肌酸	30mmol/L
ADP	2mmol/L
乙二胺四乙酸（EDTA）	2mmol/L
醋酸镁	10mmol/L
N-乙酰-L-半胱氨酸	20mmol/L
单磷酸腺苷（AMP）	5mmol/L
P1，P5-二（腺苷-5′）五磷酸（Ap_5A）	0.01mmol/L
D-葡萄糖	20mmol/L
NADP	2mmol/L
己糖激酶	4000U/L
葡萄糖-6-磷酸	2800U/L
样品体积分数	1∶23

上述试剂成分，除磷酸肌酸外的其他成分组成试剂Ⅰ，磷酸肌酸作试剂Ⅱ。目前各商品试剂与上述试剂相似，各成分浓度、试剂Ⅰ和Ⅱ组成及样品体积分数存在一定差异，详见试剂说明书。

【操作】IFCC参考方法测定过程为，血清样品与试剂Ⅰ混合，温育，加入试剂Ⅱ，迟滞一定时间后监测特定波长下的吸光度。主要测定条件如下：

反应温度	37.0℃
温育时间	3分钟
迟滞时间	2分钟
吸光度监测波长	340nm
吸光度监测时间	2分钟

不同实验室具体测定条件会因所使用的仪器和试剂而异，在保证方法可靠的前提下，应按仪器和试剂说明书设定测定条件，进行定标品、空白样品和血清样品分析。

【结果计算】血清样品CK催化活性浓度可按NADPH摩尔消光系数计算或用定标品校准，参见本章第一节。

【参考区间】成人（20～79岁）男性：50～310U/L；女性：40～200U/L（此数据引自WS/T 404.7《临床常用生化检验项目参考区间》）。

【注意事项】

1. 定标品要求　样品CK浓度过去常用由NADPH的摩尔消光系数推导的校准因子计算，但各种常规方法很难完全重复IFCC推荐方法的试剂组成和反应条件，由此会造成测定结果差异。目前认为，血清CK测定需用定值可溯源至IFCC参考方法的定标品校准。

2. 方法学特点　试剂中AMP和Ap_5A的作用是抑制腺苷酸激酶（AK），AK广泛存在于多种细胞和组织，催化ADP转化为ATP和AMP，导致表观CK活性增加；N-乙酰半胱氨酸保护CK上的游离巯基，从而保护CK活性；Mg^{2+}是CK的必要激活离子（与ATP和ADP形成复合物），而Ca^{2+}等二价离子抑制CK活性，试剂中EDTA络合抑制离子并提高反应混合物的稳定性。

3. 标本类型及稳定性　血清是CK测定的适宜标本，可用肝素血浆。其他抗凝剂（如枸橼酸、氟化物等）抑制CK活性，因此此类血浆不宜用作CK测定。血清CK相对不稳定，和活性中心含易氧化的游离巯基有关，因此标本采集后应尽快进行CK测定，若需过夜贮存，应保存于4℃，若需长期保存，应保存于－70℃。用生理盐水稀释血清样品可使测定结果升高，故当样品CK浓度过高时最好用已知浓度的血清稀释。红细胞不含CK，轻度溶血不影响测定结果，但中重度溶血时，红细胞释放的AK、ATP及G-6-PD等物质影响测定结果。

【临床意义】血清CK测定主要用于骨骼肌和心肌损伤相关疾病的实验诊断。急性心肌梗死时血清CK升高，CK升高一般出现于梗死后2～4小时，10～24小时达峰值，3～4天恢复正常。血清CK极度升高主要见于全身性肌肉疾病，各种类型的进行性肌萎缩时，血清CK明显增高。病毒、细菌等的肌肉感染（如心肌炎、皮肌炎等）血清CK升高。神经因素引起的肌萎缩，如脊髓灰白质炎时，CK一般正常。CK增高还见于脑血管意外、脑膜炎、甲状腺功能减退等患者。一些非疾病因素如剧烈运动、各种插管及手术、肌内注射氯丙嗪（冬眠灵）和抗生素等也可能引起CK活性增高。

第十二节 血清肌酸激酶同工酶测定

肌酸激酶（CK）是二聚体结构，亚单位有 M 和 B 两种，故可组成三种同工酶，即 CK-MM、CK-MB 和 CK-BB，这些同工酶主要存在于细胞质内。另一种 CK 存在于细胞线粒体上，免疫特性和电泳迁移率等不同于上述同工酶，称为线粒体 CK（CK-Mt）。在少数情况下血清中还可见巨型 CK，有两种，一种是 CK 与免疫球蛋白的复合物（Ⅰ型），另一种是 CK-Mt 多聚体（Ⅱ型）。另外，M 亚单位的末端赖氨酸可被血中存在的羧肽酶 B 和 N 水解，因此 CK-MM 又可分为 $CK-MM_1$（两个亚单位的赖氨酸被水解）、$CK-MM_2$（一个单位的赖氨酸被水解）、$CK-MM_3$（两个完整亚单位）三种亚型，同理 CK-MB 可有 $CK-MB_1$ 和 $CK-MB_2$ 两种亚型。骨骼肌中的 CK 绝大部分为 CK-MM（97% ~99%），极少部分为 CK-MB（1% ~3%）；心肌中 78% 为 CK-MM，22% 为 CK-MB；脑组织中全部为 CK-BB；胃肠道和膀胱平滑肌绝大部分为 CK-BB（>90%），其余为 CK-MM 和 CK-MB。正常人血清中的 CK 几乎都是 CK-MM，最主要的 CK 同工酶测定是以评估心肌损伤为目的的 CK-MB 测定。CK 同工酶测定主要有电泳法、CK-MB 活性测定法、CK-MB 质量测定法等。本节主要介绍上述方法的原理和相关事项，各种方法的具体试剂、操作等参阅相关方法说明书或文献。

【原理】 经典的 CK 同工酶测定方法是电泳法。可使用血清蛋白电泳系统（参见本篇第一章第三节），用琼脂糖凝胶或醋酸纤维素膜作电泳介质，样品电泳后用浓缩 CK 测定试剂（见本章第十一节）处理介质，荧光检测（NADPH 在 360nm 激发波长下呈浅蓝色荧光）。向阳极的移动速度由快到慢依次为 CK-BB、CK-MB 和 CK-MM，Ⅰ型巨型 CK 介于 CK-MB 和 CK-MM 之间，Ⅱ型巨型 CK 和 CK-Mt 迁移率最低，位于 CK-MM 之后。CK-MM 和 CK-MB 亚型的分离需在特殊条件（如高电压和冷却等）下进行。健康人血清一般只见 CK-MM 条带（97% ~100%），可见少量 CK-MB（0 ~3%）。电泳法的缺点是费时、操作烦琐。

后来应用较多的一种方法免疫抑制活性测定法，用抗 M 亚单位抗体抑制 M 亚单位活性，用 CK 测定试剂（见本章第十一节）测定 B 亚单位活性，目的是测定 CK-MB。此法可自动化进行，但此法受 CK-BB、巨型 CK 及 CK-Mt 的干扰，这些 CK 虽不常见，但有时会造成明显干扰。此法的另一问题是只测定 B 亚单位活性，正常情况下 CK-MB 活性本来就低（<总 CK 活性的 3%），其 B 亚单位的活性又是 CK-MB 活性的二分之一，因此此法的精密度有限。

目前应用最多的 CK 同工酶测定方法是测定 CK-MB 质量的免疫学方法，有明显的特异性和精密度优势，详见本篇第十一章第一节。

【临床意义】 血清 CK-MB 是重要的心肌标志物，主要用于急性心肌梗死诊断，也用于心肌梗死面积评估，目前认为是无条件测定肌钙蛋白情况下的首选心肌标志物（参加本篇第十一章第一节）。CK-MM 亚型早期也曾用于心肌梗死诊断或监测，现已少用。肿瘤、肝病等的危重病患者可见 CK-Mt 或巨型 CK 升高，严重平滑肌坏死如坏死性肠梗阻可见 CK-BB 增高。

第十三节 血清淀粉酶测定

α-淀粉酶（α-amylase，AMY）是催化多糖化合物 1，4-糖苷键水解的一组酶。AMY 可催化直链多糖（如淀粉）的水解，也可催化支链多糖的水解，但催化效率不同。对于直链多糖，AMY 对 1，4-糖苷键的水解每隔一个水解一个，生成麦芽糖（一种二糖）和末端葡萄糖。AMY 不能水解支链多糖的 1，6-糖苷键，AMY 水解支链多糖的产物为麦芽糖、葡萄糖和糊精。AMY 是一种需钙金属酶，钙离子是 AMY 发挥功能的必需成分；AMY 发挥活性也需卤素等阴离子。AMY 分子量约 62 000Da，可被肾小球滤过，是尿中唯一可见的血清酶。血清 AMY 测定曾出现众多方法，大致可分为两类，天然淀粉底物法和分子结构明确的小分子寡聚糖（含 3 ~7 葡萄糖单位）底物法。以天然淀粉为底物的测定方法，由于天然淀粉分子结构的不确定性和多样性，酶水解反应变异大，测定误差大，目前已基本被淘汰。以分子结构明确的小分子寡聚糖作底物，酶水解反应相对简单、明确，化学计量关系改进，反应条件也更容易控制。这类方法又可大致分为两类，一类用未经修饰的寡聚糖作底物，通过系列酶偶联反应，以葡萄糖-6-磷酸脱氢酶作用下的烟酰胺腺嘌呤二核苷酸转化（$NAD^+ \rightarrow NADH$）做指示反应；另一类在寡聚糖还原端以糖苷键连接指示物质（如对硝基苯酚及其衍生物），此底物经 AMY 水解后，在 α-葡萄糖苷酶作用下释放指示物质，或直接释放指示物质。目前应用较多的是后一类方法，其中应用最多的以经修饰的麦芽七糖为底物的方法。国际临床化学联合会（IFCC）曾对此法进行优化，1998 年提出 AMY 测定推荐方法，2006 年 IFCC 在推荐方法基础上提出 AMY 测定参考方法，用于血清 AMY 测定标准化。本节主要介绍目前应用较多的以修饰麦芽七糖为底物的方法。

【原理】 血清 AMY 水解 4，6-亚乙基（G1）-4-硝基苯基（G7）-4-α-D-麦芽七糖（E-G_7-NP），生成 4，6-亚乙基麦芽五糖（E-G_5）、4，6-亚乙基麦芽四糖（E-G_4）、4，6-亚乙基麦芽三糖（E-G_3）以及 4-硝基苯基麦芽糖（G_2-NP）、4-硝基苯基麦芽三糖（G_3-NP）、4-硝基苯基麦芽四糖（G_4-NP）等片段，生成的三种 4-硝基苯基麦芽多糖在 α-葡萄糖苷酶作用下水解为 4-硝基苯酚（NP）和葡萄糖。NP 在反应液 pH 下解离为 4-硝基苯氧离子，呈黄色，在 405nm 左右有较强吸收。在底物过剩的情况下，4-硝基苯基麦芽多糖的生成速率与血清 AMY 浓度成正比，NP 生成速率与 4-硝基苯基麦芽多糖的生成速率成正比，因而可通过监测 NP 生成测定血清 AMY 活性浓度。血清 AMY 活性测定的酶偶联反应式如下：

$$E\text{-}G_7\text{-}NP + H_2O \xleftrightarrow{AMY} E\text{-}G_5 + E\text{-}G_4 + E\text{-}G_3 + G_2\text{-}NP + G_3\text{-}NP + G_4\text{-}NP$$

$$G_2\text{-}NP + G_3\text{-}NP + G_4\text{-}NP + H_2O \xleftrightarrow{\alpha\text{-葡萄糖苷酶}} NP + \text{葡萄糖}$$

【试剂】 2002 年 IFCC 参考方法试剂成分及其终浓度如下：

成分	终浓度
N-(2-羟乙基）哌嗪-N′-2-乙烷磺酸（HEPES）	50mmol/L
pH（37℃）	7.00
E-G_7-NP	5mmol/L
氯化钠	70mmol/L
氯化钙	1mmol/L
α-葡萄糖苷酶	8100U/L
样品体积分数	1:31

上述试剂成分，除 E-G_7-NP 外的其他成分组成试剂Ⅰ，E-G_7-NP 作试剂Ⅱ。目前各商品试剂与上述试剂相似，各成分浓度、试剂Ⅰ和Ⅱ组成及样品体积分数存在一定差异，详见试剂说明书

【操作】 IFCC 参考方法测定过程为，血清样品与试剂Ⅰ混合，温育，加入试剂Ⅱ，迟滞一定时间后监测特定波长下的吸光度。主要测定条件如下：

反应温度	37.0℃
温育时间	1 分钟
迟滞时间	3 分钟
吸光度监测波长	405nm
吸光度监测时间	3 分钟

不同实验室具体测定条件会因所使用的仪器和试剂而异，在保证方法可靠的前提下，应按仪器和试剂说明书设定测定条件，进行定标品、空白样品和血清样品分析。

【结果计算】 血清样品 AMY 催化活性浓度可按 NP 摩尔消光系数计算或用定标品校准，参见本章第一节。

【参考区间】 成人（20～79 岁）血清 AMY：35～135U/L（此数据引自 WS/T 404.8《临床常用生化检验项目参考区间》）。

【注意事项】

1. 定标品要求　样品 AMY 浓度过去常用由 NP 的摩尔消光系数推导的校准因子计算，但各种常规方法很难完全重复 IFCC 推荐方法的试剂组成和反应条件，由此会造成测定结果差异。目前认为，血清 AMY 测定需用定值可溯源至 IFCC 参考方法的定标品校准。

2. 方法学特点　上述方法所用底物 E-G_7-NP 中的亚乙基，连接于多糖非还原端，起保护底物作用，可有效地降低 α-葡萄糖苷酶对底物的水解作用，提高试剂的稳定性，这种底物常称亚乙基保护底物（EPS）。试剂中的钙离子和氯离子是 AMY 的激活剂。

3. 其他方法　除上述 IFCC 推荐方法外，几种其他方法目前在我国也有一定应用，如以麦芽三糖和五糖为底物的方法。

4. 标本类型及稳定的　血清是 AMY 的适宜样品，可用肝素血浆，不可用其他血浆，因 EDTA、枸橼酸盐、草酸盐等抗凝剂络合 AMY 所必需的钙离子。血清 AMY 比较稳定，室温下可保存 4 天，4℃下 2 周，－20℃以下可保存数年。

【临床意义】 血清 AMY 测定主要用于急性胰腺炎的实验诊断。急性胰腺炎时血清 AMY 明显升高，升高幅度一般和疾病严重程度无关，但升高幅度越大急性胰腺炎的可能性越大。AMY 分子量较小，可通过肾小球滤出，故在急性胰腺炎时尿 AMY 也升高。血清 AMY 诊断急性胰腺炎的特异性不高，其他多种临床情况（如急性阑尾炎、肠梗阻、胰腺癌、胆石症、溃疡穿孔等）均可见血清 AMY 升高。AMY 也大量存在于唾液腺，故唾液腺炎症（如急性腮腺炎）血清 AMY 明显升高。肾功能障碍时可见血清 AMY 升高。

第十四节　血清淀粉酶同工酶测定

血清淀粉酶（AMY）绝大部分来自胰腺和唾液

腺，分别称胰腺淀粉酶（pancreatic amylase，p-AMY）和唾液淀粉酶（salivary amylase，s-AMY），由1号染色体上的两个紧密连锁的基因编码。在约1%的人群中可见巨型AMY（m-AMY），是正常AMY和免疫球蛋白（IgG或IgA）形成的复合物，因分子量大，不能被肾小球滤过，故往往表现为高AMY血症。血清AMY同工酶测定主要是以急性胰腺炎等胰腺疾病诊断为目的的p-AMY测定，测定方法有多种，本节介绍主要方法的原理和相关事项，各种方法的具体试剂、操作等参阅相关方法说明书或文献。

【原理】血清p-AMY和s-AMY等同工酶可用电泳法分离，用底物试剂显色，向正极的移动速度s-AMY快于p-AMY，条带较集中，有时可见m-AMY，移动最慢，分布较弥散。电泳法费时，精密度有限，现已很少使用。

一种方便、精密的p-AMY测定方法是免疫抑制活性测定法，用单克隆抗体抑制s-AMY活性，用总AMY活性测定试剂（见本章第十三节）测定p-AMY活性。此法可自动化进行，但有时受m-AMY干扰，抗s-AMY单克隆抗体不能或仅部分抑制m-AMY活性。当怀疑m-AMY存在时，可用上述电泳法鉴别，也可用聚乙二醇沉淀m-AMY后再进行测定。

【参考区间】成人血清p-AMY活性约为总AMY活性的40%～50%。

【临床意义】用于急性胰腺炎诊断血清p-AMY灵敏性和特异性都明显高于总AMY。胆道疾病和某些急腹症可见血清p-AMY升高。血清p-AMY降低对胰腺外分泌功能不良高度特异，但正常p-AMY不能排除此症。

第十五节　血清胆碱酯酶测定

胆碱酯酶（cholinesterase，CHE）是一类催化酰基胆碱或胆碱酯水解反应的酶，在人体中有两种，一种为乙酰胆碱酯酶，又称真胆碱酯酶或胆碱酯酶Ⅰ，分布于红细胞、肺、脾、神经末梢、大脑灰质等细胞或组织；另一种为酰基胆碱酯酶，又称伪胆碱酯酶、丁酰胆碱酯酶或胆碱酯酶Ⅱ，分布于肝、胰、心脏、脑白质和血清等组织或体液。两种CHE有一定底物特异性差异，临床上测定的是后者。目前血清CHE测定主要采用速率法。

【原理】血清CHE催化丁酰硫代胆碱水解，产生丁酸与硫代胆碱，硫代胆碱与无色的5，5′-二硫代双（2-硝基苯甲酸）（DTNB）反应，形成黄色的5-巯基-2-硝基苯甲酸（MNBA），通过检测410nm处吸光度上升速率测定CHE活性；或硫代胆碱与黄色的铁氰化钾反应，使铁氰化钾还原为无色的亚铁氰化钾，通过检测405nm处的吸光度下降速率测定CHE活性。

【试剂】主要试剂成分包括丁酰硫代胆碱、DTNB或铁氰化钾及缓冲液等，一般为双试剂，DTNB或铁氰化钾作试剂Ⅰ，底物丁酰硫代胆碱作试剂Ⅱ，详见试剂说明书。

【操作】测定过程一般为，样品与试剂Ⅰ混合，温育一段时间（如5分钟），加入试剂Ⅱ，迟滞一定时间（如1～2分钟）后监测一定时间（如3分钟）内吸收度（405nm或410nm）变化。反应温度37℃。不同实验室具体测定条件会因所使用的仪器和试剂而异，在保证方法可靠的前提下，应按仪器和试剂说明书设定测定条件。

【结果计算】血清CHE浓度一般用定标品校准，参见本章第一节。

【参考区间】成人血清CHE：5000～12 000U/L。以上参考区间引自《全国临床检验操作规程》（第3版）。不同方法测定结果可能有一定差异，各实验室应验证所引用参考区间或建立本实验室的适宜参考区间。

【注意事项】

1. 方法学特点　近年血清CHE测定所用底物均为酰基硫代胆碱，包括乙酰、丙酰、丁酰、苯甲酰、琥珀酰硫代胆碱等，目前方法常用丁酰硫代胆碱。硫代胆碱的指示反应过去常用DTNB还原反应，但此反应灵敏度有时太高，需稀释样品，故目前较多方法用铁氰化钾还原反应。

2. 标本类型及稳定性　血清CHE相对稳定，4℃下可稳定数周，-20℃以下时可稳定数年。

【临床意义】血清CHE测定主要用于肝功能评价，也用于农药中毒诊断及手术用肌松药响应预测等。血清CHE是肝脏合成功能的灵敏指标，各种慢性肝脏疾病时多见血清CHE降低。有机磷等农药中毒时血清CHE明显降低。血清CHE活性过低者（遗传等因素）手术时慎用琥珀酰胆碱等肌松药。

第十六节　血清腺苷脱氨酶测定

腺苷脱氨酶（adenosine deaminase，ADA）催化腺苷的脱氨反应，使腺苷降解为次黄嘌呤核苷，是嘌呤核苷分解代谢的关键酶之一。ADA广泛分布于人体组织和细胞。血清ADA测定方法有多种，本节介绍目前较常用的紫外速率法和酶偶联显色法。

一、检测方法

（一）紫外速率法

【原理】血清 ADA 催化腺嘌呤核苷脱氨，产生次黄嘌呤核苷和氨，在谷氨酸脱氢酶（GLDH）催化下，氨与 α-酮戊二酸及 NADH 反应，生成谷氨酸及 NAD^+，通过在 340nm 处监测 NADH 吸光度的下降速率可测定 ADA 活性。

【试剂】主要试剂成分包括磷酸盐缓冲液、α-酮戊二酸、NADH、ADP、EDTA、GLDH、腺嘌呤核苷等，一般为双试剂，底物作试剂Ⅱ，其他成分作试剂Ⅰ，详见试剂说明书。

【操作】测定过程一般为，样品与试剂Ⅰ混合，温育一段时间（如 5 分钟），加入试剂Ⅱ，迟滞一定时间后监测一定时间（如 3 分钟）内吸收度（340nm）变化。反应温度 37℃。不同实验室具体测定条件会因所使用的仪器和试剂而异，在保证方法可靠的前提下，应按仪器和试剂说明书设定测定条件。

【结果计算】样品 ADA 浓度可用色原物质的摩尔消光系数计算或用定标品校准，参见本章第一节。

【注意事项】

1. 干扰因素　样品中的乳酸脱氢酶、丙酮酸及氨等物质可与试剂中的 NADH 发生反应，使 340nm 处吸光度下降，因此试剂Ⅰ与标本混合后需温育足够时间，以消除内源物质干扰。

2. 方法学特点　ADP 是 GLDH 的激活剂，并能稳定酶的构形，防止过量 NADH 和底物对 GLDH 的抑制作用。ADA 是含巯基酶，重金属离子对 ADA 有抑制作用，试剂中加入 EDTA 起络合重金属离子、保护酶巯基的作用。

（二）酶偶联显色法

【原理】血清 ADA 催化腺苷脱氨，生成次黄苷，次黄苷在嘌呤核苷磷酸化酶作用下分解为次黄嘌呤，次黄嘌呤在次黄嘌呤氧化酶作用下被氧化，产生过氧化氢，过氧化氢在过氧化物酶作用下使色原物质缩合产生有色物质（Trinder 反应），可通过比色法测定。

【试剂】主要试剂成分包括腺苷、嘌呤核苷磷酸化酶、次黄嘌呤氧化酶、过氧化物酶、色原物质（如 4-氨基安替比林和酚类或苯胺类物质）和缓冲液，详见相关试剂说明书。

【操作】测定过程一般为样品与试剂混合，温育一段时间后监测一定波长（依色原不同而异）下吸收度变化。反应温度 37℃。不同实验室具体测定条件会因所使用的仪器和试剂而异，在保证方法可靠的前提下，应按仪器和试剂说明书设定测定条件。

【结果计算】样品 ADA 催化活性浓度一般用定标品校准，参见本章第一节。

二、参考区间

成人血清 ADA 参考区间一般为 <20U/L。不同方法测定结果可能有一定差异，各实验室应验证所引用参考区间或建立本实验室的适宜参考区间。

三、临床意义

肝脏疾病时可见血清 ADA 升高，阻塞性黄疸时血清 ADA 一般正常，故与其他肝功能指标联合应用可能有助于鉴别黄疸。其他体液中 ADA 测定有助于结核性疾病的诊断。

第十七节　血清脂肪酶测定

脂肪酶（lipase，LPS）是一组催化长链脂肪酸甘油酯水解的酶。LPS 只水解脂肪酸甘油酯的 α 位（1 位和 3 位）脂肪酸，生成两分子游离脂肪酸和 2-脂肪酰甘油，但 2-脂肪酰甘油可自动异构化为 1-脂肪酰甘油而被 LPS 水解。LPS 对长链脂肪酸甘油酯有一定特异性。LPS 最大活性和特异性的发挥或表现需胆酸盐和共脂肪酶（colipase）的参与。血清 LPS 主要来源于胰腺，少量来自胃肠黏膜。血清 LPS 测定方法有多种，本节介绍目前应用较多的色原底物法和酶偶联显色法。

一、检测方法

（一）色原底物法

【原理】血清 LPS 催化合成底物 1，2-邻-二月桂基-消旋-甘油-3-戊二酸-(6-甲基试卤灵）酯的水解反应，生成 1，2-邻-二月桂基-消旋-甘油和戊二酸-(6-甲基试卤灵）酯，后者自发水解，产生红色甲基试卤灵，通过监测甲基试卤灵的生成速率测定 LPS 活性。血清 LPS 测定的反应式如下：

1，2-邻-二月桂基-消旋-甘油-3-戊二酸-(6-甲基试卤灵）酯 + $H_2O \xrightarrow{LPS}$ 1，2-邻-二月桂基-消旋-甘油 + 戊二酸-(6-甲基试卤灵）酯

戊二酸-(6-甲基试卤灵）酯 + $H_2O \xrightarrow{OH^-}$ 戊二酸 + 甲基试卤灵

【试剂】主要试剂成分包括 1，2-邻-二月桂基-消旋-甘油-3-戊二酸-(6-甲基试卤灵）酯、共脂肪酶（猪胰）、脱氧胆酸钠、氯化钙和缓冲液等，各商品试剂成分相似，成分浓度、缓冲液种类及样品-试

剂比例有一定差异，一般为双试剂，详见试剂说明书。

【操作】 测定过程一般为，样品先与试剂Ⅰ混合，温育一段时间（如3分钟），加入试剂Ⅱ，迟滞一定时间（如60秒），监测一定时间（如2分钟）内吸收度（570nm）变化。反应温度37℃。不同实验室具体测定条件会因所使用的仪器和试剂而异，在保证方法可靠的前提下，应按仪器和试剂说明书设定测定条件。

【结果计算】 血清样品LPS催化活性浓度一般用定标品校准，参见本章第一节。

【注意事项】

1. 干扰因素　胆固醇、甘油三酯等的测定试剂中含脂肪酶，需注意交叉污染。

2. 标本类型及稳定性　血清LPS相对稳定，室温下可稳定数天，4℃下可稳定数周，冷冻状态下可稳定数年。

（二）酶偶联显色法

【原理】 血清LPS催化1，2-二脂肪酰甘油水解，生成2-脂肪酰甘油和脂肪酸，2-脂肪酰甘油在单脂肪酰甘油脂肪酶作用下水解为甘油和脂肪酸，甘油在甘油激酶作用下被ATP磷酸化，生成α-磷酸甘油，α-磷酸甘油在磷酸甘油氧化酶作用下被氧化为磷酸二羟丙酮和过氧化氢，过氧化氢在过氧化物酶作用下使色原物质（4-氨基安替比林和苯胺衍生物）缩合产生有色物质（Trinder反应），可通过比色法测定。血清LPS测定的酶偶联反应式如下：

1，2-二脂肪酰甘油 + $H_2O \xrightarrow{LPS}$ 2-脂肪酰甘油 + 脂肪酸

2-脂肪酰甘油 + $H_2O \xrightarrow{\text{单甘油酯脂肪酶}}$ 甘油 + 脂肪酸

甘油 + ATP $\xrightarrow{\text{甘油激酶}}$ α-磷酸甘油 + ADP

α-磷酸甘油 + $O_2 \xrightarrow{\text{磷酸甘油氧化酶}}$ 磷酸二羟丙酮 + H_2O_2

H_2O_2 + 4-氨基安替比林 + 苯胺衍生物 $\xrightarrow{\text{过氧化物酶}}$ 有色物质

【试剂】 主要试剂成分包括1，2-二脂肪酰甘油、单脂肪酰甘油脂肪酶、甘油激酶、ATP、磷酸甘油氧化酶、过氧化物酶、4-氨基安替比林、苯胺衍生物、胆酸、共脂肪酶和缓冲液等，详见试剂说明书。

【操作】 测定过程一般为，样品与试剂混合，温育一段时间，在一定波长（依色原不同而异）下监测一定时间内的吸收度变化。反应温度37℃。不同实验室具体测定条件会因所使用的仪器和试剂而异，在保证方法可靠的前提下，应按仪器和试剂说明书设定测定条件。

【结果计算】 血清样品LPS催化活性浓度一般用定标品校准，参见本章第一节。

【注意事项】 见本节色原底物法。

二、参考区间

不同方法测定结果可能有一定差异，各实验室应验证所引用参考区间或建立本实验室的适宜参考区间。

三、临床意义

血清LPS测定主要用于急性胰腺炎的实验诊断。急性胰腺炎时血清LPS升高时间早、幅度大、持续时间长，诊断敏感性和特异性优于血清淀粉酶，尤其在急性胰腺炎与其他急腹症（如胃肠穿孔、肠梗阻等）的鉴别诊断中有重要价值。酗酒、慢性胰腺炎、胰腺癌、肝胆疾患等血清LPS可有不同程度升高。

第十八节　血清单胺氧化酶测定

单胺氧化酶（monoamine oxidase，MAO）是一组催化多种单胺类化合物氧化脱氨的酶，广泛分布于肝、肾、胃、小肠和脑等组织。血清MAO测定有化学比色法、速率法等，本节简单介绍目前应用较多的速率法。

【原理】 血清MAO催化苄胺的氧化反应，生成苄醛、过氧化氢和氨，氨在谷氨酸脱氢酶的作用下与α-酮戊二酸反应生成谷氨酸，同时转化NADH为NAD^+，通过监测340nm波长处NADH吸光度的下降速率测定MAO活性。

【试剂】 主要试剂成分包括苄胺、α-酮戊二酸、EDTA、NADH、ADP、谷氨酸脱氢酶和缓冲液等，详见试剂说明书。

【操作】 测定过程一般为，样品与试剂混合，温育一段时间（如3~5分钟），监测一定时间（如3分钟）内吸收度（340nm）变化。反应温度37℃。不同实验室具体测定条件会因所使用的仪器和试剂而异，在保证方法可靠的前提下，应按仪器和试剂说明书设定测定条件。

【结果计算】 血清MAO浓度可用NADH的摩尔消光系数计算或用定标品校准，参见本章第一节。

【参考区间】 不同方法测定结果可能有一定差

异，各实验室应验证所引用参考区间或建立本实验室的适宜参考区间。

【临床意义】血清 MAO 测定有时用于肝纤维化病变的实验诊断，肝硬化时常见血清 MAO 升高。

第十九节 血清5′-核苷酸酶测定

5′-核苷酸酶（5′-nucleotidase，5′-NT）是一种核苷酸水解酶，广泛存在于人体组织。血清5′-NT 测定有化学比色法、速率法、酶比色法等，目前酶比色法较常用，简介如下。

【原理】血清 5′-NT 催化次黄苷酸的水解反应，生成次黄苷，次黄苷在嘌呤核苷磷酸化酶作用下分解为次黄嘌呤，次黄嘌呤在次黄嘌呤氧化酶作用下被氧化，产生过氧化氢，过氧化氢在过氧化物酶作用下使色原物质缩合产生有色物质（Trinder 反应），可通过比色法测定。

【试剂】主要试剂成分包括次黄苷酸、嘌呤核苷磷酸化酶、次黄嘌呤氧化酶、过氧化物酶、色原物质（如4-氨基安替比林和酚类或苯胺类物质）和缓冲液，详见相关试剂说明书。

【操作】测定过程一般为样品与试剂混合，温育一段时间后监测一定波长（依色原不同而异）下吸收度变化。反应温度 37℃。不同实验室具体测定条件会因所使用的仪器和试剂而异，在保证方法可靠的前提下，应按仪器和试剂说明书设定测定条件。

【结果计算】样品 5′-NT 催化活性浓度一般用定标品校准，参见本章第一节。

【参考区间】成人血清 5′-NT 一般为 <10U/L。不同方法测定结果可能有一定差异，各实验室应验证所引用参考区间或建立本实验室的适宜参考区间。

【临床意义】血清中 5′-NT 增高主要见于肝胆系统疾病，如阻塞性黄疸，原发及继发性肝癌等。血清 5′-NT 变化通常与 ALP 相平行，但和骨骼系统疾病无关。

第二十节 β-N-乙酰氨基葡萄糖苷酶测定

β-N-乙酰氨基葡萄糖苷酶（β-N-acetyl glucosaminidase，NAG）是一种细胞内溶酶体水解酶，在肾脏分布较多。尿液或血清 NAG 测定有荧光法、比色法、酶法、速率法等，目前比色法和速率法有一定应用，简述如下。

一、检测方法

（一）比色法

【原理】尿液或血清 NAG 水解某种合成色原底物（取代苯酚类化合物的乙酰氨基葡萄糖苷），释放游离色原（酚类化合物），加入碱性溶液，使游离色原呈色，并终止酶促反应，在适宜波长下进行比色测定，计算酶活性浓度。

【试剂】试剂主要成分包括色原底物［如2-甲氧基-4-(2′-硝基)-苯基-2-乙酰氨-2-去氧-β-D-氨基葡萄糖苷］和两种缓冲液，一种缓冲液 pH 4.6 左右（如枸橼酸或磷酸缓冲液），用于底物的酶水解反应，另一种缓冲液 pH 9.5 左右（如碳酸盐或硼酸盐缓冲液），用于终止反应和显色。一般底物和第一种缓冲液作试剂Ⅰ，第二种缓冲液作试剂Ⅱ，详见相关试剂说明书。

【操作】测定过程一般为，样品与试剂Ⅰ混合，温育一段时间（如5分钟），加入试剂Ⅱ，在一定波长（依色原不同而异）下测定吸收度。反应温度 37℃。不同实验室具体测定条件会因所使用的仪器和试剂而异，在保证方法可靠的前提下，应按仪器和试剂说明书设定测定条件。

【结果计算】样品 NAG 催化活性浓度一般用定标品校准，参见本章第一节。

【注意事项】利用比色原理的 NAG 测定还有一种酶法，NAG 水解合成底物（如对硝基苯酚-N-乙酰-β-D-氨基葡萄糖苷）生成 N-乙酰-β-D-氨基葡萄糖，N-乙酰-β-D-氨基葡萄糖在 N-乙酰-β-D-氨基葡萄糖氧化酶的作用下产生过氧化氢，过氧化氢在过氧化物酶作用下使色原物质缩合产生有色物质（Trinder 反应）。

（二）速率法

【原理】样品 NAG 催化某种合成色原底物（取代苯酚类化合物的乙酰氨基葡萄糖苷），释放游离色原（酚类化合物），色原物质在反应条件下解离或部分解离，形成离子，在一定波长下有紫外或可见光吸收，因而可通过监测吸光度增加速率测定 NAG 活性。

【试剂】试剂主要成分包括色原底物和缓冲液（pH 5 左右），色原底物有多种，如2-氯-4-硝基苯-N-乙酰-β-D-氨基葡萄糖苷（CNP-NAG）、6-甲基-2-硫代吡啶-N-乙酰-β-D-氨基葡萄糖苷（MPT-NAG）等，详见相关试剂说明书。

【操作】测定过程一般为，样品与试剂混合，温育一段时间（如3～5分钟），监测一定时间（如3分钟）内吸收度（340nm 或 405nm）变化。反应温度 37℃。不同实验室具体测定条件会因所使用的仪器和试剂而异，在保证方法可靠的前提下，应按仪器和试剂说明书设定测定条件。

【结果计算】样品 NAG 浓度可用色原物质的摩尔消光系数计算或用定标品校准，参见本章第一节。

【注意事项】NAG 发挥活性的最适 pH 在 5.0 附近，在此 pH 下游离色原一般只部分解离，吸光度变化受 pH 影响较大，若用摩尔消光系数计算样品浓度，需在具体实验条件下，实测消光系数。

二、参考区间

目前使用较多的成人尿液 NAG 参考区间为 <12U/L。不同方法测定结果可能有一定差异，各实验室应验证所引用参考区间或建立本实验室的适宜参考区间。

三、临床意义

尿 NAG 是肾小管损伤的较敏感指标，急慢性肾炎、休克引起的肾衰竭、肾病综合征，流行性出血热、中毒性肾病等疾病时可见尿 NAG 升高。肝硬化和慢性活动性肝炎晚期可见血清 NAG 活性升高。

第二十一节　血清α-L-岩藻糖苷酶测定

α-L-岩藻糖苷酶（α-L-fucosidase，AFU）是催化α-L-岩藻糖苷键水解的酶，广泛存在于人体各组织细胞的溶酶体和体液中。血清 AFU 测定有荧光法、比色法、速率法等，前两者难以自动化，目前已很少使用。本节介绍目前使用较多的速率法。

【原理】血清 AFU 催化 2-氯-对硝基酚-α-L-岩藻糖苷（CNPF）的水解反应，生成 2-氯-对硝基酚（CNP），CNP 在 405nm 左右有较强吸收，通过监测 CNP 的生成速率（吸光度增高速率）可测定血清 AFU 活性。

【试剂】主要试剂成分包括缓冲物质和 CNPF，各商品试剂成分相似，成分浓度及样品-试剂比例有一定差异，详见试剂说明书。

【操作】测定过程一般为，样品与试剂混合，温育一段时间（如 3～5 分钟），监测一定时间（如 1.5～3 分钟）内吸收度（405nm 或 410nm）变化。反应温度 37℃。不同实验室具体测定条件会因所使用的仪器和试剂而异，在保证方法可靠的前提下，应按仪器和试剂说明书设定测定条件。

【结果计算】血清样品 AFU 催化活性浓度可按 CNP 摩尔消光系数计算或用定标品校准，参见本章第一节。

【参考区间】目前使用较多的成人血清 AFU 参考区间为 <40U/L。不同方法测定结果可能有一定差异，各实验室应验证所引用参考区间或建立本实验室的适宜参考区间。

【临床意义】原发性肝癌多见血清 AFU 明显升高，慢性肝炎和肝硬化也可见 AFU 升高。血清 AFU 随妊娠周数的增加而增加，在分娩或终止妊娠后，迅速下降。

第五章

血清胆红素、胆汁酸及血氨测定

用来了解肝脏功能状态、检查和评估肝脏损伤和肝脏疾病的临床化学检测，被统称为肝功能试验。常用肝功能试验项目主要有：①蛋白质代谢功能检查，包括血清总蛋白、白蛋白、球蛋白和白蛋白/球蛋白比值测定、血清蛋白电泳、血清前白蛋白测定、血浆凝血酶原时间测定、血氨及有关的特殊蛋白测定；②胆红素及胆汁酸代谢功能检查，包括血清总胆红素、结合胆红素、非结合胆红素、尿胆原和总胆汁酸检测；③肝酶学检查，包括反映肝细胞损害的酶：丙氨酸氨基转移酶、天门冬氨酸氨基转移酶、谷胱甘肽S转移酶、胆碱酯酶；反映胆汁淤滞为主的酶：碱性磷酸酶、γ-谷氨酰基转移酶、5′-核苷酸酶；反映肝脏纤维化为主的酶：单胺氧化酶、脯氨酰羟化酶；协助诊断原发性肝细胞癌的酶：α-L-岩藻糖苷酶等；④胶原等肝脏纤维化相关标志物检测；⑤脂质代谢功能及摄取排泄功能等检测。本章只对血清中胆红素、胆汁酸和血氨测定的临床操作规程进行阐述；其他肝功能试验项目的操作规程分别在本篇第一章（蛋白质测定）、第四章（血清酶测定）及第七章（血脂、脂蛋白、载脂蛋白测定）等有关章节中进行阐述。

第一节　血清胆红素测定

胆红素是胆汁的重要成分之一，是各种含血红素蛋白中的血色素（亚铁原卟啉）在一系列酶作用下的降解产物，与脂类的消化吸收及黄疸的形成有重要关系。胆红素检测包括：①非结合胆红素（unconjugated bilirubin，UCB），又称为游离胆红素；②结合胆红素（conjugated bilirubin，CB）；③总胆红素（total bilirubin，TB），为非结合胆红素和结合胆红素的总量。正常情况下，CB随胆汁进入肠腔后，被肠道细菌作用分解形成尿胆原等胆素原，进而被氧化成尿胆素、粪胆素等黄棕色的胆素，大部分随粪便排出体外；少部分由肠道吸收，经门静脉回到肝脏，其中大部分又被肝细胞摄取再转变为CB并再排入肠腔（此即胆红素的肠肝循环），少部分从门静脉入体循环，进入肾脏，随尿排出。尿中的尿胆素原被氧化为尿胆素，是尿液颜色的主要来源。高效液相色谱法可将胆红素分为4条区带，即α胆红素（非结合胆红素）、β胆红素（单葡萄糖醛酸胆红素）、γ胆红素（双葡萄糖醛酸胆红素）和δ胆红素（白蛋白结合胆红素），后三者为结合胆红素。δ胆红素与白蛋白共价结合，在血中滞留时间长，仅来源于高结合胆红素血症时，可作为判断严重肝病预后的指标。

血清中非结合胆红素与结合胆红素在水溶液中具有不同的溶解度，非结合胆红素在水溶液中的溶解度极低，而结合胆红素的溶解度较好。根据两种胆红素的溶解度特性，建立了偶氮反应胆红素测定方法。血清中胆红素与偶氮试剂接触时，结合胆红素能够直接而迅速反应，这部分胆红素被称为直接反应胆红素；而非结合胆红素需要有加速剂增进其溶解度后发生反应，这部分胆红素被称为间接反应胆红素；在加速剂存在的情况下，血清中所有胆红素都参与反应，其测定结果为总胆红素。根据总胆红素和结合胆红素，可以计算出非结合胆红素，即：非结合胆红素 = 总胆红素 - 结合胆红素。

本节主要介绍目前我国临床检测常用的钒酸盐氧化法、重氮盐改良J-G法和胆红素氧化酶法。

一、检测方法

（一）改良J-G法

【原理】在没有加速剂存在时，血清与偶氮试剂反应所生成的红色偶氮胆红素为直接胆红素。在同样的反应条件下，有加速剂存在时，血清与偶氮试剂反应，所生成的红色偶氮胆红素为总胆红素。最后，加入碱性酒石酸溶液，使红色偶氮胆红素（530nm）转变成蓝绿色偶氮胆红素（600nm），进行比色法测定。

【试剂】

1. 咖啡因试剂　56g 无水醋酸钠、56g 苯甲酸钠和 1g EDTA · 2Na 溶于约 700ml 水中。再加入 37. 5g 咖啡因，搅拌直至完全溶解，再加水至 1L。这试剂可能有轻微混浊，用滤纸过滤。室温中保存。

2. 碱性酒石酸溶液　75g 氢氧化钠和 320g 酒石酸钾钠（$NaKC_4H_4O_6 \cdot 4H_2O$）溶于约 700ml 蒸馏水中，再加水至 1L。如果混浊，过滤，室温保存。

3. 5g/L 亚硝酸钠溶液　0. 5g 亚硝酸钠溶于约 70ml 蒸馏水中，再加蒸馏水至 100ml。每 2 周配 1 次，贮存于 4℃冰箱中。

4. 5g/L 对氨基苯磺酸溶液　5g 对氨基苯磺酸溶于约 700ml 蒸馏水中，加 15ml 浓盐酸，待溶解后再加蒸馏水至 1000ml。贮存在室温。

5. 偶氮试剂　用前配制，将 0. 5ml 5g/L 亚硝酸钠溶液和 20ml 5g/L 对氨基苯磺酸溶液混合。

6. 5. 0g/L 叠氮钠溶液　称取叠氮钠 0. 5g，以蒸馏水溶解并稀释至 100ml。

7. 胆红素标准液（假设该标准液的总胆红素浓度为 171μmol/L，结合胆红素浓度为 5μmol/L）。

以上试剂建议购买有批准文号的优质商品试剂盒。

【操作】具体操作方法和注意事项，按照试剂盒的说明书。现列举表 2-5-1 和表 2-5-2 的操作方法，供参考。

表 2-5-1　总胆红素改良 J-G 法测定操作步骤

加入物	测定管	测定对照管	标准管	标准对照管
血清（ml）	0. 2	0. 2		
总胆红素标准液（ml）			0. 2	0. 2
咖啡因-苯甲酸钠试剂（ml）	1. 6	1. 6	1. 6	1. 6
5g/L 对氨基苯磺酸溶液（ml）		0. 4		0. 4
偶氮试剂（ml）	0. 4		0. 4	

表 2-5-1 中各管，每加一种试剂后立即混匀，加偶氮试剂后室温放置 10 分钟，加碱性酒石酸溶液 1. 2ml，混匀，分光光度计波长 598nm，蒸馏水调零，读取各管吸光度，分别记录为测定管吸光度、测定对照管吸光度、标准管吸光度和标准对照管吸光度。然后，按照下面公式计算总胆红素浓度。

表 2-5-2　结合胆红素改良 J-G 法测定操作步骤

加入物	测定管	测定对照管	标准管	标准对照管
血清（ml）	0. 2	0. 2		
结合胆红素标准液（ml）			0. 2	0. 2
5g/L 对氨基苯磺酸溶液		0. 4		0. 4
偶氮试剂（ml）	0. 4		0. 4	

测定管与标准管加入偶氮试剂后立即混匀，记录时间，37℃准确 10 分钟后，向各管加 5. 0g/L 叠氮钠溶液 0. 05ml，混匀，终止偶氮反应，加咖啡因-苯甲酸钠试剂 1. 6ml，再加碱性酒石酸溶液 1. 2ml，混匀。分光光度计波长 598nm，蒸馏水调零，读取各管吸光度，分别记录为测定管吸光度、测定对照管吸光度、标准管吸光度和标准对照管吸光度。然后，按照下面公式计算结合胆红素浓度。

【结果计算】

血清总胆红素浓度（μmol/L）=

$$\frac{\text{测定管吸光度}-\text{测定对照管吸光度}}{\text{标准管吸光度}-\text{标准对照管吸光度}}\times \text{总胆红素标准液浓度}$$

血清结合胆红素浓度（μmol/L）=

$$\frac{\text{测定管吸光度}-\text{测定对照管吸光度}}{\text{标准管吸光度}-\text{标准对照管吸光度}}\times \text{结合胆红素标准液浓度}$$

【注意事项】

1. 方法学特点　本法碱性偶氮胆红素在 598nm 的摩尔吸光度为 75 080 ± 760，且可避免其他有色物质的干扰。本法在 10 ~ 37℃ 条件下不受温度变化的影响，呈色在 2 小时内非常稳定。由于结合胆红素至今无候选参考方法。方法不同，反应时间不同，结果相差很大。时间短，非结合胆红素参与反应少，但结合胆红素反应也不完全；时间长，结合胆红素反应较完全，但一部分非结合胆红素也参与反应。这是一个很难权衡的问题。在没有结合胆红素标准液的情况下，问题更复杂。

2. 干扰因素　叠氮钠或抗坏血酸（40g/L）都能破坏重氮试剂，终止偶氮反应。凡用叠氮钠作防腐剂的质控血清或静脉注射抗坏血酸时抽血，均可引起偶氮反应不完全，甚至不呈色。

3. 标本的采集与处理　应注意做到：脂血及脂溶性色素对测定有干扰，应空腹采血，避免引起反应液混浊；轻度溶血对本法无影响，但明显溶血时可使测定结果偏低；血液标本和标准液应避免阳光直照，防止胆红素被光氧化为胆绿素；胆红素对光的敏感度与温度有关，血标本应避光置冰箱保存；标本保存冰箱可稳定 3 天，－70℃ 暗处保存可稳定 3 个月。

4. 标本对照管的吸光度一般很接近，一般血清标本可共用对照管。

（二）胆红素氧化酶法

应用胆红素氧化酶法测定血清胆红素是 20 世纪 80 年代中期发展起来的新方法，操作简单，反应速度快，特异性高，又能应用于自动分析仪，国内已有胆红素氧化酶供应，因此具有推广应用的前景。酶法结合胆红素测定，需要使用各种抑制剂和不同的 pH，抑制胆红素氧化酶对游离胆红素的氧化，从而达到有选择性地氧化结合胆红素。该法需要用结合胆红素配制的标准液。但从方法学特异性等方面的评价，已报道的结合胆红素酶法测定的各种方法，在临床应用上目前还不够满意。

1. 总胆红素酶法测定

【原理】在酶法胆红素测定中，反应如下：

$$\text{胆红素} + 1/2O_2 \xrightarrow{\text{胆红素氧化酶}} \text{胆绿素} + H_2O$$

$$\text{胆绿素} + O_2 \longrightarrow \text{淡紫色化合物}$$

在波长 460nm，吸光度的下降值（$-\Delta A$）与血清中胆红素浓度成正比。

【试剂】

（1）0.1mol/L Tris 缓冲液（pH 8.2）：Tris 1.211g、胆酸钠 172.3mg 和 SDS 432.6mg 溶于约 90ml 蒸馏水中，在室温用 1mol/L HCl（用量约 6ml）调至 pH 8.2，再加蒸馏水至 100ml。此缓冲液含 4mmol/L 胆酸钠和 15mmol/L SDS。置冰箱保存。

（2）胆红素氧化酶：酶活性为 25 000U/L。

（3）胆红素标准液：171μmol/L（购市售试剂盒）

【操作】取 15mm × 100mm 试管 4 支，按表 2-5-3 所示编号和加入相应试剂。

表 2-5-3　总胆红素酶法测定操作步骤

加入物（ml）	测定管	测定对照管	标准管	标准对照管
血清（ml）	0.05	0.05		
胆红素标准液（ml）			0.05	0.05
Tris 缓冲液 pH 8.2（ml）	1.0	1.0	1.0	1.0
蒸馏水（ml）		0.05		0.05
胆红素氧化酶 25 000U/L（ml）	0.05		0.05	

注：A_E 为测定管吸光度，A_{EB} 为测定对照管吸光度，A_S 为标准管吸光度，A_{SB} 为标准对照管吸光度

加入胆红素氧化酶后，立即混匀，各管置 37℃ 水浴 5 分钟。分光光度计波长 460nm，流动比色杯光径 1cm，用蒸馏水调零，分别读取各管吸光度 AS、ASB、AE、AEB。

【结果计算】测定管净吸光度 $\Delta A_E = A_E - A_{EB}$

标准管净吸光度 $\Delta A_S = A_S - A_{SB}$

$$\text{血清总胆红素（μmol/L）} = \frac{\Delta A_E}{\Delta A_S} \times \text{胆红素标准液浓度}$$

单位换算系数：

$$\text{血清总胆红素（μmol/L）} = \text{血清总胆红素（mg/dl）} \times \frac{1}{17.1}$$

【注意事项】

（1）胆红素氧化酶一般性质：胆红素氧化酶分子量为 52 000，聚丙烯酰胺凝胶电泳呈均一性，聚焦电泳等电点 4.1。胆红素氧化酶催化胆红素（结合胆红素与游离胆红素）氧化成胆绿素，并进一步催化胆绿素氧化成一种结构未知的淡紫色化合物。

（2）测定波长的选择：在 pH 8.2 Tris 缓冲液中，游离胆红素的吸收峰在 448nm；结合胆红素占优势的黄疸血清的吸收峰在 425 ~ 448nm。这些吸收峰在经胆红素氧化酶作用后均消失。从 ΔA 所作的吸收光谱曲线的峰形来看，两者存在一定的差异，游离胆红素吸收峰在 442.6nm，结合胆红素吸收峰在 428.5nm。Beckman 的资料认为，在 405 ~ 465nm 波长范围内，所测的吸光度差值（ΔA）与样品总胆红素浓度成正比。Perry 用 465nm 和 425nm 两波长分别检测 5 份成人黄疸血清，发现 465nm 波长测得结果略为偏低。

（3）干扰因素：Perry 测试了氨苄西林、庆大霉素、咖啡因、苯巴比妥、地西泮及茶碱等 17 种治疗药物和 EDTA、氟化物、肝素钠等抗凝剂，没有发现对酶法胆红素测定有干扰。但发现血红蛋白引起胆红素测定结果下降，其下降程度与血清中血红蛋白含量及胆红素浓度有关。实验资料表明，血清中血红蛋白浓度在 1.0g/L 以下，对胆红素测定结果影响不大，血红蛋白浓度在 1.5g/L 以上时，胆红素测定结果明显下降。一般说，新生儿血清中血红蛋白浓度超过 1.5g/L 者亦属罕见。

（4）线性范围：用两份胆红素浓度分别为 429μmol/L 和 521μmol/L 的黄疸血清做线性实验，本法线性至少可达 513μmol/L。

2. 结合胆红素酶法测定

【原理】 在邻苯二甲酸盐缓冲液（pH 5.5）中，当有氟化钠（NaF）、N-乙酰半胱氨酸（NAC）和对甲苯磺酸盐（p-toluenesulfonate，TPS）存在时，胆红素氧化酶（BOD）选择性地氧化结合胆红素（CB）生成无色的物质，引起 450nm 波长吸光度的下降，其吸光度下降值与 CB 浓度成正比。在本反应条件下，δ-胆红素和未结合胆红素（UB）不被 BOD 氧化。

（1）手工检测

【试剂】

1）120mmol/L 邻苯二甲酸盐缓冲液（pH 5.5）：邻苯二甲酸氢钾（MW 204.2）2.45g，溶于去离子水中，用 1mol/L NaOH 调节 pH 至 5.5，再定容至 100ml。

2）100mmol/L Tris-HCl 缓冲液（pH 7.3）

3）BOD 贮存液（20U/ml）：冻干 BOD 制剂（100U/瓶，批号 B-0390，Sigma 公司），用 5ml 邻苯二甲酸盐缓冲液复溶，分装每份 1ml，－70℃冻存。

4）抗坏血酸氧化酶（ASOD）贮存液（50U/ml）：冻干 ASOD 制剂（2500U/瓶，批号 A-0157，Sigma 公司），用 5ml 邻苯二甲酸盐缓冲液复溶，分装每份 1ml，－70℃冻存。（ASOD 用于氧化血清中的抗坏血酸）。

5）二牛磺酸胆红素（DTB）标准液：二牛磺酸胆红素二钠盐，用人血清白蛋白作为基质，配于 100mmol/L Tris-HCl 缓冲液（pH 7.3）中，避光分装，－70℃冻存。建议使用优质的有批准文号的市售二牛磺酸胆红素。

6）R1 试剂：120mmol/L 邻苯二甲酸盐缓冲液、2.5mmol/L NaF、2.5mmol/L NAC、0.1mmol/L EDTA、50mmol/L 对甲苯磺酸（PTS）和 1000U/L ASOD，pH 5.5。

7）R2 试剂：120mmol/L 邻苯二甲酸盐缓冲液、150U/L BOD，pH 5.5。

【操作】 尽量在避光的条件下进行测定，具体操作步骤和试剂加量见表 2-5-4。

表 2-5-4 结合胆红素酶法测定操作步骤

加入物（μl）	样品		标准	
	空白	测定	空白	测定
R1 试剂	800	800	800	800
血清	40	40		
DTB 标准液			40	40
混匀，37℃水浴孵育 5min				
R2 试剂		200		200
邻苯二甲酸盐缓冲液	200		200	

加入 R2 试剂后立即混匀，各管置 37℃水浴 5 分钟，分光光度计波长 450nm，蒸馏水调零，分别读取各管吸光度。

【结果计算】

$$血清结合总胆红素（\mu mol/L）= \frac{A_{ut} - A_{ub}}{A_{st} - A_{sb}} \times DTB$$

标准液浓度

式中 A_{ut}：样品测定管吸光度

A_{ub}：样品空白管吸光度

A_{st}：标准测定管吸光度

A_{sb}：标准空白管吸光度

【注意事项】

1）方法学特点：总胆红素的酶法测定方法学较为成熟，操作简便，快速准确，然而在临床实际应用中未能得到普遍推广，主要原因在于酶法结合胆红素测定的特异性欠佳。提高酶法结合胆红素测定特异性的关键是选择 BOD 对结合胆红素特异性氧化的反应条件，尽可能地降低 BOD 对未结合胆红素和δ-胆红素的“非特异性”氧化。在本反应体系中加入选择性抑制剂（NAC、NaF 和 TPS），抑制 BOD 对δ-胆红素和未结合胆红素的氧化，而又不影响对 CB 的氧化特性，从而提高了酶法结合胆红素测定的特异性。

2）反应条件优化：CB 测定最初设定在 pH 5.0，因为在此条件下 BOD 较稳定，BOD 能完全氧化 DTB 和 CB，同时对未结合胆红素的氧化程度较低。NaF、NAC 和 TPS 的加入可抑制 BOD 对δ-胆红素和 UB 的氧化作用，当 NaF 和 NAC 的浓度分别为 2mmol/L 及 1～2mmol/L 时，抑制作用达到最大。但在 pH 5.0 的反应体系中，有 NaF 和 NAC 存在时，BOD 还能氧化大约 6% UB。因此，将反应液的 pH 从 5.0 调节至 5.5，使对 UB 的氧化降至 1% 以下，从而保证了 CB 反应的特异性。

3）关于防止胆红素自发性氧化的问题：反应液中的胆红素在无 BOD 存在时，也会缓慢地自发氧化成胆绿素致使 450nm 吸光度下降，这种自发氧化作用在酸性反应环境中更为明显。在柠檬酸盐、醋酸盐、磷酸盐三种缓冲体系中胆红素自发氧化速率较快，平均吸光度下降速率为 4.3～2.3mA/min；而在苯二甲酸盐缓冲体系中胆红素相对稳定些，平均吸光度下降速率为 1.15mA/min；若在 R1 试剂中加入适当添加物如 EDTA、PTS 和 NAC 等，可进一步阻止这种自发性氧化作用，吸光度下降速率可降低至 0.1mA/min。这可能是由于 EDTA 可螯合血清中金属离子、NAC 和 PTS 具有一定还原作用的缘故。

4）分析性能：本法线性范围至少可达 320μmol/L。精密度：批内 CV 6.52%（$\bar{x}$ = 17.65μmol/L）～0.33%（$\bar{x}$ = 301.49μmol/L）；批间 CV 9.90%（$\bar{x}$ = 31.50μmol/L）～2.72%（$\bar{x}$ = 184.12μmol/L）。

（2）自动化分析仪检测

【试剂】

1）R1 试剂：120mmol/L 邻苯二甲酸盐缓冲液（pH 5.5）、含 2.5mmol/L NaF、2.5mmol/L NAC、50mmol/L PTS、0.1mmol/L EDTA-Na_2 和 1000U/L ASOD。

2）R2 试剂：120mmol/L 邻苯二甲酸盐缓冲液（pH 5.5）、含 1500U/L BOD。

【操作】测定模式，双试剂终点法；反应模式，吸光度下降型；定标方式，两点定标；反应温度，37℃；主波长，450nm，次波长，546nm；R1 试剂 160μl 和血清/标准液 10μl，混合后 2 分钟读取吸光度为 A_1；加 R2 试剂 40μl，5 分钟后读取吸光度为 A_2。

【结果计算】

$$胆红素浓度（\mu mol/L）= \frac{（测定\ A_1 \times 170/210）- 测定\ A_2}{（标准\ A_1 \times 170/210）- 标准\ A_2} \times 标准液浓度$$

（三）钒酸盐氧化法

【原理】在 pH 3 左右、有表面活性剂和加速剂的存在下，样品中的总胆红素被氧化剂钒酸钠氧化为胆绿素。胆红素的黄色特异性吸光度下降，通过测定钒酸盐氧化前后吸光度的变化，计算出样品中总胆红素的含量。

在 pH 3 左右、有表面活性剂和非结合胆红素（间接反应胆红素）抑制剂的存在下，样品中的结合胆红素（直接胆红素）被氧化剂钒酸钠氧化为胆绿素。胆红素的黄色特异性吸光度下降，通过测定钒酸盐氧化前后吸光度的变化，计算出样品中结合胆红素的含量。

【试剂】

1. 总胆红素试剂Ⅰ　0.1mol/L 枸橼酸盐缓冲液（pH 2.9）

9.1g/L 溴化十六烷基三甲铵溶液

2. 总胆红素试剂Ⅱ　10mmol/L 磷酸盐缓冲液（pH 7.0）

4mmol/L 间钒酸钠溶液

20g/LEDTA-Na_2 溶液

3. 结合胆红素试剂Ⅰ　0.1mol/L 酒石酸盐缓冲液（pH 2.9）

20mmol/L 硫酸羟胺溶液

0.2% 羟乙磷酸溶液

4. 结合胆红素试剂Ⅱ　10mmol/L 磷酸盐缓冲液（pH 7.0）

4mmol/L 间钒酸钠溶液

20g/L EDTA-Na_2 溶液

5. 胆红素标准液

【操作】总胆红素测定按照表 2-5-5 操作，直接胆红素测定按照表2-5-6操作。

表2-5-5 总胆红素钒酸盐氧化法操作步骤

加入物	测定管（U）	标准管（S）
样品（μl）	10	
标准液（μl）		10
总胆红素试剂R1（μl）	280	280
混匀，37℃水浴5min，主波长450nm，次波长546nm，读取测定管吸光度A_1和标准管吸光度A_1		
总胆红素试剂R2（μl）	70	70

表2-5-5中各管混匀，37℃水浴5分钟，主波长450nm，次波长546nm，读取测定管吸光度A_2和标准管吸光度A_2。

表2-5-6 直接胆红素钒酸盐氧化法操作步骤

加入物	测定管（U）	标准管（S）
样品（μl）	10	
标准液（μl）		10
直接胆红素试剂R1（μl）	280	280
混匀，37℃水浴5min，主波长450nm，次波长546nm，读取测定管吸光度A_1和标准管吸光度A_1		
直接胆红素试剂R2（μl）	70	70

表2-5-6中各管混匀，37℃水浴5分钟，主波长450nm，次波长546nm，读取测定管吸光度A_2和标准管吸光度A_2。

【结果计算】

血清总胆红素（μmol/L）=

$$\frac{\text{测定管吸光度}A_1-(\text{测定管吸光度}A_2\times360/290)}{\text{标准管吸光度}A_1-(\text{标准管吸光度}A_2\times360/290)}\times\text{胆红素标准液浓度}$$

血清直接胆红素（μmol/L）=

$$\frac{\text{测定管吸光度}A_1-(\text{测定管吸光度}A_2\times360/290)}{\text{标准管吸光度}A_1-(\text{标准管吸光度}A_2\times360/290)}\times\text{胆红素标准液浓度}$$

【注意事项】

1. 方法学特点　血清胆红素的钒酸氧化测定法是目前国内使用最多的方法。该方法和传统方法如改良J-G法具有良好的相关性，线性、特异性达到较理想的水平。钒酸氧化法试剂稳定、保存期长，可室温保存；操作简单，特别适宜各种生化仪的自动分析。胆红素化学氧化法测定除钒酸盐氧化法外，常用的还有亚硝酸盐氧化法等。

2. 干扰因素　血红蛋白在4g/L以下对测定没有影响，血红蛋白8g/L以下对总胆红素测定没有干扰但对直接胆红素测定有轻微负干扰。抗坏血酸在50mg/L时对测定没有影响。氟化钠对测定没有影响，肝素、枸橼酸盐、草酸盐和EDTA在常规用量下对测定没有影响。

3. 线性范围　总胆红素可达684μmol/L，直接胆红素达342μmol/L。超过此范围，应该用生理盐水将样本作1∶1稀释后重新测定，并将测定结果乘以2。

二、参考区间

成人血清总胆红素浓度：3.4～17.1μmol/L（0.2～1.0mg/dl）。

成人血清结合胆红素浓度（10分钟）：0～3.4μmol/L（0～0.2mg/dl）。

三、临床意义

胆红素为脂溶性有毒物质，肝脏对胆红素有强大的解毒作用。正常情况下血中胆红素浓度保持相对恒定；当胆红素代谢发生障碍时：①非结合胆红素或（和）结合胆红素生成增加；②肝细胞摄取非结合胆红素能力降低；③肝细胞转化胆红素能力降低；④肝细胞及肝内外胆红素分泌排泄功能障碍等，均会引黄疸。临床常根据引起黄疸的原因不同，将黄疸分为溶血性黄疸、肝细胞性黄疸和梗阻性黄疸。胆红素测定对黄疸的诊断和鉴别诊断、黄疸程度及类型的判断、黄疸原因的分析、预后评估等有重要的价值。

1. 判断黄疸有无及程度　TB>17.1～34.2μmol/L为隐性黄疸或亚临床黄疸；TB>34.2μmol/L为临床肉眼可见的显性黄疸：TB在34.2～171μmol/L为轻度黄疸，TB在171～342μmol/L为中度黄疸，TB>342μmol/L为重度黄疸。

2. 分析黄疸原因　①溶血性黄疸通常为轻度黄疸，TB<85.5μmol/L，UCB增高较肝细胞性黄疸及梗阻性黄疸明显，见于各种溶血及溶血性疾病、输血反应、大面积烧伤、大血肿吸收等；②肝细胞性黄疸为轻、中度黄疸，TB为17.1～171μmol/L，见于各种肝实质性损伤，如急、慢性肝炎，肝硬化，药物性、中毒性肝实质损伤等；③梗阻性黄疸通常为中、重度黄疸，TB及CB增高较前两者明显，见于肝内、外胆道阻塞性疾病和肝内胆汁淤积，如胆石症、胰头癌、胆道肿瘤、胆管炎、胆道闭锁，以及病毒性肝炎、原发性胆汁性肝硬化、肝内泥沙样结石和癌栓、华支睾吸虫病、肝细胞损害（特别是疾病后期）、Dubin-Johnson综合征和Rotor综合征等。

3. 判断黄疸类型 溶血性黄疸时以 UCB 增高明显；梗阻性黄疸时以 CB 增高明显；肝细胞性黄疸时 CB 及 UCB 均增加。

4. 解释临床难以解释的现象 有时肝炎恢复期，出现血清 TB 及 CB 很高（高结合胆红素血症），但尿胆红素阴性，是因为血清中出现了与白蛋白牢固结合、分子量大、半寿期长（同白蛋白，为 21 天），代谢慢、不被肾小球滤过的 δ 胆红素。

三种不同类型的黄疸时 TB、CB 及 UCB、等有不同的表现。根据 TB 是否增高可判断有无黄疸；根据 TB 增高的程度并结合尿胆红素、尿胆原及粪便检查，可判断黄疸的程度、类型及原因，区别结合胆红素血症与非结合胆红素血症。溶血性黄疸、阻塞性黄疸及肝细胞性黄疸的诊断与鉴别诊断，见表 2-5-7。

表 2-5-7 正常及三种原因黄疸时胆红素代谢检查

	血清				尿液		粪便
	TB (μmol/L)	CB (μmol/L)	UCB (μmol/L)	CB/TB (μmol/L)	尿胆红素 (定性)	尿胆原 (μmol/L)	颜色
正常	1.7～17.1	0～6.8	1.7～10.2	0.2～0.4	－或弱＋	0.84～4.2	浅黄
溶血性黄疸	↑	↑	↑↑↑	<0.2	－	↑↑↑	变深
阻塞性黄疸	↑↑－↑↑↑	↑↑↑	↑	>0.5	＋＋	↓或－	变浅或白
肝细胞性黄疸	↑－↑↑	↑↑	↑↑	0.2－0.5	＋	↑或正常	浅或正常

注：↑：轻度增加；↑↑：中度增加；↑↑↑：明显增加；（－）：阴性；（＋）：阳性；（＋＋）：强阳性

第二节 胆汁酸测定

胆汁酸是胆汁中一大类胆烷酸的羟基衍生物的总称，为内源性有机阴离子。人类胆汁酸主要以胆酸、鹅脱氧胆酸及脱氧胆酸等为主。按其来源分为初级胆酸与次级胆酸；按其结合与否又分为游离型胆汁酸与结合型胆汁酸，人胆汁中以结合型胆汁酸为主；各型胆汁酸均以胆汁酸盐的形式存在。胆汁酸是天然的离子化去垢剂，表现出极强的界面活性，能降低脂、水两相间的表面张力，使脂类物质能较稳定的溶解于胆汁中。胆汁酸具有以下生理功能：①促进脂类的消化吸收；②调节胆固醇的代谢；③促进胆汁分泌。肝脏是人体利用胆固醇合成胆汁酸的唯一器官，体内 50% 胆固醇以胆汁酸形式排泄，胆汁酸合成减少时会导致肝内胆固醇性和胆色素性胆石形成。胆固醇向胆汁酸的转化反应及转化的量受肝细胞内复杂的酶系统控制，同时也受体内激素的调节，如甲状腺素能促进胆固醇的转化，从而使血浆胆固醇水平减低。正常情况下人体每日合成胆固醇 1～1.5g，其中 2/5（0.4～0.6g）在肝内转化为胆汁酸，胆汁酸随胆汁进入肠道，帮助肠道内脂类物质消化吸收；进入肠道的各种胆汁酸 95% 以上被肠壁重吸收（以主动吸收为主）；经肠道重吸收的胆汁酸经门静脉回到肝脏，肝细胞将游离型胆汁酸再合成为结合型胆汁酸，重吸收的及新合成的结合型胆汁酸再随胆汁进入肠道，此即胆汁酸的肠肝循环。由于肝胆的胆汁酸池为 3～5g，人体的胆汁酸肠肝循环每日需进行 6～12 次，使有限的胆汁酸发挥最大限度的作用，弥补了肝脏胆汁酸合成能力的不足并解决肠道对脂质消化的需要。

血清总胆汁酸（total bile acid，TBA）测定有层析法、免疫法和酶法等，酶法中又可分酶荧光法、酶比色法和酶循环法。其中酶比色法可用手工操作，亦可用自动分析，应用较广；近年发展的酶循环法灵敏度高、特异性好，成为目前推荐的血清总胆汁酸检测方法。

一、检测方法

（一）酶比色法

【原理】 3α-羟基胆酸 + NAD^+ $\xrightarrow{3\text{-}\alpha\ HSD}$ 3-氧化胆酸 + NADH + H^+

$$NADH + INT \xrightarrow{黄递酶} NAD + 甲臜（红色）$$

分光光度计波长 500nm，测定甲臜的吸光度，可计算出 TBA 含量。

1. 手工检测

【试剂】

（1）试剂Ⅰ：黄递酶 1000U，NAD 1mmol/L，氯化碘硝基四氮唑（INT）0.5mmol，丙酮酸 50mmol 溶于 0.1mol 磷酸盐缓冲液（pH 7.5）1000ml 中，加适量表面活性剂。

（2）试剂Ⅱ：α-羟类固醇脱氢酶（3α-HSD）2000U 溶于 0.1mol/L 的磷酸盐缓冲液（pH 7.5）中。

（3）终止液：1mol/L HCl。

（4）胆汁酸标准液（50μmol/L）：24.38mg 甘氨胆酸溶于 1000ml（经透析的）混合血清中。

【操作】按表2-5-8进行操作。

表2-5-8　胆汁酸比色法操作步骤

加入物（ml）	测定管	测定对照管	标准管	标准对照管
血清	0.1	0.1		
标准液			0.1	0.1
试剂Ⅰ	0.3	0.3	0.3	0.3
试剂Ⅱ	0.1		0.1	
H_2O		0.1		0.1

表2-5-8中各管混匀，置37℃水浴10分钟，加终止液0.1ml，摇匀，分光光度计波长500nm，比色杯光径1.0cm，用蒸馏水调零，读取各管吸光度（A）。

【结果计算】按照以下计算式计算测定结果：

$$\text{TBA}\ (\mu mol/L) = \frac{A_{测定} - A_{测定对照}}{A_{标准} - A_{标准对照}} \times 胆汁酸标准液浓度$$

2. 自动化分析仪检测

【试剂】同“1. 手工检测”。

【操作】参数设定：反应温度，37℃；反应类型，终点法；波长，500nm（主）/700nm（次）；血清，25μl；试剂Ⅰ，200μl；第一点读数时间，280秒；试剂Ⅱ（300秒时加入），50μl；第二点读数时间，600秒。

【参考区间】健康成年人的空腹血清TBA浓度为（4.9±2.38）μmol/L，浓度范围在（0.14～9.66）μmol/L；中餐后2小时TBA为（8.22±2.91）μmol/L，浓度范围在（2.4～14.0）μmol/L。

3. 注意事项

（1）干扰因素及处理：由于血清中TBA含量低，样品中存在干扰物质的影响相对较大，其中主要为乳酸脱氢酶（LDH），由LDH生成的NADH往往比TBA生成的量要大得多。测定前除去血清中LDH的影响至关重要，方法有：①血清67℃加温30分钟；②加草氨酸作为LDH封闭剂；③碱或酸处理；④用丙酮酸钠抑制LDH活性。上述四类方法中，以丙酮酸钠抑制法最好，可免去前处理步骤，直接加入反应体系，不影响体系的pH；且对反应无干扰。血清中还存在其他脱氢酶（当有相应底物存在时）和还原性物质，如不除去，测定结果会偏高。据40例无选择的肝功能标本的测定结果，平均干扰相当于TBA 18μmol/L，范围在5.5～45μmol/L。因此，自动分析设计成双试剂二步法，样品先和不加3α-HSD的反应体系孵育，使样品中的干扰物质反应，然后再加入3α-HSD，启动TBA反应。脂肪酶、胆固醇（包括HDL-C、LDL-C）和甘油三酯测定试剂中均加有胆酸盐，自动分析测定时会引起携带污染，必须引起注意。某些先进的仪器可以设定“Smart Wash”，对试剂针、样品针和反应杯进行补充清洗，亦可将TBA编排在上述有污染的项目前测定，对某些不具备上述功能的仪器，最好将TBA单批测定。试剂中加适量表面活性剂可防止甲臜沉淀。

（2）分析性能：本法的灵敏度为50μmol/L；线性可达300μmol/L；手工和自动分析的批内CV分别为2.71%和1.16%，总CV分别为5.46%和2.79%。

（二）酶循环法

【原理】

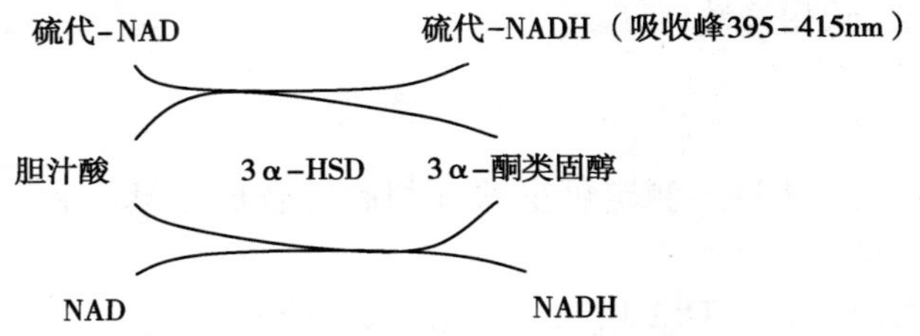

在一定的反应时间内，酶循环产生的硫代-NADH与样品中胆汁酸浓度成正比，与标准液比较，可计算出样品中胆汁酸含量。

【试剂】

1. 试剂Ⅰ　2mmol/L Thio-NAD，20mmol/L Good缓冲液（pH 4.0）。

2. 试剂Ⅱ　15KU/L 3α-HSD，3mmol/L NADH，200mmol/L Good缓冲液（pH 9.3）。

3. 标准液　同比色法。

【操作】自动分析参数设定：反应类型，速率法；反应温度，37℃；波长，405nm（主）/660nm（次）；血清，3μl；试剂Ⅰ，200μl；3～5分钟后加试剂Ⅱ 50μl，延迟时间1分钟，读数时间4分钟。

【结果计算】

$$\text{TBA}\ (\mu mol/L) = \frac{\Delta A_{测定}}{\Delta A_{标准}} \times 胆汁酸标准液浓度$$

【参考区间】40名健康成年人的空腹血清TBA浓度为（3.71±2.98）μmol/L，范围为0～6.71μmol/L，>10.00μmol/L为增高。

【注意事项】

1. 方法学特点　血清TBA测定的酶循环法是一种通过脱氢酶-辅酶体系来循环底物的方法。要求：①这种酶对Thio-NAD和NADH都应有高亲和力；②反应体系的pH和缓冲液应允许正反应（底物氧化）和逆反应（底物还原）都能进行；③还要求Thio-NAD和NADH浓度比例合适。有了这些条件，使循环速率相当快（约100次/分），在一定的反应时间内通过胆汁酸的重复反应来增加 Thio-NADH 的生成量，提高反应灵敏度。不同的测定方法，结果差异较大。有人认为餐后 2 小时血清总胆汁酸（TBA）测定比空腹测定更敏感。

2. 干扰因素　胆红素 < 850μmol/L，血红蛋白 < 5g/L，抗坏血酸 < 2.84mmol/L，乳酸 < 24mmol/L，乳酸脱氢酶 < 1000U/L 时，说明几乎不存在内源性干扰，但外源性干扰如仪器的携带污染同样存在，可用比色法中阐述的方法排除。

3. 分析性能　本法灵敏度为 50μmol/L；线性达 180μmol/L；手工操作的批内 CV < 2.0%，总 CV < 4.0%，自动分析仪的批内 CV < 1.5%。本法与比色法比较相关性良好。

二、临床意义

血清 TBA 测定可反映肝细胞的合成、摄取和排泌功能。

1. 血清 TBA 增高　常见于下列情况：

（1）肝细胞损伤：TBA 增高是肝细胞损害的敏感指标，并有助于估计其预后和提示病情复发。急性肝炎、慢性活动性肝炎、酒精肝、中毒性肝病、肝硬化和肝癌时 TBA 显著增高，尤其肝硬化时 TBA 阳性率明显高于其他指标。

（2）肝内、肝外胆管阻塞：胆道阻塞、胆汁性肝硬化、新生儿胆汁淤积、妊娠性胆汁淤积、胆石症、胆道肿瘤时，血清中 TBA 均可显著增高。

（3）门脉分流：肠道中次级胆酸经分流的门脉系统直接进入体循环，使血 TBA 升高。

（4）生理性增高：进食后血清胆汁酸可生理性地一过性增高。

2. 对检出轻度肝脏病变及检测酒精或工业化学品引起的肝细胞损伤的灵敏度优于其他肝功能试验。

3. 胆汁中胆汁酸、卵磷脂和胆固醇的比例失调是胆固醇结石形成的重要原因。

4. 肠道疾病引起胆汁酸代谢异常时，可出现脂肪消化不良，轻者水样腹泻，重者则可出现脂肪痢。

第三节　血浆氨测定

肝脏在蛋白质代谢过程中，会产生许多蛋白质代谢的中间产物和终末产物，这些产物量的正常与否，也可以反映出肝脏蛋白质代谢功能是否正常。血氨测定是临床常用的蛋白质代谢产物检查项目之一。正常人体中含有少量游离的氨（ammonia，NH_3），主要来源于肠道中未被吸收的氨基酸，未消化的蛋白质及由血液中渗入肠道中的尿素，经大肠埃希菌作用脱氨基生成的氨，以及蛋白质代谢过程中生成的氨。氨是有毒物质，人体内的氨通过以下途径解毒：①肝内经鸟氨酸循环合成尿素，经肾脏排出体外；②转变为氨基酸上的氨基；③在肾脏泌氨中与肾小管腔中的 H^+ 形成铵盐，随尿排出体外。肝脏将氨合成尿素，是保证血氨正常的关键。当肝脏功能严重损伤（80% 肝组织遭破坏）时，氨不能被解毒，在中枢神经系统聚集，会引起肝性脑病。

血浆氨浓度的测定可归纳为不需从血浆中分离出氨的直接测定法（酶法及氨电极法）及需要从全血中分离出氨再进行测定的间接测定法（扩散法，离子交换法）两大类；另有较新的干化学测定方法。临床最常用的方法是应用谷氨酸脱氢酶的酶学方法，优点是提高测定特异性和缩短分析时间。

【标本采集】 为了准确测定血氨浓度，避免假性增高，必须注意以下 4 点：

1. 吸烟对患者和标本都是氨污染的原因，如采血前 1 小时吸一支雪茄烟，将使空腹静脉血氨浓度增高 100 ~ 200μg/L。血氨检测标本采集前一天的午夜后应禁止吸烟。

2. 实验室周围环境和实验室空气中的氨是标本氨污染的原因。为了减少标本和器皿受实验室空气中氨的污染，最好在特定实验室中采集标本和进行测定；限制人员进出实验室；器皿必须经过化学处理。

3. 检测标本应使用草酸钾、EDTA 或肝素抗凝的血浆标本，不能用肝素铵和氟化物抗凝，将使测定值增高。

4. 标本中含氮物质的分解代谢是氨污染的另一原因。采集后，血液中氨基酸即可发生脱氨分解，可造成血氨浓度升高。即使在 0℃，采血后 15 分钟以上就可引起血氨浓度升高；在 25℃ 时，血氨浓度增高速率约为 0.017μg/（min · ml）血液。因此，采血后必须立即置冰浴，尽快分离出血浆，及时进行测定。

【原理】 酶法测定血浆氨的原理基于如下反应：

$$\alpha\text{-酮戊二酸} + NH_4^+ + NADPH \xrightleftharpoons{GLDH} \text{谷氨酸} + NADP^+ + H_2O$$

NH_4^+ 与 NADPH 呈等摩尔关系。用分光光度计波长 340nm，比色杯光径 1.0cm，监测吸光度下降速率，即 NADPH 消耗速率，与标准管比较，可计算出血浆氨含量。

【试剂】 全部试剂必须用去氨水配制。

1. 去氨蒸馏水　将 5g Dowex 50（氢型）或其他

阳离子交换树脂，加到1L蒸馏水中，即可获得去氨蒸馏水。

2. 66mmol/L KH_2PO_4 溶液　取8.98g KH_2PO_4（MW 136.09）溶于约500ml蒸馏水中，然后加蒸馏水至1000ml。置4℃冰箱保存，可稳定6个月。

3. 66mmol/L Na_2HPO_4 溶液　取9.37g Na_2HPO_4（MW 141.96）溶于约500ml蒸馏水中，然后加蒸馏水至1000ml。置4℃冰箱保存，可稳定6个月。

4. 66mmol/L 磷酸盐缓冲液　5ml 66mmol/L KH_2PO_4 溶液和95ml Na_2HPO_4 溶液，混合。必要时，在pH计下调节至pH 8.0±0.05。置4℃冰箱保存，可稳定3周，但pH必须每周核对。

5. 310mmol/L α-酮戊二酸溶液　0.453g α-酮戊二酸（MW 146.1）溶于5ml去氨蒸馏水中，用3mol/L氢氧化钠溶液调节pH接近5.0时，改用0.1mol/L氢氧化钠溶液调节pH至6.8±0.01，切勿调过头，因为高pH会破坏α-酮戊二酸，用去氨蒸馏水稀释到10ml，置4℃冰箱可稳定10天。

6. 13mmol/L NADPH贮存液　称取20mg NADPH（MW 767.4，置干燥器中，-20℃保存），溶于2ml 66mmol/L磷酸盐缓冲液中。

7. NADPH应用液　因为NADPH贮存液不稳定，NADPH溶液的浓度需要校准：吸出13mmol/L NADPH贮存液50μl，用66mmol/L磷酸盐缓冲液稀释至5ml（即100倍稀释），分光光度计波长340nm，比色杯光径1.0cm，磷酸盐缓冲液调零，读取应用液的吸光度（A_{340}）。

$$\text{NADPH贮存液 mmol/L}=\frac{A_{340}}{6.22}\times 100$$

举例：如果测定出贮存液吸光度A=0.75，代入上式，NADPH贮存液的实际浓度为12mmol/L，若要配制100ml GLDH溶液（含0.15mmol/L NADPH），需取12mmol/L NADPH贮存液多少毫升？

$$\text{需取NADPH贮存液的ml数}=\frac{0.15\times 100}{\text{贮存液实际浓度（mmol/L）}}=\frac{0.15\times 100}{12}=1.25$$

8. 谷氨酸脱氢酶应用液（GLDH 20 000U/L，NADPH 0.15mmol/L，ADP 0.6mmol/L）　于100ml容量瓶中，约加80ml磷酸盐缓冲液，加入ADP（MW 487.21）30mg，再加入计算量的NADPH贮存液和需要量的GLDH制品（含2000U/L酶活性），然后加磷酸盐缓冲液至100ml刻度。此液置4℃保存，可稳定7天。

9. 100mmol/L氨标准液　称取660.7mg硫酸铵溶于无氨蒸馏水中，并稀释至100ml。此液置4℃保存，可稳定1年。

10. 氨标准应用液　将100mmol/L氨标准液，用去氨蒸馏水分别稀释成25μmol/L、50μmol/L、100μmol/L和150μmol/L的氨标准应用液。

【操作】本测定所用的分光光度计，需具有37℃恒温比色系统，带宽≤8nm。

操作步骤见表2-5-9。按照由B管→S管→U管的先后顺序，逐管进行测定。

表2-5-9　血浆氨酶法测定操作步骤

加入物		空白管B	标准管S	测定管U
去氨蒸馏水	ml	0.3		
100μmol/L氨标准应用液	ml		0.3	
血浆	ml			0.3
GLDH应用液	ml	1.5	1.5	1.5
37℃水浴，预孵育10min				
α-酮戊二酸溶液	μl	60	60	60

表2-5-9中各管需依次测定，每做一管需立即混匀。分光光度计波长340nm，比色杯光径1.0cm，用去氨蒸馏水调节吸光度为零，然后依次按如下程序读取空白管、标准管和测定管的吸光度：首先当反应进行到10秒时读取吸光度A_{10s}，然后待反应进行到70秒时再读取吸光度A_{70s}。最后计算出各管的ΔA（A_U、A_s和A_B），即$\Delta A_s=A_{10s}-A_{70s}$。

若用自动分析仪测定，建议使用与仪器配套的试剂盒，按说明书规定的参数进行测定。

【结果计算】

$$\text{血浆}NH_3\text{（μmol/L）}=\frac{\Delta A_U-\Delta A_B}{\Delta A_S-\Delta A_B}\times\text{氨标准应用液浓度}$$

【参考区间】成人血浆氨浓度18~72μmol/L。有研究指出，血浆氨浓度女性比男性低10%。

【注意事项】

1. 方法学特点　酶法测定血浆氨具有特异性高，简便、快速，血浆用量小，可用自动分析仪测定等优点。试剂中ADP具有稳定GLDH作用，增进酶法测定试剂的稳定性。用NADPH作为辅酶能缩短反应的孵育时间。

2. 线性范围　0~150μmol/L。测定结果若超过150μmol/L，用去氨蒸馏水稀释血浆后重新测定。

3. 临床结果分析　应注意排除血氨测定的影响因素：①溶血标本会造成血氨测定结果假性升高（红细胞内氨浓度是血浆的23倍）；②血小板数量和GGT的影响（高水平GGT使谷氨酸盐分解产生氨）；

③血浆中 LDH、AST 等也能利用 NADPH，影响血浆氨测定结果的准确性；④采血时压迫肌肉或运动会使静脉血浆氨浓度升高。

【临床意义】 血氨测定是肝性脑病的重要实验诊断及监测指标，严重肝脏疾病时，氨不能从循环中清除，导致血氨增高，可引起肝性脑病（肝昏迷）。血氨病理性增高见于：①严重肝损害（肝性脑病、肝硬化、肝癌、重症肝炎等）；②尿毒症；③上消化道大出血；④肝外门脉系统分流形成。生理性增高见于：过多进食高蛋白饮食和运动后。减低见于：低蛋白饮食和严重贫血等。

第六章

血清非蛋白含氮化合物测定

第一节　血清尿素测定

尿素（urea）是机体蛋白质代谢的终末产物，分子量小且不与血浆蛋白结合，可自由滤过肾小球。进入原尿中的尿素约50%被肾小管和集合管重吸收，肾小管有少量排泄。肾实质受损时，肾小球滤过率下降，血尿素浓度会升高，通过测定血尿素或血尿素氮（blood urea nitrogen，BUN）浓度可以观察肾小球滤过功能。尿素的测定方法大体上可归纳为酶学方法和化学方法。酶学方法为间接测定法，先用尿素酶将尿素分解成铵离子（NH_4^+）和碳酸根，然后用 Berthelot（波氏）反应或谷氨酸脱氢酶（GLDH）法，测定反应过程中NH_4^+的生成量。化学方法为直接测定法，二乙酰一肟的乙酰基直接与尿素缩合反应，生成色原二嗪（diazine）。二乙酰一肟法必须用尿素作为标准液。

一、检测方法

（一）酶偶联速率法

【原理】尿素在尿素酶催化下，水解生成NH_4^+和二氧化碳。NH_4^+在α-酮戊二酸和还原型辅酶Ⅰ（NADH）存在下，经GLDH催化，生成谷氨酸，同时，NADH被氧化成NAD^+，可在340nm波长处监测吸光度下降的速率，计算样品中尿素的含量。反成式如下：

$$Urea + 2H_2O \xrightarrow{尿素酶} 2NH_4^+ + CO_3^{2-}$$

$$NH_4^+ + α\text{-酮戊二酸} + NADH + H^+ \xrightarrow{GLDH} 谷氨酸 + NAD^+ + H_2O$$

1. 手工检测

【试剂】

（1）试剂成分和在反应液中的参考浓度：pH 8.0；Tris-琥珀酸缓冲液 150mmol/L；尿素酶 8000U/L；GLDH 700U/L；NADH 0.3mmol/L；α-酮戊二酸 15mmol/L；ADP 1.5mmol/L。

（2）尿素标准液 5mmol/L。

上述试剂成分，试剂1主要含α-酮戊二酸、GLDH；试剂2主要含尿素酶、NADH。目前各商品试剂与上述试剂相似，试剂组成及各成分浓度存在一定差异。

【操作】按表2-6-1操作。

表2-6-1　尿素酶法测定操作步骤

加入物	测定管	标准管	空白管
血清（μl）	15	–	–
尿素标准液（μl）	–	15	–
去氨蒸馏水（μl）	–	–	15
酶试剂（ml）	1.5	1.5	1.5

表2-6-1中各管依次逐管加入已预温的酶试剂，混匀后立即在分光光度计波长340nm处监测吸光度变化速率，计算出ΔA/min。

2. 自动化分析仪检测

【试剂】同“1. 手工检测”。

【操作】自动生化分析仪测定过程为血清样品与试剂1混合，温育，加入试剂2，迟滞一定时间后监测特定波长下的吸光度A。主要反应条件如下：

样品	3μl
试剂	R1：140μl　　R2：35μl
波长	340nm（主）/405nm（副）
反应温度	37℃
温育时间	5分钟
迟滞时间	1分钟
吸光度监测时间	2分钟

反应类型　　　　速率法

不同实验室具体反应条件会因所使用的仪器和试剂而异，在保证方法可靠的前提下，应按仪器和试剂说明书设定测定参数，进行定标品、空白样品和血清样品分析。

【结果计算】

$$\text{Urea (mmol/L)} = \frac{\text{测定}\ \Delta A/\min - \text{空白}\ \Delta A/\min}{\text{标准}\ \Delta A/\min - \text{空白}\ \Delta A/\min} \times$$

尿素标准液浓度

3. 注意事项

（1）干扰因素：在测定过程中，各种器材和蒸馏水应无 NH_4^+ 污染，否则导致结果偏高。血氨升高时，可引起血尿素测定结果偏高，溶血标本对测定有干扰。

（2）标本及采血前准备：检测标本推荐使用血清。尿素是机体蛋白质的代谢终末产物，受蛋白质摄入量的影响，测定前应根据要求严格控制摄食。

（二）脲酶-波氏比色法

【原理】本法测定分两个步骤：首先用尿素酶水解尿素，产生 2 分子 NH_4^+ 和 1 分子二氧化碳；然后，NH_4^+ 在碱性介质中与苯酚及次氯酸反应，生成蓝色的吲哚酚。此过程需用亚硝基铁氰化钠催化。蓝色吲哚酚的生成量与 Urea 含量成正比，在 560nm 波长处比色测定。

【试剂】

1. 酚显色剂　苯酚 10g，亚硝基铁氰化钠（含 2 分子水）0.05g，溶于 1000ml 去氨蒸馏水中，4℃冰箱存放，可保存 60 天。

2. 碱性次氯酸钠液　氢氧化钠 5g 溶于去氨蒸馏水中，加次氯酸水溶液——“安替福民”8ml（相当于次氯酸钠 0.42g），添加蒸馏水至 1000ml，置棕色瓶内，冰箱存放，稳定 2 个月。

3. 尿素酶贮存液　尿素酶（比活 3000 ~ 4000U/g）0.2g 悬浮于 20ml 50%（*V*/*V*）甘油中，置冰箱内可保存 6 个月。

4. 尿素酶应用液　尿素酶贮存液 1ml，加 10g/L EDTA-Na_2 溶液（pH 6.5）至 100ml，置冰箱保存可稳定 1 个月。

5. 尿素标准贮存液（100mmol/L）　称取干燥纯尿素 0.6g，溶解于水中，并稀释至 100ml，加 0.1g 叠氮钠防腐，置冰箱内可稳定 6 个月。

6. 尿素标准应用液（5mmol/L）　取 5ml 尿素贮存液用去氨蒸馏水稀释至 100ml。

【操作】

1. 血液尿素检测　按表 2-6-2 操作。

表 2-6-2　尿素脲酶波氏法测定操作步骤

加入物	测定管	标准管	空白管
尿素酶应用液（ml）	1.0	1.0	1.0
血清（μl）	10	–	–
尿素标准应用液（μl）	–	10	–
蒸馏水（μl）	–	–	10

混匀，37℃水浴 15 分钟，向各管迅速加入酚显色剂 5ml，混匀，再加入碱性次氯酸钠溶液 5ml，混匀。各管置 37℃水浴 20 分钟，充分显色。

2. 尿液尿素检测　取 1ml 尿液标本，加人造沸石（需预处理过的）0.5g，加去氨蒸馏水至 25ml，反复振摇数次。吸附尿液中的游离铵盐，静置后吸取稀释液 1.0ml。

分光光度计波长 560nm，比色杯光径 1.0cm，用空白管调零，读取各管吸光度 *A*。

【结果计算】

$$\text{Urea (mmol/L)} = \frac{\text{测定管}\ A}{\text{标准管}\ A} \times \text{尿素标准应用液浓度}$$

尿液尿素按上述公式进行计算，所测结果乘以稀释倍数 25。

【注意事项】

1. 测定波长　除 560nm，还可用 630nm。

2. 干扰因素　空气中氨气可污染试剂或玻璃器皿，或使用铵盐抗凝剂，均可引起结果偏高。高浓度氟化物可抑制尿素酶，引起结果假性偏低。

二、参考区间

成人血 Urea：男（20 ~ 59 岁）3.1 ~ 8.0mmol/L
男（60 ~ 79 岁）3.6 ~ 9.5mmol/L
女（20 ~ 59 岁）2.6 ~ 7.5mmol/L
女（60 ~ 79 岁）3.1 ~ 8.8mmol/L

上述参考区间引自 WS/T 404.5《临床常用生化检验项目参考区间》。

三、临床意义

血液尿素浓度受多种因素的影响，分生理性因素和病理性因素两个方面。

生理性因素：增高见于高蛋白饮食后，减低见于妊娠期。

病理性因素：根据 Urea 增加的原因可分为肾前性、肾性及肾后性。

1. 肾前性　最重要的原因是失水，引起血液浓缩，使肾血流量减少，肾小球滤过率减低而引起血液中尿素滞留。常见于剧烈呕吐、幽门梗阻、肠梗阻和长期腹泻等。

2. 肾性　急性肾小球肾炎、肾病晚期、肾衰竭、慢性肾盂肾炎及中毒性肾炎都可引起血液中尿素含量增高。

3. 肾后性　前列腺肿大、尿路结石、尿道狭窄、膀胱肿瘤等致尿道受压，使尿路受阻，导致血液中尿素含量增加。

血液中尿素减少较为少见，常见严重的肝病患者，如肝炎合并广泛性肝坏死。

第二节　血清肌酐测定

血液中的肌酐（creatinine，Cr）来源包括从食物中摄取的外源性 Cr（约占 10%）和机体内生成的内源性 Cr 两部分，血 Cr 几乎全部经肾小球滤过进入原尿，并且不被肾小管重吸收；机体内 Cr 每日生成量几乎保持恒定。因此，血中 Cr 浓度稳定，测定血 Cr 浓度可反映肾小球的滤过功能。

Cr 测定方法有化学方法和酶学方法。大多数化学方法根据 1886 年 Jaffe 建立的碱性苦味酸反应，Cr 与苦味酸反应生成橘红色的化合物。Jaffe 法操作简单，适用于各种自动分析仪。酶学方法主要有 3 种类型：①肌酐氨基水解酶法；②肌氨酸氧化酶法；③肌酐亚氨基水解酶法。酶学方法虽成本较高，但方法特异性高结果准确，适用于各种自动分析仪。

一、检测方法

（一）肌氨酸氧化酶法

【原理】样品中的 Cr 在肌酐酶的催化下水解生成肌酸。在肌酸酶的催化下肌酸水解产生肌氨酸和尿素。肌氨酸在肌氨酸氧化酶的催化下氧化成甘氨酸、甲醛和 H_2O_2，最后偶联 Trinder 反应，比色法测定，反应形成的色素与肌酐的浓度成正比。

反应式如下：

第一反应：消除内源性物质干扰反应

$$\text{肌酸} + H_2O \xrightarrow{\text{肌酸（脱氢）酶}} \text{肌氨酸} + \text{尿素}$$

$$\text{肌氨酸} + O_2 + H_2O \xrightarrow{\text{肌氨酸氧化酶}} \text{甘氨酸} + \text{甲醛} + H_2O_2$$

第二反应：正式启动反应

$$\text{肌酐} + H_2O \xrightarrow{\text{肌酐酶}} \text{肌酸}$$

$$\text{肌酸} + H_2O + O_2 \xrightarrow{\text{肌酸（脱氢）酶}} \text{肌氨酸} + \text{尿素}$$

$$\text{肌氨酸} + O_2 + H_2O \xrightarrow{\text{肌氨酸氧化酶}} \text{甘氨酸} + H_2O_2 + \text{甲醛}$$

$$H_2O_2 + \text{4-氨基氨替比林} + \text{N-乙基-N-(2-羟基-3-丙磺基)-3-甲基苯胺 (TOOS)} \xrightarrow{\text{过氧化物酶}} \text{醌类色素} + 5H_2O$$

1. 手工检测

【试剂】

（1）试剂 1：TAPS 缓冲液（pH 8.1）30mmol/L；肌酸酶（微生物）333μKat/L；肌氨酸氧化酶（微生物）≥133μKat/L；抗坏血酸氧化酶（微生物）≥33μKat/L；HTIB 5.9mmol/L。

（2）试剂 2：TAPS 缓冲液（pH 8.1）50mmol/L；肌酸酶（微生物）500μKat/L；过氧氧化酶（辣根）≥16.7μKat/L；4-氨基安替比林 2mmol/；亚铁氰化钾 163μmol/L。

注：①HTIB 为 2，4，6-三碘-3-羟基苯甲酸；②TAPS 为 N-三羟甲基代甲基-3-氨基丙氨酸。

（3）肌酐标准液。

目前各商品试剂与上述试剂相似，试剂组成及各成分浓度存在一定差异。

【操作】按照表 2-6-3 所示进行操作。

表 2-6-3　Cr 酶法测定操作步骤

加入物（μl）	测定管（U）	标准管（S）
样品	6	–
标准液	–	6
试剂 1	250	250
混匀，37℃恒温 5min，主波长 546nm，次波长 700nm，测定各管吸光度 A_1		
试剂 2	125	125

表 2-6-3 中各管混匀，37℃孵育 5 分钟，主波长 546nm，次波长 700nm，再测定各管吸光度 A_2。

2. 自动化分析仪检测

【试剂】同“1. 手工检测”。

【操作】自动生化分析仪测定过程为血清样品与试剂 1 混合，温育一定时间后读取吸光度 A_1，加入试剂 2，迟滞一定时间后读取吸光度 A_2。主要反应条件如下：

样品	4μl
试剂	R1：210μl　R2：70μl
波长	546nm（主）/700nm（副）
反应温度	37℃
温育时间	5 分钟
迟滞时间	5 分钟
反应类型	两点终点法

不同实验室具体反应条件会因所使用的仪器和试

剂而异，在保证方法可靠的前提下，应按仪器和试剂说明书设定测定参数，进行定标品、空白样品和血清样品分析。

【结果计算】

$$Cr（\mu mol/L）=\frac{A_{U2}-A_{U1}}{A_{S2}-A_{S1}}\times 肌酐标准液浓度$$

3. 注意事项

（1）方法学特点：Cr 酶法分析中以肌酐酶偶联肌氨酸氧化酶法较为常用。肌酐酶偶联肌氨酸氧化酶法为了消除样品中肌酸的干扰，利用自动分析中双试剂法的特点，在第一试剂中加入了肌酸酶，两步反应可以消除内源性肌酸的干扰。肌酐酶法分析特异性高，其参考值略低于苦味酸速率法，建议各实验室建立本地区的参考区间。

（2）肌酐酶偶联肌氨酸氧化酶法，以 Trinder 反应为指示系统。引用不同的色原物质可导致不同方法间灵敏度存在较大差异。目前常用的色原物质有：3，5-二氯-2-羟基苯磺酸（DHBA）；N-乙基-(2-羟-3-磺丙基)-3，5-二甲氧基-4-氟苯胺（F-DAOS）；N-(2-羟-3-磺丙基)-3，5 二甲氧苯胺（HDAOS）等。

（3）干扰因素：Trinder 反应受胆红素和维生素 C 的干扰，可在试剂 1 中加入亚铁氰化钾（或者亚硝基铁氰化钾）和抗坏血酸氧化酶消除。肝素、枸橼酸、EDTA、氟化制等在常规用量下对本测定无干扰。

（二）苦味酸速率法

【原理】 Cr 的化学速率法测定是根据 Cr 与苦味酸反应，生成橘红色的苦味酸 Cr 复合物，且 Cr 的反应速度与浓度成正比。该反应属拟一级反应动力学。在碱性反应环境中，样品中的 Cr 和干扰物质与苦味酸的反应速度不同。选择适宜的速率监测时间，可有效地避开干扰物质对 Cr 与苦味酸反应的干扰，提高 Cr 测定特异性。

【试剂】

1. 0.04mol/L 苦味酸溶液。
2. 0.32mol/L 氢氧化钠溶液。
3. 碱性苦味酸溶液　根据工作用量，将 0.04mol/L 苦味酸和 0.32mol/L 氢氧化钠等体积混合，加入适量的表面活性剂（如 Triton X-100），放置 20 分钟以后即可应用。
4. 标准应用液　Cr 100μmol/L。

【操作】 按表 2-6-4 所示进行操作。

试剂与样品（或标准液）混合，反应 20 秒，读取测定吸光度 A_{U1} 或标准吸光度 A_{S1}，待反应准确进行至 60 秒，再读取吸光度 A_{U2} 或 A_{S2}。分光光度计波长为 510nm，比色杯光径 1.0cm，反应温度 37℃。

表 2-6-4　Cr 苦味酸速率法测定操作步骤

加入物	测定管（U）	标准管（S）
肌酐标准应用液（μl）	–	100
血清（μl）	100	–
碱性苦味酸溶液（ml）	1.0	1.0

【结果计算】

$$Cr（\mu mol/L）=\frac{A_{U2}-A_{U1}}{A_{S2}-A_{S1}}\times 肌酐标准液浓度$$

【注意事项】

1. Jaffe 反应并非仅对 Cr 特异，还有许多化合物可生成 Jaffe 样色原，如蛋白质、高浓度葡萄糖、抗坏血酸、丙酮、乙酰乙酸、丙酮酸、胍和头孢类抗生素等。非 Cr 色原性干扰物质有两类。一类为快速反应假 Cr 物质，在样品与碱性苦味酸混合后迅速发生反应，且在 20 秒内完成，生成非 Cr 的有色化合物。测定时设置 20 秒延迟期，可以排除此类干扰。另一类为慢速反应假 Cr 物质，一般在样品和碱性苦味酸混合后 80～100 秒才开始反应。在 20～80 秒的“窗口期”内以 Cr 与苦味酸的呈色反应占主导地位。为了提高速率法测定的特异性，速率测定时间选择在 25～60 秒。有学者对速率法进行严格评价后发现，此“窗口期”速率法，仍受到 α-酮酸的正干扰和胆红素的负干扰。

2. 线性范围　可达 2000μmol/L。血样本测定值过高时，可用生理盐水稀释样本。尿液标本用蒸馏水作 20～50 倍稀释。测定结果乘以稀释倍数。

3. 温度　对呈色反应速度影响较大，标准管与测定管的温度必须保持一致。

二、参考区间

血清肌酐：男（20～59 岁）：57～97μmol/L
男（60～79 岁）：57～111μmol/L
女（20～59 岁）：41～73μmol/L
女（60～79 岁）：41～81μmol/L

上述参考区间引自 WS/T 404.5《临床常用生化检验项目参考区间》。

三、临床意义

1. 血 Cr 增高常见于各种原因引起的肾小球滤过功能减退。

（1）急性肾衰竭时血 Cr 表现为进行性升高，为器质性损害，可伴有少尿或无尿。

（2）慢性肾衰竭时血 Cr 浓度用于评估病变程度及分期：肾衰竭代偿期，血 Cr＜178μmol/L；肾衰竭期，血 Cr >455μmol/L；尿毒症期血 Cr >707μmol/L。

2. 鉴别肾前性及肾性少尿

（1）器官性肾衰竭血 Cr 常超过 200μmol/L。

（2）肾前性少尿，如心力衰竭、脱水、肝肾综合征、肾病综合征等所致的有效血容量下降，使肾血流量减少，血 Cr 浓度上升一般不超过 200μmol/L。

3. BUN 与 Cr 比值（BUN/Cr）的意义

（1）器质性肾衰竭时 BUN 与 Cr 同时增高，BUN/Cr≤10∶1。

（2）肾性少尿，肾外因素所致的氮质血症时 BUN 可快速上升，但 Cr 不相应上升，此时，BUN/Cr >10∶1。

第三节　血清胱抑素 C 测定

胱抑素 C（cystatin C，Cys-C）是一种小分子蛋白质（13kD），是胱氨酸蛋白酶的一种抑制剂，机体所有有核细胞均可表达，浓度相对恒定。循环血液中 Cys-C 能自由透过肾小球，在近曲小管几乎全部被上皮细胞摄取并分解，尿中仅微量排出。Cys-C 水平不受饮食、身高、体重、年龄、恶性肿瘤等的影响，因此 Cys-C 是反映肾小球滤过率功能的一个敏感、特异的指标。作为肾小球滤过率的标志物，Cys-C 的敏感性和特异性均优于血 Cr。

Cys-C 的测定方法很多，如单向免疫扩散法、酶联免疫测定法、放射免疫测定法、荧光免疫测定法等，这些方法属非均相测定方法，很难自动化。乳胶免疫测定是一种均相测定方法，主要有：颗粒增强透射免疫比浊法和颗粒增强散射免疫比浊法。其中颗粒增强散射免疫比浊法需要特定蛋白仪器，临床应用较少；颗粒增强散射免疫比浊法在普通生化分析仪即可测定，已成为临床首选方法。

【原理】血清中 Cys-C 与超敏化的抗体胶乳颗粒反应，产生凝集，使反应溶液浊度增加。其浊度的增加值与血清中 Cys-C 的浓度成正比，可在波长 570nm 处监测吸光度的增加速率，并与标准品对照，计算出 Cys-C 的浓度。

一、检测方法

1. 手工检测

【试剂】

（1）试剂 1：Tris 缓冲液。

（2）试剂 2：抗人 Cys-C 多克隆抗体乳胶颗粒悬浊液。

（3）胱抑素 C 标准品。

【操作】血清 3μl，加入 125μl 试剂 1，混匀，孵育 5 分钟，再加入 125μl 试剂 2，混匀。延迟时间 60 秒，监测时间 90 秒，记录吸光度变化速率（ΔA/min）。

2. 自动化分析仪检测

【试剂】同“1. 手工检测”。

【操作】自动生化分析仪测定过程为血清样品与试剂 1 混合，温育一定时间后读取吸光度 A_1，加入试剂 2，迟滞一定时间后读取吸光度 A_2，$\Delta A = A_1 - A_2$。

主要反应条件如下：

样品	2μl
试剂	R1：170μl　　R2：35μl
波长	546nm（主）/700nm（副）
反应温度	37℃
温育时间	5 分钟
迟滞时间	5 分钟
反应类型	两点终点法

不同实验室具体反应条件会因所使用的仪器和试剂而异，在保证方法可靠的前提下，应按仪器和试剂说明书设定测定参数，进行定标品、空白样品和血清样品分析。

【结果计算】试剂盒配套的高中低浓度的标准品，稀释成系列浓度，按照操作方法进行测定，读取各浓度标准管的 ΔA/min，与相应的 Cys-C 浓度绘制标准曲线。根据血清样品的 ΔA/min，从标准曲线上计算出 Cys-C 的浓度（mg/L）。

3. 注意事项

（1）分析性能：本法线性范围可达 8mg/L。如标本浓度超出线性范围，血清需用生理盐水稀释后重新测定，结果乘以稀释倍数。本法检测灵敏度为 0.05mg/L，当样品浓度在 0.53～2.02mg/L 时，批内 CV 为 1.41%～1.09%，批间 CV 为 2.10%～1.38%。

（2）干扰因素：血红蛋白 <460mg/dl，抗坏血酸 2.8mmol/L（<50mg/dl），三酰甘油 <10mmol/L，胆红素 <311μmol/L，类风湿因子（RF）<240U/ml 时，对本法测定结果不产生影响。

（3）采用不同来源 Cys-C 的标准品，参考区间会有一定的差异。

（4）标本稳定性：血清或血浆（EDTA 或肝素抗凝）标本在室温（25℃）条件下保存，可以稳定 6 天；4℃密封保存，可稳定 12 天；-80℃保存，可稳定 14 个月以上。

二、参考区间

成人血清 Cys-C 浓度：0.59～1.03mg/L。

三、临床意义

血清 Cys-C 升高提示肾小球滤过功能受损，临床可以用于抗生素导致肾小球滤过功能微小损伤、糖尿病肾病、高血压肾病以及其他肾小球早期损伤的诊断及预后判断。在肾移植成功时，血清 Cys-C 下降的速度和幅度均大于肌酐清除率；发生移植排斥反应时，血清 Cys-C 增高明显早于肌酐清除率。此外，血 Cys-C 对急性心力衰竭患者预后的预测价值高于脑钠肽（BNP）和肌钙蛋白 T（TnT）等指标，是反映急性心力衰竭预后的一个敏感指标；血 Cys-C 越高，死亡率也越高。

尿 Cys-C 可作为肾小管功能不全的指标之一，因为 Cys-C 经肾小球滤过后，要被近曲小管上皮分解代谢。尿 Cys-C 增高可反映近曲小管上皮分解代谢 Cys-C 的功能下降，是近曲小管上皮受损的表现。

第四节 血清尿酸测定

尿酸（uric acid，UA）是嘌呤碱基代谢产物，既可以来自体内，也可以来自于食物中嘌呤的分解代谢，主要在肝脏中生成，小部分尿酸可经肝脏随胆汁排泄，其余大部分均从肾脏排泄；UA 可自由滤过肾小球，也可经肾小管排泄。原尿中 90% UA 被肾小管重吸收，因此，排除外源性尿酸干扰，血尿酸可以反映肾小球滤过功能和肾小管重吸收功能。尿酸的测定方法有磷钨酸（PTA）法、尿酸酶法和高效液相色谱（HPLC）法。干化学方法也是基于尿酸酶的分析方法。HPLC 方法利用离子交换树脂柱将尿酸纯化，在 293nm 处检测柱流出液的吸光度，计算尿酸浓度。

酶法测定尿酸的特异性高，可分为紫外分光光度法和酶偶联法。两者均应用尿酸酶将尿酸氧化成尿囊素和 H_2O_2。然后可用 3 类方法进行测定：①紫外分光光度法测定：尿酸在波长 293nm 有吸收峰，而尿囊素则没有，因此在 293nm 波长处吸光度下降值与样品中尿酸含量成正比；②尿酸酶、过氧化物酶偶联反应法测定；③尿酸酶、过氧化氢酶和乙醛脱氢酶三联反应法测定：H_2O_2 和乙醇在过氧化氢酶催化下，氧化生成乙醛，乙醛和 NAD 在醛脱氢酶催化下，生成乙酸和 NADH，在 340nm 波长处监测样品管和标准管吸光度变化值，计算样品中 UA 的含量。

尿酸酶法分为一步法和偶联法。一步法的原理是尿酸被尿酸酶氧化成尿囊素后，其 293nm 处吸收峰消失。检测 293nm 吸光度下降值，与尿酸浓度成正比。该法需要去除血清蛋白质，用无蛋白滤液测定。目前最常用的方法是尿酸酶-过氧化物酶反应体系。

【原理】 尿酸在尿酸酶催化下，氧化生成尿囊素和 H_2O_2。H_2O_2 与 4-氨基安替比林（4-AAP）和 3，5 二氯-2-羟苯磺酸（DHBS）在过氧化物酶的催化下，生成有色物质（醌亚胺化合物），其色泽与样品中 UA 浓度成正比。反应式如下：

$$UA + O_2 + H_2O \xrightarrow{\text{尿酸酶}} \text{尿囊素} + CO_2 + H_2O_2$$

$$2H_2O_2 + 4\text{-}AAP + DHBS \xrightarrow{\text{过氧化物酶}} \text{有色化合物} + H_2O$$

一、检测方法

1. 手工检测

【试剂】

（1）酶混合试剂：尿酸酶 160U/L；过氧化物酶 1500U/L；4-AAP 0.4mmol/L；DHBS 2mmol/L；磷酸盐缓冲液（pH 7.7）100mmol/L。

（2）尿酸标准应用液 300μmol/L。

上述试剂成分，试剂 1 主要含过氧化物酶、DHBS，试剂 2 主要含尿酸酶、4-AAP。目前各商品试剂与上述试剂相似，试剂组成及各成分浓度存在一定差异。

TOOS 可取代 DHBS 参与醌亚胺化合物的形成。

【操作】 按表 2-6-5 操作。

表 2-6-5 尿酸酶偶联法测定操作步骤

加入物（ml）	测定管	质控管	标准管	空白管
血清	0.1	–	–	–
质控血清	–	0.1	–	–
标准液	–	–	0.1	–
蒸馏水	–	–	–	0.1
酶试剂	1.5	1.5	1.5	1.5

混匀，室温放置 10 分钟，分光光度计波长 520nm，比色杯光径 1.0cm，以空白管调零，读取各管的吸光度 A。

2. 自动化分析仪检测

【试剂】 同“1. 手工检测”。

【操作】 自动生化分析仪测定过程为血清样品与试剂 1 混合，温育一定时间读取特定波长下的吸光度 A_1，加入试剂 2，迟滞一定时间后读取吸光度 A_2。

主要反应条件如下：

样品	4μl
试剂	R1：135μl　R2：65μl
波长	546nm（主）/700nm（副）
反应温度	37℃
温育时间	5 分钟
迟滞时间	5 分钟

反应类型　　　　终点法

不同实验室具体反应条件会因所使用的仪器和试剂而异，在保证方法可靠的前提下，应按仪器和试剂说明书设定测定参数，进行定标品、空白样品和血清样品分析。

【结果计算】 双试剂：

$$血\ UA\ (\mu mol/L) = \frac{样本\ A_2 - 样本\ A_1}{标准\ A_2 - 标准\ A_1} \times 尿酸标准液浓度$$

单试剂：

$$血\ UA\ (\mu mol/L) = \frac{测定管\ A}{标准管\ A} \times 尿酸标准液浓度$$

3. 注意事项

（1）尿酸酶-过氧化物酶法适用于各种类型的自动生化分析仪。

（2）尿酸酶-过氧化物酶法灵敏度高，且不需要去蛋白，主要干扰物质为维生素 C 和胆红素。在反应体系中加入抗坏血酸氧化酶和胆红素氧化酶，可以消除上述两种物质的干扰。

（3）检查血尿酸值，需要空腹 8 小时以上抽血。

二、参考区间

成人血清 UA：男性 208 ~ 428μmol/L；女性 155 ~ 357μmol/L。

三、临床意义

（1）血清尿酸升高主要见于：痛风；核酸代谢增高时，如白血病、多发性骨髓瘤、真性红细胞增多症等；肾功能减退；氯仿、四氯化碳及铅中毒；子痫；妊娠反应；食用富含核酸的饮食等。

（2）测定尿酸应在严格控制嘌呤摄入量的条件下进行，最好同时测定尿尿酸更具诊断价值。

1）血尿酸升高，而尿尿酸降低提示肾小球滤过功能损伤；血尿酸降低而尿 UA 升高提示肾小管重吸收功能损伤或竞争抑制。

2）血、尿尿酸均升高提示可能为遗传性嘌呤代谢障碍引起尿酸生成增多，还有可能为恶性肿瘤、多发性骨髓瘤、淋巴瘤化疗后、或长期使用抗结核药物吡嗪酰胺等。

3）血、尿尿酸均降低主要见于尿酸合成减少，如急性重型肝炎；嘌呤分解代谢受阻，参与尿酸生成的黄嘌呤氧化酶、嘌呤核苷磷酸化酶先天性缺陷；长期大量使用糖皮质激素等。

第七章

血脂、脂蛋白、载脂蛋白测定

第一节 标本的采集与处理

“分析前”各个环节的质量控制对于血脂的分析尤为重要。

1. 受检者（体检对象或患者）的准备 受检者应保持平常的生活和饮食习惯。虽然美国胆固醇教育计划（NCEP）建议初筛时总胆固醇和高密度脂蛋白胆固醇可以用非空腹标本，但血脂测定往往成套进行，建议用空腹标本，一般清晨空腹采血。24小时内不饮酒，以免影响甘油三酯水平。对于体检对象，应在抽血前2周内保持平常的饮食习惯，近期内体重稳定，无急性病、外伤、手术等意外情况发生。妊娠后期各项血脂都会增高，应在产后或终止哺乳后3个月查血，才能反映其基本血脂水平。注意有无应用影响血脂的药物，如降血脂药、避孕药、噻嗪类利尿剂、受体阻滞剂、免疫抑制剂、某些降压药、降糖药、胰岛素及其他激素制剂等。在查血以前，应根据所用药物的特性，停止用药数天或数周，否则应记录有关用药的情况。个体血脂水平随季节变动，体检对象及前瞻性观察者应每年在同一季节进行检查。应嘱体检对象在抽血前24小时内不做剧烈运动。

2. 静脉采血 除非是卧床的患者，一般取坐位采血。体位影响水分在血管内外分布，因此影响血脂水平。例如站立5分钟可使血脂浓度提高5%，15分钟可提高16%，故在抽血前应至少静坐5分钟。一般采取肘静脉取血，也可取其他臂静脉。止血带的使用时间不可超过1分钟，穿刺成功后应立即松开止血带，然后抽血。静脉阻滞5分钟可使总胆固醇增高10%~15%。

3. 抗凝剂 我国通常采用血清作血脂分析，如用血浆，一般采用EDTA-Na_2抗凝（1mg/ml）。血浆总胆固醇和甘油三酯水平比血清中约低3%，EDTA浓度越高，血浆血脂水平下降程度越大；但肝素抗凝不影响血浆中血脂水平。

4. 标本处理 标本应尽快送检，室温下放置30~45分钟后离心，分离血清。放置时间不得超过3小时。血清分离后必须吸出，转移至有盖小试管中，以防水分挥发。如当天不能测定，可暂存放于4℃冰箱中，至少可稳定4天。如需长期保存，可低温保存。用作总胆固醇测定标本，-20℃保存即可；用作甘油三酯、脂蛋白、载脂蛋白测定标本，最好保存在-70℃。标本不要反复冻融。

第二节 血清总胆固醇测定

血清总胆固醇（total cholesterol，TC）是指血液中各脂蛋白所含胆固醇之总和，分为酯化型胆固醇（又称胆固醇酯，CE）和游离型胆固醇（FC），其中CE占60%~70%，FC占30%~40%，健康个体或个体之间两种类型的比例保持稳定。FC在卵磷脂胆固醇酯酰转移酶（LCAT）的作用下形成CE。血清低密度脂蛋白中胆固醇含量最高，其次是高密度脂蛋白和极低密度脂蛋白，乳糜微粒最低。胆固醇是合成肾上腺皮质激素、性激素、胆汁酸及维生素D等生理活性物质的重要原料，也是构成细胞膜的主要成分，其血清浓度可作为脂代谢的指标。TC测定的参考系统最为完善，其决定性方法为放射性核素稀释-质谱法；参考方法为正己烷抽提L-B反应显色法（ALBK法）；常规方法为酶法。目前，国内外均推荐酶法作为临床常规测定方法，国内外生产的试剂盒亦采用此法。

一、检测方法

（一）酶法（COD-PAP法）

【原理】 CE被胆固醇酯水解酶（CEH）水解成

游离脂肪酸（FFA）和游离胆固醇（FC），后者被胆固醇氧化酶（COD）氧化成胆甾烯酮，并产生过氧化氢（H_2O_2），再经过氧化物酶（POD）催化，4-氨基安替比林（4-AAP）与酚（三者合称PAP）反应，生成红色醌亚胺色素（Trinder反应）。醌亚胺的最大光吸收位于500nm左右，吸光度与标本中TC含量成正比。反应式如下：

$$CE + H_2O \xrightarrow{CEH} FC + \text{脂肪酸}$$

$$FC + O_2 \xrightarrow{COD} \Delta^4\text{胆甾烯酮} + H_2O_2$$

$$2H_2O_2 + 4\text{-}AAP + \text{酚} \xrightarrow{POD} \text{苯醌亚胺} + 4H_2O$$

1. 手工检测

【试剂】 试剂成分：哌嗪-N，N′-双（2-乙基磺酸）(PIPES）75mmol/L；pH 6.8；Mg^{2+} 10mmol/L；胆酸钠 3mmol/L；4-AAP 0.5mmol/L；酚 3.5mmol/L；CEH＞800U/L；COD＞500U/L；POD＞1000U/L；聚氧乙烯类表面活性剂3g/L。

目前各商品试剂与上述试剂相似，可分为单试剂、双试剂，试剂组成及各成分浓度存在一定差异。双试剂中试剂1含胆酸钠、酚及其衍生物，聚氧乙烯类表面活性剂和缓冲系统；试剂2含CEH、COD、POD、4-AAP和缓冲系统。缓冲系统为磷酸盐缓冲液(PBS)、三羟甲基氨基甲烷缓冲液（Tris）或两性离子缓冲液（Good）。离子强度一般在50～100mmol/L，pH 6.5～7.0。

【操作】 按表2-7-1进行。

表2-7-1　总胆固醇手工测定操作步骤

加入物	试剂空白	标准管	测定管
去离子水（μl）	10	－	－
标准液（μl）	－	10	－
血清（μl）	－	－	10
单试剂（ml）	1.0	1.0	1.0

混匀各管，置37℃孵育5分钟，分光光度计波长500nm，以试剂空白调零，读取各管吸光度A。

2. 自动化分析仪检测

【试剂】 同“1. 手工检测”。

【试剂】 自动生化分析仪测定过程为血清样品与试剂混合，温育一定时间后测定特定波长下的吸光度A变化。主要反应条件如下：

样品　　3μl
试剂　　200μl
波长　　500nm（主）/700nm（副）
反应温度　　37℃
温育时间　　5分钟
反应类型　　终点法

不同实验室具体反应条件会因所使用的仪器和试剂而异，在保证方法可靠的前提下，应按仪器和试剂说明书设定测定参数，进行定标品、空白样品和血清样品分析。

【结果计算】

$$TC\ (mmol/L) = \frac{\text{测定管 A}}{\text{标准管 A}} \times \text{胆固醇标准液浓度}$$

3. 注意事项

（1）方法学特点：工具酶的质量至关重要，各生产厂家的CEH和COD的性能，如单位活性比，杂酶含量、缓冲系统和pH等均不尽相同。因此，酶用量不尽相同，应根据实验而定。

（2）定标品：酶法测定血清TC时，由于血清中大部分是CE，而且血清基质对这项酶促反应有明显影响，故不宜采用纯胆固醇结晶配制的溶液作为定标品，应以准确定值的血清作为标准物质。如用参考方法（ALBK法）定值血清作为定标品，则酶法的测定结果与ALBK法的结果一致。如用胆固醇水溶液做校准，结果比ALBK法略低。

（3）标本类型及稳定性：血清和血浆（EDTA-Na_2作抗凝剂）均可供TC测定，但后者结果比前者低3%。国内习惯用血清测定，但如用血浆标本应乘以校准系数1.03或报告单上注明。血清或血浆置密闭瓶内2～8℃保存，TC至少稳定1个月，－20℃保存至少稳定1年。

（4）干扰因素：胆红素＜410μmol/L；血红蛋白＜7g/L；TG＜28.5mmol/L时，对结果无明显干扰。抗坏血酸与甲基多巴血中浓度高于治疗水平时，导致结果偏低。血清中多种胆固醇甾醇会不同程度地与本试剂显色。正常人血清中非胆固醇甾醇约占TC的1%，故在常规测定时这种影响可以忽略不计。

（二）正己烷抽提L-B反应显色法（美国CDC参考方法）

本法原为Abell等（1952）设计，由美国疾病控制中心（CDC）的脂类标准化实验室协同有关学术组织进行评价和实验条件的最适化，称之为ALBK法，已被公认为参考方法。除非用特殊仪器分析，本法是目前化学分析法中最准确的方法。

【原理】 用氢氧化钾（KOH）乙醇液使血清蛋白变性，并使CE水解为胆固醇。加水后用正己烷分溶抽提，可从碱性乙醇液中定量地提取胆固醇（达99.7%）。提取的胆固醇溶液中除少量其他固醇（人血清中约占TC的1%）以外，基本上不含干扰物。

故测定结果与放射性核素稀释-气相色谱-质谱法（决定性方法）接近。

抽提液挥发干后，以 Liberman-Burchard（L-B）试剂与胆固醇显色。试剂中醋酸与醋酸酐分别是胆固醇的溶剂与脱水剂，浓硫酸既是脱水剂又是氧化剂。生成的绿色产物主要是五烯胆甾醇正离子，最大吸收峰位于 620nm 处，但随后可变成黄色产物，故须严格控制显色条件。

【试剂】

1. 5.9mol/L（33% *W/V*）KOH 水溶液　称取 165g 干燥 KOH 的量，迅速溶于 400ml 水中，冷却后稀释至 500ml，混合均匀，贮存在抗化学腐蚀的聚乙烯瓶中，螺旋盖也用同样材料制作。每月新鲜配制。瓶底会有碳酸钾沉淀，吸取时勿搅动。

2. KOH 乙醇溶液（约 0.35mol/L）　此试剂易变色，应在临用前配制。若配 100ml KOH 乙醇溶液，则用 10ml 刻度吸管吸取 5.9mol/L KOH 水溶液（6.0±0.1）ml，放入 100ml 刻度量筒中，以无水乙醇稀释至刻度，混匀，倒入具塞三角瓶中备用。

3. L-B 试剂　醋酸酐（V_1）、浓硫酸（V_2）、冰醋酸（V_3）按 $V_1:V_2:V_3=20:1:10$ 的比例混合，应在冰水浴或冰浴中缓慢混匀。用前放入 25℃ 水浴中平衡。配好的 L-B 试剂应无色，如有色则须重配或更换三种试剂并增加冷却时间。L-B 试剂在波长 620nm 处，1.0cm 光径比色杯，以蒸馏水调"0"时，吸光度应不超过 0.0030。

4. 标准液

（1）贮存液：取无水乙醇约 150ml，在水浴上加温至约 55℃。胆固醇结晶先在真空干燥器中 55℃ 过夜，称取（2.0000±0.0002）g（配 10.0g/L 贮存液）或（1.9334±0.0002）g（配 25.0mmol/L 贮存液），以乙醇溶解，转移到 200ml 容量瓶内至约 150ml 时，在 25℃ 水浴中冷却，用无水乙醇加至 200ml（25℃），混匀。

（2）应用液：按表 2-7-2，以 A 级容量吸管吸一定量贮存液（25℃），在 100ml 容量瓶内用 25℃ 无水乙醇稀释至刻度。应用液分装在 20mm×150mm 有螺旋盖的试管中，约 20ml/管，加标记，放入干燥器内。干燥器底装有一层无水乙醇（液高 1/2 寸），盖紧后置于 4℃ 冰箱中。多余的贮存液也同样存放，必要时在 1 周以内还可用于配应用液。应用液需当天配制。

【操作】

1. 标本准备

（1）标准应用液及标本放在（25±1）℃ 水浴中约 20 分钟，冷冻标本放置时间延长。

表 2-7-2　胆固醇标准应用液配制

贮存液用量（ml）	应用液浓度	
（稀释至 100ml）	g/L	mmol/L
5.0	0.50	1.25
10.0	1.00	2.50
20.0	2.00	5.00
30.0	3.00	7.50
40.0	4.00	10.00
50.0	5.00	12.50

（2）在试管架上排列所需洁净试管（带有聚四氟乙烯盖）。设空白管 4 支（只用 L-B 试剂），第一管为空白，其他 3 支空白管间隔排列在标本管间。标本管前后各列一组（6 支）标准管。各标本管还以高、低值质控管（各 2 支）间隔。各管中分别加入标准液、质控血清或标本 500μl。

（3）各管加入 5ml 新鲜配制的 KOH 乙醇液，尽量使血清分散，用自动取样稀释器时（2）、（3）两步可以合并。

（4）放入（50±2）℃ 水浴中 1 小时，使 CE 及其他可皂化物水解。

（5）水解后加入 5ml 试剂级水，在 25℃ 水浴中放置约 15 分钟。

（6）从水浴中取出，准确加入 10.0ml 正己烷（已平衡至室温），加盖颠倒之，如有漏水者弃去。

（7）旋涡混匀 7 秒，重复 2 次，在两次混匀之间至少放置 1 分钟，或用机械振荡至少 15 分钟。抽提效果因仪器而异。

（8）吸取上层正己烷液 4ml 至另一组洁净试管中。

（9）将正己烷液完全挥发，可以在 35～40℃ 水浴上经氮气流吹干，或放置 55℃ 真空烘箱 45～60 分钟，颜色反应即在此管内进行。如果不在当天完成，可以存放在装有硅胶干燥剂的密闭容器内贮存 1 周。

2. 分析步骤　准备好各项用具，25℃ 水浴并放入试管架、L-B 试剂和加液器预温至 25℃，然后按一定时间次序添加试剂，比色。程序是先计时，加 5.0ml L-B 试剂至第一管中，加盖，旋涡混合数秒溶解残渣，放入 25℃ 水浴内试管架第一位置上，隔 30 秒加 5.0ml L-B 试剂于第二管，同第一管操作，依次进行。每管水浴时间是准 30 分钟。

3. 读取吸光度值　分光光度计波长 620nm，比色杯光径 1.0cm，先用水调零后，读 L-B 溶剂空白吸光度，应不超过 0.003 *A*。然后以 L-B 试剂调“0”点，各管依次间隔 30 秒读取吸光度值。在分析范围（0.5～5.00g/L）内各标准管吸光度与胆固醇浓度成正比。

【注意事项】

1. 方法学特点　①本法与美国国家标准与技术研究院（NIST）的决定性方法的测定值间比较偏差不超过1%，几份参考血清采用本法、高效液相色谱法、放射性核素稀释-质谱法及气相色谱法测定结果基本一致；②本法现在主要用于参考血清或定标品的定值，方法学评价、试剂鉴定及其他准确测定的需要。

2. 分析性能　①按 CDC 手册及所规定的仪器操作时，熟练的分析工作者能一定时期内达到精密度（标准差）0.02g/L（样品胆固醇浓度在 1g/L 时 RSD≤2%，≥2g/L 时 RSD≤1%）；②本法的“可转移性”研究已由 CDC 组织 14 个合作单位进行，应用胆固醇含量为 1.33～3.59g/L 的混合血清时，所得室内 *CV*＜1.5%，室间 *CV*＜3.0%；③本法可用于测定血清、血浆或其他体液中的TC。如 L-B 试剂制备恰当，血清中胆固醇测定范围可达 5g/L，改变抽提液用量可以扩大测定范围，L-B 试剂用量减半可使灵敏度提高1倍，用于测定低浓度胆固醇（如 HDL-C）时，不会牺牲可靠性或线性。

3. 试剂质量　要重视试剂质量，L-B 试剂必须无水，浓硫酸与醋酸酐的质量十分重要。胆固醇结晶可采用我国的一级标准 GBW09203 a（纯度 99.8%±0.1%）。对仪器应按规定作鉴定后使用。CDC 提供的参考血清采用此法定值。

二、参考区间

我国《中国成人血脂异常防治建议》提出的标准（2007）为：

理想范围：＜5.18mmol/L（＜200mg/dl）。

边缘升高：5.18～6.19mmol/L（200～239mg/dl）。

升高：≥6.22mmol/L（≥240mg/dl）。

美国胆固醇教育计划（NCEP），成人治疗组（adult treatment panel，简称 ATP*）1994 提出的医学决定水平：

理想范围：＜5.1mmol/L（＜200mg/dl）。

边缘升高：5.2～6.2mmol/L（200～239mg/dl）。

升高：≥6.21mmol/L（≥240mg/dl）。

*注：ATP 是 NCEP 成人治疗组 1994 年提出的第一次报告。

三、临床意义

影响 TC 水平的因素有：①年龄与性别：新生儿TC 水平极低，哺乳后快速上升，接近成人水平；之后常随年龄增加而上升，至 70 岁以后不再上升甚或下降。中青年期女性低于男性，女性绝经后较同年男性高。②长期进食高胆固醇、高饱和脂肪和高热量饮食，可使 TC 增高。③遗传因素。④其他，如缺少运动、脑力劳动、精神紧张等可能使 TC 升高。

高 TC 血症是冠心病的主要危险因素之一。病理状态下，高 TC 有原发与继发两类。原发的如家族性高胆固醇血症（LDL 受体缺陷）、家族性 ApoB 缺陷症、多源性高 TC、混合性高脂蛋白血症。继发的见于肾病综合征、甲状腺功能减退、糖尿病、妊娠等。

低 TC 血症也有原发的与继发的。前者如家族性的无或低 β 脂蛋白血症；后者如甲亢、营养不良、慢性消耗性疾病等。

第三节　血清三酰甘油测定

血清三酰甘油（triglyceride，TG）又称甘油三酯，TG 构成脂肪组织，参与 TC、CE 合成及血栓形成。由于其甘油骨架上分别结合了 3 分子脂肪酸、2 分子脂肪酸或 1 分子脂肪酸，所以分别称为甘油三酯、甘油二酯和甘油一酯。血清中 90%～95% 是TG。TG 测定的决定性方法为放射性核素稀释-质谱法；参考方法为二氯甲烷抽提，变色酸显色法；常规方法为酶法（GPO-PAP 法）。国内外均推荐 GPO-PAP 法作为临床测定方法，生产商试剂盒大多数采用此法。

一、检测方法

（一）酶法（GPO-PAP 法）

【原理】采用脂蛋白酯酶（LPL）水解血清中 TG 成甘油与脂肪酸，将生成的甘油用甘油激酶（GK）及三磷酸腺苷（ATP）磷酸化。以磷酸甘油氧化酶（GPO）氧化 3-磷酸甘油（G-3-P），然后以过氧化物酶（POD），4-氨基安替比林（4-AAP）与 4-氯酚（三者合称 PAP）反应显色，测定所生成的 H_2O_2，故本法简称为 GPO-PAP 法。反应式如下：

$$\text{TG} + 3\text{H}_2\text{O} \xrightarrow{\text{LPL}} \text{甘油} + 3\ \text{脂肪酸}$$

$$\text{甘油} + \text{ATP} \xrightarrow{\text{GK, Mg}^{2+}} \text{3-磷酸甘油} + \text{ADP}$$

$$\text{3-磷酸甘油} + \text{O}_2 + 2\text{H}_2\text{O} \xrightarrow{\text{GPO}} 2\text{H}_2\text{O}_2 + \text{磷酸二羟丙酮}$$

$$\text{H}_2\text{O}_2 + \text{4-AAP} + \text{4-氯酚} \xrightarrow{\text{POD}} \text{苯醌亚胺} + 2\text{H}_2\text{O}_2 + \text{HCl}$$

1. 手工检测

【试剂】

（1）试剂组成

1）单试剂：哌嗪-N，N′-双（2-乙基磺酸）（PIPES）缓冲液 50mmol/L；pH 6.8；LPL≥2000U/L；GK≥250U/L；GPO≥3000U/L；POD≥1000U/L；$MgCl_2$≥40mmol/L；胆酸钠 3.5mmol/L；ATP≥1.4mmol/L；4-AAP≥1.0mmol/L；4-氯酚 3.5mmol/L；高铁氰化钾 10μol/L；表面活性剂 0.1g/L。

2）双试剂：①R1：含缓冲系统，GK，GPO，POD，$MgCl_2$，胆酸钠，ATP，4-氯酚，高铁氰化钾，表面活性剂；②R2：含 4-AAP，LPL 和缓冲系统。

R1 和 R2 的比例按仪器要求而定。

（2）TG 测定标准液：推荐用高纯度的三油酸甘油酯配成 1.7mmol/L（150mg/dl）的水溶液作为标准液。亦可用相同浓度的甘油溶液作标准液，其缺点是未参加反应全过程，不适合用于两步法。

【操作】步骤见表 2-7-3。

表 2-7-3　甘油三酯酶法测定操作步骤

加入物	试剂空白	标准管	测定管
去离子水（μl）	10	–	–
标准液（μl）	–	10	–
血清（μl）	–	–	10
单试剂（ml）	1.0	1.0	1.0

混匀各管，置 37℃水浴 5 分钟，分光光度计波长 500nm，以空白调零，读取各管吸光度 *A*。

2. 自动化分析仪检测

【试剂】同"1. 手工试剂"。

【操作】自动生化分析仪测定过程为血清样品与试剂混合，温育一定时间后测定特定波长下的吸光度 A。主要反应条件如下：

样品　　2μl
试剂　　200μl
波长　　500nm（主）/700nm（副）
反应温度　　37℃
温育时间　　5 分钟
反应类型　　终点法

不同实验室具体反应条件会因所使用的仪器和试剂而异，在保证方法可靠的前提下，应按仪器和试剂说明书设定测定参数，进行定标品、质控样品和血清样品分析。

【结果计算】

$$TG（mmol/L）=\frac{测定管 A}{标准管 A}\times 甘油三酯标准液浓度$$

（二）去游离甘油的 TG 测定（二步酶法）

【原理】将 GPO-PAP 法的试剂分成两部分，其中脂蛋白脂酶（LPL）和双色原中的 4-AAP 组成试剂 2，其余部分成为试剂 1。血清加试剂 1，37℃孵育，因无 LPL，TG 不能水解。FG（游离甘油）在 GK 和 GPO 作用下反应，生成 H_2O_2。但因体系中不含 4-AAP，Trinder 反应也不能完成。反应过程如下：

$$甘油 + ATP \xrightarrow{GK} 3\text{-}磷酸甘油 + ADP$$

$$3\text{-}磷酸甘油 + O_2 \xrightarrow{GPO} H_2O_2 + 磷酸二羟丙酮$$

$$H_2O_2 + 氧受体 \xrightarrow{POD} 氧化的受体 + 2H_2O（不显色）$$

然后加入试剂 2，TG 反应，生成红色苯醌亚胺，反应式：

$$TG + 3H_2O \xrightarrow{LPL} 甘油 + 3 脂肪酸$$

$$甘油 + ATP \xrightarrow{GK} 3\text{-}磷酸甘油 + ADP$$

$$3\text{-}磷酸甘油 + O_2 \xrightarrow{GPO} H_2O_2 + 磷酸二羟丙酮$$

$$H_2O_2 + 4\text{-}氨基安替比林 + 4\text{-}氯酚 \xrightarrow{POD} 苯醌亚胺（显红色）+ H_2O + HCl$$

【试剂】

1. 试剂组成

（1）R1 试剂：LPL ≥ 2000U/L；4-氯酚 4.7mmol/L；其他组分均同酶法（GPO-PAP 法）测定 TG 中单试剂。

（2）R2 试剂：PIPES 缓冲液 50mmol/L；pH 6.8；LPL≥2000U/L；4-AAP≥0.13mmol/L。

R1 和 R2 的比例应按仪器的要求而定，理想比例为 4∶1 或 5∶1。

2. 标准液　2mmol/L 三油酸甘油酯水溶液。精确称取三油酸甘油酯（纯品）177mg（可直接称入 100ml 容量瓶中），加入表面活性剂 5ml，摇动使成乳浊状，置 56℃水浴约 10 分钟，澄清后加蒸馏水 90ml，冷却至室温，再加蒸馏水至刻度，混匀。分装后 4℃保存，至少稳定 2 年，切勿冷冻。

【操作】手工测定：步骤见表 2-7-4。

表 2-7-4　TG 二步酶法操作步骤

加入物（μl）	标准管		测定管	
	空白	测定	空白	测定
标准液	–	10	–	–
标本	–	–	–	10
试剂 1	800	800	800	800
置 37℃水浴 5min				
试剂 2	–	200	–	200
去离子水	210	–	210	–

混匀各管，置37℃水浴5分钟，分光光度计波长500nm，以各自空白调零，读取各管吸光度A。

【计算公式】

$$TG\ (mmol/L) = \frac{测定管A}{标准管A} \times 甘油三酯标准液浓度$$

【注意事项】

1. 干扰因素　胆红素<205μmol/L，血红蛋白<6g/L，抗凝用量的EDTA、肝素对结果无明显干扰。

2. 标本类型及稳定性　血清和血浆均可用于TG测定，但后者结果比前者约低3%。国内习惯用血清作标本，如用血浆测定应乘以校准系数1.03，或在报告单上注明。血清或血浆贮于密闭瓶内2～8℃，1周内TG水平保持稳定，置-20℃数月内稳定。

3. 酶法测定TG　不经抽提，血清中存在的FG会干扰测定。能引起血清中FG增高的原因很多，如某些疾病、代谢紊乱、紧张、静脉营养，接受含甘油的药物治疗以及注射肝素后均可显著增高。除去FG的方法很简单，只要把反应体系中的脂蛋白脂酶加到R2中，血清与R1先混匀，让FG反应，读取空白，然后再加入R2，启动TG显色反应，即可将FG的干扰除去。LPL除水解TG外，还能水解甘油一酯和甘油二酯（血清中后两者约占TG的3%），故测定结果包括后两者。

（三）变色酸显色法（CDC参考方法）

【原理】用二氯甲烷抽提血清TG，同时加入硅酸去除磷脂、游离甘油、甘油一酯、部分甘油二酯及蛋白。TG经氢氧化钾皂化生成甘油，酸化后以过碘酸氧化甘油产生甲醛，用亚砷酸还原过剩的过碘酸后，甲醛与变色酸在硫酸溶液中加热产生紫红色反应，进行比色测定。本法根据Van Handel等（1957）及Carlson法（1963）改进而来。

【试剂】

1. 抽提试剂

（1）二氯甲烷（HPLC级）。

（2）生理盐水。

（3）硅酸：用去离子水洗3次，去除细颗粒，然后用甲醇洗2次，用布氏漏斗（Whatman #42滤纸）过滤，空气干燥。用前置65℃干燥箱烘干至少72小时，干燥器内贮存。

2. 皂化试剂

（1）0.25% KOH乙醇液：制备5% KOH水溶液100ml，取5ml用无水乙醇稀释至100ml，临用当天配制，用超声波去气泡。

（2）0.1mol/L H_2SO_4：浓H_2SO_4 6.0ml用蒸馏水稀释至1L。

3. 氧化、还原、显色试剂

（1）过碘酸钠（$NaIO_4$）：将1.34g $NaIO_4$溶于1L蒸馏水中。

（2）亚砷酸钠（As_2O_3）：将11.25g NaOH溶于约100ml蒸馏水中，未冷却前加入25g As_2O_3，最后用蒸馏水稀释成250ml。

（3）变色酸显色剂

1）4mol/L H_2SO_4：将浓H_2SO_4 444ml慢慢地加入至1500ml蒸馏水中，在冰水浴中配制，待完全冷却后，加水至终体积2L。

2）显色剂：400ml蒸馏水中，加入5g变色酸，加入4mol/L H_2SO_4至2L。

4. 标准液　标准物质为三油酸酯及三软脂酸酯。

（1）贮存液（含2mg/L）

1）称三油酸酯200mg，溶于二氯甲烷至100ml。

2）称三软脂酸酯100mg，溶于二氯甲烷至50ml。

将上述两液按2∶1的比例充分混合，此液含TG 2.327mmol/L。

（2）工作液：由贮存液稀释至所需浓度（表2-7-5）。

表2-7-5　工作标准液配制

工作液	贮存液（ml）	二氯甲烷加至（ml）	相当于血清标本中浓度（mmol/L）	相当于血清标本中浓度（mg/dl）
S1	5.0	500	0.465	40
S2	10.0	500	0.931	80
S3	20.0	500	1.862	160
S4	30.0	500	2.792	240
S5	40.0	500	3.723	320

（3）剂量响应曲线：工作液（S1～S5）各10ml，分别加入硅酸2g、生理盐水0.5ml后，与标本同样处理，绘制剂量响应曲线。线性范围超过3.723mmol/L则不可靠。任何标本值高于此水平时，应稀释后重新操作。

（4）稳定性：标准贮存液与工作液应放置4℃冰箱中，用带塞的容器，以特氟隆（Teflon）条密封，每次取用后应立即加盖，并及时放进冰箱，可稳定6个月。超过6个月，因溶剂挥发可导致标准读数值增高。

【操作】

1. 抽提吸附去除磷脂

（1）“测定管”、“标准管”、“空白管”各2支，用20mm×150mm有盖玻璃试管，每管中加入硅酸约2g。

“测定管”中加入血清标本0.5ml及二氯甲烷10ml，加盖，立即混合。

“标准管”中分别加入工作标准液（S1～S5）10ml及生理盐水0.5ml，加盖，立即混合。

“空白管”中加入二氯甲烷10ml及生理盐水0.5ml，加盖，立即混合。

以上加液用自动吸管，混匀用旋涡式混匀器，直至上层液中不见水珠。

（2）放在水平式振荡器上振荡30分钟，然后静置10分钟。

（3）用自动吸液系统，吸上层液2ml（相当于血清0.1ml），以0.1ml二氯甲烷洗吸管。

2. 挥发与皂化

（1）将二氯甲烷抽提液置于真空炉内挥发至干，45℃逐渐抽真空1小时，继续留在真空干燥器中1小时。

（2）用自动吸管在每管中加入0.5ml 0.25% KOH乙醇液，混合后置70℃电热架上30分钟。

（3）各管移至室温后，准确加入2.5ml 0.1mol/L H_2SO_4，放置冰箱中过夜（如立即测定，血清管读数会偏高。样品可稳定1周，建议4天内测定）。

（4）次日上午使各管达到室温。

3. 手工操作　吸取上述操步骤2“挥发与皂化”第（3）中的H_2SO_4溶液0.5ml，加0.1ml过碘酸钠，氧化10分钟后，加入亚砷酸钠0.1ml，混匀，然后加入变色酸显色剂5ml，在100℃水浴中加温30分钟，取出冷却后比色（570nm）。

【结果计算】结果计算依据三油酸酯-三软脂酸酯的剂量响应曲线。

二、参考区间

不同地区、人种的TG参考值因环境与遗传因素而异，不能笼统地制定所谓“正常值及正常范围”。我国人群低于欧美人，成年以后随年龄上升。TG水平的个体间差异比TC大，呈明显正偏态分布。

我国《中国成人血脂异常防治建议》提出的标准（2007）为：

理想范围：<1.7mmol/L（<150mg/dl）。

升高：>1.7mmol/L（>150mg/dl）。

NCEP成人治疗组第三次报告（ATP Ⅲ）提出的医学决定水平：

理想范围：<1.7mmol/L（<150mg/dl）。

边缘增高：1.7～2.25mmol/L（150～199mg/dl）。

增高：2.26～5.64mmol/L（200～499mg/dl）。

很高：≥5.65mmol/L（≥500mg/dl）。

三、临床意义

饮食方式、年龄、性别等生理性因素对TG水平影响均较大。高脂饮食后TG升高，一般餐后2～4小时达高峰，8小时后基本恢复空腹水平；运动不足、肥胖可使TG升高；成年后随年龄上升（中青年男性高于女性，50岁后女性高于男性）。人群中血清TG水平呈明显正偏态分布。

病理性升高：原发性见于家族性高TG血症与家族性混合型高脂（蛋白）血症等。继发性见于糖尿病、糖原累积病，甲状腺功能衰退、肾病综合征、妊娠、口服避孕药、酗酒等。

病理性降低：原发性见于无β-脂蛋白血症和低β-脂蛋白血症。继发性见于继发性脂质代谢异常，如消化道疾病（肝疾患、吸收不良综合征）、内分泌疾患（甲状腺功能亢进症、慢性肾上腺皮质不全）、癌症晚期、恶病质及肝素等药物的应用。

第四节　高密度脂蛋白胆固醇测定

高密度脂蛋白（high density lipoprotein，HDL）主要由肝脏和小肠合成，是颗粒直径最小、密度最大的脂蛋白，其中脂质和蛋白质部分几乎各占一半，HDL中的载脂蛋白以apoAI为主。HDL是一类异质性的脂蛋白，不同亚组分在形状、密度、颗粒大小、电荷和抗动脉粥样硬化特性等方面均不相同。HDL将胆固醇从周围组织转运到肝脏进行再循环或以胆酸的形式排泄，此过程称为胆固醇逆转运。大量流行病学资料表明，血清高密度脂蛋白胆固醇（HDL-C）水平与冠心病发病呈负相关，具有抗动脉粥样硬化作用。但最新研究显示血清HDL-C水平已不足以作为HDL功能效应的度量指标，研究HDL异质性以寻找更加有效地反映HDL的功能指标，近年受到广泛重视，其中最受关注的是前$β_1$-高密度脂蛋白（前$β_1$-HDL），它不仅与HDL成熟过程有关，而且在外周细胞胆固醇外流、酯化以及转运中起着重要作用。

HDL-C测定没有决定性方法，参考方法为超速离心结合肝素-锰（Mn）沉淀法。第一代的直接测定法，有肝素-Mn法、磷钨酸-镁（PTA-Mg）法、硫酸右旋糖苷-镁（DS-Mg）法和聚乙二醇（PEG）法等；其操作相对简便，被临床实验室作为常规测定方法使用。其中DS 50 000-Mg法为CDC指定的比较方法；PTA-Mg法亦常被作为比较方法使用。此两种方法在临床实验室中应用最广泛。1995年，中华医学会检验分会曾推荐PTA-Mg法作为常规方法。沉淀法的主要缺点是标本需预处理，不能直接上机测定，且高TG标本中VLDL沉淀不完全而影响测定结果。第二代的测定方法是磁性硫酸葡聚糖法。第三代测定方法是匀相测定法，由于匀相测定法免去了标本预处理步骤，可直接上机测定，被临床实验室广泛接受。中华医学会检验分会血脂专业委员会推荐匀相测定法作为临床实验室测定HDL-C的常规方法。

一、检测方法

（一）匀相测定法

【原理】基本原理有以下几类：

1. PEG修饰酶法（PEG法）

（1）CM、VLDL、LDL + α-环状葡聚糖硫酸盐 + Mg^{2+} ⟶ CM、VLDL、LDL和α-环状葡聚糖硫酸盐的可溶性聚合物。

（2）HDL-C + PEG修饰的CEH和COD ⟶ 胆甾烯酮 + H_2O_2。

（3）H_2O_2 + 酚衍生物 + 4-AAP + POD ⟶ 苯醌亚胺色素。

2. 选择性抑制法（SPD法）

（1）CM、VLDL和LDL + 多聚阴离子 + 多聚体 ⟶ CM、VLDL、LDL和多聚阴离子生成聚合物并被多聚体掩蔽。

（2）HDL-C + 表明活性剂 + CEH和COD ⟶ 胆甾烯酮 + H_2O_2。

（3）同“1. PEG修饰酶法（PEG法）”中（3）。

3. 抗体法（AB法）

（1）CM、VLDL和LDL + 抗ApoB抗体 ⟶ CM、VLDL、LDL和抗ApoB抗体的聚合物。

（2）HDL-C + CEH和COD ⟶ 胆甾烯酮 + H_2O_2。

（3）同“1. PEG修饰酶法（PEG法）”中（3）。

4. 过氧化氢酶法（CAT法）

（1）CM、VLDL、LDL + 选择性试剂 + CEH和COD ⟶ 胆甾烯酮 + H_2O_2。

（2）H_2O_2 + 过氧化氢酶 ⟶ $2H_2O + O_2$。

（3）HDL-C + CEH和COD + 过氧化氢酶抑制剂 ⟶ 胆甾烯酮 + H_2O_2。

（4）同“1. PEG修饰酶法（PEG法）”中（3）。

【试剂】不同方法间试剂成分亦各不相同，现将修饰法的组成介绍于下：

试剂1：MOPS缓冲液30mmol/L，pH 7.0；α-环状葡聚糖硫酸盐0.5mmol/L；硫酸葡聚糖0.5g/L；$MgCl_2$ 2mmol/L；EMSE 0.3g/L。

试剂2：MOPS缓冲液30mmol/L，pH 7.0；PEG修饰胆固醇酯酶1.0U/L；PEG修饰胆固醇氧化酶5.0KU/L；辣根过氧化物酶30kU/L；4-AAP 0.5g/L。

定标品：定值人血清。

注：MOPS：3-（N-吗啉基）丙磺酸；EMSE：N-乙基-N-（3-甲基苯基）-N-琥珀酰乙二胺。

【操作】自动生化分析仪测定过程为血清样品与试剂1混合，温育一定时间读取特定波长下的吸光度A_1，加入试剂2，迟滞一定时间后测定吸光度A_2。主要反应条件如下：

样品	2.4μl
试剂	R1：210μl　R2：70μl
波长	600nm（主）/700nm（副）
反应温度	37℃
温育时间	5分钟
迟滞时间	5分钟
反应类型	2点终点法

不同实验室具体反应条件会因所使用的仪器和试剂而异，在保证方法可靠的前提下，应按仪器和试剂说明书设定测定参数，进行定标品、空白样品和血清样品分析。

【结果计算】

$$\text{HDL-C (mmol/L)} = \frac{\text{样本}A_2 - \text{样本}A_1}{\text{标准}A_2 - \text{标准}A_1} \times \text{标准血清浓度}$$

【注意事项】

1. 匀相测定法的精密度均较好　PEG法、SPD法、AB法和CAT法的总*CV%*分别为0.6～3.1、1.1～2.7、1.4～1.8和约2.0。准确性：据欧洲六个实验室和欧美七个临床中心的两份评价报告，得出PEG法和参考方法（RM）比较：PEG法=（1.03～1.07）RM－（2.9～17）mg/L，*r*=0.967～0.993，平均偏差0.48%～3.9%，总误差6.6%～13.19%。SPD法与RM比较：SPD法=（0.907～0.972）RM+（10.7～29.1）mg/L，*r*=0.978～0.982，偏差1%～4.4%，总误差6.0%～10.1%。AB法偏差大约为1%，总误差5%；CAT法的准确性经CRMLN证明合格。DCM法与PEG法的相关性良好：CAT法=1.09PEG法－94mg/L，*r*=0.966。线性范围：PEG法为3～150mg/dl（0.08～3.9mmol/L）；SPD法为4～200mg/dl（0.1～5.2mmol/L）；AB法为1～180mg/dl（0.026～4.68mmol/L）；CAT法为9～149mg/dl（0.23～3.87mmol/L）。一些常见干扰物对上述测定结果无显著干扰，见表2-7-6。

表 2-7-6 常见干扰物质对不同方法的干扰程度

方法	Hb（g/L）	Bili（mg/L）	LDL-C（mg/L）	TG（mg/L）	VLDL-TG（mg/L）
PEG	10	100	3000 ~ 6000	10 000 ~ 18 000	
SPD	6	300	2000		19 000
Ab	2	500	6000	160	9000
CAT	5	250		17 000	

2. 标本稳定性　标本贮密闭瓶内置 2 ~ 8℃，可稳定数天，-20℃可稳定数周，-70℃可长期保存。

（二）超速离心结合选择性沉淀法（CDC 参考方法）

美国 CDC 采用本法测定参考血清的靶值，并用于评价常规方法的准确性，被认为是目前测定 HDL-C 最准确的方法。

【原理】 超速离心除去 VLDL，然后用肝素-Mn 沉淀 LDL，上清中的 HDL-C 用 ALBK 法测定。

【操作】

1. 超速离心　血清 5ml 在 1.006kg/L 密度液中分离 CM 与 VLDL。用 Beckman 5.3 转头，40 000r/min 离心 18.5 小时，设置温度 18℃，最高达 25℃。用切割法去除上层的 VLDL，将下层 LDL 与 HDL 定量转移至 5ml 容量瓶中。

2. 选择性沉淀试剂为肝素（5000 美国药典单位/ml）及 1mol/L 氯化锰（试剂级 $MnCl_2 \cdot 4H_2O$ 197.91g 溶于 1L 水中）。取超离心后标本 2ml，加入肝素 80μl，混合，再加入氯化锰 100μl，混合，放入冰水浴中 30 分钟，4℃、1500 × g 离心 30 分钟，上层液供 HDL-C 测定。

【结果计算】

$$\text{HDL-C (mmol/L)} = \frac{\text{测定管}A}{\text{标准管}A} \times \text{校准血清胆固醇浓度} \times 1.09$$

（加沉淀剂的稀释因数）

（三）硫酸葡聚糖-Mg 沉淀法（CDC 指定的比较方法）

由于 HDL-C 测定的参考方法难以推广，此法经详细评价与参考方法有可比性，已由 CDC 的 CRMLN（胆固醇参考方法实验室网络）标准化组织指定的对比方法，但最后一步胆固醇测定要用参考方法（ALBK 法）。

【原理】 以硫酸葡聚糖 DS50（MW 50 000 ± 5000）与 Mg^{2+} 沉淀血清中含 ApoB 的脂蛋白［LDL，VLDL，Lp（a）］后，测定上清中的 HDL-C。

【试剂】

1. DS 沉淀试剂　称取 DS50 1.0g、$MgCl_2 \cdot 6H_2O$ 10.16g 及叠氮钠（NaN_3）50mg，溶于去离子水中，定量至 100ml，室温放置至少可稳定 1 年。

2. 胆固醇测定试剂　同 ALBK 法 TC 测定。

【操作】

血清 0.5ml 与 DS 沉淀剂 50μl 混合，放置室温 5 ~ 30 分钟，12 000 × g 离心 5 分钟或 1500 × g 离心 30 分钟，上清液供 ALBK 法测定胆固醇。如离心后上层血清混浊，表示含 ApoB 的脂蛋白沉淀不完全，可用 0.22μm 孔径滤膜过滤，或将血清用生理盐水作 1∶1 稀释后重新测定。

【结果计算】

$$\text{HDL-C (mmol/L)} = \frac{\text{测定管}A}{\text{标准管}A} \times \text{校准血清胆固醇浓度} \times 1.1$$

（加沉淀剂的稀释因数）

（四）磷钨酸-镁沉淀法

此法曾为中华医学会检验分会的推荐方法，目前基层单位仍在应用，虽不能实施全自动化操作，但测定结果能满足临床要求。

【原理】 在 Mg^{2+} 存在下，PTA 能选择性地沉淀 CM、VLDL、LDL 和 Lp（a），离心后上层液中仅保留 HDL，用胆固醇酶法试剂测定上层液中 HDL-C 含量。

【试剂】

1. 沉淀剂　PTA 4.4g 和 $MgCl_2$ 11.0g，溶于 900ml 去离子水中。溶解后，用 1mol/L NaOH 校正 pH 至 6.1 ± 0.1，用去离子水补足到 1L。

2. 胆固醇测定酶法试剂　与 TC 测定相同。

3. 定标品　低 TC 的定值血清。

【操作】

1. HDL 分离　小离心管中分别加入 200μl 血清和 200μl 沉淀剂，混匀，置室温 15 分钟，然后 3000r/min 离心 15 分钟，上清供测定。

2. 胆固醇测定　酶法测定，可手工操作或自动分析仪测定。

【结果计算】

$$\text{HDL-C (mmol/L)} = \frac{\text{测定管}A}{\text{标准管}A} \times \text{校准血清胆固醇浓度} \times 2$$

（加沉淀剂的稀释因数）。

【注意事项】

1. 标本稳定性　血清在室温放置时，各类脂蛋白之间还会进行脂质交换，游离胆固醇不断酯化，故须及时测定，否则应低温保存。

2. 离心 常规离心机在夏季高温或离心时产生高热会使沉淀不完全，应低温离心。沉淀后的上清液必须澄清。在血清严重混浊时，中密度脂蛋白（IDL）与 VLDL 不易沉淀完全。此时可用生理盐水将血清作 1∶1 稀释后再行沉淀，测得结果乘以 2。血清沉淀后必须吸出上清液。否则应在 4 小时内完成胆固醇测定。

二、参考区间

成年男性 HDL-C 为 1.16～1.42mmol/L（45～55mg/dl）；女性为 1.29～1.55mmol/L（50～60mg/dl）。正常人 HDL-C 约占 TC 的 25%～30%。

我国《中国成人血脂异常防治建议》提出的标准（2007）为：

理想范围：>1.04mmol/L（>40mg/dl）。

升高：≥1.55mmol/L（60mg/dl）。

降低：<1.04mmol/L（<40mg/dl）。

NCEP ATP Ⅲ提出的医学决定水平：

1. <1.03mmol/L（40mg/dl）为降低，CHD 发生风险增高。

2. ≥1.55mmol/L（60mg/dl），CHD 发生风险降低。

ATPⅢ将 HDL-C 从原来的<35mg/dl（0.9mmol/L）提高到<40mg/dl（1.03mmol/L）是为了让更多的人得到预防性治疗（男性将从原来的 15% 提高到约 40%，女性从原来的 5% 提高到 15% 的人群被划归高危人群）。

三、临床意义

影响血清 HDL-C 水平的因素很多，主要有：

1. 年龄和性别 儿童时期男女 HDL-C 水平相同；青春期男性开始下降，至 18～19 岁达到最低点，以后男性低于女性，女性绝经后与男性接近。

2. 种族 黑人比白人 HDL-C 高，美国人群高于中国人群，中国人群与日本、欧洲人群接近。

3. 饮食 高糖及素食时 HDL-C 降低。

4. 肥胖 肥胖者常有 TG 升高，同时伴有 HDL-C 降低。

5. 饮酒与吸烟 饮酒使 HDL-C 升高，吸烟使 HDL-C 降低。

6. 运动 长期足量的运动使 HDL-C 升高。

7. 药物。

8. 疾病 HDL-C 与冠心病呈负相关，HDL-C 低于 0.9mmol/L（35mg/dl）是冠心病发生的危险因素，HDL-C 大于 1.55mmol/L（60mg/dl）被认为是冠心病的负危险因素。HDL-C 降低也多见于心、脑血管病，肝炎，肝硬化等患者。

第五节 低密度脂蛋白胆固醇测定

低密度脂蛋白（low density lipoprotein，LDL）由极低密度脂蛋白（VLDL）转化而来，LDL 颗粒中含胆固醇酯 40%、游离胆固醇 10%、TG 6%、磷脂 20%、蛋白质 24%，血液中胆固醇含量最多的脂蛋白。LDL 中载脂蛋白 95% 以上为 apoB100。根据颗粒大小和密度高低不同，可将 LDL 分为不同的亚组分。LDL 将胆固醇运送到外周组织，大多数 LDL 是由肝细胞和肝外的 LDL 受体进行分解代谢。LDL 胆固醇（LDL-C）水平升高是独立的致动脉粥样硬化危险因素，其中小而密的 LDL 易于氧化，具有更强的致动脉粥样硬化作用。

LDL-C 测定没有决定性方法，LRC（脂类研究所）和 CDC 的参考方法是超速离心结合沉淀法，称 β 定量法。1972 年，Friendewald 等介绍一个简单的，根据 TC、HDL 和 TG 含量来计算 LDL-C 的公式（F 公式），该公式是建立在 TG（mg/dl）÷5＝VLDL－C 的基础上。因此，在实际应用中此公式计算有不少限制。但由于 F 公式计算简便，曾为临床实验室广泛使用。

20 世纪 80 年代发展的选择性沉淀法，称第一代的直接测定法，加入相对特异的试剂，如肝素（pH 5.1）、聚乙烯硫酸盐（PVS）等沉淀 LDL，离心后测定上层液中的胆固醇含量，和 TC 之差即 LDL-C。但这些早期的沉淀法不能代替较方便的 F 公式计算，在精密度、准确度或特异性方面无优越性。第二代方法是 20 世纪 90 年代初发展的免疫分离法和肝素磁珠法，这两法只是在沉淀法的基础上对标本处理上用新的方法取代了离心步骤，并无实质性的改进，在我国并未推广。第三代方法：于 1998 年首先由日本学者报道，适合自动分析仪用的匀相测定法。由于匀相测定法免去了标本预处理步骤，可直接上机测定，在自动分析仪普及的基础上很快被临床实验室接受。中华医学会检验分会已推荐匀相测定法作为临床实验室测定 LDL-C 的常规方法。

一、检测方法

（一）匀相测定法

【原理】 基本原理有如下几类：

1. 增溶法（Sol 法）

（1）VLDL、CM 和 HDL 由表面活性剂和糖化合物封闭。

（2）LDL-C + 表面活性剂 + CEH 和 COD ⟶胆甾烯酮 + H_2O_2。

（3）H_2O_2 +4-AAP + POD + HSDA ⟶苯醌亚胺色素。

2. 表面活性剂法（SUR 法）

（1）VLDL、CM 和 HDL + 表面活性剂 1 + CEH 和 COD ⟶胆甾烯酮 + H_2O_2。

H_2O_2 + POD ⟶清除 H_2O_2，无色。

（2）LDL-C + 表面活性剂 2 + CEH 和 COD ⟶胆甾烯酮 + H_2O_2。

（3）H_2O_2 +4-AAP + POD + HSDA ⟶苯醌亚胺色素。

3. 保护法（PRO）

（1）LDL + 保护剂（保护 LDL 不与酶发生反应）。

非 LDL-C + CEH 和 COD → H_2O_2 + 过氧化氢酶⟶H_2O。

（2）LDL-C + 去保护剂 + CEH 和 COD ⟶胆甾烯酮 + H_2O_2。

（3）H_2O_2 +4-AAP + POD + HDAOS ⟶显色。

4. 过氧化氢酶法（CAT 法）

（1）非 LDL-C + 非离子表面活性剂 + CEH 和 COD ⟶胆甾烯酮 + H_2O_2。

H_2O_2 + 过氧化氢酶⟶H_2O。

（2）LDL-C + 离子型表面活性剂 + CEH 和 COD ⟶胆甾烯酮 + H_2O_2。

过氧化氢酶 + NaN_3⟶抑制。

（3）H_2O_2 +4-AAP + POD + HSDA ⟶苯醌亚胺色素。

5. 紫外法（CAL 法）

（1）LDL + Calixarene ⟶可溶聚合物。

非 LDL-C + CE 和 CO + 肼⟶胆甾烯酮腙。

（2）LDL-C + 去氧胆酸 + β-NAD + CEH 和 CH ⟶胆甾烯酮腙 + β-NADH。

【试剂】 方法不同，试剂成分亦各不相同，现将增溶法的组成介绍于下：

试剂 1：MOPS 缓冲液 50mmol/L，pH 6.75；α-环状葡聚糖硫酸盐 0.5mmol/L；硫酸葡聚糖 0.5g/L；$MgCl_2$ 2mmol/L；EMSE 0.3g/L。

试剂 2：MOPS 缓冲液 50mmol/L，pH 6.75；POE-POP 4.0g/L，胆固醇酯酶 ≥ 1.0KU/L；胆固醇氧化酶 ≥ 3.0KU/L；辣根过氧化物酶 ≥ 30KU/L；4-AAP 2.5mmol/L。

注：MOPS：3-（N-吗啉基）丙磺酸；EMSE：N-乙基-N-（3-甲基苯基）-N-琥珀酰乙二胺；POE-POP：聚氧乙酰-聚氧丙酰。

定标品：定值人血清。

【操作】 自动生化分析仪测定过程为血清样品与试剂 1 混合，温育一定时间读取特定波长下的吸光度 A_1，加入试剂 2，迟滞一定时间后测定吸光度 A_2。主要反应条件如下：

样品	2μl
试剂	R1：180μl　　R2：60μl
波长	600nm（主）/700nm（副）
反应温度	37℃
温育时间	5 分钟
迟滞时间	5 分钟
反应类型	2 点终点法

不同实验室具体反应条件会因所使用的仪器和试剂而异，在保证方法可靠的前提下，应按仪器和试剂说明书设定测定参数，进行定标品、空白样品和血清样品分析。

【结果计算】

$$\text{LDL-C（mmol/L）} = \frac{\text{样本 } A_2 - \text{样本 } A_1}{\text{标准 } A_2 - \text{标准 } A_1} \times \text{标准血清浓度}$$

【注意事项】

1. 标本稳定性　标本贮密闭瓶内置 2～8℃，可稳定 7 天，-70℃可稳定 30 天，EDTA 抗凝血浆测定值会偏低。

2. LDL-C　测定的参考方法和化学沉淀法实际上均包括中密度脂蛋白（IDL）和 Lp（a）中胆固醇，过去流行病学的基础资料也都基于上述测定方法。因此 NCEP 在“对 LDL-C 测定的建议”中指出，新方法应明确其测定值是否包含 IDL-C 和 Lp（a）-C，但此点目前还未得到权威性的评价。

3. 分析性能　NCEP 的 ATP Ⅲ中提出以 LDL-C 作为高胆固醇血症的分类和治疗标准。因此，测定的准确性尤为重要。5 种匀相测定法的分析性能评价见表 2-7-7、表 2-7-8。

上述 5 种匀相测定的产品目前均已通过 CDC 和 CRMLN 认证。

（二）β-定量法（CDC 参考方法）

【原理】 本法为超速离心结合选择性沉淀法，即用超速离心除去 < 1.006kg/L 的组分（含 VLDL 和 CM）后，再用肝素-Mn 沉淀分离，同时测定去 VLDL 和 CM 的组分［含 HDL、LDL、IDL 和 Lp（a）］和沉淀后的上清液（含 HDL）中的胆固醇含量，二者之差即为 LDL［包括 IDL 和 Lp（a）］胆固醇含量。

表 2-7-7 LDL-C 匀相测定法分析性能的评价结果

方法	不精密度 CV（%）	不准确度偏差（%）	总误差（%）	测定范围（mg/dl）	测定管		
					LDL	IDL	VLDL
SOL	0.7～3.1	0.8～11.2	<12	0.7～410	97～105	52～64	16
SUR	<3.1	3.9～5.1	<12	0.4～1000	87	31～47	19
PRO	≤1.2	≤3.2	<5.7	1～300	-	-	-
CAL	≤0.6	-	-	400	-	-	-

表 2-7-8 LDL-C 匀相测定法测定下述物质无显著干扰的浓度

方法	Bili（mg/L）		Hb（g/L）	维生素 C（mmol/L）
	结合	非结合		
SOL	250	500	6	2.84
SUR	258	400	10	150mg/L
PRO	234		5.3	
CAL	300		5	500mg/L

【操作】超速离心、选择性沉淀二步骤与 HDL-C 参考方法相同，只是胆固醇测定时除测定沉淀后上层的 HDL-C 外，还同时测定超离心后的下层液（含 HDL 和 LDL）胆固醇。

【结果计算】LDL-C = 下层胆固醇-HDL-C。

也可以计算 VLDL-C：TC-下层胆固醇。

【注意事项】

1. 所得 LDL-C 值也包括 IDL-C 和 Lp（a）-C。

2. Ⅲ型高脂蛋白血症 Ⅲ型高脂蛋白血症时出现的 β-VLDL，在超速离心后与 VLDL 同在上层，而电泳分析则位于 LDL 位置，因此称为漂浮的 β（floating β）。这种脂蛋白含胆固醇多于 VLDL，正常人及其他高脂蛋白血症时，上层 VLDL-C 与血浆 TG 之比<0.3，Ⅲ型高脂蛋白血症时此比值>0.3（可以为 0.4 或更高），有助于Ⅲ型高脂蛋白血症的诊断。

（三）PVS 沉淀法

【原理】血清中聚乙烯硫酸盐-聚乙二醇甲醚（PVS）选择性地沉淀 LDL，离心后上层液中含 HDL，VLDL 和 CM，用胆固醇测定酶试剂分别测定上层液和血清 TC 含量，二者之差即 LDL-C 含量。

【试剂】

1. 沉淀剂 聚乙烯硫酸盐 700mg，PVS 160ml 和 EDTA-Na_2·$2H_2O$ 1.86g，溶于 1L 去离子水中。

2. 胆固醇测定酶试剂 与 TC 测定相同。

3. 标准液 定值人血清。

【操作】

1. LDL 分离 小离心管中分别加入 200μl 血清和 100μl 沉淀剂，混匀，置室温 15 分钟，然后 1500×g 离心 10 分钟，上清液供测定用。

2. 胆固醇测定 见表 2-7-9。

表 2-7-9 胆固醇测定操作步骤

加入物	试剂空白	标准管	测定管	
			T-C	非 LDL-C
去离子水（μl）	20		-	-
标准液（μl）	-	20	-	-
上清液（μl）	-	-	-	20
血清（μl）	-	-	20	-
酶试剂（ml）	2.0	2.0	2.0	2.0

各管混匀，置 37℃水浴 5 分钟，分光光度计波长 500 或 520nm，以空白调零，读取各管吸光度 A。

【结果计算】

$$\text{TC (mmol/L)} = \frac{\text{TC 测定管 A}}{\text{标准管 A}} \times \text{标准血清浓度}$$

$$\text{非 LDL-C (mmol/L)} = \frac{\text{非 LDL-C 测定管 A}}{\text{标准管 A}} \times \text{标准血清浓度}$$

LDL-C（mmol/L）= TC（mmol/L）- 非 LDL-C（mmol/L）

【注意事项】

1. 本法沉淀物中包括 IDL 及 Lp（a）。

2. 干扰因素 血清 TG 水平很高时，部分标本会因 VLDL 沉淀不完全，而导致结果偏低。故当血清严重混浊时，用生理盐水将血清稀释一倍后测定。除高

VLDL 外，显色反应的干扰物同 TC 测定。

3. 血清与沉淀剂混合后，放置时间不得超过 1 小时。

4. 分析性能 本法精密度好，批内与批间 CV <2%。

（四）Friedewald 公式计算法

【结果计算】 Friedewald 原公式按旧单位 mg/dl 计算，假设血清中 VLDL-C 为血清 TG 量的 1/5 量计（以重量计），则：LDL-C = TC - HDL-C - TG/5。按法定计量单位 mmol/L 计算，则应为 LDL - C = TC - HDL-C - TG/2.2。

【注意事项】

1. 公式使用条件 只有 TC、TG、HDL-C 三项测定都准确，符合标准化要求，才能计算得 LDL-C 准确值。公式假设 VLDL-C 与 TG 之比是固定不变的。在高 TG 血症时，VLDL-C/TG 比例变化较大，其他脂蛋白中 TG 含量也增多。

2. 下列情况下不应采用公式计算

（1）血清中存在乳糜微粒时。

（2）血清 TG 水平 >4.52mmol/L（400mg/dl）时。

（3）血清中存在异常 β-脂蛋白时（Ⅲ型高脂蛋白血症）。

二、参考区间

LDL-C 水平随年龄上升，中、老年人平均约 2.7 ~ 3.1mmol/L（105 ~ 120mg/dl）。

我国《中国成人血脂异常防治建议》提出的标准（2007）为：

理想范围：<3.37mmol/L（<130mg/dl）。

边缘升高：3.37 ~ 4.12mmol/L（130 ~ 159mg/dl）。

升高：>4.14mmol/L（>160mg/dl）。

NCEP，ATP Ⅲ提出的医学决定水平：

理想水平：<2.58mmol/L（100mg/dl）。

接近理想：2.58 ~ 3.33mmol/L（100 ~ 129mg/dl）。

边缘增高：3.64 ~ 4.11mmol/L（130 ~ 159mg/dl）。

增高：4.13 ~ 4.88mmol/L（160 ~ 189mg/dl）。

很高：≥4.91mmol/L（≥190mg/dl）。

三、临床意义

增高：见于高脂蛋白血症、急性心肌梗死、冠心病、肾病综合征、慢性肾衰竭和糖尿病等，也可见于神经厌食及孕妇。

减低：见于营养不良、慢性贫血、骨髓瘤、创伤和严重肝病等。

此外，LDL-C 水平与缺血性心脏病发生相对危险及绝对危险上升趋势及程度等与 TC 相似。LDL-C 水平增高见于家族性高胆固醇血症，Ⅱa 型高脂蛋白血症。

ATPⅡ以 TC 作为高血液胆固醇的分类和治疗标准，是因为 Framingham 建立的数据中，TC 与动脉粥样硬化发生危险的相关性更强。ATP Ⅲ中提出以 LDL-C 作为分类和治疗的标准主要是疗效观察时以降低 LDL-C 为标准。ATP Ⅲ中把高血液胆固醇分成 5 个等级，但 NCEP、非正式的意见是患者的治疗仍以三分类为基础。

第六节 血清载脂蛋白测定

载脂蛋白（apolipoprotein，Apo）是血浆脂蛋白（lipoprotein，LP）中的蛋白质部分，在 LP 代谢中具有重要的生理作用。Apo 不仅构成并稳定 LP 的结构，且修饰并影响 LP 代谢有关的酶活性，亦可识别 LP 受体，参与 LP 与细胞表面受体的结合代谢途径。常见的 Apo 主要有 ApoAⅠ、AⅡ、B100、CⅡ、E 和（a）。近年来研究发现，血浆 Apo 水平的变化与脂质代谢异常密切相关，并对冠心病患病风险有一定的预测价值。

一、免疫透射比浊法测定 ApoAⅠ和 ApoB

ApoAⅠ是 ApoA 族中所占比例最多的一种组分，主要存在于 HDL 中，CM、VLDL 和 LDL 中也有少量存在。血清 ApoAⅠ可以反映 HDL 水平，并与 HDL-C 呈显著正相关。ApoB 主要成分是 B100，其次为 B48。正常情况下，每一个 LDL、IDL、VLDL 与 Lp（a）颗粒中均含有一分子 ApoB100。大约有 90% 的 ApoB 分布在 LDL 中，故血清 ApoB 主要反映 LDL 水平，它与血清 LDL-C 水平呈明显正相关。

ApoAⅠ测定的决定性方法为氨基酸分析，候选参考方法为 RIA 法。ApoB 测定没有决定性方法，候选参考方法为 ELISA 法。各种免疫化学方法都可作 ApoAⅠ、ApoB 和 ApoE 的常规测定。如单向免疫扩散法（RID）、电免疫分析（EIA，即火箭电泳法）、放射免疫分析（RIA）、酶联免疫吸附分析（ELISA）及免疫浊度法［散射比浊法（INA）及透射比浊法（ITA）］等。比浊法是目前最常用的方法，简单快速，可以自动化批量分析。INA 法需要光散射测定仪（例如激光浊度计），相比而言，ITA 法设备要求较低，可用生化自动分析仪测定，适合临床实验室应用，目前国内外生产的试剂盒大都采用此法。

【原理】 血清 ApoAⅠ和 ApoB 分别与试剂中的特

异性抗人 ApoA Ⅰ和 ApoB 抗体相结合，形成不溶性免疫复合物，产生浊度，340nm 波长处测定吸光度。浊度高低反映血清标本中 ApoA Ⅰ和 ApoB 的含量。

ApoA Ⅰ抗原 + 抗 ApoA Ⅰ抗体⟶抗原-抗体复合物

ApoB 抗原 + 抗 ApoB 抗体⟶抗原-抗体复合物

（一）手工检测

【试剂】

1. ApoA Ⅰ试剂

试剂 1：Tris 缓冲液 50mmol/L；pH 8.0；PEG 6000 40g/L；表面活性剂；防腐剂。

试剂 2：Tris 缓冲液 100mmol/L；pH 8.0；羊抗人 ApoA Ⅰ抗体；防腐剂。

2. ApoB 试剂

试剂 1：同 ApoA Ⅰ试剂 1。

试剂 2：Tris 缓冲液 100mmol/L；pH 8.0；羊抗人 ApoB 抗体；防腐剂。

3. 参考血清　定值血清。

【操作】

1. 步骤见表 2-7-10。

表 2-7-10　载脂蛋白比浊测定操作步骤

加入物	ApoA Ⅰ测定		ApoB 测定	
	试剂空白	测定管	试剂空白	测定管
去离子水（μl）	5	–	10	–
血清（μl）	–	5	–	10
试剂 1（ml）	1.0	1.0	1.0	1.0
ApoA Ⅰ试剂 2（ml）	0.2	0.2	–	–
ApoB 试剂 2（ml）	–	–	0.2	0.2

混匀各管，置 37℃水浴 5 分钟，分光光度计波长 340nm，以各自的试剂空白管调零。读取各管吸光度 *A*。

2. 标准液　按表 2-7-11 稀释成 5 个浓度。

表 2-7-11　不同浓度标准液的配制

标准液	标准物（μl）	水（μl）	转换因子
S1	50	200	0.2
S2	100	150	0.4
S3	150	100	0.6
S4	200	50	0.8
S5	不稀释	–	1.0

【结果计算】手工法：读取各标准管的吸光度 *A*，绘制吸光度-浓度曲线，测定管对照校准曲线，计算 ApoA Ⅰ和 ApoB 含量。

（二）自动化分析仪检测

【试剂】同“（一）手工检测”。

【操作】

1. 自动生化分析仪测定过程为血清样品与试剂 1 混合，温育一定时间后读取特定波长下的吸光度 A_1，加入试剂 2，迟滞一定时间后测定吸光度 A_2，$\Delta A = A_2 - A_1$。主要反应条件如下：

样品	2μl	
试剂	R1：250μl	R2：50μl
波长	340nm（主）/700nm（副）	
反应温度	37℃	
温育时间	5 分钟	
迟滞时间	5 分钟	
反应类型	两点法	

2. 标准液　按表 2-7-11 稀释成 5 个浓度。

不同实验室具体反应条件会因所使用的仪器和试剂而异，在保证方法可靠的前提下，应按仪器和试剂说明书设定测定参数，进行定标品、空白样品和血清样品分析。

【结果计算】仪器法：通过计算标准液吸光度差值 ΔA，建立标准液吸光度-浓度工作曲线。根据样本的 ΔA，在工作曲线上读取对应的浓度值。用非线性 Logit-log4P（5P）或拟合曲线处理，以测定管 ΔA 计算 ApoA Ⅰ和 ApoB 含量。

【参考区间】

成人血清 ApoA Ⅰ：平均值约 1.40～1.45g/L，女性略高于男性，不同年龄变化不明显，血脂正常者多在 1.20～1.60g/L 范围内。

成人血清 ApoB：无论性别含量均随年龄上升，70 岁以后不再上升或开始下降。中青年人平均 0.80～0.90g/L，老年人平均 0.95～1.05g/L。

3. 注意事项

（1）干扰因素：胆红素 <1026μmol/l，血红蛋白 <10g/L，三酰甘油 <11.3mmol/L 时，对结果无明显干扰。

（2）方法学特点：抗血清的纯度和效价，保持抗原、抗体比例的合适性是至关重要的。

（3）校准血清定值：其可靠性是 ApoA Ⅰ和 ApoB 准确测定的基本保证，校准血清的定值要求非常严格。ApoA Ⅰ和 ApoB 测定的标准化工作已完成，生产厂家可以向美国华盛顿大学的西北脂类研究实验室申请靶值转移计划，使定标品溯源到 WHO 国际参考材料（ApoA Ⅰ：SP1-01，ApoB：SP3-07）的值。有条件单位亦可用原始标准给定标品定值，但原始标准的制备、纯度及其定值所用的方法和标准均有严格规定。

（4）抗原位点的暴露：血清 HDL 颗粒中 ApoA Ⅰ以及 LDL、VLDL 颗粒中 ApoB 的抗原位点不全位于脂蛋白颗粒的表面，因此必须经过预处理。最简单的方法是在反应体系中加入表面活性剂，表面活性剂有助于脂蛋白中抗原位点的暴露，使之能充分地与特异性抗体起反应，还可减轻血清空白的浊度，对高 TG 样本的正确测定尤为重要。PEG 6000 有促进抗原-抗体反应的作用，其浓度的选择亦很重要。PEG 在 10～60g/L 范围内反应性随浓度增高而增高，但高于 50g/L 时，非特异性反应（某些血清蛋白的沉淀）会加大，一般采用 40g/L。

【临床意义】 HDL 是一系列颗粒大小、组成不均一的脂蛋白。病理状态下 HDL 脂类与组成往往发生变化。ApoA Ⅰ的升降不一定与 HDL-C 成比例。同时测定 ApoA Ⅰ与 HDL-C 对病理生理状态的分析更有帮助。冠心病、脑血管病患者 ApoA Ⅰ水平下降。家族性高 TG 血症患者 HDL-C 常偏低，但 ApoA Ⅰ不一定降低，并不增加冠心病危险。家族性混合型高脂血症患者，ApoA Ⅰ与 HDL-C 均会轻度下降，冠心病危险性增加。ApoA Ⅰ缺乏症（如 Tangier 病：是罕见的遗传性疾病）、家族性低 α 脂蛋白血症、鱼眼病患者 ApoA Ⅰ与 HDL-C 水平极低。

ApoB 水平高低的临床意义也与 LDL-C 相似。多数临床研究指出，ApoB 是各项血脂指标中较好的动脉粥样硬化标志物。在少数情况下，可出现高 ApoB 血症而 LDL-C 浓度正常的情况，提示血液中存在较多小而密的 LDL，测定 ApoB 更具有优势。对高 ApoB 血症的冠心病患者实施药物干预显示，降低 ApoB 水平可以减少冠心病发病并促进粥样斑块的消退。此外，ApoB 增高亦可见于肾病综合征、未控制的糖尿病、活动性肝炎和肝功能低下等患者。

二、免疫透射比浊法测定 ApoE

ApoE 具多态性，同一基因位点上存在着三个主要复等位基因：ε2、ε3、ε4，编码产生 3 种基因即 E_2、E_3、E_4。ApoE 主要存在于 CM、VLDL、IDL 和 CM 残粒中，ApoE 的浓度与血浆 TG 含量呈正相关。ApoE 主要由肝脏和脑合成，近年来发现肾、骨骼、肾上腺、卵巢颗粒细胞及巨噬细胞均可合成 ApoE。其中，脑中生成的 ApoE 可能参与细胞内的脂类再分配，以维持脑环境中胆固醇平衡。目前常规测定 ApoE 的方法主要为 ITA。

【原理】 血清 ApoE 与试剂中的特异性抗人 ApoE 抗体相结合，形成不溶性免疫复合物，使反应液产生浊度，在波长 340nm 测定吸光度，浊度高低反映血清标本中 ApoE 的含量。

ApoE 抗原 + 抗 ApoE 抗体⟶抗原-抗体复合物

【试剂】

1. 试剂 1　Tris 缓冲液 100mmol/L；PEG 6000 < 4%；叠氮钠 0.1%。

试剂 2　羊抗人 ApoE 抗体。

2. 参考血清　定值人血清。

【操作】

1. 自动生化分析仪测定过程为血清样品与试剂 1 混合，温育一定时间后读取特定波长下的吸光度 A_1，加入试剂 2，迟滞一定时间后测定吸光度 A_2，$\Delta A = A_2 - A_1$。主要反应条件如下：

样品	3μl
试剂	R1：180μl　　R2：60μl
波长	340nm（主）/700nm（副）
反应温度	37℃
温育时间	5 分钟
迟滞时间	5 分钟
反应类型	两点法

不同实验室具体反应条件会因所使用的仪器和试剂而异，在保证方法可靠的前提下，应按仪器和试剂说明书设定测定参数，进行定标品、空白样品和血清样品分析。

2. 标准液　按表 2-7-11 稀释成 5 个浓度。

【结果计算】 通过计算标准液吸光度差值 ΔA，建立标准液吸光度-浓度工作曲线。根据样本的 ΔA，在工作曲线上读取对应的浓度值。也可用非线性 Logit-log4P（5P）或拟合曲线处理，以测定管 ΔA 计算 ApoE 含量。

【参考区间】 成人血清 ApoE：2.7～4.9mg/dl（此参考区间引自试剂说明书）。

【注意事项】

1. 标本稳定性　样本 2～8℃可稳定 2 周。如果需要保存更长时间，标本必须冷冻。

2. 干扰因素　若标本中含有的干扰物浓度满足以下要求，对检测结果无影响：胆红素≤400μmol/L、血红蛋白≤5g/L、乳糜≤0.3%、维生素 C≤0.5g/L、肝素钠≤100IU/L。

【临床意义】 ApoE 生理功能有：①是 LDL 受体的配体，也是肝细胞 CM 残粒受体的配体，它与脂蛋白代谢有密切相关性；②ApoE 具有多态性，多态性与决定个体血脂水平与动脉粥样硬化发生发展密切相关；③参与激活水解脂肪的酶类，参与免疫调节及神经组织的再生。

ApoE 多态性不仅与 CHD、动脉粥样硬化的发生发展及危险性密切相关，而且与 Alzheimer 病（AD）发生有关联。ApoE 多态性主要由其基因多态性所决定，另外也受到翻译后化学修饰的影响。ApoE 基因可以调节多种生物学功能，对 ApoE 及其基因多态性的研究是目前医学研究的热点之一。ApoE 表型和基因型的检测方法很多，先后采用等电聚焦电泳和基因分析术进行检测。认为基因型测定优于蛋白表型，因为 ApoE 翻译后修饰会影响蛋白分析。脑肿瘤中发现有高浓度的 ApoE，推断它可能作为神经胶质细胞瘤的标记。

三、免疫透射比浊法测定脂蛋白（a）

脂蛋白（a）［Lp（a）］和 LDL 结构相似，除含有 ApoB 外，还含有一个特异的与纤维蛋白溶酶原（PLG）结构相似的 Apo（a）。Apo（a）多肽链中 Kringle Ⅳ-2 有 3～40 个不等的拷贝数，形成 Apo（a）不同的多态性，相对分子质量在 187 000～662 000 之间变动。血清 Lp（a）水平与 Apo（a）多态性呈负相关。Apo（a）的生理功能尚未完全阐明，可能参与血清脂质到组织细胞的转运。血清高 Lp（a）作为心脑血管动脉粥样硬化性疾病的独立危险因素已得到公认。Lp（a）的免疫化学定量方法包括 RID、免疫电泳测定（IEA）、ELISA、RIA、荧光免疫测定（FIA）、INA、ITA 和乳胶凝集免疫透射比浊法（LAITA）。目前临床实验室测定血清 Lp（a）最常用的方法是 ITA。IFCC 规定 Lp（a）测定标准化计划采用 ELISA 为参考方法。

【原理】血清 Lp（a）与试剂中的特异性抗人 Lp（a）抗体相结合，形成不溶性免疫复合物，使反应液产生浊度，在波长 340nm 测吸光度，浊度高低反映血清标本中 Lp（a）的含量。

Lp（a）抗原＋抗 Lp（a）抗体⟶抗原-抗体复合物。

【试剂】

1. Lp（a）试剂

（1）试剂 1：磷酸盐（PBS）缓冲液 60mmol/L，pH 8.0；PEG6000 30g/L；NaCl 100mmol/L；EDTA 1.0mmol/L；表面活性剂、防腐剂。

（2）试剂 2：PBS 缓冲液 100mmol/L，pH 8.0；兔抗人 Lp（a）抗体（按滴度）；防腐剂、稳定剂。

2. 标准液　Lp（a）浓度在 1000mg/L 左右的定值人血清，标准液按表 2-7-11 稀释成 5 个浓度。

【操作】自动生化分析仪测定过程为，血清样品与试剂 1 混合，温育一定时间后读取特定波长下的吸光度 A_1，加入试剂 2，迟滞一定时间后测定吸光度 A_2，$\Delta A=A_2-A_1$。主要反应条件如下：

样品	12μl
试剂	R1：210μl　　R2：30μl
波长	340nm（主）/800nm（副）
反应温度	37℃
温育时间	5 分钟
迟滞时间	5 分钟
反应类型	两点法

不同实验室具体反应条件会因所使用的仪器和试剂而异，在保证方法可靠的前提下，应按仪器和试剂说明书设定测定参数，进行定标品、空白样品和血清样品分析。

【结果计算】通过计算标准液吸光度差值 ΔA，建立标准液吸光度-浓度工作曲线。根据样本的 ΔA，在工作曲线上读取对应的浓度值。也可用非线性 Logit-log4P（5P）或拟合曲线处理，以测定管 ΔA 计算 Lp（a）含量。

【参考区间】人群中血清（浆）中 Lp（a）水平呈偏态分布，个体差异极大。虽然个别人可高达 1000mg/L 以上。但 80% 的正常人在 200mg/L 以下。一般将 Lp（a）参考值定位 300mg/L 以下，高于此水平者冠心病危险性明显增高。基于标准化的 Lp（a）参考值有待确定。

【注意事项】

1. 干扰因素　胆红素＜200mg/L，血红蛋白＜5g/L，TG＜6mmol/L 时，对结果无明显干扰。由于 Apo（a）和 PLG 结构的相似性和基因的同源性，二者存在交叉免疫反应，这对免疫化学测定会有影响。

2. Lp（a）测定的标准化问题　国际临床化学学会（IFCC）Lp（a）测定的国际标准化工作已取得系列进展。参考方法为双抗体夹心 ELISA 法，分别采用单克隆抗体 a-6（识别 Kringle Ⅳ-2）和 a-40（识别 Kringle Ⅳ-9）为包被、检测抗体。由于每一个 Lp（a）分子仅含一个 Kringle Ⅳ-9 拷贝，该法对 Apo（a）多态大小不敏感。参考物质包括一级、二级定标品；2004 年二级定标品 SRM 2B 被 IFCC 正式接受为 Lp（a）的国际参考物质。Apo（a）具有多种多态性，其分子大小的不均一性对免疫化学测定 Lp（a）的结果有着不同程度的影响。由于参考物质与待测样本中 Apo（a）的大小、分布不可能完全一致，即使采用国际参考物质亦不能避免测定结果的不准确性，从而高估或低估 Lp（a）值。另外，Apo（a）分子大小的不均一性对不同测量程序的测定结果影响程度不同，即抗体对不同分子大小的 Apo（a）反应性和亲和性间的差别，导致不同测量程序间结果的可比性出现差异。因此，不同测量程序、商品试剂盒间的测定结果存在着差异。

【临床意义】 Lp（a）水平主要由遗传因素决定，基本不受性别、年龄、饮食、营养及环境影响。同一个体的Lp（a）水平相当恒定，不同个体的差异很大。家族性高Lp（a）与冠心病发病倾向相关，急性时相反应（如急性心肌梗死、外科手术、急性风湿性关节炎）、缺血性心脑血管疾病、肾病综合征、尿毒症、糖尿病肾病、除肝癌以外恶性肿瘤等均可使它上升。肝脏疾病（慢性肝炎除外）可使Lp（a）水平下降。高Lp（a）水平是动脉粥样硬化性疾病的独立危险因素，但在动脉粥样硬化病变形成中，Lp（a）与ApoB起协同作用。冠状动脉搭桥手术者，高Lp（a）易于引起血管再狭窄。因为Apo（a）与PLG在结构上有同源性，Apo（a）可能与PLG竞争细胞表面的PMC受体，或者直接抑制PLG的激活，从而抑制纤维蛋白的溶解，促进动脉粥样硬化的形成。

第八章

血气与酸碱分析

血气及 pH 测定，多用血气酸碱分析仪同时测出 O_2、CO_2 分压和 pH 三项指标，由此计算出气体及酸碱平衡诊断指标。血气酸碱分析仪大体分为带有电解质测定和不带有电解质测定两类。在气体标定上，一种为直接标准气定标，即一瓶为 10% CO_2，另一瓶为 20% O_2 及 5% CO_2 的混合气。根据当时的大气压换算出 O_2 及 CO_2 的分压（kPa）进行两点定标。另一类采用仪器配气定标法，此法只需一瓶纯度高的 CO_2，仪器内有配气装置利用空气中的 O_2（20.93%）与气瓶中纯 CO_2 气进行配比定标。pH 标定液一般为 pH 7.383 及 pH 6.840，两点定标。

近年血气分析仪研制得到了较大的发展，使临床实验室能方便、准确、快速地进行血气分析，一些公司推出的部分血气分析仪将所有的电极、定标气、定标液、废液包等都设计包含在一个可抛弃型的分析包内。当分析包使用完毕后这些元件也随之抛弃，中间无须更换任何元件。因此，无须特殊维护措施，减少了操作者维护所带来的不便。

由于各厂家仪器型号不同，各有不同的程序和性能，应按其说明书进行操作。现将有关血气酸碱分析的基础知识，各项指标的临床意义，分析诊断及各种计算公式的应用叙述如下。

第一节　血气分析的质量保证

一、分析前注意的问题

高质量的检测结果不仅是仪器性能优良的体现，更是操作人员高素质的体现。要得到高质量的检测结果，把握好全程质量控制是关键。本节将根据血气分析仪的特点从标本采取方法、仪器定标及质控等方面进行阐述。

血气分析仪的标本主要以动脉血为主，因为动脉血能真实反映血液的氧合作用和酸碱状态，采血常以桡动脉、肱动脉、股动脉为主。在条件不允许动脉取血时，可用动脉化毛细血管采样代替，采血部位以手指、耳垂或婴儿的足跟及踇趾为宜。

用 2ml 或 5ml 消毒注射器，按无菌手术抽取肝素（1ml = 1000U，用生理盐水配制）0.2ml，然后将肝素来回抽动，使针管全部湿润，将多余肝素全部排出。注射器内死腔残留的肝素即可抗凝。除了自制抗凝针筒外，现在市场上也有商品化的抗凝针筒可直接使用。

皮肤消毒后，穿刺股动脉、肱动脉或桡动脉，取 2ml 动脉血，不能有气泡。抽出后用小橡皮封针头，隔绝空气。将注射器放在手中双手来回搓动，立即送检。

隔绝空气是极其重要的，因空气中的氧分压高于动脉血，二氧化碳分压低于动脉血，根据气体交换规律，高分压向低分压弥散，血标本如遇空气接触，则使血液 PO_2 及 PCO_2 都改变而无测定价值。

血液不得放置过久，要及时送检。因为离体后的血细胞的新陈代谢，使 pH 及 PO_2 下降 PCO_2 上升，影响数据的准确性。如不能及时送检，应放入冰水中保存（一般可保存 2 小时），注意切勿用冰块，以避免红细胞破坏而溶血。

填写申请单，要求写出病史、诊断和用药情况、抽血时的体温、是否用氧及其流量等，为分析检测结果提供依据。

二、定标和质控

定标及质控是取得准确血气分析仪结果的关键。现代血气分析仪多有自动定标功能，开始时要两点定标，测定中间要多次进行一点定标，隔一段时间还要重复进行两点定标，这样才能使仪器测定出可靠结果。现在许多仪器能自动完成质量控制，评价质控结果，对不满意质控结果提出警告。为了保障仪器的良好运行，要有完善的日、周、月、年维修保养制度。大多数全自动化血气分析仪都能提示维护计划，指导维护进行。

1. 定标 当仪器开机时，必须进行此项工作，否则不能进样检测。两点定标的目的在于测定测量电极的实际斜率，以建立测量电位与被测物浓度的数学关系；而一点定标则是更频繁地测量某一个标准液的电位，其目的是监控电极测量性能的稳定性并且用于实际血样测量中相应物质浓度的计算。当电极漂移超过该仪器所规定的范围时，仪器会以报警或出错代码显示，此时应立即作相应处理，否则不能工作。

两点定标、一点定标可以手动或自动执行，其频率由所用仪器型号及仪器状态而定。当今市面所用的血气分析仪多有自动校正设计，在微处理器的控制下，标准气体或缓冲液按照一定时间进行循环校正定标。血气分析仪的定标程序分为周期定标和非周期定标，周期定标是在设置中定标周期已被设置好，每隔固定的时间间隔，根据默认循环校正时间，仪器自动进行定标；操作者可根据需要，在其他任何时间进行定标，为非周期性定标。

之前的血气分析仪 PO_2、PCO_2 的定标往往采用气体定标较多，以压缩瓶供气方式为主，现在的血气分析仪更多地采用液体定标方式，更加有利于追踪质量标准，也给操作和携带带来方便。

2. 质控物的使用 血气分析仪的质控物按基质不同分为水剂缓冲液、全血等类型，其中使用最多的是水剂缓冲液，是用 Na_2HPO_4、KH_2PO_4 及 $NaHCO_3$ 配成不同 pH 缓冲液，再与不同浓度的 O_2、CO_2 平衡，加入防腐剂储存，此质控液具有三种规格：酸血症 + 低氧血症（红色标志）；碱血症 + 高氧血症（蓝色标志）；正常（黄色标志）。该质控物用安瓿封存，具有稳定、使用方便等优点，液体并未充满整个安瓿，液相为水及缓冲物质，气相则由 O_2、N_2、CO_2 等组成。使用时，需在室温平衡后，再用力振摇 2 ~ 3 分钟，使气相与液相重新平衡。

血气分析室内质控是每个实验室将每天质控液的测定结果手工或自动绘成质控图，再根据一定的质控规则对其进行判断，从而监控检测仪器的运行状态和精密性。室间质评是各省市临床检验中心或卫生部临床检验中心定期组织的分析准确度的一种调查活动。质控物由组织部门统一发放，统一寄回。室间质评可以发现室内质控本身不易解决的系统误差问题，是室内质量保证作用更广泛的延伸。

第二节 血气分析仪的基本结构及原理

不同类型的血气分析仪有不同的特点和性能，但也有共同的要求。为使测定结果准确可靠，除应严格按照各仪器的操作规程进行操作、校正和测定外，还应了解仪器的基本结构及工作原理。

一、基本结构

自动血气分析仪的基本结构大致包括以下几个主要部分：电极和测量室、恒温装置、管路系统、电子控制系统、显示屏和打印装置等。

1. 电极和测量室 血气分析仪的电极分为 pH 电极、PCO_2 电极、PO_2 电极和参比电极。

（1）pH 电极系统：pH 电极实际是一套测量系统，由 pH 测量电极和参比电极组成。pH 测量电极现多采用平面型 pH 玻璃电极，电极芯为 Ag/AgCl 电极，其中灌注内缓冲液，留有一小气泡。此气泡不宜过大，使用过程中如气泡增大说明密封不好，有渗漏现象，不能使用。参比电极又叫甘汞电极，其内液通过微孔或离子渗透膜所构成的盐桥与血液样品相连接，因此，盐桥实际上是参比电极的内液和血液样品之间的离子通道。pH 测量系统的故障大多数为参比电极影响所致，因此参比电极的安装和更换是极其重要的。饱和 KCl 溶液易渗出产生结晶，参比电极膜及电极套要定期更换，否则影响 pH 测试结果。

pH 电极有一定的使用期限，用久后可能老化，使反应低下甚至不能正常工作，此时需要更换新电极。由于血液蛋白对电极污染容易出现反应异常，而玻璃电极不可随便拆换，可用 0.1g/dl 胃蛋白酶盐酸溶液浸泡 30 分钟，然后用 pH 7.383 缓冲液冲洗。若经酶处理仍无改善，可检查参比电极，更换氯化钾溶液和参比电极膜。

（2）PCO_2 电极：PCO_2 电极技术性能基本同于 pH 电极，所不同的只是 PCO_2 电极需装尼龙网及渗透膜以注入外缓冲液。其渗透膜应平整，不能有皱纹、裂缝和针眼并保持清洁。渗透膜及尼龙网与敏感玻璃膜紧贴，不能夹有空气。有气泡可致反应速度变慢，显示不稳定，引起测定误差。

要定期更换电极缓冲溶液，电极缓冲液 pH 发生改变时可影响 PCO_2 定标准确性。外缓冲液不宜装得过满，应留有小气泡，使温度升高时有膨胀余地，以免电极膜变形，影响测定结果。电极要经常清洗，清洗时应用随机所带清洁剂。如换缓冲液后电极反应低下则要更换渗透膜。

（3）PO_2 电极：由前端的选择性 O_2 通透性膜、铂阴极和 Ag/AgCl 阳极组成，PO_2 电极用久后，其阴极端的磨砂玻璃上会有 Ag 或 AgCl 沉积，使电极灵敏度改变，此时应在细砂纸上滴上数滴 PO_2 电极外缓冲液，摩擦去掉沉积，用 PO_2 外缓冲液洗净，即可得到好的效果。渗透膜及电极外缓冲液要定期更换，与 PCO_2 电极方法相同。

测量室是一固定铝块，测量毛细管通道位于测量室内，是一根透明的细塑料管，管壁上有四个孔，分别用于漏出参比电极、PCO_2 电极、PO_2 电极、pH 电极的端部。测量室内还有加热器和温度传感器，即为一热敏电阻，以便测量室内保持 37℃，一旦温度超出 37℃ ±0.1℃的规定范围，传感器立即反馈信号到温控电路，使停止或开始加热。

2. 恒温装置　由加热元件、风扇及温度控制装置组成。

3. 管路系统　血气分析仪的管路系统比较复杂，是血气分析仪很重要的组成部分。管路系统的功能有完成自动定标、自动测量、自动冲洗及抽取标本血样。

管路系统结构，通常由气瓶、溶液瓶、连接管道、电磁阀、正压泵、负压泵、测量毛细管和转换装置等部分组成。

（1）气路系统：气路系统用来提供 PCO_2 和 PO_2 两种电极定标时所用的两种气体。每种气体中含有不同比例的氧和二氧化碳。气路系统根据供气方式又分为两种，由压缩气瓶供气，叫外配气方式；由气体混合器供气，叫内配气方式。

1）压缩气瓶供气方式：由两个压缩气瓶供气，一个含有 5% 的二氧化碳和 20% 的氧；另一个含 10% 的二氧化碳，不含氧。经过减压后输出的气体，首先经过湿化器饱和湿化后，再经阀或转换装置送到测量室中，对 PCO_2 和 PO_2 电极进行定标。湿化器是用水蒸气将定标气体饱和湿化的装置。经饱和湿化后的水蒸气产生的压力为恒定值。

2）气体混合器供气方式：这种供气系统用仪器本身的气体混合器产生定标气。加到气体混合器上来的空气压缩机产生的压缩空气和气瓶送来的纯二氧化碳气体，二氧化碳的纯度要求大于 99.5%，气体混合器将上述两种气体进行配比、混合，最后产生类似于上述气瓶内气体比例的两种不同浓度的气体。同气瓶预混的供气方式一样，这两种气体也要经湿化器后，才送给测量毛细管。

（2）液路系统：液路系统具有两种功能，一是提供 pH 电极系统定标用的两种缓冲液，二是自动将定标和测量时停留在测量毛细管中的缓冲液或血液冲洗干净。液路系统需要四个盛放液体的瓶子，其中两个盛放缓冲液 1 和缓冲液 2，第三个盛装冲洗液，第四个盛放废液。

（3）阀门和泵：血气分析仪内部具有两个泵，一为真空泵，另一为蠕动泵。利用这两个泵来完成仪器的定标、测量和冲洗。真空泵用来产生负压，使废液瓶内维持负压，靠此负压去吸引冲洗液和干燥空气，用于冲洗和干燥测量毛细管。真空泵还用于湿化器的快速充液。蠕动泵用于抽吸样品和定标品。在定标时用来抽取缓冲液到测量室。在测血样时用来抽样品。

4. 电子控制系统　将仪器测量信号进行放大和模数转换、对仪器实行有效控制、显示和打印出结果，并通过键盘输入指令。

5. 显示屏和打印装置　是显示和打印数据的部分。

二、基本原理

被测血液在管路系统的抽吸下。被抽进样品室内的测量毛细管中测量。毛细管管壁上开有 4 个孔，pH、pH 参比、PO_2 和 $PCO_2$4 支电极感测头紧紧将这 4 个孔堵严，其中，pH 和 pH 参比电极共同组成 pH 测量系统，被测量的血液吸入测量毛细管后，管路系统停止抽吸；这样，血液中 pH、PCO_2 和 PO_2 同时被 4 支电极所感测，电极将它们转换成各自的电信号，这电信号经过放大模数转换后被送至计算机系统，计算机处理后将测量值和计算值显示出来并打印出测量结果。

三、性能特点

血气分析仪的检测速度快，可以满足临床抢救所需；血气分析仪的检测准确性和重复性好，各型号的血气分析仪一般 pH 的偏差在 0.01 ~ 0.015，PCO_2 和 PO_2 在 3% ~ 6% 左右，精密度则更高，这一结果完全能满足临床的要求。血气分析仪属于 24 小时连续开机处于待测状态的精密机器，操作比较简单，关键是日常保养，其易受血液中蛋白质的影响，需要去蛋白质和换膜，因此对血气分析仪需要加强日常保养。

第三节 血气及酸碱分析常用参数含义及参考区间

转换因素：1mmHg=0.133kPa；1kPa=7.5mmHg。

一、血氧分析

血氧分析一般包括以下测定参数：氧分压（partial pressure of oxygen，PO_2）、氧饱和度（oxygen saturation，$SatO_2$）和血红蛋白50%氧饱和度时氧分压（partial pressure of oxygen of 50% hemoglobin oxygen saturation，P_{50}）、脱氧血红蛋白或还原血红蛋白（deoxyhemoglobin，HHb）、氧合血红蛋白（oxyhemoglobin，O_2Hb）、高铁血红蛋白（methemoglobin，MetHb）和碳氧血红蛋白（carboxyhemoglobin，COHb）。

（一）氧分压

指血浆中物理溶解 O_2 的压力，O_2 在血液中溶解量的多少与 PO_2 成正比，PO_2 是机体缺氧的敏感指标。

【参考区间】动脉血为10.64～13.30kPa（80～100mmHg）。

PO_2 低于7.31kPa（55mmHg）即表示有呼吸衰竭，低于4.0kPa（30mmHg）可有生命危险。

（二）氧饱和度和血红蛋白50%氧饱和度时氧分压

$SatO_2$ 是指血液在一定的 PO_2 下，HbO_2 占全部Hb的百分比值，是了解血红蛋白氧含量程度和血红蛋白系统缓冲能力的指标。主要取决于动脉氧分压，可用下式表示：

$SatO_2$(%)=[(血氧含量-物理溶解氧)/血氧容量]×100%

当 PO_2 降低时，$SatO_2$ 也随之降低；当 PO_2 增加时，$SatO_2$ 也相应增加。氧解离曲线为S形，这条S形曲线可受各种因素的影响而发生左移或右移的改变，观察曲线左移或右移的指标为 P_{50}。P_{50} 是指血红蛋白50%氧饱和度时的氧分压。P_{50} 可反映血液运输氧的能力以及血红蛋白对氧的亲和力。P_{50} 增加，提示氧离解曲线右移，氧与Hb亲和力降低，Hb易释放氧。P_{50} 降低，提示氧离解曲线左移，氧与Hb亲和力增加，Hb易结合氧，但不易释放氧。因此 P_{50} 降低时，尽管 $SatO_2$ 较高，实际上组织同样缺氧。影响 P_{50} 的因素很多，凡能影响氧与Hb结合的因素均可影响 P_{50}，主要有以下几种：①温度：体温高时右移，低时左移；②PCO_2：PCO_2 增高右移，降低左移；③pH：增高左移，降低右移；④红细胞内2，3-二磷酸甘油酸（2，3-DPG）：增高右移，降低左移。

【参考区间】动脉血 $SatO_2$ 参考区间为91.9%～99%，P_{50} 参考区间为3.5kPa（26mmHg）。

（三）脱氧血红蛋白或还原血红蛋白

指的是没有携带氧的血红蛋白，还原血红蛋白呈紫蓝色。当毛细血管中还原血红蛋白达到5g/dl以上时，皮肤、黏膜呈现青紫色，称为发绀（cyanosis），常见于乏氧性缺氧。静脉血因含还原血红蛋白多，所以呈现暗红色，透过皮肤，就呈现青紫色。

【参考区间】动脉血HHb参考区间为0～5%。

（四）氧合血红蛋白

临床意义同氧饱和度。

【参考区间】动脉血 O_2Hb 参考区间为92%～98%。

（五）高铁血红蛋白

正常人血红蛋白分子含二价铁（Fe^{2+}），与氧结合为氧合血红蛋白。当血红蛋白中铁丧失一个电子，被氧化为三价铁（Fe^{3+}）时，即称为高铁血红蛋白（MetHb）。当血中MetHb量超过参考区间时，称为高铁血红蛋白血症，可分为获得性高铁血红蛋白血症：主要由于药物或化学物接触引起；先天性高铁血红蛋白血症：由于NADH-高铁血红蛋白还原酶缺乏引起；此外，还可见先天性高铁血红蛋白血症伴有异常血红蛋白M（HbM）。

【参考区间】动脉血MetHb参考区间为0～6%。

（六）碳氧血红蛋白

碳氧血红蛋白是由一氧化碳与血红蛋白结合而形成。一氧化碳与血红蛋白的结合力比氧与血红蛋白的结合力大200～300倍，碳氧血红蛋白的解离速度只有氧合血红蛋白的1/3600。因此一氧化碳与血红蛋白结合生成碳氧血红蛋白，不仅减少了红细胞的携氧能力，而且抑制、减慢氧合血红蛋白的解离和氧的释放。血中碳氧血红蛋白的浓度与空气中一氧化碳的浓度成正比。中毒症状取决于血中碳氧血红蛋白的浓度，血液中碳氧血红蛋白浓度大于2%时即可引起神经系统反应，达5%时，冠状动脉血流量显著增加，达10%时，冠状动脉血流量可增加25%，这是一种代偿功能。但冠状动脉硬化患者则没有这种代偿能力，因而导致心肌缺氧、损伤。当血中碳氧血红蛋白为2.5%时就可缩短心绞痛患者的发作时间。同时血中碳氧血红蛋白浓度也是大气污染或室内空气污染生物材料监测的重要指标。

【参考区间】动脉血COHb参考区间为0～2%。

二、酸碱度

血液酸碱度（potential of hydrogen，pH）是

$[H^+]$ 的负对数值，$[HCO_3^-]/[H_2CO_3]$ 是决定血液pH的主要因素。

【参考区间】 动脉血参考区间为7.35～7.45。

【临床意义】 <7.35为酸血症，>7.45为碱血症。但pH正常并不能完全排除无酸碱失衡，可能为代偿性酸碱平衡紊乱。

三、二氧化碳分压

二氧化碳分压（partial pressure of carbon dioxide，PCO_2）指血浆中物理溶解 CO_2 的压力。PCO_2 代表酸碱失调中的呼吸因素，它的改变可直接影响血液pH的改变。

【参考区间】 动脉血参考区间为4.65～5.98kPa（35～45mmHg）。

【临床意义】 超出或低于参考区间称高、低碳酸血症。大于7.33kPa（55mmHg）有抑制呼吸中枢的危险，是判断各型酸碱中毒的主要指标。

四、二氧化碳总量

二氧化碳总量（total carbon dioxide，TCO_2）指存在于血浆中各种形式的 CO_2 的总和。TCO_2 在体内受呼吸及代谢两方面因素的影响，但主要受代谢因素的影响。

【参考区间】 动脉血参考区间为3.2～4.27kPa（24～32mmHg）。

【临床意义】 代谢性酸中毒时明显下降，碱中毒时明显上升。

五、实际碳酸氢盐和标准碳酸氢盐

实际碳酸氢盐（actual bicarbonate，AB）是指人体血浆中实际的 HCO_3^- 含量，是体内代谢性酸碱失衡的重要指标，也受呼吸因素改变的影响。标准碳酸氢盐（standard bicarbonate，SB）指在体温37℃、PCO_2 为5.32kPa（40mmHg）、$SatO_2$ 为100%时的 HCO_3^- 含量，排除了呼吸因素的影响。

【参考区间】 动脉血参考区间：AB为21～28mmol/L；SB为21～25mmol/L。

【临床意义】 AB与SB两个指标联合分析，更有参考价值。两者正常为酸碱平衡正常，两者皆低为代谢性酸中毒失代偿，两者皆高为代谢性碱中毒失代偿，AB>SB为呼吸性酸中毒，AB<SB为呼吸性碱中毒。

六、碱剩余

碱剩余（base excess，BE）指在标准条件下，即温度37℃、一个标准大气压、PCO_2 为5.32kPa（40mmHg）、$SatO_2$ 为100%，用酸或碱将1L血液pH调整至7.40所需要加入的酸碱量。正常人BE值在0附近波动。

【参考区间】 动脉血参考区间：-3～+3mmol/L。

【临床意义】 BE正值增加时，常提示代谢性碱中毒；BE负值增加时，常提示代谢性酸中毒。

七、阴离子间隙

阴离子间隙（anion gap，AG）指血浆中未测定的阴离子（UA）与未测定的阳离子（UC）浓度间的差值，即AG=UA－UC。该值可根据血浆中常规可测定的阳离子（Na^+）与常规测定的阴离子（Cl^- 和 HCO_3^-）的差算出，即 $AG=[Na^+]-\{[Cl^-]+[HCO_3^-]\}$。

【参考区间】 10～14mmol/L。

【临床意义】 目前多以AG>16mmol/L作为判断是否有AG增高型代谢性酸中毒的界限。它可鉴别不同类型的代谢性酸中毒。增高：见于代谢性酸中毒、糖尿病酮症酸中毒、尿毒症等。阴离子间隙正常的代谢性酸中毒如高血氯性代谢性酸中毒。降低：临床表现为低蛋白血症等。

八、缓冲碱

缓冲碱（buffer base，BB）是血液中具有缓冲作用的碱之总和，包括 HCO_3^-、HPO_4^-、血红蛋白、血浆蛋白。BB能反映机体对酸碱平衡紊乱时总的缓冲能力，它不受呼吸因素和二氧化碳改变的影响。

【参考区间】 45～55mmol/L。

【临床意义】 缓冲碱增高常见于代谢性碱中毒；减低常见于代谢性酸中毒，若此时实际碳酸氢盐（AB）正常，有可能为贫血或血浆蛋白低下。

第四节 血气分析及酸碱失衡的判断

体内产生或摄入的酸性或碱性物质超越了其缓冲、中和与排除的速度和能力，在体内蓄积，即发生酸碱平衡失常。早期由于 HCO_3^-/H_2CO_3 等的缓冲，尚能使其比值保持在20∶1，pH和 H^+ 浓度维持在正常范围，称为代偿性酸中毒或碱中毒。当病情严重，代偿失效，HCO_3^-/H_2CO_3 比值不能保持在20∶1，pH和 H^+ 浓度超过或低于正常范围时，则发生失代偿性酸中毒或碱中毒。

一、代谢性酸中毒

酸碱平衡失调是临床常见的问题。对代谢性酸中毒如何作出正确的诊断、治疗，需要根据病史、查体和实验室检查等资料，在综合分析的基础上作出判断。

（一）定义与临床类型

典型的代谢性酸中毒，是指动脉血浆 H^+ 浓度增高（pH < 7.35）和血浆 HCO_3^- 浓度降低（< 22mmol/L），即失代偿性代谢性酸中毒。如仅有动脉血浆 HCO_3^- 浓度轻度降低，而血浆 pH 仍保持在正常范围（7.35 ~ 7.45），则称为"代偿性"代谢性酸中毒。

代谢性酸中毒主要包括三种类型：

1. 正常阴离子间隙的代谢性酸中毒　一般均伴有高氯血症，如肾小管酸中毒（renal tubular acidosis，RTA），及肠道丢失 HCO_3^- 过多引起的酸中毒。

2. 阴离子间隙增高的代谢性酸中毒　一般也伴有高氯血症；主要有尿毒症性酸中毒（uremic acidosis），以及乳酸性酸中毒、酮症性酸中毒或甲醇中毒引起的代谢性酸中毒等。

3. 混合性代谢性酸中毒　即正常阴离子间隙的代谢性酸中毒和阴离子间隙增高的代谢性酸中毒混合存在，其综合结果为高阴离子间隙增高的代谢性酸中毒。如肾小管酸中毒伴有酮症性酸中毒等。

（二）病因

代谢性酸中毒的主要病因包括：

1. 体内酸性物质产生过多　机体严重损伤（如败血症、挤压综合征、肌溶解综合征、休克）、缺氧、胰岛素严重缺乏以及某些毒物（甲醇、乙醇、乙二醇、水杨酸）中毒等，均可产生大量酸性物质。胰岛素严重缺乏引起酮体堆积可致酮症性酸中毒，严重缺氧、肝功能损害等原因可致乳酸性酸中毒。

2. 体内 HCO_3^- 丢失过多　肠道 HCO_3^- 的丢失，如腹泻、肠瘘或胰瘘；肾脏 HCO_3^- 的丢失，如近端 RTA。

3. 体内酸性物质排出障碍　远端小管和集合管 H^+ 分泌受损，伴 NH_4^+ 排泌减少，如远端 RTA（伴低钾血症或高钾血症）。肾衰（GFR < 25ml/min）时，因肾脏排泄障碍，体内代谢产物如磷酸、硫酸等酸性物质潴留，可发生尿毒症性酸中毒。

（三）诊断

主要根据临床表现和动脉血气分析的结果进行诊断。如果动脉血碳酸氢根（HCO_3^-）水平降低（< 22mmol/L），而二氧化碳分压（PCO_2）基本正常或有所下降（代谢性酸中毒时，体内通过肺的过度通气降低 PCO_2 进行部分代偿），则可诊断为代谢性酸中毒。如 pH 在正常范围（7.35 ~ 7.45），则可诊断为代谢性酸中毒代偿；如 pH 降低（< 7.35），则诊断为代谢性酸中毒失代偿。在个别特殊情况下，代谢性酸中毒患者血浆 HCO_3^- 浓度可无明显变化，但此时血浆 pH 常低于正常，往往与患者存在代谢性酸中毒合并呼吸性酸中毒有关。

了解阴离子间隙有无变化，对鉴别代谢性酸中毒的类型相当重要。由于人体细胞外液内的阳离子总是多于阴离子，因此，一般情况下细胞外液内的阳离子毫摩尔数减去阴离子毫摩尔数所得出的差值（即"阴离子间隙"），总是相对恒定的，即大约 12 ~ 16mmol。计算人体细胞外液内的阴离子间隙，一般可应用下述公式：阴离子间隙 = (血清 Na^+ + K^+) − (血清 Cl^- + HCO_3^-)。在某些特殊情况下，血清尿素、血糖等毫摩尔数值也应当计算在阳离子毫摩尔数内。

其他检查项目，如尿铵、可滴定酸的测定等，也有一定意义。根据静脉血 CO_2 结合力（CO_2CP）的变化来诊断代谢性酸中毒，误差较多，故不宜作为主要依据。

二、代谢性碱中毒

（一）病因和发病机制

大多数是由于各种原因致肾小管 HCO_3^- 重吸收过多（如血容量不足，氯或钾丧失）引起。

1. 近端肾小管碳酸氢盐最大吸收阈增大

（1）容量不足性碱中毒：呕吐、幽门梗阻、胃引流等致大量 HCl 丢失，而肠液中的 HCO_3^- 因被胃酸中和而吸收过多，造成碱血症；血容量不足，肾重吸收钠和 HCO_3^- 增加，出现反常性酸性尿，血 HCO_3^- 和 pH 升高，导致容量不足性碱中毒。

（2）缺钾性碱中毒：缺钾时，H^+ 转入细胞内，肾小管排 H^+ 增加，Na^+、HCO_3^- 重吸收增多，产生缺钾性代谢性碱中毒，多同时伴有 Cl^- 缺乏。

（3）低氯性碱中毒：①胃液丢失造成一过性碱血症，由于肾小管细胞的 Cl^- 减少，Na^+、K^+、HCO_3^- 再吸收增加；②排钾性利尿药使排 Cl^- 多于排 Na^+；③原发性醛固酮增多症致低氯性碱中毒。上述情况经补氯后可纠正碱中毒，故称为"对氯有反应性碱中毒"。

（4）高碳酸血症性碱中毒：慢性呼吸性酸中毒（如通气不足纠正过快，PCO_2 急剧下降）因肾重吸收 HCO_3^- 增加而致碱中毒。

2. 肾碳酸氢盐产生增加 进入终末肾单位的 Na^+ 增加，一方面促进肾泌酸，另一方面引起肾 HCO_3^- 产生增加（净酸排泌增加），造成代谢性碱中毒（肾性代谢性碱中毒）。

（1）使用排钾保钠类利尿药：使远端肾小管中钠盐增加。另外，利尿药还可造成血容量减少，低钾血症和低氯血症。

（2）盐皮质激素增加：盐皮质激素过多促进肾小管 Na^+ 的重吸收，泌 H^+、泌 K^+ 增加可导致代谢性碱中毒。

（3）Liddle 综合征：造成潴钠、排钾，导致肾性代谢性碱中毒。

3. 有机酸的代谢转化缓慢 是一过性代谢性碱中毒的重要原因。常见于糖尿病酮症酸中毒胰岛素治疗后，血液透析造成醋酸大量摄入等。

（二）代偿机制

体内碱性物质增多，缓冲系统即刻将强碱转化为弱碱，使 HCO_3^- 消耗，而 H_2CO_3 增加；抑制呼吸中枢，肺通气减弱，CO_2 潴留，HCO_3^- 代偿性增加；肾碳酸酐酶活力减弱而 H^+ 形成和排泌减少，$NaHCO_3$ 重吸收也减少，使 HCO_3^-/H_2CO_3 代偿性恢复到 20:1，pH 正常。

（三）临床表现

轻者被原发病掩盖。严重者呼吸浅慢，由于蛋白结合钙增加、游离钙减少，碱中毒致乙酰胆碱释放增多，神经肌肉兴奋性增高，常有面部及四肢肌肉抽动、手足搐搦，口周及手足麻木。血红蛋白对氧的亲和力增加，致组织缺氧，出现头昏、躁动、谵妄乃至昏迷。伴低钾血症时，可表现为软瘫。

（四）诊断与鉴别诊断

积极寻找和区别导致 H^+ 丢失或碱潴留的原发病因，确诊依赖于实验室检查。HCO_3^-、AB、SB、BB、BE 增加；如能除外呼吸因素的影响，CO_2CP 升高有助于诊断。失代偿期 $pH > 7.45$，H^+ 浓度 $< 35mmol/L$；缺钾性碱中毒者的血清钾降低，尿呈酸性；低氯性者的血清氯降低，尿 $Cl^- > 10mmol/L$。

三、呼吸性酸中毒

慢性呼吸衰竭常有 CO_2 潴留，导致呼吸性酸中毒。呼吸性酸中毒的发生多为慢性过程，机体常常以增加碱储备来代偿，以维持 pH 于相对正常水平。当以机械通气等方法较为迅速地纠正呼吸性酸中毒时，原已增加的碱储备会使 pH 升高，对机体造成严重危害，故在纠正呼吸性酸中毒的同时，应当注意同时纠正潜在的代谢性碱中毒，通常给予患者盐酸精氨酸和补充氯化钾。

四、呼吸性碱中毒

（一）病因和发病机制

原发因素为过度换气。CO_2 的排出速度超过生成速度，导致 CO_2 减少，PCO_2 下降。

1. 中枢性换气过度

（1）非低氧因素所致：①癔症等换气过度综合征；②脑部外伤或疾病：外伤、感染、肿瘤、脑血管意外；③药物中毒：水杨酸盐、副醛等；④体温过高、环境高温；⑤内源性毒性代谢产物：如肝性脑病、酸中毒等。

（2）低氧因素所致：①高空、高原、潜水、剧烈运动等缺氧；②阻塞性肺疾病：肺炎、肺间质疾病、支气管阻塞、胸膜及胸廓疾病、肺气肿；③供血不足：心力衰竭、休克、严重贫血等。因缺氧刺激呼吸中枢而导致换气过度。

2. 外周性换气过度 ①呼吸机管理不当；②胸廓或腹部手术后，因疼痛而不敢深呼气；③胸外伤、肋骨骨折；④呼吸道阻塞突然解除。另外，妊娠或使用黄体酮等药物也可致换气过度。

（二）代偿机制

CO_2 减少，呼吸浅而慢，使 CO_2 潴留，H_2CO_3 升高而代偿；当持续较久时，肾排 H^+ 减少，HCO_3^- 排出增多，HCO_3^-/H_2CO_3 在低水平达到平衡（代偿性呼吸性碱中毒）。

（三）临床表现

主要表现为换气过度和呼吸加快。碱中毒可刺激神经肌肉兴奋性增高，急性轻症患者可有口唇、四肢发麻、刺痛，肌肉颤动；严重者有眩晕、晕厥、视力模糊、抽搐；可伴胸闷、胸痛、口干、腹胀等；在碱性环境中，氧合血红蛋白解离降低，组织缺氧，表现为脑电图和肝功能异常。

（四）诊断与鉴别诊断

各种原因所致的呼吸性碱中毒的共同特点是换气过度。癔症所致的换气过度综合征常易引起注意，但高温、高热、高空、手术后等所致者易被忽视。确诊依赖于实验室检查：①PCO_2 降低，除外代谢因素影响的 CO_2 结合力降低，$AB < SB$；②失代偿期 pH 升高。

五、混合型酸碱平衡障碍

在临床实践中，酸碱平衡失常几乎都是混合性的，且伴随病情变化和治疗因素的干预而不断变化。

因此，必须正确识别和判断具体患者的酸碱平衡失常的实际状况。

（一）单因素混合型酸碱平衡失常

致病因素为代谢性的或呼吸性的，有下列几种常见的组合方式：

1. 代偿性混合型酸碱平衡失常 是指在代偿过程中出现的继发性酸碱平衡失常。

（1）代谢性酸中毒伴代偿性呼吸性碱中毒：原发 HCO_3^- 减低，代偿导致继发性 H_2CO_3 减低，血 pH 下降（H^+浓度升高）。

（2）代谢性碱中毒伴代偿性呼吸性酸中毒：原发 HCO_3^- 增高，代偿导致继发性 H_2CO_3 增高，血 pH 升高。

（3）呼吸性酸中毒伴代偿性代谢性碱中毒：原发 PCO_2 高，代偿导致继发性 HCO_3^- 增高，血 pH 下降。

（4）呼吸性碱中毒伴代偿性代谢性酸中毒：原发 PCO_2 减低，代偿导致继发性 HCO_3^- 减低，血 pH 升高。

2. 加重性混合型酸碱平衡失常

（1）混合型代谢性酸中毒：如糖尿病酮症酸中毒伴乳酸性酸中毒。

（2）混合型代谢性碱中毒：如低钾性碱中毒合并低氯性碱中毒。

（3）混合型呼吸性酸中毒：如慢性阻塞性肺气肿伴有脊柱弯曲畸形。

（4）混合型呼吸性碱中毒：如胸外伤伴癔症换气过度综合征。

3. 抵消性混合型酸碱平衡失常

（1）代谢性酸中毒并代谢性碱中毒，如糖尿病酮症酸中毒伴低钾性碱中毒。

（2）呼吸性酸中毒并呼吸性碱中毒，如重症肺炎伴通气不足和高热所致的换气过度。

（二）双因素混合型酸碱平衡

指同时存在代谢性和呼吸性的致病因素。

1. 加重性混合型酸碱平衡失常

（1）代谢性酸中毒并呼吸性酸中毒：如糖尿病酮症酸中毒伴严重肺部感染时，血 pH 明显下降，HCO_3^- 减少、PCO_2 升高。

（2）代谢性碱中毒并呼吸性碱中毒：血 pH 明显升高，HCO_3^- 增多，PCO_2 降低。

2. 抵消性混合型酸碱平衡失常

（1）代谢性酸中毒并呼吸性碱中毒：两种酸碱平衡紊乱互相抵消，血 pH 可正常、升高或降低，但 HCO_3^- 减少，PCO_2 降低；

（2）代谢性碱中毒并呼吸性酸中毒：两种酸碱度互相抵消，血 pH 可正常、升高或降低，但 HCO_3^- 增多，PCO_2 升高。

第五节 血气分析仪应用展望

一、新电极技术的发展

近年来血气分析仪的全自动技术日趋完善，目前有几大发展趋势已日渐明朗。一是免维护保养电极、离子选择性电极和酶固相电极的应用，使血气分析仪有向其他急诊项目扩展的趋势，有的血气分析仪不仅可以同时测定与血气分析有关的 Na^+、K^+、Cl^-、乳酸等项目，还能测定葡萄糖、Mg^{2+}、游离钙离子等项目，以便一次采血在做血气分析的同时能满足更多的要求，这种趋势的优点在于临床上能一次同时获得更多的信息，但不足之处在于全套测定项目并不是每个患者都需要的，从而提高了测定成本和费用。二是电极集成化、模块化血气分析仪的应用，模块化是自动化仪器普遍发展的趋势，它集成多种检测技术的综合并联合点状电极、块状电极的应用。电极集成化血气分析仪是将 pH、PCO_2、PO_2、K^+、Na^+、Cl^-、Ca_2^+及参比电极集成在一块半导体硅晶片上，形成一个个金属点，每个点上覆盖不同的电极膜并在膜内填充电解液，彼此由作为测量通道的沟槽相连接，此硅晶片每个电极的引线做成金属触点与外部电路相连接。这种电极集成化血气分析仪采用密封含气的标准品对全部电极（pH、PCO_2、PO_2）进行一次校正，这些溶液（两种校正液、冲洗液、质控液等）、废液袋与电极一起全部密封在金属膜软包装中，封装成一个“电极试剂盒”，大小如同录像带，方便运输与储存。此外，集成化血气分析仪采用一体化试剂，包含了分析所需要的块状电极、定标液、定标气及废物池，无管路系统，这一技术的优点是大大缩小了血气分析仪的体积，可以轻易搬运到任何地点进行测定，包括床边测定，而且完全免维护保养，并且可以灵活按照需要来选择设定分析项目，让用户有不同的选择余地，且便于升级换代，但是缺点是试剂成本较高，电极不够稳定，寿命较短，因此这一技术还有待进一步发展完善和降低成本，但是可以肯定的是在特殊的条件下抢救患者时，这是一种颇为合适的血气分析仪。

随着计算机技术的发展，血气分析仪从较完善单机自动化向网络化发展，现在血气分析仪已发展到医院和实验室系统间可以实现双向交流，并可实现计算机对院内数台血气分析仪进行远程控制管理，快速检查院内所有血气分析仪的校准值和质控数据，对其进行清洗、校准、质控等操作，并可以与公司的维修部进行连接，以便获得更快的联机故障排除，迅速解决问题。

二、即时诊断技术的发展

即时诊断（point of care testing，POCT）起源于尿检测技术，近年来得到快速发展，现已应用于临床、食品卫生、环境保护、禁毒、法医检验等多个领域。在临床医学中它指在患者旁边进行的临床检测，主要标准是不需要固定的检测场所，便携式试剂和仪器，可由非专业检验人员即时操作。目前多应用于血糖监测、血气、电解质、血凝、乳酸及其他急诊项目分析。

对于血气分析技术，POCT 更显示出极大的优越性。由于检测参数的特殊性，血气分析要求样本在采出的最短时间内得到测定，以保证获得的数据有高的可信度，从而帮助临床医生进行快速准确的诊断并进而及时有效地采取治疗。POCT 血气分析仪这一新的概念和相应的产品的应用，大大提高诊断和治疗的效率，正为越来越多的医院和医生所接受，成为危重病患者监护室、心脏病患者监护室、手术室和急诊等部门必不可少的装备，同时也成为实验诊断科室的良好工具。POCT 血气分析仪的主要优点是可以在床旁快速、准确得出结果；维护成本较低；集多种检测项目与一体；便携式设计可以适应各种检测环境，并且操作程序简易可由非专业人员操作。

随着诊断和辅助技术的进步、对疾病的认识以及治疗水平的提高是 POCT 在临床医学应用加速增长的主要原因，血气分析作为一项重要的检测技术势必同样会加快发展。血气分析仪也将以适宜床边诊断的形式，与先进的计算机技术相结合，不断进行技术创新，相信在不久的将来 POCT 血气分析仪会有飞跃式的发展，为临床提供更好的辅助诊断服务。

第九章

治疗药物浓度监测

治疗药物浓度监测（therapeutic drug monitoring，TDM）是在药动学理论的指导下，通过测定血液或其他体液中药物浓度，获取有关药动学参数，指导临床合理用药方案的制定和调整，药物中毒的诊断和治疗，以提高药物的疗效和安全性。随着临床药理学和先进检测技术的发展，TDM 工作已渗入到临床各个专业，为临床的合理用药做出了重要贡献。

第一节　概　述

一、血药浓度与药理效应

药物进入体内要经过吸收、分布、代谢及排泄等过程，血液中的药物浓度随时间而不断发生变化，且和药物效应密切相关，从药物剂量到药理效应受到多种因素的影响。

血液是药物在体内转运的枢纽，当药物经各种途径被吸收入血后，通过血液循环到达作用部位或受体部位。血液中的药物一部分与血浆蛋白结合，另一部分处于游离状态，游离药物可通过扩散进入细胞外液，或进而扩散到细胞内，与受体相结合，产生药理效应。药理效应的大小，与药物和受体的结合程度有关，受体被药物结合的程度越高，药理效应越大。药物与受体主要通过范德华力、氢键、离子键等方式结合，是一种可逆性的生理生化过程，且这种过程服从于质量作用定律，并处于动态平衡之中。因此，靶部位的游离药物浓度愈高，与受体结合量愈大，药理效应愈强。作用部位的游离药物浓度与血药浓度（总浓度、包括游离的与血浆蛋白结合的）保持着动态平衡，因此，血药总浓度可以作为反映药理效应的间接指标。

二、需进行血药浓度监测的药物

目前临床可监测品种约为常用药物的 1/10，见表 2-9-1。

表 2-9-1　目前临床可监测药物种类

分类	药物
强心苷	地高辛、洋地黄毒苷
抗癫痫药	苯妥英钠、苯巴比妥、卡马西平、扑米酮、丙戊酸钠、乙琥胺
抗心律失常药	奎尼丁、利多卡因、普鲁卡因胺等
β 受体阻断剂	普萘洛尔、阿替洛尔、美托洛尔等
平喘药	氨茶碱
抗抑郁药	丙米嗪、地昔帕明、阿米替林等
抗躁狂症药	碳酸锂
免疫抑制药	环孢素、他克莫司、麦考酚酸等
抗生素	氨基糖苷类、万古霉素、氯霉素等
抗恶性肿瘤药	甲氨蝶呤、环磷酰胺等
解热镇痛药	阿司匹林、对乙酰氨基酚
利尿药	呋塞米

三、药物浓度测定常用技术及评价

自 20 世纪 50 年代末，先后用于 TDM 的分析方法有免疫分析法（放射免疫分析法、酶标免疫分析法、荧光偏振免疫分析法）、分光光度法（紫外分光光度法、荧光分光光度法）和色谱法（气相色谱法、薄层色谱法、高效液相色谱法）。目前常用的方法是微粒子酶免疫发光法、荧光偏振免疫分析法、免疫速率法、化学发光法和高效液相色谱法。近年来，高效液相色谱-质谱联用技术（LC-MS）也为TDM提供了更加灵敏、特异、高效的分析方法。

（一）免疫法

目前采用免疫法监测药物浓度主要是利用蛋白竞争的原理进行监测的。现以化学发光微粒子免疫分析法（CMIA）、荧光偏振免疫分析法（FPIA）、均相酶免疫法（EMIT）为主，这类方法样品处理简单，获取结果时间较短，已成为临床用于评判疗效的一个重要依据。

由于血药浓度监测不同于生化检查，目前该方面的仪器与生化类检查是分开的，因此监测血药浓度需单独购置仪器。该类仪器多由国外研发，价格较贵，且仅局限于其研发后所能监测的药物。但该类仪器仍因其获取结果快速、样品处理简单、灵敏度高而受到临床的重视。

（二）高效液相色谱法（HPLC法）

是目前临床上用于监测血药浓度最常用的方法，这种方法检测灵敏度、精密度高，专一性强。并且HPLC法应用范围广，可用于药物研究的很多领域，目前已越来越普及，但这种方法对样品的前处理要求非常高，主要是因为色谱柱作为分离、分析样品的重要载体，对进行分析的样品纯净度要求非常高，大分子蛋白质及其他大分子物质必须处理完全，以最大限度地减少对分析柱的柱效的影响，延长色谱柱的使用时间。HPLC操作费时，费用相对较高。

（三）质谱法

质谱法是通过将样品转化为运动的气态离子并按质荷比（m/z）大小进行分离并记录质荷比及其强度信息，从而获得按带电原子、分子或者分子碎片质荷比（或质量）大小排列的图谱来分析其成分和结构的一种仪器分析方法。根据质谱图提供的信息可以进行有机物和无机物的定性和定量分析，因此质谱法也是药物浓度分析方法之一，国际上将该方法作为血药浓度监测的金标准。

液-质联用技术的发展为样品分析提供了广阔的空间，质谱的联用为色谱的进一步发展提供了更为灵敏、准确的技术支持，在很大程度上扩展了高效液相色谱的应用范围。

总的来说，在血药浓度监测中，液相色谱的应用依然占最大多数，其最大的优势就在于这种方法的高分离及精确的定量，在血药浓度监测中具有不可替代的地位。免疫法也是临床应用较为普遍的方法，FPIA、EMIT、FIA、RIA等方法的应用也因其快速、灵敏、分析周期短而得到推广。而其他监测方法如气相色谱、高效毛细管电泳，以及液-质、气-质联用技术在血药浓度监测中的应用不及以上两类方法。

第二节 神经类药物测定

一、卡马西平测定

卡马西平（carbamazepine，CRBM）为三环类抗惊厥剂，具有抗癫痫作用，对精神运动性发作最有效，对大发作、局限性发作和混合型癫痫也有效，能减轻精神异常，对伴有精神症状的癫痫尤为适宜。卡马西平除用于治疗癫痫、三叉神经痛、肌张力异常、尿崩症外，已广泛用于治疗精神疾病。由于卡马西平的广泛应用，其毒副作用也日益受到重视。本节介绍的检测方法是多点免疫速率法（干片法）。

【原理】 卡马西平测定试剂是一种干燥、多涂层的，在聚合物支撑基片上涂有分析成分的化学干片。检测建立在一种异相竞争性酶联免疫分析基础上。抗卡马西平抗体被固定在扩散层与凝胶层之间，而卡马西平过氧化物酶结合物在扩散层。样本滴于干片上，分布层会把样本均匀扩散开，并渗透到下面的试剂层。在第一孵育期，样本中的卡马西平和卡马西平过氧化物酶结合物与有限的抗体结合位点竞争结合。然后在干片中加入免疫洗液，从测定读数区域移除未结合的卡马西平过氧化物酶结合物，同时也提供了用于酶催化的无色染剂氧化反应的底物。在第二孵育期，使用反射比分光光度测定法进行监测，染料形成的速度与样本中的卡马西平浓度成反比。为了确定是否具有充分的免疫洗涤，第二孵育期中在540nm下进行洗涤检测染料的读取。

【试剂】 购买与仪器配套的商品成套试剂盒。

1. 干片每平方厘米（cm^2）的反应成分　固化鼠单克隆抗卡马西平抗体；卡马西平过氧化物酶结合物；2-（3，5-二甲氧基-4-羟苯基）-4，5-对（4-二甲基胺基苯基）咪唑（无色染剂）。

2. 其他成分　黏合剂、缓冲液、表面活性剂、交联剂、聚合珠、蛋白质、稳定剂和清洗检测染剂。

【操作】 采集患者血液，离心后获得血清或血浆，上全自动生化免疫分析仪进行自动检测。在打开干片盒的包装并将其装载到干片供应仓之前，干片盒必须回复到室温18～28℃（64～82℉）。严格按照仪器使用说明书和配套试剂盒说明书操作。

【结果计算】 根据所定义孵育期间对干片的反射率在670nm下的连续读取值，可确定反射率的变化率。该反射率变化率用于软件自带的“多点速率

（multi-point rate）”定标数学模型，以计算酶的活性。只要对每个干片批次进行了定标，则未知样品的卡马西平浓度可以从已测定的每个未知实验干片的反射率变化来确定。

【参考区间】 治疗范围：4.0～12.0μg/ml（16.9～50.8μmol/L）（此参考区间引自试剂说明书）。

【注意事项】 为了获得谷底值，卡马西平标本应最好在下次服药前抽取。如果怀疑有毒性，则可在任何时候抽取标本。

【临床意义】 卡马西平的副作用有头晕嗜睡、乏力、恶心、皮疹、呕吐，偶见粒细胞减少，可逆性血小板减少，甚至引起再生障碍性贫血和中毒性肝炎等，应定期检查血象。偶见过敏反应，应抗过敏治疗。使用过量：剧烈眩晕或嗜睡，呼吸不规则、变慢或浅（呼吸抑制），颤抖，异常的心跳加快。急性中毒的症状和体征常在一次过量摄入后1～3小时发生。神经肌肉症状如不安、肌肉抽动、震颤、舞蹈样动作、角弓反张、共济失调、瞳孔散大、眼球震颤、轮替运动不能、精神运动性紊乱、辨距不良、反射异常由高转低等为主、心跳增快、高血压或低血压、休克和传导障碍等心血管症状都有发生的可能，由轻转重。通过浓度测定可以监测卡马西平的用药情况，防止和减少毒副作用的发生。

二、苯妥英测定

苯妥英（phenytoin，PHYT）为一种抗癫痫药。别名大伦丁、地伦丁。适用于治疗全身性强直-阵挛性发作、复杂部分性发作（精神运动性发作、颞叶癫痫）、单纯部分性发作（局限性发作）和癫痫持续状态。也可用于治疗三叉神经痛。本节介绍的检测方法有多点免疫速率法和化学发光微粒子免疫分析法。

（一）检测方法

1. 多点免疫速率法（干片法）

【原理】 苯妥英测定实验建立在一种异类酶竞争免疫测试的原理上，扩散层中含有固化抗-苯妥英抗体和苯妥英过氧化物酶结合物。样本滴于干片上，血清样本在分布层会最终把样本均匀扩散开。在第一次孵育过程中，样本中的苯妥英与试剂中的苯妥英过氧化物酶结合物竞争有限的抗体结合位点，然后在干片中加入12μl的免疫洗液，从测定读数区域移除未结合的苯妥英过氧化物酶结合物，同时也提供了用于酶催化的无色染剂氧化反应的底物。在第二次孵育的过程中，使用反射光光度测定法检测染料形成的速度，该速度与样本中的苯妥英浓度成反比，为了确定是否具有充分的免疫洗液，第二次孵育过程中在540nm下检测冲洗液的显色剂强度。

【试剂】

（1）干片每平方厘米的反应成分：固化鼠单克隆抗-苯妥英抗体；苯妥英-辣根过氧化物酶结合物；2-（3，5-二甲氧基-4-羟苯基）-4，5-对（4-二甲基胺基苯基）咪唑（无色染剂）。

（2）其他成分：黏合剂、缓冲液、表面活性剂、交联剂、聚合珠、蛋白质、稳定剂和清洗检测染剂。

【操作】 采集患者血液，离心后获得血清或血浆，上全自动生化免疫分析仪进行自动检测。在打开干片盒的包装并将其装载到干片供应仓之前，干片盒必须回复到室温18～28℃（64～82℉）。严格按照仪器使用说明书和配套试剂盒说明书操作。

【结果计算】 根据在所定义的孵育期间对干片的反射系数在670nm下的连续读取值，可以确定反射系数的变化率。该变化率用于软件中存在的“多点速率（multi-point rate）”定标数学模型，以计算酶的活性。只要对每个干片批次进行了定标，则未知样本中的苯妥英浓度可以从已测定的实验干片的反射率变化来确定。

2. 化学发光微粒子免疫分析法（CMIA）

【原理】 苯妥英采用一步法免疫检测，将样本、苯妥英抗体包被的顺磁微粒子和吖啶酯标记的苯妥英结合物混合，制成反应混合物。苯妥英抗体包被的微粒子与样本中的苯妥英和吖啶酯标记的苯妥英结合物结合。冲洗后，将预激发液和激发液加入到反应混合物中，测量产生的化学发光反应，以相对发光单位（RLUs）表示。

【试剂】 购买成套商品化试剂盒：

微粒子：山羊抗小鼠（GAM）苯妥英抗体（小鼠，单克隆）包被的微粒子。

结合物：吖啶酯标记的苯妥英结合物。

其他试剂：预激发液，激发液，清洗缓冲液。

【操作】 采集患者血液，离心后获得血清或血浆，上全自动免疫分析仪进行自动检测。严格按照仪器使用说明书和配套试剂盒说明书操作。

【结果计算】 苯妥英项目通过四参数Logistic曲线拟合（4PLC，Y-加权）数据约简法生成一条校准曲线。样本中的苯妥英含量与仪器光学系统检测到的RLUs值之间成反比。

（二）参考区间

治疗范围：10.0～20.0μg/ml（39.6～79.2μmol/L）（此参考区间引自试剂说明书）。

（三）临床意义

苯妥英大剂量静脉注射或注射速度过快，可致房室传导阻滞、心动过缓、心血管性虚脱和呼吸抑制等。口服急性中毒：主要表现为小脑和前庭系统症状，如眩晕、震颤、视力障碍、发音及咽下困难或共济失调等；还可出现恶心、呕吐、头痛、精神错乱及昏迷等症状。并能抑制胰岛素释放，引起高血糖，甚至酮症酸中毒或高渗性非酮症昏迷。常见的过敏反应症状为皮疹伴高热，皮疹为麻疹型、猩红热型或荨麻疹型；严重皮肤损害如剥脱性皮炎少见。但可发生肝坏死。久服骤停者可使癫痫发作加剧，甚至癫痫持续状态。通过浓度测定可以监测苯妥英钠的用药情况，防止和减少毒副作用的发生。

三、苯巴比妥测定

苯巴比妥（phenobarbital，PHBR）也称为鲁米那，是普遍性中枢抑制药。随剂量由小到大，相继出现镇静、安眠、抗惊厥和麻醉作用。10 倍催眠量时则可抑制呼吸，甚至致死。由于本类药物的安全性远不及苯二氮䓬类，且较易发生依赖性，因此，目前已很少用于镇静和催眠。目前在临床上仍用于控制癫痫持续状态。本节介绍多点免疫速率法（干片法）检测。

【原理】苯巴比妥测定试剂是一种干燥，多涂层的，在聚合物支撑基片上涂有分析成分的化学干片。检测建立在一种异相竞争性酶联免疫分析基础上。抗苯巴比妥抗体被固定在扩散层与凝胶层之间，而苯巴比妥过氧化物酶结合物在扩散层。样本滴于干片上，分布层会把样本均匀扩散开，并渗透到下面的试剂层。在第一孵育期，样本中的苯巴比妥和苯巴比妥过氧化物酶结合物与有限的抗体结合位点竞争结合。然后在干片中加入免疫洗液，从测定读数区域移除未结合的苯巴比妥过氧化物酶结合物，同时也提供了用于酶催化的无色染剂氧化反应的底物。在第二孵育期，使用反射比分光光度测定法进行监测，染料形成的速度与样本中的苯巴比妥浓度成反比。为了确定是否具有充分的免疫洗涤，第二孵育期中在 540nm 下进行洗涤检测染料的读取。

【试剂】购买成套商品化试剂。

1. 干片每平方厘米的反应成分　固化鼠单克隆抗-苯巴比妥抗体；苯巴比妥-辣根过氧化物酶结合物；2-(3，5-二甲氧基-4-羟苯基)-4，5-对（4-二甲基胺基苯基）咪唑（无色染剂）。

2. 其他成分　黏合剂、缓冲液、表面活性剂、交联剂、聚合珠、蛋白质、稳定剂和清洗检测染剂。

【操作】采集患者血液，离心后获得血清或血浆，上全自动生化免疫分析仪进行自动检测。干片盒平衡到室温 18～28℃后，打开干片盒的包装并将其装载到干片供应仓。严格按照仪器使用说明书和配套试剂盒说明书操作。

【结果计算】根据在所定义的孵育期间对干片的反射率在 670nm 下的连续读取值，可以确定反射率的变化率。该反射率变化率用于软件自带的“多点速率法（multi-point rate）”定标数学模型，以计算酶的活性。只要对每个干片批次进行了定标，则未知样品的苯巴比妥活性可以从已测定的每个未知实验干片的反射率变化来确定。

【参考区间】治疗范围：15.0～40.0μg/ml（65～172μmol/L）(此参考区间引自试剂说明书)。

【注意事项】为了获得谷底值，苯巴比妥标本应最好在下次服药前抽取。如果怀疑有毒性，则可在任何时候抽取标本。

【临床意义】苯巴比妥是一种常用处方抗惊厥药，主要用于癫痫症的治疗，特别是强直性痉挛、部分局灶性发作、颞叶以及热性癫痫发作。苯巴比妥测定用于监测患者的依从性和疗效，也用于诊断潜在的过量用药。

四、丙戊酸测定

丙戊酸（valproic acid，VALP）用于单独或者联合治疗癫痫症，而且对于患多种癫痫症的患者有辅助疗效。丙戊酸几乎全部由肝脏代谢。其他合用的药物，包括其他的抗癫痫药，可能激活或抑制肝药物代谢酶的活性。血清或者血浆中的丙戊酸浓度的测定是为了用于诊断治疗药物使用过量，以及监测药物浓度以确保其在合适的疗效浓度范围内。本节介绍的检测方法有免疫两点速率法和荧光偏振免疫分析法。

（一）检测方法

1. 免疫两点速率法

【原理】分析方法的原理在于样品中的丙戊酸和 G-6-PD 标记的丙戊酸竞争性结合抗体结合部位。结合上抗体后，G-6-PD 的活性就会下降，所以样品中丙戊酸的浓度就可以按 G-6-PD 的活性来测定。G-6-PD 将 NAD^+ 转化为 NADH，改变了分光光度法在 340nm 处测定的吸光度值。内源性血清中的 G-6-PD 不会参与此反应，因为 NAD^+ 只与此分析方法中所用的细菌（肠膜状明串珠状菌）酶结合物起反应。对每个批号试剂进行标定后，由保存的定标曲线和每种样品分析中测得的吸光度值来确定每个未知样品的丙戊酸浓度。

【试剂】购买成套商品化试剂。

活性成分：

试剂 R1：可与丙戊酸反应的鼠单克隆抗体；烟酰胺腺嘌呤二核苷酸（NAD）；葡萄糖-6-磷酸盐（Na-G6P）。

试剂 R2：葡萄糖-6-磷酸脱氢酶（G-6-PD）标记的丙戊酸。

【操作】采集患者血液，离心后获得血清或血浆，上全自动生化免疫分析仪进行自动检测。干片盒平衡到室温 18～28℃后，打开干片盒的包装并将其装载到干片供应仓。严格按照仪器使用说明书和配套试剂盒说明书操作。

【结果计算】经过固定的孵育时间后在 340nm 处测量吸光度值。完成每个批号试剂的定标后，可以由保存的定标曲线和样品化验结果测得的吸光度值来确定每个未知样品的丙戊酸的浓度。

2. 荧光偏振免疫分析法（FPIA）

【原理】血清中的丙戊酸和试剂中荧光素标记的丙戊酸竞争结合相应的抗体，荧光素经单一波长（485nm）偏振光照射后所释放的偏振荧光的偏振强度与荧光素标记分子的大小成正比。若血清中丙戊酸浓度高，抗体即大部分与其结合，荧光素标记的丙戊酸呈游离的小分子状态，所检测到的荧光偏振程度就低，即血清中的丙戊酸浓度与所检测偏振光强度成反比。

【试剂】购买成套商品化试剂盒。

试剂 R1：抗丙戊酸抗体（绵羊，多克隆抗体）。

试剂 R2：预处理液、TRIS 缓冲液、叠氮钠保护剂。

试剂 R3：<0.01%荧光素标记的丙戊酸。

【操作】严格按照仪器使用说明书和配套试剂盒说明书操作。

采集患者血液，离心后获得血清，上全自动免疫分析仪进行自动检测。

【结果计算】根据光强度，仪器根据标准曲线自动换算成丙戊酸测定值。

（二）参考区间

丙戊酸的治疗和毒性范围见表 2-9-2。

表 2-9-2 丙戊酸的治疗和毒性范围

分类	常用单位（μg/ml）	SI 单位（μmol/L）	换算单位（mg/L）
最低浓度	50.0	346.5	50.0
治疗浓度	50.0～120.0	346.5～831.6	50.0～120.0
可能中毒浓度	>100.0	693.0	>100.0
严重中毒浓度	>200.0	1386.0	>200.0

以上参考区间引自试剂说明书，每个实验室都应验证这些建议范围对其服务人群的有效性。

（三）临床意义

丙戊酸多用于其他抗癫痫药无效的各型癫痫患者，尤以小发作者最佳。丙戊酸的急性副作用主要为胃肠道（口服剂型多见）反应及震颤。震颤是轻度过量的表现，减小剂量即可控制。丙戊酸的慢性毒性反应表现多种多样，最常见的是体重增加，高血氨也很常见。特应性的副作用虽罕见，但危险性较大。血小板减少症的严重程度与剂量相关，通过浓度测定可以监测丙戊酸的用药情况，防止和减少毒副作用的发生。

第三节 血管类药物测定

本节主要介绍地高辛的测定。地高辛（digoxin，DGXN）是一种广泛使用的强心苷药物，用于治疗充血性心力衰竭和室上性心律失常。地高辛测定用于监测患者的地高辛水平以取得最佳疗法，也可用于诊断潜在的过量用药，本节介绍的检测方法有多点免疫速率法（干片法）与电化学发光免疫分析法。

一、检测方法

（一）多点免疫速率法（干片法）

【原理】地高辛测定试剂是一种干燥、多涂层的，在聚合物支撑基片上涂有分析成分的化学干片。将样本滴于干片上，分布层会把样本均匀扩散开，并渗透到下面的试剂层。在第一孵育期，样本中的地高辛和试剂中地高辛过氧化物酶结合物竞争有限的抗体结合位点。然后在干片中加入免疫洗液，从测定读数区域移除未结合的地高辛过氧化物酶结合物，同时也提供了用于酶催化的无色染剂氧化反应的底物。在第二孵育期，使用反射比分光光度测定法进行监测，染料形成的速度与样本中的地高辛浓度成反比。为了确定是否具有充分的免疫洗涤，第二孵育期中在 540nm 下进行洗涤检测染料的读取。

【试剂】购买成套的商品化试剂。

1. 干片每平方厘米的反应成分　固化鼠单克隆抗地高辛抗体；地高辛-辣根过氧化物酶结合物；2-(3，5-二甲氧基-4-羟苯基)-4，5-对（4-二甲基胺基苯基）咪唑（无色染剂）。

2. 其他成分　黏合剂、缓冲液、表面活性剂、交联剂、聚合珠、蛋白质、稳定剂和清洗检测染剂。

【操作】采集患者血液，离心后获得血清，上全自动生化免疫分析仪进行自动检测。在打开干片盒的包装并将其装载到干片供应仓之前，干片盒必须回复到室温 18 ~ 28℃（64 ~ 82℉）。严格按照仪器使用说明书和配套试剂盒说明书操作。

【结果计算】 根据在所定义的孵育期间对干片的反射率在 670nm 下的连续读取值，可以确定反射率的变化率。该反射率变化率用于软件自带的多点变化率（multi-point rate）定标数学模型，以计算酶的活性。只要对每个干片批次进行了定标，则未知样本的地高辛浓度可以从已测定的每个未知实验干片的反射率变化来确定。

【注意事项】 实验的局限性：①患者样本中的嗜异性抗体会与一些免疫测定实验中的免疫球蛋白互相作用，从而导致假性结果；②已发现用于治疗地高辛中毒的地高辛免疫 FAB（digoxin immune FAB）(Digibind）会干扰免疫测定方法。对服用 Digibind 的患者的地高辛测定在判定时应注意。

（二）电化学发光免疫测定（ECLIA）

【原理】 将标本中的抗原（地高辛）与生物素标记的地高辛衍生物半抗原及［Ru（bpY）3］$^{2+}$标记的单克隆抗地高辛抗体孵育，形成抗原-抗体复合物。亲和素标记磁性微粒通过生物素与亲和素之间的反应连接至上述复合物上。将上述复合物吸入流动室，同时用三丙胺（tripropyl amine，TPA）缓冲液冲洗。当磁性微粒流经电极表面时，被安装在电极下面的磁铁吸住，而游离的发光剂标记的抗体被冲走。电极加电压启动电化学发光反应，使［Ru（bpY）3］$^{2+}$和 TPA 在电极表面进行电子转移，产生电化学发光，通过光电倍增管进行测定，光的强度与待测抗原浓度成正比。

【试剂】 购买成套商品化试剂。

试剂 M：亲和素包被的磁性微珠。

试剂 R1：［Ru（bpY）3］$^{2+}$标记抗地高辛抗体（大鼠，单克隆抗体）。

试剂 R2：生物素标记地高辛衍生物半抗原。

【操作】 采集患者血液，离心后获得血清或血浆，上全自动免疫分析仪进行自动检测。严格按照仪器使用说明书和配套试剂盒说明书操作。

【结果计算】 参照标准曲线，通过检测的光强度计算出地高辛的含量。

【注意事项】 干扰因素：胆红素 <65mg/dl，血红蛋白 <1.0g/dl，RF <1630IU/L，生物素 <100ng/ml 对本实验结果干扰无显著差异。在肝衰竭、肾衰竭及妊娠前 3 个月的孕妇体内有地高辛样免疫反应物质可使地高辛浓度偏高。接受鼠单克隆抗体诊断或治疗的患者，高剂量（>5mg/d）生物素治疗的患者不宜使用本法检测。

二、参考区间

治疗范围：0.8 ~ 2.0ng/ml（1.0 ~ 2.6nmol/L）（此参考区间引自试剂说明书）。

三、临床意义

地高辛是一种广泛使用的强心苷药物，用于治疗充血性心力衰竭，对于高血压、瓣膜病、先天性心脏病所引起的充血性心力衰竭疗效良好。对于控制快速性心房颤动、心房扑动的心室率效果良好。但是对继发于严重贫血、甲状腺功能减退及维生素 B_1 缺乏症的充血性心力衰竭则治疗效果差；对于肺源性心脏病、心肌严重缺血或活动性心肌炎及心肌外机械因素所致心力衰竭疗效也差。地高辛测定用于监测患者的地高辛水平以取得最佳疗法，也用于诊断潜在的过量用药。

第四节　抗生素类药物测定

一、庆大霉素

庆大霉素（gentamicin，CN）是一种氨基糖苷类抗生素，主要用于治疗细菌感染，尤其是革兰阴性菌引起的感染，能与细菌核糖体 30s 亚基结合，阻断细菌蛋白质合成。它开始研制于 1967 年，成功鉴定在 1969 年底，取名"庆大霉素"，是中国独立自主研制成功的广谱抗生素，也是目前常用的氨基糖苷类抗生素。

（一）检测方法

1. 两点速率免疫法

【原理】 通过两步反应来定量测定庆大霉素。将实验样品添加到含有抗庆大霉素抗体、6-磷酸葡萄糖（G6P）和氧化型辅酶Ⅰ（NAD）试剂 1 中，然后加入 6-磷酸葡萄糖脱氢酶（G-6-PD）标记的庆大霉素试剂 2。分析方法的原理在于样品中的庆大霉素和 G-6-PD 标记的庆大霉素与抗体结合部位的竞争性结合。结合上抗体后，G-6-PD 的活性就会下降，所以样品中庆大霉素的浓度就可以根据 G-6-PD 的活性来测定。G-6-PD 将 NAD^+ 转化为 NADH，引起 340nm 处吸光度值的改变。内源性的 G-6-PD 不会参与此反应，因为 NAD^+ 只与此分析方法中所用的细菌（肠膜明串珠菌）酶偶联物起反应。对每个批号试剂进行定标后，就可以由保存的定标曲线和样品检测中测得的吸光度值来确定每个未知样品中的庆大霉素浓度。

反应步骤：

$$Ab + GENT + GENT^* \longrightarrow GENT\text{-}Ab + GENT^*\text{-}Ab + GENT^*$$

$$葡萄糖\text{-}6\text{-}磷酸盐 + NAD^+ \xrightarrow{GENT^*} 6\text{-}磷酸葡糖酸内酯 + NADH + H^+$$

$GENT^*$ = 庆大霉素/G-6-PD 结合物

【试剂】 购买与仪器配套的商品成套试剂盒。

试剂 R1：小鼠抗庆大霉素单克隆抗体；葡萄糖-6-磷酸盐（Na-G6P）；烟酰胺腺嘌呤二核苷酸（NAD）。

试剂 R2：用葡萄糖-6-磷酸脱氢酶标记的庆大霉素。

【操作】 严格按照仪器使用说明书和配套试剂盒说明书操作。

采集患者血液，离心后获得血清或血浆，上全自动生化免疫分析仪进行自动检测。

【结果计算】 经过固定的孵育时间后在 340nm 处测量吸光度值。对每个批号试剂进行定标后，就可以由保存的定标曲线和样品检测中测得的吸光度值来确定每个未知样品中的庆大霉素浓度。

【注意事项】 检测的干扰物质：甲氧苄啶、高浓度的 β-内酰胺类抗生素。

（1）当反应液浊度超过 3.0AU 时，分析仪检测结果偏低。稀释样品后重新分析，可能会产生高达 15% 的正偏差。

（2）某些与庆大霉素结构相似的氨基糖苷药物会发生交叉反应，可能会使结果假性增加。

2. 化学发光微粒子免疫分析法（CMIA）

【原理】 使用化学发光微粒子免疫分析法（CMIA）定量检测人血清或血浆中庆大霉素的含量，属于一步免疫分析法。检测时，样本、抗庆大霉素包被的顺磁微粒以及吖啶酯标记的庆大霉素结合物混合后进行反应。抗庆大霉素包被的微粒与样本中的庆大霉素以及吖啶酯标记的结合物进行结合，洗涤后，反应中加入预激发和激发液，通过相对发光单位（RLUs）对产生的化学发光反应进行测量。样品中的庆大霉素量和光学系统检测到的 RLUs 有间接关系。

【试剂】 购买与仪器配套的商品成套试剂盒。包含：包被庆大霉素抗体的微粒；庆大霉素吖啶酯标记结合物；测试稀释液。

【操作】 严格按照自动免疫分析仪器使用说明书和配套试剂盒说明书操作。

【结果计算】 对每个批号试剂进行定标后，就可以由保存的定标曲线和样品检测得的相对发光单位（RLUs）来确定每个未知样品中的庆大霉素量。

【注意事项】

干扰因素：

（1）含有 β-内酰胺酶抗生素如不能在 8 小时内检测，则需要低温保存，否则会使检测结果降低。

（2）如样本中含有头孢菌素、奈替米星、西索米星、小诺米星会使结果假性升高。

3. 高效液相色谱法（HPLC）

【原理】 样本溶于流动相中，各组分在经过固定相时，由于与固定相发生作用（吸附、分配、离子吸引、排阻、亲和）的大小、强弱不同，在固定相中滞留时间不同，从而先后从固定相中流出，使得庆大霉素在色谱柱中分离，最后经紫外检测器检测分离后的庆大霉素浓度。

【试剂】

（1）乙腈（HPLC 级）。

（2）甲醇（HPLC 级）。

（3）磺酰胺（分析纯）。

（4）庚烷磺酸钠（分析纯）。

（5）超纯水。

（6）庆大霉素标准品。

【操作】

（1）取 500μl 待测血清样本加入 0.01mol/L 氢氧化钠溶液 100μl，振荡混匀，加入乙酸乙酯 3ml 混匀，吸取上层 3ml，于 50℃ 水浴中氮气吹干，以 200μl 流动相复溶，加入进样杯中。

（2）定量标准品：定量标准品处理同待测血清相同。

（3）HPLC 分析：将样品进样杯放入样品架指定位置，严格按照仪器使用说明书和配套试剂盒说明书操作。

【结果计算】 使用仪器自带软件，记录目标峰的峰面积，代入标准曲线得出结果。

（二）参考区间

美国临床生化学会（NACB）推荐以下范围为传统服药方法的治疗区间和毒性区间（表 2-9-3）。每个实验室都应该验证其所服务人群参考区间的有效性。

表 2-9-3　NACB 推荐的庆大霉素治疗区间和毒性区间

分类	常用单位（μg/ml）	SI 单位（μmol/L）	换算单位（mg/L）
治疗——谷（亚严重感染）	<1.00	<2.16	<1.00
治疗——谷（有生命危险的感染）	<2.00	<4.32	<2.00
毒性——谷	≥2.00	≥4.32	≥2.00
治疗——峰（亚严重感染）	5.00～8.00	10.80～17.28	5.00～8.00
治疗——峰（有生命危险的感染）	8.00～12.00	17.28～25.92	8.00～12.00
毒性——峰	>12.00	>25.92	>12.00

说明：

1. 表中所列治疗和毒性范围的分类是根据传统的剂量方法确定的，并且是在每隔 8～12 小时给药（庆大霉素）的情况下。因此，只有在使用这些给药方法的时候，该表才有参考价值

2. 庆大霉素的药动学参数会因为给药方法、联合用药、肾功能、年龄、营养状态，以及个体的吸收、分布和排泄情况不同而改变，对检验结果进行分析的时候，应该充分考虑这些影响因素

（三）临床意义

庆大霉素用于治疗由革兰阴性菌和对弱毒性抗生素具有耐药性的特殊革兰阳性菌引起的严重感染。其浓度仅在非常窄的范围内安全有效。长时间暴露在高浓度的庆大霉素下可能引起肾脏损伤或者耳毒性反应。测定血清或血浆中的庆大霉素用于诊断或判断治疗过程中庆大霉素是否过量，以及监测庆大霉素水平以确保适当的疗效。

二、万古霉素

万古霉素（vancomycin，VA）是一种糖肽类抗生素，用来预防和治疗革兰阳性菌所造成的感染。传统上，万古霉素被用作“最后一线药物”，用来治疗所有抗生素均无效的严重感染。主要用于葡萄球菌（包括耐青霉素和耐新青霉素株）、难辨梭状芽胞杆菌等所致的系统感染和肠道感染，如心内膜炎、败血症、假膜性肠炎等。近年来由于抗生素过于滥用，因此已出现了可抵抗万古霉素的细菌，如万古霉素抗药性肠球菌（VRE），造成传染病防治的隐忧。

（一）检测方法

1. 两点速率免疫法

【原理】定量测定万古霉素的两步反应。将样品加入到含有葡萄糖-6-磷酸脱氢酶（G-6-PD）标记的万古霉素的试剂 1 中，接着加入到含有可与万古霉素，葡萄糖-6-磷酸和烟酰胺腺嘌呤二核苷酸（NAD）反应的抗体的试剂 2 中。本测定是以样品中的万古霉素和 G-6-PD 标记的万古霉素之间竞争抗体结合部位为基础的。在结合到抗体上时，G-6-PD 的活度降低，所以样品中的万古霉素浓度可通过 G-6-PD 活度的形式进行测定。G-6-PD 将 NAD^+ 转化为 NADH，导致吸光度发生变化，该变化可在 340nm 下通过分光光度法进行测定。由于 NAD^+ 仅与测定中使用的细菌（肠膜样明串珠菌）酶结合物发生作用，因此内源性血清 G-6-PD 不参与反应。对于每个批号试剂进行定标后，每个未知样品中的万古霉素浓度都可通过样品测定中保存的定标曲线和得到的测定吸光度进行确定。

反应步骤：

$$Ab + VANC + VANC^* \longrightarrow VANC - Ab + VANC^* - Ab + VANC^*$$

$$\text{葡萄糖-6-磷酸盐} + NAD^+ \xrightarrow{VANC^*} \text{6-磷酸葡糖酸内酯} + NADH + H^+$$

$VANC^*$ = 万古霉素/G-6-PD 结合物

【试剂】购买与仪器配套的商品成套试剂盒。

试剂 R1：葡萄糖-6-磷酸脱氢酶标记的万古霉素

试剂 R2：可与万古霉素反应的鼠单克隆抗体；烟酰胺腺嘌呤二核苷酸（NAD）；葡萄糖-6-磷酸钠（Na-G6P）。

【操作】严格按照仪器使用说明书和配套试剂盒说明书操作。

采集患者血液，离心后获得血清或血浆，上全自动生化免疫分析仪进行自动检测。

【结果计算】经过固定的孵育时间后在 340nm 波长处测定吸光度。对每个批号试剂进行定标后，就可以由保存的定标曲线和样品检测中测得的吸光度值来确定每个未知样品中的万古霉素浓度。

【注意事项】

（1）已知干扰：在 28μg/ml（19μmol/L）的万古霉素浓度下，浓度为 1000mg/dl（10g/L）的血红蛋白可产生 3.25μg/ml（2.2μmol/L）的负偏差。

（2）在万古霉素浓度和样品浊度产生超过 3.0AU 的吸光度值的条件下，将样品稀释为 1∶2

(1 份盐水和 1 份样品)，然后进行再分析。

2. 化学发光微粒子免疫分析法（CMIA）

【原理】 使用化学发光微粒子免疫分析法（CMIA）定量检测人血清或血浆中万古霉素的含量，属于一步免疫分析法。检测时，样本、抗万古霉素包被的顺磁微粒以及吖啶酯标记的万古霉素结合物混合后进行反应。抗万古霉素包被的微粒与样本中的万古霉素以及吖啶酯标记的万古霉素结合物进行结合，洗涤后，反应中加入预激发和激发液，通过相对发光单位（RLUs）对产生的化学发光反应进行测量。样品中的万古霉素量和光学系统检测到的 RLUs 成反比。

【试剂】 购买与仪器配套的商品成套试剂盒。包含：

(1) 包被万古霉素抗体的微粒。

(2) 万古霉素吖啶酯标记结合物。

(3) 测试稀释液。

【操作】 严格按照自动免疫分析仪器使用说明书和配套试剂盒说明书操作。

【结果计算】 对每个批号试剂进行定标后，就可以由保存的定标曲线和样品检测得的相对发光单位（RLUs）来确定每个未知样品中的万古霉素量。

【注意事项】

干扰因素：

(1) 使用不同抗凝剂的血浆在监测万古霉素时，结果不能互换。如用枸橼酸盐抗凝必须考虑稀释效应。

(2) 需注意免疫反应中的 HAMA 效应和嗜异性抗体。

3. 高效液相色谱法（HPLC）

【原理】 样本溶于流动相中，各组分在经过固定相时，由于与固定相发生作用（吸附、分配、离子吸引、排阻、亲和）的大小、强弱不同，在固定相中滞留时间不同，从而先后从固定相中流出，使得万古霉素在色谱柱中分离，最后经紫外检测器检测分离后的万古霉素浓度。

【试剂】

(1) 乙腈（HPLC 级）。

(2) 冰醋酸（分析纯）。

(3) 高氯酸（分析纯）。

(4) 超纯水。

(5) 万古霉素标准品。

【操作】

(1) 取 300μl 待测血清样本加入 60% 高氯酸溶液 15μl，振荡混匀 10 秒，14000rpm 离心 10 分钟，吸取上清液加入进样杯中。

(2) 定量标准品：定量标准品处理和待测血清相同。

(3) HPLC 分析：将样品进样杯放入样品架指定位置，严格按照仪器使用说明书和配套试剂盒说明书操作。

【结果计算】 使用仪器自带软件，记录目标峰的峰面积，代入标准曲线得出结果。

(二) 参考区间

万古霉素的血药浓度与其治疗作用和毒副作用都有很强的相关性。据报道，药物治疗峰浓度 20 ~ 40μg/ml 和谷浓度 5 ~ 10μg/ml 均对大多数葡萄球菌株和链球菌株有作用。然而，万古霉素的治疗浓度必须根据患者的个体差异以及细菌的药敏试验结果确定。肾功能不全患者的药物中毒风险会由于药物浓度过高或治疗时间过长而明显增加。万古霉素血清浓度达到 80 ~ 100μg/ml 时会产生毒副作用，如耳毒性和肾毒性，而血药浓度保持在 30μg/ml 以下时，罕见毒副作用。

(三) 临床意义

万古霉素适用于对青霉素类、头孢菌素类或其他抗微生物剂耐药的革兰阳性菌引起的重度或严重感染的治疗。它也可用于梭菌属产生的抗生素诱发性假膜性结肠炎的治疗。在肾功能受损的患者和接受氨基糖苷合并治疗的患者中，也增加了耳中毒和肾中毒的风险。在万古霉素服药过量的诊断和治疗以及监测万古霉素的水平中，使用血清或血浆万古霉素测定，以保证适当的治疗。

三、妥布霉素

妥布霉素（tobramycin，TOB）是一种氨基糖苷类抗生素，能用于治疗多种细菌感染，尤其是革兰阴性菌引起的感染。副作用与其他氨基糖苷类抗生素类似，有耳毒性和肾毒性。因此在给药期间要密切关注药物的血药浓度和肾功能。

(一) 检测方法

1. 两点速率免疫法

【原理】 定量测定妥布霉素的两步反应。实验样品添加到试剂 1，该试剂含有 6-磷酸葡萄糖脱氢酶标记的妥布霉素，然后加入含有妥布霉素抗体，6-磷酸葡萄糖和 NAD 的试剂 2。试验原理是样品中的妥布霉素和 G-6-PD 标记的妥布毒素与抗体竞争性结合。当结合上抗体后，G-6-PD 的活性就会下降，所以样品中妥布霉素的浓度就可以按 G-6-PD 的活性来测定。G-6-PD 将 NAD^+ 转化为 NADH，引起 340nm 处吸光度值的改变。内源性的血清 G-6-PD 不会参与此反应，因为 NAD^+ 只与此分析方法中所用的细菌（肠膜状明串珠菌）酶结合物起反应。

反应步骤：

$$Ab + TOBRA + TOBRA^* \longrightarrow TOBRA - Ab + TOBRA^* - Ab + TOBRA^*$$

$$葡萄糖\text{-}6\text{-}磷酸盐 + NAD^+ \xrightarrow{TOBRA^*} 6\text{-}磷酸葡萄酸内酯 + NADH + H^+$$

$TOBRA^*$ = 妥布霉素/G-6-PD 结合物

【试剂】

试剂 R1：葡萄糖-6-磷酸脱氢酶标记的妥布霉素。

试剂 R2：绵羊抗妥布霉素抗体；葡萄糖-6-磷酸钠（Na-G6P）；烟酰胺腺嘌呤二核苷酸（NAD）。

【操作】 严格按照仪器使用说明书和配套试剂盒说明书操作。

采集患者血液，离心后获得血清或血浆，上全自动生化免疫分析仪进行自动检测。

【结果计算】 经过固定的孵育时间后在 340nm 处测量吸光度值。对每个批号试剂进行定标后，由保存的定标曲线和每种样品分析中测得的吸光度值来确定每个未知样品中的妥布霉素浓度。

【注意事项】 妥布霉素的药动学参数会因为给药方法，联合用药、年龄、营养状态，以及个体在吸收，分布和排泄的不同而改变，当对这些结果进行分析的时候，应该充分考虑这些影响因素。

（1）妥布霉素在血浆或者血清中的浓度决定于最后药物剂量的时间，以及收集样品的时间。

（2）β-内酰胺类抗生素（青霉素和头孢菌素）可能会使妥布霉素在体内和体外失活。

（3）某些药物和临床条件会改变体内妥布霉素的浓度。从接受阿米卡星、地苯那明、庆大霉素或者卡那霉素治疗的患者中取得的样品由于分析过程中的交叉反应可能会使结果假性增加。

（4）当反应液浊度超过 3.0AU 的时候，会使结果偏低。样品应该稀释后再次分析。

2. 高效液相色谱法（HPLC）

【原理】 样本溶于流动相中，各组分在经过固定相时，由于与固定相发生作用（吸附、分配、离子吸引、排阻、亲和）的大小、强弱不同，在固定相中滞留时间不同，从而先后从固定相中流出，使得妥布霉素在色谱柱中分离，最后经紫外检测器检测分离后的妥布霉素浓度。

【试剂】

（1）乙腈（HPLC 级）。

（2）甲醇（HPLC 级）。

（3）磺酰胺（分析纯）。

（4）庚烷磺酸钠（分析纯）。

（5）超纯水。

（6）妥布霉素标准品。

【操作】

（1）取 500μl 待测血清样本加入 0.01mol/L 氢氧化钠溶液 100μl，振荡混匀，加入乙酸乙酯 3ml 混匀，吸取上层 3ml，于 50℃ 水浴中氮气吹干，以 200μl 流动相复溶，加入进样杯中。

（2）定量标准品：定量标准品处理和待测血清相同。

（3）HPLC 分析：将样品进样杯放入样品架指定位置，严格按照仪器使用说明书和配套试剂盒说明书操作。

【结果计算】 使用仪器自带软件，记录目标峰的峰面积，代入标准曲线得出结果。

（二）参考区间

美国临床生化学会（NACB）推荐那些接受传统方法给药方案的患者使用此治疗和毒性范围。每个实验室均应该先验证此范围对其检测人群的有效性。

表 2-9-4 中治疗和毒性范围的分类是根据传统的剂量方法确定的，并且是在每 8～12 小时给药的情况下。因此，只有在使用这种给药方法的时候，该表才有参考价值。

表 2-9-4 妥布霉素的治疗和毒性范围

分类	常用单位（μg/ml）	国际单位（μmol/L）	替换单位（mg/L）
治疗——波谷值　亚严重感染	<1.00	<2.14	<1.00
治疗——波谷值　有生命危险的感染	<2.00	<4.28	<2.00
毒性——波谷值	>2.00	>4.28	>2.00
治疗——波峰值　亚严重感染	5.00～8.00	10.70～17.12	5.00～8.00
治疗——波峰值　有生命危险的感染	8.00～12.00	17.12～25.68	8.00～12.00
毒性——波峰值	>12.00	>25.68	>12.00

（三）临床意义

妥布霉素用于治疗由革兰阴性菌以及某些低毒抗生素耐药性革兰阳性菌引起的严重感染。妥布霉素的安全有效治疗浓度范围很窄。长时间的高浓度妥布霉素可能会引发肾损伤或肾毒性，血清或血浆中妥布霉素浓度的测定用于诊断和治疗药物浓度过量，以及监测药物浓度确保适当的疗效。

第五节 免疫抑制类药物测定

一、环孢素测定

环孢素（cyclosporine A，CsA）是一种真菌源性的环状十一氨基酸多肽，同时也是器官移植后一种强有力的免疫抑制剂。通常认为免疫抑制是由 T 细胞受体转录 IL-2 基因受损引起的。用环孢素治疗可以大大提高皮肤、心、肾、肝、胰腺、骨髓、肺、小肠移植的存活率。本节介绍的检测方法是化学发光微粒子免疫分析法（CMIA）。

【原理】运用化学发光微粒子的一种两步免疫检测法，能够定量测定人全血中的环孢素。在系统检测程序开始之前，需手工预处理样本，即向全血样本中加入溶解剂和沉淀剂，然后离心分离样本。第一步，混合样本、测试稀释液和抗-环孢素包被的顺磁微粒。样品中的环孢素与抗-环孢素抗体包被的微粒相结合。冲洗后进入第二步，添加吖啶酯标记的环孢素结合物，形成反应混合液。再次冲洗后，向反应混合液中添加预激发液和激发液。通过相对发光单位（RLUs）对产生的化学发光反应进行测量。样品中的环孢素量和光学系统检测到的 RLUs 有间接关系。

【试剂】购买与仪器配套的商品成套试剂盒。包含：

1. 包被环孢素抗体的微粒。
2. 环孢素吖啶酯标记结合物。
3. 测试稀释液。

【操作】严格按照仪器使用说明书和配套试剂盒说明书操作。

先进行手工预处理，即向全血样本中加入溶解剂和沉淀剂，然后离心分离样本，获取上清液。用上清液上全自动免疫分析仪进行自动检测。

【结果计算】对每个批号试剂进行定标后，就可以由保存的定标曲线和样品检测得的相对发光单位（RLUs）来确定每个未知样品中的环孢素量。

【参考区间】全血环孢素没有固定的用于治疗的浓度范围。由于临床状态的复杂性、个体对环孢素免疫抑制作用的不同敏感程度、环孢素对肾功能的影响、其他免疫抑制剂的结合应用、移植类型、移植后时间以及其他多种因素的存在，导致对最佳环孢素血药浓度的要求也不一样。因此，全血环孢素值不能单独作为改变治疗方案的唯一依据。在调整治疗方案前，应从临床上对每个患者做全面评估。医生应根据临床指引确立单个患者的血药浓度范围。

【注意事项】

1. 结果分析　检验结果应当同其他数据，例如，症状，其他检测结果，临床表现等同时使用。

2. 方法学特点　使用不同厂商提供的检测法测定的既定样本中的环孢素浓度会由于检验方法和试剂特异性的差异而有所变化。免疫检验法无特异性且可与代谢物交叉反应。环孢素清除受损（如胆汁淤积期间）时，环孢素代谢物可能积聚，从而影响环孢素报告浓度。在这种情况下，可以考虑使用特异性检验法（如液相色谱串联质谱法）。

3. 干扰因素　接受过小鼠单克隆制剂诊断或治疗的患者样本中可能含有人抗小鼠抗体（HAMA），检测含有 HAMA 的样本时，可能产生异常数值。人血清中的异嗜性抗体与试剂免疫球蛋白反应，干扰体外免疫测定。经常接触动物或动物血清产品的患者容易受到干扰，检测会出现异常值。需要其他信息才能明确诊断。

【临床意义】环孢素是一种免疫抑制药物，常用于预防肾脏、肝脏以及心脏移植后的排斥反应，也可用于治疗自身免疫性疾病。它具有肝脏毒性、肾脏毒性和神经毒性。通过浓度测定可以监测环孢素的用药情况，防止和减少毒副作用的发生。

二、他克莫司测定

他克莫司（tacrolimus，FK-506）商品名为普乐可复，是一种应用于器官移植领域的免疫抑制药物，由 Fujisawa Pharmaceutical 有限公司于 1984 年研发。对于治疗器官移植后产生的抗免疫排斥具有显著疗效。对肝和肾脏移植的临床试验结果已公布。对于系列适应证的临床研究在进行当中。

（一）检测方法

1. 化学发光微粒子免疫分析法（CMIA）

【原理】该检测项目是一种延迟一步免疫法，定量测定人全血中的他克莫司（FK-506）含量。在系统检测程序开始之前，需手工预处理样本，即向全血样本中加入沉淀剂，然后离心分离样本。样本、项目稀释液和他克莫司抗体包被的顺磁微粒子混合，形成一个反应混合物。样本中的他克莫司与他克莫司抗体包被的微粒子相结合。延迟期过后，添加他克莫司吖啶酯标记连接物至反应混合物中。吖啶酯标记物上的他克莫司竞争微粒子上的可用位点。孵育后，冲洗微粒子，添加预激发液和激发液到反应混合物内。之后检测化学发光反应的光强度，以相对发光单位（RLUs）表示。光学系统检测样本中的他克莫司浓度和 RLUs 有间接关系。

【试剂】 购买与仪器配套的商品成套试剂盒。包含：

（1）抗他克莫司（鼠，单克隆）包被的微粒子。

（2）他克莫司-吖啶酯标记连接物。

（3）稀释液包含 MES 缓冲液和氯化钠。

【操作】 严格按照仪器使用说明书和配套试剂盒说明书操作。

在检测之前需要一次手工预处理，使用沉淀剂处理全血标本并进行离心。将上清液移入预处理试管，用上清液上全自动免疫分析仪进行自动检测。

【结果计算】 对每个批号试剂进行定标后，就可以由保存的定标曲线和样品检测得的相对发光单位（RLUs）来确定每个未知样品中的他克莫司浓度。

【注意事项】

（1）结果分析：检测结果用于诊断时，应当与其他数据结合使用，例如：症状、其他检测结果、临床表现等。

（2）方法学特点：给定样本中他克莫司的浓度，因不同试剂生产商而异，会由于不同的测试方法和试剂的特异性而发生变化。免疫检测法不具有特异性，可与交叉物质发生交叉反应。当清除他克莫司受阻时，可能会积聚。免疫测定可能会高估他克莫司的浓度，这时可以考虑使用 LC/MS/MS 方法。

（3）人血清中的嗜异性抗体与实际中的免疫球蛋白反应可干扰体外免疫测定。

2. 均相酶放大免疫分析法

【原理】 以竞争结合 FK-506 抗体的结合位点为基础。样本中的 FK-506 与酶试剂中的标记有重组酶葡萄糖-6-磷酸脱氢酶（rG6PDH）的 FK-506 发生竞争。活性 rG6PDH 酶将抗体试剂中的 NAD^+ 转化为 NADH，所导致的动态吸光度的改变可以用分光光度测量发来进行测量。与抗体相结合的酶活性有所降低，因此可以根据酶活性的变化来测定 FK-506 的浓度。由于只有当检测中有细菌（肠膜样明串珠菌）参与时，辅酶 NAD 才会发挥功能，所以内源性血清葡萄糖-6-磷酸脱氢酶不会对结果产生干扰。

【试剂】 购买与仪器配套的商品成套试剂盒。包含：

（1）抗体试剂：抗 FK-506 鼠单克隆抗体，NAD，葡萄糖-6-磷酸，氯化钠，牛血清蛋白，表面活性剂和防腐剂。

（2）缓冲试剂：三羟甲基氨基甲烷缓冲液，牛血清白蛋白，表面活性剂和防腐剂。

（3）酶试剂：细菌标记的葡萄糖-6-磷酸脱氢酶标记的 FK-506，磷酸缓冲液，牛血清白蛋白以及防腐剂。

（4）FK-506 样本前处理试剂：硫酸铜水溶液

（5）甲醇（美国化学学会试剂/HPLC 级）

【操作】 严格按照仪器使用说明书和配套试剂盒说明书操作。

（1）在样本中加入甲醇和样本前处理液混匀后离心。

（2）取上清液上自动化仪器进行操作。

【结果计算】 仪器通过多点定标的方式建立参考曲线。

【注意事项】 结果分析需注意：不同的检测方法存在较大的差异，检测结果不能互换，建议同一患者使用同一方法检测。单独的 FK-506 检测值不能作为改变治疗方案的唯一指标。

（二）参考区间

FK-506 没有固定的血药浓度范围。其最佳血药浓度会受到临床的复杂性，个体对免疫抑制剂的灵敏度差异、因 FK-506 导致的肾中毒副作用、与其他免疫抑制剂的共同给药、移植的类型、移植后时间的长短和其他因素的影响。因此，FK-506 的检测结果不能作为改变治疗方案的唯一依据。改变治疗方案前，需要对患者进行全面的临床评估，必须根据临床经验建立自己的血药浓度范围。一般移植后初期，12 小时全血的目标谷浓度是 5～20ng/ml。血药浓度升高可能说明出现副作用的几率增大。24 小时谷浓度比相应的 12 小时谷浓度低 33%～50%。

（三）临床意义

FK-506（他克莫司）是从土壤真菌中提取的一种大环内酯类抗生素，主要运用于降低急性排斥反应、耐激素排斥反应，以及慢性排斥反应的发生率。FK-506 的个体吸收率差别很大，且用药剂量和血药浓度之间缺乏紧密的相关性，在高浓度时有一定的毒性，主要是神经毒性和肾毒性。通过 FK-506 的检测，调整药量，降低药物毒性反应的危险性。

三、麦考酚酸测定

吗替麦考酚酯（mycophenolate mofetil，MMF）商品名为骁悉（CellCept），是罗氏医药公司研制，是新一代免疫抑制剂。吗替麦考酚酯是麦考酚酸（mycophenolic acid，MPA）的2-乙基酯类衍生物，口服后在体内迅速代谢为麦考酚酸，循环血液中测不出吗替麦考酚酯。麦考酚酸通过抑制鸟嘌呤合成，选择性阻断T和B细胞增殖，对移植排斥和自身免疫病均有显著疗效，且不良反应较少。本节介绍的检测方法是均相酶放大免疫分析法。

【原理】 采用均相酶免疫放大分析法技术原理，通过与麦考酚酸的抗体结合位点相互竞争而发挥作用，样本中的麦考酚酸与用重组葡萄糖-6-磷酸脱氢酶（rG6PDH）标记的麦考酚酸竞争抗体结合位点，有活性的酶可以将氧化型烟酰胺腺嘌呤二核苷酸（NAD^+）转化成还原型烟酰胺腺嘌呤二核苷酸（NADH），从而造成吸光度的变化。麦考酚酸与抗体结合后，酶的活性会降低，通过测定吸光度的变化，并与相应的标准品的结果比较，可以得到样本中麦考酚酸的浓度。

【试剂】 购买成套商品化试剂盒：

1. 抗体试剂　溶于水/牛血清白蛋白（BSA）基质中的抗麦考酚酸（MPA）鼠单克隆抗体，葡萄糖-6-磷酸，NAD，牛血清蛋白，表面活性剂和防腐剂。

2. 酶试剂　细菌的重组葡萄糖-6-磷酸脱氢酶标记的麦考酚酸，HEPES/三羟甲基氨基甲烷缓冲液，牛血清蛋白，表面活性剂和防腐剂。

【操作】 严格按照仪器使用说明书和配套试剂盒说明书操作。

样本离心后取上清液上自动化仪器进行操作。

【注意事项】 根据不同的监测需要，患者有三种采血方式：

1. 监测完全AUC　服药后1～12小时至少采集8次。

2. 计算AUC　服药后0小时、0.5小时、2小时采集3次。

3. 监测谷浓度　服药前采集。

【结果计算】 仪器通过多点定标的方式建立参考曲线。

【参考区间】 血浆麦考酚酸没有固定的用于治疗的浓度范围。由于临床状态的复杂性、个体对麦考酚酸免疫抑制作用的不同敏感程度、其他免疫抑制剂的结合应用、移植类型、移植后时间以及其他多种因素的存在，导致对最佳麦考酚酸血药浓度的要求也不一样。因此，血浆麦考酚酸值不能单独作为改变治疗方案的唯一依据。在调整治疗方案前，应从临床上对每个患者做全面评估。医生应根据临床指引确立单个患者的血药浓度范围。

【临床意义】 麦考酚酸主要用于肾脏、肝脏及心移植，能显著减少急性排斥反应的发生；此外也可用于自身免疫性疾病，其中银屑病和类风湿关节炎疗效较好，系统性红斑狼疮血管炎、重症IgA肾病也有一定效果。麦考酚酸完全存在于血浆中，与白蛋白结合。不同免疫抑制剂会影响麦考酚酸体内浓度。通过麦考酚酸浓度测定，可评价治疗效果，并调整药量，降低药物毒性反应的危险性。

第十章

激素测定

内分泌系统是由内分泌腺和存在于全身不同器官和组织的内分泌细胞所组成的复杂系统。由这一系统分泌的具有生物学活性的化学物质称为激素。激素由细胞分泌到血液或细胞外液中，作为信号传递到远处靶细胞并影响其功能。

根据激素的化学本质，可将其分为蛋白质及肽类激素、类固醇激素、胺类激素、脂肪酸衍生物类激素；根据激素的分泌器官分类，主要有下丘脑-松果体激素、垂体激素、甲状腺激素、甲状旁腺激素、胰腺激素、肾上腺激素、性腺激素等。激素的功能主要包括：调控机体的生长发育、生殖和性别发育；调节机体内部平衡、代谢和营养供应；对环境、应激和伤害的应答等。体内各种激素在神经系统参与下，通过精细调节，使其维持在与机体所处发育阶段及功能状态相适应的水平并维持平衡状态。如果由于某种因素打破了平衡，会导致激素水平紊乱，产生相应的内分泌系统疾病。

健康个体血液中激素含量很低，用一般化学方法难以准确检测，因此临床实验室主要采用各种免疫学技术进行测定。放射免疫测定（RIA）和酶联免疫吸附试验（ELISA）曾经是激素测定的主要技术，而目前，化学发光免疫测定（chemiluminescent immunoassay，CLIA）和电化学发光免疫测定（electrochemiluminescent immunoassay，ECLIA）已经成为临床检测激素的主要技术。这些技术能特异、灵敏、准确和快速地测定血液中各种激素，不但避免了放射性核素的污染，还能够应用于自动化分析进行测定。时间分辨荧光免疫测定（TrFIA）因其具有成本较低、适合批量测定的优势，仍然是目前临床实验室用于激素测定的主要技术之一。本章大致按激素分泌的组织和器官进行归类，并且介绍 CLIA、ECLIA 和 TrFIA 技术用于血液中这些激素的测定以及用化学方法测定尿液中的一些激素。

第一节　垂体激素测定

垂体在组织学上分为神经垂体和腺垂体，各自分泌的激素相应为神经垂体激素和腺垂体激素，这些激素大多为糖蛋白或肽。下丘脑一些特殊分化的神经细胞分泌的多种控制腺垂体激素释放的调节性激素（包括释放激素和抑制激素），通过垂体门静脉系统直接被输送至腺垂体快速发挥作用。本节主要介绍腺垂体激素，主要有促黄体素、卵泡刺激素、泌乳素、促甲状腺激素、生长激素等。

一、促黄体素测定

促黄体素（luteinizing hormone，LH）由腺垂体的促性腺激素细胞分泌。对于女性，卵泡期 LH 与卵泡刺激素（FSH）共同作用，促使卵泡成熟和雌激素的合成，继而引起排卵。排卵后促使卵泡转变为黄体，促进间质生长以及孕酮合成。对于男性，则能促使睾丸间质细胞增殖并合成雄激素、促进间质细胞分泌睾酮促进精子成熟。在正常情况下，下丘脑通过分泌的促性腺激素释放激素刺激 LH 和 FSH 脉冲式释放，不同时间段释放频率不一，如晚卵泡期 LH 的释放频率每 24 小时可达 17 次，而黄体中期每 24 小时仅 7 次。

LH 测定一般采用化学发光免疫测定（CLIA）法和电化学发光免疫测定（ECLIA）法。

（一）检测方法

1. CLIA 法

【原理】采用连续两步酶免法（“夹心法”）测

定。将样本和包被有山羊抗小鼠-小鼠抗人LH复合物的顺磁性微粒和含蛋白质的TRIS缓冲液添加至反应管中。样本中LH首先与固相上固定的小鼠抗人LH抗体相结合。结合在固相上的复合物置于磁场内被吸附住，而未结合的物质被冲洗除去。随后，添加结合了碱性磷酸酶（ALP）的山羊抗人LH抗体，它与之前结合在微粒上的LH相结合。进行第二次分离与清洗，除去未结合的物质。将化学发光底物添加到反应管中，它在ALP的作用下迅速发光，所产生光的量与样本中LH的浓度成正比，通过多点校准曲线确定样本中LH的量。

【试剂】 与分析仪配套的商品化LH测定成套试剂盒。

【操作】 按仪器和试剂说明书设定测定条件，进行定标品、质控品和待测样品的测定。

【参考区间】

女性	卵泡期：2.12～10.89IU/L
	排卵期：19.18～103.03IU/L
	黄体期：1.20～12.86IU/L
	绝经后：10.87～58.64IU/L
男性	成人：1.24～8.62IU/L

此参考区间引自商品化试剂说明书。

【注意事项】

（1）标本类型及稳定性：血清或肝素抗凝血浆作为检测样本。样本在2～8℃可保存14小时；在-20℃可保存6个月，避免反复冻融。由于LH呈脉冲式分泌，故血液中浓度变化较大，应注意采血时间和采血频次。

（2）结果报告：在介于检测下限和最高定标品值之间的分析范围内，可进行样本的定量测定。若样本含量低于测定下限，以小于该值报告结果；若样本含量高于最高定标品值，则以大于该值报告结果。也可将样本与“S0”定标品等体积稀释或用配套试剂中的样品稀释液稀释后重新测定。

（3）干扰因素：应注意患者体内可能存在的嗜异性抗体、某些激素、药物等活性物质对测定结果的影响。

2. ECLIA法

【原理】 为双抗体夹心法。待测样本、生物素连接的LH-特异性单克隆抗体和钌复合体标记的LH-特异性单克隆抗体一起孵育，形成一“三明治”样抗原-抗体复合物。添加包被了链霉亲和素的磁珠微粒进行孵育，通过生物素和链霉亲和素的作用使复合物与磁珠结合。将反应液吸入测量池中，通过电磁作用将磁珠吸附在电极表面。未与磁珠结合的物质被去除。电极加压后使复合物产生光信号，通过光电倍增器测量发光强度。由分析仪的定标曲线得到LH的测定结果。

【试剂】 与分析仪配套的商品化LH测定成套试剂盒。

【操作】 按仪器和试剂说明书设定测定条件，进行定标品、质控品和待测样品的测定。

【参考区间】

女性	卵泡期：2.4～12.6IU/L
	排卵期：14.0～95.6IU/L
	黄体期：1.0～11.4IU/L
	绝经后：7.7～58.5IU/L
男性	成人：1.7～8.6IU/L

此参考区间引自商品化试剂说明书。

【注意事项】

（1）标本类型及稳定性：如果采用枸橼酸钠抗凝的血浆作为检测样本，所得结果必须通过+10%予以校准。将冷藏的试剂和样本在室温中平衡至20～25℃再上机测定，避免过度振荡产生泡沫影响测定。

（2）定标：批号不同的试剂必须进行定标，每批试剂应分别制作标准曲线。同一批号试剂如超过定标稳定时间，应重新定标。

（3）干扰因素：对于接受高剂量生物素治疗的患者（>5mg/d），必须在末次生物素治疗8小时后采集样本。少数病例中极高浓度的待测物特异性抗体、链霉亲和素或钌抗体会影响测定结果。

（二）临床意义

1. LH与FSH的联合测定　是判断下丘脑-垂体-性腺轴功能的常规检查方法，有关临床意义参见FSH测定的相关部分。

2. “LH峰”　月经中期LH快速升高刺激排卵，此时快速增高的LH被称为“LH峰”。绝大多数女性排卵发生在此后的14～28小时后，这个时间段的妇女最易受孕。因此可以通过测定“LH”峰以明确排卵功能是否正常以提高受孕率。

二、卵泡刺激素测定

卵泡刺激素（follicle stimulating hormone，FSH）由腺垂体细胞分泌，和LH同为促性腺激素家族成员。与LH相同，FSH在促性腺激素释放激素的调控下也呈脉冲式释放，二者协同促进性腺（卵巢和睾丸）的生长发育并对其功能进行调控。

女性月经周期中FSH和LH同步变化，促进卵泡细胞生长发育、成熟，使卵泡膜细胞生成的雄激素转化为雌激素，并诱发卵泡LH受体的生成，增加卵泡甾体激素合成的能力，为排卵做准备。FSH在男性中可刺激睾丸支持细胞发育，并促进能结合雄性激素的性激素结合球蛋白的产生，使发育的生殖细胞获得稳定而高浓度的雄性激素促进精子的分化成熟。

FSH测定一般采用化学发光免疫测定（CLIA）法和电化学发光免疫测定（ECLIA）法。

（一）检测方法

1. CLIA法

【原理】采用连续两步酶免法（“夹心法”）测定。将样本和包被有山羊抗小鼠-小鼠抗人FSH复合物的顺磁性微粒和含蛋白质的TRIS缓冲液添加至反应管中。样本中FSH首先与固相上固定的小鼠抗人FSH抗体相结合。结合在固相上的复合物置于磁场内被吸附住，而未结合的物质被冲洗除去。随后，添加标记了碱性磷酸酶（ALP）的山羊抗人FSH抗体，它与之前结合在微粒上的FSH相结合。进行第二次分离与清洗，除去未结合的物质。将化学发光底物添加到反应管中，它在ALP的作用下迅速发光，所产生光的量与样本中FSH的浓度成正比，通过多点校准曲线确定样本中FSH的量。

【试剂】与分析仪配套的商品化FSH测定成套试剂盒。

【操作】按仪器和试剂说明书设定测定条件，进行定标品、质控品和待测样品的测定。

【参考区间】

女性　卵泡期：3.85～8.78IU/L

排卵期：4.54～22.51IU/L

黄体期：1.79～5.12IU/L

绝经后：16.74～113.59IU/L

男性　成人：1.27～19.26IU/L

此参考区间引自商品化试剂说明书。

【注意事项】

（1）标本类型及稳定性：血清或肝素抗凝血浆作为检测样本。样本在2～8℃可保存14小时；在-20℃可保存6个月，避免反复冻融。

（2）结果报告：在介于检测下限和最高定标品值之间的分析范围内，可进行样本的定量测定。若样本含量低于测定下限，以小于该值表示结果；若样本含量高于最高定标品值，则以大于该值表示结果。或者也可将样本与“S0”定标品等体积稀释或用配套试剂中的样品稀释液稀释后重新测定。

（3）干扰因素：应注意患者体内可能存在的嗜异性抗体、进行雌激素治疗以及某些化学药物、生物物质会影响FSH的测定结果；妊娠时血中升高的绒毛膜促性腺激素（hCG）水平也会影响测定的准确性。

2. ECLIA法

【原理】为双抗体夹心法。待测样本、生物素连接的FSH-特异性单克隆抗体和钌复合体标记的FSH-特异性单克隆抗体一起孵育，形成一“三明治”样抗原-抗体复合物。添加包被了链霉亲和素的磁珠微粒进行孵育，通过生物素和链霉亲和素的作用使复合物与磁珠结合。将反应液吸入测量池中，通过电磁作用将磁珠吸附在电极表面。未与磁珠结合的物质被去除。电极加压后使复合物产生光信号，通过光电倍增器测量发光强度。由分析仪的定标曲线得到FSH的测定结果。

【试剂】与分析仪配套的商品化FSH测定成套试剂盒。

【操作】按仪器和试剂说明书设定测定条件，进行定标品、质控品和待测样品的测定。

【参考区间】

女性　卵泡期：3.5～12.5IU/L

排卵期：4.7～21.5IU/L

黄体期：1.7～7.7IU/L

绝经后：25.8～134.8IU/L

男性　成人：1.5～12.4IU/L

此参考区间引自商品化试剂说明书。

【注意事项】

（1）标本稳定性：样本在2～8℃可保存14小时；在-20℃可保存6个月，避免反复冻融。将冷藏的试剂和样本在室温中平衡至20～25℃，避免过度振荡产生泡沫影响测定。

（2）定标：批号不同的试剂必须进行定标，每批试剂应分别制作标准曲线。同一批号试剂如超过定标稳定时间，应重新定标。

（3）干扰因素：对于接受高剂量生物素治疗的患者（>5mg/d），必须在末次生物素治疗8小时后采集样本。少数病例中极高浓度的待测物特异性抗体、链霉亲和素或钌抗体会影响测定结果。

（二）临床意义

1. FSH浓度的测定可以用来说明下丘脑-垂体-卵巢系统的功能障碍。

2. 一般通过测定人体LH和FSH的水平判断下丘脑-垂体-性腺轴功能，如对月经周期、生育及诸如早发性卵巢衰竭、绝经、排卵紊乱和垂体衰竭等青春期发育异常现象进行检查。血中二者均增高的疾病有：垂体促性腺激素细胞腺瘤、卵巢功能早衰、性腺发育不全、精细管发育不全、完全性性早熟等。血中二者水平均降低的疾病一般由下丘脑-垂体病变所致，包括垂体性闭经、下丘脑性闭经、不完全性性早熟等。

3. 男性患无精症时 FSH 水平会很低。

4. 通过注射促黄体素释放激素（LHRH）观察 LH 和 FSH 的浓度变化，能动态地测定垂体 LH 的储备功能。反应减弱或无反应的疾病有：垂体病变、原发性甲状腺功能减退伴继发性闭经等。反应正常或延迟的疾病有下丘脑功能紊乱等。反应增高的疾病有原发性性功能低下及性早熟征等。

三、泌乳素测定

泌乳素（prolactin，PRL）由腺垂体细胞分泌，能促进其靶器官乳腺组织的生长发育和分化，是乳房正常发育和妇女哺乳期的必需条件。妊娠后 PRL 逐渐增加，至分娩前达高峰，此时具有调整羊水容量、羊水中离子浓度、胎儿细胞外液量的功能，起到保护胎儿的作用。

在雌激素、孕激素、糖皮质激素以及胰岛素等的参与下，PRL 能促进乳腺小泡成熟和乳液的分泌，在哺乳期起到维持乳液分泌的作用。如果不用母乳哺养，PRL 水平在分娩后三个星期内恢复正常。在睾酮（testosterone，T）的存在下，PRL 能促进男性前列腺及精囊的发育，并增强 LH 对 Leydig 细胞的作用，使睾酮合成增加。此外，PRL 还具有调节肾上腺生成雄激素、参与应激反应等作用。

PRL 测定一般采用化学发光免疫测定（CLIA）法和电化学发光免疫测定（ECLIA）法。

（一）检测方法

1. CLIA 法

【原理】采用连续两步酶免法（“夹心法”）测定。将样本和包被有山羊抗小鼠-小鼠抗人 PRL 复合物的顺磁性微粒和含蛋白质的 TRIS 缓冲液添加至反应管中。样本中 PRL 首先与固相上固定的小鼠抗人 PRL 抗体相结合。结合在固相上的复合物置于磁场内被吸附住，而未结合的物质被冲洗除去。随后，添加标记了碱性磷酸酶（ALP）的山羊抗人 PRL 抗体，它与之前结合在微粒上的 PRL 相结合。进行第二次分离与清洗，除去未结合的物质。将化学发光底物添加到反应管中，它在 ALP 的作用下迅速发光，所产生光的量与样本中 PRL 的浓度成正比，通过多点校准曲线确定样本中 PRL 的量。

【试剂】与分析仪配套的商品化 PRL 测定成套试剂盒。

【操作】按仪器和试剂说明书设定测定条件，进行定标品、质控品和待测样品的测定。

【参考区间】

女性　绝经前（<50 岁）：3.34～26.72μg/L

　　　绝经后（>50 岁）：2.74～19.64μg/L

男性　成人：2.64～13.13μg/L

此参考区间引自商品化试剂说明书。

【注意事项】

（1）标本类型及稳定性：血清或肝素抗凝血浆作为检测样本。样本在 2～8℃ 可保存 14 小时；在 -20℃ 可保存 6 个月，避免反复冻融。

（2）结果报告：在介于检测下限和最高定标品值之间的分析范围内，可进行样本的定量测定。若样本含量低于测定下限，以小于该值报告结果；若样本含量高于最高定标品值，则以大于该值报告结果。也可将样本用“S0”定标品或用配套试剂中的样品稀释液以 1:9 稀释后重新测定。

（3）干扰因素：应注意患者体内可能存在的嗜异性抗体、某些激素、药物等活性物质对测定结果的影响。

2. ECLIA 法

【原理】采用双抗体夹心法原理测定。将待测样本、生物素抗 PRL 特异性单克隆抗体一起孵育，形成复合物。添加钌复合体标记的 PRL 特异性单克隆抗体和链霉亲和素包被的磁性微粒后，反应生成一“三明治”样抗原-抗体复合物，并在生物素和链霉亲和素的作用下形成固相。将反应液吸入测量池中，通过电磁作用将磁性微粒吸附在电极表面，将未与磁性微粒结合的游离物质除去。电极加压后使复合物产生光信号，通过光电倍增器测量发光强度。由分析仪的定标曲线得到 PRL 的测定结果。

【试剂】与分析仪配套的商品化 PRL 测定成套试剂盒。

【操作】按仪器和试剂说明书设定测定条件，进行定标品、质控品和待测样品的测定。

【参考区间】

女性（未怀孕）：4.79～23.3μg/L

男性：4.04～15.2μg/L

此参考区间引自商品化试剂说明书。

【注意事项】

（1）标本稳定性：样本在 2～8℃ 可保存 14 小时；在 -20℃ 可保存 6 个月，避免反复冻融。需注意样本采集时间，因为泌乳素经垂体分泌，不同时间段分泌的量不同。冷藏的试剂和样本在室温中平衡至 20～25℃ 再上机测定，避免过度振荡产生泡沫影响测定。

（2）定标：批号不同的试剂必须进行定标，每批试剂应分别制作标准曲线。同一批号试剂如超过定标稳定时间，应重新定标。

（3）高值标本稀释：若样本中泌乳素浓度超过测定范围，可用通用稀释剂稀释样本。推荐稀释比例是1:10，经稀释的样本浓度必须>2.4μg/L。

（4）干扰因素：对于接受高剂量生物素治疗的患者（>5mg/d），必须在末次生物素治疗8小时后采集样本。少数病例中极高浓度的待测物特异性抗体、链霉亲和素或钌抗体会影响测定结果。

（二）临床意义

1. 产后和新生儿的PRL水平升高，但是异常的高水平在女性中常伴有闭经泌乳、性功能下降、月经不调等症状。患PRL瘤的男性绝大多数性功能低下。因此，对于无生育能力的妇女、闭经泌乳的妇女和男性性功能低下者都应测定PRL。高PRL血症还与卵巢类固醇激素分泌的抑制、卵泡成熟、促黄体激素和促卵泡激素的分泌有关。

2. 高PRL血症的病理因素　下丘脑功能和器官疾病、甲状腺功能减退和肾衰竭等。促甲状腺激素释放激素（TRH）分泌增多刺激释放出PRL的同时，血清T_4水平降低，促甲状腺素浓度升高，导致原发性甲状腺功能减退、血清PRL水平升高。

3. 多种药物会对测定结果造成一定的影响，如口服避孕药、西咪替丁等；使用左旋多巴可抑制PRL分泌；使用精神药物（吩噻嗪）、抗高血压药物（利血平）等会使PRL分泌增多。

4. 正常个体出现泌乳素缺乏的现象很罕见。

四、促甲状腺激素测定

促甲状腺激素（thyroid stimulating hormone，TSH）是由腺垂体细胞分泌的一种糖蛋白，包括α和β两个亚基，其中β亚基是功能亚基。TSH的分泌受到下丘脑分泌的促甲状腺激素释放激素的调节以及血液循环中甲状腺激素的反馈调节，具有生物节律性。TSH测定是评估甲状腺功能的初筛试验。游离甲状腺浓度的微小变化就会带来TSH浓度向反方向的显著调整。因此，TSH测定是评估甲状腺功能的非常敏感的特异性参数，特别适合于早期检测或排除下丘脑-垂体-甲状腺轴功能紊乱。

由于TSH不与血浆蛋白结合，并且在测定时受其他干扰因素比测定甲状腺激素少，因此国内外均推荐测定血清TSH作为甲状腺功能紊乱的首选检查项目。

TSH的测定一般采用化学发光免疫测定（CLIA）法和电化学发光免疫测定（ECLIA）法。

（一）检测方法

1. CLIA法

【原理】采用双位点酶免法（“夹心法”）测定。将样本添加到含有抗TSH-碱性磷酸酶结合物、蛋白缓冲液和包被着抗TSH单克隆抗体的顺磁性微粒的反应管中。样本中TSH与固定在固相上的抗TSH单克隆抗体结合，而抗TSH-碱性磷酸酶结合物和TSH上不同的抗原位点反应。结合在固相上的复合物置于磁场内被吸附住，而未结合的物质被冲洗除去。随后将化学发光底物添加到反应管中，它在ALP的作用下迅速发光，所产生光的量与样本中TSH的浓度成正比，通过多点校准曲线确定样本中TSH的量。

【试剂】与分析仪配套的商品化TSH测定成套试剂盒。

【操作】按仪器和试剂说明书设定测定条件，进行定标品、质控品和待测样品的测定。

【参考区间】成人TSH：0.34～5.60mIU/L（此参考区间引自商品化试剂说明书）。

【注意事项】

（1）标本类型及稳定性：血清或肝素抗凝血浆作为检测样本。样本在2～8℃可保存14小时；在-20℃可保存6个月，避免反复冻融。

（2）干扰因素：应注意患者体内可能存在的嗜异性抗体对测定结果的影响。

（3）结果报告：在介于功能灵敏度和最高定标品值之间的可报告范围内，可进行样本的定量测定。若样本中含量低于检测的功能灵敏度，以小于该值报告结果；若高于最高定标品值，则以大于该值报告结果，也可用“S0”定标品或样本稀释液对样本进行稀释后再测定。

2. ECLIA法

【原理】采用双抗体夹心法原理测定。将待测样本、生物素抗TSH特异性单克隆抗体和钌复合体标记的抗TSH单克隆抗体一起孵育，反应生成一“三明治”样抗原-抗体复合物。加入链霉亲和素包被的磁珠微粒后，上述复合物通过生物素与链霉亲和素的相互作用与固相结合。反应液被吸入至测量池中，通过电磁作用将磁珠吸附在电极表面，将未与磁性微粒结合的游离物质除去。电极加压后使复合物产生光信号，通过光电倍增器测量发光强度。由分析仪的定标曲线得到TSH的测定结果。

【试剂】与分析仪配套的商品化TSH测定成套试剂盒。

【操作】按仪器和试剂说明书设定测定条件，进行定标品、质控品和待测样品的测定。

【参考区间】成人 TSH：0.270～4.20mIU/L

此参考区间引自商品化试剂说明书，实验室应评估参考值对相应患者人群（包括儿童、青春期和妊娠妇女）的适用性，必要时建立各自的参考区间。

【注意事项】

（1）标本稳定性：样本在 2～8℃可保存 7 天；在 -20℃可保存 1 个月，避免反复冻融。冷藏的试剂和样本应在室温中平衡至 20～25℃；避免过度振荡产生泡沫影响测定。

（2）定标：批号不同的试剂必须进行定标，每批试剂应分别制作标准曲线。同一批号试剂如超过定标稳定时间，应重新定标。

（3）稀释：若样本中 TSH 浓度超过测定范围，可用配套的稀释剂进行稀释。推荐稀释比是 1∶10，经过稀释的样本浓度必须 >10mIU/L。

（4）干扰因素：对于接受高剂量生物素治疗的患者（>5mg/d），必须在末次生物素治疗 8 小时后采集样本。少数病例中极高浓度的待测物特异性抗体、链霉亲和素或钌抗体会影响测定结果。自身抗体的存在会产生高分子量复合物（巨大-TSH），可能会导致 TSH 意外升高。

（二）临床意义

1. 对原发性甲状腺功能减退患者 TSH 测定是最灵敏的指标。此时由于甲状腺激素分泌减少，对垂体的抑制减弱，TSH 分泌增多；甲状腺功能亢进接受 ^{131}I 治疗后、某些严重缺碘或地方性甲状腺肿流行地区的居民中，也可伴有 TSH 升高。

2. 原发性甲状腺功能亢进，T_3、T_4 分泌增多，TSH 水平下降或检测不出。

3. 原发性甲状腺功能减退患者接受 T_4 替代疗法可测定 TSH 作为调节用量的参考。

4. 继发性甲状腺功能减退或亢进患者根据其原发病变部位的不同，TSH 水平亦有变化。

5. 超敏 TSH 测定越来越多地用于确定亚临床或潜在性甲状腺功能减退或甲状腺功能亢进。

五、生长激素测定

生长激素（growth hormone，GH）由腺垂体嗜酸细胞分泌，为单链多肽类激素，以游离形式输送到靶组织发挥作用。GH 最重要的生理作用是促进骨骺软骨细胞 DNA 和 RNA 的合成，使软骨细胞分裂、增殖，蛋白黏多糖合成活跃，骨骺板增厚，身材长高。GH 广泛参与机体代谢，包括：①与促生长相适应的蛋白质同化作用；②促进脂肪水解，血游离脂肪酸升高并向肝脏转移；③与血糖变化有关；④还参与性发育调节。

GH 的分泌主要受下丘脑释放的生长素释放激素（GHRH）和生长素释放抑制激素（GHIH）调控，呈脉冲式分泌，并有明显的昼夜节律。生长激素与生长激素结合蛋白（GHBP）相结合，能够减弱因腺垂体脉冲式分泌引起的 GH 波动。GH 的基础水平在幼儿时期最高，随着年龄的增长逐步下降，在 60 岁时达到最低点。

GH 的测定一般采用化学发光免疫测定（CLIA）法和电化学发光免疫测定（ECLIA）法。

（一）检测方法

1. CLIA 法

【原理】采用一步酶免法（“夹心法”）测定。将样本添加到含有抗 GH-碱性磷酸酶结合物、蛋白缓冲液和包被着抗 GH 单克隆抗体的顺磁性微粒的反应管中。样本中 GH 与固定在固相上的抗 GH 单克隆抗体结合，而抗 GH-碱性磷酸酶结合物和 GH 上不同的抗原位点反应。结合在固相上的复合物置于磁场内被吸附住，而未结合的物质被冲洗除去。随后将化学发光底物添加到反应管中，它在 ALP 的作用下迅速发光，所产生光的量与样本中 GH 的浓度成正比，通过多点校准曲线确定样本中 GH 的量。

【试剂】与分析仪配套的商品化 GH 测定成套试剂盒。

【操作】按仪器和试剂说明书设定测定条件，进行定标品、质控品和待测样品的测定。

【参考区间】

成年男性：0.003～0.971μg/L

成年女性：0.010～3.607μg/L

此参考区间引自商品化试剂说明书。

【注意事项】

（1）标本类型及稳定性：以血清或肝素抗凝血浆作为检测样本。样本在 2～8℃可保存 14 小时；在 -20℃可保存 6 个月，避免反复冻融。

（2）影响因素：由于 GH 主要以脉冲式分泌以及半寿期仅 20 分钟，在不能确定患者是否处于脉冲式分泌期或间隔期采血的情况下，不能仅根据 GH 的测定结果作出相关诊断。环境和诸多因素包括（不仅限于）营养摄入、运动、生理压力、消沉、外伤和年龄等都会影响 GH 的分泌和清除进而影响它在血液中的浓度。

（3）干扰因素：应注意患者体内可能存在的嗜异性抗体对测定结果的影响。

（4）结果报告：在介于检测的下限和最高定标

品值之间的可分析范围内，可进行样本的定量测定。若样本含量低于检测的下限，以低于该值报告结果，若样本含量高于最高定标品值，则以大于该值报告结果。也可将样本与“S0”定标品或用配套试剂中的样品稀释液等体积稀释后重新测定。

2. ECLIA 法

【原理】采用双抗体夹心法原理测定。将待测样本、生物素抗 GH 特异性单克隆抗体和钌复合体标记的抗 GH 单克隆抗体一起孵育，反应生成一“三明治”样抗原-抗体复合物。加入链霉亲和素包被的磁珠微粒后，上述复合物通过生物素与链霉亲和素的相互作用与固相结合。反应液被吸入至测量池中，通过电磁作用将磁珠吸附在电极表面，将未与磁性微粒结合的游离物质除去。电极加压后使复合物产生光信号，通过光电倍增器测量发光强度。由分析仪的定标曲线得到 GH 测定结果。

【试剂】与分析仪配套的商品化 GH 测定成套试剂盒。

【操作】按仪器和试剂说明书设定测定条件，进行定标品、质控品和待测样品的测定。

【参考区间】

男孩（0～10 岁）：0.094～6.29μg/L

女孩（0～10 岁）：0.12～7.79μg/L

男孩（11～17 岁）：0.077～10.8μg/L

女孩（11～17 岁）：0.123～8.05μg/L

男性（成年）：0.03～2.47μg/L

女性（成年）：0.126～9.88μg/L

此参考区间引自商品化试剂说明书。

【注意事项】

（1）标本类型及稳定性：血清或肝素锂/EDTA-K_2/EDTA-K_3 抗凝的血浆作为检测样本，不可使用有肉眼可见的溶血现象的标本。冷藏的试剂和样本应在室温中平衡至 20～25℃再上机测定；避免过度振荡产生泡沫影响测定。

（2）定标：批号不同的试剂必须进行定标，每批试剂应分别制作标准曲线。同一批号试剂如超过定标稳定时间，应重新定标。

（3）稀释：GH 浓度高于检测范围的样本可用试剂盒中配套的通用稀释液按 1:2 稀释，经稀释样本的浓度必须 >25μg/L。

（4）干扰因素：对于接受高剂量生物素治疗的患者（>5mg/d），必须在末次生物素治疗 8 小时后采集样本。少数病例中极高浓度的分析物特异性抗体、链霉亲和素或钌抗体会影响检测结果。本测定与 TSH、FSH、LH、hCG、PRL 等有不同程度的交叉反应性。本测定不适用于检测怀孕妇女样本中的 GH，因其与胎盘中的 GH 会发生交叉反应性。胎盘中 GH 是脑垂体 GH36 的变异体，在怀孕过程中其血清水平会升高。

（二）临床意义

1. 儿童和青少年 GH 缺乏（包括原发性和继发性）会使纵向生长相比骨龄较为迟缓，导致躯体生长受阻，骨骼发育不全，性器官及第二性征发育受阻。若未伴有甲状腺功能减退，智力大多正常，有别于呆小症。

2. 成人若有严重的 GH 缺乏会出现肌力减退、骨量减少、胰岛素灵敏度下降、腹部肥胖和心血管危险因素升高。

3. GH 的过度分泌会导致巨人症和肢端肥大症，但是二者的起病年龄不一样：在生长发育期 GH 过度分泌可致巨人症，而成年后 GH 过度分泌则可形成肢端肥大症。如果 GH 持续过度分泌，巨人症亦可发展为肢端肥大症。病因多为垂体腺瘤、腺癌或垂体嗜酸细胞异常增生。

4. 由于随机采取的血样测定 GH 水平基本无临床参考价值，故常用标准化的药理或运动激发试验对生长激素缺乏症进行诊断；GH 升高的个体应通过抑制试验确定生长激素是否过多。

第二节　甲状腺激素和甲状腺功能相关测定

甲状腺是人体最大的内分泌腺体，由甲状腺滤泡、滤泡旁细胞及间质组成。甲状腺滤泡是甲状腺的功能单位，负责合成、储存和释放甲状腺激素（thyroid hormones，TH），其中主要的是甲状腺素（T_4）和较少量的三碘甲腺原氨酸（T_3）。TH 可以作用于心血管、神经、免疫和生殖系统，尤其是脂类代谢和碳水化合物代谢，在机体的代谢、生长及发育过程中起重要作用。甲状腺滤泡旁细胞还分泌降钙素（calcitonin，CT），它在调节机体钙动态平衡中起重要作用，主要影响机体的骨代谢。下丘脑、垂体与甲状腺构成调节轴，共同调节甲状腺功能。下丘脑分泌促甲状腺激素释放激素（TRH），刺激腺垂体分泌促甲状腺激素（TSH），TSH 可刺激甲状腺合成激素并分泌。高水平的血清甲状腺激素会通过经典的负反馈途径抑制 TRH 和 TSH 的分泌。另外，甲状腺球蛋白及某些患者体内存在的自身抗体，如甲状腺球蛋白抗体、抗过氧化物酶抗体、抗促甲状腺素受体抗体等都参与并影响甲状腺功能的调节，在甲状腺功能的评价中具有重要意义。

一、三碘甲状腺原氨酸测定

三碘甲状腺原氨酸（3，5，3′-triiodothyronine，T_3）大部分由甲状腺素经酶脱碘而生成，只有一小部分由甲状腺滤泡细胞合成分泌。分泌入血的 T_3 大部分与甲状腺激素结合蛋白（TBG）、甲状腺结合前白蛋白及白蛋白结合，只有 0.3% 以游离状态存在，而游离状态的 T_3 才具有生物活性。T_3 主要通过与 T_3 受体以及其他相关蛋白质相互作用后，调控靶基因的转录和蛋白质的表达而发挥作用。T_3 生理功能主要有体内的氧化生热作用、促进机体生长发育的作用、调节蛋白质、脂类及碳水化合物合成代谢的作用、调节体内激素和药物代谢的作用等。血液中总 T_3 的测定是反映甲状腺合成分泌甲状腺激素的良好指标，可用于评价机体的甲状腺功能，并为相关疾病的诊断和治疗提供帮助。

T_3 的测定主要有 CLIA 法、ECLIA 法和 TrFIA 法。

（一）检测方法

1. CLIA 法

【原理】采用两步竞争结合酶免疫法测定。首先，样本和包被抗人 T_3 抗体的磁性颗粒混合反应，结合于甲状腺球蛋白、前白蛋白及白蛋白上的 T_3 被解离出来。游离的 T_3 与抗人 T_3 抗体结合，固定于磁性颗粒上，在磁场作用下通过洗涤将未结合的物质去除。然后吖啶酯标记的 T_3 加入到上述反应体系中，并与抗人 T_3 抗体上剩余的结合位点结合。洗涤去除未结合物质后，依次加入预激发液和激发液，激发吖啶酯发光。产生的光量与样本中总 T_3 的量成反比。

【试剂】与分析仪配套的商品化 T_3 测定成套试剂盒。

【操作】按仪器和试剂说明书设定测定条件，进行定标品、质控品和待测样品的测定。

【参考区间】成人 T_3：0.58～1.59μg/L（此参考区间引自商品化试剂说明书）。

【注意事项】

（1）标本类型及稳定性：推荐使用血清或血浆（肝素锂、肝素钠和 EDTA-K_2）样本，避免反复冻融。同一实验室避免使用不同类型样本进行检测。样本在 2～8℃下可保存 6 天；如在此期间无法完成检测，样本需在 -20℃以下保存。样本上机测定前应去除气泡、纤维蛋白、红细胞等颗粒物质。

（2）试剂在 2～8℃下保存，使用前需混匀（磁性颗粒）。避免将不同批号的试剂混合使用。

（3）结果报告：在介于检测下限和最高定标品值之间的分析范围内，可进行样本的定量测定。若样本含量低于测定下限，以小于该值报告结果；若样本含量高于最高定标品值，则以大于该值报告结果。也可将样本用定标品 1 作 1∶2 稀释后重新测定。

2. ECLIA 法

【原理】采用竞争法测定。样本和钌标记的特异性抗人 T_3 抗体在反应管中一起孵育，反应管中的 8-苯基-1-萘磺酸（ANS）可使样本中与结合蛋白结合的 T_3 释放出来，与钌标记的抗人 T_3 抗体反应形成免疫复合物。向此反应系统中添加生物素化的 T_3 衍生物和链霉素包被的磁性微粒，生物素化的 T_3 衍生物与未结合的标记抗体结合，形成抗体-半抗原复合物。上述两种复合物通过生物素-链霉素之间的反应结合到固相载体上。将反应液吸入测量池中，通过电磁作用将磁珠吸附在电极表面，未与磁珠结合的物质被除去。给电极加以一定的电压，使复合体化学发光，发光强度与样本中的 T_3 含量成反比。

【试剂】与分析仪配套的商品化 T_3 测定成套试剂盒。

【操作】按仪器和试剂说明书设定测定条件，进行定标品、质控品和待测样品的测定。

【参考区间】成人 T_3：1.3～3.1nmol/L（此参考区间引自商品化试剂说明书）。

【注意事项】

（1）标本类型及稳定性：血清和血浆均可用于检测；样本 2～8℃下可稳定保存 7 天，-20℃下 1 个月内稳定，避免反复冻融；如果样本中有沉淀，应在测定前离心。检测前确保样本、定标品及质控品平衡至室温（20～25℃）。

（2）干扰因素

1）胺碘酮治疗能够导致 T_3 浓度的降低。苯妥英、苯基丁氮酮和水杨酸盐类能够导致结合蛋白结合的 T_3 释放，因此导致总 T_3 浓度的降低，但 FT_3 水平正常。

2）患者体内若存在甲状腺激素自身抗体会影响检测结果。若结合蛋白发生病理性改变如家族型白蛋白合成障碍性高甲状腺激素血症（FDH）也可能影响检测结果。病理性的结合蛋白水平（TBG、白蛋白）也会导致 T_3 水平超出正常范围，但其甲状腺功能正常（如妊娠、口服避孕药等），这些病例需要检测 FT_3 和 FT_4 水平以明确诊断。

3）对于接受高剂量生物素治疗的患者（>5mg/d），必须在末次生物素治疗 8 小时后采集样本。少数病例中极高浓度的分析物特异性抗体、链霉亲和素或钌抗体会影响检测结果。

3. TrFIA 法

【原理】 采用竞争时间分辨免疫荧光法测定。用二抗包被反应孔。将样本、铕标记 T_3 和抗人 T_3 抗体一起加入反应孔中，振荡。样本中的 T_3 和铕标记 T_3 竞争性地结合抗人 T_3 抗体上的结合位点，形成免疫复合物。同时抗人 T_3 抗体被包被在反应孔上的二抗捕获，固定在反应孔上。通过振荡、洗板将未结合的物质清除。然后，加入增强液将标记在复合物中的铕离子解离产生荧光，荧光强度和样品中的 T_3 浓度成反比。

【试剂】 商品化 T_3 测定成套试剂盒，主要成分如下。

（1）96 微孔反应板：已包被第二抗体。

（2）T_3 标准品：浓度分别为 0nmol/L、0.5nmol/L、1.0nmol/L、2.0nmol/L、4.0nmol/L、10nmol/L。

（3）抗人 T_3 抗体：1 瓶（0.7ml）。

（4）铕标记 T_3：1 瓶（冻干品）。

（5）缓冲液：1 瓶（50ml）。

（6）浓缩洗液（25×）：1 瓶（40ml）。

（7）增强液：1 瓶（50ml）。

【操作】

（1）试剂准备

1）洗涤液：40ml 浓缩洗液加 960ml 蒸馏水混合使用。

2）铕标记 T_3：在铕标记 T_3 冻干品中加入 0.7ml 去离子水，复溶 30 分钟。

3）铕标记 T_3 稀释液：使用前 1 小时用孵育缓冲液以 1∶100 的比例稀释铕标记 T_3，按需要量配制，备用。

4）抗人 T_3 抗体稀释液：用分析缓冲液以 1∶100 的比例稀释抗人 T_3 抗体，按需要量配制，备用。

（2）样本测定：洗板 1 次，拍干备用。吸取 50μl 的标准品或待测样本，按顺序加入微孔反应板的孔中，每孔分别加入 100μl 铕标记 T_3 稀释液和抗人 T_3 抗体稀释液，室温下慢速振荡 90 分钟。洗板 4 次，拍干。每孔加入 200μl 增强液，慢速振荡 5 分钟。将微孔反应板置时间分辨荧光测定仪上检测。

（3）结果显示：以试剂盒内 6 个标准品中 T_3 的浓度为横坐标，其各自对应的荧光强度为纵坐标，绘制标准曲线。根据待测样本反应后的荧光强度，在标准曲线上换算出样本中 T_3 的浓度。

【参考区间】 成人 T_3：1.3～2.5nmol/L（此参考区间引自商品化试剂说明书）。

【注意事项】 操作及环境要求：

（1）实验室环境干净无尘，对于实验成功有决定性意义。试剂和待检样本使用前应恢复至室温（20～25℃）。每次检测时最好用复孔制备参考曲线。

（2）洗板机应定期进行检查，保证管道通畅。洗涤时确认微孔注满洗液，洗涤完成后保证微孔残留液不超过 5μl，并将微孔板倒扣于无尘吸水纸上拍干。

（3）添加增强液及铕标记物时使用专用吸头，避免污染。吸头应悬空，避免接触小孔边缘及其中的试剂。

（4）使用干净一次性容器配制铕标记物，不同试验的铕标记物不可混用。避免铕标记稀释液进入铕标记物原液中。

（二）临床意义

总 T_3 测定的主要临床意义在于对甲状腺功能紊乱的鉴别诊断。

1. 甲状腺功能亢进症　弥漫性毒性甲状腺肿、毒性结节性甲状腺肿时，T_3 水平显著升高，且早于 T_4；而 T_3 型甲亢，如功能亢进性甲状腺腺瘤、缺碘所致的地方性甲状腺肿与 T_3 毒血症等血中 T_3 水平也较 T_4 明显升高。此外，血中 T_3 明显升高还可见于亚急性甲状腺炎、过量使用甲状腺制剂治疗、甲状腺结合球蛋白结合力增高症等。

2. 甲状腺功能减退症　轻型甲状腺功能减退时，血中 T_3 下降不如 T_4 明显。黏液性水肿、呆小症、慢性甲状腺炎、甲状腺结合球蛋白结合力下降、非甲状腺疾病的低 T_3 综合征等患者血中 T_3 水平均明显降低。

3. 妊娠时血中 T_3 水平可升高而某些药物（如丙醇、糖皮质激素、胺碘酮）及重症非甲状腺疾病时，会导致 T_4 向 T_3 的转化减少而引起 T_3 浓度的下降。

二、甲状腺素测定

甲状腺素（thyroxine，3，5，3′，5′-tetraiodothyronine，T_4）是由甲状腺滤泡上皮细胞合成分泌的主要甲状腺激素，但其生物活性较 T_3 低 4～5 倍，一般作为前体物质或激素原。T_4 在外周组织（如肝脏）经酶作用脱碘，形成 T_3 和反 T_3（reverse T_3，rT_3）。血液循环中的 T_4 主要结合于甲状腺结合蛋白、甲状腺结合前白蛋白和白蛋白，只有 0.03% 以游离状态存在，发挥生物学作用。T_4 主要通过脱碘产生 T_3，与 T_3 受体及相关蛋白质的作用产生生物学功能。测定血液中总 T_4 水平可以评价甲状腺合成分泌甲状腺激素的状况，反映甲状腺的功能，为相关疾病的诊断和治疗提供帮助。

血液中总 T_4 的测定主要用 CLIA 法、ECLIA 法和 TrFIA 法。

（一）检测方法

1. CLIA 法

【原理】采用两步竞争结合酶免疫法测定。首先，样本和包被抗人 T_4 抗体的磁性颗粒混合反应，样本中结合于甲状腺激素结合蛋白、前白蛋白及白蛋白上的 T_4 被解离出来，游离的 T_4 与抗人 T_4 抗体结合，固定于磁性颗粒上，在磁场作用下通过洗涤将未结合的物质去除。然后吖啶酯标记的 T_4 加入到上述反应体系中，吖啶酯标记的 T_4 与抗人 T_4 抗体上剩余的结合位点结合。洗涤去除未结合物质，依次加入预激发液和激发液，激发吖啶酯发光，产生的光量与样本中总 T_4 的量成反比。

【试剂】与分析仪配套的商品化 T_4 测定成套试剂盒。

【操作】按仪器和试剂说明书设定测定条件，进行定标品、质控品和待测样品的测定。

【参考区间】成人 T_4：4.87～11.72μg/dl（此参考区间引自商品化试剂说明书）。

【注意事项】

（1）标本类型及稳定性：推荐使用血清或 EDTA-K_2 抗凝血浆作为样本，避免反复冻融。同一实验室避免使用不同类型样本进行检测。样本在 2～8℃下可保存 6 天；如在此期间无法完成检测，样本需在 -20℃以下保存。

（2）样本上机检测前应去除气泡、纤维蛋白、红细胞等颗粒物质；试剂在 2～8℃下保存，磁性颗粒使用前需混匀。避免将不同批号的试剂混合使用。

（3）结果报告：在介于检测下限和最高定标品值之间的分析范围内，可进行样本的定量测定。若样本含量低于测定下限，以小于该值报告结果；若样本含量高于最高定标品值，则以大于该值报告结果。也可将样本用定标品 1 作 1∶2 稀释后重新测定。

2. ECLIA 法

【原理】采用竞争法测定。样本和钌标记的特异性抗人 T_4 抗体在反应管中一起孵育，反应管中的 8-苯基-1-萘磺酸（ANS）可使样本中与结合蛋白结合的 T_4 释放出来，同钌标记的抗人 T_4 抗体反应形成免疫复合物。在此反应体系中添加生物素化的 T_4 衍生物和链霉素包被的磁珠微粒，前者将与未结合的标记抗体结合，形成抗体-半抗原复合物。上述两种复合物通过生物素-链霉素之间的反应结合到固相载体上。将反应液吸入测量池中，通过电磁作用将磁珠吸附在电极表面，未与磁珠结合的物质被除去。给电极加以一定的电压，使复合体化学发光，发光强度与样本中的 T_4 含量成反比。

【试剂】与分析仪配套的商品化 T_4 测定成套试剂盒。

【操作】按仪器和试剂说明书设定测定条件，进行定标品、质控品和待测样品的测定。

【参考区间】成人 T_4：66～181nmol/L（此参考区间引自商品化试剂说明书）。

【注意事项】

（1）标本类型及稳定性：血清和血浆均可作为检测样本。用枸橼酸钠和氟化钠/草酸钾抗凝时，结果分别较血清测定结果低 10% 和 26%。样本在 2～8℃可稳定保存 7 天，在 -20℃下 1 个月内稳定，避免反复冻融。如果样本中有沉淀，应在检测前离心。确保样本、定标品及质控品平衡至室温（20～25℃）后再上机测定。

（2）采血前准备：患者在接受含有 D-T_4 成分降脂药物治疗时不能检测 T_4。如果需要对这类患者进行甲状腺功能的检测，必须停药 4～6 周，使生理状态恢复正常后方能进行。

（3）干扰因素：患者体内若存在甲状腺激素自身抗体会影响检测结果。结合蛋白发生病理性改变（如 FDH 时）也可影响检测结果。对于接受高剂量生物素治疗的患者（>5mg/d），必须在末次生物素治疗 8 小时后采集样本。少数病例中极高浓度的分析物特异性抗体、链霉亲和素或钌抗体会影响检测结果。

3. TrFIA 法

【原理】采用竞争时间分辨免疫荧光法测定。二抗包被反应孔。将样本、铕标记 T_4 和抗人 T_4 抗体一起加入反应孔中，振荡。样本中的 T_4 和铕标记 T_4 竞争性地结合抗人 T_4 抗体上的结合位点，形成免疫复合物。同时抗人 T_4 抗体被包被在反应孔上的二抗捕获而固定在反应孔上，通过振荡、洗板将未结合的物质清除。随后加入增强液将标记在复合物中的铕离子解离产生荧光，荧光强度和样品中的 T_4 浓度成反比。

【试剂】商品化 T_4 测定成套试剂盒，主要成分如下。

（1）96 微孔反应板：已包被第二抗体。

（2）T_4 标准品：浓度分别为 0nmol/L、20nmol/L、50nmol/L、100nmol/L、150nmol/L、300nmol/L。

（3）抗人 T_4 抗体：1 瓶（0.75ml）。

（4）铕标记 T_4：1 瓶（0.75ml）。

（5）缓冲液：1 瓶（30ml）。

（6）浓缩洗液（25×）：1瓶（40ml）。

（7）增强液：1瓶（50ml）。

【操作】

（1）试剂准备

1）洗涤液：40ml浓缩洗液加960ml蒸馏水混合使用。

2）铕标记T_4稀释液：使用前1小时用孵育缓冲液以1∶100的比例稀释铕标记T_4，按需要量配制，备用。

3）抗人T_4抗体稀释液：用分析缓冲液以1∶100的比例稀释抗人T_4抗体，按需要量配制，备用。

（2）样本测定：洗板1次，拍干备用；吸取25μl的标准品或待测样本，按顺序加入反应板的微孔中；每孔分别加入200μl的铕标记T_4稀释液和抗人T_4抗体稀释液，室温下慢速振荡90分钟（不能超过2小时）；洗板4次，拍干。每孔中加入200μl增强液，慢速振荡5分钟。微孔反应板置于时间分辨荧光测定仪上检测。

（3）结果显示：以试剂盒内6个标准品中T_4的浓度为横坐标，其各自对应的荧光强度为纵坐标，绘制标准曲线。根据待测样本反应后的荧光强度，在标准曲线上即可换算出样本中T_4的浓度。

【参考区间】 成人T_4：69～141nmol/L（此参考区间引自商品化试剂说明书）。

【注意事项】 操作及环境要求：

（1）实验室环境干净无尘，对于实验成功有决定性意义。试剂和待检样本使用前应恢复至室温（20～25℃）。每次检测时最好用复孔制备参考曲线。

（2）洗板机应定期进行检查，保证管道通畅。洗涤时确认微孔注满洗液，洗涤完成后保证微孔残留液不超过5μl，并将微孔板倒扣于无尘吸水纸上拍干。

（3）添加增强液及铕标记物时，使用专用吸头避免污染。吸头应悬空，避免接触小孔边缘及其中的试剂。

（4）使用干净一次性容器配制铕标记物，不同试验的铕标记物不可混用。避免铕标记稀释液进入铕标记物原液中。

（二）临床意义

1. 甲状腺功能紊乱症的鉴别诊断　甲状腺功能亢进症、T_3毒血症、慢性甲状腺炎急性恶化期等患者血中T_4水平显著升高；原发或继发性甲状腺功能减退，如黏液性水肿、呆小症时血中T_4水平显著降低。

2. 血液循环中大部分（>99%）的总甲状腺素（T_4）以与其他蛋白质结合的形式存在，结合蛋白质的状况对T_4水平具有较大的影响。甲状腺结合球蛋白结合力增高征患者血中T_4水平显著升高；而结合力降低的患者，血中T_4则水平显著降低。另外，妊娠、服用雌激素或患肾病综合征时也能引起体内结合蛋白的水平变化，影响T_4的测定。

3. 个体服用某些药物，如大量服用甲状腺素时血中T_4水平明显升高；而服用抗甲状腺药物、苯妥英钠、柳酸制剂等时血中T_4水平显著降低。

4. TSH抑制治疗的监测。

三、游离三碘甲状腺原氨酸测定

人体中大部分T_3与结合蛋白以结合状态存在，只有0.3%左右的具有生物活性的游离三碘甲状腺原氨酸（free triiodothyronine，FT_3）。血液循环中FT_3的水平与甲状腺功能状态密切相关，且FT_3的测定不受血液循环中结合蛋白浓度和结合特性变化的影响。正常情况下，甲状腺结合球蛋白（TBG）和FT_3是与总T_3水平相联系的。当总T_3水平由于甲状腺激素结合球蛋白的变化，尤其是TBG的改变或者低白蛋白浓度发生改变时，FT_3的测量具有重要意义。FT_3的测定有许多种方法，其中平衡透析法和超滤法是FT_3测定的参考方法。

临床实验室时中常用的FT_3测定方法有CLIA法、ECLIA法和TrFIA法。

（一）检测方法

1. CLIA法

【原理】 采用两步竞争结合酶免疫法测定。首先将样本和包被抗人FT_3抗体的磁性颗粒混合反应，样本中游离的FT_3与抗人FT_3抗体结合，固定于磁性颗粒上。在磁场作用下通过洗涤将未结合的物质去除。随后将吖啶酯标记的FT_3加入到上述反应体系中。吖啶酯标记的FT_3与抗人FT_3抗体上剩余的结合位点结合。洗涤去除未结合物质，依次加入预激发液和激发液，激发吖啶酯发光。产生的光量与样本中FT_3的量成反比。

【试剂】 与分析仪配套的商品化FT_3测定成套试剂盒。

【操作】 按仪器和试剂说明书设定测定条件，进行定标品、质控品和待测样品的测定。

【参考区间】 成人FT_3：1.71～3.71ng/L（此参考区间引自商品化试剂说明书）。

【注意事项】

（1）标本类型及稳定性：推荐使用血清或肝素锂、EDTA-Na_2和EDTA-K_2抗凝血浆作为样本，避免反复冻融。同一实验室避免使用不同类型样本进行检测。样本在2～8℃下可保存6天，如在此期间无法完成检测，需将样本置－20℃保存。

（2）样本上机检测前应去除气泡、纤维蛋白、红细胞等颗粒物质。

（3）试剂应在2～8℃下保存，磁性颗粒使用前需混匀；避免将不同批号的试剂混合使用。

（4）结果报告：在介于检测下限和最高定标品值之间的分析范围内，可进行样本的定量测定。若样本含量低于测定下限，以小于该值报告结果；若样本含量高于最高定标品值，则以大于该值报告结果。不能将样本稀释后再测定。

2. ECLIA 法

【原理】 采用竞争法测定。样本和钌标记的特异性抗人 FT_3 抗体在反应管中一起孵育，样本中 FT_3 同钌标记的抗人 FT_3 抗体反应形成免疫复合物。向此反应体系中添加生物素化的 FT_3 衍生物和链霉素包被的磁珠微粒，前者与未结合的标记抗体结合，形成抗体-半抗原复合物。上述两种复合物通过生物素-链霉素之间的反应结合到固相载体上。将反应液吸入测量池中，通过电磁作用将磁珠吸附在电极表面，未与磁珠结合的物质被除去。给电极加以一定的电压，使复合体化学发光，发光强度与样本中的 FT_3 含量成反比。

【试剂】 与分析仪配套的商品化 FT_3 测定成套试剂盒。

【操作】 按仪器和试剂说明书设定测定条件，进行定标品、质控品和待测样品的测定。

【参考区间】

成人		3.1～6.8pmol/L
儿童	4～30天：	3.0～8.1pmol/L
	2～12个月：	2.4～9.8pmol/L
	2～6岁：	3.0～9.1pmol/L
	7～11岁：	4.1～7.9pmol/L
	12～19岁：	3.5～7.7pmol/L

此参考区间引自商品化试剂说明书。

【注意事项】

（1）标本类型及稳定性：血清和血浆均可作为检测样本。样本2～8℃下可稳定保存7天，在－20℃下1个月内稳定，避免反复冻融。如果样本中有沉淀，应在检测前离心。样本、定标品及质控品应平衡至室温（20～25℃）再上机测定。

（2）干扰因素：对于接受高剂量生物素治疗的患者（>5mg/d），必须在末次生物素治疗8小时后采集样本。少数病例中极高浓度的分析物特异性抗体、链霉亲和素或钌抗体会影响检测结果。每日接受治疗剂量的呋塞米会使测定结果升高；患者体内若存在甲状腺激素自身抗体会影响检测结果；FDH时对 FT_3 的测定也有影响。

3. TrFIA 法

【原理】 采用竞争性的时间分辨免疫荧光分析法。用二抗（抗鼠IgG）包被反应孔，样本和抗人 FT_3 抗体一起加入反应孔中，样本中的 FT_3 与抗人 FT_3 抗体上的结合位点结合，形成免疫复合物。同时抗人 FT_3 抗体被包被在反应孔上的二抗捕获而固定在反应孔上。温育后洗涤去除未结合物质。随后加入铕标记 FT_3，它能与抗人 FT_3 抗体上剩余的结合位点结合。通过振荡、洗涤将未结合的物质清除。加入增强液将标记在复合物中的铕离子解离产生荧光，荧光强度和样本中的 FT_3 浓度成反比。

【试剂】 商品化 FT_3 测定成套试剂盒，主要成分如下：

（1）96微孔反应板：已包被第二抗体。

（2）FT_3 标准品：浓度分别为0pmol/L、2.2pmol/L、3.5pmol/L、8.0pmol/L、25pmol/L、60pmol/L。

（3）抗人 FT_3 抗体：1瓶（0.8ml）。

（4）铕标记 FT_3：1瓶（冻干品）。

（5）分析缓冲液：1瓶（30ml）。

（6）孵育缓冲液：1瓶（30ml）。

（7）浓缩洗液（25×）：1瓶（40ml）。

（8）增强液：1瓶（50ml）。

【操作】

（1）试剂准备

1）洗涤液：40ml浓缩洗液加960ml蒸馏水混合后使用

2）标准品：在每瓶标准品中加入1.1ml去离子水，使用前30分钟复溶。

3）铕标记 FT_3：在铕标记 FT_3 冻干品中加入0.8ml的去离子水，复溶30分钟。

4）铕标记 FT_3 稀释液：使用前1小时用孵育缓冲液以1∶100的比例稀释铕标记 FT_3，按需要量配制，备用。

5）抗人 FT_3 抗体稀释液：用分析缓冲液以1∶100的比例稀释抗人 FT_3 抗体，按需要量配制，备用。

（2）样本测定：洗板1次，拍干备用。吸取50μl标准品或待测样本，按顺序加入反应板的微孔中。每孔中加入200μl抗人 FT_3 抗体稀释液，室温下慢速振荡2小时。洗板4次，拍干。每孔加入200μl铕标记 FT_3 稀释液，4℃下静置30分钟。洗板6次，拍干。每孔加入200μl增强液，慢速振荡5分钟。微孔反应板置于时间分辨荧光测定仪上检测。

(3) 结果显示：以试剂盒内6个标准品中 FT_3 的浓度为横坐标，其各自对应的荧光强度为纵坐标，绘制标准曲线。根据待测样本反应后的荧光强度，在标准曲线上即可换算出样本中 FT_3 的浓度。

【参考区间】 成人 FT_3：4.6～7.8pmol/L（此参考区间引自商品化试剂说明书）。

实验室应评估参考值对相应患者人群的适用性，必要时建立各自的参考区间。

【注意事项】 操作及环境要求：

(1) 实验室环境干净无尘，对于实验成功有决定性意义。试剂和待检样本使用前应恢复至室温（20～25℃）。每次检测时最好用复孔制备参考曲线。

(2) 洗板机应定期进行检查，保证管道通畅。洗涤时，确认微孔注满洗液；洗涤完成后保证微孔残留液不超过5μl；并将微孔板倒扣于无尘吸水纸上拍干。

(3) 添加增强液及铕标记物时，使用专用吸头，避免污染。吸头应悬空，避免接触小孔边缘及其中的试剂。

(4) 使用干净一次性容器配制铕标记物，不同试验的铕标记物不可混用。避免铕标记稀释液进入铕标记物原液中。

（二）临床意义

1. FT_3 明显升高　主要见于甲状腺功能亢进、弥漫性毒性甲状腺肿（Graves 病）、初期慢性淋巴细胞性甲状腺炎（桥本甲状腺炎）等患者血中；缺碘也会引起 FT_3 浓度的代偿性升高。

2. FT_3 明显降低　主要见于甲状腺功能减退、低 T_3 综合征、黏液性水肿、晚期桥本甲状腺炎等患者中。

3. 个体应用糖皮质激素、苯妥英钠、多巴胺等药物治疗时可出现 FT_3 的降低。

四、游离甲状腺素测定

虽然人体中甲状腺素（T_4）含量较高，但绝大部分 T_4 以结合状态存在，只有约0.03%具有生物学活性的游离甲状腺素（free thyroxine，FT_4）存在于血液循环中。FT_4 测定不受血液循环中结合蛋白浓度和结合力特性的影响，更能反映机体甲状腺功能状况。FT_4 测定有许多方法，其中平衡透析-RIA 法是参考方法，此方法可在测定前将 FT_4 和与蛋白结合的 T_4 相分离。但是这种方法比较烦琐，且对技术要求较高，难以在临床实验室中广泛应用。

临床实验室中 FT_4 的测定主要用 CLIA 法、ECLIA 法和 TrFIA 法。

（一）检测方法

1. CLIA 法

【原理】 采用两步竞争结合酶免疫法测定。首先将样本和包被抗人 FT_4 抗体的磁性颗粒混合反应，样本中游离的 FT_4 与抗人 FT_4 抗体结合，固定于磁性颗粒上。在磁场作用下通过洗涤将未结合的物质去除。随后将吖啶酯标记的 FT_4 加入到上述反应体系中，吖啶酯标记的 FT_4 与抗人 FT_4 抗体上剩余的结合位点结合。洗涤去除未结合物质，依次加入预激发液和激发液，激发吖啶酯发光。产生的光量与样本中游离 FT_4 的量成反比。

【试剂】 与分析仪配套的商品化 FT_4 测定成套试剂盒。

【操作】 按仪器和试剂说明书设定测定条件，进行定标品、质控品和待测样品的测定。

【参考区间】 成人 FT_4：0.70～1.48ng/dl（此参考区间引自商品化试剂说明书）。

【注意事项】

(1) 标本类型及稳定性：推荐使用血清或肝素锂、EDTA-Na_2 和 EDTA-K_2 抗凝血浆作为样本，避免反复冻融，同一实验室避免使用不同类型样本进行检测。样本在2～8℃下可保存6天。如在此期间内无法完成测定，样本应在-20℃下保存。

(2) 样本上机测定前应去除气泡、纤维蛋白、红细胞等颗粒物质。

(3) 试剂应在2～8℃下保存，磁性颗粒使用前需混匀。避免将不同批号的试剂混合使用。

(4) 结果报告：在介于检测下限和最高定标品值之间的分析范围内，可进行样本的定量测定。若样本含量低于测定下限，以小于该值报告结果；若样本含量高于最高定标品值，则以大于该值报告结果。不能将样本稀释后再测定。

2. ECLIA 法

【原理】 采用竞争法测定。样本和钌标记的特异性抗人 FT_4 抗体在反应管中一起孵育，样本中的 FT_4 同钌标记的抗人 FT_4 抗体反应形成免疫复合物。向反应体系中添加生物素化的 FT_4 衍生物和链霉素包被的磁珠微粒，前者与未结合的标记抗体结合，形成抗体-半抗原复合物。上述两种复合物通过生物素-链霉素之间的反应结合到固相载体上。将反应液吸入测量池中，通过电磁作用将磁珠吸附在电极表面，未与磁珠结合的物质被除去。给电极加以一定的电压，使复合体化学发光，发光强度与样本中的 FT_4 含量成反比。

【试剂】 与分析仪配套的商品化 FT_4 测定成套试

剂盒。

【操作】 按仪器和试剂说明书设定测定条件，进行定标品、质控品和待测样品的测定。

【参考区间】 成人 FT_4：12～22pmol/L（此参考区间引自商品化试剂说明书）。

【注意事项】

（1）标本类型及稳定性：血清和血浆均可用于测定 FT_4。样本在 2～8℃下可稳定保存 7 天，在 -20℃下 1 个月内稳定，避免反复冻融。样本中有沉淀，应在测定前离心。

（2）样本、定标品及质控品应平衡至室温（20～25℃）再上机测定。

（3）干扰因素：对于接受高剂量生物素治疗的患者（>5mg/d），必须在末次生物素治疗 8 小时后采集样本。少数病例中极高浓度的分析物特异性抗体、链霉亲和素或钌抗体会影响检测结果。患者体内若存在甲状腺激素自身抗体会影响检测结果。若结合蛋白发生病理性改变（FDH）也会影响检测结果。每日接受治疗剂量的呋塞米者会使 FT_4 结果升高。接受含有 D-T_4 成分降脂药物治疗的患者不能检测 FT_4，如果需要对这类患者进行甲状腺功能的检测，必须停药 4～6 周，使生理状态恢复正常后方能进行。

3. TrFIA 法

【原理】 采用竞争性时间分辨免疫荧光分析法。用二抗包被反应孔，抗人 FT_4 抗体加入至反应孔中孵育。抗人 FT_4 抗体被包被在反应孔上的二抗所捕获而固定在反应孔上，洗涤去除未结合物质。将样本加入反应孔中，样本中的 FT_4 结合于抗人 FT_4 抗体上的结合位点，形成免疫复合物。孵育后洗涤去除未结合物质，再向反应孔中加入铕标记 FT_4，它与抗人 FT_4 抗体上剩余的结合位点结合。通过振荡、洗涤将未结合的物质清除。加入增强液将标记在复合物中的铕离子解离产生荧光，荧光强度和样本中的 FT_4 浓度成反比。

【试剂】 商品化 FT_4 测定成套试剂盒，主要成分如下。

（1）96 微孔反应板：已包被第二抗体。

（2）FT_4 标准品：浓度分别为 0pmol/L、2.8pmol/L、6.8pmol/L、15.4pmol/L、36pmol/L、80pmol/L。

（3）抗人 FT_4 抗体：1 瓶（0.75ml）。

（4）铕标记 FT_4：1 瓶（0.75ml）。

（5）分析缓冲液：1 瓶（30ml）。

（6）孵育缓冲液：1 瓶（30ml）。

（7）浓缩洗液（25×）：1 瓶（40ml）。

（8）增强液：1 瓶（50ml）。

【操作】

（1）试剂准备：①洗涤液：40ml 浓缩洗液加 960ml 蒸馏水混合使用；②铕标记 FT_4 稀释液：使用前 1 小时用孵育缓冲液以 1∶100 的比例稀释铕标记 FT_4，按需要量配制，备用；③抗人 FT_4 抗体稀释液：用分析缓冲液以 1∶100 的比例稀释抗人 FT_4 抗体，按需要量配制，备用。

（2）样本测定：每孔中加入 200μl 抗人 FT_4 抗体稀释液，慢速振荡 70 分钟。吸取 25μl 标准品或待测样本，按顺序加入微孔反应板的孔中，慢速振荡 60 分钟。洗板 1 次，拍干。每孔加入 200μl 铕标记 FT_4 稀释液，4℃下静置 30 分钟。洗板 4 次，拍干。每孔加入 200μl 增强液，慢速振荡 5 分钟。微孔反应板置于时间分辨荧光测定仪上检测。

（3）结果显示：以试剂盒内 6 个标准品中 FT_4 的浓度为横坐标，其各自对应的荧光强度为纵坐标，绘制标准曲线。根据待测样本反应后的荧光强度，在标准曲线上即可换算出样本中 FT_4 的浓度。

【参考区间】 成人 FT_4：8.7～17.3pmol/L（此参考区间引自商品化试剂说明书）。

【注意事项】 操作及环境要求：

（1）实验室环境干净无尘，对于实验成功有决定性意义。试剂和待检样本使用前应恢复至室温（20～25℃）。每次检测时最好用复孔做参考曲线。

（2）洗板机应定期进行校正，保证管道通畅。洗涤时，确认微孔注满洗液；洗涤完成后保证微孔残留液不超过 5μl；并将微孔板倒扣于无尘吸水纸上拍干。

（3）添加增强液及铕标记物时，使用专用吸头，避免污染。吸头应悬空，避免接触小孔边缘及其中的试剂。

（4）使用干净一次性容器配制铕标记物，不同试验的铕标记物不可混用。避免铕标记稀释液进入铕标记物原液中。

（二）临床意义

1. FT_4 明显升高　主要见于甲状腺功能亢进（包括甲亢危象）、多结节性甲状腺肿、弥漫性毒性甲状腺肿、初期桥本甲状腺炎、部分无痛性甲状腺炎等。

2. 甲状腺功能减退、黏液性水肿、晚期桥本甲状腺炎等患者中 FT_4 的降低较 FT_3 更为明显。

3. 某些非甲状腺疾病，如重症感染发热、危重患者可见 FT_4 升高；而部分肾病综合征患者可见 FT_4 水平降低。

4. 服用药物治疗（如肝素、胺碘酮等）会引起 FT_4 的升高，而应用抗甲状腺药物、苯妥英钠、糖皮质激素等患者体内 FT_4 水平降低。

五、甲状腺球蛋白

绝大多数的甲状腺球蛋白（thyroglobulin，TG）是由甲状腺细胞合成并释放进入甲状腺滤泡残腔中的一种大分子糖蛋白，是甲状腺激素分子的前体。因TG含有酪氨酸，在甲状腺过氧化物酶（TPO）和碘的存在下，通过碘化作用使一部分TG形成单-碘酪氨酸和双-碘酪氨酸（MIT和DIT）。MIT和DIT可在TG基质上进一步偶联形成 T_3 和 T_4。TSH、甲状腺体内碘缺乏和甲状腺刺激性免疫球蛋白等因素可刺激TG的产生。

TG主要存在于甲状腺滤泡的胶质中，少量可进入血液循环，正常健康人血清中可检测到少量TG。疾病因素刺激甲状腺体时，导致部分TG释放入血液循环中，使得在血液循环中的浓度较正常状态下明显升高。因此，血液循环中TG水平能反映分化型甲状腺组织的大小、甲状腺体的物理伤害或炎症以及TSH刺激的程度，在甲状腺相关疾病的诊断、治疗及预后评估中具有重要意义。

TG的测定主要用CLIA法和ECLIA法。

（一）检测方法

1. CLIA法

【原理】采用一步酶免疫法（夹心法）测定。将样本、生物素化抗人TG单克隆抗体、抗人TG单克隆抗体-ALP结合物及包被着链霉亲和素的磁性微粒一起添加到反应管中。生物素化抗体与样本中的TG结合，并通过生物素-链霉亲和素系统结合于磁性微粒上。抗人TG单克隆抗体-ALP结合物和TG分子上的不同抗原位点反应。在反应管内完成温育后，结合在此微粒上的物质在磁场内被吸住，而未结合的物质将被冲洗除去。然后，将化学发光底物添加到反应管内，它在ALP的作用下迅速发光，产生的光量与样本内TG的浓度成正比。

【试剂】与分析仪配套的商品化TG测定成套试剂盒。

【操作】按仪器和试剂说明书设定测定条件，进行定标品、质控品和待测样品的测定。

【参考区间】成人TG：1.15～130.77μg/L（此参考区间引自商品化试剂说明书）。

【注意事项】

（1）标本类型：推荐使用血清或肝素抗凝血浆，避免反复冻融。

（2）结果报告：在介于检测下限和最高定标品值之间的分析范围内，可进行样本的定量测定。若样本含量低于测定下限，以小于该值报告结果；若样本含量高于最高定标品值，则以大于该值报告结果。也可将样本用样本稀释液作5倍或10倍稀释后重新测定。

（3）干扰因素：样本中若含TG抗体（TGAb）会影响检测结果，因此所有样本都要检查是否含有TGAb。TGAb阳性则说明样本中TG的实际含量比测得的值大。应注意某些患者体内可能存在的异嗜性抗体对测定结果的影响。

2. ECLIA法

【原理】采用双抗体夹心法原理测定。样本、生物素化的抗人TG单克隆抗体和钌标记的抗人TG单克隆抗体一起添加在反应管中，样本中TG与抗人TG单克隆抗体反应形成免疫复合物。加入链霉亲和素包被的磁珠微粒后，该复合物通过生物素-链霉亲和素的相互作用与固相结合。将反应液吸入测量池中，通过电磁作用将磁珠吸附在电极表面，未与磁珠结合的物质通过清洗除去。给电极加以一定的电压，使复合物化学发光，产生的光量与样本中TG的浓度成正比。

【试剂】与分析仪配套的商品化TG测定成套试剂盒。

【操作】按仪器和试剂说明书设定测定条件，进行定标品、质控品和待测样品的测定。

【参考区间】成人TG：1.4～78μg/L（此参考区间引自商品化试剂说明书）。

【注意事项】

（1）标本类型及稳定性：血清或血浆样本均可用于检测。样本在2～8℃下可稳定保存3天，-20℃下1个月内稳定。避免反复冻融。如果样本中有沉淀，应在测定前离心。

（2）干扰因素：患者血清中可能存在的抗甲状腺球蛋白抗体（TGAb）会影响TG测定结果，应通过TG回收试验核实测定结果，或通过TGAb测定进行检验。对于接受高剂量生物素治疗的患者（>5mg/d），必须在末次生物素治疗8小时后采集样本；少数病例中极高浓度的分析物特异性抗体、链霉亲和素或钌抗体会影响检测结果。

（二）临床意义

1. 所有类型的甲状腺功能亢进症　包括Graves病、毒性结节性甲状腺肿、亚急性甲状腺炎和淋巴细胞甲状腺炎等患者血中TG水平升高。TG检测有助于鉴别诊断外源性甲状腺激素（医源性或人为的）和内源性因素引起的甲状腺功能亢进症。

2. 良性的甲状腺结节和恶性的甲状腺癌患者体内TG水平均明显升高。TG在对不同甲状腺癌患者治疗过程中是非常有用的指标，全部或几乎全部切除甲状腺和残留甲状腺组织放射碘切除手术成功后，TG水平会下降到非常低或者无法检测出的水平。

3. 先天性甲状腺功能减退患者 TG测定有助于鉴别甲状腺完全缺失、甲状腺发育不全或其他病理状况。TG测定也可用于鉴别诊断亚急性甲状腺炎和假性甲状腺毒症，后者因TSH的抑制作用而使TG含量降低。某些应用甲状腺激素的患者，通常也会引起血中TG水平的降低。

六、甲状腺球蛋白抗体测定

甲状腺球蛋白抗体（thyroglobulin autoantibodies，TGAb）是一类针对甲状腺球蛋白（TG）的自身抗体，主要存在于自身免疫性甲状腺病患者和非甲状腺自身免疫性疾病患者体内。在大约10%的健康个体尤其是老年人中也可以检测到TGAb，女性中TGAb的阳性率要比男性中高（分别为18%和5%）。因此，在甲状腺功能紊乱的诊断上，TGAb测定并无较大的特殊意义。但是动态地监测TGAb水平，可以了解自身免疫性甲状腺的病变进程，并辅助诊断自身免疫性甲状腺炎。

TGAb的测定主要用CLIA法和ECLIA法。

（一）检测方法

1. CLIA法

【原理】采用连续两步酶免疫法（夹心法）测定。将样本和包被有TG的磁性微球加入反应管中孵育，样本中的TGAb与磁性微球表面的TG结合，形成免疫复合物。温育后，在磁场的作用下，结合于固相上的物质与未结合的物质分离。加入TG-ALP结合物，结合于磁性微球上的TGAb与TG-ALP结合物结合，在磁场作用下清洗去除未结合物质。加入化学发光底物，它在ALP的作用下迅速发光，产生的光量与样本中TGAb的含量成正比，通过多点校准曲线来确定样本中TGAb的浓度。

【试剂】与分析仪配套的商品化TGAb测定成套试剂盒。

【操作】按仪器和试剂说明书设定测定条件，进行定标品、质控品和待测样品的测定。

【参考区间】成人TGAb：<4IU/ml（此参考区间引自商品化试剂说明书）。

【注意事项】

（1）标本类型：推荐使用血清、肝素或EDTA抗凝血浆，避免反复冻融。

（2）结果报告：在介于检测下限和最高定标品值之间的分析范围内，可进行样本的定量测定。若样本含量低于测定下限，以小于该值报告结果；若样本含量高于最高定标品值，则以大于该值报告结果。也可将样本用“S0”定标品作10倍稀释后重新测定。

（3）干扰因素：应注意某些患者体内可能存在的异嗜性抗体对测定结果的影响。

2. ECLIA法

【原理】采用竞争法测定。将样本和生物素化的TG一起孵育，样本中的抗TG抗体和TG结合。将钌标记的抗TG抗体和链霉亲和素包被的磁性微粒加入到反应管中，钌标记的抗TG抗体与剩余的生物素化TG结合，形成免疫复合物。该复合物生物素-链霉亲和素的作用下被固定于磁性微粒上。将反应液吸入测量池中，通过电磁作用将磁性微粒吸附在电极表面，未与磁性微粒结合的物质通过清洗除去。给电极加以一定的电压，使复合物化学发光，产生的光量与样本中抗TG抗体含量成反比。

【试剂】与分析仪配套的商品化TGAb测定成套试剂盒。

【操作】按仪器和试剂说明书设定测定条件，进行定标品、质控品和待测样品的测定。

【参考区间】<115IU/ml（妊娠妇女、儿童、青春期者不适用）（此参考区间引自商品化试剂说明书）。

【注意事项】

（1）标本类型及稳定性：推荐使用血清或肝素-Na、EDTA抗凝血浆样本进行检测，避免使用肝素锂或枸橼酸钠抗凝血的浆样本。样本在2～8℃下可稳定保存3天，－20℃下1个月内稳定。避免反复冻融。如果样本中有沉淀，应在检测前离心。

（2）干扰因素：对于接受高剂量生物素治疗的患者（>5mg/d），必须在末次生物素治疗8小时后采集样本；少数病例中极高浓度的分析物特异性抗体、链霉亲和素或钌抗体会影响检测结果。若患者样本中TG浓度>2000ng/ml可导致抗TGAb浓度假性升高。样本不可稀释后测定，自身抗体属异质性，会产生非线性稀释现象。

（二）临床意义

1. TGAb浓度升高常见于甲状腺功能紊乱的患者。慢性淋巴细胞浸润性甲状腺炎患者中，TGAb阳性率约70%～80%；Graves病患者中，TGAb阳性率约30%。在某些甲状腺瘤或甲状腺癌中，TGAb的阳性率也会升高。

2. TGAb浓度升高也可见于非甲状腺自身免疫性

疾病。如1型糖尿病患者TGAb阳性率为20%，艾迪生病为28%，恶性贫血为27%。

3. TGAb测定对于慢性淋巴细胞浸润性甲状腺炎的病程监测和鉴别诊断具有重要意义。在疾病的缓解期或漫长的病程之后原先升高的TGAb可能逐渐降低转为阴性，如果TGAb在缓解之后再次升高，提示可能复发。

4. TG测定时会受患者体内存在的TGAb影响。因此，在TG测定时一般要求同时检测TGAb，以排除TGAb对TG检测结果的干扰。

5. 在部分正常健康个体中也观察到会有TGAb水平的升高。

七、甲状腺过氧化物酶抗体测定

甲状腺过氧化物酶（thyroid peroxidase，TPO）是一类大分子膜结合糖蛋白，仅在甲状腺细胞中表达。在甲状腺球蛋白的协同作用下，TPO在L-酪氨酸的碘化和单碘、双碘酪氨酸的化学偶联以及生物合成甲状腺激素T_4、T_3、和rT_3等方面具有重要作用。

TPO是一种潜在的自身抗原，甲状腺过氧化物酶抗体（thyroid peroxidase autoantibodies，TPOAb）是机体针对TPO而产生的自身抗体。TPOAb主要存在于自身免疫性甲状腺病患者和非甲状腺自身免疫性疾病患者体内，但是也可在部分健康人尤其是老年人体内检测到。并且在老年女性中的阳性率明显高于老年男性。

甲状腺过氧化物酶抗体测定的主要方法有CLIA法和ECLIA法。

（一）检测方法

1. CLIA法

【原理】采用连续二步酶免疫法（夹心法）测定。反应管中含包被有TPO的磁性微粒，样本加入反应管中后，样本中的TPOAb与TPO结合。在反应管内温育后，结合在磁性微球上的物质在磁场内被吸住，而未结合的物质被冲洗除去。反应管中添加蛋白A-ALP结合物，该结合物与TPOAb相结合。在第二次温育后，结合在磁性微球上的物质在磁场内被吸住，而未结合的物质被冲洗除去。将化学发光底物添加到反应管内，它在ALP作用下迅速发光，所产生的光量与样本内的TPOAb浓度成正比。

【试剂】与分析仪配套的商品化TPOAb测定成套试剂盒。

【操作】按仪器和试剂说明书设定测定条件，进行定标品、质控品和待测样品的测定。

【参考区间】 <9IU/ml（此参考区间引自商品化试剂说明书）。

【注意事项】

（1）标本类型：推荐使用血清或肝素锂、EDTA抗凝血浆样本，避免使用溶血或脂血样本。样本避免反复冻融。

（2）结果报告：在介于检测下限和最高定标品值之间的分析范围内，可进行样本的定量测定。若样本含量低于测定下限，以小于该值报告结果；若样本含量高于最高定标品值，则以大于该值报告结果。也可将样本用样本稀释液作10倍或100倍稀释后重新测定。

（3）干扰因素：应注意某些患者体内可能存在的异嗜性抗体对测定结果的影响。

2. ECLIA法

【原理】采用竞争法测定。样本和钌标记的TPO-Ab一起孵育。添加生物素化的TPO和包被链霉亲和素的磁性微粒，样本中的TPOAb与钌标记的TPOAb竞争结合生物素化的TPO，形成免疫复合物。然后免疫复合物在生物素-链霉亲和素的作用下结合到磁性颗粒上。将反应液吸入测量池中，通过电磁作用将磁珠吸附在电极表面，未与磁珠结合的物质通过洗涤除去。给电极加以一定的电压，使复合物化学发光，所产生的光量与样本中TPOAb的浓度成反比。

【试剂】与分析仪配套的商品化TPOAb测定成套试剂盒。

【操作】按仪器和试剂说明书设定测定条件，进行定标品、质控品和待测样品的测定。

【参考区间】 <34IU/ml（妊娠期妇女、儿童、青春期者不适用）（此参考区间引自商品化试剂说明书）。

【注意事项】

（1）标本类型及稳定性：血清或血浆样本均可作为测定样本。样本在2~8℃下可稳定保存3天，-20℃下可稳定1个月。避免反复冻融。如果样本中有沉淀，应在检测前离心。样本、试剂和质控品均应平衡至室温（20~25℃）再上机测定。

（2）干扰因素：对于接受高剂量生物素治疗的患者（>5mg/d），必须在末次生物素治疗8小时后采集样本；少数病例中极高浓度的分析物特异性抗体、链霉亲和素或钌抗体会影响检测结果。TPOAb浓度高于测量范围的样本可采用通用稀释液作1:5稀释后再测定。稀释样本的浓度必须>200IU/ml。

（二）临床意义

1. 在约65% Graves病患者、95%的桥本甲状腺炎或先天性黏液腺瘤患者、19%的分化型甲状腺癌患者和11%的其他混合型非自身免疫甲状腺疾病患者体内可检测到TPOAb水平的升高。

2. 患者体内TPOAb水平升高是诊断慢性自身免疫性甲状腺疾病诊断的金标准。虽然与其他甲状腺抗体（TGAb、TRAb）同时检测可以增加敏感性，但是TPOAb阴性结果不能排除自身免疫性疾病的可能性。

3. 测定患者体内TPOAb水平可排除甲状腺肿大或非自身免疫导致的甲状腺功能减退症。如果患者体内出现TPOAb以及TSH水平升高，每年有3%～4%的风险发展为甲状腺功能减退症。

4. 部分健康个体中也能检测到TPOAb水平的升高。

八、促甲状腺素受体抗体测定

促甲状腺素受体抗体（thyrotropin receptor autoantibodies，TRAb）为一组抗甲状腺细胞膜上TSH受体的自身抗体，其功能具有高度异质性。有些TRAb可刺激TSH受体并与Graves病导致的甲状腺功能亢进相关，如长效甲状腺刺激素（long-acting thyroid stimulator，LATS）和甲状腺刺激免疫球蛋白（thyroid-stimulating immunoglobulin，TSI）。TSI可保护LATS免遭血清中相应抗体的中和，亦可与TSH受体结合发挥持久TSH样作用，而另一些TRAb则为TSH受体抑制剂，可拮抗TSH作用或破坏TSH受体。

TRAb的测定主要采用ECLIA法。

【原理】 采用竞争法测定。将样本和预处理缓冲液及预处理试剂缓冲液一起孵育，预处理缓冲液和预处理试剂缓冲液由可溶性猪TSH受体的前体物和生物素化鼠抗猪TSH受体单克隆抗体形成免疫复合物。样本中TRAb与TSH受体复合物发生反应。在反应体系中加入缓冲液，TRAb进一步与TSH受体复合物反应。加入链霉亲和素包被的磁性微粒和钌标记的人甲状腺刺激性单克隆抗体M22，根据它们对钌标记的M22结合的抑制能力来测定结合的TRAb。整个复合物在生物素-链霉亲和素的作用下结合到固相载体上。将反应液吸入测量池中，通过电磁作用将磁性微粒吸附在电极表面，未与磁性微粒结合的物质通过清洗被除去。给电极加以一定的电压，使复合体化学发光。通过分析仪的定标曲线得到TRAb的测定结果。

【试剂】 与分析仪配套的商品化TRAb测定成套试剂盒。

【操作】 按仪器和试剂说明书设定测定条件，进行定标品、质控品和待测样品的测定。

【参考区间】 成人TRAb：1.22～1.58IU/L（此参考区间引自商品化试剂说明书）。

【注意事项】

1. 标本类型及稳定性 推荐使用血清样本，样本2～8℃下可稳定保存3天，－20℃下1个月内稳定，避免反复冻融。接受肝素钠治疗患者的样本不可用于TRAb的测定。如果样本中有沉淀，应在检测前离心。样本、定标品和质控品应在平衡至室温（20～25℃）再上机测定。

2. 干扰因素 对于接受高剂量生物素治疗的患者（>5mg/d），必须在末次生物素治疗8小时后采集样本；少数病例中极高浓度的分析物特异性抗体、链霉亲和素或钌抗体会影响检测结果。

【临床意义】

1. 自身免疫性甲亢的诊断或排除、与功能自主性甲状腺多发结节的鉴别诊断。TRAb存在提示患者甲亢是由于自身免疫引起而不是毒性结节性甲状腺肿。这类抗体能与TSH受体结合，通过刺激作用能诱发Graves病。因此在95%的患者中可检测到。

2. 监测Graves病患者治疗和复发。Graves病患者抗甲状腺药物治疗期间TRAb浓度常下降。药物治疗后TRAb浓度降低或消失可能提示疾病缓解，可以考虑终止治疗。

3. 由于TRAb是IgG类抗体，可通过胎盘并引起新生儿甲状腺疾病。有甲状腺疾病史的患者在怀孕期间测定TRAb对于评估新生儿甲状腺疾病危险程度非常重要。

九、甲状腺素摄取试验

甲状腺素（T_4）作为甲状腺循环的生理学部分，对人体综合代谢具有调节作用。T_4浓度的检测对于甲状腺功能正常、甲状腺功能亢进和甲状腺功能减退的鉴别尤为关键。血液循环中，99%以上的T_4与载体蛋白相结合，而不到1%的T_4以游离状态存在。因此，只有当血液循环中T_4的蛋白结合能力正常时，其检测结果才可靠。甲状腺结合球蛋白（TBG）浓度的变化会影响蛋白结合激素的水平，而游离激素水平可保持不变。甲状腺素摄取试验（thyroid uptake）可测量T_4的蛋白结合能力，与总T_4联合测定还可计算游离甲状腺素指数（FTI），间接地反应出样本中游离T_4的相对量，反映甲状腺的功能状况。

甲状腺素摄取试验一般采用CLIA法和ECLIA法。

（一）检测方法

1. CLIA法

【原理】 采用竞争结合酶免疫法测定。将样本和测定用缓冲液添加到含有抗T_4抗体、T_4-ALP结合物

（含未标记的 T_4），以及包被着山羊抗小鼠捕获抗体的磁性微粒的反应管中。结合物试剂中未标记的 T_4 被样本内的游离 TBG 所结合。而剩余的、未标记的 T_4 与 T_4-ALP 结合物竞争性地与一定数量的抗 T_4 抗体上的结合位点结合。产生的抗原-抗体复合物被山羊抗小鼠捕获抗体所结合。在反应管内温育后，结合在固相上的物质在磁场内被吸住，而未结合的物质被冲洗除去。然后，将化学发光底物添加到反应管内，它在 ALP 作用下迅速发光，产生的光量与 TBG 上的结合位点数成正比（与甲状腺摄取值成反比）。

【试剂】 与分析仪配套的商品化 TBC 测定成套试剂盒。

【操作】 按仪器和试剂说明书设定测定条件，进行定标品、质控品和待测样品的测定。

【参考区间】 0.32～0.48（此参考区间引自商品化试剂说明书）。

【注意事项】

（1）标本类型及稳定性：推荐使用血清或肝素抗凝血浆样本，避免使用溶血或脂血样本，不可使用稀释过的样本。样本在 2～8℃下可放置 2 天，若 2 天内不能完成检测，应在≤－20℃下冷冻保存，避免反复冻融。

（2）干扰因素：应注意某些患者体内可能存在的异嗜性抗体对测定结果的影响。

2. ECLIA 法

【原理】 采用竞争法测定。将样本、外源性 T_4 和生物素化的 T_4 半抗原一起孵育。T_4 与样本中空闲结合位点结合。加入钌标记的抗人 T_4 单克隆抗体，生物素化 T_4 半抗原与钌标记的抗人 T_4 单克隆抗体反应形成复合物，形成的复合物与剩余的外源性 T_4 的量成反比。随后加入链霉亲和素包被的磁性微粒，免疫复合物通过生物素-链霉素的作用与磁性微粒结合。将反应液吸入测量池中，通过电磁作用将磁性微粒吸附在电极表面，未与其结合的物质通过清洗被除去。给电极加以一定的电压，使复合体发光，产生的光量与样本中甲状腺素摄取力成反比。

【试剂】 与分析仪配套的商品化 TBC 测定成套试剂盒。

【操作】 按仪器和试剂说明书设定测定条件，进行定标品、质控品和待测样品的测定。

【参考区间】 0.8～1.3（此参考区间引自商品化试剂说明书）。

【注意事项】

（1）标本类型及稳定性：血清或血浆样本均可用于检测。样本在 2～8℃下可稳定保存 8 天，在－20℃下可稳定 3 个月。避免反复冻融。如果样本中有沉淀，应在检测前离心。样本、试剂和质控品应平衡至室温（20～25℃）再上机测定。

（2）干扰因素：对于接受高剂量生物素治疗的患者（>5mg/d），必须在末次生物素治疗 8 小时后采集样本；少数病例中极高浓度的分析物特异性抗体、链霉亲和素或钌抗体会影响检测结果。接收含有 D-T_4 成分降脂药物治疗的患者不能检测 T_4。如果需要对这类患者进行甲状腺功能的检测，必须停药 4～6 周，使生理状态回复正常后方能进行。患者体内若存在甲状腺激素自身抗体会影响检测结果。家族型白蛋白合成障碍性高甲状腺激素血症（FDH）也可能影响检测结果。

（二）临床意义

1. 仅凭甲状腺素摄取试验的测定结果不能做出对甲状腺情况的判断，必须同其他甲状腺功能测试结合使用。

2. 甲状腺功能减退患者中甲状腺摄取值减小；甲状腺功能亢进患者中甲状腺摄取值增加。

3. 在 TBG 合成减少（雄激素或类固醇激素使用）、低蛋白血症（肝病、肾病、营养失调）、药物应用（苯妥英钠、水杨酸盐）、肢端肥大症及遗传性 TBG 缺乏等状态时甲状腺摄取值增加。

4. 在 TBG 合成增加（怀孕、雌激素服用、口服避孕药）、高蛋白血症、药物应用（吩噻嗪的持久服用）、肝脏疾病及遗传性 TBG 增高等状态时甲状腺摄取值减小。

第三节 性激素测定

性腺是主要的生殖腺，包括男性的睾丸和女性的卵巢。其主要功能是形成生殖细胞并通过配子发生途径产生配子（男性为精子，女性为卵子）和分泌类固醇类性激素。在下丘脑-垂体和局部因素的调节下，睾丸的 Leydig 细胞可分泌雄激素以及少量雌激素和孕激素，卵巢可分泌雌激素、孕激素和少量雄激素。此类激素在胚胎发育、个体生长发育、性分化及性成熟等方面发挥重要作用。肾上腺分泌的硫酸脱氢表雄酮（DHEA-S）是性激素前体物质，性激素结合球蛋白（SHBG）主要由肝脏合成，是性激素在机体内的转运载体。生理状态下，它们与性激素一起共同维持机体生殖系统激素的合成和代谢平衡，并发挥相应功能。病理情况下，一种或多种上述物质机体内的水平发生改变，监测患者体内性激素及性激素相关物质的水平，对于评估患者性发育状况、生殖系统及内分泌系统等疾病的诊断具有重要意义。

一、睾酮测定

睾酮（testosterone，T）主要由男性睾丸 Leydig 细胞合成，肾上腺和女性卵巢也能少量分泌。分泌入血后，98%以上的睾酮与白蛋白和性激素结合蛋白结合，少量以游离状态存在。男性中，睾酮的主要功能是诱导胎儿性分化，促进并维持男性第二性征发育，维持男性性功能，促进蛋白质合成和骨骼生长，增加基础代谢等。此外，睾酮与 LH 共同促进精子的形成及成熟，并与精子活动力和精小管的代谢有关。女性中，睾酮对于维持女性青春期正常生长发育及某些代谢的调节有重要作用。

睾酮的测定一般采用化学发光免疫测定（CLIA）法和电化学发光免疫测定（ECLIA）法。

（一）检测方法

1. CLIA 法

【原理】采用竞争结合酶免疫法测定。将样本和样本处理液、小鼠抗人睾酮单克隆抗体、碱性磷酸酶（ALP）标记的睾酮以及包被着山羊抗小鼠多克隆抗体的顺磁性微粒一起添加到反应管中。经样本处理液作用，样本中的睾酮从载体蛋白中释放出来，并与睾酮-ALP 结合物竞争结合于特异的抗睾酮单克隆抗体。捕获抗体将生成的抗原-抗体复合物结合在固相上。在反应管内完成温育后，结合在固相上的物质将置于一个磁场内被吸住，而未结合的物质将被冲洗除去。然后，将化学发光底物添加到反应管内，它在 ALP 的作用下迅速发光，所产生的光量与样本内睾酮的浓度成反比，通过多点校准曲线确定样本中睾酮的量。

【试剂】与分析仪配套的商品化睾酮测定成套试剂盒。

【操作】按仪器和试剂说明书设定测定条件，进行定标品、质控品和待测样品的测定。

【参考区间】

血清样本　男性：1.75～7.81μg/L
　　　　　女性：<0.1～0.75μg/L
血浆样本　男性：1.68～7.58μg/L
　　　　　女性：<0.1～0.90μg/L

此参考区间引自商品化试剂说明书。

【注意事项】

（1）标本类型及稳定性：推荐使用血清或血浆（肝素）样本进行检测，不推荐使用 EDTA 抗凝血浆，同一实验室不可交互使用两种类型的样本。样本在 2～8℃可保存 14 小时；在 -20℃可保存 6 个月，避免反复冻融。

（2）结果报告：在介于检测下限和最高定标品值之间的分析范围内，可进行样本的定量测定。若样本含量低于测定下限，以小于该值报告结果；若样本含量高于最高定标品值，则以大于该值报告结果。也可将样本用“S0”定标品 1∶1 稀释后重新测定。

（3）干扰因素：应注意某些患者体内可能存在的异嗜性抗体对测定结果的影响。

2. ECLIA 法

【原理】采用竞争法测定。样本和生物素化的抗人睾酮单克隆抗体一起孵育，睾酮与标记抗体的结合位点结合形成免疫复合物。在反应体系中添加链霉素包被的磁珠微粒和钌标记的睾酮衍生物，钌标记的睾酮衍生物与未被占用的生物素化睾酮抗体结合形成抗体-半抗原复合物。上述两种复合物通过生物素-链霉素之间的反应结合到固相载体上。将反应液吸入测量池中，通过电磁作用将磁珠吸附在电极表面，未与磁珠结合的物质被除去。给电极加以一定的电压，使复合体化学发光，发光强度与样本中的睾酮含量成反比，通过分析仪的定标曲线得到睾酮的测定结果。

【试剂】与分析仪配套的商品化睾酮测定成套试剂盒。

【操作】按仪器和试剂说明书设定测定条件，进行定标品、质控品和待测样品的测定。

【参考区间】

男性　20～49 岁：2.49～8.36μg/L
　　　≥50 岁：1.93～7.40μg/L
女性　20～49 岁：0.084～0.481μg/L
　　　≥50 岁：0.029～0.408μg/L

此参考区间引自商品化试剂说明书。

【注意事项】

（1）标本类型及稳定性：血清和 Li-肝素、EDTA 抗凝血浆均可用于检测。样本在 2～8℃可保存 14 小时；在 -20℃可保存 6 个月，避免反复冻融。检测前离心去除样品中的沉淀。冷藏的试剂和样本在室温中平衡至 20～25℃再上机测定。

（2）干扰因素：应注意少数病例中极高浓度的分析物特异性抗体、链霉亲和素或钌抗体对检测结果的影响。药物“诺龙”（INN 国际通用命名，WHO）对测定结果会产生明显的干扰，使用该药物进行治疗的患者不建议进行睾酮检测。女性出现异常升高的睾酮值时必须使用萃取法或经过验证的 LC-MS/MS 串联质谱方法进行确定。

（二）临床意义

1. 男性体内睾酮水平减低时，可见于生殖功能障碍、垂体功能减退、泌乳素过高症、肝硬化、慢性肾功能不全及克兰费尔特（Klinefelter）综合征等。

2. 男性体内睾酮水平升高时，可能由于先天性肾上腺增生症、睾丸良性间质细胞瘤及下丘脑-垂体-睾丸轴异常等原因所致。

3. 女性体内睾酮水平上升可能提示雄激素综合征（AGS）、多囊卵巢综合征（PCOS）、间质泡膜增殖症、先天性肾上腺增生症、卵巢肿瘤、肾上腺肿瘤、肾上腺发育不良、卵巢功能障碍或下丘脑-垂体-卵巢轴紊乱等。

二、雌二醇测定

雌二醇（estradiol-17β，E_2）是生物活性最强的一种雌激素，主要由卵巢分泌，肾上腺和男性的睾丸也可少量分泌。血液循环中98%的 E_2 结合于白蛋白和SHBG上，只有少量以游离状态存在。E_2 主要促进女性生殖上皮、乳腺、子宫、长骨的生长及第二性征发育，参与脂质代谢，调节血管平滑肌细胞和内皮细胞的许多功能，在排卵的控制机制中起着核心作用。E_2 缺乏将导致闭经、生殖器萎缩及骨质疏松和心血管疾病等，可影响青春期发育前的女孩第二性征的发育。

雌二醇的测定一般采用CLIA法和ECLIA法。

（一）检测方法

1. CLIA法

【原理】采用竞争结合酶免疫法测定。将样本添加到含包被着山羊抗兔多克隆抗体-兔抗人 E_2 单克隆抗体的顺磁性微粒和缓冲溶液的反应管中。20分钟后，再添加 E_2-碱性磷酸酶（ALP）结合物。样本中的 E_2 与 E_2-ALP结合物竞争结合于一定数量抗人 E_2 单克隆抗体的结合位点，形成免疫复合物。在反应管内完成温育后，结合在固相上的物质在磁场内被吸附住，而未结合的物质被冲洗除去。然后，将化学发光底物添加到反应管内，其在ALP的作用下迅速发光，所产生光的量与样本内 E_2 的浓度成反比，通过多点校准曲线确定样本中 E_2 的量。

【试剂】与分析仪配套的商品化 E_2 测定成套试剂盒。

【操作】按仪器和试剂说明书设定测定条件，进行定标品、质控品和待测样品的测定。

【参考区间】

男性 <20～47ng/L

绝经后女性（未使用激素治疗）：<20～40ng/L

未孕女性：卵泡中期*：27～122ng/L

黄体中期**：49～291ng/L

排卵周期***：95～433ng/L

注：*范围为从人体LH峰值（0天）的－6～－8天；**范围为从人体LH峰值（0天）的＋6～＋8天；***范围为人体LH峰值（0天）的－1天

此参考区间引自商品化试剂说明书。

【注意事项】

（1）标本类型及稳定性：推荐使用血清或血浆（肝素）样本进行检测。样本在2～8℃下可稳定2天，若2天内无法完成检测，应在－20℃或低于－20℃冷冻保存，避免反复冻融。

（2）结果报告：在介于检测下限和最高定标品值之间的分析范围内，可进行样本的定量测定。若样本含量低于测定下限，以小于该值报告结果；若样本含量高于最高定标品值，则以大于该值报告结果。也可将样本用“S0”定标品1∶1稀释后重新测定。

（3）干扰因素：应注意某些患者体内可能存在的异嗜性抗体对测定结果的影响。孕中期和孕晚期女性的雌二醇测定结果可能会受体内高水平雌三醇的影响。

2. ECLIA法

【原理】采用竞争法测定。将样本和生物素化的抗人 E_2 单克隆抗体一起孵育，E_2 与标记抗体的结合位点结合形成免疫复合物。添加链霉素包被的磁珠微粒和钌标记的 E_2 衍生物，钌标记的 E_2 衍生物与未被占用的生物素化 E_2 抗体结合形成抗体-半抗原复合物。上述两种复合物通过生物素-链霉素之间的反应结合到固相载体上。将反应液吸入测量池中，通过电磁作用将磁珠吸附在电极表面，未与磁珠结合的物质被除去。给电极加以一定的电压，使复合体化学发光，发光强度与样本中的 E_2 含量成反比，通过分析仪的定标曲线得到 E_2 的测定结果。

【试剂】与分析仪配套的商品化 E_2 测定成套试剂盒。

【操作】按仪器和试剂说明书设定测定条件，进行定标品、质控品和待测样品的测定。

【参考区间】

男性 7.63～42.6ng/L

未孕女性 卵泡期：12.5～166ng/L

排卵期：85.8～498ng/L

黄体期：43.8～211ng/L

妊娠女性 前3个月：215～>4300ng/L

绝经后女性 <5.00～54.7ng/L

儿童 男孩：<5.00～20.0ng/L

女孩：6.0～27.0ng/L

此参考区间引自商品化试剂说明书。

【注意事项】

（1）标本类型及稳定性：血清和 Li-肝素、EDTA 抗凝血浆均可用于检测。样本 2～8℃下可稳定保存 2 天，－20℃下 6 个月内稳定，避免反复冻融。检测前离心去除样品中的沉淀。冷藏的试剂和样本应在室温中平衡至 20～25℃；避免过度振荡产生泡沫影响测定。

（2）干扰因素：少数病例中极高浓度的分析物特异性抗体、链霉亲和素或钌抗体会影响检测结果。对于接受高剂量生物素治疗的患者（>5mg/d），必须在末次生物素治疗 8 小时后采集样本；接种过兔血清疫苗的患者样本可能会影响测定结果。

（二）临床意义

1. E_2 检测是检查下丘脑-垂体-性腺轴功能的指标之一，主要用于青春期前内分泌疾病的鉴别诊断、闭经或月经异常时对卵巢功能的评价。

2. E_2 水平可反映卵泡成熟度，E_2 的测定有助于监测排卵的情况。也可用于不孕不育的治疗和判定体外受精（IVF）的排卵时间。

3. 肾上腺皮质增生或肿瘤、睾丸肿瘤、卵巢肿瘤、男性乳房增生症、原发性或继发性性早熟、无排卵功能性子宫出血、多胎妊娠、肝硬化等患者 E_2 均升高。

4. 下丘脑病变、腺垂体功能减退、原发性或继发性卵巢功能不足、绝经期、皮质醇增多症、葡萄胎、无脑儿等患者体内 E_2 均降低。重症妊娠期高血压疾病患者血中 E_2 水平往往较低，若血中 E_2 水平特别低，则提示有胎儿宫内死亡的可能。

三、游离型雌三醇测定

雌三醇（estriol，E_3）是三种主要的自然雌激素之一，在非妊娠妇女和男性中可产生少量的 E_3，是 E_2 的代谢产物，具有较弱的雌激素活性。在中晚期妊娠妇女中，90% 的 E_3 来自胎盘和胎儿。血液循环中的 E_3 主要与其他蛋白如白蛋白、性激素结合球蛋白结合，以结合型 E_3 存在，少量以游离状态存在。妊娠时，胎盘和胎儿产生的 E_3 中只有游离型 E_3（unconjugated E_3，uE_3）会进入母体循环系统，而结合型则从尿液中排出。因此母体血液中游离型 E_3 的浓度能够反映胎盘功能和胎儿的健康状况，对于胎盘功能的监测、异常妊娠及胎儿疾病的诊断和鉴别诊断具有重要意义。

游离型 E_3 通常用 CLIA 法测定。

【原理】采用竞争结合酶免疫法测定。将样本、E_3-ALP 结合物以及包被着山羊抗兔 IgG 和兔抗人 E_3 多克隆抗体的顺磁性微粒添加到反应管中。样本中游离型 E_3 与 E_3-ALP 结合物竞争性地结合于一定数量的兔抗人 E_3 多克隆抗体上的结合位点。产生的免疫复合物与固相上的捕获抗体结合。在反应管内完成温育后，结合在固相上的物质在磁场内被吸住，而未结合的物质被冲洗除去。然后，将化学发光底物添加到反应管中，底物在 ALP 的作用下迅速发光，产生光的量与样本中游离型 E_3 的浓度成反比，通过多点校准曲线确定样本中游离型 E_3 的量。

【试剂】与分析仪配套的商品化游离型 E_3 测定成套试剂盒。

【操作】按仪器和试剂说明书设定测定条件，进行定标品、质控品和待测样品的测定。

【参考区间】实验室需确立本实验室的参考区间，以确保能正确地反映某一特定人群的情况。

【注意事项】

1. 标本类型及稳定性　以血清或肝素抗凝血浆作为检测样本。样本在 2～8℃可保存 14 小时，在－20℃可保存 6 个月，避免反复冻融。

2. 结果报告　在介于检测下限和最高定标品值之间（0.017～6.9μg/L）的分析范围内，可进行样本的定量测定。若样本含量低于测定下限，以小于该值报告结果；若样本含量高于最高定标品值，则以大于该值报告结果。也可将样本用“S0”定标品 1∶1 稀释后重新测定。

3. 干扰因素　应注意某些患者体内可能存在的异嗜性抗体对测定结果的影响。

【临床意义】

1. 监测胎盘功能　胎盘功能不良、胎盘硫酸脂酶缺乏症以及妊娠期高血压疾病影响子宫胎盘血液循环者，均可出现 uE_3 值下降。

2. 监护高危妊娠　定期动态监测孕妇血或尿液雌三醇含量，可帮助估计孕期；uE_3 明显降低，提示胎儿宫内窘迫，临床应严密监测胎动、胎心等指标，并针对实际情况积极采取相应措施。

3. 协助诊断胎儿疾病　胎儿宫内生长发育迟缓、因孕妇吸烟过多或营养不良而影响胎儿发育者，uE_3 下降；胎儿先天性肾上腺发育不全或因无脑儿等畸形影响肾上腺功能者，uE_3 下降至约仅为正常值的 10% 左右。

四、孕酮测定

孕酮（progesterone，P）是一种重要的孕激素，主要由黄体细胞和妊娠期胎盘合成，是睾酮、雌激素及肾上腺皮质激素的前体。正常男性和女性产生的孕酮水平很低，分泌入血后主要结合于白蛋白和性激素结合蛋白在体内进行循环。孕酮水平与黄体的发育和萎缩有关，但在女性月经周期排卵期间，血中孕酮水平很低。在排卵前一天可观察到孕酮水平升高，黄体期孕酮合成显著增加。在月经周期中，孕酮的主要作用是促进子宫内膜增厚，使其中血管和腺体增生，引起分泌以便受精卵（胚胎）着床。妊娠时，孕酮可维持妊娠，抑制子宫肌层收缩。孕酮还能作用与乳腺，促进乳腺腺泡与导管的发育为泌乳作准备。

孕酮的测定一般用 CLIA 法和 ECLIA 法。

（一）检测方法

1. CLIA 法

【原理】采用竞争结合酶免疫法测定。将样本添加进含兔抗人孕酮抗体、孕酮-ALP 结合物以及包被着山羊抗兔抗体的顺磁性微粒的反应管中。样本内的孕酮与孕酮-ALP 结合物竞争性地结合于一定数量的兔抗人孕酮抗体上的结合位点。产生的免疫复合物与固相上的捕获抗体结合。在反应管内完成温育后，结合在固相上的物质在磁场内被吸住，而未结合的物质被冲洗除去。然后，将化学发光底物添加到反应管中，底物在 ALP 的作用下迅速发光，产生光的量与样本内孕酮的浓度成反比，通过多点校准曲线确定样本中孕酮的量。

【试剂】与分析仪配套的商品化孕酮测定成套试剂盒。

【操作】按仪器和试剂说明书设定测定条件，进行定标品、质控品和待测样品的测定。

【参考区间】

男性		0.14～2.06μg/L
未孕女性	排卵中期：	0.31～1.52μg/L
	黄体中期：	5.16～18.56μg/L
	绝经期*：	<0.08～0.78μg/L
妊娠女性	前3个月：	4.73～50.74μg/L
	中3个月：	19.41～45.30μg/L

注：*未使用激素治疗

此参考区间引自商品化试剂说明书。

【注意事项】

（1）标本类型及稳定性：推荐使用血清样本进行检测，避免使用脂血样本。样本在2～8℃可保存14小时；在－20℃可保存6个月，避免反复冻融。

（2）结果报告：在介于检测下限和最高定标品值之间的分析范围内，可进行样本的定量测定。若样本含量低于测定下限，以小于该值报告结果；若样本含量高于最高定标品值，则以大于该值报告结果。也可将样本用"S0"定标品以1:2稀释后重新测定。

（3）干扰因素：应注意某些患者体内可能存在的异嗜性抗体对测定结果的影响。

2. ECLIA 法

【原理】采用竞争法测定。将样本和生物素化的抗人孕酮单克隆抗体、钌标记的孕酮衍生物及达那唑一起孵育，样本中的孕酮与钌标记的孕酮衍生物竞争性地结合于生物素化抗人孕酮抗体的结合位点，形成免疫复合物。添加链霉素包被的磁珠微粒，上述免疫复合物通过生物素-链霉素之间的反应结合到固相载体上。将反应液吸入测量池中，通过电磁作用将磁珠吸附在电极表面，未与磁珠结合的物质被除去。给电极加以一定的电压，使复合体化学发光，发光强度与样本中的孕酮含量成反比，通过多点校准曲线确定样本中孕酮的量。

【试剂】与分析仪配套的商品化孕酮测定成套试剂盒。

【操作】按仪器和试剂说明书设定测定条件，进行定标品、质控品和待测样品的测定。

【参考区间】

男性		0.2～1.4μg/L
女性	卵泡期：	0.2～1.5μg/L
	排卵期：	0.8～3.0μg/L
	黄体期：	1.7～27μg/L
	绝经后：	0.1～0.8μg/L

此参考区间引自商品化试剂说明书。

【注意事项】

（1）标本类型及稳定性：血清和抗凝血浆均可用于检测。如果采用枸橼酸钠抗凝血浆，测定结果必须通过＋10%予以校准。样本2～8℃下可稳定保存5天，－20℃下6个月内稳定，避免反复冻融。冷藏的试剂和样本应在室温中平衡至20～25℃再上机测定；避免过度振荡产生泡沫影响测定。

（2）干扰因素：对于接受高剂量生物素治疗的患者（>5mg/d），必须在末次生物素治疗8小时后采集样本；保泰松在治疗剂量水平给药会对检测产生干扰（孕酮检测值下降）。少数病例中极高浓度的分析物特异性抗体、链霉亲和素或钌抗体会影响检测结果。

（二）临床意义

1. 排卵及黄体功能的监测　孕酮水平与黄体的发育和萎缩有关，检测孕酮可用于监测排卵以及黄体期的评估，有助于生育诊断。

2. 体外受精-胚胎移植（IVF-ET）的预后评估。

3. 异位妊娠的鉴别诊断　异位妊娠时血孕酮水平偏低；测定血孕酮水平在宫外孕的鉴别诊断中可以作为参考依据。

4. 血孕酮水平升高见于葡萄胎、轻度妊娠期高血压疾病、糖尿病孕妇、多胎妊娠、先天性17-α羟化酶缺乏症、先天性肾上腺增生、卵巢颗粒层膜细胞瘤、卵巢脂肪样瘤等疾病。

5. 血孕酮水平降低见于黄体生成障碍和功能不良、多囊卵巢综合征、无排卵型功能失调、先兆流产、胎儿发育迟缓、死胎、严重妊娠期高血压疾病、妊娠性胎盘功能不良等疾病。

五、人绒毛膜促性腺激素测定

人绒毛膜促性腺激素（human chorionic gonadotropin，hCG）是一种主要由人体胎盘滋养层细胞产生的糖蛋白类激素，某些低分化的肿瘤细胞也可少量合成。hCG由α和β两个亚基组成，α亚基与FSH、LH、TSH的结构相似，可产生交叉反应，β亚基主要参与hCG与受体的相互作用并产生生物学效应。hCG的主要功能是促进卵巢黄体转变为妊娠黄体，调节类固醇类激素的合成，使受精卵着床胚胎免受排斥。在妊娠早期，母体血液和尿中hCG即可迅速升高，并随着孕期的进展逐步升高，8～10周达到峰值。目前，化学发光和电化学发光免疫测定法可特异性地识别β亚基，避免了FSH、LH、TSH对测定结果的干扰，不仅可以检测完整的hCG，同时也可检测出样本中游离的β亚基，对于某些异位分泌hCG的肿瘤患者的诊断和疗效监测具有重要意义。

hCG的测定一般用CLIA法和ECLIA法。

（一）检测方法

1. CLIA法

【原理】采用双位点酶免疫法（夹心法）测定。将样本添加到含兔抗人β-hCG-ALP结合物和包被着山羊抗小鼠IgG-小鼠抗人β-hCG单克隆抗体复合物的顺磁性微粒的反应管中。样本中β-hCG和固相上的抗人β-hCG单克隆抗体结合。同时，兔抗人β-hCG-ALP结合物与β-hCG上另外的抗原位点结合。在反应管内完成温育后，结合在固相上的物质在磁场内被吸住，而未结合的物质则被冲洗除去。然后，将化学发光底物添加到反应管内，其在ALP的作用下迅速发光，产生的光量与样本内β-hCG的浓度成正比，通过多点校准曲线确定样本中β-hCG的量。

【试剂】与分析仪配套的商品化β-hCG测定成套试剂盒。

【操作】按仪器和试剂说明书设定测定条件，进行定标品、质控品和待测样品的测定。

【参考区间】

男性		<0.5～2.67IU/L
未孕女性		<0.5～2.90IU/L
妊娠女性	0.2～1孕周：	5～50IU/L
	1～2孕周：	50～500IU/L
	2～3孕周：	100～5000IU/L
	3～4孕周：	500～10 000IU/L
	4～5孕周：	1000～50 000IU/L
	5～6孕周：	10 000～100 000IU/L
	6～8孕周：	15 000～200 000IU/L
	8～12孕周：	10 000～100 000IU/L

此参考区间引自商品化试剂说明书。

【注意事项】

（1）标本类型及稳定性：推荐使用血清和肝素抗凝血浆样本进行检测。样本2～8℃下可稳定保存5天，－20℃下6个月内稳定，避免反复冻融。

（2）结果报告：在介于检测下限和最高定标品值之间的分析范围内，可进行样本的定量测定。对于hCG含量在1000～200 000IU/L的样本，可选择仪器自动稀释模式或机外预稀释模式重新测定，稀释方法和稀释倍数见试剂说明书。若总hCG水平与临床情况不相符，必须通过hCG测定的其他方法或尿液测定确认结果。

（3）干扰因素应注意某些患者体内可能存在的异嗜性抗体对测定结果的影响。

2. ECLIA法

【原理】采用双抗体夹心法测定。将样本、生物素化的抗人β-hCG单克隆抗体和钌标记的抗人β-hCG单克隆抗体混合孵育，反应形成免疫复合物。添加包被链霉亲和素的磁珠微粒，免疫复合物与磁珠通过生物素-链霉素的作用结合。将反应液吸入检测池中，检测池中的微粒通过电磁作用吸附在电极表面，将未结合物质去除。对电极加一定电压后产生化学发光，发光的量与样本中β-hCG浓度成正比，通过分析仪的定标曲线得到hCG的测定结果。

【试剂】与分析仪配套的商品化β-hCG测定成套试剂盒。

【操作】按仪器和试剂说明书设定测定条件，进行定标品、质控品和待测样品的测定。

【参考区间】

男性		0～2.6IU/L
未孕女性	绝经前：	0～5.3IU/L
	绝经后：	0～8.3IU/L
妊娠女性	3孕周：	5.40～72.0IU/L
	4孕周：	10.2～708IU/L
	5孕周：	217～8245IU/L
	6孕周：	152～32 177IU/L

7 孕周：　4059 ~ 153 767IU/L

8 孕周：　31 366 ~ 149 094IU/L

9 孕周：　59 109 ~ 135 901IU/L

10 孕周：　44 186 ~ 170 409IU/L

12 孕周：　27 107 ~ 201 615IU/L

14 孕周：　24 302 ~ 93 646IU/L

15 孕周：　12 540 ~ 69 747IU/L

16 孕周：　8904 ~ 55 332IU/L

17 孕周：　8240 ~ 51 793IU/L

18 孕周：　9649 ~ 55 271IU/L

此参考区间引自商品化试剂说明书。

【注意事项】

（1）标本类型及稳定性：血清和抗凝血浆均可用作为检测样本。样本 2 ~ 8℃ 下可稳定保存 3 天，-20℃ 下 12 个月内稳定，避免反复冻融。检测前离心去除样品中的沉淀。冷藏的试剂和样本应在室温中平衡至 20 ~ 25℃。

（2）干扰因素：对于接受高剂量生物素治疗的患者（>5mg/d），必须在末次生物素治疗 8 小时后采集样本；少数病例中极高浓度的分析物特异性抗体、链霉亲和素或钌抗体会影响检测结果。

（二）临床意义

1. 正常妊娠的诊断及妊娠异常的监测　女性停经后，妊娠女性血液和尿液中 hCG 即开始逐渐升高，定量测定母体血液和尿液中 hCG 是确定妊娠的重要标志。hCG 下降预示流产威胁或稽留流产、宫外孕、妊娠中毒或宫内死亡等妊娠异常。

2. 异位妊娠的诊断　异位妊娠妇女与同孕龄妇女相比，hCG 水平较低，只有 50% 的异位妊娠妇女尿妊娠试验阳性。妊娠开始 5 周内，异位妊娠女性的 β-hCG 升高幅度远较同孕龄正常妊娠妇女的低。

3. 滋养层细胞疾病的辅助诊断与疗效监护　葡萄胎、绒癌患者 hCG 浓度较高，术后逐渐下降，葡萄胎清除不全、绒毛膜上皮癌变等患者，hCG 下降后又继续上升。所以动态监测 hCG 水平变化可用于评价治疗效果，尤其是评价化疗效果。

4. 睾丸与卵巢生殖细胞肿瘤的诊断和监测，还用于早期检测宫外孕、紧迫流产或有葡萄胎史的高危患者的恶性滋养细胞肿瘤。

5. 评估唐氏综合征（21-三体综合征）的风险　hCG 检测和 AFP 及其他参数如准确的孕龄、母亲的体重结合也有助于唐氏综合征的风险评估。在唐氏综合征的妊娠中，母亲的血清 AFP 浓度降低而血清 hCG 浓度大约是正常人群中位数的 2 倍。

六、性激素结合球蛋白测定

性激素结合球蛋白（sex hormone binding globulin，SHBG），也称为睾酮-雌二醇结合球蛋白（testosterone-estradiol binding globulin，TEBG），或性类固醇结合蛋白（sex steroid binding protein，SBP），是一种主要由肝脏和睾丸合成的糖蛋白，其主要功能是转运性类固醇激素和调节雄激素的作用。SHBG 的合成和分泌受雌激素的调控，其浓度的高低取决于雌激素的含量、作用持续时间、种类及调控方式。此外，雄激素和孕激素中残留的雄激素活性成分也会影响 SHBG 的浓度。因此，SHBG 的浓度具有性别差异，特别是在青春期。

血中 SHBG 水平是检测雌激素合成的敏感指标，也可以作为总睾酮测定的补充。在评估患者雄激素状态时，除了总睾酮、SHBG 测定外，还可以通过计算游离雄激素指数（FAI，总睾酮与 SHBG 的比值）或游离睾酮指数（FTI）、游离睾酮浓度（FTc）及生物活性睾酮浓度（BATc，游离睾酮与白蛋白结合的睾酮之和）提供更好的评估价值。

SHBG 的测定一般用 CLIA 法和 ECLIA 法。

（一）检测方法

1. CLIA 法

【原理】采用连续的二步酶免疫测定法（夹心法）测定。将样本与包被着抗人 SHBG 单克隆抗体的顺磁性微粒及含有蛋白质的盐水缓冲液添加到反应管中，在反应管内温育后，样本中的 SHBG 与抗人 SHBG 单克隆抗体形成免疫复合物。结合在固相上的免疫复合物在磁场内被吸住，未结合的物质被去除。再将抗人 SHBG 单克隆抗体-ALP 结合物添加到反应管中。在反应管内第二次温育后，结合在固相上的物质在磁场中被吸住，未结合的物质被去除。然后将化学发光底物添加到反应管中，其在 ALP 的作用下迅速发光，产生的光量与样本中 SHBG 含量成正比，通过多点校准曲线确定样本中 SHBG 的量。

【试剂】与分析仪配套的商品化 SHBG 测定成套试剂盒。

【操作】按仪器和试剂说明书设定测定条件，进行定标品、质控品和待测样品的测定。

【参考区间】

男性　20 ~ 50 岁：　13.2 ~ 89.5nmol/L

女性　20 ~ 46 岁：　18.2 ~ 135.7nmol/L

47 ~ 91 岁（绝经后）：16.8 ~ 106.9nmol/L

此参考区间引自商品化试剂说明书。

【注意事项】

（1）标本类型及稳定性：推荐使用血清和肝素抗凝血浆样本进行检测，避免使用溶血和脂血样本。样本在2～8℃可保存7天；在－20℃可保存1个月，避免反复冻融。

（2）结果报告：在介于检测下限和最高定标品值之间的分析范围内，可进行样本的定量测定。若样本含量低于测定下限，以小于该值报告结果；若样本含量高于最高定标品值，则以大于该值报告结果。也可将样本用试剂盒中规定的缓冲液以10倍稀释后重新测定。

（3）干扰因素：应注意某些患者体内可能存在的异嗜性抗体对测定结果的影响。肝硬化患者可能会导致SHBG假性升高，对于此类患者样本的检测结果应仔细核查。

2. ECLIA法

【原理】采用双抗体夹心法测定。将样本、生物素化的抗人SHBG单克隆抗体和钌标记的抗人SHBG单克隆抗体一起孵育，形成免疫复合物。添加包被链霉亲和素的磁珠微粒进行孵育，免疫复合物与磁珠通过生物素-链霉亲和素的作用结合。将反应液吸入测量池中，通过电磁作用将磁珠吸附在电极表面，未与磁珠结合的物质被去除。给电极加以一定的电压，使复合物化学发光，产生的光量与样本中SHBG的浓度成正比，通过分析仪的定标曲线得到SHBG的测定结果。

【试剂】与分析仪配套的商品化SHBG测定成套试剂盒。

【操作】按仪器和试剂说明书设定测定条件，进行定标品、质控品和待测样品的测定。

【参考区间】

男性 17～65岁：	14.5～48.4nmol/L
女性 17～50岁：	26.1～110nmol/L
绝经后女性（未治疗）：	14.1～68.9nmol/L

此参考区间引自商品化试剂说明书。

【注意事项】

（1）标本类型及稳定性：推荐使用血清、肝素锂抗凝血浆样本，不能使用EDTA抗凝血浆标本。检测前离心去除样品中的沉淀；冷藏的试剂和样本应在室温中平衡至20～25℃再上机检测。

（2）干扰因素：对于接受高剂量生物素治疗的患者（>5mg/d），必须在末次生物素治疗8小时后采集样本。少数病例中极高浓度的分析物特异性抗体、链霉亲和素或钌抗体会影响检测结果。

（二）临床意义

1. 血中SHBG水平及睾酮与SHBG的比率（FAI）可以用来区分多毛症患者与正常人，也可以用于雄激素过多症的诊断。

2. 自发以及诱导产生的妇女排卵循环中SHBG水平均有所增加，因此，SHBG可以用来评价不孕妇女的排卵功能。

3. 甲状腺激素可直接刺激SHBG的合成，T_3、T_4及游离甲状腺激素指数（free thyroxine index，FTI）与SHBG水平具有良好相关性，SHBG可用于甲状腺功能的评价。

老年男性、甲状腺功能亢进、肝硬化、口服避孕药或服用抗癫痫药物及怀孕妇女SHBG浓度升高。而在甲状腺功能减退、多囊卵巢综合征（PCOS）、肥胖、多毛症、睾酮水平升高、秃发症、肢端肥大症、库欣综合征、高泌乳素血症、普通痤疮等情况时SHBG水平降低。

七、硫酸脱氢表雄酮测定

硫酸脱氢表雄酮（dehydroepiandrosterone sulfate，DHEA-S）是一种由肾上腺皮质网状带和阔筋膜内的胆固醇前体物质产生的类固醇类激素。DHEA-S在硫酸酯酶作用下可转化为游离的DHEA，DHEA部分代谢可生成活性雄激素和雌激素。DHEA-S仅表现出微弱的雄激素活性，但其代谢产物，如雄烯二酮和睾酮的雄激素活性较强。血中DHEA-S的水平是所有类固醇类激素中最高的，男性和女性的DHEA-S水平在30岁时达到最高值，之后会随年龄的增长而衰退。分泌入血的DHEA-S绝大部分与白蛋白结合（但不与SHBG结合），仅有少量以游离状态存在。由于它的高浓度以及在日内和日间变异性小的特点，因此DHEA-S是诊断肾上腺皮质激素相关疾病的良好指标。另外，也可辅助诊断各种因雄激素分泌异常而导致的疾病。

DHEA-S的测定一般用CLIA法和ECLIA法。

（一）检测方法

1. CLIA法

【原理】采用竞争结合酶免疫法测定。将样本添加到TRIS缓冲蛋白质溶液中，由包被着山羊抗兔、兔抗人DHEA-S和DHEA-S-ALP结合物的顺磁性微粒的反应管中。在反应管内完成温育后，结合在固相上的物质将置于一个磁场内被吸住，而未结合的物质被冲洗除去。然后，将化学发光底物添加到反应管内，在ALP的作用下迅速发光，所产生光的量与样本内DHEA-S浓度成反比，通过多点校准曲线确定样本中DHEA-S的量。

【试剂】与分析仪配套的商品化DHEA-S测定成

套试剂盒。

【操作】按仪器和试剂说明书设定测定条件，进行定标品、质控品和待测样品的测定。

【参考区间】

女性	18~21 岁：	51~321μg/dl
	21~30 岁：	18~391μg/dl
	31~40 岁：	23~266μg/dl
	41~50 岁：	19~231μg/dl
	51~60 岁：	8~188μg/dl
	61~70 岁：	12~133μg/dl
	>71 岁：	7~177μg/dl
男性	18~21 岁：	24~537μg/dl
	21~30 岁：	85~690μg/dl
	31~40 岁：	106~464μg/dl
	41~50 岁：	70~495μg/dl
	51~60 岁：	38~313μg/dl
	61~70 岁：	24~244μg/dl
	>71 岁：	5~253μg/dl

此参考区间引自商品化试剂说明书。

【注意事项】

（1）标本类型及稳定性：血清和肝素、EDTA 抗凝血浆样本均可用于检测。样本在 2~8℃可保存 7 天；在 -20℃可保存 1 个月，避免反复冻融。

（2）结果报告：在介于检测下限和最高定标品值之间的分析范围内，可进行样本的定量测定。若样本含量低于测定下限，以小于该值报告结果；若样本含量高于最高定标品值，则以大于该值报告结果。也可将样本用试剂说明书中规定的缓冲液以 10 倍稀释后重新测定。

（3）干扰因素：应注意某些患者体内可能存在的异嗜性抗体对测定结果的影响。

2. ECLIA 法

【原理】采用双抗体夹心法测定。将样本、生物素化的抗人 DHEA-S 单克隆抗体一起孵育，形成免疫复合物。添加包被链霉亲和素的磁珠微粒和钌标记的 DHEA-S 衍生物一起孵育，生物素化抗体的空白位点被占据。免疫复合物与磁珠通过生物素-链霉亲和素的作用结合。将反应液吸入测量池中，通过电磁作用将磁珠吸附在电极表面，未与磁珠结合的物质被去除。给电极加以一定的电压，使复合物化学发光，产生的光量与样本中 DHEA-S 的浓度成反比，通过分析仪的定标曲线得到 DHEA-S 的测定结果。

【试剂】与分析仪配套的商品化 DHEA-S 测定成套试剂盒。

【操作】按仪器和试剂说明书设定测定条件，进行定标品、质控品和待测样品的测定。

【参考区间】

女性	10~14 岁：	0.92~7.60μmol/L
	15~19 岁：	1.77~9.99μmol/L
	20~24 岁：	4.02~11.0μmol/L
	25~34 岁：	2.68~9.23μmol/L
	35~44 岁：	1.65~9.15μmol/L
	45~54 岁：	0.96~6.95μmol/L
	55~64 岁：	0.51~5.56μmol/L
	65~74 岁：	0.26~6.68μmol/L
	≥75 岁：	0.33~4.18μmol/L
男性	10~14 岁：	0.66~6.70μmol/L
	15~19 岁：	1.91~13.4μmol/L
	20~24 岁：	5.73~13.4μmol/L
	25~34 岁：	4.34~12.2μmol/L
	35~44 岁：	2.41~11.6μmol/L
	45~54 岁：	1.20~8.98μmol/L
	55~64 岁：	1.40~8.01μmol/L
	65~74 岁：	0.91~6.76μmol/L
	≥75 岁：	0.44~3.34μmol/L
儿童	<1 周：	2.93~16.5μmol/L
	1~4 周：	0.86~11.7μmol/L
	1~12 个月：	0.09~3.35μmol/L
	1~4 岁：	0.01~0.53μmol/L
	5~9 岁：	0.08~2.31μmol/L

此参考区间引自商品化试剂说明书。

【注意事项】

（1）标本类型及稳定性：血清和抗凝血浆样本均适用于测定。样本在 2~8℃下可保存 2 天，-20℃下冷冻保存 2 个月，避免反复冻融。检测前离心去除样品中的沉淀。冷藏的试剂和样本应在室温中平衡至 20~25℃再上机检测。

（2）干扰因素：对于接受高剂量生物素治疗的患者（>5mg/d），必须在末次生物素治疗 8 小时后采集样本。少数病例中极高浓度的分析物特异性抗体、链霉亲和素或钌抗体会影响检测结果。

（二）临床意义

1. DHEA-S 可用于 Cushing 综合征的鉴别诊断，还可用于肾上腺疾病的评估，如先天性肾上腺增生、遗传性肾上腺皮质酶缺陷（肾上腺性腺综合征）、肾上腺肿瘤等。

2. 诊断妇女多毛症和女性男性化的鉴别诊断。大约 84% 的妇女多毛症患者中雄激素水平升高，DHEA-S 和睾酮联合检测有助于了解妇女多毛症患者雄激素水平是否升高，以排除产生雄激素的肿瘤

(肿瘤患者中 DHEA-S 的含量可 >700μg/dl)。

3. DHEA-S 检测还可用于各种雄性化、高泌乳素血症及多囊卵巢综合征等疾病的诊断。

第四节 胰腺激素测定

胰腺是体内与消化道相连的最大腺体，根据其功能可分为胰外分泌腺和胰内分泌腺。胰外分泌腺主要分泌消化酶，是人体的主要消化腺。胰内分泌腺则是胰岛素、胰高血糖素、生长抑素和胰多肽等的主要来源。本节主要介绍胰内分泌腺分泌的激素（胰岛素、C 肽）和胰岛素样生长因子的测定。胰岛素是体内促进合成代谢、调节血糖稳定的主要激素。体内胰岛素水平的变化可反映机体的胰腺功能及糖代谢情况，主要用于糖尿病的辅助诊断和治疗监测。C 肽是胰岛素原在酶的作用下与胰岛素等分子产生的多肽物质，无生物活性。但由于其半衰期较胰岛素长，故 C 肽水平的变化更能反映机体胰腺细胞的功能，对于低血糖患者病因的鉴别和糖尿病患者胰岛素治疗的评估具有重要意义。胰岛素样生长因子因具有类胰岛素样结构和类胰岛素活性而命名，其在个体的生长发育及糖代谢等方面可发挥重要的调节功能。胰岛素样生长因子联合生长激素及胰岛素和 C 肽等检测，可分别对生长类疾病、糖代谢紊乱及营养不良等疾病的诊断、鉴别诊断和疗效监测具有重要意义。

一、胰岛素

胰岛素（insulin，Ins）是胰腺 β 细胞分泌的多肽激素，由 51 个氨基酸组成。Ins 分泌入血后在体内的半衰期为 3~5 分钟，主要由肝脏摄取并降解，少量在近曲小管内重吸收和降解。葡萄糖是促进胰岛素分泌的最强刺激因子，在葡萄糖作用下健康人体中胰岛素呈双相脉冲式分泌。许多其他因素，如代谢性、内分泌性、神经性因素以及药物都可影响胰岛素的合成和分泌。胰岛素在体内的合成代谢中具有重要作用，对体内几乎所有的组织都有直接或间接的影响。在代谢中，胰岛素与胰岛素受体结合产生胰岛素样作用，促进机体对糖、脂肪及蛋白质的合成和储存。

胰岛素的测定常用化学发光免疫测定（CLIA）、电化学发光免疫测定（ECLIA）和时间分辨荧光免疫测定（TrFIA）。

（一）检测方法

1. CLIA 法

【原理】采用同时一步酶免法（“夹心法”）测定。将样本、标记有碱性磷酸酶（ALP）的小鼠抗人胰岛素单克隆抗体和包被有小鼠抗人胰岛素单克隆抗体的顺磁性微粒添加到反应管中。样本中胰岛素与顺磁性微粒上的抗体结合，同时标记有 ALP 的小鼠抗人胰岛素单克隆抗体和胰岛素分子上一个不同的抗原位点发生反应，形成抗原-抗体夹心复合物。在反应管内完成温育后，结合在顺磁性微粒上的物质将置于一个磁场内被吸住，而未结合的物质被冲洗除去。然后，将化学发光底物添加到反应管内，它在 ALP 的作用下迅速发光，所产生的光量与样本中胰岛素浓度成正比，通过多点校准曲线确定样本中胰岛素的量。

【试剂】与分析仪配套的商品化胰岛素测定成套试剂盒。

【操作】按仪器和试剂说明书设定测定条件，进行定标品、质控品和待测样品的测定。

【参考区间】空腹时：1.9~23mIU/L（13.0~161pmol/L）。

此参考区间引自商品化试剂说明书。

【注意事项】

（1）标本类型及稳定性：推荐使用血清或血浆（EDTA）样本进行检测，同一实验室不可交互使用两种类型的样本。避免使用溶血样本，因为溶血会导致胰岛素降解酶从红细胞内释放干扰检测。样本在 2~8℃下可放置 1 天；若当天不能完成检测，应在 -20℃或低于 -20℃下冷冻保存，避免反复冻融。

（2）结果报告：在介于检测下限和最高定标品值之间的分析范围内，可进行样本的定量测定。若样本含量低于测定下限，以小于该值报告结果；若样本含量高于最高定标品值，则以大于该值报告结果。也可将样本用“S0”定标品或配套试剂中的样品稀释液 10 倍稀释后重新测定。

（3）干扰因素：应注意进行胰岛素治疗后的患者有可能产生抗胰岛素抗体对测定结果的影响。

2. ECLIA 法

【原理】采用双抗体夹心法测定。将样本、生物素化的抗人胰岛素单克隆抗体和钌复合体标记的抗人胰岛素单克隆抗体一起孵育，形成抗原-抗体夹心复合物。加入链霉亲和素包被的磁性微粒，该复合物通过生物素与链霉亲和素的相互作用与磁性微粒结合。将反应液吸入测量池中，通过电磁作用将磁珠吸附在电极表面，未与磁珠结合的物质被去除。给电极加以一定的电压，使复合体化学发光，发光强度与样本中 Ins 的含量成正比，通过分析仪的定标曲线得到胰岛素的测定结果。

【试剂】与分析仪配套的商品化胰岛素测定成套试剂盒。

【操作】按仪器和试剂说明书设定测定条件，进行定标品、质控品和待测样品的测定。

【参考区间】空腹时：2.6～24.9mIU/L（17.8～173pmol/L）（此参考区间引自商品化试剂说明书）。

【注意事项】

（1）标本类型及稳定性：血清和 Li-肝素、EDTA-K_3 及枸橼酸钠抗凝血浆均可用于检测；溶血会导致胰岛素降解酶从红细胞内释放干扰检测，避免使用溶血样本。检测前离心去除样品中的沉淀；将冷藏的试剂和样本在室温中平衡至 20～25℃ 再上机测定。

（2）干扰因素：对于接受高剂量生物素治疗的患者（>5mg/d），必须在末次生物素治疗 8 小时后采集样本。少数病例中极高浓度的抗胰岛素抗体、链霉亲和素或钌抗体会影响检测结果。

3. TrFIA 法

【原理】采用双抗体夹心一步法测定。将抗人胰岛素单克隆抗体包被于微孔板，将样本和铕离子（Eu^{3+}）标记的抗人胰岛素单克隆抗体加入微孔板进行反应，三者形成一夹心免疫复合物。通过洗涤将微孔板表面的复合物和游离的标记单克隆抗体分离。再加入荧光增强液，免疫复合物中的 Eu^{3+} 被解离成稳定的荧光配合物，荧光强度与样本中的胰岛素含量成正比，通过校准曲线确定样本中胰岛素的量。

【试剂】商品化胰岛素测定成套试剂盒，主要成分如下。

（1）96 微孔反应板：已包被第二抗体。

（2）胰岛素标准品：1.0ml/瓶（冻干品），浓度见说明书。

（3）铕标记抗胰岛素抗体：1ml/瓶（冻干品）。

（4）分析缓冲液：1 瓶（20ml）。

（5）浓缩洗液（25×）：1 瓶（40ml）。

（6）增强液：1 瓶（30ml）。

【操作】

（1）试剂准备：①洗涤液：40ml 浓缩洗液加 960ml 蒸馏水混合使用；②标准品：在各浓度胰岛素标准品中加入 1.0ml 蒸馏水，静置 10 分钟后混匀使用；③铕标记抗胰岛素抗体工作液：铕标记抗胰岛素抗体冻干品中加入 1.0ml 蒸馏水，静置 10 分钟，使用前 1 小时内用分析缓冲液按 1∶25 稀释。

（2）样本测定：吸取 50μl 的标准品或待测样本，按顺序加入微孔反应板的孔中；每孔加入 100μl 已稀释的铕标记胰岛素抗体工作液，室温下慢速振荡 30 分钟；洗板 6 次，拍干；每孔加入 200μl 增强液，慢速振荡 5 分钟；微孔反应板置于时间分辨荧光测定仪上检测。

（3）结果显示：以试剂盒内 6 个标准品中胰岛素的浓度为横坐标，其各自对应的荧光强度为纵坐标，绘制标准曲线。根据待测样本反应后的荧光强度，在标准曲线上即可换算出样本中胰岛素的浓度。

【参考区间】空腹时：1.8～17.5mIU/L（此参考区间引自商品化试剂说明书）。实验室应评估参考值对相应患者人群的适用性，必要时建立各自的参考区间。

【注意事项】

（1）标本类型及稳定性：血清和肝素抗凝血浆均可用于检测，避免使用 EDTA 或枸橼酸钠抗凝血浆及溶血样本。样本于 2～8℃ 可保存 5 天，－20℃ 1 个月内稳定，避免反复冻融。

（2）干扰因素：某些使用外源性胰岛素治疗的患者或体内有抗胰岛素抗体的患者，会对检测结果产生影响；还应注意某些患者体内可能存在的异嗜性抗体对测定结果的影响。

（3）环境要求：实验室环境干净无尘，对于实验成功有决定性意义。试剂和待检样本使用前应恢复至室温（20～25℃）。使用干净一次性容器配制铕标记物，不同实验的铕标记物不可混用。避免铕标记稀释液进入铕标记物原液中。

（4）操作要求：洗板机应定期进行检查，保证管道通畅。洗涤时应确认微孔注满洗液；洗涤完成后保证微孔残留液不超过 5μl；并将微孔板倒扣于无尘吸水纸上拍干。每次检测时最好用复孔做参考曲线。添加增强液及铕标记物时，使用专用吸头，避免污染。吸头应悬空，避免接触小孔边缘及其中的试剂。

（二）临床意义

1. 对空腹低血糖患者进行评估　主要用来确定葡萄糖/胰岛素的比值以说明关于胰岛素分泌的问题，如甲苯磺丁脲试验、胰高血糖素试验或评价口服糖耐量试验和饥饿激发试验。

2. 糖尿病的早期检测和诊断　糖尿病临床症状出现之前，胰岛素对服用葡萄糖的反应较迟钝。基础条件下或葡萄糖处理后的胰岛素水平可评估胰腺分泌胰岛素的能力，1 型糖尿病患者的胰岛素水平较低，而 2 型糖尿病患者胰岛素的水平是正常或升高的。

3. 确认需要胰岛素治疗的糖尿病患者，并将他们与靠饮食控制的糖尿病患者区分开来。并评估各种胰岛素制剂在此类患者中的作用持续时间。

4. 预测 2 型糖尿病的发展并评估患者状况，预测糖尿病易感性。胰岛素持续升高是冠心病发展的一个危险因素。

5. 通过测定胰岛素浓度和抗胰岛素抗体来评估糖尿病患者中胰岛素抵抗机制。

二、C 肽

人 C 肽（C-peptide，C-P）是胰岛素原在胰腺 β 细胞中经酶裂解作用与胰岛素同时产生，无生物活性，但对保证胰岛素的正常结构却是必需的。虽然 C 肽和胰岛素是等分子产生，但由于 C-P 的半衰期更长（约 35 分钟），因此在禁食后 C-P 浓度比胰岛素高 5～10 倍。C-P 主要在肾脏中降解，部分以原形从尿液排出。由于 C-P 在肝脏中的代谢不超过 10%，所以与外周血胰岛素浓度相比，C-P 浓度能更好地反映胰腺 β 细胞的功能。由于 C-P 主要在肾脏降解，肾病时血中 C-P 浓度升高，此时 C-P 浓度不能准确反映机体胰腺 β 细胞分泌胰岛素的功能。

C-P 测定主要采用 CLIA 法、ECLIA 法和 TrFIA 法。

（一）检测方法

1. CLIA 法

【原理】采用固相酶免疫法（夹心法）测定。将样本、抗人 C-P 单克隆抗体-ALP 结合物和包被有抗人 C-P 单克隆抗体的磁性微球添加到反应管中，一起孵育反应。样本中的 C-P 与固相抗体结合，同时抗人 C-P 单克隆抗体-ALP 结合物和 C-P 分子上一个不同的抗原位点结合，形成抗原-抗体夹心复合物。在反应管内完成温育后，通过洗涤将结合于固相上的免疫复合物和游离物质分离。然后，将化学发光底物添加到反应管内，它在 ALP 的作用下迅速发光，所产生的光量与样本中 C-P 的浓度成正比，通过多点校准曲线确定样本中 C-P 的量。

【试剂】与分析仪配套的商品化 C-P 测定成套试剂盒。

【操作】按仪器和试剂说明书设定测定条件，进行定标品、质控品和待测样品的测定。

【参考区间】空腹时：0.9～7.1μg/L（298～2350pmol/L）（此参考区间引自商品化试剂说明书）。

【注意事项】

（1）标本类型及稳定性：空腹血清或肝素血浆进行测定，不宜使用 EDTA 和氟化钠抗凝血浆。血清样本完全凝集之后再离心，避免因纤维蛋白存在而影响检测结果。样本采集后 2～3 小时内完成检测，样本在 -20℃ 可保存 1 周。

（2）干扰因素：应注意某些患者体内存在的嗜异性抗体对检测结果的影响。

2. ECLIA 法

【原理】采用双抗体夹心法测定。将样本、生物素化的抗人 C-P 单克隆抗体和钌复合体标记的抗人 C-P 单克隆抗体一起孵育，形成抗原-抗体夹心复合物。加入链霉亲和素包被的磁性微粒，该复合物通过生物素与链霉亲和素的相互作用与磁性微粒结合。将反应液吸入测量池中，通过电磁作用将磁珠吸附在电极表面。未与磁珠结合的物质被去除。给电极加以一定的电压，使复合体化学发光，发光强度与样本中 C-P 的含量成正比，通过分析仪的定标曲线得到 C-P 的测定结果。

【试剂】与分析仪配套的商品化 C-P 测定成套试剂盒。

【操作】按仪器和试剂说明书设定测定条件，进行定标品、质控品和待测样品的测定。

【参考区间】

空腹时血清或血浆　1.1～4.4μg/L（0.37～1.47nmol/L）

24 小时尿液　17.2～181μg/24h（5.74～60.3nmol/24h）

此参考区间引自商品化试剂说明书。

【注意事项】

标本类型及稳定性：血清、Li-肝素或 EDTA-K_3 抗凝血浆及 24 小时尿液均可用于检测。24 小时尿液样本需用特定稀释液作 1∶10 预稀释。血清和尿液样本在 15～25℃ 下可保存 4 小时；2～8℃ 下 24 小时内稳定；-20℃ 可保存 30 天，避免反复冻融。检测前离心去除样品中的沉淀。将冷藏的试剂和样本在室温中平衡至 20～25℃ 再上机测定。

3. TrFIA 法

【原理】采用双抗体夹心一步法测定。抗人 C-P 单克隆抗体包被于微孔板，将样本和铕离子（Eu^{3+}）标记的抗人 C-P 单克隆抗体加入微孔板进行反应，三者形成夹心免疫复合物。通过洗涤将微孔板表面的复合物和游离的标记单克隆抗体分离。再加入荧光增强液，免疫复合物中的 Eu^{3+} 被解离成稳定的荧光配合物，荧光强度与样本中的 C-P 含量成正比，通过多点校准曲线确定样本中 C-P 的量。

【试剂】商品化 C-P 测定成套试剂盒，主要成分如下。

（1）96 微孔反应板：已包被第二抗体。

（2）C-P 标准品（冻干品）：1.0ml/瓶，浓度见说明书。

（3）铕标记抗 C-P 抗体：1ml/瓶。

（4）分析缓冲液：1 瓶（20ml）。

（5）浓缩洗液（25×）：1 瓶（40ml）。

（6）增强液：1 瓶（30ml）。

【操作】

（1）试剂准备：①洗涤液：40ml 浓缩洗液加960ml 蒸馏水混合使用；②标准品：在各浓度 C-P 标准品中加入 1.0ml 蒸馏水，静置 10 分钟后混匀使用；③铕标记抗 C-P 抗体工作液：使用前 1 小时内用分析缓冲液按 1:25 稀释使用。

（2）样本测定：吸取 50μl 的标准品或待测样本，按顺序加入微孔反应板的孔中；每孔加入 100μl 已稀释的铕标记 C-P 抗体工作液，室温下慢速振荡 30 分钟；洗板 6 次，拍干；每孔加入 200μl 增强液，慢速振荡 5 分钟；微孔反应板置于时间分辨荧光测定仪上检测。

（3）结果显示：以试剂盒内 6 个标准品中 C-P 的浓度为横坐标，其各自对应的荧光强度为纵坐标，绘制标准曲线。根据待测样本反应后的荧光强度，在标准曲线上即可换算出样本中 C-P 的浓度。

【参考区间】空腹时：0.33～3.76μg/L（此参考区间引自商品化试剂说明书）。

【注意事项】

（1）标本类型及稳定性：血清和肝素抗凝血浆可用于检测，避免使用 EDTA 或枸橼酸钠抗凝血浆及溶血样本。样本室温下可放置 48 小时，在 2～8℃下 5 天内稳定，－20℃下可保存 1 个月，避免反复冻融。

（2）环境要求实验室环境干净无尘，对于实验成功有决定性意义。试剂和待检样本使用前应恢复至室温（20～25℃）。使用干净一次性容器配制铕标记物，不同试验的铕标记物不可混用。避免铕标记稀释液进入铕标记物原液中。

（3）操作要求：洗板机应定期进行检查，保证管道通畅。洗涤时确认微孔注满洗液；洗涤完成后保证微孔残留液不超过 5μl；并将微孔板倒扣于无尘吸水纸上拍干。添加增强液及铕标记物时，使用专用吸头，避免污染。吸头应悬空，避免接触小孔边缘及其中的试剂。每次检测时最好用复孔做参考曲线。

（二）临床意义

1. 评估空腹低血糖　用于鉴别诊断是胰岛素瘤的过度分泌导致的低血糖和患者注射使用胰岛素而导致的低血糖，以保证合理治疗患者。

2. 评估胰岛素的分泌情况　通过空腹、刺激和抑制实验并定量检测 C-P 可用于评价患者的胰岛素分泌能力和分泌速度，并以此来鉴别糖尿病的类型。例如糖尿病患者在用胰高血糖素刺激后 C-P＞1.8ng/ml，可能是 2 型糖尿病；若＜0.5ng/ml 则可能是 1 型糖尿病。但 C-P 测定对糖尿病患者的常规监测作用不大。

3. 用于胰腺移植和胰腺切除术的疗效评估和监测。

4. 胰腺细胞活性增高引起的高胰岛素血症、肾功能不全和肥胖均可导致 C-P 水平的升高。高 C-P 水平与高脂蛋白血症和高血压密切相关。C-P 水平降低见于饥饿、假性低血糖、胰岛素分泌不足、Addison 病和胰腺切除术后。

三、胰岛素样生长因子-Ⅰ测定

胰岛素样生长因子（insulin-like growth factor，IGF）是一类具有类胰岛素样结构和类胰岛素样活性的多肽类激素，主要由肝脏合成，体内其他多种组织也能合成分泌。

人 IGF 分为两类：IGF-Ⅰ和 IGF-Ⅱ。IGF-Ⅱ在出生后很快减少，在其后的个体发育过程中，主要由 IGF-Ⅰ与 GH 相互作用，共同促进个体的生长发育。IGF-Ⅰ能调节糖代谢，主要是通过刺激外周组织对葡萄糖的摄取和利用来降低血糖，而不是抑制肝糖原的分解。在蛋白质代谢方面，IGF-Ⅰ可刺激组织对氨基酸的摄取，抑制蛋白质的分解从而促进氮的正平衡。IGF-Ⅰ对脂肪代谢的作用较弱，可能与脂肪组织中的 IGF-Ⅰ受体很少有关。分泌入血后 IGF-Ⅰ主要与 IGF 结合蛋白（IGF-binding proteins，IGFBP）结合，只有 5% 以下的 IGF-Ⅰ以游离的活性状态存在。

IGF-Ⅰ的测定主要采用 CLIA 法。

【原理】采用双抗体夹心法测定。一株抗人 IGF-I 单克隆抗体标记 ABEI，另一株抗人 IGF-Ⅰ单克隆抗体标记 FITC。样本与置换剂、ABEI 和 FITC 标记的抗人 IGF-Ⅰ单克隆抗体及包被着抗 FITC 抗体的磁性微球混匀，形成双抗体夹心的免疫复合物。结合于固相上的免疫复合物在外加磁场的作用下，通过洗涤与未结合的物质分离。然后吸入测量室，加入发光底物，检测荧光强度，荧光强度与样本中 IGF-Ⅰ的浓度成正比，通过多点校准曲线确定样本中 IGF-Ⅰ的量。

【试剂】与分析仪配套的商品化 IGF-Ⅰ测定成套试剂盒。

【操作】按仪器和试剂说明书设定测定条件，进行定标品、质控品和待测样品的测定。

【参考区间】成人 IGF-Ⅰ：60～350μg/L（此参考区间引自商品化试剂说明书）。

【注意事项】

1. 标本类型及稳定性　推荐使用血清样本；样本在2～8℃下能稳定2小时，－20℃下可保存30天，避免反复冻融。

2. 试剂要求　各种试剂需恢复至室温后方可使用；不同批号试剂盒中各组分不能混用。当磁性微球溶液中磁性颗粒发生凝集，定标品、发光标记物和荧光素标记物呈明显浑浊状或出现沉淀时，说明试剂已变质。发光标记物和荧光素标记物均应避免阳光直射。

【临床意义】

1. IGF-Ⅰ的合成主要受GH和营养摄入的调控，其血中浓度由年龄和性别决定。出生后随年龄增长IGF-Ⅰ水平逐渐升高，青春期IGF-Ⅰ急剧升高而后下降，在成年时保持相对稳定，老年后逐渐降低。

2. GH相关疾病的诊断与治疗评估　IGF-Ⅰ能够反映GH分泌状态，肢端肥大症（GH过量）患者血中IGF-Ⅰ水平升高；GH缺乏、GH受体缺乏时IGF-Ⅰ的水平较低。GH缺乏症患者使用GH替代治疗时，检测IGF-Ⅰ有助于治疗效果的评估和监测。

3. IGF-Ⅰ在个体的生长发育中发挥重要作用，检测不同生长期儿童体内IGF-Ⅰ有助于评估儿童的生长发育状况，监测儿童生长。IGF-Ⅰ联合GH检测可帮助确定身材矮小儿童的病因。

4. 自发性低血糖症的鉴别诊断　胰岛素、C肽、酮和GH浓度降低与重度低血糖症相关，IGF-Ⅰ和IGF-Ⅱ的检测可作为提示。IGF-Ⅱ/IGF-Ⅰ的摩尔比升高可诊断非胰岛细胞肿瘤。

5. IGF-Ⅰ与营养状况密切相关　可评估蛋白质营养不良或营养不良的不同程度。

第五节　甲状旁腺激素测定

甲状旁腺激素（parathyroid hormone，PTH）和降钙素（calcitonin，CT）分别由甲状旁腺（parathyroid gland）的主细胞及嗜酸性粒细胞和甲状腺滤泡旁细胞（C细胞）合成和分泌，都属多肽类激素。PTH和CT均通过调节机体血液中钙离子浓度而发挥作用，前者提高钙离子水平，而后者则降低。人体内PTH、CT和维生素D一起构成了对血液中钙离子浓度的调节系统，并借助骨骼、肾脏和肠道等组织实现这种调节，使血液中的钙离子浓度维持在一个非常狭窄的范围之内，从而保证机体内环境的相对稳定。另外，此调节系统还在机体的磷代谢、细胞凋亡、骨骼代谢等方面发挥重要作用。

一、甲状旁腺激素测定

甲状旁腺激素（PTH）主要由甲状旁腺的主细胞和嗜酸性粒细胞合成和分泌，分泌入血后的PTH具有显著的不均一性，只有整分子的PTH和N端片段具有生物活性。PTH的合成和分泌受血液钙离子的直接调节，其他激素如降钙素、皮质醇、泌乳素、生长激素等也能影响其合成和分泌。PTH主要功能是通过提高血液钙离子水平提高尿液磷的水平，并降低血液中磷的水平；增加破骨细胞及其活性，促进骨重建；通过增强维生素D的合成增加肠道对钙的吸收；加快肾脏25（OH）D_3转换为1，25（OH）$_2D_3$的生成，促进小肠对钙和磷的吸收。

PTH的测定主要用CLIA法。

【原理】采用双位点酶免疫法（夹心法）测定。将样本、抗人PTH单克隆抗体-ALP结合物、含蛋白的Tris缓冲液及包被有抗人PTH多克隆抗体的磁性微球一起添加到反应管中。在反应管内温育完成后，结合在固相上的物质在磁场内被吸住，而未结合的物质被冲洗除去。然后，将化学发光底物添加到反应管内，它在ALP的作用下迅速发光，所产生的光量与样本中PTH的浓度成正比，通过多点校准曲线确定样本中PTH的量。

【试剂】与分析仪配套的商品化PTH测定成套试剂盒。

【操作】按仪器和试剂说明书设定测定条件，进行定标品、质控品和待测样品的测定。

【参考区间】成人PTH：12～88ng/L（1.3～9.3pmol/L）（此参考区间引自商品化试剂说明书）。

【注意事项】

1. 标本类型及稳定性　血清和肝素、EDTA抗凝血浆样本均可用于检测，避免使用溶血和脂血样本。血浆样本在2～8℃下可放置48小时；在≤－20℃下6个月内稳定。血清样本在2～8℃下8小时内稳定；在≤－20℃下可保存6个月，避免反复冻融。

2. 结果报告　在介于检测下限和最高定标品值之间的分析范围内，可进行样本的定量测定。若样本含量低于测定下限，以小于该值报告结果；若样本含量高于最高定标品值，则以大于该值报告结果。也可将样本用样本稀释液作10倍稀释后重新测定。

3. 干扰因素　应注意某些患者体内可能存在的异嗜性抗体对测定结果的影响。

【临床意义】

1. PTH对于保持钙离子内环境稳定具有关键作用，定量测定钙代谢紊乱患者的血液PTH浓度可有助于高钙血症和低钙血症的鉴别诊断。

2. 甲状旁腺功能亢进的诊断和鉴别诊断 高钙血症由原发性甲状旁腺功能亢进或异位 PTH 分泌（假性甲状旁腺功能亢进）引起时，多数患者 PTH 水平升高。相反，如果是恶性肿瘤或其他病因，PTH 水平可能下降或在正常范围之内。

3. 甲状旁腺功能减退的诊断和鉴别诊断 原发性甲状旁腺功能减退表现为低 PTH 水平伴随低血钙水平，而继发性甲状旁腺功能减退患者中，血清 PTH 水平较低，血清钙离子水平上升。

4. 美国临床实践指南推荐对慢性肾病（chronic kidney disease，CKD）患者定期检测血清钙、磷和 PTH 以用于 CKD 患者骨代谢的监测及疗效评估。

5. PTH 测定还可评估肾病患者骨营养不良的危险程度和甲状旁腺功能亢进患者的维生素 D 缺乏或吸收障碍情况。肾衰期血中 1，25（OH）$_2$D$_3$ 浓度降低，使肠道钙吸收障碍，导致 PTH 分泌增加。

6. Ⅱ型骨质疏松症患者血清 1，25（OH）$_2$D$_3$ 和 25（OH）D$_3$ 明显下降，而血清 PTH 有升高趋势。

二、降钙素测定

降钙素（calcitonin，CT）主要由甲状腺滤泡旁细胞（C 细胞）合成和分泌，由 32 个氨基酸组成。CT 在人体内的半衰期约为 10 分钟，主要在肾脏降解，血浆中的某些因子也可促进它的降解。CT 的合成和分泌主要受体内钙离子水平的调控，钙离子水平升高，刺激 CT 的合成和分泌；反之，CT 的合成和分泌受到抑制。另外，胃肠肽、雌激素和维生素 D 等也可影响 CT 的合成和分泌，餐后胃肠肽对 CT 分泌的刺激在维持餐后钙平衡中具有重要作用。CT 的主要功能是调节血液中钙离子浓度，与 PTH 及维生素 D 等因子一起维持机体内环境中钙离子的平衡。与 PTH 不同，CT 可明显抑制破骨细胞的活性，导致骨钙利用下降，该作用在骨再造中尤为突出。

CT 的测定主要用 CLIA 法。

【原理】采用双抗体夹心法测定。一株抗人 CT 单克隆抗体标记 ABEI，另一株抗人 CT 单克隆抗体标记 FITC。样本与 ABEI 和 FITC 标记的抗人 CT 单克隆抗体和包被着抗 FITC 抗体的磁性微球混匀，形成双抗体夹心的免疫复合物。结合于固相上的免疫复合物在外加磁场的作用下，通过洗涤与未结合的物质分离。将上述反应物吸入测量室，加入发光底物，检测荧光强度。荧光强度与样本中 CT 浓度成正比，通过多点校准曲线确定样本中 CT 的量。

【试剂】与分析仪配套的商品化降钙素测定成套试剂盒。

【操作】按仪器和试剂说明书设定测定条件，进行定标品、质控品和待测样品的测定。

【参考区间】成人 CT：10.1～120ng/L（此参考区间引自商品化试剂说明书）。

【注意事项】

1. 标本类型及稳定性 推荐使用血清样本；样本在 2～8℃下稳定 6 小时，－20℃下可保存 30 天。避免反复冻融。

2. 试剂要求 实验前各种试剂需在室温中平衡并混匀；不同批号试剂盒中各组分不能混用。当磁性微球溶液中磁性颗粒发生凝集，或定标品、发光标记物和荧光素标记物呈明显浑浊状，甚至出现沉淀时，说明试剂已变质。发光标记物和荧光素标记物均应避免阳光直射。

【临床意义】

1. CT 可作为诊断甲状腺髓样癌（medullary thyroid carcinoma，MTC）的肿瘤标志物。MTC 是由 C 细胞发展而来，能大量分泌 CT。MTC 经手术治疗后 CT 水平可恢复正常，若手术不彻底或术后复发或已转移，则 CT 水平不降或不能降低至正常水平。

2. CT 升高还可见于肺癌、乳腺癌等引起的异位内分泌综合征，且 CT 水平与病变活动程度呈明显相关。

3. 在白血病、骨髓增生性疾病、妊娠期、恶性贫血、肾衰竭、慢性炎症等疾病中也可见到 CT 水平升高。

第六节 肾上腺激素测定

肾上腺由其中心部的髓质和周边部的皮质两个独立的内分泌器官组成。肾上腺皮质和髓质所分泌的激素在化学结构、性质以及生理作用等方面完全不同。

肾上腺髓质主要合成和分泌肾上腺素、去甲肾上腺素和多巴胺，这三种具有生物学活性的物质在化学结构上均含有儿茶酚及乙胺侧链，生理功能有许多共同点，故统称为儿茶酚胺类激素。肾上腺素和去甲肾上腺素的主要终产物是 4-羟基-3-甲氧基扁桃酸（香草扁桃酸），多巴胺的主要终产物是高香草酸。这两种物质与葡萄糖醛酸或硫酸结合后，随尿液排出体外。测定尿液中 VMA 含量，能反映体内肾上腺髓质激素的含量，是临床用于嗜铬细胞瘤诊断的指标。

肾上腺皮质由球状带、束状带和网状带构成。球状带分泌盐皮质激素，主要是醛固酮和去氧皮质酮；束状带分泌糖皮质激素，主要是皮质醇和少量的皮质酮；网状带分泌性激素，主要是脱氢异雄酮、雄烯二酮及少量雌激素。这三类激素都是胆固醇的衍生物，故称之为类固醇激素。肾上腺皮质疾病的临床表现和体征具有非特异性和不典型的特征，常需要依赖相关激素及其代谢产物的测定和各种动态试验才能做出正确的诊断。

肾上腺激素的测定主要采用免疫学方法和化学方法。本节主要介绍用这些方法诊断肾上腺功能紊乱的主要特殊检测项目。

一、皮质醇测定

皮质醇（cortisol）是肾上腺皮质分泌的主要激素之一，也是最主要的糖皮质激素。皮质醇在体内影响机体的糖、脂和蛋白质的代谢，具有抗炎、抗毒和抗过敏的作用，还对维持血管紧张度和反应性、增强中枢神经系统的兴奋作用具重要意义。

皮质醇分泌入血后，绝大部分与血液循环中的皮质激素结合球蛋白结合，具有生物活性的只占总皮质醇的1% ~3%。皮质醇的分泌具有昼夜节律变化，一般在上午8时左右分泌最多，随后逐渐下降，午夜0时分泌最少。

皮质醇的测定通常采用荧光光度法、高效液相色谱法（HPLC）和免疫学技术（如放射免疫测定、化学发光免疫测定和电化学发光免疫测定等）。皮质醇的测定一般用化学发光免疫测定（CLIA）法和电化学发光免疫测定（ECLIA）法。

（一）检测方法

1. CLIA法

【原理】采用竞争结合酶免法测定。将样本加到含有抗皮质醇抗体（一抗）、皮质醇-ALP结合物、包被着捕获抗体（二抗）的顺磁性微粒的反应管中。样本中的皮质醇和皮质醇-ALP结合物竞争性地与抗皮质醇抗体结合。产生的抗原-抗体复合物被磁性微粒上的捕获抗体结合。温育完成后，结合在磁性微粒上的物质于磁场内被吸附住，而未结合的物质被冲洗除去。将化学发光底物添加到反应管内，其在ALP的作用下迅速发光，并对反应所产生的光进行测量。反应系统所产生光的量与样本内皮质醇的浓度成反比，样本中皮质醇的量由多点校准曲线来确定。

【试剂】与分析仪配套的商品化皮质醇测定成套试剂盒。

【操作】按仪器和试剂说明书设定测定条件，进行定标品、质控品和待测样品的测定。

以尿液作为样本时，需收集24小时总尿量至含有10g硼酸作为防腐剂的容器中，并记录总尿量。若样本混浊或有沉淀时，应离心取上清液，直接进行样本测定或经提取后再上机测定。尿液样本的提取按说明书操作。

【参考区间】血液样本：

上午：6.7 ~22.6μg/dl　下午：<10μg/dl

尿液样本：

经提取：21 ~ 111μg/24h　未经提取：58 ~ 403μg/24h

24小时尿液样本的计算结果：

$$\text{尿液皮质醇（μg/24h）}=\frac{\text{尿液皮质醇测得值（μg/dl）}}{100^{*}}\times 24\text{h 总尿量（ml）}$$

*：因子100为由μg/dl转化为μg/ml。

超过6周岁儿童的血清和尿液皮质醇参考区间同成人。

此参考区间引自商品化试剂说明书。

【注意事项】

（1）标本类型及稳定性：血清、血浆（肝素或EDTA抗凝）和尿液作为检测样本。样本在2 ~8℃可保存14小时；在 -20℃可保存6个月，避免反复冻融。

（2）结果报告：在介于检测下限和最高定标品值之间的分析范围内，可进行样本的定量测定。若样本含量低于测定下限，以小于该值报告结果；若样本含量高于最高定标品值，则以大于该值报告结果。也可将样本与“S0”定标品等体积稀释后重新测定。

（3）干扰因素：应注意患者体内可能存在的嗜异性抗体、某些激素、药物等活性物质对测定结果的影响。

2. ECLIA法

【原理】采用“竞争法”测定。将样本、生物素化抗皮质醇特异性抗体和钌复合物标记的皮质醇衍生物一起孵育。被标记的抗体结合位点部分与样品中的待测物结合，部分与钌标记的半抗原结合，此反应取决于样品中待测物的浓度和各自免疫复合物的形成。随后在上述反应体系中加入包被链霉亲和素的磁性微粒进行温育，通过电磁作用将磁性微粒吸附在电极表面，未与磁性微粒结合的物质被去除。电极加压后使复合物产生光信号，通过光电倍增器测量发光强度。发光强度与样本中皮质醇浓度成反比。由分析仪的定标曲线得到皮质醇的测定结果。

【试剂】与分析仪配套的商品化皮质醇测定成套试剂盒。

【操作】按仪器和试剂说明书设定测定条件，进行定标品、质控品和待测样品的测定。

以唾液作为检测样本时，将采集拭子于口腔内轻轻咀嚼2分钟，待采集拭子浸满唾液后取出，将拭子悬空插入采集管并加盖。经离心（1000g×2min）后分离唾液至另一干净试管。取上清液进行测定，操作步骤与血清或血浆样本一致。

【参考区间】

血液样本：

上午：6.2～19.4μg/dl　下午：2.3～11.9μg/dl

尿液样本：

36～137μg/24h

唾液样本：

上午：<0.69μg/dl　　下午：<0.43μg/dl

此参考区间引自商品化试剂说明书。

【注意事项】

（1）标本类型及稳定性：血清、血浆（肝素或EDTA抗凝）、尿液和唾液作为检测样本。用枸橼酸钠抗凝血浆作为检测样本时，所得结果必须通过+10%予以校准；氟化钠/草酸钾抗凝血浆样本的测定结果比血清样本低27%。将冷藏的试剂和样本在室温中平衡至20～25℃再上机测定，避免过度振荡产生泡沫影响测定。

（2）由于皮质醇分泌的生物节律性，必须注明样本的采集时间。

（3）稀释：高于检测范围的样本可用通用稀释液以1∶10稀释，经稀释的样本皮质醇浓度必须>1.8μg/dl。

（4）定标：批号不同的试剂必须进行定标，每批试剂应分别制作标准曲线。同一批号试剂如超过定标稳定时间，应重新定标。

（5）干扰因素：对于接受高剂量生物素治疗的患者（>5mg/d），必须在末次生物素治疗8小时后采集样本。少数病例中极高浓度的待测物特异性抗体、链霉亲和素或钌抗体会影响测定结果。妊娠、避孕药物和雌激素治疗会增高皮质醇的浓度；由于反应体系中使用皮质醇衍生物，本测定与皮质酮、去氧皮质酮、脱氧皮质醇、羟化皮质醇、孕酮等有不同程度的交叉反应性。

（二）临床意义

1. 血清皮质醇的浓度具有昼夜节律性变化，通常最高峰值出现在清晨，随后逐渐降低，夜间浓度可降至峰值浓度的一半左右。因此在解释结果时，明确采血时间非常重要。

2. 检测患者血液循环中皮质醇的含量可用于诊断肾上腺、垂体和下丘脑的功能是否正常，如库欣综合征（Cushing syndrome）患者皮质醇含量明显增高，而艾迪生病（Addison disease）患者皮质醇浓度明显降低。皮质醇测定也可用于库欣综合征使用地塞米松抑制治疗或艾迪生病使用激素替代治疗的疗效监测。

3. 可以选择测定患者24小时尿液中的皮质醇浓度，因为尿液中排泄的皮质醇不受昼夜节律性分泌的影响。尿液中皮质醇均不与转运蛋白结合，因此被称为尿游离皮质醇（UFC）。

4. 有研究认为测定患者夜晚唾液中的皮质醇比测定尿液游离皮质醇更有价值，特别适于儿童、精神病患者以及由于不同的压力因素影响肾上腺皮质过度分泌肾上腺类固醇激素的个体。

二、促肾上腺皮质激素测定

促肾上腺皮质激素（adrenocorticotropic hormone，ACTH）是一种由39个氨基酸组成的多肽类激素，由前体蛋白阿黑皮素原（POMC）剪切而来，在下丘脑-垂体-肾上腺轴中至关重要。腺垂体的促肾上腺皮质激素细胞受到下丘脑释放的促肾上腺皮质释放激素（CRH）刺激后，分泌和释放ACTH。ACTH作用于肾上腺皮质，促进糖皮质激素（特别是皮质醇）的合成和分泌。血液中高浓度的糖皮质激素又可以通过负反馈机制抑制CRH和ACTH的分泌。外周血中ACTH仅以ng/L水平微量存在，临床常采用免疫分析法测定，所采用的双抗体夹心法具有较高的灵敏度和特异性。

ACTH的测定主要采用ECLIA法。

【原理】采用“双抗体夹心法”。将待测样本、生物素连接的抗ACTH特异性单克隆抗体和钌复合物标记的ACTH特异性单克隆抗体反应，生成“三明治样”夹心复合物。添加包被了链霉亲和素的磁珠微粒进行孵育，通过生物素和链霉亲和素的作用使复合物与磁性微粒结合。将反应液吸入测量池中，通过电磁作用将磁性微粒吸附在电极表面。未与磁性微粒结合的物质被去除。电极加压后使复合物产生光信号，通过光电倍增器测量发光强度。通过分析仪的定标曲线得到ACTH的测定结果。

【试剂】与分析仪配套的商品化ACTH测定成套试剂盒。

【操作】按仪器和试剂说明书设定测定条件，进行定标品、质控品和待测样品的测定。

【参考区间】成人ACTH：7.2～63.3ng/L（上午7：00～10：00时收集血浆样本）

此参考区间引自商品化试剂说明书。

【注意事项】

1. 标本类型及稳定性　仅用EDTA-K_2和EDTA-

K_3 抗凝血浆作为检测样本，仅使用经预冷处理的采血管。采血后，将样本直接放在冰上，并用带制冷功能的离心机分离血浆。样本在 2～8℃可保存 2 小时，在 -20℃可保存 4 周，避免反复冻融。将冷藏的试剂和样本在室温中平衡至 20～25℃再上机测定。

2. ACTH 的释放呈现昼夜变化，表现为清晨时浓度高，夜间时浓度低。因此，了解血浆样本的收集时间对解释检测结果非常重要。

3. 干扰因素　对于接受高剂量生物素治疗的患者（>5mg/d），必须在末次生物素治疗 8 小时后采集样本。少数病例中极高浓度的待测物特异性抗体、链霉亲和素或钌抗体会影响测定结果。

【临床意义】

1. 血浆 ACTH 升高或降低、昼夜节律消失，提示存在肾上腺皮质功能紊乱。

2. 血浆 ACTH 测定一般不作为筛查首选项目，而是作为配合皮质醇测定用于诊断肾上腺功能紊乱的种类及病变部位。

3. ACTH 和皮质醇均升高，提示下丘脑、垂体病变或异源性 ACTH 综合征所致的肾上腺皮质功能亢进。

4. ACTH 兴奋试验适用于诊断原发性或继发性皮质功能减退。由于 ACTH 可迅速刺激肾上腺皮质合成释放皮质醇，因而可以通过静脉注射 ACTH 评价肾上腺皮质的可兴奋性。

三、尿液中 17-酮类固醇测定

17-酮类固醇（17-ketone steroids，17-KS）是在 17 号碳原子上有一个酮基的所有类固醇物质的统称。尿液中这类化合物主要为雄酮、脱氢异雄酮、原胆烷醇酮等，是肾上腺皮质激素及雄性激素的代谢产物。17-酮类固醇在尿液中排泌，提示肾上腺和性腺皮质类固醇合成的速率。成年男性三分之二的皮质类固醇来自于肾上腺，而成年女性的皮质类固醇则全部来自肾上腺。酮类固醇的大部分是雄激素，刺激男性第二性征的发育。因此，17-酮类固醇试验主要用于测定雄激素的产生，尤其是由肾上腺分泌的部分。本试验的主要价值是筛查肾上腺和卵巢功能的紊乱。

17-酮类固醇测定应用最多的方法是 Zimmermann 呈色反应，虽然此反应的特异性不高，每种酮类固醇的生色反应不一，但是直至目前仍有许多实验室用这种方法检查肾上腺雄激素，仍然是临床用于评价雄激素状态的有效指标。

【原理】采用 Zimmermann 呈色反应。尿液中 17-酮类固醇是肾上腺皮质激素和雄性激素的代谢产物，大部分为水溶性的葡萄糖醛酸酯，必须经过酸的作用使水解成游离的类固醇，再用有机溶剂提取，经过洗涤去除酸类及酚类物质。17-酮类固醇分子结构中的酮-亚甲基（$-CO-CH_2^-$）能与碱性溶液中的间二硝基苯作用，生成红色化合物，在 520nm 处测定其吸光度进行定量。

【试剂】

1. 浓盐酸。

2. 5mol/L 氢氧化钾去醛乙醇溶液。

3. 1mol/L 氢氧化钠溶液。

4. 乙酸乙酯。

5. 去醛乙醇溶液　取无水乙醇 100ml，加盐酸间苯二胺 4g，充分混匀后静置暗处 1 周，每天振摇 2 次，到期进行蒸馏，弃去开始蒸出和最后剩余部分各约 50ml，收集所得乙醇，置棕色瓶中保存。

6. 雄酮标准液（100μg/ml）　精确称取去氢异雄酮（MW 288.3）10mg，置于 100ml 容量瓶中，用经纯化的去醛乙醇溶解并稀释至刻度。将此溶液分装于洁净的试管中，每管 0.2ml，置 37℃温箱中烘干，每次测定时取 1 管使用。

7. 75% 去醛乙醇　取无水去醛乙醇，用蒸馏水稀释成 75% 浓度。

8. 20g/L 间二硝基苯乙醇溶液　取无色的纯间二硝基苯 0.2g，溶于去醛无水乙醇中，使总量为 10ml。置棕色瓶内，冰箱保存备用。若使用等级较低的间二硝基苯，则须先经提纯处理。

【操作】

1. 取尿液样本 5ml，置 20mm×150mm 试管中，加浓盐酸 1.5ml，再加 4% 甲醛溶液 0.2ml 在沸水中煮沸 20 分钟，取出试管，置冷水中冷却。

2. 将冷却的尿样移入 30ml 小分液漏斗，加乙醚 10ml，振摇 2 分钟，静置。待分层后弃去下层尿液。

3. 再向分液小漏斗中加入 1mol/L 氢氧化钠溶液 5ml，轻摇 1 分钟以洗乙醚。放置澄清，弃去下层水相。

4. 再用蒸馏水 2.5ml，轻摇 30 秒洗乙醚。放置待澄清，弃去下层水相。

5. 将乙醚移入 15ml 试管中，于 40～50℃水浴中蒸干，此管即为测定管。

6. 按表 2-10-1 操作，设测定管、标准管（内含雄酮标准品 0.02mg）、空白管。

表 2-10-1 17-酮测定显色反应步骤

加入物（ml）	测定管	标准管	空白管
去甲醛无水乙醇	0.2	0.2	0.2
20g/L 间二硝基苯乙醇液	0.2	0.2	0.2
5mol/L 氢氧化钾溶液	0.3	0.3	0.3
（振摇混匀，放入37℃水浴中20min）			
75%去醛乙醇	3.0	3.0	3.0
乙酸乙酯	3.0	3.0	3.0

将表2-10-1中各管混匀振摇30秒，1000r/min离心2分钟，上层溶液移入10mm光径比色杯中。分光光度计波长为520nm，以空白管调零，读取各管的吸光度。

【计算】

$$尿液17-酮(mg/24h)=\frac{测定管吸光度}{标准管吸光度}\times 0.02\times\frac{24h尿量(ml)}{5}$$

尿液17－酮（μmol/24h）＝尿液17－酮（mg/24h）×3.47

【参考区间】

成年男性：28.5～61.8 μmol/24h（8.2～17.8mg/24h）

成年女性：20.8～52.1 μmol/24h（6.0～15.0mg/24h）

【注意事项】

1. 标本类型及稳定性　在收集尿液的容器中加浓盐酸5ml防腐。按常规方法收集24小时尿液，记录总尿量。如不能及时进行测定，应将尿液样本置于4～8℃冰箱中，以免17-酮类固醇被破坏而导致测定结果降低。

2. 由于本反应所显色泽不够稳定，比色操作应在10分钟内完成，大批量样本测定时应分批显色。

3. 试剂要求　商品化的无水乙醇和间二硝基苯应纯化后使用。5mol/L 氢氧化钾去醛乙醇溶液不够稳定，不宜多配。水解过程中加入甲醛可抑制非特异性色素的生成，但不改变类固醇化合物的结构和性质。

4. 采血前准备　在测定前，患者应停服带色素的药物和干扰测定反应的药物。

【临床意义】

1. 尿液中17-酮类固醇降低见于克兰费尔特综合征（Klinefelter syndrome），是一种男性原发性性腺功能减退症，临床表现为睾丸曲细精管玻璃样变性、睾丸萎缩、智力低下。

2. 继发性性腺功能减退、妇女垂体性肾上腺功能减退（Addison病）患者尿液中17-酮类固醇降低；某些慢性病如结核、肝脏疾病、糖尿病等患者亦可见17-酮类固醇降低。给予某些药物如皮质类固醇、雌激素、口服避孕药等也可导致其降低。

3. 尿液中17-酮类固醇升高见于睾丸肿瘤、肾上腺增生、肾上腺癌、库欣综合征，以及多毛征患者。给予ACTH、促性腺激素等也可使17-酮类固醇升高。

四、尿液中17-羟皮质类固醇测定

17-羟皮质类固醇（17-hydroxy corticosteroids，17-OH-CS）为肾上腺皮质所分泌的激素，主要为皮质素和氢皮质素。17-羟皮质类固醇的特征是在第17碳原子上有一个羟基，它是皮质醇的一些主要代谢物。测定尿液中17-羟皮质类固醇的量可以间接反映皮质醇的分泌情况，提示从肾上腺皮质释放至血液中皮质醇的量。

【原理】采用Porter-Silber反应。在酸性条件下，用正丁醇-氯仿提取尿液中结合型或游离型17-羟皮质类固醇，在抽提液中加入盐酸苯肼和硫酸，17-羟与苯肼反应，生成能产生黄色腙的复合物。此反应即为Porter-Silber呈色反应。用亦有呈色反应的氢化可的松作为标准液。用分光光度计在波长410nm处测定其吸光度进行定量。

【试剂】10mol/L 硫酸　取浓硫酸（AR）280ml，缓慢加入到220ml蒸馏水中，边加边用冷水冷却。

1. 硫酸铵（AR）。

2. 氢化可的松标准液（0.1mg/ml）　精确称取氢化可的松（MW 362.47）10mg，溶于100ml无水乙醇中，充分混匀。每管0.2ml（含0.02mg）分装，置37℃温箱中烘干备用（标准管）。

3. 正丁醇　商品化正丁醇必须精制后方可使用。精制方法如下：取正丁醇1000ml，倾入2000ml圆底烧瓶中，加入盐酸苯肼65mg和10mol/L硫酸溶液100ml，置室温或冰箱中一周。加入500ml蒸馏水于烧瓶中，振摇1分钟，静置分层，弃去下层水相。

在处理过的正丁醇中再加入无水硫酸钠30g，搅动片刻，放入冰箱过夜，次日进行重蒸馏。将蒸馏瓶置于砂浴上，瓶上的橡皮塞外面预先包有锡箔纸，其中一孔插入可显示200℃的水银温度计，蒸馏瓶与冷凝管接头处亦包有锡箔纸，以免正丁醇的蒸气将橡皮塞溶解。收集116～117℃时的蒸馏液，将未达到该温度时的蒸馏液和瓶中剩下的20～30ml溶液弃去。

4. 盐酸苯肼溶液　称取精制的盐酸苯肼65mg，氯化钠1g，溶于100ml 10mol/L硫酸溶液中（临用前新配）。称取盐酸苯肼10g，置400ml无水乙醇中，隔水加热溶解，在室温下冷却。再放入4℃冰箱24小时，用布氏漏斗过滤，收集结晶部分。如此重复2~3次，直至无水乙醇为无色，收集结晶，于干燥处保存备用。

5. 氯仿（AR） 质量较好的氯仿可以直接使用。若空白管测定时颜色较深时应精制。方法：于2000ml分液漏斗加入氯仿1000ml，加浓硫酸50ml，充分混匀后静置分层。弃去硫酸液，再用蒸馏水洗氯仿2次，即可应用。

【操作】 取尿液3ml，放入50ml容量瓶内，加10mol/L硫酸2滴，此时尿液pH约为1，加无水硫酸铵3g，振摇3分钟，使饱和。

1. 向容量瓶内加入氯仿-正丁醇（10∶1 V/V）混合液33ml，振摇5分钟。1500r/min离心10分钟。用玻璃吸管吸净上层尿液并弃去。

2. 吸取10ml氯仿-正丁醇提取液2份，分别放入2个15ml带塞试管中，1管标为尿样A，另1管标为尿样B。将尿样抽提液加入试管中。

3. 取标准管和空白管各2支，分别加入氯仿-正丁醇混合液（10∶1）10ml，分别标为标准A、标准B；试剂A、试剂B。

4. 向各A管加入10mol/L硫酸4ml；向各B管加入盐酸苯肼溶液4ml。所有试管均加塞盖紧，剧烈振摇5分钟，1500r/min离心15分钟。

5. 离心后管内液体分为两层，17-羟皮质类固醇在上层硫酸层中，有机溶液在下层。立即用玻璃吸管吸取3ml上层硫酸放入干燥清洁的10mm×150mm玻璃试管中（注意勿带入下层有机溶液）。

6. 将各A管和各B管同时放入60℃恒温水浴中，准确地反应42分钟，然后迅速移入冷水浴中冷却。

7. 以试剂A管调零，将经显色反应后的各管中的溶液倒入10mm比色杯内。用分光光度计在波长410nm处读取吸光度。颜色稳定时间约为2小时。

【计算】

尿17-羟皮质类固醇（mg/24h）=

$$\frac{\text{尿样B吸光度}-\text{尿样A吸光度}-\text{试剂B吸光度}}{\text{标准B吸光度}-\text{标准A吸光度}-\text{试剂B吸光度}}\times 0.02\times\frac{33}{10}\times\frac{\text{24h尿量（ml）}}{3}$$

尿17-羟皮质类固醇（μmol/24h）= 尿17-羟皮质类固醇（mg/24h）×2.76

【参考区间】

成年男性：21.28~34.48μmol/24h

7.7~12.50mg/24h

成年女性：19.27~28.21μmol/24h

6.98~10.22mg/24h

【注意事项】

1. 标本类型及稳定性 收集尿液的容器内应预先加入浓盐酸5~10ml作为防腐剂。留尿前两天应停服中药、维生素B_2等会使尿液颜色加深的药物，收集24小时尿液，记录尿量（ml）。

2. 可的松（皮质素）和氢化可的松（氢皮质素）显色强度不同，前者呈色强度高于后者，而尿液中排泄出的以氢化可的松为主。因此以氢化可的松作为标准更好，否则测定结果会偏低。

3. 操作要求 每批操作分析结果时需要注意比较试剂B管吸光度的波动情况，若空白呈色较深，应分析原因应，包括器皿的洁净度及各种试剂的纯度等。本试验对所用试剂的纯度要求很高，许多试剂须经过精制，精制过程中应注意安全。

【临床意义】

1. 尿液17-羟皮质类固醇升高主要见于肾上腺皮质功能亢进，如库欣综合征、肾上腺皮质瘤及双侧肾上腺增生疾病等，其中肾上腺皮质肿瘤增生升高最为显著。另外，肥胖症和甲状腺功能亢进患者中亦可见升高。

2. 尿液17-羟皮质类固醇降低见于肾上腺皮质功能不全，如艾迪生病。某些慢性病，如肝病、结核病等也见减低。

3. 患者使用ACTH治疗时，健康个体、皮质腺癌、双侧肾上腺增生患者体内尿液17-羟皮质类固醇可显著升高；而肾上腺皮质功能减退症和肾上腺癌患者，则变化不明显。

五、甲氧基肾上腺素和甲氧基去甲肾上腺素测定

儿茶酚胺是由儿茶酚（catechol，邻二羟基苯）和乙胺衍生物相结合的一类化合物。肾上腺素、去甲肾上腺素和多巴胺是体内最重要的内源性儿茶酚胺。甲氧基肾上腺素（metanephrine，MN）和甲氧基去甲肾上腺素（normetanephrine，NMN）是内源性儿茶酚胺去甲肾上腺素和肾上腺素的甲氧基衍生物。正常情况下是在儿茶酚胺代谢过程中产生，但是嗜铬细胞瘤的嗜铬细胞会大量分泌该物质。故测定血液中MN和NMN浓度可用于嗜铬细胞瘤诊断。近年来，应用高效液相色谱技术（HPLC）和液相串联质谱技术（LC-MS）测定血液中MN和NMN由于其高灵敏度和高特异性，干扰少等特点已受到越来越多的关注。下述介绍液相串联质谱法测定血液中MN和NMN。

【原理】标本经过前处理后，进入液相串联质谱仪的液相部分，被分离的标本成分通过梯度洗脱相继离开（洗脱或清洗出）色谱柱，进入质谱（MS）检测器，经过电喷雾电离和三重四级杆作用分离出目标离子。这些离子随后被输送到光电倍增管进行定量测定。

【试剂】流动相：A1：甲酸铵缓冲液（100mmol/L，pH 3.0）；B1：100%乙腈

1. 色谱柱 亲水作用色谱柱（HILIC）（2.1×100mm，1.7μm）

2. 标准品和内标：

MN：DL-metanephrine hydrochloride

NMN：DL-normetanephrine hydrochloride

MN 内标：DL-metanephrine-d_3（alpha-d_1，beta-d_2）·HCl

NMN 内标：DL-normetanephrine·HCl（a-D_1，β-D_2）

【操作】

1. 标本制备 380μl 样本中加入 20μl 内标（需加入一定量的 NaOH，调节 pH 至中性），振荡混匀，12 000×g 离心 1 分钟，等待检测。

2. SPE 柱纯化样本。

3. 洗脱梯度和流速 使用 SPE 柱纯化后样本，进样体积为 20μl，第 1 分钟：A1 比例由 5% 升至 30%，保持 30% 比例直至 2 分钟，之后 A1 比例升至 40%，然后立刻回到起始梯度，并且平衡 2 分钟。流速为 0.45ml/min。

（注：上述条件和参数可根据实际情况做适当调整）

4. 质谱条件

离子源：电喷雾离子源（ESI）。

扫描方式：正离子扫描。

还需设定参数有电喷雾电压（IS）、雾化气压力（GS1）、辅助气压力（GS2）、气帘气压力（CUR）、碰撞气压力（CAD）、雾化温度（TEM）。

（注：以上离子源和扫描方式两项不随质谱仪型号变化而变化，其他参数需根据实际情况做调整）

【参考区间】MN：≤96.6pg/ml；

NMN：≤163.0pg/ml

此参考区间引用自复旦大学附属中山医院检验科建立的参考区间，实验室应评估参考值对相应患者人群的适用性，必要时建立自己的参考区间。

【注意事项】

1. 标本类型及稳定性 推荐使用 EDTA 抗凝样本。采集完样本后应尽快离心分离并放置 2～8℃，最长不超过 12 小时，如需长期存放，需放置在 -80℃。样本检测前避免反复冻融，复溶后的样本应平衡至室温。

2. 试剂要求 标准品和内标需用 0.1 当量的盐酸配制，并长期存放在-80℃。试剂应平衡至室温（18～25℃），混匀后再使用。每次检测前需更换流动相 A1，并注意调节 pH。

【临床意义】

1. 嗜铬组织的肿瘤以分泌去甲肾上腺素为主，在肾上腺部位有很高的皮质醇浓度，可以提高甲基转移酶的活性，将去甲肾上腺素转变为肾上腺素。因此，肾上腺嗜铬细胞瘤患者 NMN 和 MN 水平均升高。

2. 由于副神经节瘤患者的外周血 MN 和 NMN 测定以 NMN 为主，肾上腺外的副神经节瘤 NMN 水平升高明显。

3. 监测 MN 和 NMN 对术后评估手术效果以及早期发现转移或复发可能有较好的预测价值。

六、尿液中香草扁桃酸测定

儿茶酚胺是由儿茶酚（catechol，邻二羟基苯）和乙胺衍生物相结合的一类化合物。肾上腺素、去甲肾上腺素和多巴胺是体内最重要的内源性儿茶酚胺，后者既是肾上腺髓质分泌的激素，又是肾上腺素能神经元释放的神经递质，所以儿茶酚胺具有特殊的生理功能和药理作用。香草扁桃酸（vanillyl mandelic acid 或 vanilmandelic acid，VMA）是儿茶酚胺的主要代谢产物，VMA 占体内肾上腺素和去甲肾上腺素代谢产物的 60%。测定尿液中 VMA 含量能够反映体内肾上腺髓质激素的水平，可用于嗜铬细胞瘤的临床诊断。

目前 VMA 测定方法主要分为两类，一类是分光光度法，另一类是层析法。尿液中所含有的大量化合物均可对比色法和层析法产生干扰，因此几乎所有的定量分析尿液 VMA 的方法，在分析前都需对尿液样本进行提取纯化，以提高检测方法的特异性和灵敏度。由于比色法的特异性较差，人们转而采用层析法，从干扰物中分离提取 VMA，再用重氮化的对硝基苯胺显色进行测定。近年来，应用高效液相色谱技术（HPLC）测定尿液 VMA 的方法，由于其特异性高，极少受到干扰等特点已受到广泛的关注。

目前实验室仍采用分光光度法和重氮化对硝基苯胺显色法测定 VMA，在少数有条件的实验室也采用 HPLC 的方法测定。

（一）检测方法

1. 分光光度法

【原理】用醋酸乙酯从酸化尿液中提取 VMA 和

其他酚酸，然后反提取到碳酸钾水层。水层加入高碘酸钠（$NaIO_4$），使VMA氧化成香草醛（vanillin）。用甲苯从含有酚酸杂质的溶液中选择性提取香草醛，再用碳酸盐溶液反抽提到水层，用分光光度计在波长360nm处测读取吸光度，测定水层中香草醛的浓度。

【试剂】

（1）HCl（6mol/L、0.01mol/L）。

（2）NaCl。

（3）醋酸乙酯。

（4）碳酸钾溶液（1mol/L）：138g碳酸钾溶于蒸馏水中，并加水至1L。室温保存，保存期超过1个月后需重配。

（5）高碘酸钠（20g/L）：2g高碘酸钠（$NaIO_4$，MW213.89）溶于蒸馏水中并加水至100ml。需当天新鲜配制。

（6）偏重亚硫酸钠（100g/L）：10g偏重亚硫酸钠（$Na_2S_2O_5$，MW190.10）溶于蒸馏水中，并加水至100ml。需当天新鲜配制。

（7）醋酸（5mol/L）：286ml冰醋酸加蒸馏水至1L。

（8）磷酸盐缓冲液（1mol/L，pH 7.5）。

A液：268g磷酸氢二钠（$Na_2HPO_4 \cdot 7H_2O$），加蒸馏水至1L溶解，置冰箱保存。

B液：27.22g磷酸二氢钾（KH_2PO_4），加蒸馏水至200ml溶解，置冰箱保存。

取A液168.2ml与B液31.8ml混合，用pH计调节pH至7.5，置冰箱保存。

（9）标准液

1）VMA标准贮存液（1mg/ml，5.05mmol/L）：准确称取VMA（MW198.17）100mg置于100ml容量瓶中，加入0.01mol/L HCl至刻度，混匀。置冰箱保存，可稳定约3个月。

2）VMA标准应用液（10μg/ml，50.0μmol/L）：取1.0ml标准贮存液，加入0.01mol/L HCl至100ml，用前新鲜配制。

【操作】

（1）取3支具塞50ml试管，标记“测定管”、“内标准管”和“未氧化空白管”，分别加入1份尿液（相当于24小时尿总量的0.2%体积）。

（2）向“内标准管”中加入VMA标准应用液1.0ml。

（3）用蒸馏水将各管体积补足至5.5ml，再加入6mol/L HCl 0.5ml，使尿液进一步酸化。

（4）向各管加入固体氯化钠（约3g），充分混匀使过饱和，再加入醋酸乙酯30ml，用力振摇30分钟，离心5分钟，提取VMA。

（5）取第二批具塞大试管3支，同样标记“测定管”、“内标准管”和“未氧化空白管”，各加1mol/L碳酸钾溶液1.5ml。然后，分别依次加入相应的醋酸乙酯提取液（上层）25ml，用力振摇3分钟，离心5分钟，吸弃上层有机相（醋酸乙酯层）。

（6）取第三批具塞大试管3支，同样标记“测定管”、“内标准管”和“未氧化空白管”，分别依次加入相应的碳酸钾提取液（下层）1.0ml。

（7）向“测定管”和“内标准管”各加入20g/L高碘酸钠0.1ml，混匀，“未氧化空白管”不加高碘酸钠。所有试管均置50℃水浴30分钟，然后取出各管冷却至室温。向“未氧化空白管”补加20g/L高碘酸钠0.1ml，混匀。

（8）立即向各管加入100g/L偏重亚硫酸钠0.1ml，还原反应液中残留的高碘酸钠。

（9）向各管加入5mol/L醋酸0.3ml，以中和反应液，混匀后放置10分钟。

（10）向各管加磷酸盐缓冲液（1mol/L，pH 7.5）0.6ml（可加入0.4g/L甲酚红1滴检查pH。此时，溶液必须呈黄色，表示pH<8.8）。

（11）向各管加入甲苯20ml，用力振摇3分钟，离心5分钟，提取VMA的氧化产物香草醛。

（12）取第四批具塞大试管3支，标记“测定管”、“内标准管”和“未氧化空白管”，各加1mol/L碳酸钾4ml，再分别依次加入相应的甲苯提取液15ml，用力振摇3分钟，离心5分钟。

（13）分别将碳酸钾提取液（下层，含香草醛）吸到比色杯中，用蒸馏水调零。在分光光度计波长360nm处，读取各管吸光度（$A_{测定}$、$A_{内标}$和$A_{空白}$）。

【计算】

$$尿液VMA（mg/d）=\frac{A_{测定}-A_{空白}}{A_{内标}-A_{测定}}\times\frac{10}{1000}\times\frac{100}{0.2}=\frac{A_{测定}-A_{空白}}{A_{内标}-A_{测定}}\times5$$

尿液VMA（μmol/d）=尿液VMA（mg/d）×5.046

式中，$A_{内标}$：内标准管吸光度（标准+测定）

10：“内标准管”中含10μg VMA

1000：由μg转换成mg

0.2：取24小时总尿量的0.2%体积

【参考区间】参考区间参照表2-10-2。

表 2-10-2　尿液中 VMA 参考区间（分光光度法）

年龄	mg/d	μmol/d
0～10 天	<1.0	<5.0
10 天～24 个月	<2.0	<10
24 个月～18 岁	<5.0	<25
成人	2.0～7.0	10～35
（或 1.5～7.0μg/mg 肌酐）		

【注意事项】

（1）标本类型及稳定性：体内 VMA 的分泌有昼夜波动，推荐收集 24 小时尿液进行测定。如果收集短时期尿液，VMA 的测定结果须用每毫克肌酐表示；尿液容器内加入 10ml 6mol/L HCl 作为防腐剂，收集 24 小时尿液于瓶内，混匀，记录尿液总体积。在整个留尿过程中，留尿容器需置冰箱内保存。

（2）影响因素：进食巧克力、咖啡、香蕉、柠檬以及阿司匹林和一些降压药物，由于含有酚氧酸类可使结果呈假性升高，因此测定 VMA 时应告知患者避免对上述食物和药物的摄入。

（3）操作要求：反应温度（50℃）和 pH（7.5）对 VMA 的氧化过程影响较大，实验过程中应严格控制。“内标准管”是为了补偿由于操作过程中的丢失、香草醛分解和尿液中可能存在的某些抑制物的影响；“未氧化空白管”用于校正尿液中可能存在的香草醛对检测结果的影响。

（4）检测波长：虽然香草醛的最大吸光度是在 348nm，但为了避免尿液中的正常成分对羟扁桃酸的氧化产物对羟苯甲醛对测定结果的干扰，测定波长选用 360nm。在 350nm 和 380nm 处香草醛吸光度显著下降，故测定波长需精确地固定在 360nm 处。

2. 重氮化对硝基苯胺显色法

【原理】用醋酸乙酯从酸化尿液中提取 VMA，再用碳酸钾溶液提取有机相中 VMA，并与重氮化对硝基苯胺反应，生成偶氮复合物，再用氯仿抽提，然后用氢氧化钠溶液提取红色重氮化合物进行比色测定。

【试剂】

（1）醋酸乙酯。

（2）氯仿。

（3）氯化钠。

（4）HCl（5mol/L、0.2mol/L）。

（5）NaOH（0.1mol/L）。

（6）碳酸钾溶液（1mol/L）。

（7）对硝基苯胺溶液（1g/L）：0.1g 对硝基苯胺溶于 0.2mol/L HCl 中，再加入 0.2mol/L HCl 至 100ml，置棕色瓶中，放冰箱保存。

（8）亚硝酸钠溶液（5g/L）：0.5g 亚硝酸钠加蒸馏水至 100ml，置棕色瓶中，放冰箱保存。

（9）重氮化对硝基苯胺溶液：将 1g/L 对硝基苯胺溶液和 5g/L 亚硝酸钠溶液等体积混合，使用前新鲜配制。

（10）VMA 标准贮存液（1g/L）：配制同分光光度法。

（11）VMA 标准应用液（20μg/ml）：取 2.0ml 标准贮存液，加入 0.01mol/L HCl 至 100ml，用前新鲜配制。

【操作】

（1）取具塞试管 2 支，分别标记“测定管”和“标准管”，各加 5mol/L HCl 0.1ml。向“测定管”中加尿液 2.0ml，向“标准管”中加 VMA 标准应用液 2.0ml。

（2）向各管中加入固体 NaCl 约 1.5g，振摇使之达到饱和，再加入醋酸乙酯 5ml，振摇 5 分钟，离心 5 分钟。

（3）取第二批具塞试管 2 支，标记“测定管”和“标准管”，分别依次加入相应的醋酸乙酯提取液（上层）4.0ml，再各加 1mol/L 碳酸钾溶液 3.0ml，振摇 5 分钟，离心 5 分钟。

（4）取第三批具塞试管 2 支，标记“测定管”和“标准管”，分别依次加入相应的碳酸钾提取液（下层）2.0ml，各加重氮对硝基苯胺溶液 1.0ml，混匀，放置 5 分钟，再各加氯仿 4.0ml，振摇 1 分钟，放置待分层。

（5）取第四批具塞试管 2 支，标记“测定管”和“标准管”，分别依次加入相应的氯仿提取液（下层）3.0ml，各加 0.1mol/L NaOH 溶液 4.0ml，振摇 1 分钟，离心 5 分钟。此时 NaOH 溶液（上层）呈粉红色。

（6）分别吸出各管上层 NaOH 溶液加入比色杯中，用 0.1mol/L NaOH 溶液调零，在分光光度计波长 500nm 处读取各管吸光度（$A_{测定}$和 $A_{标准}$）

【计算】

$$尿液\ VMA\ (mg/d)=\frac{A_{测定}}{A_{标准}}\times\frac{20}{1000}\times\frac{24h\ 尿液总量\ (ml)}{2}$$

$$=\frac{A_{测定}}{A_{标准}}\times 0.01\times 24h\ 尿液总量\ (ml)$$

尿液 VMA（μmol/d）= 尿液 VMA（mg/d）×5.046

【参考区间】成人尿 VMA：17.7～65.6μmol/d（3.5～13mg/d）

【注意事项】

(1) 标本类型及稳定性：样本收集及保存同分光光度法。

(2) 方法学特点：本法特异性不高，只能用于过筛试验。在氢氧化钠溶液层中的色泽稳定，5 小时内无显著变化，线性良好。

(3) 操作要求：用氯仿提取重氮化 VMA 复合物时，因反应对光敏感，因此动作要迅速，并应注意避光。

(二) 临床意义

1. 尿液 VMA 水平升高主要见于嗜铬细胞瘤患者，但在疾病的非发作期 VMA 亦可正常或仅略高于正常。另外，神经母细胞瘤、交感神经节细胞瘤、呼吸功能不全、休克或恶性肿瘤患者也会导致尿液 VMA 水平升高。

2. 患者使用某些药物时，如 L-多巴也会使尿液 VMA 水平升高。

3. 尿液 VMA 水平降低见于家族性自主神经功能障碍，这种障碍被认为是儿茶酚胺代谢异常所致。

七、肾素测定

肾素（renin）又称为血管紧张肽原酶，在血容量或血清 NaCl 浓度降低时，会诱导前列腺素的快速释放，继而刺激肾小球旁细胞分泌肾素。虽然它具有激素样作用，但它主要生物学功能是剪切循环中的蛋白质前体而非作用于靶细胞。肾素在血液循环中以两种方式存在：肾素原和活性肾素。肾素原是非活性的酶原，在肾素的生物合成中充当前体物质。在肾小球旁细胞分泌颗粒中，肾素原经硫蛋白酶作用下剪切掉氨基端前肽（42 个氨基酸）暴露出肾素的活性位点，转变为活性肾素。肾素可激活血液循环中肾素-血管紧张素系统（renin-angiotensin system，RAS），将血管紧张肽原酶转换为无活性的血管紧张素Ⅰ，在血管紧张素转换酶（angiotensin converting enzyme，ACE）作用下进一步转化为血管紧张素Ⅱ发挥生物学功能。

肾素测定主要采用 CLIA 法，以下介绍 CLIA 法测定肾素。

【原理】采用双抗体夹心法测定。将抗人肾素抗体吸附到固相载体上，加入待测样本、质控品和标准品，待测样本、质控品和标准品中的肾素与吸附于固相载体上的抗体反应。再加入抗人肾素抗体和酶标抗体混合液进行反应，形成双抗体夹心复合物。然后，加入化学发光底物，它在酶的作用下迅速发光，用化学发光仪测定发光强度，发光强度与样本中肾素的浓度成正比。通过定标品绘制的标准曲线，定量检测样本中肾素的浓度。

【试剂】

1. 微孔板（包被有抗人 Renin 抗体）。

2. 浓缩洗涤液（Tris-HCl 缓冲液，20mmol/L，pH 7.4，含 0.1% 的 Tween-20） 1 瓶。

3. 抗人 Renin 抗体 1 瓶。

4. 辣根过氧化物酶标抗体（抗 Ig G-HRP） 1 瓶。

5. 底物 A 液（10mmol/L 鲁米诺和发光增强剂） 1 瓶。

6. 底物 B 液（0.1% H_2O_2） 1 瓶。

7. 标准品（人 Renin 抗原）0.3ml/支 ×5 支［浓度分别为：0.0pg/ml（S0）、5.0 ~ 6.0pg/ml（S1）、15.0 ~ 20.0pg/ml（S2）、45.0 ~ 60.0pg/ml（S3）、120.0 ~ 135.0pg/ml（S4）］

8. 洗涤液配制 浓缩洗涤液用蒸馏水按 25 倍稀释并混匀，备用。

【操作】

1. 吸取 50μl 的标准品或待测样本，按顺序加入微孔反应板的孔中；振荡混匀，37℃温育 30 分钟，每孔加入洗涤液约 300μl 洗板 5 次。

2. 每孔加入 50μl 抗人 Renin 抗体，振荡混匀，37℃温育 30 分钟，每孔加入洗涤液约 300μl 洗板 5 次。

3. 每孔加入 50μl 酶标抗体，振荡混匀，37℃温育 30 分钟，每孔加入洗涤液约 300μl 洗板 5 次。

4. 每孔加入 30μl 底物 A 液，再加入 30μl 底物 B 液。

5. 充分振荡混匀并避免产生气泡，室温避光放置 5 分钟。微孔反应板置化学发光免疫分析仪上检测。

6. 结果显示 以试剂盒内 5 个标准品中 Renin 的浓度为横坐标，其各自对应的发光强度为纵坐标，绘制标准曲线。根据待测样本反应后的发光强度，在标准曲线上换算出样本中 Renin 的浓度。

【参考区间】站位：7 ~ 40ng/L；卧位：7 ~ 19ng/L。此参考区间引自商品化试剂说明书。

【注意事项】

1. 标本类型及稳定性 推荐使用血清样本，避免使用乳糜血、高蛋白血或溶血样本。样本测定前应离心去除微型颗粒。样本 2 ~ 8℃放置可保存一周；-20℃放置可保存 6 个月，避免反复冻融，复溶后的样本应平衡至室温。

2. 操作要求 试剂应平衡至室温（18 ~ 25℃）并轻轻混匀后再使用。严格控制每步反应的时间和温度，避免将不同批号的试剂混合使用。在加发光底物液的过程中应避免加样吸头与反应孔或手指接触，以防底物受到污染而导致本底升高。如用洗板机洗板时，每孔注液量不应少于 300μl，洗板次数不少于 4 次，浸泡时间不短于 10 秒，并注意检查加液头是否堵塞。洗板后在干净的吸水纸上拍干。

【临床意义】

1. 原发性和继发性醛固酮增多症或减少症的诊断和鉴别　醛固酮和血肾素活性的测定对于醛固酮生成紊乱的鉴别具有指导意义。

2. 肾动脉狭窄及其导致的高血压或肾血管性高血压的诊断和治疗　双肾静脉样本中肾素测定可协助诊断肾动脉狭窄。肾静脉中肾素分布的不均匀程度可判断外科手术治疗肾动脉狭窄所致高血压的成功率。

3. 肾素分泌肿瘤的诊断和定位　非慢性肾病和肾动脉狭窄的高血压患者如果血液循环中肾素水平较高，则可能存在肾素分泌肿瘤。这些肿瘤一般较小，动脉造影术无法观察到，可通过损伤部位肾静脉中的肾素水平升高进行定位。

4. 盐皮质激素替代治疗的监测　原发性盐皮质激素缺乏的患者需要进行替代治疗，如果肾素调控系统完整，那么肾素测定就可以用来评估治疗的充分性。

第十一章

心血管疾病常用检测项目

心血管疾病（cardiovascular disease，CVD）是严重威胁人类生命健康的疾病，包括外周动脉疾病、冠状动脉疾病（coronary artery disease，CAD）和脑动脉疾病。事实上，多数心血管疾病是由于血栓引起的。在我国，CAD已成为最常见的死亡原因之一。其主要病理组织学基础是冠状动脉粥样硬化斑块增大、破损或脱落导致冠状动脉供血不足甚至阻塞，引起心肌细胞的缺血、损伤甚至坏死。

心血管疾病的实验室检查除常规血、尿检查外，多种生化、微生物和免疫学检查均有利于诊断。如感染性心脏病时体液的微生物培养、血液细菌、病毒核酸及抗体等检查；风湿性心脏病时有关链球菌抗体和炎症反应（如抗“O”、血沉、C反应蛋白）的血液检查；动脉粥样硬化时血液各种脂质检查；急性心肌梗死时血肌钙蛋白、肌红蛋白和心肌酶的测定；心力衰竭时血BNP或NT-proBNP的测定等。本章主要介绍心肌损伤和心力衰竭时的标志物以及同型半胱氨酸的测定。

第一节　心肌损伤标志物

反映心肌损伤的理想生物标志物应具有以下特点：①具有高度的心脏特异性；②心肌损伤后迅速升高，并持续较长时间；③检测方法简便迅速；④其应用价值已由临床所证实。

（一）血清肌钙蛋白测定

肌钙蛋白（troponin，Tn）是存在于骨骼肌和心肌细胞中的一组收缩蛋白。心肌肌钙蛋白（cardiac troponin，cTn）是肌钙蛋白复合体中与心肌收缩功能有关的一组蛋白，由心肌肌钙蛋白T（cardiac troponin T，cTnT，是调节蛋白的部分）、肌钙蛋白I（cardiac troponin I，cTnI，含抑制因子）和肌钙蛋白C（TnC，与钙结合的蛋白）三个亚单位组成的蛋白复合物。TnT和TnI是心肌特有的抗原，可利用抗cTnT和cTnI的特异抗血清进行测定。当心肌损伤或坏死时，可因心肌细胞通透性增加和（或）cTn从心肌纤维上降解下来而导致血清cTn增高，前者呈迅速而短暂性升高，后者呈持续性升高。因此，血清cTn浓度可反映心肌损伤的情况，是心肌损伤的特异性标志物。通常采用ECLIA法和CLIA法测定。

1. 检测方法

（1）ECLIA法测定cTnT

【原理】 待测样本中的cTnT与钌标记的抗cTnT的单克隆抗体和生物素化的抗cTnT另一位点的单克隆抗体在反应体系中混匀，形成双抗体夹心抗原-抗体复合物。加入链霉亲和素包被的磁性微粒与之结合，在磁场的作用下，捕获抗原-抗体复合物的磁性微粒被吸附至电极上，各种游离成分被吸弃。电极加压后产生光信号，其强度与样本中一定范围的cTnT含量成正比。

【试剂】 购买与仪器配套的商品成套试剂盒。

【操作】 按仪器操作说明书进行，只需分离血清上机，包括加样、分离、搅拌、温育、打印结果在内的各项操作均由仪器自动进行。

【参考区间】 高敏cTnT测定：$<0.014\mu g/L$（此参考区间引自试剂说明书）。

【注意事项】 轻度溶血、脂血、黄疸标本不影响检测结果，但标本应置于$-20℃$存放，并避免反复冻融，$2\sim8℃$可保存24小时。有沉淀的样本检测前必须先作离心处理。添加叠氮化合物的样本和质控品均不能使用。

（2）CLIA法测定cTnI

【原理】待测样本中的 cTnI 与生物素化的鼠抗 cTnI 单克隆抗体和辣根过氧化物酶（HRP）标记的鼠抗 cTnI 单克隆抗体结合，形成双抗体夹心大分子免疫复合物，此复合物被固相微孔中的链霉亲和素捕获，其余游离成分被吸弃。加入发光底物后，结合的 HRP 与底物反应产生光信号。光信号的强弱与样本中一定范围的 cTnI 的含量成正比。

【试剂】购买与仪器配套的商品成套试剂盒。

【操作】按仪器操作说明书进行，只需分离血清上机，包括加样、分离、搅拌、温育、打印结果在内的各项操作均由仪器自动进行。

【参考区间】高敏 cTnI 测定：＜0.034μg/L

以上参考区间引自试剂说明书。由于各厂商的产品不同以及各地区的实验室差异，各实验室应建立自己的参考区间，其上限为正常参考人群的第 99 百分位值，并且在第 99 百分位值处的 CV≤10%。

【注意事项】

1）标本类型及稳定性：轻度溶血、脂血、黄疸标本不影响检测结果，但标本应置于冰箱存放，2～8℃可保存 7 天，－20℃可保存 4 周，并避免反复冻融。

2）方法学特点：由于 cTnI 检测方法种类繁多，传统的 cTnI 检测方法由于灵敏度相对不高，难以检测到血液循环中低水平的 cTnI，各实验室在选择检测试剂时需注意。

2. 临床意义　cTn 对心肌损伤具有很高的敏感性和特异性，已取代 CK-MB mass 成为急性冠状动脉综合征（acute coronary syndrome，ACS）诊断的首选心肌损伤标志物。当心肌缺血导致心肌损伤时，首先是在胞质中游离的少量 cTnI 和 cTnT 迅速释放进入血液循环，外周血中浓度迅速升高，在发病后 4 小时内即可测得。随着心肌肌丝缓慢而持续的降解，cTnI 和 cTnT 不断释放进入血液，升高持续时间可长达 2 周，有很长的诊断窗口期。

随着高敏感 cTn（hs-cTn）检测方法的发展，ESC 在 2011 年颁布的 NSTE-ACS 指南中已将 hs-cTn 作为 ACS 诊断和危险分层的主要依据。

非 ACS hs-cTn 升高的心源性病因有：稳定型心绞痛、急性和重度慢性心力衰竭、高血压危象、快速或缓慢性心律失常、心脏挫伤、心脏消融、起搏、心脏电复律、心内膜活检、心肌炎等疾病；主动脉夹层、主动脉瓣膜疾病、肥厚性心肌病、心尖球形综合征、肺动脉栓塞和重度肺动脉高压。

非 ACS hs-cTn 升高的非心源性病因有：急性和慢性肾衰竭、急性神经系统病变（包括卒中或蛛网膜下腔出血）、甲状腺功能减退、浸润性疾病（如淀粉样变性、血色病、结节病、硬皮病）、药物毒性（如阿霉素、氟尿嘧啶、曲妥珠单抗、蛇毒）、烧伤＞30%体表面积、横纹肌溶解和严重疾病患者（呼吸衰竭、脓毒症等）。

（二）血清肌红蛋白测定

肌红蛋白（myoglobin，Myo）相对分子量 17 800，存在于心肌和骨骼肌中，不存在于平滑肌等其他组织中。因此血中检测到肌红蛋白是横纹肌损伤的结果。Myo 存在于细胞质中，大约占肌肉蛋白总量的 2%。可与氧分子可逆性结合，亲和力高于血红蛋白，在横纹肌中可能起着转运和储存氧的作用。

Myo 分子量小，更易从坏死肌肉细胞（如心肌梗死、创伤）中释放。大量运动后肌红蛋白达到病理值并回复至参考区间的时间早于其他肌酶。Myo 对于需冠脉手术的心肌梗死患者的早期诊断价值优于其他标志物。此外，由于可以迅速被肾脏清除，肾衰竭的患者特别是晚期患者的血清 Myo 可能出现异常。

常采用乳胶增强透射比浊法、ECLIA 法和非均相免疫法测定。

1. 检测方法

（1）乳胶增强透射比浊法测定

【原理】Myo 致敏乳胶颗粒是大小均一的聚苯丙烯乳胶颗粒，颗粒表面包被有兔抗人 Myo 抗体。样本中 Myo 与乳胶颗粒表面的抗体结合后，使相邻的乳胶颗粒彼此交联，发生凝集反应产生浊度。该浊度与样本中的 Myo 浓度成正比，在 570nm 处测定吸光度，可计算样本中 Myo 的浓度。

【试剂】

1）试剂Ⅰ：甘氨酸缓冲液（pH 9.0），NaN_3 1.0g/L。

2）试剂Ⅱ：致敏乳胶悬液，兔抗人 Myo IgG 致敏乳胶颗粒，NaN_3 1.0g/L。

3）Myo 定标品。

【操作】

1）测定条件：

温度	37℃
波长	570nm
比色杯光径	1.0cm
反应时间	5 分钟

2）按照表 2-11-1 进行操作。

表 2-11-1 Myo 乳胶增强透射比浊法测定操作步骤

	测定管	标准管	空白管
试剂Ⅰ（μl）	200	200	200
待检血清（μl）	20		
Myo 定标品（μl）		20	
蒸馏水（μl）			20
混匀，保温 5min，以空白管调零，测得各管吸光度为 A_1			
试剂Ⅱ（μl）	150	150	150
混匀，保温 5min，以空白管调零，测得各管吸光度为 A_2			

【结果计算】 $\Delta A = A_2 - A_1$

采用非线性多点定标模式，以不同浓度定标品的 ΔA，绘制标准曲线，测定管 ΔA 从标准曲线上查出测定结果。

【参考区间】 成人 Myo：<70μg/L

【注意事项】

1）方法学特点：本法适用于各种类型的半自动、全自动生化分析仪，严格按照仪器说明书设定参数进行操作。

2）试剂要求：本法试剂应避光，于 2～8℃可保存 12 个月，－20℃可保存更长时间，但不宜反复冻融。

（2）ECLIA 法测定

【原理】 待测样本中的 Myo 与钌标记的抗 Myo 单克隆抗体和生物素化的抗 Myo 另一位点单克隆抗体在反应体系中混匀，形成双抗夹心抗原-抗体复合物。加入链霉亲和素包被的磁珠微粒与之结合，在电磁场的作用下，捕获抗原-抗体复合物的磁珠微粒吸附至电极上，各种游离成分被吸弃。电极通电加压后产生光信号，其强度与样本中一定范围内的 Myo 含量成正比。

【试剂】 购买专用商品试剂盒。

【操作】 按试剂和仪器操作说明书进行，只需分离血清上机，包括加样、分离、搅拌、温育、打印结果在内的各项操作均由仪器自动进行。

【参考区间】 男性：28～72ng/ml；女性：25～58ng/ml（此参考区间引自试剂说明书）。

【注意事项】 样本在 2～8℃可保存 1 周，－20℃下可保存 3 个月。高浓度生物素制剂治疗的患者必须在停药 8 小时后方可检测。

（3）非均相免疫法测定

【原理】 样本和包被有特异性 Myo 单克隆抗体的二氧化铬粒子共同孵育，形成颗粒/Myo 复合物，通过磁性分离和清洗过程清除未结合的组分。随后，颗粒/Myo 复合物与轭合物试剂（β-吡喃半乳糖苷酶标记的特异性 Myo 单克隆抗体）共同孵育，形成抗原-抗体复合物，再次通过磁性分离和清洗过程清除未结合的组分。抗原-抗体复合物上的 β-吡喃半乳糖苷与显色底物氯酚红-β-d-吡喃半乳糖苷（CPRG）结合。CPRG 水解释放显色基团（CPR）。样本中 CK-MB 的浓度与 CPR 颜色成正比。

【参考区间】 男性：16～96ng/ml；女性：9～82ng/ml（此参考区间引自试剂说明书）。

【注意事项】 样本在 2～8℃可保存 7 天，－20℃下可保存 28 天。

2. 临床意义 血清肌红蛋白升高见于心肌损伤、横纹肌溶解症等。

肌红蛋白水平在心脏病发作或其他肌肉损伤后的 0.5～1 小时内开始升高，并维持高水平 5～12 小时。

心肌损伤后血中的肌红蛋白升高早于其他心肌损伤标志物，其阴性结果能有效地排除心脏病发作，但其阳性结果必须通过肌钙蛋白检测来确认。

由于血液中的肌红蛋白能被肾脏迅速清除，所以测定肌红蛋白也有助于观察急性心肌梗死病程中有无再梗死发生以及梗死有无扩展，同时肌红蛋白也是急性心肌梗死溶栓治疗中评价有否再灌注的较为敏感和准确的指标。

（三）血清肌酸激酶同工酶 MB 质量测定

肌酸激酶（creatine kinase，CK）是由 M 和 B 两种亚单位组成的二聚体，在细胞质内共有 3 种同工酶：即 CK-MM、CK-MB 和 CK-BB。正常心肌中 CK-MB 的含量很低，同骨骼肌无明显差异。心脏疾病时 CK-MB 的含量可达总 CK 的 15%～20%。慢性病变如心室肥大、冠状动脉疾病时可使心肌细胞合成 CK-MB。骨骼肌的慢性病变也可促使 CK-MB 含量增加。CK-MB 质量（CK-MB mass）是指检测血液中 CK-MB 酶的浓度水平而非此酶的活力。通常采用 ECLIA 法和非均相免疫法测定。

1. 检测方法

（1）ECLIA 法测定

【原理】 待测样本中的 CK-MB 与钌标记的抗 CK-MB 单克隆抗体和生物素化的抗 CK-MB 另一位点单克隆抗体在反应体系中混匀，形成双抗夹心抗原-抗体复合物。加入链霉亲和素包被的磁珠微粒与之结合，在电磁场的作用下，捕获抗原-抗体复合物的磁珠微粒吸附至电极上，各种游离成分被吸弃。电极通电加压后产生光信号，其强度与样本中一定范围内的 CK-MB 含量成正比。

【试剂】 购买专用商品试剂盒。

【操作】按试剂和仪器操作说明书进行，只需分离血清上机，包括加样、分离、搅拌、温育、打印结果在内的各项操作均由仪器自动进行。

【参考区间】男性：<3.61ng/ml；女性：<4.87ng/ml（此参考区间引自试剂说明书）。

【注意事项】样本在18～23℃可保存4小时，2～8℃可保存8小时，-20℃下可保存3个月，标本仅可冻融1次。高浓度生物素制剂治疗的患者必须在停药8小时后方可检测。

（2）非均相免疫法测定

【原理】样本和包被有特异性CK-B亚单位单克隆抗体的二氧化铬粒子以及轭合物试剂（β-吡喃半乳糖苷酶标记的特异性CK-MB同工酶单克隆抗体）共同孵育，形成抗原-抗体复合物。通过磁性分离和清洗过程清除未结合的组分。抗原-抗体复合物上的β-吡喃半乳糖苷与显色底物氯酚红-β-d-吡喃半乳糖苷（CPRG）结合。CPRG水解释放显色基团（CPR）。样本中CK-MB的浓度与CPR颜色成正比。

【试剂】购买专用商品试剂盒。

【操作】按试剂和仪器操作说明书进行，只需分离血清上机，包括加样、分离、搅拌、温育、打印结果在内的各项操作均由仪器自动进行。

【参考区间】成人CK-MB mass：<3.6ng/ml（此参考区间引自试剂说明书）。

【注意事项】样本在室温可保存12小时，4℃可保存3天，-20℃下可保存1个月。

2. 临床意义　血清CK-MB质量升高常见于肌肉损伤，通常用于心肌梗死的诊断。

在发生急性心肌梗死后3～8小时内，可在血液中检测到CK-MB质量的升高，并且维持一段时间的高水平。

在其他的一些疾病中，如脑卒中、横纹肌溶解症，也可发现CK-MB质量的升高。

CK-MB质量的测定避免了其活性检测中可能遇到的干扰（如巨CK等），具有较好的灵敏性和准确性。

（四）血清心脏型脂肪酸结合蛋白测定

脂肪酸结合蛋白（fatty acid binding protein，FABP）分布于哺乳动物的心肌、小肠、肝脏、脂肪、脑、表皮等组织细胞中。已发现的FABP包括心脏型（H-FABP）、小肠型（I-FABP）、肝脏型（L-FABP）、脂肪细胞型（A-FABP）、脑细胞型（B-FABP）、肾脏型（K-FABP）、骨骼肌型（S-FABP）、牛皮癣相关型（PA-FABP）及表皮型（E-FABP）九种类型。

H-FABP特异地存在于心肌组织中，约占心脏全部可溶性蛋白质的4%～8%。H-FABP与心肌细胞内的长链脂肪酸相结合，将其从细胞质膜向脂化和氢化部位运输，从而进入能量代谢体系氧化分解最终生成三磷酸腺苷（ATP），为心肌收缩提供能量。

急性心肌梗死时，血清H-FABP在胸痛发生后4.5小时即出现显著升高，8.5小时左右达到峰值，已逐渐被认为是心肌梗死早期诊断的重要生化指标之一。

通常采用ELISA法和金标记免疫层析法测定。

1. 检测方法

（1）ELISA法测定

【原理】采用ELISA双抗体夹心法。将抗人H-FABP抗体包被在固相载体上，加入待测样本，若样本中含有H-FABP，则与载体上的抗人H-FABP结合，再加入酶标记的抗H-FABP抗体，加入酶底物/色原显色。显色程度与H-FABP含量成正比。

【试剂】购买专用试剂盒，必须使用经国家食品药品监督管理局批准的试剂。

【操作】参照试剂盒说明书操作。

【结果计算】不同试剂盒结果计算方法不同。

【参考区间】不同方法测定结果可能有一定差异。

【注意事项】不同批号的试剂不能混用，每批试剂应分别制作定标曲线。试剂盒应避光储存于2～8℃，使用时应恢复至室温。

（2）金标记免疫层析法测定

【原理】将特异性H-FABP抗体固定于硝酸纤维素膜上某一区带作为检测带。在样品区滴加样品后，借助毛细管作用，样本中的H-FABP与金标记物及包被在硝酸纤维素膜上的特异性抗体结合，出现呈色的阳性信号。

【试剂】购买专用试剂盒，必须使用经国家食品药品监督管理局批准的试剂。

【操作】参照试剂盒说明书操作。

【结果计算】参照试剂盒说明书。测试线和质控线均出现有色条带为阳性；仅质控线出现有色条带为阴性；质控线不出现有色条带，即使测试线出现有色条带均判为试验失败，提示试剂失效或操作不当，应重做试验。

【参考区间】阴性

2. 临床意义　血清心脏型脂肪酸结合蛋白升高见于早期急性心肌损伤。

临床上有三分之一以上的ACS患者在缺乏典型临床症状时就已经发生心肌损伤的病理变化，cTn、

CK-MB 等心肌标志物的血清浓度只有在心肌坏死后才会升高，而在心肌缺血时无明显变化，近年来有文献报道，H-FABP 在急性心肌缺血时具有敏感性高、检测时间早等优点，有助于 ACS 的早期诊断。

（五）血清缺血修饰白蛋白

人血清白蛋白（human serum albumin，HSA）氨基末端序列为人类所特有，是过渡金属包括 Cu、Co 和 Ni 主要的结合位点。组织缺血时释放的产物使循环血液中部分 HSA 氨基末端结合位点发生改变，与金属离子结合能力下降，这部分发生改变的 HSA 称为缺血修饰白蛋白（ischemia modified albumin，IMA）。

心肌缺血是 ACS 的最常见病因之一。心肌缺血时，白蛋白受羟自由基（OH）损害，导致 N 末端序列的 2～4 个氨基酸发生 N 乙酰化或缺失，与过渡金属离子结合能力降低或丧失，转化为 IMA。IMA 在心肌缺血后数分钟内迅速升高，是评价心肌缺血发生非常早期的指标。

白蛋白-钴结合法（ACB 法）测定 IMA

【原理】血清中白蛋白与试剂中 Co^{2+} 结合后，反应液中剩余的游离 Co^{2+} 与有机显色剂反应生成红褐色产物。当样本中含有较多的 IMA，加入同等量的钴试剂后，由于 IMA 与 Co^{2+} 的结合能力降低，反应液中剩余的游离 Co^{2+} 浓度较高，加入显示剂后形成较多的红褐色产物。在特定波长下比色，吸光度高低在一定范围内和游离 Co^{2+} 浓度成正比，与定标品进行比较，即可计算出样本中 IMA 浓度。

【试剂】购买专用商品试剂盒。

【操作】按仪器操作和试剂说明书进行，只需分离血清上机，包括加样、分离、搅拌、温育、打印结果在内的各项操作均由仪器自动进行。

【参考区间】成人 IMA：<64.7U/ml（此参考区间引自试剂说明书）。

【注意事项】

1. 标本类型及稳定性　不可使用 EDTA、枸橼酸盐等抗凝血浆。采血前，建议患者不接受抗凝药物或溶栓治疗。血清分离后应尽快进行检测，长期保存应置于 -20℃。

2. 影响因素　血清白蛋白 <30g/L 或 >55g/L 时，对结果解释应慎重。IMA 值与白蛋白浓度呈负相关，白蛋白每升高 1g/L，IMA 下降 2.18U/ml。血乳酸浓度在 3.0～11.0mmol/L 时，IMA 检测值会降低 7%～25%。

【临床意义】IMA 和传统心肌坏死标志物不同，可评价早期可逆性心肌缺血。IMA 在心肌缺血发作 5～10 分钟后血中浓度即可升高，于 2～6 小时达峰值，12～24 小时基本恢复正常。作为评估心肌缺血的早期诊断指标，IMA 值的高低与心肌缺血的程度相关，可显著提高心肌缺血早期诊断的敏感性，但对心肌缺血个体是否发生心肌梗死不敏感。

IMA 可用于 ACS 的危险分层和指导治疗。2003 年，由于 IMA 在急性心肌缺血诊断中极高的阴性预测值，FDA 推荐其为 ACS 的排除指标。IMA 结合心电图和肌钙蛋白检测结果，有助于 ACS 的早期诊断，早期干预治疗，改善患者的预后和减少病死率。

IMA 的心脏特异性较低，其升高还可见于休克、终末期肾病和某些肿瘤患者，但不见于外伤、组织缺氧、骨骼肌缺血、自身免疫性疾病、良性胃肠疾病和外周血管疾病患者。因此，IMA 在用于排除急性冠脉综合征时，需结合患者临床资料、心电图、肌钙蛋白及其他生化标志物。

第二节　心力衰竭标志物

心力衰竭（简称心衰）是多种心脏疾病的终末共同通路。以往临床对心衰的诊断往往基于病史、体格检查及心功能测定，但许多心衰患者症状和体征可能表现并不特异。因此临床迫切需要寻找一种简单、实用的生物学标志物用于心衰的早期诊断、鉴别诊断、治疗指导和预后判断。目前常用的诊断和监测心衰的血液标志物主要有氨基末端-B 型利钠肽前体和 B 型利钠肽等。

（一）血清氨基末端-B 型利钠肽前体测定

血清氨基末端-B 型利钠肽前体（N-terminal pro-B type natriuretic peptide，NT-proBNP）和 B 型利钠肽（B-type natriuretic peptide，BNP）同属利钠肽家族。两者有相同的生物学来源，但生物学效应和临床意义不完全相同。心肌细胞受刺激后，产生 134 个氨基酸的前 B 型利钠肽前体（pre-proBNP），随后形成 108 个氨基酸的 B 型利钠肽前体（proBNP），后者在内切酶的作用下裂解为含有 76 个氨基酸、无生物学活性的 NT-proBNP 和含有 32 个氨基酸、有生物学活性的 BNP。NT-proBNP 主要由肾小球滤过，因此在血液中的浓度受肾功能影响较大。NT-proBNP 体内半衰期为 120 分钟，体外稳定性强，在心力衰竭患者血液中的浓度中较 BNP 高，因此在某些情况下更利于心力衰竭的诊断。通常采用 ECLIA 法和金标记免疫层析测定。

1. 检测方法

（1）ECLIA 法测定

【原理】待测样本中的 NT-proBNP 与钌标记的抗 NT-proBNP 单克隆抗体和生物素化的抗 NT-proBNP 另一位点单克隆抗体在反应体系中混匀，形成双抗体夹心抗原-抗体复合物。加入链霉亲和素包被的磁珠微粒与之结合，在电磁场的作用下，捕获抗原-抗体复合物的磁珠微粒吸附至电极上，各种游离成分被吸弃。电极通电加压后产生光信号，其强度与样本中一定范围内的 NT-proBNP 含量成正比。

【试剂】购买专用商品试剂盒。

【操作】按试剂和仪器操作说明书进行，只需分离血清上机，包括加样、分离、搅拌、温育、打印结果在内的各项操作均由仪器自动进行。

【参考区间】<125pg/ml（<75 岁）

<450pg/ml（≥75 岁）

【注意事项】

1）采血前准备：NT-proBNP 的检测基本不受体位改变和日常活动的影响，且不存在日间生理学波动，故标本采集时无需固定体位和时间，但要避免剧烈运动。高浓度生物素制剂治疗的患者必须在停药 8 小时后方可检测。

2）标本类型及稳定性：检测 NT-proBNP 既可以选择血清也可以选择血浆，但 EDTA 抗凝血浆较血清或肝素血浆检测结果低 10% ~13%。在室温下可保存 3 天，4℃可保存 6 天，-20℃下可保存 24 个月。

（2）金标记免疫层析法测定

【原理】将特异性 NT-proBNP 抗体固定于硝酸纤维素膜上某一区带作为检测带。在样品区滴加样品后，借助毛细管作用，样本中的 NT-proBNP 与金标记物及包被在硝酸纤维素膜上的特异性抗体结合，出现呈色的阳性信号。

【试剂】购买专用试剂盒，必须使用经国家食品药品监督管理局批准的试剂。

【操作】参照试剂盒说明书操作。

【结果计算】参照试剂盒说明书。测试线和质控线均出现有色条带为阳性；仅质控线出现有色条带为阴性；质控线不出现有色条带，即使测试线出现有色条带均判为试验失败，提示试剂失效或操作不当，应重做试验。

【参考区间】阴性

2. 临床意义　NT-proBNP 升高主要见于急慢性心力衰竭、冠心病、慢性肾病等疾病。

慢性心力衰竭患者血液中 NT-proBNP 水平高于健康人和非心力衰竭患者，但升高程度不及急性心力衰竭。NT-proBNP 是慢性心力衰竭最强的独立预后因素之一，并适用于不同严重程度的心力衰竭患者。

NT-proBNP 是稳定和不稳定性冠心病重要的独立预后因素，有助于预测以后发生心力衰竭和死亡的危险。

由于 NT-proBNP 主要由肾小球滤过，其浓度受肾功能影响较大。因此，慢性肾病患者的 NT-proBNP 水平通常较无慢性肾病患者高。

NT-proBNP 还可以用于鉴别诊断急性呼吸困难。急性心力衰竭患者的 NT-proBNP 水平明显高于其他原因所致的急性呼吸困难（COPD、肺炎、哮喘、肺癌并发症、肺栓塞、间质性肺病等）患者。

（二）血清 B 型利钠肽测定

B 型利钠肽（B-type natriuretic peptide，BNP）由心肌细胞分泌，其含 108 个氨基酸的前体（pro B-type natriuretic peptide，proBNP）在分泌过程中或进入血液后可分解为具有生物活性的含 32 个氨基酸的 C 端片段（BNP）和含 76 个氨基酸的 N 端片段（N-terminal B-type natriuretic peptide，NT-proBNP）。心肌细胞受牵拉和血管透壁压超负荷共同参与了 BNP 的合成和释放。BNP 是心室最主要的利钠肽，其生物半衰期约为 20 分钟。血中 BNP 代谢途径不受肾脏影响，浓度升高能反映心衰时心室压力升高和容积增加。因此，BNP 与其他利钠肽及其前体相比是评价心室超负荷更敏感和特异的指标，可用于慢性心力衰竭（CHF）的诊治。通常采用化学发光微粒子免疫分析法和直接化学发光法测定。

1. 检测方法

（1）化学发光微粒子免疫分析法检测 BNP

【原理】两步法检测原理。第一步，将样本和抗-BNP抗体包被的顺磁微粒混合。样本中的 BNP 和抗-BNP 抗体包被的微粒相结合。冲洗后进入第二步，添加抗 BNP 吖啶酯标记结合物，生成反应混合液。再次冲洗后，向反应混合液中添加预激发液和激发液。利用相对发光单位（RLUs）测量化学发光反应。仪器检测到的 RLUs 与样本中一定范围的 BNP 含量成正比。

【试剂】购买专用商品试剂盒。

【操作】按仪器操作和试剂说明书进行，只需分离血清上机，包括加样、分离、搅拌、温育、打印结果在内的各项操作均由仪器自动进行。

【参考区间】成人 BNP：<100pg/ml（此以上参考区间引自试剂说明书）。

【注意事项】推荐使用 EDTA 抗凝血浆作为检测样本，不建议使用血清、肝素或枸橼酸抗凝血浆样本。由于 BNP 在玻璃试管中不稳定，推荐使用塑料采集管。样本 2-8℃可保存 24 小时，长期保存应置

于 -20℃，并避免反复冻融。轻度溶血、脂血、黄疸标本不影响检测结果。

(2) 化学发光法检测 BNP

【原理】 采用直接化学发光技术、双抗体夹心原理测定血浆 BNP。吖啶酯标记的单克隆鼠抗人 BNP F(ab′)2 片段抗体，针对 BNP-32 的环状结构，作为第一抗体存在于标记试剂中。生物素结合的单克隆鼠抗人抗体，针对 BNP-32 的 C 端部分，作为第二抗体通过链霉亲和素与磁性颗粒结合存在于固相试剂中。样本中 BNP 分别与标记试剂和固相试剂反应，通过孵育、洗涤、激发化学发光反应等步骤后测量化学发光反应的结果，以相对发光单位（RLUs）表示。样本中的 BNP 含量在一定范围内和光学系统检测到的 RLUs 值直接相关。

【试剂】 购买专用商品试剂盒。

【操作】 按仪器操作和试剂说明书进行，只需分离血清上机，包括加样、分离、搅拌、温育、打印结果在内的各项操作均由仪器自动进行。

【参考区间】 诊断心衰：<100pg/ml

评价心肌梗死患者预期生存率：<80pg/ml

以上参考区间引自试剂说明书。

【注意事项】

1）标本类型及稳定性：推荐使用 EDTA 抗凝血浆作为检测样本，不建议使用血清、肝素或柠檬酸抗凝血浆样本。由于 BNP 在玻璃试管中不稳定，推荐使用塑料采集管。样本 2～8℃可保存 24 小时，长期保存应置于 -20℃，并避免反复冻融。轻度溶血、脂血、黄疸标本不影响检测结果。

2）干扰因素：人类血清中的嗜异性抗体会与试剂免疫球蛋白发生反应，干扰体外诊断免疫测定。

2. 临床意义 BNP 水平升高可见于：①心血管疾病：充血性心力衰竭、急性冠脉综合征、左心室功能不全、原发性高血压；②肺部疾病：肺源性心脏病、肺栓塞；③其他：肾病、肝病和血容量过多等。

BNP 测定可用于心衰诊断、危险分级、疗效监测和预后评估。心衰患者无论是否出现心衰症状，BNP 水平均明显升高，升高幅度与心衰严重程度成正比，和纽约心脏病协会分级（NYHA）相关。欧洲心脏病协会将 BNP 检测列入诊断或排除心衰指南。BNP 测定结果结合病史、临床表现、心电图、胸片和其他心肌标志物检测可为 CHF 的临床诊断、治疗和预后评价提供有价值的信息。BNP 还可作为独立危险因素对充血性心力衰竭和急性冠脉综合征患者进行危险分级。

对急性呼吸困难患者，检测 BNP 可用于鉴别诊断心力衰竭引起的呼吸困难和其他原因引起的呼吸困难。

BNP 是反映左心室超负荷（如动脉高压、肥大性梗阻性心肌病和扩张性心肌病）的合适标志物，与左心室射血分数有极好的负相关性，可作为左心室射血分数的替代检测指标。

第三节 其他心血管疾病风险标志物

有些标志物作为危险因素虽不是心血管疾病发生的病因，也不能作为疾病诊断的依据，却与疾病的发生、发展和预后密切相关，可作为独立的风险评估因子提示疾病发生的危险性。目前常用的评估心血管疾病危险性的标志物有血脂水平、hsCRP 和同型半胱氨酸等。

血清同型半胱氨酸测定

同型半胱氨酸（homocysteine，HCY），又称高半胱氨酸，是一种含硫氨基酸，由细胞内的甲硫氨酸（又称蛋氨酸）脱甲基生成，是甲硫氨酸代谢过程中的中间产物。同型半胱氨酸在体内循环中，大部分以与血浆蛋白结合的氧化形式存在，即通过二硫键与血浆中的白蛋白结合形成蛋白-HCY。只有少量还原型同型半胱氨酸和二硫化物同型半胱氨酸（HCY-SS-HCY）以游离形式存在于血液中。同型半胱氨酸是一个总称，它包括血液中所有类型的同型半胱氨酸（游离 HCY 和蛋白结合型 HCY）。

同型半胱氨酸通过代谢转化为半胱氨酸或甲硫氨酸。在维生素 B_6 依赖性转硫通路中，同型半胱氨酸不可逆地代谢为半胱氨酸。大部分的同型半胱氨酸在叶酸和钴胺素依赖性甲硫氨酸合成酶的作用下，通过再甲基化生成甲硫氨酸。在正常情况下，同型半胱氨酸的合成和代谢保持着平衡。若上述反应障碍时，同型半胱氨酸开始积聚并进入血液循环，形成高同型半胱氨酸血症。高同型半胱氨酸血症产生的原因基本可分为代谢途径中几个关键酶基因突变或活性受损所致的遗传性代谢障碍和叶酸、维生素 B_6 及维生素 B_{12} 缺乏引起的获得性代谢障碍。

此外，同型半胱氨酸水平升高还是冠心病（CAD）、脑卒中、深静脉血栓以及阿尔茨海默病（旧称老年痴呆症）发生的独立风险因素。HCY 作为甲硫氨酸的中间代谢产物，对血管内皮细胞具有毒性作用，可引起血管内皮功能紊乱、脂质过氧化，增高血小板的黏附性，导致动脉硬化斑块形成。HCY 可刺激动脉平滑肌细胞过度增长，干扰血管平滑肌的正常功能，促进平滑肌老化、组织纤维化及变硬致动脉粥样硬化，导致心脑血管疾病发病率剧增。HCY升高可使血小板存活期缩短，黏附性与聚集性增高，从而促进血栓形成。通常采用循环酶法和化学发光微粒子免疫分析法测定。

（一）检测方法

1. 循环酶法测定

【原理】氧化型HCY被还原为游离HCY。游离HCY在HCY-甲基转移酶催化下与S-腺苷甲硫氨酸（SAM）反应生成甲硫氨酸和S-腺苷同型半胱氨酸（SAH）。SAH被SAH-水解酶水解形成腺苷和HCY。生成的HCY进入HCY甲基转移酶催化的转化反应，形成循环反应。循环反应明显放大了检测信号。

形成的腺苷立即脱氨转化为次黄苷和氨，氨进一步在谷氨酸脱氢酶催化下和NADH反应，将NADH转变为NAD^+。在340nm处检测NADH减少造成的吸光度下降量与样品中同型半胱氨酸的浓度在一定范围内成比例。

循环酶法测定HCY反应式如下：

$$HCY + \text{S－腺苷蛋氨酸} \xrightarrow{\text{HCY 转甲基酶}} \text{蛋氨酸} + \text{S－腺苷同型半胱氨酸}$$

$$\text{S－腺苷同型半胱氨酸} \xrightarrow{\text{S－腺苷半胱氨酸水解酶}} \text{腺苷} + HCY$$

$$\text{腺苷} \xrightarrow{\text{腺苷脱氨酶}} \text{肌苷} + NH_3$$

$$NH_3 + NADH + 2－\text{氧戊二酸} \xrightarrow{\text{谷氨酸盐脱氢酶}} \text{谷氨酸盐} + NAD^+ + H_2O$$

【试剂】购买专用商品试剂盒。

【操作】按仪器操作和试剂说明书进行，只需分离血清上机，包括加样、分离、搅拌、温育、打印结果在内的各项操作均由仪器自动进行。

【参考区间】

女性：

<30岁	6～14μmol/L
30～59岁	5～13μmol/L
>60岁	7～14μmol/L

男性：

<30岁	6～14μmol/L
30～59岁	6～16μmol/L
>60岁	6～17μmol/L
>85岁	15～30μmol/L

以上参考区间引自试剂说明书。

【注意事项】

（1）标本要求：血液离体后红细胞仍可不断释放同型半胱氨酸至细胞外液，样本采集后应立即分离血浆（或血清）避免检测结果假性增高。分离后的样本在室温可稳定4天，2～8℃可稳定4周，－20℃可长期保存。明显溶血和脂血标本可能会影响检测结果。

（2）年龄和性别：女性的水平低于男性，年龄越大其同型半胱氨酸水平越高。

（3）药物影响因素：接受S-腺苷-甲硫氨酸治疗的患者，同型半胱氨酸水平会假性增高。某些抗肿瘤药物因抑制叶酸代谢可引起同型半胱氨酸水平升高。甲氨蝶呤、卡马西平、苯妥英钠、利尿剂、一氧化亚氮、口服避孕药等也会使同型半胱氨酸水平升高。

（4）食物影响因素：高动物蛋白饮食中蛋氨酸含量较高，摄入过多易引起同型半胱氨酸水平升高，检测前数日内应避免进食较多奶酪、鱼类、虾米、干贝等高蛋氨酸食物。

2. 化学发光微粒子免疫分析法测定

【原理】采用一步法免疫检测，运用Chemiflex技术，即CMIA技术与灵活的检测模式相结合定量测定血清或血浆中的总同型半胱氨酸。结合或二聚化的同型半胱氨酸（氧化型）在二硫苏糖醇（DDT）的作用下还原为游离同型半胱氨酸。在有足量腺苷存在的条件下，游离同型半胱氨酸被重组的S-腺苷-同型半胱氨酸水解酶（rSAHHase）转化为S-腺苷-同型半胱氨酸（SAH）。SAH与吖啶酯标记的S-腺苷-同型半胱氨酸竞争与微粒子结合的单克隆抗体。经冲洗和磁选分离后，将预激发液和激发液加入反应混合物中。测量化学发光反应的结果，以相对发光单位（RLUs）表示。样本中的同型半胱氨酸含量在一定范围内和光学系统检测到的RLUs值之间成反比。

【试剂】购买专用商品试剂盒。

【操作】按仪器操作和试剂说明书进行，只需分离血清上机，包括加样、分离、搅拌、温育、打印结果在内的各项操作均由仪器自动进行。

【参考区间】

性别	均数	百分位数 $P_{2.5} \sim P_{97.5}$
男性：	9.05μmol/L	5.46～16.20μmol/L
女性：	7.61μmol/L	4.44～13.56μmol/L
总：	8.14μmol/L	5.08～15.39μmol/L

以上参考区间引自试剂说明书。

【注意事项】

（1）标本要求：血液离体后红细胞仍可不断释放同型半胱氨酸至细胞外液，样本采集后应立即分离血浆（或血清）避免检测结果假性增高。分离后的样本在室温可稳定4天，2～8℃可稳定4周，－20℃可长期保存。明显溶血和脂血标本可能会影响检测结果。

（2）年龄和性别：女性的水平低于男性，年龄越大其同型半胱氨酸水平越高。

（3）药物影响因素：接受S-腺苷-甲硫氨酸治疗的患者，同型半胱氨酸水平会假性增高。某些抗肿瘤药物因抑制叶酸代谢可引起同型半胱氨酸水平升高。甲氨蝶呤、卡马西平、苯妥英钠、利尿剂、一氧化亚氮、口服避孕药等也会使同型半胱氨酸水平升高。

（4）食物影响因素：高动物蛋白饮食中蛋氨酸含量较高，摄入过多易引起同型半胱氨酸水平升高，检测前数日内应避免进食较多奶酪、鱼类、虾米、干贝等高蛋氨酸食物。

（5）干扰因素：使用小鼠单克隆抗体制剂进行诊断或治疗的患者，由于样本中可能含有人抗小鼠抗体（HAMA）。使用本方法检测HCY，可能会出现异常检测值。人血清中的嗜异性抗体可能与试剂中的免疫球蛋白发生反应，干扰体外免疫测定，并使检测结果出现异常值。

（二）临床意义

同型半胱氨酸水平升高是叶酸和维生素 B_{12} 缺乏的敏感指标，同时还与动脉粥样硬化和CAD的危险性成正比，是动脉粥样硬化所致心血管疾病最广泛、最强的独立危险因素。

同型半胱氨酸水平升高会增加动脉粥样硬化、心肌梗死、脑卒中、中枢血管疾病（CVD）、外周血管疾病（PVD）、阿尔茨海默病发生的危险性，这类患者体内同型半胱氨酸水平明显高于健康人，其血浆浓度与心脑血管病的程度和并发症呈正相关。血清同型半胱氨酸水平与胆固醇、甘油三酯水平无明显相关关系。

部分慢性肾功能不全患者血浆同型半胱氨酸水平会升高，并且与血清肌酐值呈正相关，与肾小球滤过率呈显著负相关。

参考文献

1. 府伟灵，徐克前. 临床生物化学检验. 第5版. 北京：人民卫生出版社，2012.
2. 王鸿利. 实验诊断学. 第2版. 北京：人民卫生出版社，2011.
3. 张真路，王文武，刘泽金. 心血管疾病生物标志物——病理生理学及疾病治疗中的应用. 北京：人民卫生出版社，2011.
4. 王吉耀. 内科学. 第2版. 北京：人民卫生出版社，2010.
5. 刘凤奎，刘贵建. 临床检验与诊断思路. 北京：北京科学技术出版社，2008.
6. 王鸿利. Laboratory Diagnostics（英文版）. 北京：人民卫生出版社，2007.
7. 王庸晋. 现代临床检验学. 北京：人民军医出版社，2007.
8. 周新，府伟灵. 临床生物化学与检验. 第4版. 北京：人民卫生出版社，2007.
9. 周新，涂植光. 临床生物化学和生物化学检验. 第3版. 北京：人民卫生出版社，2006.
10. 府伟灵. 临床检验学实用技术与新进展. 北京：人民军医出版社，2005.
11. 韩志钧，黄志锋，卢业成，等. 临床化学常用项目自动分析法. 第3版. 沈阳：辽宁科学技术出版社，2005.
12. 陈文彬，潘祥林. 诊断学. 第6版. 北京：人民卫生出版社，2004.
13. 陶义训，吴文俊. 现代医学检验仪器导论. 上海：上海科学技术出版社，2002.
14. 朱立华. 实验诊断学. 北京：北京医科大学出版社，2002.
15. 孙荣武，王鸿利. 临床实验诊断学. 上海：上海科学技术出版社，2001.
16. 吴建民. 临床化学自动化免疫分析. 北京：科学出版社，2000.
17. 叶应妩，杨春生，宋乃国. 临床检验学. 天津：天津科学技术出版社，1998.
18. 李影林. 中华医学检验全书. 北京：人民卫生出版社，1996.
19. Burtis CA，Ashwood ER，Bruns DE. Tietz Textbook of Clinical Chemistry and Molecular Diagnostics. 5th ed. St. Louis：Elsevier Inc.，2012.
20. Mcpherson RA，Pincus MR. Henry' s Clinical Diagnosis and Management by Laboratory Methods. 22nd ed. St. Louis：Elsevier Inc.，2011.
21. World Health Organization. Use of glycated hemoglobin（HbA_{1c}）in the diagnosis of diabetes mellitus：abbreviated

report of WHO consultation. Geneva，WHO，2011：1-25.

22. Bishopml，Fody EP，Schoeff LE. Clinical Chemistry. 6th ed. Philadelphia：Lippincott Williams & Wilkins，2010.

23. Dati F，Metzmann E. 蛋白质实验室检测项目临床应用指南. 上海：上海科学技术出版社，2008.

24. Arneson W，Brickell J. Clinical Chemistry. A Laboratory Perspective. Philadelphia：F. A. Davis Company，2007.

25. Thomas L. 临床实验诊断学：实验结果的应用和评估. 吕元，朱汉民，沈霞，等译. 上海：上海科学技术出版社，2004.

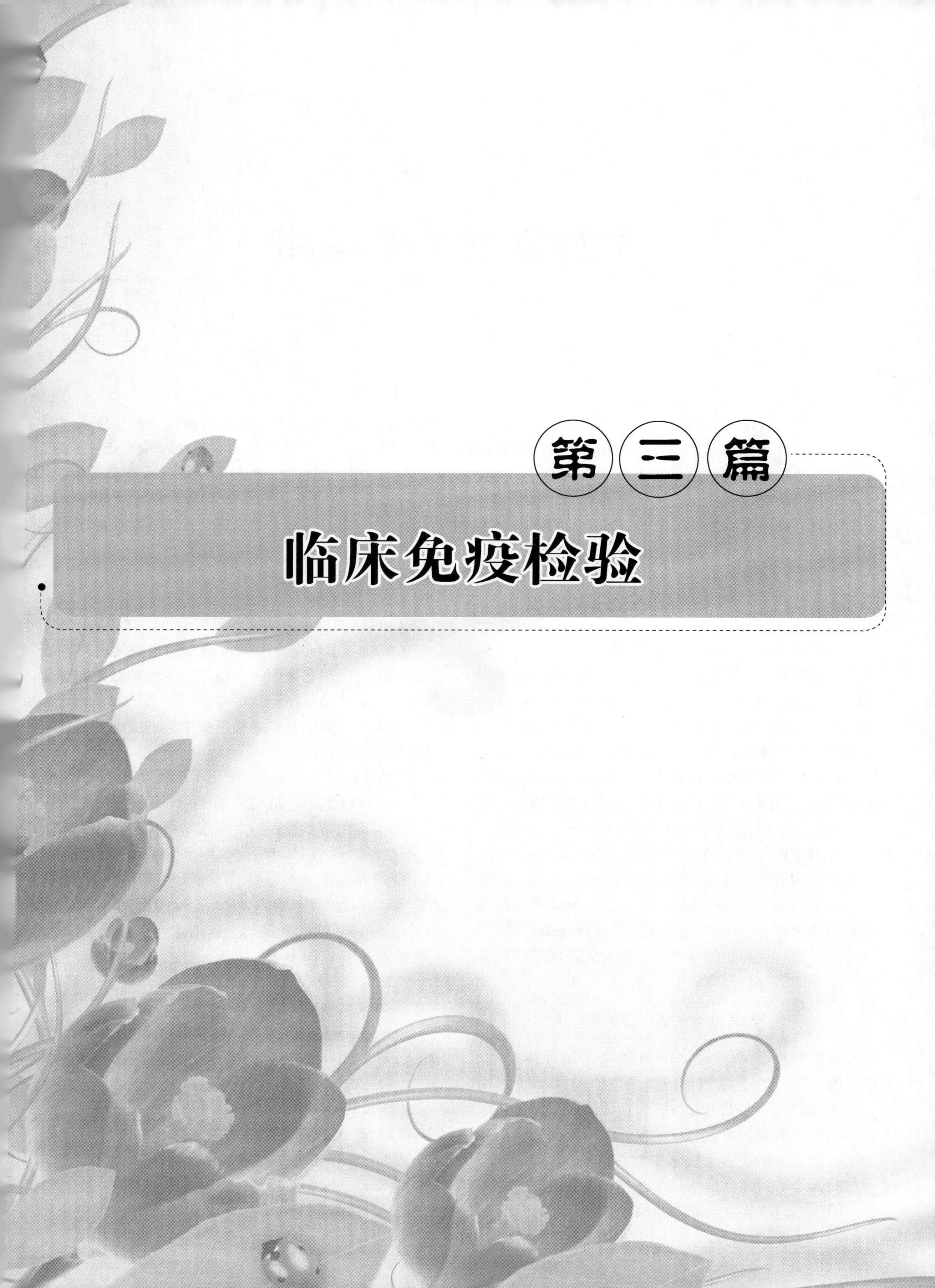

第三篇

临床免疫检验

第一章

天然免疫功能检测

天然免疫（natural immunity），又称固有免疫（innate immunity），是机体与生俱有的抵抗病原体侵袭、清除体内抗原性异物的一系列防御能力。天然免疫的特点是经遗传获得，针对病原体及异物的入侵可迅速应答。天然免疫系统由天然免疫屏障、天然免疫分子（急性期反应蛋白、溶菌酶、防御素、甘露糖结合凝集素等）和天然免疫细胞（粒细胞、单核吞噬细胞、自然杀伤细胞等）组成。天然免疫系统异常与临床中的许多疾病密切相关。评价天然免疫功能为临床疾病的诊断和治疗提供了重要保障。本章主要阐述天然免疫功能的检测。

第一节　中性粒细胞免疫功能检测

中性粒细胞（neutrophil）属于小吞噬细胞，来源于骨髓干细胞，是血液中数目最多的白细胞，约占白细胞总数的50% ~70%。其细胞质中有大量分布均匀的中性细颗粒，内含髓过氧化物酶、溶菌酶、碱性磷酸酶和酸性水解酶等，与细胞的吞噬和消化功能密切相关。中性粒细胞具有活跃的吞噬功能和有效的杀菌能力，也能对趋化性刺激物产生强烈反应。中性粒细胞趋化功能（neutrophil chemotactic function）、中性粒细胞黏附功能（neutrophil adhesion function）、中性粒细胞吞噬与杀菌功能（neutrophil phagocytosis and killing function）的检测，可以直接反映中性粒细胞的免疫功能，可辅助临床对疾病进行诊断和治疗。中性粒细胞免疫功能的检测方法因检测不同功能而各异，详见各部分功能检测。

一、中性粒细胞趋化功能检测

中性粒细胞可对趋化性刺激物（如补体产物、趋化因子等）产生强烈反应。在这些趋化因子作用下定向运动，如在发生急性细菌性感染时，受趋化因子的吸引，聚集于炎症部位，成为病损处主要的具有免疫活性的细胞。通过观察中性粒细胞的运动情况，可判断其趋化功能。中性粒细胞趋化功能检测方法较多，但检测原理相近。此处介绍经典的琼脂糖胶板法和滤膜小室法。

（一）检测方法

1. 琼脂糖胶板法

【原理】通过观察中性粒细胞的运动情况可判断其趋化功能。在趋化因子吸引下，中性粒细胞向趋化因子作定向移动。在琼脂糖凝胶上打孔，加入趋化因子，根据中性粒细胞在琼脂糖胶中移动的距离，即可判定其趋化能力。

【试剂】

（1）趋化因子制备：有以下两种制备方法：①大肠埃希菌培养液：将大肠埃希菌培养过夜，取上清液过滤除菌，取滤液用NaOH调pH至中性。用时以199培养基作1∶5稀释。②酵母多糖活化人血清：新鲜混合人血清，加入PBS洗过的酵母多糖，置37℃水浴1小时振荡混匀，离心取上清液。用时以199培养基作1∶10稀释。

（2）白细胞悬液：常规方法分离外周血白细胞，将细胞浓度调整为2.5×10^7细胞/ml。

（3）15.0g/L灭菌琼脂糖：优质琼脂糖粉1.5g加双蒸馏水100ml，沸水浴融化，高压灭菌。

（4）吉姆萨染液：专用商品试剂。

【操作】

（1）融化琼脂糖胶液，加入等体积二倍浓缩的199或RPMI 1640培养基、灭活小牛血清及适量青霉素、链霉素，混匀。

（2）于洁净载玻片上浇注上述胶液，使充分凝固。每份检样打直径3mm孔3个，按上、中、下排列。孔距2mm。

（3）上孔加趋化因子，中孔加白细胞悬液，下孔加对照培养基（199或1640）。

（4）将玻片置湿盒，在5% CO_2 的环境中37℃温育4～8小时。

（5）将玻片浸于甲醇固定，然后除胶膜，用吉姆萨染液染色镜检。

【结果计算】用测微器（40×）观察细胞向上孔（趋化因子）移动距离（mm），称为趋化运动距离（A），而细胞向下孔（培养基）移动距离（B）称随机运动距离。A/B之比值即为趋化指数。每份检样可设2～3组复孔，以均值表示。

【参考区间】各实验室应建立自己的参考区间。如用文献或说明书提供的参考区间，使用前应加以验证。

【注意事项】

（1）应通过预试验选择趋化因子和白细胞的最适浓度。

（2）浇注琼脂糖胶板时应于水平台面上进行，以保持胶板厚度均匀。

（3）为使结果有可比性，孔径、孔距及加样量都应严格标准化。

2. 滤膜小室法

【原理】特制的Boyden趋化室，上室内置白细胞悬液，下室内置趋化因子，中间隔以一定孔径的滤膜。白细胞受趋化因子吸引，从上室穿过滤膜进入下室。检测从滤膜上穿过来的中性粒细胞数，即可判定受检患者中性粒细胞的趋化功能。本法还可用于检测淋巴细胞和其他细胞的趋化功能。

【试剂】

（1）趋化因子、白细胞悬液：制备方法同琼脂糖胶板法。

（2）培养基：在此实验中，199培养基、RPMI 1640培养基、Eagle培养基、5.0g/L乳清蛋白水解物（用Hanks液配制）均可用，含与不含小牛血清或AB型人血清对结果无影响，故可选用5.0g/L乳清蛋白水解物。

【操作】取直径13mm正中有5.5mm小孔的滤纸片，于其上重叠一张滤膜，置趋化室两室之间。从外侧孔向下室内注入趋化因子至满，同时设培养基对照（用另一趋化室）。封闭小孔。取白细胞悬液加入上室。将趋化室置湿盒于37℃温育2小时。取出滤膜，于丙醇或甲醇中固定，苏木精染色，蒸馏水漂洗，异丙醇（或乙醇）中脱水。最后于二甲苯中透明。用油镜检查。

【结果计算】滤膜原来面向上室的一面，镜检时为淋巴细胞与单核细胞，而面向下室的一面则含移动过来的中性粒细胞。观察时应移动镜头焦距，计算5个高倍视野中的中性粒细胞数（阴性对照观察20～30个视野）。

【参考区间】各实验室应建立自己的参考区间。如用文献或说明书提供的参考区间，使用前应加以验证。

【注意事项】

（1）为使试验结果有较好的可重复性，正式试验前应通过预试验选择最适的白细胞浓度和趋化因子浓度。

（2）在读取测试结果时，应注意固定采用一种计数方法（滤膜下表面计数或滤膜内计数）。

（二）临床意义

中性粒细胞趋化功能缺陷时，其从血液循环向炎症部位的迁移减少，导致反复感染。中性粒细胞趋化功能缺陷见于Chediak-Higashi综合征、高IgE综合征、糖尿病、肾衰竭、肝硬化等。类风湿关节炎的循环免疫复合物也影响中性粒细胞的趋化功能。

二、中性粒细胞黏附功能检测

当中性粒细胞在趋化因子作用下，随着血流到达损伤或炎症附近的血管中，与血管内皮细胞结合；在刺激因子进一步作用下，中性粒细胞与内皮细胞的黏附增强，可抵抗血流的冲击，为透过血管内皮做好准备。此处介绍检测中性粒细胞黏附功能的简易方法。也可用免疫组化或流式细胞术（flow cytometry，FCM）检测中性粒细胞上多个黏附分子CD18、CD11和CD15等的表达，进而评估黏附功能。

【原理】利用中性粒细胞可黏附于尼龙纤维表面的特点，观察其黏附功能。

【操作】取尼龙纤维（200型，粗3旦尼尔）70mg，塞入尖端口径为1mm左右的毛细吸管内15mm，将毛细吸管竖立于试管内，注入肝素抗凝血1ml，使之通过尼龙纤维。涂片计数通过前后的中性粒细胞数。

【结果计算】黏附率（%）=1－（通过尼龙纤维后的中性粒细胞数/通过尼龙纤维前的中性粒细胞数）×100%

【参考区间】各实验室应建立自己的参考区间。如用文献或说明书提供的参考区间，使用前应加以验证。

【注意事项】

1. 塞有尼龙纤维的毛细吸管在试验前应置37℃

约20分钟。肝素抗凝血也应在37℃下平衡，并在采血后尽快试验。

2. 通过尼龙纤维前、后都要计数白细胞总数和涂片染色计算中性粒细胞所占百分率。

3. 每次试验应设同性别健康人对照。所用尼龙纤维重量应相同。

4. 此试验结果受尼龙纤维的量影响甚大，尼龙量越多，塞的越紧，吸附率越高。故应注意每一步操作都要严格规范。

【临床意义】中性粒细胞的黏附功能异常，可能是黏附分子缺陷，如其细胞表面的黏附结构CD18/CD11表达下调，导致中性粒细胞黏附功能缺陷，患者中性粒细胞不能进入炎症部位，从而引起感染的快速播散。

三、中性粒细胞吞噬与杀菌功能检测

中性粒细胞吞噬和杀菌的先决条件是识别和结合细菌。中性粒细胞借助于表面的补体受体CR1和IgG的Fc受体FcγRⅠ（CD64）、FcγRⅡ（CD32）、FcγRⅢ（CD16），将特异性抗体（IgG）和补体结合的细菌识别和吞噬。吞噬后中性粒细胞溶酶体中的多种蛋白水解酶和杀菌物质以及代谢过程中产生的大量氧自由基可将细菌杀灭。中性粒细胞吞噬与杀菌功能检测方法主要有白色念珠菌法（phagocytosis and killing of *Candida albicans*）、溶菌法（lysis of organism）和硝基四氮唑蓝还原试验法（nitroblue tetrazolium reduction）。目前还有通过检测NADPH氧化酶等方法评估中性粒细胞杀菌能力。

（一）检测方法

1. 白色念珠菌法

【原理】白细胞与白色念珠菌共育后加入亚甲蓝染液做活体染色，可观察白细胞对念珠菌的吞噬情况。如白色念珠菌被染成蓝色，说明已被杀死，而活菌不被染色。

【试剂】

（1）白细胞悬液：常规方法提取白细胞，用含10%新鲜的人AB型混合血清的199或RPMI 1640培养基配成油镜下3～4个细胞/视野的浓度。

（2）白色念珠菌悬液：自血平板培养基上取新生长白色念珠菌菌落1个，于生理盐水中混悬，调整浓度约为6×10^6/ml。

（3）亚甲蓝染液：取亚甲蓝0.1g，溶于1000ml蒸馏水中，滤纸过滤后使用。

【操作】取白细胞悬液加白色念珠菌悬液，充分混匀后将试管加塞，37℃温育45分钟。取出后离心弃上清，混匀沉淀后滴片，加亚甲蓝溶液染色，油镜检查。在油镜下，被中性粒细胞吞噬的白色念珠菌，如其已死亡则会被染成蓝色。

【结果计算】计数100个中性粒细胞，记录其中吞噬有白色念珠菌的细胞数，即为吞噬率；计数100个中性粒细胞，记录其中吞有染成蓝色的白色念珠菌的细胞数即为杀菌率。

吞噬率（%）=吞噬白色念珠菌的中性粒细胞数/100个中性粒细胞×100%

杀菌率（%）=吞噬染成蓝色的白色念珠菌的中性粒细胞数/100个中性粒细胞×100%

【参考区间】各实验室应建立自己的参考区间。如用文献或说明书提供的参考区间，使用前应加以验证。

【注意事项】为使结果有较好的可重复性，每次试验的白细胞浓度、菌液浓度、反应时间和条件均应统一、规范。

2. 溶菌法

【原理】中性粒细胞在调理素参与下与细菌共育，然后定时取出，于蒸馏水中使细胞溶解后培养，计算菌落数，即可判定中性粒细胞的杀菌功能。

【试剂】

（1）白细胞悬液：制备方法同趋化功能检测，最终用含1.0g/L明胶的Hanks液配成5×10^6细胞/毫升。

（2）菌液：取金黄色葡萄球菌或大肠埃希菌纯培养一接种环，接种于胰酶大豆肉汤（或普通肉汤）中培养18小时，离心洗涤，用生理盐水或Hanks液校正至620nm波长时，吸光度为0.025（菌数约1×10^8/ml）。

（3）调理素：混合的新鲜人血清，用Hanks液配成20%浓度。

【操作】取白细胞悬液加调理素和菌液，混匀后置37℃水浴，持续振荡混匀。定时（0分钟、30分钟、60分钟、90分钟）用定量接种环取1μl（也可用微量加样器取1μl）加至1ml蒸馏水中，溶解中性粒细胞，振荡混匀后，取出0.1ml涂布于营养琼脂平板表面。37℃培养18小时，计算菌落数。

【结果计算】杀菌率（%）=1-（30分钟、60分钟、90分钟菌落数之和/0分钟时的菌落数）×100%

【参考区间】各实验室应建立自己的参考区间。如用文献或说明书提供的参考区间，使用前应加以验证。

【注意事项】如用待测血清代替调理素进行检查，可检测待测血清的调理活性。

3. 硝基四氮唑蓝还原试验法

【原理】中性粒细胞在吞噬或受到刺激时，细胞内氧化代谢明显增加，磷酸戊糖支路被激活，细胞内氧消耗，产生大量 H_2O_2，并在过氧化物酶作用下释放大量单体氧，使硝基四氮唑蓝（nitroblue tetrazolium，NBT）还原为甲臜（formazan）。NBT 是一种淡黄色的水溶性染料，其还原产生的甲臜为蓝黑色颗粒，沉淀于胞质中。常用的刺激物有胶乳颗粒和细菌内毒素。这里介绍以胶乳颗粒为刺激物的方法。

【试剂】

（1）30.0g/L 右旋糖酐（dextran T-500）：右旋糖酐 15.0g 溶于生理盐水 500ml 中，必要时用 0.2μm 滤膜过滤、除菌，2～8℃下保存。

（2）NBT 溶液：用 0.15mol/L pH 7.2 PBS 配成 1.3g/L，临用前配。

（3）葡萄糖溶液：3.2mg/ml。

（4）甲基绿（methyl green）染液：甲基绿 0.5g，溶于蒸馏水 100ml 中，滤纸过滤后置室温保存。

（5）聚苯乙烯胶乳：直径 0.8μm，10% 悬液，可购商品试剂。

【操作】

（1）取待测肝素抗凝血与 30.0g/L 右旋糖酐等体积混匀。静置 1 小时，吸取血浆层，计数白细胞数（应含 7×10^6 个细胞）。低速离心，吸弃血浆。

（2）向沉积的细胞管中加入正常人新鲜血清 0.35ml、葡萄糖液 0.05ml 和 NBT 溶液 0.1ml，充分混匀，室温放置 2 分钟。

（3）向管内加聚苯乙烯胶乳 10μl，混匀，置 37℃14～15 分钟。

（4）低速离心，吸弃上层液，混匀沉积的细胞，涂片，晾干，甲醇固定 3 分钟，水洗，晾干。

（5）用甲基绿染液染色 3 分钟，水洗，晾干。油镜检查。

【结果计算】计数 200 个中性粒细胞，NBT 试验阳性细胞的胞质中有大小不等的深蓝色颗粒，计算阳性细胞百分率。

【参考区间】各实验室应建立自己的参考区间。如用文献或说明书提供的参考区间，使用前应加以验证。

（二）临床意义

NBT 还原试验为慢性肉芽肿检测的筛选试验。性连锁家族性致死性肉芽肿（familial fatal granulomatosis，FFG）患者阳性细胞数常 <10%；FFG 基因携带者呈中间值，NBT 阳性细胞在 35%～65%。

第二节 自然杀伤细胞功能检测

自然杀伤细胞（natural killer cells，NK 细胞），是淋巴细胞的一个亚群，约占外周血淋巴细胞的 10%～15%。NK 细胞具有杀伤功能，能够直接杀伤肿瘤细胞或者被病毒感染的自身细胞，同时具有免疫调节功能，能够影响 DC、T 细胞、B 细胞等多种细胞的功能。NK 细胞绝对计数（absolute count of NK cells）和 NK 细胞百分率（percentage of NK cells）以及 NK 细胞杀伤活性（cytotoxicity of NK cells）在临床中对特定疾病具有很好的辅助诊断价值。检测 NK 细胞数量和百分率目前比较常用的方法是 FCM。检测 NK 细胞杀伤功能的方法较多，常用的有放射性核素释放法、酶释放法、特异性荧光染料释放法以及 FCM 等。本节介绍应用 FCM 检测人外周血 NK 细胞数量、百分率和杀伤活性。

一、NK 细胞的绝对计数及百分率检测

【原理】用已知总数的荧光微球作为标准内参，加入定量的抗凝外周血，再加入抗 NK 细胞的荧光抗体，应用流式细胞仪中的获取和分析软件，就可以得出外周血 NK 细胞的绝对数和百分率。

【试剂】

1. 抗体　CD3/CD16+56/CD45/CD19 四色荧光抗体。

2. 绝对计数管（trucount tube，内含数量已知的荧光微球）。

3. FACS 溶血素（10×），为购买的商品试剂，使用前用蒸馏水稀释 10 倍。

4. 去离子水。

【操作】

1. 取 20μl CD3/CD16+56/CD45/CD19 标记的抗体加入绝对计数管中。

2. 用反向加样法向绝对计数管中加入 50μl 充分混匀的抗凝全血，旋涡混匀，室温避光放置 15～20 分钟。

3. 加入 450μl 1×FACS 溶血素，混匀，避光放置 15 分钟。

4. 应用流式细胞仪自动分析软件对样本进行获取和分析，得到 NK 细胞的绝对数和百分率。

【结果计算】NK 细胞数量（个/μl）= 获取细胞数× 荧光微球总量/获取荧光微球数 × 样本量

【参考区间】各实验室应建立自己的参考区间。如用文献或说明书提供的参考区间，使用前应加以

验证。

【注意事项】

1. 样本使用EDTA抗凝全血，室温放置，越短时间内处理标本越好，严格要求是6小时内处理，最多不宜超过24小时。处理前充分混匀血液。取血时要采用反向加样法，即加样枪吸取血样时，吸到第二档，放时打到第一档，保证血量的准确，减少误差。

2. 将待测血液加入绝对计数管时，不要触碰试管底部的荧光微球，不要触碰荧光抗体试剂。样本染色后，上机前应充分混匀。

【临床意义】NK细胞绝对值和百分率可以反映机体天然免疫功能状态。NK细胞增多见于病毒感染、肿瘤早期患者（尚有抗肿瘤免疫时）等；NK细胞减少多见于天然免疫功能低下、获得性免疫缺陷病（艾滋病或免疫抑制剂引起的免疫缺陷）、肿瘤晚期等。

二、FCM检测NK细胞杀伤活性

【原理】NK细胞杀伤活性是一种细胞介导的细胞毒作用，主要由三种机制来实现：①直接杀伤效应；②通过表达膜肿瘤坏死因子家族分子的杀伤效应；③借助抗体依赖的细胞介导的细胞毒作用（ADCC）发挥杀伤效应。实验选用K562细胞为检测人NK细胞杀伤活性的靶细胞，利用碘化丙啶染料只渗透到死亡细胞内的特点，用流式细胞仪检测靶细胞受NK细胞作用后的死亡率来反映NK细胞的杀伤活性。

【试剂】

1. 淋巴细胞分离液 购买商品化试剂。

2. 靶细胞 体外传代细胞株K562细胞。

3. 碘化丙啶 购买商品化试剂。

4. 磷酸盐缓冲液（phosphate buffered saline，PBS）购买商品化试剂。

【操作】

1. 肝素抗凝血2ml，用淋巴细胞分离液获得淋巴细胞。PBS离心洗涤，计数细胞数，作为效应细胞。

2. 取处于指数生长期的K562靶细胞，按效靶比20∶1的比例混匀细胞。另设单纯K562细胞自然死亡对照组。置37℃ CO_2 温箱，作用4～6小时。加入碘化丙啶（PI，50μg/ml）到上述试管中，用流式细胞仪检测NK细胞杀伤活性。

3. 流式细胞仪检测 以被PI染色的K562细胞为死细胞，NK细胞杀伤活性则以靶细胞死亡率为指标。

【结果计算】NK细胞杀伤活性（%）=NK细胞实验组靶细胞死亡率（%）－靶细胞自然死亡率（%）。

【参考区间】各实验室应建立自己的参考区间。如用文献或说明书提供的参考区间，使用前应加以验证。

【临床意义】NK细胞杀伤活性下降见于大多数恶性肿瘤患者，特别是中晚期或伴有转移的肿瘤患者；某些白血病和白血病前期患者，NK细胞杀伤活性随病情进展而逐渐降低。某些细菌和真菌感染性疾病患者也见NK细胞活性低下。免疫缺陷症Chediak-Higashi综合征患者伴有先天性NK细胞缺陷；重症联合免疫缺陷征患者体内T细胞、B细胞、NK细胞的功能均有缺陷。NK细胞活性增高见于宿主抗移植物反应，某些病毒感染性疾病的早期，长期使用干扰素以及习惯性流产等。

第三节 急性时相反应蛋白检测

急性时相反应蛋白（acute phase reaction protein，APRP）是伴随组织损伤、局部缺血、急性感染与炎症反应而升高的一组血浆蛋白质，APRP由糖皮质激素介导肝细胞合成和分泌，多种细胞因子参与了对不同种类APRP基因表达的调控，其中以IL-6影响最大。不同炎症过程、不同组合的细胞因子，可诱导产生不同种类、不同浓度的APRP，反过来又可以影响炎症的性质、程度和转归。APRP在炎症中起的作用主要有：①介导炎症和促进炎症反应的发生；②抑制受损组织和聚集的吞噬细胞释放血管活性物质和多种蛋白分解酶的活性；③免疫调节；④清除炎症物质；⑤修复损伤的组织。APRP主要包括：C反应蛋白（C-reactive protein，CRP）、血清淀粉样蛋白A（serum amyloid A，SAA）、脂多糖结合蛋白（LBP）、甘露糖结合凝集素（MBL）等，在临床疾病诊断中具有重要作用。以下介绍两种APRP的检测方法和临床应用。

一、C反应蛋白检测

CRP是一种由肝脏合成的，能与肺炎链球菌C多糖体起反应的APRP。CRP的主要生物学功能是通过与配体（凋亡及坏死的细胞，或入侵的细菌、真菌、寄生虫等的磷酰胆碱）结合，激活补体和单核吞噬细胞系统，将带有配体的病原体或病理性细胞清除。当机体发生感染、组织损伤和炎性疾病时，CRP迅速升高，可至上千倍，在疾病治愈后，其含量急速下降。因此CRP检测可为炎症过程和相关疾病的诊断、治疗和监控提供有价值的信息。CRP检测方法主要包括免疫透射比浊法和免疫散射比浊法等。近年来，在免疫比浊法基础之上，发展了超敏C反应蛋白（high-sensitivity C-reactive protein，hs-CRP）检测。两者检测相同的物质，但hs-CRP的灵敏度更高，检测下限更低。CRP检测常用于评估感染或慢性炎症性疾病的风险，而hs-CRP由于可检测出血中更少量的CRP，更多地用于评估心脏疾病的潜在风险。

（一）CRP检测

【原理】CRP检测可用免疫透射比浊或者免疫散射比浊方法。免疫透射比浊，即溶液中抗CRP抗体和样品中的CRP反应形成免疫复合物，光线通过溶液时，一部分被混浊颗粒吸收，吸收的多少与混浊颗粒的量成正比，通过检测吸光度的变化反映CRP浓度。免疫散射比浊，即溶液中抗原-抗体反应形成免疫复合物，悬浮的颗粒受到光线照射后，产生反射和折射而形成散射光。散射光强度与颗粒的大小、数量等因素密切相关。通过检测散射光信号的变化决定抗原浓度。为了提高检测的灵敏度，将抗人CRP抗体包被于聚苯乙烯颗粒或胶乳颗粒上，以其捕获样本中的CRP，形成较大凝集物可增加对光的吸收或散射作用。

【试剂】专用商品化试剂盒。试剂组成一般为：抗CRP抗体、稀释液、缓冲液、标准品和质控品等。

【操作】按试剂盒使用说明书或实验室制定的标准操作程序（standardized operation procedure，SOP）进行操作。

【结果计算】建立标准曲线，CRP浓度可从标准曲线获得，通常由仪器自动计算获得。

【参考区间】各实验室应建立自己的参考区间。如用文献或说明书提供的参考区间，使用前应加以验证。

【注意事项】

1. CRP参考区间随测定方法及试剂不同而异，请参考不同试剂盒说明书。不同厂家以及同一厂家不同批号的试剂不能混用。

2. 轻度黄疸、溶血、脂血及含少量类风湿因子的标本不干扰本实验的检测。实验室在试剂方法性能验证时，可通过抗干扰试验确认不引起干扰的上述物质的浓度。

3. 少数情况下丙种球蛋白病患者的标本可能会影响检测结果的可靠性。接受单克隆小鼠抗体治疗的患者可能出现错误的检测结果。

4. 为增强结果的可靠性和可比性，应使用特定试剂配套或经过验证的校准品进行校准。

【临床意义】

1. 用于器质性疾病筛查　如细菌感染引起的急、慢性炎症，自身免疫病或免疫复合物病；组织坏死和恶性肿瘤。

2. 并发感染的鉴别　CRP>100mg/L通常为细菌感染，病毒感染通常≤50mg/L，革兰阴性菌感染可高达500mg/L。

3. 评价疾病活动性和疗效监控　CRP为10～50mg/L提示轻度炎症（膀胱炎、支气管炎、脓肿）、手术、创伤、心肌梗死、深静脉血栓、非活动风湿病、恶性肿瘤、病毒感染等；CRP≥100mg/L提示为较严重的细菌感染，治疗需静脉注射抗生素；治疗过程中，CRP仍维持高水平提示治疗无效。

（二）hs-CRP检测

【原理】在上述免疫透射比浊或者免疫散射比浊法CRP检测原理的基础上，通过改进检测试剂中微球颗粒的性状、选择高反应性抗-CRP单克隆抗体等手段，提高CRP检测的敏感性。

【试剂】专用商品化试剂盒。试剂组成一般为：抗-CRP抗体、缓冲液、标准品和质控品等。

【操作】按试剂盒使用说明书或实验室制定的SOP进行操作。

【结果计算】应使用试剂盒匹配的标准品，建立标准曲线，hs-CRP浓度可从标准曲线获得，通常由仪器自动计算获得。

【参考区间】各实验室应建立自己的参考区间。如用文献或说明书提供的参考区间，使用前应加以验证。

【注意事项】

1. 标本要尽量新鲜，避免反复冻融。血清标本血液必须彻底凝固后吸取，并在离心后不含任何颗粒或残存的纤维蛋白。

2. 更换不同批号试剂或同一批号试剂使用超过试剂盒说明书规定的期限，要重新制作标准曲线。

【临床意义】

1. hs-CRP检测可用作心血管疾病危险的一个独立危险指标，hs-CRP<1.0mg/L，心血管疾病发生风险低；hs-CRP>3.0mg/L，风险高。

2. hs-CRP检测在与急性冠状动脉综合征的传统临床实验室检查结合使用时，可以作为冠心病或急性冠状动脉综合征患者复发性事件预后的一个独立指标。

3. 患者hs-CRP多次检测结果始终持高不下，且无法解释原因，则应考虑是否是近期发生的组织损伤、感染或炎症等非心血管病因所致。

二、血清淀粉样蛋白A检测

SAA是一种急性期蛋白，属于载脂蛋白家族中的异质类蛋白质。在急性期反应中，经IL-1、IL-6和TNF刺激，SAA在肝脏中由被激活的巨噬细胞和成纤维细胞合成。合成后的SAA与高密度脂蛋白（HDL）、低密度脂蛋白（LDL）和极低密度脂蛋白（VLDL）结合，尤其是与HDL_3结合。急性期反应时，血浆SAA浓度可上升100～1000倍。SAA的生理学意义仍不清楚，但巨噬细胞对HDL-SAA结合物的亲合力是对单独HDL亲合力的2～3倍。检测人血清中SAA通常采用ELISA法。

【原理】 为双抗体夹心ELISA法。即抗人SAA单克隆抗体、待测SAA和抗SAA抗体。样本中SAA浓度与吸光度（*A*）值成正比。

【试剂】 购买成套的商品试剂盒。

【操作】 按试剂盒说明书操作。即将抗人SAA单克隆抗体包被于聚苯乙烯反应板微孔上，待测样本中的SAA与之结合，加入生物素化的抗SAA抗体，此抗体与结合在单抗上的SAA结合形成双抗体夹心免疫复合物，洗去未结合的成分，再加辣根过氧化物酶（HRP）标记的链霉亲和素与生物素化的抗SAA结合，洗去未结合物质，加入酶底物显色。

【结果计算】 以SAA标准品浓度为横坐标，相应*A*值为纵坐标，绘制标准曲线。根据血清样本的*A*值在标准曲线上查出其SAA浓度。通常按拟定模式由酶标仪自动打印报告结果。

【参考区间】 各实验室应建立自己的参考区间。如用文献或说明书提供的参考区间，使用前应加以验证。

【注意事项】

1. 试剂盒从冷藏环境中取出后，使用前应在室温（20～25℃）平衡15～30分钟。

2. 浓洗涤液可能会有结晶析出，稀释时可在水浴中加温助溶。

3. 洗板不彻底可影响测试结果，应除尽孔底残留的液体，否则影响*A*值。

4. 每次测定时均需要重新做标准曲线，检测标本最好做复孔，计算结果取均值。

【临床意义】 血清或血浆中的SAA浓度是感染性疾病早期炎症的敏感指标，不可逆移植排斥反应、转移性恶性肿瘤患者血清SAA增高幅度显著高于可逆性移植排斥反应和肿瘤未转移患者。类风湿关节炎、结核病或麻风患者的SAA浓度呈缓慢升高，可能与合成AA-淀粉纤维，引起组织或器官继发性的淀粉样蛋白变性有关，有相应辅助诊断价值。

第二章

免疫球蛋白、循环免疫复合物与补体检测

免疫球蛋白（immunoglobulin，Ig）是B淋巴细胞经抗原诱导、分化为浆细胞后合成和分泌的一类具有抗体活性或抗体样结构的球蛋白，是介导体液免疫反应的主要物质。Ig有分泌型Ig（secreted Ig，sIg）和膜型Ig（membrane Ig，mIg）两种形式，前者主要存在于血液、体液和外分泌液中，约占血浆蛋白总量的20%，执行各种免疫功能；后者分布于B细胞膜表面。Ig分子由2条相同的重链（heavy chain，H）和2条相同的轻链（light chain，L）通过二硫键（-S·S-）组成一"Y"形四肽结构。重链分为γ、α、μ、δ和ε，对应IgG、IgA、IgM、IgD和IgE 5类Ig；轻链分κ（kappa）和λ（lambda）2型，各类Ig的轻链相同。

第一节 IgG、IgA和IgM检测

IgG分子量约150kD，多为单体，少为多聚体，有IgG_1~IgG_4 4个亚类，在正常人体内含量最多且分布广泛，是机体再次免疫应答的主要抗体，亦是自身抗体的主要类型。IgA分子量约160kD，血清型IgA为单体，有IgA_1、$IgA_2$2个亚类，含量2~2.5g/L，约占总Ig的10%。分泌型IgA在局部（如呼吸道、消化道、泌尿生殖道黏膜）免疫中发挥重要作用。IgM又称巨球蛋白，属五聚体，有IgM_1、IgM_2两个亚类，血清含量1~1.25g/L，主要功能是凝集病原体和激活补体经典途径，在早期抗感染免疫中发挥重要作用。

IgG、IgA和IgM的检测方法有单向环状免疫扩散法（single radial immunodiffusion，SRID）和免疫比浊法（immunoturbidimetry）。

一、单向环状免疫扩散法检测IgG、IgA和IgM

【原理】将抗体（抗Ig）与热溶解的琼脂糖凝胶混匀，倾注平板，凝固后，在适当的位置打孔，孔内加入待测血清（含IgG、IgA或IgM），血清中的Ig在含抗体的琼脂内呈辐射状扩散并形成可见沉淀环。在一定浓度范围内，沉淀环直径与血清中Ig含量呈正相关。

【试剂】专用商品化试剂盒，内含抗Ig血清琼脂板和已知浓度的IgG、IgA或IgM标准品等配套试剂；亦可以自己浇注琼脂糖凝胶平板。

【操作】按试剂盒使用说明书或实验室制定的SOP进行操作，主要操作流程如下：抗体琼脂板的准备→稀释标准品及待测血清→打孔→加样→温育（扩散反应）→观察结果。

【结果判定】

1. 用游标卡尺准确测量沉淀环直径；椭圆形环时，则取最大直径与最小直径的均值。

2. 以不同Ig含量的标准品为纵坐标，沉淀环直径为横坐标，绘制标准曲线。

3. 依据待测孔直径从标准曲线查出相应待测血清的Ig含量，乘以稀释倍数即待测血清中Ig的实际含量。

【注意事项】

1. 方法学特点　SRID法不需要特殊设备，但该法敏感度较低，检测耗时，重复性差，每次试验须同时作参考血清的标准曲线。

2. 严格按照试剂盒说明书或SOP操作。不同厂家、不同批号的试剂不可混用，并必须在有效期内使用。

3. 加样力求准确，勿溢出孔外，避免孔内产生气泡。

4. 扩散时琼脂板应保持水平，以防扩散圈产生偏移。

5. 必须准确测量沉淀环直径，若沉淀环不清晰，可用1%鞣酸浸泡10分钟。

6. 每批实验应同时制备标准曲线，以保证结果准确。

二、免疫比浊法检测IgG、IgA和IgM

【原理】免疫比浊法是目前临床检测IgG、IgA和IgM最为常用的方法。该法是利用沉淀反应的基本原理，即可溶性抗原、抗体能在特殊的缓冲液中特异性结合，并可在抗体稍过量以及增浊剂作用的情况下，形成免疫复合物，使溶液浊度发生变化，在一定范围内，其混浊程度与待测抗原含量呈正相关。免疫比浊法可分为免疫透射比浊法、免疫散射比浊法和胶乳增强免疫比浊法，其中免疫散射比浊法又分为终点法和速率法，其中后者最常用。

【试剂】购买与仪器配套的专用商品化试剂盒，主要包括：

1. 标准品　使用能够量值溯源至国际或国内上一级参考物质的标准血清。

2. 质控品　含配套的两个浓度的质控品。

3. 抗血清　选用高效价、高亲和力、高特异性的多克隆抗Ig（IgG、IgA、IgM）血清，一般选用R型抗血清。经滤膜过滤或高速离心除去颗粒物质。

4. 稀释液　用于稀释血清样本，主要成分为NaCl和NaN_3，用3号玻璃滤器过滤备用。

5. 缓冲液　除稀释液外含促聚剂（如PEG、Tween-20、NaF），经3号玻璃滤器过滤备用。

【操作】按仪器和试剂盒操作说明书或按实验室制定的SOP设定参数，仪器全自动化运行。

【结果计算】以Ig标准品的浓度为横坐标，相应的光散射值为纵坐标，制备标准曲线。待测血清中各类Ig浓度可从标准曲线获得，通常由仪器直接打印报告。

【参考区间】见表3-2-1。

表3-2-1　各年龄组健康人群血清中IgG、IgA、IgM的参考区间（g/L）

年龄	IgG	IgA	IgM
新生儿	6.6～17.5	0.01～0.06	0.06～0.21
3个月	2.0～5.5	0.05～0.34	0.17～0.66
6个月	2.6～6.9	0.08～0.57	0.26～1.00
9个月	3.3～8.8	0.11～0.76	0.33～1.25
1岁	3.6～9.5	0.14～0.91	0.37～1.50
2岁	4.7～12.3	0.21～1.45	0.41～1.75
4岁	5.4～13.4	0.30～1.88	0.43～1.93
6岁	5.9～14.3	0.38～2.22	0.45～2.08
8岁	6.3～15.0	0.46～2.51	0.47～2.20
10岁	6.7～15.3	0.52～2.74	0.48～2.31
12岁	7.0～15.5	0.58～2.91	0.49～2.40
14岁	7.1～15.6	0.63～3.04	0.50～2.48
16岁	7.2～15.6	0.67～3.14	0.50～2.55
18岁	7.3～15.5	0.70～3.21	0.51～2.61
成人	7.0～16.0	0.70～5.00	0.40～2.80

【注意事项】

1. 定期校准　每年一次由生产厂家专业工程师提供校准服务，对影响结果的仪器的关键部分，如光源系统、温育系统和加样系统进行校准，以确定仪器处于正常的工作状态。

2. 定期维护保养　定期做好仪器的每日、每周和每月保养，确保仪器处于正常的工作状态，保证仪器的寿命。

3. 定标和质控　按照仪器说明书的要求，定时做好仪器的定标和质控，确保质控在控，发现失控应及时纠正。

4. 不同厂家、不同批号试剂不可混用，并须在有效期内使用，特别注意开启后的试剂应在开瓶稳定期内使用。使用新批号的试剂需要重新定标。

5. 轻度溶血、脂血、黄疸的标本不影响本法的测定。

6. 应注意干扰物（如凝块、颗粒等）对检测结果的影响。

7. 抗原过量导致的钩状效应可引起Ig检测结果偏低，具有抗原过量检测功能的仪器可以避免钩状效应。

【临床意义】

1. 年龄与性别　不同年龄、性别组血中Ig含量不同。新生儿可通过胎盘获得母体IgG，故血清含量较高，近于成人水平，婴幼儿其体液免疫系统尚未成熟，Ig 含量低于成人。女性稍高于男性。

2. 血清 Ig 降低 有原发性降低和继发性降低 2 种类型。原发性降低见于体液免疫缺陷和联合免疫缺陷病：一种是各类 Ig 全部减少，见于 Bruton 型无 Ig 血症，血中 IgG 常 <1g/L，IgM 与 IgA 含量也显著降低；另一种情况是三种 Ig 中缺一种或两种，或仅缺少某一亚类，如缺乏 IgG 易患化脓性感染；缺乏 IgA，患者易出现呼吸道反复感染；缺乏 IgM 易患革兰染色阴性细菌引起的败血症。引起继发性降低的原因较多，如淋巴系统肿瘤（如恶性淋巴肉瘤和霍奇金病等）、有大量蛋白丢失的疾病（剥脱性皮炎、肾病综合征等）、免疫损伤或免疫抑制治疗患者、AIDS 等。

3. 血清 Ig 增高 多克隆性增高常见于肝脏疾病（慢性活动性肝炎、原发性胆汁性肝硬化、隐匿性肝硬化）、结缔组织病、各种慢性感染及某些自身免疫性疾病等。单克隆性增高见于多发性骨髓瘤、巨球蛋白血症、浆细胞瘤等单克隆 Ig 增殖病。

三、血清 IgG 亚类检测

【原理】 IgG 亚类的检测方法有免疫比浊法、酶联免疫吸附测定（enzyme-inked immunosorbent assay，ELISA）、单向环状免疫扩散法等，原理可参见本篇相关章节。临床上常采用速率散射比浊法进行检测。

【试剂】 使用与仪器配套的专用商品化试剂盒，内含缓冲液、系列标准品、稀释液、抗血清等。

【操作】 按仪器和试剂盒操作说明书或按实验室制定的 SOP 操作，仪器全自动化运行。

【结果计算】 以 IgG（IgG_1 ~ IgG_4）标准品浓度为横坐标，相应的吸光度（光散射值）为纵坐标，制备标准曲线。待测血清中各类 IgG 浓度可从标准曲线获得，通常由仪器直接打印报告。

【参考区间】 IgG 亚类的检测结果随年龄组、种族及检测方法的不同而有所差异，因此需建立自己实验室的参考区间。速率散射比浊法检测 IgG 亚类的参考区间见表 3-2-2。

表 3-2-2 各年龄组健康人群 IgG 亚类参考区间（g/L）

年龄	IgG_1	IgG_2	IgG_3	IgG_4
0~1 个月	2.4~10.6	0.87~4.1	0.14~0.55	0.04~0.55
1~4 个月	1.8~6.7	0.38~2.1	0.14~0.70	0.03~0.36
4~6 个月	1.8~7.0	0.34~2.1	0.15~0.80	0.03~0.23
6~12 个月	2.0~7.7	0.34~2.3	0.15~0.97	0.03~0.43
1~1.5 岁	2.5~8.2	0.38~2.4	0.15~1.07	0.03~0.62
1.5~2 岁	2.9~8.5	0.45~2.6	0.15~1.13	0.03~0.79
2~3 岁	3.2~9.0	0.52~2.8	0.14~1.20	0.03~1.06
3~4 岁	3.5~9.4	0.63~3.0	0.13~1.26	0.03~1.27
4~6 岁	3.7~10.0	0.72~3.4	0.13~1.33	0.03~1.58
6~9 岁	4.0~10.8	0.85~4.1	0.13~1.42	0.03~1.89
9~12 岁	4.0~11.5	0.98~4.8	0.15~1.49	0.03~2.10
12~18 岁	3.7~12.8	1.06~6.1	0.18~1.63	0.04~2.30
18 岁以上	4.9~11.4	1.50~6.4	0.20~1.10	0.08~1.40

【注意事项】

1. 仪器的定期校准、定标和质控、定期维护保养、性能验证等同 IgG 等的测定。

2. 不同年龄患者的参考区间不同，应向患者和医生提供相应年龄的参考区间；实验室应该对试剂盒提供的参考区间进行验证。

3. 不同厂家、不同批号试剂不可混用，并须在有效期内使用，特别注意开启后的试剂应该在开瓶稳定期内使用。每批试剂均需严格定标。

4. 需注意干扰物（如凝块、颗粒等）对检测结果的影响。

5. 抗原过量导致的钩状效应可引起 Ig 检测结果偏低，具有抗原过量检测功能的仪器可以避免钩状效应。

【临床意义】 IgG 亚类缺陷与年龄和性别有关，儿童期男童比女童多 3 倍，以 IgG_2 缺陷最常见；青春期男女发病比例约为4∶2，以IgG_1和IgG_3缺陷最常见；IgG亚类缺陷常见于反复的细菌感染（如肺炎、鼻窦支气管综合征、脑膜炎等）、支气管扩张、内源性支气管哮喘、抗支气管哮喘治疗、抗癫痫治疗、免疫性缺陷性疾病等，也可见于卡马西平、磺胺类、类固醇治疗后复发的患者；IgA缺乏症者常伴IgG_2缺陷；糖尿病患者和肾病综合征患者以IgG_1下降最为常见。

IgG亚类异常升高见于慢性抗原刺激。HIV感染IgG_1、IgG_3显著升高；一些超敏性疾病、自身免疫性胰腺炎和自身免疫性肝炎患者血清IgG_4升高。过敏性肺泡炎常伴IgG_2升高。

四、脑脊液IgG鞘内合成率/24小时检测

脑脊液（cerebrospinal fluid，CSF）IgG鞘内合成率（IgG synthesis，IgG-Syn）/24小时是指中枢神经系统在24小时内合成的IgG量，IgG-Syn是衡量IgG鞘内合成的定量指标。

【原理】 IgG-Syn的检测方法有免疫比浊法、免疫扩散法和免疫电泳法等。详细原理可参见相关章节：IgG和抗IgG抗体在凝胶内或缓冲液中形成免疫复合物，根据凝胶内沉淀环直径或缓冲液浊度的变化定量检测IgG含量。需要注意的是，CSF中的IgG浓度较血清低，因此在自动化仪器上检测时应设置不同的稀释倍数。

【试剂】 使用IgG和清蛋白（Alb）的专用商品化试剂盒。免疫比浊法试剂盒内含缓冲液、系列标准品、稀释液、抗血清等。

【操作】 按仪器和试剂盒操作说明书或按实验室制定的SOP操作，仪器全自动化运行。

【结果计算】 以IgG标准品浓度为横坐标，相应的光散射值为纵坐标，制备标准曲线，血清和CSF中的IgG浓度可从标准曲线获得。IgG-Syn的推算尚需同时检测血清和CSF中Alb含量（见本规程Alb检测），按Tourtellotte公式计算：

$$IgG\text{-}Syn = [(IgG_{CSF} - IgG_S/369) - (Alb_{CSF} - Alb_S/230) \times (IgG_S/Alb_S) \times 0.43] \times 5$$

注：IgG_{CSF}：CSF中的IgG；IgG_S：血清中的IgG；Alb_{CSF}：CSF中的Alb；Alb_S：血清中的Alb。

【参考区间】 健康人24小时IgG鞘内合成率（IgG-Syn）<7mg/24h。

【注意事项】

1. 留取脑脊液的试管应清洁干燥，采集后应立即送检。

2. Tourtellotte公式适用于IgG及轻微血脑屏障功能障碍，不适用于IgA或IgM及严重血脑屏障功能障碍的检测。

3. 注意采集同一时间点的脑脊液和血清标本，使用相同的方法检测血清和脑脊液的IgG和Alb。

【临床意义】 鞘内合成IgG的检测是基于脑脊液和血清合成IgG的比较。IgG-Syn可提示中枢神经系统感染或中枢神经系统自身免疫性疾病的存在。导致其增加的可能因素有：①神经系统免疫异常，如多发性硬化、吉兰-巴雷综合征等；②中枢神经系统感染，如化脓性脑膜炎、病毒性（HIV、疱疹病毒等）脑膜炎、结核性脑膜炎和神经梅毒等。

第二节 IgD检测

血清IgD的含量较低，生物学功能尚不明确，检测的临床意义较小。膜表面IgD（smIgD）是B细胞分化成熟的标志。

IgD分子量约175kD，血清中含量约为0.04～0.4g/L，仅占总Ig的0.2%，半衰期2.8天。循环中IgD无抗感染作用，但可能与某些超敏反应有关。一般采用ELISA进行检测。

【原理】 为双抗体夹心法：先将抗人IgD包被在聚苯乙烯反应板微孔内，加入待测血清或标准品后，再加酶标记抗人IgD抗体，在固相微孔上形成抗体-抗原（IgD）-酶标记抗体复合物，洗涤除去未结合物，最后加入酶底物溶液进行呈色反应，根据呈色强度定量检测血清中IgD水平。

【试剂】 专用商品化试剂盒，包含已包被抗人IgD反应板、系列标准品、质控血清、酶标记抗人IgD单克隆抗体、缓冲液、洗涤液、显示液和终止液等。

【操作】 按试剂盒使用说明书或实验室制定的SOP进行操作，主要流程如下：准备试剂→加标准品及待测血清→温育→洗板→加酶标试剂→温育→洗板→加酶底物溶液→洗板→显色→终止→测定。

【结果计算】 以IgD标准品浓度为横坐标，相应的吸光度为纵坐标，制备标准曲线。待测血清中IgD含量可根据所测的吸光度从标准曲线获得。

【参考区间】 健康人血清中IgD含量波动范围较大，文献报道的参考区间也很不相同，如0.003～0.140g/L、0.003～0.03g/L等。各实验室应采用相应的方法和试剂盒，通过调查本地区一定数量的不同年龄、性别人群，建立自己的参考区间。如用文献或说明书提供的参考区间，使用前应加以验证。

【注意事项】

1. 试剂盒自冰箱取出后应平衡至室温（20～25℃）。需集中检测的标本宜以－20℃冻存。取出时应在室温中自然融化并温和混匀，切忌强烈振摇。

2. 每批实验均需用标准品制备标准曲线。不同厂家、不同批号试剂不可混用；试剂应在有效期和开瓶稳定期内使用。

3. 健康人血清 IgD 含量波动范围较大，故一次检测获得的 IgD 结果较难确定其临床意义，最好连续监测，动态观察其变化情况。

【临床意义】IgD 含量升高主要见于 IgD 型多发性骨髓瘤、高 IgD 血症与周期性发热、慢性感染、大量吸烟者、妊娠末期及某些超敏反应等。IgD 降低的临床意义不十分明确，常见于先天性无丙种球蛋白血症、硅沉着病（矽肺）患者、系统性红斑狼疮（systemic lupus erythematosus，SLE）和类风湿关节炎等。

第三节　IgE 检测

IgE 又被称为反应素或亲细胞抗体，为单体，分子量约 190kD，仅次于 IgM，半衰期 2.5 天。其合成部位主要在呼吸道、消化道黏膜，故血清 IgE 浓度并不能代表体内 IgE 整体水平。IgE 可通过其 Fc 段与肥大细胞和嗜碱性粒细胞表面相应的 Fc 受体（FcεR Ⅰ）结合，使机体处于致敏状态。当同一过敏原再次进入机体时，可与致敏靶细胞上的两个及两个以上相邻的 IgE 抗体 Fc 受体结合，发生 FcεR Ⅰ交联，导致细胞脱颗粒，释放多种生物活性物质，引发Ⅰ型超敏反应（哮喘、过敏性肠炎、过敏性皮炎等）。此外，IgE 还有抗寄生虫感染作用。

IgE 是血清中含量最低的 Ig，IgE 有两种单位，一种以 ng/ml 表示，另一种以国际单位（IU/ml）表示（1IU/ml 相当于 2.4ng/ml）。IgE 检测包括血清中总 IgE（total IgE）及特异性 IgE（specific IgE，sIgE）检测，前者作为初筛试验，而后者可用于确定特异性过敏原。

一、总 IgE 检测

（一）检测方法

1. ELISA

【原理】双抗体夹心法：先将羊抗人 IgE 抗体包被于聚苯乙烯反应板微孔，加入待测血清或标准品，再加入酶标记抗人 IgE 抗体，形成抗体-抗原（IgE）-酶标记抗体复合物，洗涤除去未结合物，最后加入酶底物溶液显色。根据显色强度计算检测血清中 IgE 含量。

【试剂】专用商品化试剂盒，包含已包被羊抗人 IgE 反应板、系列标准品、质控血清、酶标记抗人 IgE 单克隆抗体、缓冲液、洗涤液和终止液等。

【操作】按试剂盒说明书或实验室制定的 SOP 进行操作，主要流程如下：准备试剂→加标准品及待测血清→温育→洗板→加酶标试剂→温育→洗板→加酶底物溶液→洗板→显色→终止→测定。

【结果计算】以 IgE 标准品浓度为横坐标，相应吸光度为纵坐标，制备标准曲线。待测血清中 IgE 含量可根据所测吸光度从标准曲线得出。通常由酶标仪自动打印报告。

【参考区间】男：31～5500μg/L，或 503～759U/ml；女：31～2000μg/L，或 277～397U/ml（1U＝2.4ng）。

【注意事项】参见本章第二节 IgD 检测。

2. 免疫比浊法

【原理】参见本章第一节 IgG、IgA 和 IgM 检测。

【试剂】专用商品化试剂盒，内含标准品、质控品、缓冲液、稀释液等。

【操作】按仪器和试剂盒操作说明书或按实验室制定的 SOP 操作，仪器全自动化运行。

【结果计算】以 IgE 系列标准品浓度为横坐标，相应的光散射值为纵坐标，制备标准曲线。待测血清中 IgE 浓度可从标准曲线获得。

【参考区间】IgE 的检测结果随年龄组、种族及检测方法的不同而有所差异，各实验室应采用相应的方法和试剂盒，通过调查本地区一定数量的不同年龄、性别健康人群，建立自己的参考区间。如用文献或说明书提供的参考区间，使用前应加以验证。免疫比浊法检测 IgE 的参考区间见表 3-2-3。

表 3-2-3　各年龄组健康人群 IgE 参考区间（IU/ml）

年龄	IgE
0～1 个月	<1.5
1～12 个月	<15
1～5 岁	<60
6～9 岁	<90
10～15 岁	<200
成人	<100

【注意事项】

（1）参见本章第一节 IgG、IgA 和 IgM 检测，做好仪器的校准、定标与质控等。

（2）ELISA 简便快速、敏感性和特异性均较好，适合基层医疗机构临床实验室应用，如使用全自动酶联免疫系统，其自动化程度高，从样本稀释、加样、温育、洗涤、显色到结果计算、报告打印等过程均可实现全自动化，检测时间短，适合于临床实验室开展。

（3）速率散射比浊法是检测抗原-抗体反应的动力学变化，即测定单位时间内免疫复合物形成的速率与其产生的散射光强度的关系。其检测速度快、结果准确、敏感性高、特异性强，稳定性好，已在临床实验室广为使用。但应注意抗体质量、抗原-抗体比例、增浊剂的使用以及伪浊度等因素对检测结果的影响。

（二）临床意义

总 IgE 升高常见于Ⅰ型超敏反应性疾病（如过敏性哮喘、过敏性肠炎、花粉症、变应性皮炎和荨麻疹等），也见于寄生虫感染、IgE 型骨髓瘤、高 IgE 血症、SLE 和胶原病等非超敏反应性疾病。总 IgE 减低见于 AIDS、原发性无丙种球蛋白血症及免疫抑制剂治疗后等。血清总 IgE 检测作为一种初筛试验，在鉴别超敏与非超敏反应性疾病有一定的参考价值。但其检测无特异性，且受遗传、种族、性别、年龄、地域、环境和吸烟史等多因素影响。另外，部分过敏性疾病患者总 IgE 可正常甚至偏低，因此总 IgE 升高不一定是过敏患者，过敏患者总 IgE 不一定升高。故在分析总 IgE 结果时，尚需结合患者临床资料、特异性过敏原检测以及当地人群的实际情况等才能做出合理解释。

二、特异性 IgE 检测

超敏反应性疾病重在预防，血清过敏原特异性 IgE（specific IgE，sIgE）的检测对Ⅰ型超敏反应的诊断和预防具有重要参考价值。目前，临床实验室采用酶、放射性核素、荧光或化学发光等标记免疫分析技术进行检测。

（一）检测方法

1. 放射性过敏原吸附试验法

【原理】 放射性过敏原吸附试验（radio allergy absorbent test，RAST）是将纯化的过敏原吸附于固相载体上，加入待测血清，若血清中含有针对该过敏原的 sIgE，则可与之形成抗原-抗体复合物，再与放射性核素（如^{125}I）标记的抗人 IgE 抗体反应，形成“过敏原-固相载体-sIgE-放射性核素标记的抗人 IgE 抗体”复合物，最后用 γ 计数仪检测放射活性。放射活性与 sIgE 含量呈正相关。

【试剂】 专用商品化试剂盒，内含放射性放射性核素标记的抗人 IgE 抗体、标准品和固相载体等。

【操作】 按试剂盒说明书或实验室制定的 SOP 进行操作。

【结果计算】 以 IgE 标准品浓度为横坐标，相应的放射活性为纵坐标，制备标准曲线。待测血清中 sIgE 含量可根据所测放射活性从标准曲线得出。以放射活性大于正常人均值加 3 个标准差为阳性。

【参考区间】 采用试剂盒说明书提供的参考区间，或通过调查本地区一定数量的不同年龄、性别的健康人群，建立自己实验室的参考区间。如用文献或说明书提供的参考区间，使用前应加以验证。

【注意事项】

（1）方法学特点：RAST 检测成本费用较高、有放射性核素污染、需要特殊检测设备，适合于条件较好的实验室。

（2）并非所有的过敏原都适用，如细菌和药物等并不适用。

（3）血清中存在的某些非 IgE 抗体，也可与过敏原结合，干扰实验结果。

2. 免疫印迹法

【原理】 免疫印迹法（immunoblotting test，IBT）原理是将多种纯化的过敏原吸附于纤维素膜条上，加入待测血清，若血清中含有针对过敏原的 sIgE，则可与之形成免疫复合物，用酶标记抗人 IgE 抗体作为示踪二抗，最后加入酶底物溶液使区带呈色，参比标准膜条即可判断过敏原种类，还可通过过敏原检测仪读取检测结果。

【试剂】 专用商品化试剂盒，内含吸附有过敏原的纤维素膜条、酶标记抗人 IgE 抗体、底物和洗液等。

【操作】 按试剂盒说明书或实验室制定的 SOP 进行操作。

【结果计算】 膜条上出现的阳性区带与标准膜条比较，确定过敏原种类，也可对比其显色强弱扫描后进行半定量，亦能通过过敏原检测仪的量化分析结果与内标曲线对比，对之进行分级（以≥1 级为阳性）。

【参考区间】 免疫印迹法检测健康人血清 sIgE 的参考区间为 0～0. 35IU/ml。其含量与分级标准的关系见表 3-2-4。

表 3-2-4　血清 sIgE 含量与分级标准之间的关系

sIgE 含量（IU/ml）	分级		定性结果
	数字分级	中文分级	
<0.35	0	无	阴性
0.35～0.70	1	低	阳性
0.70～3.5	2	增加	阳性
3.5～17.5	3	显著增加	阳性
17.5～50	4	高	阳性
50～100	5	较高	阳性
>100	6	极高	阳性

【注意事项】

（1）免疫印迹法无放射性污染、无需特殊设备、操作简单、能一次性确定多种过敏原，目前已在国内广泛应用。

（2）不同厂家生产的试剂盒其包被的过敏原种类不尽相同，无论选用哪种试剂盒，均无法覆盖所有过敏原，因此需结合本地区实际选择最合适的试剂盒。

3. ELISA

【原理】先将纯化的过敏原包被在聚苯乙烯反应板微孔内，加入待测血清，若血清中含有针对该过敏原的 sIgE，即可形成抗原-抗体复合物，再与酶标记的抗人 IgE 抗体反应，最后加入酶底物溶液进行呈色反应，根据呈色强度定性或定量检测血清中 sIgE 水平。

【试剂】专用商品化试剂盒，内含微孔板、酶标记的抗人 IgE 抗体、底物、洗液和标准品等。

【操作】按试剂盒说明书或实验室制定的 SOP 进行操作。

【结果计算】以 sIgE 标准品浓度为横坐标，相应的吸光度为纵坐标，制备标准曲线。待测血清中 sIgE 含量可根据所测吸光度从标准曲线获得。

【参考区间】采用试剂盒说明书提供的参考区间，或通过调查本地区一定数量的不同年龄、性别的健康人群，建立自己实验室的参考区间。如用文献或说明书提供的参考区间，使用前应加以验证。

【注意事项】

（1）方法学特点：ELISA 法检测 sIgE 方便、快速、无放射性污染、无需特殊仪器，自动化程度高，敏感性特异性均较好，而且价廉实用，应用较为普遍。

（2）试剂盒自冰箱取出后应平衡至室温（20～25℃）。

（3）不同厂家、不同批号试剂不可混用；试剂应在有效期和开启稳定期内使用。每批实验均需用标准品制备标准曲线。

（4）避免使用反复冻融及被污染的标本。

（5）不能使用经加热灭活、脂血及黄疸的标本。

（6）不受症状和治疗药物的影响，但影响免疫系统的药物需注意。

4. 酶联荧光免疫分析

【原理】酶联荧光免疫分析（fluorescent enzyme immunoassays，FEIA）原理与 RAST 相似。其固相载体为一内置有多孔性、弹性以及亲水性纤维素微粒的帽状塑料。将多种纯化的过敏原吸附于纤维素微粒上，加入待测血清及参考标准品，若血清中含有针对过敏原的 sIgE，即可形成抗原-抗体复合物，冲洗除去未结合物，再与 β-半乳糖苷酶标记的抗人 IgE 抗体反应，形成“过敏原-固相载体-sIgE-β-半乳糖苷酶标记的抗人 IgE 抗体”复合物，加入 4-甲基伞酮-β-半乳糖苷荧光底物，使之产生荧光，最后用荧光分光光度计测量荧光强度。荧光强度与 sIgE 含量呈正相关。

【试剂】专用商品化试剂盒，内含固相载体、β-半乳糖苷酶标记的抗人 IgE 抗体、洗液、底物和标准品等。

【操作】按试剂盒说明书或实验室制定的 SOP 进行操作。

【结果计算】以 sIgE 标准品浓度为横坐标，相应的荧光强度为纵坐标，制备标准曲线。待测血清中 sIgE 含量可根据所测荧光强度从标准曲线获得。

【参考区间】各实验室最好根据本室使用的检测系统，检测一定数量的不同年龄、性别的健康人群，建立自己的参考区间。如用文献或说明书提供的参考区间，使用前应加以验证。

【注意事项】

（1）目前采用 FEIA 方法商品检测系统可以起到很好的初筛作用，阳性结果提示对几种过敏原中的一种或者几种过敏，要具体明确何种过敏原尚需进一步进行单项 sIgE 检测。

（2）虽然目前采用 FEIA 方法商品检测系统包被的过敏原种类较全面，但也必须考虑其是否遗漏本地区常见的过敏原。

（二）临床意义

血清 sIgE 的检测有助于寻找特定过敏原，可为超敏反应性疾病的诊断和治疗提供帮助。但自然界中可引起过敏的物质种类繁多（包括吸入过敏原、食入过敏原、接触过敏原、输注过敏原等），任何检测手段均无法面面俱到，因此，未检测到 sIgE 并不能排除过敏反应，只能说明本试验中所选用的过敏原与疾病无关。脱敏疗法的患者血清 sIgE 水平下降，故 sIgE 的检测亦可用于疗效的监测。特异性过敏原具有地域差异，不同自然环境有所不同，目前国内采用的特异性过敏原检测试剂盒多为进口，其配套的过敏原可能与国内过敏原的实际情况不一致，从而造成检测结果与临床资料有所出入。

第四节 游离轻链检测

Ig 轻链根据其恒定区差异分为 κ 和 λ 2 个型别。κ 只有 1 型，λ 则有 λ_1、λ_2、λ_3 和 λ_4 4 型。正常人血清 κ 与 λ 的比例约为 2:1。

游离轻链（free light chains，FLC）能自由通过肾小球滤过，但绝大部分被肾小管重吸收回到血液循环，故正常人尿中只存在少量轻链。当代谢紊乱或多发性骨髓瘤（multiple myeloma，MM）时，血中游离轻链浓度升高，并由尿液排出，称本-周蛋白（Bence-Jones protein，BJP）。临床采用免疫比浊法检测游离轻链。

【原理】参见本章第一节 IgG、IgA 和 IgM 检测。

【试剂】专用商品化试剂盒，内含缓冲液、系列标准品、稀释液、抗血清等。

【操作】按仪器与试剂盒说明书或实验室制定的 SOP 操作，仪器全自动化运行。

【结果计算】以 FLC 标准品浓度为横坐标，相应的光散射值为纵坐标，制备标准曲线。待测血清或尿中 κ 或 λ 型 FLC 浓度可根据所测的光散射值从标准曲线获得。

【参考区间】免疫比浊法检测健康成年人血清轻链的参考区间：κ 为 1.7～3.7g/L；λ 为 0.9～2.1g/L；κ/λ 比值为 1.35～2.65。健康成年人尿液轻链含量应小于检测下限，κ/λ 比值为 0.75～4.5。不同的试剂盒提供的参考区间差异较大。如用文献或说明书提供的参考区间，使用前应加以验证。

【注意事项】

1. 游离轻链尚无国际参考品，检测方法也不统一，故不同厂家试剂盒的检测结果无可比性。

2. 在诊断单克隆免疫球蛋白增殖病（monoclonal gammapathy）时，免疫比浊法的定量结果不能取代免疫电泳或免疫固定电泳，应结合其他检测数据和临床表现综合分析。

3. 若 κ 和 λ 同时存在异常，κ/λ 比值可能在正常参考区间内。

【临床意义】

1. 多克隆免疫球蛋白血症 如自身免疫性疾病、肾脏疾病、慢性感染等 κ 和 λ 型值均增高。

2. 单克隆免疫球蛋白血症 如多发性骨髓瘤、原发性巨球蛋白血症、轻链病、浆细胞瘤等疾病，仅 κ 或 λ 型值增高。

3. κ 或（和）λ 值降低见于低免疫球蛋白血症。

4. 对单克隆免疫球蛋白增殖病的敏感性为 88%～98%；对非分泌型骨髓瘤（nonsecretory myeloma，NSM）的敏感性为 65%～70%，有助于单克隆轻链病、原发性系统性淀粉样变性的早期诊断，也可用于化疗或自身外周血干细胞移植后是否复发的监测。

第五节 冷球蛋白检测

冷球蛋白（cryoglobulin，CG）即冷免疫球蛋白（cryoimmunoglobulin），是血清中一种在 37℃ 以下（一般 0～4℃）易发生沉淀、37℃时可再溶解的病理性免疫球蛋白。CG 与冷纤维蛋白原（cryofibrinogen，CF）有所区别，后者属于另一种冷沉淀蛋白，是由纤维蛋白、纤维蛋白原和纤维连接蛋白等组成的复合物。

CG 在血清和血浆中均能发生沉淀，而 CF 在血清中不发生沉淀，因此，检测 CF 需用 EDTA 抗凝血浆，CF 在低于 37℃时沉淀，升温复溶解后加入凝血酶可发生凝固。

① 1 型：为单克隆型冷球蛋白，占总冷球蛋白的 25%～40%，大多数为单克隆性 IgM 或 IgG（多为 IgG_2 和 IgG_3 亚类），单克隆型 IgA 或轻链冷球蛋白罕见；②2 型：单克隆-多克隆混合型冷球蛋白，占总冷球蛋的 15%～25%，由两种 Ig 成分构成的免疫复合物，其中一种是单克隆型，多为 IgM，另一种是多克隆型，多为 IgG，此型 90% 以上的组合为 IgM-IgG；③3 型：多克隆混合型，约占总冷球蛋白的 50%，由两种或两种以上多克隆 Ig 构成，即由多克隆型抗 Ig 抗体（多为 IgM 类）与其他 Ig（如 IgG、IgA）结合形成的免疫复合物，有时还可能含补体成分（如 C3）。

1 型冷球蛋白和冷纤维蛋白原在 4℃ 放置 3～18 小时即可沉淀，混合型冷球蛋白（2 型或 3 型）常需 72 小时以上。沉淀物可呈絮状、结晶状或胶凝状。

【原理】根据冷球蛋白 37℃ 溶解，4℃时发生可逆性沉淀的物理性质进行检测。

【操作】

1. 用注射器（37℃预温）抽取静脉血 10ml（如需检测 CF，可另抽取 5ml 用 37℃预温的 EDTA 抗凝），置 37℃水浴 2 小时。

2. 于 37℃离心分离血清（或血浆，测 CF，以下操作相同）。离心机可空转预温 20 ~ 30 分钟（或在套管中加入温水）。

3. 用毛细滴管（37℃预温）吸取血清（或血浆）注入血细胞比容管（检测冷沉淀物比容）至刻度 10 处，其余血清（或血浆）移至有尖底离心管中（鉴别冷球蛋白），均置 4℃，静置 1 周。取出后于 4℃，2500r/min 离心 30 分钟。

【结果计算】

1. 计算血细胞比容管中冷沉淀物比容。

2. 弃去尖底离心管中上层血清，用 0.9% 的冰冷 NaCl 洗涤沉淀物 3 次。再将沉淀物用少量 0.9% 的 NaCl 重悬浮，于 37℃溶解后，用双缩脲法检测蛋白质含量。

3. 为鉴定冷沉淀物的成分，可利用免疫电泳、免疫固定电泳技术结合各种特异性抗血清（抗人全血清抗体、抗重链抗体、抗轻链抗体、抗 C3 抗体等）予以鉴定。

4. 若需鉴定 CF，可在已溶解的冷沉淀物中加入凝血酶，观察其是否凝固。

【参考区间】

定性：阴性。

定量：冷沉淀物比容 <0.4%；冷球蛋白蛋白质浓度 <80mg/L；冷纤维蛋白原蛋白质浓度 <60mg/L。

【注意事项】

1. 在将血清（血浆）置 4℃之前的全部操作中，所有注射器、试管、毛细滴管以及离心过程均应尽量预温并保持 37℃，否则会影响检测结果。

2. 冷球蛋白与冷纤维蛋白原在 37℃均能再溶解，若沉淀物在 37℃不溶解，不可判断为冷球蛋白或冷纤维蛋白原。

【临床意义】冷球蛋白可直接堵塞血管并通过形成的免疫复合物激活补体系统，导致炎症反应，故常引起全身性血管炎，最常见为小动脉炎或静脉炎。其临床表现有紫癜、荨麻疹、雷诺现象、关节痛（70%）、膜增殖性肾小球肾炎（10% ~30%）或腹痛（20%）。不同类型冷球蛋白血症其冷球蛋白含量不同：1 型冷球蛋白血症 CG 浓度可 >1.0g/L，多见于恶性 B 细胞疾病，如 Waldenström 巨球蛋白血症、浆细胞瘤；2 型 40% 为 100 ~ 500mg/L，60% > 500mg/L，3 型通常 <100mg/L，2 型与 3 型冷球蛋白常见于慢性丙型病毒性肝炎（50% 冷球蛋白血症患者 HCV 抗体阳性）。正常人也可检出 CG，但通常在 80mg/L 以下且为多克隆型。冷纤维蛋白原血症和冷球蛋白血症的临床表现大致相同，二者同时存在称冷蛋白血症。

第六节 M 蛋白检测

M 蛋白（monoclonal protein，MP）即单克隆免疫球蛋白，是单克隆 B 淋巴细胞或浆细胞异常增殖而产生的大量均一的、具有相同氨基酸序列以及空间构象和电泳特性的 Ig。因临床上多出现于多发性骨髓瘤（multiple myeloma，MM）、巨球蛋白血症（macroglobulinemia）和恶性淋巴瘤（malignant lymphoma）患者的血或尿中，故称之为“M 蛋白”。

【检测方法】检测 M 蛋白的方法很多且各具特点，实验室应根据实际情况合理选用。M 蛋白血症的检测与鉴定有赖于多种免疫学分析方法进行综合判断：

1. 多发性骨髓瘤与巨球蛋白血症患者 M 蛋白的检测与鉴定

（1）血清总蛋白定量：约 90% 的患者血清总蛋白含量升高（70% 的患者 >100g/L），约 10% 的患者含量正常或偏低（如轻链病时）。

（2）血清蛋白区带电泳：依据单克隆 Ig 种类不同，M 蛋白可以在 α_2 ~ γ 区形成深染区带，以 β、γ 区多见。光密度计扫描图为一基底狭窄、高而尖的蛋白峰，高宽比值≥1（α_2 峰和 β 峰）或≥2（γ 峰）。

（3）血清 Ig 定量：为初筛试验，一般 M 蛋白所属 Ig 均明显升高，其他 Ig 则正常或显著降低。

（4）血清游离轻链定量：κ 型或 λ 型游离轻链含量升高，κ/λ 比值异常（见本章第四节）。

（5）免疫电泳（IE）：是一种定性方法，可确定 M 蛋白的类别（IgG、IgA、IgM）和型别（轻链）。M 蛋白可与相应的抗重链血清、抗轻链血清形成迁移范围十分局限的致密沉淀弧，据此排除或鉴别 M 蛋白血症。

（6）免疫固定电泳（IFE）：灵敏度高，是临床上最常用的方法。血清或尿液先进行区带电泳，形成不同的蛋白区带，再加入特异性抗重链或抗轻链血清，抗血清即可与相应的蛋白区带形成抗原-抗体复合物，洗去未结合的蛋白质，最后经染料（如氨基黑、丽春红）染色，并对比正常人抗血清参考泳道，即可对 M 蛋白进行鉴定。

（7）尿游离轻链检测：分为定性和定量两种方

法，目前已有定量检测游离轻链的商品试剂盒，一般采用免疫比浊法进行检测（本章第四节）。定性试验同本-周蛋白定性检查，亦可采用轻链-清蛋白-戊二醛免疫电泳法，具体步骤为：取尿液 5ml，加入 2.0g/L 牛血清清蛋白（BSA）0.25ml，再加 0.5% 戊二醛 0.25ml，混匀后室温下放置 30 分钟。在戊二醛的存在下，尿游离轻链能与 BSA 结合。按常法与抗轻链血清进行对流免疫电泳，轻链与抗 κ、λ 血清反应产生白色沉淀线。此法阳性检出率 100%，假阳性率仅为 4%。尿中含有轻链 200μg/ml 时即可检出。也可采用上述免疫固定电泳对本-周蛋白进行检测和分型。

2. 重链病时的 M 蛋白检测与鉴定　与多发性骨髓瘤相同，但尚需采用选择性免疫电泳予以证实。将抗 Fab 或多价抗轻链血清与融化琼脂混匀制成琼脂板，按常法打孔、加样、电泳。抗体槽中可加相应的抗 Ig 血清（如检测 γ 重链病加抗 IgG 血清，检测 α 重链病加抗 IgA 血清等）。电泳时血清中正常 Ig 被琼脂中抗 Fab 或抗轻链血清选择性阻留，重链则继续向阳极移动，形成单一沉淀弧。

3. 7S IgM 病的 M 蛋白检测与鉴定　除上述方法外，还须证实 7S IgM 的存在。IgM 通常为五聚体，沉降系数为 19S，而 7S IgM 病患者 IgM 为单体，沉降系数为 7S。证实 7S IgM 的存在有两种方法：一种是在测定总 IgM 含量后，将 1～2ml 待测血清过 Sepharose 6B 柱，再根据洗脱峰面积算出 7S IgM 占总 IgM 的百分比，IgM 总量乘以百分比即得 7S IgM 含量。另一种方法是植物血凝素（PHA）选择性电泳。此法原理是五聚体 IgM 可与 PHA 结合，而单体 IgM 不与 PHA 结合。制备含 PHA 的琼脂（2mg/ml），常法制板、打孔、加样、电泳。五聚体 IgM 被琼脂中 PHA 选择性阻留，7S IgM 则继续向阳极移动，并可与随后加于抗体槽中的抗 IgM 血清反应，形成单一沉淀弧。

4. 半分子病的 M 蛋白检测与鉴定　半分子（half-molecule）是指由一条重链和一条轻链组成的 M 蛋白。检测与鉴定方法与多发性骨髓瘤相同，但尚需对“半分子”进行鉴定。方法如下：

（1）免疫电泳法鉴定半分子 M 蛋白的电泳迁移率。与 Ig 相比，半分子 M 蛋白泳向正极，可达 α_2 区。

（2）十二烷基硫酸钠-聚丙烯酰胺凝胶电泳（SDS-PAGE）推算 M 蛋白的分子量。

（3）超速离心法测定 M 蛋白的沉淀系数。

（4）Fc 抗原决定簇的确定。用相应抗重链血清区分半分子病患者（M 蛋白）与正常人相应的 Ig 类别。

【临床意义】M 蛋白血症大致可分为恶性 M 蛋白血症和意义不明的 M 蛋白血症（monoclonal gammopathy of undetermined significance，MGUS）两类。前者多见于：多发性骨髓瘤、原发性巨球蛋白血症、7S IgM 病（Solomen-Konkel 病）、半分子病、慢性淋巴细胞白血病和不完全骨髓瘤蛋白病（C 端缺陷）等。后者分两种，一种继发于其他恶性肿瘤（如恶性淋巴瘤），另一种为良性 M 蛋白血症，较多见于老年人。

第七节　循环免疫复合物检测

抗原与其相应的抗体形成免疫复合物（immunocomplex，IC）。正常情况下，这是机体清除病理性抗原的生理机制，循环在血液里的免疫复合物即循环免疫复合物（circulating immunocomplex，CIC）。这些 CIC 可使补体系统发生级联活化反应，导致各种免疫病理损伤，形成免疫复合物病，例如血管炎、类风湿关节炎和Ⅲ型超敏反应性疾病等。

目前已建立多种 CIC 检测方法（如物理法、补体法、抗球蛋白法和细胞法），总的分抗原特异法（选择性检测由某种特定抗原如甲状腺球蛋白、癌胚抗原、HBsAg 形成的 CIC）和抗原非特异法（不考虑形成 CIC 的抗原种类）两种。前者较多用于科研，常规实验室一般只开展抗原非特异性 CIC 的检测。

一、检测方法

1. 聚乙二醇（PEG）沉淀比浊

【原理】PEG 是一种不带电荷的直链大分子多糖，能非特异性沉淀蛋白质。低浓度 PEG 可使大分子量的 CIC 自液相析出。此外，PEG 还可抑制 CIC 解离，促进 CIC 进一步聚合成更大的凝聚物而被沉淀。利用免疫比浊法即可确定 CIC 的存在与含量。实验室常用分子量 6000，终浓度 3.5% 的 PEG。

【试剂】使用专用商品化试剂盒或自行配制试剂，自配试剂配方如下：

（1）0.1mol/L pH 8.4 硼酸盐缓冲液（BBS）：硼酸 H_3BO_3 3.40g，硼砂（$Na_2B_4O_7 \cdot 10H_2O$）4.29g，蒸馏水溶解加至 1000ml，用 G3 或 G4 号滤器过滤备用；

（2）PEG-NaF 稀释液：NaF 10.0g，PEG 6000 40.9g，BBS 溶解后加水至 1000ml，用 G3 或 G4 号滤器过滤备用。

（3）热聚合人 IgG：将人 IgG（10ng/ml）置63℃水浴加热 20 分钟，立即转至冰浴，冷却后通过 Sephacryl S-300 柱或 Sepharose 4B 柱，收集第一蛋白峰。实验时用不含 CIC 的健康人血清配成不同浓度标准品及阳性对照。

【操作】

商品化试剂盒按说明书操作，自配试剂按以下步骤操作：

（1）取待测血清 0.15ml，加入 BBS 0.3ml（1∶3 稀释）。

（2）按表 3-2-5 所示，加入各液体（待测血清最终稀释倍数为 1∶33，PEG 6000 终浓度为 3.5%）。

（3）37℃水浴 1 小时。

（4）热聚合人 IgG（120μg/ml、60μg/ml、30μg/ml、15μg/ml、7.5μg/ml）均按待测管操作。

（5）用对照管调 0，分光光度计于波长 495nm 处测量吸光度。商品化试剂盒也可在比浊仪上直接测量光散射值。

表 3-2-5　PEG 沉淀法操作步骤

加入物	待测管	对照管
BBS（ml）	—	2.0
PEG-NaF 稀释液（ml）	2.0	—
1∶3 稀释待测血清（ml）	0.2	0.2
37℃水浴 1 h		

【结果判定】

（1）定性检测：待测血清浊度值 =（待测管吸光度值 − 对照管吸光度值）×100，以大于正常人浊度值均值加 2 个标准差为阳性。

（2）定量检测：以不同浓度的热聚合人 IgG 标准品为横坐标，相应的光散射值为纵坐标，制备标准曲线。通过标准曲线得出待测血清中 CIC 含量。

【参考区间】定性试验为阴性；定量试验采用试剂盒说明书提供的参考值，或通过调查本地区一定数量的不同年龄、性别的健康人群，建立自己实验室的参考区间。如用文献或说明书提供的参考区间，使用前应加以验证。

【注意事项】

（1）低密度脂蛋白可引起浊度增加，故宜空腹采血。

（2）血清标本应避免反复冻融，以防造成假阳性。

（3）此法简便、快速，但易受温度和大分子蛋白影响，特异性稍差，仅适用于筛查。

2. ELISA 法

【原理】补体第一成分 C1q 能与 IgG 或 IgM 类抗体的 Fc 段形成的免疫复合物，因此可根据 C1q 来检测 CIC 含量。以 IgG 为例：先将 C1q 包被于聚苯乙烯反应板微孔，加入待测血清使 CIC 与 C1q 结合，洗涤后再加入酶标记的抗人 IgG 抗体，在固相上形成 C1q-CIC-酶标记抗人 IgG 复合物，洗涤除去未结合物，最后加入酶底物溶液进行呈色反应，呈色强度反映待测血清中 CIC 含量。

【试剂】专用商品化试剂盒，内含包被有 C1q 的微孔反应板、人 CIC（可结合 C1q）标准品、阳性与阴性对照血清、酶标记兔（或山羊）抗人 IgG、酶底物溶液、稀释液、洗涤液和终止液等。

【操作】按试剂盒说明书或实验室制定的 SOP 进行操作，主要操作流程如下：准备试剂→加标准品及待测血清→温育→洗板→加酶标试剂→温育→加酶底物溶液→洗板→显色→终止→测定。

【结果计算】以不同浓度的 CIC 标准品为横坐标，相应的吸光度值为纵坐标，制备标准曲线。通过所测吸光度值从标准曲线获得待测血清中 CIC 含量。

【参考区间】采用试剂盒说明书提供的参考区间，或通过调查本地区一定数量的不同年龄、性别的健康人群，建立自己实验室的参考区间。如用文献或说明书提供的参考区间，使用前应加以验证。

【注意事项】

（1）方法学特点：ELISA 法特异性和灵敏性优于 PEG 沉淀比浊法，最低检测限可达 0.1μg/ml 热聚合 IgG，但 C1q 不稳定，故本法稳定性较差。

（2）试剂应于 2～8℃保存，不可冷冻保存。复溶后的标准血清和对照血清应分装后于 −20℃保存，2～8℃只能保存 24 小时。

（3）尽可能使用新鲜标本，避免反复冻融。待测血清（血浆）于 2～8℃只能保存 3 天，长期保存宜置 −20℃。血清不要加热灭活。

二、临床意义

CIC 升高最常见于感染性疾病和自身免疫性疾病。CIC 的消长一般可反映疾病的严重程度，并可据此监测治疗效果及判断预后。但一次检测的意义不大，首次检测后的数周必须做第二次检测才能证实其与疾病的相关性。ELISA 法对类风湿关节炎、SLE 和血管炎患者的 CIC 检测阳性率分别是 80%～85%、75%～80% 和 73%～78%。PEG 比浊法与 ELISA 类似但检出率稍低，两法结果未必完全符合。

CIC 的检测主要用于诊断与循环免疫复合物相关

的疾病、监测疗效和评估病情严重性。免疫复合物主要在机体免疫反应过程中（如急性感染过程中）形成的，如在急性免疫复合物引起的肾小球肾炎中，其血清中的浓度可超过正常参考值高限的10倍以上。

低浓度的循环免疫复合物可散见于正常人，亦可在无明显疾病时一过性出现。

持续增高的免疫复合物提示有慢性原发性疾病存在，包括各种风湿病、肿瘤和慢性感染等。

第八节 补体检测

补体（complement，C）是存在于人和脊椎动物血清及组织液中一组具有酶原活性的蛋白质，包括30多种可溶性蛋白及膜结合蛋白，统称为补体系统（complement system），广泛参与机体免疫防御和免疫调节。

补体按生物学功能分成三类，即：①补体固有成分，包括C1（q、r、s）、C4、C2、C3、C5～C9、B因子、D因子和P因子以及它们的裂解成分和灭活成分等；②补体调控蛋白，如H因子、I因子、C1抑制物、S蛋白、CD59、膜辅助因子和衰变加速因子等；③补体受体，如CR1～CR5、C3aR、C5aR、C1qR和B因子受体等。补体约占血清总蛋白的5%～6%，多属于糖蛋白且大部分属于β-球蛋白，C1q、C8和P因子等为γ-球蛋白，C1s、C9和D因子为α-球蛋白。补体易受各种理化因素影响，机械振荡、紫外线照射等均可破坏其活性。补体经56℃ 30分钟即可灭活，室温下亦很快失活，在0～10℃中活性仅能保持3～4天。

检测补体的方法有两种：免疫溶血法主要用于经典途径（CH_{50}）和旁路途径（AH_{50}）活性的检测；免疫化学法（单向免疫扩散、免疫电泳、免疫透射比浊法和免疫散射比浊法）主要用于C3、C4和C1q等补体单个成分含量的检测。溶血法便捷、无需特殊设备、但敏感性较低，影响因素较多，只是检测总补体活性，无法明确特定补体成分的具体含量。单向免疫扩散法和免疫电泳法因其操作烦琐和重复性较差，而趋于淘汰。免疫透射比浊法和散射比浊法具有简单、快速、定量准确、重复性好且自动化程度高等优点，是目前临床实验室的常用检测方法。

一、补体经典途径溶血活性（CH_{50}）检测

【原理】补体最主要的生物学活性是免疫溶细胞作用。抗体（溶血素）致敏的绵羊红细胞（SRBC）可通过活化补体（C1～C9）激活经典途径，导致SRBC溶解。在一定范围内（如20%～80%溶血率），溶血程度与补体活性呈正相关，常以50%溶血率（50% complement hemolysis，CH_{50}）作为判断指标。CH_{50}主要反映补体（C1～C9）经经典途径活化的活性，如果新鲜血清（补体来源）加入致敏羊红细胞后，CH_{50}水平下降，说明其补体系统中的一个或若干成分含量或活性不足。

【试剂】

1. 缓冲液（pH 7.4）

（1）贮备液：NaCl 75g，三乙醇胺28ml，1mol/L HCl 177ml，$MgCl_2 \cdot 6H_2O$ 1.0g，$CaCl_2 \cdot 2H_2O$ 0.2g。先将NaCl溶于700ml蒸馏水中，加入三乙醇胺及HCl。$MgCl_2$及$CaCl_2$分别用2ml蒸馏水溶解后，逐一缓慢加入，再用蒸馏水加至1000ml。4℃保存备用。

（2）应用液：1份贮备液加9份蒸馏水混匀，4℃保存备用。

2. 2% SRBC悬液 新鲜羊血或无菌阿氏（Alsever）保存液保存羊血（4℃可保存3周），使用时用生理盐水洗涤2次。第3次时加入应用液，2500r/min离心10分钟。取压积细胞用应用液调制成2%悬液。标准化红细胞浓度时，可将2% SRBC悬液以应用液稀释25倍，用分光光度计（542nm波长处）测量吸光度（以应用液调零）。每次实验的红细胞吸光度必须一致，否则应调整悬液浓度。

3. 抗SRBC（溶血素） 使用时，须根据效价以应用液稀释至2单位。如效价为8000，应按1∶4000稀释。

4. 致敏羊红细胞 2% SRBC加等量2单位抗SRBC，混匀，于37℃水浴10分钟。

【操作】

1. 取待测血清0.2ml，加应用液3.8ml，1∶20稀释。

2. 按表3-2-6所示操作。

表3-2-6 CH_{50}检测操作步骤

管号	1∶20稀释血清（ml）	应用液（ml）	致敏羊红细胞（ml）	CH_{50}（U/ml）
1	0.10	1.40	1.0	200.0
2	0.15	1.35	1.0	133.0
3	0.20	1.30	1.0	100.0
4	0.25	1.25	1.0	80.0
5	0.30	1.20	1.0	66.6
6	0.35	1.15	1.0	57.1

续表

管号	1:20 稀释血清（ml）	应用液（ml）	致敏羊红细胞（ml）	CH_{50}（U/ml）
7	0.40	1.10	1.0	50.0
8	0.45	1.05	1.0	44.4
9	0.50	1.00	1.0	40.0
10	–	1.50	1.0	–

3. 各液混匀，37℃水浴 30 分钟。

4. 50%溶血管为标准管：取 0.5ml 致敏 SRBC 悬液，加 2.0ml 蒸馏水，混匀，将其全部溶解。

【结果计算】将各管经 2000r/min 离心 5 分钟，先肉眼观察，再用分光光度计（542nm 波长，0.5cm 比色杯）测量吸光度（A），以和 50%溶血管最接近的一管为终点管，查表 3-2-6，结果乘以稀释倍数即可算出待测血清 CH_{50} 单位（U/ml）。计算公式：CH_{50}（U/ml）=（1/终点管血清用量）×稀释倍数。

【参考区间】一般 CH_{50} 参考区间为 50～100U/ml。各实验室应根据本室使用的检测系统，检测一定数量的健康人群，建立自己的参考区间。如用文献或说明书提供的参考区间，使用前应加以验证。

【注意事项】

1. 补体对热不稳定，室温下易失活，故待测血清必须新鲜，无溶血。

2. 缓冲液和致敏羊红细胞均应新鲜配制，反应容器应洁净。

3. 各种试剂应于冰浴中预先冷却，操作也应在冰浴中进行，以保持补体活性。

4. 本试验为初筛试验，CH_{50} 降低只反映补体系统 C1～C9 等 9 种成分活性下降，不能具体提示何种成分低下。

【临床意义】

CH_{50} 活性增高：在急性炎症、肿瘤（如骨髓瘤、肝癌）、感染、组织损伤、自身免疫性疾病（如类风湿关节炎、SLE）等，常可见补体活性的升高。

CH_{50} 活性降低：①合成减少：如先天性补体缺陷症、各种肝病患者（如肝炎、肝硬化、肝癌等）、免疫功能不全等；②消耗增加：多见于急性肾小球肾炎、全身性红斑狼疮活动期、类风湿关节炎等；③丢失过多：如大面积烧伤、肾病综合征。

二、补体旁路途径溶血活性（AH_{50}）检测

【原理】先用 EGTA［乙二醇双（α-氨基乙基）醚四乙酸］螯合血清中 Ca^{2+}，封闭 C1 作用，以阻断经典活化途径。再用可使 B 因子活化的未致敏兔红细胞（RE）激活补体旁路途径，导致 RE 溶血。类似于 CH_{50}，其溶血率与补体旁路途径的活性呈正相关，也以 50%溶血率为判别指标，即 AH_{50}。

【试剂】

1. 0.1mol/L EGTA　取 NaOH 3.5g，加蒸馏水 85ml，再加 EGTA 19g，溶解后用蒸馏水补足至 500ml。

2. 巴比妥缓冲液原液　NaCl 21.5g，巴比妥 1.44g，巴比妥钠 0.94g，蒸馏水加至 500ml。

3. 稀释液　0.1mol/L EGTA 80ml，巴比妥缓冲原液 180ml，$MgCl_2 \cdot 6H_2O$ 0.41g，蒸馏水加至 1000ml，以 1mol/L NaOH 溶液调 pH 至 7.5。

4. 0.5%RE　新鲜 RE 或无菌 Alsever 液保存 RE（4℃可保存 2 周），使用前用生理盐水洗涤 2 次，稀释液洗涤 1 次（2000r/min 离心 10 分钟），取压积细胞用缓冲液配制成 0.5%RE 悬液。

5. 50%溶血标准管　0.5%RE 0.2ml，加蒸馏水 0.8ml。

【操作】

1. 待测血清 0.3ml 加稀释液 0.9ml（1:4 稀释），37℃水浴 10 分钟。

2. 按表 3-2-7 所示加入各试剂。

表 3-2-7　AH_{50} 检测操作步骤

反应液	试管号				
	1	2	3	4	5
1:4 待测血清（ml）	0.10	0.15	0.20	0.25	0.30
稀释液（ml）	0.50	0.45	0.40	0.35	0.30
0.5%RE（ml）	0.40	0.40	0.40	0.40	0.40

3. 混匀，37℃水浴 30 分钟后，2000r/min 离心 5 分钟。

4. 先目测，再用分光光度计（542nm 波长，0.5cm 比色杯）测量吸光度（A），以和 50%溶血管最接近的一管为终点管。

【结果计算】以出现 50%溶血的被检血清最小含量管作为判定终点。查表 3-2-7，结果乘以稀释倍数即可算出待测血清 AH_{50} 单位（U/ml）。计算公式：AH_{50}（U/ml）=（1/终点管血清用量）×稀释倍数。

【参考区间】一般为 16.3～27.1U/ml。各实验室应建立自己的参考区间。如用文献或说明书提供的参考区间，使用前应加以验证。

【注意事项】同 CH_{50} 检测。

【临床意义】补体 C3、C5～C9、P 因子、D 因子、B 因子等成分参与补体旁路活化，任何成分的异常均可引起旁路溶血活性的改变。AH_{50}增高多见于甲状腺功能亢进、感染、某些自身免疫病、肾病综合征、慢性肾炎和肿瘤等。降低则见于慢性活动性肝炎、肝硬化和急性肾炎等疾病。

三、补体 C3、C4 含量检测

【原理】血清 C3、C4 含量均常用免疫比浊法检测。早期多用单向环状免疫扩散法（原理参见本章第一节 IgG、IgA 和 IgM 检测），现一般用速率散射比浊法（有关原理见本章第一节）。

【试剂】专用商品化试剂盒，内含标准品、缓冲液、稀释液和抗血清等。

【操作】按仪器和试剂盒说明书或实验室制定的 SOP 操作。

【结果计算】将 C3、C4 标准血清稀释成不同浓度后与待测血清同时检测。以 C3、C4 标准品浓度为横坐标，相应的光散射值为纵坐标，制备标准曲线。根据标本所测光散射值由标准曲线获得待测血清中 C3、C4 含量。

【参考区间】C3：0.9～1.8g/L；C4：0.1～0.4g/L。如用文献或说明书提供的参考区间，使用前应加以验证。

【注意事项】

1. 补体易失活、降解。待测血清在室温（20～25℃）放置不得超过 6 小时，2～8℃放置不得超过 24 小时，故抽血后应及时分离血清并尽快测定。否则于 -20℃保存标本，但应避免反复冻融标本。

2. 不同厂家、不同批号试剂不可混用，在有效期内及开启稳定期内使用试剂。

3. 轻度脂血、溶血、黄疸的标本不影响本法的检测结果。

【临床意义】C3、C4 含量增高：C3、C4 属急性时相反应蛋白，故在急性炎症、全身性感染、风湿热急性期、皮肌炎、心肌梗死、Reiter 综合征、严重创伤、恶性肿瘤和妊娠等时含量均可升高，但对疾病的诊断意义不大。

C3、C4 含量降低：见于补体合成能力下降的疾病，如肝炎、肝硬化；补体消耗或丢失过多疾病，如活动性的 SLE、各类免疫复合物病（类风湿关节炎、冷球蛋白血症、血清病等）和大面积烧伤等；先天性补体缺乏，如遗传性 C3、C4 缺乏症。

在自身免疫性溶血性贫血和遗传性神经血管瘤时，C3 一般正常，而 C4 常下降；在 SLE 时，C4 的降低常早于 C3。

四、补体 C1q 含量检测

【原理】早期多用单向免疫扩散法，现多用速率散射比浊法（原理参见本章第一节 IgG、IgA 和 IgM 检测）。

【试剂】专用商品化试剂盒，内含缓冲液、系列标准品、稀释液和抗血清等。

【操作】按仪器和试剂盒说明书或实验室制定的 SOP 操作，仪器全自动化运行。

【结果计算】将 C1q 标准血清稀释成不同浓度后与待测血清同时检测。以 C1q 标准品浓度为横坐标，相应的光散射值为纵坐标，制备标准曲线。根据标本所测光散射值由标准曲线获得待测血清中 C1q 含量，通常由仪器直接打印报告。

【参考区间】临床实验室应该根据所用的方法采用相应的参考区间。如用文献或说明书提供的参考区间，使用前应加以验证。

【注意事项】参见补体 C3、C4 含量检测。

【临床意义】C1q 是补体 C1 的重要组成成分，主要参与补体的经典激活途径。其增高见于血管炎、骨髓炎、类风湿关节炎、痛风、硬皮病等。降低见于 SLE 和活动性混合性结缔组织病等。

第三章

细胞免疫相关指标检测

免疫系统（immune system）是由免疫细胞、淋巴组织、淋巴器官以及单核-吞噬细胞系统所组成。人体的免疫应答类型包括细胞免疫（cellular immunity ）和体液免疫（humoral immunity），其中细胞免疫是经特异性淋巴细胞（如细胞毒性T淋巴细胞）和非特异性淋巴细胞［如巨噬细胞、自然杀伤细胞（natural killer cells，NK细胞）］活性增强的免疫反应，其中淋巴细胞是构成机体免疫系统的主要细胞群体，淋巴细胞是不均一的细胞群体，包括许多具有不同免疫功能的亚群，如T细胞、B细胞、NK细胞及树突状细胞（dentritic cells，DC）。任何的免疫应答或炎症时，免疫相关细胞会产生众多的细胞因子，可分为白细胞介素、干扰素、肿瘤坏死因子、集落刺激因子、生长因子和趋化性细胞因子六类。本章重点介绍淋巴细胞亚群检测、淋巴细胞增殖试验以及细胞因子检测。

第一节　淋巴细胞亚群检测

按照表面分子标志的不同，淋巴细胞亚群可以分为T淋巴细胞亚群、B淋巴细胞亚群、NK细胞亚群和DC亚群等，例如T细胞主要测定细胞膜上的分化抗原群（cluster of differentiation，CD）：CD3、CD4和CD8。CD3为所有T细胞的特有标志，CD4是辅助性T细胞（helper T cell，T_h）的标志，CD8是细胞毒性T细胞（cytotoxic T cell，Tc）或抑制性T细胞（suppressive T cell，Ts）的标志。B细胞表面标志主要为膜免疫球蛋白或表面免疫球蛋白（membrane immunoglobulin 或 surface immunoglobulin，mIg或sIg）IgM和IgD以及CD抗原CD19、CD20、CD22等。NK细胞是固有免疫系统中重要的细胞，其特异表面标志主要为CD56和CD16。DC细胞按照其前体细胞的不同，可以分为髓系起源的髓样树突状细胞（mDCs）和淋巴系起源的浆细胞样树突状细胞（pDCs），其表面标志为$Lin^-DR^+CD11c^+CD123^{low}$、$Lin^-DR^+CD11c^-CD123^{bri}$，其中Lin为单一荧光标记的LIN cocktail抗体，包含CD3（T细胞），CD19和CD20（B细胞），CD56（NK细胞），CD14（单核细胞）等。

目前对淋巴细胞亚群的检测主要有流式细胞术（FCM）、免疫荧光法、AP-AAP桥联酶免疫法等，本节仅介绍FCM。

一、淋巴细胞表型亚群检测

（一）T细胞亚群表型检测

【原理】根据T细胞亚群（T lymphocyte subpopulation）的表面标志或者其他标志，用适当的荧光素标记特异性单克隆抗体与淋巴细胞反应，通过流式细胞仪测定，即可了解相应细胞的阳性百分比和荧光强度。一般CD3细胞主要分为两群细胞：$CD3^+CD4^+$细胞为Th细胞，$CD3^+CD8^+$为Tc/Ts细胞。

【试剂】试剂组成一般为不同荧光素标记单克隆抗体、溶血剂、固定剂和质控品等。

【操作】按试剂盒使用说明书或实验室制定的SOP进行操作。一般操作步骤为：专用管设定和加载荧光素标记单克隆抗体→质控物或待测样品→加入溶血剂→加入缓冲剂→加入细胞固定剂→上机检测→软件分析。如进行细胞数绝对值计数，则在上机检测前加入特制的荧光素标记抗体微球。

【结果计算】有如下三种表达方式，包括细胞荧光强度、阳性细胞百分比、绝对细胞计数等，临床上常采用后两种方式来报告结果。

【参考区间】目前国内尚无统一的参考区间，一般建议的参考区间为 CD3：61% ~85%；CD4：28% ~58%；CD8：19% ~48%，CD4/CD8：1.5 ~2.5。各实验室应建立自己的参考区间。如用文献或说明书提供的参考区间，使用前应加以验证。

【注意事项】

1. 方法学特点 FCM 方法采用流式细胞仪进行，简单方便，重复性好，已经成为临床实验室主要的检测方法；免疫荧光法与一般间接免疫荧光法相同，因其方法容易引起荧光淬灭，而且主观性比较强，在临床中使用较少。而 AP-AAP 桥联酶免疫法是采用桥联酶免疫法，操作烦琐，抗体浓度及孵育温度等不易掌握，在临床中使用较少。

2. 对于 CD4 细胞或者 CD8 细胞进行分析时，严格来说应使用 CD3/CD4/CD8 三色荧光，真正的 T 辅助细胞应是 $CD3^+CD4^+CD8^-$，真正的 T 杀伤细胞或者抑制细胞应是 $CD3^+CD4^-CD8^+$。

3. 对荧光素标记抗体用量应做预试验，以找到最佳抗体使用浓度。

4. 每份样品检测的同时必须设置同型对照，即用荧光素标记的正常小鼠 Ig（Ig 亚类与荧光抗体相同）与荧光素标记的抗 CD 单抗同时检测。在分析待测血样结果时应减去同型对照的阳性结果，或以同型对照管为阴性管。

5. 在进行多色荧光样本分析时，应注意不同荧光染色所带来的颜色干扰，需要进行相应的颜色补偿设置。

【临床意义】

1. CD4 淋巴细胞减少 见于巨细胞病毒感染、慢性活动性肝炎、恶性肿瘤、遗传性免疫缺陷病、艾滋病、应用免疫抑制剂的患者。CD4 绝对值的变化可用于艾滋病的免疫状态分析、疗效观察及预后判断。

2. CD8 淋巴细胞增多 见于传染性单核细胞增多症急性期、自身免疫性疾病，如 SLE、艾滋病初期、慢性活动性肝炎、肿瘤及病毒感染等。

3. CD4/CD8 比值异常 比值降低：SLE 肾病、传染性单核细胞增多症、急性巨细胞病毒感染、骨髓移植恢复期等。艾滋病患者比值显著降低，多在 0.5 以下。比值增高：见于肺腺癌、扁平上皮癌、类风湿关节炎、1 型糖尿病等。此外，还可用于监测器官移植的排斥反应，若移植后 CD4/CD8 较移植前明显增加，则可能发生排斥反应。

（二）B 细胞亚群检测

【原理】同 T 淋巴细胞亚群的检测。

【试剂】试剂组成一般为不同荧光素标记单克隆抗体、溶血剂、固定剂、质控品等。

【操作】按试剂盒所附的使用说明书或实验室制定的 SOP 进行操作。一般操作步骤为：专用管设定和加载荧光素标记单克隆抗体→质控物或待测样品→加入溶血剂→加入缓冲剂→加入细胞固定剂→上机检测→软件分析。

【结果计算】临床上常采用阳性细胞百分比来报告结果。

【参考区间】目前国内尚无统一的参考区间，一般建议的参考区间 B 细胞为 11.74% ±3.73%。各实验室应建立自己的参考区间。如用文献或说明书提供的参考区间，使用前应加以验证。

【注意事项】

1. B 细胞根据不同的发育阶段，可以分为初始 B 细胞、成熟 B 细胞、记忆性 B 细胞、浆细胞等，可以根据相应的分子指标来反映疾病的进展过程。

2. 对于 B 淋巴细胞，CD19 为其共有的细胞表面标志。CD20 在 B 淋巴细胞激活后逐渐失去，而 CD22 只存在于成熟的 B 细胞中，因此只能部分反映 B 细胞在体内的表达情况。

【临床意义】CD19 阳性细胞增多，提示 B 细胞增殖增加，常见于 B 细胞恶性增殖性疾病和自身免疫性疾病中，如急性淋巴细胞白血病、慢性淋巴细胞白血病、多发性骨髓瘤及系统性红斑狼疮等；CD19 阳性细胞降低主要见于体液免疫缺陷病，如严重联合免疫缺陷病、性联丙种球蛋白缺乏症等。

（三）NK 细胞检测

【原理】同 T 淋巴细胞亚群检测，对于 NK 细胞，其分子标志为 $CD3^-CD16^+CD56^+$。

【试剂】试剂组成一般为不同荧光素标记单克隆抗体、溶血剂、固定剂和质控品等。

【操作】按试剂盒所附的使用说明书或实验室制定的 SOP 进行操作。一般操作步骤为：专用管设定和加载荧光素标记单克隆抗体→质控物或待测样品→加入溶血剂→加入缓冲剂→加入细胞固定剂→上机检测→软件分析。

【结果计算】临床上常采用阳性细胞百分比来进行结果判定。

【参考区间】目前国内尚无统一的参考区间，一般建议的参考区间 NK 细胞为 7% ~40%。各实验室应建立自己的参考区间。如用文献或说明书提供的参考区间，使用前应加以验证。

【注意事项】

1. CD16（FcRⅢ）表达于大多数 NK 细胞上，

但也表达于中性粒细胞。此抗原 NK 细胞的表达较弱，并在 NK 细胞活化时丢失。

2. CD56 表达于大多数 NK 细胞上，也表达于一些 T 淋巴细胞，与 CD3 联合使用可以区分 $CD3^+$/$CD56^+$ T 淋巴细胞和 $CD3^-$/$CD56^+$ NK 细胞。联合使用 3 种抗体可最完全地鉴定所有的 NK 细胞。NK 细胞或表达 CD16，或表达 CD56，但它们不表达 CD3。CD16 和 CD56 联合使用，根据荧光强度可将 NK 细胞从双阴性细胞中区分出来。这样运用该试剂组合，NK 细胞可形成独立的群体与其他细胞相区分。

【临床意义】 NK 细胞活性可作为判断机体抗肿瘤和抗病毒感染的指标之一。NK 细胞升高见于宿主抗移植物反应者；NK 细胞降低见于血液系统肿瘤、实体瘤、免疫缺陷病、艾滋病和某些病毒感染患者中。

（四）DC 检测

【原理】 同 T 淋巴细胞亚群检测，目前 DC 尚没有比较统一、特异的表面分子标志，而且由于细胞谱系来源不同，以及 DC 分化发育阶段不同，其分子标志也会发生变化，因此需要综合多种分子标志来进行检测，如四色试剂 LIN1-FITC/CD123-PE/Anti-HLA-DR-PerCP/CD11c-APC。

【试剂】 试剂组成一般为不同荧光素标记单克隆抗体、溶血剂、固定剂和质控品等。

【操作】 按试剂盒所附的使用说明书或实验室制定的标准化操作流程进行操作。一般操作步骤为：专用管设定和加载荧光素标记单克隆抗体→质控物或待测样品→加入溶血剂→加入缓冲剂→加入细胞固定剂→上机检测→软件分析。

【结果计算】 临床上常采用阳性细胞百分比来报告结果。

【参考区间】 各实验室应建立自己的参考区间。如用文献或说明书提供的参考区间，使用前应加以验证。

【注意事项】

1. 不同发育阶段 DC 具有不同的功能，甚至产生完全相反的作用。如未成熟 DC 可诱导免疫耐受，成熟 DC 可诱导免疫激活，因此对其功能的测定需要考虑到其发育是否处于不同的阶段，需要采用相应的分子标志。

2. DC 的功能受多种因素的影响，即使同一 DC 在不同的微环境下，可能表现不同功能。

【临床意义】 DC 可以维持调节机体的免疫耐受，如果 DC 数量减少、功能失衡，则可导致自身免疫性疾病的发生，如系统性红斑狼疮、自身免疫性糖尿病。另外，DC 还介导机体的抗感染和抗肿瘤免疫过程，通过 DC 成熟、活化，分泌细胞因子、有效的抗原提呈等过程来发挥抗感染和抗肿瘤过程。

二、淋巴细胞功能亚群检测

（一）Th1/Th2 细胞检测

【原理】 Th1 细胞主要分泌 IL-2、IFN-γ、IFN-α 和 TNF 等，其中 IFN-γ 为 Th1 最为特异性的细胞因子，Th2 细胞主要分泌 IL-4、IL-5、IL-6、IL-9、IL-10和 IL-13 等，其中 IL-4 为 Th2 最为特异性的细胞因子，对于 Th1 和 Th2 细胞的检测，主要是采用 FCM，其原理同 T 淋巴细胞亚群检测。但由于涉及胞内细胞因子的检测，需要将细胞表面进行穿破，然后将细胞因子抗体标记进行检测。

【试剂】 试剂组成一般为荧光素标记的细胞特异性单克隆抗体、荧光素标记的细胞因子特异性单克隆抗体、细胞培养液（内含有丝分裂原和抗生素）、破膜剂等。

【操作】 按试剂盒所附的使用说明书或实验室制定的 SOP 进行操作。一般操作步骤为：新鲜无菌待测样本或质控品→加入细胞培养液→孵育→取细胞并加至预备的荧光素标记的细胞特异性单克隆抗体管→孵育→加固定剂→温育→洗涤→加破膜剂→加荧光素标记的细胞因子特异性单克隆抗体管→孵育→洗涤→上机检测→软件分析。分析 $CD3^+CD8^-IFN\text{-}\gamma^+$ 细胞即 Th1 细胞百分比，$CD3^+CD8^-IL\text{-}4^+$ 细胞即 Th2 细胞百分比。

【结果计算】 临床上常采用阳性细胞百分比来报告结果，其中 Th1 或 Th2 的百分比 =（刺激 Th1 或 Th2 细胞分泌细胞因子的百分比-刺激 Th1 或 Th2 细胞阴性对照百分比）。

【参考区间】 各实验室应建立自己的参考区间。如用文献或说明书提供的参考区间，使用前应加以验证。

【注意事项】

1. Th1 细胞和 Th2 细胞是 Th 细胞主要的两群细胞，均为 Th0 在一定的条件下极化发展而来，在机体受到异己抗原攻击时，会出现 Th1/Th2 漂移的现象，即 Th1 和 Th2 细胞中某一亚群功能升高，另一亚群功能降低。静息状态下，Th0 分化为 Th1 和 Th2 的能力非常弱，能检测到的 IFN-γ 和 IL-4 也微乎其微，因此，我们检测的 Th1 和 Th2 实际上是检测 Th 细胞对刺激素刺激的反应能力，在进行 Th1 检测的同时，也进行 Th2 细胞的检测。

2. 常选择 PMA 作为 Th 细胞分化检测的刺激剂，

但 PMA 可介导人 $CD4^+$T 细胞的内吞，因此在分析时采用 $CD3^+CD8^-$反设门的策略进行分析。

3. 在检测过程中涉及胞内细胞因子的检测，因此在进行刺激和破膜染色的时候，需要严格按照流程进行操作，并设定一定的阴性对照管。在通常情况下，未刺激的 Th 细胞分泌的细胞因子非常少，可忽略不计。

【临床意义】 Th1/Th2 亚群两者相互之间的平衡在免疫应答调节中起着关键作用，因此 Th1/Th2 平衡失调与多种疾病的发生、发展和预后有着密切关系。目前已发现许多感染性疾病、自身免疫病、过敏性疾病以及移植排斥反应等都有与 Th1/Th2 平衡有关。Th1 细胞升高见于结核病、丙肝病毒感染、多发性硬化、类风湿关节炎、接触性皮炎以及移植排斥反应等。Th1 细胞降低见于艾滋病和过敏性哮喘等疾病。

（二）Th17 细胞检测

【原理】 Th17 细胞不同于 Th1、Th2 细胞的 $CD4^+$T 细胞亚群，其主要分泌 IL-17（IL-17A），还包括 IL-17F 以及 IL-21、IL-22、IL-6、TNF-α 等细胞因子，因此命名为 Th17 细胞。对于 Th17 细胞的检测，同 Th1 细胞检测一样，主要是采用 FCM。

【试剂】 试剂组成一般为荧光素标记的细胞特异性单克隆抗体、荧光素标记的 IL-17 单克隆抗体、细胞培养液（内含有丝分裂原和抗生素）和破膜剂等。

【操作】 按试剂盒所附的使用说明书或实验室制定的 SOP 进行操作。一般操作步骤为：新鲜无菌待测样本或质控品→加入细胞培养液→温育→取细胞并加至预备的荧光素标记的细胞特异性单克隆抗体管→温育→加固定剂→温育→洗涤→加破膜剂→加荧光素标记的 IL-17 单克隆抗体管→温育→洗涤→上机检测→软件分析。分析 $CD3^+CD8^-$ IL-17 细胞即 Th17 细胞百分比。

【结果计算】 临床上常采用阳性细胞百分比来报告结果。Th17 的百分比 =（刺激 T 细胞分泌细胞因子的百分比-刺激 T 细胞阴性对照百分比）。

【参考区间】 各实验室应建立自己的参考区间。如用文献或说明书提供的参考区间，使用前应加以验证。

【注意事项】

1. Th17 通过在 IL-12 的作用下，可以分泌产生 IFN-γ 及 IL-17，提示 Th17 与 Th1 之间存在发育上的某种联系。

2. 在自身免疫病中，Th17 细胞与 Treg 细胞互为制约，相互平衡的两种 $CD4^+$T 细胞亚群，两者之间的平衡可以限制自身免疫病的发生。

【临床意义】 Th17 被认为是介导自身免疫病的一群 Th 细胞亚群，其通过分泌炎症介质 IL-17 诱导严重的自身免疫反应，如缺失 Th17 细胞能防止或减轻自身免疫性脑脊髓炎（EAE）等自身免疫病的发病。在各种自身免疫病，包括类风湿关节炎、多发性硬化、系统性红斑狼疮（SLE）、自身免疫性糖尿病以及哮喘等患者都检测到 Th17 细胞表达增高，同时在移植排斥反应早期也发现 Th17 细胞表达升高。在某些细菌感染性疾病中，如幽门螺杆菌感染，由于其分泌 IL-17 这一炎性细胞因子，参与了细菌感染后炎症反应。

（三）调节性 T 细胞检测

【原理】 调节性 T 细胞（Treg）是 $CD4^+$T 细胞的一个亚群，其表达 CD4、CD25 分子，一度认为 $CD4^+CD25^+$为 Treg 细胞，后来发现转录因子脊椎动物叉头样转录因子（Foxp3）是其更为特异的分子标志。对于 Treg 细胞的检测，同 Th1 细胞检测一样，主要是采用 FCM。

【试剂】 试剂组成一般为荧光素标记的细胞特异性单克隆抗体、荧光素标记的 Foxp3 单克隆抗体、细胞培养液（内含有丝分裂原和抗生素）和破膜剂等。

【操作】 按试剂盒所附的使用说明书或实验室制定的 SOP 进行操作。一般操作步骤为：新鲜无菌待测样本或质控品→加入细胞培养液→温育→取细胞并加至预备的荧光素标记的细胞特异性单克隆抗体管→孵育→加固定剂→温育→洗涤→加破膜剂→加荧光素标记的 Foxp3 单克隆抗体管→孵育→洗涤→上机检测→软件分析。分析 $CD4^+CD25^+$ Foxp3 细胞即 Treg 细胞百分比。

【结果计算】 临床上常采用阳性细胞百分比来报告结果。Treg 的百分比 =（刺激 T 细胞分泌细胞因子的百分比 - 刺激 T 细胞阴性对照百分比）。

【参考区间】 各实验室应建立自己的参考区间。如用文献或说明书提供的参考区间，使用前应加以验证。

【注意事项】

1. Treg 细胞根据起源、发育和激活要求以及作用机制不同，可以分为天然产生的自然调节性 T 细胞（nTreg）和诱导产生的适应性调节性 T 细胞（iTreg），除此外，还有 Th3 和 Tr1，它们通常不表达或低表达 Foxp3，也被认为是调节性 T 细胞。

2. Treg 细胞与 Th17 细胞表面的大部分趋化受体均相同，Th17 细胞与 Treg 细胞在许多组织中均同时存在；但与 Th17 细胞介导炎性反应和自身免疫疾病的功能相反，Treg 细胞具有抗炎性反应和维持自身免疫耐受的功能，二者的动态平衡可能与机体发生适当强度的免疫应答密切相关。但目前对这两种细胞的关系还没有定论。

【临床意义】Treg 细胞被认为是可以拮抗 Th17 细胞功能的一群 $CD4^+$ T 细胞，在免疫病理、移植物耐受、阻止自身免疫反应和维持机体免疫平衡方面发挥重要的作用。在各种自身免疫病和移植排斥反应中，包括类风湿关节炎、系统性红斑狼疮（SLE）、自身免疫性糖尿病、早期移植排斥反应者等患者都检测到 Treg 细胞表达降低。同时在细菌或者病毒感染性疾病、过敏性哮喘等都可以发现 Treg 细胞数量降低，功能被抑制。在实体肿瘤患者中，发现 Treg 细胞数目明显增加，可抑制机体的抗肿瘤应答，清除 Treg 细胞可以重建抗肿瘤免疫。

第二节　淋巴细胞增殖试验

细胞增殖（cell proliferation）是指细胞个体分裂导致细胞数量增加。在细胞增殖的过程中，细胞代谢旺盛，细胞个体的 DNA、蛋白质合成增加。因此，可通过检测细胞增殖后的数量和测定细胞 DNA、蛋白质合成代谢来了解。目前，用于检测细胞增殖的方法主要有 ^{3}H-TdR 掺入法、细胞内酶法和 FCM。在临床和科研工作中涉及淋巴细胞增殖检测的试验主要为混合淋巴细胞培养（mixed lymphocyte culture，MLC）和淋巴细胞转化试验。

一、混合淋巴细胞培养

【原理】混合淋巴细胞培养又称混合淋巴细胞反应，是指两个无关个体、功能正常的淋巴细胞在体外混合培养时，由于 HLA Ⅱ类抗原中 D 和 DP 抗原不同，可相互刺激对方的 T 细胞发生增殖，此为双向混合淋巴细胞培养，若将其中一方的淋巴细胞先用丝裂霉素 C 处理或照射使之细胞中 DNA 失去复制能力，但仍能刺激另一方淋巴细胞发生转化，成为单向混合淋巴细胞培养。两个个体间 HLA 抗原差异程度越大，反应越强烈，可通过细胞数量或 ^{3}H-TdR 掺入率检测反应细胞的增殖水平。如用经照射的、已知 D 位点抗原的纯合子分型细胞（homozygous typing cell，HTC）作为刺激细胞，则可检测待检者的 D 位点抗原型别。EB 病毒转化的 B 淋巴母细胞表达高水平的 HLA Ⅱ类抗原，常作为单向混合淋巴细胞培养中的刺激细胞。

【试剂】试剂及材料组成一般为刺激细胞：N23 细胞系；反应细胞：外周血单个核细胞和细胞培养基等。

【操作】按试剂盒所附的使用说明书或实验室制定的 SOP 进行操作，主要操作过程如下：

1. 刺激细胞的准备　常用的刺激细胞有 EB 病毒转化的 B 淋巴母细胞（如 N23 细胞株，经过克隆化）、HTC 或 PBMC。取处于对数生长期的 N23 细胞，离心后重悬于新鲜完全培养基中，调整细胞数为 $(1\sim2)\times10^6$/ml，移置塑料培养瓶或 50ml 离心管中，用 ^{60}Co 照射 3000rad。

2. 反应细胞的准备　分离纯化待检个体的 PBMC。

3. 混合淋巴细胞培养　按 2×10^6 PBMC∶1×10^6 照射的 N23 细胞/4ml 10% FCS RPMI1640 比例在培养瓶中进行混合淋巴细胞培养，培养瓶保持直立，培养 4 天内不要晃动，第 5 天加入 1ml 新鲜培养基。如要测定 ^{3}H-TdR 掺入率，一般可在混合淋巴细胞培养的第 5 天进行。

【结果判定】按照不同检测试剂盒提供的说明书来判读。

【参考区间】待测者抗原与刺激细胞抗原相同，结果应为阴性。

【注意事项】

1. 方法学特点　细胞内酶法如 MTT 法检测细胞内线粒体活性实验，因不需特殊仪器、操作简单、结果准确、无放射性放射性核素污染而较为常用。但混合淋巴细胞培养必须以受检者的淋巴细胞作为检测标本，这大大地限制了检测方法的应用范围，而且还存在细胞培养周期过长、操作步骤复杂等缺点。

2. 注意无菌操作　刺激细胞接受照射剂量要准确，使细胞暂时存活，但失去增殖的能力。

【临床意义】若待检者抗原与标准 HLA-D 抗原或刺激细胞抗原相同，混合淋巴细胞培养不发生增殖，可作为器官移植前的组织配型。

二、淋巴细胞转化试验

T、B 淋巴细胞与有丝分裂原在体外共同培养时，受到后者的刺激可发生形态学和生物化学的变化，部分小淋巴细胞转化为不成熟的母细胞，并进行有丝分裂，这种方法称为淋巴细胞转化试验（lymphocyte transformation test）。常见检测方法有形态学检测方法和 MTT 检测方法。淋巴细胞转化率的高低可以反映机体的免疫水平，因此可作为测定机体免疫功能的指标之一。

（一）检测方法

1. 形态法

【原理】淋巴细胞在体外培养时，受到刺激物的刺激后可表现为细胞体积增大、代谢旺盛、蛋白质和核酸合成增加。在显微镜下可观察到转化细胞体积增大，核膜清楚，染色质疏松呈细网状，核/细胞比例变小。而未转化细胞体积小，核染色体致密，核/细胞比例大。计数转化细胞和未转化细胞，得出转化率，可以反映机体的免疫功能。

【试剂】试剂及材料组成一般如下，细胞：T淋巴细胞或B淋巴细胞（流式分选法或磁珠分选法分离外周血淋巴细胞）；刺激因子：根据实验目的不同选择有丝分裂原，一般T淋巴细胞可选植物血凝素（PHA）、刀豆蛋白A（CoA）、美洲商陆有丝分裂原（PWM），B淋巴细胞可选葡萄球菌A蛋白（SPA）或美洲商陆有丝分裂原（PWM）；RPMI1640（含10%胎牛血清）培养基。

【操作】按试剂盒所附的使用说明书或实验室制定的SOP进行操作，主要操作过程如下：

（1）取静脉血3ml，分离外周血单个核细胞，根据实验目的分离T或B淋巴细胞。

（2）待测细胞培养于96孔细胞培养板中，每孔细胞悬液100μl。加入所需浓度的有丝分裂原或特异抗原，37℃、5% CO_2 培养箱培养3～5天。

（3）培养结束后收集细胞进行涂片染色，显微镜下观察并计数转化的淋巴细胞。

【结果计算】形态学计数法：转化率 =（60.1±7.6）%。

【注意事项】注意无菌操作。标本采集后立即送检，不可放置过长时间。分离细胞操作轻柔，防止损伤细胞。

2. 溴化甲基噻唑二苯四唑法

【原理】淋巴细胞增殖时，活细胞可摄取可溶性的黄色染料即溴化甲基噻唑二苯四唑（MTT）、在细胞内MTT被线粒体中的琥珀酸脱氢酶还原为不溶性的蓝紫色结晶甲臜（formazan），而死细胞无此功能。其形成的量与细胞增殖的程度成正比。二甲基亚砜、异丙醇或无水乙醇等有机溶剂能溶解甲臜后，在酶标仪560nm波长读吸光度（A）值可了解细胞增殖情况。此试验常用于了解待测的淋巴细胞对有丝分裂原（如PHA、ConA）和特异抗原刺激的反应能力。

【试剂】

（1）MTT：取5mg MTT溶于1ml PBS中，过滤除菌后4℃避光保存。

（2）溶剂：可选用的有二甲基亚砜、无水乙醇、100g/L SDS（含0.01mol/L HCl）、50%异丙醇（含10% Triton X-100）。

（3）培养基：RPMI 1640（含或不含10%胎牛血清）。

（4）有丝分裂原或特异抗原：根据研究目的选择。

【操作】试验目的不同，操作程序也有所不同，大致步骤的步骤如下：

（1）用淋巴细胞分离液（比密1.077～1.079g/ml，由泛影葡胺、聚蔗糖按一定比例配成，可购商品）自外周血中分离单个核细胞，用培养液将细胞配成 1×10^6/ml 悬液。

（2）待测细胞培养于96孔细胞培养板中，每孔细胞悬液100μl。加入所需浓度的有丝分裂原或特异抗原，37℃、5% CO_2 培养箱培养72小时。

（3）终止培养前4小时，加入MTT试剂10～20μl（终浓度为0.5～1ng/ml）至每孔中，37℃ 5% CO_2 培养箱培养2～4小时。

（4）每孔加入二甲基亚砜（或其他溶剂）100μl，振荡，使甲臜充分溶解。

（5）每次试验设不加有丝分裂原或特异抗原（用溶解有丝分裂原或特异抗原的溶剂替代）的对照孔。

【结果判定】在酶标仪560nm波长（溶剂不同所用波长可能不同）测吸光值（A）值，以测定孔A值/对照孔A值的比值≥2为有意义。

【注意事项】

（1）培养基、胎牛血清等对细胞增殖有较大影响，更换厂家或批号时，应与原培养基、胎牛血清比对。

（2）由于影响试验结果的因素很多，故选用的试剂、操作规程均应统一和规范。

（二）临床意义

根据淋巴细胞的转化情况，可反映机体的细胞免疫水平。淋巴细胞转化率降低表示细胞免疫水平低下，可见于运动失调性毛细血管扩张症、恶性肿瘤、霍奇金病、淋巴瘤、淋巴肉芽肿、重症真菌感染、重症结核、瘤型麻风等。此外，本试验还可帮助观察疾病的疗效和预后，经治疗后转化率由低值转变为正常者表示预后良好，反之则预后不良。

第三节 细胞因子检测

细胞因子是一类由多种细胞产生的、具有广泛多样生物学作用的蛋白质或多肽分子。目前可将细胞因子分为白细胞介素、干扰素、肿瘤坏死因子超家族、集落刺激因子、趋化因子、生长因子等，以下介绍部分细胞因子及受体的检测。

一、白细胞介素检测

（一）白细胞介素-2检测

白细胞介素-2（IL-2）是在淋巴细胞增殖分化过程中重要的细胞生长因子，以下主要介绍生物素-亲合素系统的双抗体夹心ELISA法检测IL-2。

【原理】以抗人IL-2单克隆抗体包被于聚苯乙烯反应板上，加入待测标本（血清、体液）及标准品与固相抗IL-2单抗结合，及生物素化抗IL-2抗体，最后形成抗IL-2抗体-IL-2-生物素化抗IL-2抗体复合物，后依次加入辣根过氧化物酶（HRP）标记的链霉亲和素、酶底物/色原溶液后呈色，显色（吸光度）强度与待测标本中IL-2水平在一定范围内呈正相关。

【试剂】试剂组成一般为包被抗人IL-2的微孔板、生物素化抗人IL-2抗体、酶标记的链霉亲和素、酶底物/色原溶液、IL-2标准品和浓缩洗涤液等。

【操作】按试剂盒所附的使用说明书或实验室制定的SOP进行操作，主要操作过程如下：设定和加载空白对照、标准品、质控物和待测样品→温育反应→加入生物素化抗体→温育反应→洗涤→加入酶标记链霉亲和素→温育反应→洗涤→加入酶底物/色原溶液→温育反应→终止→比色。

【结果计算】根据标准品的浓度及对应的吸光度值，绘制出标准曲线，再根据待测样本的吸光度值，在标准曲线上计算出待测样品中IL-2的浓度。

【参考区间】各实验室应建立自己的参考区间。如用文献或说明书提供的参考区间，使用前应加以验证。

【注意事项】

1. 试剂盒的应按要求温度条件进行保存，温度过高或过低都会影响试剂盒的检测效果；不同厂家及批号的试剂盒不能混用。

2. 为保证实验结果有效性，每次实验请使用新的标准品溶液。

3. 实验开始前，各试剂均应平衡至室温（试剂不能直接在37℃溶解）；实验前应预测样品含量，如样品浓度过高时，应对样品进行稀释，以使稀释后的样品符合试剂盒的检测范围，计算时再乘以相应的稀释倍数；此外，待测标本应澄清，溶血、黄疸等都会影响结果。

4. 检测过程中应严格控制每一步的反应时间，反应时间过长或过短会造成假阳性或假阴性结果。

5. 每一步反应之后应彻底洗涤反应孔，对未结合物质洗涤不充分会增加非特异性显色，造成假阳性影响检测结果。

6. 终止液的加入顺序应尽量与底物液的加入顺序相同。为了保证实验结果的准确性，在加入终止液后立即进行检测。

【临床意义】IL-2可提高人体对病毒、细菌、真菌和原虫等感染的免疫应答，促进细胞毒性T淋巴细胞（CTL）、自然杀伤细胞（NK细胞）、淋巴因子激活的杀伤细胞（LAK细胞）和肿瘤浸润性淋巴细胞（TIL）增殖，并使其杀伤活性增强，进而清除体内肿瘤细胞和病毒感染细胞等；IL-2还可以增加抗体和干扰素（IFN）等细胞因子的分泌，在机体免疫应答中具有非常重要的作用，是一种免疫增强剂，具有抗病毒、抗肿瘤和提高机体免疫功能等作用。IL-2的表达异常与临床多种疾病有密切关系，尽管外周血、尿液中IL-2水平，或激活淋巴细胞上清液中IL-2水平的异常没有疾病特异性，但是可作为相关疾病的辅助诊断、预后及疗效观察提供可靠数据：

1. IL-2升高　肿瘤、心血管病、肝病等疾病时均可使IL-2水平升高，在器官移植后早期排斥反应时也出现IL-2表达升高。

2. IL-2降低　在多种原发性免疫缺陷病和继发性免疫缺陷病时均可伴有IL-2水平降低，如SLE、麻风和艾滋病等。

（二）白细胞介素-4检测

白细胞介素-4（IL-4）是由活化的T细胞和肥大细胞产生的细胞因子，能够促进B细胞的增殖和分化，参与B细胞对蛋白质抗原发生免疫应答。血清中IL-4的检测常用ELISA方法。

【原理】为生物素-亲合素系统的双抗体夹心ELISA法，参考IL-2检测。

【试剂】试剂组成一般为包被抗人IL-4的微孔板、生物素化抗人IL-4抗体、酶标记的链霉亲和素、酶底物/色原溶液、IL-4标准品和浓缩洗涤液等。

【操作】按试剂盒所附的使用说明书或实验室制定的SOP进行操作，主要操作过程如下：设定和加载空白对照、标准品、质控物和待测样品→温育反应→加入生物素化抗体→温育反应→洗涤→加入酶标记链霉亲和素→温育反应→洗涤→加入酶底物/色原溶液→温育反应→终止→比色。

【结果计算】根据标准品的浓度及对应的吸光度值，绘制出标准曲线，再根据待测样本的吸光度值，在标准曲线上计算出待测样品中IL-4的浓度。

【参考区间】各实验室应建立自己的参考区间。如用文献或说明书提供的参考区间，使用前应加以验证。

【注意事项】参见 IL-2 检测中注意事项。

【临床意义】IL-4 是一种作用多向性细胞因子，它可作用于多种细胞系，对 T 细胞、B 细胞、肥大细胞、巨噬细胞、造血细胞和胸腺细胞均有免疫调节作用：IL-4 可以促使 B 细胞分泌多种抗体如 IgG,、IgA 和 IgE 等，IL-4 可增强单核-巨噬细胞 MHC Ⅱ类抗原的表达，IL-4 还可以协同 IL-3 共同刺激肥大细胞增殖以及活化细胞毒性 T 细胞；IL-4 是典型的由 Th2 细胞产生的细胞因子，对 T、B 淋巴细胞的发育以及体液免疫反应、抗体产生都有重要作用；血清中IL-4 水平检测缺乏疾病特异性，异常的水平能反映机体免疫功能的失衡，在硬皮病、多发性硬化、自身免疫甲状腺疾病、炎性肠道疾病、支气管哮喘和特异性皮炎等变态反应过敏性疾病时，机体的 IL-4 水平显著增加；通过测定人体外周血、体液或培养上清液中 IL-4 水平可辅助临床某些疾病的诊断。

（三）白细胞介素-6 检测

白细胞介素-6（IL-6）主要由巨噬细胞、T 细胞、B 细胞和血管内皮细胞等多种细胞产生，IL-6 的检测常用 ELISA 方法。

【原理】为生物素-亲合素系统的双抗体夹心 ELISA 法，参见 IL-2 检测。

【试剂】试剂组成一般为包被抗人 IL-6 的微孔板、生物素化抗人 IL-6 抗体、酶标记的链霉亲和素、酶底物/色原溶液、IL-6 标准品和浓缩洗涤液等。

【操作】按试剂盒所附的使用说明书或实验室制定的 SOP 进行操作，主要操作过程如下：设定和加载空白对照、标准品、质控物和待测样品→温育反应→加入生物素化抗体→温育反应→洗涤→加入酶标记链霉亲和素→温育反应→洗涤→加入酶底物/色原溶液→温育反应→终止→比色。

【结果计算】根据标准品的浓度及对应的吸光度值，绘制出标准曲线，再根据待测样本的吸光度值，在标准曲线上计算出待测样品中 IL-6 的浓度。

【参考区间】各实验室应建立自己的参考区间。如用文献或说明书提供的参考区间，使用前应加以验证。

【注意事项】参见 IL-2 检测中注意事项。

【临床意义】IL-6 是炎症免疫反应中重要的细胞因子之一，能够促进 B 细胞分泌抗体、促进 T 细胞生长和 IL-2 的产生等；此外，还可以调节多种细胞的生长与分化，具有调节免疫应答、急性期反应及造血功能，并在机体的抗感染免疫反应中起重要作用；IL-6 在多种疾病时均有明显改变，其水平与疾病的活动期、肿瘤的发展变化、排斥反应程度以及治疗效果都密切相关；对患者体液中 IL-6 水平的检测可反映患者的病情变化，但其缺乏疾病特异性，通过对 IL-6 水平的检测了解患者的病情和疗效：

1. IL-6 在某些肿瘤中表达升高如浆细胞瘤、慢性淋巴细胞白血病、急性髓样白血病、多发性骨髓瘤、Lennert 淋巴瘤、霍奇金病、心脏黏液瘤和宫颈癌等。

2. 术后、烧伤、急性感染、器官移植排斥反应等疾病时，患者体液（血清、尿液、囊液、培养上清）中也可观察到 IL-6 明显升高。

（四）白细胞介素-8 检测

白细胞介素-8（IL-8）又称中性粒细胞因子，是炎症性疾病的重要介质，IL-8 的检测常用 ELISA 方法。

【原理】为生物素-亲合素系统的双抗体夹心 ELISA 法，参见 IL-2 检测。

【试剂】试剂组成一般为包被抗人 IL-8 的微孔板、生物素化抗人 IL-8 抗体、酶标记的链霉亲和素、酶底物/色原溶液、IL-8 标准品和浓缩洗涤液等。

【操作】按试剂盒所附的使用说明书或实验室制定的 SOP 进行操作，主要操作过程如下：设定和加载空白对照、标准品、质控物和待测样品→温育反应→加入生物素化抗体→温育反应→洗涤→加入酶标记链霉亲和素→温育反应→洗涤→加入酶底物/色原溶液→温育反应→终止→比色。

【结果计算】根据标准品的浓度及对应的吸光度值，绘制出标准曲线，再根据待测样本的吸光度值，在标准曲线上计算出待测样品中 IL-8 的浓度。

【参考区间】各实验室应建立自己的参考区间。如用文献或说明书提供的参考区间，使用前应加以验证。

【注意事项】参见 IL-2 检测中注意事项。

【临床意义】IL-8 在抗感染、免疫反应调节以及抗肿瘤方面有重要作用；在炎症信号刺激下由巨噬细胞、内皮细胞和其他细胞产生，能够调节 T、B 淋巴细胞成熟分化，对特异性和非特异性的免疫细胞具有强烈的趋化作用，其中主要是对中性粒细胞的趋化和激活作用，对淋巴细胞和嗜碱性粒细胞也有重要的趋化作用。作为一种主要的炎症因子；IL-8 水平在感染及某些自身免疫性疾病的情况下在炎症局部、血清和体液中均有显著增加。临床上可通过测定 IL-8 水平来进行相关疾病的诊断、鉴别诊断和预后判断，虽然缺乏疾病特异性，但对于相关疾病的诊断具有重要参考意义：

1. IL-8 与类风湿关节炎和麻风密切相关，IL-8 趋化中性粒细胞产生软骨降解酶引起滑膜损伤，在该病患者的滑液中可检测到 IL-8 水平升高。

2. 在某些与中性粒细胞积聚有关炎症和呼吸系统疾病的局部或血清患者中 IL-8 也有明显增高，如肺纤维化、呼吸窘迫综合征、慢性支气管炎和支气管扩张等。

3. IL-8 还与败血症休克、内毒素血症、输血溶血反应、酒精性肝炎、胃炎、炎症性结肠炎和急性脑膜炎球菌感染等密切相关，这些疾病患者 IL-8 升高水平与局部组织的炎细胞浸润相一致。

（五）白细胞介素-10 检测

白细胞介素-10（IL-10）是一种多功能负性调节因子，主要由 Th2 细胞、活化的 B 细胞、单核细胞和巨噬细胞产生，IL-6 的检测常用 ELISA 方法。

【原理】为生物素-亲合素系统的双抗体夹心 ELISA 法，参见 IL-2 检测。

【试剂】试剂组成一般为包被抗人 IL-10 的微孔板、生物素化抗人 IL-10 抗体、酶标记的链霉亲和素、酶底物/色原溶液、IL-10 标准品和浓缩洗涤液等。

【操作】按试剂盒所附的使用说明书或实验室制定的 SOP 进行操作，主要操作过程如下：设定和加载空白对照、标准品、质控物和待测样品→温育反应→加入生物素化抗体→温育反应→洗涤→加入酶标记链霉亲和素→温育反应→洗涤→加入酶底物/色原溶液→温育反应→终止→比色。

【结果计算】根据标准品的浓度及对应的吸光度值，绘制出标准曲线，再根据待测样本的吸光度值，在标准曲线上计算出待测样品中 IL-10 的浓度。

【参考区间】各实验室应建立自己的参考区间。如用文献或说明书提供的参考区间，使用前应加以验证。

【注意事项】参见 IL-2 检测中注意事项。

【临床意义】IL-10 参与免疫细胞、炎症细胞和肿瘤细胞等多种细胞的生物调节，在自身免疫性疾病、严重感染性疾病、肿瘤及移植免疫等多种疾病中发挥重要作用；此外，作为一种抗炎性因子，IL-10 还具有下调炎症反应、拮抗炎性介质的作用。临床上可通过测定 IL-10 水平来进行相关疾病的诊断、鉴别诊断和预后判断，虽然缺乏疾病特异性，但对于相关疾病的诊断具有重要参考意义：

1. IL-10 与炎症　在感染流感病毒 A 的过敏性体质患者中，外周血 IL-10 水平明显减少；肾小球疾病、慢性肾衰竭患者 IL-10 明显升高，且透析后较透析前明显增加，可能对尿毒症患者肾功能改善有重要提示意义。

2. IL-10 与器官移植排斥反应　IL-10 参与调节移植排斥反应，其表达水平与移植物存活时间呈正相关。

3. IL-10 与肿瘤　在某些肿瘤中应用免疫组化技术也可发现 IL-10 水平升高，如：黑色素瘤、卵巢癌和结肠癌细胞、基底细胞癌、肺癌组织、脑胶质瘤组织、结直肠癌的瘤组织、淋巴结和癌旁组织。

4. IL-10 与自身免疫病　IL-10 具有很强免疫抑制及免疫调控作用，在类风湿关节炎的发病中 IL-10 水平升高。

（六）白细胞介素-17 检测

白细胞介素-17（IL-17）是近来发现的一种促炎症细胞因子，主要由活化的记忆性 CD4 T 淋巴细胞分泌，IL-6 的检测常用 ELISA 方法。

【原理】为生物素-亲合素系统的双抗体夹心 ELISA 法，参见 IL-2 检测。

【试剂】试剂组成一般为包被抗人 IL-17 的微孔板、生物素化抗人 IL-17 抗体、酶标记的链霉亲和素、酶底物/色原溶液、IL-17 标准品和浓缩洗涤液等。

【操作】按试剂盒所附的使用说明书或实验室制定的 SOP 进行操作，主要操作过程如下：设定和加载空白对照、标准品、质控物和待测样品→温育反应→加入生物素化抗体→温育反应→洗涤→加入酶标记链霉亲和素→温育反应→洗涤→加入酶底物/色原溶液→温育反应→终止→比色。

【结果计算】根据标准品的浓度及对应的吸光度值，绘制出标准曲线，再根据待测样本的吸光度值，在标准曲线上计算出待测样品中 IL-17 的浓度。

【参考区间】各实验室应建立自己的参考区间。如用文献或说明书提供的参考区间，使用前应加以验证。

【注意事项】参见 IL-2 检测中的注意事项。

【临床意义】IL-17 具有招募中性粒细胞、促进多种细胞释放炎症因子、促进细胞增殖及肿瘤生长等多种生物学作用，与许多炎症反应和自身免疫性疾病的发生、发展有着重要的联系。IL-17 在类风湿关节炎、多发性硬化、哮喘、系统性红斑狼疮以及移植排斥中 IL-17 的表达均会升高。

二、干扰素-γ 检测

干扰素-γ（interferon-γ，IFN-γ）是机体一类重

要的细胞因子，具有广谱抗病毒、抗肿瘤和免疫调节功能，根据干扰素细胞来源不同、理化性质和生物学活性的差异，可分为IFN-α、IFN-β、IFN-γ；IFN-γ也叫Ⅱ型干扰素，主要由活化T细胞和NK细胞产生，人IFN-γ成熟分子以同源二聚体糖蛋白形式存在，当前临床上主要使用ELISA、放射免疫法（RIA）检测IFN-γ，本节主要介绍ELISA方法。

【原理】 为生物素-亲合素系统的双抗体夹心ELISA，参见IL-2检测。

【试剂】 试剂组成一般为包被抗人IFN-γ的微孔板、生物素化抗人IFN-γ抗体、酶标记的链霉亲和素、酶底物/色原溶液、IFN-γ标准品和浓缩洗涤液等。

【操作】 按试剂盒所附的使用说明书或实验室制定的SOP进行操作，主要操作过程如下：设定和加载空白对照、标准品、质控物和待测样品→温育反应→加入生物素化抗体→温育反应→洗涤→加入酶标记链霉亲和素→温育反应→洗涤→加入酶底物/色原溶液→温育反应→终止→比色。

【结果计算】 根据标准品的浓度及对应的吸光度值，绘制出标准曲线，再根据待测样本的吸光度值，在标准曲线上计算出待测样品中IFN-γ的浓度。

【参考区间】 各实验室应建立自己的参考区间。如用文献或说明书提供的参考区间，使用前应加以验证。

【注意事项】 参见IL-2检测中注意事项。

【临床意义】 IFN-γ有着广泛的生物学活性：①免疫调节功能：诱导单核细胞、巨噬细胞、DC、血管内皮细胞等MHCⅡ抗原的表达，使其参与抗原递呈和特异性免疫识别的过程，促进巨噬细胞对病原微生物的杀伤作用；②广谱抗病毒功能：诱导病毒感染细胞产生多种抗病毒蛋白，增强免疫活性细胞对病原体的杀伤作用，并协同促进机体对病毒感染细胞的清除；③抑制细胞增殖、诱导细胞凋亡：能够干扰细胞周期，抑制细胞增殖与生长，有着重要的抗肿瘤作用。

1. IFN-γ与感染　IFN-γ能诱导细胞对病毒感染产生抗性，它通过干扰病毒基因转录或病毒蛋白组分的翻译，从而阻止或限制病毒感染。

2. IFN-γ与肿瘤　恶性实体瘤患者外周血淋巴细胞产生干扰素的能力明显降低，细胞免疫缺陷的患者IFN-γ产生能力下降，如AIDS患者，这也是导致致死性病毒感染的原因之一。

3. IFN-γ与自身免疫性疾病　自身免疫性疾病患者血清中，IFN-γ水平明显上升，如类风湿关节炎、硬皮病、活动性红斑狼疮，而非自身免疫患者血清中很少能查到IFN-γ改变，因此血清IFN-γ水平测定能区分是否患自身免疫性疾病，以及了解疾病的活动期。

三、肿瘤坏死因子-α检测

肿瘤坏死因子-α（tumor necrosis factor-α，TNF-α）是一种重要的促炎细胞因子，本节介绍ELISA法检测TNF-α方法。

【原理】 为生物素-亲合素系统的双抗体夹心ELISA法，参见IL-2检测。

【试剂】 试剂组成一般为包被抗人TNF-α的微孔板、生物素化抗人TNF-α抗体、酶标记的链霉亲和素、酶底物/色原溶液、TNF-α标准品、待测样品和浓缩洗涤液等。

【操作】 按试剂盒所附的使用说明书或实验室制定的SOP进行操作，主要操作过程如下：设定和加载空白对照、标准品、质控物和待测样品→温育反应→加入生物素化抗体→温育反应→洗涤→加入酶标记链霉亲和素→温育反应→洗涤→加入酶底物/色原溶液→温育反应→终止→比色。

【结果计算】 根据待测标本的吸光度值从标准曲线中得出相应的TNF-α浓度。

【参考区间】 各实验室应建立自己的参考区间。如用文献或说明书提供的参考区间，使用前应加以验证。

【注意事项】 参见IL-2检测中注意事项。

【临床意义】 TNF-α参与多种免疫性炎症的发生和发展过程，是自身免疫病和全身性炎症反应综合征等主要介质；主要由单核巨噬细胞、中性粒细胞、NK细胞以及活化的T淋巴细胞等产生；TNF-α的生物学活性非常复杂，包括造血、免疫和炎症的调节，对血管和凝血的影响和对多种器官（肝、心脏、骨、软骨、肌肉和其他组织）的作用，能够增强细胞毒性T细胞的作用，增加MHC抗原的表达，引起白细胞增多和内皮细胞黏附性增强；此外，能够抑制多种肿瘤细胞和病毒感染细胞。正常情况下，血浆中有低水平的TNF-α存在，具有增强抗病毒、抗肿瘤、抗感染能力的作用。TNF-α在炎症反应、免疫系统的发展、细胞凋亡及脂质代谢中起着重要的作用，与许多疾病包括哮喘、克罗恩病、类风湿关节炎、神经性疼痛、肥胖症、糖尿病、自身免疫性疾病及肿瘤等密切相关。但是TNF-α的异常不具有疾病特异性，对血清或体液中TNF-α浓度的检测不能成为鉴别诊断疾病的特异指标，但可作为疾病病情变化、治疗效果以及预后判断的评价指标。

四、可溶性白细胞介素-2 受体检测

可溶性白细胞介素-2 受体（soluble interleukin 2 receptor，sIL-2R）是 IL-2R 的 α 链由细胞内脱落释放入体液的可溶形式。血清 sIL-2R 能与 T 细胞 mIL-2R 竞争结合 IL-2，阻止 IL-2 对免疫细胞活化增殖的刺激作用，并能结合活化 T 细胞周围的 IL-2，从而抑制 IL-2 介导的免疫反应，即具有抑制细胞免疫的作用；同时，血清 sIL-2R 也是 T 细胞活化的标志之一。临床对于 sIL-2R 的检测多采用 ELISA，其中夹心法 ELISA 是一种较简单的检测方法，国外已广泛应用于临床及基础免疫学研究。

【原理】 为生物素-亲合素系统的双抗体夹心 ELISA 法，参见 IL-2 检测。

【试剂】 试剂组成一般为包被抗人 IL-2R 的微孔板、生物素化抗人 IL-2R 抗体、酶标记的链霉亲和素、酶底物/色原溶液、IL-2R 标准品和浓缩洗涤液等。

【操作】 按试剂盒所附的使用说明书或实验室制定的 SOP 进行操作，主要操作过程如下：设定和加载空白对照、标准品、质控物和待测样品→温育反应→加入生物素化抗体→温育反应→洗涤→加入酶标记链霉亲和素→温育反应→洗涤→加入酶底物/色原溶液→温育反应→终止→比色。

【结果计算】 根据标准品的浓度及对应的吸光度值，绘制出标准曲线，再根据待测样本的吸光度值，在标准曲线上计算出待测样品中 sIL-2R 的浓度。

【参考区间】 各实验室应建立自己的参考区间。如用文献或说明书提供的参考区间，使用前应加以验证。

【注意事项】 参见 IL-2 检测中注意事项。

【临床意义】 sIL-2R 是由细胞表达产生的 IL-2 游离受体，它与膜受体竞争 IL-2，阻止 IL-2 与膜受体的结合，作为一种免疫抑制因子，广泛存在于人的血清、尿液及脑脊液中，能降低机体的免疫力，它在多种疾病的血清水平上都有明显改变，如：白血病及淋巴系统恶性疾病、肿瘤、AIDS 与其相关的免疫缺陷疾病、病毒感染性疾病、器官移植后排斥反应、自身免疫性疾病，如系统性红斑狼疮活动期及麻风等患者的血清、尿液、胸腹水等体液中均可检测到有明显增高，其上升水平与疾病的活动期、肿瘤的发展变化、排斥反应程度以及治疗效果都密切相关，因此，对患者体液中 sIL-2R 水平的动态监测可以反映患者的病情变化。

五、转化生长因子-β 检测

转化生长因子-β（transforming growth factor-β，TGF-β）是一类高度多效性的多肽因子，当前对于 TGF-β 有许多检测方法，包括生物检测法、免疫检测法如放射免疫分析、免疫放射测量分析（immunoradiometric assay，IRMA）、ELISA 法等，本节主要介绍 ELISA 法检测 TGF-β。

【原理】 为生物素-亲合素系统的双抗体夹心 ELISA 法，参见 IL-2 检测。

【试剂】 试剂组成一般为包被抗人 TGF-β 的微孔板、生物素化抗人 TGF-β 抗体、酶标记的链霉亲和素、酶底物/色原溶液、TGF-β 标准品和浓缩洗涤液等。

【操作】 按试剂盒所附的使用说明书或实验室制定的 SOP 进行操作，主要操作过程如下：设定和加载空白对照、标准品、质控物和待测样品→温育反应→加入生物素化抗体→温育反应→洗涤→加入酶标记链霉亲和素→温育反应→洗涤→加入酶底物/色原溶液→温育反应→终止→比色。

【结果计算】 根据标准品的浓度及对应的吸光度值，绘制出标准曲线，再根据待测样本的吸光度值，在标准曲线上计算出待测样品中 TGF-β 的浓度。

【参考区间】 各实验室应建立自己的参考区间。如用文献或说明书提供的参考区间，使用前应加以验证。

【注意事项】 参见 IL-2 检测中注意事项。

【临床意义】 TGF-β 作用几乎涉及医学的各个分支，既可以刺激某些细胞增殖，又同时具有极强的抑制细胞增殖的作用，它参与对骨骼、心脏、肝脏、卵巢、睾丸、肾上腺以及造血系统和免疫系统的调节；几乎所有的细胞均可以合成和分泌 TGF-β，对于 TGF-β 的检测及研究对于了解机体免疫调控状态、造血功能、细胞分化能力及相关疾病发病机制都有着重要的意义，TGF-β 是一种重要的机体调控因子，其在血清或体液中的升高或降低并无疾病特异性，不能成为疾病的诊断与鉴别的特异指标；但其异常水平可以作为临床判断机体代谢、炎症反应、纤维化等的非特异性指标之一，对肿瘤、心血管疾病、自身免疫性疾病及移植排斥等相关疾病有重要提示作用。

第四章

感染性疾病免疫检测

由病原体如病毒、细菌、衣原体、支原体、立克次体、真菌、寄生虫等侵入机体引起的疾病统称为感染性疾病。对于机体来说这些病原体均属外源性，侵入机体后，病原体本身或游离的病原体抗原，有的可存在于血液循环中，如乙型肝炎表面抗原（HBsAg）、乙型肝炎e抗原（HBeAg）、HCV核心抗原等；有的可存在于分泌物或其他体液中，如口鼻咽部分泌物中呼吸道病毒特异抗原等。同时，这些病原体的抗原，又可刺激机体的免疫应答，产生特异抗体。临床上，可通过相应临床标本中上述的特异抗原或特异抗体定性测定，来确定患者是否存在某种特定病原体的感染，以明确诊断。同时，有些病原体抗原或抗体量的变化，与患者疾病治疗方案的选择及疗效判断有关，如HBsAg、HBeAg、抗-HBs、TORCH检测风疹病毒IgG抗体等。目前，对病原体特异抗原和抗体的免疫测定，临床实验室常用的方法主要有酶联免疫吸附试验（enzyme-inked immunosorbent assay，ELISA）、化学发光免疫测定（chemiluminescence immunoassay，CLIA）、免疫凝集试验、免疫渗滤层析试验等。ELISA方法操作简单，测定模式多，应用方便，亦可自动化，但测定线性范围较窄，批间变异相对较大，手工操作受影响因素较多，国内多用在抗原和抗体的定性检测，但也可用于定量检测。CLIA法则测定线性范围较宽，如为全自动化分析，受影响因素亦少，用于定量检测的批间变异小，但同样可用于定性检测。免疫渗滤层析试验如胶体金或硒试纸条则较适用于广大基层实验室特定情况下的快速检测。

第一节　甲型肝炎病毒免疫检测

甲型肝炎病毒（hepatitis A virus，HAV）是甲型肝炎的病原，HAV属小RNA病毒科中的肝RNA病毒属，病毒衣壳由60个亚单位组成，每个病毒衣壳亚单位含有4种多肽，即VP1、VP2、VP3和VP4是病毒特异表面抗原，但只有一个血清型。检测血清或血浆中的HAV抗体是诊断HAV感染的主要手段。其特异性指标包括抗-HAV的IgM类抗体（抗-HAV IgM）、IgG类抗体（抗-HAV IgG）或抗-HAV总抗体。人感染HAV后，血液中首先出现抗-HAV IgM，于发病后2～3周达高峰，1～2个月后迅速下降，3个月后基本消失。因此，抗-HAV IgM是诊断甲型肝炎早期感染的指标。抗-HAV IgG一般在急性感染后3～12周出现，滴度缓慢上升，至6个月后达高峰，然后逐渐下降，但维持时间较长，可终生存在。因此，抗-HAV IgG可作为人群HAV既往感染的一个指标。

一、抗-HAV IgG检测

抗-HAV IgG抗体免疫检测方法主要包括ELISA法和CLIA法，包括定量和定性检测，多用于判断免疫水平的流行病学检测。

（一）ELISA法

ELISA法检测抗-HAV IgG的模式主要包括间接法、竞争法和捕获法。

1. 间接法

【原理】间接法可用于检测抗-HAV IgG，亦可用于抗-HAV IgM以及抗-HAV总抗体检测。

采用HAV抗原包被ELISA微孔板，形成固相抗原，血清（血浆）中的待测抗体与固相上的特异抗原反应，然后加入辣根过氧化物酶（horseradish peroxidase，HRP）或其他酶标记的抗人IgG抗体，在固相上形成固相抗原-HAV IgG抗体-酶标记复合物，加入酶底物后显色即为阳性反应。

【试剂】试剂组成：包被 HAV 抗原的微孔板、酶标记的抗体、酶底物显色溶液以及阴性对照、阳性对照、样本稀释液、浓缩洗涤液。

【操作】按商品试剂盒所附的使用说明书或实验室制定的 SOP 进行操作，主要操作过程如下：

设定和加载阴性对照、阳性对照、质控物和待测样本→温育→洗涤→加入酶标记的 HAV 抗体→温育→洗涤→加入酶底物显色溶液→温育→终止→比色。

【结果判定】按照商品试剂盒说明书的结果判定要求判定结果，一般原则为首先判定阴性对照、阳性对照、校准物和（或）质控物检测值是否符合试剂盒说明书要求，然后计算结果判定值（cut-off，CO），最后计算待测样本 S/CO 值，判定结果。样本 S/CO 值≥1.0 时结果为反应性，样本 S/CO 值＜1.0 时结果为阴性。

【参考区间】无既往感染或 HAV 疫苗接种史者，抗-HAV IgG 呈阴性反应。

【注意事项】

（1）样本采集：血清、含 EDTA，柠檬酸或肝素的血浆样品均可使用。非抗凝血液标本应确保血液完全凝固，可使用离心法去除任何肉眼可见的物质。待测血清或血浆不可以用 NaN_3 防腐。

（2）实验开始前应将试剂取出，平衡至室温（20～25℃）；确认温育和洗板符合实验要求。

（3）加样过程中，应尽量采用贴壁加样方式，避免产生气泡造成交叉污染。在加入酶标抗体时应注意不要加在微孔板上缘，以免造成假阳性反应。

（4）洗板步骤应注意洗板液量不少于 300μl，使用洗板机洗板，洗板的最小残留量应小于 3μl，手工洗板应在每次洗板后，将反应板倒扣于吸水纸上拍干。

（5）当待测样本 S/CO 值在 cut-off 值 ±20% 之间，即灰区范围时，建议双孔复检该样本，当复检结果仍为阳性反应时，则报告阳性反应；当结果为阴性时，报告阴性。

（6）试剂盒与待测血清、阳性对照以及废弃物均应视为生物危险品妥善处理。

2. 竞争法

【原理】采用抗-HAV IgG 包被，形成固相抗体，与加入的 HAV 抗原结合，然后加入待测样本和酶标记的抗-HAV（抗-HAV Ab-HRP），二者竞争结合 HAV 抗原，当待测血清中有抗-HAV 时，则形成 HAV 抗原-抗体复合物，不与底物发生作用，结果无任何显色，此时为阳性反应。当血清或血浆中没有抗-HAV 时，则形成 HAV 抗原、HRP-抗体复合物，与底物发生显色反应即为阴性。

【试剂】检测抗-HAV IgG 的试剂组成：包被 HAV 抗体的微孔板、HAV 抗原、酶标记的 HAV 抗体、酶底物显色溶液以及阴性对照、阳性对照、样本稀释液、浓缩洗涤液。

【操作】按商品试剂盒所附的使用说明书或实验室制定的 SOP 进行操作，主要操作过程如下：设定和加载阴性对照、阳性对照、质控物和待测样本，将上述样本与酶标记的 HAV 抗体同时加至各自反应孔内→温育→洗涤→加入酶底物显色溶液→温育→终止→比色。

【结果判定】按照商品试剂盒说明书的结果判定要求判定结果，一般原则为首先判定阴性对照、阳性对照、校准物和（或）质控品检测值是否符合试剂盒说明书要求，然后计算结果 CO 值，最后计算待测样本 S/CO 值，判定结果。样本 S/CO 值≤1.0 时结果为阳性反应，样本 S/CO 值＞1.0 时结果为阴性。

【参考区间】无既往感染或未进行 HAV 疫苗接种者抗-HAV IgG 呈阴性反应。

（二）CLIA 法

CLIA 法是将免疫反应与化学发光检测相结合的一项技术。根据标记物的不同可分为三类，即发光物直接标记的 CLIA（常用的标记物质是吖啶酯类化合物）、元素化合物标记的电化学发光免疫测定（electrochemiluminescent immunoassay，ECLIA）［常用标记物是三联吡啶钌（Ru（bpy）$_3^{2+}$）］和时间分辨荧光免疫测定（time-resolved fluoroimmunoassay，TrFIA）（常用的标记物是镧系元素化合物）。化学发光酶免疫分析（chemiluminescent enzyme immunoassay，CLEIA）属于酶免疫分析，酶的反应底物是发光剂，常用的标记酶为 HRP 和碱性磷酸酶（alkaline phosphatase，ALP），其中 HRP 的发光反应底物为鲁米诺，碱性磷酸酶的底物为环 1，22 二氧乙烷衍生物（AMPPD）。

1. CLEIA 法

【原理】为酶促化学发光，常用的标记酶有 HRP 和碱性磷酸酶。发光检测在特定的化学发光免疫分析仪上进行。以捕获法检测抗-HAV IgG 为例：以生物素标记的鼠抗人 IgG 抗体通过链霉亲和素捕获形成固相抗体，加入待测样本后，其中的 IgG 抗体与固相抗体结合；洗涤去除未结合的成分后，加入 HAV 抗原，其可与固相上的特异抗-HAV IgG 结合，洗涤，加入 HRP 标记的 HAV 抗体，其可与已结合于固相的 HAV 抗原结合，洗涤去除未结合成分，加入信号试剂

（发光鲁米诺与增强剂）和过氧化物（H_2O_2），此时结合在固相上 HRP 在强氧化剂的作用下催化并激活鲁米诺发光。

【试剂】 试剂一般包括：链霉亲和素包被的磁珠、生物素标记的抗体、酶标记的抗体、校准物以及通用的样本稀释液、洗涤液、发光剂及增强剂等。

【操作】 检测多采用全自动发光免疫分析仪，其组成一般包括样本盘、试剂盘、温育系统、固相载体分离洗涤系统、发光信号检测系统、数据分析系统以及操作控制系统。具体操作按试剂盒说明书进行。

【结果判定】 全自动发光免疫分析仪的数据分析系统可以自动给出检测结果，应根据校准物和质控物的数据判定结果的有效性。如果是定量检测抗-HAV IgG，其判定值为 20mIU/ml。

【参考区间】 无既往感染或 HAV 疫苗接种史者，抗-HAV IgG 呈阴性反应。如果是定量检测抗-HAV IgG，样本浓度低于 20mIU/ml 时为无反应性。

【注意事项】

（1）待测样本在检测前应充分离心，以保证分离胶、纤维蛋白原、血细胞彻底分离，不干扰检测系统的加样针吸取样本。

（2）试剂中所有人源材料，包括定标液等都应视为有潜在感染性的物质。

（3）HAV 抗体检测结果应结合患者病史、临床其他检查结果综合诊断，如果判定结果有困难，特别是当检测值在 cut-off 值附近时（20mIU/ml），应考虑该患者是否注射过甲肝疫苗。

（4）叠氮化物作为稳定剂的样本或质控品不适用于化学发光酶免疫分析。

（5）应注意试剂的有效期。

2. 发光物直接标记 CLIA 法

【原理】 标记发光剂的抗原或抗体与待测样本中的抗体或抗原发生免疫反应，反应平衡后将结合的抗原-抗体与游离的抗原-抗体分离，通过加入 H_2O_2 和 NaOH，改变体系的 pH 时发光物质发生光反应。以间接法检测抗-HAV IgG 为例：HAV 抗原包被磁微粒，样本中（一般需加入样本稀释液）的抗-HAV IgG 与包被的抗原结合；经过洗涤后，加入发光物质标记的抗人 IgG 抗体与抗-HAV IgG 结合，在洗涤后加入发光激发液即含有 H_2O_2 和 NaOH 的试剂，检测发光强度（relative light units，RLUs），发光强度与样本中抗-HAV IgG 的含量成正比。

【试剂】 一般包括：HAV 抗原包被的磁微粒、发光物质标记的抗人 IgG 抗体、样本稀释液以及通用的发光激发液、洗涤液等。

测定操作、结果判定、参考区间与化学发光酶免疫分析相同。注意事项除第 4 项外，其余亦相同。叠氮化物作为稳定剂的样本或质控品可用于直接发光物标记 CLIA。

3. ECLIA 法

【原理】 该技术包括电化学和发光化学两个过程，以顺磁性颗粒为固相载体，用三联吡啶钌标记抗原或抗体。以竞争法检测抗-HAV 总抗体为例：首先，样本中的抗-HAV 与加入的 HAV 抗原结合；其次，加入生物素化抗体、三联吡啶钌标记的 HAV 抗体和链霉亲和素包被的磁微粒共同温育，HAV 抗原上的游离结合位点与特异性抗体结合形成免疫复合物并通过生物素与链霉亲和素的反应结合到磁微粒上；最后，通过电磁作用将磁微粒吸附到电极表面，洗除未与磁微粒结合的部分，给电机加压使发光物质发光，通过检测发光强度以及校准曲线确定待测样本的结果。

【试剂】 试剂一般包括：链霉亲和素包被的磁微粒、HAV 抗原、生物素化的抗-HAV 抗体、三联吡啶钌标记的抗体、阴性和阳性定标液以及通用的样本稀释液、洗涤液、清洁液。

测定操作、结果判定、参考区间和注意事项与直接发光物标记 CLIA 法相同。

二、抗-HAV IgM 检测

抗-HAV IgM 的检测方法包括基于捕获法原理的 ELISA 法和 CLIA 法等。

（一）ELISA 捕获法

【原理】 采用抗人 IgM μ 链包被微孔板形成固相抗体，加入待测样本后，其中的 IgM 抗体（包括特异的抗-HAV 和非特异的 IgM）与固相上的抗 μ 链抗体结合而吸附于固相载体上；再加入 HAV 抗原与固相上特异的 IgM 结合，加入酶标记的抗-HAV 抗体，形成相应的抗原-抗体复合物，洗涤后，加入酶底物比色测定。

【试剂】 试剂组成：包被抗人 μ 链单克隆抗体的微孔板、HAV 抗原、酶标记的 HAV 抗体、样本稀释液、酶底物显色溶液以及阴性对照、阳性对照、样本稀释液、浓缩洗涤液。

【操作】 按试剂盒所附的使用说明书或实验室制定的 SOP 进行操作，主要操作过程如下：设定和加载阴性对照、阳性对照、质控品和待测样本→温育反应→洗涤→加入 HAV 抗原和酶标记抗体→温育反应→洗涤→加入酶底物显色溶液→温育反应→终止→比色。

【结果判定】按照试剂盒说明书的结果判定要求判定结果，一般原则为首先判定阴性对照、阳性对照、校准物和（或）质控品检测值是否符合试剂盒说明书要求，然后计算结果判定值，最后计算待测样本S/CO值，判定结果。样本S/CO值≥1.0时结果为阳性反应，样本S/CO值<1.0时结果为阴性。

【参考区间】未感染或既往感染HAV健康人抗-HAV IgM为阴性。

【结果判定】参考抗-HAV IgG ELISA。特异IgM抗体检测常会因被检者血液中存在类风湿因子、非特异IgM等干扰因素的存在，而可能出现假阳性结果，因此，在检测特异IgM抗体，为提高检测的特异性，常需对标本进行稀释后检测，只有较滴度的特异IgM抗体才有急性HAV感染的指示意义。

（二）CLIA法

检测原理通常为捕获法。原理、试剂、操作、结果判定及注意事项参考抗-HAV IgG的CLIA。

三、临床意义

抗-HAV检测可用于诊断既往或现症的HAV感染，以及观察接种HAV疫苗之后的免疫效果。抗-HAV IgM阳性提示近期感染HAV，结合临床可作为甲型病毒性肝炎诊断标准。感染HAV后，抗-HAV IgM检测应呈阳性反应，但通常在3～4个月转阴，少数患者体内抗-HAV IgM抗体存在时间略长，极少数患者接受HAV疫苗后，体内可产生抗-HAV IgM抗体。一旦感染甲型肝炎，其总抗体即为阳性，首先出现的是IgM抗体，而IgG在感染3～12周后出现，并持续终生，可以保护机体不再受到HAV的感染。现在可以采用甲型肝炎疫苗或甲乙混合型疫苗进行预防，通常在接种2周后可以检测到抗-HAV IgG抗体，在成功免疫的个体中，抗体的保护作用可以持续多年，没有明确定义抗体具有保护作用的临界值，但一般认为抗体的浓度达到10～20mIU/ml才能使机体免于感染。

采用上述免疫学方法测定抗-HAV IgM、IgG或总抗体，检测的阳性反应有可能不是真正的阳性，尤其是较弱的阳性反应，可能是因为被检者血液中的一些干扰因素如类风湿因子、补体、异嗜性抗体、较高浓度血红蛋白和胆红素等所致的假阳性。因此，在临床实践中，可根据患者特异IgM到特异IgG抗体的转换和（或）特异IgG浓度或滴度的4倍升高变化，结合患者的临床症状及其他生化检测一起来判断患者是否是甲型肝炎。

第二节 乙型肝炎病毒免疫检测

乙型肝炎病毒（hepatitis B virus，HBV）属于嗜肝DNA病毒科。HBV感染者血液中有三种形态的颗粒，即完整的病毒颗粒（Dane颗粒）、球形颗粒以及管形颗粒。其中以球形颗粒含量最高。Dane颗粒有双层脂蛋白外膜与由核壳蛋白包裹双链DNA分子的核心。球形和管形颗粒则只含病毒外壳蛋白即乙肝表面抗原（hepatitis B surface antigen，HBsAg），Dane颗粒还有核心抗原（hepatitis B core antigen，HBcAg）。

乙型肝炎（hepatitis B，HB）是我国乃至全世界最主要的传染病之一，HBV存在于患者的血液及各种体液（汗液、唾液、乳汁、泪液、阴道分泌物等）中，传播途径为血液、性接触、日常生活密切接触和母-婴垂直传播。

HBV的免疫检测指标主要包括：HBsAg、乙肝表面抗体（hepatitis B surface antibody，HBsAb）、乙肝e抗原（hepatitis B e antigen，HBeAg）、乙肝e抗体（hepatitis B e antibody，HBeAb）、乙肝核心抗体（hepatitis B core antibody，HBcAb）、乙肝核心抗体IgM（anti-HBc IgM）以及乙肝病毒前S1抗原、前S1抗体和前S2抗原。

HBV感染后，最早出现于血液循环中的是HBV抗原，它具有抗原性，可刺激机体产生特异性HBsAb。HBsAb可中和HBV，是一种保护性抗体，所有野生株HBV含有共同抗原决定簇（a位点），乙肝患者在恢复期或接种疫苗后产生的主要抗体是HBsAb。e抗原（HBeAg），也由C基因编码，是HBV核心的可溶性抗原，HBeAg阳性表示病毒在体内复制，传染性较强，在恢复期较HBsAg先消失。HBeAg可刺激机体产生抗-HBe抗体，HBe抗体出现晚于抗-HBs，但消失早于抗-HBs。核心抗原（hepatitis B core antigen，HBcAg），是病毒的内衣壳成分，由C基因编码，为颗粒状态的抗原，感染者血液中没有游离的HBcAg，HBcAg是HBV所有抗原中免疫原性最强的，可刺激机体产生抗-HBc抗体，是HBV感染后，血液循环中最早出现的针对HBV的特异抗体，早期以IgM型为主，一般持续6～18周，较高滴度的抗-HBc IgM常被作为急性HBV感染的指标。

一、HBsAg检测

HBsAg检测方法主要有ELISA法、CLIA法、免疫渗滤层析（胶体金试纸条）和HBsAg中和试验

(neutralization test，NT)。

（一）ELISA 法

【原理】采用双抗体夹心法。将纯化的抗-HBs包被固相载体，加入待测样本，若其中含有 HBsAg，则与载体上的抗-HBs 结合，再加入酶标抗-HBs（抗-HBs-HRP），加酶底物/色原显色。显色程度与在一定范围内与 HBsAg 含量成正比。

【试剂】组成一般为：包被抗-HBs 的微孔板、酶标记的抗体、酶底物显色溶液以及阴性对照、阳性对照、浓缩洗涤液等。

【操作】按试剂盒所附的使用说明书或实验室制定的 SOP 进行操作，主要操作过程如下：设定和加载阴性对照、阳性对照、质控品和待测样本→温育、洗板→加入酶标记抗体→温育、洗板→加入酶底物显色溶液→温育→终止→比色。

【结果判定】S/CO 以≥1.0 为阳性反应。S/CO <1.0 为阴性。阳性和阴性对照吸光度（OD）值应符合试剂盒说明书。

【参考区间】未感染 HBV 者，HBsAg 应为阴性。

【注意事项】

（1）抗原检测结果为阴性并不排除病毒感染的可能，同时由于方法学的局限性，HBsAg 的检测结果需结合乙型肝炎血清学其他指标作为诊断依据。阳性反应尤其是弱阳性反应样本，可采用表面抗原中和试验进行阳性确认。也可结合乙肝“两对半“其他指标综合判断，单独的 HBsAg 阳性，很可能为假阳性。

（2）其他应注意的问题参见第一节 抗-HAV IgG ELISA 检测。

（二）CLIA 法

1. CLEIA 法

【原理】采用双抗体夹心法，预先采用抗-HBs包被固相，用酶标记抗-HBs 制成酶标抗体。加入 HBsAg 校准品或待测样本，再加入酶标记物，温育后即形成固相抗体-抗原-酶标抗体复合物，充分洗涤后，加入化学发光底物液，然后检测其发光强度，根据校准曲线即可算出样本中 HBsAg 的含量，样本的 RLU 值与 HBsAg 浓度呈正相关。

【试剂】已包被抗体的固相、校准物、质控品、化学发光底物液和浓缩洗涤液。

【操作】具体操作按试剂盒说明书编写 SOP 进行，但一般都由全自动或半自动检测设备完成。

【结果判定】定量检测由设备的软件系统自动计算 HBsAg 含量值，不同检测系统检测下限不同，一般为 0.05~0.2IU/ml。定性检测常有三种结果出现：①S/CO>1.0，表明检测结果为阳性反应；②S/CO <0.9，则表明检测结果为阴性；③S/CO 介于 0.9~1.0 之间时，为不确定结果，须双孔复检，如果双孔复试结果均<0.9 为阴性结果，复试的双孔有任何一孔>0.9，则需要做确认试验（中和试验）。

【参考区间】健康人血液中不存在 HBsAg，检测值应低于检测下限。

【注意事项】参见 HBsAg ELISA 检测。

2. 发光物直接标记 CLIA 法　原理为双抗体夹心法检测，只不过标记物为直接发光物。试剂、操作、结果判定及注意事项参考上述 CLEIA。

3. ECLIA 法　原理为双抗体夹心法检测。试剂、操作、结果判定及注意事项参考 ECLIA 检测。

（三）免疫渗滤层析试验（胶体金试纸条）法

【原理】采用双抗体夹心法，在玻璃纤维膜上预包被胶体金或硒标记的抗-HBs 单克隆抗体 2，与样本中的 HBsAg 结合形成复合物，由于层析作用复合物沿膜向前移动，与硝酸纤维素膜上的抗-HBs 单克隆抗体 1 结合形成“金或硒-抗-HBs 单抗 2-HBsAg-抗-HBs 单抗 1-固相载体”夹心物而凝集显色。游离的金或硒-抗-HBs 单抗 2 则在质控线处与羊抗鼠 IgG 抗体结合而显色。阴性样本仅在质控线处显色。

【试剂】预包被的试纸条（包括在检测线和质控线分别包被抗-HBs 单抗 1 和羊抗鼠 IgG 抗体的硝酸纤维素膜，包被金或硒标抗-HBs 单抗 2 的玻璃纤维）、阴性对照、阳性对照。

【操作】按试剂盒所附的使用说明书或实验室制定的 SOP 进行操作，主要操作过程如下：打开包装取出检测数量的试纸条→加样区加入适量样本→温育→读取结果。

【结果判定】参照试剂盒说明书。在测试后的试纸膜条上检测带与质控带均呈现红色线条为阳性反应，仅有质控带呈现红色为阴性，质控带不呈色时则为试纸条失效。

【参考区间】健康人检测结果应为阴性。

【注意事项】检测时，胶体金或硒试纸条应处于干燥状态，注意试纸条的密封性，潮湿的试纸条会影响检测结果；溶血、黏稠及高血脂样本不适于本方法的检测。此外，胶体金或硒的检测灵敏度低于 ELISA 和 CLIA，一般多用于急诊初筛检测，但不宜作为最终检测结果，应随后进一步用 ELISA 或 CLIA 检测。其他参照不同试纸条提出的相关要求。

（四）HBsAg 中和试验

【原理】检测时每份待测样本分别设对照孔和检测孔，在对照孔中加入对照试剂，在检测孔中加入特异性 HBsAb。检测孔中的特异性 HBsAb 与预包被的 HBsAb 及酶标记的 HBsAb 竞争结合样本中的 HBsAg，从而使结合到预包被板孔上，并与酶标记 HBsAb 结合形成夹心复合物的 HBsAg 的量减少；而对照孔中不存在这样的竞争，HBsAg 可以正常结合到预包被板孔上，并与酶标记的 HBsAb 结合形成夹心复合物。检测步骤与 HBsAg 相同，结果根据对照孔与检测孔的 OD 值进行计算来判定。CLIA 中和试验的原理与 ELISA 相同。

【试剂】 特异性的 HBsAb，对照试剂以及阴性对照和阳性对照。中和试剂须与对应的 HBsAg 检测试剂配套使用。

【操作】 参照 HBsAg ELISA 检测。

【结果判定】 计算说明：NC 指阴性对照孔 OD 值；NS 指阴性检测孔 OD 值；PC 指阳性对照孔 OD 值；PS 指阳性检测孔 OD 值；SC 指样本对照孔 OD 值；SS 指样本检测孔 OD 值。

$$阴性对照均值 = \frac{NC + NS}{2}$$

$$阳性对照抑制率 = \frac{(PC - NC) - (PS - NS)}{(PC - NC)}$$

$$样本抑制率 = \frac{(SC - NC) - (SS - NS)}{(SC - NC)}$$

对于弱阳性反应样本当抑制率 <50% 时，可以判定 HBsAg 为阴性，即原阳性反应结果为假阳性。而对于强阳性反应样本当抑制率 <50% 时，应对样本进行 1∶100 倍稀释重新检测。样本抑制率≥50% 时，可以判定检测结果为阳性，即原 HBsAg 阳性反应为真阳性。

【参考区间】 参照 HBsAg 检测。

【注意事项】

（1）HBsAg 中和试验一般采用相同的检测系统的中和试剂进行，检测步骤与 HBsAg 相同。对于弱阳性反应或单独 HBsAg 阳性反应样本，均应进行中和试验确认 HBsAg 的检测结果。

（2）强溶血样本、没有完全凝固的血液、高血脂的血浆或细菌污染可能对检测结果造成影响。

二、HBsAb 检测

HBsAb 检测一般基于双抗原夹心法原理。方法主要有 ELISA、CLIA 和免疫渗滤层析试验，其中 CLIA 多为定量检测。

（一）ELISA 法

【原理】 采用双抗原夹心酶联免疫吸附试验原理。在微孔板条上预包被 HBsAg，加入待测样本及酶标抗原（HBsAg-HRP）试剂进行温育。样本中的 HBsAb 与包被抗原和酶标抗原形成“包被抗原-抗体-酶标抗原”复合物。洗板后加入酶底物显色溶液，复合物上连接的 HRP 催化色原底物显色。若样品中无 HBsAb 时，不显色。

【试剂】 试剂组成：包被 HBsAg 的微孔板、酶标记的抗原、酶底物显色溶液以及阴性对照、阳性对照、浓缩洗涤液等。

【操作】 按试剂盒所附的使用说明书或实验室制定的 SOP 进行操作，主要操作过程如下：

设定和加载阴性对照、阳性对照、质控品和待测样本→温育→洗涤→加入酶标记抗原→温育→洗涤→加入酶底物显色溶液→温育→终止→比色。

【结果判定】 按试剂盒说明书进行。用于疫苗免疫效果判断，只有当 HBsAb 含量高于 10mlU/ml 时才应被认为是有意义的，因此使用定性试剂检测 HBsAb 时，建议采用定量的标准物质（10mlU/ml）来进行结果的判定，即样本 S/CO 值≥标准物质（10mlU/ml）S/CO 值认为是阳性反应。

【参考区间】 未曾感染或未接种过乙肝疫苗的人群应呈阴性反应。乙型肝炎感染恢复期或接种乙型肝炎疫苗后呈阳性反应。

【注意事项】 参见第一节　抗-HAV IgG 的 ELISA 检测。

（二）CLIA 法

方法原理为双抗原夹心法，测定操作基本同上述 CLIA 法。一般为定量检测，检测结果以 10mlU/ml 为阳性反应判定值，按照 WHO 推荐的判定标准，≥10mIU/ml表明机体具有免疫力。当检测结果在 8～10mIU/ml 时，建议进行复测，以确定患者的免疫状态，如果检测值 <10mIU/ml 则表明其有既往感染或接种疫苗没有达到免疫效果。

（三）胶体金试纸条法

原理为双抗原夹心法，未曾感染或未接种过乙肝疫苗的人群应呈阴性反应。乙型肝炎感染恢复期或接种乙型肝炎疫苗后呈阳性反应。试剂、操作、结果判定及注意事项与上述胶体金试纸条检测方法相同。

三、HBeAg 检测

HBeAg 检测方法一般基于双抗体夹心法原理，方法主要有 ELISA、CLIA 和免疫渗滤层析试验。

（一）ELISA 法

【原理】 采用双抗体夹心法原理定性检测人血清或血浆中的 HBeAg。在微孔板条上预包被纯化的 HBeAb，加入待测样本，同时加入酶标记 HBe-

Ab，当标本中存在 HBeAg 时形成“包被抗体-抗原-酶标抗体”复合物，加入酶底物显色溶液进行显色反应；当待检样品中存在 HBeAg 时，显色，反之不显色。

【试剂】试剂组成：包被 HBeAb 的微孔板、酶标记的 HBeAb、酶底物显色溶液以及阴性对照、阳性对照、浓缩洗涤液等。

【操作】按试剂盒所附的使用说明书或实验室制定的 SOP 进行操作，主要操作过程如下：设定和加载阴性对照、阳性对照、质控品和待测样本→温育→洗涤→加入酶标记抗体→温育→洗涤→加入酶底物显色溶液→温育→终止→比色。

【结果判定】参考 HBsAg ELISA 法检测。

【参考区间】正常未感染 HBV 者，血液中不存在 HBeAg，检测为阴性。

【注意事项】参见第一节　抗-HAV IgG 的 ELISA 检测。HBeAg 是 HBV 的核心部分，一般认为 HBeAg 阳性是具有传染性的标志。未曾感染乙型肝炎或感染恢复期呈阴性反应。急性感染或感染早期呈阳性反应。

（二）CLIA 法

检测原理为双抗体夹心法，试剂、操作、结果判定及注意事项参考上述 CLIA 检测。

（三）胶体金试纸条法

检测原理为双抗体夹心法，试剂、操作、结果判定及注意事项参考上述胶体金试纸条检测方法。

四、HBeAb 检测

HBeAb 检测一般基于竞争法原理，检测方法主要有 ELISA 法和 CLIA 法。

（一）ELISA 法

【原理】采用竞争法。方法一：在微孔板上预包被 HBeAg，加入待测样本及酶标抗体（HBeAb-HRP）试剂进行温育，酶标抗体和样本中的 HBeAb 竞争酶标板上的包被抗原。若样本中无 HBeAb 时，酶标抗体与包被抗原结合形成“包被抗原-酶标抗体”复合物，洗板后，加入酶底物显色溶液进行显色反应。若样本中存在 HBeAb 时，会与酶标抗体竞争形成“包被抗原-抗体”复合物，不显色。方法二：在微孔板上预包被 HBeAb，在加入待测样本的同时加入中和抗原 HBeAg，待测样本中的 HBeAb 与固相抗体竞争结合中和抗原 HBeAg，待测样本中 HBeAb 浓度越高，则 HBeAg 与固相抗体结合越少。加入酶标记的特异抗体与结合到固相的特异抗原结合，加入酶底物，同样显色的强弱与待测样本中 HBeAb 的含量成反比。

【试剂】试剂组成：包被 HBeAg 或 HBeAb 的微孔板、（中和试剂 HBeAg）、酶标记的 HBeAb、酶底物显色溶液以及阴性对照、阳性对照、浓缩洗涤液等。

【操作】方法一按试剂盒所附的使用说明书或实验室制定的 SOP 进行操作，主要操作过程如下：设定和加载阴性对照、阳性对照、质控物和待测样本→加入酶标记抗体→温育→洗涤→加入酶底物显色溶液→温育→终止→比色。

方法二按试剂盒所附的使用说明书或实验室制定的 SOP 进行操作，主要操作过程如下：

设定和加载阴性对照、阳性对照、质控品和待测样本→加入中和抗原 HBeAg→温育→洗涤→加入酶标记抗体→温育→洗涤→加入酶底物显色溶液→温育→终止→比色。

【结果判定】阴性和阳性对照检测有效性的判断及 cut-off 值计算按试剂盒说明书进行。待测样本 S/CO 值≤1.0 值时，结果为阳性反应；待测样本 S/CO 值>1.0 值时，结果为阴性。

【参考区间】未感染过 HBV 的正常人，HBeAb 应为阴性。

【注意事项】参见第一节　抗-HAV IgG 的 ELISA 检测。

（二）CLIA 法

采用竞争法，试剂、操作、结果判定及注意事项与上述 CLIA 法相同。

五、HBcAb 检测

HbcAb 的检测基于竞争法或双抗原夹心法原理，方法主要有 ELISA 法和 CLIA 法。

（一）ELISA 法

【原理】有竞争法和双抗原夹心法两种。采用竞争法，参考 HBeAb ELISA 检测方法一。采用双抗原夹心法，灵敏度和特异性明显好于竞争法，并且其吸光度强弱与抗体浓度在一定范围内成正比，可以进行定量检测。

【试剂】竞争法试剂组成：包被 HBcAg 的微孔板、酶标记的 HBcAb、酶底物显色溶液以及阴性对照、阳性对照、浓缩洗涤液等。双抗原夹心法的试剂组成：包被 HBcAg 的微孔板、酶标记的 HBcAg、酶底物显色溶液以及阴性对照、阳性对照、浓缩洗涤液等。

【操作】竞争法参见 HBeAb 方法一检测，双抗原夹心法参见 HBsAb 检测。

【参考区间】未曾感染过 HBV 的健康人 HBcAb 为阴性。

【注意事项】参见第一节　抗-HAV IgG 的 ELISA 检测。

（二）CLIA 法

检测原理采用竞争法、间接法或双抗原夹心法。试剂、操作、结果判定及注意事项参照前述 CLIA 检测。

六、抗-HBc IgM 检测

抗-HBc IgM 检测一般基于捕获法原理，方法主要有 ELISA 法和 CLIA 法。

（一）ELISA 法

采用捕获法。试剂、操作、结果判定及注意事项参考前述捕获法 ELISA 检测。健康人抗-HBc IgM 为阴性。

（二）CLIA 法

采用捕获法。试剂、操作、结果判定及注意事项参考前述捕获法 CLIA。

七、HBV 外膜蛋白前 S1 抗原（Pre-S1）和前 S2 抗原（Pre-S2）检测

采用双抗体夹心 ELISA 法。试剂、操作、结果判定及注意事项参考前述双抗体夹心 ELISA。健康人 Pre-S1 阴性。

八、临床意义

（一）HBsAg

HBsAg 可作为乙型肝炎早期诊断的指标。与其他标志物联合检测可诊断 HBsAg 携带者、急性乙型肝炎潜伏期、急性和慢性肝炎患者。HBsAg 阴性不能完全排除 HBV 感染。

（二）HBsAb

HBsAb 是机体感染或接种乙型肝炎疫苗接种有效的标志。绝大多数自愈性乙型肝炎感染者在 HBsAg 消失后可检出 HBsAb。定量检测 HBsAb 对于评估疫苗接种效果具有重要意义。如果 HBsAb 浓度较低，应进行疫苗加强注射，以维持机体处于有效的免疫状态。一般认为定量检测结果为 10mIU/ml 表明机体注射疫苗有效，结果大于 100mlU/ml 表明机体对于 HBV 感染有较强免疫力，特别是对不同基因型的感染具有免疫力。

（三）HBeAg

HBeAg 是病毒活跃复制的标志，一般 HBsAg 和 HBcAb 伴随阳性。HBeAg 持续阳性 3 个月以上则表明有转为慢性感染的倾向。HBeAg 和 HBV 复制肝脏损害成正比，因此 HBeAg 除了是 HBV 较强传染性的标志外，在抗病毒药物治疗过程中，其浓度降低或转阴表明治疗有效。

（四）HBeAb

HBeAb 多出现于急性肝炎恢复期的患者，比 HBsAb 转阳要早，也可出现在慢性乙型肝炎、肝硬化等患者中，并可长期存在。

（五）HBcAb 和 HBcAb-IgM

HBcAb 在乙型肝炎急性感染、慢性感染中均会出现，而且持续时间长。HBcAb-IgM 是新近感染和病毒复制的标志，在急性期后可慢慢消失，而 HBcAb-IgG 则可能一直持续存在。在隐匿性乙肝中有 80% 为 HBcAb 阳性，其中一半伴有 HBsAb 阳性。因此单独分析 HBcAb 的检测结果意义不大，应结合其他血清学标志物和 HBVDNA 的检测结果。各标志物阳性的临床意义见表 3-4-1。

（六）Pre-S1 抗原

Pre-S1 抗原作为病毒外膜蛋白成分存在于 Dane 颗粒和管型颗粒上，是十分重要的病毒复制指标。Pre-S1 可随 HBeAg 消失而消失，与转阴时间呈正相关，因此可以作为病毒清除和病毒转阴的参考指标。

（七）Pre-S2 抗原

Pre-S2 位于 HBV 表面抗原蛋白的 N 末端，与 HBsAg 阳性存在显著相关性。在急性乙型肝炎中，Pre-S2 抗原和 HBeAg 可作为 HBV 复制的标志；而在慢性乙型肝炎中，Pre-S2 抗原的出现提示慢性肝炎进入活动期。

表 3-4-1　HBV 血清学标志物的临床意义

血清学标志物						临床意义
HBsAg	抗 HBs	HBeAg	抗 HBe	抗 HBc IgG	抗 HBc IgM	
+	-	-	-	-	-	急性乙肝潜伏期后期，携带者
+	-	+	-	-	-	急性乙肝早期或潜伏期
+	-	+	-	-	+	急性乙肝早期

续表

血清学标志物						临床意义
HBsAg	抗 HBs	HBeAg	抗 HBe	抗 HBc IgG	抗 HBc IgM	
+	-	+/-	-	+	+	急性乙肝后期
+	-	-	+	+	-	急性 HBV 感染趋向恢复；慢性乙型肝炎携带者
+	-	-	-	+	-	急慢性、无或低度 HBV 复制性
-	+	-	+	+	-	急性乙型肝炎恢复期、既往感染
-	+	-	-	+	-	乙型肝炎恢复期、既往感染
-	-	-	+	+	-	既往感染 HBV 或 HBV 急性感染恢复期
-	-	-	-	+	-	恢复后期，表明 HBV 既往感染
-	+	-	-	-	-	成功接种疫苗，具有免疫力

第三节 丙型肝炎病毒免疫检测

丙型肝炎病毒（hepatitis C virus，HCV）是引起丙型肝炎的病原体，1991 年将其归类为黄病毒科丙型肝炎病毒属，HCV 感染后，血液循环中最早出现的是病毒核酸，几乎同步出现 HCV 核心抗原，然后出来特异抗体，先是 IgM，然后是 IgG，IgG 抗体出现后，可以长时间高浓度存在于 HCV 感染者血液循环中，因此，用于判断 HCV 感染的最常用的特异性血清学标志是抗-HCV 抗体。抗-HCV 抗体不是中和抗体，没有保护性，仅是感染的标志物。

一、HCV IgG 检测

HCV IgG 抗体的检测是基于间接法或双抗原夹心法原理。方法主要有 ELISA、CLIA、免疫渗滤层析试验和确认试验。

（一）ELISA 法

1. 间接法

【原理】在微孔板上预包被基因重组和合成多肽 HCV 结构和非结构区抗原，样本中的抗-HCV 与固相特异抗原结合后，再与酶标记抗人 IgG 抗体结合，在固相上形成固相抗原-HCV IgG 抗体-酶标记抗人 IgG 复合物，再与酶底物产生显色反应，显色为阳性反应，反之为阴性。

【试剂】试剂组成：包被 HCV 抗原的微孔板、酶标记的抗人 IgG 抗体、酶底物显色溶液以及阴性对照、阳性对照、样本稀释液、浓缩洗涤液。

【操作】按试剂盒所附的使用说明书或实验室制定的 SOP 进行操作，主要操作过程如下：设定和加载阴性对照、阳性对照、质控品和待测样本→温育→洗涤→加入酶标记抗体→温育→洗涤→加入酶底物显色溶液→温育→终止→比色。

【结果判定】阴性和阳性对照检测有效性的判断及 cut-off 值计算按试剂盒说明书进行。待测样本 S/CO值 ≥1.0 值时，结果为阳性反应；待测样本 S/CO值 <1.0 值时，结果为阴性。

【参考区间】未感染过 HCV 者，抗-HCV 应为阴性。

【注意事项】

（1）间接法检测抗-HCV，加入样本量一般为 10～20μl，加样的准确性和重复性对检测的灵敏度和精密度影响较大。

（2）由于样本中可能的干扰物质的存在，以及试剂 cut-off 值设定和实验室操作上可能存在的误差，检测呈阳性反应的样本可能为假阳性，尤其是用于没有肝炎临床症状的术前患者筛查时，因人群流行率极低，检测的阳性预示值低，可能较大部分尤其是 S/CO 比值较低的样本为假阳性，要明确是否为阳性，需进一步进行重组免疫印迹实验（recombinant immunoblot assay，RIBA）或 HCV RNA 检测确认。但检测的阴性预示值高，假阴性极少见。其他参见第一节 抗-HAV IgG 的 ELISA 检测。

2. 双抗原夹心法

【原理】在微孔板内预包被基因工程重组表达和合成多肽 HCV 抗原，首先加入待测样本和生物素化 HCV 抗原，样本中的 HCV 抗体能与包被抗原及生物素化 HCV 抗原相结合，形成“包被抗原-抗体-生物素化抗原”复合物；然后加入链霉亲和素-酶结合物，温育并洗涤后，加入酶底物显色溶液进行显色反应。显色为阳性反应，反之为阴性。

【试剂】试剂组成：包被 HCV 抗原的微孔板、生物素化 HCV 抗原、酶底物显色溶液以及阴性对照、阳性对照、浓缩洗涤液。

【操作】按试剂盒所附的使用说明书或实验室制定的 SOP 进行操作，主要操作过程如下：设定和加载阴性对照、阳性对照、质控物和待测样本→温育→洗涤→加入酶标记抗原→温育→洗涤→加入酶底物显色溶液→温育→终止→比色。

【结果判定】阴性和阳性对照检测有效性的判断及 cut-off 值计算按试剂盒说明书进行。待测样本 S/CO 值≥1.0 值时，结果为阳性反应；待测样本 S/CO 值<1.0 值时，结果为阴性。

【参考区间】未感染过 HCV 者，抗-HCV 为阴性。

【注意事项】双抗原夹心法检测抗-HCV，由于加样量一般为 50μl，因此其重复性要好于间接法。其他同间接法。

（二）CLIA 法

目前抗-HCV 的 CLIA 检测与 ELISA 一样也有间接法和双抗原夹心法两种模式。

（三）胶体金试纸条法

【原理】采用双抗原夹心法，在玻璃纤维膜上预包被胶体金标记的抗原（Au-HCV Ag），用重组抗原（HCV Ag）和 HCV 多克隆抗体包被硝酸纤维素膜；样本中的抗-HCV 和胶体金标记的抗原结合形成复合物，由于层析作用，复合物沿膜向前移动，经过检测线时与硝酸纤维素膜上 HCV Ag 结合形成“Au-HCV Ag-HCV Ab-HCV Ag-固相载体”夹心物而凝集显色。游离的胶体金标记抗原则在质控线处和多克隆抗体结合而显色。阴性样本仅在质控线处显色。

【试剂】预包被的试纸条（包括在检测线和质控线分别包被 HCV 抗原和 HCV 多克隆抗体的硝酸纤维素膜，包被 HCV 抗原的玻璃纤维）、阴性对照、阳性对照。

操作、结果判定及注意事项与前述胶体金试纸条检测方法相同。

（四）HCV 抗体确认试验

【原理】采用重组免疫印迹实验进行检测，在硝酸纤维素膜条上预包被 HCV 合成多肽抗原和重组抗原（Core，NS3，NS4，NS5）及对照线蛋白。将硝酸纤维素膜条浸泡在稀释的血清或血浆样本中反应后，洗涤，加入酶标记的抗人 IgG 抗体温育，如样本中含有 HCV 特异性抗体，则会形成“包被抗原-抗体-酶标二抗”复合物，加入底物液显色，终止后，根据出现的不同条带情况判断结果。

【试剂】试剂组成：包被有抗原的硝酸纤维膜条、样本稀释液、阳性对照、阴性对照、酶标试剂、底物液、反应槽和浓缩洗涤液等。

【操作】按试剂盒所附的使用说明书或实验室制定的 SOP 进行操作，主要操作过程如下：在反应槽中加入样本稀释液和膜条→设定和加载阴性对照、阳性对照、质控品和待测样本→振荡温育→二次温育→洗涤→加酶结合物→温育→洗涤→显色→终止→比色。

【结果判定】每个膜条的实验结果中，对照线-1 和对照线-2 均必须出现，如果对照线-1 和对照线-2 均不出现或仅出现一条，则此条的检测结果无效（表 3-4-2、表 3-4-3）。

表 3-4-2 HCV 抗体确认检测条带显色强度的判读

条带强度	分值
空白	-
小于对照线-1 的强度	+/-
等于对照线-1 的强度	1+
大于对照线-1，小于对照线-2 的强度	2+
等于对照线-2 的强度	3+
大于对照线-2 的强度	4+

表 3-4-3 HCV 抗体确认检测结果的判读

显示条带	分析结果
未出现 HCV 抗体特异条带强度 1+及以上	HCV 抗体阴性（N）
至少出现两种 HCV 抗体特异条带（Core，NS3，NS4 和 NS5）强度 1+及以上	HCV 抗体阳性（P）
仅出现一种 HCV 抗体特异条带（Core，NS3，NS4 和 NS5）强度 1+及以上	HCV 抗体不确定（IND）

【参考区间】未感染 HCV 的健康正常人，血清抗-HCV 抗体阴性。

【注意事项】

（1）在免疫印迹试验中，使用的摇床是不同的，包括左右摆动、平面旋转和垂直方向摇摆，实验时应根据实际要求，正确选择摇床。

（2）封板膜、反应槽及其配套的槽盖不能重复使用，不同批次的膜条、酶标试剂、样本稀释液及阴阳性对照不可混用，不同厂家试剂不可混用。

（3）试剂盒从冷藏环境中取出时应平衡至室温（20～25℃约30分钟）方可使用。未使用的膜条继续装在干燥筒中密封2～8℃保存。

（4）实验所有用水应为蒸馏水或去离子水。

（5）避免在有挥发性物质及次氯酸类消毒剂（如84消毒液）的环境下操作。

（6）试剂各液体成分有潜在的传染性，操作时必须戴手套、穿工作衣，严格健全和执行消毒隔离制度。所用样本、废液和废弃物都应按传染物处理。

（7）不可重复使用反应槽和槽盖，实验中未使用的各槽可用封板膜封住，防止污染。加入或吸弃样本和液体试剂时，必须使用加样器，并定期校对加样器的准确性。加入或吸弃不同样本或不同试剂组分时，应更换加样器吸头，以防出现交叉污染。

（8）反应温度为室温，建议温度控制在20～25℃，温度过高或过低，会对实验结果产生影响。

（9）在使用膜条过程中，应防止膜条表面的磨损，轻取轻放，避免折断，以防影响结果判读。在吸液和洗涤时，应防止膜条从槽中掉出。洗涤过程中，应严格控制振荡时间（每次5分钟），并保证洗涤液每次吸弃干净。在洗涤结束后，应立即进行下一步操作，避免膜条干燥。

（10）在反应过程中，样本稀释液、酶标试剂及底物液应完全浸泡膜条。终止后，将膜条移至吸水纸上吸干水分，干燥20分钟后判读结果。

二、HCV 核心抗原检测

HCV 核心抗原采用双抗体夹心模式检测，主要有 ELISA 和 CLIA 两类方法。这里仅介绍 ELISA。

【原理】在微孔板内预包被抗-HCV 核心单克隆抗体，用酶标记多克隆抗体作为酶结合物；首先加入待测样本，样本中的 HCV 抗原能与包被抗体相结合，再加入酶标记抗体，形成“包被抗体-抗原-酶标记抗体”复合物；温育并洗涤后，加入酶底物显色溶液显色。若样本为 HCV 抗体阳性，酶催化底物显色，若样本为阴性，则不显色。

【试剂】试剂组成：包被 HCV 抗体的微孔板、酶标记抗体、样本稀释液、酶底物显色溶液以及阴性对照、阳性对照、浓缩洗涤液。

【操作】按试剂盒所附的使用说明书或实验室制定的 SOP 进行操作，主要操作过程如下：设定和加载阴性对照、阳性对照、质控品和待测样本→温育→洗涤→加入酶标记抗体→温育→洗涤→加入酶底物显色溶液→温育→终止→比色。

【结果判定】阴性和阳性对照检测有效性的判断及 cut-off 值计算按试剂盒说明书进行。待测样本 S/CO值≥1.0 值时，结果为阳性反应；待测样本 S/CO 值＜1.0 值时，结果为阴性。

【参考区间】未感染 HCV 者，HCV 核心抗原应为阴性。

【注意事项】HCV 核心抗原理论上在病毒感染两天就可以在血液中检测到，而抗-HCV 平均“窗口期”为近2个月。因此在患者为抗-HCV 阴性而 HCV 核心抗原阳性时，可通过进行核酸检测进一步确认检测结果。其他同抗-HCV。通常的注意事项参见第一节 抗-HAV IgG 的 ELISA 检测。

三、HCV 抗原-抗体联合检测

HCV 抗原-抗体联合检测采用双抗原-抗体夹心 ELISA 方法。

【原理】在微孔板内预包被抗-HCV 核心单克隆抗体，重组抗原和多肽合成抗原（至少包括 Core 和 NS3），同时酶也分别标记相应的抗体和抗原；首先，加入待测样本，样品中的 HCV 抗原能与包被抗体相结合，而抗体则与包被的抗原结合，再加入酶标记抗体和酶标记抗原，复合物；温育并洗涤后加入酶底物显色溶液显色。若样本为 HCV 抗体阳性，HRP 催化底物显色，若样品为阴性，则不显色。

【试剂】试剂组成：包被 HCV 抗体/抗原的微孔板、酶标记抗体/抗原、酶底物显色溶液以及阴性对照、阳性对照、浓缩洗涤液。

【操作】参见抗-HCV 核心抗原夹心法 ELISA 检测。

【结果判定】参见抗-HCV 核心抗原夹心法 ELISA 检测。

【参考区间】未感染 HCV 者，HCV 抗原抗体均应为阴性。

【注意事项】HCV 核心抗原抗体联合检测可有效缩短检测的窗口期，当结果为弱阳性反应需要进一步确认时，因有可能为早期感染，可采用核酸检测的方法进行结果确认。其他参见第一节 抗-HAV IgG 的 ELISA 检测。

四、临床意义

HCV 是输血后肝炎和散发性非甲非乙型肝炎的

主要病原，HCV 感染可导致慢性肝炎、肝硬化和肝细胞癌等多种肝脏疾病。目前检测抗-HCV 的 ELISA 和化学发光方法的试剂属于第 2 代或第 3 代试剂，包被抗原内含有 HCV Core、NS3、NS4 和 NS5 抗原（第 3 代），敏感性和特异性与前两代试剂相比显著提高，各抗原组分检出的临床意义见表 3-4-4。该方法目前被广泛用于献血员中的 HCV 感染筛查和临床实验室检测，抗-HCV 检测阳性提示感染过病毒；对大部分病例而言，抗-HCV 阳性常伴有（70% ~ 80%）病毒核酸 HCV RNA 的存在。因此，抗-HCV 是判断 HCV 感染的一个重要标志。抗-HCV 阳性而血清中没有 HCV RNA 提示既往感染，在血清中检测不到 HCV RNA 并不意味着肝脏没有病毒复制。有极少数病例，特别是经过免疫抑制剂治疗的患者，免疫功能低下，抗-HCV 阴性仍可检测到 HCV RNA，此类患者适宜采用 HCV 核心抗原或抗原-抗体联合检测试剂进行检测。

表 3-4-4　HCV 各片段抗体检出的临床意义

所针对的抗原	临床意义
Core	HCV 感染后出现很早，阳性率也很高；是抗-HCV 的主要抗体，在重组免疫印迹结果不确定 Core 单独片段阳性的患者中，有很多是既往感染者
NS3	抗原的免疫原性很强，相应的抗体滴度也很高，是 HCV 感染后最早出现的抗体，同 Core 区抗体一样，是抗-HCV 的主要抗体
NS4	HCV 感染后抗体出现较迟，持续阳性可能与疾病的慢性化有关
NS5	HCV 感染后抗体出现较早，在某些 NS3 和 NS4 为阴性的 HCV 感染个体中，可出现针对 NS5 的抗体

第四节　丁型肝炎病毒免疫检测

丁型肝炎病毒（hepatitis D virus，HDV）是丁型肝炎病原，也称 δ 因子（delta agent）。HDV 核心含单股负链共价闭合的环状 RNA 和 HDV 抗原（HDAg），其外包以 HBV 的 HBsAg 不能独立复制增殖。HDV 只有在 HBV 的伴随下才能造成感染。

HDV 感染的实验室检测包括 HDV Ag、HDV 总抗体、抗-HDV IgM 和抗-HDV IgG。常用的为抗-HDV IgM 和抗-HDV IgG 的检测。

一、抗-HDV IgM 检测

目前常用 ELISA 方法进行检测，检测原理为捕获法，具体同前所述捕获法 ELISA 检测。

二、抗-HDV IgG 检测

目前常用 ELISA 方法进行检测，检测原理为竞争法，具体同前所述竞争法 ELISA 检测。

三、临床意义

抗-HDV IgM 在临床发病的早期即可检测到，于恢复期消失，是 HDV 感染中最先检测出的抗体，特别是在重叠感染时，抗-HDV IgM 往往是唯一可以检测出的血清学标志物。抗-HDV IgG 出现在 HDV IgM 下降时。慢性 HDV 感染，抗-HDV IgG 保持高滴度，并可存在数年。HDV 和 HBV 同步感染可引起典型的急性肝炎，部分患者表现为急性重型肝炎。在已有 HBV 感染的基础上再感染 HDV 的患者，被称为重叠感染，可引起慢性 HBV 携带者的急性发作，甚至引起急性重型肝炎；HDV 的重叠感染亦可导致肝炎的慢性化。

第五节　戊型肝炎病毒免疫检测

戊型肝炎病毒（hepatitis E virus，HEV）是戊型肝炎（hepatitis E，HE）病原体，属肝炎病毒科（Hepeviridae）肝炎病毒属（*Hepevirus*），目前，该属仅有戊型肝炎病毒一个种。病毒结构蛋白是病毒特异性免疫反应抗原。戊型肝炎病毒感染时，抗-HEV IgG 抗体比抗-HEV IgM 抗体稍晚出现，在急性期过后，抗-HEV IgM 抗体较快下降，而抗-HEV IgG 抗体可能长时间存在。HEV 感染的实验室诊断主要检测血清中的抗-HEV，随着 HEV 克隆及序列分析的完成，以重组蛋白及合成肽作为抗原检测血清中的抗-HEV 已成为戊肝诊断的主要手段。利用包含 HEV 高效抗原表位的重组蛋白及合成肽建立的酶免疫技术与免疫印迹技术极大地提高了戊型肝炎诊断的敏感性和特异性。

一、抗-HEV IgG 检测

【原理】 一般采用间接 ELISA 方法检测抗-HEV IgG。用基因重组 HEV 抗原包被微孔板，加入待检血清与之反应，若待测血清中存在 HEV 抗体时，则可与固相上的抗原结合。洗涤后再加入酶标记抗人 IgG 反应，形成“固相抗原-抗 HEV 抗体-酶标抗人 IgG”

分子复合物，洗去游离的酶标记物后再加入酶底物/色原显色。

【试剂】试剂组成：包被 HEV 抗原的微孔板、酶标记抗体、酶底物显色溶液以及阴性对照、阳性对照、浓缩洗涤液。

【操作】按试剂盒所附的使用说明书或实验室制定的 SOP 进行操作，主要操作过程如下：设定和加载阴性对照、阳性对照、质控品和待测样本→温育→洗涤→加入酶标记抗体→温育→洗涤→加入酶底物显色溶液→温育→终止→比色。

【结果判定】阴性和阳性对照检测有效性的判断及 cut-off 值计算按试剂盒说明书进行。待测样本 S/CO值 ≥ 1.0 值时，结果为阳性反应；待测样本 S/CO值 < 1.0 值时，结果为阴性。

【参考区间】未曾感染过 HEV 的健康正常人，抗-HEV IgG 为阴性，无症状的既往感染者抗-HEV IgG 可能为阳性。

【注意事项】非急性戊肝感染或感染初期 IgG 抗体未产生或滴度很低、免疫功能受损或接受免疫抑制治疗的患者，其血清学抗体含量水平有限以及检测操作等都可能造成假阴性结果，建议患者在 7 ~ 14 天内复查，复查时平行检测上次采集的标本以确认是否出现血清学阳转或者滴度明显升高。其他有关 ELISA 检测的注意事项见前述相关章节。

二、抗-HEV IgM 检测

【原理】一般采用捕获 ELISA 方法检测抗-HEV IgG。在微孔条上预包被抗-人 IgM（抗 μ 链），加入待测标本进行温育，标本中的 IgM 抗体被捕获，形成复合物，洗板去除不与抗-人 IgM 结合的物质，加入酶标试剂进行第二次温育。当样本中存在抗-HEV IgM 抗体时，将形成“包被抗-人 IgM + 抗-HEV IgM + 酶标抗原”复合物，再次洗板后加入酶底物显色溶液进行显色反应，若样品中无抗-HEV IgM，不显色。

【试剂】试剂组成：包被抗-人 IgM（抗 μ 链）的微孔板、酶标记抗原、酶底物显色溶液以及阴性对照、阳性对照、浓缩洗涤液。

【操作】按试剂盒所附的使用说明书或实验室制定的 SOP 进行操作，主要操作过程如下：设定和加载阴性对照、阳性对照、质控品和待测样本→温育→洗涤→加入酶标记抗原→温育→洗涤→加入酶底物显色溶液→温育→终止→比色。

【结果判定】同抗-HEV IgG ELISA 法。

【参考区间】未感染 HEV 的健康正常人，抗-HEV IgM 应为阴性。

【注意事项】由于 HEV 感染有时会因为宿主无应答或应答水平低，血清中的抗体含量处于较低浓度水平，临床上约有 10% 的 HE 患者始终测不出抗-HEV 抗体。因此，戊肝的进一步确诊，有时还要依赖于 HEV RNA 扩增检测。一般来说，为了提高检测的灵敏度，诊断用重组蛋白或合成肽抗原至少应包括两个不同地区病毒分离株的 ORF2 和 ORF3 区主要抗原表位，这些抗原可以由代表单一抗原表位的重组蛋白或合成肽组合而成，也可以是编码抗原表位的多个基因片段嵌合表达产物，即多价复合抗原。其他有关 ELISA 测定中的注意事项，参见第一节 抗-HAV IgG 的 ELISA 检测。

三、临床意义

HEV 所致戊型肝炎的临床症状和流行病学都与甲肝相似。一般认为，戊肝急性期第一份血清抗-HEV 滴度 > 40，以后逐渐下降，或抗-HEV 先阴性后转为阳性，或抗-HEV 滴度逐步增高，均可诊断为急性 HEV 感染。HEV 感染后的疾病进程分为急性和自限性，通常不造成肝组织的慢性损害，但病死率是甲型肝炎的 10 倍，在孕妇中的病死率可达 10% ~ 20%。抗-HEV IgG 阳性可以作为机体既往感染 HEV 或机体注射戊肝疫苗有效的标志物，注射疫苗后，抗-HEV IgG 阳性即说明机体对 HEV 具有免疫力。

第六节 人类免疫缺陷病毒免疫检测

人类免疫缺陷病毒（human immunodeficiency virus，HIV）是获得性免疫缺陷综合征（acquired immunity deficiency syndrome，AIDS）即艾滋病的病因。HIV 属于反转录病毒科慢病毒属。HIV 病毒体呈球形，直径 90 ~ 130nm，表面为有糖蛋白刺突镶嵌的包膜。HIV 主要通过血液、性接触和母-婴垂直等途径传播。

HIV 感染后，感染者血液循环中最早出现的是 HIV 核酸，然后是 P24 抗原，接着出现针对 HIV 相应蛋白如 P24、gp120 和 gp41 等的特异抗体，同样存在 IgM 到 IgG 的转换，IgG 抗体产生后，通常会长时间高浓度存在。不同于 HCV 感染的是，HIV 特异 IgG 抗体与病毒核酸基本上是同时存在的。HIV 感染的血清学检测指标通常包括抗-HIV、P24 抗原等。与抗病毒药物治疗效果相关的检测包括病毒载量和 $CD4^+$ 淋巴细胞计数等。血清学检测方法包括筛查和确认两类。筛查试验方法常用的有ELISA、CLIA、免疫渗滤层析试验等，确认试验方法有免疫印迹（western blot，WB）或重组免疫印迹等。病毒核酸检测可作为特异抗体或抗原检测呈阳性反应的确认，其并非是对抗体或抗原阳性反应的直接确认，而是对HIV感染状态的直接确认，对特异抗体或抗原检测呈阳性反应的间接确认。

一、抗-HIV（1+2）检测

（一）ELISA法

【原理】采用两步双抗原夹心法：在微孔板预包被基因重组HIV（1+2）型抗原，当加入的待测样本中存在HIV抗体时，将反应形成抗原-抗体复合物，再与加入的酶标记基因工程HIV（1+2）型抗原反应，最后形成“固相HIV抗原-HIV抗体-酶标记HIV抗原”的免疫复合物，加入底物后形成显色反应。

【试剂】试剂组成：包被HIV抗原的微孔板、酶标记抗原、酶底物显色溶液以及阴性对照、阳性对照、浓缩洗涤液。

【操作】按试剂盒所附的使用说明书或实验室制定的SOP进行操作，主要操作过程如下：设定和加载阴性对照、阳性对照、质控物和待测样本→温育反应→洗涤→加入酶标记抗原→温育反应→洗涤→加入酶底物显色溶液→温育反应→终止→比色。

【结果判定】阴性和阳性对照检测有效性的判断及cut-off值计算按试剂盒说明书进行。待测样本S/CO值≥1.0值时，结果为阳性反应；待测样本S/CO值<1.0值时，结果为阴性。

【参考区间】未感染HIV-1或HIV-2者，抗-HIV（1+2）应为阴性。

【注意事项】

（1）抗-HIV（1+2）ELISA检测，属于筛查试验，因其与前述肝炎病毒的免疫检测无论是在检测方法、检测流程、生物安全防护和废弃物处理上均无区别，设置在医疗机构和采供血机构实验室内的艾滋病初筛实验室，不需要单独设置，也不需要配备单独的仪器设备，其清洁区、半污染区和污染区为整个实验室共用。检测可与肝炎病毒血清学检测共用仪器设备等。

（2）ELISA法呈阳性反应的样本应按照《全国艾滋病检测技术规范》进行相应的复检及确认步骤进行确认。只有经确认是阳性的才能报告阳性。

其他有关ELISA法检测的常见注意事项，可参见第一节　抗-HAV IgG的ELISA检测。

（二）CLIA法

检测原理也是基于双抗原夹心法。试剂、操作、结果判定及注意事项参考前述CLIA法。

（三）胶体金试纸条法

基于双抗原夹心原理，定性检测人血清、血浆和全血中的抗-HIV-1和抗-HIV-2。试剂、操作、结果判定及注意事项参考前述胶体金试纸条检测。

（四）WB法

【原理】WB是一种特异性、敏感性均高的抗-HIV抗体确认试验。此法是先将HIV蛋白质抗原裂解，通过SDS-聚丙烯酰胺凝胶电泳（SDS-PAGE）分离各抗原组分，形成按分子量大小依序排列的区带，再转印至硝酸纤维素（NC）膜上，加待测血清与NC膜反应，如血清中有抗-HIV抗体，则可与膜条上对应的抗原结合，加入酶标记抗人IgG反应后，再加入酶底物/色原显色，膜条上出现显色的特异性条带，而无关的抗原条带则不显色。也可以采用重组免疫印迹法进行检测，其原理为：在硝酸纤维素膜条上直接包被HIV-1重组抗原（gp160、gp120、gp41、p31、p24、p17）、HIV-2抗原（gp36）和对照蛋白。将硝酸纤维素膜条浸泡在稀释的血清或血浆样本中反应，再加入与酶标记的抗人IgG抗体，如样本中含有HIV-1或HIV-2型特异性抗体，则会形成“包被抗原-抗体-酶标二抗”复合物，加入底物液显色，终止后，根据出现的不同条带情况判断结果。

【试剂】试剂组成：转印或包被有HIV抗原的膜条、酶标记抗体、酶底物显色溶液以及阴性对照、阳性对照、浓缩洗涤液。

【操作】按试剂盒说明书操作。其一般步骤为：已转印HIV抗原的NC膜自试剂盒中取出置反应槽中→加洗涤液振荡→加样本及阴、阳性对照→振荡反应→洗涤→加入酶标抗体→振荡反应→洗涤→加入酶底物、色原→振荡反应→观察结果。

【结果判定】在进行确认试验前，一般先用HIV-1/2混合型试剂进行检测，如呈阴性反应，则报告抗-HIV阴性；如果呈阳性反应，则报告抗-HIV阳性；如果不满足阳性标准，则判为抗-HIV不确定。如果出现HIV-2型的特异性指示条带，还需要用抗-HIV-2免疫印迹试剂再做单一的抗-HIV-2抗体确认试验，呈阴性反应，报告抗-HIV-2抗体阴性；呈阳性反应，则报告抗HIV-2抗体阳性。

WB法检测结果的判断是根据显色条带的种类和多少，与试剂盒提供的阳性标准比较，并按试剂盒说明书的规定综合判断。一般判定标准为：

（1）抗-HIV阳性（+）：有下列任何一项阳性即可确认。

1）至少有2条*env*带（gp41和gp160/gp120）出现。

2）至少有1条*env*带和p24带同时出现。

（2）抗-HIV-2抗体血清学阳性（+）：同时符合以下两条标准可判为抗-HIV-2抗体血清学阳性。

1）符合WHO阳性判定标准，即出现至少两条*env*带（gp36和gp140/gp105）。

2）符合试剂盒提供的阳性判定标准。

（3）抗-HIV阴性（-）：无抗-HIV特异带出现。

（4）抗-HIV不确定（±）：出现抗-HIV特异带，但不足以判定阳性。

注：①抗-HIV-1特异带包括：*env*带：gp160/gp120、gp41；*gag*带：p55、p24、p17（或p18）；*pol*带：p66（或p65）、p51、p31（或p32）。②HIV-2抗体特异条带包括：*env*带：gp140/gp105、gp36；*gag*带：p56、p26、p16；*pol*带：p68、p53、p34（由于使用的毒株不同，HIV-2 *env*抗原也可为gp125/gp80、gp36）。

【参考区间】未感染HIV者，抗HIV（1+2）应为阴性。

【注意事项】不同试剂盒对抗-HIV检测的敏感性不同，故有的试剂盒在待测血清与NC膜反应时，采用过夜温育。其他参见抗-HCV确认试验。

二、人类免疫缺陷病毒-1 p24抗原检测

基于双抗体夹心ELISA法原理检测HIV-1 p24抗原。试剂、操作、结果判定及注意事项参考前述双抗体夹心ELISA检测。

三、人类免疫缺陷病毒抗原-抗体联合检测

【原理】采用双抗原夹心ELISA或双抗体夹心ELISA检测：在微孔板条上预包被重组HIV抗原和抗P24单抗，配以生物素抗体、酶标记抗原、酶标记链霉亲和素及HRP色原底物等其他试剂，检测人血清或血浆中的抗-HIV-1和（或）抗-HIV-2和HIV P24抗原。

【试剂】试剂组成：包被HIV抗原/抗体的微孔板、生物素标记HIV抗原/抗体、酶标记链霉亲和素、酶底物显色溶液以及阴性对照、抗体阳性对照、抗原阳性对照、浓缩洗涤液。

【操作】参照抗-HIV（1+2）检测。

【结果判定】阴性和阳性对照检测有效性的判断及cut-off值计算按试剂盒说明书进行。待测样本S/CO值≥1.0值时，结果为阳性反应；待测样本S/CO值<1.0值时，结果为阴性。

【参考区间】未感染HIV者，HIV抗原-抗体均应为阴性。

【注意事项】HIV抗原-抗体联合检测可有效缩短检测的窗口期。但应注意的是，如果为早期感染，有可能为抗原阳性，而抗体较弱甚至没有出现，此时应用WB或重组免疫印迹法进行确认是不合适的，应采用核酸检测进一步确认检测结果。

四、临床意义

抗-HIV确认阳性表明受检者感染了HIV，并可作为传染源将HIV传播他人。HIV感染机体后，p24抗原在急性感染期就可以出现，而一般抗-HIV要在感染后3~8周才能检测出来。因此早期感染应采用核酸检测的方法进行确认，而抗体已经为阳性反应的样本可采用WB法或重组免疫印迹进行确认，不确定的样本，则可采用核酸检测方法确认。亦可将抗-HIV呈阳性反应的样本先直接采用核酸检测方法确认，核酸阴性者，再采用WB法确认。

大约5%~10% HIV感染者合并有HBV感染，这类感染者进展为肝硬化、终末期肝病和肝癌较单纯慢性乙型肝炎患者更快。HIV合并感染HCV者进展为肝硬化的概率较单纯HCV感染者高3倍。因此在进行HIV抗病毒治疗时，应同时检测HBV和HCV感染的相关指标，以确定合理有效的治疗方案。

第七节 梅毒螺旋体免疫检测

梅毒（syphilis）属于一种性传播疾病，病原体为苍白螺旋体［又称梅毒螺旋体（*Treponema pallidum*，TP）］苍白亚种，人体感染梅毒螺旋体后，可产生多种特异抗体，主要有IgM、IgG两类。IgM抗体持续时间短，IgG抗体可终生存在，但抗体浓度一般较低，不能预防再感染；非特异性抗梅毒螺旋体抗体又称反应素，是由螺旋体破坏的组织细胞所释放的类脂样物质以及螺旋体自身的类脂和脂蛋白刺激机体产生的IgM和IgG类抗体。这种抗体也可在非梅毒螺旋体感染的多种急、慢性疾病患者的血中检出。

梅毒的血清学检测根据抗原不同分为两类：

（1）非特异性类脂质抗原试验：试验使用的抗

原是从牛心肌中提取的心磷脂、胆固醇和纯化的卵磷脂，即类脂质抗原，用于对梅毒的筛查。方法主要有性病研究实验室试验（venereal disease research laboratory test，VDRL）、不加热血清反应素试验（unheated serum reagin test，USR）、甲苯胺红不加热血清试验（toluidine red unheated-serum test，TRUST）。

（2）梅毒螺旋体抗原试验：用于证实梅毒感染，排除非特异性类脂质抗原试验的假阳性。试验使用的抗原是梅毒螺旋体的特异成分，这类试验有多种，国际上通用的试验是梅毒螺旋体血凝试验（Treponema pallidum particle assay，TPHA）和荧光螺旋体抗体吸收试验（Fluorescent treponemal antibody-absorption，FTA-ABS），这些试验多用于梅毒感染的确证。ELISA 和 CLIA 检测目前作为梅毒螺旋感染筛查试验在临床广泛应用。

一、梅毒特异性抗体检测

（一）ELISA 法

【原理】采用双抗原夹心法。将 TP 抗原包被于微孔板，待测血清中如存在抗 TP 抗体，即可与之结合。再加入酶标记抗原，在固相上形成“TP 抗原-抗 TP 抗体-酶标记 TP 抗原”双抗原夹心复合物，待加入酶底物/色原液时即产生显色反应，显色强度与抗 TP 抗体水平成正比。

【试剂】试剂组成：包被 TP 抗原的微孔板、酶标记抗原、酶底物显色溶液以及阴性对照、阳性对照、浓缩洗涤液。

【操作】参照前述双抗原夹心 ELISA 检测。

【结果判定】阴性和阳性对照检测有效性的判断及 cut-off 值计算按试剂盒说明书进行。待测样本 S/CO 值≥1.0 值时，结果为阳性反应；待测样本 S/CO 值<1.0 值时，结果为阴性。

【参考区间】未感染 TP 者，TP 抗体应为阴性。

（二）CLIA 法

检测原理为双抗原夹心法或间接法，其中双抗原夹心法的灵敏度和特异性明显好于间接法。

（三）胶体金试纸条法

【原理】为双抗原夹心模式，玻璃纤维上预包被胶体金标记的重组梅毒抗原（Au-TP-Ag）与样本中的梅毒抗体（anti-TP）结合形成复合物。由于层析作用复合物沿膜向前移动，与硝酸纤维素膜上预包被的重组抗原形成“抗原-抗体-抗原”结构的免疫复合物而凝集显色。游离的 Au-TP-Ag 则在质控线处与 TP 抗体结合而显色。阴性样本仅在质控线处显色。预包被的试纸条（包括在检测线和质控线分别包被抗-TP 单抗 1 和羊抗鼠 IgG 抗体的硝酸纤维素膜，包被金标抗 TP 抗体 2 的玻璃纤维）、阴性对照、阳性对照。

【操作】按试剂盒所附的使用说明书或实验室制定的 SOP 进行操作，主要操作过程如下：打开包装取出适量试纸条→加样→温育→读取结果。

【结果判定】参照试剂盒说明书。金标记层析法则是在测试后的试验膜条上检测带与质控带均呈现红色线条为阳性反应，仅有质控带呈现红色为阴性，质控带不显色时，则为试纸条失效。

【参考区间】未感染 TP 者，检测结果应为阴性。

【注意事项】

（1）应尽量使用新鲜标本。溶血标本会影响结果判定。标本在 2～8℃可保存 3 天，长期保存需置-20℃，忌反复冻融。

（2）读取结果应在加样后 15 分钟。30 分钟后读取的结果无效。

（3）测试区出现紫红色条带的深浅，不代表抗 TP 抗体的滴度。

（四）明胶颗粒凝集试验（TPPA）

【原理】将梅毒螺旋体 Nichols 株的精制菌体成分包被于明胶颗粒上，此种致敏颗粒与检样中的抗 TP 抗体结合时可产生凝集反应。

【试剂】试剂组成：血清稀释液、致敏粒子、未致敏粒子、溶解液（用于溶解致敏粒子和未致敏粒子）、阳性对照血清、专用滴管。此外，该方法检测还需要 U 形微孔板和水平摇床。

【操作】按试剂盒说明书或实验室制定的 SOP 进行操作。定性检测只做 4 孔（从 1∶10 开始，系列倍比稀释）；半定量（测抗体滴度）试验做 12 孔（从 1∶10开始，系列倍比稀释）。简述如下：设定和加载阴性对照、阳性对照、质控品和待测样本→倍比稀释血清样本→加入致敏或未致敏明胶颗粒→混合后温育反应→观察记录结果。

【结果判定】

（1）判定标准：“2+”形成均一凝集，凝集颗粒在孔底呈膜状伸展；“1+”孔底形成较大的环状凝集，外周边缘不均匀；“±”孔底形成小环状凝集，外周边缘光滑、圆整；“-”颗粒在孔底聚集成纽扣状，边缘光滑。

（2）结果判定

阳性反应：第 3 孔（加未致敏颗粒，待测血清最终稀释倍数 1∶40）为（-），第 4 孔（加致敏颗粒，最终稀释倍数 1∶80）为（1+），判为阳性。如做12孔检测，则以出现（1+）的最终稀释倍数为抗体滴度。

阴性：只要第4孔为（-），即判为阴性。

可疑：第3孔为（-），第4孔为（±）时，判为可疑。

【参考区间】未感染TP者应为阴性。

【注意事项】

（1）结果为阳性或可疑时，应进行随访并结合临床综合考虑。结果可疑时还需用其他方法（如FTA-ABS）复查。对未致敏颗粒和致敏颗粒均出现（±）以上的检样，应参照试剂盒说明书进行吸收试验后再复查。

（2）定性检测时，如抗TP抗体浓度过高，可能会因前带现象出现假阴性结果。

（五）梅毒螺旋体特异抗体确认试验

采用WB法，原理、操作及注意事项参见抗-HIV WB法检测。

二、梅毒非特异性抗体检测

检测方法主要有甲苯胺红不加热血清试验和快速血浆反应素试验。

（一）甲苯胺红不加热血清试验（TRUST）

【原理】试剂中的心磷脂作为抗原与抗体发生反应，卵磷脂可加强心磷脂的抗原性，胆固醇可增强抗体的敏感性。这些成分溶于无水乙醇中，在加入水后，胆固醇析出形成载体，心磷脂和卵磷脂在水中形成胶体状包裹在其周围，形成胶体微粒。将此抗原微粒混悬于甲苯胺红溶液中，加入待测血清，血清中的抗体与之反应后，可出现肉眼可见的凝集块。

【试剂】试剂组成：TRUST抗原混悬液（抗原为心磷脂的甲苯胺红溶液）、反应纸卡、专用滴管、阳性对照和阴性对照。

【操作】按试剂盒所附的使用说明书或实验室制定的SOP进行操作，主要操作过程如下：设定和加载阴性对照、阳性对照、质控品和待测样本到反应圈内→加抗原试剂→混匀反应→观察结果。

如需做效价检测，可将待测血清用生理盐水做倍比系列稀释（1:2、1:4、1:8、1:16…1:2^n），然后按上述定性方法进行试验。

【结果判定】

阴性：呈粉红色均匀分散沉淀物。

阳性反应：出现粉红色凝集块，根据凝集块大小记录1+～4+。

阳性反应若需定量检测，可将待测血清用生理盐水倍比稀释后，按定性方法进行。

【参考区间】未感染TP正常健康人应为阴性。

【注意事项】

（1）试验需在室温（20～25℃）中操作。

（2）待测血清须新鲜、无污染，否则可能出现假阳性或假阴性结果。

（3）在规定的时间内及时观察结果。

（4）本法仅为非特异性血清学筛查试验，阴性结果不能排除梅毒感染，阳性反应结果需进一步做梅毒螺旋体抗体试验确认。

（二）快速血浆反应素试验（RPR）

与TRUST方法相近，只是将抗原性心磷脂吸附在活性炭上，阳性反应时在白色卡片上出现黑色颗粒凝集。其他同TRUST检测。

三、临床意义

早期感染出现的IgM抗体和稍后出现的IgG抗体都是相同抗原刺激产生的，虽然在治疗后和疾病后期IgM反应减弱，但IgG抗体在治愈后仍会存在，甚至终生阳性。因此，TP抗体ELISA和（或）CLIA检测为阳性反应只能说明正在感染或既往感染，不能作为梅毒疾病活动与否的判定，也不能作为治疗监测手段。非特异抗体检测（TRUST和RPR）可用于有临床症状的梅毒患者的辅助诊断筛查检测和治疗效果的监测，而梅毒特异性抗体检测的特异性和灵敏度较高，可以用于梅毒早期感染的辅助诊断。

第八节 弓形虫免疫检测

由刚地弓形虫（*Toxoplasma gondii*）引起的弓形虫病（toxoplasmosis），是一种全球分布的人兽共患传染病。刚地弓形虫是与优生优育有关的检测TORCH中的第一个字母T。TORCH是一组病原微生物的英文名称的首写字母缩写，其中T（*Toxoplasma gondii*，Toxo）代表弓形虫，R（rubella virus，RV）代表风疹病毒，C（cytomegalovirus，CMV）代表巨细胞病毒，H（herpes simplex virus，HSV）代表单纯疱疹病毒，O（others）指的是其他有关病毒如EB病毒、人类免疫缺陷病毒（HIV）和人细小病毒B19等。孕妇在妊娠早期感染这些病原体，均有可能引起胎儿的早产、流产、宫内发育迟滞、畸形、死胎和新生儿死亡等。

如果孕妇发生弓形虫感染，则可能会危及胎儿，比如自然流产、早产或死胎等，因为此病原体可通过胎盘传播给胎儿。如果在妊娠前3个月感染弓形虫，则可能会引起胎儿中枢神经系统的严重损伤，最终导致胎儿死亡。如果在妊娠中3个月感染弓形虫，则可能会导致婴儿脑积水、智障、精神运动性阻抑、失明和大脑钙化。然而，在妊娠末3个月感染弓形虫是最为常见的，此时可能会导致婴儿视网膜脉络膜炎和其他眼睛损伤。对中枢神经系统的损伤和潜伏无症状感染最终可致疾病发生。

人体感染弓形虫后，一般可产生保护性免疫。也是按先特异IgM后IgG抗体的顺序出现，特异IgG抗体在临床症状出现后2~5个月达到高峰。同时随着免疫应答的进程，抗体亲合力逐步增强。近期感染，IgG抗体亲合力低，既往感染，则IgG抗体亲合力高，因此，抗体亲合力测定可用区别近期和既往感染。

1976年Voller等首次应用ELISA检测弓形虫特异性抗体，能检测抗弓形虫IgM、IgG类抗体。目前，临床已将检测弓形虫特异性抗体作为诊断弓形虫感染的常用指标。目前广泛应用并有商品试剂盒供应的检测方法为ELISA法和CLIA法。

一、弓形虫IgG检测

（一）ELISA法

【原理】采用间接法。用弓形虫抗原包被微孔板，当待测样本中有弓形虫IgG时，其即与固相抗原结合，形成抗原-抗体复合物。洗除未结合的抗体后，加入酶标记的抗人IgG形成固相抗原-特异IgG抗体-酶标抗人IgG抗体复合物。待加入酶底物显色溶液时即产生显色反应，显色强度与抗弓形虫IgG水平成正比。

【试剂】组成一般为：包被弓形虫抗原的微孔板、酶标记的抗体、酶底物显色溶液以及阴性对照、阳性对照、样本稀释液、浓缩洗涤液。

【操作】按试剂盒所附的使用说明书或实验室制定的SOP进行操作，主要操作过程如下：设定和加载阴性对照、阳性对照、质控品和待测样本→温育→洗涤→加入酶标记抗人IgG抗体→温育→洗涤→加入酶底物显色溶液→温育→终止→比色。

【结果判定】按照试剂盒说明书的结果判定要求判定结果，一般原则为首先判定阴性对照、阳性对照、校准物和（或）质控品检测值是否符合试剂盒说明书要求，然后计算结果CO值，最后计算待测样本S/CO值，判定结果。样本S/CO值≥1.0时结果为阳性反应，样本S/CO值<1.0时结果为阴性。

【参考区间】未感染过弓形虫者，抗体应为阴性。

【注意事项】检测中需注意的通用部分同前述ELISA检测。

（二）CLIA法

【原理】采用间接法。将刚地弓形虫包被于磁微粒（固相载体）上，异鲁米诺衍生物结合鼠单克隆抗体形成异鲁米诺-抗体复合物。在第一次温育期间，校准品、样本或质控品中存在的弓形虫抗体与固相载体结合。随后第二次温育期间，异鲁米诺-抗体复合物与已结合在固相载体上的弓形虫IgG发生反应。在每次温育后，未结合的物质均被清洗掉。随后，加入启动试剂，引发化学发光反应，产生光信号。光信号由光电倍增管检测成RLU值，与异鲁米诺-抗体的数量成正比，从而显示存在于校准品，样本或质控品中弓形虫IgG抗体的浓度。

【试剂】组成一般为：包被有灭活刚地弓形虫（RH种系）的磁微粒、抗人IgG小鼠单克隆抗体的异鲁米诺衍生物示踪物、样本稀释液、发光试剂、洗液等。

【操作】按试剂盒所附的使用说明书或实验室制定的SOP进行操作，主要操作过程如下：设定和加载阴性对照、阳性对照、质控品和待测样本→加入包被磁微粒→温育→洗涤→加入抗体示踪物→温育→洗涤→检测光强度。

【结果判定】检测通常为定量检测，以IU/ml表示结果，不同的试剂检测下限会略有不同。结果判断具体按所使用的试剂盒说明书进行。

【参考区间】未感染过弓形虫者，抗体应为阴性或低于检测下限。

【注意事项】见前述CLIA间接法测定。

二、弓形虫IgM检测

采用捕获法和间接法，但以捕获法较为普遍。与前述捕获法和间接法测特异IgM抗体在原理、试剂组成、操作，结果判断和注意事项等方面除此处所用抗原为弓形虫抗原外，其他均相同。

【参考区间】未感染或既往感染弓形虫的健康人应为阴性。

三、弓形虫特异IgG抗体亲合力检测

【原理】弓形虫特异IgG的ELISA检测经改变检测模式或改良后，可用于测定弓形虫IgG抗体结合抗原的亲和力。原理是同时检测双份标本，其中一份经尿素处理分离低亲和力抗体。计算两个终点滴度比值，以百分数表示。

【试剂】试剂主要为含尿素的抗体处理试剂，检

测时需要与 IgG 检测试剂同时使用。

【操作】 按试剂盒所附的使用说明书或实验室制定的 SOP 进行操作，主要操作过程如下：设定和加载阴性对照、阳性对照、质控品和待测样本→温育→洗涤→加入抗体亲合力试剂→温育→洗涤→加入酶底物显色溶液→温育→终止→比色。

【结果判定】 亲合力的计算不同试剂的计算公式会有所不同。一般依据亲合力检测孔、对照孔、标准品的检测值来计算，亲合力<50%为低亲合力，表明为近期感染（少于 12 周）。

【参考区间】 未感染过弓形虫的健康人，抗体亲合力应为阴性，既往感染者如存在特异 IgG，其亲合力>50%。

【注意事项】 抗体滴度过低的样本不适于进行抗体亲合力检测，高滴度样本应进行适当稀释再进行亲合力检测。

四、临床意义

由于血液体内各种干扰因素的存在，特异 IgM 抗体检测常会存在假阳性，尤其是检测结果为较弱阳性反应时。因此，绝不能只是根据 IgM 抗体检测呈阳性反应而对孕妇进行临床决策。TORCH 应有一个相应的检测程序，即首先同时检测特异 IgM 和 IgG 抗体，如 IgM 为阳性反应，IgG 为阴性，则随访被检者，如一段时间后，IgG 转为阳性，IgM 滴度降低或转阴，则说明原来的 IgM 阳性反应为真阳性；如 IgG 仍为阴性，原来的 IgM 阳性反应则为假阳性。如出现 IgM 和 IgG 同时阳性，随访后 IgM 转阴，IgG 滴度持续升高，则原来的 IgM 阳性反应为真阳性，如未变，且 IgG 亲合力检测显示为高亲合力抗体，则说明原来的 IgM 阳性反应结果为假阳性。在证明为近期感染的情况，则可进一步通过羊水标本的核酸检测及影像学检测等进行综合判断。总体的 TORCH 检验的临床意义可归纳如下。

1. 特异 IgM 和 IgG 抗体的临床意义

（1）特异 IgM 抗体：是病原体感染后出现最早的抗体，特异 IgM 抗体检测阳性，尤其是高滴度的特异 IgM 抗体，提示可能有相应病原体的急性感染。随着感染的进展，特异 IgM 抗体滴度逐步降低，直至消失。

（2）特异 IgG 抗体：特异 IgG 抗体出现并滴度逐步增加，如果在前后不同时间的 2 次对特异的 IgG 抗体检测中，发现第 2 次检测较第 1 次检测的滴度出现 4 倍以上的增加，则提示为近期感染。

2. 特异的低亲合力 IgG 抗体的临床意义　目的是验证在特异 IgG 抗体阳性的情况下，是否为近期感染。其基本原理是：机体感染病原体后，初次免疫应答后产生的抗体，通常为低亲合力（有功能的亲合力），经过数周或数月后，经过亲合力成熟的过程而成为高亲合力抗体。在免疫测定中，临床标本中加入尿素或其他变性剂，不能耐受尿素等变性剂作用的抗体则为低亲合力抗体，该类抗体的出现反映的是急性或近期感染。

特异 IgG 抗体亲合力的测定可排除患者前 4～5 个月内发生的感染，其对第 1 个月的特异 IgM 和 IgG 均阳性的妊娠妇女尤其有用，如果此时特异 IgG 为高亲合力，则说明为孕前感染，怀孕前感染对胎儿影响不大。但特异 IgG 抗体亲合力测定结果也有一定的局限性，即由于低亲合力抗体有可能持续达 1 年之久，因此，在 IgM 抗体存在的同时，其并不一定意味着近期感染；有些患者会出现临界或“灰区”结果；出现此类情况时，可与其他血清学试验（特异的 IgA 和 IgE）一起作为近期感染的确认试验，单独检测不能作为决定性检测。

3. 母婴成对样本 IgG 和 IgM 蛋白印迹（WB）试验的临床意义　IgG 可通过胎盘由母体进入胎儿，而 IgA 和 IgM 不能；但在出生过程中，却可能发生特异的 IgA 和 IgM 从母体至胎儿的情况，一般胎儿体内来自母体的 IgA 和 IgM 持续时间短，只有数天。因此，为判断婴儿是否感染特定的病原体，可进行母婴成对样本 IgG 和 IgM 的 WB 试验，出现不同的条带，说明婴儿血液循环中的特异抗体并非来自母体。

4. 病原体核酸检验的临床意义　用于 TORCH 病原体核酸测定的临床样本主要有血液、羊水、尿液、脑脊液等。采用 PCR 方法测定病原体核酸，是判断特定病原体急性感染最直接的证据。采用羊水进行 PCR 测定是较常规检测方法更敏感、快速和准确的方法，但采取羊水进行 PCR 测定对孕妇具有一定的侵害性，应在血清学检测阳性或有疑问最终才选用的方法。

TORCH 检验除了用于优生优育外，还可用于使用免疫抑制剂治疗如器官移植、肿瘤和自身免疫病等患者的感染监测。

第九节　巨细胞病毒免疫检测

巨细胞病毒（cytomegalovirus，CMV）又称巨细胞包涵体病毒，是人类病毒性疾病的常见病原体之一。人类对 CMV 普遍易感，初次感染多在 2 岁以下，常呈隐性感染，但可长期带毒成为潜伏感染。免疫力低下或经免疫抑制剂治疗的患者CMV感染率较高。妊娠妇女感染CMV可通过胎盘感染胎儿，当宿主的免疫调节功能发生变化，如怀孕、重大疾病、免疫抑制治疗，精神压力等，潜伏病毒的复制便被激活（继发性感染）。

进行免疫抑制治疗的患者（器官移植患者、艾滋病患者、淋巴恶性增生患者或癌症患者），人巨细胞病毒（human cytomegalovirus，HCMV）感染会因为病毒扩散或侵入内脏产生严重的症状，包括：脾大、肺炎、溶血性贫血症、心肌炎和脑炎。CMV感染对这类患者可能是致命的。

人感染CMV后，同样会激发机体的免疫应答而产生特异抗体，同样是先出现IgM特异抗体，然后是IgA和IgG。CMV对宿主或组织具有高度的种属特异性。应用免疫学技术检测抗原或抗体，不仅有助于区别先天性或获得性感染，而且有助于区别急性或既往感染。检测HCMV抗体的方法较多，包括补体结合试验（complement fixation test，CFT）、间接血凝试验、免疫荧光法（immunofluorescence assay，IF）、免疫印迹试验、ELISA和放射免疫分析等。最常用的方法为ELISA，其次是CLIA，有商品试剂盒供应，可检测抗-HCMV IgM、IgA、IgG类抗体。目前临床主要检测抗-HCMV IgM和IgG类抗体以及IgG抗体亲合力。

一、抗-HCMV和IgG亲合力检测

同弓形虫抗体检测一样，巨细胞病毒抗体的检测可以采用ELISA法和几种不同的CLIA方法，IgG抗体检测原理是间接法，IgM抗体检测的原理是间接法或捕获法。巨细胞病毒抗体亲合力可作为鉴别近期感染和早期感染参考指标。已有研究表明，在巨细胞病毒IgG抗体阳性的献血者中，存在由于机体免疫功能的差异，早期感染也表现为低亲合力IgG抗体。此外高亲合力结果也不总是表明是长期既往CMV感染。亲合力指数的正确评估是在IgG的滴度在检测试剂线性范围内进行检测。亲合力检测的结果在必须结合其他巨细胞病毒检测结果以及患者的临床背景进行分析。

二、CMV pp65抗原检测

【原理】免疫荧光法。pp65是CMV复制早期产生的被膜蛋白，位于CMV衣壳与包膜之间。CMV活动性感染时外周血多形核白细胞中CMV复制活跃，出现pp65抗原。本法原理是将患者外周血多形核白细胞制成涂片，用抗CMV pp65单克隆抗体为一抗，异硫氰酸荧光素（fluorescein isothiocyanate，FITC）标记的羊抗鼠IgG为二抗进行检测。

【试剂】试剂组成：抗CMV pp65单克隆抗体、异硫氰酸荧光素标记的羊抗鼠IgG、阴性对照和阳性对照等。

【操作】按试剂盒所附的使用说明书或实验室制定的SOP进行操作，主要操作过程如下：分离抗凝血中的多形核白细胞→涂片→固定→加入抗CMV pp65单克隆抗体→温育→洗片→加入FITC标记的二抗→温育→洗片→镜检。

【结果判定】多形核白细胞胞质中出现典型黄绿色阳光为pp65阳性细胞。以全片出现≥5个pp65阳性细胞为阳性。

【参考区间】健康人外周血多形核白细胞CMV pp65抗原阴性。

【注意事项】如果患者白细胞含量过低，需适当增加采血量。

三、临床意义

血清中抗-HCMV IgM类抗体阳性有助于对急性或活动性HCMV感染的诊断，以及对移植器官供体和献血员的筛选。脐带血查出抗-HCMV IgM类抗体说明胎儿宫内感染，若同时检测抗-HCMV IgA类抗体可提高诊断的准确性。抗-HCMV IgG类抗体阳性对诊断既往感染和流行病学调查有意义，若间隔3周后抽取血清该抗体阳性滴度升高4倍以上（双份血清进行对比），则对判断HCMV近期复发感染有意义。在怀孕期间，母亲的CMV首发感染对于胎儿的危险明显高于既往感染的复发感染，但是巨细胞的复发感染同样会形成IgM抗体，不能单独通过检测病原体特异性IgM抗体来确定首发感染，此外，在巨细胞病毒IgM抗体检测时，经常能观察到和其他疱疹类病毒的交叉反应，因此，检测巨细胞病毒IgG抗体的亲合力可以作为重要证据，用以辅助判断阳性CMV IgM结果是否和急性CMV感染有关。建议的妊娠期CMV感染的检测流程见图3-4-1。

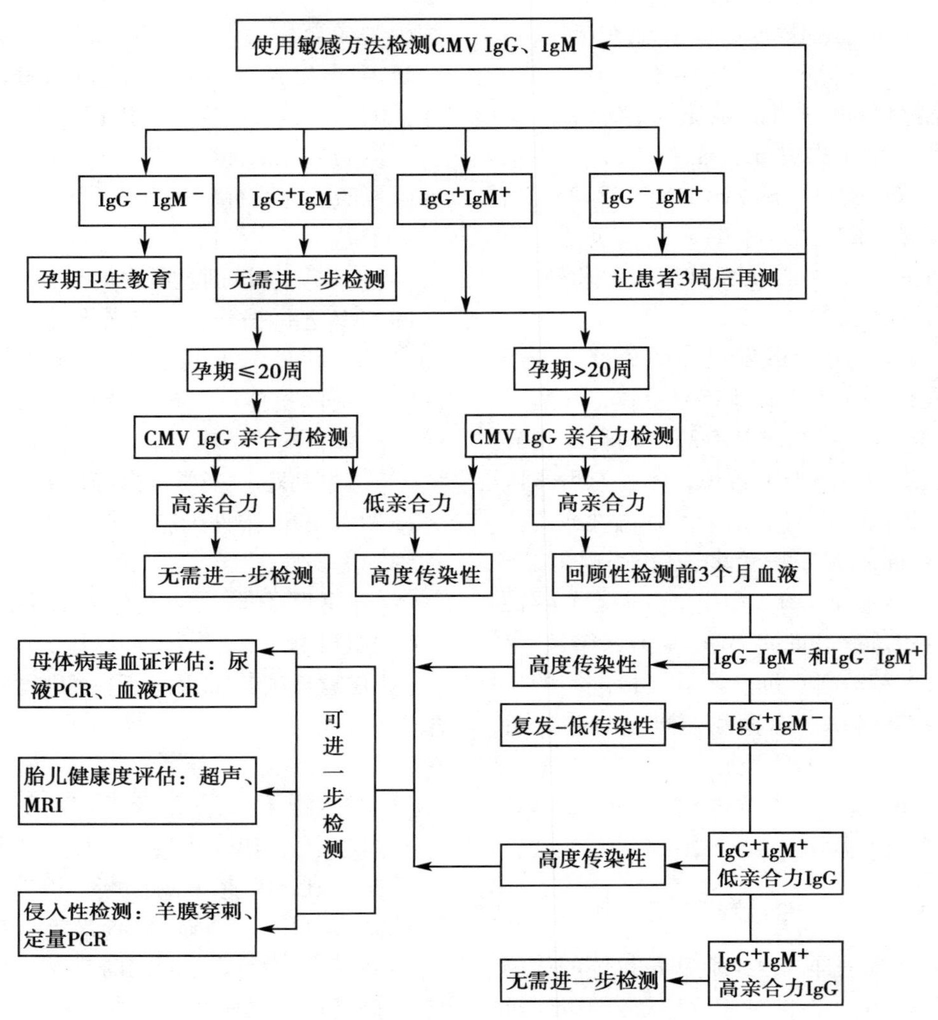

图 3-4-1 妊娠期 CMV 感染检测程序示意图

第十节 单纯疱疹病毒免疫检测

单纯疱疹病毒（herpesvirus，HSV）属单纯疱疹病毒属（*Simplexvirus*），现称人疱疹病毒 1，2（human herpesvirus1，2，HHV1，2），是 DNA 病毒。HSV 常存在于感染者唾液中，主要通过分泌物、直接密切接触以及性接触而传染，器官移植、输血或血液制品也可传播。

HSV 在人群中感染较普遍，通常是隐性感染，但也可能是全身性严重感染。HSV-1 主要引起生殖器以外的皮肤、黏膜和器官感染，也可引起原发性生殖器疱疹。HSV-2 则主要引起生殖器疱疹，也与子宫颈癌发生有关。HSV 可通过胎盘感染胎儿，导致胎儿畸形、流产等。孕妇生殖道疱疹可于分娩时传染胎儿，引起新生儿疱疹。

人感染 HSV 后，一周后即可检测到 HSV IgM 抗体。一般 HSV IgM 抗体的存在表示近期感染或复发感染。原发性感染患者 2～3 周后，体内一般会出现特异性 IgG 抗体，但几个月后其滴度会下降，而复发感染的患者滴度不会增高。通过对 IgG 的检测可评估患者的免疫状态并且提供 HSV 既往感染的血清学证据。HSV-1 或 HSV-2 抗体血清转化可帮助诊断近期（原发性或继发性）HSV 感染。

检测 HSV 的方法有补体结合试验、中和试验、免疫荧光试验、ELISA 和化学发光法等。临床最常用

ELISA 和 CLIA。检测抗 HSV-1 和（或）HSV-2 IgM 类抗体通常采用捕获法或间接法，IgG 抗体检测则采用间接法。方法的原理、试剂、操作、结果判断、注意事项等除抗原及抗特定抗原的酶标抗体不同外，其余基本相同。

单纯疱疹病毒的免疫检测临床意义如下：35% 的儿童到 5 岁时具有 HSV-1 型病毒的抗体，80% 的成人到 25 岁时特异性抗 HSV-1 型病毒的抗体。由于 HSV-1 和 HSV-2 具有相同的抗原决定簇，这两种病毒的抗体可能会发生交叉反应。尽管体内有抗病毒抗体，这两种类型的病毒也会经常复发。

快速准确地诊断 HSV 感染有助于及早采用抗病毒治疗，减少感染传播。抗-多数生殖器的疱疹病毒感染由 HSV-2 型病毒所致，有 20% 为 1 型单纯疱疹病毒引起的感染。感染初期的症状是相同的，但生殖器感染 1 型单纯疱疹病毒后的再激活几率明显比 2 型低，因此 1 型单纯疱疹病毒生殖器感染的临床复发率通常很低。2 型单纯疱疹病毒对生殖器感染是 1 型的 4 倍，流行更广且具有明显的临床症状。2 型单纯疱疹病毒生殖器感染可用抑制病毒复制的抗病毒药物治疗如阿昔洛韦、缬昔洛韦和泛昔洛韦等。单纯疱疹病毒 1 型和 2 型的血清学及病毒学差异能够指导对疾病的正确预后和治疗。

其他见上述弓形虫的免疫检测中的 TORCH 共同的临床意义。

第十一节 风疹病毒免疫检测

风疹病毒（rubella virus，RV）是披膜病毒科风疹病毒属，为单链正股的 RNA 病毒，是引起风疹的病原体。病毒结构为不规则球形，直径约 50～70nm，核壳体直径约 30nm，呈 20 面体，外有脂蛋白双层包膜。

风疹病毒经呼吸道传播给易感人群。妊娠 4 个月内的妇女若被感染，病毒可通过胎盘感染胎儿，引起先天性风疹综合征（congenital rubella syndrome，CRS），导致胎儿器官缺损或畸形，如新生儿先天性白内障、先天性心脏病、先天性耳聋等。

人体感染风疹病毒后能产生特异性抗体，获终生免疫力。对风疹病毒感染的首次体液免疫应答产生特异性抗风疹病毒 IgM 抗体，在感染后两周达到高血清水平，并且会存在持续 1～2 个月。特异性 IgG 抗体一般晚于 IgM 一周产生。IgG 会在出现感染症状后 6～10 周内快速升高以达到平稳状态，随后逐渐降低至一定水平（15～200IU/ml），并持续终生。完全无症状的再次感染通常会伴随特异性 IgG 水平适当升高。特异的风疹 IgM 和 IgG 抗体的常用检测方法主要为 ELISA 和 CLIA。

检测风疹 IgM 抗体多采用捕获法，亦可用间接法；IgG 抗体则通常采用间接法。方法的原理、试剂、操作、结果判断、注意事项等除抗原及抗特定抗原的酶标抗体不同外，其余基本相同。

风疹病毒的免疫检测临床意义如下：对风疹病毒 IgM 抗体和 IgG 抗体的准确检测将会为诊断和随访风疹病毒急性感染，评估育龄妇女的免疫状态，以及为可疑育龄妇女选择适当的预防措施提供基本手段。抗风疹病毒 IgM 抗体在发病 2～5 天即可测出，6～25 天检出率可达高峰，常用于风疹急性期或新近感染的诊断。风疹病毒 IgG 抗体用于调查既往感染。此外，现在已经能够生产出风疹病毒疫苗，风疹病毒 IgG 测试则可更广泛地用于确定在疫苗接种后受者的血清转换状态。鉴于技术上的原因和生物学上的交叉反应，对阳性结果的意义应结合临床综合判断，孕妇不能仅以此抗体阳性反应作为终止妊娠的依据。

其他见上述弓形虫的免疫检测中的 TORCH 共同的临床意义。图 3-4-2 是建议的妊娠期风疹病毒感染的检测程序。

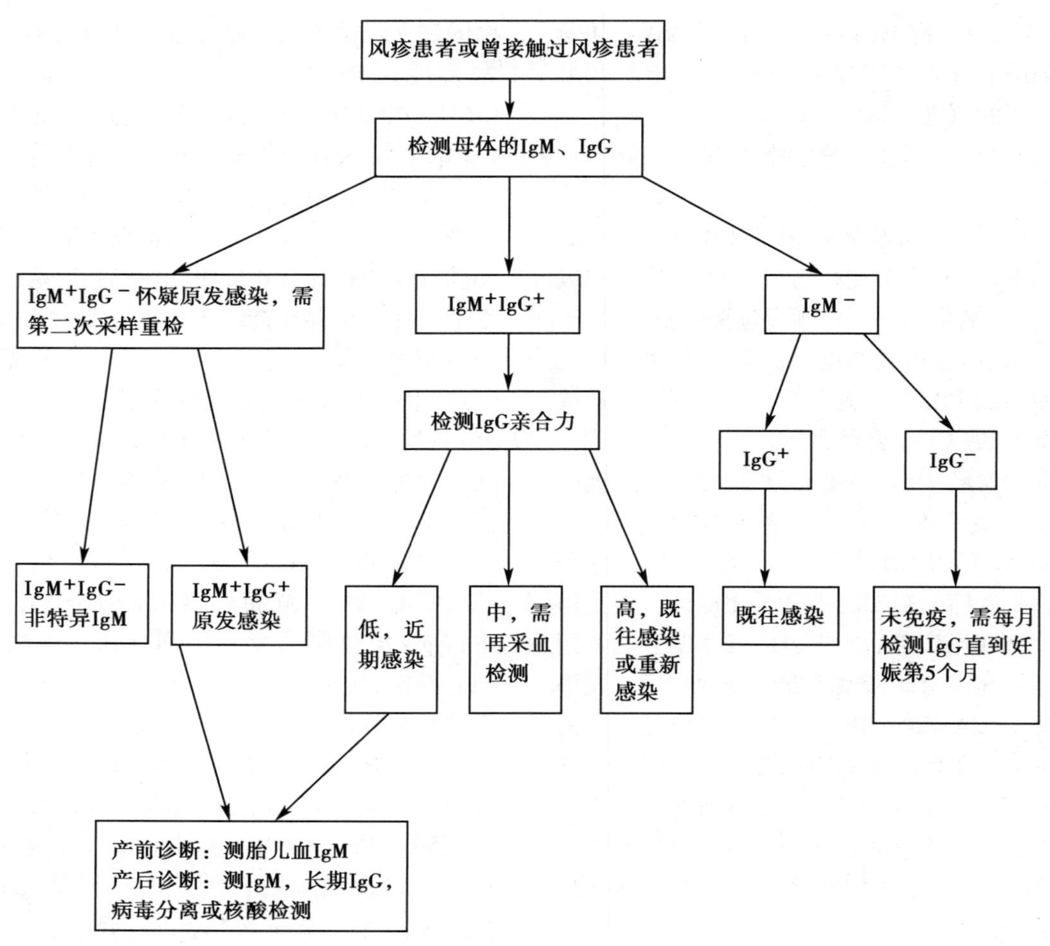

图 3-4-2 妊娠期 RV 感染检测程序示意图

第十二节 呼吸道病毒免疫检测

呼吸道病毒是指一大类能侵犯呼吸道引起呼吸道局部病变或仅以呼吸道为侵入门户，主要引起呼吸道外组织器官病变的病毒。呼吸道病毒包括正黏病毒科（Orthomyxoviridae）中的流感病毒；副黏病毒科（Paramyxoviridae）中的副流感病毒、呼吸道合胞病毒、麻疹病毒、腮腺炎病毒以及其他病毒科中的一些病毒，如腺病毒、风疹病毒、鼻病毒、冠状病毒和呼肠病毒等。

一、流感病毒

流行性感冒病毒（influenza virus），简称流感病毒，是引起人类和动物发生呼吸道感染的单股负链RNA病毒，属正黏液病毒科。

根据流感病毒感染的对象，可将其分为人流感病毒和动物流感病毒，与人类感染有关流感病毒根据其核蛋白的抗原性分为三种：甲型流感病毒（influenza A virus），又称A型流感病毒；乙型流感病毒（influenza B virus），又称B型流感病毒；丙型流感病毒（influenza C virus），又称C型流感病毒。流感病毒呈球形或丝状，直径80～120nm，三种病毒具有相似的生化和生物学特征。甲型流感病毒根据血凝素蛋白（hemagglutinin，HA）和神经氨酸酶蛋白（neuraminidase，NA）的不同可分为16个H亚型（H1～H16）和9个N亚型（N1～N9）。禽流感病毒（avian influenza A virus，AIV）属正黏病毒科甲型流感病毒属，可感染人的禽流感病毒亚型主要为：H5N1、H9N2、H7N7、H7N2、H7N3等。2013年3月，我国上海和安徽两地率先发现一种新型H7N9禽流感病毒，该病毒是全球首次发现的高致病性的新亚型流感病毒，既往仅在禽间发现，未发现过人的感染情况。

流感病毒的免疫学检测方法主要有：ELISA、胶体金免疫层析试验（gold immunochromatography assay，GICA）、免疫荧光法、血凝抑制试验（hemagglutination inhibition test，HI）和中和试验等。目前NT和HI法因操作烦琐，影响结果因素较多，因此主要在研究实验室应用，临床实验室应用尚有困难。

（一）流感病毒抗原检测

流感病毒抗原检测方法主要有 ELISA、免疫荧光试验和胶体金免疫层析试验等。

1. ELISA 法

【原理】采用特异的流感病毒抗体包被微孔条。患者标本（鼻咽分泌物或支气管肺泡灌洗液）中所含的流感病毒抗原与固相载体中存在的抗体结合。HRP 标记的流感病毒抗体与存在的流感病毒抗原发生特异性结合（包被抗体与检测抗体针对病毒抗原的不同表位）。当加入色原体底物后，产生酶底物色原体反应，生成有色产物。加入终止液后颜色变黄，颜色强度与流感病毒抗原含量成正比。

【试剂】试剂盒主要包括包被特异性抗体微孔条、标本缓冲液、洗涤液、抗流感病毒抗体酶标记物、TMB-底物溶液、阴性对照和阳性对照、终止液等。

【操作】按试剂盒使用说明书或实验室制定的 SOP 进行操作，主要操作过程如下：

样本稀释→样本温育→加载样本→温育反应→洗涤→加酶标二抗→温育反应→洗涤→加底物显色液→终止液→结果读取。

【结果判定】

1）判定标准的有效性：采用单波长比色，应从标本检测值中减去空白值（底物空白的吸光度值）。确保阴性对照的吸光度均值 <0.3，阳性对照的吸光度值在规定的范围内，如果不能达到这个标准，试验应当重做。

2）结果判定：应按所用试剂盒说明书进行结果判定，例如（针对以下标本：鼻咽分泌物或支气管灌洗液）：E(NC)：是指阴性对照的吸光度值；阳性结果：> E(NC) + 0.25；cut-off 值结果：E(NC) + 0.15 ~ E(NC) + 0.25；阴性结果：< E(NC) + 0.15。

【参考区间】未感染流感病毒者，鼻咽分泌物或支气管灌洗液中流感病毒抗原为阴性。

【注意事项】

①试剂不经复温直接使用会降低反应温度而影响反应结果；②标本稀释应准确，稀释不准确会造成假阳性或假阴性结果；③每次加载样本例数不宜过多，否则会增加每个反应孔间的反应时间差异；④反应时间应严格控制，延长或缩短反应时间将影响反应结果；⑤洗涤步骤是影响检测结果最为关键的一步，洗涤不充分会增加非特异染色，从而影响结果判断；⑥显色反应终止后，应尽可能及时检测，以减少显色产物衰减；⑦每次检测均应加入低值和高值质控品，以监测试剂的有效性，若能加入 cut-off 值质控品将对结果判断更有价值；⑧不同厂家、不同批号试剂不能混用。更换新批号试剂时，必须用标准品与原试剂比对。

2. 免疫荧光试验

【原理】荧光标记（如 FITC）的某流感病毒特异性单克隆鼠抗体与鼻咽分泌物或肺泡灌洗液的细胞涂片中（或经加入上述标本的单层细胞孵育后）相应的病毒抗原结合后，形成抗原-抗体复合物，荧光显微镜下细胞内显示特异性荧光。而未发生抗原-抗体特异性反应的细胞，被伊文斯蓝染成红色。

【试剂】试剂盒组成包括：荧光标记的某流感病毒特异性单克隆鼠抗体、缓冲复染剂、洗涤浓缩液、封闭液等。

【操作】按试剂盒使用说明书或实验室制定的 SOP 进行操作，主要操作过程如下：细胞涂片制备→加荧光标记的流感病毒单克隆抗体→温育反应→洗涤→封片→观察结果。

注：细胞涂片的制备简述如下：

吸取 1 ~ 2ml 鼻咽分泌物或支气管灌洗液置于 15ml 离心管中，加入 4 ~ 8ml PBS，用旋涡混合器振荡 3 ~ 5 分钟，800 ~ 1000r/min 离心 10 分钟，弃上清，如有黏液一并弃去。沉淀物洗涤 2 次后，加入适量 PBS 悬浮细胞，吸取 25μl 该细胞悬液点于多孔玻片上，室温下空气干燥后用 4℃ 丙酮固定 10 分钟备用。

【参考区间】未感染流感病毒者，鼻咽分泌物或支气管灌洗液中流感病毒抗原为阴性。

【结果判定】荧光显微镜下读片，如果一孔涂片中含有大约 200 个细胞，则认为此片是可以评价的。

1）阴性：荧光显微镜下观察反应底物片，未发生抗原-抗体特异性反应的细胞，被伊文斯蓝染成红色。

2）完整细胞内显示明亮的苹果绿荧光为阳性细胞，当放大倍数为 200 倍时，在整个涂片中找到≥2 个阳性细胞，判为标本阳性反应。

3）不同亚型的流感病毒感染的细胞在染色上略有差异。

【注意事项】

①在检测样本前最好先检查阳性和阴性对照。如果其中有一个没有得到预期的结果，审查操作步骤和条件从而确认发生原因。②光源随着使用时间增长会降低发出荧光的强度，影响结果观察。③细胞碎片等会非特异性地吸收荧光，导致高强度的荧光产生。可以通过形态上进行区别，也就是说，非特异性荧光不会出现在完整的一个细胞内。④低强度的黄绿荧光有

时可能也会被看到，特别是当细胞重叠区域或者靠近单层细胞孔洞中。在这两种情况下，在洗涤过程中俘获的发散光被阻碍，导致产生非特异性的荧光。⑤因温育时间过长或者湿度没有控制好，会导致在玻片四周出现密集荧光。⑥去除黏层不充分，会导致非特异性的荧光吸收。⑦洗涤不充分，会导致产生低度荧光因残留的荧光还是保留在单层细胞上。⑧直接进行样本检测，标本中白细胞和单核细胞会俘获荧光，红细胞也会产生朦胧的绿光。

3. 胶体金免疫层析试验

【原理】在试纸条预先固定抗某型流感病毒核心蛋白单克隆抗体，以及胶体金标记有另一株抗同型流感病毒核心抗原单克隆抗体，建立的双抗体夹心免疫学检测方法。在测试过程中，如果样品中有该型流感病毒，则发生特异性抗原-抗体反应，出现阳性结果；如果没有该型流感病毒，则不发生反应，出现阴性结果。

【试剂】试剂盒组成包括：包被特异性流感病毒抗体的检测板、标本抽提液、灭菌棉棒、滴头、抽提用管子等。

【操作】按试剂盒说明书或实验室制定的 SOP 进行操作，主要操作过程如下：

样本处理→加载样本→结果判定。

【结果判定】

1）阳性反应：在检测区（T）和对照区（C）各出现一条红色色带。

2）阴性：只在对照区（C）位置有一条红色带出现。

3）无色带出现或仅在检测线位置出现一条红色带，应检查产品的失效日期，可使用有效期内的产品，按照说明书的要求重新检测一次。

【参考区间】未感染流感病毒者，鼻咽分泌物或支气管灌洗液中流感病毒抗原为阴性。

【注意事项】

①请使用本产品中提供的棉棒进行采样。收集鼻腔擦拭液时，将棉棒插入鼻孔中分泌物最多的部位，轻轻摇动棉棒，同时向鼻腔内部推进，直至鼻甲骨部位（鼻腔内不足一英寸的部位），在鼻腔内壁上轻摇几下棉棒，取出。将擦拭后的咽拭子在纯水中充分搅拌，使鼻腔分泌物溶于水中。取出 300μl 溶解有鼻腔分泌物的样品加入到稀释液冻干品中，充分溶解后作为待检测样品。②本产品仅用于体外诊断，开封后请立即使用。③不要用手直接接触检测板的样品滴下部和判定部。④请不要在样品滴下后 15 分钟内判定结果，因为胶体金标志抗体的展开还不完全，可能影响检测结果。⑤请在样品滴下后 15 分钟后迅速判定结果，时间过长因检测板干燥可能影响结果。⑥当判定部质控处没有条带出现时，可能因为操作错误或检测板质量问题，需用其他检测板重试。⑦检测使用后的废弃物品，请按规定处理。

（二）流感病毒抗体检测

1. 检测方法　流感病毒抗体的检测方法临床常用的主要有血凝抑制试验和中和试验等。

（1）血凝抑制试验

【原理】流感病毒颗粒表面的 HA 蛋白，具有识别并吸附于红细胞表面受体的结构，HA 试验由此得名。HA 蛋白的抗体与受体的特异性结合能够干扰 HA 蛋白与红细胞受体的结合从而出现抑制现象。

【试剂】阿氏液，10% 和 1% 鸡红细胞液、流感病毒等。

【操作】按实验室制定的 SOP 进行操作，主要操作过程如下：样本稀释→加载鸡红细胞悬液→振荡混匀→温育反应→观察结果。

【参考区间】未感染流感病毒者血清中，流感病毒抗体为阴性。

【结果判定】阳性对照红细胞将呈现纽扣状沉于孔底（表 3-4-5）。

表 3-4-5　血凝试验结果判读标准

类别	孔底所见	结果
1	红细胞全部凝集，均匀铺于孔底，即 100% 红细胞凝集	++++
2	红细胞凝集基本同上，但孔底有大圈	+++
3	红细胞于孔底形成中等大的圈，四周有小凝块	++
4	红细胞于孔底形成小圆点，四周有少许凝集块	+
5	红细胞于孔底呈小圆点，边缘光滑整齐，即红细胞完全不凝集	-

能使红细胞完全凝集（100% 凝集，++++）的抗原最高稀释度为该抗原的血凝效价，此效价为 1 个血凝单位（hemagglutinin unit，HAU）。注意对照孔应呈现完全不凝集（-），否则此次检验无效。试验成立的条件：样本倍比稀释中，只有阴性对照孔血清滴度不大于 2log2，阳性对照孔血清误差不超过 1 个滴度，试验结果才有效。以完全抑制 4UHA 抗原的血清最高稀释倍数作为 HI 滴度。HI 价小于或等于

3log2 判定 HI 试验阴性；HI 价大于或等于于 4log2 为阳性反应。

【注意事项】

1）合理选择抗原和对照阳性血清：针对 Re-4 和 Re-5 株疫苗免疫采用相应抗原和对照阳性血清。同一亚型的禽流感病毒制成的抗原，如果毒株来源不同，则可能会存在抗原性差异，从而使检测同一血清的结果有差别。一般来讲，疫苗种毒株如果与抗原所用毒株相同时，则所测得的 HI 效价较高。

2）合理使用和保存抗原：反应试剂要按规定保存和使用，冻干的试剂应按照说明中规定的体积重新溶解并保存。要避免杂菌污染，因为污染所造成的非流感起源的凝集素也可与所有抗血清发生非特异反应。为避免反复冻融和细菌污染，可以无菌操作将试剂分装成小包装。

3）反应温度：不能太高，若在 37℃（如温箱）下进行，会影响检测结果。

4）掌握好温育时间：本操作中 HA 和 HI 试验中加入红细胞后的作用时间均为 40 分钟，主要是参照世界动物卫生组织（Office International Des Epizooties，OIE）标准，在一些病毒株中可见红细胞从病毒中解脱，如果有这种情况的发生，要提前判定（约 25～30 分钟）或 4℃下孵育。一般来讲，以红细胞对照孔出现完全沉淀时迅速判读结果。

5）标准抗原稀释液浓度必须为 4 个 HA 单位，必须每天制备并在试验前滴定（表 3-4-6）。

表 3-4-6 抗原标定方法

血凝板	1	2	3	4
1. 稀释液（μl）	25	25	25	25
2. 4 单位抗原（μ）		25		
3. 从第 2 孔开始倍比稀释到第 4 孔，最后一孔弃去				
说明 1：稀释度	1:2	1:4	1:8	1:16
说明 2：抗原滴度	2 倍	1 倍	0.5 倍	0.25 倍
4. 1%红细胞（μl）	25	25	25	25
微量振荡器混匀，室温放置 40min，观察				

6）红细胞悬液要始终符合标准，使用时应随时振荡。

7）每次试验时均应设 2 个阳性血清对照、1 个阴性对照。

阳性对照孔血清误差不超过 1 个滴度，试验结果才有效。

阳性血清的标定：具体操作可在购进一批标准阳性血清以后，取几瓶血清，溶解到一起，分成小包装，－70℃（无条件者可用－20℃）保存备用，每次用时取一小管。标定时取冻存血清 1 支，由几个操作人或分几次（红细胞等最好是分别配制）检测阳性血清效价，取平均值作为最终的标准阳性血清效价。

8）注意非特异性凝集素的消除。禽类血清中，尤其是水禽血清，往往含有非特异性血凝抑制因子，在做禽流感血凝抑制试验时会出现 2～3 孔有凝集现象。因此，在利用血凝抑制试验进行人血清抗体检测之前，有必要对血清中非特异性因子进行排除。患者血清采取 56℃ 水浴 30 分钟，加入等体积的 1% 鸡红细胞，混匀，室温静置 30 分钟，1500～1800rpm 离心 5～10 分钟，取上清检测，结果判定时增加一个滴度。

（2）中和试验

【原理】中和试验是以检测病毒的感染力为基础，以比较病毒受免疫血清中和后的残存感染力为依据，来判定免疫血清中和病毒的能力。

【试剂】已知滴度的流感病毒、阳性对照血清、阴性对照血清、狗肾细胞 MDCK 和细胞培养试剂等。

【操作】按实验室制定的 SOP 进行操作，主要操作过程如下：病毒制备→病毒滴度检测→血清稀释→加载血清和病毒到 MDCK 细胞→温育反应→观察结果。

【参考区间】未感染流感病毒者血清中，流感病毒中和抗体为阴性。

【结果判定】当阳性、阴性、正常细胞等对照相，血清毒性对照全部成立时，才能进行判定，被检血清孔出现 100% 细胞病变效应（cytopathic effect，CPE）判为阴性，50% 以上细胞出现保护者为阳性；固定病毒稀释血清中和试验的结果计算，是计算出能保护 50% 细胞孔不产生细胞病变的血清稀释度，该稀释度即为该份血清的中和抗体效价。

【注意事项】

①待检人血清需 56℃30 分钟灭活，动物血清需受体破坏酶（receptor destroying enzyme，RDE）处理。②待检血清需要重复检测时，应分装后冻存，以免反复冻融。③每管病毒只使用一次，若重复使用，或血清阳性对照结果过高或过低，以及细胞阳性对照 OD 值过低，须对病毒进行重新滴定。④细胞应处于对数生长期，严禁细胞过度生长或老化（代数过高）。因此，必须在 10 代前进行细胞冻存，保存于液氮中备用。⑤牛血清有中和病毒感染力的作用。试验过程中切勿将细胞培养液与病毒稀释液混淆使用。⑥病毒与抗血清混合，常规采用 37℃作用 1 小时，

该实验采用37℃作用2小时，但针对不同耐热性的病毒，温育温度和时间应有所增减。

2. 临床意义　在发病初期1～3天，患者鼻咽部分泌物中含有大量病毒，此时传染性最强，最适合于病毒抗原的检测；通过直接检测流感病毒抗原，有助于流感病毒感染的诊断。由于同一亚型不同年代流感病毒变异株间均存在不同程度的抗原性交叉，因此患者血清中是否存在流感病毒抗体或抗体滴度的高低，不能作为流感病毒感染的确诊证据；应采集患者急性期和恢复期的血清，在同一条件下进行测定，凡恢复期血清中和抗体效价比急性期高4倍或以上者，才有诊断价值。此外，由于流感病毒抗原变异较为复杂，不同地区甚至同一地区不同时间所流行毒株的抗原性不尽完全相同，因此进行抗体测定时，所用毒株最好是当地当时的流行株和全国代表性毒株。

二、副流感病毒和腮腺炎病毒

副流感病毒（parainfluenza virus，PIV）和腮腺炎病毒（mumps virus）均是一种单股负链RNA病毒，属副黏病毒科。副黏病毒科分成2个亚科：副黏病毒亚科和肺炎病毒亚科。副黏病毒亚科中有3个属与人感染有关：呼吸道病毒属（*Respirovirus*）、腮腺炎病毒属（*Rubulavirus*）和麻疹病毒属（*Morbillivirus*）；肺炎病毒亚科下分为肺炎病毒属（*Pneumovirus*）和偏肺病毒属（*Metapneumovirus*）。常见该科的病毒有：麻疹病毒属的麻疹病毒（measles virus，MV）、肺炎病毒属的人呼吸道合胞病毒（human respiratory syncytial virus，RSV）、腮腺炎病毒属的腮腺炎病毒（mumps virus）和人副流感病毒2，4（human parainfluenza virus 2，4，PIV2，4），以及呼吸道病毒属的人副流感病毒1，3（human parainfluenza virus 1，3，PIV1，3）。病毒呈球形，核衣壳呈螺旋对称，有包膜，且包膜上含有血凝素-神经氨酸酶刺突（hemagglutinin-neuraminidase spike，HN）和融合因子刺突（fusion factor spike，F）。人副流感病毒根据血清学将分为4型（Ⅰ～Ⅳ型），其中Ⅳ型又分为a和b两个亚型。Ⅰ和Ⅱ是主要的致病因子，常引起哮喘；Ⅲ常引起下呼吸道感染，发病率仅次于呼吸道合胞病毒；Ⅳ型只引起轻型上呼吸道感染，不引起严重疾病；此外，Ⅰ和Ⅲ亦是医院感染的重要病原。腮腺炎病毒常引起流行性腮腺炎，还可引起脑膜炎、睾丸炎、卵巢炎和胰腺炎等。

副流感病毒和腮腺炎病毒的免疫学检测方法主要有中和试验和免疫荧光法等。通过检测病毒的抗原或血清中的特异性抗体，同时结合临床症状进行鉴别和诊断。目前中和试验因操作烦琐，影响结果的因素较多，因此主要在研究实验室应用，临床实验室应用尚有困难。

（一）血清抗体检测

【原理】采用中和试验，参见本章第十二节中和试验法检测流感病毒血清抗体。

【试剂】已知滴度的副流感病毒（或腮腺炎病毒）、阳性对照血清、阴性对照血清、绿猴肾（Vero）细胞、或人宫颈癌（Hel）细胞a或狗肾（MDCK）细胞和细胞培养试剂等；而腮腺炎病毒的培养则用人横纹肌肉瘤（RD）细胞等。

【操作】参见本章第十二节中和试验法检测流感病毒血清抗体。

【结果判定】参见本章第十二节中和试验法检测流感病毒血清抗体。

【参考区间】健康非感染人群血清中副流感病毒或腮腺炎病毒中和抗体为阴性。

【注意事项】参见本章第十二节中和试验法检测流感病毒血清抗体。

（二）副流感病毒和腮腺炎病毒抗原检测

【原理】采用IF方法，参见本章第十二节免疫荧光法检测流感病毒抗原。

【试剂】试剂盒组成包括：荧光标记的某副流感病毒（或腮腺炎病毒）特异性单克隆鼠抗体、缓冲复染剂、洗涤浓缩液、封闭液等。

【操作】参见本章第十二节免疫荧光法检测流感病毒抗原。

【结果判定】参见本章第十二节免疫荧光法检测流感病毒抗原。

【参考区间】未感染人群，鼻炎分泌物或支气管灌洗液中副流感病毒或腮腺炎病毒抗原为阴性。

【注意事项】参见本章第十二节免疫荧光法检测流感病毒抗原。

（三）临床意义

通过免疫荧光等方法直接检测副流感病毒（或腮腺炎病毒）的抗原，并结合临床有助于副流感病毒（或腮腺炎病毒）感染疾病的诊断。由于副流感病毒共有4种亚型，彼此之间存在不同程度的抗原性交叉，因此检测其血清抗体时，应采集患者急性期和恢复期的血清，在同一条件下进行测定，凡恢复期血清中和抗体效价比急性期高4倍或以上者，才有诊断价值。人是腮腺炎病毒的唯一宿主，且该病毒仅有一个血清型，腮腺炎病后可获得牢固的免疫力。

三、呼吸道合胞病毒

呼吸道合胞病毒（respiratiory syncytial virus，

RSV）是一种单股负链 RNA 病毒，属副黏病毒科、肺病毒亚科、肺病毒属。病毒呈球形，有双层脂质囊膜，囊膜上有刺突，即 G 和 F 蛋白。根据 G 蛋白抗原性的不同分成 A 和 B 型，G 蛋白对宿主细胞有吸附作用，F 为融合蛋白，因 RSV 在组织细胞培养中能导致细胞融合病变而得名。

RSV 主要通过飞沫传播或直接接触手、污染物而感染。人群普遍易感，是引起世界范围内婴幼儿下呼吸道感染最常见的病毒。流行期在我国北方为冬春季，南方为秋冬季。RSA 感染的潜伏一般为 4～5 天，感染后先在鼻咽上皮细胞内增殖，然后扩散至下呼吸道，其致病可能通过 I 型超敏反应引起的免疫损伤所致，很少引起病毒血症。婴幼儿特别是 2～6 个月的婴幼儿对 RSV 尤其敏感，常引起较为严重的呼吸道疾病，如病毒性肺炎、毛细支气管炎等，患儿常出现呼吸困难甚至暂停，气管或细支气管坏死物与黏液、纤维蛋白等集结在一起，极易阻塞患儿的呼吸道，严重者导致死亡。

RSV 的免疫学检测方法主要有免疫荧光法和中和试验等。通过检测病毒的抗原或血清中的特异性抗体，同时结合临床症状进行鉴别和诊断。但中和试验因操作烦琐，影响结果的因素较多，因此主要在研究实验室应用，临床实验室应用尚有困难。

（一）呼吸道合胞病毒血清抗体检测

【原理】采用中和试验，参见本章第十二节中和试验法检测流感病毒血清抗体。

【试剂】已知滴度的呼吸道合胞病毒、阳性对照血清、阴性对照血清、喉癌细胞 HEp-2、或人宫颈癌细胞 Hela 和细胞培养试剂等。

【操作】参见本章第十二节中和试验法检测流感病毒血清抗体。

【结果判定】参见本章第十二节中和试验法检测流感病毒血清抗体。

【参考区间】未感染人群，血清中呼吸道合胞病毒中和抗体为阴性。

【注意事项】参见本章第十二节中和试验法检测流感病毒血清抗体。

（二）呼吸道合胞病毒抗原检测

【原理】采用免疫荧光法，参见本章第十二节免疫荧光法检测流感病毒抗原。

【试剂】试剂盒组成包括：荧光标记的某呼吸道合胞病毒特异性单克隆鼠抗体、缓冲复染剂、洗涤浓缩液、封闭液等。

【操作】参见本章第十二节免疫荧光法检测流感病毒抗原。

【结果判定】参见本章第十二节免疫荧光法检测流感病毒抗原。

【参考区间】未感染人群，鼻炎分泌物或支气管灌洗液中呼吸道合胞病毒病毒抗原为阴性。

【注意事项】参见本章第十二节免疫荧光法检测流感病毒抗原。

（三）临床意义

通过免疫荧光法检测 RSV 病毒抗原，有助于呼吸道合胞病毒感染疾病的诊断；由于机体对病毒存在记忆性免疫反应，因此检测其血清抗体时应采集患者急性期和恢复期的血清，在同一条件下进行测定，凡恢复期血清中和抗体效价比急性期高 4 倍或以上者，对呼吸道合胞病毒的感染才有诊断价值。

四、腺病毒

人腺病毒（adenoviruses，AV）是一种无包膜的双链 DNA 病毒，属腺病毒科、哺乳动物腺病毒属。1953 年，Rowe 等人从腺体细胞（扁桃体）中分离出而得名，腺病毒有三种与核壳有关的主要抗原（六邻体，五邻体和纤维）。这些抗原可用于病毒的鉴定和分型。目前已陆续发现了 100 余个血清型，感染人的腺病毒有 49 个型，统称为人腺病毒。

腺病毒主要通过呼吸道、消化道和眼结膜等途径传播而引起疾病，病毒在咽、结膜等部位特别是在小肠上皮细胞内增殖可持续数月，隐性感染常见。病毒主要感染儿童，大多无症状，成人高热少见。疾病一般具有自限性，感染后机体可获得长期持续的特异性免疫能力。有时腺病毒伴有一种较小的 DNA 病毒，后者被称为腺相关病毒，这是一种缺陷病毒，必须有腺病毒的辅助才能复制，其重要性尚未知晓。

腺病毒的检测常用方法有中和试验和免疫荧光法等，通过检测腺病毒的抗原或血清中的特异性腺病毒抗体，同时结合临床症状进行鉴别和诊断，但中和试验因操作烦琐，影响结果的因素较多，因此主要在研究实验室应用，临床实验室应用尚有困难。

（一）腺病毒抗体检测

【原理】采用中和试验。中和试验是以检测病毒的感染力为基础，以比较病毒受免疫血清中和后的残存感染力为依据，来判定免疫血清中和病毒的能力。

【试剂】已知滴度的腺病毒、阳性对照血清、阴性对照血清、喉癌细胞 HEp-2 或人宫颈癌细胞 Hela 或人肺腺癌细胞 A549 细胞和细胞培养试剂等。

【操作】按实验室制定的 SOP 进行操作，主要操作过程如下：

病毒制备→病毒滴度检测→血清稀释→加载血清

和病毒加入到A549细胞或其他敏感细胞→温育反应→观察结果。

【参考区间】未感染人群，血清中腺病毒中和抗体为阴性。

【结果判定】参见本章第十二节中和试验法检测流感病毒血清抗体。

【注意事项】参见本章第十二节中和试验法检测流感病毒血清抗体。

（二）腺病毒抗原检测

【原理】采用免疫荧光试验。参见本章第十二节免疫荧光法检测流感病毒抗原。

【试剂】试剂盒组成包括：荧光标记的某腺病毒特异性单克隆鼠抗体、缓冲复染剂、洗涤浓缩液、封闭液等。

【操作】参见本章第十二节免疫荧光法检测流感病毒抗原。

【结果判定】参见本章第十二节免疫荧光法检测流感病毒抗原。

【参考区间】未感染人群，鼻炎分泌物或支气管灌洗液中腺病毒抗原为阴性。

【注意事项】参见本章第十二节免疫荧光法检测流感病毒抗原。

（三）临床意义

腺病毒具有多种血清型，不同血清型可引起同一种疾病，同一血清型也可引起不同的疾病。该疾病一般具有自限性，感染后机体可获得长期持续的型特异性免疫能力，且由于机体对病毒存在记忆性免疫反应，因此检测其血清抗体时，应采集患者急性期和恢复期的血清，在同一条件下进行测定，凡恢复期血清中和抗体效价比急性期高4倍或以上者，对腺病毒的感染才有诊断价值。通过免疫荧光法检测腺病毒抗原，有助于腺病毒感染疾病的诊断。

五、麻疹病毒

麻疹病毒（measles virus，MV）是引起麻疹的病原体，病毒呈球状，内核为单链RNA，螺旋对称，有包膜，其上含血凝素。麻疹是小儿常见的传染病，传染性强，发病率高，并易与支气管性肺炎或脑膜炎并发，患并发症者病死率高。

麻疹病毒主要通过咳嗽、喷嚏等飞沫经呼吸道侵入人体。麻疹分为四期：潜伏期、前驱期、出疹期和恢复期。潜伏期一般为10～14天，亦有短至1周左右。麻疹病毒在鼻咽局部黏膜快速繁殖，同时有少量病毒侵入血液；在潜伏期内可有轻度体温上升。前驱期实际上是麻疹病毒大量进入血液循环的阶段，一般为3～4天。患者表现类似上呼吸道感染症状：发热、咳嗽、流涕、咽部充血、结膜发炎、眼睑水肿、畏光及柯氏（Koplik）斑等症状，对早期识别麻疹病毒十分有利，此时传染性最强。出疹期多在发热后3～4天，体温可突然升高至40～40.5℃，并出现皮疹，红色斑丘疹等，此期是麻疹病毒与人体免疫激战阶段。恢复期在出疹3～4天后，皮疹开始消退，7～10天痊愈。少数患儿会出现神经中枢系统的并发症，导致亚急性硬化性全脑炎（subacute sclerosing panencephalitis，SSPE），引起大脑功能渐进性衰退，表现为反应迟钝、精神障碍、运动障碍，最后因昏迷、瘫痪等导致死亡。

麻疹病毒的免疫学检测方法主要有：ELISA法和免疫荧光法等。免疫荧光法须购置荧光显微镜，且需要经验丰富的技术人员进行荧光判读，在一定程度上限制了该实验的开展。采用特异性抗体或抗原包被的ELISA方法直接快速检测麻疹病毒抗原或抗体，有效地进行病原学诊断。

（一）麻疹病毒IgM抗体检测

【原理】采用ELISA。用抗人IgM-μ链单克隆抗体包被微孔板，加待检血清或血浆到板孔中，样品中所含的IgM抗体与微孔板上的抗人IgM-μ链抗体结合，形成抗体-二抗复合物。洗板后加入麻疹病毒抗原酶标记物，形成（抗体-二抗-抗原酶标记物）免疫复合物，洗板后加入显色液，在酶作用下产生颜色反应，通过酶标仪检测显色反应的强弱即可定性检测样品中的麻疹病毒IgM抗体。

【试剂】包括预包被抗人IgM-μ链单克隆抗体的微孔板，麻疹病毒抗原酶标记物，麻疹病毒IgM抗体阳性对照和阴性对照，显色液A和B，浓缩洗涤液，样品稀释液（IgM），终止液等。

【操作】按试剂盒使用说明书或实验室制定的SOP进行操作，主要操作过程如下：样本稀释→加载对照品或样本→温育反应→洗涤→加酶标二抗→温育反应→洗涤→显色→终止反应→结果判读。

【结果判定】应按特定试剂说明书进行结果判断，例如，阴性对照CO值＜0.07，按0.07计算；如阴性对照CO值≥0.07，则按实际值计算。计算S/CO值，S/CO值≥1，则判为阳性。S/CO值＜1，判为阴性。S/CO值＝待检血清A值/阴性对照CO值。

【参考区间】未感染人群，血清抗麻疹病毒IgM抗体为阴性。

【注意事项】参见前述的ELISA法检测注意事项。

（二）麻疹病毒 IgG 抗体检测

【原理】采用 ELISA 法。用纯化的麻疹病毒抗原包被的微孔板，加待检血清或血浆到板孔中，样品中所含的 IgG 抗体与微孔板上的麻疹病毒抗原结合，形成抗原-抗体复合物。洗板后加入麻疹病毒单抗人 IgG 酶标记物，形成（抗原-抗体-二抗酶标记物）免疫复合物，洗板后加入显色液，在酶作用下产生颜色反应，通过酶标仪检测显色反应的强弱即可定性检测样品中的麻疹病毒 IgG 抗体。适用于麻疹免疫效果监测及流行病学调查。

【试剂】购买专用商品试剂盒。预包被麻疹病毒抗原的微孔板，单抗人 IgG 酶标记物，麻疹病毒 IgG 抗体阳性对照和阴性对照，显色液 A 和 B，10 倍浓缩洗涤液，样品稀释液（IgG），终止液。

【操作】参见第十二节 ELISA 法检测麻疹病毒 IgM 抗体。

【结果判定】酶标仪设定波长 450nm，采用双波长进行比色测定。血清 A 值 < cut-off 值，判为阴性；若血清 A 值 > cut-off 值，判为阳性反应。

【参考区间】健康未感染或未接种过疫苗人群血清中，麻疹病毒 IgG 抗体为阴性。

【注意事项】参见前述的 ELISA 法检测注意事项。

（三）麻疹病毒抗原检测

【原理】采用免疫荧光试验。即待测标本中的麻疹病毒抗原与麻疹病毒单克隆鼠抗体发生抗原-抗体特异性反应，用缓冲液洗去未结合物，然后滴加荧光素（FITC）标记的抗鼠 IgG 抗体，荧光标记的抗体与先前已与底物片抗原结合的抗体再特异性结合，冲洗未结合的荧光二抗后，将底物片置荧光显微镜下观察，细胞相应部位显示荧光，即麻疹病毒抗原阳性。

【试剂】试剂盒组成包括：荧光素标记的抗鼠 IgG、阳性和阴性对照、PBS 吐温缓冲液和封片介质等。

【操作】按试剂盒使用说明书或实验室制定的 SOP 进行操作，主要操作过程如下：

细胞涂片制备→加麻疹病毒单克隆鼠抗体→温育→洗涤→加酶标二抗→温育反应→洗涤→封片→结果判读。

注：细胞涂片制备参见本章第十二节免疫荧光法检测流感病毒抗原。

【结果判定】参见本章第十二节免疫荧光法检测流感病毒抗原。

【参考区间】健康未感染人群鼻咽分泌物或尿液中麻疹病毒抗原为阴性。

【注意事项】

（1）判定阳性或阴性时，首先用低倍镜观察（先用高倍镜会造成荧光偏强而误判为阳性）。荧光判读方法受检查者主观因素影响较大，故须对荧光模型检测人员进行必要的训练，同时设置相应的对照。

（2）洗涤不充分，会导致产生低度荧光因残留的荧光还是保留在单层细胞上。

（四）临床意义

典型症状的麻疹可根据临床表现结合流行病学状况做出诊断，而症状不典型的患者需根据血清麻疹抗体的检测或麻疹病毒的分离阳性做出诊断。通过免疫荧光法检测麻疹病毒抗原，有助于麻疹病毒感染疾病的诊断；麻疹病毒产生的 IgG 抗体能够对机体产生牢固的免疫力。感染后产生的抗 HA 抗体和 HL 抗体均有中和病毒作用，而且 HL 抗体还能阻止病毒在细胞间扩散，感染初期 ELISA 法检出的麻疹病毒抗体以 IgM 为主，而后以 IgG1 和 IgG4 为主。

六、SARS 冠状病毒

2002 年 11 月，在我国广东发现首例传染性非典型肺炎患者后，WHO 将此病命名为严重急性呼吸综合征（severe acute respiratory syndrome，SARS），其病因是由一种新型冠状病毒即严重急性呼吸综合征冠状病毒（severe acute respiratory syndrome-related coronavirus，SARS-CoV）引起，为单股正链 RNA 病毒，病毒直径在 80～120nm，多呈圆形，有囊膜，外周有冠状排列的纤突，SARS 病毒有 6 种主要蛋白质，即突起蛋白（S 蛋白）、小包膜蛋白（E 蛋白）、膜蛋白（M 蛋白）、核衣壳磷蛋白（N 蛋白）、RNA 聚合酶和蛋白水解酶。其中 N 蛋白含有核转移信号序列。通过该序列进入细胞核中与宿主细胞 DNA 整合。包膜表面蛋白 S 为病毒的主要抗原。

SARS 病毒主要经过密切接触传播，以近距离飞沫传播为主，也可通过接触呼吸道分泌物、经口、鼻、眼传播，也存在粪-口传播的可能。SARS 症状主要表现为：持续高热（高于 38℃），头痛和全身酸痛、乏力、干咳、少痰，部分患者有气促等呼吸困难症状，少数进展为呼吸窘迫综合征，肺部影像学显示肺炎改变，抗菌药无效。SARS 病毒能侵犯多种脏器，并引起免疫系统对脏器的过度攻击，导致严重的脏器损伤。

抗 SARS 病毒抗体检测方法一般采用 ELISA 方法进行，有双抗原夹心和间接法两种模式。此外，还有间接免疫荧光法。

（一）抗 SARS 病毒抗体检测

1. 双抗原夹心 ELISA 法

【原理】用基因工程表达的 SARS 病毒 N 蛋白包被反应板微孔，加入待测血清时，如有抗 SARS 病毒抗体存在，即可与包被抗原结合，形成 N 蛋白-抗 N 蛋白抗体（人 Ig）的固相，洗去未结合物，加入酶标记抗原（N 蛋白），即可与抗 N 蛋白抗体结合，洗去未反应物，加入酶底物/色原后，即可出现呈色反应，呈色强度反应抗 SARS 病毒抗体水平。

【试剂】试剂盒主要包括包被特异性抗原微孔条、标本缓冲液、洗涤液、抗流感病毒抗原酶标记物、底物溶液、阴性对照和阳性对照、终止液等。

【操作】按试剂盒使用说明书进行操作。一般步骤如下：

样本稀释→加载对照品或样本→温育反应→洗涤→酶标记抗原→温育反应→洗涤→显色→终止反应→结果判读。

【结果判定】按特定试剂盒说明书进行，例如，当稀释血清的 A 值大于 cut-off 值（0.1 +0.5 × 阴性对照 A 均值）时，该血清稀释度判为阳性反应。以滴度（血清稀释倍数的倒数）报告。

【参考区间】参考试剂盒说明书，从事抗 SARS 病毒（N 蛋白）抗体检测的实验室，最好以所用试剂盒对本地区人群进行调查，建立自己的参考值，根据现有资料健康人抗 SARS 病毒（N 蛋白）抗体为阴性。

【注意事项】

（1）试剂、待测血清、废弃物等均应视作生物危险品妥善处理。

（2）最好在同一试验条件下检测急性期（发病 7 天内）和恢复期（病后 3 ~4 周）血清。急性期血清阴性，恢复期血清阳性或恢复期较急性期血清中抗体滴度有≥4 倍升高最有论诊价值。

（3）一般医院实验室抗 SARS 病毒抗体阳性结果经审核后需由被授权人报告给有关部门，对于阳性患者必须紧密结合患者临床表现和流行病学情况。必要时应由权威部门进一步确认。

2. 间接 ELISA 法

【原理】用纯化的 SARS 病毒裂解物包被反应板微孔，加入待测血清时，如有抗 SARS 病毒抗体存在，即可与包被抗原结合。形成 SARS 病毒抗原-抗 SARS 病毒抗体（人 Ig）的固相。洗去未结合物，加入酶标记第二抗体（抗人 IgG 或 IgM），即可与抗 SARS 病毒抗体结合，洗去未反应物，加入酶底物/色原后，即可依抗 SARS 病毒抗体浓度高低产生相应的呈色反应。

【试剂】试剂盒主要包括包被特异性抗原微孔条、标本缓冲液、洗涤液、抗流感病毒抗体酶标记物、底物溶液、阴性对照和阳性对照、终止液等。

【操作】按试剂盒使用说明书进行操作。一般步骤如下：

样本稀释→加载对照品或样本→温育反应→洗涤→加酶标二抗→温育反应→洗涤→显色→终止反应→结果判读。

【结果判定】按照试剂盒说明书的结果判定要求判定结果，一般原则为首先判定阴性对照、阳性对照、校准物和（或）质控物检测值是否符合试剂盒说明书要求，然后计算 CO 值，最后计算待测样本 S/CO 值，判定结果。样本 S/CO >1.0 时结果为阳性反应，样本 S/CO <1.0 时结果为阴性。

【参考区间】参见本章第十二节双抗原夹心 ELISA 法检测抗 SARS 病毒抗体。

【注意事项】参见本章第十二节双抗原夹心 ELISA 法检测抗 SARS 病毒抗体。

3. 间接免疫荧光法

【原理】以感染 SARS 病毒的 Vero E6 细胞（用冷丙酮固定）作为抗原片，于其上滴加一定稀释度的待测血清，如血清中有抗 SARS 病毒抗体存在，即可与感染细胞中的 SARS 病毒蛋白结合形成抗原-抗体复合物，经充分洗涤除去未结合物后，再加异硫氰酸荧光素（FITC）标记的抗人 IgG（或抗人 IgM）抗体于抗原片上，形成 SARS 病毒抗原-患者血清中的抗 SARS 病毒抗体-荧光素标记的抗人 Ig 复合物，经充分洗涤后在荧光显微镜下观察，可见细胞质内呈现典型荧光。

【试剂】包括病毒 SARS 病毒的 Vero E6 细胞抗原片，异硫氰酸荧光素（FITC）标记的抗人 IgG（或抗人 IgM），阳性和阴性对照，PBS 吐温缓冲液和封片介质等。

【操作】按试剂盒使用说明书或实验室制定的 SOP 进行操作，主要操作过程如下：

样本稀释→加载样本→温育反应→洗涤→异硫氰酸荧光素（FITC）标记的抗人 IgG→温育反应→洗涤→封片→结果判读。

【结果判定】根据 SARS 病毒感染细胞荧光强度判定结果。荧光强度 + ~4 + 为阳性；荧光强度 - ~ ± 为阴性。以待测血清出现阳性结果的最高稀释度的倒数为抗 SARS 病毒抗体滴度。

【参考区间】正常人血清 1:20 稀释抗 SARS 病毒抗体阴性。

【注意事项】

（1）对 SARS 病毒感染的诊断主要是基于用病毒蛋白检测 SARS 患者或疑似 SARS 患者血清中的抗体，由于人体产生抗体需要一个过程，故抗体的检测一般只对感染 7～10 天后的患者有效。

（2）试剂盒有关成分，待测血清，废弃物均应视作生物危险品妥善处理。

（3）参见本章第十二节双抗原夹心 ELISA 法检测抗 SARS 病毒抗体。

（二）临床意义

SARS 病毒感染后，最早的 IgM 抗体出现要在 7 天左右，10 天时达到高峰，15 天左右下降，IgG 抗体 10 天后产生，20 天左右达到高峰，检测血清中的抗 SARS 病毒抗体有助于 SARS 病毒感染的确定。

第十三节　肠道病毒免疫检测

肠道病毒属（*Enterovirus*）是微小核糖核酸病毒科中的一个属，包括脊髓灰质炎病毒（poliovirus）、柯萨奇病毒（Coxsackie virus）、埃可病毒（ECHO virus）和新型肠道病毒等皆是该属成员。人类是这组病毒的自然宿主。病毒对肠道内皮细胞和淋巴组织具有感染能力，并能从粪便中排出。人体受感染后，大多为隐性感染；仅在少数情况下，病毒通过血液侵犯其他器官，引发疾病。

一、脊髓灰质炎病毒

脊髓灰质炎病毒（poliovirus）属微小核糖核酸病毒科的肠道病毒属人肠道病毒 C（human enterovirus C，HEV C），其直径为 27～30nm，内含单股正链 RNA，衣壳为 20 面体立体对称，共有 60 个壳粒。衣壳壳粒由 VP1、VP2、VP3 和 VP4 共 4 种不同结构蛋白组成。VP1、VP2 和 VP3 暴露在病毒体表面，是抗体结合的位点，按其抗原性的不同，可将该病毒分为Ⅰ、Ⅱ、Ⅲ三个血清型，型间很少有交叉免疫；VP4 在核心内部与 RNA 结合，无包膜。

（一）检测方法

脊髓灰质炎病毒抗体的免疫检测方法主要有中和试验、补体结合试验、ELISA 和免疫荧光法等。分离的病毒液用标准的脊髓灰质炎病毒抗血清和分型血清进行中和试验，来确定是否是脊髓灰质炎病毒及分型。临床上常用补体结合试验和中和试验进行检测。

1. 补体结合试验

【原理】利用抗原-抗体复合物同补体结合，把含有已知浓度的补体反应液中的补体消耗掉使浓度减低的现象，以检出抗原或抗体的试验，可作为检测方法之一。试验由两个阶段组成：第一，将经过 56℃处理 30 分钟补体灭活的待检患者血清，与抗原及补体（通常将豚鼠血清作适当稀释后使用）混合，血清中如含有相应抗体，则与抗原及补体反应；第二，加入已同抗绵羊红细胞抗体相结合的绵羊红细胞（致敏红细胞）。

如果反应系统中存在待测的相应抗体（或抗原），则反应的第一阶段抗原-抗体复合物结合补体，此时由于补体已被结合掉，反应液中已无游离补体，故第二阶段加入指示系统不出现溶血，补体结合试验阳性。

如果反应系统中抗原（或抗体）缺乏，或两者不对应，则反应的第一阶段补体游离，与第二阶段加入的指示系统结合出现溶血，补体结合试验阴性。试验中将反应系统的待测抗原（或抗体）作系列倍比稀释可作定量检测。试验中以 50% 不溶血为判断终点。

【试剂】稀释液（0.85% 生理盐水）、补体、溶血素、抗原（由生物制品厂提供）、阴阳性血清、2.5% 绵羊红细胞悬液等。

【操作】按试剂盒使用说明书或实验室制定的 SOP 进行操作，主要操作过程如下：灭活处理样本→加载样本→分别加抗原、稀释液→加入补体→温育反应→依次加溶血素、红细胞悬液→温育反应→判断结果。

【结果判定】判定标准：

＋＋＋＋：无溶血，红细胞沉于管底或为悬浮。

＋＋＋：25% 溶血。

＋＋：50% 溶血，上清随不同程度溶血，呈不同深浅颜色。

＋：75% 溶血，透明度亦不同。

－：100% 溶血，上清透明，呈深红色。

为防止判定错误，可配制溶血标准管。

50% 溶血判为阳性反应，50%～90% 溶血判为可疑反应，100% 溶血判为阴性反应。

【参考区间】未感染脊髓灰质炎病毒或未采用疫苗免疫者，血清抗脊髓灰质炎病毒抗体阴性。

【注意事项】

（1）每次试验需设阳性血清、阴性血清、抗原、溶血素和补体对照。

（2）被检血清和对照血清均应灭活。

（3）各试剂，尤其是补体，从预备试验到正式试验，所用的溶血素、血细胞、补体、抗原、已知阳性血清及已知阴性血清，都必须是同一批，决不能中途更换另一批。

（4）所用补体如为新鲜的豚鼠血清，则从预备试验到正式试验必须在 24 小时内做完，以免补体失效。

2. 中和试验

【原理】机体受到病毒感染以后，体内产生特异性中和抗体，并与相应的病毒粒子呈现特异性结合，从而阻止病毒对敏感细胞的吸附，或抑制其侵入，使病毒失去感染能力。中和试验是以检测病毒的感染力为基础，以比较病毒受免疫血清中和后的残存感染力为依据，来判定免疫血清中和病毒的能力。

【试剂】主要包括已确定滴度的脊髓灰质炎病毒、阳性对照血清、阴性对照血清、Vero 细胞或 HEp-2 细胞或其他敏感细胞和细胞培养试剂等。

【操作】按试剂盒使用说明书或实验室制定的 SOP 进行操作，主要操作过程如下：病毒制备→病毒滴度检测→血清稀释→加载血清和病毒→加 Vero 细胞或 HEp-2 细胞或其他敏感细胞悬液→温育反应→观察结果。

【结果判定】当病毒回归试验，阳性、阴性、正常细胞对照相，血清毒性对照全部成立时，才能进行判定，被检血清孔出现 100% 细胞病变效应（CPE）判为阴性，50% 以上细胞出现保护则为阳性反应；固定病毒稀释血清中和试验的结果计算，是计算出能保护 50% 细胞孔不产生细胞病变的血清稀释度，该稀释度即为该份血清的中和抗体效价。

【参考区间】未感染脊髓灰质炎病毒或未采用疫苗免疫者，血清抗脊髓灰质炎病毒抗体阴性。

【注意事项】

（1）待检人血清需 56℃30 分钟灭活，动物血清需 RDE 处理。

（2）待检血清需要重复检测时，应分装后冻存，避免反复冻融。

（3）每管病毒只使用一次，若重复使用，或血清阳性对照结果过高或过低，以及细胞阳性对照 OD 值过低，须对病毒进行重新滴定。

（4）细胞应处于对数生长期，严禁细胞过度生长或老化（传代过多）。因此，必须在 10 代前进行细胞冻存，保存于液氮中备用。

（5）牛血清有中和病毒感染力的作用。试验过程中切勿将细胞培养液与病毒稀释液混淆使用。

（6）病毒与抗血清混合，常规采用 37℃ 作用 1 小时，该实验采用 37℃ 作用 2 小时，但针对不同耐热性的病毒，温育温度和时间应有所增减。

（二）临床意义

患者发病前 6 周内未服过口服脊髓灰质炎减毒活疫苗 OPV，发病后未再服用 OPV 或未接种疫苗病毒，麻痹后 1 个月内从脑脊液或血液中查到抗脊髓灰质炎病毒 IgM 抗体，或恢复期血清中和抗体或特异性 IgG 抗体滴度比急性期≥4 倍升高者，有诊断意义。

在发病后 1～7 天及相隔 2～3 周后采集双份血清，抗体效价有 4 倍增长者，有诊断意义。中和抗体在起病时开始出现，病程 2～3 周时达到高峰，并可终生保持，故单份血清中和抗体阳性反应用不能鉴别过去与近期感染。补体结合抗体的出现时间较中和抗体晚，不能用作早期诊断；但其在感染后仅保持 2～3 个月，故阳性结果可作为近期感染的证据。近年用 ELISA 检测特异性 IgM 抗体，有早期诊断价值。采用已知抗原的免疫荧光检测血清抗体，有助于快速诊断。

二、柯萨奇病毒

柯萨奇病毒（Coxsackie virus）属微小核糖核酸病毒科肠道病毒属，人肠道病毒 A、B、C（human enterovirus A、B、C）。直径为 20～30nm，核心内含单链 RNA。

（一）检测方法

实验室常用 ELISA、中和试验等进行柯萨奇病毒抗体检测，采用双抗原一步夹心法可检测特异 IgM 抗体，对本病有早期诊断价值。

1. ELISA 检测柯萨奇病毒抗体 IgM

【原理】采用双抗原一步夹心法。向预先包被人柯萨奇病毒抗原的包被微孔中，依次加入标本、HRP 标记的检测抗原，经过温育并彻底洗涤。用底物 TMB 显色，TMB 在过氧化物酶的催化下转化成蓝色，并在酸的作用下转化成最终的黄色。用酶标仪在 450nm 波长下检测吸光度（OD 值），与 cut-off 值相比较，从而判定标本中人柯萨奇病毒抗体的存在与否。

【试剂】试剂盒组成：①微孔板（表面包被有人柯萨奇病毒抗原）；②标本稀释液；③洗涤缓冲液（20 倍浓缩）；④底物 A、B；⑤酶标记物；⑥阴性对照；⑦阳性对照；⑧终止液；⑨封板膜等。

【操作】按试剂盒使用说明书或实验室制定的 SOP 进行操作，主要操作过程如下：设定和加载阴性对照、阳性对照、质控物和待测样本→温育反应→洗涤→加入酶标记抗原→温育反应→洗涤→加入酶底物显色溶液→温育反应→终止→比色。

【结果判定】按特定试剂盒说明书进行。例如，

（1）试验有效性：阳性对照孔 OD 值平均值≥1.00；阴性对照孔 OD 值平均值≤0.15。

（2）cut-off 值计算：cut-off 值 = 阴性对照孔平均值 +0.15。

（3）阴性判断：样品 OD 值 < cut-off 值，样品为阴性。

（4）阳性判断：样品 OD 值≥cut-off 值，样品为阳性。

【参考区间】 未感染柯萨奇病毒者，血清抗柯萨奇病毒抗体阴性。

【注意事项】

（1）试剂盒保存在 2～8℃，使用前室温平衡 20 分钟。从冰箱取出的浓缩洗涤液会有结晶，这属于正常现象，水浴加热使结晶完全溶解后再使用。

（2）实验中不用的板条应立即放回自封袋中，密封（低温干燥）保存。

（3）预处理后的样本请按照操作步骤用样本稀释液适当稀释以达到试剂盒的最佳检测效果。

（4）严格按照说明书中标明的时间、加液量及顺序进行温育操作。

（5）所有液体组分使用前充分摇匀。

2. 中和试验

【原理】 参见本节脊髓灰质炎病毒中和试验检测血清抗体。

【试剂】 主要包括已滴定滴度的柯萨奇病毒、阳性对照血清、阴性对照血清、RD 细胞或 HEp-2 细胞或其他敏感细胞和细胞培养试剂等。

【操作】 按试剂盒使用说明书或实验室制定的 SOP 进行操作，主要操作过程如下：病毒制备→病毒滴度检测→血清稀释→加载血清和病毒→加 RD 细胞或 HEp-2 细胞或其他敏感细胞悬液→温育反应→观察结果。

【结果判定】 参见本节脊髓灰质炎病毒中和试验检测血清抗体。

【参考区间】 未感染柯萨奇病毒病毒者，血清抗柯萨奇病毒抗体阴性。各实验室最好根据本室使用的检测系统，检测一定数量的健康人群，建立自己的参考区间。

【注意事项】 参见本节脊髓灰质炎病毒中和试验检测血清抗体。

（二）临床意义

急性柯萨奇病毒感染可以通过特异性 IgM 抗体和（或）IgA 抗体检测及 IgG 抗体滴定度上升证实。除了 6 个月以下的婴儿以外，各年龄组都可以进行 IgM 抗体检测。IgM 阳性血清检出率最高的是 1～10 岁年龄段。一般可以在 6～8 周以上的时间内检出 IgM 抗体。极少情况下，IgM 可以在无菌性脑膜炎后维持 6 个月。如果是心肌炎或心包炎，3～6 个月可以找到 IgM 抗体，如果是流行性胸肌痛，可长达 1～2 个月。柯萨奇病毒感染引起的往复发作的心包炎患者 IgM 抗体可能维持约 5 年。在急性感染的情况下特异 IgA 抗体检测是对 IgM 抗体检测的重要补充。柯萨奇病毒感染的在 1 型糖尿病和心脏病时，可以在 6 个月至几年的时间内检查出持续的特异 IgA 抗体。

三、肠道病毒 71 型

手足口病原体以人肠道病毒 71 型和柯萨奇病毒 A16 型最为常见，多发生于学龄前儿童，尤以 3 岁以下年龄组发病率最高。患者和隐性感染者均为传染源，主要通过消化道、呼吸道和密切接触等途径传播。主要症状表现为手、足、口腔等部位的斑丘疹、疱疹。少数病例可出现脑膜炎、脑炎、脑脊髓炎、肺水肿和循环障碍等，多由 EV71 感染引起，致死原因主要为脑干脑炎及神经源性肺水肿。

（一）检测方法

临床实验室常用 ELISA 和免疫荧光法等检测 EV71。

1. ELISA 检测 EV71 抗体 IgM

【原理】 采用捕获法。微孔条上预包被的抗人 IgM（抗 μ 链）可与样品中的 IgM 抗体结合，洗板后加入抗原试剂与酶标试剂进行二次孵育。当样品中存在 EV71-IgM 抗体时，将形成“抗 μ 链-IgM 抗体-抗原-酶标抗体”复合物。复合物上连接的 HRP 催化显色剂反应，生成蓝色产物，终止反应后变为黄色。若样品中无 EV71-IgM 抗体时，不显色。

【试剂】 试剂组成：包被抗人 IgM（抗 μ 链）的微孔板、酶标记的抗体、酶底物显色溶液以及阴性对照、阳性对照、样本稀释液、浓缩洗涤液。

【操作】 按试剂盒使用说明书或实验室制定的 SOP 进行操作，主要操作过程如下：设定和加载阴性对照、阳性对照、质控物和待测样本→温育反应→洗涤→加入酶标抗原→温育反应→洗涤→加入酶底物显色溶液→温育反应→终止→比色。

【结果判定】 按特定试剂盒说明书进行。通常 S/CO≥1.0阳性反应，S/CO < 1.0 为阴性。

【参考区间】 未感染肠道病毒 EV71 者，血清抗肠道病毒 EV71 型 IgM 抗体阴性。

【注意事项】

（1）操作应按说明书严格进行。封板膜不能重复使用，不同批号酶标板、酶标试剂和阴阳性对照不可混用，不能与其他厂家试剂混用。

(2) 避免在有挥发性物质及次氯酸类消毒剂(如84消毒液)的环境下操作。

(3) 使用前请将试剂平衡至室温(20～25℃，平衡30分钟)。使用前将试剂轻轻振荡混匀，使用后立即放回2～8℃。未用完的微孔板条与干燥剂一起用自封袋密封于2～8℃下保存。过期试剂请勿使用。

(4) 加液时必须用加样器，并经常校对加样器的准确性。加入不同样品或不同试剂组分时，应更换加样器吸头或加样槽，以防出现交叉污染。

(5) 洗涤时各孔均需加满洗液，防止孔内有游离酶不能洗净。使用洗板机应设定30～60秒浸泡时间。在洗板结束后，必须立即进行下一步，不可使酶标板干燥。避免长时间中断实验步骤，以确保每孔实验条件的均一。

(6) 结果判定必须以酶标仪读数为准。读取结果时，应擦干酶标板底部，且孔内不能有气泡。不要触碰孔底部的外壁，指印或划痕都可能影响板孔的读值。

(7) 所有样品(包括阴、阳对照)，废液和废弃物都应按传染物处理。终止液为硫酸，使用时必须注意安全。

(8) 显色时必须先加显色剂A液后加显色剂B液，以免显色过低。

(9) 本试剂建议采用血清或血浆进行检测，对难以采集该类样品的个体(如婴幼儿，血液病患者)，可使用新鲜的末梢血标本进行实验，避免溶血。

2. 间接免疫荧光法检测EV71抗体

【原理】以感染EV71病毒的RD细胞(用冷丙酮固定)作为抗原片，于其上滴加一定稀释度的待测血清，如血清中有抗EV71病毒抗体存在，即可与感染细胞中的EV71病毒蛋白结合形成抗原-抗体复合物。经充分洗涤除去未结合物后，再加异硫氰酸荧光素(FITC)标记的抗人IgG(或抗人IgM)抗体于抗原片上，形成EV71病毒抗原-患者血清中的抗EV71病毒抗体-荧光素标记的抗人Ig复合物，经充分洗涤后在荧光显微镜下观察，可见胞质内呈现典型荧光。

【试剂】包括感染EV71病毒的RD细胞抗原片、异硫氰酸荧光素(FITC)标记的抗人IgG(或抗人IgM)、阳性和阴性对照、PBS吐温缓冲液和封片介质等。

【操作】按试剂盒所附的使用说明书或实验室制定的SOP进行操作，主要操作过程如下：加载样本→样本固定→加荧光抗体→温育反应→洗涤→封片→观察结果。

【结果判定】根据EV71病毒感染细胞荧光强度判定结果。抗体强度1+～4+为阳性反应；抗体强度-～±为阴性。以待测血清出现阳性结果的最高稀释度为抗EV71病毒抗体滴度。

【参考区间】未感染肠道病毒EV71者，血清1∶20稀释抗EV71病毒抗体阴性。

(二) 临床意义

手足口病原体以人肠道病毒71型和柯萨奇病毒A16型最为常见。EV71导致的手足口病较常引起中枢神经系统损伤，重症患者比例及病死率均明显高于其他肠道病毒。肠道病毒71型IgM抗体主要存在于EV71感染急性期，IgM抗体可用于EV71早期感染的辅助诊断，不作为临床诊断的唯一依据。检测的阳性反应结果必须结合临床信息进行分析。IgM抗体阳性反应不仅发生在原发感染，在继发感染亦可见IgM反应性升高。检测的阴性结果并不完全排除EV71感染的可能。EV71感染初期IgM抗体未产生或滴度很低；免疫功能受损或接受免疫抑制治疗的患者，其血清学抗体含量水平有限；以及ELISA检测灵敏度的限制；都可能造成以上结果，建议患者在7～14天内复查，复查时平行检测上次采集的标本以确定是否出现血清学阳转或者滴度明显升高。

四、埃可病毒

埃可病毒(echovirus)又称“肠道致细胞病变孤儿病毒”(enteric cytopathogenic human orphan virus)，简称ECHO病毒。埃可病毒对乳鼠不致病，根据衣壳上的特异性抗原已鉴定出30多个型。并非所有的血清型都能用细胞培养检出。流行病学和致病性类似柯萨奇病毒感染。是引起无菌性脑膜炎等中枢神经系统疾病的重要病原，有些型别可以在婴幼儿中流行。

(一) 检测方法

埃可病毒抗体检测通常采用间接免疫荧光法和中和试验。

1. 间接免疫荧光法

【原理】固定在载玻片上的埃可病毒感染细胞与稀释后的待测血清温育，如果血清中含有抗埃可病毒的IgG、IgA和IgM类特异性抗体，即可与受染细胞核中的病毒抗原结合，在滴加荧光素(FITC)标记的抗人IgG(或抗人IgA、IgM)抗体后，即可在细胞膜片形成埃可病毒抗原-抗埃可病毒抗体(人Ig)-荧光素(FITC)标记抗人Ig抗体复合物，洗去未结合的无关成分，用荧光显微镜检查。

【试剂】 包括加样板、埃可病毒感染细胞抗原膜片、异硫氰酸荧光素（FITC）标记的抗人 IgG（或抗人 IgA、IgM）、阳性和阴性对照、PBS 吐温缓冲液和封片介质等。

【操作】 按试剂盒使用说明书或实验室制定的 SOP 进行操作，主要操作过程如下：加载样本→样本固定→加荧光抗体→温育反应→洗涤→封片→观察结果。

【结果判断】 如果待测血清中有抗埃可病毒抗体，感染埃可病毒的细胞可呈现几种不同的荧光模型，有的为细胞质中的细颗粒荧光，有的为细胞核内细到粗的颗粒型荧光，也有些患者血清可以引起两种荧光模型同时存在。部分细胞未被感染，无荧光。

【参考区间】 未感染埃可病毒者，血清 IgG 或 IgM 类抗埃可病毒抗体阴性（滴度 <1∶10），各实验室最好根据本室使用的检测系统，检测一定数量的健康人群，建立自己的参考区间。

【注意事项】 每批试验均应设阳性与阴性对照，同法进行检测。

2. 中和试验

【原理】 参见本节脊髓灰质炎病毒中和试验检测血清抗体。

【试剂】 主要包括已滴定滴度的埃可病毒、阳性对照血清、阴性对照血清、RD 细胞或 HEp-2 细胞或其他敏感细胞和细胞培养试剂等。

【操作】 按试剂盒所附的使用说明书或实验室制定的 SOP 进行操作，主要操作过程如下：病毒制备→病毒滴度检测→血清稀释→加载血清和病毒→加 RD 细胞或 HEp-2 细胞或其他敏感细胞悬液→温育反应→观察结果。

【结果判定】 参见本节脊髓灰质炎病毒中和试验检测血清抗体。

【注意事项】 参见本节脊髓灰质炎病毒中和试验检测血清抗体。

（二）临床意义

特异 IgA 和（或）IgM 抗体阳性结果结合 IgG 抗体滴度增加表明是埃可病毒的急性或近期感染。单份血清样品的检测中出现 IgA 或 IgM 单一抗体的阳性结果，可能与埃可病毒 IgG 试剂的 cut-off 值设置有关。考虑临床表现的差别、光密度比较和双份血样的比较检测对于这些病例的诊断都是非常必要的。由于流行性感染的发病率高，IgG 试剂的 cut-off 值范围可通过试验来设定，即对一组随机的健康人群血清样品进行检测，以获得 90% 阴性结果的试验来设定。

此外，单一血清样品检测阳性结果并不能确定患者是处于现行感染状态，只有采集双份血样（第 1 份血样在感染发作时采集，第 2 份血样则在感染 14 天左右时采集）进行比较分析才能得出明确的诊断结论，埃可病毒特异 IgM 抗体和 IgA 抗体的持续存在（6 个月以上）则说明可能是慢性心脏病或 1 型糖尿病。由于很高的病毒同源性和患者异型病毒的免疫应答反应，埃可病毒与其他肠道病毒之间可能会存在交叉反应。在老年患者中肠道病毒的再次感染会导致异型抗体的增加；异型免疫应答反应较低的患者（婴幼儿）将出现阴性结果。因此必须结合临床表现才能得出明确的诊断结论。

第十四节　轮状病毒免疫检测

轮状病毒是引起婴幼儿腹泻的主要病原体之一，其主要感染小肠上皮细胞，从而造成细胞损伤，引起腹泻。轮状病毒每年在夏秋冬季流行，感染途径为粪-口途径，临床表现为急性胃肠炎，呈渗透性腹泻病，严重者可出现脱水症状。

轮状病毒（*Rotavirus*，RV）是一种双链核糖核酸病毒，属于呼肠孤病毒科。它是全球范围内婴幼儿腹泻的主要病因，也能引起较大儿童和成人腹泻。核心为双股链状 RNA，它有 11 个 RNA 片段，分 A～G7 个组，其中 A 组致婴幼儿腹泻，B 组与成人腹泻有关，C 组虽可引起人类腹泻但较少，人类轮状病毒感染超过 90% 的案例也都是由该组造成的。根据 A 组中和抗原 VP7 的多态性，至少可分为 14 个血清型。

（一）检测方法

临床上轮状病毒感染的检测主要是通过特异抗原的存在与否来判断。检测方法主要采胶体金免疫层析试验（colloidal gold immunochromatography assay，GICA）、ELISA 和反向间接血凝法（reverse indirect hemagglutination test）等。

1. 胶体金免疫层析试验

【原理】 采用胶体金标记单克隆抗体和多克隆固相抗体来选择性检测轮状病毒抗原。用含有提取液的试管收集粪便标本，在测试卡的标本池中加入几滴粪便提取液，当待测标本流经吸水材料时，胶体金标记的抗体与轮状病毒抗原结合。形成抗原-抗体复合物，层析至反应区，与包被的抗 RV 多克隆抗体结合，出现红色条带；未与轮状病毒抗原结合的胶体金标记抗体继续向前移动，至对照区（质控区）与该区预包被的羊抗鼠 IgG 反应，呈现红色条带。

【试剂】一般试剂包括：预包被的试纸条、阴性对照和阳性对照。

【操作】按试剂盒使用说明书或实验室制定的SOP进行操作。

【结果判定】

(1) 阴性：对照区出现一条红色条带，反应区无呈色条带。

(2) 阳性反应：对照区与反应区均出现清晰红色条带。

(3) 不确定结果：反应区和对照区均不出现红色条带；或仅反应区有红色条带，对照区无红色条带，则试验结果无效，应重复试验。

【参考区间】未感染轮状病毒者，粪便轮状病毒抗原为阴性。

【注意事项】

(1) 粪便标本应在症状出现后3～5天内（粪便中排毒高峰期）收集。

(2) 稀释后的粪便标本于2～8℃可贮存3天，在－20℃条件下可长期贮存，避免反复冻融。

(3) 粪便标本不应接触培养基保护剂、动物血清或洗涤剂，否则将干扰试验。

(4) 轮状病毒易引起新生儿病区院内感染，对送检粪便及试验废弃物均应视作生物危险品妥善处理。

2. ELISA法

【原理】用兔抗轮状病毒抗体包被反应板微孔，待测粪便如含有轮状病毒抗原，则可将其捕获形成固相兔抗轮状病毒抗体-轮状病毒抗原复合物。洗去未结合物，再与随后加入的酶（HRP）标记抗轮状病毒抗体反应，形成固相兔抗轮状病毒抗体-轮状病毒抗原-酶标记抗轮状病毒抗体复合物。洗去未结合物后，再加入酶底物/色原显色，呈色程度可反映待测粪便中轮状病毒抗原的有无与浓度。

【试剂】试剂组成：包被轮状病毒抗体的微孔板、酶标记的抗体、酶底物显色溶液以及阴性对照、阳性对照、浓缩洗涤液等。

【操作】按试剂盒使用说明书操作，举例如下：待检粪便用0.01mol/L PBS稀释成20%悬液，3000r/min离心30分钟。取上清液，加等量稀释液（含20.0g/L的BSA），混匀→加载标准品或样本→温育反应→洗涤→加酶标二抗→温育反应→洗涤→显色→终止反应→结果判读。

【结果判定】S/CO≥1.0为阳性反应；S/CO＜1.0为阴性。

【参考区间】未感染轮状病毒者，粪便轮状病毒抗原阴性。

3. 反向间接血凝试验

【原理】将轮状病毒抗体（IgG组分）包被于醛化的绵羊红细胞上，制成致敏红细胞，待测粪便悬液中如存在轮状病毒抗原，则可与致敏红细胞结合，使后者发生凝集反应。

【试剂】试剂组成：抗轮状病毒抗体（IgG组分）致敏双醛（丙酮醛或戊二醛）醛化的绵羊红细胞，实验前用0.01mol/L pH 7.2PBS配成1%悬液。

【操作】按试剂盒使用说明书进行操作，举例如下：粪便标本（稀便）用PBS作1∶4稀释→倍比稀释加样，依次稀释至第11孔，第12孔为空白对照→加致敏红细胞→温育→结果判断。

【结果判定】见表3-4-7。

表3-4-7 反向间接血凝试验检测轮状病毒结果判定

类别	孔底所见	结果
1	红细胞全部凝集，均匀铺于孔底，即100%红细胞凝集	＋＋＋＋
2	红细胞凝集基本同上，但孔底有大圈	＋＋＋
3	红细胞于孔底形成中等大的圈，四周有小凝块	＋＋
4	红细胞于孔底形成小圆点，四周有少许凝集块	＋
5	红细胞于孔底呈小圆点，边缘光滑整齐，即红细胞完全不凝集	－

以凝集孔数≥3孔判定为阳性。注意对照孔应呈现完全不凝集（－），否则此次检验无效。

【参考区间】未感染轮状病毒者，粪便轮状病毒抗原阴性。

（二）临床意义

轮状病毒抗原检测是诊断轮状病毒肠炎较敏感的方法，对临床诊断该病可提供有价值的依据，有助于及时诊断和正确治疗轮状病毒性肠炎，并能动态掌握该病的流行情况，对指导预防该病的发生有重要意义。

第十五节 登革病毒免疫检测

登革病毒（Dengue virus）现在归入披盖病毒科（Togaviridae）黄病毒属（*Flavivirus*），包括1、2、3和4型血清型。能引起登革热、登革出血热、登革休克综合征等疾病，于1952年首次被分离，主要通过矣及伊蚊传播，广泛流行于全球热带及亚热带的60多个国家和地区，每年超过1亿人受感染，25亿以上的人受到威胁，登革病毒的传播已经成为热带、亚热带地区严重的公共卫生问题。

登革病毒基因组RNA约含有11 000个核苷酸。其5′端为Ⅰ型帽子结构，3′端缺乏poly（A）尾，基因组的5′端和3′端均有一段非编码区。基因组只有一个开放读码框，其5′端1/4编码病毒3个结构蛋白（C、PrM和E），3′端3/4编码7个非结构蛋白（NS1、NS2a、NS2b、NS3、NS4a、NS4b和NS5）。这些蛋白是以多聚蛋白形式进行翻译合成后，由宿主蛋白酶切割而形成。C蛋白构成核衣壳，富含精氨酸、赖氨酸。PrM蛋白在病毒成熟时，经酶裂解形成膜蛋白M后，固定于病毒包膜内层。E蛋白是病毒包膜的主要糖蛋白，与病毒的细胞嗜性、红细胞凝集以及诱导红细胞凝集抑制抗体和中和抗体的产生等有关。非结构蛋白NS1功能不清。NS2a和NS2b可能参与多聚蛋白的水解过程。NS3可能是在细胞液中起作用的病毒蛋白酶。NS4a和NS4b可能与RNA复制有关。NS5是病毒编码的依赖RNA的RNA聚合酶。

一、检测方法

登革病毒感染的免疫检测通常检测其特异的抗体，包括IgM和IgG。一般采用ELISA和间接免疫荧光法方法。

（一）间接ELISA法

【原理】采用间接法模式测IgG抗体。根据抗原-抗体特异性结合的原理，用纯化的登革病毒基因工程表达抗原包被微孔板，与稀释的待检血清中的特异抗体结合，其中血清IgG部分又与后加入的酶标记的抗人IgG结合，通过酶与底物的作用产生可见的颜色反应，显色程度与特异性IgG抗体含量呈正相关。

【试剂】试剂盒主要包括包被特异性抗原微孔板、标本缓冲液、洗涤液、酶标记的抗人IgG、TMB-底物溶液、阴性对照和阳性对照、终止液等。

【操作】按试剂盒说明书或实验室制定的SOP进行操作，主要操作过程如下：样本稀释→样本温育→加载样本→温育反应→洗涤→加酶标二抗→温育反应→洗涤→加底物显色液→终止液→结果读取。

【结果判定】按特定试剂盒说明书判定结果，通常S/CO比值≥1.0为阳性反应，S/CO比值<1.0为阴性。

【参考区间】未感染过登革病毒者，血清登革病毒IgG抗体应为阴性。

【注意事项】

（1）试剂、待测血清、废弃物等均应视作生物危险品妥善处理。

（2）最好在同一试验条件下检测急性期（发病7天内）和恢复期（病后3～4周）血清。急性期血清阴性，恢复期血清阳性或恢复期较急性期血清中抗体滴度有≥4倍升高最有诊断价值。

（3）一般医院实验室抗登革病毒抗体阳性反应结果经审核后需由被授权人报告给有关部门，对于阳性反应患者必须紧密结合患者临床表现和流行病学情况综合判断。必要时应由权威部门进一步确认检测。

（二）ELISA捕获法

【原理】用于特异IgM抗体检测。先用抗人IgM抗体包被固相载体，使血清中所有IgM均固定在固相上，经洗涤去除IgG后，加入登革病毒抗原酶标记物，然后进行显色反应及比色测定。

【试剂】包括预包被抗人IgM-μ链单克隆抗体的微孔板、登革病毒抗原酶标记物、登革病毒IgM抗体阳性对照和阴性对照、显色液A和B、浓缩洗涤液、样品稀释液和终止液等。

【操作】按试剂盒使用说明书或实验室制定的SOP进行操作。

【结果判定】参见本章ELISA检测登革病毒IgG抗体。

【参考区间】未感染过登革病毒者，血清登革病毒IgM抗体应为阴性。

【注意事项】

（1）试剂、待测血清和废弃物等均应视作生物危险品妥善处理。

（2）最好在同一试验条件下检测急性期（发病7天内）和恢复期（病后3～4周）血清。

（3）一般医院实验室抗登革病毒IgM抗体阳性结果经审核后需由被授权人报告给有关部门，对于阳性反应患者必须紧密结合患者临床表现和流行病学情况。必要时应由权威部门进一步确认检测。

（三）间接免疫荧光法

【原理】用于特异IgG抗体检测。采用登革病毒感染C6/36或BHK21细胞制备抗原片，结合血清或血浆样本中病毒特异性IgG抗体，然后使用荧光标记抗人IgG抗体进行检测。

【试剂】试剂盒组成包括荧光标记抗人IgG抗体、缓冲复染剂、洗涤浓缩液、封闭液和抗原片等。

【操作】按试剂盒使用说明书或实验室制定的SOP进行操作。

【结果判定】细胞内病毒特异性荧光为黄绿色颗

粒，分布在感染细胞的胞质内。根据特异性荧光颗粒多少、荧光亮度、阳性细胞在细胞总数中所占比例，可将免疫荧光反应大致区分为1～4个“+”。可参考阳性细胞数：<25%为“+”，25%～50%为“++”，51%～75%为“+++”，>75%为“++++”；无特异性荧光者为“—”（阴性）。检测抗体滴度时，以能观察到明显特异性荧光反应（>“+”）最高血清稀释度的倒数表示。

【参考区间】未感染过登革病毒者，血清1:20稀释抗登革病毒抗体阴性。

【注意事项】

（1）对登革病毒感染的诊断主要是基于用病毒蛋白检测登革患者血清中的抗体，由于人体产生抗体需要一个过程，故抗体的检测一般只对感染7～10天后的患者有效。

（2）试剂盒有关成分，待测血清，废弃物均应视作生物危险品妥善处理。

（3）参见本节ELISA法检测抗登革病毒IgG抗体。

二、临床意义

登革病毒的实验室检测主要通过检测发病5天内的急性期血液、血清中的病毒抗原，或发病后6天及6天以上恢复期血清中的特异性抗体。将血液接种蚊子或用蚊子细胞进行培养，以分离病毒，然后用特异性单克隆抗体荧光免疫法检测。这些方法可用于确诊，但其可操作性限制了在地方性流行区域的应用。IgM的ELISA捕获法是最常用的血清学诊断方法，尤其适用于高通量的检测。IgM抗体提示正在感染或近期曾经感染登革热，通常在发病后6～7天即可检测到。单份血清阳性结果只提示近期感染的可能，确诊要依据双份血清IgG抗体的增高。

第十六节 人乳头瘤病毒免疫检测

人乳头瘤病毒（human papillomavirus，HPV），归类于乳头瘤病毒科的乳头瘤病毒属，是一种重要的DNA病毒，该病毒与多种肿瘤及疾病存在相关性。

HPV系无包膜球形病毒，直径50nm，病毒核心为双链DNA，病毒衣壳由两种结构蛋白构成的72个壳微粒组成，为20面体。根据病毒的DNA测序，HPV至少可分为100多个型别，不同的型别引起不同的临床表现，根据侵犯的组织部位不同可分为：皮肤低危型：包括HPV-1、2、3、4、7、10、12、15等与寻常疣、扁平疣、跖疣等相关；皮肤高危型：包括HPV-5、8、14、17、20、36、38与疣状表皮发育不良有关；黏膜低危型：包括HPV-6、11、13、32、34、40、42、43、44、53、54等与感染生殖器、肛门、口咽部、食管黏膜等有关；黏膜高危型：包括HPV-16、18、30、31、33、35、39与宫颈癌、直肠癌、口腔癌、扁桃体癌等相关。

一、检测方法

临床诊断HPV感染最常用的方法是对病变组织或宫颈刮片做病理细胞学检查。应用核酸杂交、PCR等方法可检测病毒DNA。HPV抗体检测较少应用。用ELISA方法检测HPV衣壳蛋白抗体是检测HPV既往感染或现存感染的可选方法。

【原理】采用ELISA夹心法。在微孔板上包被人乳头瘤病毒衣壳蛋白，在包被孔中分别加入标准品、阳性、阴性对照和血清标本，反应后加入酶结合物（抗抗体）使特异性地形成固相人乳头瘤病毒衣壳蛋白-抗人乳头瘤病毒衣壳蛋白抗体-抗抗体复合物。洗去未结合在固相上的反应物，加入底物显色剂，显色程度在一定范围内与抗人乳头瘤病毒衣壳蛋白抗体含量成正比。

【试剂】购买专用商品化试剂盒。

【操作】按试剂盒使用说明书或实验室制定的SOP进行操作。

【参考区间】各实验室最好根据本室使用的检测系统，检测一定数量的健康人群，建立自己的参考区间。如用文献或说明书提供的参考区间，使用前应加以验证。

【注意事项】参见第六章第一节ELISA法检测AFP。

二、临床意义

在HPV感染早期，体内可产生抗HPV抗体，该抗体的持续存在及抗体滴度高低与HPV感染数量及机体免疫状态密切相关。检测抗HPV抗体有助于早期发现并预警相关癌症的发生。HPV血清转换一般发生于HPV感染后的数个月内，许多新近感染HPV患者因尚未发生血清转化而抗体检测呈阴性。大多数HPV DNA检测阴性的患者因为曾经有过HPV感染而血清学抗体检测阳性。故HPV血清学阳性既可代表现存HPV感染，也可表示既往HPV感染。

第十七节 EB病毒免疫检测

EB病毒（Epstein Barr virus，EBV），又称人类

疱疹病毒（human herpesvirus 4，HHV-4）。是 Epstein 和 Barr 于 1964 年首次成功地将 Burkitt 非洲儿童淋巴瘤细胞通过体外悬浮培养而建株，并在建株细胞涂片中用电镜观察到疱疹病毒颗粒。该病毒是多种恶性肿瘤（如鼻咽癌）的病因之一，它主要感染人类口咽部的上皮细胞和 B 淋巴细胞。

EB 病毒呈圆形，直径 180nm，基本结构含核样物、衣壳和囊膜三部分。核样物为直径 45nm 的致密物，主要含双股线性 DNA。衣壳为 20 面体立体对称，由 162 个壳微粒组成。囊膜由感染细胞的核膜组成，其上有病毒编码的膜糖蛋白，有识别淋巴细胞上的 EB 病毒受体与细胞融合等功能。此外，在囊膜与衣壳之间还有一层蛋白被膜。

一、检测方法

目前临床所测抗 EBV 抗体，主要是针对病毒的衣壳抗原（VCA）、早期抗原（EA）和核抗原（EBNA），包括 VCA IgA 抗体、VCA IgG 抗体、VCA IgM 抗体、EA IgG 抗体、EBNA1 IgG 抗体，常用 ELISA 检测。

（一）ELISA 法检测 EB 病毒 VCA IgA 抗体

【原理】微孔反应板上包被有 EBV VCA 重组抗原，在包被孔中分别加入阴性对照、阳性对照和待测标本，如存在 EBV VCA IgA 抗体，将与固相 EBV VCA 重组抗原相结合；通过洗涤洗去未结合的成分，再加入酶标抗人 IgA，在板孔内温育，固相特异性的抗原-抗体复合物中 IgA 成分与酶标抗体相结合；再通过洗涤洗去未结合的成分，加入底物在板孔内温育，固相复合物中的酶与底物反应后产生颜色，酶标仪检测 OD 值，从而定性检测标本中的 EB 病毒 VCA IgA 抗体。

【试剂】试剂组成：包被有 EB 病毒 VCA 抗原的包被板、标本稀释液、阴性对照、阳性对照、HRP 标记的鼠抗人 IgA 抗体、浓缩洗涤液、酶底物显色溶液以及终止液等。

【操作】按试剂盒使用说明书或实验室制定的 SOP 进行操作，主要操作流程如下：

设定和加载阴性对照、阳性对照及待测标本→温育反应→洗涤→加入 HRP 标记的鼠抗人 IgA 抗体→温育反应→洗涤→加入酶底物显色溶液→温育反应→终止→比色。

【结果判定】按照试剂盒说明书要求判定结果，一般原则为首先判定阴性对照、阳性对照、校准物和（或）质控物检测值是否符合试剂盒说明书要求，然后计算结果 CO 值，最后计算待测标本 S/CO 值，判定结果。标本 S/CO 值≥1.0 时结果为反应性，标本 S/CO 值<1.0 时结果为阴性。

【参考区间】未感染 EB 病毒者，人抗 VCA IgA 阴性。

【注意事项】

1. 当待测标本 S/CO 值在 cut-off 值±20% 之间，即灰区范围时，建议双孔复检该标本，当复检结果仍为阳性时，则报告阳性；当结果为阴性时则报告阴性。

2. 其他应注意的问题参见第六章第一节 ELISA 法检测 AFP。

（二）ELISA 法检测 EB 病毒 VCA IgG 抗体

【原理】采用间接法原理测定样品中 EB 病毒 VCA IgG 抗体（VCA IgG），以纯化 EB 病毒 VCA 抗原包被酶联板。分别将待测标本、阴性对照、阳性对照加至包被孔中，如存在 EBV VCA IgG 抗体，将与固相 EBV VCA 抗原相结合；通过洗涤洗去未结合的成分，再加入酶标抗人 IgG 抗体，在板孔内温育，固相特异性的抗原-抗体复合物中 IgG 成分与酶标抗体结合；再通过洗涤洗去未结合的成分，加入底物显色，用酶标仪测定 OD 值判定有无 EB 病毒 VCA IgG 抗体的存在。

【试剂】试剂组成：包被有 EB 病毒 VCA 抗原的包被板、标本稀释液、阴性对照、阳性对照、HRP 标记的鼠抗人 IgG 抗体、浓缩洗涤液、酶底物显色溶液以及终止液等。

【操作】按试剂盒使用说明书或实验室制定的 SOP 进行操作，主要操作流程参见本节 ELISA 法检测 EB 病毒 VCA IgA 抗体。

【结果判定】参见本节 ELISA 法检测 EB 病毒 VCA IgA 抗体。

【参考区间】健康人抗 VCA IgG 阴性。

【注意事项】参见本节 ELISA 法检测 EB 病毒 VCA IgA 抗体。

（三）ELISA 法检测 EB 病毒 VCA IgM 抗体

【原理】采用捕获法原理测定标本中 EB 病毒 VCA IgM 抗体，微孔中预包被鼠抗人-IgM（μ 链），分别加入阴性对照、阳性对照和待测标本后，微孔中 IgM 抗体可被捕获，未结合的其他成分将被洗涤除去；加入 EBV VCA 抗原酶标记物，被捕获的 IgM 中的 VCA IgM 与 HRP 标记的 VCA 重组抗原特异性结合，洗去其他未结合物，用 TMB 底物显色。酶标仪检测 OD 值判定样品 VCA IgM 抗体存在与否。

【试剂】试剂组成：包被有抗人-IgM 的微孔板、标本稀释液、阴性对照、阳性对照、HRP 标记的 VCA 重组抗原、浓缩洗涤液、酶底物显色溶液以及终止液等。

【操作】按试剂盒使用说明书或实验室制定的SOP进行操作，主要操作流程如下：

设定和加载标准品、阴性对照、阳性对照及待测标本→温育反应→洗涤→加入HRP标记的VCA重组抗原→温育反应→洗涤→加入酶底物显色溶液→温育反应→终止→比色。

【结果判定】参见本节ELISA法检测EB病毒VCA IgA抗体。

【参考区间】未感染EB病毒者，抗VCA IgM阴性。

【注意事项】参见本节ELISA法检测EB病毒VCA IgA抗体。

（四）ELISA法检测EB病毒EA IgG抗体

【原理】采用间接法原理检测待测标本中EB病毒早期抗原IgG抗体（EA IgG），以纯化EB病毒EA抗原包被微孔板。微孔中EA抗体与包被抗原反应，再与酶标记鼠抗人IgG抗体结合，形成抗原-抗体-酶标抗体复合物；加底物TMB显色，酶标仪检测OD值从而判定有无EB病毒EA IgG抗体的存在。

【试剂】试剂组成：包被有EA抗原的微孔板、标本稀释液、阴性对照、阳性对照、HRP标记的鼠抗人IgG抗体、浓缩洗涤液、酶底物显色溶液以及终止液等。

【操作】按试剂盒使用说明书或实验室制定的SOP进行操作，主要操作流程如下：

设定和加载标准品、阴性对照、阳性对照及待测标本→温育反应→洗涤→加入HRP标记的鼠抗人IgG抗体→温育反应→洗涤→加入酶底物显色溶液→温育反应→终止→比色。

【结果判定】参见本节ELISA法检测EB病毒VCA IgA抗体。

【参考区间】未感染EB病毒者，抗EA IgG阴性。

【注意事项】参见本节ELISA法检测EB病毒VCA IgA抗体。

（五）ELISA法检测EB病毒核抗原（EBNA1）IgG抗体

【原理】采用间接法原理测定待测标本中EB病毒核抗原（EBNA1）IgG抗体，以纯化EBNA1包被微孔板。孔中EBNA1抗体与包被抗原结合，再与酶标记鼠抗人IgG抗体结合，形成抗原-抗体-酶标抗体复合物；加底物TMB显色，用酶标仪测定OD值判定有无EBNA1 IgG抗体的存在。

【试剂】试剂组成：包被有EBNA1的微孔板、标本稀释液、阴性对照、阳性对照、HRP标记的鼠抗人IgG抗体、浓缩洗涤液、酶底物显色溶液以及终止液等。

【操作】参见本节ELISA法检测EB病毒VCA IgA抗体。

【结果判定】参见本节ELISA法检测EB病毒VCA IgA抗体。

【参考区间】未感染EB病毒者，抗EBNA1 IgG阴性。

【注意事项】参见本节ELISA法检测EB病毒VCA IgA抗体。

二、临床意义

EB病毒是传染性单核细胞增多症（IM）的主要致病原，此外，EB病毒与鼻咽癌、伯基特淋巴瘤、免疫低下或缺陷者B淋巴细胞恶性肿瘤、霍奇金病和移植后恶性淋巴瘤均有相关性。抗VCA IgM阳性、抗VCA IgG阴性和抗EBNA1 IgG阴性常为EB病毒初发感染；抗VCA IgG阳性、抗EBNA1 IgG阴性提示EB病毒近期感染；抗VCA IgG阳性、抗EBNA 1 IgG阳性多般为EB病毒既往感染。

第十八节 结核分枝杆菌免疫检测

结核分枝杆菌（*Mycobacterium tuberculosis*，MTB）为结核病的病原体，它能引起多种组织器官感染，如肺结核、肝结核、肾结核、肠结核、脊柱结核、皮肤结核、结核性脑膜炎、胸膜炎和腹膜炎等，以肺结核为多见。目前，结核病的诊断主要依赖于影像学、细菌学及干扰素-γ释放试验。

结核分枝杆菌是一种细胞内寄生菌，进入机体后可以诱导机体产生抗感染的细胞免疫和体液免疫。一般认为细胞免疫与体液免疫反应在结核分枝杆菌感染时可发生分离现象，即活动型细胞免疫功能低下时，抗体效价升高；在疾病恢复期或稳定期，细胞免疫功能增强，而抗体效价下降。各类结核病患者的免疫反应规律为：病变重、受损范围大者，细胞免疫功能弱，而抗体产生多。

（一）检测方法

结核分枝杆菌抗体检测方法主要是酶免疫分析，包括斑点免疫胶体金渗滤试验（dot immunogold filtration assay，DIFA）、斑点免疫层析技术（dot immunochromatographic assay，DICA）和ELISA等。

1. 斑点免疫胶体金渗滤试验

【原理】将结核分枝杆菌特异性膜蛋白抗原分离

纯化，点样并固化在硝酸纤维素膜上，膜上 TB 抗原捕获人血清样品中结核分枝杆菌抗体，被捕获的结核分枝杆菌 IgG 抗体可用葡萄球菌 A 蛋白（SPA）胶体标记物结合后呈色（SPA 能与 IgG 特异性结合），形成红色斑点，根据是否出现斑点即可判断阴、阳性结果从而判断是否存在结核分枝杆菌抗体。

【试剂】 采用专用商品试剂盒，试剂盒主要包括反应板、封闭液、洗涤液、金标液、阴性阳性对照。

【操作】 按试剂盒使用说明书或实验室制定的 SOP 进行操作，主要过程如下：滴加封闭液→加载血清→加洗涤液→加金标液→加洗涤液→观察结果。

【结果判定】 阳性反应：质控点显示红色，反应孔中间有红色斑点出现；阴性：质控点显色红色，反应孔中间无红色斑点出现或仅为痕迹。

【参考区间】 未感染过及未接种结核分枝杆菌疫苗者，血清抗结核分枝杆菌抗体阴性。

【注意事项】

（1）试剂在有效期内使用，不同批号试剂盒中的试剂组分不能混用。

（2）滴瓶溶液使用后应立即旋紧瓶盖，尽量避免与外界空气接触，以保证溶液免受污染。

（3）质控点显示红色表明试剂盒有效；阴性、阳性对照确保定性结果可靠的环节，但临床阳性标本显示深浅可以与阳性对照不同。

（4）血清属潜在生物危害物质，操作者应戴手套，测试后，凡接触血清的物品应消毒后丢弃。

2. ELISA 法

【原理】 采用间接法进行。以结核分枝杆菌纯化蛋白衍生物（PPD）或细胞壁成分阿拉伯甘露聚糖脂（lipoarabinomannan，LAM）或重组的特异性蛋白质抗原包被聚苯乙烯微孔板，封闭空白位点后，加入稀释的待测血清，如果待测血清中含抗结核分枝杆菌抗体，则可以与固相抗原结合。洗去未反应物，加入酶标抗人 IgG 抗体温育，进一步形成固相抗原-抗结核分枝杆菌抗体-酶标抗人 IgG 复合物，充分洗涤后加入酶底物/色原产生颜色反应，呈色程度与抗结核分枝杆菌抗体的水平成正比。

【试剂】 采用专用商品试剂盒，试剂盒主要包括反应板、封闭液、洗涤液、金标液、阴性和阳性对照。

【操作】 按试剂盒使用说明书或实验室制定的 SOP 进行操作，主要过程如下：加载血清（待测血清、阳性与阴性对照）→温育→洗板→加入 HRP 标记的抗人 IgG 抗体→温育→洗板→加入酶底物显色溶液→观察结果。

【结果判定】 以待测血清与 cut-off 吸光度比值（S/CO）≥1 判为阳性反应。

【参考区间】 未感染过及未接种结核分枝杆菌疫苗者，血清抗结核分枝杆菌抗体阴性。

（二）临床意义

抗结核分枝杆菌抗体检测的特异性取决于所包被抗原的特异性。采用 PPD 作抗原，活动性肺结核患者中抗体检出率 60% ~80%，特异性接近 90%。阿拉伯甘露聚糖脂（LAM）、相对分子量为 38kD、30kD 和 16kD 的蛋白质为靶抗原，其抗体在活动性肺结核患者中检测敏感性为 82% ~89.7%，特异性为 95.7% ~97.5%。以结核分枝杆菌早期分泌靶抗原 6 和培养滤液蛋白 10 为靶抗原，其抗体的临床意义尚需进一步评估。除血清标本外，脑脊液、胸腹水、尿液、支气管肺泡灌洗液等体液均可用于检测结核分枝杆菌抗体。需注意的是非典型分枝杆菌和麻风分枝杆菌感染也可呈阳性反应。

第十九节 幽门螺杆菌免疫检测

幽门螺杆菌（*Helicobacter pylori*，HP），是由 Warren 和 Marshall 于 1983 年从慢性胃炎和消化性溃疡患者胃黏膜中分离出来的一种弯曲样杆菌，是慢性胃炎和消化性溃疡的主要原因，超过 80% 的携带者并不会出现症状。本菌约 67% 的菌株产生细胞空泡毒素（Vac A）和细胞毒素相关蛋白 A（Cag A）。产毒株致病性更强，与胃溃疡、胃癌的发病有密切关系。根除幽门螺杆菌可以防止溃疡复发，世界卫生组织已将幽门螺杆菌定为胃癌的 I 类致癌因子。

HP 感染的实验室诊断方法有很多，如快速脲酶试验，用 ^{13}C、^{14}C 标记尿素的呼气试验，^{15}N-尿氨排泄试验，胃镜活检组织病理检查，聚合酶链反应（PCR）以及抗 HP 抗体检测。

一、检测方法

HP 感染的免疫检测主要是通过检测患者血清中的抗体进行，检测方法包括：免疫荧光法、ELISA 和 WB 法。

（一）ELISA 法

【原理】 用 HP（如 ATCC 43504 株）细菌裂解物或重组 Cag A 包被聚苯乙烯反应板微孔，将稀释的待测血清加入到包被抗原孔中温育，待测血清中特异性 IgA、IgG 和 IgM 类抗体与抗原结合，再加入酶（HRP）标记抗人 IgA（或抗人 IgG 和 IgM）抗体，即可在固相上形成 HP 抗原-抗 HP 抗体（人 Ig）-酶标记抗人 Ig 的复合物，洗去未结合物，加入酶底物显色溶液即可呈色，呈色深浅（用吸光度表示）与抗 HP 抗体的水平成正比。

【试剂】试剂组成包被 HP 抗原的微孔板、酶标记的抗体、酶底物显色溶液以及阴性对照、阳性对照和浓缩洗涤液等。

【操作】按试剂盒使用说明书或实验室制定的 SOP 进行操作，主要操作过程如下：样本稀释→加载标准品或样本→温育反应→洗涤→加酶标二抗→温育反应→洗涤→显色→终止反应→结果判读。

【结果判定】按特定试剂盒说明书进行，例如：

定性检测：S/CO 以≥1.0 为阳性反应；S/CO < 1.0 为阴性。

定量检测：以抗 HP（抗 Cag A）抗体标准品浓度（2RU/ml、20RU/ml、200RU/ml）为横坐标，相应吸光度值为纵坐标制作标准曲线。待测血清中抗 HP（抗 Cag A）抗体浓度可依据所测吸光度值从标准曲线得出。

【参考区间】

定性检测：未感染幽门螺杆菌者，血清抗幽门螺杆菌抗体阴性。

定量检测：无可用参考值。各实验室可根据自身条件，用固定的试剂盒，调查一定数量的正常人群建立自己的参考值。

【注意事项】

1. 试剂盒 2～8℃有效期半年，不宜冻结贮存。

2. 待测血清最好新鲜采集，不可有溶血、脂血或细菌污染。2～8℃可保存 1 周，-20℃可保存较长时间，应避免反复冻融。

其他注意事项参见流感病毒检测。

（二）间接免疫荧光法

【原理】固定在载片上的幽门螺杆菌与已稀释的待测血清温育后，如果血清中含有抗 HP 的 IgA、IgG 和 IgM 类特异抗体，即可与 HP 结合。洗片后加入荧光素标记的抗人 IgA（或抗人 IgG 和 IgM），即可形成 HP-抗 HP 抗体（人 Ig）-FITC 标记抗人 Ig 复合物，洗片后在荧光显微镜下观察。

【试剂】试剂组成加样板、幽门螺杆菌涂片、异硫氰酸荧光素（FITC）标记的抗人 IgG（或抗人 IgA、IgM）、阳性和阴性对照、PBS 吐温缓冲液和封片介质等。

【操作】按试剂盒说明书或实验室制定的 SOP 进行操作，主要操作过程如下：样本稀释→加载样本→温育反应→洗涤→加荧光二抗→温育反应→洗涤→封片→观察结果。

【结果判定】如果存在抗 HP 抗体，可见涂片中的幽门螺杆菌呈现清晰的弯曲状或颗粒状荧光，与阳性对照血清的荧光模式一致。如抗 HP 抗体阴性，幽门螺杆菌不发荧光。

【参考区间】未感染幽门螺杆菌者，血清间接免疫荧光法检测抗 HP 抗体阴性。

【注意事项】

1. 待测血清中存在幽门螺杆菌抗体，应出现与阳性对照相同的荧光模型。

2. 检测特异性的 IgA 和 IgM 类抗体前，必须用专用吸附剂除去待测血清中的 IgG 类抗体以及类风湿因子。以防血清中类风湿因子引起假阳性结果，也可避免因特异性的 IgG 与 IgM 或 IgA 竞争抗原结合位点导致假阴性结果。

3. 结果分析时，显微镜下荧光判读，受检查者主观因素影响较大，因此建议应由相对固定具有相关经验的检测人员进行读片，尽量避免人为误差导致错读结果。

4. 血清标本应新鲜，置于 2～8℃须在 48 小时内使用，时间过长须置于 -20℃保存。

（三）WB 法

【原理】本法为抗幽门螺杆菌抗体的特异性确认试验，原理为 SDS-PAGE 分离 HP 各抗原组分，形成依分子量大小依序排列的蛋白质区带，再转印至硝酸纤维素（NC）膜上，加待测血清与 NC 膜反应，如血清中有抗 HP 抗体，则可与膜条上对应的抗原结合，加入酶标记抗人 IgG（或抗人 IgA）反应后，再加入酶底物/色原显色，膜条上出现呈色的特异性条带，而无关的抗原条带则不呈色。

【试剂】试剂组成：已转印幽门螺杆菌抗原的 NC 膜，酶标记抗人 IgG（或抗人 IgA）、酶底物/色原、洗涤液等。

【操作】按试剂盒使用说明书进行操作。举例如下：取出已转印幽门螺杆菌抗原的 NC 膜及相关试剂→加载样本→振荡反应→洗膜→加二抗→振荡反应→洗膜→显色→洗膜→结果判读。

【结果判定】检测结果的判断是根据呈色条带的种类和多少，与试剂盒提供的阳性标准条带即 CagA 带（分子量 120 000）、VacA 带（分子量 95 000）、VreB 带（分子量 66 000）、VreA 带（分子量 26 000～33 000）、OMP 带（分子量 19 000）等进行比较。

【参考区间】未感染幽门螺杆菌者，WB 法检测抗 HP 抗体阴性。

二、临床意义

感染幽门螺杆菌之后，血清中可出现 IgM、IgA 和 IgG 类抗 HP 抗体。感染后数周内 IgM 类抗体即会消失，相当长的一段时间内可检出 IgA 类抗体，而 IgG 类抗体常于 IgM 类抗体滴度下降后才升高，且可持续多年。IgA 类抗体阳性与胃炎活动性相关。IgG 类抗体滴度升高提示为慢性感染，在治疗 6 个月后 IgG 类抗体滴度降低表明治疗有效。

第二十节　其他细菌免疫检测

一、沙眼衣原体免疫检测

衣原体是一类能通过细菌滤器、具有独特发育周期、严格细胞内寄生的原核细胞型微生物。衣原体由原体又称基本小体（elementary body，EB）和始体又称网织体（reticulate body，RB）构成。原体呈细小圆形颗粒，直径为 300nm，在细胞外较为稳定，有较强的感染性。始体呈较大的圆形颗粒，直径为 800 ~ 1200nm，外层为两层囊膜，无感染性，是衣原体在宿主细胞内发育周期的繁殖型。衣原体原体被人体易感细胞吞饮后，细胞膜包围原体形成空泡，增大发育为始体。始体以二分裂的形式增殖形成大量的子代原体，从而构成多种形态的包涵体。成熟的子代衣原体从寄生细胞内释放出来，又可感染其他细胞。

与人类致病相关衣原体包括沙眼衣原体（*Chlamydia trachomatis*，Ct）、肺炎衣原体（*Chlamydia Pneumoniae*，CPn）、和鹦鹉热衣原体（*Chlamydia psittaci*，CPs）。

沙眼衣原体通过直接接触、间接触摸污染物或性接触传播，感染了衣原体的母亲生产时可经产道感染新生儿，其中 25% ~50% 可发生结膜炎（生后 3 ~ 10 天），10% ~20% 发生肺炎（生后 4 ~ 8 周）。沙眼衣原体可以引起急性和慢性感染。生殖系统感染可以表现为无临床症状的感染，缺乏治疗可以由急性感染转为慢性感染长期存在。

沙眼衣原体的外膜蛋白（major outer membrane protein，MOMP）是其外膜结构重要的组成部分，编码 MOMP 蛋白的可变区具有多种变异，导致了其抗原的多样性，据此可将沙眼衣原体分为 18 个血清型。其中 L_1、L_2、L_2a、L_3 血清型是性病淋巴肉芽肿（lymphogranuloma venereum，LGV）的病原体；A、B、Ba、C 血清型为人类沙眼病原体；D ~ K 血清型引起泌尿生殖系统感染和婴儿感染，也可以引起结膜炎感染。

沙眼衣原体的临床免疫检测主要是针对沙眼衣原体 MOMP 蛋白可变区 VD4 的抗体检测。

（一）检测方法

主要有 ELISA 法、免疫荧光法、补体结合试验和金标记免疫渗滤试验等。目前临床最常用 ELISA 法和免疫荧光法。

1. ELISA 法

【原理】将沙眼衣原体抗原包被于固相载体，加待测样本，样本中若含有抗沙眼衣原体抗体，可与载体上的抗原结合成复合物，再加入辣根过氧化物酶（HRP）标记抗人 IgG（或抗人 IgA、抗人 IgM）抗体与之反应，最后加酶底物/色原显色，显色强度与抗体水平呈正相关。

【试剂】试剂组成一般包括包被沙眼衣原体抗原的微孔板、标本缓冲液、洗涤液、HRP 酶标记抗人 IgG（或抗人 IgA、抗人 IgM）抗体、底物溶液、阴性对照、阳性对照和终止液等。

【操作】按试剂盒使用说明书或实验室制定的 SOP 进行操作，主要操作过程如下：样本稀释→加载样本→温育反应→洗涤→加酶标记抗体→温育反应→洗涤→加底物显色→加终止液→观察结果。

【结果判定】按特定的试剂盒说明书进行。通常 S/CO 比值≥1.0 为阳性反应，S/CO 比值 <1.0 为阴性。有的试剂盒可能提示灰区的范围。

【参考区间】未感染沙眼衣原体者，待测样本中沙眼衣原体抗原为阴性。

【注意事项】参考前述一般的 ELISA 法注意事项。

2. 免疫荧光法

【原理】固定在载片反应区上的沙眼衣原体感染细胞与稀释后的待测血清温育，如果血清中含有抗沙眼衣原体特异性抗体，可与细胞内衣原体抗原结合，结合的抗体与荧光素标记的抗人（IgA、IgG 或 IgM）抗体反应，在荧光显微镜下细胞内可出现典型荧光。

【试剂】试剂盒组成一般包括加样板、沙眼衣原体感染细胞的抗原片、异硫氰酸荧光素（fluorescein isothiocyanate，FITC）标记的抗人 IgG（或 IgA、IgM）、阳性和阴性对照、PBS 吐温缓冲液和封片介质等。

【操作】按试剂盒使用说明书或实验室制定的 SOP 进行操作，主要操作过程如下：样本稀释→加载样本→温育反应→洗涤→加 FITC 标记抗体→温育反应→洗涤→荧光显微镜下观察结果。

【结果判定】抗沙眼衣原体抗体可与感染细胞胞

质内的包涵体（含有原体和始体）结合，产生特异荧光。细胞外的原体和始体也可呈现荧光。视野中部分未感染细胞则不产生荧光。

【参考区间】未感染过沙眼衣原体者，血清沙眼衣原体抗体为阴性。

（二）临床意义

沙眼衣原体抗原检测呈阳性反应，提示可能为沙眼衣原体现症感染。抗沙眼衣原体抗体阳性反应提示可能有沙眼衣原体感染，但不能据此确诊现症感染。一般IgM类抗体阳性与初次近期感染有关；IgA抗体在有抗原刺激下产生，但在浓度较低的情况下容易漏检；IgG类抗体阳性可提示现症感染、慢性感染、反复感染和既往感染。此法不仅适用于检查血清，尚可检测泪液或泌尿生殖道分泌物中的抗体。但是单次血清免疫检测的阳性结果不能诊断感染，应结合临床表现和其他检查结果综合分析。

二、肺炎衣原体免疫检测

肺炎衣原体（*Chlamydiae pneumoniae*，CPn）是一类人类重要的呼吸道病原体，肺炎衣原体可引起急、慢性上呼吸道感染，肺炎（尤其在导致社区获得性肺炎的病原体中占有一定比例），心内膜炎，脑膜炎，结节性红斑。

肺炎衣原体代表株为TW-183（1965年自我国台湾省一儿童眼部分离）和AR-39（1983年自美国一患肺炎的大学生咽部分离），1989年正式定名。

与沙眼衣原体不同，肺炎衣原体的MOMP蛋白具有高度同源性，因此肺炎衣原体没有检测到不同的血清型。

（一）检测方法

目前临床常用的肺炎衣原体感染的特异抗体检测方法有ELISA法、免疫荧光法等，有专用商品化试剂盒供应。

1. ELISA法

【原理】包被抗原为分离纯化的肺炎衣原体抗原（感染CDC/CWL-029株的HL细胞裂解物），待测血清中的抗肺炎衣原体抗体可与之结合。以HRP标记的抗人IgG（或IgA、IgM）作为第二抗体，在固相上形成肺炎衣原体-抗肺炎衣原体（人IgG、IgA或IgM）-酶标记抗人IgG（IgA、IgM）复合物，洗去未反应物，加入酶底物/色原进行显色反应，其颜色深浅与抗肺炎衣原体抗体水平成正比。

【试剂】试剂组成一般包括包被肺炎衣原体抗原的微孔条、标本缓冲液、洗涤液、HRP酶标记抗人IgG（或抗人IgA、抗人IgM）抗体、底物溶液、阴性对照和阳性对照、终止液等。

【操作】按试剂盒使用说明书或实验室制定的SOP进行操作，主要操作过程如下：样本稀释→加载样本→温育反应→洗涤→加酶标记抗体→温育反应→洗涤→加底物显色→加终止液→观察结果。

【结果判定】

定性检测：按特定的试剂盒说明书进行。通常S/CO比值≥1.0为阳性反应，S/CO比值<1.0为阴性。

定量检测：以抗肺炎衣原体抗体标准品浓度（2、20、200RU/ml）作为横坐标，相应的吸光度为纵坐标制作标准曲线。待测血清中抗肺炎衣原体抗体水平可根据所测吸光度值从标准曲线得出。

【参考区间】未感染过肺炎衣原体者，血清肺炎衣原体抗体为阴性。定量检测各实验室最好根据本室使用的检测系统，检测一定数量的健康人群，建立自己的参考区间。如用文献或说明书提供的参考区间，使用前应加以验证。

【注意事项】

（1）试剂盒2～8℃有效期半年，不宜冷冻贮存。

（2）不同厂家、不同批号试剂不可混用。

（3）待测血清最好新鲜采集。2～8℃可保存1周，-20℃可保存较长时间，但应避免反复冻融。

2. 免疫荧光法

【原理】固定在载片上的肺炎衣原体感染细胞与稀释后的血清温育，如果标本含有肺炎衣原体特异性抗体，可与肺炎衣原体抗原结合，结合的抗体与荧光素标记的抗人IgG（或抗人IgA、IgM）抗体反应，洗涤后用荧光显微镜观测。

【试剂】购买专用商品试剂盒。试剂盒主要包括加样板、包被有肺炎衣原体感染的细胞膜片、FITC标记的抗人IgG（或抗人IgA、IgM）、阳性和阴性对照、PBS吐温缓冲液和封片介质等。

【操作】按试剂盒使用说明书或实验室制定的SOP进行操作，主要操作过程如下：样本稀释→加载样本→温育反应→洗涤→加FITC标记抗体→温育反应→洗涤→荧光显微镜下观察结果。

【结果判定】抗肺炎衣原体抗体可引起感染的细胞质内包涵体（内为原体和分裂增殖的始体）荧光；细胞间游离的原体也可呈现荧光；视野中部分细胞没有感染，无荧光。

【参考区间】未感染过肺炎衣原体者，血清肺炎衣原体抗体为阴性。

【注意事项】

（1）待测血清中存在抗肺炎衣原体抗体，应出现与阳性对照相同的荧光模型（细胞质内包涵体荧光）。如果所有细胞的胞核或胞质都有荧光，包括那些没有感染的细胞，提示存在抗核抗体或抗线粒体抗体及其他细胞抗原抗体。

（2）检测特异性的 IgA、IgM 类抗体前，必须用专用吸附剂除去待测血清中的 IgG 类抗体以及类风湿因子。以防血清中类风湿因子引起假阳性结果，也可避免因特异性的 IgG 与 IgM 或 IgA 竞争抗原结合位点导致假阴性结果。

（二）临床意义

抗肺炎衣原体抗体阳性反应提示有肺炎衣原体感染，但其确切的意义尚缺乏严格的临床评价。首次感染肺炎衣原体后 2～4 周内 IgM 明显增高，6～8 周可见到 IgG 和 IgA 增高。对于初次感染肺炎衣原体的患者，IgM 升高明显。对于重复感染，IgM 很难检测到，此时检测 IgG 和 IgA 的意义比较大。但单次血清免疫检测的阳性结果不能诊断感染，应结合临床表现和其他检查结果综合分析。

三、肺炎支原体免疫检测

支原体（*Mycoplasma*）是 1898 年 Nocard 等发现的一种类似细菌但不具胞壁的原核微生物，能在无生命的人工培养基上生长繁殖，直径 50～300nm，能通过细菌滤器。支原体种类甚多，对人致病的有肺炎支原体、人型支原体、解脲脲原体等。肺炎支原体（*Mycoplasma pneumoniae*）引起的主要疾病有原发性非典型肺炎（细支气管炎、支气管周围间质性肺炎）、咽炎和气管支气管炎。肺炎支原体主要在气管、支气管和细支气管的上皮细胞内增殖，经过10～20 天左右的潜伏期，患者发生一些非特异性症状如头痛和发热，常伴有无力和干咳。在年轻人和较大的儿童，约有 15%～20%左右的社区获得性（ambulant obtained）肺炎是由肺炎支原体引起。

肺炎支原体是青少年急性呼吸道感染的主要病原体之一，临床上大多数表现为上呼吸道感染综合征，发展为肺炎者约占 20%，占非细菌性肺炎的 1/3 以上。过去认为肺炎支原体是温和的病原体，现发现也可引起严重的双侧肺炎和其他系统的肺外并发症，如脑膜炎、脑干炎、脊髓炎、心肌炎、心包炎、免疫性溶血性贫血和肾炎等。所有的肺炎支原体株均有17×10^4Da 的 P1 膜蛋白和 43×10^3Da 菌体蛋白，是肺炎支原体的主要特异性免疫原，也是目前血清学诊断的主要抗原。

（一）检测方法

肺炎支原体抗体检测方法有 ELISA 法、冷凝集试验（cold agglutination test，CAT）、补体结合试验等。ELISA 法检测抗肺炎支原体抗体具有敏感性和特异性高，快速经济的优点，故 ELISA 法检测常作为肺炎支原体的首选检测试验。

【原理】将待测血清加入已包被肺炎支原体抗原（常用 Mac ATCC 15531 株的去垢剂提取物）的聚苯乙烯微孔板，如果血清中含有特异性抗体，就会与固相抗原结合。洗去未结合的物质，加入酶标记抗人 IgG、IgA 或 IgM 抗体，与固相上的免疫复合物反应，洗去未参与反应的过剩酶标抗体，再加入酶底物显色溶液显色，颜色的深度与待测血清中特异性抗体的量成正比。

【试剂】试剂组成预包被人肺炎支原体微孔板、浓缩清洗缓冲液、血清稀释液、结合物稀释液、阳性质控、阴性质控、标准品、浓缩的辣根过氧化物-结合物、底物液、终止液。

【操作】按试剂盒使用说明书或实验室制定的 SOP 进行操作，主要操作过程如下：样本稀释→加载样本→温育反应→洗涤→加酶标记抗体→温育反应→洗涤→加底物→温育反应→加终止液→观察结果。

【结果判定】

定性检测：按特定的试剂盒说明书进行。通常 S/CO 比值≥1.0 为阳性反应，S/CO 比值＜1.0 为阴性。

定量检测：以抗肺炎支原体抗体标准品浓度（2RU/ml、20RU/ml、200RU/ml）为横坐标，相应的吸光度为纵坐标制作标准曲线。待测血清中抗肺炎支原体抗体水平可根据所测吸光度值从标准曲线得出。

【参考区间】

定性检测：未感染过肺炎支原体者，血清肺炎支原体抗体为阴性。

定量检测：抗肺炎支原体抗体参考值待确定。各实验室最好根据本实验室条件和使用试剂盒，调查一定数量的正常人群，建立自己的参考区间。

【注意事项】

1. 试剂盒 2～8℃有效期半年，不宜冷冻贮存。

2. 不同厂家、不同批号试剂不可混用。

3. 待测血清最好新鲜采集，不可有溶血、脂血或细菌污染。2～8℃可保存 1 周，－20℃可保存较长时间，但应避免反复冻融。

（二）临床意义

在肺炎支原体感染并出现症状后的第 7 天即可检测到 IgM 类抗体，于第 10～30 天后 IgM 类抗体浓度即可达高峰，12～26 周后 IgM 类抗体滴度逐渐降低直至检测不到。IgM 类抗体多在初发感染时检测到，因此，高浓度的 IgM 类抗体多频繁地发现于年轻患者身上。相反，年纪较大的人因为通常经历了重复感染，其 IgM 类抗体浓度常常很低或检测不到。在初次感染肺炎支原体时，IgA 类抗体在发生症状后的 3 周内出现，并达到峰值。但于发生症状的 5 周后该类抗体滴度即开始下降。IgG 类抗肺炎支原体抗体较 IgA 和 IgM 类抗体出现迟，其浓度峰值出现在肺炎支原体感染症状发生的后的第 5 周。少数情况下，肺炎支原体的急性感染并不伴有 IgM 和 IgA 类抗体的出现，唯有依靠 IgG 类抗体滴度的上升方可作出诊断。

四、立克次体免疫检测

立克次体（*Rickettsia*）是一类微小的杆状或球杆状微生物，大小为（0.3～0.5）μm×（1.0～2.0）μm，革兰染色阴性，除极少数外，均专性寄生在宿主细胞内。1909 年美国青年医生 Howard Taylor Ricketts 首次观察到这种病原体，为纪念他在研究斑疹伤寒时不幸感染而献身，他所发现的病原体被命名为立克次体属。

立克次体含有 DNA 和 RNA 两种核酸，以二分裂方式繁殖，以节肢动物为传播媒介或为储存宿主，大多是人畜共患的病原体。对人类致病的立克次体主要包括 3 个属，即立克次体属（*Rickettsia*）、东方体属（*Orientia*）以及无形体科的埃立克次体属（*Ehrlichia*）。立克次体病呈世界性或地方性流行，人类多因节肢动物吸血时而受到感染。我国发现的立克次体病主要有斑疹伤寒和恙虫病等。致病性立克次体感染人体后，大多会出现头痛不适、发热、出疹等共同症状。

立克次体的血清学检测方法主要有外-斐反应（Weil-Felix reaction）和免疫荧光法等。大部分立克次体与普通变形杆菌某些 X 菌株的菌体耐热多糖抗原有共同的抗原性，故可用这些 X 菌株代替立克次体抗原进行非特异性凝集反应去检测抗体，这种交叉凝集试验被称为外-斐试验，可用于立克次体病的辅助诊断。

（一）检测方法

免疫荧光法主要采用立克次体特异抗原检测患者血清抗体，为现在诊断立克次体病常用的方法。

1. 外-斐反应检测立克次体

【原理】变形杆菌 OX_{19}、OX_2 和 OX_K 的 O 抗原与斑疹伤寒立克次体、恙虫病立克次体有共同抗原成分，利用三种变形杆菌作为抗原检测立克次体感染患者血清中的抗体，即外-斐反应。

【试剂】采用国家食品药品监督管理总局（China Food and Drug Administration，CFDA）批准的试剂盒应包括变形杆菌 OX_{19}、OX_2、OX_K 菌体抗原。

【操作】按试剂盒所附的使用说明书或实验室制定的 SOP 进行操作，主要操作过程如下：样本按不同倍数稀释→加入凝集反应板→加入稀释好的菌液→37℃过夜→观察凝集结果。

【结果判定】根据凝集反应的强弱或有无，分别以＋＋＋＋、＋＋＋、＋＋、＋、＋/－、－记录，以呈现（＋）的血清最高稀释度作为终点效价。

【参考区间】未感染立克次体者，血清 OX_2＜1∶160，OX_{19}＜1∶160，OX_K＜1∶160。

【注意事项】

（1）应在光亮处先观察管底凝集状态，然后轻轻摇动判定结果，不能激烈振荡。

（2）菌液稀释后应及时使用。

（3）菌液有摇不散的凝块时，不能使用。

2. 免疫荧光法检测立克次体

【原理】用未知未标记的抗体（待检血清）与已知的立克次体抗原（感染鸡胚卵黄囊或细胞培养悬液）进行反应，用缓冲液洗去未结合物，然后滴加荧光标记的抗 IgG、IgM 抗体（第二抗体），如果第一步发生了抗原-抗体反应，标记的抗体就会和已结合抗原的抗体进一步结合，从而可鉴定立克次体抗体。

【试剂】试剂组成立克次体感染细胞抗原片、缓冲液、荧光标记抗体、阳性对照、阴性对照、荧光抗体稀释液和标本血清稀释液等。

【操作】按试剂盒所附的使用说明书或实验室制定的 SOP 进行操作，主要操作过程如下：样本稀释→加载样本→温育反应→洗涤→加荧光二抗→温育反应→洗涤→封片→观察结果。

【结果判定】根据荧光的强弱或有无，分别以＋＋＋＋、＋＋＋、＋＋、＋、＋/－、－记录，以呈现（＋）的血清最高稀释度作为终点效价。

【参考区间】未感染立克次体者，血清抗体效价＜1∶64，无 IgM 抗体出现。

【注意事项】

（1）荧光染色后一般在 1 小时内完成观察，或于 4℃保存 4 小时，时间过长，会使荧光减弱。

（2）每次试验时，需设置以下三种对照：阳性对照：阳性血清＋荧光标记物；阴性对照：阴性血清＋荧光标记物；荧光标记物对照：PBS＋荧光标记物。

（3）已知抗原标本片需在操作的各个步骤中，

始终保持湿润，避免干燥。

（4）所滴加的待检抗体标本或荧光标记物，应始终保持在已知抗原标本片上，避免因放置不平使液体流失，导致抗原标本片干燥，游离荧光标记物不易洗脱，从而造成非特异性荧光染色。

（二）临床意义

立克次体病患者 OX 凝集素一般上升较晚，可早在病程 5～6 天产生，但经常为 2 周左右方出现阳性，在退热前后达到最高效价，以后很快下降。病程中双份或多份血清试验，滴定效价在 1∶160 以上者为阳性反应，若效价有 4 倍增长，则有诊断意义。往往有些病例在整个疾病过程中效价不见上升，如复发性斑疹伤寒（Brill 病）及约 15% 的经疫苗接种后感染斑疹伤寒的病例。有些轻症斑疹伤寒或某些发病严重者，其他血清学试验呈阳性反应，但其外-斐反应可为阴性。斑点热患者外-斐反应效价通常为 OX_{19} 高于 OX_2，但也有 OX_2 较高者。若仅出现 OX_2 阳性，则对诊断斑点热有特殊意义。我国常见的立克次体病主要为斑疹伤寒和恙虫病，流行性斑疹伤寒主要为 OX_{19} 凝集效价升高，恙虫病主要表现为 OX_K 明显升高。外-斐反应的假阳性反应可发生在变形杆菌尿路感染、伤寒、钩端螺旋体病、回归热、疟疾及各种病因引起的严重肝病的患者血清检查，孕妇也往往呈假阳性反应。因此，对外-斐反应结果应结合流行病学和临床症状作慎重分析和判断。免疫荧光法为现在诊断立克次体病常用的方法。单份血清效价≥1∶64 或双份血清效价呈 4 倍增长或有 IgM 抗体出现即初步诊断为立克次体感染，但本法不能区分患者感染的立克次体的类型。特异性抗立克次体的 IgM 抗体的出现提示新近感染。

五、伤寒和副伤寒免疫检测

伤寒（typhoid fever）、副伤寒（paratyphoid fever）是由伤寒沙门菌（*Salmonella typhi*）、副伤寒甲、乙、丙沙门菌（*Salmonella paratyphi A*、*B*、*C*）引起的急性肠道传染病。目前，国内外仍有该疾病的流行和散在发生。病原菌的分离是诊断该疾病的金标准，血清学检测简便、快速，能辅助诊断疾病。沙门菌抗原结构主要包括菌体（O）抗原、鞭毛（H）抗原及表面抗原（Vi 抗原等）。O 抗原刺激机体产生的抗体以 IgM 为主，H 抗原刺激机体产生的抗体以 IgG 为主。根据已知沙门菌的 O、H 抗原，可检测血清中有无相应的抗体。

（一）检测方法

伤寒、副伤寒抗体检测主要有凝集反应（agglutination test）和免疫渗滤层析试验。凝集反应除传统的肥达反应外，也可采用本节介绍的大孔反应板凝集试验。

1. 凝集反应

【原理】用标准伤寒、副伤寒沙门菌菌液与稀释的待测血清反应。根据有无凝集，判定待测血清中有无抗伤寒沙门菌或抗副伤寒沙门菌的抗体。在大孔反应板内进行试验，较传统的肥达反应和微量凝集法结果更清晰。

【试剂】取伤寒 O、H 和副伤寒甲、乙、丙诊断菌液，分别用生理盐水稀释成 10^9 菌/ml。为便于观察，每 10ml 稀释菌液中，加入 20.0g/L 亚甲蓝溶液 5μl。

【操作】按试剂盒使用说明书或实验室制定的 SOP 进行操作，主要过程如下：血清梯度稀释→加载伤寒 O、H、副伤寒甲、乙、丙染色菌液→加盖，37℃过夜→观察结果。

【结果判定】阳性反应结果表现为液体澄清，蓝色细颗粒均匀平摊于整个孔底。阴性结果为蓝色菌体集中于一点，沉积于孔底，与菌液对照相同。以出现 50%（2+）凝集的血清最大稀释倍数的倒数为待检血清滴度。与传统肥达反应相同，即 O 凝集价 > 1∶80，H 凝集价 > 1∶160，A、B、C > 1∶80 才有诊断价值。

【参考区间】未感染伤寒和副伤寒沙门菌者，血清特异抗体应为阴性。

【注意事项】

（1）菌液中有摇不散的凝块时，不能使用。

（2）菌液稀释后应及时使用。

（3）结果判读时应在光亮处观察凝集状态，不能剧烈振荡。

2. 胶体金试纸条法

【原理】将伤寒（副伤寒）沙门菌特异性抗原分离纯化，点样并固化在硝酸纤维素膜上，膜上沙门菌抗原捕获人血清样品中伤寒（副伤寒）沙门菌 IgM 和 IgG 抗体，被捕获的抗体与胶体金缀合物标记的抗 IgM 或 IgG 的单克隆抗体呈色形成红色斑点，根据是否出现斑点即可判断是否伤寒（副伤寒）沙门菌抗体。

【试剂】采用专用商品试剂盒，试剂盒主要包括反应板、洗涤液、金标液、阴性和阳性对照。

【操作】按试剂盒使用说明书或实验室制定的 SOP 进行操作，主要过程如下：加洗涤液→加载血清→加洗涤液→加金标液→加洗涤液→观察结果。

【结果判定】阳性反应：质控点显示红色，反应孔中间有红色斑点出现。阴性：质控点显色红色，反应孔中间无红色斑点出现或仅为痕迹。

【参考区间】未感染伤寒和副伤寒沙门菌者，血清特异抗体应为阴性。

【注意事项】

（1）不同批号试剂盒中的试剂组分不能混用。

（2）血液标本不能溶血，高脂血症血清不能使用，标本在2～8℃保存不超过一周。

（3）各滴瓶溶液使用后应立即旋紧瓶盖，以保证溶液免受污染。

（4）血清属潜在生物危害物质，操作者应戴手套，实验结束后接触血清的物品应消毒后丢弃。

（二）临床意义

伤寒（副伤寒）通常在发病后1周左右出现抗体，第3～4周的阳性率可达70%以上，效价亦较高，并可维持数月。有少数患者抗体阳性较迟才出现，或者抗体效价水平较低。约有10%～30%患者肥达反应始终为阴性。解释肥达反应结果时应注意：①抗体O高H不高：可能为疾病的早期；沙门菌属中其他菌种感染引起的交叉反应；或H-O变异的沙门菌引起的感染等。建议一周后复查，如一周后H也升高可证实为感染。②H高O不高：可能为疾病的晚期；以往患过伤寒、副伤寒或接受过预防接种。③某些疾病如急性血吸虫病、败血症、结核病、风湿病、溃疡性结肠炎等，可出现假阳性反应。胶体金试纸条检测的结果解释：①仅IgM阳性表示伤寒（副伤寒）急性期；②IgM与IgG同时阳性表示疾病的急性中期；③仅IgG阳性表示可能疾病复发、重新感染、曾经感染或接受过预防接种；④IgM与IgG同时阴性表示可能未感染伤寒（副伤寒）伤寒（副伤寒）抗体检测结果不能作为确诊疾病的唯一依据，需结合临床症状综合分析。

六、布鲁菌免疫检测

布鲁菌病（brucellosis），简称布病，又称地中海热（Mediterranean fever）、波状热（Gibraltar fever）或马尔他热（Malta fever），由布鲁菌属（*Brucella*）引起，是世界上最常见的人兽共患传染病之一。目前布鲁菌属公认分为6个种，使人致病的有羊种（*B. Melitensis*）、牛种（*B. abortus*）、猪种（*B. suis*）和犬种（*B. canis*）。疫畜是布病的主要传染源，在我国（主要是在牧区）流行占绝对优势的为羊布鲁菌，其次为牛和猪布鲁菌。

（一）检测方法

布鲁菌病的确诊需要布鲁菌的分离鉴定，但最普遍采用的方法是血清学试验（检测患者血清中的IgM、IgG或IgA类抗体）。

血清型检测方法目前有很多种，最普遍采用的方法是血清凝集试验（serum agglutination test，SAT），该方法又分为试管凝集试验（国内常简称为SAT）和平板凝集试验（plate agglutination test，PAT）。此外，常用的有虎红平板凝集试验（rose Bengal test，RBPT）、抗人免疫球蛋白试验（indirect Coombs test）、补体结合试验、含巯基化合物处理血清凝集试验、胶乳凝集试验（latex agglutination test，LAT）、胶体金免疫层析试验、ELISA、免疫荧光法，另外，文献报道的新技术还有纤维素试纸试验（rapid dipstick assay）和荧光极化试验（fluorescence polarization assay，FPA）等。国内常用的初筛方法是PAT和RBPT，常用的确认方法是SAT和抗人免疫球蛋白试验。ELISA方法具有快速，高敏感性和特异性的特点。

1. 平板凝集试验

【原理】待测血清中布鲁菌抗体与试剂中布鲁菌抗原发生抗原-抗体反应，出现肉眼可见的凝集现象。

【试剂】布鲁菌平板凝集抗原，常见菌型为牛、羊、猪三型，均含有M和A两种抗原，但各型菌M和A抗原的比例有所不同。可由中国疾病预防控制中心传染病所布病室或鼠疫布鲁菌病预防控制基地供应，需包含已知的阴性和阳性血清。

【操作】

（1）在洁净的玻璃平板上划6个2cm×2cm方格，并标上待测血清号。按表3-4-8滴加各种反应物。

表3-4-8 玻片凝集试验操作滴加反应物

反应物（ml）	相当于凝集反应的滴度				对照	
	25	50	100	200	阳性血清	阴性血清
待测血清	0.08	0.04	0.02	0.01	根据已知的滴度调整	0.02
平板凝集抗原	0.03	0.03	0.03	0.03	0.03	0.03

（2）用小玻棒从高稀释度开始，将抗原与待测血清混合，使用牙签或铁丝混匀。然后将玻片置火焰或凝集反应箱上，不断摇动，均匀加温，使温度达30℃左右。5分钟内记录反应强度。

（3）按照下列标准用加号记录反应强度：

＋＋＋＋：出现大的凝集片或小的粒状物，液体完全透明，100%凝集。

＋＋＋：有明显的凝集片，液体几乎完全透明，75%凝集。

＋＋：有可见的凝集片，液体不甚透明，50%凝集。

＋：液体浑浊，只有少量粒状物，25%凝集。

－：液体均匀浑浊。

【结果判定】 人血清0.02ml出现＋＋及以上凝集程度判断为阳性反应，0.01ml血清出现＋＋及以上凝集者为强阳性反应，0.08ml或0.04ml血清出现＋＋及以上凝集者为可疑。

【参考区间】 未感染布鲁菌者，血清布鲁菌抗体一般呈阴性，布鲁菌疫苗接种者可阳性。

2. 虎红平板凝集试验

【原理】 参见本节平板凝集试验检测血清中布鲁菌抗体。

【试剂】 虎红平板凝集抗原，阴性和阳性血清。

【操作】 在洁净的玻片上加0.03ml被检血清，然后加入虎红平板凝集抗原0.03ml，摇匀或用牙签混匀，5分钟内判定结果。

【结果判定】 判定凝集程度（－至＋＋＋＋）同PAT；亦可只分为（－）阴性和（＋）阳性两类。

【参考区间】 参见本节平板凝集试验检测血清中布鲁菌抗体。

【注意事项】 此法和PAT均为初筛试验，阳性反应和可疑标本需要采用试管凝集试验、抗人免疫球蛋白试验或补体结合试验确认。

3. 试管凝集试验

【原理】 本法为经典的诊断布鲁菌病的方法，其原理与诊断伤寒的肥达反应相同。

【试剂】 试管凝集抗原、0.5%的苯酚生理盐水、阴性和阳性血清。

【操作】 按试剂盒说明书或实验室制定的SOP进行操作，主要操作过程如下：比浊管制备→设定和加载阴性对照、阳性对照和待测样本→被检血清的梯度稀释→加入抗原→温育反应→判定结果。

【结果判定】 根据各管中上层液体的清亮度记录结果。＋＋＋＋：完全凝集，上层液体100%清亮；＋＋＋：几乎完全凝集，上层液体75%清亮；＋＋：显著凝集，液体50%清亮；＋：有微量凝集，液体25%清亮；－：无凝集，液体，液体均匀浑浊。确定每份血清滴度是以出现"＋＋"及以上的凝集现象的最高血清稀释度。滴度为1∶100⁺⁺及以上为阳性（或病程一年以上者SAT滴度为1∶50及以上，或对半年内有布鲁菌接种史者，SAT滴度虽达到1∶100及以上，过2周至4周后应再检查，滴度升高4倍及以上）。

【参考区间】 参见本节平板凝集试验检测血清中布鲁菌抗体。

【注意事项】 50%清亮度（＋＋）对判定结果关系较大，一定要与比浊管对比。

4. 抗人免疫球蛋白试验

【原理】 抗人免疫球蛋白试验用于检测血清中的不完全抗体，使不完全抗体与不可见抗原结合的复合物通过抗人球蛋白血清结合成块，出现肉眼可见的凝集现象。

【试剂】 试管凝集抗原、0.5%的苯酚生理盐水、阴性和阳性血清、抗人免疫球蛋白血清。

【操作】 选取试管凝集试验的可疑反应管及全部阴性反应管，经4000r/min离心15分钟，用生理盐水反复洗涤三次，然后向各管中加入生理盐水0.5ml、一定稀释度（一般是1∶20倍稀释）的抗人免疫球蛋白血清，混匀，将反应管置37℃温箱中20～22小时，取出放室温2小时后判定结果。

【结果判定】 判定结果的标准同SAT，滴度为1∶400⁺⁺及以上为阳性反应。

【参考区间】 参见本节平板凝集试验检测血清中布鲁菌抗体。

5. ELISA法

【原理】 采用间接法，布鲁菌混合抗原包被于聚苯乙烯微孔板，待测血清中如含有特异性抗体（IgM、IgG和IgA）可与之结合，待加入酶标记抗人免疫球蛋白抗体（又称二抗或抗抗体）时，可在固相上形成布鲁菌抗原-布鲁菌抗体-酶标记抗人抗体复合物，洗去未反应物，加入底物，酶催化生成显色产物，呈色强度可反映布鲁菌抗体水平。

【试剂】 专用商品化试剂盒，试剂组成包被布鲁菌抗原的微孔板、酶标记的抗体、酶底物显色溶液以及阴性对照、阳性对照、cut-off值对照、样本稀释液、浓缩洗涤液等。

【操作】 按试剂盒使用说明书或实验室制定的SOP进行操作，主要操作过程如下：样本稀释→加载标准品和样本→温育反应→洗涤→加酶标二抗→温育反应→洗涤→显色→终止反应→酶标仪判读。

【结果判定】按特定的试剂盒说明书进行。通常S/CO比值≥1.0为阳性反应，S/CO比值<1.0为阴性。

【参考区间】参见本节平板凝集试验检测血清中布鲁菌抗体。

【注意事项】ELISA法操作必须严格按照说明书，反应时间应严格控制，延长或缩短反应时间将影响反应结果；洗涤时注意充分洗涤。

（二）临床意义

对布鲁菌病诊断应该是综合性的，必须结合患者的流行病学接触史、临床表现和实验室检查结果。凝集反应试验对急性期感染的诊断相对较好，病程中效价递增4倍及以上意义更大，对慢性期、复发或局灶性感染的诊断具有较高的假阴性率；同时正常人可有低滴度的凝集素，接种布鲁菌活菌苗者凝集效价也增高；不完全抗体可阻断完全抗体与抗原的凝集反应，使凝集试验呈假阴性，但抗人免疫球蛋白试验可阳性；抗人免疫球蛋白试验可适用于慢性期、复发或局灶性布鲁菌感染；凝集反应不能区分免疫球蛋白的类型（IgM、IgG和IgA），如果需要区分，可选择针对性的ELISA或者免疫荧光法；ELISA法简单快速、易于自动化和检测大量标本，敏感性和特异性均能达到95%，并可用于检测总或具体某一类免疫球蛋白（IgM、IgG或IgA）。另外，尽管血清学试验是目前诊断布鲁菌病的常用方法，但其存在一些局限性，如缺少标准的抗原质控品；某些患者血清中（不管是在治疗中还是治愈后）布鲁菌抗体始终保持较高的滴度。

七、军团菌免疫检测

军团菌病（legionnaires disease，LD）是军团菌（*Legionella*）所致的急性呼吸道传染病，首次大暴发流行发生在1976年7月美国费城第56届退伍军人年会上，致200余人患病，其中34人死亡。根据2007年世界卫生组织（WHO）相关指南，军团菌病可分为3种亚型：①肺炎型军团菌病，以肺炎为主要临床表现的军团菌感染，又称军团菌肺炎；②肺外综合征，即感染从肺部播散至肺外其他系统；③庞蒂亚克热（Pontiac fever），主要表现为急性发热，病程呈自限性。军团菌感染以老年人多见，如治疗不及时，病死率可达15%～20%。目前已确认军团菌属有52个种，70个血清型，约有20种军团菌与人类疾病相关，其中嗜肺军团菌（*Legionella pneumophila*，Lp）与人类疾病最为密切，目前发现嗜肺军团菌共有16个血清型，其中Ⅰ型在社区获得性军团军病中最常见，占95%～98%。军团菌病感染在世界上广泛分布，我国继1982年首次报道1例感染病例后，已有小规模暴发及散发病例，目前，除西藏自治区外所有的省、市、自治区（包括台湾省）均有军团菌病报道。

（一）检测方法

嗜肺军团菌感染的血清学检测针对的是特异抗体，方法主要有微量凝集试验、免疫荧光法和ELISA。

1. 微量凝集试验

【原理】微量凝集试验是一种简便的半定量检测，是将待检血清在U型或V型96孔微量反应板作系列稀释，随后滴加细菌抗原液，振荡混合后静置4～5小时判定，以出现“++”的最后血清稀释度为微量凝集试验滴度。

【试剂】BCYE或其他专用培养基，0.01mol/L pH 7.4 PBS，0.5%甲醛溶液的PBS，苯酚复红等。

【操作】菌体抗原制备：将用作抗原的嗜肺军团菌，接种于BCYE或其他专用培养基上，35℃烛缸中培养3～4天。用0.01mol/L pH 7.4 PBS洗下菌苔，置沸水浴1小时杀菌。3000r/min离心10分钟，弃去上清液。然后用含0.5%甲醛溶液的PBS配成悬液，使浓度在420nm波长、光径1cm时吸光度值为0.65。用前每1ml菌液加苯酚复红1μl。

微量凝集试验：在96孔微量血凝反应板上进行。将待测血清用0.01mol/L pH7.4 PBS作双倍连续稀释，每孔加25μl，最后一孔留作阴性对照。各孔加入菌液25μl后，混匀1分钟，置湿盒室温（20～25℃）过夜。

【结果判定】在黑背景上肉眼观察结果，以50%（++）凝集为终点，引起50%凝集的血清最高稀释度的倒数为其滴度。单份血清出现“++”的最高血清稀释度达1:32或者病程中双份血清有4倍增高者有诊断意义。

2. 间接免疫荧光法

【原理】固定在载片反应区中的细菌涂片，与已稀释的待测血清温育后，如果血清中含相应血清型的IgA、IgG或IgM类特异性抗体，即可与相应的抗原结合。在第二步温育中，与抗原结合的抗体（人Ig）再与荧光素标记的抗人Ig结合，洗去未反应物后即可用荧光显微镜观察。

【试剂】购买专用商品试剂盒。包括加样板、嗜肺军团菌涂片、异硫氰酸荧光素（FITC）标记的抗人IgG（或IgA、IgM）、阳性和阴性对照、PBS吐温缓冲液和封片介质等。

【操作】按试剂盒使用说明书或实验室制定的SOP进行操作，主要操作过程如下：样本稀释→加载样本→温育反应→洗涤→加FITC标记抗体→温育反应→洗涤→荧光显微镜下观察结果。

【结果判定】待测血清抗嗜肺军团菌抗体阳性时，涂片上所有菌体均出现一致的典型荧光。若仅见少数菌体有荧光，不可判断为阳性结果。阴性结果无特异性荧光，但可以辨认出细菌形状。

单份血清抗嗜肺军团菌抗体滴度＜100为阴性，但不能排除感染可能；抗体滴度在100～320为弱阳性，滴度达到320或更高者为阳性。恢复期血清比急性期血清滴度上升4倍及以上也判断为阳性。

【参考区间】未感染嗜肺军团菌嗜肺军团菌者，血清抗嗜肺军团菌抗体阴性。

3. ELISA法

【原理】自嗜肺军团菌血清Ⅰ型费城1株（Philadelphia Ⅰ）提取抗原，包被于聚苯乙烯微孔板，待测血清中如含有特异性抗体可与之结合，待加入酶（HRP）标记抗人IgG（或IgA、IgM）抗体时，可在固相上形成军团菌抗原-抗军团菌抗体（人Ig）-酶标记抗人IgG复合物，洗去未反应物，加入酶底物显色溶液显色，显色强度可反映抗军团菌抗体水平。

【试剂】试剂盒包括微孔板、标准品、阳性对照和阴性对照、HRP标记抗人IgM（或IgA、IgM）、样本缓冲液、清洗缓冲液、色原/底物液和终止液等。

【操作】按试剂盒使用说明书或实验室制定的SOP进行操作。主要操作过程如下：样本稀释→加载样本→温育反应→洗涤→加酶标记抗体→温育反应→洗涤→加底物显色→加终止液→观察结果。

【结果判定】

定性检测：以按特定的试剂盒说明书进行。通常S/CO比值≥1.0为阳性反应，S/CO比值＜1.0为阴性。

定量检测：以抗嗜肺军团菌抗体标准品浓度（2RU/ml、20RU/ml、200RU/ml）为横坐标，相应吸光度值为纵坐标制作标准曲线。待测血清中抗嗜肺军团菌抗体水平可依据所测吸光度值从标准曲线得出。

【参考区间】

定性检测：未感染嗜肺军团菌嗜肺军团菌者，血清抗嗜肺军团菌抗体阴性。

定量检测：参照厂家试剂盒说明书，各实验室最好采用固定的试剂盒，调查一定正常人群建立自己的参考区间。

【注意事项】

（1）少数病例可由其他种的军团菌（*L. micdadei*，*L. jordanis*，*L. gormamii*，*L. dumoffii*，*L. longbeachae*）引起，因而抗嗜肺军团菌抗体阴性时不能排除嗜肺军团菌感染。

（2）偶尔，嗜肺军团菌可能与其他军团菌、拟杆菌属、鹦鹉热衣原体、肺炎支原体和铜绿假单胞菌发生交叉反应。

（3）对怀疑军团菌病的患者，对嗜肺军团菌检测要尽量在发病的急性期（起病2周内）和恢复期（发病后6周）各做一次，当滴度呈现4倍以上变化时高度提示嗜肺军团菌感染。如果滴度没有动态变化有可能为假阳性结果。

（二）临床意义

嗜肺军团菌引起的肺炎，因缺乏特异的临床表现故诊断困难，但感染后可出现特异性血清学反应，检测患者血清中抗军团菌IgM及IgG抗体是检测军团菌感染的临床常用手段，可以做出特异性诊断。特异性IgM抗体在军团菌抗体感染后1周左右出现，IgG抗体在发病后2周开始升高，1个月左右达到高峰。多数患者，发病3～4周即可检测到血清抗体滴度呈4倍或以上增高，少数在发病后10周方可检测到抗体。微量凝集试验的准确性和稳定性均好，方法简便，对军团菌病可早期诊断，当检测大量标本或检测早期凝集抗体出现时，能检测出血清中相应IgM抗体，其特异性为97%～99%，敏感性为80%，且易于掌握，价廉，适合在广大基层医疗卫生单位应用；间接免疫荧光法为国际上公认的可靠方法，检测嗜肺军团菌1～4型的敏感性约78%～91%，特异性达99%；而ELISA法检测结果敏感性和特异性与间接免疫荧光法相似，但目前认为ELISA法优于间接免疫荧光法，因ELISA法方便、快速、自动分析结果客观准确，方便用于临床回顾性诊断和流行病学回顾性调查。

第二十一节 抗链球菌溶血素“O”检测

链球菌溶血素“O”是A群溶血性链球菌的重要代谢产物，具有溶血活性，能溶解人及动物的红细胞。链球菌溶血素“O”具有抗原性，能刺激机体产生相应的抗体，称为抗链球菌溶血素“O”抗体（anti-Streptolysin O，ASO）。实验室检测可以检测到抗“O”的含量。抗“O”升高说明可能有溶血性链球菌感染。链球菌感染可以导致风湿热，常见的是风湿性心脏病、风湿性关节炎等。抗“O”是风湿热的检查指标，在其引起的风湿性关节炎的确诊中，具有重要的参考价值。

【原理】 通常采用速率散射比浊法检测ASO。样品中抗链球菌溶血素“O”与相应抗抗体在液相中发生沉淀反应，光线通过检测溶液时，被反应形成的免疫复合物折射而部分偏转，产生散射光。散射光强度与样本中免疫复合物的含量成正比，通过检测散射光强度而获得待测抗原量。速率散射比浊法是在抗原-抗体反应的最高峰（约在1分钟内）测其复合物形成的量，免疫复合物增高的最大速度与待测抗原量成正相关。

【试剂】 一般包括1×7.5ml抗链球菌溶血素O试剂；防腐剂：<0.1%叠氮钠；条码卡；防蒸发盖等。

【操作】 按试剂盒使用说明书或实验室制定的SOP进行操作。

【结果判定】 在抗原-抗体反应最高峰测其复合物形成的量。

【参考区间】 正常未感染人群：0～116.0IU/ml。

【注意事项】

1. 已用抗生素治疗的链球菌感染不会使结果偏高。

2. 不应将异常高的抗链球菌溶血素“O”检验结果作为单一的诊断指标，而应考虑该指标与其他临床结果的相关性。每隔一周或两周测得的多个结果可信程度更高。

3. 标本脂浊等会影响ASO结果检测，脂血标本须9000×g离心10分钟。

4. 在胆红素5～30mg/dl、甘油三酯50～400mg/dl、血红素200～1000mg/dl时对测试结果无影响。

5. 某些单克隆丙种球蛋白血症患者血清标本本法检测可能有假性的高值。

【临床意义】

1. 升高 ①溶血性链球菌感染、猩红热、丹毒、链球菌性咽炎、扁桃体炎。对风湿热、急性肾小球肾炎有间接诊断价值、若多次检测结果递增、并伴有红细胞沉降率（ESR）加快可有助于诊断。②少数非溶血性链球菌感染：病毒性肝炎、肾病综合征、结核病、结缔组织病、亚急性感染性心内膜炎、多发性骨髓瘤等可见升高。③寒冷地区、寒冷季节。④抗“O”值超过400单位，提示有过溶血性链球菌感染。因此，凡由此菌感染所引起的疾病（如猩红热、丹毒、急性肾炎等）会使抗“O”值增高。由于抗“O”与血沉的变化均无特异性，即使患者抗“O”、血沉都增加情况下，对活动性风湿病的诊断，仍应结合临床表现来考虑。⑤某些与溶血性链球菌无明显关系的疾病，抗“O”值也可增加。如少数肝炎、肾病综合征、结核病、结缔组织疾病、亚急性感染性心内膜炎以及有些过敏性紫癜等患者，鉴别诊断时应结合临床资料综合分析。⑥高胆固醇血症、巨球蛋白血症、多发性骨髓瘤患者，ASO也可增高。

2. 降低 药物性（水杨酸盐类、肾上腺皮质激素、抗生素）的原因。此外，有文献报道：①急性肾小球肾炎多见于链球菌感染后，链球菌感染后急性肾炎70%～90%抗链球菌溶血素“O”效价升高。在链球菌感染后1～3周开始增加，3～5周达峰值，继之逐渐降低，约50%患者在半年内恢复正常。②ASO在风湿性心脏病中阳性率60%。

第二十二节 降钙素原检测

降钙素原（procalcitonin，PCT）是无激素活性的降钙素前肽物质，由116个氨基酸组成，分子量为13kD的糖蛋白。健康人血浆PCT含量极低。血清PCT的升高与细菌感染密切相关，在全身系统性严重感染中PCT早期即可升高，经抗生素治疗使感染控制后，血中PCT会下降。在病毒性感染及局部细菌感染而无全身表现的患者PCT仅轻度升高。PCT已被用作全身严重感染或败血症时的一个重要的观察指标。PCT的半衰期为25～30小时，在体外稳定性很好。

一、检测方法

（一）ECLIA法

【原理】 采用双抗体夹心二步法。

抗原-抗体结合：将待测标本、生物素标记的单克隆降钙素原（PCT）抗体和三联吡啶钌标记的单克隆PCT抗体加入反应杯共同温育，形成抗原-抗体夹心复合物；然后再加入包被链霉亲和素的磁性微粒，共同温育，使复合物与磁珠通过生物素和链霉亲和素的作用结合，从而在磁性微粒表面形成链霉亲和素-生物素-抗体-待测抗原-钌标记抗体复合物。

电化学发光反应：通过蠕动泵将上述反应生成的复合物送入流动测量室，当磁性微粒流经电极表面时，磁性微粒被安装在工作电极下的磁铁吸附于电极表面。同时，三丙胺（tripropyl amine，TPA）缓冲液流入，未结合的标记抗体被冲走。与此同时电极加压，启动电化学发光反应，使三联吡啶钌和TPA在电极表面进行电子转移，产生电化学发光。光信号由安装在流动室上方的光信号检测器检测，光的强度与待测抗原的浓度成正比。

【试剂】 自动化仪器成套试剂。

【操作】 按试剂盒使用说明书或实验室制定的SOP进行操作。

【结果判定】 以发光强度为纵坐标，标准品浓度为横坐标制作标准曲线，根据待测血清发光强度可从标准曲线得出PCT浓度。

【参考区间】 正常参考值为0.046ng/ml。建议各实验室应根据自己的实验条件，调查一定数量的正常人群，建立自己的参考区间。

【注意事项】

（1）由于检测试剂中含有单克隆鼠抗体，因此某些接受单克隆鼠抗体治疗或诊断的患者样本结果可能会受影响。

（2）每次检测均应加入低值和高值质控，以监测试剂的有效性，若能加入cut-off值质控将对结果准确判断更有价值。

（3）不同批号试剂不能混用。更换新批号试剂时，必须使用新批号试剂与原批号试剂比对，结果一致才能使用。

（二）ELISA法

【原理】 ELISA双抗体夹心法检测PCT的原理是特异性抗体与固相载体连接，形成固相抗体，将PCT和生物素标记的特异性抗体加入微量反应板温育，洗涤后，加入链霉亲和素标记过的HRP，再经过温育和洗涤，去除未结合的酶结合物，然后加入底物显色，根据颜色反应的程度进行PCT的定量检测。

【试剂】 试剂盒一般包括加样板、洗涤液、HRP（HRP）标记的PCT抗体、阳性和阴性对照、底物和酶等配套物质等。

【操作】 按试剂盒使用说明书或实验室制定的SOP进行操作，主要操作过程如下：样本稀释→加载样本和生物素化的抗体→温育反应→洗涤→加酶-亲合素结合物→温育反应→洗涤→显色→终止反应→结果判读。

【结果计算】 以吸光度OD值为纵坐标（Y），相应的PCT标准品浓度为横坐标（X），绘制相应的标准曲线，样品的PCT含量可根据其OD值由标准曲线换算出相应的浓度。

【参考区间】 健康正常人：<500ng/L。建议各实验室应根据自己的实验条件，调查一定数量的正常人群，建立自己的参考区间。

【注意事项】

（1）试剂应按标签说明书储存，使用前恢复到室温。稀释过后的标准品应丢弃，不可保存。

（2）实验中不用的板条应立即放回包装袋中，密封保存，以免变质。

（3）不用的其他试剂应包装好或盖好。不同批号的试剂不要混用。保质期内使用。

（4）使用一次性的吸头以免交叉污染。

（5）使用干净的塑料容器配制洗涤液。使用前充分混匀试剂盒里的各种成分及样品。

（6）洗涤酶标板时应充分拍干，不要将吸水纸直接放入酶标反应孔中吸水。

（7）加入试剂的顺序应一致，以保证所有反应板孔温育的时间一样。

（8）可采用全自动酶免分析仪代替人工进行标准化操作，以尽可能减少手工操作对检验结果的影响。

（9）不同厂家、不同批号试剂不能混用。更换新批号试剂时，必须使用新批号试剂与原批号试剂比对，结果一致才能使用。

（10）每次检测均应加入低值和高值质控品，以监测试剂及检测过程的有效性，若能加入cut-off值质控将对结果准确判断更有价值。

（11）显色反应终止后应尽可能及时检测，以减少显色产物衰减。

（三）胶体金免疫层析试验

【原理】 当标本（血清或血浆）加到检测孔后，与示踪元素（AU）结合的抗体就与样品中的PCT结合，形成标记的抗原-抗体复合物。这个复合物在检测系统中借助毛细管作用移动通过含有检测带的区域，在此过程中，标记的抗原-抗体复合物就结合到固相的抗PCT的抗体上。当PCT浓度≥0.5ng/ml，该复合物呈淡红色的条带，条带颜色的深浅与PCT的浓度成正比，与参考卡片上提供的PCT浓度范围相关。如样品中不含PCT，则示踪元素（AU）结合的抗体就扩散到对照条带区，在那里被固定，产生红色条带。

【试剂】 试剂盒组成主要包括参考卡片、胶体金标记的反应检测板、一次性塑料移液管和干燥包等配套物质。

【操作】 按试剂所附的使用说明书或实验室制定的SOP文件，主要操作过程如下：加载血清→观察结果。

【结果判定】

没有任何显示或只有测试带显示：没有对照带显示表示该实验无效。

只有对照带显示，没有测试带显示：表示只出现对照色带的是阴性的，表明PCT的浓度小于

0.5ng/ml。

对照带和测试带均有显示：说明测试结果为阳性反应。

【参考区间】 健康正常人 PCT 胶体金试纸条法检测应为阴性。

【注意事项】

（1）临床应用时，此结果应该结合其他实验室指标和临床情况进行评估。

（2）由于患者的血清或血浆被认为有潜在的传染性的可能，当进行检测时，通常公认的一般预防措施和实验室方法必须严格执行。

（3）实验废弃物的处理必须根据当地相关机构的规范操作。

（4）血红蛋白浓度 >5g/dl 会限制读数的准确性，以致影响检测结果；严重溶血的样本不能用此方法检测。

（5）个别人血清中高浓度的人抗动物免疫球蛋白对示踪剂有干扰，因此会有假阳性结果。

二、临床意义

1. PCT 升高见于细菌性脓毒血症，尤其是重症脓毒血症和感染性休克。PCT 可作为脓毒血症的预后指标，也是急性重症胰腺炎及其主要并发症的可靠指标。同时，PCT 也能在早期反映急性胰腺炎病情程度，还可以早期判断是否合并感染，有助于早期合理选择抗生素与预防感染。

2. 对于社区获得性呼吸道感染和空调诱导性肺炎患者，PCT 可作为抗生素选择以及疗效判断的指标。

3. 寄生虫感染 PCT 对疟疾辅助诊断敏感性为52%，特异性为86%，阳性预测值为74%，阴性预测值为71%。

4. 大手术和严重创伤患者细菌感染并发症监测　术后或外伤后并发细菌感染，血浆 PCT 则一直保持高水平或持续升高，若感染和脓毒症得到根除和控制，则很快下降至正常水平。

5. 自身免疫性疾病和肿瘤患者细菌感染并发症监测　多数良性或恶性肿瘤患者血浆 PCT 浓度处于正常范围之内或轻微升高，并发感染时则出现异常升高。

6. 继发性细菌感染患者，在抗微生物治疗后血浆 PCT 可快速降低。

7. PCT 对上尿路感染诊断的敏感性为 81.1%，特异性为 85.5%，阳性预测值为 80.3%，阴性预测值为 92.5，故其对尿路感染的定位有重要临床意义。

第五章

自身抗体检测

自身抗体（autoantibody）是指机体针对自身组织、细胞或蛋白等抗原所产生的抗体。正常情况下，机体具有完整的自身免疫耐受机制，对自身成分并不产生或仅产生微弱的免疫应答，但不会发生疾病。一旦自身免疫耐受的完整性遭到破坏，正常人产生的自身抗体超过某一水平，就可能导致自身组织损伤而引起自身免疫性疾病。因此，绝大多数自身免疫病都有其特定的自身抗体谱，检测患者血液或体液中相应的自身抗体，可用于对相应自身免疫病的辅助诊断、活动度判断、指导用药及致病机制的研究。

第一节　类风湿因子检测

类风湿因子（rheumatoid factor，RF）是一种针对人变性免疫球蛋白 IgG 分子 Fc 片段的特异抗体，是诊断类风湿关节炎（rheumatoid arthritis，RA）最早使用的血清学指标。RF 具有 IgM、IgG、IgA、IgD 和 IgE 5 种类型，以 IgM 型为主，临床上对 RA 的诊断、分型和疗效观察通常以检测 IgM 型 RF 为主。

（一）检测方法

1. 胶乳凝集法

【原理】将纯化的人 IgG 加热聚合后与羧化的聚苯乙烯胶乳共价交联制成胶乳颗粒抗原，此致敏胶乳颗粒与待测标本中的 RF 相遇时，形成 RF-IgG 胶乳颗粒的免疫复合物，在一定时间内产生肉眼可见的凝集现象。

【试剂】试剂组成：致敏 RF 胶乳颗粒及阴性对照和阳性对照。

【操作】

（1）定性试验：按试剂盒说明书操作。试剂复温至 20～25℃→混匀胶乳试剂→在反应板孔中依次加 1 滴待测标本和 1 滴胶乳试剂→摇动混匀，2 分钟后于直射光下观察结果。阴性和阳性对照检测方法同上。

（2）半定量试验：定性试验阳性时，将 100μl 待测标本加入反应板孔中，用 100μl 8.5g/L NaCl 进行倍比稀释进行检测，方法同上。

【结果判定】2 分钟后出现肉眼可见凝集者为阳性，无凝集者为阴性。阳性标本应进一步倍比稀释进行滴度（半定量）检测，以阳性结果最大稀释度作为临床报告最终滴度，滴度越高表明标本 RF 浓度越高。

【参考区间】正常人血清胶乳凝集试验（1∶1）阴性。

【注意事项】

（1）标本要求：血清标本应新鲜，置于 2～8℃须在 48 小时内使用，超过 48 小时应置于 －20℃保存。

（2）试剂准备：试剂使用前摇匀，无肉眼可见的絮状物方可使用。

（3）操作要求：滴加试剂和待测标本、阴性或阳性对照时，应保证液滴大小一致；不同厂家、不同批号的试剂不能混用；过期试剂不得使用。

（4）试剂保存要求：试剂应储存于 2～8℃，切勿冷冻。

2. 免疫比浊法

【原理】待测标本中的 RF 与试剂中变性 IgG 结合，形成变性 IgG-抗变性 IgG 免疫复合物，引起溶液的浊度变化。采用透射比浊或散射比浊法，通过比较标准曲线即可检测出标本中 RF 的浓度。

【试剂】试剂组成：变性 IgG，标本稀释液等。

【操作】按仪器与试剂盒说明书或实验室制定的

SOP 进行操作。

【结果计算】 将 RF 标准品浓度与相应的浊度值绘制标准曲线，待测标本中的 RF 浓度可根据标准曲线查出。

【参考区间】 正常人血清 RF < 20U/ml。各实验室应建立自己的参考区间。如用文献或说明书提供的参考区间，使用前应加以验证。

【注意事项】

（1）试剂要求：试剂盒应复温至 20 ~ 25℃ 再使用，未用完试剂应及时冷藏，试剂盒不得冷冻保存。

（2）标本要求：4℃保存的待测标本应于 2 日内检测。否则应 -20℃ 冻存，冻存标本取出后于室温中融化，轻轻混匀，切勿强烈振摇，更不能反复冻融；溶血、脂血对检测结果有影响。

（3）结果保证要求：不同厂家、不同批号的试剂不能混用；过期试剂不得使用。

3. ELISA 法

【原理】 将变性 IgG 包被聚苯乙烯反应板微孔，待测标本中的 RF 与变性 IgG 结合，再与随后加入的酶标记变性 IgG 形成抗原-RF-酶标记抗原“夹心”免疫复合物，加入酶底物后即可显色，根据显色程度可判定标本总 RF 的量。

若待测标本中的 RF 与变性 IgG 结合后，加入酶标记的抗人 IgG 或抗人 IgA 或抗人 IgM 抗体，即可通过 ELISA 间接法检测 IgG、IgA 和 IgM 各亚类 RF 的浓度。

【试剂】 试剂组成：包被变性 IgG 的微孔板、酶标记的抗原（亚类检测为酶标记的抗人 IgG 或抗人 IgA 或抗人 IgM 抗体）、酶底物溶液、阴性对照、阳性对照、标本稀释液和浓缩洗涤液等。

【操作】 按试剂盒使用说明书或实验室制定的 SOP 进行操作，主要操作过程如下：

标本稀释→加载标准品或标本→温育反应→洗涤→加酶标记热凝聚 IgG（或加抗人 IgG 或抗人 IgA 或抗人 IgM 抗体）→温育反应→洗涤→显色→终止反应→结果判读。

【结果计算】 根据 RF 标准品的浓度及相应吸光度（*A* 值）绘制标准曲线，根据待测标本吸光度可求得 RF 浓度。

【参考区间】 各实验室应建立自己的参考区间。如用文献或说明书提供的参考区间，使用前应加以验证。

【注意事项】

（1）方法学特点：胶乳凝集法操作简单，不需要特殊设备，可进行定性或以滴度判断的半定量检测，适合基层医院开展，但其灵敏度低、特异性差，且只能检出标本中的 IgM 型 RF，应用受到限制；免疫比浊法可对 RF 进行定量检测，测定结果的准确性、敏感性显著高于胶乳凝集法，但需要特殊的检测设备；ELISA 法敏感性高，但手工操作及实验室环境及仪器设备条件等可使得其检测的板间变异较大，故每块反应板上都应严格设置阳性与阴性对照，每批试验都应制作标准曲线，若能提供阳性判定值（cut-off，CO）质控血清，对于结果判读更有价值；ELISA 法可对不同 Ig 类型的 RF 进行定量检测，但由于 IgM 型 RF 起关键作用，其他类型 RF 临床需求较少，因此医院开展较少。

（2）试剂准备：试剂不经复温直接使用会降低反应温度而影响反应效果。

（3）标本要求：血清标本应新鲜，置于 2 ~ 8℃ 须在 48 小时内使用，超过 48 小时，须 -20℃ 保存。

（4）操作要求：标本加样应准确，稀释度升高或降低会造成假阴性或假阳性结果；每次加载标本例数不宜过多，否则会增加每个反应孔间的反应时间差异；洗涤不充分会增加非特异染色，从而影响结果判断；反应时间应严格控制，延长或缩短反应时间将影响检测结果。

（二）临床意义

1988 年美国风湿病协会（American College of Rheumatology，ACR）将 RF 作为 RA 诊断标准之一，RF 阳性支持 RA 诊断，但仅在 70% ~ 90% 的 RA 患者血清中和约 60% 的 RA 患者滑膜液中检出 RF，RF 的滴度与患者的临床表现呈正相关，持续高浓度 RF 提示疾病活动、易发生骨侵袭，RF 阴性不能排除 RA 诊断。

RF 对于 RA 的诊断特异性也不佳，除 RA 外，还有多种疾病如干燥综合征（Sjögren syndrome，SS），硬皮病，皮肌炎，混合性结缔组织病（mixed connective tissue disease，MCTD），慢性活动性肝炎，亚急性细菌性心内膜炎，系统性红斑狼疮（systemic lupus erythematosus，SLE），多种细菌和病毒感染等 RF 均可阳性，因此，RF 阳性时应结合临床全面分析，对其意义作出综合判断。特别是正常人群中约有 5% RF 可出现低滴度阳性，70 岁以上的人阳性率高达 10% ~ 25%，临床意义不太明确。但也有学者认为，RF 阳性常早于临床症状，这些人患 RA 的风险较 RF 阴性的人要高 5 ~ 40 倍。

第二节 抗环瓜氨酸肽抗体检测

1998 年首次报道了抗环瓜氨酸肽抗体（anti-cyclic citrullinated peptide antibodies，抗-CCP 抗体）。2000 年，荷兰学者 Schellekens 根据丝集蛋白（filaggrin）的 cDNA 序列合成由 21 个氨基酸残基组成的环瓜氨酸肽，该多肽即为抗 CCP 抗体的靶抗原。抗 CCP 抗体以 IgG 型为主。

（一）检测方法

1. ELISA 法

【原理】采用 ELISA 间接法。采用人工合成的环瓜氨酸肽抗原包被 ELISA 板，待测标本中的抗 CCP 抗体与固相抗原发生抗原-抗体反应，然后加入酶标记的抗免疫球蛋白抗体（又称二抗或抗抗体，通常为抗 IgG 抗体），该抗体与已和固相抗原反应的抗体再特异性结合，加入底物，酶催化生成显色产物，显色深浅与标本中抗 CCP 抗体的浓度成正比。

【试剂】试剂组成：包被 CCP 的微孔板、酶标记的二抗、酶底物溶液、阴性对照、阳性对照、标本稀释液和浓缩洗涤液等。

【操作】按试剂盒使用说明书或实验室制定的 SOP 进行操作，主要操作过程如下：

标本稀释→加载标准品或标本→温育反应→洗涤→加酶标二抗→温育反应→洗涤→显色→终止反应→结果判读。

【结果判定】

（1）定性检测：显色程度低于 cut-off 值为阴性，若高于 cut-off 值则为阳性。

（2）定量检测：酶标仪检测标准反应孔的吸光度值，绘制吸光度-浓度标准曲线，根据标准曲线即可查得抗 CCP 抗体的浓度。

【参考区间】

（1）定性试验：正常人通常为阴性。

（2）定量试验：各实验室应建立自己的参考区间。如用文献或说明书提供的参考区间，使用前应加以验证。

【注意事项】参见 ELISA 法检测 RF。

2. 化学发光免疫测定

【原理】化学发光免疫测定（chemiluminescent immunoassay，CLIA）包括电化学发光免疫测定（electrochemiluminescent immunoassay，ECLIA）和微粒子化学发光免疫测定，检测原理基本相同，均是以间接化学发光法全自动定量检测抗 CCP 抗体。以电化学发光法检测原理为例：待测标本、生物素化 CCP 抗原及钌复合物标记的抗人 IgG 抗体在反应体系中温育，当标本中存在特异性抗 CCP 抗体时，形成生物素化 CCP-抗 CCP 抗体-钌复合物标记的抗人 IgG 抗体免疫复合物；然后加入链霉亲和素包被的磁性微粒，该免疫复合物通过生物素和链霉亲和素的相互作用结合在磁性微粒上；在磁场的作用下，磁性微粒被吸附到电极上，未结合的游离成分被吸弃，电加压后产生光信号与标本中抗 CCP 抗体浓度成正比。

【试剂】试剂一般包括链霉亲和素包被的反应管、生物素化的抗体、酶标记的抗体、校准物以及通用的标本稀释液、洗涤液、发光剂及增强剂等。

【操作】按试剂说明书或实验室制定的 SOP 进行操作，主要操作过程如下：

将试剂复温至 20℃ 左右→放入分析仪的试剂盘内→分离血清或血浆→上机检测（包括加样、分离、搅拌、温育、测定和结果打印传输等）。

【结果判定】

（1）低、中、高浓度质控结果须在实验室所规定的可接受范围内。

（2）分析仪自动计算每份标本的抗 CCP 抗体。如待测标本抗 CCP 抗体浓度超过检测上限，则宜采用抗 CCP 抗体阴性血清或专用稀释液稀释后重测，手工稀释结果应乘以稀释倍数。

【参考区间】各实验室应建立自己的参考区间。如用文献或说明书提供的参考区间，使用前应加以验证。

【注意事项】

（1）方法学特点：化学发光免疫测定方法的主要优点是自动化检测，分析灵敏度和分析精密度高，且线性范围宽，但由于需要特殊检测仪器和配套试剂，成本较高。

（2）患者准备：对于接受高生物素治疗的患者，必须在末次生物素治疗 8 小时后才能采集标本。

（3）标本准备：标本应新鲜，置于 2～8℃ 须在 48 小时内使用，超过 48 小时应置于 −20℃ 保存；待测标本和质控品禁用叠氮化物防腐，以防影响免疫反应。

（4）试剂准备：冷藏试剂使用前需预温至 20℃，并避免产生气泡；不同批号试剂不能混用，每批试剂应分别制作标准曲线。

（5）结果对比要求：在疗效或随访监测中，测定值的比较必须使用相同的检测方法和试剂，否则必须使用新旧两种方法和试剂进行平行测定，确定无差异方可进行比较分析。

（6）γ-球蛋白影响：高 γ-球蛋白血症中病理性的 IgG 对检测有影响，可导致假阴性。

（7）轻度脂血、溶血不影响结果：标本胆红素 <25mg/dl、溶血 HB <0.5g/dl、脂质 <1500mg/dl 对结果影响较小。

(二) 临床意义

2010 年美国风湿病学会将抗 CCP 抗体列为 RA 的分类诊断标准之一。其对 RA 诊断敏感性为50% ~78%，特异性为96%，即使是 RA 早期患者，敏感度也可达40% ~60%。RA 患者发病前 10 年即可检测出抗 CCP 抗体，因此，该抗体有助于 RA 的早期诊断。同时，抗 CCP 抗体对疾病的预后评估也有重要意义，抗 CCP 抗体阳性的 RA 患者骨破坏较阴性者更加严重，并与 RA 的活动性相关。抗 CCP 抗体阳性的 RA 患者常在发病 2 年内即可能出现不可逆的骨关节损伤，并引起多种并发症，如神经系统疾病、心包炎等。抗 CCP 抗体的出现独立于 RF。约 20% ~57% RF 阴性的 RA 患者存在抗 CCP 抗体，因此，该抗体有助于提高 RA 患者的检出率。

第三节　抗角蛋白抗体检测

抗角蛋白抗体（anti-keratin antibody，AKA）是 1979 年由 Young 等采用间接免疫荧光法（indirect immunofluorescence assay，IIF 或 IFA）检测 RA 患者血清与大鼠食管的角质层成分反应时发现的。目前检测 AKA 的方法通常为间接免疫荧光法。

【原理】 大鼠食管含有角蛋白（丝集蛋白）成分，采用大鼠食管中段组织冷冻切片制备抗原片，滴加待测标本后，AKA 即可与组织片中的相应抗原结合，洗去未反应物后，滴加荧光素标记的抗人 IgG，即可在抗原片上形成抗原-抗体-荧光素标记二抗的夹心复合物。洗去未结合荧光抗体，置荧光显微镜下观察结果。

【试剂】 试剂组成：加样板、大鼠食管组织片、荧光素标记的抗人 IgG、阳性和阴性对照、PBS 吐温缓冲液和封片介质等。

【操作】 按试剂盒说明书或实验室制定的 SOP 进行操作，主要操作过程如下：

标本稀释→加载标本→温育反应→洗涤→加荧光二抗→温育反应→洗涤→封片→观察结果。

【结果判定】 荧光显微镜下观察角质层的荧光强度，以角质层出现典型规则的板层状荧光为阳性。

【参考区间】 正常人 AKA 为阴性。

【注意事项】

1. 试剂准备　试剂不经复温直接使用会降低反应温度，底物片凝集水珠会影响反应效果。

2. 标本要求　标本应新鲜，置于 2 ~8℃须在 48 小时内使用，超过 48 小时须置于 -20℃保存；溶血、脂血、黄疸对检测影响较小。

3. 操作要求　操作过程中不能直接接触生物薄片，否则会影响检验结果；标本加样量应准确，稀释度升高或降低会造成假阴性或假阳性结果；每次加载标本例数不宜过多，以减少不同标本反应区之间的时间差异；反应时间应严格控制，延长或缩短反应时间将影响检测结果；洗涤不充分将会增加非特异染色，从而影响结果判断；荧光染色后应尽可能及时观察，否则应 4℃避光保存，以减少荧光淬灭；显微镜下荧光判读受检查者主观因素影响较大，因此建议应由相对固定并具有经验的技术人员进行读片，尽量减少读片差异；每次检测均应加入阴性和阳性质控，以监测试剂的有效性。

4. 试剂、荧光显微镜、人员要求　不同厂家底物片所用抗原种类、抗原纯度、固定方法和荧光抗体效价等都可导致结果差异，各实验室所用荧光显微镜光源强度有所差异，可造成报告结果具有一定的偏差；每次实验必须同步检测已知阳性标本，使检测结果标准化。

5. 起始滴度确定　各实验室须在自己的实验条件下检测一定数量的正常人群，确定正常人的滴度上限作为检测的起始滴度，采用厂商推荐的起始滴度应进行验证。

6. 自动化检测趋势　如有可能采用自动化免疫荧光仪器，代替人工进行标准化操作，可减少手工操作误差对检验结果的影响。

【临床意义】 目前认为 AKA 与抗中间丝相关蛋白抗体、抗 CCP 抗体本质接近，AKA 和抗 CCP 抗体的临床意义类似，但其检测敏感度欠佳。AKA 对 RA 诊断的敏感性为 40% 左右，远低于抗 CCP 抗体，而特异性高达 94%。AKA 水平不仅与 RA 疾病的活动程度相关，而且可在一定程度上弥补 RF 对 RA 诊断的不足，特别是对 RF 阴性的 RA 患者具有较高的诊断意义。除此之外，AKA 是判断 RA 预后的一个标志性抗体，特别是高效价 AKA 的 RA 患者，常提示疾病较为严重。

第四节　抗核抗体检测

抗核抗体（antinuclear antibody，ANA）是自身免疫性疾病患者血清中最常出现的一类自身抗体，ANA 检测对于自身免疫性疾病的诊断具有重要意义。ANA 传统上是指抗细胞核抗原成分（包括 DNA、RNA、蛋白或这些物质的分子复合物）的自身抗体的总称。近年来 ANA 的概念有所扩大，是指抗真核细胞所有抗原成分（包括核酸、核蛋白、细胞骨架及胞质成分等）的自身抗体，抗体主要为 IgG，也包括 IgA、IgM、IgD 和 IgE，它们可与不同种属来源细胞的相应抗原成分发生反应。ANA 主要存在于血液中，也可存在于胸水和关节滑膜液等体液中。ANA 检测是许多自身免疫病诊断的首选筛查项目。

（一）检测方法

1. 间接免疫荧光法

【原理】待测标本中的 ANA 与细胞底物片（如 HEp-2 细胞）的相应抗原发生抗原-抗体特异性反应，用缓冲液洗去未结合物，然后滴加荧光素标记的抗人免疫球蛋白抗体（又称抗抗体或二抗，通常为抗 IgG 抗体），荧光二抗与底物细胞已结合的抗原-抗体复合物上的抗体分子再特异性结合，形成抗原-抗体-荧光二抗的免疫复合物，冲洗除去未结合的荧光二抗后，将底物片置于荧光显微镜下观察。在细胞底物片上，形成抗原-抗体-荧光二抗复合物的部位显示特异性荧光，提示待测标本中存在针对细胞相关抗原的自身抗体，即 ANA 阳性。

【试剂】试剂组成：细胞片、荧光素标记的抗人 IgG、阳性和阴性对照、PBS 吐温缓冲液和封片介质等配套试剂。

【操作】按试剂盒使用说明书或实验室制定的 SOP 进行操作，主要操作过程如下：

标本稀释→加载标本→温育反应→洗涤→加荧光二抗→温育反应→洗涤→封片→观察结果。

【结果判定】

（1）阴性：荧光显微镜下观察细胞片，仅见模糊、暗淡的非特异性荧光。

（2）可疑：即 cut-off 值检测结果，荧光显微镜下细胞片产生一定强度的荧光，但无法辨别荧光模型。

（3）阳性：荧光显微镜下可见明亮、清晰的细胞荧光着色，并可于 HEp-2 细胞底物片中辨别荧光模型。目前可识别的荧光模型有 20 多种，常见的荧光模型有：①均质型（homogenous，H）：即整个细胞核呈现均匀荧光，分裂期细胞染色体有荧光。②颗粒型（speckled，S）：又称斑点型，细胞核内染色质呈现颗粒状或藕孔状荧光。分裂期细胞染色体无荧光，可见“口形”状暗影。③周边型（rim）：又称核膜（membranous）型，细胞核的周边呈现荧光环，或在均一的荧光背景上核周边荧光增强，此模型在猴肝基质片中较 HEp-2 细胞更加明显。分裂期细胞浓缩染色体阴性。④核仁型（nucleolar，N）：荧光着染在核仁区，分裂期细胞染色体无荧光着色。⑤着丝点型（centromere）：在非分裂期 HEp-2 细胞的细胞核内散在分布相同大小的颗粒荧光（46～92 个不等），在有丝分裂期，荧光颗粒聚集在细胞中板或位于两侧呈带状排列；在灵长类肝组织切片，可观察到分布于细胞核的 10～20 个颗粒，分裂期细胞则少见；与 HEp-2 细胞相比较，肝组织片的荧光相当弱，容易被忽略导致假阴性结果。⑥混合型：兼有两种或以上的荧光染色模型，提示该患者有多种自身抗体同时存在。

（4）抗体阳性的滴度检测：当标本起始稀释倍数检测结果为阳性时，应采用相应的稀释程序进一步检测，直至稀释到检测结果为阴性的前一稀释度，即为该抗体的滴度值。常用的血清稀释度为 1∶100、1∶320、1∶1000、1∶3200 或 1∶80、1∶160、1∶320、1∶640倍比稀释，稀释度越高表明 ANA 滴度越高，即抗体浓度越高。

【参考区间】正常人血清 ANA 为阴性。

【注意事项】

（1）参见间接免疫荧光法检测抗角蛋白抗体注意事项。

（2）荧光模型对特异性自身抗体的推断及相关自身免疫性疾病的诊断具有指导价值，如抗着丝点抗体、抗高尔基体抗体等，经验丰富的技术人员可依据荧光模型初步判断抗体的类型。但有些荧光模型为两种或两种以上抗体混合的表现模型，如抗 dsDNA 抗体和抗组蛋白抗体均表现为均质型荧光模型；抗 Sm 抗体和抗 U1RNP 抗体（又称抗 nRNP 抗体或抗 RNP 抗体）均表现为颗粒型荧光模型。因此，原则上不能以荧光模型作为某种自身抗体的报告，必须进一步采用纯化抗原进行抗体确认，才能提供明确的自身抗体类型报告。

2. ELISA 法

【原理】取 HEp-2 细胞粗抗原或纯化抗原的混合抗原包被 ELISA 板，即形成有结合能力的固相抗原，加入待测标本，标本中的 ANA 与固相抗原特异性结合，形成抗原-ANA 复合物，洗去未结合物，然后加入酶标记的抗人免疫球蛋白抗体（又称二抗或抗抗体，通常为抗 IgG 抗体），该抗体与已和固相抗原结合的抗原-抗体复合物上的抗体分子再特异性结合，洗涤去除过量的未结合酶标二抗，加入底物，酶催化生成显色产物，显色深浅与标本中 ANA 浓度成正比。依据 ANA 标准品制作标准曲线即可进行 ANA 定量检测。

【试剂】试剂组成：包被 ANA 相关抗原的微孔板、酶标记二抗、酶底物溶液、阴性对照、阳性对照、标本稀释液和浓缩洗涤液等。

【操作】按试剂盒使用说明书或实验室制定的SOP进行操作，主要操作过程如下：

标本稀释→加载标准品或标本→温育反应→洗涤→加酶标二抗→温育反应→洗涤→显色→终止反应→结果判读。

【结果判定】

（1）定性检测：显色程度低于cut-off值为阴性，若高于cut-off值则为阳性。

（2）定量试验：以吸光度为纵坐标，标准品浓度为横坐标制作标准曲线，根据待测标本吸光度查得ANA浓度。

【参考区间】正常人血清ANA定性试验通常为阴性。定量试验各实验室应建立自己的参考区间。如用文献或说明书提供的参考区间，使用前应加以验证。

【注意事项】

（1）方法学特点：ELISA法操作简单快速、客观、易于自动化和检测大量标本，连续变化的吸光度值可以估计患者体内ANA的水平，但其缺点是不能了解自身抗体的细胞内定位。

（2）参见ELISA法“抗环瓜氨酸肽抗体检测”注意事项。

（二）临床意义

美国风湿病学会将ANA作为SLE的诊断标准之一，其阳性率大于95%，阴性可基本排除SLE，故ANA检测常作为SLE的首选筛查试验。但ANA并不是SLE的特异性自身抗体。在其他自身免疫性疾病，如MCTD，ANA检出率可达95%～100%；干燥综合征（SS）为70%～80%；进行性系统性硬化（progressive systemic sclerosis，PSS）检出率可达85%～95%；药物性狼疮、类风湿关节炎、多发性肌炎及皮肌炎、慢性活动性肝炎等也有20%～50%的检出率。因此不能仅以ANA阳性，作为某种自身免疫病的诊断依据，还必须进行与疾病相关的自身抗体检测来辅助临床诊断。

由于ANA是抗含有真核细胞所有抗原成分的自身抗体，间接免疫荧光法检测ANA可获得许多自身抗体的荧光模型信息，不同的荧光模型可为临床医生提供更多的临床指导信息。如均质型荧光模型与抗组蛋白抗体、抗dsDNA抗体和抗核小体抗体有关，主要见于SLE和药物性狼疮等患者；颗粒型荧光模型与抗U1RNP、抗Sm、抗SSA和抗SSB等多种核蛋白抗体相关，主要见于MCTD、SLE和SS等自身免疫性疾病患者；周边型荧光模型主要与抗板层素、抗核孔复合体（gp210、P62）等抗体有关，主要见于PBC和自身免疫性肝炎；核仁型荧光模型与抗RNA多聚酶I抗体、抗纤维蛋白抗体、抗PM-Scl抗体与抗Scl-70抗体等有关，主要见于进行性系统性硬化症，也可见于雷诺病和SLE；着丝点型荧光模型主要与抗着丝粒蛋白B有关，其与局限型硬化症及SLE等相关；混合荧光模型对应的自身抗体更为复杂，这种荧光模型对临床疾病诊断的指导价值有限。

第五节 抗双链DNA抗体检测

1957年Ceppelini R等首次从SLE患者血清中发现了抗脱氧核糖核酸（deoxyribonucleic acid，DNA）抗体。抗DNA抗体可分为两种类型：抗双链DNA或天然DNA（double-stranded DNA，dsDNA or nature nDNA）抗体和抗单链（single-stranded DNA，ssDNA）或变性DNA抗体。本节主要介绍抗dsDNA抗体。抗dsDNA抗体属于ANA谱的一种，由于DNA无法通过盐水进行抗原提取，因此，传统的免疫印迹（western blot，WB）法无法通过可提取核抗原（ENA）进行检测。随着外源性纯化dsDNA的发现，可采用以绿蝇短膜虫为抗原基质的间接免疫荧光法进行检测；另随着DNA纯化技术的发展、纯化抗原的免疫条带法或ELISA法也逐步在临床推广。

（一）检测方法

1. 间接免疫荧光法

【原理】采用以绿蝇短膜虫为底物的间接免疫荧光法检测抗dsDNA抗体。绿蝇短膜虫含有一个大的含纯净环状dsDNA的线粒体即动基体，待测标本中的抗dsDNA抗体与动基体内的dsDNA发生抗原-抗体反应，洗涤去除未结合物，再滴加荧光素标记的抗免疫球蛋白抗体（又称二抗或抗抗体，通常为抗IgG抗体），该荧光标记抗体与已和动基体结合的抗dsDNA抗体特异性反应，冲洗去除未结合的荧光二抗后，将底物片置荧光显微镜下观察，动基体部位显示荧光表明标本中含有抗dsDNA抗体，即抗dsDNA抗体阳性。

【试剂】试剂组成：标本稀释液、冲洗缓冲液、绿蝇短膜虫底物片、荧光标记抗人IgG抗体、缓冲甘油，阳性和阴性质控品（若有cut-off值血清可更好地控制灰区检测结果）等。

【操作】按试剂盒说明书或实验室制定的SOP进行操作，主要操作过程如下：

标本稀释→加载标本→温育反应→洗涤→加荧光二抗→温育反应→洗涤→封片→观察结果。

【结果判定】

（1）阴性：荧光显微镜下观察反应底物片，绿蝇短膜虫的动基体未见荧光。

（2）可疑：即 cut-off 值检测结果，荧光显微镜下绿蝇短膜虫的动基体仅见到模糊、暗淡的微弱荧光。

（3）阳性：荧光显微镜下绿蝇短膜虫的动基体部位可见明亮、清晰的亮绿色荧光。

（4）阳性滴度检测：当标本初始稀释倍数检测结果为阳性时，应将标本进一步稀释，直至稀释至检测结果为阴性的前一稀释度（即标本滴度）。常用的血清稀释度系统为 1∶10，1∶32，1∶100，1∶320 或 1∶10，1∶20，1∶40 倍比稀释，稀释度越高表明抗 dsDNA 抗体滴度越高，即浓度越高。

【参考区间】正常人抗 dsDNA 抗体为阴性。定量试验各实验室应建立自己的参考区间。如用文献或说明书提供的参考区间，使用前应加以验证。

【注意事项】参见间接免疫荧光法“抗角蛋白抗体检测”注意事项。

2. ELISA 法

【原理】采用纯化 dsDNA 抗原包被 ELISA 板孔，待测标本中的抗 dsDNA 抗体与 DNA 抗原发生抗原-抗体反应，洗涤去除非特异性结合物，然后加入酶标记的抗免疫球蛋白抗体（又称二抗或抗抗体，通常为抗 IgG 抗体），该抗体与已和固相抗原反应的抗体再特异性结合，洗涤去除过量的游离酶标二抗后，加入底物，酶催化生成显色产物，显色深浅与标本中抗 dsDNA 抗体的浓度成正比。此法的关键之处是 dsDNA 很难包被于固相载体上，必须将微孔反应板用鱼精蛋白、多聚赖氨酸或戊二醛等作预处理。

【试剂】试剂组成：包被 dsDNA 的微孔板、酶标记的二抗、酶底物溶液、阴性对照、阳性对照、标本稀释液和浓缩洗涤液等。

【操作】按试剂盒说明书或实验室制定的 SOP 进行操作，主要操作过程如下：

标本稀释→加载标准品或标本→温育反应→洗涤→加酶标二抗→温育反应→洗涤→显色→终止反应→结果判读。

【结果判定】

（1）定性检测：显色程度低于 cut-off 值为阴性，若高于 cut-off 值则为阳性。

（2）定量试验：以抗 dsDNA 标准品浓度为横坐标，相应吸光度值为纵坐标制作标准曲线。待测血清抗 dsDNA 浓度可根据所测吸光度从标准曲线反查得出。通常由酶标仪直接打印报告结果，或传入实验室信息系统进行报告打印。

【参考区间】

（1）定性试验：正常人检测结果为阴性。

（2）定量试验：各实验室应建立自己的参考区间。如用文献或说明书提供的参考区间，使用前应加以验证。

【注意事项】参见 ELISA 法“抗环瓜氨酸肽抗体检测”注意事项。

3. 免疫条带法

【原理】免疫条带法是 western blot 法的一种改进方法，又称免疫条带法。即将纯化的 dsDNA 抗原涂到膜条上作为固相抗原，标本中的抗 dsDNA 抗体与涂于膜上的纯化抗原特异性结合形成免疫复合物，洗涤去除非特异结合物，之后加入酶标记抗人 IgG 抗体，抗原结合的抗体将会与酶标二抗特异性结合，洗去过量未结合酶标二抗，加入底物，酶催化底物生成不溶性显色产物使条带显色。根据膜条上涂 dsDNA 的位置和颜色深浅，即可判断抗 dsDNA 抗体的结果。

【试剂】试剂组成：dsDNA 膜条、标本稀释液、洗涤液、酶标记抗人 IgG 抗体、显色剂、终止液、阳性和阴性质控品（若有 cut-off 值血清可更好地控制灰区检测结果）等。

【操作】按试剂盒说明书或实验室制定的 SOP 进行操作，主要操作过程如下：

膜条平衡→加标本→温育反应→洗涤→加酶标二抗→温育反应→洗涤→显色→终止反应→结果判读。

【结果判定】抗原条带无色为阴性，隐约可见为可疑，明显着色为阳性，可根据显色深浅估计阳性程度（如：+～++++）。

【参考区间】正常人血清抗 dsDNA 抗体为阴性。

【注意事项】

（1）试剂准备：试剂不经复温直接使用会因降低反应温度而影响检测结果；印迹膜条不平衡就直接加入标本进行反应，会间接地缩短反应时间而影响检测效果。

（2）标本要求：标本应新鲜，置于 2～8℃须在 48 小时内使用，超过 48 小时应置 -20℃保存；溶血、脂血、黄疸对检测影响较小。

（3）操作要求：膜条温育过程中，注意保持膜条湿润，且不要用手接触膜条抗原；标本加样量必须准确，稀释浓度升高或降低会造成假阴性或假阳性结果；每次加载标本例数不宜过多，否则会增加不同反应槽温育时间的差异，而影响检测重复性；反应时间应严格控制，延长或缩短反应时间将影响反应结果；洗涤不充分会增加非特异染色，从而影响结果判读；膜条与标本温育后，倾倒反应液时应注意避免交叉污染；每次检测均应加入阴性和阳性质控，以监测试剂的有效性。

(4) 自动化检测趋势：如有可能采用自动化免疫印迹检测仪，代替人工进行标准化操作，可自动加样，自动清洗，自动判读结果，减少手工操作误差对检验结果的影响。

（二）临床意义

抗 dsDNA 抗体作为 SLE 的诊断标准之一，是 SLE 患者的特征性抗体，并在 SLE 发病机制中发挥重要作用，患者体内抗 dsDNA 抗体与 dsDNA 结合可导致免疫复合物沉积在皮下、肾脏及其他器官的毛细血管内，继而激活补体导致炎症。SLE 患者的抗 dsDNA 抗体阳性提示狼疮疾病处于活动期，并与狼疮性肾炎紧密相关；由于其对 SLE 的诊断特异性高达 95%，因此检测结果阳性应考虑 SLE 的可能性，但其敏感度较差（阳性检出率小于 10%），阴性并不能排除 SLE。

第六节 ANA 谱检测

ANA 是指针对整个真核细胞所有抗原的自身抗体的总称，即 ANA 是一个宏观的概念，其实质包括很多种特异性的自身抗体，但要确定患者血清中含何种抗体，需要通过已知抗原检测相应的抗体，这种采用已知真核细胞抗原检测到的所有特异性自身抗体的集合称为 ANA 谱。传统采用已知可提取性核抗原（extractable nuclear antigens，ENA）来检测针对该类抗原的特异性自身抗体，即利用生理盐水或磷酸盐缓冲液从细胞核中提取的一组酸性核糖核蛋白，包括许多小分子 RNA 与各自对应的特定蛋白质，但不包括组蛋白和 DNA。可提取性核抗原通过 SDS-聚丙烯酰胺凝胶电泳（SDS-PAGE），按分子量大小分离成区带，之后采用传统 western blot 法检测相应的抗体称为 ENA 抗体谱，这种方法检测所需的抗原为粗抗原，方法简单，试剂成本较低；但由于 SDS-PAGE 转印到膜条的抗原可多达数百种，不同的蛋白质可能具有相同的电泳迁移率，因此同一区带可能为多种蛋白成分，或区带距离很近，易造成误判。随着基因重组和蛋白纯化技术的发展，几乎所有的细胞抗原成分（包括 ENA）均可经重组获得，即可通过纯化抗原的免疫条带法检测真核细胞（如：HEp-2 细胞）所有抗原的抗体，因此，ENA 抗体谱概念将不再使用，众多学者越来越认同 ANA 谱的概念，其检测范围远超过 ENA 抗体谱。

（一）检测方法

1. 免疫条带法

【原理】 将多种纯化的核抗原（如：U1RNP、Sm、SSA、SSB、Scl-70、Jo-1、核糖体 P 蛋白、组蛋白和核小体等）平行包被到膜条上作为固相抗原，标本中的 ANA 特异性抗体（ANA 谱）与膜上的纯化抗原特异性结合，形成免疫复合物，洗涤去除非特异结合物，之后加入酶标记抗人 IgG 抗体，已与条带抗原结合的抗体将与酶标二抗特异性结合，洗去未结合酶标二抗，再加入底物，酶催化底物生成不溶性显色产物使条带显色。根据膜条上抗原的种类和颜色深浅，即可判断不同 ANA 谱的结果。

【试剂】 试剂组成：ANA 谱膜条、标本稀释液、洗涤液、酶标记抗人 IgG 抗体、酶底物溶液、终止液、阳性和阴性质控品（若有 cut-off 值血清可更好地控制灰区检测结果）等。

【操作】 按试剂盒说明书或实验室制定的 SOP 进行操作，主要操作过程如下：

膜条平衡→加质控血清或标本→温育反应→洗涤→加酶标二抗→温育反应→洗涤→显色→终止反应→结果判读。

【结果判定】 抗原条带无色为阴性，隐约可见为可疑，明显着色为阳性，可根据显色深浅估计阳性程度（如：+ ~ + + + +）。

【参考区间】 正常人血清 ANA 谱通常为阴性。

【注意事项】

(1) 方法学特点：该方法检测灵敏度高、特异性好；每一种抗体对应一个条带，结果判读简单，可为临床提供可靠的自身抗体检测结果，此外，免疫条带法具有高通量性，一次检测可同时获得多项 ANA 谱结果，因而临床应用更加广泛。

(2) 参见免疫条带法“抗双链 DNA 抗体检测”注意事项。

2. ELISA 法

【原理】 ANA 谱是针对真核细胞多种抗原的特异性抗体，检测原理类似免疫条带法，即将每一种纯化的抗原包被 ELISA 微孔板。以检测抗 Smith 抗体（简称抗 Sm 抗体）举例：将纯化的 Sm 抗原包被于 ELISA 微孔板上，待测标本中的抗 Sm 抗体与固相抗原发生抗原-抗体反应，洗涤去除非特异性结合物，然后加入酶标记的抗免疫球蛋白抗体（又称二抗或抗抗体，通常为抗 IgG 抗体），该抗体与已和固相抗原反应的抗体再特异性结合，洗涤去除未结合的酶标二抗，加入底物，酶催化生成显色产物，显色深浅与标本中抗 Sm 抗体的浓度成正比。同样，ELISA 微孔板包被不同的ANA谱相关抗原，即可检测不同种类的ANA谱。

【试剂】试剂组成：包被不同真核细胞多种抗原的微孔板、酶标记的二抗、酶底物溶液、阴性对照、阳性对照、标本稀释液和浓缩洗涤液等。

【操作】按试剂盒说明书或实验室制定的SOP进行操作，主要操作过程如下：

标本稀释→加载标准品或标本→温育反应→洗涤→加酶标二抗→温育反应→洗涤→显色→终止反应→结果判读。

【结果判定】

（1）定性检测：显色程度低于cut-off值为阴性，若高于cut-off值则为阳性。

（2）定量检测：酶标仪检测标准反应孔的吸光度值，绘制吸光度-浓度标准曲线，根据标准曲线即可查得待测标本抗Sm抗体（或其他ANA谱）的浓度。

【参考区间】

（1）定性试验：正常人通常为阴性。

（2）定量试验：各实验室应建立自己的参考区间。如用文献或说明书提供的参考区间，使用前应加以验证。

【注意事项】

（1）方法学特点：由于一个微孔只能包被一种抗原，即只能检测一种抗体，工作量较免疫条带法显著加大，但该法可进行定量检测。

（2）参见ELISA法“抗环瓜氨酸肽抗体检测”注意事项。

（二）临床意义

ANA谱种类较多，有些具有明确的临床意义，有些临床意义尚不明确，现将临床常规检测的7种抗体介绍如下。

1. 抗Sm抗体　抗Sm抗体和抗dsDNA一样，对SLE有高度特异性，抗Sm抗体几乎仅见于SLE患者中，是SLE的标志性抗体。1982年美国风湿病学会将抗Sm抗体作为SLE的诊断标准之一。但由于其敏感度较低（SLE阳性检出率为20%～40%），故抗Sm抗体阴性时不能排除SLE诊断。

2. 抗U1RNP抗体　又称抗nRNP抗体。该抗体是诊断混合性结缔组织病（mixed connective tissue disease，MCTD）（又称夏普综合征）的必要条件。MCTD是合并有RA、SLE、系统性硬化症及多肌炎的多种临床特征的自身免疫性疾病。有些学者对MCTD是否为一个独立的疾病仍存在争议。抗U1RNP抗体并不是MCTD的特异性诊断指标，在其他自身免疫疾病患者中也可检出该抗体，SLE患者的阳性率30%～50%，全身性进行性硬化症25%～30%，皮肌炎为10%～20%，RA为5%～10%。此外，由于Sm和U1RNP是同一分子复合物中的不同抗原位点，两种抗原具有相关性，抗Sm抗体阳性常伴有抗U1RNP抗体阳性。

3. 抗SSA抗体　又称抗Ro抗体。SS为干燥综合征的缩写，A为抗原序列号，抗SSA抗体的靶抗原包括60kD和52kD两种蛋白质，目前认为抗SSA抗体阳性主要指含有抗天然SSA（60kD蛋白）抗体，52kD蛋白是否是SSA复合物的成分尚存在争议。现已发现抗SSA抗体（仅包括抗Ro-60抗体）在原发性干燥综合征（Sjögren syndrome，SS）患者阳性率高达60%～70%，因此欧洲SS诊断标准研究组织将抗SSA抗体纳入SS的诊断标准。但该抗体特异性较差，在SLE阳性率为40%～50%，在RA、PSS、多皮肌炎或原发性胆汁性硬化及少部分正常人也可检出抗SSA抗体。另外，抗Ro-52抗体可能与先天性心脏传导阻滞有关，并可在SS、肌炎、系统性硬化症、新生儿红斑狼疮、PBC、自身免疫性肝炎、病毒性肝炎及正常人中检出，故有学者认为单独抗Ro-52抗体阳性临床价值有限。

4. 抗SSB抗体　又称抗La抗体。该抗体诊断SS较为特异，欧洲SS诊断标准研究组织将抗SSB抗体纳入SS诊断标准。但由于抗SSB抗体通常与抗SSA抗体（抗Ro-60抗体）同时出现，只有当抗SSA抗体阳性时，检测抗SSB抗体才有意义；如果抗SSA为阴性，而抗SSB为阳性，检测结果通常不可靠。

5. 抗Jo-1抗体　靶抗原是组氨酰tRNA合成酶，抗原表位在55kD多肽上，该抗体最常见于多发性肌炎（polymyositis，PM），阳性率可达40%；单纯皮肌炎患者的阳性率约10%，在正常人及其他自身免疫性疾病患者中常为阴性。另有研究结果显示，抗Jo-1抗体阳性患者常合并肺间质纤维化，部分患者可出现多关节炎。因此，抗Jo-1抗体被认为是肺病相关肌炎的标志性抗体。

6. 抗Scl-70抗体　Scl-70中的Scl是Sclerosis的缩写，70代表抗原分子量为70kD，它是DNA拓扑异构酶Ⅰ的降解产物。该抗体主要与进行性系统性硬化症有关，很少出现于局限型硬化症或其他自身免疫性疾病患者中。抗Scl-70抗体阳性的硬化症患者通常病情较重，病程较长，皮肤和内脏器官损伤严重。由于疾病早期即可检测出该抗体，故可用于PSS的早期诊断，并且提示预后不良。

7. 抗Rib-P抗体　即抗核糖体P蛋白抗体，又称抗 rRNP 抗体。靶抗原核糖体 P 蛋白在核仁合成，然后转入胞质。抗原表位在大亚基的 38kD、16.5kD 和 15kD 的多肽上。抗 Rib-P 抗体是 SLE 的特异性抗体，抗 Rib-P 抗体阳性提示与狼疮性脑病有关，其他疾病及正常人很少出现。

第七节 抗组蛋白抗体检测

组蛋白是细胞核内含量最丰富的蛋白质。目前发现的组蛋白有 H2A、H2B、H3、H4 和 H1 共 5 种。抗组蛋白抗体是针对上述 5 种不同组蛋白的抗体。临床上通常采用 ELISA 法检测抗组蛋白抗体。

【原理】即将高度纯化的组蛋白抗原（H2A 或 H2B 或 H3 或 H4 或 H1 或 5 种组蛋白混合液）分别包被于微孔板上，封闭后与患者血清温育，血清中抗某种组蛋白成分的抗体可与微孔板上相应的抗原成分结合，然后加入酶标记的抗免疫球蛋白抗体（又称二抗或抗抗体，通常为抗 IgG 抗体），该抗体与已和固相抗原反应的抗体再特异性结合，洗涤去除过量的游离酶标二抗后，加入底物，酶催化生成显色产物，显色深浅与标本中抗组蛋白抗体的浓度成正比。

【试剂】试剂组成：包被组蛋白的微孔板、酶标记的二抗、酶底物溶液、阴性对照、阳性对照、标本稀释液和浓缩洗涤液等。

【操作】按试剂盒说明书或实验室制定的 SOP 进行操作，主要操作过程如下：

标本稀释→加载标准品或标本→温育反应→洗涤→加酶标二抗→温育反应→洗涤→显色→终止反应→结果判读。

【结果判定】

1. 定性检测　显色程度低于 cut-off 值为阴性，若高于 cut-off 值则为阳性。

2. 定量检测　酶标仪检测标准反应孔的吸光度值，绘制吸光度-浓度标准曲线，根据标准曲线即可查得抗组蛋白抗体的浓度。

【参考区间】

1. 定性试验　正常人通常为阴性。

2. 定量试验　各实验室应建立自己的参考区间。如用文献或说明书提供的参考区间，使用前应加以验证。

【注意事项】参见 ELISA 法“抗环瓜氨酸肽抗体检测”注意事项。

【临床意义】抗组蛋白抗体是针对 5 种组蛋白或其聚合体的抗体，与抗 DNA 抗体（包括抗 dsDNA 抗体和抗 ssDNA 抗体）具有一定的连锁性，即抗 DNA 抗体阳性的患者常能同时检出抗组蛋白抗体，但抗组蛋白抗体阳性并不一定伴有抗 DNA 抗体阳性。抗组蛋白抗体主要出现于 95% 的药物（如盐酸普鲁卡因胺、卡马西平、青霉胺、肼屈嗪和异烟肼等）诱导的狼疮患者中，其抗原为 H2A、H2B 和 H2A-H2B 复合物。盐酸普鲁卡因胺诱导产生抗 H2A-H2B 组蛋白二聚体的自身抗体，肼屈嗪主要诱导抗 H3 和抗 H4 抗体。当患者血清中仅检出抗组蛋白抗体或（和）抗 ssDNA 抗体，而无其他自身抗体时，强烈支持药物性狼疮的诊断。抗 H2A-H2B 二聚体的 IgG 类抗体与疾病的临床活动性相关。此外，抗组蛋白抗体还见于 30% ~70% 的非药物诱导的红斑狼疮以及 15% ~ 50% 的 RA 患者，与病情活动度及临床表现无关。在 Felty 综合征患者中，抗组蛋白抗体检出率可达 83%，RA 相关的血管炎患者阳性率为 75%，青年型类风湿关节炎患者阳性率为 20%。在非风湿性自身免疫病中，PBC 患者约有 76% 抗组蛋白抗体阳性，且大部分是抗 H1 抗体。

第八节 抗核小体抗体检测

核小体是由 146 个碱基对组成的 DNA 链包绕 8 个组蛋白分子（2 个 H2A-H2B 二聚体夹着 2 个 H3-H4 二聚体）构成。抗核小体抗体（anti-nucleosome antibody，AnuA）是针对核小体的抗体。临床上通常采用 ELISA 法进行检测。

【原理】即将高度纯化的核小体靶抗原（不含 H_1 组蛋白等其他核抗原成分）包被于微孔板上，封闭后与患者标本温育，标本中抗核小体抗体可与微孔板上相应的抗原成分结合，然后加入酶标记的抗免疫球蛋白抗体（又称二抗或抗抗体，通常为抗 IgG 抗体），该抗体与已和固相抗原反应的抗体再特异性结合，洗涤去除过量的游离酶标二抗后，加入底物，酶催化生成显色产物，显色深浅与标本中抗核小体抗体的浓度成正比。

【试剂】试剂组成：包被核小体的微孔板、酶标记的二抗、酶底物溶液、阴性对照、阳性对照、标本稀释液和浓缩洗涤液等。

【操作】按试剂盒说明书或实验室制定的 SOP 进行操作，主要操作过程如下：

标本稀释→加载标准品或标本→温育反应→洗涤→加酶标二抗→温育反应→洗涤→显色→终止反应→结果判读。

【结果判定】

1. 定性检测　显色程度低于 cut-off 值为阴性，

若高于 cut-off 值则为阳性。

2. 定量检测　酶标仪检测标准反应孔的吸光度值，绘制吸光度-浓度标准曲线，根据标准曲线即可查得 AnuA 的浓度。

【参考区间】

1. 定性试验　正常人通常为阴性。

2. 定量试验　各实验室应建立自己的参考区间。如用文献或说明书提供的参考区间，使用前应加以验证。

【注意事项】参见 ELISA 法“抗环瓜氨酸肽抗体检测”注意事项。

【临床意义】抗核小体抗体已成为 SLE 的标志性抗体，并与发病机制有关。抗核小体抗体对 SLE 的敏感性为 60% ~80%，特异性高达 97% ~99%。几乎所有的 SLE 活动期以及狼疮性肾炎患者和 62% 的 SLE 非活动期患者抗核小体抗体阳性；而抗 dsDNA 抗体的阳性率小于 10%。因此，检测抗核小体抗体对 SLE，尤其对抗 dsDNA 抗体和（或）抗 Sm 抗体阴性的 SLE 有较高诊断价值，特别是抗核小体抗体的形成先于抗 dsDNA 抗体，因此该抗体对于 SLE 的早期诊断具有重要价值。

第九节　抗线粒体抗体检测

抗线粒体抗体（anti-mitochondrial antibody，AMA）由 Mackay 于 1958 年首次在 PBC 患者血清中发现。AMA 的靶抗原是真核细胞线粒体膜上的多种蛋白，现已发现有 9 种抗原亚型（M1 ~ M9），M1 为线粒体外膜的心磷脂；M2 是线粒体内膜上的丙酮酸脱氢酶复合体，包括丙酮酸脱氢酶复合物 E2 亚单位、E1 亚单位、X 蛋白、支链 α-丙酮酸脱氢酶 E2 亚单位和酮戊二酸脱氢酶复合物 E2 亚单位；M3 位于线粒体外膜，本质尚不清楚；M4 为亚硫酸盐氧化酶；M5 可能是心磷脂复合物；M6、M8 均位于线粒体外膜，性质不明；M7 为一种心肌特异的肌氨酸脱氢酶；M9 是一种糖原磷酸化酶。

IFA 是检测 AMA 的筛选性方法，当 AMA 阳性时，须用纯化抗原作为包被抗原的免疫条带法或 ELISA 法进行线粒体抗体分型。

（一）检测方法

1. 间接免疫荧光法

【原理】通常采用以大鼠（或猴）肝、HEp-2 细胞或大鼠肾作为反应基质的间接免疫荧光法进行检测。标本中的 AMA 会与这些组织或细胞的线粒体成分相结合，再通过荧光素标记抗体与组织或细胞已结合的抗体分子再特异性结合，冲洗未结合的荧光二抗后，将底物片置于荧光显微镜下观察，出现特征性的荧光模型即为阳性。

【试剂】试剂组成：组织或细胞膜片，FITC 标记的抗人 IgG、阳性和阴性对照、PBS 吐温缓冲液、封片介质和加样板等。

【操作】按试剂盒说明书或实验室制定的 SOP 进行操作，主要操作过程如下：

标本稀释→加载标本→温育反应→洗涤→加荧光二抗→温育反应→洗涤→封片→观察结果。

【结果判定】于荧光显微镜下，待测标本中 AMA 阳性时，细胞胞质中可呈现出由细到粗的颗粒性荧光。在 HEp-2 细胞中，胞质内为粗的颗粒性荧光。在肾组织切片中，AMA-6（M6）及 AMA-9（M9）近曲肾小管强荧光，而远曲肾小管为阴性，AMA-M7 和 AMA-M8 远曲肾小管荧光，而近曲肾小管为阴性，其他型 AMA 的近曲和远曲肾小管均表现有明显的荧光，肾小球荧光较弱。在胃组织切片中，壁细胞明显荧光，而主细胞荧光较弱。在肝组织切片中，肝细胞质呈现细沙状的荧光。

【参考区间】正常人通常为阴性。

【注意事项】

（1）方法学特点：间接免疫荧光法不能分型，敏感性和特异性都较低；与胞质内线粒体以外其他抗原成分反应的自身抗体对试验有干扰。

（2）参见间接免疫荧光法“抗角蛋白抗体检测”注意事项。

2. ELISA 法

【原理】将高度纯化的线粒体抗原如 M2（自猪心提取纯化的丙酮酸脱氢酶复合物）、M4（自鸡肝提取纯化的亚硫酸盐氧化酶）、M9（自兔肌提取纯化的糖原磷酸化酶）分别包被于微孔板上，封闭后与患者标本温育，若标本存在 AMA 则与固相上的 M2、M4 或 M9 抗原结合，再加入酶标记的抗人 IgG（抗 M9 检测用酶标记抗人 IgG 和 IgM 混合抗体）和酶底物显色，根据显色程度判定抗 M2 或抗 M4 或抗 M9 抗体的浓度。

【试剂】试剂组成：包被线粒体抗原的微孔板、酶标记的二抗、酶底物溶液、阴性对照、阳性对照、标本稀释液和浓缩洗涤液等。

【操作】按试剂盒使用说明书或实验室制定的 SOP 进行操作，主要操作过程如下：

标本稀释→加载标准品或标本→温育反应→洗涤→加酶标二抗→温育反应→洗涤→显色→终止反应→结果判读。

【结果判定】

（1）定性检测：显色程度低于 cut-off 值为阴性，若高于 cut-off 值则为阳性。

（2）定量试验：以 AMA 相关标准品浓度为横坐标，相应吸光度值为纵坐标制作标准曲线。根据标准曲线可查得相应 AMA 浓度。

【参考区间】

（1）定性试验：正常人检测结果为阴性。

（2）定量试验：各实验室应建立自己的参考区间。如用文献或说明书提供的参考区间，使用前应加以验证。

【注意事项】参见 ELISA 法“抗环瓜氨酸肽抗体检测”注意事项。

3. 免疫条带法

【原理】将 M2（丙酮酸脱氢酶复合物）、M4（亚硫酸盐氧化酶）、M9（糖原磷酸化酶）纯化抗原平行包被到膜条上作为固相抗原，标本中的 AMA 与膜条上的纯化抗原特异性结合，形成免疫复合物，洗涤去除非特异结合物，之后加入酶标记抗人 IgG 抗体（或抗人 IgG、IgA、IgM），酶标二抗与条带抗原结合的抗体特异性结合，洗去未结合酶标二抗，再加入底物，酶催化底物生成不溶性显色产物使条带显色。根据膜条上抗原的种类和颜色深浅，即可判断不同 AMA 的结果。

【试剂】试剂组成：包被了 M2、M4、M9 抗原的反应膜条，酶标记的抗人 IgG（或抗人 IgG、IgA、IgM）抗体，阳性和阴性对照，标本稀释液、清洗液和酶底物等。

【操作】按试剂盒使用说明书或实验室制定的 SOP 进行操作，主要操作过程如下：

膜条平衡→加标本→温育反应→洗涤→加酶标二抗→温育反应→洗涤→显色→终止反应→结果判读。

【结果判定】抗原条带无色为阴性，隐约可见为可疑，明显着色为阳性，可根据显色深浅估计阳性程度（如：+ ~ + + + +）。

【参考区间】正常人血清抗线粒体抗体为阴性。

【注意事项】参见免疫条带法“抗双链 DNA 抗体检测”注意事项。

（二）临床意义

自身免疫性肝病（autoimmune liver diseases，AILD）主要包括三种：自身免疫性肝炎（autoimmune hepatitis，AIH）、PBC 和原发性硬化性胆管炎（primary sclerosing cholangitis，PSC）。AIH 是一种伴循环自身抗体和高免疫球蛋白血症、病因未明、呈慢性炎性坏死的肝脏疾病；PBC 是以自身免疫介导的肝内胆管损伤，以后呈肝纤维化，最终导致肝功能衰竭为特征的一类病因不明的自身免疫性肝脏疾病；PSC 是一种原因不明的慢性综合征，其特征是肝外和（或）肝内胆管弥漫性炎症及纤维化所引起的慢性胆汁淤积症。AMA（主要指抗 M2、M4 及 M9 抗体）与 PBC 有关，尤以抗 M2 抗体与 PBC 的关系最为密切。

抗 M2 抗体是诊断 PBC 的较好监测指标。90% PBC 患者为中年女性，年龄在 35 ~ 60 岁，最初为小到中等大小的胆管发炎，并逐渐转化为进行性组织病变，最后发展为严重的肝硬化。抗 M2 抗体对 PBC 的敏感性为 95% ~ 98%，特异性约为 70% ~ 80%，但与 PBC 的病期、疾病严重程度、治疗效果与预后无明确关系。抗 M2 抗体还可见于其他慢性肝病，如慢性活动性肝炎、进行性全身性硬化症等，但以低滴度为主。

抗 M4 抗体在 PBC 患者中的阳性率高达 55%，多见于活动期、晚期患者，常与抗 M2 抗体同时阳性，该抗体可能是疾病迅速发展的风险指标。

抗 M9 抗体主要见于 PBC 疾病早期抗 M2 抗体阴性患者（阳性率为 82%），其中大约有 90% 为 IgM 型。当抗 M2 抗体为阳性时，抗 M9 抗体的阳性率下降为 37%，因此抗 M9 抗体有助于 PBC 的早期诊断。此外，抗 M9 抗体亦可见于其他急、慢性肝炎患者（3% ~ 10%）。

第十节 抗肝抗原自身抗体检测

抗肝抗原自身抗体是指包括抗肝特异性脂蛋白（liver specific lipoprotein，LSP）抗体、抗肝细胞膜抗体（liver membrane antibody，LMA）、抗线粒体抗体（AMA）、抗肝肾微粒体（liver/kidney microsome，LKM）抗体、抗平滑肌抗体（anti-smooth muscle antibodies，ASMA）和抗可溶性肝抗原/肝胰抗原（anti-soluble liver antigen/liver pancreas antigen，抗-SLA/LP）抗体等的一类抗体。这些自身抗体在区分病毒性肝炎及三型 AIH 中具有重要意义。如Ⅰ型 AIH 可检测到 ANA 和 LMA；Ⅱ型 AIH 的特征性抗体是抗 LKM-1 抗体；Ⅲ型 AIH 的特征性抗体则是抗 SLA/LP 抗体。

一、抗肝特异性脂蛋白抗体检测

肝特异性脂蛋白也称肝特异性蛋白（liver specific protein），是定位于肝细胞膜上的一种大分子脂质相关复合物，主要抗原表位为去唾液酸糖蛋白受体（ASGPR）。LSP 极不稳定，需保存在含 EDTA 缓冲液中才稳定。LSP 复合物中大部分是器官非特异性的。LSP 抗原有种属非特异性的抗原决定簇，人和兔之间抗原性更为接近。因此在制备 LSP 抗原时，可用兔肝代替人肝。在检测抗 LSP 抗体时，由于肾组织抗原的交叉反应性，应考虑到其影响。

（一）检测方法

1. ELISA 法

【原理】 将高度纯化的 LSP 抗原包被于微孔板制备固相抗原，加入待测标本，标本中的抗 LSP 抗体则与固相上的 LSP 抗原结合，然后加入酶标记的抗免疫球蛋白抗体（又称二抗或抗抗体，通常为抗 IgG 抗体），该抗体与已和固相抗原反应的抗体再特异性结合，洗涤去除过量的游离酶标二抗后，加入底物，酶催化生成显色产物，显色深浅与标本中抗 LSP 抗体的浓度成正比。

【试剂】 试剂组成：包被 LSP 的微孔板、酶标记的二抗、酶底物溶液、阴性对照、阳性对照、标本稀释液和浓缩洗涤液等。

【操作】 按试剂盒使用说明书或实验室制定的 SOP 进行操作，主要操作过程如下：

标本稀释→加载标准品或标本→温育反应→洗涤→加酶标二抗→温育反应→洗涤→显色→终止反应→结果判读。

【结果判定】

（1）定性检测：显色程度低于 cut-off 值为阴性，若高于 cut-off 值则为阳性。

（2）定量试验：以抗 LSP 抗体标准品浓度为横坐标，相应吸光度值为纵坐标制作标准曲线。根据待测血清吸光度值反查标准曲线可得相应抗 LSP 抗体浓度。

【参考区间】

（1）定性试验：正常人通常为阴性。

（2）定量试验：各实验室应建立自己的参考区间。如用文献或说明书提供的参考区间，使用前应加以验证。

【注意事项】 参见 ELISA 法“抗环瓜氨酸肽抗体检测”注意事项。

2. 间接免疫荧光法

【原理】 待测标本中的抗 LSP 与猴肝或大鼠肝和肾的冷冻组织切片的相应抗原发生抗原-抗体特异性反应，用缓冲液洗去未结合物，然后滴加荧光素标记的抗人免疫球蛋白抗体（又称抗抗体或二抗，通常为抗 IgG 抗体），荧光素标记抗体与底物细胞已结合的抗原-抗体复合物上的抗体分子再特异性结合，冲洗未结合的荧光二抗后，将底物片置荧光显微镜下观察结果。

【试剂】 试剂组成：猴肝或大鼠肝和肾的组织片、荧光素标记的抗人 IgG、阳性和阴性对照、PBS 吐温缓冲液和封片介质等。

【操作】 按试剂盒使用说明书或实验室制定的 SOP 进行操作，主要操作过程如下：

标本稀释→加载标本→温育反应→洗涤→加荧光二抗→温育反应→洗涤→封片→观察结果。

【参考区间】 正常人血清抗 LSP 抗体为阴性。

【结果判定】 荧光显微镜下荧光模型为：猴肝细胞呈明显的膜颗粒状荧光，大鼠肝、肾组织切片呈阴性（可排除线粒体抗体和抗肝肾微粒体抗体）。

【注意事项】 参见间接免疫荧光法“抗角蛋白抗体检测”注意事项。

（二）临床意义

LSP 可能是活体内免疫病理反应的靶抗原，抗 LSP 抗体则可以通过抗体依赖性细胞介导的细胞毒作用（antibody dependent cell-mediated cytotoxicity，ADCC）杀伤自身肝细胞，因此抗 LSP 抗体可能是导致体内肝脏细胞持续性损伤的主要体液因素之一。抗 LSP 抗体主要见于急性、慢性病毒性肝炎和慢性活动性自身免疫性肝炎。自身免疫性肝炎活动期抗 LSP 抗体阳性率为 50% ~100%；急性病毒性肝炎为 11% ~93%；慢性病毒性乙型肝炎为 28% ~93%；慢性病毒性丙型肝炎为 0 ~10%；隐匿性肝硬化为 20% ~38%；PBC 为 33% ~51%；酒精性肝病为 0 ~36%；其他肝病为 0 ~17%；非肝性自身免疫病为 0 ~18%。

二、抗肝细胞膜抗体检测

抗肝细胞膜抗体（LMA）1976 年由 Hopf 等在 HBsAg 阴性的慢性活动性肝炎与肝硬化的患者血清中发现，其靶抗原是一种不同于 LSP 的肝细胞膜可溶性蛋白，可自肝匀浆离心后的上清液中分离纯化而得，具有肝细胞特异性而无严格的种属特异性。

（一）检测方法

1. 免疫条带法

【原理】 免疫条带法检测 LMA 采用间接法测定抗体原理。即将纯化的肝细胞膜可溶性蛋白抗原点涂到膜条上作为固相抗原，标本中的 LMA 与膜上的纯化抗原特异性结合形成免疫复合物，洗涤去除非特异结合物，之后加入酶标记抗人 IgG 抗体（又称二抗或抗抗体，通常为抗 IgG 抗体），条带抗原结合的抗体与酶标二抗特异性结合，洗去过量未结合酶标二抗，加入底物，酶催化底物生成不溶性显色产物使条带显色。根据膜条上肝细胞膜可溶性蛋白的位置和颜色深浅，即可判断 LMA 的结果。

【试剂】试剂组成：肝细胞膜可溶性蛋白膜条、标本稀释液、洗涤液、酶标记抗人 IgG 抗体、显色剂、终止液、阳性和阴性质控品（若有 cut-off 值血清可更好地控制灰区检测结果）等。

【操作】按试剂盒使用说明书或实验室制定的 SOP 进行操作，主要操作过程如下：

膜条平衡→加标本→温育反应→洗涤→加酶标二抗→温育反应→洗涤→显色→终止反应→结果判读。

【结果判定】抗原条带无色为阴性，隐约可见为可疑，明显着色为阳性，可根据显色深浅估计阳性程度（如：+～++++）。

【参考区间】正常人血清 LMA 为阴性。

【注意事项】参见免疫条带法“抗双链 DNA 抗体检测”注意事项。

2. ELISA 法

【原理】采用纯化的肝细胞膜可溶性蛋白抗原包被 ELISA 板孔，即形成有结合反应能力的固相抗原，待测标本中的 LMA 与固相抗原发生抗原-抗体反应，洗涤去除非特异性结合物，然后加入酶标记的抗人免疫球蛋白抗体（又称二抗或抗抗体，通常为抗 IgG 抗体），该抗体与已和固相抗原反应的抗体再特异性结合，洗涤去除未结合酶标二抗，加入底物，酶催化生成显色产物，显色深浅与标本中 LMA 的浓度成正比。

【试剂】试剂组成：包被肝细胞膜可溶性蛋白的微孔板、酶标记的二抗、酶底物溶液、阴性对照、阳性对照、标本稀释液和浓缩洗涤液等。

【操作】按试剂盒使用说明书或实验室制定的 SOP 进行操作，主要操作过程如下：

标本稀释→加载标准品或标本→温育反应→洗涤→加酶标二抗→温育反应→洗涤→显色→终止反应→结果判读。

【结果判定】

（1）定性检测：显色程度低于 cut-off 值为阴性，若高于 cut-off 值则为阳性。

（2）定量检测：酶标仪检测标准反应孔的吸光度值，绘制吸光度-浓度标准曲线，根据标准曲线即可查得 LMA 的浓度。

【参考区间】

（1）定性试验：正常人通常为阴性。

（2）定量试验：各实验室应建立自己的参考区间。如用文献或说明书提供的参考区间，使用前应加以验证。

【注意事项】参见 ELISA 法“抗环瓜氨酸肽抗体检测”注意事项。

（二）临床意义

LMA 在不同人群中的阳性率为：Ⅰ型 AIH 活动期可高达 35%～100%；急性病毒性肝炎为 0～17%；慢性病毒性乙型肝炎为 0～16%；隐匿性肝硬化为 0～61%；原发性胆汁性肝硬化（primary biliary cirrhosis，PBC）为 0～42%；酒精性肝病为 0～27%；其他肝病为 0～4%；非肝性自身免疫病为 0～4%。LMA 可能通过 ADCC 反应和补体介导的细胞毒作用造成肝细胞的损伤，这一作用机制是 AIH 患者发生肝细胞损伤的重要因素之一。

三、抗肝肾微粒体抗体检测

肝肾微粒体（LKM）抗体是由 Rizzetto 等于 1973 年在自身免疫性慢性活动性肝炎患者血清中发现。其靶抗原为 P450 酶复合物和 UDP-葡萄糖醛酸转移酶。抗 LKM 抗体有 3 型（LKM-1、LKM-2 和 LKM-3），其中以抗 LKM-1 抗体最有意义。

（一）检测方法

1. 免疫条带法

【原理】免疫条带法检测抗 LKM 抗体（以抗 LKM-1 为例）采用间接法测定原理。即将纯化的 LKM-1 抗原（重组细胞色素 P450ⅡD6）点涂到膜条上作为固相抗原，标本中的抗 LKM-1 抗体与膜上纯化抗原特异性结合形成免疫复合物，洗涤去除非特异结合物，之后加入酶标记抗人 IgG 抗体，条带抗原结合的抗体与酶标二抗特异性结合，洗去未结合酶标二抗，加入底物，酶催化底物生成不溶性显色产物使条带显色。根据膜条上点涂 LKM-1 抗原的位置和颜色深浅，即可判断抗 LKM-1 抗体的检测结果。

【试剂】试剂组成：LKM-1 抗原膜条、标本稀释液、洗涤液、酶标记抗人 IgG 抗体、显色剂、终止液、阳性和阴性质控品（若有 cut-off 值血清可更好地控制灰区检测结果）等。

【操作】按试剂盒使用说明书或实验室制定的 SOP 进行操作，主要操作过程如下：

膜条平衡→加标本→温育反应→洗涤→加酶标二抗→温育反应→洗涤→显色→终止反应→结果判读。

【结果判定】抗原条带无色为阴性，隐约可见为可疑，明显着色为阳性，可根据显色深浅估计阳性程度（如：+～++++）。

【参考区间】正常人血清抗 LKM-1 抗体为阴性。

【注意事项】参见免疫条带法“抗双链 DNA 抗体检测”注意事项。

2. ELISA 法

【原理】以检测抗 LKM-1 为例，即将纯化的

LKM-1抗原（重组细胞色素P450ⅡD6）包被于聚苯乙烯微孔板上，待测标本中的抗LKM-1抗体与之结合，洗涤去除非特异性结合物，然后加入酶标记的抗免疫球蛋白抗体（又称二抗或抗抗体，通常为抗IgG抗体，也可以是抗人IgG、IgA和IgM多价混合抗体），该抗体与已和固相抗原反应的抗体再特异性结合，洗涤去除过量的未结合酶标二抗，加入底物，酶催化生成显色产物，显色深浅与标本中抗LKM-1抗体的浓度成正比。

【试剂】 试剂组成：包被LKM-1的微孔板、酶标记的二抗、酶底物溶液、阴性对照、阳性对照、标本稀释液和浓缩洗涤液等。

【操作】 按试剂盒使用说明书或实验室制定的SOP进行操作，主要操作过程如下：

标本稀释→加载标准品或标本→温育反应→洗涤→加酶标二抗→温育反应→洗涤→显色→终止反应→结果判读。

【结果判定】

（1）定性检测：显色程度低于cut-off值为阴性，若高于cut-off值则为阳性。

（2）定量检测：酶标仪检测标准反应孔的吸光度值，绘制吸光度-浓度标准曲线，根据标准曲线即可查得抗LKM-1抗体的浓度。

【参考区间】

（1）定性试验：正常人通常为阴性。

（2）定量试验：各实验室应建立自己的参考区间。如用文献或说明书提供的参考区间，使用前应加以验证。

【注意事项】 参见ELISA法“抗环瓜氨酸肽抗体检测”注意事项。

（二）临床意义

抗LKM-1是Ⅱ型AIH的标志抗体，Ⅱ型AIH患者多为青年女性伴高免疫球蛋白血症，病情较重，抗LKM-1抗体阳性率可达90%。此外，抗LKM-1抗体也可见于2%～10%的慢性丙型病毒性肝炎患者。

抗LKM-2抗体仅见于替尼酸（tienilic acid）诱发的肝炎患者。靶抗原是细胞色素P450ⅡC9（CYP 2C9）。替尼酸现已禁用，故目前抗LKM-2抗体检测意义不大。

抗LKM-3抗体的靶抗原是尿嘧啶核苷二磷酸葡萄糖醛酸基转移酶。此抗体在Ⅱ型AIH患者的阳性率为10%（这些患者抗LKM-1抗体也阳性），也可见于10%～15%的慢性丁型病毒性肝炎患者，但滴度较低，因此临床开展较少。

四、抗平滑肌抗体检测

抗平滑肌抗体是以平滑肌组织为抗原的一种自身抗体，无器官及种属特异性，主要为IgG和IgM型抗体。ASMA靶抗原为肌动蛋白（actin），肌动蛋白可以以单体（G-肌动蛋白）或聚合体（F-肌动蛋白）形式存在于微丝中。抗F-肌动蛋白自身抗体与Ⅰ型AIH关系密切，而抗G-肌动蛋白自身抗体则与酒精性肝硬化有关。除肌动蛋白外，可与之反应的还有波形蛋白、结蛋白、微管蛋白、肌球蛋白和肌钙蛋白等。ASMA通常采用间接免疫荧光法进行检测。

【原理】 通常采用大鼠或猴的胃、肾、肝复合组织冷冻切片（不固定或轻度固定）以及HEp-2细胞等为抗原片，待测标本中的ASMA与组织或细胞中的相应抗原结合，经充分洗涤除去未结合物后，然后滴加荧光素标记的抗人免疫球蛋白抗体（常为抗人IgG、IgM多价抗体），形成抗原-ASMA-荧光素标记的“夹心”免疫复合物，经充分洗涤后在荧光显微镜下观察。

【试剂】 试剂组成：大鼠或猴胃、肾、肝组织切片，HEp-2细胞片，FITC标记的抗人IgG和IgM多价抗体，阳性和阴性对照，PBS吐温缓冲液，封片介质和加样板等。

【操作】 按试剂盒使用说明书或实验室制定的SOP进行操作，主要操作过程如下：

标本稀释→加载标本→温育反应→洗涤→加荧光二抗→温育反应→洗涤→封片→观察结果。

【结果判定】 抗平滑肌抗体阳性时，大鼠胃组织中的肌层、黏膜肌层以及黏膜层腺体间收缩纤维出现荧光；大鼠肾组织中，可见肾小管细胞内原纤维、肾小球膜细胞及血管肌层的荧光；肝组织中，可见血管肌层及围绕肝细胞的胆小管荧光；而HEp-2细胞中，则呈现贯穿HEp-2细胞的直的细胞骨架“张力”纤维荧光。

【参考区间】 正常人血清ASMA阴性。

【注意事项】 参见间接免疫荧光法“抗角蛋白抗体检测”注意事项。

【临床意义】 ASMA为Ⅰ型AIH的血清学标志抗体，主要为IgG型，阳性率可达90%。高滴度的IgG类ASMA（大于1∶1000，抗F-肌动蛋白）对诊断AIH的特异性可达100%。IgG和IgM类ASMA同时出现主要见于AIH与PBC重叠的患者。低滴度的ASMA（IgM类抗G-肌动蛋白）见于酒精性肝硬化，而低滴度的ASMA（IgM类抗非肌动蛋白成分）与病毒性肝炎等疾病相关。此外，ASMA亦可见于支原体肺炎、传染性单核细胞增多症、麻风、梅毒、干燥综合征、RA 以及肿瘤和病毒感染者等。

五、抗可溶性肝抗原/肝胰抗原-抗体检测

抗可溶性肝抗原/肝胰抗原-抗体（抗 SLA/LP 抗体）的靶抗原为同一抗原，参与调节硒蛋白的生物合成。抗 SLA/LP 抗体在以猴肝冷冻组织为底物切片的间接免疫荧光法检测时，其灵敏度和特异性均不理想。

（一）检测方法

1. ELISA 法

【原理】 采用重组的 SLA/LP 抗原包被聚苯乙烯微孔板，待测标本中的抗 SLA/LP 抗体与 SLA/LP 抗原发生抗原-抗体反应，洗涤去除非特异性结合物，然后加入酶标记的抗人免疫球蛋白抗体（又称二抗或抗抗体，通常为抗 IgG 抗体），该抗体与已和固相抗原反应的抗体再特异性结合，洗涤去除游离酶标二抗后，加入底物，酶催化生成显色产物，显色深浅与标本中抗 SLA/LP 抗体的浓度成正比。

【试剂】 试剂组成：包被可溶性肝抗原/肝胰抗原的微孔板、酶标记的二抗、酶底物溶液、阴性对照、阳性对照、标本稀释液、浓缩洗涤液等。

【操作】 按试剂盒使用说明书或实验室制定的 SOP 进行操作，主要操作过程如下：

标本稀释→加载标准品或标本→温育反应→洗涤→加酶标二抗→温育反应→洗涤→显色→终止反应→结果判读。

【结果判定】

（1）定性检测：显色程度低于 cut-off 值为阴性，若高于 cut-off 值则为阳性。

（2）定量检测：酶标仪检测标准反应孔的吸光度值，绘制吸光度-浓度标准曲线，根据标准曲线即可查得抗 SLA/LP 抗体的浓度。

【参考区间】

（1）定性试验：正常人通常为阴性。

（2）定量试验：各实验室应建立自己的参考区间。如用文献或说明书提供的参考区间，使用前应加以验证。

【注意事项】 参见 ELISA 法“抗环瓜氨酸肽抗体检测”注意事项。

2. 免疫条带法

【原理】 将基因重组 SLA/LP 抗原涂于硝酸纤维素（NC）膜上，膜条与患者标本共同温育，使标本中的抗 SLA/LP 抗体与膜条上的抗原结合形成免疫复合物，洗涤去除非特异结合物，之后加入酶标记抗人 IgG 抗体，酶标二抗与条带抗原结合的抗体特异性结合，洗去未结合酶标二抗，再加入底物，酶催化底物生成不溶性显色产物使条带显色，根据颜色深浅即可判断抗体的结果。

【试剂】 试剂组成：可溶性肝抗原/肝胰抗原蛋白膜条、标本稀释液、洗涤液、酶标记抗人 IgG 抗体、显色剂、终止液、阳性和阴性质控品（若有 cut-off 值血清可更好地控制灰区检测结果）等。

【操作】 按试剂盒使用说明书或实验室制定的 SOP 进行操作，主要操作过程如下：

膜条平衡→加标本→温育反应→洗涤→加酶标二抗→温育反应→洗涤→显色→终止反应→结果判读。

【结果判定】 抗原条带无色为阴性，隐约可见为可疑，明显着色为阳性，可根据显色深浅估计阳性程度（如：+ ~ + + + +）。

【参考区间】 正常人血清抗 SLA/LP 抗体为阴性。

【注意事项】 参见免疫条带法“抗双链 DNA 抗体检测”注意事项。

（二）临床意义

抗 SLA/LP 抗体在 AIH 中的阳性率为 10% ~ 30%，该抗体多出现在 ANA、ASMA 和抗 LKM-1 抗体阴性的 AIH 患者血清中，抗 SLA/LP 抗体测定对发现这一部分 AIH 患者具有重要意义。抗 SLA/LP 抗体是Ⅲ型 AIH 较特异的指标（特异性几乎达 100%），有研究显示，抗 SLA/LP 抗体有可能参与肝细胞的破坏，因此推测抗 SLA/LP 抗体与 AIH 的发病机制有关。

六、抗 Sp-100 抗体检测

Sp-100 蛋白是指一种分子量 100 000 的可溶性酸性磷酸化核蛋白。采用 HEp-2 细胞为底物的间接免疫荧光法检测 ANA 时，抗 Sp-100 抗体的荧光模型表现为核点型，因此核点荧光模型对于抗 Sp-100 抗体具有提示价值，但必须采用纯化抗原实验验证才能确定。临床上通常采用纯化抗原的 ELISA 法进行检测。

【原理】 将重组 Sp-100 抗原包被于固相的微孔板上，待测标本中的抗 Sp-100 抗体与 Sp-100 抗原发生抗原-抗体反应，洗涤去除非特异性结合物，然后加入酶标记的抗免疫球蛋白抗体（又称二抗或抗抗体，通常为抗 IgG 抗体），该抗体与已和固相抗原反应的抗体再特异性结合，洗涤去除游离酶标二抗后，加入底物，酶催化生成显色产物，显色深浅与标本中抗 Sp-100 抗体的浓度成正比。

【试剂】 试剂组成：包被 Sp-100 蛋白的微孔板、酶标记的二抗、酶底物溶液、阴性对照、阳性对照、

标本稀释液、浓缩洗涤液。

【操作】按试剂盒使用说明书或实验室制定的SOP进行操作，主要操作过程如下：

标本稀释→加载标准品或标本→温育反应→洗涤→加酶标二抗→温育反应→洗涤→显色→终止反应→结果判读。

【结果判定】

1. 定性检测　显色程度低于cut-off值为阴性，若高于cut-off值则为阳性。

2. 定量试验　以抗Sp-100抗体标准品浓度为横坐标，相应吸光度值为纵坐标制作标准曲线。根据待测血清吸光度值可查得抗Sp-100抗体浓度。

【参考区间】

1. 定性试验　正常人通常为阴性。

2. 定量试验　各实验室应建立自己的参考区间。如用文献或说明书提供的参考区间，使用前应加以验证。

【注意事项】参见ELISA法“抗环瓜氨酸肽抗体检测”注意事项。

【临床意义】抗Sp-100抗体可在约31%的PBC患者中检测到，尤其在AMA阴性的PBC患者中，其阳性率为48%，故检测此抗体对提高PBC的诊断率具有较大价值，其他的自身免疫性肝病患者抗Sp-100抗体通常为阴性。

七、抗去唾液酸糖蛋白受体抗体检测

去唾液酸糖蛋白受体（asialoglycoprotein receptor，ASGPR）目前认为是肝特异性脂蛋白（LSP）的重要成分之一，为肝特异性跨膜糖蛋白。ASGPR具有肝特异性和种属特异性。配体为带有末端半乳糖残基或N-乙酰半乳糖胺基的糖链，因位于细胞膜表面，易成为细胞免疫和体液免疫反应的靶抗原。现已在AIH患者血清中发现有高水平的抗ASGPR抗体，患者外周血及肝活检组织中筛选出针对ASGPR的特异性T细胞克隆，故认为ASGPR为AIH患者自身免疫反应的靶抗原。抗ASGPR抗体通常采用ELISA法进行检测。

【原理】将纯化的ASGPR抗原包被于聚苯乙烯微孔板上，待测标本中如有抗ASGPR抗体可与之结合，洗涤去除非特异性结合物，然后加入酶标记的抗免疫球蛋白抗体（又称二抗或抗抗体，通常为抗IgG抗体），该抗体与已和固相抗原反应的抗体再特异性结合，洗涤去除未结合酶标二抗，加入底物，酶催化生成显色产物，显色深浅与标本中抗ASGPR抗体的浓度成正比。

【试剂】试剂组成：包被ASGPR的微孔板、酶标记的二抗、酶底物溶液、阴性对照、阳性对照、标本稀释液和浓缩洗涤液等。

【操作】按试剂盒使用说明书或实验室制定的SOP进行操作，主要操作过程如下：

标本稀释→加载标准品或标本→温育反应→洗涤→加酶标二抗→温育反应→洗涤→显色→终止反应→结果判读。

【结果判定】

1. 定性检测　显色程度低于cut-off值为阴性，若高于cut-off值则为阳性。

2. 定量试验　以抗ASGPR抗体标准品浓度为横坐标，相应吸光度值为纵坐标制作标准曲线。根据待测标本吸光度值可查得抗ASGPR抗体浓度。

【参考区间】

1. 定性试验　正常人通常为阴性。

2. 定量试验　各实验室应建立自己的参考区间。如用文献或说明书提供的参考区间，使用前应加以验证。

【注意事项】

1. 参见ELISA法“抗环瓜氨酸肽抗体检测”注意事项。

2. ASGPR抗原有一定的种属特异性。目前发现使用人肝组织纯化的ASGPR进行抗ASGPR抗体检测较用动物（兔、鼠）肝组织纯化的ASGPR进行检测AIH的特异性更高。因此，购买试剂盒时应了解包被ASGPR的组织来源。

【临床意义】抗ASGPR抗体可见于各型AIH患者，阳性率约50%，活动期患者阳性率可达88%，且可与ANA、ASMA或抗LKM-1抗体同时存在。抗ASGPR抗体亦可见于急慢性病毒性肝炎、酒精性肝病、PBC、PSC和非肝病自身免疫病等疾病中，阳性率一般低于15%，且抗体浓度较低。抗ASGPR抗体最重要的特征及临床应用价值在于该自身抗体与肝脏炎症的活动程度密切相关。对免疫抑制剂治疗有效的患者，抗ASGPR抗体降低或消失；而免疫抑制剂治疗无效者，则该抗体无明显变化；停药后复发的患者，该抗体则明显升高。此外，有学者报道在Ⅰ型AIH患者中，抗ASGPR抗体阳性患者较阴性患者更易复发。

八、抗肝细胞溶质抗原Ⅰ型抗体检测

肝细胞溶质抗原Ⅰ型（liver cytosol antigen type 1，LC-1）位于肝细胞胞液中，本质为亚胺（代）甲基转移酶-环化脱氨酶（formimino transferase-cyclodeaminase）和精氨（基）琥珀酸裂解酶（argininosuccinate lyase）。1988 年 Martini 等从 AIH 患者血清中发现了抗 LC-1 抗体。临床上通常采用 ELISA 法进行检测。

【原理】将纯化的 LC-1 抗原［即重组亚胺（代）甲基转移酶-环化脱氨酶］包被于聚苯乙烯微孔板上，待测标本中如有抗 LC-1 抗体可与之结合，洗涤去除非特异性结合物，然后加入酶标记的抗人免疫球蛋白抗体（又称二抗或抗抗体，通常为抗 IgG 抗体），该抗体与已和固相抗原反应的抗体再特异性结合，洗涤去除未结合酶标二抗，加入底物，酶催化生成显色产物，显色深浅与标本中抗 LC-1 抗体的浓度成正比。

【试剂】试剂组成：包被肝细胞溶质Ⅰ型抗原的微孔板、酶标记的二抗、酶底物溶液、阴性对照、阳性对照、标本稀释液和浓缩洗涤液等。

【操作】按试剂盒使用说明书或实验室制定的 SOP 进行操作，主要操作过程如下：

标本稀释→加载标准品或标本→温育反应→洗涤→加酶标二抗→温育反应→洗涤→显色→终止反应→结果判读。

【结果判定】

1. 定性检测　显色程度低于 cut-off 值为阴性，若高于 cut-off 值则为阳性。

2. 定量试验　以抗 LC-1 抗体标准品浓度为横坐标，相应吸光度值为纵坐标制作标准曲线。根据待测标本吸光度值可查得相应抗 LC-1 抗体浓度。

【参考区间】

1. 定性试验　正常人通常为阴性。

2. 定量试验　各实验室应建立自己的参考区间。如用文献或说明书提供的参考区间，使用前应加以验证。

【注意事项】参见 ELISA 法“抗环瓜氨酸肽抗体检测”注意事项。

【临床意义】抗 LC-1 抗体为Ⅱ型 AIH 的特异性抗体，阳性率为 56%～72%。多见于小于 20 岁的患者，大于 40 岁的患者少见。抗 LC-1 抗体水平与Ⅱ型 AIH 患者的疾病活动性密切相关，常与抗 LKM-1 抗体同时存在，两者可能具有密切的关系，但抗 LC-1 抗体的特异性优于抗 LKM-1 抗体，且与Ⅱ型 AIH 的疾病活动性具有相关性，可作为 AIH 的疾病活动标志及预后指标。

九、抗 GP210 抗体检测

在以 HEp-2 细胞为底物的间接免疫荧光法检测 ANA 时，在 PBC 患者血清中可以检测到一种周边型的荧光模型，其一种靶抗原分子量为 210kD 的核孔膜糖蛋白，因此，称其为 GP210 蛋白，抗 GP210 蛋白对于 PBC 具有重要的诊断价值。临床上通常采用 ELISA 法进行检测。

【原理】将纯化的核包膜蛋白 GP210 抗原包被于聚苯乙烯微孔板上，待测血清中如有抗 GP210 抗体可与之结合，洗涤去除非特异性结合物，然后加入酶标记的抗免疫球蛋白抗体（又称二抗或抗抗体，通常为抗 IgG 抗体），该抗体与已和固相抗原反应的抗体再特异性结合，洗涤去除未结合酶标二抗，加入底物，酶催化生成显色产物，显色深浅与标本中抗 GP210 抗体的浓度成正比。

【试剂】试剂组成：包被 GP210 蛋白的微孔板、酶标记的二抗、酶底物溶液、阴性对照、阳性对照、标本稀释液和浓缩洗涤液等。

【操作】按试剂盒使用说明书或实验室制定的 SOP 进行操作，主要操作过程如下：

标本稀释→加载标准品或标本→温育反应→洗涤→加酶标二抗→温育反应→洗涤→显色→终止反应→结果判读。

【结果判定】

1. 定性检测　显色程度低于 cut-off 值为阴性，若高于 cut-off 值则为阳性。

2. 定量检测　酶标仪检测标准反应孔的吸光度值，绘制吸光度-浓度标准曲线，根据标准曲线即可查得抗 GP210 抗体的浓度。

【参考区间】

1. 定性试验　正常人通常为阴性。

2. 定量试验　各实验室应建立自己的参考区间。如用文献或说明书提供的参考区间，使用前应加以验证。

【注意事项】参见 ELISA 法“抗环瓜氨酸肽抗体检测”注意事项。

【临床意义】抗 GP210 抗体对 PBC 具有一定的敏感度（38%）和较高的特异性（99%），特别是对于抗线粒体 M2 型抗体阴性的 PBC 诊断更有价值。因此，抗 GP210 抗体与线粒体 M2 型抗体联合检测对于提高 PBC 的检出率具有重要意义。

第十一节　抗中性粒细胞胞质抗体检测

抗中性粒细胞胞质抗体（anti-neutrophil cytoplasmic antibody，ANCA）是针对中性粒细胞胞质成分为靶抗原的一类自身抗体，与临床多种小血管炎性疾病密切相关，对其诊断、分类及预后具有重要意义。1982 年首先由 Davies 等在节段性坏死性肾小球肾炎患者血清中发现。至今已经有十余种中性粒细胞胞质成分被确认为 ANCA 的靶抗原，包括蛋白酶 3（proteinase 3，PR3）、髓过氧化物酶（myeloperoxidase，MPO）、人白细胞弹性蛋白酶（human leukocyte elastase，HLE）、乳铁蛋白（lactoferrin，LF）、组织蛋白酶 G（cathepsin G，Cat G）、杀菌通透性增强蛋白（bactericidal/permeability-increasing protein，BPI）、人溶酶体相关膜蛋白 2、溶菌素、天青杀素、防御素、烯醇化酶及葡萄糖醛酸酶等。

总 ANCA 通常采用间接免疫荧光法检测，特异性 ANCA 通常采用 ELISA 法进行检测。

一、间接免疫荧光法检测总 ANCA

【原理】检测 ANCA 的经典方法为间接免疫荧光法，为初筛试验。底物基质片通常包括乙醇固定的中性粒细胞和甲醛固定的中性粒细胞，待测标本加载于基质片上，标本中的 ANCA 与中性粒细胞相关抗原结合后，再加入荧光素标记的抗人 IgG（二抗或抗抗体），洗涤去除未结合的荧光二抗后，在荧光显微镜下进行结果观察。

【试剂】试剂组成：中性粒细胞抗原片、荧光素标记的抗人 IgG、阳性和阴性对照、标本稀释液、洗涤液和加样板等。

【操作】按试剂盒使用说明书或实验室制定的 SOP 进行操作，主要操作过程如下：

标本稀释→加载标本→温育反应→洗涤→加荧光二抗→温育反应→洗涤→封片→观察结果。

【结果判定】在荧光显微镜下观察荧光模型。甲醛固定的中性粒细胞可以判断是否有甲醛抵抗的 ANCA 存在，并可协助判断 ANA 对 ANCA 是否有影响，但无法区别 ANCA 的荧光模型，其荧光模型总表现为中性粒细胞胞质颗粒型荧光。乙醇固定的中性粒细胞可以区分为三种不同的荧光模型：

第一种是胞质型（cytoplasmic ANCA，cANCA）：乙醇固定的中性粒细胞胞质可见均匀分布的颗粒型荧光，位于中性粒细胞嗜苯胺蓝颗粒中，但部分粒细胞（可能是嗜酸性粒细胞或嗜碱性粒细胞）无反应，细胞核无荧光（ANA 阴性时），肝组织基质片可在肝血窦区见到粒细胞产生强荧光，其主要的靶抗原是蛋白酶 3（PR3）。

第二种为核周型（perinuclear ANCA，pANCA）：乙醇固定的中性粒细胞核周围的平滑带状荧光，肝组织基质片同样可在肝血窦区见到粒细胞产生强荧光。pANCA 可由多种抗原引起，主要靶抗原主要包括 MPO、HLE、LF、Cat G 和 BPI 等，这些抗原和乙醇固定的中性粒细胞核膜有很高的亲和力，在温育过程中，抗原从颗粒中扩散至核周而形成核周型荧光；

第三种为非典型 ANCA（atypical ANCA，aANCA 或 xANCA）：它代表了 pANCA 和 cANCA 两者之间的非典型表现。至于是何种特异性抗体，需要通过纯化抗原的 ELISA 法进行确认。

【参考区间】正常人 ANCA 通常为阴性。

【注意事项】

1. 方法学特点　间接免疫荧光法需操作者有丰富的经验，有时结果难以判定，可用 ELISA 法检测特异的 ANCA（如抗蛋白酶 3 抗体和抗髓过氧化物酶抗体等）来进行鉴别。

2. 参见间接免疫荧光法“抗角蛋白抗体检测”注意事项。

3. pANCA 阳性的荧光模型应与 ANA 相区别。在乙醇固定的中性粒细胞膜片中，ANA 表现为整个细胞核的荧光，而在甲醛固定的中性粒细胞中，抗弹性蛋白酶、乳铁蛋白、溶酶体的抗体通常不反应，但能与抗髓过氧化物酶抗体反应，在此种情况下，可见细胞质内颗粒型荧光。ANA 通常不引起甲醛固定的中性粒细胞核的荧光反应或仅有微弱反应。

【临床意义】cANCA 阳性最主要见于 Wegener 肉芽肿以及全身性血管炎，特异性 >97%，敏感性在初发非活动期患者为 50%，活动期患者可达 100%。

pANCA 多见于显微镜下多血管炎（microscopic polyangitis，MPA）、变态反应性肉芽肿性脉管炎、坏死性新月体型肾小球肾炎等患者，溃疡性结肠炎和原发性硬化性胆管炎等，其他疾病有时也可出现 pANCA，主要为 MPO 以外的其他抗原的抗体，其中部分抗原尚不明确。由于 pANCA 靶抗原种类较多，特异性 ANCA 与疾病的关系见“ELISA 法检测特异性 ANCA”临床意义。

aANCA 的靶抗原种类尚不太明确，临床意义不明。

二、ELISA 法检测特异性 ANCA

【原理】由于 PR3、Cat G、MPO、HLE、LF 等均有纯化抗原，故可用纯化抗原作为包被抗原的 ELISA 法检测特异性 ANCA。以 ELISA 间接法检测抗 PR3 抗体为例：即将纯化的 PR3 包被于聚苯乙烯微孔板上，待测标本中如有抗 PR3 抗体可与之结合，洗涤去除非特异性结合物，然后加入酶标记的抗人免疫球蛋白抗体（又称二抗或抗抗体，通常为抗 IgG 抗体），该抗体与已和固相抗原反应的抗体再特异性结合，洗涤去除未结合酶标二抗，加入底物，酶催化生成显色产物，显色深浅与标本中抗 PR3 抗体的浓度成正比。其他特异性 ANCA 检测原理与此相同。

【试剂】 试剂组成：包被特异性中性粒细胞胞质抗原的微孔板、酶标记的二抗、酶底物溶液、阴性对照、阳性对照、标本稀释液和浓缩洗涤液等。

【操作】 按试剂盒使用说明书或实验室制定的 SOP 进行操作，主要操作过程如下：

标本稀释→加载标准品或标本→温育反应→洗涤→加酶标二抗→温育反应→洗涤→显色→终止反应→结果判读。

【结果判定】

1. 定性检测　显色程度低于 cut-off 值为阴性，若高于 cut-off 值则为阳性。

2. 定量检测　酶标仪检测标准反应孔的吸光度值，绘制吸光度-浓度标准曲线，通过标准曲线即可获得特异性 ANCA 抗体的浓度。

【参考区间】

1. 定性试验　正常人通常为阴性。

2. 定量试验　各实验室应建立自己的参考区间。如用文献或说明书提供的参考区间，使用前应加以验证。

【注意事项】 参见 ELISA 法"抗环瓜氨酸肽抗体检测"注意事项。

【临床意义】

1. PR3　是 cANCA 的主要靶抗原，抗 PR3 抗体对于诊断 Wegener 肉芽肿（Wegener granulomatosis，WG）具有重要价值。Wegener 肉芽肿是 1939 年由 Wegener 等首先描述的一种以广泛的、进行性坏死性肉芽肿和弥漫性、坏死性血管炎为特征的全身性疾病。病变常波及耳、鼻、咽、肺和肾脏，严重者会发生肺和肾衰竭。WG 的发病机制不太清楚，有学者认为抗 PR3 抗体与 PR3 形成抗原-抗体复合物通过血液循环到达肺和肾等组织，复合物中的蛋白酶如保留酶的活性就可能引起局部组织的破坏。此外，ANCA 也能直接刺激中性粒细胞释放各种溶酶体酶或超氧活性基团引起血管内皮损伤。抗 PR3 抗体在多种细胞因子协同下能促进中性粒细胞对血管内皮细胞的黏附，这可能是内皮细胞损伤的起始步骤。抗 PR3 抗体在 WG 患者的阳性率为 85%，另外，在显微镜下多血管炎患者的阳性率为 45%，其他血管炎患者阳性率 5% ~20%，该抗体水平与疾病活动性密切相关，常用作判断疗效和疾病复发的评估指标。

2. MPO　是 pANCA 的主要靶抗原，MPO 约占中性粒细胞蛋白总量（干重）的 5%，是中性粒细胞杀灭吞噬微生物的重要物质。抗 MPO 抗体的阳性率在特发性肾小球肾炎为 65%，变应性肉芽肿性脉管炎为 60%，显微镜下多血管炎为 45%，而在 Wegener 肉芽肿患者阳性率仅 10%。此抗体水平也与病情活动性相关，可用于疗效与预后判断。

3. 抗乳铁蛋白抗体、抗弹性蛋白酶抗体和抗组织蛋白酶 G 抗体等的致病性及其与临床疾病的相关关系，尚需进一步研究。

第十二节　抗 C1q 抗体检测

抗 C1q 抗体的靶抗原是补体 C1 的亚单位 C1q。C1q 与 C1r 和 C1s 分子共同参与补体的经典激活途径。C1q 主要起到识别和结合免疫复合物的作用。临床上通常采用 ELISA 法检测。

【原理】 采用 C1q 抗原包被 ELISA 板孔，待测标本中的抗 C1q 抗体与固相抗原发生抗原-抗体结合反应，洗涤去除非特异性结合物，然后加入酶标记的抗人免疫球蛋白抗体（又称二抗或抗抗体，通常为抗 IgG 抗体），该抗体与已和固相抗原反应的抗体再特异性结合，洗涤去除未结合酶标二抗，加入底物，酶催化生成显色产物，显色深浅与标本中抗 C1q 抗体的浓度成正比。

【试剂】 试剂组成：包被 C1q 的微孔板、酶标记的二抗、酶底物溶液、阴性对照、阳性对照、标本稀释液和浓缩洗涤液等。

【操作】 按试剂盒使用说明书或实验室制定的 SOP 进行操作，主要操作过程如下：

标本稀释→加载标准品或标本→温育反应→洗涤→加酶标二抗→温育反应→洗涤→显色→终止反应→结果判读。

【结果判定】

1. 定性检测　显色程度低于 cut-off 值为阴性，若高于 cut-off 值则为阳性。

2. 定量检测　酶标仪检测标准反应孔的吸光度值，绘制吸光度-浓度标准曲线，通过标准曲线即可获得标本中抗 C1q 抗体的浓度。

【参考区间】

1. 定性试验　正常人通常为阴性。

2. 定量试验　各实验室应建立自己的参考区间。如用文献或说明书提供的参考区间，使用前应加以验证。

【注意事项】 参见 ELISA 法"抗环瓜氨酸肽抗体

检测”注意事项。

【临床意义】抗 C1q 抗体在很多自身免疫性疾病患者中均可出现阳性，但其在低补体血症荨麻疹性血管炎综合征（hypocomplementemic urticarial vasculitis syndrome，HUVS）敏感性达 100%。1984 年报道在 SLE 患者血清中存在抗 C1q 抗体，阳性率约为 15% ~ 60%，但在狼疮肾炎中抗 C1q 抗体的阳性率高达 95% 以上。抗 C1q 抗体阴性可排除 SLE 患者近几个月内发展为狼疮肾炎的可能性。活动性的狼疮肾炎经免疫抑制剂治疗有效后通常可见抗 C1q 抗体浓度下降，因此监测抗 C1q 抗体对狼疮患者的追踪、随访和监测等具有重要价值。

第十三节　抗 α-胞衬蛋白抗体检测

胞衬蛋白（fodrin）是真核细胞骨架中的主要肌动蛋白，由两个亚单位（α 和 β 链）组成。在细胞凋亡时，胞衬蛋白二聚体被分解成分子量（*M*r）为 120 000 的 α-胞衬蛋白，在唾液腺中含量丰富。α-胞衬蛋白是从干燥综合征（SS）模型小鼠（NFS/sld）唇腺中提取到的一种特异性自身抗原物质，与 SS 发病相关。其自身抗体可作为原发性和继发性 SS 的诊断标志抗体。临床上通常采用 ELISA 法检测抗 α-胞衬蛋白抗体。

【原理】将特定稀释的标本加入到包被有 α-胞衬蛋白抗原的反应板微孔中温育，若标本中出现相应抗体，则与固相抗原结合。未结合的部分将在洗板过程中除去。加入 HRP 标记抗人免疫球蛋白复合物（HRP-抗 Ig）与固相抗原-抗体反应。未结合的酶标记物将在第二次洗板过程中除去。加入酶底物（四甲基联苯胺，TMB）溶液，即可产生颜色反应（催化液体变成蓝色后，终止反应由蓝变成黄色），用酶标仪检测吸光度（*A*）值。颜色深浅与抗 α-胞衬蛋白抗体的水平相关。

【试剂】试剂组成：包被 α-胞衬蛋白抗原的微孔板、酶标记抗体、酶底物溶液，以及阴性对照、阳性对照、标本稀释液、浓缩洗涤液和反应终止液等。

【操作】按试剂盒所附的使用说明书或实验室制定的 SOP 文件操作，主要操作过程如下：

设定和加载阴性对照、阳性对照、质控物和待测标本→温育→洗涤→加入酶标记的抗 Ig 抗体→温育→洗涤→加入酶底物溶液→温育→加终止液终止反应→比色→判读结果。

【结果判定】

1. 定性检测　显色程度低于 cut-off 值为阴性，若高于 cut-off 值则为阳性。

2. 定量检测　酶标仪检测标准反应孔的吸光度值，绘制吸光度-浓度标准曲线，通过标准曲线即可获得标本中标本抗 α-胞衬蛋白抗体浓度值。

【参考区间】正常人血清抗 α-胞衬蛋白抗体为阴性。各实验室应建立自己的参考区间。如用文献或说明书提供的参考区间，使用前应加以验证。

【注意事项】参见 ELISA 法“抗环瓜氨酸肽抗体检测”注意事项。

【临床意义】SS 在我国患病率为 0.77%，50 岁以上人群发病率高达 4.0%。其诊断主要依赖患者的临床表现、唇腺活检及腮腺造影等有创检查及非特异性的 ANA 等指标。抗 α-胞衬蛋白抗体作为原发性和继发性 SS 的标志抗体（有 IgA 和 IgG 类），除适用于 SS 诊断外，对青少年型 SLE 和 RA 的筛查亦具有参考价值。研究发现，96% 的原发性 SS 患者血清中存在抗 α-胞衬蛋白抗体，而在 ANA、抗 SS-A、抗 SS-B 三项自身抗体均阴性的 SS 患者中，抗 α-胞衬蛋白抗体阳性率亦可达 36.4%。此外，抗 α-胞衬蛋白抗体还可用于 SS 炎性活动状况评估，其抗体滴度常与唾液腺淋巴细胞浸润程度密切相关。

第十四节　抗甲状腺球蛋白与抗甲状腺过氧化物酶抗体检测

抗甲状腺球蛋白抗体（anti-thyroglobulin，A-TG）的靶抗原为甲状腺球蛋白（thyroglobulin，TG），是一种由甲状腺上皮细胞合成和分泌的可溶性的碘化糖蛋白，由两个分子量为 330 000 的单体组成，有 2748 个氨基酸残基，是甲状腺素的生物合成前体。抗甲状腺过氧化物酶靶抗原的主要成分是由 933 个氨基酸残基组成的分子量约 100 000 的甲状腺过氧化物酶（thyroid peroxidase，TPO），表达在细胞表面。该酶可与 TG 协同作用将 L-酪氨酸碘化，并将一碘酪氨酸和二碘酪氨酸联结成为甲状腺激素 T_4、T_3 和 rT_3。检测该类抗体的主要适应证为自身免疫性甲状腺疾病（包括突眼性甲状腺肿和桥本甲状腺炎等），对该类疾病诊断具有重要意义。

一、检测方法

（一）间接免疫荧光法

【原理】采用人或猴甲状腺的冷冻组织切片作为抗原基质片，于基质片上滴加稀释的待测血清，如血清中含有 A-TG 或 A-TPO 存在，则可与细胞中的 TG 或 TPO 抗原结合形成抗原-抗体复合物。经充分洗涤除去未结合物后，再滴加异硫氰酸荧光素标记的抗人IgG（FITC-抗人IgG）于抗原片上，形成抗原-抗体-荧光素标记的抗人IgG反应复合物，经充分洗涤后在荧光显微镜下观察反应结果。

【试剂】试剂组成：人或猴甲状腺的冷冻组织切片，FITC-抗人IgG，阳性和阴性对照，含吐温的PBS和封片剂等。

【操作】按试剂盒说明书或实验室制定的SOP进行操作，主要操作过程如下：

标本稀释→加至抗原基质片→温育→洗涤→加FITC-抗人IgG→温育→洗涤→封片→荧光显微镜观察。

【结果判定】A-TG因与甲状腺滤泡的胶质反应，故荧光模式表现为滤泡腔内的网状荧光，如果仅个别滤泡腔内胶质有荧光，则应判断为阴性。A-TPO可引起甲状腺细胞质和细胞表面顶部（apical portion）着染荧光，在未固定的冷冻组织切片中，可见滤泡上皮细胞的胞质呈现颗粒型荧光，若所有细胞的胞核或胞质均有荧光，则提示可能还存在ANA、抗线粒体抗体等自身抗体。

【参考区间】正常人血清A-TG和A-TPO抗体为阴性，滴度均<1:10。

【注意事项】

1. 参见间接免疫荧光法“抗角蛋白抗体检测”注意事项。

2. 由于TPO与髓过氧化物酶可能存在交叉反应性，因此，核周型抗中性粒细胞胞质抗体（p-ANCA）阳性的患者，可能出现A-TPO假阳性。

3. 本试验仅为初筛试验，结果阳性时应进一步用其他方法确认。

（二）ELISA法

【原理】用提取的TG天然抗原或基因重组的TPO抗原包被ELISA反应板微孔，使其固相化。加入稀释的待测血清，如标本含有A-TG或A-TPO，即可与包被的抗原结合形成固相抗原与抗体的复合物，再依次加入HRP-抗人IgG二抗、酶底物溶液，即可产生颜色反应，呈色程度用酶标仪检测。

【试剂】试剂组成：包被抗原的微孔板、酶标记的抗体、酶底物溶液以及阴性对照、阳性对照、标本稀释液和浓缩洗涤液等。

【操作】按试剂盒使用说明书或实验室制定的SOP进行操作，主要操作过程如下：

标本稀释→加载标准品或标本→温育→洗涤→加酶标记二抗→温育→洗涤→显色→终止反应→判读结果。

【结果判定】按照试剂盒说明书的要求判定结果，一般原则为首先判定阴性对照、阳性对照、校准物和（或）质控物检测值是否符合试剂盒说明书要求。

1. 定性检测　若显色程度低于cut-off值为阴性，若高于cut-off值则为阳性。

2. 定量检测　酶标仪检测标准反应孔的吸光度值，绘制吸光度-浓度标准曲线，通过标准曲线即可获得标本中A-TG、A-TPO抗体浓度。

【参考区间】正常人血清A-TG、A-TPO为阴性。各实验室应建立自己的参考区间。如用文献或说明书提供的参考区间，使用前应加以验证。

【注意事项】参见ELISA法“抗环瓜氨酸肽抗体检测”注意事项。

（三）电化学发光免疫分析法

【原理】检测A-TG和A-TPO采用竞争法。待测标本中A-TG、A-TPO与三联吡啶钌$[Ru(bpy)_3]^{2+}$标记的纯化A-TG、A-TPO竞争结合生物素化的TG或TPO，利用链霉亲和素包被的磁性微粒将上述结合的抗原-抗体复合物吸附，待测标本中A-TG或A-TPO越多，与生物素化TG或TPO结合的就越多，磁性微粒捕获的三联吡啶钌标记的A-TG、A-TPO与生物素化的TG或TPO结合物就越少。洗去未结合物，流动池中充以电子供体三丙胺（tripropyl amine，TPA），电极上通电，三联吡啶钌与TPA发生电化学发光反应，发光强度与待测标本中A-TG、A-TPO水平成反比。

【试剂】试剂组成：三联吡啶钌$[Ru(bpy)_3]^{2+}$标记的纯化A-TG或A-TPO、生物素化的TG或TPO、链霉亲和素包被的磁微粒、阴性和阳性定标液以及通用的标本稀释液、洗涤液和清洁液等。

【操作】按仪器和试剂盒使用说明书或实验室制定的SOP文件进行操作。

【结果计算】全自动电化学发光免疫分析仪的数据分析系统可以自动给出检测结果，应根据校准物和质控物的数据判定结果的有效性。

【参考区间】正常人血清A-TG、A-TPO为阴性。各实验室应建立自己的参考区间。如用文献或说明书提供的参考区间，使用前应加以验证。

【注意事项】参见化学发光法检测抗环瓜氨酸肽抗体注意事项。

二、临床意义

1. A-TG抗体主要见于：①自身免疫性甲状腺疾病：包括桥本（Hashimoto）甲状腺炎（阳性率36%~100%）；原发性黏液性水肿（阳性率72%）；Graves

病（阳性率50%～98%）。②自身免疫性内分泌疾病：糖尿病（阳性率20%）；Addison病（阳性率28%）；恶性贫血（阳性率27%）。③其他：甲状腺癌（阳性率13%～65%）；非毒性甲状腺肿（阳性率8%）。SLE等结缔组织病患者血清A-TG检出率20%～30%。A-TG阳性尤其高水平阳性者，对治疗方法的选择应慎重。对部分A-TG低水平阳性者作甲状腺活检研究发现，甲状腺组织中均有局限性的淋巴细胞浸润。

2. A-TPO抗体主要以IgG类为主，该抗体主要见于自身免疫性甲状腺病，如桥本甲状腺炎（阳性率85%～100%）、Graves病（阳性率65%）、原发性黏液性水肿患者；也见于其他器官特异性自身免疫病，如1型糖尿病（阳性率14%）、Addison病（阳性率31%）、恶性贫血（阳性率55%）及产后甲状腺炎（阳性率15%）等。目前认为，A-TPO为人类自身免疫性甲状腺炎较理想的标志抗体，阳性结果可支持自身免疫性甲状腺疾病的诊断。

3. A-TG与A-TPO抗体联合检测，对自身免疫性甲状腺疾病的检出率可提高至≥98%。正常人群若该类抗体阳性，则提示存在患自身免疫性甲状腺病的危险性。高滴度抗体似与疾病的严重程度无明确关系，随着病程的延长或缓解，抗体滴度可下降。如在疾病的缓解期抗体水平再度升高，提示有疾病复发的可能。

第十五节　抗促甲状腺素受体抗体检测

抗促甲状腺素受体抗体（thyroid stimulating hormone receptor antibody，TRAb）的生物学效应包括促进或者阻断TSHR，促进甲状腺的发育，抑制TSH与TSHR结合。即使同一患者其生物学效应也会随病情的发展而改变，例如从阻断TSH受体的功能变为刺激TSH受体的功能或者反之，但后一种情况相对较为少见。桥本甲状腺炎和黏液性水肿患者中，抑制性TRAb可穿过孕妇胎盘并导致暂时的新生儿甲状腺功能减退。检测TRAb主要在怀疑患有Graves病时进行，并对区分和鉴别诊断Graves病与播散自主性甲状腺病具有重要意义。

一、检测方法

（一）化学发光免疫分析法

【原理】利用葡萄球菌A蛋白（SPA）-抗原夹心法的原理检测TRAb。首先将稀释的待检标本、标准液、质控液分别与TSHR抗原包被的纳米磁性微珠混匀，置37℃温育10分钟，外加磁场沉淀，用洗液循环清洗沉淀复合物1次，再加入ABEI（［N-(4-氨基丁基)-N-乙基］-氯基-2，3-二氢吩噻嗪-1，4-二酮）标记的SPA，混匀，置37℃温育10分钟，形成“夹心三明治”，外加磁场沉淀，用洗液循环清洗复合物1次，直接进入样品测量室，仪器自动泵入发光底物，自动监测3秒内发出的相对光强度（RLU）。根据TRAb浓度与RLU成一定的比例关系，仪器自动拟合计算TRAb浓度。

【试剂】试剂组成：TSHR抗原包被的纳米磁性微珠、ABEI标记的SPA、高和低浓度校准品以及通用的标本稀释液、洗涤液和清洁液等。

【操作】按仪器和试剂盒使用说明书或实验室制定的SOP文件进行操作。

【结果判定】全自动发光免疫分析仪的数据分析系统可以自动给出检测结果，应根据校准物和质控物的数据判定结果的有效性。

【参考区间】正常人血清TRAb为阴性。各实验室应建立自己的参考区间。如用文献或说明书提供的参考区间，使用前应加以验证。

【注意事项】参见化学发光法“抗环瓜氨酸肽抗体检测”注意事项。

（二）ELISA法

【原理】采用竞争ELISA法模式。将标本加至预包被TSHR的微孔温育，如标本中含有TRAb，即可与固相TSHR抗原反应，并抑制在第二次温育中加入的生物素化TSH与固相TSHR结合，洗涤后加入HRP标记链霉亲和素（HRP-streptavidin）进行第3次温育，最后加入过氧化物酶底物3，3′，5，5′-四甲基联苯胺（tetramethyl benzidine，TMB）发生颜色反应，颜色的深浅与TRAb的水平成反比。

【试剂】试剂盒组成一般为包被TSHR抗原的微孔板、生物素化TSH、HRP标记链霉亲和素、酶底物溶液、终止液以及阴性对照、阳性对照、标本稀释液和浓缩洗涤液等。

【操作】按试剂盒使用说明书或实验室制定的SOP文件进行操作，主要操作过程如下：

标本稀释→加载标准品或标本→温育→洗涤→加生物素化TSH→加酶标记链霉亲和素→温育→洗涤→酶底物显色→终止反应→结果判读。

【结果判定】

1. 定性检测　若显色程度低于cut-off值为阴性，若高于cut-off值则为阳性。

2. 定量检测　酶标仪检测标准反应孔的吸光度值，绘制吸光度-浓度标准曲线，通过标准曲线即可获得标本中 TRAb 抗体水平。

【参考区间】 正常人血清 TRAb 为阴性。各实验室应根据本室使用的检测系统，检测一定数量的正常人群，建立自己的参考区间。如用文献或说明书提供的参考区间，使用前应加以验证。

【注意事项】 参见 ELISA 法“抗环瓜氨酸肽抗体检测”注意事项。

二、临床意义

检测 TRAb 的适应证主要为甲亢的鉴别诊断，内分泌性眼病的评估及 Graves 病治疗后的随访等。

TRAb 作为诊断 Graves 病的重要标志物，阳性率可达 90% ~100%，可用于 Graves 病和播散自主性甲状腺病的鉴别诊断。TRAb 水平与疾病的活动性相关，可用于判断病情和疾病预后。长期使用甲状腺拮抗剂治疗的患者，若 TRAb 水平仍然很高，则提示有较高的复发风险。Graves 病孕妇妊娠末期（分娩前 3 个月）若出现 TRAb 水平升高，则预示胎儿有发生甲亢的风险。若 TRAb 水平正常，则可采用抗 TPO 抗体（阳性发生率 60% ~70%）作为 Graves 病的诊断依据。

第十六节 抗磷脂抗体检测

抗磷脂抗体是一组针对各种酸性磷脂的抗体总称，包括抗心磷脂（anti-cardiolipin，ACL）、抗磷脂酰丝氨酸、抗磷脂酰甘油和抗磷脂酸抗体等，其中又以 ACL 最具有代表性，其靶抗原是存在于细胞膜和线粒体膜中带负电荷的心磷脂，为甘油磷脂类结构。而 β_2 糖蛋白 1（β_2-glycoprotein 1，β_2-GP1）是一种分子量为 50 000 的血浆蛋白（脂蛋白 H），可作为与 ACL 结合的辅助分子。病理状态下上述磷脂分布到细胞膜外，当其与血清中的 β_2-GP1 结合后即暴露出抗原位点，诱导产生相应的自身抗体。

抗磷脂综合征（anti-phospholipid syndrome，APS）包括一组广泛的自身免疫疾病群，临床表现主要为静脉和动脉血栓形成、血小板减少症，反复自然流产、心肌病、大脑和肾脏坏死以及肺张力过高等。APS 又可分为原发性和继发性两大类。临床诊断 APS 的主要血清学指标为 ACL 与抗 β_2-GP1 抗体。检测方法有 ELISA 法、免疫条带法和固相放射免疫分析。其中以 ELISA 法应用较广泛，可同时检测 IgG、IgA 和 IgM 类抗体。

一、抗心磷脂抗体检测

【原理】 临床上通常采用 ELISA 法检测抗心磷脂抗体。用从牛心提取纯化的纯心磷脂包被聚苯乙烯反应板孔，封闭后，加入稀释的待测标本进行第一次温育（注：ACL 依赖 β_2-GP1 作为识别抗原的协同因子，因此样品缓冲液中常包含有此因子）。如果标本中含 ACL，即可与包被抗原结合；洗涤后，再加入酶标记抗人 IgG、A、M（HRP-抗 IgG、A、M）抗体进行第二次温育，在固相上形成抗原-抗体-酶标记抗 Ig 复合物。洗去无关物质后加入酶底物溶液，即可产生呈色反应。颜色深浅与 ACL 的水平成正比。

【试剂】 试剂盒组成一般为包被心磷脂抗原的微孔板、HRP-抗人 IgG（IgA、IgM）、酶底物溶液以及阴性对照、阳性对照、标本稀释液、浓缩洗涤液和反应终止液等。

【操作】 按试剂盒使用说明书或实验室制定的 SOP 文件操作，主要操作过程如下：

标本稀释→加载标准品或标本→温育→洗涤→加 HRP-抗人 IgG（A、M）→温育→洗涤→显色→终止反应→结果判读。

【结果判定】

1. 定性检测　若显色程度低于 cut-off 值为阴性，若高于 cut-off 值则为阳性。

2. 定量检测　酶标仪检测标准反应孔的吸光度值，绘制吸光度-浓度标准曲线，通过标准曲线即可获得标本中 ACL 水平。

【参考区间】 正常人血清 ACL 为阴性。各实验室应建立自己的参考区间。如用文献或说明书提供的参考区间，使用前应加以验证。

【注意事项】 参见 ELISA 法“抗环瓜氨酸肽抗体检测”注意事项。

【临床意义】 除 APS 外，ACL 也见于其他自身免疫病如 SLE、RA、SS、皮肌炎、硬皮病和 Behcet 综合征等患者中，在某些恶性肿瘤和感染性疾病患者中也多见，如梅毒、麻风、AIDS、疟疾及淋巴细胞增生障碍性疾病。在 APS、复发性动静脉血栓形成、反复自然流产、血小板减少症及中枢神经系统疾病患者中，ACL 均有较高的阳性检出率，且高水平的 ACL 可作为预测流产及血栓形成的较为敏感的指标。约 70% 未经治疗的 ACL 阳性孕妇可发生自然流产和宫内死胎，尤其是 IgM 类 ACL 可作为自然流产或死胎的前瞻性指标。

二、抗 β_2-GP1 抗体检测

【原理】 临床上通常采用 ELISA 法检测抗 β_2-GP1 抗体。用重组 β_2-GP1 包被聚苯乙烯反应板孔，封闭后加入稀释的待测标本，如果标本中含抗 β_2-

GP1 抗体，特异性 IgA、IgG 和 IgM 类抗 β_2-GP1 抗体即与抗原结合；洗涤后，再加入酶标记抗人 IgG、A、M（HRP-抗 IgG、A、M）抗体进行第二次温育，在固相上形成抗原-抗体-酶标记抗人 Ig 复合物。洗去无关物质后加入酶底物溶液，即可产生呈色反应，呈色程度反映抗 β_2-GP1 抗体水平。

【试剂】 试剂盒组成一般为包被 β_2-GP1 抗原的微孔板、HRP-抗人 IgG（A、M）、酶底物溶液以及阴性对照、阳性对照、标本稀释液、浓缩洗涤液和反应终止液等。

【操作】 按试剂盒使用说明书或实验室制定的 SOP 文件操作，主要操作过程如下：

标本稀释→加载标准品或标本→温育反应→洗涤→加 HRP-抗人 IgG（A、M）→温育→洗涤→显色→终止反应→结果判读。

【结果判定】

1. 定性检测　若显色程度低于 cut-off 值为阴性，若高于 cut-off 值则为阳性。

2. 定量检测　酶标仪检测标准反应孔的吸光度值，绘制吸光度-浓度标准曲线，通过标准曲线即可获得标本中抗 β_2-GP1 抗体水平。

【参考区间】 正常人血清抗 β_2-GP1 抗体为阴性。各实验室应建立自己的参考区间。如用文献或说明书提供的参考区间，使用前应加以验证。

【注意事项】 参见 ELISA 法“抗环瓜氨酸肽抗体检测”注意事项。

【临床意义】 在 APS 患者中，抗 β_2-GP1 抗体［IgG 和（或）IgM 类］阳性率为 30% ~60%，对 APS 诊断敏感性约为 54%，特异性约为 98%。该抗体水平与动、静脉血栓形成具有相关性（如在 SLE 患者中，抗 β_2-GP1 抗体水平与血栓严重程度呈高度正相关），但未发现其与 APS、反复自然流产有相关性。因此，抗 β_2-GP1 抗体作为自身免疫性血栓形成的标志性抗体，对于区分自身免疫性与感染性疾病具有鉴别诊断意义，同时检测抗 β_2-GP1 和 ACL，可使抗磷脂综合征的诊断率达 95%。

第十七节　抗精子抗体检测

抗精子抗体（antispermatozoa antibody，AsAb）既可在男性体内又可在女性体内产生。男性产生 AsAb 的主要机制是血睾屏障因疾病或创伤受损，使隐藏的精子或其可溶性膜抗原逸出，刺激机体免疫系统产生 AsAb。AsAb 可抑制精子的活动与授精，造成男性不育。女性产生 AsAb 的主要原因是正常生殖道中能降解精子抗原的酶系统缺陷，致使进入的精子抗原得以保持完整，作为同种异体抗原刺激女性免疫系统产生 AsAb，影响生育。

人类精子抗原十分复杂，包括附着于精子表面的“精子附着抗原”（为多种精浆成分）、精子核抗原、胞质抗原和膜固有抗原等，共约 100 余种，其中有些是精子特有的，有些则是非特异的。有些是生育相关的，有些是与生育无关的。这些抗原均能诱发机体产生相应的抗体。同种和自身抗精子免疫反应可阻碍精子与卵细胞的融合，导致不育。

抗精子抗体按其对精子的作用分为凝集性、制动性和结合型三类。根据这些作用特点设计的检测 AsAb 的方法很多，如浅盘微量凝集法、伊红 Y 染色法、试管-玻片凝集法、精子制动试验、免疫珠法、荧光抗体法、ELISA 法及免疫条带法等。方法众多表明缺乏一种敏感性和特异性都较高且又经济、简便的方法。以下分别介绍几种较为简便实用的方法。

一、检测方法

（一）试管-玻片凝集试验

【原理】 精子悬液与待测标本在缓冲盐水中反应，待测标本中 AsAb 与精子表面抗原结合，使精子出现头对头，尾对尾或头对尾的凝集现象。

【试剂】

1. 精子悬液　选用精子密度 $>6\times10^7$/ml、活动率 >70%、无自凝现象的新鲜精液，室温（18 ~25℃）水浴自然液化，也可每 0.5ml 精液加 2.5g/L 糜蛋白酶 5μl，室温（18 ~25℃）5 分钟使液化，离心沉淀弃精浆，沉淀的精子用 PBS 洗 3 次，通过 4 号注射针头，使精子分散，用 PBS 配成 4×10^7/ml 悬液。

2. 0.15mol/L pH 7.4 PBS　NaCl 8.0g，KCl 0.2g，K_2HPO_4 0.2g，$Na_2HPO_4\cdot12H_2O$ 2.9g，加蒸馏水溶解后补水至 1000ml。

【操作】

1. 取待测血清 0.1ml 于小试管中，56℃水浴 30 分钟灭活。加 PBS 0.2ml，混匀；加精子悬液 0.1ml，混匀。室温（20 ~25℃）水浴 1 小时。

2. 吸取上述反应物 1 滴于载玻片上，用显微镜（200×）观察 10 个视野。每次试验设阳性对照和精子自身凝集对照（精子悬液 0.1ml 加 PBS 0.3ml）。

【结果判定】 如有≥50% 视野出现≥3 条/视野精子发生凝集者即判为阳性。

【参考区间】 正常人抗精子抗体为阴性。各实验室应建立自己的参考区间。

【注意事项】注意操作过程的标准化，以提高检测结果的重复性。

（二）精子制动试验法

【原理】在补体存在下，精子制动抗体与精子表面抗原反应，使补体活化，导致精子失去活动能力。

【试剂】

1. PBS 配制方法见试管-玻片凝集法。

2. 阴性对照 常用无精子制动活性的处女血清；阳性对照：常用加入补体后1小时内可使90%～95%精子制动的兔抗人精子血清。均于56℃水浴30分钟灭活。

3. 补体采用2～3只豚鼠血清，混合、分装后-30℃冻存，也可购商品试剂。

【操作】

1. 设置以下各管：

检测管：待测血清0.25ml加补体0.05ml，再加精子悬液0.03ml。

阳性对照管：兔抗人精子抗体0.25ml，补体0.05ml，精子悬液0.03ml。

阴性对照管：处女血清0.25ml，补体0.05ml，精子悬液0.03ml。

补体对照：PBS 0.25ml，补体0.05ml，精子悬液0.03ml。

灭活补体对照管：待测血清0.25ml，56℃ 30分钟 灭活补体0.05ml，精子悬液0.03ml（此管用于排除与补体无关的非特异性制动活性）。

2. 上述各管于室温（18～25℃）水浴1小时，从各管取出反应物1滴，置载玻片上，盖上盖玻片于显微镜下（200×）观察10个视野，计算活动精子百分率。

【结果计算】以精子制动值（sperm immobilizing value，SIV）≥2判定为阳性。SIV=阴性对照管精子活动率/检测管精子活动率。

【参考区间】正常人抗精子抗体为阴性。各实验室应建立自己的参考区间。

【注意事项】注意操作过程的标准化，以提高检测结果的重复性。

（三）ELISA法

【原理】以特异性精子可溶性膜抗原包被反应板微孔，待测血清中如存在AsAb可与之结合，再加入酶标记抗人IgG抗体和酶底物溶液，出现呈色反应。呈色强度可反映AsAb水平。

【试剂】试剂盒组成一般为包被精子膜抗原的微孔板、HRP-抗人IgG、酶底物溶液以及阴性对照、阳性对照、标本稀释液、浓缩洗涤液和反应终止液等。

【操作】按试剂盒使用说明书或实验室制定的SOP文件操作，主要操作过程如下：

标本稀释→加载标准品或标本→温育→洗涤→加HRP-抗人IgG→温育→洗涤→显色→终止反应→结果判读。

【结果判定】按照试剂盒说明书的结果判定要求判定结果，一般原则为首先判定阴性对照、阳性对照、校准物和（或）质控物检测值是否符合试剂盒说明书要求。

1. 定性检测 若显色程度低于cut-off值为阴性，若高于cut-off值则为阳性。

2. 定量检测 酶标仪检测标准反应孔的吸光度值，绘制吸光度-浓度标准曲线，通过标准曲线即可获得标本中AsAb水平。

【参考区间】正常人血清AsAb为阴性。各实验室应建立自己的参考区间。如用文献或说明书提供的参考区间，使用前应加以验证。

【注意事项】参见ELISA法“抗环瓜氨酸肽抗体检测”注意事项。

（四）免疫珠试验法

【原理】免疫珠试验是用于检测精子表面IgG、IgA和IgM类抗精子抗体（直接免疫珠试验）或检测待测血清、精浆和宫颈黏液中抗精子抗体（间接免疫珠试验）的一种方法。直接法是将待检精子悬液与包被有兔抗人Ig或包被有抗人IgG、IgA和IgM的聚丙烯酰胺微珠悬液混合，如精子表面有抗精子抗体，则可黏附相应的免疫珠。包被有兔抗人Ig多价抗体的免疫珠可用于筛查试验，而包被有抗Ig不同类别抗体的免疫珠则可用于精子表面抗体的分类。间接法是将待测血清与正常精子悬液和免疫珠悬液混合，如待测血清中有抗精子抗体，可与精子结合，精子即可黏附免疫珠。用包被的抗人总Ig或包被抗人IgG/抗人IgA/抗人IgM抗体的免疫珠试验，可达到待测血清中AsAb筛查和分类的目的。

【试剂】试剂组成：包被有兔抗人IgG（A、M）的聚丙烯酰胺微珠以及阴性对照、阳性对照、标本缓冲液和浓缩洗涤液等。

【操作】

1. 直接免疫珠试验 简述如下。

（1）取出试剂盒，配制缓冲液Ⅰ（牛血清清蛋白0.3g溶于试剂盒提供的缓冲液100ml中）和缓冲液Ⅱ（牛血清清蛋白5.0g溶于缓冲液100ml中）。用0.22μm或0.45μm微孔滤膜过滤，于25～35℃温热。

（2）根据需要，取不同类型的免疫珠悬液0.2ml加至圆锥底离心管中，并各加缓冲液Ⅰ10ml，混匀，500×g离心5～10分钟，吸弃上清液，加缓冲液Ⅱ0.2ml，使免疫珠混悬。

（3）取所需待测精液量（表3-5-1）加至另一圆锥底离心管中，加缓冲液Ⅰ10ml，混匀，500×g离心5～10分钟，吸弃上清液，同法再洗1次（如精液量>1.0ml，应再洗2次）。吸弃上清液后加入缓冲液Ⅱ0.2ml，使精子混悬。

表3-5-1　患者精液量选择

精子密度（×10⁶/ml）	精子活力（a+b级）%*	所需精液（ml）
≥50	—	0.2
20～50	>40	0.4
20～50	<40	0.8
<20	>40	1.0
<20	<40	2.0
<10	—	>2.0

*精子活力a级为精子快速前向运动，室温（18～25℃）时速度≥25μm/s（25μm约相当于正常精子5个头的长度或半条尾的长度）；b级为精子慢速或呆滞的前向运动

（4）于载玻片上滴免疫珠悬液5μl、精子悬液5μl，混匀，盖上盖玻片，室温、湿盒中放10分钟，于相差显微镜（400×）下观察。每片计数2次，每次至少计数200条活动精子中黏附有≥2个免疫珠的精子百分率（尾尖黏附免疫珠者不计在内）。除记录免疫珠的Ig种类外，还应记录黏附免疫珠的部位（精子头，中段，尾）。

2. 间接免疫珠试验

（1）免疫珠的配制同直接免疫珠试验。

（2）取正常供精者的精液0.2ml，按直接免疫珠试验法用缓冲液Ⅰ洗2次，用缓冲液Ⅱ将精子密度配成50×10⁶/ml。

（3）取56℃ 30分钟灭活的待测血清10μl，加缓冲液Ⅱ40μl，混匀。加入上述精子悬液50μl，混匀，室温（18～25℃）1小时。500×g离心5～10分钟，吸弃上清液，用缓冲液Ⅰ洗2次（同直接免疫珠试验），沉淀物混悬于0.2ml缓冲液Ⅱ中。

（4）取免疫珠悬液5μl、上述与待测血清反应并洗后的精子悬液5μl，于载玻片上混匀并盖上盖玻片，室温、湿盒中10分钟，于相差显微镜（400×）下观察。方法同直接免疫珠试验。

【结果判定】有≥50%的活动（前向运动或非前向运动）精子包裹上免疫珠，结果有临床意义。如与免疫珠的结合仅限于尾尖，则无临床意义。

【参考区间】正常男性与女性AsAb均为阴性。

【注意事项】

1. 每次试验均应包括由试剂盒提供的阳性对照和阴性对照。间接免疫珠试验用的阳性对照可用已进行过间接免疫珠试验并具有高滴度抗精子抗体的志愿捐献者血清。

2. 本法也可用于检测患者精浆或宫颈黏液中的AsAb。

二、临床意义

1. 检测AsAb因采用方法不同，结果也不尽相同。通常不育症患者血清中AsAb检出率为20%～30%，而梗阻性无精症患者AsAb阳性率则可高达60%。

2. 不育症患者血清与精浆中AsAb的Ig种类有所不同，血清中通常以IgG和IgM类AsAb为主；而精浆中则以IgG和IgA类AsAb出现较多。

3. AsAb阳性亦可见于其他原因，如输精管阻塞以及睾丸和附睾的损伤和炎症。鉴于AsAb的异质性以及其中很多AsAb针对的靶抗原与生育并不相关。因此，对AsAb的阳性结果必须结合临床表现综合考虑。

第十八节　抗子宫内膜抗体检测

抗子宫内膜抗体（endometrial antibody，EmAb）是由异位子宫内膜诱导产生的一种自身抗体。正常情况下子宫内膜位于子宫腔内，不会引发自身免疫反应。剖宫产、刮宫术以及某些病理情况下在月经期带有子宫内膜碎片的经血通过输卵管逆流入盆腔，都有可能导致子宫内膜异位症，诱发自身免疫病理反应。EmAb的靶抗原主要存在于宫内膜腺体上皮细胞的胞液中，是一组孕激素依赖性糖蛋白，富含于分泌期子宫内膜中。EmAb可与子宫内膜中的靶抗原结合，在补体参与下，损伤子宫内膜。已发现在子宫内膜异位症与不育症患者血清中，EmAb有很高的检出率。

1982年Mathur最先用血凝反应及间接免疫荧光法在子宫内膜异位症患者的血清、宫颈黏液和子宫内膜中检测出EmAb。而后陆续有人用其他方法进行EmAb的检测，包括ELISA法、免疫条带法、免疫金银染色法和双向免疫扩散。以ELISA法临床应用较广泛。

【原理】采用ELISA间接法。用纯化的人子宫内膜抗原包被聚苯乙烯微孔板孔，待测血清中的EmAb与之结合后再依次与酶标记抗人免疫球蛋白（HRP-抗IgG、IgA或IgM）抗体和酶底物溶液反应，呈色强度反映EmAb水平。

【试剂】试剂组成：包被子宫内膜抗原的微孔板、HRP-抗IgG（IgA、IgM）、酶底物溶液以及阴性对照、阳性对照、标本稀释液、浓缩洗涤液和反应终止液等。

【操作】按试剂盒说明书或实验室制定的SOP文件操作，主要操作过程如下：

标本稀释→加载标准品或标本→温育→洗涤→加HRP-抗人IgG（A、M）→温育→洗涤→显色→终止反应→结果判读。

【结果判定】

1. 定性检测　若显色程度低于cut-off值为阴性，若高于cut-off值则为阳性。

2. 定量检测　酶标仪检测标准反应孔的吸光度值，绘制吸光度-浓度标准曲线，通过标准曲线即可获得标本中EmAb水平。

【参考区间】正常人血清EmAb为阴性。各实验室应建立自己的参考区间。如用文献或说明书提供的参考区间，使用前应加以验证。

【注意事项】参见ELISA法“抗环瓜氨酸肽抗体检测”注意事项。

【临床意义】抗子宫内膜抗体是子宫内膜异位症的标志抗体，主要见于子宫内膜异位症、不孕与流产患者，阳性率可达37%～50%；在一些原因不明的不孕患者中，EmAb检出率高达73.9%。

1. 按美国生育学会（American Fertility Society）1985年分类，Ⅰ～Ⅲ期的子宫内膜异位症患者，EmAb阳性率可达44%～86%，其中Ⅰ期子宫内膜异位症伴不孕的患者阳性率90%，而Ⅳ期患者阳性率仅14%，提示子宫内膜异位症的早期新鲜病灶可能更容易诱导体内的免疫反应。

2. EmAb亦可见于反复自然流产、原因不明的不孕症、子宫肌瘤和盆腔炎等。

3. 少数正常生育妇女由于经血逆流入腹腔对免疫系统的刺激，血清中有低水平的EmAb存在，阳性率为3%～7%，其中以中年妇女阳性率最高，闭经后EmAb水平下降，渐趋消失。

4. 由于EmAb靶抗原的本质和生理功能仍不清楚，对EmAb临床意义的评价应结合患者临床情况和其他检查综合考虑。

第十九节　抗透明带抗体检测

透明带（zona pellucida，ZP）是被覆在卵细胞周围的一层嗜酸性的明胶样基质，由卵细胞及其外围的卵泡细胞在卵子生长发育过程中共同分泌而成，主要成分是由4条多肽链通过二硫键连接的糖蛋白，有很强的免疫原性。ZP能诱发机体产生全身或局部的细胞与体液免疫反应，产生抗透明带（anti-zona pellucida，AZP）抗体。1977年Shivers等首次用IFA检测AZP，之后陆续用于检测AZP的方法有免疫沉淀反应、IFA、间接血凝试验、胶乳凝集试验、RIA及ELISA法等，常用方法为ELISA法。无论何种检测方法，均需有透明带抗原。由于人卵透明带抗原制备受取材限制，而猪卵ZP和人卵ZP有共同的抗原成分，故常选用猪卵透明带抗原进行AZP的检测。

一、检测方法

（一）间接免疫荧光法

【原理】选用猪卵作为抗原片，将待测血清灭活后与卵细胞作用，再与异硫氰酸荧光素（FITC）标记的抗人IgG进行反应，洗片后于荧光显微镜下观察卵细胞有无出现荧光。

【试剂】试剂盒组成一般为卵细胞抗原片、FITC标记的抗人IgG、阳性对照、阴性对照、含吐温的PBS和封片剂等。

【操作】按试剂盒说明书或实验室制定的SOP文件操作，主要操作过程如下：

标本稀释→加载标本→温育→洗涤→加FITC-抗人IgG→温育→洗涤→封片→观察结果。

【结果判定】卵细胞透明带着染典型黄绿色荧光为阳性。

【参考区间】正常生育妇女血清AZP抗体为阴性。

【注意事项】参见间接免疫荧光法“抗角蛋白抗体检测”注意事项。

（二）ELISA法

【原理】采用间接法。用纯化的猪卵ZP抗原包被固相载体。待测血清中AZP与固相抗原结合，再与酶标记抗人IgG反应，在加入酶底物溶液后呈色，呈色强度与检样中AZP水平成正比。

【试剂】购买专用商品试剂盒。

【操作】按试剂盒使用说明书或实验室制定的SOP文件操作，主要操作过程如下：

标本稀释→加载标准品或标本→温育→洗涤→加

HRP-抗人 IgG→温育→洗涤→显色→终止反应→结果判读。

【结果判定】

1. 定性检测 若显色程度低于 cut-off 值为阴性，若高于 cut-off 值则为阳性标本。

2. 定量检测 酶标仪检测标准反应孔的吸光度值，绘制吸光度-浓度标准曲线，通过标准曲线即可获得标本中 AZP 水平。

【参考区间】正常人血清 AZP 为阴性。各实验室应建立自己的参考区间。如用文献或说明书提供的参考区间，使用前应加以验证。

【注意事项】

参见 ELISA 法“抗环瓜氨酸肽抗体检测”注意事项。

若用猪卵透明带（porcine zona pellucida，PZP）作为抗原检测人血清中的 AZP，待测血清须用猪红细胞吸收；如用人卵 ZP 作为抗原，待测血清则须用 AB 型人红细胞吸收，否则因为正常人血清中存在有嗜异性凝集素，会出现假阳性反应。

二、临床意义

AZP 与 ZP 结合，可遮盖 ZP 上的特异性精子受体，使精子无法识别卵子并与之结合；AZP 还起加固 ZP 结构的作用，干扰受精卵的脱壳、着床和正常发育。AZP 是一种自身抗体，在母-胎识别中可起免疫损伤作用，促进母体对胎儿的免疫排斥反应。不育妇女中抗透明带抗体的阳性率显著高于生育妇女对照组。

第二十节 抗卵巢抗体检测

抗卵巢抗体（anti-ovarian antibodies，AoAb）最早由 Coulam 等于 1979 年研究早期绝经综合征患者时发现，其靶抗原位于卵巢颗粒细胞、卵母细胞、黄体细胞和间质细胞中。AoAb 与相应抗原结合后，对卵巢功能的影响主要是干扰卵母细胞成熟，影响卵细胞排出或阻止精子穿入卵细胞。在补体参与下发生的细胞毒效应可破坏卵巢细胞，影响卵巢内分泌功能。

检测 AoAb 的方法主要有间接免疫荧光法、ELISA 法和放射免疫分析法。目前临床上主要使用 ELISA 法。

【原理】用纯化的卵巢细胞抗原包被微孔板，待测血清中的 AoAb 与之结合，并与随后加入的酶标记抗人 IgG、IgA 或 IgM 抗体反应，再加入酶底物溶液呈色，呈色强度与检样中的 AoAb 水平成正比。

【试剂】试剂盒组成一般为包被卵巢细胞抗原的微孔板、HRP-抗 IgG（A、M）、酶底物溶液以及阴性对照、阳性对照、标本稀释液、浓缩洗涤液和反应终止液等。

【操作】按试剂盒使用说明书或实验室制定的 SOP 文件操作，主要操作过程如下：

标本稀释→加载标准品或标本→温育→洗涤→加 HRP-抗人 IgG（A、M）→温育→洗涤→显色→终止反应→结果判读。

【结果判定】

1. 定性检测 若显色程度低于 cut-off 值为阴性，若高于 cut-off 值则为阳性。

2. 定量检测 酶标仪检测标准反应孔的吸光度值，绘制吸光度-浓度标准曲线，通过标准曲线即可获得标本中 AZP 水平。

【参考区间】正常人血清 AZP 为阴性。各实验室应建立自己的参考区间。如用文献或说明书提供的参考区间，使用前应加以验证。

【注意事项】参见 ELISA 法“抗环瓜氨酸肽抗体检测”注意事项。

【临床意义】AoAb 最早发现于卵巢功能早衰、早绝经患者，此外，也见于卵巢损伤、感染和炎症患者。AoAb 阳性检出率在卵巢功能早衰、早绝经患者中达 50% ~70%，不孕症患者阳性率约为 20%。AoAb 检测可作为监测人工授精的一项指标。在首次人工授精后的第 10 ~ 15 天，血清中 IgM 类 AoAb 可显著升高，≥2 次授精者可产生 IgA、IgG 类 AoAb，高滴度的 AoAb 可影响治疗效果。由于 AoAb 的靶抗原本质和生理功能尚不清楚，对 AoAb 阳性结果的意义应结合临床其他检查综合考虑。

第二十一节 抗乙酰胆碱受体抗体检测

正常情况下肌肉兴奋有赖于运动神经末梢释放的神经介质乙酰胆碱与突触后膜（运动终板）上的乙酰胆碱受体（acetylcholine receptor，AchR）结合而实现。重症肌无力（myasthenia gravis，MG）是一种神经肌肉系统疾病，由于患者体内的 AchR 自身抗体（AchR-Ab）与神经肌肉接头处的 AchR 结合，对其起封闭和破坏作用，使得神经冲动不能传导至肌肉而表现为肢体的软弱无力。哺乳动物骨骼肌纯化的 AchR 由 5 个亚单位（α_1、α_2、β、γ、δ）通过链间的二硫键连接而成，富含酸性氨基酸和糖性侧链。由于 α-银环蛇毒素（α-bungarotoxin，α-BGT）可高度选择性地与 AchR 的 α-亚单位结合，故在 AchR-Ab 的检测中常用 α-BGT 包被反应板微孔捕获 AchR 使其固相化。临床上通常采用 ELISA 法检测抗乙酰胆碱受体抗体。

【原理】首先以 α-BGT 预包被反应板微孔，再加入自肌肉中提取的 AchR，使二者特异结合形成固相包被抗原。依次加入待测血清和酶标记抗人 IgG，在反应板微孔上形成 α-BGT-AchR-AchR 抗体-酶标记抗人 IgG 复合物，洗去无关物质后加入酶底物溶液产生呈色反应。呈色强度与 AchR-Ab 水平成正比。

【试剂】试剂盒组成一般为包被 AchR 抗原的微孔板、HRP-抗人 IgG、酶底物溶液以及阴性对照、阳性对照、标本稀释液、浓缩洗涤液和反应终止液等。

【操作】按试剂盒使用说明书或实验室制定的 SOP 文件操作，主要操作过程如下：

标本稀释→加载标准品或标本→温育→洗涤→加 HRP-抗人 IgG→温育→洗涤→显色→终止反应→结果判读。

【结果判定】

1. 定性检测　显色程度低于 cut-off 值为阴性，若高于 cut-off 值则为阳性。

2. 定量检测　酶标仪检测标准反应孔的吸光度值，绘制吸光度-浓度标准曲线，通过标准曲线即可获得标本中 AchR-Ab 水平。

【参考区间】正常人血清 AchR-Ab 为阴性。各实验室应建立自己的参考区间。如用文献或说明书提供的参考区间，使用前应加以验证。

【注意事项】参见 ELISA 法“抗环瓜氨酸肽抗体检测”注意事项。

【临床意义】抗 AchR 抗体是 MG 的主要自身抗体，MG 患者 AchR-Ab 总阳性率在 63% ~90%之间。AchR-Ab 水平基本上与病情严重程度相关，有效治疗后该抗体水平下降，临床恶化时又可上升。AchR-Ab 阳性检出率除与所用检测抗原有关外，还与肌无力的临床类型、人种和是否伴发其他自身免疫病等因素有关。有部分 MG 患者血清中检测不到 AchR-Ab，因此 AchR-Ab 阴性不能排除 MG 的诊断。

第二十二节　抗胰岛细胞抗体检测

胰岛细胞由分泌胰岛素的 β 细胞、分泌胰高血糖素的 α 细胞和分泌生长激素释放因子的 δ 细胞组成。抗胰岛细胞抗体（insular cellular antibody，ICA）于 1974 年由 Bottazzo 等首次报道，主要靶抗原为胞质中谷氨酸脱羧酶（glutamate decarboxylase，GAD）和酪氨酸磷酸酶 2（tyrosine phosphatase 2，IA2），有器官特异性，但无种属特异性，也无激素特异性。ICA 可与分泌各种激素的胰岛细胞反应，主要见于 1 型糖尿病患者。ICA 主要为 IgG 类型，检测方法采用间接免疫荧光法，也可用重组的 GAD 或 IA2 包被聚苯乙烯微孔板，在与待测血清中的 ICA 结合后，再加入生物素化的 GAD 或 IA2 与酶标记的链霉亲和素，建立双抗原夹心 ELISA 法进行检测。

一、检测方法

（一）抗胰岛细胞抗体的间接免疫荧光法检测

【原理】以灵长类动物胰腺冷冻组织切片为抗原片，标本中 ICA 与胰岛细胞胞质内靶抗原结合，当滴加 FITC-抗人 IgG 后即可形成抗原-ICA-FITC-抗人 IgG 复合物。洗去未反应物，于荧光显微镜下观察，抗体阳性时胰岛细胞可呈现典型荧光。

【试剂】试剂盒组成一般为灵长类动物胰腺冷冻组织切片、FITC-抗人 IgG、阳性和阴性对照、含吐温的 PBS 和封片剂等。

【操作】按试剂盒说明书或实验室制定的 SOP 文件操作，主要操作过程如下：

标本稀释→加载标本→温育→洗涤→加 FITC-抗人 IgG→温育→洗涤→封片→观察结果。

【结果判定】当 ICA 阳性时，可见所有胰岛细胞胞质呈现均质或颗粒型荧光。ICA 阳性时，待测标本进一步倍比稀释后可判定其抗体滴度。

【参考区间】正常人血清 1:10 稀释 ICA 为阴性。

【注意事项】

1. 参见间接免疫荧光法“抗角蛋白抗体检测”注意事项。

2. 此法常作 ICA 的筛查试验，必要时可用重组 GAD（谷氨酸脱羧酶同工酶 GAD65）和重组酪氨酸磷酸酶（IA2）建立的双抗原夹心 ELISA 法予以证实。

3. 由于间接免疫荧光法检测的 ICA 可识别多种胰岛细胞抗原，故其敏感性高于检测 GAD、IA2、胰岛素等单一抗原-抗体的检测，但特异性低。

4. ICA 的水平也可采用青少年糖尿病荧光单位（juvenile diabetic fluorescence units，JDFU）表示，可通过国际参考实验室获得标准 JDFU 血清。

（二）抗谷氨酸脱羧酶抗体的 ELISA 法检测

GAD 由 GAD65 和 GAD67 两种异构体组成。GAD65 为 1 型糖尿病患者抗 GAD 抗体的主要靶抗原。抗 GAD 抗体检测时，多采用基因重组的 GAD65

异构体包被微孔板和制备生物素化GAD。

【原理】采用双抗原夹心模式。将稀释后的待测血清加至包被有GAD抗原的反应板微孔，进行第一次温育时，标本中如有抗GAD抗体，即与固相抗原结合；洗涤后加入生物素化的GAD抗原，结合的抗体即可在固相抗原与生物素化抗原之间形成抗体桥。再加入酶标记链霉亲和素与反应物中的生物素结合，洗涤后加入酶底物呈色，颜色的深浅与抗GAD抗体的水平成正比。

【试剂】试剂盒组成一般为包被GAD抗原的微孔板、生物素化的GAD抗原、HRP-链霉亲和素、酶底物溶液以及阴性对照、阳性对照、标本稀释液、浓缩洗涤液和反应终止液等。

【操作】按试剂盒使用说明书或实验室制定的SOP文件操作，主要操作过程如下：

标本稀释→加载标准品或标本→温育→洗涤→加生物素化的GAD抗原→酶标记链霉亲和素→温育→洗涤→显色→终止反应→结果判读。

【结果判定】正常人血清抗GAD抗体通常为阴性。

1. 定性检测 显色程度低于cut-off值为阴性，若高于cut-off值则为阳性。

2. 定量检测 酶标仪检测标准反应孔的吸光度值，绘制吸光度-浓度标准曲线，通过标准曲线即可获得标本中抗GAD抗体水平。

【参考区间】正常人血清抗-GAD抗体为阴性。各实验室应建立自己的参考区间。如用文献或说明书提供的参考区间，使用前应加以验证。

【注意事项】参见ELISA法“抗环瓜氨酸肽抗体检测”注意事项。

（三）抗酪氨酸磷酸酶2抗体ELISA法检测

【原理】采用双抗原夹心模式。将稀释后的标本加至包被有酪氨酸磷酸酶2（tyrosine phosphatase 2，IA2）抗原的反应板微孔，第一次温育时，如标本中含有抗IA2抗体，即与固相抗原特异性结合；洗涤后加入生物素化的IA2抗原，结合的抗IA2抗体即可在固相抗原与生物素化抗原之间形成抗体桥。再加入酶标记链霉亲和素，后者可与反应物中的生物素结合，洗涤然后加入酶底物呈色，颜色的深浅与抗IA2抗体的水平成正比。

【试剂】试剂盒组成一般为包被IA2抗原的微孔板、生物素化的IA2抗原、HRP-链霉亲和素、酶底物溶液以及阴性对照、阳性对照、标本稀释液、浓缩洗涤液和反应终止液等。

【操作】按试剂盒使用说明书或实验室制定的SOP文件操作，主要操作过程如下：

标本稀释→加载标准品或标本→温育→洗涤→加生物素化的IA2抗原→酶标记链霉亲和素→温育→洗涤→显色→终止反应→结果判读。

【结果判定】

1. 定性检测 显色程度低于cut-off值为阴性，若高于cut-off值则为阳性。

2. 定量检测 酶标仪检测标准反应孔的吸光度值，绘制吸光度-浓度标准曲线，通过标准曲线即可获得标本中抗IA2抗体水平。

【参考区间】正常人血清抗IA2抗体为阴性。实验室应建立自己的参考区间。或者根据试剂盒说明书提供的参考值进行结果判定。

【注意事项】参见ELISA法“抗环瓜氨酸肽抗体检测”注意事项。

二、临床意义

1. ICA主要发现于1型糖尿病患者，起病初期（多为青少年）阳性率可达85%，成人为70%～80%。随病程的延长ICA检出率下降，病程达10年时该抗体阳性率不到10%。检测ICA有助于评估1型糖尿病的发病风险，患者直系亲属如ICA阳性，则5年内发生糖尿病的风险>50%。

2. 抗GAD抗体在糖尿病前期和1型糖尿病患者中的阳性率为70%～90%，是糖尿病高危人群最敏感的指标。抗GAD抗体在大龄儿童和迟发性1型糖尿病患者中的阳性率更高。对于进展缓慢的1型糖尿病，亦即成人潜伏型自身免疫性糖尿病（latent autoimmune diabetes in adult，LADA），抗GAD抗体可用于与2型糖尿病的鉴别诊断。抗GAD抗体还与一种罕见的神经疾病——僵人综合征（stiffman syndrome，SMS）相关，阳性率为60%～100%。

3. 抗IA2抗体在糖尿病前期和1型糖尿病患者中的阳性率为50%～75%，年轻初发患者中的阳性率更高，并与初发病进展的速度有关。儿童抗IA2阳性提示很快发生临床症状明显的1型糖尿病。

第二十三节 抗胰岛素抗体和抗胰岛素受体抗体检测

一、抗胰岛素抗体检测

胰岛素自身抗体（insulin autoantibodies，IAA）早在1956年由Berson等发现，目前认为IAA是1型糖尿病的标志抗体之一。在少数胰岛素依赖型糖尿病患者，可因注射外源胰岛素产生 IAA，是胰岛素依赖的主要原因之一。检测 IAA 的常用方法为化学发光免疫分析法。

【原理】利用竞争抑制模式。待测标本中的 IAA 首先与一定量的游离胰岛素抗原反应，待测标本 IAA + 胰岛素 + FITC 标记的 IAA 形成复合物。再用包被抗 FITC 单抗的磁珠捕获，洗涤后加 ABEI 标记的 IAA，与磁珠上的胰岛素空余位点结合，洗后加发光剂、增强剂，用仪器测定相对光强度（relative light units，RLU）。RLU 越低，IAA 浓度越高。

【试剂】试剂盒组成一般为包被羊抗 FITC 抗体的免疫磁珠、ABEI 标记的抗胰岛素抗体、FITC 标记的抗胰岛素抗体、纯胰岛素抗原、校准物以及通用的标本稀释液、洗涤液、发光剂及增强剂等。

【操作】按仪器和试剂盒使用说明书或实验室制定的 SOP 文件操作。

【结果判定】全自动发光免疫分析仪的数据分析系统可以自动给出检测结果，应根据校准物和质控物的数据判定结果的有效性。

【参考区间】正常人血清 IAA 为阴性。各实验室应建立自已的参考区间。如用文献或说明书提供的参考区间，使用前应加以验证。

【注意事项】参见化学发光法“抗环瓜氨酸肽抗体检测”注意事项。

【临床意义】IAA 可出现于 1 型糖尿病的亚临床期和临床期。现已证实 5 种 Ig 类别的 IAA 都存在，但以 IgG 类为主。这种抗体能结合胰岛素形成复合物，使胰岛素失活，这是糖尿病患者对胰岛素抵抗的主要原因之一。<5 岁 1 型糖尿病患者 IAA 阳性率 90% ~100%；>12 岁患者 IAA 阳性率仅 40%。成人患者阳性率则更低。

1. IAA 是胰岛素抵抗的原因之一。糖尿病患者长期使用胰岛素后，可因产生胰岛素抗体而对胰岛素逐渐不敏感。因此，可用检测 IAA 来监测患者对胰岛素的反应。

2. 用于评价胰岛素制剂的质量。胰岛素制剂（即免疫原）的纯度越高，患者使用后 IAA 检出率越低，临床治疗效果愈好。

3. 评估胰岛素自身免疫综合征。患者血清中检测出 IAA 时，总胰岛素及游离胰岛素浓度均明显升高。

二、抗胰岛素受体抗体检测

抗胰岛素受体抗体（insulin receptor antibody，IRA）是由 Flier 等于 1975 年在研究合并黑色棘皮症的胰岛素抵抗综合征患者时首先发现。该抗体可与存在于细胞膜上的胰岛素受体结合，使细胞对胰岛素的亲和性降低。检测 IRA 时常用传代人淋巴细胞 IM-9（胞质膜上胰岛素受体丰富，细胞易于获得）或人胎盘制备的胰岛素受体抗原。IRA 检测方法有放射受体分析法（radioreceptor assay，RRA）、免疫沉淀试验（immunoprecipitationnassay，IPA）和 ELISA 法，其中以 ELISA 法最为简便实用。

【原理】将稀释后的待测标本加至包被有胰岛素受体（insulin receptor，IR）抗原的反应板微孔，温育时如标本中含有 IRA，即可与固相 IR 抗原结合；洗涤后加入生物素化抗人 IgG 再次温育，微孔上即可形成固相 IR 抗原-IRA-生物素化抗人 IgG 复合物。再加入酶标记链霉亲和素，后者即可通过与生物素结合链接到固相复合物上，加入酶底物呈色，颜色的深浅与 IRA 的浓度成正比。

【试剂】试剂盒组成一般为包被 IR 抗原的微孔板、生物素化抗人 IgG、HRP-链霉亲和素、酶底物溶液以及阴性对照、阳性对照、标本稀释液、浓缩洗涤液和反应终止液等。

【操作】按试剂盒使用说明书或实验室制定的 SOP 文件操作，主要操作过程如下：

标本稀释→加载标准品或标本→温育→洗涤→加生物素化抗人 IgG→酶标记链霉亲和素→温育→洗涤→显色→终止反应→结果判读。

【结果判定】

1. 定性检测　显色程度低于 cut-off 值为阴性，若高于 cut-off 值则为阳性。

2. 定量检测　酶标仪检测标准反应孔的吸光度值，绘制吸光度-浓度标准曲线，通过标准曲线即可获得标本中 IRA 水平。

【参考区间】正常人血清 IRA 为阴性。各实验室应建立自已的参考区间。如用文献或说明书提供的参考区间，使用前应加以验证。

【注意事项】

1. 参见 ELISA 法“抗环瓜氨酸肽抗体检测”注意事项。

2. 当待测标本同时含有抗胰岛素自身抗体（IAA）时，对 IRA 的检测结果有干扰，需用其他方法加以校正。

【临床意义】IRA 主要见于胰岛素抵抗综合征患者，该抗体的存在可导致胰岛素受体对胰岛素的亲和性显著降低，使糖尿病患者每日需要高剂量的胰岛素才能控制血糖。IRA 是一种多克隆 Ig，主要为 IgG 类，人类单核细胞、传代人淋巴细胞、人胎盘细胞、火鸡红细胞和大鼠肝脂肪细胞都已证明存在胰岛素受体（IR）。使用牛胰岛素治疗的患者，约3个月内可产生IRA。此抗体可封闭IR，阻断其与胰岛素的结合，从而增加患者的胰岛素用量。但IRA也可作为载体蛋白，延缓胰岛素的降解和延长其半衰期；能缓冲游离胰岛素浓度的变化，有助于对糖尿病稳定的治疗。不稳定性糖尿病患者IRA水平较低，有增生性视网膜病和肾脏病的糖尿病患者IRA水平较高。

第二十四节 抗肾小球基底膜抗体检测

肾小球基底膜（glomerular basement membrane，GBM）是由内外透明层及中间致密层构成的网状结构，以糖蛋白为主体，主要由Ⅳ型胶原、层粘连蛋白（laminin）、板层素（lamin）、蛋白聚糖和内肌纤蛋白等组成。其中Ⅳ型胶原是抗GBM抗体的主要靶抗原，为3个α链亚单位组成的聚合体。肺肾综合征抗原位于α_3链NC1结构域（分子量29 000的蛋白质），该抗原定位于GBM的内层，亦见于肺、晶状体、耳蜗、脑及睾丸组织中，并与肺泡基底膜中的Ⅳ型胶原成分相似，因此为交叉反应性抗原。

一、检测方法

（一）间接免疫荧光法

【原理】用人或灵长类肾脏组织冷冻切片作为抗原基质片，与已稀释的待测标本温育，如标本中有抗GBM抗体，则可与切片中GBM抗原结合，并与随后加入的荧光素标记的抗人IgG反应，可用荧光显微镜观察到特异的荧光模型。

【试剂】试剂盒组成一般为人或灵长类肾脏冷冻组织切片、FITC标记的抗人IgG、阳性和阴性对照、含吐温的PBS和封片剂等。

【操作】按试剂盒说明书或实验室制定的SOP文件操作，主要操作过程如下：

标本稀释→加载标本→温育→洗涤→加FITC-抗人IgG→温育→洗涤→封片→观察结果。

【结果判定】于荧光显微镜下可见GBM呈现清晰的、连续的线状荧光为抗GBM抗体阳性，且所观察到的荧光模型与阳性对照的荧光模型相同。

定性检测结果可通过比较相同稀释度的待检标本和阳性对照的荧光强度来确定；半定量时待测标本经双倍连续稀释后检测可判定抗GBM抗体滴度。

【参考区间】正常人血清1∶10稀释抗GBM抗体为阴性。

【注意事项】

1. 参见间接免疫荧光法“抗角蛋白抗体检测”注意事项。

2. 此法作为抗GBM抗体的筛查试验，必要时可用ELISA法复查和定量。

（二）ELISA法

【原理】用纯化的Ⅳ型胶原的α_3链（该抗原含有肾小球基底膜相关的抗原表位）包被微孔板，待测标本中的抗GBM抗体与之结合，并与随后加入的酶标记抗人IgG抗体反应，再加入酶底物溶液呈色，呈色强度与检样中的抗GBM抗体水平成正比。

【试剂】试剂盒组成一般为包被Ⅳ型胶原α_3链抗原的微孔板、HRP-抗IgG、酶底物溶液以及阴性对照、阳性对照、标本稀释液、浓缩洗涤液和反应终止液等。

【操作】按试剂盒使用说明书或实验室制定的SOP文件操作，主要操作过程如下：

标本稀释→加载标准品或标本→温育→洗涤→加HRP-抗人IgG→温育→洗涤→显色→终止反应→结果判读。

【结果判定】正常人通常为阴性。

1. 定性检测 显色程度低于cut-off值为阴性，若高于cut-off值则为阳性。

2. 定量检测 酶标仪检测标准反应孔的吸光度值，绘制吸光度-浓度标准曲线，通过标准曲线即可获得标本中抗GBM抗体水平。

【参考区间】正常人血清抗GBM抗体为阴性。各实验室应建立自己的参考区间。如用文献或说明书提供的参考区间，使用前应加以验证。

【注意事项】参见ELISA法“抗环瓜氨酸肽抗体检测”注意事项。

二、临床意义

抗GBM抗体是抗GBM抗体型肾小球肾炎的标志性抗体。此型肾炎为肺出血肾炎综合征（Goodpasture syndrome，GS），其临床特征为急性进行性抗GBM抗体型肾小球肾炎与肺含铁血黄素沉着病（haemosiderosis）。在未累及肺的病例中抗GBM抗体阳性率为60%，而在累及肺的病例中抗GBM抗体阳性率高达80%～90%。这些抗体主要是IgG类，很少为IgA类。临床病程与抗体水平相关，高滴度的抗GBM抗体提示疾病将恶化。在抗GBM抗体阴性但仍怀疑为抗GBM抗体型肾小球肾炎时，应进行肾脏组织活检。

抗GBM抗体亦可见于其他多种肾脏病患者，包括肾移植后排斥反应，并有助于肾小管间质疾病的鉴别诊断。另外，在抗 GBM 抗体阳性者中，约有 20% ~35% 的患者可同时检测出 pANCA（MPO-ANCA），该类患者常伴有急进性肾小球肾炎或坏死性肉芽肿性血管炎。

第二十五节 抗小肠杯状细胞抗体检测

抗小肠杯状细胞抗体（anti-intestinal goblet cell antibody，A-IGCA）为溃疡性结肠炎（ulcerative colitis，UC）特异性抗体，靶抗原性质不明，但与 UC 致病机制相关。小肠杯状细胞在消化道的定位决定了病灶分布特征，十二指肠只有少量的杯状细胞，至直肠方向杯状细胞逐渐增加，而在结肠壁中的隐窝中则见有大量的杯状细胞。组织活检结肠炎通常是 UC，而极少为克罗恩病（Crohn disease，CD）。因此，A-IGCA检测有助于炎症性肠病的诊断和鉴别。常用间接免疫荧光法检测。

【原理】以灵长类动物小肠冷冻组织切片为抗原基质，滴加待测标本温育，若标本中含有 A-IGCA 即与细胞内靶抗原结合，再滴加 FITC-抗人 IgG 即可形成杯状细胞抗原-人 IgG-FITC-抗人 IgG 复合物。洗去未反应物，于荧光显微镜下观察特异性荧光。

【试剂】试剂盒组成一般为灵长类动物小肠冷冻组织切片、FITC 标记的抗人 IgG、阳性和阴性对照、含吐温的 PBS 和封片剂等。

【操作】按试剂盒说明书或实验室制定的 SOP 文件操作，主要操作过程如下：

标本稀释→加载标本→温育→洗涤→加 FITC-抗人 IgG→温育→洗涤→封片→观察结果。

【结果判定】A-IGCA 与灵长类动物小肠冷冻组织切片反应，在黏膜层中的杯状细胞胞质产生致密、边界不清的荧光（判断荧光模型时，荧光与组织切片不在一个层面上）。

【参考区间】正常人血清 1∶10 稀释 A-IGCA 为阴性。

【注意事项】参见间接免疫荧光法“抗角蛋白抗体检测”注意事项。

【临床意义】高滴度的 A-IGCA 主要见于 UC 患者，阳性率达 28% ~39%（正常人抗体阳性率为 0%），其中 IgA 类 A-IGCA：8%，IgG 类 A-IGCA：23%，IgA + IgG 类 A-IGCA：69%。男性患者中 A-IGCA阳性率较高（男性∶女性 =3.3∶1），部分 CD 患者也可检出 A-IGCA，在炎症性肠病患者的近亲中检出 A-IGCA，预示其易患炎症性肠病。

第二十六节 抗胰腺腺泡抗体和抗酿酒酵母抗体检测

一、抗胰腺腺泡抗体检测

抗胰腺腺泡抗体（anti-pancreatic acini antibody，A-PAA）是克罗恩病（CD）重要的免疫效应产物及血清学标志物，该抗体可与胰外分泌物中的自身抗原结合，推测这些抗原在驱动机体自身免疫反应并致 CD 患者肠壁炎症中起重要作用。回肠是 CD 的常发部位，病变肠段与邻近正常肠段有明显的分界线。A-PAA 的检测多采用间接免疫荧光法。

【原理】以猴胰腺冷冻组织切片为抗原基质，滴加待测标本温育，若标本中含有 A-PAA 即与细胞内靶抗原结合，再滴加 FITC-抗人 IgG 即可形成胰腺腺泡抗原-人 IgG-FITC-抗人 IgG 复合物。洗去未反应物，用荧光显微镜观察特异性荧光。

【试剂】试剂盒组成一般为猴胰腺冷冻组织切片、FITC 标记的抗人 IgG、阳性和阴性对照、含吐温的 PBS 和封片剂等。

【操作】按试剂盒说明书或实验室制定的 SOP 文件操作，主要操作过程如下：

标本稀释→加载标本→温育→洗涤→加 FITC-抗人 IgG→温育→洗涤→封片→观察结果。

【结果判定】A-PAA 与猴胰腺冷冻组织切片反应，细胞内产生网状颗粒型或滴状荧光，只有这两种模型才可判断为阳性。

【参考区间】正常人血清 1∶10 稀释 A-PAA 为阴性。

【注意事项】参见间接免疫荧光法“抗角蛋白抗体检测”注意事项。

【临床意义】

1. A-PAA 是 CD 的可靠标志物，高滴度 A-PAA 主要见于 CD 患者，阳性率为 39%，抗体主要为 IgG 和 IgA 类。

2. 病程超过 2 年以上的 CD 患者 A-PAA 阳性率为 50%，而在 UC 和正常人群中几乎不存在 A-PAA。胰腺炎患者亦可出现 A-PAA，但滴度较低。

3. A-PAA 阳性的 CD 患者较 A-PAA 阴性的患者易发生胰腺外分泌功能损害，该抗体与 pANCA 同时检测时，CD 诊断准确性可从 39% 提高到 43%。

二、抗酿酒酵母抗体检测

CD 患者抗小肠菌群抗体阳性率比正常人高，

Main 等在 1988 年在 CD 患者血清中检测到抗酿酒酵母抗体（anti-*Saccharomyces cerevisiae* antibodies，ASCA），该抗体可用于 CD 和溃疡性结肠炎（UC）的鉴别诊断，但与病情发展无关。A-PAb 在引发 CD 患者自身免疫性肠道炎症的同时，亦产生针对肠道菌群强烈的免疫反应，而表现为抗胶质、抗琼脂、抗多糖、抗分枝杆菌和其他病原体抗体等的滴度升高。ASCA 即为其中的一种重要血清学标志物，为 CD 诊断的特异性抗体，多采用间接免疫荧光法（IFA）进行检测。

【原理】将稀释的待测标本与固定有酿酒酵母细胞的载片温育，如标本中含有 ASCA，IgG、IgA 和 IgM 类 ASCA 与相应的抗原结合。在与荧光素标记的抗人 Ig（IgG 或 IgA）反应时，荧光显微镜下可观察到特异性荧光模式。

【试剂】试剂盒组成一般为酿酒酵母细胞抗原片、FITC 标记的抗人 Ig（IgG 或 IgA）抗体、阳性和阴性对照、含吐温的 PBS 和封片剂等。

【操作】按试剂盒说明书或实验室制定的 SOP 文件操作，主要操作过程如下：

标本稀释→加载标本→温育→洗涤→加 FITC-抗人 Ig→温育→洗涤→封片→观察结果。

【结果判定】涂片上所有的酿酒酵母细胞均呈现清晰可见的荧光，为 ASCA 阳性。

【参考区间】正常人血清 ASCA 为阴性。ASCA-IgA：滴度 <100，ASCA-IgG：滴度 <1000。

【注意事项】

1. 参见间接免疫荧光法“抗角蛋白抗体检测”注意事项。

2. 不能仅凭部分酿酒酵母细胞阳性来判定结果。如果 ASCA 阳性对照不出现特异性的荧光模型或阴性对照出现特异性荧光，则结果不可用，实验必须重做。

【临床意义】ASCA 为 CD 特异性抗体，IgA 和 IgG 类抗体阳性率为 67%。由于 ASCA 和 A-PAA 不总是同时出现，两者同时检测则可将诊断 CD 的敏感性从单一 A-PAA 的 39% 提高到 80%。因此，联合使用猴胰腺冷冻组织切片和酿酒酵母涂片检测 A-PAA 和 ASCA 将有助于鉴别诊断 CD 和 UC。

第二十七节　抗胃壁细胞抗体检测

抗胃壁细胞抗体（anti-parietal cell antibody，A-PCA）由 Taylor 等首次于恶性贫血患者血清中发现。其靶抗原定位于胃壁细胞表面，为 H^+/K^+-ATP 酶，与盐酸产生有关。此外，胃泌素受体也可能是 A-PCA 的靶抗原。A-PCA 有器官特异性，但无种属特异性，故可用灵长类动物或鼠胃壁细胞作抗原，间接免疫荧光法是 A-PCA 的初筛实验，亦可采用 ELISA 法进行 A-PCA 检测。

一、检测方法

（一）抗胃壁细胞抗体检测

【原理】临床通常采用间接免疫荧光法检测抗胃壁细胞抗体。将稀释的待测标本与固定有灵长类动物或鼠胃冷冻组织切片温育，如果标本中含有 A-PCA，即可与相应的抗原结合。再加荧光素标记的抗人 IgG 与结合在细胞上的抗体反应，荧光显微镜下即可观察到特异性荧光模式。

【试剂】试剂盒组成一般为灵长类动物或鼠胃冷冻组织切片、FITC 标记的抗人 IgG 抗体、阳性和阴性对照、含吐温的 PBS 和封片剂等。

【操作】按试剂盒说明书或实验室制定的 SOP 文件操作，主要操作过程如下：

标本稀释→加载标本→温育→洗涤→加 FITC-抗人 IgG→温育→洗涤→封片→观察结果。

【结果判定】A-PCA 在胃壁细胞胞质中出现粗颗粒或块状荧光，细胞顶部常着染较强，而周围区域无荧光。

【参考区间】正常人血清 1∶10 稀释 A-PCA 为阴性。

【注意事项】

1. 参见间接免疫荧光法“抗角蛋白抗体检测”注意事项。

2. 该法检测 A-PCA 常受抗线粒体抗体（AMA）的干扰，AMA 在胃壁细胞胞质中呈现细颗粒样荧光，周围组织和细胞也出现阳性反应，但荧光较弱。为准确区分这两种抗体，可采用尿素-甘氨酸缓冲液预处理组织切片 30 分钟。A-PCA 阳性时，处理后的胃壁细胞胞质中均出现相同的荧光强度，而 AMA 荧光模型几乎被完全抑制。

（二）抗 H^+/K^+-ATP 酶抗体检测

【原理】临床通常采用 ELISA 法检测抗 H^+/K^+-ATP 酶抗体。将稀释后的标本加至包被有 H^+/K^+-ATP 酶抗原的反应板微孔，如标本中含有抗 H^+/K^+-ATP 酶抗体，即可与固相抗原结合。洗涤后加入酶标记抗人 IgG 抗体（HRP-抗人 IgG），再加入酶底物呈色，颜色的深浅与抗 H^+/K^+-ATP 酶抗体的浓度成正比。

【试剂】试剂盒组成一般为包被 H^+/K^+-ATP 酶

抗原的微孔板、HRP-抗 IgG、酶底物溶液以及阴性、阳性对照、标本稀释液、浓缩洗涤液和反应终止液等。

【操作】按试剂盒使用说明书或实验室制定的SOP文件操作，主要操作过程如下：

标本稀释→加载标准品或标本→温育→洗涤→加HRP-抗人 IgG→温育→洗涤→显色→终止反应→结果判读。

【结果判定】

1. 定性检测　显色程度低于 cut-off 值为阴性，若高于 cut-off 值则为阳性。

2. 定量检测　酶标仪检测标准反应孔的吸光度值，绘制吸光度-浓度标准曲线，通过标准曲线即可获得标本中抗 H^+/K^+-ATP 酶抗体的水平。

【参考区间】正常人血清抗 H^+/K^+-ATP 酶抗体为阴性。各实验室应建立自己的参考区间。如用文献或说明书提供的参考区间，使用前应加以验证。

【注意事项】

1. 参见 ELISA 法“抗环瓜氨酸肽抗体检测”注意事项。

2. 因尚无抗 H^+/K^+-ATP 酶抗体的国际参考血清，校准采用相对单位（RU），对于每一组试验，标准品的吸光度、阳性与阴性对照的 RU 值和（或）比值必须处在相应批号试剂的参考范围内。如试验结果超出规定范围，则说明实验结果不准确，应重做。

二、临床意义

A-PCA 的 Ig 类别主要为 IgG 和 IgA 类（也有少量 IgM 类），血清中以 IgG 类为主，胃液中则以 IgA 类多见。健康老人血清有 2% ~4% 阳性率，恶性贫血患者血清阳性率高达 90%。A-PCA 的阳性率与性别无关，与恶性贫血的好发年龄相关，50 岁为高峰。A-PCA 阳性率与胃黏膜病变的程度有关，但抗体效价与病变程度不相关，也与治疗效果不平行。在无恶性贫血的单纯萎缩性胃炎，A-PCA 的检出率也可达 23.6% ~62.5%；该抗体也可见于 10% ~30% 的原发性肾上腺萎缩、原发性甲状旁腺功能减退、甲状腺功能亢进患者，而普通慢性胃炎、缺铁性贫血、糖尿病等患者中阳性率相对较低。

第二十八节　抗内因子抗体检测

抗内因子抗体（anti-intrinsic factor antibody，A-IFA）是由 Schwarz 等在 1958 年从恶性贫血患者血清中发现的，有封闭型（1 型）和结合型（2 型）两类。其靶抗原内因子（IF）是胃壁细胞分泌的一种分子量为 70 000 的糖蛋白，有种属特异性，不耐热，易被蛋白分解酶灭活，但与维生素 B_{12} 结合后对蛋白分解酶产生抵抗。IF 主要功能是与维生素 B_{12} 结合形成复合物，在 Ca^{2+} 作用下，IF-维生素 B_{12} 复合物与肠黏膜上皮细胞表面的受体结合而被吸收。A-IFA 一般用 ELISA 法进行检测。

【原理】将稀释后的标本加至包被有内因子抗原的反应板微孔，如果标本中含有 A-IFA，即与固相上的 IF 抗原结合；洗涤后加入酶标记抗人 IgG 抗体。然后再加入酶底物呈色，颜色的深浅与 A-IFA 的水平成正比。

【试剂】试剂盒组成一般为包被 IF 抗原的微孔板、HRP-抗 IgG、酶底物溶液以及阴性对照、阳性对照、标本稀释液、浓缩洗涤液和反应终止液等。

【操作】按试剂盒使用说明书或实验室制定的 SOP 文件操作，主要操作过程如下：

标本稀释→加载标准品或标本→温育反应→洗涤→加酶标记抗人 IgG→温育反应→洗涤→显色→终止反应→结果判读。

【结果判定】

1. 定性检测　显色程度低于 cut-off 为阴性，若高于 cut-off 值则为阳性。

2. 定量检测　酶标仪检测标准反应孔的吸光度值，绘制吸光度-浓度标准曲线，通过标准曲线即可获得标本中 A-IFA 水平。

【参考区间】正常人血清 A-IFA 为阴性。各实验室应建立自己的参考区间。如用文献或说明书提供的参考区间，使用前应加以验证。

【注意事项】参见 ELISA 法“抗环瓜氨酸肽抗体检测”注意事项。

【临床意义】A-IFA 阳性主要见于恶性贫血患者，其中封闭型 A-IFA 抑制 IF 与维生素 B_{12} 复合物的形成，在恶性贫血患者中检出率为 65% ~75%，其他疾病检出率 <3%。结合型 A-IFA 不抑制 IF 与维生素 B_{12} 复合物的形成，恶性贫血患者中检出率约为 30%，常与封闭型同时存在。血清中 A-IFA 为 IgG 类，胃液中常为 IgA 类，有些恶性贫血患者可能在胃液中检测出 A-IFA 而血清中测不出。正常人阳性率 <1%，糖尿病、甲亢、慢性甲状腺炎、缺铁性贫血等患者检出率甚低。

第六章

肿瘤标志物检测

肿瘤标志物（tumor maker，TM）是指在肿瘤发生和发展过程中，由肿瘤细胞合成、分泌或是由机体对肿瘤细胞反应而产生的一类物质。一般存在于血液、尿液、其他体液、细胞和组织中，可通过生物化学、免疫学及分子生物学等方法进行定性或定量检测，在肿瘤的辅助诊断、鉴别诊断、治疗监测及疗效评价、预后判断、复发监测及高危人群随访观察等方面都具有相应的应用价值。

第一节　甲胎蛋白检测

1963 年前苏联 Abelve 发现了可用于诊断原发性肝癌的甲胎蛋白（alpha fetoprotein，AFP），其是胚胎性抗原类肿瘤标志物，正常情况下此类胚胎抗原仅出现于胚胎期，出生后呈现低表达或不表达，AFP 可分为肝型和卵黄囊型，这两种 AFP 对刀豆素 A（Con A）和小扁豆凝集素（LCA）等凝集素的结合能力不同。LCA 同时能与肿瘤来源的肝型和卵黄囊型 AFP 结合，AFP 按照其与 LCA 亲和力大小分为 AFP-L1、AFP-L2 和 AFP-L3 三种异质体。其中 AFP-L1 主要存在于良性肝脏疾病，AFP-L2 多由卵黄囊肿瘤产生，亦可见于孕妇血清中，AFP-L3 为肝癌细胞所特有，与 LCA 亲和力最强。

一、检测方法

目前 AFP 的常用检测方法有 ELISA 法、化学发光免疫测定（chemiluminescent immunoassay，CLIA）、电化学发光免疫测定（electrochemiluminescent immunoassay，ECLIA）、时间分辨荧光免疫分析法、放射免疫法（RIA）、金标记免疫渗滤法及液相芯片技术。

（一）ELISA 法

【原理】采用双抗体夹心模式。在微孔板上包被抗 AFP 单克隆抗体，在包被孔中分别加入标准品、阳性、阴性对照和血清标本，反应后加入酶结合物（HRP-抗 AFP 单克隆抗体）使特异性地形成固相抗AFP 抗体-AFP-酶标抗 AFP 抗体复合物。洗去未结合在固相上的反应物，加入底物显色剂，测定 OD 值，显色程度在一定范围内与 AFP 含量成正比。

【试剂】试剂组成：包被有抗 AFP 单克隆抗体的微孔板、一系列浓度的标准品、酶标记的抗体、酶显色底物溶液以及阴性对照、阳性对照、浓缩洗涤液、终止液等。

【操作】按试剂盒使用说明书或实验室制定的 SOP 进行操作，主要操作流程如下：

设定和加载标准品、阴性对照、阳性对照、质控物及待测标本→温育反应→加入酶标记的抗 AFP 单克隆抗体→温育反应→洗涤→加入酶显色底物溶液→温育反应→终止→比色。

【结果计算】

1. 酶标仪检测　采用单波长（450nm）或双波长（450nm/620nm 或 630nm）比色测定，通常选用双波长比色。

2. 计算　以系列标准品浓度值的对数值为横坐标（X 轴），以标准品 OD 值的对数值为纵坐标（Y 轴），建立（log-log）标准曲线，计算待测标本的 AFP 含量。

【参考区间】

1. 正常人 AFP 含量≤20.0ng/ml。

2. 各实验室最好根据本室使用的检测系统，检测一定数量的正常人群，建立自己的参考区间。如用文献或说明书提供的参考区间，使用前应加以验证。

【注意事项】

1. 标本采集 血清、含EDTA，柠檬酸或肝素的血浆标本均可使用，待测标本不可用NaN_3防腐，检测前应充分离心标本。

2. 每次检测均应绘制标准曲线，所有的试剂和血清标本检测前应平衡至室温（20～25℃），确认加样器、温育设备、洗板设备均符合实验要求。

3. 采用贴壁加样方式，以避免产生气泡容易造成交叉污染，不要把酶标抗体加在微孔板上缘，以避免造成假阳性反应。

4. 标准品开启使用后，尽量在1个月内使用，否则应冻存，但应避免反复冻融。

5. 切勿盖错试剂瓶盖，不同试剂盒各组分不能混用，同种试剂盒的不同批号组分不能混用，不使用过期试剂，试剂使用后，应立即放回2～8℃冰箱保存。

6. 洗涤要彻底，洗涤液应注满每孔，每孔液量不少于300μl，洗板机洗板时洗涤液的最小残留量应小于3μl。手工洗板每次洗涤均应甩干孔内液体，最后应将孔内液体在吸水纸上拍干，但不可用水过猛，避免产生气泡。

7. 试剂盒与待测标本、阳性对照以及废弃物均应视为生物危险品妥善处理。

（二）**CLIA法**

【原理】采用直接化学发光技术的双抗体夹心法检测。将待测标本、AFP分析稀释液以及抗AFP包被的顺磁性微粒子混合；标本中存在的AFP结合到抗AFP包被的微粒子上；洗涤后，加入吖啶酯标记的抗AFP结合物，随后将预激发液和激发液添加到反应混合物中；测量的化学发光反应的结果，以相对发光单位（RLUs）表示；标本中AFP含量与系统检测出的RLUs成正比。

【试剂】试剂组成：抗AFP包被的微粒子、吖啶酯标记的抗AFP结合物、标本稀释液以及通用的发光激发液、清洗缓冲液等。

【操作】按试剂盒使用说明书或实验室制定的SOP进行操作，主要操作流程如下：

签收标本→离心→上机检测→审核报告→签发报告→标本保存。上机检测按仪器和试剂盒操作说明书设定参数，仪器全自动化运行。全自动发光免疫分析仪一般包括标本盘、试剂盘、温育系统、固相载体分离洗涤系统、发光信号检测系统、数据分析系统以及操作控制系统。

【结果计算】

1. 全自动发光免疫分析仪的数据分析系统自动给出检测结果，应根据校准物和质控物的数据判定结果的有效性。

2. 如待测标本中AFP浓度超过检测上限1000ng/ml时，应以稀释液稀释后重测，手工稀释结果应乘以稀释倍数，仪器自动稀释，所检测的结果会自动校正。

【参考区间】

1. 正常人血清AFP＜13.4ng/ml。

2. 各实验室最好根据本室使用的检测系统，检测一定数量的正常人群，建立自己的参考区间。如用文献或说明书提供的参考区间，使用前应加以验证。

【注意事项】

1. 校准 应定期由生产厂家专业工程师提供校准服务，对影响检测结果的仪器关键部分，如光源系统、孵育系统和加样系统进行校准，以及零部件的更换。

2. 维护 按照制定的SOP，对仪器进行日、周和月维护，确保仪器处于良好的工作状态。

3. 性能验证 检测用于常规检测前，应进行性能验证，包括精密度、准确度、线性范围和携带污染率等。

4. 不同厂家、不同批号试剂不可混用，不能使用超过有效期的试剂盒，试剂开启后应在开瓶稳定期内使用，新批号的试剂需要重新定标，试剂盒第一次使用时需要颠倒混匀。

5. 待测标本在检测前应充分离心，以保证分离胶、纤维蛋白原、血细胞彻底分离，避免干扰检测系统的加样针吸取标本。

6. 试剂中所有人源材料，包括定标液等都应视为有潜在感染性的物质。

7. 由于检测方法与试剂特异性方面的差异，用不同方法检测同一待测标本得到的AFP浓度，其检测结果可能产生一定的变化。因此实验室报告结果应注明检测方法。不同检测方法间的结果不能直接比较，以免引起临床解释的错误。

（三）**ECLIA法**

【原理】ECLIA法是一种在电极表面由电化学引发的特异性化学发光反应，包括电化学和化学发光两个过程，可对反应进行精确控制，将待测标本、生物素化的特异性AFP单克隆抗体和钌复合物标记的特异性AFP单克隆抗体混匀，形成抗原-抗体夹心复合物；加入链霉亲和素包被的微粒，上述形成的复合物通过生物素与链霉亲和素间的反应结合到微粒上；反应混合液吸到测量池中，微粒通过磁铁吸附到电极上，未结合的物质通过清洗液洗去，电极加电压后产生化学发光，通过检测发光强度以及校准曲线确定待测标本的结果。

【试剂】试剂组成：包被链霉亲和素的磁珠微粒、生物素化的抗 AFP 单克隆抗体、钌复合物标记的抗 AFP 抗体、质控物和定标液以及通用的标本稀释液、洗涤液、清洁液等。

【操作】按试剂盒使用说明书或实验室制定的 SOP 进行操作，主要操作流程参见 CLIA 法检测 AFP。

【结果计算】

1. 全自动电发光免疫分析仪的数据分析系统自动给出检测结果，根据校准物和质控物的数据判定结果的有效性。

2. 检测范围 0.605 ~ 1210ng/ml。如待测标本中 AFP 浓度超过检测上限，应以稀释液稀释后重测，手工稀释结果应乘以稀释倍数，仪器自动稀释所检测的结果会自动校正。

【参考区间】

1. 正常人血清 AFP≤7.0ng/ml。

2. 各实验室最好根据本室使用的检测系统，检测一定数量的正常人群，建立自己的参考区间。如用文献或说明书提供的参考区间，使用前应加以验证。

【注意事项】

1. 检测结果不受黄疸（胆红素 <1112μmol/L 或 <65mg/dl）、溶血（血红蛋白 <1.4mmol/L 或 <2.2 g/dl）、脂血（脂肪乳剂 <1500mg/dl）和生物素 <60ng/ml或 <246nmol/L 的影响；对于接受高剂量生物素（>5mg/d）治疗的患者，必须在末次生物素治疗 8 小时后才能采血；检测结果不受类风湿因子影响（RF <1500IU/ml）。

2. 其他应注意的问题参见本章第一节 CLIA 法检测 AFP。

二、临床意义

1. 原发性肝癌的辅助诊断　AFP 测定主要用于原发性肝癌的辅助诊断，血清含量大于 400ng/ml 为诊断阈值，其诊断原发性肝癌的阳性率可达 60% ~ 80%，但 AFP 阴性不能排除肝癌；AFP 的浓度与 HCC 分化有关，HCC 分化接近正常或分化极低时，AFP 常较低或测不出来，分化程度为Ⅱ、Ⅲ级时 AFP 浓度最高，肝坏死严重者 AFP 亦低。AFP 浓度还与 HCC 大小有关系，肝癌小于 3cm 者 AFP 阳性率为 25% ~50%，4cm 者 AFP 多达 400ng/ml 以上，5cm 时 AFP 常升高至 700 ~1000ng/ml，为此 AFP 在 HCC 的诊断中强调动态观察，小肝癌应辅以其他 HCC 标志物及超声检测；AFP 可用于肝癌高危人群的筛查，尤其是乙型肝炎性肝硬化患者；AFP 还可用于肝癌的治疗效果及预后评估，如果 AFP >500ng/ml，提示患者存活期短；若手术切除肝癌后 AFP 下降，1 周内可降至正常，提示预后好；若术后 AFP >200ng/ml，提示肝癌有残留或有转移；若下降后又升高则提示肝癌可能复发。肝良性病变和妊娠，AFP 亦升高，但一般在 400ng/ml 以下。

2. 内胚层分化器官的良性疾病　内胚层分化器官的良性疾病如酒精性肝炎、肝硬化、急性病毒性肝炎、慢性活动性肝炎、肠炎及遗传性酪氨酸血症等 AFP 也可呈中、低水平和暂时性或反复性升高，需加以鉴别伴有早期癌的肝病活动。其他疾病如胃癌或胰腺癌和结直肠癌等 AFP 亦可呈中、低水平和暂时性升高。

3. 胎儿疾患　胚胎期 AFP 由卵黄囊和肝脏大量合成。随着胎儿发育，其清蛋白浓度逐渐升高，AFP 浓度不断下降。胎儿出生 12 ~18 个月后外周血中浓度小于 10μg/L，正常成人肝细胞几乎不产生 AFP。当胎儿患低氧症、宫内死亡、遗传缺陷、先天性神经管畸形、无脑儿和脊柱裂等疾病时，母体血清 AFP 异常增高。若胎儿有先天性肾病综合征、先天性食管及十二指肠闭锁、性染色体异常、脑积水、法洛四联症等时，羊水中 AFP 亦明显升高。

4. 生殖细胞瘤的鉴别　血清 AFP 结合 β-hCG 还可用于生殖细胞瘤的鉴别诊断。生殖细胞瘤病理学上主要分为精原细胞瘤和非精原细胞生殖细胞瘤。精原细胞瘤 β-hCG 升高，AFP 不升高。80% ~85% 的非精原细胞生殖细胞瘤 AFP 和或 β-hCG 升高。当精原细胞瘤出现 AFP 升高时，应考虑存在非精原细胞生殖细胞瘤。血清 AFP 水平检测有助于精原细胞瘤和非精原细胞生殖细胞瘤的治疗方案选择。

第二节　甲胎蛋白异质体检测

一、检测方法

甲胎蛋白异质体（alpha-fetoprotein variant，AFP-L3）是重要的肝癌诊断标志物，AFP-L3 的常用检测方法是根据 AFP 异质体对植物血凝素（如 LCA、刀豆素 ConA 或豌豆凝集素 PSA）结合能力的不同先进行异质体分离，然后应用免疫学方法进行定量检测；主要包括亲和交叉免疫电泳法、亲和电泳免疫印迹法和亲和吸附离心管法。前 2 种为经典方法，后者为推荐方法。

（一）亲和交叉免疫电泳法

【原理】将待测血清置于含LCA的琼脂糖凝胶中电泳，与LCA结合的结合型AFP在电泳时被阻留，而非结合型AFP则向阳极侧泳动；然后，与首次电泳的方向垂直，在含抗AFP抗体的琼脂糖凝胶中作第二次电泳；此时被首次电泳分离的AFP异质体，将分别在含抗AFP的凝胶板中形成抗原-抗体复合物沉淀峰，根据峰的大小即可得到结合型或非结合型AFP所占的比例。

【试剂】试剂组成：小扁豆凝集素（LCA）、抗AFP血清、^{125}I-AFP以及10.0g/L琼脂糖（用pH 8.6、0.25mol/L Tris-巴比妥缓冲液配制）。

【操作】按试剂盒使用说明书或实验室制定的SOP进行操作，主要流程为：

1. 将10.0g/L琼脂糖融化后，在6cm×12cm洁净玻板的一侧浇注2cm×12cm（厚1.6mm）凝胶条（约需3.84ml凝胶液），凝固后于距内缘2～3mm处切一条0.5cm×10cm的槽。

2. 用巴比妥缓冲液将LCA稀释成2mg/ml（－20℃可保存1个月），取80μl加入冷至56℃的已融化琼脂糖凝胶1ml中，混合后浇注于上述槽中，待凝固后，于此凝胶条上距阴极端0.5cm处打一直径0.2～0.3cm的孔，距此孔4.5cm处打第二个孔（第二份标本）。

3. 两孔内各加一份待测血清，加样量5～10μl。以1.0g/L溴酚蓝为指示剂，10V/cm稳压电泳，至白蛋白泳出4cm时关闭电源。

4. 将抗AFP血清按效价与融化并冷至56℃的琼脂糖胶液混合（琼脂糖最终浓度为9.0g/L，抗AFP血清达到最适浓度），并浇注玻板的其余部分（4cm×12cm），约需含抗血清胶液7.68ml，使凝固。

5. 于LCA胶条下1.5mm处空白凝胶内切割一0.2cm×10cm的细槽，槽内注入混有1.0g/L溴酚蓝5μl的^{125}I-AFP 20μl（约6万～7万cpm）。如混入0.35ml融化的10.0g/L琼脂糖胶液中浇注更好。10V/cm稳压电泳，电泳方向与第一次电泳垂直，至白蛋白泳出4cm时终止。

6. 电泳结束后，用滤纸覆盖于凝胶板表面，置37℃干燥后，于暗室覆盖X线底片，室温曝光48小时，显影和定影后观察。

【结果计算】将X线胶片置坐标纸上，以峰两侧水平线作基线，峰形下总面积（小格数）为100%，各峰所占面积（小格数）与总面积的百分比即为AFP异质体的百分比。

【参考区间】正常人血清AFP-L3%（AFP-L3/总AFP）<10%。

【注意事项】

1. 操作烦琐，耗时、技术要求高，需要有研究经验的技术人员操作。

2. 待测血清或其他体液应避免溶血、脂血或微生物污染。

3. 由于实验中使用了放射性核素，存在污染风险，整个操作和废弃物的处理需按RIA国家规定进行。

（二）亲和电泳免疫印迹法

【原理】将待测血清置于含LCA的琼脂糖凝胶中电泳。LCA结合型AFP泳动速度慢，而LCA非结合型AFP泳动速度快，从而将AFP异质体分离；然后将其转移至吸附有鼠抗人AFP抗体的硝酸纤维膜（NC）上进行免疫印迹，再依次与酶标记抗人AFP抗体和酶底物反应而呈色。通常，来自良、恶性肝病患者血清的AFP分子在NC膜上只能看见两条带（AFP L1和L3），跑在后面的就是AFP-L3；来自卵黄囊肿瘤的AFP条带应位于L1和L3之间，以L2表示；利用光密度仪扫描，计算AFP-L3所占百分比。

【试剂】试剂组成：小扁豆凝集素（LCA）、马抗人AFP抗体、HRP标记的兔抗人AFP抗体、结合了马抗人AFP抗体的硝酸纤维膜（将NC膜裁剪成与凝胶板相同大小，浸于最适稀释浓度的马抗人AFP抗体溶液中，5分钟后取出，电吹风吹干，4℃保存，4周内稳定）。

【操作】按试剂盒使用说明书或实验室制定的SOP进行操作，主要流程为：

1. 用25mmol/L Tris-巴比妥缓冲液（pH 8.6）配制10g/L琼脂糖凝胶（内含2.0g/L LCA），浇注玻板。凝胶厚度为1.0mm，长8cm，宽度视标本数而定，一般为1cm宽/每份标本。在负极侧0.5cm处切一条7mm长、1mm宽的加样槽，槽内加待测血清4μl，端电压15V/cm电泳45分钟，电泳结束取下琼脂糖凝板。

2. 将马抗人AFP-NC膜先用蒸馏水浸湿，仔细地覆盖于琼脂糖凝板上，再在NC膜上加数层滤纸，上面置10g/cm^{2}的重物，约经30分钟后即将凝胶板上的AFP电泳区带转印至NC膜上。

3. 将免疫印迹的NC膜浸入用2% g/L牛白蛋白溶液最佳稀释的HRP-兔抗人AFP抗体溶液中，37℃、1小时后取出。NC膜用洗涤液洗3次。最后将NC膜浸入酶底物溶液（DAB + H_2O_2）中约30分钟，待显现出2～3条棕黄色区带后，用蒸馏水冲洗数次，终止反应。

4. 在光密度仪波长 490nm 处，扫描 NC 膜上显色的 AFP 分离带。

【结果计算】

1. NC 膜上在阴极侧的区带为 LCA 结合型 AFP，阳极侧的区带为 LCA 非结合型 AFP；计算 LCA 结合型 AFP 分离带密度在所有分离带密度总和中所占的百分比。

2. 对血清总 AFP >400ng/ml 的标本，建议使用正常人血清进行稀释，稀释后再检测，测值乘以稀释倍数。

【参考区间】正常人血清 AFP-L3%（AFP-L3/总 AFP）<10%。

【注意事项】

1. 待测血清或其他体液应避免溶血、脂血、微生物污染。

2. 每批次试验均应设置阴性、阳性对照；一抗和二抗的稀释度、作用时间和温度要经过预实验确定最佳条件。

3. 显色液必须新鲜配制使用，最后加入 H_2O_2；DAB 有致癌的潜在可能，操作时需谨慎。

（三）亲和吸附离心管法

【原理】亲和吸附离心管中预装有偶联了 LCA 的亲和介质，该介质能特异性结合甲胎蛋白异质体（AFP-L3）；当待测标本流过离心管时，标本中 AFP-L3 通过与亲和介质的结合被留在了离心管内；经过清洗和洗脱过程后获得“处理后标本”，处理后标本中含有 AFP-L3；配合使用 AFP 定量试剂盒检测处理前和处理后标本，通过计算即可获得待测标本中 AFP-L3 占总 AFP 的比率。

【试剂】试剂组成：甲胎蛋白异质体亲和吸附离心管、清洗液和洗脱液，以及 AFP 定量检测试剂盒。

【操作】按试剂盒使用说明书或实验室制定的 SOP 进行操作，主要流程为：

亲和吸附离心管的准备→加载标本并静置→清洗→洗脱→收集→检测。

【结果计算】按照试剂盒使用说明书的要求计算和判定结果，一般原则为：

1. 当检测结果显示处理后标本中的 AFP-L3 含量≥1ng/ml 时，按照以下公式计算：

AFP-L3 比率 =［（处理后标本 AFP-L3 含量 ×2.5）/处理前标本 AFP 含量］×100%

2. 当检测结果显示处理后标本中 AFP-L3 含量 <1ng/ml 时，无需计算甲胎蛋白异质体（AFP-L3）比率，可直接判定为阴性结果。

3. 当检测结果显示处理后标本中 AFP-L3 含量≥400ng/ml时，即待测标本中 AFP-L3 的含量≥1000ng/ml（处理后标本含量的 2.5 倍为待测标本中 AFP-L3 的含量），可判定阳性结果（≥10%）。

4. 如待标本总 AFP 含量 >50 000ng/ml，建议使用清洗液进行稀释，稀释后再检测，测值乘以稀释倍数。

【参考区间】正常人血清 AFP-L3%（AFP-L3/总 AFP）<10%。

【注意事项】

1. 该法操作比较烦琐，需要两次检测 AFP 值，试剂和离心管价格均较高。

2. 血清要求清亮，如有浑浊，务必再次离心，因为浑浊血清会影响检测结果。

3. 冷藏试剂应置室温平衡 15～30 分钟后方可使用；不同批号的试剂不能混用。

4. 严格按照试剂说明书的规定储存试剂，如亲和吸附离心管必须储存于 2～8℃，不能低于 0℃，如果发现管内介质已经冷冻，则不能使用。

5. 对总 AFP 含量较低的患者进行 AFP-L3 检测，要参考所采用的 AFP 定量试剂盒的检出下限，并结合临床定期复查、随访。

6. 采用半自动化学发光法进行标本 AFP 检测时，为保证低值检测的准确，建议同时进行洗脱液的检测，计算结果时将洗脱液的检测值作为空白减去；采用全自动发光法检测时，应首先进行洗脱液的检测，当洗脱液检测值小于 1ng/ml 时，方可开展检测。为保证日常检测的准确，应定期检测洗脱液，以保证空白洗脱液检测值小于 1ng/ml。

（四）ELISA 法

【原理】双抗体夹心 ELISA 法。抗人 AFP-L3 单抗包被微孔板，将待测标本加入微孔内孵育，洗涤后加入辣根过氧化物酶（HRP）标记的抗人 AFP-L3 抗体，使特异地形成固相抗体-AFP-L3-酶标抗体免疫复合物，洗涤后加入酶显色底物呈色；呈色强度与标本中 AFP-L3 浓度成正比。

【试剂】试剂组成：包被抗人 AFP-L3 单抗的微孔板、HRP 标记的抗人 AFP-L3 抗体、酶显色底物溶液以及标准品和质控物。

【操作】按试剂盒使用说明书或实验室制定的 SOP 进行操作，主要流程为：

试剂准备→加载标本（标准品、质控物和待测标本）→温育反应→洗涤→加酶标抗体→温育反应→洗涤→显色→终止→比色。

【结果计算】按照试剂盒使用说明书进行结果判

定，一般原则为：

1. 以每块微孔板为一个批次，同时检测阴阳性质控物，质控结果符合试剂盒说明书或实验室所规定的要求。

2. 标准品检测结果符合试剂盒说明书的要求；每批次试验后均需以系列标准品浓度为横坐标，相应吸光度值为纵坐标，制备标准曲线；根据待测标本的吸光度值可从标准曲线上获得相应的浓度，再乘以稀释倍数，即为 AFP-L3 的实际浓度。

3. 该法的线性范围为 50～1600ng/L，如待测标本中 AFP-L3 浓度超过此范围上限，应以标本稀释液稀释后重新检测（n 倍），测值乘以总稀释倍数（×5×n）。

【参考区间】 正常人血清 AFP-L3%（AFP-L3/总 AFP）<10%。各实验室最好根据本室使用的检测系统，检测一定数量的正常人群，建立自己的参考区间。如用文献或说明书提供的参考区间，使用前应加以验证。

【注意事项】 参见本章第一节 ELISA 法检测 AFP。

二、临床意义

在原发性肝细胞癌（HCC）诊断中 AFP-L3 特异性高于总 AFP，但敏感性与总 AFP 无明显差异；与其他指标如 AFP、AFP mRNA 或 α-L-岩藻糖苷酶（AFU）等联合检测，可提高对 HCC 诊断的准确率。

1. 肝癌辅助诊断指标　AFP-L3 值与总 AFP 值无相关性，是独立于总 AFP 值的肝癌辅助诊断指标。AFP-L3≥10%应高度怀疑肝癌的存在；AFP-L3 为低值时也不能否定肝癌的存在，因为约有 15%～30%的 AFP 阳性肝癌患者 AFP-L3<10%。此外，某些肝脏良性疾病如急性肝炎、暴发性或重症肝炎、自身免疫性肝炎等也可能会出现 AFP-L3 的升高，建议与其他检查手段联合使用，综合判断。

2. 有助于 HCC 的鉴别诊断　可区别原发性肝细胞癌与非原发性肝癌、或者良性肝病引起的 AFP 升高；目前认为 AFP-L3>25%提示为原发性肝细胞癌。

3. HCC 治疗疗效、监测和预后的判断　通过动态分析 AFP-L3 的比率或绝对值变化，有助于 HCC 治疗疗效、复发转移的监测和预后的判断（只有当待测标本中 AFP-L3 的含量≥1000ng/ml 时，可直接用 AFP-L3 绝对值的变化进行监测）。

第三节　癌胚抗原检测

癌胚抗原（carcinoembryonic antigen，CEA）是一种由胎儿胃肠道上皮组织、胰和肝细胞所合成的糖蛋白。CEA 类似于 AFP，均为胚胎期产生的胎儿癌性抗原组，CEA 基因家族包括 2 个亚组的 17 个活化基因，属于非器官特异性肿瘤相关抗原。

一、检测方法

目前 CEA 的常用检测方法有 ELISA、CLIA、ECLIA、金标记免疫渗滤层析、RIA、时间分辨荧光免疫分析法及流式荧光免疫检测技术，其中以 ELISA 法最为常用。

（一）ELISA 法

【原理】 采用针对不同抗原决定簇的两个单克隆抗体分别制备成包被板和酶结合物，利用 ELISA 双抗体夹心法原理定量检测人血清标本中 CEA 含量。

【试剂】 试剂组成：包被有抗 CEA 单克隆抗体的微孔板、一系列浓度的标准品、酶标记的抗 CEA 单克隆抗体、酶显色底物溶液以及质控物、浓缩洗涤液、终止液等。

【操作】 按试剂盒使用说明书或实验室制定的 SOP 进行操作，主要操作流程如下：

设定和加载标准品、质控物和待测标本→加入酶标记的抗 CEA 单克隆抗体→温育反应→洗涤→加入酶显色底物溶液→温育反应→终止→比色。

【结果计算】

1. 酶标仪检测　采用单波长（450nm）或双波长（450nm/620nm 或 630nm）比色测定，通常选用双波长比色。

2. 计算　以系列标准品浓度值的对数值为横坐标（X 轴），以标准品 OD 值的对数值为纵坐标（Y 轴），建立（log-log）标准曲线，计算待测标本的 CEA 含量。

【参考区间】

1. 正常人 CEA 含量≤5.0ng/ml。

2. 各实验室最好根据本室使用的检测系统，检测一定数量的正常人群，建立自己的参考区间。如用文献或说明书提供的参考区间，使用前应加以验证。

【注意事项】

参见本章第一节 ELISA 法检测 AFP。

（二）CLIA 法

【原理】 采用直接化学发光技术的双抗体夹心法进行检测。第一步，将标本和 CEA 抗体包被的顺磁微粒子混合，使标本中的 CEA 与 CEA 抗体包被的微粒子结合；第二步，经冲洗后加入吖啶酯标记的 CEA 抗体结合物，接着向反应混合物中加入预激发液和激发液，测量产生的化学发光反应强度，以相对发光单位（RLUs）表示。标本中 CEA 含量与系统检测到的 RLUs 成正比。

【试剂】试剂组成：CEA 抗体包被的微粒子、吖啶酯标记的 CEA 抗体结合物、标本稀释液以及通用的发光激发液、清洗缓冲液等。

【操作】按试剂盒使用说明书或实验室制定的 SOP 进行操作，主要操作流程参见本章第一节 CLIA 法检测 AFP。

【结果计算】

1. 全自动发光免疫分析仪的数据分析系统可以自动给出检测结果，应根据校准物和质控物的数据判定结果的有效性。

2. 如待测标本中 CEA 浓度超过检测上限 1500ng/ml 时，应以稀释液稀释后重测，手工稀释结果应乘以稀释倍数，仪器自动稀释所检测的结果会自动校正。

【参考区间】

1. 正常人血清 CEA≤5.0ng/ml。

2. 各实验室最好根据本室使用的检测系统，检测一定数量的正常人群，建立自己的参考区间。如用文献或说明书提供的参考区间，使用前应加以验证。

【注意事项】参见本章第一节 CLIA 法检测 AFP。

（三）ECLIA 法

【原理】采用双抗体夹心法原理。将待测标本、生物素化的 CEA 单克隆特异性抗体和钌复合物标记的 CEA 特异性单克隆抗体混匀，形成抗原-抗体夹心复合物；加入包被链霉亲和素的磁珠微粒，让上述形成的复合物通过生物素与链霉亲和素间的反应结合到微粒上；反应混合液吸到测量池中，微粒通过磁铁吸附到电极上，未结合的物质通过清洗液洗去，电极加电压后产生化学发光，通过检测发光强度以及校准曲线确定待测标本中 CEA 的浓度。

【试剂】试剂组成：包被链霉亲和素的磁珠微粒、生物素化的抗 CEA 抗体、钌复合物标记的抗 CEA 抗体、质控物和定标液以及通用的标本稀释液、洗涤液、清洁液等。

【操作】按试剂盒使用说明书或实验室制定的 SOP 进行操作，主要操作流程参见本章第一节 CLIA 法检测 AFP。

【结果计算】

1. 全自动电发光免疫分析仪的数据分析系统可以自动给出检测结果，应根据校准物和质控物的数据判定结果的有效性。

2. 检测范围 0.600～1000ng/ml。如待测标本中 CEA 浓度超过检测上限，应以稀释液稀释后重测，手工稀释结果应乘以稀释倍数，仪器自动稀释所检测的结果会自动校正。

【参考区间】

1. 正常人血清 CEA≤3.4ng/ml。

2. 各实验室最好根据本室使用的检测系统，检测一定数量的正常人群，建立自己的参考区间。如用文献或说明书提供的参考区间，使用前应加以验证。

【注意事项】

1. 检测结果不受黄疸（胆红素＜1129μmol/L 或＜66mg/dl）、溶血（血红蛋白＜1.4mmol/L 或＜2.2g/dl）、脂血（脂肪乳剂＜1500mg/dl）和生物素＜120ng/ml 或＜491nmol/L 的影响。对于接受高剂量生物素（＞5mg/d）治疗的患者，必须在末次生物素治疗 8 小时后才能采血。检测结果不受类风湿因子影响（RF＜1500IU/ml）。

2. 其他应注意的问题参见本章第一节 CLIA 法检测 AFP。

二、临床意义

1. 生理条件下，小肠、肝脏和胰腺细胞在胎儿早期合成 CEA 的能力较强，CEA 浓度较高。胎龄 6 个月后，其合成 CEA 能力逐步减弱，CEA 分泌量逐渐减少，出生后即与成人水平一致（＜5μg/L，吸烟者为 15～20μg/L，6.5% 的吸烟者可达 20～40μg/L），正常情况下 CEA 经由胃肠道代谢消除。病理条件下，位于胃肠道、呼吸道、泌尿道等空腔脏器部位的肿瘤大量分泌 CEA，这些 CEA 随即进入血和淋巴系统循环，引起血清 CEA 水平异常升高，血清 CEA 水平检测结果呈阳性。

2. CEA 属于非器官特异性肿瘤相关抗原，血清 CEA 升高主要见于：70%～90% 的结肠腺癌患者 CEA 阳性，在其他恶性肿瘤中的阳性率顺序为胃癌、胰腺癌、小肠腺癌、肺癌、肝癌、乳腺癌、泌尿系癌肿。在妇科恶性肿瘤中，卵巢黏液性囊腺癌 CEA 阳性率最高，其次是 Brenner 瘤；子宫内膜样癌及透明细胞癌也有较高的 CEA 表达，浆液性肿瘤阳性率相对较低。

3. 良性肿瘤、炎症和退行性疾病（例如胆汁淤积、结肠息肉、酒精性肝硬化患者、慢性肝炎、胰腺炎、溃疡性结肠炎、克罗恩病、肺气肿）CEA 含量会轻度或中度上升，但通常不超过 10ng/ml。吸烟者中约有 30% CEA 大于 5ng/ml。CEA 可以作为良性与恶性肿瘤的鉴别诊断依据。

4. CEA 测定主要用于指导肿瘤治疗及随访。能对病情判断、预后及疗效观察提供重要的依据。CEA

的检测对肿瘤术后复发的敏感度极高，可达 80% 以上，往往早于临床、病理检查及 X 线检查半年。CEA 正常不能排除恶性疾病存在的可能。与 CEA 发生反应的抗体与胎粪抗原（NCA2）也能反应。

第四节 CA19-9 检测

CA19-9（carbohydrate antigen 19-9）是一种与胰腺癌、胆囊癌、结直肠癌和胃癌相关的肿瘤标志物，又称胃肠癌相关抗原，与 CEA 的抗原决定簇相似。

一、检测方法

（一）ELISA 法

【原理】采用 ELISA 双抗体夹心法。该法用抗 CA19-9 抗体包被微孔板，分别将标准品、阴性、阳性对照和待测标本加至包被孔中，反应后加入酶结合物，使特异性地形成固相抗 CA19-9 抗体-CA19-9-酶标抗 CA19-9 抗体复合物，洗去未结合在固相上的反应物，再加入酶显色底物呈色。呈色程度与测定范围内的标本中 CA19-9 浓度成正比。

【试剂】试剂组成：包被有抗 CA19-9 抗体的微孔板、一系列浓度的标准品、酶标记的抗体、酶显色底物溶液以及阴性对照、阳性对照、浓缩洗涤液、终止液等。

【操作】按试剂盒使用说明书或实验室制定的 SOP 进行操作，主要操作流程参见本章第一节 ELISA 法检测 AFP。

【结果计算】系列标准品浓度值的对数值为横坐标（X 轴），以标准品 OD 值的对数值为纵坐标（Y 轴），建立（log-log）标准曲线，计算待测标本的 CA19-9 含量。

【参考区间】

1. 正常人血清 CA19-9 <37U/ml。

2. 各实验室最好根据本室使用的检测系统，检测一定数量的正常人群，建立自己的参考区间。如用文献或说明书提供的参考区间，使用前应加以验证。

【注意事项】参见本章第一节 ELISA 法检测 AFP。

（二）CLIA 法检测 CA19-9

【原理】采用直接化学发光技术的双抗体夹心法对人血清或血浆中 CA19-9 进行定量检测。将标本、冲洗缓冲液和包被了 1116-NS-19-9 的顺磁性微粒子混合；标本中的 CA19-9 与 1116-NS-19-9 包被的微粒子结合；冲洗后加入吖啶酯标记的 1116-NS-19-9 结合物；冲洗后将预激发液和激发液添加到反应混合物中。测量的化学发光反应强度，以相对发光单位（RLUs）表示。标本中 CA19-9 含量与系统检测出的 RLUs 成正比。

【试剂】试剂组成：1116-NS-19-9 包被的微粒子、吖啶酯标记的 1116-NS-19-9 结合物、标本稀释液以及通用的发光激发液、清洗缓冲液等。

【操作】按试剂盒使用说明书或实验室制定的 SOP 进行操作，主要操作流程参见本章第一节 CLIA 法检测 AFP。

【结果计算】

1. 全自动发光免疫分析仪的数据分析系统可以自动给出检测结果，应根据校准物和质控物的数据判定结果的有效性。

2. 如待测标本中 CA19-9 浓度超过检测上限 1200U/ml 时，应以稀释液稀释后重测，手工稀释结果应乘以稀释倍数，仪器自动稀释所检测的结果会自动校正。

【参考区间】

1. 正常人血清 CA19-9 <37U/ml。

2. 各实验室最好根据本室使用的检测系统，检测一定数量的正常人群，建立自己的参考区间。如用文献或说明书提供的参考区间，使用前应加以验证。

【注意事项】

1. 具有 1116-NS-19-9 反应决定簇的抗原物质会自然存在于唾液及其他体液中。若标本或系统一次性器材受到唾液或气雾（例如打喷嚏引起）的污染，可能会造成 CA19-9 值的假性升高。处理标本、样品杯、反应杯和软盖时，应佩戴手套。建议佩戴面罩。

2. 其他应注意的事项参见本章第一节 CLIA 法检测 AFP。

（三）ECLIA 法

【原理】采用双抗体夹心法原理。将待测标本、生物素化的 CA19-9 单克隆抗体和钌复合物标记的 CA19-9 单克隆抗体一起温育，形成抗原-抗体夹心复合物；加入包被链霉亲和素的磁珠微粒，让上述形成的复合物通过生物素与链霉亲和素间的反应结合到微粒上；反应混合液吸到测量池中，微粒通过磁铁吸附到电极上，未结合的物质通过清洗液洗去，电极加电压后产生化学发光，通过检测发光强度以及校准曲线确定待测标本的结果。

【试剂】试剂组成：包被链霉亲和素的磁珠微粒、生物素化的抗 CA19-9 抗体、钌复合物标记的抗 CA19-9 抗体、质控物和定标液以及通用的标本稀释液、洗涤液、清洁液等。

【操作】按试剂盒使用说明书或实验室制定的

SOP 进行操作，主要操作流程参见本章第一节 CLIA 法检测 AFP。

【结果计算】

1. 全自动电发光免疫分析仪的数据分析系统可以自动给出检测结果，应根据校准物和质控物的数据判定结果的有效性。

2. 检测范围 0.600～1000U/ml。如待测标本中 CA19-9 浓度超过检测上限，应以稀释液稀释后重测，手工稀释结果应乘以稀释倍数，仪器自动稀释所检测的结果会自动校正。

【参考区间】

1. 正常人血清 CA19-9≤27U/ml。

2. 各实验室最好根据本室使用的检测系统，检测一定数量的正常人群，建立自己的参考区间。如用文献或说明书提供的参考区间，使用前应加以验证。

【注意事项】

1. 检测结果不受黄疸（胆红素＜1112μmol/L 或＜66mg/dl）、溶血（血红蛋白＜1.4mmol/L 或＜2.2g/dl）、脂血（脂肪乳剂＜1500mg/dl）和生物素＜100ng/ml 的影响。对于接受高剂量生物素（＞5mg/d）治疗的患者，必须在末次生物素治疗 8 小时后才能采血。检测结果不受类风湿因子影响（RF＜1500IU/ml）。

2. 其他应注意的问题参见本章第一节 CLIA 法检测 AFP。

二、临床意义

1. CA19-9 是细胞膜上的糖脂质，在血清中以唾液黏蛋白形式存在，主要分布于胎儿胰腺、胆囊、肝脏及肠等部位和正常成年人胰腺、胆管上皮等处。其在正常人血清中含量较低。

2. CA19-9 是一种胃肠道肿瘤相关抗原，在胰腺癌和胆管癌中阳性率最高。CA19-9 的检测值可以帮助鉴别诊断胰腺癌，敏感性达到 70%～87%，但其检测值高低与肿瘤的大小无相互关系，不能作为胰腺癌的早期检查指标。其检测值升高主要见于胰腺癌、胆管癌、结肠癌和胃癌等恶性消化道肿瘤，诊断胆管癌 CA19-9 的敏感性约为 50%～75%。卵巢上皮性肿瘤，50%表达 CA19-9。卵巢黏液性囊腺瘤，CA19-9 阳性率可达 76%，浆液性肿瘤为 27%。子宫内膜癌及宫颈管腺癌也有一定阳性表达。

3. 良性疾病如慢性胰腺炎、胆石症、肝炎及肝硬化等也有一定程度增高，但往往为一过性增高，且其浓度多低于 120U/ml，必须加以鉴别。

4. CA19-9 可用于病程评估、预后判断和转移复发监测，若手术治疗后 2～4 周 CA19-9 不能降至正常者提示手术失败；若降低后又升高者预示肿瘤复发；当 CA19-9＞1000U/ml 时，几乎均存在外周转移。与 AFP、CEA 联合检测可提高胃肠道肿瘤的检出率。

第五节 CA125 检测

CA125（carbohydrate antigen 125）是 1981 年 Bast 用人类卵巢浆液性囊腺癌细胞免疫接种家鼠，经淋巴细胞瘤杂交而获得单克隆抗体 OC125 所发现的。

一、检测方法

（一）ELISA 法

【原理】采用 ELISA 双抗体夹心法。将抗 CA125 抗体包被微孔板，分别将标准品、阴性对照、阳性对照和待测标本加至包被孔中，反应后加入酶结合物（HRP-抗 CA125 单克隆抗体），使特异性地形成固相抗 CA125 抗体-CA125-酶标抗 CA125 抗体复合物，洗去未结合在固相上的反应物，再加入酶显色底物呈色。呈色程度与测定范围内的标本中 CA125 浓度成正比。

【试剂】试剂组成：包被有抗 CA125 抗体的微孔板、一系列浓度的标准品、酶标记的抗 CA125 抗体、酶显色底物溶液以及质控品、浓缩洗涤液、终止液等。

【操作】按试剂盒使用说明书或实验室制定的 SOP 进行操作，主要操作流程参见本章第一节 ELISA 法检测 AFP。

【结果计算】以系列标准品浓度值的对数值为横坐标（X 轴），以标准品 OD 值的对数值为纵坐标（Y 轴），建立（log-log）标准曲线，计算待测标本的 CA125 含量。

【参考区间】

1. 正常人血清 CA125＜35U/ml。

2. 各实验室最好根据本室使用的检测系统，检测一定数量的正常人群，建立自己的参考区间。如用文献或说明书提供的参考区间，使用前应加以验证。

【注意事项】参见本章第一节 ELISA 法检测 AFP。

（二）CLIA 法

【原理】采用两步法免疫检测测定人血清或血浆中的 OC125 限定抗原的含量。第一步，将标本和包被了 OC125 的顺磁性微粒子混合，标本中的 OC125 限定抗原与 OC125 包被的微粒子结合；第二步，经冲洗后加入吖啶酯标记的 M11 结合物，然后将预激发液和激发液添加到反应混合物中，测量的化学发光反应的强度，以相对发光单位（RLUs）表示。标本中 OC125 限定抗原含量与系统检测出的 RLUs 成正比。

【试剂】 试剂组成：包被了 CA125 抗体的微粒子、吖啶酯标记的 CA125 抗体结合物、标本稀释液以及通用的发光激发液、清洗缓冲液等。

【操作】 按试剂盒使用说明书或实验室制定的 SOP 进行操作，主要操作流程参见本章第一节 CLIA 法检测 AFP。

【结果计算】

1. 全自动发光免疫分析仪的数据分析系统可以自动给出检测结果，应根据校准物和质控物的数据判定结果的有效性。

2. 如待测标本中 CA125 浓度超过检测上限 1000U/ml 时，应以稀释液稀释后重测，手工稀释结果应乘以稀释倍数，仪器自动稀释所检测的结果会自动校正。

【参考区间】

1. 正常人血清 CA125≤35U/ml。

2. 各实验室最好根据本室使用的检测系统，检测一定数量的正常人群，建立自己的参考区间。如用文献或说明书提供的参考区间，使用前应加以验证。

【注意事项】 参见本章第一节 CLIA 法检测 AFP。

（三）ECLIA 法

【原理】 采用双抗体夹心法原理。将待测标本、生物素化的 CA125 单克隆特异性抗体和钌（Ru）标记的 CA125 特异性单克隆抗体混匀，形成夹心复合物；加入链霉亲和素包被的微粒，让上述形成的复合物通过生物素与链霉亲和素间的反应结合到微粒上；反应混合液吸到测量池中，微粒通过磁铁吸附到电极上，未结合的物质被清洗液洗去，电极加电压后产生化学发光，通过检测发光强度以及校准曲线确定待测标本中 CA125 的浓度。

【试剂】 试剂组成：包被链霉亲和素的磁珠微粒、生物素化的抗 CA125 抗体、钌复合物标记的抗 CA125 抗体、质控物和定标液以及通用的标本稀释液、洗涤液、清洁液等。

【操作】 按试剂盒使用说明书或实验室制定的 SOP 进行操作，主要操作流程参见本章第一节 CLIA 法检测 AFP。

【结果计算】

1. 全自动电发光免疫分析仪的数据分析系统可以自动给出检测结果，应根据校准物和质控物的数据判定结果的有效性。

2. 检测范围 0.600～5000U/ml。如待测标本中 CA125 浓度超过检测上限，应以稀释液稀释后重测，手工稀释结果应乘以稀释倍数，仪器自动稀释所检测的结果会自动校正。

【参考区间】

1. 正常人血清 CA125≤35U/ml。

2. 各实验室最好根据本室使用的检测系统，检测一定数量的正常人群，建立自己的参考区间。如用文献或说明书提供的参考区间，使用前应加以验证。

【注意事项】

1. 检测结果不受黄疸（胆红素＜1129μmol/L 或＜66mg/dl）、溶血（血红蛋白＜2.0mmol/L 或＜3.2g/dl）、脂血（脂肪乳剂＜2000mg/dl）和生物素＜35ng/ml 或＜143nmol/L 的影响。对于接受高剂量生物素（＞5mg/d）治疗的患者，必须在末次生物素治疗 8 小时后才能采血。检测结果不受类风湿因子（＜1200IU/ml）影响。

2. 其他应注意的事项参见本章第一节 CLIA 法检测 AFP。

二、临床意义

1. CA125 主要存在于胎儿体腔上皮分化而来的心包膜、腹膜和胸膜等组织，在正常女性输卵管、子宫内膜和子宫颈上皮细胞中亦可见表达，CA125 高水平表达主要见于上皮卵巢癌组织及其患者血清中。CA125 对来源于上皮细胞的非黏液性卵巢肿瘤患者血清中有很高的检测率，而正常卵巢（成人及胎儿）的上皮细胞则不表达。CA125 存在于卵巢、输卵管、子宫内膜和子宫颈的上皮细胞中，是诊断卵巢癌并检测其复发最敏感的指标，是上皮性卵巢癌与子宫内膜癌的良好肿瘤标志物，可用于卵巢包块的良恶性鉴别。动态监测其水平有助于卵巢癌的预后分析及治疗控制。卵巢癌经治疗有效者 CA125 很快下降；复发时，CA125 升高可先于临床症状出现。CA125 联合检测 CA19-9 可用于子宫内膜癌的病情评估。

2. CA125 升高还可见于卵巢囊肿、卵巢化生、子宫内膜异位、子宫肌瘤和子宫颈炎、乳腺癌、胃肠道癌和其他恶性肿瘤，怀孕初期和一些良性疾病（如急、慢性胰腺炎、良性胃肠道疾病、肾衰竭、自身免疫疾病等）CA125 亦会轻度升高，良性肝脏疾病（如肝硬化、肝炎）CA125 会中度升高。各种恶性肿瘤引起的腹水也可见 CA125 升高。CA125 升高还可见于多种妇科良性疾病，如卵巢囊肿、子宫内膜病、宫颈炎及子宫肌瘤等。

第六节　CA15-3 检测

CA15-3（carbohydrate antigen 15-3）属于糖蛋白类抗原，其抗原决定簇由糖和多肽两部分组成，为两种抗体所识别，该两种抗体分别为自肝转移乳腺癌细胞膜制成的单克隆抗体（DF-3）和自人乳脂肪球膜上糖蛋白 MAM-6 制成的小鼠单克隆抗体（115-D8），故将其命名为 CA15-3。

一、检测方法

（一）ELISA 法

【原理】采用 ELISA 双抗体夹心法。将抗 CA15-3 抗体包被微孔板，在包被孔中分别加入标准品、阳性、阴性对照和待测标本，反应后加入酶结合物（HRP-抗 CA15-3 单克隆抗体），使特异性地形成固相抗 CA15-3 抗体-CA15-3-酶标抗 CA15-3 抗体复合物，洗去未结合在固相上的反应物，加入酶显色底物呈色，测定 OD 值。呈色程度在一定范围内与标本中 CA15-3 含量成正比。

【试剂】试剂组成：包被有抗 CA15-3 抗体的微孔板、一系列浓度的标准品、酶标记的抗体、酶显色底物溶液以及阴性对照、阳性对照、浓缩洗涤液、终止液等。

【操作】按试剂盒使用说明书或实验室制定的 SOP 进行操作，主要操作流程参见本章第一节 ELISA 法检测 AFP。

【结果计算】以系列标准品浓度值的对数值为横坐标（X 轴），以标准品 OD 值的对数值为纵坐标（Y 轴），建立（log-log）标准曲线，计算待测标本的 CA15-3 含量。

【参考区间】

1. 正常人血清 CA15-3 <30U/ml。

2. 各实验室最好根据本室使用的检测系统，检测一定数量的正常人群，建立自己的参考区间。如用文献或说明书提供的参考区间，使用前应加以验证。

【注意事项】

参见本章第一节 ELISA 法检测 AFP。

（二）CLIA 法

【原理】采用两步法免疫检测测定人血清或血浆中的 DF-3 限定抗原的含量。第一步，将标本、冲洗缓冲液和包被了 115-D8 的顺磁性微粒子混合；标本中的 DF-3 限定抗原与 115-D8 包被的微粒子结合；第二步，经冲洗后加入吖啶酯标记的 DF-3 结合物，然后将预激发液和激发液添加到反应混合物中，测量化学发光反应的强度，以相对发光单位（RLUs）表示。标本中 DF-3 限定抗原含量与系统检测出的 RLUs 成正比。

【试剂】试剂组成：包被了 115-D8 的微粒子、吖啶酯标记的 DF-3 结合物、标本稀释液以及通用的发光激发液、清洗缓冲液等。

【操作】按试剂盒使用说明书或实验室制定的 SOP 进行操作，主要操作流程参见本章第一节 CLIA 法检测 AFP。

【结果计算】

1. 全自动发光免疫分析仪的数据分析系统可以自动给出检测结果，应根据校准物和质控物的数据判定结果的有效性。

2. 如待测标本中 CA15-3 浓度超过检测上限 800U/ml 时，应以稀释液稀释后重测，手工稀释结果应乘以稀释倍数，仪器自动稀释所检测的结果会自动校正。

【参考区间】

1. 正常人血清 CA15-3 <31.3U/ml。

2. 各实验室最好根据本室使用的检测系统，检测一定数量的正常人群，建立自己的参考区间。如用文献或说明书提供的参考区间，使用前应加以验证。

【注意事项】参见本章第一节 CLIA 法检测 AFP。

（三）ECLIA 法

【原理】采用双抗体夹心法原理。将待测标本（标本与通用稀释液 1∶10 自动进行预稀释）、生物素化的 CA15-3 特异性抗体和钌复合体标记的 CA15-3 特异性单克隆抗体一起孵育，形成抗原-抗体夹心复合物；加入链霉亲和素包被的磁珠微粒后，该复合体通过生物素与链霉亲和素间的反应结合到微粒上；将反应液吸入测量池中，通过电磁作用将磁珠吸附在电极表面，未与磁珠结合的物质通过清洗液被去除。仪器自动通过两点校正的定标曲线计算得到检测结果，主曲线由试剂条形码提供。

【试剂】试剂组成：包被链霉亲和素的磁珠微粒、生物素化的抗 CA15-3 抗体、钌复合物标记的抗 CA15-3 抗体、质控物和定标液以及通用的标本稀释液、洗涤液、清洁液等。

【操作】按试剂盒使用说明书或实验室制定的 SOP 进行操作，主要操作流程参见本章第一节 CLIA 法检测 AFP。

【结果计算】

1. 全自动电发光免疫分析仪的数据分析系统可以自动给出检测结果，应根据校准物和质控物的数据判定结果的有效性。

2. 检测范围 1.00 ~ 300U/ml。如待测标本中 CA15-3 浓度超过检测上限，应以稀释液稀释后重测，手工稀释结果应乘以稀释倍数，仪器自动稀释所检测的结果会自动校正。

【参考区间】

1. 正常人血清 CA15-3≤25U/ml。

2. 各实验室最好根据本室使用的检测系统，检测一定数量的正常人群，建立自己的参考区间。如用文献或说明书提供的参考区间，使用前应加以验证。

【注意事项】

1. 检测结果不受黄疸（胆红素 <1112μmol/L 或 <65mg/dl）、溶血（血红蛋白 <1.9mmol/L 或 <3.0g/dl）、脂血（脂肪乳剂 <1500mg/dl）和生物素 <100ng/ml 或 <409nmol/L 的影响。对于接受高剂量生物素（>5mg/d）治疗的患者，必须在末次生物素治疗 8 小时后才能采血。检测结果不受类风湿因子影响（RF <1500IU/ml）。

2. 其他应注意的问题参见本章第一节 CLIA 法检测 AFP。

二、临床意义

1. CA15-3 是一种由腺体分泌的多形态上皮糖蛋白，在多种腺癌（乳腺癌、肺腺癌、胰腺癌等）细胞中表达。CA15-3 可用于判断乳腺癌的进展、转移及疗效监测，它对转移性乳腺癌的敏感性和特异性高于 CEA，可作为诊断转移性乳腺癌的首选指标。30% ~50% 乳腺癌患者 CA15-3 增高，有转移灶者增高可达 80%，发现癌转移的敏感性比癌胚抗原和组织多肽抗原高，且早于临床发现转移。CA15-3 亦是检测乳腺癌术后复发情况及转移的重要指标，血清 CA15-3 水平增高，提示乳腺癌的局部或全身复发，且增高早于核素检查和临床检查。CA15-3 与 CA125 联合检查，用于卵巢癌复发的早期诊断。CA15-3 与 CEA 联合检测时，可提高乳腺癌早期诊断的敏感性和特异性。但对早期肿瘤阳性检出率低，不宜作为早期筛查指标。

2. CA15-3 血清增高亦可见于肺癌、卵巢癌、结肠癌、肝癌等其他恶性肿瘤。某些良性乳腺疾病，卵巢疾病等非恶性肿瘤疾病亦可引起 CA15-3 水平的增高。

第七节 CA242 检测

【原理】 常用 ELISA 双抗体夹心法检测。操作时将标准品、阴性对照、阳性对照及待测标本和生物素标记的抗 CA242 单克隆抗体滴加至链霉亲和素包被的微孔板中一起温育，标准品/待测标本中的 CA242 抗原通过生物素标记的抗 CA242 单克隆抗体吸附到微孔板上；清洗微孔板后，加入 HRP 标记的抗 CA242 单克隆抗体进行温育反应，经过清洗后，加入底物/显色缓冲液（过氧化氢和 3，3′，5，5′四甲基联苯胺）使其发生呈色反应。颜色的深浅与标本中的 CA242 含量成正比。

【试剂】 试剂组成：包被链霉亲和素的微孔板、生物素标记的抗 CA242 抗体、一系列浓度的标准品、酶标记的抗 CA242 单克隆抗体、酶显色底物溶液以及阴性、阳性对照、浓缩洗涤液、终止液。

【操作】 按试剂盒使用说明书或实验室制定的 SOP 进行操作，主要操作流程如下：

设定和加载标准品、阴性对照、阳性对照、待测标本和生物素标记的抗 CA242 单克隆抗体→温育反应→洗涤→加入 HRP 标记的抗 CA242 单克隆抗体→温育反应→洗涤→加入酶显色底物溶液→温育反应→终止→比色。

【结果计算】

采用单波长（450nm）或双波长（450nm/620nm 或 630nm）比色测定，通常选用双波长比色。每次试验均需根据每个标准液的浓度与其相对应的 OD 值绘制标准曲线，待测标本中的 CA242 浓度即可从标准曲线上读出。

【参考区间】

1. 正常人血清 CA242≤20U/ml。

2. 各实验室最好根据本室使用的检测系统，检测一定数量的正常人群，建立自己的参考区间。如用文献或说明书提供的参考区间，使用前应加以验证。

【注意事项】 参见本章第一节 ELISA 法检测 AFP。

【临床意义】

1. CA242（carbohydrate antigen 242）水平在正常人和良性肿瘤患者中很低，但在消化道等多种器官恶性肿瘤患者中 CA242 的水平很高，特别是胰腺癌、结直肠肿瘤中呈现高表达，因此对胰腺和结直肠癌具有很高的特异性和灵敏度，是胰腺癌和结直肠癌的第三代肿瘤标志物。

2. 对胰腺癌的诊断，CA242 优于 CA19-9，敏感性可达 66% ~100%，对大肠癌的敏感性也达 60% ~72%。与 CEA、CA19-9 联合应用可以提高胰腺癌、结、直肠癌诊断的敏感性。CA242 是肺癌、胃癌等恶性肿瘤的辅助诊断标志物。CA242 可用于正常人群的肿瘤早期筛查。

第八节 CA72-4 检测

【原理】 常用ECLIA法检测。待测标本、生物素化的特异性CA72-4单克隆抗体（CC49）和钌复合物标记的特异性CA72-4单克隆抗体（B72.3）一起孵育，形成抗原-抗体夹心复合物；加入链霉亲和素包被的磁珠微粒后，该复合体通过生物素与链霉亲和素间的反应结合到微粒上；将反应液吸入测量池中，通过电磁作用将磁珠吸附在电极表面，通过清洗液去除未与磁珠结合的物质；给电极加以一定的电压，使复合体化学发光，通过检测发光强度以及校准曲线确定待测标本中CA72-4的浓度。

【试剂】 试剂组成：包被链霉亲和素的磁珠微粒、生物素化的特异性CA72-4单克隆抗体、钌复合物标记的特异性CA72-4单克隆抗体、质控物和定标液以及通用的标本稀释液、清洗液等。

【操作】 按试剂盒使用说明书或实验室制定的SOP进行操作，主要操作流程参见本章第一节CLIA法检测AFP。

【结果计算】

1. 全自动电发光免疫分析仪的数据分析系统可以自动给出检测结果，应根据校准物和质控物的数据判定结果的有效性。

2. 检测范围0.200～300U/ml。如待测标本中CA72-4浓度超过检测上限，应以稀释液稀释后重测，手工稀释结果应乘以稀释倍数，仪器自动稀释所检测的结果会自动校正。

【参考区间】

1. 正常人血清CA72-4≤6.9U/ml。

2. 各实验室最好根据本室使用的检测系统，检测一定数量的正常人群，建立自己的参考区间。如用文献或说明书提供的参考区间，使用前应加以验证。

【注意事项】

1. 检测结果不受黄疸（胆红素＜1129μmol/L或＜66mg/dl）、溶血（血红蛋白＜1.4mmol/L或＜2.2g/dl）、脂血（脂肪乳剂＜1500mg/dl）和生物素＜60ng/ml或＜246nmol/L的影响。对于接受高剂量生物素（＞5mg/d）治疗的患者，必须在末次生物素治疗8小时后才能采血。检测结果不受类风湿因子影响（RF＜1500IU/ml）。

2. 其他应注意的问题参见本章第一节CLIA法检测AFP。

【临床意义】

1. ECLIA法采用B72.3、CC49两种单克隆抗体检测血清黏蛋白样肿瘤相关糖蛋白TAG72。这两种抗体能与以下各类组织发生反应：乳腺癌、结肠癌、非小细胞肺癌、上皮性卵巢癌、子宫内膜癌、胰腺癌、胃癌以及其他癌，可与胎儿组织如结肠、胃和食管发生反应，但与成人的正常组织无反应。

2. CA72-4（carbohydrate antigen 72-4）是一种对胃癌具有较高敏感性和特异性的血清肿瘤标志物，它可以提高对胃肠腺癌的检出率，并且与胃癌的淋巴结转移有较高的相关性，其在血清中的水平与胃癌的分期有明显的相关性，有助于正确估计临床分期。其对胃癌诊断灵敏度为40%～46%。而对良性胃肠疾病的诊断特异性＞95%。CA72-4升高的程度与胃癌的疾病分期有关系。外科手术后，CA72-4水平可迅速下降至正常值。如果肿瘤组织被完全切除，CA72-4可持续维持在正常水平。在70%的复发病例中，CA72-4浓度升高先于临床诊断。

3. CA72-4对黏液样卵巢癌的诊断灵敏度高于CA125。两者结合起来可使初诊的诊断灵敏度可提高到73%；动态监测的诊断灵敏度可提高到67%。

4. 结直肠癌完全切除后CA72-4可显著下降，长期随访发现CA72-4持续升高提示有残余的肿瘤存在，与CEA联合检测能使术后肿瘤复发的诊断灵敏度从78%提高到87%。

5. 一些良性疾病如风湿病和卵巢囊肿也发现有CA72-4的升高。

第九节 神经元特异烯醇化酶检测

糖分解烯醇酶有多种二聚异构体，由α、β和γ三种亚单位组成。其中α亚单位见于哺乳动物多种类型组织，β亚单位主要见于心脏和肌肉组织。αγ和γγ两种酶异构体被称为神经元特异烯醇化酶（neuron-specific enolase，NSE），高浓度存在于神经细胞和神经内分泌细胞以及由这些细胞所引发的肿瘤细胞中。NSE是烯醇化酶的同工酶，其酶异构体为αγ和γγ。

一、检测方法

（一）ELISA法

【原理】 NSE分子上的两个不同的抗原决定簇可采用单克隆抗体检测，单克隆抗体与γ亚单位结合，可检测γγ和αγ两种形式。将标准品、阴性对照、阳性对照、待测标本及生物素标记的抗NSE抗体滴加至链霉亲和素包被的微孔板中一起温育，标准品及待测标本中的 NSE 抗原通过生物素标记的抗 NSE 单克隆抗体吸附到微孔板上；清洗微孔板后，加入辣根过氧化物酶标记的抗 NSE 抗体进行温育反应，清洗后加入底物/显色缓冲液使其发生反应。颜色的深浅与标本中的 NSE 含量成正比。

【试剂】试剂组成：包被链霉亲和素的微孔板、生物素标记的抗 NSE 抗体、一系列浓度的标准品、辣根过氧化物酶标记的抗 NSE 抗体、酶显色底物溶液以及阴性对照、阳性对照、浓缩洗涤液、终止液等。

【操作】按试剂盒使用说明书或实验室制定的 SOP 进行操作，主要操作流程如下：

设定和加载标准品、待测标本、阴性对照、阳性对照和生物素标记的抗 NSE 单克隆抗体→温育反应→洗涤→加入 HRP 标记的抗 NSE 单克隆抗体→温育反应→洗涤→加入酶显色底物溶液→温育反应→终止→比色。

【结果计算】

采用单波长（450nm）或双波长（450nm/620nm 或 630nm）比色测定，通常选用双波长比色。每次试验均需根据每个标准液的浓度与其相对应的 OD 值绘制标准曲线，待测标本中的 NSE 浓度即可从标准曲线上读出。

【参考区间】

1. 正常人血清 NSE 为 <13ng/ml。

2. 各实验室最好根据本室使用的检测系统，检测一定数量的正常人群，建立自己的参考区间。如用文献或说明书提供的参考区间，使用前应加以验证。

【注意事项】

1. 待测标本避免溶血，因红细胞与血小板中含有大量的 NSE，会产生假阳性结果。

2. 其他应注意的问题参见本章第一节 ELISA 法检测 AFP。

（二）ECLIA 法

【原理】将待测标本、生物素化的抗 NSE 特异性单克隆抗体和钌复合体标记的 NSE 特异性单克隆抗体一起孵育后，反应形成抗原-抗体复合体；加入链霉亲和素包被的磁珠微粒，复合体在链霉亲和素和生物素相互作用下形成固相；将反应液吸入检测池中，通过电磁作用吸附在电极表面，未结合物质通过清洗液去除；在电极上加以一定的电压，使复合体化学发光，通过检测发光强度以及校准曲线确定待测标本中 NSE 的浓度。

【试剂】试剂组成：包被链霉亲和素的磁珠微粒、生物素化的特异性 NSE 单克隆抗体、钌复合物标记的特异性 NSE 单克隆抗体、质控物和定标液以及通用的标本稀释液、清洗液等。

【操作】按试剂盒使用说明书或实验室制定的 SOP 进行操作，主要操作流程参见 CLIA 法检测 AFP。

【结果计算】

1. 全自动电发光免疫分析仪的数据分析系统可以自动给出检测结果，应根据校准物和质控物的数据判定结果的有效性。

2. 检测范围 0.050～370ng/ml。如待测标本中 NSE 浓度超过检测上限，应以稀释液稀释后重测，手工稀释结果应乘以稀释倍数，仪器自动稀释所检测的结果会自动校正。

【参考区间】

1. 正常人血清 NSE <16.3ng/ml。

2. 各实验室最好根据本室使用的检测系统，检测一定数量的正常人群，建立自己的参考区间。如用文献或说明书提供的参考区间，使用前应加以验证。

【注意事项】

1. 待测标本避免溶血，因红细胞与血小板中含有大量的 NSE，会产生假阳性结果。

2. 检测结果不受黄疸（胆红素 <1231μmol/L 或 <72mg/dl）、高脂血（症）（脂肪乳剂 <22.8mmol/L 或 <2000mg/dl）和生物素 <100ng/ml 或 <409mmol/L 的影响。对于因某些疾病需要而接受高剂量生物素治疗的患者（>5mg/d），必须在末次生物素治疗 8 小时后采集标本。浓度达 1500U/ml 的风湿因子对测定无影响。

3. 其他应注意的问题参见本章第一节 CLIA 法检测 AFP。

二、临床意义

正常人群或良性疾病患者中，NSE 水平很低。而在患有神经内分泌分化的恶性肿瘤的患者中 NSE 的水平增高。在患小细胞肺癌（SCLC）和神经母细胞瘤（NB）的患者中尤为明显。NSE 是 SCLC 和 NB 主要的肿瘤标志物，SCLC 患者血清 NSE 明显增高，其灵敏度达 80%，特异性达 80%～90%，而非小细胞肺癌（NSCLC）NSE 并无明显增高，可作为 SCLC 与 NSCLC 的鉴别诊断指标，NSE 是目前公认的 SCLC 高特异性和高灵敏性的肿瘤标志物。NSE 水平与 SCLC 转移程度和治疗反应性有良好相关性，动态监测可判断 SCLC 的病情进展和治疗效果。NSE 水平在嗜铬细胞瘤、胰岛细胞瘤、甲状腺髓样癌和黑色素瘤等肿瘤亦可升高。

第十节　细胞角蛋白19片段检测

细胞角蛋白组成上皮细胞的中层丝状结构。细胞角蛋白丝状结构本身不易溶解，但随着蛋白变性，能够形成可溶性细胞角蛋白成分，并释放进入体液循环。在病理条件下，上皮细胞发生恶行性变，蛋白酶激活加速细胞降解，大量细胞角蛋白片段释放入血。细胞角蛋白19（cytokeratin 19，CYK-19）是角蛋白家族中最小的成员。CYK-19广泛分布于正常组织表面，如层状或鳞状上皮中。病理条件其可溶性片段（CYFRA21-1）释放入血并可与两株单克隆抗体KS19.1和BM19.21特异性结合，是检测非小细胞肺癌的首选肿瘤标志物。

一、检测方法

（一）ELISA法

【原理】CYFRA21-1的两个不同抗原决定簇采用单克隆抗体检测。将标准品、阴性对照、阳性对照、待测标本及生物素标记的抗CYFRA21-1单克隆抗体滴加至链霉亲和素包被的微孔板中一起温育，标准品及待测标本中的CYFRA21-1抗原通过生物素标记的抗CYFRA21-1单克隆抗体吸附到微孔板上；清洗微孔板后加入辣根过氧化物酶（HRP）标记的抗CYFRA21-1单克隆抗体进行温育反应，清洗后加入底物/色原溶液使其发生呈色反应。颜色的深浅与标本中的NSE含量成正比。

【试剂】试剂组成：包被链霉亲和素的微孔板、生物素标记的抗CYFRA21-1抗体、一系列浓度的标准品、辣根过氧化物酶标记的抗CYFRA21-1抗体、酶显色底物溶液以及阴性对照、阳性对照、浓缩洗涤液、终止液。

【操作】按试剂盒使用说明书或实验室制定的SOP进行操作，主要操作流程参见本章第八节ELISA法检测NSE。

【结果计算】采用单波长（450nm）或双波长（450nm/620nm或630nm）比色测定，通常选用双波长比色。每次试验均需根据每个标准液的浓度与其相对应的OD值绘制标准曲线，待测标本中的CYFRA21-1浓度即可从标准曲线上读出。

【参考区间】

1. 正常人血清CYFRA21-1 <1.8ng/ml。

2. 各实验室最好根据本室使用的检测系统，检测一定数量的正常人群，建立自己的参考区间。如用文献或说明书提供的参考区间，使用前应加以验证。

【注意事项】参见本章第一节ELISA法检测AFP。

（二）ECLIA法

【原理】采用双抗体夹心法原理。待测标本、生物素化的抗细胞角蛋白19单克隆抗体和钌标记的抗细胞角蛋白19单克隆抗体一起孵育，形成抗原-抗体夹心复合物；添加包被链霉亲和素的磁珠微粒进行孵育，复合体与磁珠通过生物素和链霉亲和素的作用结合；将反应液吸入测量池中，通过电磁作用将磁珠吸附在电极表面，未结合磁珠的物质通过清洗液去除；给电极加以一定的电压，使复合体化学发光，通过检测发光强度以及校准曲线确定待测标本中CYFRA21-1的浓度。

【试剂】试剂组成：包被链霉亲和素的磁珠微粒、生物素化的抗细胞角蛋白19抗体、钌复合物标记的抗细胞角蛋白19抗体、质控物和定标液以及通用的标本稀释液、清洗液等。

【操作】按试剂盒使用说明书或实验室制定的SOP进行操作，主要操作流程参见CLIA法检测AFP。

【结果计算】

1. 全自动电发光免疫分析仪的数据分析系统可以自动给出检测结果，应根据校准物和质控物的数据判定结果的有效性。

2. 检测范围0.100～500ng/ml。如待测标本中CYFRA21-1浓度超过检测上限，应以稀释液稀释后重测，手工稀释结果应乘以稀释倍数，仪器自动稀释所检测的结果会自动校正。

【参考区间】

1. 正常人血清CYFRA21-1 <3.3ng/ml。

2. 各实验室最好根据本室使用的检测系统，检测一定数量的正常人群，建立自己的参考区间。如用文献或说明书提供的参考区间，使用前应加以验证。

【注意事项】

1. 检测结果不受黄疸（胆红素 <1112μmol/L或 <65mg/dl）、溶血（血红蛋白 <0.93mmol/L或 <1.5g/dl）、脂血（脂肪乳剂 <1500mg/dl）和生物素 <50ng/ml或 <205nmol/L的影响。对于接受高剂量生物素（>5mg/d）治疗的患者，必须在末次生物素治疗8小时后才能采血。检测结果不受类风湿因子影响（RF <1500IU/ml）。

2. 其他应注意的问题参见本章第一节CLIA法检测AFP。

二、临床意义

1. CYFRA21-1 主要用于监测非小细胞性肺癌（NSCLC）的病程。CYFRA21-1 也适用于监测横纹肌浸润性膀胱癌的病程。CYFRA21-1 较好的特异性可鉴别诊断肺部良性疾病（如：肺炎、结节病、结核病、慢性支气管炎、支气管哮喘、肺气肿）。CYFRA21-1 水平在个别良性肝脏疾病和肾衰竭轻微上升（小于 10ng/ml）。其与性别、年龄或吸烟习惯无相关性，不受妊娠影响。

2. 肺癌的临床诊断主要根据临床症状、影像学或内镜检查和外科手术。肺部不能明确诊断的病灶，如果伴有 CYFRA21-1 检测结果的增高（>30ng/ml），预示患原发性支气管肺癌的可能性相当高。血清高水平的 CYFRA21-1 提示肿瘤晚期和预后较差。血清 CYFRA21-1 水平正常或轻微上升，不能排除肿瘤存在的可能。患者治疗中，血清 CYFRA21-1 水平快速下降到正常范围内提示治疗有效。血清 CYFRA21-1 水平持续性保持、轻微改变或缓慢下降提示肿瘤可能切除不完全。在疾病进展过程中，CYFRA21-1 水平的升高往往早于临床症状及影像学检查。

第十一节 胃泌素释放肽前体检测

胃泌素释放肽前体（pro-gastrin-releasing peptide，ProGRP）可由小细胞肺癌（SCLS）肿瘤细胞分泌，是 SCLS 的重要血清诊断标志物，其特异性和敏感性均高于其他肺癌相关指标如 NSE 和 CYFRA21-1 等，在 SCLS 的诊断、复发转移判断、疗效监测以及预后评价中有重要的指导价值。

一、检测方法

（一）CLIA 法

【原理】双抗体夹心全自动化学发光检测法。将标本与包被有抗 ProGRP 抗体的顺磁微粒子混合，通过抗体将标本中 ProGRP 抗原固定在微粒子上；洗涤后加入吖啶酯标记的抗 ProGRP 抗体（二抗），使特异地形成包被抗体-ProGRP-吖啶酯标记抗体免疫复合物，洗涤后加入预激发液和激发液启动化学发光反应，检测其相对发光单位（RLU），标本中 ProGRP 的含量与 RLU 呈正相关。

【试剂】采用与仪器配套的商品化试剂盒。试剂一般包括：抗 ProGRP 抗体包被的顺磁微粒子、吖啶酯标记的抗体、预激发液、激发液、稀释液、校准品、质控物、洗涤液和清洁液。

【操作】按试剂盒使用说明书或实验室制定的 SOP 进行操作，只需分离血清或血浆，准备试剂，上机检测包括加样、分离、搅拌、温育、检测和打印结果在内的各项操作均由仪器自动进行。

【结果计算】按照试剂盒使用说明书进行结果判定，一般原则为：

1. 每隔 24 小时运行三个质控水平（正常值和异常值），质控结果在试剂盒说明书或实验室所要求的可接受范围内。

2. 仪器自动计算和打印结果。该法的线性范围为 3～5000pg/ml，如待测标本中的 ProGRP 浓度超过此范围上限时，应以自动稀释模式或手工稀释程序进行稀释后重新检测；手工稀释结果乘以稀释倍数，仪器自动稀释所检测的结果会自动校正。

【参考区间】正常人血浆 ProGRP≤65pg/ml；血清 ProGRP 较之略低（≤63pg/ml 或更低），该值易受标本采集条件的影响。因此，各实验室应规范实验室内部的标本采集流程，并通过检测本地区一定数量的正常人群，建立自己的参考区间；建议对血浆和血清中的 ProGRP 分别建立各自的参考区间。如用文献或说明书提供的参考区间，使用前应加以验证。

【注意事项】

1. 按说明书要求储存和处理试剂，试剂盒必须在 2～8℃下直立储存；不同批号试剂不能混用，每批试剂应分别制作标准曲线。

2. 建议使用血浆标本，因为在血液凝固过程中产生的内源性蛋白酶可能会降解血清中的 ProGRP。

3. 血清标本采集后应尽快检测：为了减少血清标本中 ProGRP 的降解量，应当缩短标本在室温中的放置时间，不能超过 3 小时（包括血液凝固、存放和检测所需的时间）。血清标本在完全凝固后进行分离检测，如不能立即检测，应将其转移至 2～8℃下储存，从 2～8℃冷藏环境中取出后也应立即进行检测。

4. 如果血清在室温或 2～8℃下 3 小时内、血浆在室温下 8 小时或 2～8℃下 24 小时内不能检测，应将血清或血浆从血细胞、凝块或分离胶中分离出来，冻存于 -20℃下，并在 7 天内检测（避免反复冻融）；标本的长期储存应置于 -70℃下。

5. 患者标本中的人抗小鼠抗体或嗜异性抗体可能会干扰检测；标本中含有纤维蛋白、红细胞和其他颗粒物质，或冻融的标本、或标本需要重复检测时，均需进行离心。

6. 不能使用以下标本：热灭活标本、严重溶血标本（Hb > 500mg/dl）、明显微生物污染、尸检标本或其他体液。

7. 采自同一个体的血清和血浆标本得到的检测结果可能不同，应当在结果报告中说明标本类型；同一患者 ProGRP 连续检测时，必须使用相同类型的标本基质，以监控治疗反应或疾病进展状况。

8. 如果 ProGRP 检测结果与临床表现不符时，建议通过附加试验来验证检测结果。

（三）ELISA 法

【原理】双抗体夹心 ELISA 法。鼠抗人 ProGRP 单抗包被微孔板，加入待测标本孵育，形成固相抗体-ProGRP 复合物；洗涤后加入辣根过氧化物酶（HRP）标记的抗 ProGRP 二抗，使特异性形成固相抗体-ProGRP-酶标抗体免疫复合物，洗涤后加入酶显色底物呈色；呈色强度与标本中 ProGRP 浓度成正比。

【试剂】试剂组成：包被抗人 ProGRP 单抗的微孔板、HRP-抗 ProGRP 多克隆抗体、酶显色底物溶液、稀释液、标准品和质控物。

【操作】按试剂盒使用说明书或实验室制定的 SOP 进行操作，主要流程为：

试剂准备→加载标本（标准品、质控物和待测标本）→温育反应→洗涤→加酶标二抗→温育反应→洗涤→显色→终止→比色。

【结果计算】按照试剂盒使用说明书进行结果判定，一般原则为：

1. 以每块微孔板为一个批次，同时检测阴阳性质控物，质控结果符合试剂盒说明书或实验室所规定的要求。

2. 计算复孔检测的各标准品的吸光度平均值，标准品检测结果应符合试剂盒说明书的要求；每批次试验后均需以系列标准品浓度为横坐标，相应吸光度值为纵坐标，制备标准曲线；待测标本 ProGRP 浓度可从标准曲线中获得。

3. 该法的线性范围为 12.3 ~ 1000pg/ml，如待测标本中 ProGRP 浓度超过了此范围上限，应以标本稀释液稀释后重新检测，测值乘以稀释倍数。

【参考区间】正常人血清 ProGRP < 46pg/ml。各实验室最好根据本室使用的检测系统，检测一定数量的正常人群，建立自己的参考区间。如用文献或说明书提供的参考区间，使用前应加以验证。

【注意事项】待测标本的要求同上 CLIA 法，其他参见本章第一节 ELISA 法检测 AFP。

二、临床意义

1. 临床应用 ProGRP 作为肿瘤标志物时，必须检查患者的肾功能以排除肾小球滤过率降低所导致的血清/浆 ProGRP 增高，血清肌酐 > 353.6mmol/L，可出现血清/浆 ProGRP 升高。

2. SCLC 的诊断和鉴别诊断：SCLC 患者血清 ProGRP 阳性率约 68.6%；与其他检测指标联合（如 NSE 和 CYFRA21-1 等），有助于对肺部肿块进行小细胞癌和非小细胞癌的分类诊断，尤其是对于那些不能获得病理检查结果的患者。

3. 如果非小细胞肺癌（NSCLC）患者血清 ProGRP > 100pg/ml，则在排除肾功能影响后，应进一步检查肿瘤组织是否含有小细胞成分或存在神经内分泌分化。

4. 对于治疗前血清/浆 ProGRP 水平增高的 SCLC 肺癌患者，该指标的动态分析有助于疗效监测、复发转移判断和预后评价，需要结合患者的临床信息和其他诊断手段，综合评判。

5. 其他神经内分泌源性肿瘤如类癌、具有神经内分泌特征的肺未分化大细胞癌、甲状腺髓样癌，以及具有神经内分泌特征的亚群雄激素非依赖性前列腺癌等，也会出现 ProGRP 水平的增高，因此，ProGRP 检测不是判断 SCLC 的绝对指标，必须结合其他的检查手段综合评判；另外，SCLC 在一般人群中的发病率低，因此 ProGRP 也不适用于该病的筛查。

第十二节 前列腺特异性抗原检测

前列腺特异性抗原（prostate specific antigen, PSA）是一种与前列腺癌相关的抗原，生理条件下主要由前列腺导管上皮细胞合成，分泌入精浆，微量进入血液循环。

PSA 的测定目前广泛应用于前列腺患者的检查和治疗，被认为是首选的前列腺癌血清诊断指标。

一、检测方法

目前对前列腺特异性抗原的常用检测方法有 ELISA、CLIA 和 ECLIA 检测总 PSA（t-PSA），CLIA 检测结合 PSA（c-PSA），ELISA、CLIA 和 ECLIA 检测游离 PSA（f-PSA）。

（一）总 PSA 检测

1. ELISA 法

【原理】操作时将标准品、阴性对照、阳性对照、待测标本及生物素标记的抗 PSA 抗体滴加至链霉亲和素包被的微孔板中一起温育，标准品及待测标本中的 PSA 通过生物素标记的抗 PSA 抗体吸附到微孔板上；清洗微孔板后加入辣根过氧化物酶标记的抗

PSA 抗体进行温育反应，清洗后加入底物/色原溶液使其发生呈色反应。颜色的深浅与标本中的 PSA 浓度成正比。

【试剂】试剂组成：包被链霉亲和素的微孔板、生物素标记的抗 PSA 抗体、一系列浓度的标准品、辣根过氧化物酶标记的抗 PSA 抗体、酶显色底物溶液以及阴性对照、阳性对照、浓缩洗涤液、终止液等。

【操作】按试剂盒使用说明书或实验室制定的 SOP 进行操作，主要操作流程参见本章第八节 ELISA 法检测 NSE。

【结果计算】采用单波长（450nm）或双波长（450nm/620nm 或 630nm）比色测定，通常选用双波长比色。每次试验均需根据每个标准液的浓度与其相对应的 OD 值绘制标准曲线，待测标本中的 PSA 浓度即可从标准曲线上读出。

【参考区间】

（1）正常男性血清 PSA≤4ng/ml。

（2）各实验室最好根据本室使用的检测系统，检测一定数量的正常人群，建立自己的参考区间。如用文献或说明书提供的参考区间，使用前应加以验证。

【注意事项】在进行前列腺检测之前应检测总 PSA 含量，建议在进行外科直肠检测之前先抽血。如果外科检查前列腺，比如活检或经尿道的切除手术等，必须在不少于 6 周后方可抽血检测 PSA，否则有可能会因此导致 PSA 水平升高。其他应注意的问题参见本章第一节 ELISA 法检测 AFP。

2. CLIA 法

【原理】将标本和抗 PSA 包被的顺磁性微粒子混合，标本中存在的 PSA 结合到抗 PSA 包被的微粒子上；洗涤后，加入吖啶酯标记的抗 PSA 结合物，随后将预激发液和激发液添加到反应混合物中。测量的化学发光反应的结果，以相对发光值（RLUs）表示，标本中 t-PSA 含量与系统检测出的 RLUs 成正比。

【试剂】试剂组成：抗 PSA 包被的微粒子、吖啶酯标记的抗 PSA 结合物、标本稀释液以及通用的发光激发液、清洗缓冲液等。

【操作】按试剂盒使用说明书或实验室制定的 SOP 进行操作，主要操作流程参见本章第一节 CLIA 法检测 AFP。

【结果计算】

（1）全自动发光免疫分析仪的数据分析系统可以自动给出检测结果，应根据校准物和质控物的数据判定结果的有效性。

（2）如待测标本中 PSA 浓度超过检测上限 100ng/ml 时，应以稀释液稀释后重测，手工稀释结果应乘以稀释倍数，仪器自动稀释所检测的结果会自动校正。

【参考区间】

（1）正常男性血清 PSA≤4.0ng/ml。

（2）各实验室最好根据本室使用的检测系统，检测一定数量的正常人群，建立自己的参考区间。如用文献或说明书提供的参考区间，使用前应加以验证。

【注意事项】直肠指诊、直肠内超声检查、前列腺按摩、前列腺穿刺和膀胱镜检均可致血清 PSA 明显升高，应确保在任何有关前列腺的活动之前进行血样的抽取。其他应注意的问题参见本章第一节 CLIA 法检测 AFP。

3. ECLIA 法

【原理】待测标本、生物素化的抗 PSA 特异性抗体和钌标记的抗 PSA 单克隆抗体一起孵育，形成抗原-抗体夹心复合物；添加包被链霉亲和素的磁珠微粒进行孵育，复合体与磁珠通过生物素和链霉亲和素的作用结合；将反应液吸入测量池中，通过电磁作用将磁珠吸附在电极表面，未与磁珠结合的物质通过清洗液去除；给电极加以一定的电压，使复合体化学发光，通过检测发光强度以及校准曲线确定待测标本中 t-PSA 的浓度。

【试剂】试剂组成：包被链霉亲和素的磁珠微粒、生物素化的抗 PSA 特异性抗体、钌标记的抗 PSA 单克隆抗体、质控物和定标液以及通用的标本稀释液、清洗液等。

【操作】按试剂盒使用说明书或实验室制定的 SOP 进行操作，主要操作流程参见本章第一节 CLIA 法检测 AFP。

【结果计算】

（1）全自动电发光免疫分析仪的数据分析系统可以自动给出检测结果，应根据校准物和质控物的数据判定结果的有效性。

（2）检测范围 0.002～100ng/ml。如待测标本中总 PSA 浓度超过检测上限，应以稀释液稀释后重测，手工稀释结果应乘以稀释倍数，仪器自动稀释所检测的结果会自动校正。

【参考区间】

（1）正常男性血清 PSA：<40 岁时≤1.4ng/ml，40～50 岁时≤2.0ng/ml，50～60 岁时≤3.1ng/ml，60～70 岁时≤4.1ng/ml，>70 岁时≤4.4ng/ml。

（2）各实验室最好根据本室使用的检测系统，

检测一定数量的正常人群，建立自己的参考区间。如用文献或说明书提供的参考区间，使用前应加以验证。

【注意事项】参见本章第十二节 CLIA 法检测总 PSA（t-PSA）。

（二）结合 PSA 检测

【原理】临床通常采用 CLIA 夹心法检测结合 PSA（c-PSA）先制备鼠抗人 c-PSA 单克隆抗体；制备羊抗人 c-PSA 抗体并与碱性磷酸酶联结制备酶结合物（ALP-gAb）；以提纯的鼠 IgG 免疫山羊制备羊抗鼠 IgG 抗体，并包被于磁性颗粒上；最后合成发光底物 AMPPD。

实验时标本中待测的 c-PSA 与 mAb、ALP-gAb 结合，形成双抗体夹心大分子免疫复合物 mAb—c-PSA—ALP-gAb；反应平衡后加入包被有羊抗鼠 IgG 抗体的磁性颗粒，捕获上述抗原-抗体复合物，在磁场的作用下自行沉淀；分离并吸弃上清液后加入发光底物 AMPPD，后者在 ALP 的作用下迅速发出稳定的光量子，光子的产出量与待测 c-PSA 的量成正比。

【试剂】购买与仪器配套的商品成套试剂。

【操作】按试剂盒使用说明书或实验室制定的 SOP 进行操作，主要操作流程参见本章第一节 CLIA 法检测 AFP。

【结果计算】全自动发光免疫分析仪的数据分析系统可以自动给出检测结果，应根据校准物和质控物的数据判定结果的有效性。

【参考区间】

（1）c-PSA/t-PSA＜0.78。

（2）各实验室最好根据本室使用的检测系统，检测一定数量的正常人群，建立自己的参考区间。如用文献或说明书提供的参考区间，使用前应加以验证。

【注意事项】

（1）溶血或脂血标本应避免使用。标本置 -20℃存放，避免反复冻融。

（2）不同批号试剂不能混用。每批试剂应分别制作标准曲线。同批试剂如超过定标稳定时间，应重新定标。

（3）采血前 48 小时内不得做灌肠，前列腺指诊或穿刺等检查治疗，否则测定结果会增高。

（4）其他应注意的问题参见本章第一节 CLIA 法检测 AFP。

（三）游离 PSA（f-PSA）检测

1. ELISA 法

【原理】操作时将标准品、阴性对照、阳性对照、待测标本及生物素标记的抗 f-PSA 抗体滴加至链霉亲和素包被的微孔板中一起温育，标准品、待测标本中的 f-PSA 通过生物素标记的抗 f-PSA 抗体吸附到微孔板上；清洗微孔板后，加入辣根过氧化物酶标记的抗 f-PSA 抗体进行温育反应，经过清洗后，加入底物/色原溶液使其发生酶反应。颜色的深浅与标本中的 f-PSA 浓度成正比。

【试剂】试剂组成：包被链霉亲和素的微孔板、生物素标记的抗 f-PSA 抗体、一系列浓度的标准品、辣根过氧化物酶标记的抗 f-PSA 抗体、酶显色底物溶液以及阴性对照、阳性对照、浓缩洗涤液、终止液。

【操作】按试剂盒使用说明书或实验室制定的 SOP 进行操作，主要操作流程参见本章第八节 ELISA 法检测 NSE。

【结果计算】采用单波长（450nm）或双波长（450nm/620nm 或 630nm）比色测定，通常选用双波长比色。每次试验均需根据每个标准液的浓度与其相对应的 OD 值绘制标准曲线，待测标本中的 f-PSA 浓度即可从标准曲线上读出。

【参考区间】

（1）正常男性血清 f-PSA≤0.93μg/L，f-PSA/t-PSA＞25%。

（2）各实验室最好根据本室使用的检测系统，检测一定数量的正常人群，建立自己的参考区间。如用文献或说明书提供的参考区间，使用前应加以验证。

【注意事项】参见本章第十二节 ELISA 法检测总 PSA（t-PSA）。

2. CLIA 法

【原理】将待测标本和 f-PSA 抗体包被的顺磁性微粒子混合，标本中的 f-PSA 与 f-PSA 抗体包被的微粒子结合；洗涤后，加入吖啶酯标记的抗 PSA 抗体结合物，随后将预激发液和激发液添加到反应混合物中。测量的化学发光反应的强度，以相对发光值（RLUs）表示，标本中 f-PSA 含量与系统检测出的 RLUs 成正比。

【试剂】试剂组成：f-PSA 抗体包被的微粒子、吖啶酯标记的抗 PSA 抗体结合物、标本稀释液以及通用的发光激发液、清洗缓冲液等。

【操作】按试剂盒使用说明书或实验室制定的 SOP 进行操作，主要操作流程参见本章第一节 CLIA 法检测 AFP。

【结果计算】

（1）全自动发光免疫分析仪的数据分析系统可以自动给出检测结果，应根据校准物和质控物的数据判定结果的有效性。

（2）如待测标本中总 f-PSA 浓度超过检测上限，应以稀释液稀释后重测，手工稀释结果应乘以稀释倍数，仪器自动稀释所检测的结果会自动校正。

【参考区间】

（1）正常男性血清 f-PSA≤0.93μg/L，f-PSA/t-PSA＞25%。

（2）各实验室最好根据本室使用的检测系统，检测一定数量的正常人群，建立自己的参考区间。如用文献或说明书提供的参考区间，使用前应加以验证。

【注意事项】 参见本章第十二节 CLIA 法检测总 PSA（t-PSA）。

3. ECLIA 法

【原理】 待测标本、生物素抗前列腺抗原单克隆抗体和钌复合物标记的前列腺抗原单克隆抗体一起孵育后，反应形成抗原-抗体复合体；加入链霉亲和素包被的磁珠微粒后，该复合体通过生物素与链霉亲和素间的反应结合到微粒上；将反应液吸入测量池中，通过电磁作用将磁珠吸附在电极表面，未与磁珠结合的物质通过清洗液被去除；给电极加以一定的电压，使复合体化学发光，通过检测发光强度以及校准曲线确定待测标本中 f-PSA 的浓度。

【试剂】 试剂组成：包被链霉亲和素的磁珠微粒、生物素化的抗前列腺抗原单克隆抗体、钌复合物标记的前列腺抗原单克隆抗体、质控物和定标液以及通用的标本稀释液、洗涤液、清洁液等。

【操作】 按试剂盒使用说明书或实验室制定的 SOP 进行操作，主要操作流程参见本章第一节 CLIA 法检测 AFP。

【结果计算】

（1）全自动电发光免疫分析仪的数据分析系统可以自动给出检测结果，应根据校准物和质控物的数据判定结果的有效性。

（2）检测范围 0.010～50.00ng/ml。如待测标本中 f-PSA 浓度超过检测上限，测量值报告为＞50.00ng/ml。

【参考区间】

（1）正常男性血清 f-PSA≤0.93μg/L，f-PSA/t-PSA＞25%。

（2）各实验室最好根据本室使用的检测系统，检测一定数量的正常人群，建立自己的参考区间。如用文献或说明书提供的参考区间，使用前应加以验证。

【注意事项】 参见本章第十二节 CLIA 法检测总 PSA（t-PSA）。

二、临床意义

1. PSA 具有较强的器官特异性，虽在前列腺肥大及前列腺炎等良性前列腺疾病有升高，但在前列腺癌的筛查、辅助诊断、疗效监测及复发预测等方面仍发挥重要作用，可用于前列腺良恶性疾病的鉴别辅助诊断。

2. PSA 升高可见于前列腺癌、前列腺肥大及前列腺炎等疾病。前列腺癌手术后，t-PSA 可降至正常，若术后 t-PSA 浓度不降或降后又升高，提示肿瘤转移或复发。前列腺癌患者的 f-PSA 低于正常和良性疾病，因此 f-PSA/t-PSA 比值可作为前列腺癌的诊断指标，当 f-PSA/t-PSA＜15%，高度提示前列腺癌变，是前列腺良恶性疾病的鉴别点。

3. PSA 水平随年龄的增长而增加，一般以每年 0.04ng/ml 的速度递增。与前列腺增生的程度有关，但两者并不具有相关性。可能引起前列腺损伤的各种检查均可引起 PSA 的明显升高。

第十三节　人绒毛膜促性腺激素检测

人绒毛膜促性腺激素（human chorionic gonadotropin，hCG）是人胎盘滋养层细胞分泌的一种糖蛋白类激素，有 α 和 β 两种亚单位，β 亚基为 hCG 所特有，可通过免疫试验测定。

一、检测方法

（一）ECLIA 法

【原理】 待测标本、生物素化的抗 hCG 单克隆抗体和钌标记的抗 hCG 单克隆抗体混匀，形成夹心复合物；添加包被链霉亲和素的磁珠微粒进行孵育，复合物与磁珠通过生物素和链霉亲和素的作用结合；将反应液吸入检测池，微粒通过电磁作用吸附在电极表面，再由清洗液将未结合物质去除；对电极加一定电压后产生化学发光，通过检测发光强度以及校准曲线确定待测标本中 hCG 的浓度。

【试剂】 试剂组成：包被链霉亲和素的磁珠微粒、生物素化的抗 hCG 单克隆抗体、钌标记的抗 hCG 单克隆抗体、质控物和定标液以及通用的标本稀释液、清洗液等。

【操作】 按试剂盒使用说明书或实验室制定的 SOP 进行操作，主要操作流程参见本章第一节 CLIA 法检测 AFP。

【结果计算】

1. 全自动电发光免疫分析仪的数据分析系统可

以自动给出检测结果，应根据校准物和质控物的数据判定结果的有效性。

2. 检测范围 0.100～10000mlU/ml。如待测标本中 hCG 浓度超过检测上限，应以稀释液稀释后重测，手工稀释结果应乘以稀释倍数，仪器自动稀释所检测的结果会自动校正。

【参考区间】

1. 男性 hCG ≤ 2.0mlU/ml，绝经后女性 ≤6.0mlU/ml，非妊娠妇女≤2.0mlU/ml。

2. 各实验室最好根据本室使用的检测系统，检测一定数量的正常人群，建立自己的参考区间。如用文献或说明书提供的参考区间，使用前应加以验证。

【注意事项】

1. 检测结果不受黄疸（胆红素 <410μmol/L 或 <24mg/dl）、溶血（血红蛋白 <0.621mmol/L 或 <1.0g/dl）、脂血（脂质 <1400mg/dl）和生物素 <80ng/ml 或 <327nmol/L 的影响。对于接受高剂量生物素（>5mg/d）治疗的患者，必须在末次生物素治疗 8 小时后才能采血。检测结果不受类风湿因子影响（RF <3400IU/ml）。

2. 其他应注意的问题参见本章第一节 CLIA 法检测 AFP。

（二）ELISA 法

【原理】 采用 ELISA 双抗体夹心法原理。通常用一株抗 hCGβ 链（β-hCG）单克隆抗体包被微孔板制成固相抗体，以辣根过氧化物酶标记另一株抗 β-hCG单克隆抗体制成酶标记抗体；实验时于包被抗体的微孔中分别加入标准品、阴性对照、阳性对照、待测标本及酶标抗体，形成抗体-hCG-酶标抗体复合物，再加入底物显色后用酶标仪测定。颜色的深浅与待测标本 hCG 含量成正比。

【试剂】 试剂组成：包被有抗 β-hCG 单克隆抗体的微孔板、一系列浓度的标准品、酶标记的抗 β-hCG单克隆抗体、酶显色底物溶液以及阴性对照、阳性对照、浓缩洗涤液、终止液。

【操作】 按试剂盒使用说明书或实验室制定的 SOP 进行操作，主要操作流程参见本章第一节 ELISA 法检测 AFP。

【结果计算】 采用单波长（450nm）或双波长（450nm/620nm 或 630nm）比色测定，通常选用双波长比色。每次试验均需根据每个标准液的浓度与其相对应的 OD 值绘制标准曲线，待测标本 hCG 浓度即可从标准曲线上读出。所有稀释的标本需乘以相应的稀释倍数来进一步推算其浓度。

【参考区间】

1. 男性与未绝经女性 <5.0mlU/ml，绝经女性 <10.0mlU/ml。

2. 各实验室最好根据本室使用的检测系统，检测一定数量的正常人群，建立自己的参考区间。如用文献或说明书提供的参考区间，使用前应加以验证。

【注意事项】 参见本章第一节 ELISA 法检测 AFP。

二、临床意义

1. 血清 hCG 是诊断早期妊娠的常用指标，也用于异常妊娠性疾病的早期发现和鉴别诊断。血清 hCG 升高常见于育龄妇女。正常受孕后，血中 hCG 含量迅速增加，孕 60～80 天达到最高峰，随后逐渐下降，孕 160～180 天时降到最低，但仍明显高于正常，此后又稍回升继续保持到分娩；双胎妊娠时，血清 hCG 比单胎增加一倍以上，血清 hCG 异常升高也可见于绒毛膜癌或葡萄胎；宫外孕时，血清 hCG 则低于同期正常妊娠值。

2. 若早孕妇女血清 hCG 明显偏低或连续监测呈下降趋势，则预示先兆流产；实施人工流产手术后，若血清 hCG 值仍明显高于正常或呈上升趋势，则提示手术不彻底；hCG 升高还可见于生殖细胞、卵巢、膀胱、胰腺、胃、肺和肝脏肿瘤的患者。

第十四节 β_2-微球蛋白检测

β_2-微球蛋白（β_2-microglobulin，β_2-MG）是由血小板、淋巴细胞和多形核白细胞产生的一种小分子球蛋白。其分子量 11 800，由 99 个氨基酸组成。它是细胞表面人类组织相容性抗原（HLA）的 β 链部分，分子内含一对二硫键，与免疫球蛋白稳定区结构相似。

一、检测方法

（一）胶乳增强免疫比浊法

【原理】 基于标本中的 β_2-MG 与试剂中包被有 β_2-MG 抗体的乳胶颗粒反应形成不溶性的复合物，可在波长 500～600nm 处比浊测定，再通过标准曲线读取标本中 β_2-MG 的浓度。

【试剂】 包被抗体的聚苯烯乳胶颗粒、含聚乙二醇的 Tris 缓冲液、NaCl 溶液、清洁剂和防腐剂等。

【操作】 按试剂盒使用说明书或实验室制定的 SOP 进行操作。

【结果计算】 仪器自动给出检测结果，应根据校准物和质控物的数据判定结果的有效性。

【参考区间】

1. 血清 0.8～2.8mg/L。

2. 尿样 0.03～0.10mg/24h。

3. 各实验室最好根据本室使用的检测系统，检测一定数量的正常人群，建立自己的参考区间。如用文献或说明书提供的参考区间，使用前应加以验证。

【注意事项】

1. 标本中的血红素≤500mg/dl、胆红素≤30mg/dl、apoB≤200mg/dl、纤维蛋白原≤200mg/dl、甘油三酯≤1000mg/dl 不会影响 $β_2$-MG 的测定。

2. 由于 $β_2$-MG 在酸性环境中不稳定，疑为尿中酸性蛋白酶的分解作用所致，故取样不宜采集清晨第一次尿，且标本采集后使用 K_2HPO_4 调整 pH 7.8 后进行测定，2～8℃保存可以稳定 2 天或 －20℃保存可以稳定 2 个月。

（二）CLIA 法

【原理】 待测抗原、荧光素标记抗原竞争性与一株抗 $β_2$-MG 单克隆抗体结合；当反应平衡后，形成抗原-抗体复合物；加入包被另一株抗 $β_2$-MG 单克隆抗体的磁性颗粒，捕获此抗原-抗体复合物，在磁场的作用下此磁性微粒自行沉淀；加入触发剂（如 H_2O_2 等）即迅速发出稳定的光量子，光量子的产出量与待测血清中的 $β_2$-MG 量成反比。

【试剂】 试剂组成：抗 $β_2$-MG 单克隆抗体包被的磁性颗粒、荧光素标记抗原、标本稀释液以及通用的发光激发液、清洗缓冲液等。

【操作】 按试剂盒使用说明书或实验室制定的 SOP 进行操作，主要操作流程参见本章第一节 CLIA 法检测 AFP。

【结果计算】 全自动发光免疫分析仪的数据分析系统可以自动给出检测结果，应根据校准物和质控物的数据判定结果的有效性。

【参考区间】

1. 血清 1.3～2.7μg/ml。

2. 随机尿 <0.2μg/ml。

3. 各实验室最好根据本室使用的检测系统，检测一定数量的正常人群，建立自己的参考区间。如用文献或说明书提供的参考区间，使用前应加以验证。

【注意事项】 收集尿液时应弃晨尿，喝 500ml 水 60 分钟后留尿，其他应注意的问题参见本章第一节 CLIA 法检测 AFP。

二、临床意义

1. 血 $β_2$-MG 检测的临床意义

（1）肾功能是影响血 $β_2$-MG 浓度的最主要因素，可用血 $β_2$-MG 估测肾功能。血 $β_2$-MG 是反映肾小球滤过功能的灵敏指标，各种原发性或继发性肾小球病变如累及肾小球滤过功能，均可致血 $β_2$-MG 升高；血 $β_2$-MG 是反映高血压和糖尿病肾功能受损的敏感指标；长期血液透析患者血 $β_2$-MG 升高与淀粉样变、淀粉骨关节病及腕综合征的发生相关；血 $β_2$-MG 有助于动态观察、诊断早期肾移植排斥反应。

（2）血 $β_2$-MG 是淋巴细胞增殖性疾病的主要标志物。多发性骨髓瘤、慢性淋巴性白血病者血 $β_2$-MG 浓度明显增加。其 $β_2$-MG 血清水平可用于评价骨髓瘤的预后及治疗效果。人巨细胞病毒、EB 病毒、乙肝或丙肝病毒及 HIV 感染时血 $β_2$-MG 亦可增高。

（3）自身免疫性疾病时血 $β_2$-MG 增高，尤其是系统性红斑狼疮（SLE）活动期。50%类风湿关节炎患者血 $β_2$-MG 升高，并且和关节受累数目呈正相关。目前认为测定血 $β_2$-MG 可用于评估自身免疫性疾病的活动程度，并可作为观察药物疗效的指标。

2. 尿 $β_2$-MG 检测的临床意义

（1）检测尿 $β_2$-MG 是诊断近曲小管损害敏感而特异的方法。当近曲小管轻度受损时，尿 $β_2$-MG 明显增加，且与肾小管重吸收率呈正相关。

（2）尿蛋白/尿 $β_2$-MG 比值有助于鉴别肾小球或肾小管病变。单纯肾小球病变尿蛋白/尿 $β_2$-MG 比值大于 300，单纯肾小管病变比值小于 10，而混合性病变其比值介于两者之间。

（3）尿 $β_2$-MG 用于鉴别尿路感染，上尿路感染时尿液 $β_2$-MG 浓度明显增加，而下尿路感染时则基本正常；糖尿病、高血压患者早期尿 $β_2$-MG 与其肾功能损害程度显著相关；恶性肿瘤、自身免疫性疾病肾损害时尿中 $β_2$-MG 明显增高；尿 $β_2$-MG 检测可用于判断肾移植的排斥反应，肾移植患者血、尿 $β_2$-MG 明显增高常提示机体发生排斥反应。

第十五节 鳞状上皮细胞癌抗原检测

鳞状上皮细胞癌抗原（squamous cell carcinoma antigen，SCC-Ag 或 SCC）在正常鳞状上皮细胞中表达极微，其主要功能为抑制细胞凋亡和参与鳞状上皮层的分化；在肿瘤细胞中表达增高，通过细胞凋亡通路对机体的几种细胞自杀机制产生抵抗并参与细胞外基质的降解，从而促进肿瘤细胞的增殖和浸润。血清 SCC 检测常用于以宫颈鳞癌为代表的所有鳞状上皮细胞起源癌的辅助诊断和监测，特异性高。

血清中 SCC 至少有四种形式存在：游离 SCC1、游离 SCC2，以及相对应的丝氨酸蛋白酶结合物。

一、检测方法

（一）CLIA 法

【原理】双抗体夹心全自动化学发光检测法。将标本与包被有抗 SCC 抗体的顺磁微粒子混合，通过抗体将标本中 SCC 抗原固定在微粒子上；洗涤后加入吖啶酯标记的 SCC 抗体（二抗），使特异地形成微粒子抗体-SCC-吖啶酯标记抗体免疫复合物；洗涤后加入预激发液和激发液启动化学发光反应，检测其相对发光单位（RLU），标本中 SCC 的含量与 RLU 呈正相关。

【试剂】采用与仪器配套的商品化试剂盒。试剂一般包括：抗 SCC 抗体包被的顺磁微粒子、吖啶酯标记的二抗、预激发液、激发液、校准品、质控物、稀释液、洗涤液和清洁液。

【操作】按试剂盒使用说明书或实验室制定的 SOP 进行操作，只需分离血清或血浆，准备试剂，上机检测包括加样、温育、洗涤和打印结果在内的各项操作均由仪器自动完成。

【结果计算】

按照试剂盒使用说明书进行结果判定，一般原则为：

1. 每隔 24 小时运行三个质控水平（包括正常值和异常值），质控结果在试剂盒说明书或实验室所要求的可接受范围内。

2. 仪器自动计算和打印结果。该法的线性范围为 0.1～70ng/ml；如待测标本中 SCC 浓度超过此范围上限，应以稀释液稀释后重新检测，手工稀释结果乘以稀释倍数，仪器自动稀释所检测的结果会自动校正。

【参考区间】正常人血清或血浆 SCC≤1.5μg/L（即 1.5ng/ml）。各实验室最好根据本室使用的检测系统，检测一定数量的正常人群，建立自己的参考区间。如用文献或说明书提供的参考区间，使用前应加以验证。

【注意事项】

1. SCC 广泛存在于皮肤、汗液和唾液中，因而标本应避免汗液、唾液或气溶胶（喷嚏）污染，以防止假阳性结果；对于 SCC 阳性结果、特别是其结果与临床表现不符时，需要再次试验予以确认。

2. 冷藏试剂使用前需室温（20～25℃）平衡 30 分钟，上机检测时要确保试剂的充分混匀，并注意避开光源；不同批号试剂不能混用；每批试剂应分别制作标准曲线。

3. 患者标本中的人抗小鼠抗体或嗜异性抗体可能会干扰检测。

4. 不能使用以下标本　热灭活标本、严重溶血标本（Hb＞500mg/dl）、尸检标本或其他体液。

5. 仪器的定期校准　由生产商专业工程师定期提供校准服务，对仪器的关键部分如加样系统、温控系统和检测系统进行校准，以确保仪器处于正常的工作状态。

6. 仪器的维护保养　做好仪器的日、周和月维护，保证仪器的工作状况和使用寿命。

7. 项目的定期校准　检验项目校准及校准验证周期应遵照生产商建议的时间，在更换试剂批号或仪器的重要部件后以及质量控制失控处理后也应做项目校准。

8. 在疗效或随访监测中，检测值的比较必须使用相同的检测方法，否则，必须对新旧两种方法进行平行比对检测。

（二）MEIA 法

【原理】双抗体夹心全自动酶免荧光检测法。经探针吸取标本和包被了抗 SCC 抗体的微粒至反应杯上的孵育孔，通过抗体将标本中 SCC 抗原固定在微粒上；然后加入碱性磷酸酶（ALP）标记的抗 SCC 二抗，使特异地形成微粒抗体-SCC-酶标抗体免疫复合物，洗涤后加入底物 4-甲基酮磷酸盐（4-MUP）；酶标抗体上的 ALP 分解 4-MUP，脱磷酸后形成甲基酮，在激发光的照射下发出信号很强的荧光，并与标本中 SCC 浓度成正比。

【试剂】采用与仪器配套的商品化试剂盒。试剂一般包括：抗 SCC 抗体包被的微粒、ALP 标记的抗 SCC 二抗、4-甲基酮磷酸盐、缓冲液、稀释液、校准品、质控物、洗涤液和清洁液。

其他与上述 CLIA 法相同。

（三）ELISA 法

【原理】采用双抗体夹心模式。采用链霉亲和素包被固相，标本中的待测抗原与生物素化抗 SCC 单抗结合后，通过生物素-链霉亲和素的作用吸附到固相上；然后加入辣根过氧化物酶（HRP）标记的抗 SCC 二抗，使特异地形成生物素化抗体-SCC-酶标抗体免疫复合物，洗涤后加入酶显色底物呈色；呈色强度与标本中 SCC 浓度成正比。

【试剂】试剂组成：包被链霉亲和素的微孔板、生物素化的抗 SCC 单抗、HRP 标记的抗 SCC 二抗、酶显色底物溶液以及标准品和质控物。

【操作】按试剂盒使用说明书或实验室制定的 SOP 进行操作，主要流程为：

试剂准备→加载标本（标准品、质控物和待测标本)、生物素化的抗 SCC 单抗和酶标二抗→温育反应→洗涤→显色→终止→比色。

【结果计算】 按照试剂盒使用说明书进行结果判定，一般原则为：

1. 以每块微孔板为一个批次，同时检测阴阳性质控物，质控结果符合试剂盒说明书或实验室所规定的要求。

2. 计算复孔检测的各标准品的吸光度平均值，标准品检测结果应符合试剂盒说明书的要求；每批次试验后均需以系列标准品浓度为横坐标，相应吸光度为纵坐标，制备标准曲线；待测标本 SCC 浓度可从标准曲线中获得。

3. 该法的线性范围为 0.3 ~ 50ng/ml。如待测标本中 SCC 浓度超过此范围上限，应使用 SCC 检测阴性的正常人血清进行稀释，然后重新检测，测值乘以稀释倍数。

【参考区间】 正常人血清或血浆 SCC≤1.5μg/L (即 1.5ng/ml)。各实验室最好根据本室使用的检测系统，检测一定数量的正常人群，建立自己的参考区间。如用文献或说明书提供的参考区间，使用前应加以验证。

【注意事项】 标本应避免汗液、唾液或气溶胶(喷嚏) 污染；打开试剂盒及试验全过程需要戴手套操作，以防止假阳性结果。

其他参见本章第一节 ELISA 法检测 AFP。

二、临床意义

血清中 SCC 水平升高，可见于约 83% 的宫颈鳞癌、25% ~ 75% 的肺鳞状细胞癌、30% 的 Ⅰ 期和 89% 的Ⅲ期食管鳞癌；也可见于部分卵巢癌、子宫癌和颈部鳞状上皮细胞癌。

1. 对宫颈鳞癌有较高的辅助诊断价值　原发性宫颈鳞癌敏感性为 44% ~ 69%，特异性为 90% ~ 96%，早期诊断价值有限；其临床意义主要体现在对治疗疗效以及复发和转移的监控上，必须定期检测、动态观察，并与其他诊断或治疗检测手段结合评判。

2. 辅助诊断肺鳞癌　其水平与肿瘤的进展程度相关，与 CYFRA21-1、NSE 和 CEA 联合检测可提高肺癌患者诊断的敏感性。

3. 辅助诊断食管鳞癌　不能单独作为早期诊断指标，阳性率随病情发展而上升，对于晚期患者，其灵敏度可达 73%，与 CYFRA21-1 联合检测可提高诊断的敏感性。

4. 其他鳞癌如头颈癌、外阴癌、膀胱癌、肛管癌和皮肤癌等，SCC 也有一定的疗效和病程监测价值。

5. 良性疾病如表皮过度角化的皮肤疾病、子宫内膜异位、肺炎、肾衰竭、结核、肝炎和肝硬化等 SCC 水平也会有不同程度升高。因此，SCC 检测不是诊断鳞状细胞癌的绝对指标，必须结合其他的检查手段；也不能作为鳞状细胞癌的筛查指标。

第十六节　人表皮生长因子受体-2 蛋白胞外区检测

人表皮生长因子受体-2 蛋白胞外区（human epidermal growth factor receptor-2 extracellular domain, HER-2 ECD）是 HER-2 蛋白的胞外区受蛋白酶裂解，从细胞表面脱落至血液中形成的可溶性糖蛋白（分子量约 105kD，故又被称为 p105）。血清 HER-2 ECD 检测具有与肿瘤组织 HER-2 相关性好且易于实时动态监测的优点，是组织学检测的一种重要补充。

一、检测方法

（一）CLIA 法

【原理】 双抗体夹心全自动化学发光检测法。标本、荧光素标记的抗 HER-2 单抗以及吖啶酯标记的抗 HER-2 单抗（二抗）共同孵育，使特异地形成荧光素化抗体-HER-2 ECD-吖啶酯标记抗体免疫复合物；然后加入固相载体（与鼠单克隆抗荧光素抗体共价结合的顺磁粒子），使上述免疫复合物通过荧光素-抗荧光素抗体特异地吸附到固相载体上；洗涤后加入发光启动剂激发化学发光反应；标本中 HER-2 ECD 的含量与相对发光单位（RLU）呈正相关。

【试剂】 采用与仪器配套的商品化试剂盒。试剂一般包括：荧光素标记的抗 HER-2 抗体、吖啶酯标记的抗 HER-2 抗体、包被有抗荧光素抗体的固相载体、发光启动剂、校准品、质控物、稀释液、洗涤液和清洁液。

【操作】 按试剂盒使用说明书或实验室制定的 SOP 进行操作，只需分离血清，准备试剂，上机检测包括加样、温育、洗涤和打印结果在内的各项操作均由仪器自动完成。

【结果计算】 按照试剂盒说明书进行结果判定，一般原则为：

1. 每隔 24 小时运行至少二个水平的质控物（正常值和异常值），质控结果在试剂盒说明书或实验室所要求的可接受范围内。

2. 仪器自动计算和打印结果。如待测标本中 HER-2 ECD 浓度大于 350ng/ml，应以稀释液稀释后重新检测，手工稀释结果乘以稀释倍数，仪器自动稀释所检测的结果会自动校正。

【参考区间】 正常女性血清 HER-2 ECD < 15ng/ml。各实验室最好根据本室使用的检测系统，检测一定数量的正常人群，建立自己的参考区间。如用文献或说明书提供的参考区间，使用前应加以验证。

【注意事项】

1. 规范实验室标本采集流程，血清标本采集后应尽快分离和检测（3 小时内），否则将血清分离后放置 2～8℃，或 -20℃下贮存并避免反复冻融。

2. 待测标本和质控物禁用叠氮化物防腐，含有沉淀物的待测标本检测前需充分离心。

3. 正在接受眼底荧光血管造影的患者，在治疗后 36～48 小时内会在体内保留大量荧光素，肾功能不全者可能会停留更长时间，这类患者使用该检测法时可能会产生错误的数值降低，需要谨慎解释结果。

其他参见本章第十七节 CLIA 法检测 SCC。

（二）ELISA 法

【原理】 采用双抗体夹心模式。抗人 HER-2 抗体包被微孔板，将标本、生物素化的抗 HER-2 抗体（二抗）和辣根过氧化物酶（HRP）标记的亲合素依次加入微孔内，使特异地形成固相抗体-HER-2 ECD-生物素化抗体免疫复合物，并通过生物素-亲合素的结合被标记上 HRP，洗涤后加入酶显色底物呈色；呈色强度与标本中 HER-2 浓度成正比。

【试剂】 试剂组成：包被人 HER-2 抗体的微孔板、生物素化的抗 HER-2 抗体、HRP 标记的亲合素、酶显色底物溶液以及标准品和质控物。

【操作】 按试剂盒使用说明书或实验室制定的 SOP 进行操作，主要流程为：

试剂准备→加载标本（标准品、质控物和待测标本）并温育→洗涤→加入生物素化的抗 HER-2 抗体并温育→洗涤→加入 HRP 标记的亲合素并温育→洗涤→显色→终止→比色。

【结果计算】 按照试剂盒使用说明书进行结果判定，一般原则为：

1. 以每块微孔板为一个批次，同时检测阴阳性质控物，质控结果符合试剂盒说明书或实验室所规定的要求。

2. 标准品检测结果符合试剂盒说明书的要求；每批次试验后均需以系列标准品浓度为横坐标，相应吸光度值为纵坐标，制备标准曲线；待测标本 HER-2 ECD 浓度可从标准曲线中获得。

3. 该法的线性范围 1.56～100ng/ml，如待测标本中 HER-2 ECD 浓度超过此范围上限，应以稀释液稀释后重新检测，测值乘以稀释倍数。

【参考区间】 正常女性血清 HER-2 ECD < 15ng/ml。各实验室最好根据本室使用的检测系统，检测一定数量的正常人群，建立自己的参考区间。如用文献或说明书提供的参考区间，使用前应加以验证。

【注意事项】 参见本章第一节 ELISA 法检测 AFP。

二、临床意义

1. 实验室检测 HER-2 状态已成为乳腺癌临床评估的常规项目，是对适宜患者采取 HER-2 基因靶向药物治疗的先决条件，同时也是判断预后和制定有效治疗方案（包括激素治疗和化疗）的重要参考指标。临床上通常使用免疫组织化学法检测 HER-2 蛋白的表达或原位荧光杂交法检测 HER-2 基因的扩增，具有取材受限（需手术或活检）、无法跟踪监测，以及判断方法尚未标准化、易受检测者主观干扰等缺点；因此，血清标本 HER-2 ECD 的检测受到重视。

2. 对于血清 HER-2 ECD 水平超过 15ng/ml 的乳腺癌患者，该指标的动态分析有助于疗效监测、复发判断和预后评价，需要结合患者的临床信息和其他诊断手段综合评判。

3. 在指导药物治疗、尤其是靶向药物应用方面，血清 HER-2 ECD 的检测可作为组织学检测的一个补充，且有可能使靶向治疗的适应人群得以放宽。

4. 血清 HER-2 ECD 浓度正常不能排除乳腺癌；浓度升高可能也会在一些非恶性疾病或其他类型的上皮起源肿瘤如肺癌、肝癌、胰腺癌、结肠癌、胃癌、卵巢癌、子宫颈癌和膀胱癌中出现，因此血清 HER-2 ECD 不能用于诊断筛查。另外，解释怀孕期间的 HER-2 ECD 浓度时需要谨慎。

第十七节　人附睾蛋白 4 检测

人附睾蛋白 4（human epididymis protein4，HE4）由 Kirchhoff 等于 1991 年首次在附睾远端上皮细胞中被发现，并且最初认为它是一种与精子成熟相关的蛋白酶抑制剂。后经多种方法证实 HE4 在正常生殖道腺上皮细胞、上呼吸道和肾远曲小管上皮细胞呈低表达，在卵巢癌、移行细胞癌、肾癌、乳腺癌、胰腺癌和消化系统肿瘤均有不同程度的表达，尤以卵巢癌为明显；它不仅在细胞水平上有高表达，分泌型 HE4 也已经在卵巢癌患者的血清中检测到有高水平表达，并于 2002 年被证实为卵巢癌血清标志物。

一、检测方法

（一）CLIA 法

【原理】包括 CLIA 的电化学发光法和微粒子化学发光法，基本原理相同，均是以双抗体夹心化学发光法全自动定量检测 HE4。电化学发光法原理如下：待测标本、生物素化的抗 HE4 单抗以及钌复合体标记的抗 HE4 单抗（二抗）在反应体系中混匀，形成生物素化抗体-HE4-标记抗体免疫复合物；然后加入链霉亲和素包被的磁性微粒，该免疫复合物通过生物素和链霉亲和素的相互作用结合在磁性微粒上；在磁场的作用下，磁性微粒被吸附到电极上，未结合的游离成分被吸弃，电极通过电加压后产生光信号，并与标本中 HE4 浓度成正比。

【试剂】采用与仪器配套的商品化试剂盒。试剂一般包括：链霉亲和素包被的磁性微粒、生物素化的抗 HE4 抗体、钌复合物标记的二抗、校准品、质控物、稀释液、洗涤液和清洁液。

【操作】按试剂盒使用说明书或实验室制定的 SOP 进行操作，只需分离血清或血浆，准备试剂，上机检测包括加样、分离、搅拌、温育、检测和打印结果在内的各项操作均由仪器自动完成。

【结果计算】按照试剂盒使用说明书进行结果判定，一般原则为：

1. 每隔 24 小时运行至少两个水平的质控物（正常值和异常值），质控结果在试剂盒说明书或实验室所要求的可接受范围内。

2. 仪器自动计算和打印结果。该法的线性范围为 15～1500pmol/L；如待测标本中 HE4 浓度超过此范围上限，应以标本稀释液稀释后重新检测，手工稀释结果乘以稀释倍数，仪器自动稀释所检测的结果会自动校正。

【参考区间】正常人血清中 HE4 含量分布存在年龄、性别和种族等差异，国内外文献报道的参考区间也不相同。各实验室最好根据本室使用的检测系统，通过调查本地区一定数量的不同年龄、性别的正常人群，建立自己的参考区间。如用文献或说明书提供的参考区间，使用前应加以验证。

【注意事项】

1. 对于接受高生物素治疗的患者，必须在末次生物素治疗 8 小时后，采集标本。

2. 待测标本和质控物禁用叠氮化物防腐，切勿使用加热灭活的标本；含有沉淀物的待测标本检测前需要充分离心。

3. 患者血清 HE4 检测值与检测方法有关，检验报告单中应注明 HE4 检测方法。

其他参见本章第十七节 CLIA 法检测 SCC。

（二）ELISA 法

【原理】采用双抗体夹心模式。采用链霉亲和素包被固相，标本中待测抗原与生物素化抗 HE4 单抗结合后，通过生物素——链霉亲和素的作用吸附到固相上；洗涤后加入辣根过氧化物酶（HRP）标记的抗 HE4 单抗（二抗），使特异地形成固相抗体-HE4-酶标抗体免疫复合物，洗涤后加入酶显色底物呈色。呈色强度与标本中 HE4 浓度成正比。

【试剂】试剂组成：包被链霉亲和素的微孔板、生物素化的抗 HE4 单抗、酶标记的抗 HE4 单抗、酶显色底物溶液以及标准品和质控物。

【操作】按试剂盒使用说明书或实验室制定的 SOP 进行操作，主要流程为：

试剂准备→加载标本（标准品、质控物和待测标本）和生物素化的抗 HE4 单抗→温育反应→洗涤→加入酶标抗 HE4 单抗并温育→洗涤→显色→终止→比色。

【结果计算】按照试剂盒使用说明书进行结果判定，一般原则为：

1. 以每块微孔板为一个批次，同时检测阴阳性质控物，质控结果符合试剂盒说明书或实验室所规定的要求。

2. 计算复孔检测的各标准品的吸光度平均值，标准品检测结果应符合试剂盒说明书的要求；每批次试验后均需以系列标准品浓度为横坐标，相应吸光度值为纵坐标，制备标准曲线，待测标本 HE4 浓度可从标准曲线中获得。

3. 该法的线性范围为 15～900pmol/L，如待测标本中 HE4 浓度超过此范围上限，应以稀释液进行稀释，然后重新检测，测值乘以稀释倍数。

【参考区间】与上述 CLIA 法相同。

【注意事项】推荐用血清标本检测，标本在检测之前可放置 2～8℃贮存 3 天，否则应置 -20℃下存放并避免反复冻融。尚未证实血浆和其他体液对 HE4 ELISA 试剂盒有效。

其他参见本章第一节 ELISA 法检测 AFP。

二、临床意义

主要用于辅助临床卵巢癌的早期诊断、鉴别诊断、治疗监测和预后评估，与血清癌抗原 CA125 联合检测，可进一步提高肿瘤诊断的敏感性和特异性。在子宫内膜癌和呼吸系统肿瘤中也表现出较好的辅助诊断和病程监测价值。不过，由于目前国内外对 HE4

参考区间尚无明确界定，且其含量分布存在种族差异，如有文献报道欧洲人群临界值为 < 150 pmol/L，进口试剂盒说明书建议的正常人血清 HE4 参考区间为 0 ~ 150pmol/L，而国内试剂厂商建议的血清 HE4 参考区间为 0 ~ 75pmol/L。因此，该指标用于临床肿瘤患者的辅助诊断尚有待完善。

1. 帮助评估绝经前和绝经后盆腔肿瘤妇女患上皮细胞型卵巢癌的风险，该检测结果必须与卵巢癌临床管理指南所规定的其他方法结合使用，综合评判，因为术前确诊可改善卵巢癌的预后。不过尚未证明其对下列人群有效：曾经进行治疗的恶性肿瘤患者、正在进行化疗的患者和年龄低于 18 岁的患者。

2. 辅助上皮细胞型卵巢癌的早期诊断：HE4 诊断敏感度约为 72.9%、特异性约为 95%；尤其是在疾病初期无症状表现的阶段，敏感性优于 CA125。

3. 监控侵袭性上皮细胞型卵巢癌患者的治疗疗效以及疾病的复发和转移；应定期检测以观察 HE4 水平的动态变化，结果的判断必须结合临床和其他检查。不推荐 HE4 用于监控患有已知黏蛋白型或生殖细胞型卵巢癌患者。

4. 非恶性疾病的个体也可能会出现 HE4 水平的升高，因此 HE4 的浓度水平不能作为判断恶性疾病存在与否的绝对证据；也不适用于癌症的筛查。

参考文献

1. 王兰兰. 临床免疫学检验. 第 5 版. 北京：人民卫生出版社，2012.
2. 郑凤英. 免疫学检验技术. 武汉：华中科技大学出版社，2012.
3. 尚红，潘柏申，关明，等. 医学检验项目指南——帮你解析化验结果. 北京：人民卫生出版社，2011.
4. 刘辉. 临床免疫学检验实验指导. 第 4 版. 北京：人民卫生出版社，2011.
5. 张秀明，熊继红，杨有业. 临床免疫学检验质量管理与标准操作程序. 北京：人民军医出版社，2011.
6. 王兰兰. 医学检验项目选择与临床应用. 北京：人民卫生出版社，2010.
7. 曹雪涛. 医学免疫学. 第 6 版. 北京：人民卫生出版社，2010.
8. 王鸿利，尚红，王兰兰，等. 实验诊断学. 第 2 版. 北京：人民卫生出版社，2010.
9. 何维，曹雪涛，熊思东，等. 医学免疫学. 第 2 版. 北京：人民卫生出版社，2010.
10. 徐军发. 临床免疫学检验实验. 北京：科学出版社，2010.
11. 吴蠡荪. 新编临床辅助检查指南. 北京：中国医药科技出版社，2009.
12. 丛玉隆，王鸿利. 实用检验医学. 北京：人民卫生出版社，2009.
13. 林贵高，李金明. 临床实验室建立 TORCH 检验程序的重要性. 中华检验医学杂志，2008，31（7）：737-741.
14. 中华人民共和国卫生部医政司. 全国临床检验操作规程. 第 3 版. 南京：东南大学出版社，2006.
15. 李金明. 临床酶免疫检测技术. 北京：人民军医出版社，2005.
16. 托马斯. 临床实验诊断学：实验结果的应用和评估. 吕元，朱汉民，沈霞，等译. 上海：上海科学技术出版社，2004.
17. Mendelson E，Aboudy Y，Smetana Z，et al. Laboratory assessment and diagnosis of congenital viral infections：Rubella，cytomegalovirus（CMV），varicella-zoster virus（VZV），herpes simplex virus（HSV），parvovirus B19 and human immunodeficiency virus（HIV）. Reprod Toxicol，2006，21：350-382.
18. Munro SC，Hall B，Whybin LR，et al. Diagnosis of and screening for cytomegalovirus infection in pregnant women. J Clin Mirobiol，2005，43：4713-4718.
19. Courouce AM，Le Marrec N，Bouchardeau F，et al. Efficacy of HCV core antigen detection during the preseroconversion period. Tansfusion，2000，40：1198-1202.
20. Eda S，Kaufmann J，Roos W，et al. Development of a new microparticle-enhanced turbidimetric assay for C-reactive protein with superior features in sensitivity and dynamic range. J Clin Lab Anal，1998，12：137-144.

第四篇

临床微生物与寄生虫检验

第一章

临床病原生物学检验质量保证

临床病原生物学检验质量保证是有计划、系统地评估和监测病原生物学检验质量的整个过程，以便及时发现问题，采取有效措施，提高质量和服务。与检验其他专业一样，病原生物学检验的质量保证涉及检验前、中、后全过程，人员、设备、设施、环境、方法学等各方面，是一个复杂的系统，本章介绍细菌、真菌、病毒、寄生虫检验最基本的质量要求。

第一节　基本条件

临床病原生物学实验室是对病原生物进行分离、培养、鉴定等检测工作的特殊场所，其设计和管理应在风险评估的基础上，确定实验室生物安全水平，确保工作人员在安全的条件下开展工作，遵循安全、舒适、高效的原则，符合以下基本要求：①至少符合生物安全2级（BSL2）标准；②尽可能减少病原生物对实验室内部以及外部环境的污染；③有足够空间放置仪器设备，工作人员能够安全地从事质量工作和质量控制活动。

实验室应制定安全处理标本的操作规程，至少包括以下内容：遵循标准预防措施，使用密闭、防渗漏容器运送标本，处理标本时符合生物安全等级标准，含有经空气传播的病原体的标本或具有潜在危险的操作在生物安全柜内进行，工作人员必要时接种疫苗，戴防护面罩。

国家卫生和计划生育委员会（原卫生部）制定的《人间传染的病原微生物名录》明确规定了各种病原体操作的防护要求，其中所列细菌、放线菌、衣原体、支原体、立克次体、螺旋体样本的病原菌分离纯化、药物敏感性试验、生化鉴定、免疫学实验、PCR核酸提取、涂片、显微观察等初步检测活动均可在BSL2实验室进行。各种病毒，根据其危害程度，培养、未经培养感染材料的操作（包括病毒抗原检测、血清学检测、核酸检测、生化分析等操作）、灭活材料的操作、无感染性材料的操作，在相应级别的生物安全水平实验室进行。未经可靠灭活或固定的组织标本的防护级别比照病毒培养标准执行。检验过程中发现高致病性病原体时，应按《人间传染的病原微生物名录》以及相关法规要求处理，或送至相应级别的生物安全实验室。

一、设施和环境

设施和环境应与所检测病原生物的危害程度相适应。

（一）布局

临床病原生物学实验室若为独立单元，其空间划分为：实验区、非实验区。实验区必须为安全运行、清洁、维护提供足够的空间，有足够的储存空间摆放随时使用的物品。非实验区应当提供长期使用物品的储存间、存放外衣和私人物品的设施、工作人员进食和休息的场所。若为临床实验室的一部分，而非独立单元，可与其他实验室共享非实验区。

（二）设施

1. 温度、湿度、通风　保证实验室内稳定的温度和湿度，并满足所使用仪器、试剂的需要。保持良好的自然通风，必要时配备通风设备。

2. 照明　避免阳光直射。灯光能够分区控制，以便根据需要调节光线。

3. 水槽　安装足够的水槽供染色、废物处理和洗手等所用。洗手水槽应独立设立，不可与处理标本用的水槽混用，水龙头应自动感应或以脚/肘控制，并备洗手液，若使用肥皂洗手，应保持肥皂干燥，避免污染。实验室门口最好安装洗手水槽，以供工作人员离开时洗手。

4. 工作台　工作台面大小、高度适宜，材料应光滑、致密，易清洁、易消毒、抗污染、耐用。放置重型设备的工作台足够牢固，减少震动。

5. 安全装备　配备个人防护装备，如护目镜、防护服、手套、口罩、帽子，以及必要的消防、防盗等安全设施。

6. 其他　若开展病毒培养，应设置洁净的细胞培养室，其中有操作过程中保护标本免受污染的生物安全柜或超净工作台。

二、设备和试剂

包括仪器、参考物质、质控菌株、消耗品、试剂和分析系统。

（一）配备

1. 显微镜　显微镜是观察病原生物体形态的基本设备。

一般的光学显微镜可满足常规要求。显微镜的目镜常用 5×、8×、10×，接物镜有 20×、40×和 100×（油镜）。细菌检验最常使用油镜。观察细菌运动性最好使用暗视野。如无专门的暗视野设备，可用普通显微镜改制。方法是将略小于聚光器的黑色圆纸片贴于聚光器，光线从聚光器边缘进入镜头，调节进光量，即可达到暗视野效果。

其他种类显微镜根据需要配备，如荧光显微镜检测分枝杆菌；病毒培养需要倒置显微镜。

2. 接种器具　接种方法可分为手工法和自动化仪器法。

自动化微生物接种仪可自动完成标本接种、贴标签（记录平板类型、接种时间等）。手工接种根据标本性状、试验目的选择吸管、移液器、接种环、接种针等接种器具。

接种环直径一般为 2～4mm，可依需要自定。传统接种环用白金制成，故称白金耳。白金丝易于传热、散热，冷却快，且经久耐用，不生锈，因其昂贵，现多以合金代替。市售有镍铬丝接种环及一次性接种环。使用电炉丝制备的接种环烧灼后易氧化粗糙，应及时更换。

3. 火焰灯　用于接种器具、容器口等灭菌及消毒。火焰柱分为外焰和内焰。由于接触空气，氧气充分，温度高，消毒、灭菌时应使用外焰。常用煤气灯、酒精灯。煤气灯可调节火焰大小，温度高于酒精灯。市售电加热器加热面柱形设计阻挡污染物质外溅，电热丝加热，没有明火，可在生物安全柜中使用。

4. 温箱　数量和类型满足检验需要。细菌、病毒培养实验室应配备二氧化碳培养箱，或至少应具备烛缸。通常以真空干燥罐等密封容器作为烛缸，使用方法是将培养物放入烛缸，点燃其中蜡烛，密封容器，蜡烛消耗缸内氧气后，自行熄灭，此时烛缸内 CO_2 浓度为 3%～5%。或者采用化学方法产生 CO_2 气体：计算密封容器容积，将枸橼酸（$C_6H_8O_7$）0.33g/L，碳酸氢钠（Na_2HCO_3）0.37g/L，混合于烧杯，加入 10ml 蒸馏水，立即密封容器。

普通细菌培养温度为 35℃±1℃，真菌 25～30℃，深部感染真菌 37℃生长良好。弯曲菌 43℃。培养箱内保持一定湿度。

5. 冰箱和冷藏柜　应配备 4℃、－20℃冰箱储存培养基、诊断血清、药敏纸片、菌种等。必要时，配备－70℃超低温冰箱、液氮罐保存菌株、细胞系等。

6. 生物安全柜　为负压过滤排风柜，用于防止操作者和环境暴露于实验过程中产生的生物气溶胶。接收、处理具有生物危害或潜在生物危害的标本、培养物时，应根据所需保护的对象，选择生物安全柜类型。

7. 试剂　储藏与检测能力相适应的染液、试剂、培养基、菌种，用于病原体分离、培养、鉴定，以及质量控制。

8. 其他　压力灭菌器用于物品灭菌、废弃标本及培养物消毒。

开展厌氧菌培养的实验室应配备厌氧培养设备/环境。常用厌氧箱、厌氧罐、厌氧袋。厌氧箱可以处理大量标本，接种、分离培养和鉴定均在箱内进行，保证全部操作步骤处于无氧状态，缺点是日常维持无氧状态，费用高。厌氧罐用塑料或金属制成，成本低，只能提供培养时的无氧环境。厌氧袋为一次性使用。

（二）性能与使用

设备和试剂应在其性能符合检验要求的前提下使用，定期进行维护、检定、校准等。

1. 生物安全柜、压力灭菌器、卡尺、温湿度计　生物安全柜的高效过滤器、气流、负压等参数，压力灭菌器的压力表，以及卡尺、温度计、湿度计的准确性，应定期验证、检定或校准，建议每年一次。生物安全柜位置移动、更换过滤器和内部部件维修后亦应检测性能。压力灭菌器使用中应监测灭菌效果，灭菌包外贴化学指示胶带、内置化学指示卡，定期进行生物监测。

2. 温度依赖设备 冰箱、培养箱、水浴箱、加热块等设备所使用温度计应定期检定或与已检定温度计比对。每日记录温度以及二氧化碳培养箱内 CO_2 浓度。

3. 定量检测用的接种环、移液器、微量滴定管或自动分配器 定期核查其在使用区间内的准确性和重复性。

4. 显微镜、离心机 应定期维护。细菌检验最常使用油镜，应注意保护。使用完毕，先用含少量二甲苯的擦镜纸，再用洁净擦镜纸擦拭油镜，勿沾留二甲苯。

5. 试剂 无论购买还是自制试剂，使用前都要进行性能验证，并标注或能追溯以下信息：名称、浓度或滴度、存放条件、失效期。若试剂启封，改变了有效期和储存条件，宜记录新的有效期。试剂的储存条件应遵循生产商的建议，并在标明的有效期内使用。培养基标签应包含生产日期（批号）、保质期（或失效期），适用时包括配方、质量控制、贮存条件等信息。药物敏感性试验所用标准菌株种类和数量应与检测能力相适应，有证据表明标准菌株性能满足要求。

6. 其他 超净工作台需定期进行无菌试验。厌氧培养设备/环境每次均以亚甲蓝指示剂或铜绿假单胞菌作为指示系统，确认其厌氧环境并记录结果。检测相关设备的性能验证应遵循生产商的建议。

三、质量管理

应制定相应文件及程序监控标本质量和检验全过程，及时发现并消除错误，采取纠正措施，达到预期的质量标准。因培训周期长，知识结构复杂、更新快，专业人员最好相对固定。

（一）内部质量控制

1. 质控物 通常是特定的病原体，以细菌检验为例，最理想的质控物是标准菌株，但临床实验室难以获得与其检测能力相应的所有标准菌株，可依次选择标准菌株、能力验证或室间质评菌株，以及其他来源的已知菌株用于质量控制。

2. 质量控制标准 以下简称为质控标准。

（1）培养基：以病原体在培养基中生长或典型生长特征为依据。以细菌为例，基础培养基质控标准为细菌生长良好，呈典型的菌落形态、溶血性等特征；营养培养基应满足营养要求高的细菌生长，选择灵敏菌种；选择性培养基应包括抑制和生长菌种。常用培养基的质控标准见表 4-1-1。

表 4-1-1 常用培养基质量控制标准

培养基	质量控制方法			菌种	结果
	生长	抑制	反应		
叠氮钠血平板	√			化脓链球菌	小菌落、乙型溶血
		√		大肠埃希菌	生长抑制
血平板	√			化脓链球菌	小菌落
	√			肺炎链球菌	乙型溶血
脑心浸液	√			金黄色葡萄球菌	24h 生长
巧克力平板	√			流感嗜血杆菌	24h 生长
营养平板	√			金黄色葡萄球菌	生长
中国蓝蔷薇酸平板			√	大肠埃希菌	蓝色菌落
	√			宋内志贺菌	无色菌落
		√		金黄色葡萄球菌	不生长
麦康凯平板	√		√	大肠埃希菌	粉红色菌落
	√			奇异变形杆菌	无色菌落
		√		金黄色葡萄球菌	不生长
SS 平板			√	产气肠杆菌	粉红色菌落
	√			鼠伤寒沙门菌	无色菌落、中心黑色

（2）生化反应试验培养基：观察病原体生化反应特性，质控包括阳性和阴性反应菌株。结果以阳性或阴性表示。常用培养基质控标准见表 4-1-2。

表 4-1-2　常用生化反应培养基质量控制

培养基	阳性质控菌株	阴性质控菌株
靛基质	大肠埃希菌	肺炎克雷伯菌
M-R	大肠埃希菌	肺炎克雷伯菌
V-P	肺炎克雷伯菌	大肠埃希菌
枸橼酸盐	肺炎克雷伯菌	大肠埃希菌
精氨酸双水解酶	阴沟肠杆菌	奇异变形杆菌
鸟氨酸脱羧酶	黏质沙雷菌	肺炎克雷伯菌
DNA 酶	黏质沙雷菌	雷极普罗威登斯菌
葡萄糖酸盐	阴沟肠杆菌	雷极普罗威登斯菌
H_2S（TSI）	弗劳地枸橼酸菌	铜绿假单胞菌
ONPG	黏质沙雷菌	鼠伤寒沙门菌
苯丙氨酸脱氨酶	奇异变形杆菌	大肠埃希菌
尿素酶	奇异变形杆菌	大肠埃希菌
葡萄糖产气	阴沟肠杆菌	雷极普罗威登斯菌

（3）药物敏感性试验：因方法学而异。以细菌为例：特定的金黄色葡萄球菌、大肠埃希菌和铜绿假单胞菌标准菌株，分别代表临床常见的革兰阳性球菌、肠杆菌科细菌和非发酵细菌。纸片扩散法药敏试验质控标准为药物对特定标准菌株的抑菌圈直径平均值 ±2 标准差，以抑菌圈直径质控允许范围表示。稀释法药敏试验以特定标准菌株对某药物的最小抑菌浓度（MIC）与已知标准比较。若为连续 10 个浓度梯度，质控菌株的 MIC 值宜于第 3 至第 7 浓度，若仅 3 个浓度，选择 MIC 位于高浓度和低浓度两个质控菌株。常用药物质控标准见本篇第三章。

（4）温度依赖设备：该类设备绝大多数不间断地长期运转，电压波动、仪器老化等因素影响温度的稳定性，其质量控制标准见表 4-1-3。

表 4-1-3　温度依赖设备质量控制标准

设备	使用标准	允许范围
培养箱	35℃	34～36℃
水浴箱	37℃	36～38℃
冰箱	2～8℃	2～8℃
低温冰箱	－20℃	－15～－25℃
二氧化碳培养箱	35℃；CO_2 浓度 5%～10%	34～36℃；CO_2 浓度 5%～10%

（5）其他：实验室宜制定人员比对程序，规定由多名专业人员实施的手工检验项目的验证方法和判断标准，定期进行工作人员的能力比对，包括显微镜检查、培养结果判读、抑菌圈测量、结果报告。

（二）结果准确性评价

通常以参加能力验证或实验室间质量评价活动评估检验结果的准确性。无能力验证/室间质评的项目，可采用以下方法：与参考实验室或其他实验室分割标本检测；与本实验室建立的已获证实的方法分割标本检测；分析纯物质、地方数据库或临床证实资料；其他适宜的和规定的方法。

检验结果准确性评价应由从事常规工作的人员使用与患者样本相同的检验方法，且检测内容与患者标本一致。禁止与其他实验室核对检测结果，对“不满意”和“不合格”的评价结果需进行分析，采取纠正措施并记录。

第二节　检验前质量控制

一、检验申请

（一）申请单

除一般要求外，必要时说明感染类型和（或）目标微生物、抗菌药物使用信息。

（二）样品采集和运送

实验室有责任对样品采集、运送技术进行培训及评估，使样品标识正确，质量和数量符合标准，满足生物安全的要求。

二、样品采集和运送管理

样品的正确采集、运送是检验结果准确、及时的基础，实验室不应接收标识错误以及不合格的样品。

（一）原始样品采集手册

实验室应编写原始样品采集和运送标准化操作程序供医务人员查阅并遵照执行。原始样品采集手册除符合通用要求外，还应明确规定以下内容：①不同部位标本的采集方法，如：明确说明并执行血培养标本采集的消毒技术、合适的标本量；②合格的标本类型、送检次数、标本量，如：痰标本结核分枝杆菌直接显微镜检查或培养，应送检三份痰液，最好至少连续3日，采集每日清晨第一口痰；③明确规定需要尽快运送的标本；④合适的运送培养基；⑤延迟运送标本的保存方法及期限；⑥安全运送方法。

（二）样品运送

样品应置密闭、防渗漏容器中运送，必要时置运送培养基，如痰培养标本使用无菌广口带盖一次性容器；胸腹水使用螺旋盖试管。必要时应在特殊条件下运送，如阿米巴滋养体检查标本需保温（37℃）运送。

（三）样品接收

实验室接收的所有样品均应进行纸质或电子登记，并记录接收时间，拒收不合格样品。不合格样品常见于：①容器不适合或泄漏，如培养标本未置无菌容器或标本渗漏；②标本错误或不恰当，如含甲醛溶液等固定液（除外检测寄生虫卵和原虫的粪便标本）、Foley导尿管头培养、拭子干涸；③标本量不足，如同一拭子申请细菌、结核、真菌、病毒等多项检测；④质量不合格，如痰液镜检不合格标本；⑤同一部位一天内重复送检相同检测（血培养除外，难辨梭菌毒素检测可留取1～2份标本）；⑥送检时间延迟，或转送温度不适合；⑦女性宫颈、阴道、肛门隐窝标本革兰染色镜下检查淋病奈瑟菌（但这些标本用于淋病奈瑟菌培养时，为合格标本）；⑧痰液、粪便（难辨梭菌培养除外）、中段尿或导尿、环境标本、支气管灌洗液、压疮溃疡（活检组织除外）、呕吐物、渗出物、胃灌洗液（婴儿除外）、口/鼻/咽/阴道或前列腺分泌物、回肠或结肠造口拭子、瘘管或肠内容物作厌氧菌培养；⑨唾液、拭子、24小时尿液、混合痰、甲醛溶液浸泡的组织，以及采集和处理间隔时间过长（>7天）、量太少、自来水等污染的标本检测分枝杆菌；⑩唾液、24小时痰液或尿液检测真菌。

由于实验室可能接触高于预期风险的标本，应采取较为保守的标本采集、运送、接收、处理方法。信息有限标本的风险评估可参考医学、流行病学资料，如发病率、病死率、可疑传播途径、暴发调查资料、标本来源地信息。

第三节 检验中质量控制

一、细　菌

（一）培养基

外观良好，包括平滑、水分适宜、无污染、适当的颜色和厚度，试管培养基湿度适宜，有明确标识及保质期。

自制及购买的无质量保证标准的培养基应每批次检测相应的性能。购买的有质量保证标准的培养基应检查产品的破损、污染，以及外观、冷冻或受热现象，保存生产者所遵循的质量保证标准，以及每批号产品质量控制合格证明等文件。

（二）染色

使用中的革兰染色、特殊染色和荧光染色等染色剂，应定期进行质控，质控周期满足行业要求。检测频率低的项目，可与标本同步操作进行质控。实验室可将质控菌制备成菌悬液备用，如金黄色葡萄球菌和大肠埃希菌菌悬液，用于革兰染色的质量控制。

（三）试剂

新批号及每批次购入的试剂、纸片，如吲哚，杆菌肽、奥普托辛、X\V\XV因子纸片等应进行质控。凝固酶、过氧化氢酶、氧化酶、β-内酰胺酶宜实验当日做阴性和阳性质控，购买的β-内酰胺酶试验可遵循制造商的建议。

诊断性抗血清试剂，实验当日应做多价血清阴性和阳性质控。

（四）抗菌药物敏感性试验

根据行业标准制定常规采用的药敏试验方法（纸片扩散法、琼脂稀释法、微量肉汤稀释法、E-试验或其他）的操作程序，包括含各类病原体和（或）标本的检测药物、质控标准、结果解释等。以单个菌落或纯培养物，而非混合药敏试验，保证菌液浓度符合检测要求。为保证结果的准确性，操作程序最好涉及对少见或矛盾的药敏试验结果的处理。应建立多重耐药细菌检测方法。详见本篇第三章。

新批号及新批次药敏试验纸片、试剂或培养基使用前，以质控菌株验证。自动或半自动仪器宜遵循制造商的质控建议。

二、分枝杆菌

（一）培养基

性能验证包括无菌试验、用贮存的培养物或与旧批号平行试验进行生长试验。使用前，检查培养基外观，包括适当的水分。应丢弃变质的培养基。

（二）质量控制和标准化

尿液、痰液等标本必须离心浓缩后进行抗酸染色及培养。将试管盖拧紧置密封的适配器内离心，以最大限度减少气溶胶危害。常规培养温度为35～37℃。疑似海分枝杆菌、溃疡分枝杆菌感染的皮肤或软组织标本，或怀疑嗜血分枝杆菌感染的所有标本需加种培养基置30℃培养。蟾蜍分枝杆菌置42℃培养。

原始样品显微镜检查找抗酸杆菌推荐采用荧光染色法，最好在收到标本24小时内报告结果。抗酸染色宜实验当日、荧光染色宜每次进行质控。

三、真　菌

（一）培养基

真菌培养基常以抗菌药物抑制细菌过度生长，而抗菌药物也可抑制某些酵母菌和双相真菌生长，因此，标本需接种含和不含抗菌药物两种培养基。

（二）质量控制和标准化

真菌培养应分离重要的致病菌，尽量减少污染。操作程序宜包括：①初筛：以10% KOH、墨汁染色或吉姆萨染色进行显微镜检查；②选择合适的培养基、培养温度以及药敏试验，接种含或不含抗菌药物两种培养基。真菌鉴定实验室应开展玻片培养、生化反应、营养试验，否则送有条件的实验室鉴定。

只有具备严格的、适当的安全措施才能开展玻片培养。经空气传播有高度传染性的微生物标本、含菌丝体的真菌必须在生物安全柜或安全罩内处理，并采取封盖等适当的安全措施，防止意外打开培养基。

四、病　毒

（一）试剂

必须贮存病毒培养所需细胞株，如：人二倍体成纤维细胞及猴肾细胞检测水痘-带状疱疹病毒，初代猴肾细胞培养流感病毒、副流感病毒和肠道病毒，人喉上皮癌及初代猴肾细胞培养呼吸道合胞病毒，人二倍体成纤维细胞培养巨细胞病毒。培养基经无菌试验检测。用于细胞生长培养液的动物血清必须监测其细胞毒性。

（二）质量控制和标准化

培养时间应满足病毒生长需要，推荐为：生殖道单纯疱疹病毒5天、其他部位单纯疱疹病毒7天、呼吸道病毒10天、其他病毒14天。连续细胞传代时必须定期观察质控株细胞生长状况，以监测支原体污染。

实验过程中，记录细胞类型、传代数、细胞来源、培养基及生长状况；检测并记录培养基和稀释液的无菌试验和pH；监测细胞病变效应，以便优化培养时间。宜比较接种标本与未接种标本或接种无菌物质的培养物。

对定量血清试验的红细胞悬液进行检测并标准化。记录试剂或参比血清滴度，以及检测结果的实际滴度。所有免疫学检测抗原或抗体时，应设立阳性和阴性对照。

五、寄　生　虫

（一）试剂和仪器

硫酸锌悬浮液应贮存于密封瓶中，定期监测溶液比重。比重为1.18、1.2的溶液分别用于新鲜标本、甲醛固定标本。

抗酸染色或荧光染色法检测某些特殊寄生虫时，每次均应进行质控。

显微镜检查需要目镜测微尺确定虫卵、幼虫、包囊或滋养体大小。更换目镜或物镜、显微镜的光学组成发生改变时，均需进行目镜测微尺定标。可以采用测微计或已知量纲的物体进行定标。

（二）质量控制和标准化

实验室宜与临床医师协商确定寄生虫常规检验操作，如寄生虫学试验粪便标本的采集时间、次数、标本量。粪便显微镜检查虫卵和寄生虫，应包括浓缩过程和固定染色试验；新鲜稀便显微镜检查最好包括直接湿片检查，以观察动力。疟原虫或其他血源性寄生虫显微镜检查应制备厚血涂片和薄血涂片，阳性结果作为危急值报告。血涂片检验疟原虫阳性时，宜同时报告鉴定结果。

第四节　检验后质量控制

一、结果报告

（一）报告单内容及报告方式

尽快报告结果，为诊断、治疗、预防提供信息。注意提高初步结果报告质量和速度，如重要标本涂片或湿片镜检结果、培养皿的判读结果等。

结果报告应与检验内容一致，如粪便沙门菌、志贺菌培养，报告为“未检出沙门菌、志贺菌”。血培养阴性结果报告宜注明培养时间。

(二) 危急值的确定和报告

对患者处理具有重要意义的结果出现时，应立即通知临床医生或相关人员。如血培养阳性结果、脑脊液显微镜检查及培养阳性结果、法定传染病。

血液、脑脊液以及其他无菌部位来源标本的培养鉴定宜及时发送分级报告，如标本直接涂片或湿片直接镜检、培养结果的判读等阳性发现。推荐在收到样品24小时内报告分枝杆菌抗酸染色或荧光染色结果。

二、菌种保存

遵照国家法令和规定，如中华人民共和国国务院发布的《病原微生物实验室生物安全管理条例》等，严格管理菌种，保证有效、安全使用。

质控菌株包括标准菌株、经证实的其他来源菌株。标准菌株主要来自美国典型微生物菌种保藏中心（ATCC）和英国国家典型菌种保藏中心（NCTC）。质控菌株的基本特性是：①形态、生理、生化及血清学特性典型且相当稳定，如对所测试药物抑菌圈直径或MIC值明确、稳定；②对测试项目反应敏感，如选择流感嗜血杆菌或脑膜炎奈瑟菌评估巧克力平板的分离能力。

(一) 方法

菌种保存的关键是使微生物较长时间存活且保持性状稳定。

1. 直接保存法　操作方便，但易发生变异，常用于短期保存。转种时需检查菌株特性。营养要求不高的细菌，可采用半固体保存，一般2~3个月转种。特殊培养要求的细菌，根据其特性选择保存方法，如流感嗜血杆菌、淋病奈瑟菌可接种巧克力琼脂斜面。流感嗜血杆菌接种后，密封4℃保存，每两周转种；淋病奈瑟菌每天或隔天转种，不宜4℃保存。

2. 快速冷冻法　大部分细菌可保存6~12个月或更长时间。方法：刮取新鲜菌落接种于含小牛血清或脱纤维绵羊血培养基制成浓菌悬液，放入无菌玻璃珠后倾倒瓶中液体，置-30℃以下保存。使用时，无菌镊取玻璃珠于增菌培养基培养。商业化产品按说明书操作。

3. 冷冻干燥法　适用于长期保存菌种。避免频繁传代而造成菌种污染、变异和死亡。此法需冷冻干燥设备，操作较费时。

菌种保存注意事项：①避免使用含可发酵糖的培养基保存菌种；②避免直接自选择性培养基、药敏试验平板挑取菌落保存；③容器应密封、安全，防止培养基干枯；④淋病奈瑟菌和脑膜炎奈瑟菌等对温度敏感的细菌，不可将培养基直接置于冰箱短期保存，可用快速冷冻法长期保存。

(二) 使用与管理

菌种应有专人保管，详细记录名称、编号、来源、保存日期、传代等，不得擅自处理或带出实验室，如确需带离实验室，应做好详细记录。

三、检验后样本的处理

(一) 保存

具有流行病学价值的感染标本应在保证标本可检测性、病原体数量不变，不被污染的情况下保存，或按要求运送至参考实验室。

(二) 处置

检验后标本、污染培养基等感染性废弃物最好在实验区域内消毒或去污染。如果在处理前运送，应置防穿刺、防渗漏容器，并适当标记。

四、耐药性监测结果的统计和发布

耐药性监测是系统、连续地收集资料，定量分析，定期统计、报告抗菌药物敏感性的过程，其目的是：①发现、认识、预测耐药性；②发现新耐药机制；③作为经验性治疗、感染控制、公共卫生指南的制定，以及实施效果监测、评估依据；④发现耐药病原体暴发；⑤监测生物恐怖事件；⑥为抗菌药物、诊断试剂研发提供线索；⑦教育医务人员、患者、大众；⑧向管理部门提供信息。

(一) 统计方法

细菌耐药性监测最常用的统计方法是世界卫生组织（WHO）推荐的免费使用的WHONET软件，其特点是：①标准化的Windows操作，使用简便；②支持多国语言（支持中文）；③强大的数据分析能力；④开放的代码结构（自定义代码、汉化细菌名称和标本种类等，能导入信息，避免重复输入）。

WHONET软件数据分析操作流程：①打开实验室界面；②进入数据分析界面，选择数据分析类型；③确定菌株计数方式；④选择细菌；⑤定义分析范围；⑥选择数据文件；⑦分析结果。

同一患者可重复分离相同病原体，若全部纳入分析，可能导致结果偏倚。因此，WHONET软件根据需要，可选择多种统计方法：

1. 基于分离菌株（“由分离”）　此为默认方法。进行耐药性统计时，所有菌株为单一菌株，耐药率的分母为所有分离菌株总和。

2. 基于患者（“由患者”）　统计结果分母为患者人数，分子有5种选择，即：①由患者分离的第一株菌：只分析患者第一次分离的菌株，此方法具有很好的统计学意义，为经验性治疗提供依据；②由患者对每一抗菌药物的平均耐药结果：考虑所有菌株，对每一患者的每一抗菌药物进行单独分析，计算其平均耐药性，再计算所有患者的平均耐药率，即群体平均耐药率；③由患者分离的每种抗菌药物最耐药的结果：考虑所有菌株，对每一患者的每一抗菌药物进行单独分析，计算耐药率时，只选择最耐药的结果；④由患者分离的每种抗菌药物最敏感的结果：考虑所有菌株，对每一患者的每一抗菌药物进行单独分析，计算耐药率时，只选择最敏感的结果；⑤由患者选每一抗菌药物解释的结果：对每一抗菌药物、每一患者分离菌株的解释结果（RIS）计数一次，若患者分离出的对某一抗菌药物耐药（敏感）的菌株，即对患者计数耐药（敏感）一次。这样可能导致（R＋I＋S）%＞100%，若统计结果超过100%，表明耐药结果混杂，可获得药敏结果混杂患者的百分比。

3. 基于药敏试验结果　通过耐药性数据分析，发现一定时间、病区、人群、菌种、抗菌药物耐药性异常升高，或出现新的耐药表型。分析其抗菌谱，若可疑菌株抗菌谱一致，各抗菌药物抑菌圈一致，初步判断为同一克隆。

（二）结果发布

应定期发布监测结果，至少每年一次。

监测数据描述要点：①标题：应说明数据采集时间、实验方法；②以表格形式呈现：宜将革兰阳性菌、革兰阴性菌、厌氧菌分开统计，每类细菌统计菌株数应大于10株，药物名称可为全称、缩写或本实验室所用缩写，结果以敏感率S%表示，未检测或临床无效药物以“－”表示；③可选择内容：根据细菌、标本来源选择药物，标明菌株数，ICU等特殊病房单独统计，耐药性趋势如MRSA、VRE年度流行率制成表或图。

此外，数据分析及描述还应注意：①菌株数小于10株的细菌统计结果可能误导临床，不应报告，或者合并往年数据、同地区其他医院数据后再统计、报告；②不同治疗作用药物间敏感性比较意义不大，如仅用于泌尿道感染治疗的药物与所有部位分离菌治疗药物的敏感性比较；③统计第一次分离菌时，可能漏检新耐药表型细菌。

目前，以下因素可能影响细菌耐药性监测结果的准确性，值得关注：①临床医师在处方抗菌药物时未常规申请病原学检查；②抗菌药物使用前采集标本尚未普及；③临床采集标本的质量、数量以及实验室检测技术的标准化、规范化有待提高。因此，微生物专业人员应认真分析监测结果，与医务人员充分交流，使其正确理解。

第二章

病原生物学检验技术

感染性疾病的诊断、治疗、预防和控制依赖于从临床标本中检测病原生物。常用检验技术包括：形态学检查、分离培养鉴定、特异性免疫反应、特异性大分子检测等。

第一节　显微镜检验技术

病原学形态检查常用光学显微镜和荧光显微镜。电子显微镜不常规应用于临床，但对病毒感染有确诊价值，如粪便电镜下显示车轮状双层衣壳病毒颗粒即可诊断为轮状病毒性胃肠炎。本节介绍光学显微镜、荧光显微镜的临床应用。

一、光学显微镜

（一）技术特点

标本直接涂片，经染色或不染色，在显微镜下观察病原体形态、大小、染色特性、排列方式与运动形式等，其优点是：①快速报告；②不受治疗影响，有助于培养结果为阴性患者的诊断；③有助于进一步选择检测技术；④用于评估标本质量，提高病原学诊断结果的准确性和工作效率。缺点是难以确诊，需要进一步鉴定。此外，可能因操作者技术水平和判断标准不同，导致结果差异。

（二）不染色标本

不染色标本中的病原体无色透明，根据折光率，观察其特殊的形态和运动具有诊断意义，可用于诊断梅毒密螺旋体苍白亚种、钩端螺旋体、弯曲杆菌等。有鞭毛的细菌运动活泼，无鞭毛的细菌呈不规则的布朗运动。除观察病原体形态外，暗视野显微镜、相差显微镜分别多用于观察病原体运动及内部结构。

常用方法有悬滴法、压滴法和毛细管法。

1. 悬滴法　在洁净凹玻片凹孔四周涂抹凡士林，取一接种环菌悬液于盖玻片中央，将凹玻片凹孔对准盖玻片中央并接触液滴，然后迅速翻转，轻压盖玻片，封闭后置高倍镜（或暗视野）观察。

2. 压滴法　取一接种环菌悬液于洁净载玻片中央，轻盖盖玻片，数秒后置高倍镜（或暗视野）观察。操作过程中应避免产生气泡，防止菌悬液外溢。

3. 毛细管法　应用虹吸原理使毛细管吸取菌悬液后，两端用火焰熔封，固定于载玻片，置高倍镜（或暗视野）观察。主要用于厌氧菌动力观察。

（三）染色标本

1. 涂片　涂片是在洁净载玻片上将标本或病原体涂抹成均匀薄层的过程。

操作方法：①准备洁净载玻片，若有油渍，先过火焰，必要时以纱布擦拭，避免触碰；②于洁净载玻片中央加一接种环无菌生理盐水或蒸馏水，无菌操作与标本或菌落混合乳化，涂抹成1cm直径均匀薄层，若自液体培养物直接涂片，无须添加无菌生理盐水或蒸馏水；③自然干燥，勿用火焰烤干；④固定：将干燥的载玻片在火焰上来回通过三次，冷却后染色，若为厌氧菌可用甲醛固定。

注意事项：①每份标本制作一张涂片；②自平板挑取菌落涂片时，可用蜡笔将玻片分成数格并编号，每格内涂抹不同菌种；③操作轻柔，防止标本或菌液飞溅造成环境污染，或破坏病原体的排列特性，影响结果判断。

2. 染色　细菌带负电荷，易被亚甲蓝、碱性复红、沙黄、结晶紫等带正电荷的碱性染料着色。染色方法分为单染色法和复染色法。

单染色法使用一种染料，方法简便，用于形态观察，但难以鉴别病原体。复染色法亦称鉴别染色法，使用两种或两种以上染料，有助于鉴别病原体。常用复染色法有革兰染色、抗酸染色，以及鉴别细胞结构的特殊染色，如芽胞、鞭毛、细胞核染色。常用染色方法见本篇第五章。

二、荧光显微镜

（一）技术特点

最常用的荧光染料有吖啶橙、金胺O、荧光抗体，该技术优点是敏感性、特异性好，快速、简单。

操作步骤：①打开光源，准确记录开机时间；②推出光栅；③根据荧光染料选择滤光片；④确定视野，调节透镜放大倍数；⑤观察结束后，关闭光源并记录时间；⑥使用擦镜纸清洁透镜，必要时以专用清洁剂清洁。准确记录光源使用时间优于根据生产商的建议更换光源。

（二）应用

1. 抗酸杆菌检查　与萋-纳染色相比，荧光染色敏感性更高，成本效益更好。

荧光显微镜检查抗酸杆菌优点：①效率高，每天每人阅片数超过50张；②技术人员不易疲劳；③敏感性更高，而假阳性率不高于萋-纳染色法；④可用萋-纳染色法重新染色复查。与萋-纳染色法一样，结果判断需要专门培训。仅见几个细菌样结构时，应认真观察。

2. 真菌检查　间接免疫荧光抗体试剂盒检测隐孢子技术适用于大规模筛查或发现症状轻微患者，与该法敏感性、特异性高于常规染色方法有关。

第二节　分离培养技术

可用于细菌、真菌、病毒、寄生虫检测。本节以细菌为例介绍该技术。

一、培养技术

（一）培养基种类

培养基是根据细菌营养类型，按照一定目的配制的供细菌生长的基质。某些细菌可生长于仅含氨或硝酸盐的培养基，大多数需要蛋白胨作为氮源才能生长。

基础培养基含细菌生长繁殖所需的基本营养物质，可供大多数细菌生长，也是特殊培养基的基础。根据使用目的或功能培养基分为：

（1）营养培养基：含血液、血清或动植物浸出液等特殊营养成分，供苛养菌生长。

（2）选择培养基：含特殊成分，阻止某些细菌生长，但不影响其他细菌生长、繁殖。

（3）鉴别培养基：含有使某些细菌呈特异性生长的成分。

（4）增菌培养基：所含成分为细菌繁殖提供特定生长环境，大多为液态，分为选择性增菌培养基、非选择性增菌培养基。前者适合特定细菌生长、繁殖，后者适合大多数细菌生长、繁殖。

（5）运送培养基：不含营养成分，维持适当湿度和pH，保持标本运送过程中细菌数量、比例不变。应用于细菌含量少，如咽喉、鼻、耳、眼、直肠、皮肤软组织等部位的拭子，以及分离苛养菌、厌氧菌、志贺菌、弯曲菌的标本运送。

（6）保存培养基：用于保存纯培养物活性和生理特性的培养基。

（7）鉴定培养基：用于细菌鉴定，如碳水化合物发酵试验培养基、基质利用试验培养基、酵素产生能力试验培养基、动力试验培养基、产色素琼脂。

常用培养基见本篇第五章。

（二）培养基配制与保存

1. 配制及注意事项　所用器具应洁净，不可残留清洁剂或化学物质。

（1）称量：准确称量各组成成分及蒸馏水或去离子水。称量时减少试剂暴露时间，避免潮解。灭菌前测pH。

（2）灭菌：根据配方选择灭菌方法和条件。不耐热成分采用过滤法灭菌，常用过滤器孔径为0.22μm及0.45μm。无不耐热成分培养基通常采用压力灭菌法灭菌，根据配方选择温度、压力、时间，灭菌后尽早取出，不可放置过久。

（3）添加营养成分：注意无菌操作。冷藏的添加物应在室温放置30分钟后再加入约50℃培养基。

（4）倾倒、分装：尽量在超净工作台中进行。培养基凝固后将平皿倒置，以免水蒸气聚集于盖子，并标示名称、日期。

2. 保存　根据培养基特性，保存于适宜环境，在有效期内使用。否则将影响分离和鉴定。除必须新鲜配制或保存时间有限的培养基外，试管培养基可保存3~4个月，甚至半年。大多数平板培养基密封倒置于4~8℃，可保存1~3个月。

3. 复溶　贮存的固体或半固体培养基最好在水浴中加热溶解，摇动混匀，直至清澈，再高压灭菌。加热溶解及灭菌时间不宜过长，以免破坏营养成分。

二、接种技术

(一) 技术特点

接种技术贯穿分离培养全过程，目的是获得单个菌落或纯培养。近年出现的自动化接种系统在接种技术的标准化、规范化，无菌技术以及提高工作效率等方面取得了很大进步。接种技术需注意无菌操作，标识清楚。

(二) 常用方法

1. 划线法 将标本或培养物接种于固体培养基表面，为最常用的方法。平板划线有分区划线法、厚涂法两种方式。

(1) 分区划线法：挑取标本或培养物后，接种环在平板1/4区域划线（第一区)，灭菌冷却后，接触第一区边缘，延续、连续地在另1/4区域划线(第二区)，以同样方式进行第三区、第四区涂划，以形成单个菌落。

(2) 厚涂法：以无菌拭子蘸取已配制的菌悬液，在平板上划十字后，向三个方向依次密集涂划。常用于纸片扩散法药敏试验。

(3) 斜面划线：以连续“Z”形（似“蛇形”）或直线自斜面底端向上划线。用于单个菌落纯培养、菌株保存或观察细菌的某些特性。

2. 悬浮法 接种环或接种针挑取少许纯菌悬浮于液体培养基。无菌体液标本增菌培养可用此法，接种量较大。当标本接种巯基乙酸盐肉汤培养基分离需氧菌、厌氧菌时，将吸取标本的无菌吸管伸入试管底，由底向上轻缓地边移动边接种。标本接种、结果观察时应轻柔，以保持试管底部的厌氧环境。

3. 穿刺法 接种针挑取少许细菌，自半固体培养基表面中心垂直刺入培养基高度的1/2~2/3，再沿穿刺线拔出。用于接种动力试验培养基。

4. 穿刺划线法 接种针挑取少许细菌，先以穿刺法刺入培养基底，再以连续“Z”形（似“蛇形”）自斜面底端向上划线。

5. 倾注平板法 将一定量标本加入无菌平皿，倒入约45℃的灭菌培养基，混匀，待凝固后倒置、培养。根据培养基内的菌落数和稀释倍数计算标本细菌量。多用于液体标本的菌落计数。

三、鉴定技术

(一) 形态

显微镜下观察细菌形状、大小、排列、染色特性。最好选择24小时内生长的培养物进行染色。老龄培养物的染色性可能发生改变，影响结果判断。

(二) 生长特性

细菌在分离培养基中的生长速度、需氧性或厌氧性，选择性培养基或鉴别培养基上的生长状况，以及菌落形态，可作为快速鉴定或进一步鉴定的线索。

菌落特征包括：①位置：位于培养基表面上、下或底部；②大小、形状、边缘；③表面：平滑、粗糙、皱褶、放射状等；④颜色、光学特性；⑤气味；⑥血平板上的溶血性：β-溶血（完全溶血)、α-溶血（部分溶血)、γ-溶血（不溶血)；⑦硬度：以接种环触碰菌落；⑧形态：弥漫性、扁平、脐窝状等；⑨在生理盐水中的状况：均质、悬浮、颗粒状。

(三) 生化反应

通过观察细菌在特定培养基中生长以及所产生的特殊代谢产物进行鉴定。商品化的半自动、自动鉴定系统或套组试剂具有规范、快速、简单、方便的优点，正确性为70%~90%。当鉴定结果可疑或不确定时，应补充试验，并结合细菌形态、生长特性、菌落特征、血清学，甚至分子生物学技术综合判断。

实验室在进行生化试验时应注意：①培养基在有效期内使用，冷藏培养基达室温（20~25℃）后再接种；②培养温度35℃，保持湿度；③培养基按要求松盖、盖紧、封植物油或液状石蜡；④选择适当的配方，如鉴定肠杆菌科的糖分解培养基配方不同于非发酵菌，不可混淆。

(四) 血清学鉴定

血清学鉴定是采用含有已知特异性抗体的免疫血清（诊断血清）与纯培养细菌抗原反应，以确定病原菌的种或型。经血清学试验才能报告的细菌包括沙门菌、志贺菌、霍乱弧菌、肠炎弧菌、大肠埃希菌O_{157}：H_7、嗜肺军团菌。需要注意的是，应先经生化反应获得鉴定结果后，再进行血清学试验，而且，应挑选血平板、巧克力平板等营养培养基而非选择性培养基上的菌落，否则，将出现错误结果。

(五) 分子生物学特性

16SrRNA是细菌的标志，存在于所有原核生物细胞，其序列中含高度保守区及可变区，一些区域保留了rRNA基因结构和功能的同源性，可变区基因的变异性具有种、属，甚至株的结构特征，这些特征可作为鉴定的分子标记。同一种细菌16SrRNA序列具有稳定的基因型特征，对16SrRNA基因测序可以在属或种水平鉴定微生物。该方法尤其适合于鉴定不能或不易培养的病原菌，以及未知的新菌种。

目前，常见细菌16SrRNA基因几乎全部测序完成，16SrRNA编码基因的特点，使之成为较理想的基因分类靶序列，逐渐成为临床细菌鉴定、分类的

"金标准"。

(六) 质谱技术

质谱技术是利用特定离子源将待测样品中各组分发生电离，形成高速运动的离子，离子进入质量分析器后，在电场或磁场作用下，根据质质荷比不同而进行分离，用检测器记录各离子流的相对强度，形成质谱图用于分析。该技术具有高通量、快速、测试成本低等优点。

微生物鉴定是基于分析质谱图中的生物标志物，即微生物中某些含量或结构具有种属特征的化学物质，如脂肪酸、蛋白质、核酸、糖类等，与数据库中已知微生物的指纹图谱进行比对。因此，获得重现性好的质谱图是决定鉴定结果可靠、准确的关键。常用的质谱仪有基质辅助激光解吸离子化-飞行时间质谱(MALDI-TOF-MS)、电喷雾-飞行时间质谱(ESI-TOF-MS)等。其中，表面增强激光解吸-飞行时间质谱可直接对血清、脑脊液、尿液、细胞培养液等进行高通量、自动化检测，无需培养和复杂的样品制备。此外，串联质谱技术能在数秒内对微生物的蛋白质进行分析，获得高灵敏度的多肽质量指纹图和多肽序列，提供更多的结构信息，使鉴定结果更为可靠。

质谱仪价格昂贵，且微生物质谱图复杂，需要专门的分析软件。目前，已有专用微生物鉴定质谱仪，该仪器具有操作简单、图谱易于分析、谱图数据库完善等特点，使鉴定结果准确、快捷。

第三节 快速诊断技术

一、抗原检测

(一) 应用

感染性疾病的快速诊断有利于尽早采取恰当的措施诊治患者及采取相应的预防措施，提高诊疗效率，减少病原体传播、不必要的微生物检查和住院时间，对于非细菌感染患者减少不必要的抗菌药物使用，可以降低费用、减少不良反应，减缓耐药性出现。

目前，病原生物快速诊断技术发展迅速，住院患者2小时内、门诊患者30分钟内获得结果的快速诊断试剂盒已用于检测细菌、分枝杆菌、真菌及病毒。基于实验室检测病原体抗原的快速诊断试剂盒多采用免疫荧光、免疫层析技术，产品品种较多，如自痰液、脑脊液检测肺炎链球菌抗原诊断下呼吸道和中枢神经系统感染；痰液检测军团菌抗原，尤其适用于军团菌感染暴发期间诊断；流感流行高峰季节采集鼻腔冲洗液检测A型、B型流感病毒；新型隐球菌抗原检测除用于诊断新型隐球菌肺炎和脑膜炎外，还可以根据滴度变化评估治疗效果。

(二) 评价

良好的快速诊断试验的特点是：①敏感性、特异性高；②阳性预测值、阴性预测值高；③检测结果与"金标准"方法一致性好；④实验周期短，结果报告快速；⑤操作简单；⑥成本效益好。此外，因抗原检测结果不受治疗药物的影响，在疾病早期诊断、治疗、预防控制方面日益受到关注。

局限性是：①不能提供药敏试验结果，不能取代分离培养技术；②中枢神经系统感染抗原检测组套，因不可能囊括所有病原体，而且每个病原体抗原数量有限、敏感性有限，加之不能提供药敏试验结果，须与培养同时进行；③有些结果难以解释临床意义，如儿童因鼻咽部定植肺炎链球菌，易出现假阳性；④有时需要增加确证试验，如莱姆病快速诊断试剂盒敏感性72%，特异性97%，所有阳性结果需要蛋白质印迹试验确证。

二、分子生物学技术

(一) 应用

DNA探针、PCR等技术已广泛应用于感染性疾病的病原体检测、耐药性分析、病毒定量检测等，包括：①检测不能培养或生长缓慢的微生物；②对16SrRNA基因测序检测、鉴定细菌；③通过微生物亚型分析，了解感染性疾病预后，如HPV亚型与肿瘤的关系，HCV基因型与致病性、感染能力、耐药性的关系，幽门螺杆菌基因型与胃溃疡和胃癌的相关性；④通过定量检测评估疗效，如HIV、移植患者外周血CMV、EBV病毒载量检测；⑤检测耐药性，如结核分枝杆菌利福平耐药 *ropB* 点突变、肠球菌 *vanA* 基因检测、金黄色葡萄球菌 *mecA* 基因检测；⑥快速诊断：在单个反应体系中多种病原体同时扩增，几小时内可检测、鉴定几十种病原体或基因型，已有呼吸道病原体、葡萄球菌鉴定等商品化试剂盒供应。

(二) 评价

近年来，分子生物学技术迅速发展，在临床微生物学中的应用范围日益扩大，重要性日益提高，甚至成为细菌鉴定的"金标准"。优点是快速、灵敏，还可用于检测不能培养或培养方法不敏感、昂贵、费时的病原体。局限性包括：①由于PCR扩增的放大效应，少许污染即可导致假阳性；②由于引物不特异，形成竞争和交叉扩增，导致错误结果；③通常用于目标病原体检测，即对疑似患者的诊断进行确认；④结果解释困难，无法确定污染、定植、感染或疾病，故阳性 PCR 结果的临床意义需要实验室和临床配合共同评估；⑤以 DNA 为靶基因的定性技术，通常不能作为疗效评价的指标。此外，还存在结果假阴性、费用高、缺乏标准化等缺点。

第四节 消毒与灭菌技术

消毒是去除或杀灭大多数微生物的过程。灭菌是通过物理或化学方法杀灭或去除所有微生物的过程。

一、物理方法

（一）热力

高温对细菌有明显的杀灭作用，是消毒灭菌最常用的可靠方法。100℃煮沸 15 分钟可杀灭绝大多数无芽胞细菌。

1. 干热灭菌 用于玻璃器皿、金属、器械等耐热物品的灭菌。180℃干烤 2 小时，不仅可杀灭包括芽胞在内的一切微生物，还可以破坏热原质。注意，待干烤箱温度在 50℃以下方可开门取物。

2. 湿热灭菌 相同温度下，湿热灭菌效力大于干热灭菌。原因为：①湿热时，菌体蛋白质较易凝固；②湿热穿透力强；③灭菌物体内蒸汽凝结为水，释放热量（每克水 100℃时，由气态变为液态释放热量 2.26kJ），可提高灭菌物体温度。

常用方法：

（1）巴氏消毒法：用于去除热敏感物品的病原体，杀灭布鲁菌、分枝杆菌、病毒等细胞内生长微生物，不能杀灭芽胞。加热 61.1～62.8℃半小时，或 71.7℃ 15～30 秒。

（2）煮沸法：剪刀、注射器等用具均可煮沸消毒。煮沸不易杀死细菌芽胞。

（3）流动蒸汽灭菌法：通常使用流动蒸汽灭菌器或蒸笼。100℃15～30 分钟即可杀灭细菌繁殖体。

（4）压力蒸汽灭菌法：最常用的方法。原理是通过增加容器内压力而提高蒸汽温度，达到杀灭所有微生物的作用。

（二）光线

1. 日光 最方便、经济的消毒方法。许多细菌在日光直接照射下死亡。

2. 紫外光 250～270nm 波长杀菌力最强。紫外线穿透力弱，仅限于直接照射的物体表面，通过损伤微生物 DNA，导致其死亡。使用方法：①保持紫外线灯管清洁；②消毒空气时室内应清洁干燥，减少尘埃和水雾；③消毒物体表面时，应直接照射，且达到足够的照射剂量；④应在灯管有效期内使用，或监测紫外线强度；⑤存在潜在的角膜、皮肤损伤作用，注意保护工作人员安全。

二、化学方法

化学物质的消毒灭菌作用主要与以下因素有关：①消毒剂浓度：溶解度高，杀菌作用强；②环境中有机物质：消毒剂与环境中有机物结合消毒效力减弱；③作用时间与温度：通常温度愈高需时愈短；④微生物种类：细菌芽胞对消毒剂的抵抗力明显高于繁殖体。

（一）含氯消毒剂

消毒剂溶于水产生次氯酸者，称为含氯消毒剂，其有效成分是次氯酸钙。

漂白粉［$Ca(OCl)_2$］是最常用的含氯消毒剂，含有效氯 25%～32%（一般按含 25% 计算用量）。三次氯酸钙合二氢氧化钙［$3Ca(OCl)_2 \cdot 2Ca(OH) \cdot 2H_2O$］，又名三合二，含有效氯 56%～60%（使用时按 56% 计算用量）。次氯酸钙为白色粉末，含有效氯 80%～85%（使用时一般按 80% 计算用量）。次氯酸钙的使用浓度一般为 0.5%～2%。

（二）过氧化物类消毒剂

通过氧化作用杀菌。臭氧可释放新生态氧，对溶液中的有机物有强氧化作用，微生物易被杀灭。氧化剂可与酶蛋白-SH 结合，导致酶活性丧失。过氧乙酸既有酸的特性，又有氧化剂的特性，杀菌作用较强。

市售过氧乙酸浓度多为 20%，消毒液浓度 0.2%～0.4%，杀灭细菌芽胞最好使用浓度为 1% 的溶液。

低浓度溶液可用于浸泡消毒橡胶制品、水果、蔬菜。

配制过氧乙酸时切忌与碱性有机物混合，以免产生剧烈分解，甚至爆炸。稀释的过氧乙酸溶液分解较快，宜临用前配制。

（三）醛类消毒剂

该类消毒剂的优点是杀菌谱广，性能稳定，受有机物影响较小，缺点是有一定的毒性和刺激性，受温度影响大。

常用的甲醛消毒剂有甲醛溶液和多聚甲醛。使用甲醛消毒、灭菌时，必须在具有良好的甲醛定量加入和气化装置的、密闭的甲醛消毒或灭菌箱中进行。

常用戊二醛溶液有三种：①20% 碱性戊二醛：2% 戊二醛中加入 0.3% 碳酸氢钠，pH 7.7～8.3；②2% 酸性戊二醛：2% 戊二醛中加入 0.25% 聚氧乙烯醇，pH 3.8；③2% 中性戊二醛：用碳酸氢钠调整 pH 至 7.0。戊二醛对皮肤和黏膜的刺激性显著低于甲醛。

（四）杂环类气体消毒剂

杂环类气体消毒剂指以环氧乙烷为基础的具有杀菌作用的有机化合物。国内常用环氧乙烷。该化合物易燃易爆，使用时要注意安全，防止中毒。小型消毒，消毒剂含量较小，可依靠自然挥发；大型消毒，可通过水浴使其蒸发，温度不宜超过60℃。用于一次性医疗用品灭菌与毛皮工业消毒。

（五）醇类消毒剂

最常用的是乙醇。65%～80%乙醇杀菌作用最强。用于皮肤和医疗器械消毒。

（六）其他

1. 苯扎溴铵（新洁尔灭）　即十二烷基二甲基苯甲基溴化铵。使用浓度为1∶1000，可杀灭细菌繁殖体，对结核分枝杆菌、真菌效果不佳。

2. 碘酊　含碘2%～3%乙醇溶液，为广谱杀菌剂，主要用于皮肤消毒，不宜用于眼、口腔及黏膜消毒，新生儿慎用。偶有碘过敏者，应禁止使用。碘对皮肤黏膜有强烈的刺激作用，浓度过高可引起皮肤发泡，导致脱皮。

第三章

抗微生物药物敏感性试验

抗微生物药物敏感性试验是测定抗菌药物或其他抗微生物制剂在体外抑制细菌生长的能力。临床微生物实验室药敏试验适用于：①进行常规药敏试验，辅助临床合理使用抗菌药物；②临床治疗效果差而考虑更换抗菌药物时，应对拟选药物进行药敏试验；③了解所在医院或地区常见病原菌耐药性的变迁情况，定期通报临床，有助于临床的经验治疗选药；④评价新抗菌药物抗菌谱和抗菌活性；⑤对细菌耐药谱进行分析有助于某些菌种的鉴定，并作为医院感染流行病学调查的手段之一。

第一节　概　述

一、常见抗菌药物分类

（一）β-内酰胺类

1. 青霉素

【机制】青霉素与青霉素结合蛋白（PBP）结合，抑制细菌细胞壁合成。

【种类】青霉素类抗菌药物主要包括天然青霉素、耐青霉素酶青霉素、广谱青霉素、青霉素+β-内酰胺酶抑制剂。

（1）天然青霉素：有青霉素、青霉素V。

（2）耐青霉素酶青霉素：有甲氧西林、奈夫西林、苯唑西林、氯唑西林、双氯西林、氟氯西林。

（3）广谱青霉素：分为氨基组青霉素、羧基组青霉素、脲基组青霉素。氨基组青霉素有氨苄西林、阿莫西林；羧基组青霉素有羧苄西林、替卡西林；脲基组青霉素有美洛西林、阿洛西林、哌拉西林。

【抗菌谱】

（1）天然青霉素：作用于不产青霉素酶的球菌、厌氧菌。

（2）耐青霉素酶青霉素：作用于产青霉素酶的葡萄球菌。

（3）广谱青霉素：其中氨苄西林、阿莫西林，作用于青霉素敏感的细菌，包括大部分大肠埃希菌、奇异变形杆菌、流感嗜血杆菌等革兰阴性杆菌；羧苄西林、替卡西林，作用于产β-内酰胺酶肠杆菌科细菌和假单胞菌，对克雷伯菌和肠球菌无效，可协同氨基糖苷类抗菌药物作用肠球菌；美洛西林、阿洛西林、哌拉西林，作用于产β-内酰胺酶肠杆菌科细菌和假单胞菌。

2. 头孢菌素　一类抗菌作用强的广谱半合成抗菌药物。

【机制】头孢菌素类抗菌药物作用机制与青霉素类相似，能与细胞壁上各种青霉素结合蛋白（PBPs）结合，阻碍细菌细胞壁黏肽合成，使之不能交联而造成细胞壁缺损，致使细菌细胞破裂而死亡。

【种类】头孢菌素类根据发现先后及抗菌作用将其命名为第一代、第二代、第三代、第四代头孢菌素。

（1）第一代头孢菌素：有头孢噻啶、头孢噻吩、头孢氨苄、头孢唑林、头孢拉定、头孢匹林、头孢羟氨苄。

（2）第二代头孢菌素：有头孢孟多、头孢呋辛、头孢尼西、头孢雷特、头孢克洛、头孢丙烯、氯碳头孢。

（3）第三代头孢菌素：有头孢噻肟、头孢曲松、头孢他啶、头孢唑肟、头孢哌酮、头孢克肟、头孢布烯、头孢地尼、头孢泊肟。

（4）第四代头孢菌素：有头孢匹罗、头孢噻利、头孢吡肟。头孢吡普是具有抗MRSA作用的五代头孢菌素，国内未上市。

【抗菌谱】对于革兰阳性球菌的抗菌效果：第一代头孢菌素 > 第二代头孢菌素 > 第三代头孢菌素；对于革兰阴性杆菌的抗菌效果：第一代头孢菌素 < 第二代头孢菌素 < 第三代头孢菌素；第四代头孢菌素对于革兰阳性球菌和革兰阴性杆菌的作用几乎相同，并具有抗假单胞菌作用。

3. 碳青霉烯类　一类抗菌作用强、对β-内酰胺酶高度稳定且本身具有抑酶作用的抗菌药物。

【机制】它能结合革兰阳性菌和革兰阴性菌的PBP1和PBP2，导致细菌细胞的延长和溶解，并对革兰阴性菌外膜有良好的穿透作用。

【种类】碳青霉烯类抗菌药物有亚胺培南、美罗培南、比阿培南、帕尼培南、厄他培南等。

【抗菌谱】碳青霉烯类抗菌药物抗菌活力特别强，具有快速杀菌作用，且毒性低，引起的毒性反应较小。包括对大多数葡萄球菌，草绿色链球菌，链球菌A、B、C、G群，芽胞杆菌属，李斯特菌属，耐青霉素肺炎链球菌，肠杆菌科细菌（包括对其他β-内酰胺药物耐药和对氨基糖苷类耐药者），不动杆菌属，铜绿假单胞菌，洋葱伯克霍尔德菌，嗜麦芽窄食单胞菌，脆弱拟杆菌，普氏菌属，卟啉单胞菌属，梭杆菌属，韦荣菌属，诺卡菌，分枝杆菌和放线菌均有抗菌活性。

4. 单环β-内酰胺类抗菌药物　一类只含有单个β-内酰胺环的抗菌药物。

【机制】该类抗菌药物为窄谱抗菌药物，对革兰阴性菌外膜有良好的穿透作用，能和革兰阴性需氧菌的PBP3结合，抑制细胞分裂，促使细菌死亡，但与革兰阳性需氧菌的PBP3结合力差。

【种类】单环β-内酰胺类抗菌药物主要有氨曲南和卡芦莫南。

【抗菌谱】作用于需氧革兰阴性菌，如脑膜炎奈瑟菌、淋病奈瑟菌、流感嗜血杆菌、铜绿假单胞菌，具有强大的杀菌作用，但对革兰阳性菌和厌氧菌几乎无作用，且大多数不动杆菌属、洋葱伯克霍尔德菌、嗜麦芽窄食单胞菌对该药不敏感。

5. 其他β-内酰胺类　主要包括头霉素类和氧头孢烯类抗菌药物。

（1）头霉素类：头霉素对革兰阴性菌作用较强，对多种β-内酰胺酶稳定。目前应用的头霉素类抗菌药物有头孢西丁、头孢替坦、头孢美唑。其抗菌谱与抗菌活性与第二代头孢菌素相同，对革兰阴性菌产生的β-内酰胺酶稳定，对革兰阳性菌有较好的抗菌活性，对厌氧菌包括脆弱拟杆菌亦有良好抗菌活性，适用于盆腔、腹腔及妇科等需氧与厌氧菌混合感染。

（2）氧头孢烯类抗菌药物：氧头孢烯类抗菌药物具有第三代头孢菌素的特点，抗菌活性与头孢噻肟相仿，抗菌谱广，杀菌作用强，对革兰阳性菌和革兰阴性菌及厌氧菌，尤其脆弱拟杆菌的作用强，对β-内酰胺酶极稳定，血药浓度维持较久，对产β-内酰胺酶金黄色葡萄球菌也具有一定的抗菌活性。

（二）β-内酰胺酶抑制剂

β-内酰胺酶抑制剂与β-内酰胺类抗菌药物联用能增强后者的抗菌活性，常用的β-内酰胺酶抑制剂有克拉维酸、舒巴坦和他唑巴坦。

1. 克拉维酸　一种广谱、低毒的β-内酰胺酶抑制剂。

【机制】氧青霉烷类广谱β-内酰胺酶抑制剂，它能穿过革兰阴性细菌，以共价键形式与各种β-内酰胺酶结合而使其失去活性。

【种类】临床使用的阿莫西林-克拉维酸钾（奥格门汀，AUGMENTIN）与替卡西林钠-克拉维酸钾（泰门汀，TIMENTIN），分别为克拉维酸与阿莫西林及替卡西林配伍的制剂。

【抗菌谱】克拉维酸对产β-内酰胺酶（2a、2b、2c、2d、2e型）的肠杆菌科细菌、流感嗜血杆菌、淋病奈瑟菌、卡他莫拉菌、军团菌、拟杆菌等均有抑菌活性。

2. 舒巴坦　与其他β-内酰胺类抗菌药物如氨苄西林、头孢哌酮等合用，有明显抗菌协同作用。

【机制】半合成β-内酰胺酶抑制剂，其抑酶作用与克拉维酸相似，对金黄色葡萄球菌与革兰阴性杆菌产生的β-内酰胺酶有很强且不可逆的抑制作用，抗菌作用略强于克拉维酸，但穿透革兰阴性菌外膜能力差。

【抗菌谱】舒巴坦可抑制由质粒或染色体介导β-内酰胺酶的金黄色葡萄球菌、肠杆菌科、流感嗜血杆菌、奈瑟菌属、卡他莫拉菌、军团菌属、脆弱拟杆菌属、普氏菌属、卟啉单胞菌属和某些分枝杆菌。

3. 他唑巴坦　是舒巴坦的衍生物，为不可逆竞争性抑制β-内酰胺酶，其抑酶作用优于克拉维酸和舒巴坦。

【机制】与舒巴坦一样，亦为半合成β-内酰胺酶抑制剂，抑酶作用范围广，几乎包括所有Ⅱ～Ⅴ型β-内酰胺酶。

【抗菌谱】他唑巴坦可抑制球菌、流感嗜血杆菌、大肠埃希菌、脆弱拟杆菌、普氏菌属、卟啉单胞菌属、不动杆菌属、枸橼酸杆菌属、变形杆菌属、普罗威登斯菌属、摩根菌属。酶抑制作用优于克拉维酸和舒巴坦。

4. 青霉素类+β-内酰胺酶抑制剂 作用于产β-内酰胺酶的革兰阴性杆菌和阳性杆菌。包括：①氨苄西林-舒巴坦；②替卡西林-克拉维酸；③阿莫西林-克拉维酸；④哌拉西林-他唑巴坦。

（三）氨基糖苷类

【机制】①依靠离子的吸附作用，吸附在菌体表面，造成细胞膜损伤；②与细菌核糖体30S小亚基发生不可逆结合，抑制mRNA的转录和蛋白质合成，造成遗传密码的错读，产生无意义蛋白质。

【种类】按其来源分为：①由链霉菌属发酵滤液提取获得，有链霉素、卡那霉素、妥布霉素、核糖霉素、巴龙霉素、新霉素；②由小单胞菌属发酵滤液中提取，有庆大霉素、阿司米星；③半合成氨基糖苷类，有阿米卡星、奈替米星、地贝卡星等。

【抗菌谱】氨基糖苷类抗菌药物对需氧革兰阴性杆菌有较强的抗菌活性，对革兰阳性球菌也有一定的活性。

（四）大环内酯类

【机制】①可逆结合细菌核糖体50S大亚基的23S单位，抑制细菌蛋白质合成和肽链延伸；②肺部浓度较血清浓度高；③新一代大环内酯类具有免疫调节功能，能增强单核-巨噬细胞吞噬功能。

【种类】国内常用的有红霉素、吉他霉素、麦迪霉素、乙酰螺旋霉素。新一代大环内酯类有克拉霉素、罗红霉素、地红霉素、氟红霉素、阿奇霉素、罗他霉素和乙酰麦迪霉素。

【抗菌谱】对流感嗜血杆菌、军团菌、支原体、衣原体等具有强大抗菌作用。

（五）四环素类

【机制】与细菌核糖体30S亚单位结合，阻止肽链延伸，抑制蛋白质合成。

【种类】分为短效、中效和长效，短效四环素有土霉素、四环素；中效四环素有地美环素、美他环素；长效四环素有多西环素、米诺环素。

【抗菌谱】四环素为广谱抗菌药物，对革兰阳性菌和阴性菌，如部分葡萄球菌、链球菌、肺炎链球菌、大肠埃希菌等有一定的抗菌作用，立克次体、支原体、螺旋体、阿米巴等对其也敏感。

（六）喹诺酮类

【机制】①通过外膜孔蛋白和磷脂渗透进入细菌细胞；②作用DNA旋转酶，干扰细菌DNA复制、修复和重组。

【种类】

1. 第一代喹诺酮类 主要为萘啶酸。

2. 第二代喹诺酮类 包括环丙沙星、氧氟沙星、罗美沙星、氟罗沙星、培氟沙星、诺氟沙星。

3. 第三代喹诺酮类 有司帕沙星、妥舒沙星、左氧氟沙星、加替沙星、格帕沙星、莫西沙星等。

【抗菌谱】第一代喹诺酮类为窄谱抗菌药物，对革兰阳性球菌无作用，主要作用于大肠埃希菌，且迅速出现耐药，已较少应用于临床；第二代喹诺酮类对革兰阴性菌和革兰阳性菌均有作用；第三代喹诺酮类对革兰阳性菌的抗菌作用高于第二代喹诺酮类4~8倍，对厌氧菌亦有作用。

（七）糖肽类

【机制】其作用机制是能与细菌细胞壁肽聚糖合成的前体D-丙氨酰-D-丙氨酸末端结合，阻断肽聚糖合成从而阻止细胞壁合成。

【种类】目前有万古霉素、替考拉宁。

【抗菌谱】万古霉素和替考拉宁对革兰阳性球菌具有强大的活性，MRS对其非常敏感。

（八）磺胺类和甲氧苄啶

【机制】与PABA竞争结合二氢叶酸合成酶，阻碍二氢叶酸合成从而抑制细菌生长繁殖。

【种类】磺胺类分为3类：①口服吸收好，可用于全身感染的药物，按清除速度又分为短效、中效、长效三类，有磺胺甲噁唑、磺胺嘧啶、磺胺林；②口服吸收差，主要在肠道起作用的药物，有柳氮磺吡啶银、磺胺二甲氧吡啶；③主要用作局部应用的药物，有磺胺米隆、磺胺醋酰钠。

【抗菌谱】磺胺类药与磺胺增效剂甲氧苄啶合用，使疗效明显增强，抗菌范围增大，对革兰阳性菌和少数革兰阴性菌均有抗菌作用。

（九）硝基咪唑类

【机制】其作用机制是硝基环被厌氧菌还原产生细胞毒物质，抑制细菌DNA合成，阻止DNA的转录、复制，导致细菌死亡。

【种类】临床上使用的有甲硝唑和替硝唑。

【抗菌谱】硝基咪唑类药物对革兰阳性、阴性厌氧菌，包括脆弱拟杆菌有好的抗菌作用，对需氧菌无效。

（十）硝基呋喃类

【机制】主要通过干扰细菌的氧化还原酶系统影响DNA合成，使细菌代谢紊乱而死亡。

【种类】临床上使用的有呋喃妥因和呋喃唑酮。

【抗菌谱】对许多革兰阳性与阴性需氧菌均具一定抗菌作用，但对铜绿假单胞菌无活性；不宜用于较重感染，仅适用于肠道与尿路感染。

（十一）新型抗菌药物

1. 替加环素　米诺环素的衍生物，第一个应用于临床的新型甘氨酰环素类抗菌药物。替加环素抗菌谱广泛，覆盖革兰阳性菌、革兰阴性菌、厌氧菌和快生长的分枝杆菌。

2. 奎奴普丁-达福普汀　美国开发的用于临床的第一个注射用链阳菌素抗菌药物复合制剂。链阳菌素主要对革兰阳性菌具有抗菌活性，对部分革兰阴性菌和厌氧菌也有抗菌活性。

3. 达托霉素　首个环脂肽类抗菌药物，其结构新颖，杀菌机制独特。体外试验证实其对多重耐药革兰阳性菌有快速有效的浓度依赖性杀菌作用，且其安全性和耐受性好，是一种有应用前途的抗菌药物。

4. 利奈唑胺　是第一个应用于临床的新型噁唑烷酮类抗菌药物，通过抑制蛋白起始复合物的形成抑制细菌蛋白质合成，在体内、外对葡萄球菌、链球菌、肠球菌等耐药革兰阳性菌有广谱的抗菌作用。

5. 多黏菌素 B 和多黏菌素 E　是一类毒性大的多肽类窄谱抗菌药物，从多黏杆菌培养液中分离获得，具有表面活性，含有带正电荷的游离氨基，能与革兰阴性菌细胞膜磷脂中带负电荷的磷酸根结合，使细菌细胞膜面积扩大，通透性增加，细胞内的磷酸盐、核苷酸等成分外漏，导致细菌死亡，选择作用于革兰阴性杆菌，特别是铜绿假单胞菌。

二、常规药物敏感性试验的药物选择

（一）苛养菌与非苛养菌常规抗菌药物敏感试验

常规药物敏感性试验与报告应考虑具有临床适应证的抗菌药物。抗菌药物常分为以下四类：

1. 首选试验并常规报告（CLSI 指南中为 A 组）抗菌药物　对特定菌群的常规一级试验组合，其中苛养菌中青霉素或氨苄西林中介株可能需要与一种氨基糖苷类药物联合治疗，以达到杀菌作用。

2. 首选试验选择性报告（CLSI 指南中为 B 组）药物　特别针对医院内感染的药物，也可以用于一级试验。当被检细菌对首选试验并常规报告抗菌药物同类药物耐药时，可以选择性地报告首选试验选择性报告药物中的一些结果；其他报告指征可包括以下几点：①特定的标本来源（如三代头孢菌素对脑脊液的分离菌株，或者甲氧苄啶/磺胺甲噁唑对泌尿道的分离菌株）；②对首选试验并常规报告抗菌药物过敏、耐药或无效的病例；③多种细菌感染；④多部位受侵感染；⑤为流行病学调查目的向感染控制组报告。其中苛养菌中对四环素敏感的菌株也被认为对多西环素和米诺环素敏感。

3. 补充试验选择性报告（CLSI 指南中为 C 组）抗菌药物　为要测试的替代性或补充性药物；对数种基本药物耐药时选用 C 组抗菌药物。可在以下情况下进行试验：①某些地域隐匿局部或广泛流行的菌株对一种或数种首选药物（特别是同类，如 β-内酰胺类或氨基糖苷类）耐药，或治疗少见菌的感染（如氯霉素对某些假单胞菌属细菌，氯霉素、红霉素、利福平和四环素对某些耐万古霉素的肠球菌）；②为流行病学调查目的向感染控制组报告。其中苛养菌中利福平不能单独用于抗菌治疗，且分离于泌尿道的菌株不常规报告该类抗菌药物。

4. 补充试验只用于泌尿系统感染（CLSI 指南中为 U 组）抗菌药物　如全面进行监测医院感染分离菌株的耐药性时，以上四类药物均可选用。

5. CLSI 指南中 O 组（other）　表示其他组，该组抗菌药物对细菌组有临床适应证，但一般不用于常规测试与报告。

6. CLSI 指南中 Inv 组（investigational）　表示处于研究阶段，该组药物被用于研究，但暂未被美国食品和药品管理局（FDA）所认可。

（二）厌氧菌常规抗菌药物敏感试验

临床厌氧菌分离率日渐增多，其耐药率明显增加，不同种、不同医院之间水平参差不齐，甚至同种属的厌氧菌对某种特定抗菌药物的最低抑菌浓度（MIC）也大不相同。目前厌氧菌的抗菌谱已经比较清楚，其日益增强的耐药性与多样化与可转移的耐药基因有关，而不同的耐药基因型决定不同的耐药表型。另外，抗菌药物的过度使用也是导致这些耐药基因发生改变和转移的重要因素。由于厌氧菌耐药性形势严峻，耐药基因传播，在对无效的抗菌药物治疗时有导致临床治疗效果不佳的潜在风险，这就要求进行药物敏感性试验。

厌氧菌常规药物敏感性试验与报告应考虑具有临床适应证的抗菌药物，抗菌药物常分为以下两类：①首选试验并常规报告抗菌药物；②补充试验选择性报告抗菌药物。

三、药物敏感性试验结果含义

纸片法药敏试验的结果通常以敏感（susceptible，S）、中介（intermediate，I）和耐药（resistance，R）等专业词汇来表达，其含义清晰、简单和容易理解。但是，上述定性结果没有量的概念，无法进行两个相同结果的差异（强弱）比较，为此，药敏试验有时还需报告定量结果（MIC 值）。

1. 敏感　指当使用常规推荐剂量的抗菌药物进

行治疗时，该抗菌药在患者感染部位通常所能达到的浓度可抑制该感染菌的生长。

2. 耐药 指使用常规推荐剂量的抗菌药物进行治疗时，该抗菌药在患者感染部位通常所能达到的浓度不能抑制该感染菌的生长；或者该药对该感染菌的临床疗效尚未在以往的治疗研究中被证实是可靠的；或者在感染部位的浓度落在特定细菌发挥耐药机制（如产生β-内酰胺酶）的可能范围。

3. 中介 包含下述几种含义：①抗菌药对感染菌的MIC接近该药在血液和组织中的浓度，感染菌的临床应答率可能低于敏感菌；②根据药动学资料分析，若某药在某些感染部位被生理性浓缩，如喹诺酮类和β-内酰胺类药物通常在尿中浓度较高，则中介意味着该药治疗该部位的感染可能有效；与之相反，若某药由于通透性等原因在某个组织、器官或体液中浓度较低，甚至在炎症的情况下浓度亦较低，如一些药在脑脊液中浓度较低，则中介意味着尽可能不用该药进行治疗，若在临床上必须使用该药进行治疗时，应相当谨慎；③若某药在高剂量使用时是安全的（如β-内酰胺类药物），则中介意味着高剂量给药可能奏效；④在判断药敏试验结果时，中介的数据位置处于敏感与耐药之间，它可作为一个缓冲带，用以防止因为一些小的、不能控制的技术因素而引起的结果解释偏差，特别对于那些药物毒性范围较窄的药物来讲这个缓冲带相当重要。

4. 非敏感（nonsusceptible，NS） 当某新的抗菌药问世时，由于尚未发现耐药株，故而早期的解释标准只有敏感折点；当某个分离株的MIC值高于该敏感折点时（或抑菌圈直径小于敏感折点时），就报告为非敏感。

5. 剂量依赖敏感（susceptible-dose dependent，SDD） 是指抗菌药对感染菌的MIC接近该药在血液和组织中的浓度，感染菌的临床应答率可能低于敏感菌；当高剂量使用该药仍然安全时，则高剂量给药可能奏效。这个概念主要用于真菌的药敏试验，类似细菌药敏试验“中介”的第③种情况。

6. 最小抑菌浓度（minimum inhibitory concentration，MIC） 以药物稀释系列中肉眼未见细菌生长的药物最小浓度为最小抑菌浓度。根据MIC的测定值，查阅试验药物与试验菌相应的MIC解释标准（见CLSI有关文件），当MIC值小于或等于敏感解释标准（又称敏感折点）时报告敏感，当MIC值大于或等于MIC解释标准时报告耐药，当MIC值在敏感和耐药解释标准之间时报告中介。

第二节 抗菌药物敏感性试验方法

一、纸片扩散法

纸片扩散法（改良Kirby-Bauer法，K-B法）试验是应用标准的方法学原理，根据抑菌圈直径大小与最低抑菌浓度的相关性，结合临床上已知敏感或耐药菌株的状态进行判定，其结果可靠。WHO推荐K-B法，其原因在于技术的简单和可重复性。本法特别适用于肠杆菌科细菌等快速生长的致病菌，但不适用于某些专性厌氧菌及酵母样菌等特殊菌种。无论用哪种方法接种，只要质控菌株的抑菌圈在预期范围内，均可按同一解释标准报告结果。

【原理】将含有定量抗菌药物的纸片或药片贴在已接种试验细菌的琼脂平板上，抗菌药物浓度梯度通过纸片上抗菌药物的弥散作用而形成，距纸片一定距离范围内试验细菌的生长受到抑制，从而形成无菌生长的透明圈即为抑菌圈。这种抑制作用与细菌对测定药物的敏感程度及其他诸因素相关。

【操作】

1. 试验材料的准备

（1）Mueller-Hinton琼脂平板：K-B法指定用Mueller-Hinton（M-H）琼脂。大量方法学研究表明，M-H琼脂平板可维持细菌正常发育，不拮抗抗菌药物活性，绝大多数细菌在此培养基上生长良好，且在商品的批间差异等方面均优于其他培养基。检测某些营养要求较高的细菌如链球菌、脑膜炎奈瑟菌等需在M-H琼脂中加入特殊营养物质。制备M-H琼脂平板应用直径9cm平皿，琼脂厚为4mm，允许误差为±1mm，室温下pH应在7.2～7.4。琼脂平板应放4℃保存，并于7天内用完。

（2）抗菌药物纸片：抗菌药物纸片直径约为6.00～6.35mm，每片的吸水量约20μl。纸片的药物含量必须与规定一致，不得任意更改。药物纸片可以购买，也可自制，用前必须做质量鉴定。用以下两个指标判定纸片的质量：①片间差：是衡量不同纸片含药是否均一的指标。测定方法：以质控菌株接种M-H琼脂平板，一块平板上贴6张相同的纸片，（35±2）℃过夜培养后，记录6个抑菌圈直径，其最大和最小之差不大于1～2mm。②准确度：判定纸片的实际含药量是否一致。上述试验得出的6个直径，计算其平均值，得到初步结果与该药的质控标准比较（表4-3-1），可初步判断准确度。准确度的进一步确认，须通过日间的质量控制才可能得到。确认质量合格的纸片才可使用。

（3）接种物：包括准备菌液比浊管和制备接种菌液两个步骤。

1）菌液比浊管的准备：为保证药物敏感性试验的准确度和精密度，必须对接种菌液浓度做相应控制。制备标准的药敏试验接种浓度，一般使用 $BaSO_4$ 浊度标准管。接种菌液浓度为 1.5×10^8CFU/ml，浊度相当于0.5号麦氏标准比浊管。具体方法如下：配制0.048mol/L氯化钡（1.175% W/V $BaCl_2\cdot2H_2O$）母液0.5ml和0.18mol/L硫酸（1% V/V）母液99.5ml，将二液置冰水浴中冷却后混合，置螺口试管中，放室温暗处保存，有效期为6个月，用前混匀。浊度比色管的具体使用要求和质量控制：浊度标准的正确浓度应使用分光光度计测定吸光度，该分光光度计光径为1cm，并配有合适的比色杯，0.5号麦氏标准管在625nm处的吸光度值应为0.08～0.13。按每管4～6ml将硫酸钡悬液分装于带悬盖的管子中，管子尺寸应与接种菌所用的管子一致。每次使用前，应将硫酸钡浊度标准管置于旋转混匀器上剧烈振荡，目测其外观浊度应均匀一致。若有大颗粒出现，此标准管应更换。每个月要更换硫酸钡标准管，或核实吸光度值。

2）接种菌液的制备：临床标本分离的细菌做药敏试验时，应挑取已分纯的菌落4～5个制备菌悬液。生长法制备菌液时，挑选琼脂平板上形态相同的菌落移种于M-H液体培养基中，置35℃水浴箱中孵育4小时，校正浊度至0.5号麦氏浊度；直接调制菌悬液法制备菌液时，用接种环挑取生长在无选择性琼脂平板上新鲜菌落，悬浮于生理盐水中，振荡混匀后与标准比浊管比浊，以有黑字的白纸为背景，调整浊度与0.5号麦氏浊度相同。

2. 接种　制备好的接种菌液必须在15分钟内使用。用灭菌棉拭子蘸取菌液，在管壁上旋转挤压几次，去掉过多的菌液。用拭子在琼脂表面均匀涂抹接种3次，每次将平板旋转60°，最后沿平皿周边绕两圈，保证均匀涂布满整个培养基表面。

3. 药敏纸片的放置　须待平板上水分被琼脂完全吸收后再贴纸片。必须压下每个纸片以确保与琼脂表面完全接触，一旦纸片与琼脂接触就不可再移动，纸片必须分布均匀。每张纸片间距不少于24mm，纸片中心距平皿边缘不少于15mm。直径为90mm的平板最好贴6张。贴上纸片后，须在15分钟内倒置平板，并放（35±2）℃孵箱培养。

4. 孵育　必须用35℃孵箱，平板在孵箱内最好单独摆放，不超过两个叠在一起，否则中间的平板，达不到孵箱温度而产生预扩散的作用，平板孵育规定时间（一般为18～24小时）后，读取结果。

【结果判定】培养后取出平板，测量抑菌圈直径。抑菌圈边缘以肉眼见不到细菌明显生长为限。有的菌株可出现蔓延生长，进入抑菌圈，磺胺类药物在抑菌圈内会出现轻微生长，这些都不作为抑菌圈的边缘。按抑菌圈直径判断细菌的敏感性，报告结果必须明确中介的意义，结果解释标准详见本章第三节。

【注意事项】

1. 与试验材料相关　①M-H琼脂必须符合试验要求；②培养基酸碱度以室温pH 7.2～7.4最适宜；③药物纸片必须在有干燥剂的容器内低温（－20℃以下）保存，只拿出少量放4℃备日常工作用；装纸片的容器从冰箱取出后，必须室温放置10分钟以上才可打开，如立即打开，容易潮解。

2. 与结果判读相关　①仔细测量抑菌圈大小；②每次试验时，质控菌种的抑菌圈应完全符合表4-3-1和表4-3-2所规定的范围。

【质量控制】

1. 质控方法　质量控制是用与常规试验相同的操作方法，测定质控菌株的抑菌圈，应使用新鲜传代的菌种。接种菌液的涂布方法等均同常规操作，测定的抗菌药物种类也应与常规测定相同。按表4-3-1和表4-3-2所列的数据测定相应菌株的抑菌圈，并记录结果。

表4-3-1　非苛养菌纸片扩散法质量控制允许范围（mm）

抗菌药物	纸片含药量	大肠埃希菌 ATCC[a] 25922	金黄色葡萄球菌 ATCC 25923	铜绿假单胞菌 ATCC 27853	大肠埃希菌 ATCC 35218[b,c]
氨苄西林	10μg	16～22	27～35	－	－
阿洛西林	75μg	－	－	24～30	－
羧苄西林	100μg	23～29	－	18～24	－
苯唑西林	1μg	－	18～24	－	－
青霉素	10units	－	26～37	－	－

续表

抗菌药物	纸片含药量	大肠埃希菌 ATCC[a] 25922	金黄色葡萄球菌 ATCC 25923	铜绿假单胞菌 ATCC 27853	大肠埃希菌 ATCC 35218[b,c]
美西林	10μg	24～30	–	–	–
甲氧西林	5μg	–	17～22	–	–
美洛西林	75μg	23～29	–	19～25	–
哌拉西林	100μg	24～30	–	25～33	12～18
替卡西林	75μg	24～30	–	21～27	6
萘夫西林	1μg	–	16～22	–	–
替卡西林/克拉维酸[d]	75/10μg	24～30	29～37	20～28	21～25
哌拉西林/他唑巴坦[d]	100/10μg	24～30	27～36	25～33	24～30
氨苄西林/舒巴坦	10/10μg	19～24	29～37	–	13～19
阿莫西林/克拉维酸	20/10μg	18～24	28～36	–	17～22
头孢克洛	30μg	23～27	27～31	–	–
头孢孟多	30μg	26～32	26～34	–	–
头孢唑林	30μg	21～27	29～35	–	–
头孢地尼	5μg	24～28	25～32	–	–
头孢托仑	5μg	22～28	20～28	–	–
头孢吡肟	30μg	31～37	23～29	24～30	–
头孢他美	10μg	24～29	–	–	–
头孢克肟	5μg	23～27	–	–	–
头孢美唑	30μg	26～32	25～34	–	–
头孢尼西	30μg	25～29	22～28	–	–
头孢哌酮	75μg	28～34	24～33	23～29	–
头孢噻肟	30μg	29～35	25～31	18～22	–
头孢替坦	30μg	28～34	17～23	–	–
头孢西丁	30μg	23～29	23～29	–	–
头孢泊肟	10μg	23～28	19～25	–	–
头孢丙烯	30μg	21～27	27～33	–	–
头孢洛林	30μg	26～34	26～35	–	–
头孢他啶	30μg	25～32	16～20	22～29	–
头孢布烯	30μg	27～35	–	–	–
头孢唑肟	30μg	30～36	27～35	12～17	–
头孢吡普	30μg	30～36	26～34	24～30	–
头孢曲松	30μg	29～35	22～28	17～23	–
头孢呋辛	30μg	20～26	27～35	–	–
头孢噻吩	30μg	15～21	29～37	–	–
氯碳头孢	30μg	23～29	23～31	–	–
拉氧头孢	30μg	28～35	18～24	17～25	–
氨曲南	30μg	28～36	–	23～29	–
美罗培南	10μg	28～34	29～37	27～33	–

续表

抗菌药物	纸片含药量	大肠埃希菌 ATCC[a] 25922	金黄色葡萄球菌 ATCC 25923	铜绿假单胞菌 ATCC 27853	大肠埃希菌 ATCC 35218[b,c]
亚胺培南	10μg	26～32	–	20～28	–
法罗培南	5μg	20～26	27～34	–	–
厄他培南	10μg	29～36	24～31	13～21	–
多利培南	10μg	27～35	33～42	28～35	–
氧氟沙星	5μg	29～33	24～28	17～21	–
西诺沙星	100μg	26～32	–	–	–
环丙沙星	5μg	30～40	22～30	25～33	–
斯帕沙星	5μg	30～38	27～33	21～29	–
曲伐沙星	10μg	10～16	29～35	21～27	–
诺氟沙星	10μg	28～35	17～28	22～29	–
莫西沙星	5μg	28～35	28～35	17～25	–
洛美沙星	10μg	27～33	23～29	22～28	–
左氧氟沙星	5μg	29～37	25～30	19～26	–
加雷沙星	5μg	28～35	30～36	19～25	–
加替沙星	5μg	30～37	27～33	20～28	–
氟罗沙星	5μg	28～34	21～27	12～20	–
依诺沙星	10μg	28～36	22～28	22～28	–
克林沙星	5μg	31～40	28～37	27～35	–
吉米沙星	5μg	29～36	27～33	19～25	–
格帕沙星	5μg	28～36	26～31	20～27	–
妥布霉素	10μg	–	19～29	20～26	–
卡那霉素	30μg	17～25	19～26	–	–
阿米卡星	30μg	19～26	20～26	18～26	–
庆大霉素[e]	10μg	19～26	19～27	17～23	–
链霉素	10μg	12～20	14～22	–	–
阿奇霉素	15μg	–	21～26	–	–
氯霉素	30μg	21～27	19～26	–	–
泰利霉素	15μg	–	24～30	–	–
四环素	30μg	18～25	24～30	–	–
多西环素	30μg	–	–	–	25～34
克拉霉素	15μg	–	26～32	–	–
克林霉素[g]	2μg	–	24～30	–	–
替加环素	15μg	18～26	20～25	9～13	–
万古霉素	30μg	–	17～21	–	–
丙大观霉素	30μg	29～36	15～20	–	–
替考拉宁	30μg	–	15～21	–	–

续表

抗菌药物	纸片含药量	大肠埃希菌 ATCC[a] 25922	金黄色葡萄球菌 ATCC 25923	铜绿假单胞菌 ATCC 27853	大肠埃希菌 ATCC 35218[b,c]
替拉凡星	30μg	–	16～20	–	–
多西环素	30μg	18～24	23～29	–	–
黏菌素	10μg	11～17	–	11～17	–
多黏菌素 B	300units	13～19	–	14～18	–
磷霉素[h]	200μg	22～30	24～33	–	–
夫西地酸	10μg	–	24～32	–	–
利奈唑胺	30μg	–	25～32	–	–
米诺环素	30μg	19～25	25～30	–	–
地红霉素	15μg	–	18～26	–	–
红霉素[g]	15μg	–	22～30	–	–
萘啶酸	30μg	22～28	–	–	–
奈替米星	30μg	22～30	22～31	17～23	–
呋喃妥因	300μg	20～25	18～22	–	–
甲氧苄啶[i]	5μg	23～29	19～26	–	–
复方磺胺甲噁唑[i]	1.25/23.75μg	10～16	24～32	–	–
磺胺异噁唑[i]	250/300μg	15～23	24～34	–	–

注：[a]ATCC 是 the American Type Culture Collection 注册商标；[b] 当测试 β-内酰胺/β-内酰胺酶抑制剂复合物时推荐的质控菌株；[c] 此菌株在培养基上多次重复转种后易丢失质粒，导致对 β-内酰胺类抗菌药物敏感。为减少转种次数，至少每月或当菌株表现对氨苄西林、哌拉西林或替卡西林抑菌圈直径减小时，应从保存菌株中移种新培养物；[d] 此菌株仅考虑为补充质控菌株，不需作为常规质控菌株试验使用；[e]庆大霉素 120μg 和链霉素 300μg 纸片的质控允许范围，使用粪肠球菌 ATCC 29212 监控（庆大霉素：16～23mm；链霉素：14～20mm）；[g] 当用红霉素和克林霉素进行纸片相邻试验时，金黄色葡萄球菌 ATCC BAA-977（含 *ermA* 基因，介导诱导耐药）被证明具有可诱导克林霉素耐药（即 D-抑菌圈试验阳性），而金黄色葡萄球菌 ATCC BAA-976 不具有可诱导克林霉素耐药，推荐金黄色葡萄球菌 ATCC 25923 用于红霉素和克林霉素纸片常规质控菌株（如，每周或每天），培养基为标准 MHA；[h] 200μg 磷霉素纸片含 50μg 6-磷酸葡萄糖；[i] 过高水平胸腺嘧啶脱氧核苷和胸腺嘧啶可影响这些药物的结果。为了获得准确质控菌株结果，使用金黄色葡萄球菌 ATCC29213（无双重抑菌圈）进行试验，可接受范围 33～39mm；培养基为未加添加剂的 M-H 琼脂

表 4-3-2 苛养菌纸片扩散法质量控制允许范围（mm）

抗菌药物	纸片含药量	流感嗜血杆菌 ATCC 49247[a]	流感嗜血杆菌 ATCC 49766[a]	淋病奈瑟菌 ATCC 49226	肺炎链球菌 ATCC 49619[b]
氨苄西林	10μg	13～21	–	–	30～36
苯唑西林	1μg	–	–	–	≤12
青霉素	10units	–	–	26～34	24～30
阿莫西林/克拉维酸[c]	20/10μg	15～23	–	–	–
哌拉西林/他唑巴坦	100/10μg	33～38	–	–	–
氨苄西林/舒巴坦	10/10μg	14～22	–	–	–
氨曲南	30μg	30～38	–	–	–
头孢克洛	30μg	–	25～31	–	24～32
头孢地尼	5μg	–	24～31	40～49	26～31
头孢托仑	5μg	25～34	–	–	27～35

续表

抗菌药物	纸片含药量	流感嗜血杆菌 ATCC 49247[a]	流感嗜血杆菌 ATCC 49766[a]	淋病奈瑟菌 ATCC 49226	肺炎链球菌 ATCC 49619[b]
头孢吡肟	30μg	25~31	–	37~46	28~35
头孢他美	10μg	23~28	–	35~43	–
头孢克肟	5μg	25~33	–	37~45	16~23
头孢美唑	30μg	16~21	–	31~36	–
头孢尼西	30μg	–	30~38	–	–
氯碳头孢	30μg	–	26~32	–	22~28
头孢噻肟	30μg	31~39	–	38~48	31~39
头孢替坦	30μg	–	–	30~36	–
头孢西丁	30μg	–	–	33~41	–
头孢泊肟	10μg	25~31	–	35~43	28~34
头孢丙烯	30μg	–	20~27	–	25~32
头孢他啶	30μg	27~35	–	35~43	–
头孢布烯	30μg	29~36	–	–	–
头孢唑肟	30μg	29~39	–	42~51	28~34
头孢洛林	30μg	29~39	–	–	31~41
头孢曲松	30μg	31~39	–	39~51	30~35
头孢呋辛	30μg	–	28~36	33~41	–
头孢噻吩	30μg	–	–	–	26~32
厄他培南	10μg	20~28	27~33	–	28~35
法罗培南	5μg	15~22	–	–	27~35
多利培南	10μg	21~31	–	–	30~38
亚胺培南	10μg	21~29	–	–	–
美罗培南	10μg	20~28	–	–	28~35
克林霉素	2μg	–	–	–	19~25
克拉霉素	15μg	11~17	–	–	25~31
多西环素	30μg	–	–	–	25~34
夫西地酸	10μg	–	–	–	9~16
阿奇霉素	15μg	13~21	–	–	19~25
氯霉素	30μg	31~40	–	–	23~27
万古霉素	30μg	–	–	–	20~27
地红霉素	15μg	–	–	–	18~25
红霉素	15μg	–	–	–	25~30
利奈唑胺	30μg	–	–	–	25~34
四环素	30μg	14~22	–	30~42	27~31
泰利霉素	15μg	17~23	–	–	27~33
替拉凡星	30μg	–	–	–	17~24

续表

抗菌药物	纸片含药量	流感嗜血杆菌 ATCC 49247[a]	流感嗜血杆菌 ATCC 49766[a]	淋病奈瑟菌 ATCC 49226	肺炎链球菌 ATCC 49619[b]
大观霉素	100μg	-	-	23~29	-
丙大观霉素	30μg	22~29	-	28~35	-
替加环素	15μg	23~32	-	30~40	23~29
吉米沙星	5μg	30~37	-	-	28~34
格帕沙星	5μg	32~39	-	44~52	21~28
加替沙星	5μg	33~41	-	45~56	24~31
加雷沙星	5μg	33~41	-	-	26~33
氟罗沙星	5μg	30~38	-	43~51	-
左氧氟沙星	5μg	32~40	-	-	20~25
洛美沙星	10μg	33~41	-	45~54	-
莫西沙星	5μg	31~39	-	-	25~31
诺氟沙星	10μg	-	-	-	15~21
氧氟沙星	5μg	31~40	-	43~51	16~21
克林沙星	5μg	34~43	-	-	27~34
环丙沙星	5μg	34~42	-	48~58	-
曲伐沙星	10μg	32~39	-	42~55	25~32
斯帕沙星	5μg	32~40	-	43~51	21~27
依诺沙星	10μg	-	-	43~51	-
复方磺胺甲噁唑	1.25/23.75μg	24~32	-	-	20~28
奎奴普丁/达福普汀	15μg	15~21	-	-	19~24
呋喃妥因	300μg	-	-	-	23~29
利福平	5μg	22~30	-	-	25~30

注：[a] 流感嗜血杆菌 ATCC 49247 或 49766 可用于常规质控菌株试验；[b] 尽管肺炎链球菌还缺乏可靠的对某些 β-内酰胺类药物纸片扩散法解释标准，但是肺炎链球菌 ATCC 49619 被定为链球菌属纸片扩散法质量控制的标准菌株；[c] 当在空气环境中用 HTM 培养基测试嗜血杆菌药物敏感性时，大肠埃希菌 ATCC 35218 对阿莫西林/克拉维酸的质控菌株允许范围是 17~22mm

2. 抑菌圈质控范围　表 4-3-1 和表 4-3-2 列出了抗菌药物对质控菌株的抑菌圈允许范围，这个范围为 95% 的置信区间，即实验室日间质控得到的抑菌圈直径，连续 20 个数值中，仅有 1 个超出这个范围。如果经常有质控结果超出这个范围，说明试验方法不稳定。每日质控抑菌圈直径的均值应接近允许范围的中间值。否则，操作中有不规范之处，应予以调整。

3. 质控菌株　使用美国临床和实验室标准协会（CLSI）推荐的美国典型微生物菌种保藏中心（ATCC）获得的标准菌株，并按照标准程序进行操作，结果是可靠的。为了长时间保存贮存原代培养物，需要在合适的稳定剂（如 50% 胎牛血清、10%~20% 甘油等）中，储存在 -20℃ 甚至更低环境下或保持冷冻干燥状态。使用时，将冷冻或者冻干的储存原代培养物接种在合适的培养基进行传代培养两次，将第二代培养物作为第一天的工作培养物。将质控菌在琼脂平板上传代培养获取分离菌株，制备用于测试的工作培养物，每天都要准备新的工作培养物。每个星期都要制备新的传代培养物来获得工作培养物（用相同的传代培养物作为工作培养物至多用 7 天，在第 8 天的时候要制备新的传代培养物）。至少每个月要用冷藏、冻干或购买的培养物来制备新的原代培养物。如果出现无法解释的结果表明细菌的天然敏感性已经改变，需要制备新的原代培养物、工作培养物，或者从质控菌株中获得新的原代培养物。

4. 质量控制菌株的维护　维护措施包括：①重新溶解新的储存培养物或从冻存物获得质控菌株；②用合适的培养基与适宜的孵育条件进行传代培养（首次传代）；③正确传代培养、孵育和保存质控菌株，用分离的单个菌落作为第1天到第7天的试验用质控培养物；④每7天准备新的传代培养物（从第1天试验用培养物），相应的菌株类型保存在适宜的温度下，每天测试工作日使用新鲜的试验用培养物；⑤重复试验至第3周和第4周，第4周后，丢弃传代培养物并从重新溶解新储存物或冻存物中获取质控菌株。

此外，需要注意的是冷冻或冻干培养物传代两次后使用；进行质控试验时，选择从试验用培养物中分离的单个菌落；如果污染或疑有问题，准备新的首次传代物、测试用培养物，或者获取新的冻存物；对某些菌株有必要每两周重新准备新的传代物或第1周/第1天的试验用培养物（如铜绿假单胞菌 ATCC 27853，粪肠球菌 ATCC 51299，肺炎链球菌 ATCC 49619）。

二、稀释法

为了定量测定抗菌药物的活性，抗菌药物与肉汤或琼脂培养基混合进行稀释，然后种入试验细菌，孵育过夜，能抑制细菌生长的最低浓度称为该抗菌药物的最低抑菌浓度，然后将 MIC 与机体血清或体液中可获得药物浓度相比较，来确定恰当的临床疗效。用稀释法药敏试验（dilution antimicrobial susceptibility test）测得的最低抑菌浓度的对数与用纸片扩散法测得的抑菌圈直径之间近似线性负相关。经过大量菌株试验可获悉这种相关系数，还可将两种方法所得的结果用统计学的回归来表示。

常见的概念：①最低抑菌浓度是指抗菌药物能够抑制细菌生长所需要的最低浓度；②最低杀菌浓度是指抗菌药物杀灭细菌所需要的最低浓度；③MIC_{90}表示能抑制90%试验菌株生长的最低药物浓度，如被测菌为100株大肠埃希菌，药物为头孢哌酮，在8μg/ml（或8mg/L）时，可抑制90株大肠埃希菌生长，那么，头孢哌酮对大肠埃希菌的MIC_{90}是8μg/ml。MIC_{50}表示能抑制50%试验菌株生长的最低药物浓度。

（一）琼脂稀释法

【原理】琼脂稀释法敏感试验是将不同剂量的抗菌药物，分别加于融化并冷却至45～50℃的定量琼脂培养基中，混匀，倾注到无菌平板，即为含有药物浓度递减的培养基。接种幼龄菌于该培养基上，经培养后观察被检菌的生长情况，抑制细菌生长的最低药物浓度为该抗菌药物的最低抑菌浓度。其优点是：①比液体稀释法重复性好；②每个平板可同时测定多株细菌；③可观察被检菌落生长良好与否；④能发现被污染的菌落；⑤可引用机械化手段，提高效率。

【操作】

1. 试验材料的准备

（1）抗菌药物：配制各种抗菌药物原液并稀释抗菌药物。

（2）培养基：培养基为 M-H 琼脂，按厂家规定进行配制时加水量要减少1/10，以备留给补充稀释好的抗菌药物用，121℃、15分钟灭菌，水浴中冷却至45～50℃；直径90mm平皿加一个浓度的抗菌药物2.5ml，再加入 M-H 琼脂25ml（刻度烧杯量），充分混匀。已配制含有抗菌药物琼脂平板，应放在塑料袋内密封，4～8℃中保存，如用于质控试验平板，只能保存5天，如用于常规试验，略可延长使用时间。

（3）待测菌液：为获得准确的 MIC 结果，接种被检菌数量，必须控制在规定范围内，即每个斑点中应含10^4CFU。制备方法同纸片扩散法，再1:10稀释成为10^7CFU/ml。

2. 接种　菌液配好后30分钟内，将上述被检菌株悬液接种至含抗菌药物的一系列平板上。接种方法有多种，最好是用接种器，一次可接种大约36～52个菌株，每根针约可接种2μl菌液。接种前平板必须相当干燥，操作时从最低浓度的琼脂平板接种起。为了核对每个被检菌株的生长或污染状况，最后还需点种一个不含抗菌药物的对照平板，即将每株被检菌悬液，用定量加液器吸取1μl菌液，接种在无抗菌药物的 M-H 琼脂平皿上（每株菌用半个琼脂平板，每个琼脂平板可接种2株菌），充分划线，第二日观察有否污染，菌落计数，菌落数大约为1×10^4CFU。每次检测要用质控菌种跟随操作。

3. 孵育　接种好的平板，放置室温让接种液被充分吸干后，置（35±2）℃温箱内16～20小时，读取结果。特殊菌种的抗菌药物敏感性试验所需要的条件见本章第三节。

【结果判定】首先读质控平板的 MIC，然后读取被检菌株测定的 MIC 值；磺胺和甲氧苄啶可引起拖尾，终点浓度不易确定，与对照 M-H 琼脂平板比较，细菌生长数量有80%以上的突然减少为结果终点。根据 MIC 值报告相应的敏感或耐药结果，或同时将 MIC 值附在敏感或耐药后面（具体细菌结果判定详见本章第三节）。

【注意事项】①薄雾状生长的单个菌落可忽略不

计；②若在数个平板上呈拖尾或跳板生长等现象，应重做。

【质量控制】在测定同时可用表4-3-3和表4-3-4所列质控菌株检测MIC，以控制本次实验的准确性。培养基均为未含添加剂的Mueller-Hinton培养基，若为肉汤法需调整阳离子。

大肠埃希菌ATCC 35218为测试β-内酰胺酶抑制剂复合物时推荐的质控菌株。此菌株在培养基上多次重复转种后易丢失质粒，导致对β-内酰胺类抗菌药物敏感。为减少转种次数，至少每月或当菌株表现对氨苄西林、哌拉西林或替卡西林MIC减低时，应从保存菌株中移种新培养物。

表4-3-3 非苛养菌稀释法质量控制允许范围（μg/ml）

抗菌药物	金黄色葡萄球菌 ATCC 29213	粪肠球 ATCC 29212	大肠埃希菌 ATCC 25922	铜绿假单胞菌 ATCC 27853	大肠埃希菌 ATCC 35218
阿洛西林	2～8	1～4	8～32	2～8	-
阿米卡星	1～4	64～256	0.5～4	1～4	-
阿莫西林/克拉维酸	0.12/0.06～0.5/0.25	0.25/0.12～1.0/0.5	2/1～8/4	-	4/2～16/8
阿奇霉素	0.5～2	-	-	-	-
氨苄西林	0.5～2	0.5～2	2～8	-	>32
氨苄西林/舒巴坦	-	-	2/1～8/4	-	8/4～32/16
氨曲南	-	-	0.06～0.25	2～8	-
奥利万星[a]	0.015～0.12	0.008～0.03	-	-	-
苯唑西林	0.12～0.5	8～32	-	-	-
丙大观霉素	2～16	2～8	8～32	-	-
达巴万星[a]	0.03～0.12	0.03～0.12	-	-	-
达托霉素[b]	0.12～1	1～4	-	-	-
地红霉素	1～4	-	-	-	-
多利培南	0.015～0.06	1～4	0.015～0.06	0.12～0.5	-
多黏菌素B	-	-	0.25～2	1～4	-
多西环素	0.12～0.5	2～8	0.5～2	-	-
厄他培南	0.06～0.25	4～16	0.004～0.015	2～8	-
法罗培南	0.03～0.12	-	0.25～1	-	-
夫西地酸	0.06～0.25	-	-	-	-
呋喃妥因	8～32	4～16	4～16	-	-
氟罗沙星	0.25～1	2～8	0.03～0.12	1～4	-
复方磺胺甲噁唑	≤0.5/9.5	≤0.5/9.5	≤0.5～9.5	8/152～32/608	-
格帕沙星	0.03～0.12	0.12～0.5	0.004～0.03	0.25～2.0	-
红霉素[c]	0.25～1	1～4	-	-	-
环丙沙星[d]	0.12～0.5	0.25～2	0.004～0.015	0.25～1	-
磺胺异噁唑[d,e]	32～128	32～128	8～32	-	-
吉米沙星	0.008～0.03	0.015～0.12	0.004～0.15	0.25～1	-
加雷沙星	0.004～0.03	0.03～0.25	0.004～0.03	0.5～2	-
加替沙星	0.03～0.12	0.12～1.0	0.008～0.03	0.5～2	-
甲氧苄啶[e]	1～4	0.12～0.5	0.5～2	>64	-
甲氧西林	0.5～2	>16	-	-	-
卡那霉素	1～4	16～64	1～4	-	-

续表

抗菌药物	金黄色葡萄球菌 ATCC 29213	粪肠球 ATCC 29212	大肠埃希菌 ATCC 25922	铜绿假单胞菌 ATCC 27853	大肠埃希菌 ATCC 35218
克拉霉素	0.12～0.5	–	–	–	–
克林霉素[e]	0.06～0.25	4～16	–	–	–
克林沙星	0.008～0.06	0.03～0.25	0.002～0.015	0.06～0.5	–
奎奴普丁/达福普汀	0.25～1	2～8	–	–	–
拉氧头孢	4～16	–	0.12～0.5	8～32	–
利福平	0.004～0.015	0.5～4	4～16	16～64	–
利奈唑胺	1～4	1～4	–	–	–
磷霉素[f]	0.5～4	32～128	0.5～2	2～8	–
硫培南	0.15～0.12	2～8	0.015～0.06	–	–
氯霉素	2～16	4～16	2～8	–	–
氯碳头孢	0.5～2	–	0.5～2	>8	–
洛美沙星	0.25～2	2～8	0.03～0.12	1～4	–
美罗培南	0.03～0.12	2～8	0.008～0.06	0.25～1	–
美洛西林	1～4	1～4	2～8	8～32	–
美西林	–	–	0.03～0.25	–	–
米诺环素[d]	0.06～0.5	1～4	0.25～1	–	–
莫西沙星	0.015～0.12	0.06～0.5	0.008～0.06	1～8	–
奈夫西林	0.12～0.5	2～8	–	–	–
奈替米星	≤0.25	4～16	≤0.5～1	0.5～8	–
萘啶酸[d]	–	–	1～4	–	–
黏菌素	–	–	0.25～2	0.5～4	–
诺氟沙星	0.5～2	2～8	0.03～0.12	1～4	–
哌拉西林	1～4	1～4	1～4	1～8	>64
哌拉西林-他唑巴坦	0.25/4～2/4	1/4～4/4	1/4～4/4	1/4～8/4	0.5/4～2/4
青霉素	0.25～2	1～4	–	–	–
庆大霉素[g]	0.12～1	4～16	0.25～1	0.5～2	–
曲伐沙星	0.008～0.03	0.06～0.25	0.004～0.015	0.25～2	–
斯帕沙星	0.03～0.12	0.12～0.5	0.004～0.015	0.5～2	–
四环素	0.12～1	8～32	0.5～2	8～32	–
羧苄西林	2～8	16～64	4～16	16～64	–
替拉凡星	0.12～1	0.12～0.5	–	–	–
泰利霉素	0.06～0.25	0.015～0.12	–	–	–
替加环素[h]	0.03～0.25	0.03～0.12	0.03～0.25	–	–
替卡西林	2～8	16～64	4～16	8～32	>128
替卡西林-克拉维酸	0.5/2～2/2	16/2～64/2	4/2～16/2	8/2～32/2	8/2～32/2
替考拉宁	0.25～1	0.25～1	–	–	–
头孢吡普	0.12～1	0.06～0.5	0.03～0.12	1～4	–
头孢吡肟	1～4	–	0.015～0.12	0.5～4	–

续表

抗菌药物	金黄色葡萄球菌 ATCC 29213	粪肠球 ATCC 29212	大肠埃希菌 ATCC 25922	铜绿假单胞菌 ATCC 27853	大肠埃希菌 ATCC 35218
头孢丙烯	0.25~1	–	1~4	–	–
头孢泊肟	1~8	–	0.25~1	–	–
头孢布烯	–	–	0.12~0.5	–	–
头孢地尼	0.12~0.5	–	0.12~0.5	–	–
头孢呋辛	0.5~2	–	2~8	–	–
头孢克洛	1~4	–	1~4	–	–
头孢克肟	8~32	–	0.25~1	–	–
头孢美唑	0.5~2	–	0.25~1	>32	–
头孢孟多	0.25~1	–	0.25~1	–	–
头孢尼西	1~4	–	0.25~1	–	–
头孢哌酮	1~4	–	0.12~0.5	2~8	–
头孢曲松	1~8	–	0.03~0.12	8~64	–
头孢噻吩	0.12~0.5	–	4~16	–	–
头孢噻肟	1~4	–	0.03~0.12	8~32	–
头孢他啶	4~16	–	0.06~0.5	1~4	–
头孢他美	–	–	0.25~1	–	–
头孢替坦	4~16	–	0.06~0.25	–	–
头孢托仑	0.25~2	–	0.12~1	–	–
头孢西丁	1~4	–	2~8	–	–
头孢唑林	0.25~1	–	1~4	–	–
头孢唑肟	2~8	–	0.03~0.12	16~64	–
妥布霉素	0.12~1	8~32	0.25~1	0.25~1	–
万古霉素[i]	0.5~2	1~4	–	–	–
西诺沙星	–	–	2~8	–	–
亚胺培南	0.015~0.06	0.5~2	0.06~0.25	1~4	–
氧氟沙星	0.12~1	1~4	0.015~0.12	1~8	–
依诺沙星	0.5~2	2~16	0.06~0.25	2~8	–
左氧氟沙星	0.06~0.5	0.25~2	0.008~0.06	0.5~4	–

注：[a] 质控菌株允许范围是用含0.002%聚山梨醇酯-80的CAMHB测定所获得的MICs值；[b] 质控菌株允许范围是用含50μg/ml钙离子的MHB测定所获得的MICs值，达托霉素不推荐用琼脂稀释法；[c] 当用红霉素和克林霉素进行纸片相邻试验时，金黄色葡萄球菌ATCC BAA-977（含*ermA*基因，介导诱导耐药）被证明具有可诱导克林霉素耐药（即D-抑菌圈试验阳性），而金黄色葡萄球菌ATCC BAA-976不具有可诱导克林霉素耐药，推荐金黄色葡萄球菌ATCC 25923用于红霉素和克林霉素纸片常规质控菌株（如每周或每天），培养基为标准MHA；[d] 用含2.5%~5% LHB的CAMHB，在空气或5% CO_2（测试脑膜炎奈瑟菌时）环境孵育测试大肠埃希菌ATCC 25922对环丙沙星、萘啶酸、米诺环素和磺胺异噁唑得到的质控菌株允许范围；[e] 完全取决于培养基，尤其是肠球菌；[f] 批准的MIC敏感性试验方法是琼脂稀释法，琼脂培养基中应补充25μg/ml 6-磷酸葡萄糖，不应使用肉汤稀释法；[g] 肠球菌庆大霉素和链霉素高水平氨基糖苷类筛选试验用质量控制菌株；[h] 使用肉汤微量稀释法测试omadacycline和替加环素，应在使用当天新鲜配制培养基和MIC板，当MIC板制备时，新鲜配制的培养基不得超过12小时但可冷冻保存备用；[i] 肠球菌万古霉素筛选试验用质控菌株

（二）肉汤稀释法

肉汤稀释法是最早使用的细菌药物敏感性测定方法之一，其又可分为常量肉汤稀释法和微量肉汤稀释法。这两种方法的基本原理相同。

1. 常量肉汤稀释法

【原理】利用一定浓度的抗菌药物与含有待试菌的培养液进行系列稀释，经适温培养后，以肉眼观察无细菌生长的试管中所含的最低药物浓度为最低抑菌浓度（MIC）。然后将所有完全清晰无细菌生长的培养物分别移种于不含抗菌药物的适于被试菌生长的琼脂平板上，过夜培养后，无菌落生长的琼脂平板中的最低药物浓度即为最低杀菌浓度（minimal bactericidal concentration，MBC）。肉汤稀释法通过测定 MIC 值和 MBC 值来判定受试菌的药物敏感性。

【操作】

（1）试验材料的准备

1）抗菌药物贮存液的配制与稀释：将一定量的抗菌药物溶于适宜的溶剂中，配成一定浓度的抗菌药物贮存液，于 -20℃保存。以 2560μg/ml 浓度为例，临用时用 M-H 肉汤培养液稀释 10 倍，得浓度为 256μg/ml 的抗菌药物溶液。

2）含药试管的准备：取试管 11 支（按顺序标记），除第 1 管外，每管加 M-H 肉汤培养基 1ml，第 1 管和第 2 管加待测最高浓度抗菌药物溶液（256μg/ml）1ml，从第 2 管中吸取 1ml 加入到第 3 管中，依次 2 倍梯度稀释至第 11 管（第 11 管吸取 1ml 丢弃，使每管中盛有抗菌药物溶液 1ml），则试管中的抗菌药物浓度依次为：256μg/ml、128μg/ml、64μg/ml、32μg/ml、16μg/ml、8μg/ml、4μg/ml、2μg/ml、1μg/ml、0.5μg/ml 和 0.25μg/ml。另设“肉汤对照”和“测试菌生长对照”。

（2）接种：将麦氏比浊度调至 0.5 的受试菌液用 M-H 肉汤培养液稀释 100 倍后，取 1ml 加入到含有 1ml 各浓度抗菌药物溶液的试管中，混匀，则各试管中抗菌药物的终浓度依次为：128μg/ml、64μg/ml、32μg/ml、16μg/ml、8μg/ml、4μg/ml、2μg/ml、1μg/ml、0.5μg/ml、0.25μg/ml 和 0.125μg/ml 肉汤对照管不加菌液，测试菌生长对照管不加抗菌药物。

（3）培养：适温培养 16～20 小时后观察结果，记录 MIC 值。苛养菌和厌氧菌的培养条件见本章第四节。

（4）MBC 的测定：将无细菌生长的试管分别移种于不含抗菌药物的适于被试菌生长的琼脂平板上，过夜培养后，无菌落生长的琼脂平板中的最低药物浓度即为最低杀菌浓度。

【结果判定】首先观察普通 M-H 琼脂平板上集落生长情况，是否有杂菌污染、计数菌落数量。然后再读取无抗菌药物的对照试管或孔，从低浓度到高浓度逐一比较，以肉眼观察无菌生长试管或孔为最低抑菌浓度（MIC）。

【注意事项】①有跳孔或拖尾现象，均需重复测试，不可勉强判定；②因培养基存在三甲氧苄啶和磺胺的拮抗物可允许细菌轻微生长，因此终点浓度应为与对照相比生长减少 80% 以上；③对于可靠的试验，生长对照孔必须出现可接受的生长，即出现明显浑浊。

【质量控制】非苛养菌的质控允许范围参照表 4-3-3，但须调整阳离子浓度。苛养菌的质控允许范围参考表 4-3-4。用于稀释试验理想的质控菌株，MIC 应该落在所有被测抗菌药物中间浓度附近。

表 4-3-4 苛养菌稀释法质量控制允许范围（μg/ml）

抗菌药物	流感嗜血杆菌 ATCC 49247	流感嗜血杆菌 ATCC 49766	肺炎链球菌 ATCC 49619
阿莫西林/克拉维酸[a]	2/1～16/8	-	0.03/0.015～0.12/0.06
阿奇霉素	1～4	-	0.06～0.25
氨苄西林	2～8	-	0.06～0.25
氨苄西林/舒巴坦	2/1～8/4	-	-
氨曲南	0.12～0.5	-	-
奥利万星[b]	-	-	0.001～0.004
丙大观霉素	0.5～2	-	1～4
达巴万星[b]	-	-	0.008～0.03
达托霉素[c]	-	-	0.06～0.5

续表

抗菌药物	流感嗜血杆菌 ATCC 49247	流感嗜血杆菌 ATCC 49766	肺炎链球菌 ATCC 49619
大观霉素	–	–	–
地红霉素	8 ~ 32	–	0.06 ~ 0.25
多利培南	–	0.06 ~ 0.25	0.03 ~ 0.12
多西环素	–	–	0.015 ~ 0.12
厄他培南	–	0.015 ~ 0.06	0.03 ~ 0.25
法罗培南	–	0.12 ~ 0.5	0.03 ~ 0.25
夫西地酸	–	–	4 ~ 32
呋喃妥因	–	–	4 ~ 16
氟罗沙星	0.03 ~ 0.12	–	–
复方磺胺甲噁唑	0.03/0.59 ~ 0.25/4.75	–	0.12/2.4 ~ 1/19
格帕沙星	0.002 ~ 0.015	–	0.06 ~ 0.5
红霉素	–	–	0.03 ~ 0.12
环丙沙星[d]	0.004 ~ 0.03	–	–
磺胺异噁唑[d]	–	–	–
吉米沙星	0.002 ~ 0.008	–	0.008 ~ 0.03
加雷沙星	0.002 ~ 0.008	–	0.015 ~ 0.06
加替沙星	0.004 ~ 0.03	–	0.12 ~ 0.5
甲硝唑	–	–	–
克拉霉素	4 ~ 16	–	0.03 ~ 0.12
克林霉素	–	–	0.03 ~ 0.12
克林沙星	0.001 ~ 0.008	–	0.03 ~ 0.12
奎奴普丁/达福普汀	2 ~ 8	–	0.25 ~ 1
利福平	0.25 ~ 1	–	0.015 ~ 0.06
利奈唑胺	–	–	0.25 ~ 2
硫培南	–	0.06 ~ 0.25	0.03 ~ 0.12
氯霉素	0.25 ~ 1	–	2 ~ 8
氯碳头孢	–	0.5 ~ 2	2 ~ 8
洛美沙星	0.03 ~ 0.12	–	–
美罗培南	–	0.03 ~ 0.12	0.06 ~ 0.25
米诺环素[d]	–	–	–
莫西沙星	0.008 ~ 0.03	–	0.06 ~ 0.25
萘啶酸[d]	–	–	–
诺氟沙星	–	–	2 ~ 8
哌拉西林/他唑巴坦	0.06/4 ~ 0.5/4	–	–
青霉素	–	–	0.25 ~ 1
庆大霉素	–	–	–
曲伐沙星	0.004 ~ 0.015	–	0.06 ~ 0.25

续表

抗菌药物	流感嗜血杆菌 ATCC 49247	流感嗜血杆菌 ATCC 49766	肺炎链球菌 ATCC 49619
斯帕沙星	0.004~0.015	–	0.12~0.5
四环素	4~32	–	0.06~0.5
泰利霉素	1~4	–	0.004~0.03
替加环素[e]	0.06~0.5	–	0.015~0.12
替拉凡星	–	–	0.004~0.03
头孢吡普[f]	0.12~1	0.016~0.06	0.004~0.03
头孢吡肟	0.5~2	–	0.03~0.25
头孢丙烯	–	1~4	0.25~1
头孢丙烯	0.25~1	–	–
头孢泊肟	0.25~1	–	0.03~0.12
头孢地尼	–	0.12~0.5	0.03~0.25
头孢呋辛	–	0.25~1	0.25~1
头孢克洛	–	1~4	1~4
头孢克肟	0.12~1	–	–
头孢洛林	0.03~0.12	–	0.008~0.03
头孢美唑	2~16	–	–
头孢孟多	–	0.25~1	–
头孢尼西	–	0.06~0.25	–
头孢匹罗	0.25~1	–	–
头孢曲松	0.06~0.25	–	0.03~0.12
头孢噻吩	–	–	0.5~2
头孢噻肟	0.12~0.5	–	0.03~0.12
头孢他啶	0.12~1	–	–
头孢他美	0.5~2	–	0.5~2
头孢替坦	–	–	–
头孢托仑	0.06~0.25	–	0.015~0.12
头孢西丁	–	–	–
头孢唑肟	0.06~0.5	–	0.12~0.5
万古霉素	–	–	0.12~0.5
亚胺培南	–	0.25~1	0.03~0.12
氧氟沙星	0.015~0.06	–	1~4
依诺沙星	–	–	–
左氧氟沙星	0.008~0.03	–	0.5~2

注：[a] 在 HTM 上测试大肠埃希菌 ATCC 35218 的质控菌株允许范围：阿莫西林/克拉维酸 4/2~16/8μg/ml，阿莫西林≥256μg/ml；测试阿莫西林将有助于判定该质控菌株是否依然保持产 β-内酰胺酶的能力；[b] 质控允许范围是用含 0.002% 聚山梨醇酯-80 的 CAMHB 测定所得的 MIC 值；[c] 质控允许范围是用含 50μg/ml 钙离子的 MHB 测定所得的 MIC 值，琼脂稀释法测试达托霉素还未被验证确认；[d] 用含 2.5%~5% LHB 的 CAMHB，在空气或 5% CO_2（当测试脑膜炎奈瑟菌）环境孵育测试大肠埃希菌 ATCC25922 对环丙沙星、萘啶酸、米诺环素和磺胺异噁唑获得的质控菌株允许范围，与表 4-3-3 中相同；[e] 使用肉汤微量稀释法测试替加环素，应使用当天新鲜制备培养基和 MIC 板，当 MIC 板制备好时，新鲜配制的培养基不得超过 12 小时，然而，MIC 板可冷冻保存备用；[f] 流感嗜血杆菌 ATCC 49247 或 49766 任何一株均可用于常规质控菌株试验

2. 微量肉汤稀释法

【原理】同常量肉汤稀释法。

【操作】

（1）试验材料的准备

1）培养基：使用阳离子校正的 M-H 培养基，即 M-H 液体培养基中含有 Ca^{2+} 10～25mg/L，Mg^{2+} 10～12.5mg/L（阳离子储藏液制备：称取 3.68g $CaCl_2 \cdot 2H_2O$，溶于 100ml 无离子水中，即含 Ca^{2+} 10mg/ml。称取 8.36g $MgCl_2 \cdot 6H_2O$，溶于 100ml 无离子水中，即含 Mg^{2+} 10mg/ml）。将上述储藏液按浓度量加入 M-H 培养基中。

2）微量肉汤稀释试验板：用低温冷冻干燥微孔板做抗菌药物敏感性试验，在板外稀释抗菌药物后，定量加入各凹孔中。也可用多孔定量加液器，在凹孔中进行连续稀释，使微量板凹孔中含有梯度浓度的抗菌药物，末孔为对照孔。目前有许多厂家生产商品化的微量抗菌药物敏感试验板，低温冷冻干燥，用真空包装，保存在 -20℃，至少可用 6 个月，-60℃以下可保存更长时间，但不能反复融冻，尤其是 β-内酰胺类抗菌药物，否则活性会降低，自动除霜冷冻柜，不宜用于保存微量稀释试验板。

（2）接种：用低温冷冻干燥微孔板做抗菌药物敏感性试验，用生长法或直接调制菌悬液法制备浓度为 0.5 号麦氏浊度（相当于 10^8CFU/ml），再将菌液稀释 200 倍，取 100μl 加入每凹孔中，此时每孔含菌量 5×10^4 CFU。被测菌株悬液调整浓度后，应在 20 分钟内接种完毕。为证实种入菌悬液含量为 5×10^4CFU/孔，在试验结束后，从每个试验菌空白对照孔中用定量加液器吸取 1μl，接种于普通 M-H 平板上，第二天计数菌落，应为 5×10^2CFU。

（3）孵育：已接种的微孔板加盖置湿盒中，以防水分蒸发，(35±2)℃、16～20 小时。微孔板放置时，不可超过 5 个叠起。

【结果判定】同常量肉汤稀释法。

【注意事项】①微量稀释试验存在一个跳孔现象时应读最高的 MIC，多于一个跳孔的药物不能报告结果；②一般来说，革兰阴性杆菌微量稀释 MIC 与常量稀释 MIC 的结果相同，或低于 1 个倍比稀释度。

【质量控制】非苛养菌和苛养菌的质控允许范围同常量肉汤稀释法。厌氧菌的质控允许范围见表 4-3-5。

表 4-3-5 厌氧菌质量控制允许范围（μg/ml）

抗菌药物	脆弱拟杆菌 ATCC 25285	多形拟杆菌 ACC 29741	艰难梭菌 ATCC700057	迟缓真杆菌 ATCC 43055
阿莫西林/克拉维酸（2:1）	0.25/0.125～1/0.5	0.25/0.1～1/0.5	–	–
氨苄西林/舒巴坦（2:1）	0.5/0.25～2/1	0.5/0.25～2/1	–	0.5/0.25～2/1
多利培南	0.12～0.5	0.12～1	–	–
多西环素	–	2～8	–	2～16
厄他培南	0.06～0.5	0.5～2	–	0.5～4
法罗培南	0.015～0.06	0.12～1	–	0.5～2
加雷沙星	0.06～0.25	0.25～2	–	0.5～2
甲硝唑	0.25～2	0.5～4	–	0.125～0.5
克拉霉素	0.5～2	2～8	–	0.06～0.25
利奈唑胺	2～8	2～8	–	0.5～2
硫培南	–	0.03～0.25	0.5～2	0.25～1
氯霉素	4～16	8～2	–	4～16
美罗培南	0.03～0.25	0.06～0.5	–	0.125～1
莫西沙星	0.12～0.5	1.0～8	–	0.12～0.5
哌拉西林	4～16	8～64	–	8～32
哌拉西林/他唑巴坦	0.03/4～0.25/4	2/4～16/4	–	8/4～32/4
青霉素	8～32	8～32	–	–

续表

抗菌药物	脆弱拟杆菌 ATCC 25285	多形拟杆菌 ACC 29741	艰难梭菌 ATCC700057	迟缓真杆菌 ATCC 43055
替加环素[a]	0.06～0.5	0.25～1	0.03～0.12	–
替卡西林/克拉维酸	0.06/2～0.5/2	0.5/2～2/2	–	8/2～32/2
头孢洛林	2～16	8～64	–	–
头孢替坦	1～8	16～128	–	16～64
头孢西丁	2～8	8～64	–	2～16
头孢唑肟	–	–	–	8～32
亚胺培南	0.03～0.25	0.25～1	–	0.25～2

注：[a] 使用微量肉汤稀释法测试替加环素，应使用当天新鲜配制培养基和 MIC 板，当 MIC 板制备好时，新鲜配制的培养基不得超过 12 小时；然而，MIC 板可冷冻保存备用

三、E-试验

E-试验（E test）是一种抗菌药物浓度梯度稀释法直接测量 MIC 的药敏试验。它结合稀释法和扩散法的原理与特点，具备稀释法和扩散法两种方法的优点：操作简便，一个平板最多可同时测定 6 种抗菌药物的药敏性；可直接测定细菌的最低抑菌浓度，结果准确；重复性好。但由于 E-试验试纸条较贵，使得该方法在经费方面受到限制。

【原理】 E-试验的关键是 E 试条质量。E 试条为 5mm×50mm 的长条，一面固定有一系列预先制备的、稀释度呈指数级连续增长的抗菌药物；另一面有读数和判别的刻度。抗菌药物梯度可覆盖 20 个 MIC 对倍稀释浓度范围，其斜率和浓度范围对判别有临床意义的 MIC 值范围和折点具有较好关联。当试条放在接种有细菌的琼脂平板上，抗菌药物立即释放至琼脂中，且呈单一方向扩散，孵育过夜后，围绕试条可见椭圆形抑菌圈，环的边缘与试条交点的刻度即为抗菌药物的最低抑菌浓度（MIC）。

【操作】

1. 培养基与菌液的准备　同纸片扩散法。

2. 试条的放置　确保接种有待测细菌的平板干燥，用加样器或镊子将试条放在已涂布细菌的待测平板上并与琼脂平板紧密接触，可用镊子轻压以驱赶其下方的气泡。试条的刻度面应朝上，药物最高浓度处应靠平板边缘，试条一旦贴上琼脂表面就不能再移动。一般 90mm 平板可平行贴试纸条 1～2 条，150mm 平板可放射状贴试纸条 5～6 条。

3. 孵育　孵育环境和时间因不同细菌而异，可参考说明书。

【结果判定】 读取椭圆形抑菌圈与 E 试条的交界点值。E-试验值与稀释法 MIC 参考值高度相关，两者直接对应，MIC 折点适用于 E-试验。当细菌沿试条生长即无椭圆形抑菌圈时，E-试验值为≥最大浓度，当抑菌圈延伸至试条下方，与试条无交点时，E-试验值为≤最小浓度。应读取除薄雾状和散在菌落生长外完全抑制处的数值。

【注意事项】

1. 与细菌相关　①变形杆菌：忽略其迁徙现象；②肺炎链球菌：仔细排除所有微小菌落，可倾斜平板或用放大镜观察，并注意是否有高耐亚群存在；③溶血性细菌：忽略溶血，读取生长完全被抑制处；④凝固酶阴性葡萄球菌：终点有拖尾现象，表示有对该抗菌药物的耐药亚群存在，忽略拖尾。

2. 与药物相关　β-内酰胺酶抑制剂由于内源性活性，常将椭圆环延伸到与 E 试条交点（IC）之下（下凹），应根据上方曲线弧度推测其与试条交点处。

3. 与技术相关　交点位于两刻度之间时，读取邻近的上方高浓度数值。试条两边产生不同的交点时，读取较高数值，若两边交点的数值之差大于 1 个稀释度以上，则需重复试验。忽略试条边缘的薄线生长，这常为细菌沿培养基水渠生长的结果。应参照生产厂家的说明书。

【质量控制】 质控允许范围同稀释法，具体见表 4-3-3～表 4-3-5。

四、联合药物敏感试验

在临床工作中，对于需同时使用两种以上抗菌药物的患者，应进行体外联合药物敏感试验来检测药物在联合应用时的相互作用，以作为临床用药的参考。棋盘稀释法是目前实验室常用定量方法。

【原理】 利用肉汤稀释法原理，首先分别测定拟

联合的抗菌药物对待测菌的MIC。根据所得MIC，确定药物稀释度（一般为6～8个稀释度），药物最高浓度为其MIC的2倍，依次对倍稀释。两种药物的稀释分别在方阵的纵列和横列进行，这样在每管（孔）中可得到不同浓度组合的两种药物混合液。接种菌量为5×10^5CFU/ml，35℃孵育18～24小时后观察结果。计算部分抑菌浓度指数（fractional inhibitory concentration，FIC）。

【操作】棋盘稀释法包括微量棋盘稀释法、试管棋盘稀释法和琼脂棋盘稀释法三种，其中微量棋盘稀释法为最常用的联合药敏方法之一。与棋盘稀释法不同的是，试管、琼脂棋盘稀释法分别在试管及含有不同药物浓度的琼脂平板上进行。下面用微量棋盘稀释法为例来说明其操作。

1. 培养基的准备　使用阳离子校正的M-H培养基，即在M-H液体培养基中含有Ca^{2+} 10～25mg/L，Mg^{2+} 10～12.5mg/L。

2. MIC的测定　按微量肉汤稀释法测定拟联合的抗菌药物对待测菌的MIC。

3. 药物稀释度的确定　根据所得MIC，药物稀释度一般为6～8个稀释度，药物最高浓度为其MIC的2倍，用灭菌M-H肉汤对抗菌药物依次对倍稀释。使用96孔无菌微孔板，各取50μl分别排列在平板的纵列和横列上，这样在孔中可得到不同浓度组合的两种药物混合液。

4. 被测菌株的接种　用生长法或直接调制菌悬液法制备浓度为0.5号麦氏浊度（相当于10^8CFU/ml），再将菌液稀释100倍，取100μl加入每凹孔中，此时每孔接种菌量为5×10^5CFU/ml。被测菌株悬液调整浓度后，应在20分钟内接种完毕。

5. 孵育　已接种的微孔板加盖或置湿盒中，以防水分蒸发，(35±2)℃、16～20小时。微孔板置放时，不可超过5个叠起。

【结果判定】FIC指数＝A药联合时的MIC/A药单侧MIC＋B药联合时的MIC/B药单侧MIC。判断标准：FIC指数＜0.5为协同作用；0.5～1为相加作用；1～2为无关作用；＞2为拮抗作用。

【注意事项】同稀释法。

【质量控制】同稀释法。

五、全自动药敏检测系统

目前，全自动药敏检测系统在各级医院应用较为广泛，主要利用比浊法或荧光法测定各种浓度的抗菌药物溶液中待测菌悬液的生长情况，得出最低抑菌浓度值（MIC）以判断细菌耐药性。与传统的药物敏感试验相比，全自动药敏检测系统的灵敏性高、速度快，并且能够对药敏试验的结果进行自动分析，减少了人工判读的误差。全自动药敏检测系统的使用是临床微生物实验室的发展方向。

第三节　非苛养菌抗菌药物敏感性试验

一、葡萄球菌属

【药物选择与结果判定】见表4-3-6。

表4-3-6　葡萄球菌属细菌药敏试验解释标准[a]

分组	抗菌药物	纸片含量（μg/片）	抑菌圈直径（mm）			MIC（μg/ml）		
			R	I	S	R	I	S
A	青霉素[b]	10U	≤28	–	≥29	≥0.25	–	≤0.12
	苯唑西林							
	阿奇霉素	15μg	≤13	14～17	≥18	≥8	4	≤2
	克拉霉素	15μg	≤13	14～17	≥18	≥8	4	≤2
	红霉素	15μg	≤13	14～22	≥23	≥8	1～4	≤0.5
	克林霉素	2μg	≤14	15～20	≥21	≥4	1～2	≤0.5
B	头孢他啶	30μg	≤20	21～23	≥24	≥4	2	≤1
	四环素	30μg	≤14	15～18	≥19	≥16	8	≤4
	多西环素	30μg	≤12	13～15	≥16	≥16	8	≤4
	米诺环素	30μg	≤14	15～18	≥19	≥16	8	≤4
	达托霉素	–	–	–	–	–	–	≤1

续表

分组	抗菌药物	纸片含量（μg/片）	抑菌圈直径（mm）			MIC（μg/ml）		
			R	I	S	R	I	S
	万古霉素							
	金黄色葡萄球菌	–	–	–	–	≥16	4~8	≤2
	凝固酶阴性葡萄球菌	–	–	–	–	≥32	8~16	≤4
	利奈唑胺	30μg	≤20	–	≥21	≥8	–	≤4
	利福平	5μg	≤16	17~19	≥20	≥4	2	≤1
C	阿米卡星	30μg	≤14	15~16	≥17	≥64	32	≤16
	庆大霉素	10μg	≤12	13~14	≥15	≥16	8	≤4
	卡那霉素	30μg	≤13	14~17	≥18	≥64	32	≤16
	妥布霉素	10μg	≤12	13~14	≥15	≥16	8	≤4
	奈替米星	30μg	≤12	13~14	≥15	≥32	16	≤8
	环丙沙星	5μg	≤15	16~20	≥21	≥4	2	≤1
	左氧氟沙星	5μg	≤15	16~18	≥19	≥4	2	≤1
	莫西沙星	5μg	≤20	21~23	≥24	≥2	1	≤0.5
	氧氟沙星	5μg	≤14	15~17	≥18	≥4	2	≤1
	氯霉素	30μg	≤12	13~17	≥18	≥32	16	≤8
U	洛美沙星	10μg	≤18	19~21	≥22	≥8	4	≤2
	诺氟沙星[c]	10μg	≤12	13~16	≥17	≥16	8	≤4
	磺胺药	250μg 或 300μg	≤12	13~16	≥17	≥512	–	≤256
	甲氧苄啶[c]	5μg	≤10	11~15	≥16	≥16	–	≤8
	复方磺胺甲噁唑	1.25/23.75μg	≤10	11~15	≥16	≥4/76	–	≤2/38
	呋喃妥因[c]	300μg	≤14	15~16	≥17	≥128	64	≤32
O	依诺沙星	10μg	≤14	15~17	≥18	≥8	4	≤2
	格帕沙星	5μg	≤14	15~17	≥18	≥4	2	≤1
	加替沙星	5μg	≤19	20~22	≥23	≥2	1	≤0.5
	司帕沙星	5μg	≤15	16~18	≥19	≥2	1	≤0.5
	奎奴普丁/达福普汀	15μg	≤15	16~18	≥19	≥4	2	≤1
Inv	氟罗沙星	5μg	≤15	16~18	≥19	≥8	4	≤2
	替考拉宁	30μg	≤10	11~13	≥14	≥32	16	≤8

注：[a] 解释适用于 CLSI 公布的方法步骤；[b] 青霉素可作为所有青霉素的代表，当青霉素 MIC≤0.12μg/ml 或抑菌圈直径≥29mm 时，在报告青霉素结果为敏感前，应对葡萄球菌进行诱导 β-内酰胺酶试验；[c] 只适用于泌尿道感染治疗

【重要耐药菌】

1. 甲氧西林耐药葡萄球菌（methicillin-resistant *Staphylococcus aureus*，MRSA）　金黄色葡萄球菌和凝固酶阴性葡萄球菌是引起医院感染的常见病原菌之一，随着抗菌药物的广泛应用及其不合理使用，金黄色葡萄球菌和凝固酶阴性葡萄球菌的耐药性不断增强，尤其是耐甲氧西林金黄色葡萄球菌（MRSA）和耐甲氧西林凝固酶阴性葡萄球菌（MRCNS），可同时对 β-内酰胺类、酶抑制剂复合物抗菌药物及碳青霉烯类耐药，已成为临床抗感染治疗的棘手难题。检测 *mec*A 基因或 *mec*A 基因所表达的蛋白（PBP2a）是检测葡萄球菌对甲氧西林耐药的最准确的方法。若葡萄球菌携带 *mec*A 基因或产 PBP2a，则需报告甲氧西林耐药，若 *mec*A 基因阴性或不产 PBP2a，则一般为甲

氧西林敏感菌株。实验室常用头孢西丁替代甲氧西林检测耐甲氧西林的葡萄球菌。另外，微量肉汤稀释法及头孢西丁纸片扩散法也可以用来检测耐甲氧西林葡萄球菌。下面简要介绍上述几种方法：

（1）头孢西丁纸片扩散法：挑选来自孵育过夜琼脂平板的培养物，制备被检菌株悬液，调整至0.5号麦氏浊度，具体操作见常规纸片扩散法药敏试验。贴头孢西丁（30μg/片），空气中33～35℃（不可超过35℃，否则可能会漏检）孵育16～18小时后读取抑菌圈直径。质控菌株推荐：金黄色葡萄球菌ATCC 25923作为其阴性质控菌株（*mecA*阴性，抑菌圈直径23～29mm）；金黄色葡萄球菌ATCC 43300作为其阳性菌株（*mecA*阳性，抑菌圈直径≤21mm）。其抑菌圈直径结果解释标准见表4-3-7。

（2）头孢西丁微量肉汤稀释法：使用补充4μg/ml头孢西丁的CAMHB培养基，接种5×10^4/孔被检菌悬液，空气中33～35℃（不可超过35℃）孵育16～20小时后读取MIC。质控菌株推荐：金黄色葡萄球菌ATCC 29213为其阴性质控菌株（*mecA*阴性，MIC 1～4μg/ml）；金黄色葡萄球菌ATCC 43300为其阳性质控菌株（*mecA*阳性，MIC＞4μg/ml）。其MIC结果解释标准见表4-3-7。

除上述方法外，还有乳胶凝集试验检测PBP2a和MRSA显色培养基法，乳胶凝集试验有商品化的试剂盒供应，耐甲氧西林金黄色葡萄球菌在MRSA显色培养基上生长呈绿色菌落。

表4-3-7 头孢西丁检测*mecA*基因介导的葡萄球菌耐药性解释标准

菌种	头孢西丁纸片（mm）			头孢西丁MIC（μg/ml）		
	S	I	R	S	I	R
金黄色葡萄球菌	≥22	-	≤21	≤4	-	≥8
路邓葡萄球菌	≥22	-	≤21	≤4	-	≥8
凝固酶阴性葡萄球菌	≥25	-	≤24	-	-	-

注：根据此解释标准耐药者即为耐甲氧西林葡萄球菌

2. 克林霉素诱导耐药葡萄球菌（inducible clindamycin-resistant *Staphylococcus aureus*） 临床上治疗由MRSA和MRCNS引起的感染时常考虑采用大环内酯类（如红霉素）、林可酰胺类抗菌药物，这也是治疗对青霉素和头孢菌素类过敏患者的选择。近年来，该类药物的耐药率不断上升，而且红霉素具有诱导葡萄球菌对克林霉素耐药的作用，使常规药敏试验显示对红霉素耐药而对克林霉素敏感的葡萄球菌在应用克林霉素进行抗感染治疗时出现无效治疗病例，所以克林霉素诱导耐药葡萄球菌的检测显得尤为重要。

（1）纸片扩散法（D-抑菌圈试验）：克林霉素诱导耐药可用纸片相邻试验来检测（也称为"D"抑菌圈试验）。其方法是将克林霉素纸片（2μg/片）和红霉素纸片（15μg/片）贴在相邻的位置，纸片边缘相距15～26mm（链球菌12mm），其余按纸片扩散法操作。靠近红霉素纸片一侧的克林霉素的抑菌圈出现"截平"现象，整个抑菌圈形状如字母"D"，则为克林霉素诱导耐药，应报告克林霉素耐药。若无"截平"现象，应就按真实的抑菌圈直径报告结果。

（2）微量肉汤稀释法：使用CAMHB培养基，在同一孔内加4μg/ml（β-溶血性链球菌加1μg/ml）红霉素和0.5μg/ml克林霉素，其余遵照标准的微量肉汤稀释法操作。该微量肉汤稀释法试验仅适用于对红霉素耐药（MIC≥8μg/ml）而对克林霉素敏感或中介（MIC≤2μg/ml）的菌株。如果孔内细菌有任何生长，则为克林霉素诱导耐药阳性，应报告克林霉素耐药。若无生长，诱导克林霉素耐药阴性。

3. 对万古霉素MIC≥8μg/ml和高水平莫匹罗星耐药金黄色葡萄球菌的筛选试验（screening test for the vancomycin MIC≥8μg/ml and high-level mupirocin-resistant in the *Staphylococcus aureus*） 万古霉素主要用于耐青霉素葡萄球菌和耐β-内酰胺酶葡萄球菌株。近年来由于抗菌药物滥用，已出现了可抵抗万古霉素的细菌。莫匹罗星主要用于皮肤感染（如脓疱病）治疗和金黄色葡萄球菌鼻腔定植的清除，建议临床筛选金黄色葡萄球菌对莫匹罗星的高水平耐药。

（1）万古霉素琼脂稀释法：琼脂筛选是用BHI琼脂，补充万古霉素（6μg/ml）倾注成平板，直接菌落悬液法获得0.5号麦氏浊度。使用微量吸管吸取10μl菌液点种于琼脂平板表面。替代方法，用棉拭子蘸取菌液，挤去多余菌液，在平板上涂成直径10～15mm斑点或在部分区域划线接种，33～37℃孵育24小时，用透射光检查平板中生长的菌落，＞1个菌落或存在淡的膜状生长为万古霉素MIC≥8μg/ml。质控菌株推荐粪肠球菌ATCC 29212为其阴性质控菌株；粪肠球菌ATCC 51299为其阳性质控菌株。其MIC结果解释标准见表4-3-7。

（2）莫匹罗星纸片扩散法：挑选孵育过夜琼脂平板的培养物，制备被检菌株悬液，调整至0.5号麦氏浊度，具体操作见常规纸片扩散法药敏试验，贴莫匹罗星（200μg/片），在空气中，33～37℃孵育24小时，之后用透射光判读抑菌圈直径。无抑菌圈为高水平莫匹罗星耐药，有抑菌圈为非高水平莫匹罗星耐药。质控菌株推荐金黄色葡萄球菌 ATCC 25923 为其阴性质控菌株（200μg 纸片，*mupA* 阴性，抑菌圈直径 29 ~ 38mm）；金黄色葡萄球菌 ATCC BAA1708 为其阳性质控菌株（*mupA* 阳性，无抑菌圈）。

（3）莫匹罗星微量肉汤稀释法：使用 CAMHB 培养基，在试验孔内加 256μg/ml 莫匹罗星，其余遵照标准的微量肉汤稀释法操作。在空气中，33 ~ 37℃孵育 24 小时后读取 MIC。单一 256μg/ml 试验孔生长为高水平莫匹罗星耐药，无生长为非高水平莫匹罗星耐药。质控菌株推荐金黄色葡萄球菌 ATCC 29213（*mupA* 阴性，MIC 0.06 ~ 0.5μg/ml）、粪肠球菌 ATCC 29212（*mupA* 阴性，MIC 16 ~ 128μg/ml）为其阴性质控菌株；金黄色葡萄球菌 ATCC BAA - 1708（*mupA* 阳性，256μg/ml 生长）为其阳性质控菌株。

【质量控制】 质控菌株见表 4-3-8。

表 4-3-8　葡萄球菌属抗菌药物敏感性试验的质控菌株

质量控制菌株	生物特性	纸片扩散试验	MIC 试验	筛选试验
金黄色葡萄球菌 ATCC 25923	1. β-内酰胺酶阴性 2. *mec*A 阴性 3. 由于对多数药物极度敏感，在 MIC 试验中不适用	非苛养、革兰阳性菌		
金黄色葡萄球菌 ATCC 29213	1. 弱产 β-内酰胺酶菌株 2. *mec*A 阴性		非苛养革兰阳性菌	苯唑西林琼脂
金黄色葡萄球菌 ATCC 43300	1. 苯唑西林耐药 2. *mec*A 阳性	头孢西丁纸片试验	头孢西丁 MIC 试验	苯唑西林琼脂
金黄色葡萄球菌 ATCCBAA-1708	*mup*A 基因介导高水平莫匹罗星耐药	高水平莫匹罗星耐药筛选试验	高水平莫匹罗星耐药筛选试验	
金黄色葡萄球菌 ATCCBAA-976	含 *msr*A 介导-仅对大环内酯类耐药	评价红霉素与克林霉素纸片相邻试验（D-抑菌圈试验阴性）		

注：①在实验培养基上重复多次转种后可使菌株产生对 β-内酰胺类抗菌药物耐药，因此尽量减少传代操作次数，至少每月或当菌株开始表现出耐药时，应重启新的贮藏培养物用于质控菌株；②假如培养基含可接受水平的胸腺嘧啶脱氧核苷，终点容易判读（与对照菌株相比较，80%以上生长被抑制）；③一旦发现失控，应从培养基、纸片、接种菌液等各方面去查找原因，并及时纠正

【注意事项】

1. 与分离部位相关　脑脊液中分离的细菌，下列抗菌药物不作为常规报告：①仅通过口服途径给药的药物；②第一代和第二代头孢菌素（除头孢呋辛钠外）和头霉素类；③克林霉素；④大环内酯类；⑤四环素类；⑥氟喹诺酮类；分离于下呼吸道的菌株不报告达托霉素结果；由于常规用于治疗急性、无并发症的泌尿道感染的抗菌药物（如呋喃妥因、甲氧苄啶 + 磺胺甲嘧唑或一种氟喹诺酮）在尿液中可达到浓度的治疗反应是敏感的，因此，不建议对尿液分离的腐生葡萄球菌进行常规试验。

2. 与试验方法相关　①头孢西丁纸片扩散法或 MIC 试验结果可用于预报金黄色葡萄球菌和路邓葡萄球菌分离株是否存在 *mec*A 介导的苯唑西林耐药；对凝固酶阴性葡萄球菌（除路邓葡萄球菌外），检测 *mec*A 介导的苯唑西林耐药，首选方法是头孢西丁纸片扩散法；头孢西丁可被用于检测苯唑西林耐药的替代品；根据头孢西丁结果来报告苯唑西林敏感或耐药；如果用头孢西丁和苯唑西林测试金黄色葡萄球菌或路邓葡萄球菌，两中药物中有任一结果为耐药，则应报告受试菌株对苯唑西林耐药；②测定所有葡萄球菌分离株对万古霉素敏感性应采用 MIC 试验，纸片扩散法既不能区别万古霉素敏感与中介金黄色葡萄球菌，也不能区分万古霉素敏感、中介和耐药凝固酶阴性葡萄球菌，检测到万古霉素 MIC≥8μg/ml 的任何金黄色葡萄球菌和万古霉素 MIC≥32μg/ml 的任何凝固酶阴性葡萄球菌，应送到参考实验室；③诱导型克林霉素耐药性可用 D-抑菌圈纸片扩散试验和使用单一孔同时含红霉素和克林霉素的肉汤稀释法进行检测；④当测试利奈唑胺时，应使用透射光检查纸片扩散法抑菌圈直径，纸片扩散法结果为耐药，应用 MIC 法来确证；⑤达托霉素仅用于 MIC 试验，纸片扩散法不可靠。

3. 与药物相关　对四环素敏感的菌株被认为对

多西环素和米诺环素也敏感。然而，某些对四环素中介或耐药菌株可对多西环素、米诺环素或二者敏感。

二、肠球菌属

【药物选择与结果判定】 见表4-3-9。

表4-3-9 肠球菌药敏试验解释标准

分组	抗菌药物	纸片含量（μg/片）	抑菌圈直径（mm）			MIC（μg/ml）		
			R	I	S	R	I	S
A	青霉素	10U	≥15	-	≤14	≤8	-	≥16
	氨苄西林	10μg	≥17	-	≤16	≤8		≥16
B	*达托霉素[a]	-	-	-	-	≤4	-	-
	万古霉素	30μg	≥17	15~16	≤14	≤4	8~16	≥32
	利奈唑胺	30μg	≥23	21~22	≤20	≤2	4	≥8
U	四环素[b]	30μg	≥19	15~18	≤14	≤4	8	≥16
	环丙沙星	5μg	≥21	16~20	≤15	≤1	2	≥4
	左氧氟沙星	5μg	≥17	14~16	≤13	≤2	4	≥8
	诺氟沙星	10μg	≥17	13~16	≤12	≤4	8	≥16
	呋喃妥因	300μg	≥17	15~16	≤14	≤32	64	≥128
O	多西环素	30μg	≥16	13~15	≤12	≤4	8	≥16
	米诺环素	30μg	≥19	15~18	≤14	≤4	8	≥16
	红霉素[b]	15μg	≥23	14~22	≤13	≤0.5	1~4	≥8
	加替沙星[c]	5μg	≥18	15~17	≤14	≤2	4	≥8
	氯霉素[b]	30μg	≥18	13~17	≤12	≤8	16	≥32
	磷霉素[d]	200μg	≥16	13~15	≤12	≤64	128	≥256
	奎奴普丁/达福普汀[e]	15μg	≥19	16~18	≤15	≤1	2	≥4
	利福平	5μg	≥20	17~19	≤16	≤1	2	≥4
Inv	替考拉宁	30μg	≥14	11~13	≤10	≤8	16	≥32

注：* 仅用于MIC试验，纸片扩散法不可靠；[a] 下呼吸道分离菌株不报告结果；[b] 泌尿道分离菌株不常规报告；[c] 仅用于泌尿道分离菌株；[d] 仅用于泌尿道分离的粪肠球菌；[e] 对万古霉素耐药的肠球菌报告

【重要耐药菌】

1\. 对高水平氨基糖苷类和万古霉素MIC≥8μg/ml肠球菌的敏感性试验（sensitivity test for the high-level aminoglycosides and vancomycin MIC≥8μg/ml in the *Enterococci*） 当肠球菌对庆大霉素MIC≥500mg/L、链霉素≥2000mg/L，即表现为对高水平氨基糖苷类耐药，系细菌产生质粒介导的氨基糖苷类钝化酶所致，此种耐药使青霉素或糖肽类与氨基糖苷类的协同作用消失。因此测定氨基糖苷类的耐药程度，对于临床治疗肠球菌属有重要参考意义。万古霉素常常作为治疗肠球菌属感染的最后有效抗菌药物，某些情况下，肠球菌属对万古霉素产生耐药，这类细菌称为耐万古霉素肠球菌（VRE），大多数的VRE感染通常发生在医院内。若万古霉素MIC≥8μg/ml，则需用特殊试验来确定肠球菌对万古霉素的耐药性，见表4-3-10。

表 4-3-10 肠球菌对高水平氨基糖苷类和万古霉素敏感性试验方法

参数	筛选程序			
	万古霉素琼脂筛选法	氨基糖苷琼脂稀释法	氨基糖苷微量肉汤稀释法	氨基糖苷纸片扩散法
培养基	脑心浸出液琼脂（BHI 琼脂）	脑心浸出液琼脂（BHI 琼脂）	脑心浸出液琼脂（BHI 肉汤）	M-H 琼脂
接种物	1～10μl 0.5 号麦氏浊度菌悬液点种在平板表面。或用棉拭子蘸取菌液，挤去多余菌液，在平板上涂成直径 10～15mm 斑点或在部分区域划线接种	10μl 0.5 号麦氏浊度菌悬液点种在平板表面	遵照标准肉汤稀释法	0.5 号麦氏比浊浓度
孵育条件	(35±2)℃，空气环境	(35±2)℃，空气环境	(35±2)℃，空气环境	(35±2)℃，空气环境
孵育时间	24h	24h	24h	16～18h
药物浓度				
万古霉素	6μg/ml			
庆大霉素		500μg/ml	500μg/ml	120μg/片
链霉素		2000μg/ml	1000μg/ml	300μg/片
结果判定	＞1 个菌落为耐药	＞1 个菌落为耐药	生长即为耐药	6mm 为耐药，7～9mm 为无决定性，≥10mm 为敏感

注：①链霉素试验，若孵育 24 小时结果阴性，再孵育 24 小时观察结果；②抑菌圈出现 7～9mm，需用琼脂稀释法或微量肉汤稀释法 MICs 重复测试，进一步证实敏感或耐药

2. 产 β-内酰胺酶肠球菌检测试验（testing for the β-lactamase producing *Enterococci*） 头孢硝噻吩试验，同葡萄球菌属。

【质量控制】肠球菌药敏试验质控菌株：纸片扩散法采用金黄色葡萄球菌 ATCC 25923，稀释法采用粪肠球菌 ATCC 29212；肠球菌对高水平氨基糖苷类和万古霉素敏感性试验，粪肠球菌 ATCC 29212 为敏感质控菌株，粪肠球菌 ATCC 51299 为耐药质控菌株。

【注意事项】

1. 与药物相关 ①应用高水平氨基糖苷类（庆大霉素和链霉素）筛选试验，能够预测氨苄西林、青霉素或万古霉素与一种氨基糖苷类抗菌药物之间的协同效应；其他氨基糖苷类不需进行测试，因为其对肠球菌的活性并不优于庆大霉素和链霉素；②氨苄西林是氨苄西林和阿莫西林的代表药，氨苄西林的结果可用于预报不产 β-内酰胺酶的肠球菌对阿莫西林/克拉维酸、氨苄西林/舒巴坦、哌拉西林、哌拉西林/他唑巴坦敏感性；假如菌株被认为粪肠球菌，氨苄西林敏感性能用于预报亚胺培南的敏感性；③对青霉素敏感非产 β-内酰胺酶肠球菌可预报其对氨苄西林、阿莫西林、氨苄西林/舒巴坦、阿莫西林/克拉维酸、哌拉西林、哌拉西林/他唑巴坦敏感。然而，对氨苄西林敏感肠球菌不能推定其对青霉素敏感；假如需要青霉素结果，必须对青霉素进行试验；④对四环素敏感菌株被认为对多西环素和米诺环素也敏感，但是，对四环素中介或耐药的某些株可以对多西环素或米诺环素或二者敏感。

2. 与试验方法相关 ①在肠球菌中，因产 β-内酰胺酶导致的对青霉素或氨苄西林耐药的报道罕见，用常规纸片法或稀释法不能可靠检测出因 β-内酰胺酶而致青霉素或氨苄西林耐药，但可直接使用头孢硝噻吩 β-内酰胺酶试验进行检测；由于罕见 β-内酰胺酶阳性肠球菌，常规不需做此试验，但可用于选择性病例；β-内酰胺酶试验阳性预报菌株对青霉素、氨基青霉素和脲基青霉素耐药；②当测试万古霉素对肠球菌敏感性时，为准确检测耐药性，应将平板孵育 24 小时；对万古霉素 MICs 为 8～16μg/ml 分离株，应执行生化试验来鉴别鹑鸡肠球菌和沿黄肠球菌。

三、肠杆菌科

【药物选择与结果判定】见表 4-3-11。

表 4-3-11 肠杆菌科细菌药敏试验解释标准

分组	抗菌药物	纸片含量（μg/片）	抑菌圈直径（mm）			MIC（μg/ml）		
			R	I	S	R	I	S
A	头孢唑林	30μg	≤19	20~22	≥23	≥8	4	≤2
	氨苄西林	10μg	≤13	14~16	≥17	≥32	16	≤8
	庆大霉素	10μg	≤12	13~14	≥15	≥16	8	≤4
	妥布霉素	10μg	≤12	13~14	≥15	≥16	8	≤4
B	阿莫西林/克拉维酸	20/10μg	≤13	14~17	≥18	≥32/16	16/8	≤8/4
	氨苄西林/舒巴坦	10/10μg	≤11	12~14	≥15	≥32/16	16/8	≤8/4
	哌拉西林/他唑巴坦	100/10μg	≤17	18~20	≥21	≥128/4	64/4~32/4	≤16/4
	替卡西林/克拉维酸	75/10μg	≤14	15~19	≥20	≥128/2	64/2~32/2	≤16/2
	头孢呋辛（注射剂）	30μg	≤14	15~17	≥18	≥32	16	≤8
	头孢呋辛（口服）	30μg	≤14	15~22	≥23	≥32	16~8	≤4
	头孢替坦	30μg	≤12	13~15	≥16	≥64	32	≤16
	头孢曲松	30μg	≤19	20~22	≥23	≥4	2	≤1
	头孢西丁	30μg	≤14	15~17	≥18	≥32	16	≤8
	头孢吡肟	30μg	≤14	15~17	≥18	≥32	16	≤8
	头孢噻肟	30μg	≤22	23~25	≥26	≥4	2	≤1
	多利培南	10μg	≤19	20~22	≥23	≥4	2	≤1
	亚胺培南	10μg	≤19	20~22	≥23	≥4	2	≤1
	美罗培南	10μg	≤19	20~22	≥23	≥4	2	≤1
	厄他培南	10μg	≤18	19~21	≥22	≥2	1	≤0.5
	阿米卡星	30μg	≤14	15~16	≥17	≥64	32	≤16
	奈替米星	30μg	≤12	13~14	≥15	≥32	16	≤8
	环丙沙星-肠杆菌科（除伤寒沙门菌和肠道外分离的沙门菌外的肠杆菌科细菌）	5μg	≤15	16~20	≥21	≥4	2	≤1
	环丙沙星-肠杆菌科（伤寒沙门菌和肠道外分离的沙门菌）	5μg	≤20	21~30	≥31	≥1	0.12~0.5	≤0.06
	左氧氟沙星	-	-	-	-	≥2	0.25~1	≤0.12
	氧氟沙星	-	-	-	-	≥2	0.25~1	≤0.12
C	头孢他啶	30μg	≤17	18~20	≥21	≥16	8	≤4
	拉氧头孢	30μg	≤19	20~22	≥23	≥2	1	≤0.5
	氨曲南	30μg	≤17	18~20	≥21	≥16	8	≤4
	四环素	30μg	≤11	12~14	≥15	≥16	8	≤4
U	呋喃妥因[a]	300μg	≤14	15~16	≥17	≥128	64	≤32
	依诺沙星	10μg	≤14	15~17	≥18	≥8	4	≤2

续表

分组	抗菌药物	纸片含量（μg/片）	抑菌圈直径（mm）			MIC（μg/ml）		
			R	I	S	R	I	S
U	氧氟沙星[a]	5μg	≤12	13～15	≥16	≥8	4	≤2
	诺氟沙星[a]	10μg	≤12	13～16	≥17	≥16	8	≤4
	洛美沙星[a]	10μg	≤18	19～21	≥22	≥8	4	≤2
	磺胺类	250 或 300μg	≤12	13～16	≥17	≥512	–	≤256
O	头孢孟多	30μg	≤14	15～17	≥18	≥32	16	≤8
	头孢尼西	30μg	≤14	15～17	≥18	≥32	16	≤8
	头孢美唑	30μg	≤12	13～15	≥16	≥64	32	≤16
	头孢哌酮	75μg	≤15	16～20	≥21	≥64	32	≤16
	头孢唑肟	30μg	≤21	22～24	≥25	≥4	2	≤1
	头孢泊肟	10μg	≤17	18～20	≥21	≥8	4	≤2
	头孢地尼	5μg	≤16	17～19	≥20	≥4	2	≤1
	氯碳头孢	30μg	≤14	15～17	≥18	≥32	16	≤8
	头孢克肟	5μg	≤15	16～18	≥19	≥4	2	≤1
	头孢丙烯	30μg	≤14	15～17	≥18	≥32	16	≤8
	头孢克洛	30μg	≤14	15～17	≥18	≥32	16	≤8
	替卡西林	75μg	≤14	15～19	≥20	≥128	32～64	≤16
	美西林	10μg	≤11	12～14	≥15	≥32	16	≤8
	奈替米星	30μg	≤12	13～14	≥15	≥32	16	≤8
	卡那霉素	30μg	≤13	14～17	≥18	≥64	32	≤16
	链霉素	10μg	≤11	12～14	≥15	–	–	–
	强力霉素	30μg	≤10	11～13	≥14	≥16	8	≤4
	米诺环素	30μg	≤12	13～15	≥16	≥16	8	≤4
	磷霉素	200μg	≤12	13～15	≥16	≥256	128	≤64
	萘啶酸	30μg	≤13	14～18	≥19	≥32	–	≤16
	吉米沙星	5μg	≤15	16～19	≥20	≥1	0.5	≤0.25
	格帕沙星	5μg	≤14	15～17	≥18	≥4	2	≤1
	加替沙星	5μg	≤14	15～17	≥18	≥8	4	≤2
Inv	头孢布烯	30μg	≤17	18～20	≥21	≥32	16	≤8
	头孢他美	10μg	≤14	15～17	≥18	≥16	8	≤4
	氟罗沙星	5μg	≤15	16～18	≥19	≥8	4	≤2

注：[a]只适用于泌尿道感染治疗

【重要耐药菌】

1. 产超广谱β-内酰胺酶（ESBLs）肠杆菌科细菌检测［testing for the extended-spectrum β-lactamases (ESBLs) producing *Enterobacteriaceae*］　根据 ESBLs 可被克拉维酸抑制特性而设计了多种检测 ESBLs 的方法。常用的方法有纸片扩散法、微量肉汤稀释法及 E-试验法。

（1）纸片扩散法、微量肉汤稀释法：见表 4-3-12。

表 4-3-12 纸片扩散法及 MIC 测定法检测产 ESBLs 的筛选及确证

参数	检测方法			
	筛选方法		表型确证试验	
	纸片扩散法	微量肉汤稀释法	纸片扩散法	微量肉汤稀释法
培养基	M-H 琼脂	CAMHB	M-H 琼脂	CAMHB
抗菌药物	肺炎克雷伯菌、产酸克雷伯菌和大肠埃希菌：头孢泊肟 10μg/片或头孢他啶 30μg/片或氨曲南 30μg/片或头孢噻肟 30μg/片或头孢曲松 30μg/片 奇异变形杆菌：头孢泊肟 10μg 或头孢他啶 30μg 或头孢噻肟 30μg（使用一种以上抗菌药物有助于提高检测敏感度）	肺炎克雷伯菌、产酸克雷伯菌和大肠埃希菌：头孢泊肟 4μg/ml 或头孢他啶 1μg/ml 或氨曲南 1μg/ml 或头孢噻肟 1μg/ml 或头孢曲松 1μg/ml 奇异变形杆菌：头孢泊肟 1μg/ml 或头孢他啶 1μg/ml 或头孢噻肟 1μg/ml（使用一种以上抗菌药物有助于提高检测敏感度）	头孢他啶 30μg/片头孢他啶/克拉维酸（每片 30μg/10μg）和头孢噻肟 30μg/片头孢噻肟/克拉维酸（每片 30μg/10μg）（确证实验需同时使用头孢噻肟和头孢他啶，单独和联合克拉维酸的复合制剂）	头孢他啶 0.25～128μg/ml 头孢他啶/克拉维酸 0.25/4～128/4μg/ml 和头孢噻肟 0.25～64μg/ml 头孢噻肟/克拉维酸 0.25/4～64/4μg/ml（确证实验需同时使用头孢噻肟和头孢他啶，单独和联合克拉维酸的复合制剂）
孵育条件	(35±2)℃，大气，16～18h	(35±2)℃，大气，16～20h	(35±2)℃，大气，16～18h	(35±2)℃，大气，16～20h
结果判定	肺炎克雷伯菌、产酸克雷伯菌和大肠埃希菌： 头孢泊肟抑菌圈≤17mm 头孢他啶抑菌圈≤22mm 氨曲南抑菌圈≤27mm 头孢噻肟抑菌圈≤27mm 头孢曲松抑菌圈≤25mm 奇异变形杆菌： 头孢泊肟抑菌圈≤22mm 头孢他啶抑菌圈≤22mm 头孢噻肟抑菌圈≤27mm 符合以上任何一项即可能产 ESBLs	在高于或等于上述筛选浓度生长提示菌株产 ESBLs	两个组合中任何一组加克拉维酸比不加克拉维酸的抑菌圈直径增大值≥5mm 即为产 ESBLs	两个组合中任何一组加克拉维酸比不加克拉维酸的 MIC 降低 3 个或 3 个以上对倍稀释度即为产 ESBLs
质控菌株和允许范围	大肠埃希菌 ATCC 25922 符合 CLSI 的质控范围 肺炎克雷伯菌 ATCC 700603 的抑菌圈直径符合以下要求： 头孢泊肟 9～16mm 头孢他啶 10～18mm 氨曲南 9～17mm 头孢噻肟 17～25mm 头孢曲松 16～24mm	大肠埃希菌 ATCC 25922 不生长 肺炎克雷伯菌 ATCC 700603 生长，其 MIC 符合以下要求： 头孢泊肟≥8μg/ml 头孢他啶≥2μg/ml 氨曲南 ≥2μg/ml 头孢噻肟≥2μg/ml 头孢曲松≥2μg/ml	大肠埃希菌 ATCC 25922，两组药物中加克拉维酸的比不加克拉维酸的抑菌圈直径增大值≤2mm 肺炎克雷伯菌 ATCC 700603 头孢他啶/克拉维酸比头孢他啶的抑菌圈直径增大值≥5mm，头孢噻肟/克拉维酸头孢噻肟的抑菌圈直径增大值≥3mm	大肠埃希菌 ATCC 25922、肺炎克雷伯菌 ATCC 700603 两个组合中任何一组加克拉维酸药物比不加克拉维酸的 MIC 降低 3 个或 3 个以上对倍稀释度

注：以上检测方法适用于肺炎克雷伯菌、产酸克雷伯菌和大肠埃希菌。奇异变形杆菌筛选试验结果：纸片法，头孢泊肟≤22mm、头孢他啶≤22mm、头孢噻肟≤27mm；MIC 法，头孢泊肟、头孢他啶、头孢噻肟≥2μg/ml，确证试验同上

（2）E-试验：使用 E-试验中的头孢他啶、头孢曲松、头孢噻肟或氨曲南（两种以上）等常规试条，凡 MIC ≥ 2μg/ml 时，即高度怀疑菌株产 ESBLs，应进一步作确证试验加以确认。现有两种 E-试验的 ESBLs 确证试条，分别为头孢他啶及头孢他啶加克拉维酸、头孢噻肟及头孢噻肟加克拉维酸。试条两端含有梯度浓度抗菌药物，其中一端含头孢他啶（或头孢噻肟），另一端含头孢他啶/克拉维酸（或头孢噻肟/克拉维酸）。操作方法同常规 E-试验法，结果判定：当与克拉维酸联合药物组的 MIC 小于或等于单独药物组 MIC3 个倍比稀释度时（或比值≥8），可确证该菌株产 ESBLs。此法操作简便，结果准确。

2. 产碳青霉烯酶肠杆菌科细菌检测（testing for the carbapenemase producing *Enterobacteriaceae*） 由于 A、B 和 D 类 β-内酰胺酶产生的碳青霉烯酶活性在临床分离株肠杆菌科中能够碰到。A 类中的 KPC 酶、B 类中的 NDM 酶和 D 类中的 OXA 酶代表了具有重要临床意义的碳青霉烯酶。改良 Hodge 试验可确证 KPC 酶，NDM 和其他金属 β-内酰胺酶的活性需要锌离子参与，一些物质如乙二胺四乙酸（EDTA）可以与锌离子结合而抑制这些酶的活性。嗜麦芽窄食单胞菌、炭疽芽胞杆菌和一些脆弱拟杆菌菌株能产生染色体型金属 β-内酰胺酶。其他金属酶可位于质粒上，见于不动杆菌属、铜绿假单胞菌、黏质沙雷菌、肺炎克雷伯菌和越来越多的其他肠杆菌科细菌。目前尚无经 CLSI 验证的用于确认临床分离株中金属 β-内酰胺酶的表型检测方法。

产碳青霉烯酶肠杆菌科菌株的筛选和确证试验见表 4-3-13。

表 4-3-13 产碳青霉烯酶肠杆菌科菌株的筛选和确证试验

参数	检测方法		
	初筛试验		表型确证试验
	纸片扩散法	肉汤微量稀释法	MHT
培养基	M-H 琼脂	CAMHB	M-H 琼脂
抗菌药物浓度	厄他培南 10μg 或美罗培南 10μg（注：亚胺培南纸片）筛选碳青霉烯酶能力差）	厄他培南 1μg/ml 或亚胺培南 1μg/ml 或美罗培南 1μg/ml	厄他培南 10μg 或美罗培南 10μg
接种物	遵照标准纸片扩散法	遵照标准肉汤稀释法	（1）用肉汤或生理盐水制备 0.5 号麦氏标准（使用直接菌落悬液法或生长法）的大肠埃希菌 ATCC 25922 菌悬液（指示菌），再用盐水或肉汤 1∶10 稀释。按常规纸片扩散法程序接种 MHA。使平板干燥 3～10min。在平板放置适当数量厄他培南或美罗培南纸片 （2）使用 10μl 接种环或拭子，挑去血琼脂平板过夜生长的 3～5 个试验菌落或质控菌株。从纸片边缘向外划直线。划线至少有长 20～25mm。大小 MHA 平板（直径分别为 100mm 或 150mm）检测能力： 　　　小　　大 纸片　1　　1～4 测试菌株　1　　1～6 质控菌株　2　　2
孵育条件	(35±2)℃，空气环境	(35±2)℃，空气环境	(35±2)℃，空气环境
孵育时间	16～18h	16～20h	16～20h
结果判读	厄他培南 19～21mm 美罗培南 16～21mm 试验菌株出现上面列出的抑菌圈直径提示可能产碳青霉烯酶	厄他培南 2μg/ml 亚胺培南 2～4μg/ml 美罗培南 2～4μg/ml	孵育后，检查 MHA，在抑菌圈与试验菌株或质控菌株划线交叉处出现增强生长现象 增强生长＝碳青霉烯酶阳性 无增强生长＝碳青霉烯酶阴性

续表

参数	检测方法		
	初筛试验		表型确证试验
	纸片扩散法	肉汤微量稀释法	MHT
结果判读		试验菌株出现上面的MICs值提示可能产碳青霉烯酶 采用MHT，进行确证	某些试验菌株可产生抑制大肠埃希菌ATCC 25922生长的物质。当出现此种情况时，在划线两侧可见清晰的抑制生长区，对这样的分离菌株，MHT不能解释 厄他培南或美罗培南纸片筛选试验及MHT均阳性菌株，在报告碳青霉烯类药物结果前，执行MIC试验
质控菌株推荐	使用大肠埃希菌ATCC 25922： 厄他培南29～36mm 美罗培南28～34mm	使用大肠埃希菌ATCC 25922： 厄他培南0.004～0.015μg/ml 亚胺培南0.06～0.25μg/ml	每天试验时测试阳性和阴性质控菌株 肺炎克雷伯菌ATCC BAA-1705－MHT阳性 肺炎克雷伯菌ATCC BAA-1706－MHT阴性

【质量控制】质控菌株见表4-3-14。

表4-3-14 抗菌药物敏感性试验的质控菌株

质量控制菌株	生物特性	纸片扩散试验	MIC试验
大肠埃希菌ATCC 25922	β-内酰胺酶阴性	1. 非苛养革兰阴性菌 2. 脑膜炎奈瑟菌	1. 非苛养革兰阴性菌 2. 脑膜炎奈瑟菌
大肠埃希菌ATCC 35218	含质粒编码的TEM-1 β-内酰胺酶（非ESBL）[a,b]	β-内酰胺/β-内酰胺酶抑制剂复合物	β-内酰胺/β-内酰胺酶抑制剂复合物
肺炎克雷伯菌ATCC 700603	含SHV-18型ESBL[a,c]	ESBL筛选和确证试验	ESBL筛选和确证试验
肺炎克雷伯菌ATCC BAA-1705	1. 产KPC酶菌株[a] 2. MHT阳性	产碳青霉烯酶菌株表型确证试验（MHT）	
肺炎克雷伯菌ATCC BAA-1706	1. 由非产碳青霉烯酶机制致碳青霉烯类耐药 2. MHT阴性	产碳青霉烯酶菌株表型确证试验（MHT）	

注：[a]大肠埃希菌ATCC 35218仅推荐作为β-内酰胺类/β-内酰胺酶抑制剂复合物（如含克拉维酸、舒巴坦或他唑巴坦等药物）的质控菌株，此菌株含质粒编码的β-内酰胺酶（非ESBL）；菌株对许多青霉素酶不稳定，但对β-内酰胺类/β-内酰胺酶抑制剂复合物敏感。质控菌株中必须存在质粒，此质控菌株实验才有效；然而，质粒在冰箱储藏或冷藏温度下容易丢失。为了确保质粒的存在，使用除β-内酰胺类/β-内酰胺酶抑制剂复合物以及单个β-内酰胺类药物（氨苄西林、阿莫西林、哌拉西林或替卡西林）测试菌株。假如菌株丢失质粒，则菌株对单个实验的β-内酰胺类药物敏感，提示质控菌株实验是无效的，必须使用新的大肠埃希菌ATCC 35218培养物。[b]仔细小心维护（如：减少传代）和保藏（如：-60℃或更低）大肠埃希菌ATCC 35218、肺炎克雷伯菌ATCC 700603和肺炎克雷伯菌ATCC BAA-1705等质控菌株尤其重要，因为已有研究证明β-内酰胺酶或碳青霉烯酶的质粒可自发地丢失。质粒丢失导致质控菌株结果超出允许范围，例如，大肠埃希菌ATCC 35218对酶不稳定的青霉素类（如氨苄西林、哌拉西林和替卡西林）MIC减低，肺炎克雷伯菌ATCC 700603对头孢菌素类和氨曲南MIC减低，以及肺炎克雷伯菌ATCC BAA-1705改良Hodge实验（MHT）假阴性。[c]假如培养基含可接受水平的胸腺嘧啶脱氧核苷，终点容易判读（与对照菌株相比较，80%以上生长被抑制）

【注意事项】

1. 分离来自粪便样本的沙门菌属和志贺菌属菌株　只有氨苄西林、喹诺酮类和TMP/SMZ可作于常规试验报告，除此之外，肠道外感染沙门菌属分离株，应测试并报告氯霉素和一种三代头孢菌素。

2. 从脑脊液（CSF）中分离菌株　试验和报告头孢噻肟和头孢曲松，以取代头孢唑林。

四、铜绿假单胞菌

【药物选择与结果判定】 见表4-3-15。

表4-3-15 铜绿假单胞菌药敏试验解释标准

分组	抗菌药物	纸片含量（μg/片）	抑菌圈直径（mm）			MIC（μg/ml）		
			R	I	S	R	I	S
A	头孢他啶	30μg	≤14	15~17	≥18	≥32	16	≤8
	哌拉西林	100μg	≤14	15~20	≥21	≥128	32~64	≤16
	庆大霉素	10μg	≤12	13~14	≥15	≥16	8	≤4
	妥布霉素[a]	10μg	≤12	13~14	≥15	≥16	8	≤4
B	头孢吡肟	30μg	≤14	15~17	≥18	≥32	16	≤8
	氨曲南	30μg	≤15	16~21	≥22	≥32	16	≤8
	亚胺培南	10μg	≤15	16~18	≥19	≥8	4	≤2
	美罗培南	10μg	≤13	16~18	≥19	≥8	4	≤2
	多利培南	10μg	≤15	16~18	≥19	≥8	4	≤2
	哌拉西林/他唑巴坦	100/10μg	≤14	15~20	≥21	≥128/4	32/4~64/4	≤16/4
	替卡西林	75μg	≤15	16~23	≥24	≥128	32~64	≤16
	阿米卡星[a]	30μg	≤14	15~16	≥17	≥64	32	≤16
	环丙沙星	5μg	≤15	16~20	≥21	≥4	2	≤1
	左氧氟沙星	5μg	≤13	14~16	≥17	≥8	4	≤2
U	洛美沙星	10μg	≤18	19~21	≥22	≥8	4	≤2
	诺氟沙星[b]	10μg	≤12	13~16	≥17	≥16	8	≤4
	氧氟沙星	5μg	≤12	13~15	≥16	≥8	4	≤2
O	奈替米星	30μg	≤12	13~14	≥15	≥32	16	≤8
	替卡西林/克拉维酸	75/10μg	≤15	16~23	≥24	≥128/2	32/2~64/2	≤16/2
	加替沙星	5μg	≤14	15~17	≥18	≥8	4	≤2
	黏菌素	10μg	≤10	-	≥11	≥8	4	≤2
	多黏菌素B	300U	≤11	-	≥12	≥8	4	≤2

注：[a]代表其他非肠杆菌科细菌，指除铜绿假单胞菌之外的假单胞菌和除不动杆菌属、洋葱伯克霍尔德菌、假鼻疽伯克霍尔德菌和嗜麦芽窄食单胞菌之外的其他非苛养、非发酵葡萄糖的革兰阴性杆菌，仅有MIC解释标准；[b]只适用于泌尿道感染治疗

【质量控制】 质控菌株：大肠埃希菌ATCC 25922、铜绿假单胞菌ATCC 27843、大肠埃希菌ATCC 35218（针对β-内酰胺类/β-内酰胺酶抑制剂复合物）。

【注意事项】

1. 当临床有需要或仅针对某些特定标本，首选试验选择性报告抗菌药物中不常规报告耐药试验结果也可以报告；少见的耐药应经确认后报告（例如，对次选药物耐药但对首选药物敏感，如铜绿假单胞菌对阿米卡星耐药但对妥布霉素敏感，应报告两种药物结果）。

2. 起初对某种抗菌药物敏感的菌株在开始治疗后可发展为中介或耐药。因此，随后从相似身体部位分离出相同菌株，为检测是否已发展为耐药，应进行药物敏感性试验。这种耐药性发展可短到在治疗后3~4天内出现，已注意到在用所有抗菌药物治疗铜绿假单胞菌时，常出现上述情况。

3. M-H培养基中二价阳离子变化，主要是镁和钙，影响氨基糖苷类和四环素对铜绿假单胞菌菌株的测试结果。过量阳离子含量会减小抑菌圈大小，而阳离子含量低可能会导致无法接受的过大的抑菌圈。

五、不动杆菌属

【药物选择与结果判定】见表4-3-16。

表4-3-16 不动杆菌属药敏试验解释标准

分组	抗菌药物	纸片含量（μg/片）	抑菌圈直径（mm）			MIC（μg/ml）		
			R	I	S	R	I	S
A	氨苄西林/舒巴坦	10/10μg	≤11	12~14	≥15	≥32/16	16/8	≤8/4
	头孢他啶	30μg	≤14	15~17	≥18	≥32	16	≤8
	亚胺培南	10μg	≤13	14~15	≥16	≥16	8	≤4
	美罗培南	10μg	≤13	14~15	≥16	≥16	8	≤4
	庆大霉素	10μg	≤12	13~14	≥15	≥16	8	≤4
	妥布霉素[a]	10μg	≤12	13~14	≥15	≥16	8	≤4
	环丙沙星	5μg	≤15	16~20	≥21	≥4	2	≤1
	左氧氟沙星	5μg	≤13	14~16	≥17	≥8	4	≤2
B	哌拉西林/他唑巴坦	100/10μg	≤17	18~20	≥21	≥128/4	64/4~32/4	≤16/4
	替卡西林/克拉维酸	75/10μg	≤14	15~19	≥20	≥128/2	64/2~32/2	≤16/2
	头孢噻肟[a]	30μg	≤14	15~22	≥23	≥64	32~16	≤8
	头孢曲松	30μg	≤13	14~20	≥21	≥64	32~16	≤8
	阿米卡星[a]	30μg	≤14	15~16	≥17	≥64	32	≤16
	头孢吡肟[a]	30μg	≤14	15~17	≥18	≥32	16	≤8
	四环素	30μg	≤11	12~14	≥15	≥16	8	≤4
	多西环素	30μg	≤9	10~12	≥13	≥16	8	≤4
	米诺环素	30μg	≤12	13~15	≥16	≥16	8	≤4
	复方磺胺甲噁唑[a]	1.25/23.75μg	≤10	11~15	≥16	≥4/76	-	≤2/38
O	美洛西林	75μg	≤17	18~20	≥21	≥128	32~64	≤16
	替卡西林	75μg	≤14	15~19	≥20	≥128	32~64	≤16
	奈替米星	-	-	-	-	≥32	16	≤8
	加替沙星	5μg	≤14	15~17	≥18	≥8	4	≤2
	黏菌素	-	-	-	-	≥4	-	≤2
	多黏菌素B	-	-	-	-	≥4	-	≤2

注：[a]代表其他非肠杆菌科细菌，指除铜绿假单胞菌之外的假单胞菌和除不动杆菌属、洋葱伯克霍尔德菌、假鼻疽伯克霍尔德菌和嗜麦芽窄食单胞菌之外的其他非苛养、非发酵葡萄糖的革兰阴性杆菌，仅有MIC解释标准

【质量控制】质控菌株：大肠埃希菌ATCC 25922、铜绿假单胞菌ATCC 27843、大肠埃希菌ATCC 35218（针对β-内酰胺/β-内酰胺酶抑制剂复合物）。

【注意事项】对四环素敏感菌株被认为对多西环素和米诺环素也敏感。然而，某些对四环素中介或耐药菌株可对多西环素和（或）米诺环素敏感。

六、洋葱伯克霍尔德菌

【药物选择与结果判定】见表4-3-17。

表 4-3-17 洋葱伯克霍尔德菌药敏试验解释标准

分组	抗菌药物	纸片含量（μg/片）	抑菌圈直径（mm）			MIC（μg/ml）		
			R	I	S	R	I	S
A	复方磺胺甲噁唑[a]	1.25/23.75μg	≤10	11～15	≥16	≥4/76	–	≤2/38
B	替卡西林/克拉维酸	–	–	–	–	≥128/2	64/2～32/2	≤16/2
	头孢他啶	30μg	≤17	18～20	≥21	≥32	16	≤8
	美罗培南	10μg	≤15	16～19	≥20	≥16	8	≤4
	米诺环素	30μg	≤14	15～18	≥19	≥16	8	≤4
	左氧氟沙星	–	–	–	–	≥8	4	≤2
	氯霉素	–	–	–	–	≥32	16	≤8

注：[a]代表其他非肠杆菌科细菌，指除铜绿假单胞菌之外的假单胞菌和除不动杆菌属、洋葱伯克霍尔德菌、假鼻疽伯克霍尔德菌和嗜麦芽窄食单胞菌之外的其他非苛养、非发酵葡萄糖的革兰阴性杆菌，仅有 MIC 解释标准

【质量控制】质控菌株：大肠埃希菌 ATCC 25922、铜绿假单胞菌 ATCC 27853。

【注意事项】氯霉素不用于泌尿道感染常规报告。

七、嗜麦芽窄食单胞菌

【药物选择与结果判定】见表 4-3-18。

表 4-3-18 嗜麦芽窄食单胞菌药敏试验解释标准

分组	抗菌药物	纸片含量（μg/片）	抑菌圈直径（mm）			MIC（μg/ml）		
			R	I	S	R	I	S
A	复方磺胺甲噁唑	1.25/23.75μg	≤10	11～15	≥16	≥4/76	–	≤2/38
B	替卡西林/克拉维酸	–	–	–	–	≥128/2	64/2～32/2	≤16/2
	头孢他啶	–	–	–	–	≥32	16	≤8
	米诺环素	30μg	≤14	15～18	≥19	≥16	8	≤4
	左氧氟沙星	5μg	≤13	14～16	≥17	≥8	4	≤2
	氯霉素	–	–	–	–	≥32	16	≤8

【注意事项】氯霉素不用于泌尿道感染常规药敏检测。

八、其他非肠杆菌科

【药物选择与结果判定】见表 4-3-19。

表 4-3-19 其他非肠杆菌科细菌药敏试验解释标准

分组	抗菌药物	纸片含量（μg/片）	抑菌圈直径（mm）			MIC（μg/ml）		
			R	I	S	R	I	S
A	头孢他啶	–	–	–	–	≥32	16	≤8
	哌拉西林	–	–	–	–	≥128	32～64	≤16
	庆大霉素	–	–	–	–	≥16	8	≤4
	妥布霉素	–	–	–	–	≥16	8	≤4
B	哌拉西林/他唑巴坦	–	–	–	–	≥128/4	32/4～64/4	≤16/4
	替卡西林/克拉维酸	–	–	–	–	≥128/2	32/2～64/2	≤16/2

续表

分组	抗菌药物	纸片含量（μg/片）	抑菌圈直径（mm）			MIC（μg/ml）		
			R	I	S	R	I	S
B	头孢吡肟	-	-	-	-	≥32	16	≤8
	氨曲南	-	-	-	-	≥32	16	≤8
	亚胺培南	-	-	-	-	≥16	8	≤4
	美罗培南	-	-	-	-	≥16	8	≤4
	阿米卡星	-	-	-	-	≥64	32	≤16
	环丙沙星	-	-	-	-	≥4	2	≤1
	左氧氟沙星	-	-	-	-	≥8	4	≤2
	复方磺胺甲噁唑	-	-	-	-	≥4/76	-	≤2/38
C	头孢噻肟	-	-	-	-	≥64	16-32	≤8
	头孢曲松	-	-	-	-	≥64	16-32	≤8
	氯霉素	-	-	-	-	≥32	16	≤8
O	头孢哌酮	-	-	-	-	≥64	32	≤16
	头孢唑肟	-	-	-	-	≥64	16-32	≤8
	拉氧头孢	-	-	-	-	≥64	16-32	≤8
	美洛西林	-	-	-	-	≥128	32～64	≤16
	替卡西林	-	-	-	-	≥128	32～64	≤16
	羧苄西林	-	-	-	-	≥64	32	≤16
	奈替米星	-	-	-	-	≥32	16	≤8
	多西环素	-	-	-	-	≥16	8	≤4
	米诺环素	-	-	-	-	≥16	8	≤4
	加替沙星	-	-	-	-	≥8	4	≤2
	黏菌素	-	-	-	-	≥8	4	≤2
	多黏菌素 B	-	-	-	-	≥8	4	≤2
U	四环素	-	-	-	-	≥16	8	≤4
	洛美沙星	-	-	-	-	≥8	4	≤2
	诺氟沙星	-	-	-	-	≥16	8	≤4
	氧氟沙星	-	-	-	-	≥8	4	≤2
	磺胺药	-	-	-	-	≥512	-	≤256

【注意事项】

1. 其他非肠杆菌科细菌　指除铜绿假单胞菌之外的假单胞菌和除不动杆菌属、洋葱伯克霍尔德菌、假鼻疽伯克霍尔德菌和嗜麦芽窄食单胞菌之外的其他非苛养、非发酵葡萄糖的革兰阴性杆菌，仅有 MIC 解释标准。

2. 对于其他非肠杆菌科细菌，纸片扩散法还没有系统研究，也没有相关临床数据综述，所以纸片扩散法没有具体折点。

3. 加替沙星仅用于泌尿道感染，磺胺药代表现有磺胺类抗菌药物，氯霉素不用于泌尿道感染常规报告药物。

第四节 苛养菌与厌氧菌抗菌药物敏感性试验

一、苛养菌

苛养菌在普通环境及普通的 M-H 培养基上不能生长或生长不良，其培养条件、操作方法、质控菌株、药物选择和结果解释标准和普通细菌有所不同。下述是几种苛养菌抗菌药物敏感性试验（antimicrobial susceptibility testing for the fastidious bacteria）有关的细菌培养条件、操作方法、质量控制、结果判定及解释等。

（一）嗜血杆菌属细菌

【细菌培养】

1. 培养条件

（1）纸片扩散法：①培养基为嗜血杆菌属试验培养基（hemophilus test medium，HTM）；②孵育条件为 5% CO_2，（35 ±2）℃，孵育 16～18 小时；③HTM的制备方法：50mg 氯化血红素粉末置于 100ml 0.01mol/L NaOH 中，加热搅拌直至溶解，然后将 30ml 氯化血红素液和 5g 酵母粉加入 1 L M-H 琼脂中，高压灭菌后，无菌加入 3ml NAD 液（50mg NAD 溶于 10ml H_2O，过滤灭菌）。

（2）微量肉汤稀释法：①培养基为 HTM 肉汤；②孵育条件为空气，（35 ±2）℃，孵育 20～24 小时。

2. 操作方法

（1）菌悬液制备：选取巧克力平板上 20～24 小时培养物，用 M-H 肉汤或 0.9% NaCl 溶液直接调制成 0.5 号麦氏浊度的菌悬液。

（2）其他步骤：参照本章第二节纸片扩散法和微量肉汤稀释法。

3. 药物选择与结果判定见表 4-3-20 。

表 4-3-20 嗜血杆菌属细菌药敏试验解释标准

分组	抗菌药物	纸片含量（μg/片）	抑菌圈直径折点（mm）			对应的 MIC（μg/ml）		
			S	I	R	S	I	R
A	氨苄西林	10	≥22	19～21	≤18	≤1	2	≥4
	复方磺胺甲噁唑	1.25/23.75	≥16	11～15	≤10	≤0.5/9.5	1/19～2/38	≥4/76
B	氨苄西林/舒巴坦	10/10	≥20	–	≤19	≤2/1	–	≥4/2
	头孢噻肟[a]	30	≥26	–	–	≤2	–	–
	头孢他啶[a]	30	≥26	–	–	≤2	–	–
	头孢曲松[a]	30	≥26	–	–	≤2	–	–
	头孢呋辛	30	≥20	17～19	≤16	≤4	8	≥16
	美罗培南[a]	10	≥20	–	–	≤0.5	–	–
	氯霉素	30	≥29	26～28	≤25	≤2	4	≥8
C	阿莫西林/克拉维酸	20/10	≥20	–	≤19	≤4/2	–	≥8/4
	头孢洛林	30	≥30	–	–	≤0.5	–	–
	头孢克洛	30	≥20	17～19	≤16	≤8	16	≥32
	头孢丙烯	30	≥18	15～17	≤14	≤8	16	≥32
	头孢地尼[a]	5	≥20	–	–	≤1	–	–
	头孢克肟[a]	5	≥21	–	–	≤1	–	–
	头孢泊肟[a]	10	≥21	–	–	≤2	–	–
	头孢呋辛	30	≥20	17～19	≤16	≤4	8	≥16
	氨曲南[a]	30	≥26	–	–	≤2	–	–
	厄他培南[a]	10	≥19	–	–	≤0.5	–	–
	亚胺培南[a]	10	≥16	–	–	≤4	–	–

续表

分组	抗菌药物	纸片含量（μg/片）	抑菌圈直径折点（mm）			对应的 MIC（μg/ml）		
			S	I	R	S	I	R
C	阿奇霉素[a]	15	≥12	–	–	≤4	–	–
	克拉霉素	15	≥13	11～12	≤10	≤8	16	≥32
	泰利霉素	15	≥15	12～14	≤11	≤4	8	≥16
	四环素	30	≥29	26～28	≤25	≤2	4	≥8
	环丙沙星[a]	5	≥21	–	–	≤1	–	–
	左氧氟沙星[a]	5	≥17	–	–	≤2	–	–
	洛美沙星[a]	10	≥22	–	–	≤2	–	–
	莫西沙星[a]	5	≥18	–	–	≤1	–	–
	氧氟沙星[a]	5	≥16	–	–	≤2	–	–
	吉米沙星[a]	5	≥18	–	–	≤0. 12	–	–
	利福平	5	≥20	17～19	≤16	≤1	2	≥4
O	哌拉西林/他唑巴坦[a]	100/10	≥21	–	–	≤1/4	–	≥2/4
	头孢尼西	30	≥20	17～19	≤16	≤4	8	≥16
	头孢孟多	–	–	–	–	≤4	8	≥16
	头孢吡肟[a]	30	≥26	–	–	≤2	–	–
	头孢唑肟[a]	30	≥26	–	–	≤2	–	–
	氯碳头孢	30	≥19	16～18	≤15	≤8	16	≥32
	头孢布烯[a]	30	≥28	–	–	≤2	–	–
	多利培南[a]	10	≥16	–	–	≤1	–	–
	加替沙星[a]	5	≥18	–	–	≤1	–	–
	格帕沙星[a]	5	≥24	–	–	≤0. 5	–	–
	司帕沙星	–	–	–	–	≤0. 25	–	–
	曲伐沙星[a]	10	≥22	–	–	≤1	–	–
Inv.	头孢他美	10	≥18	15～17	≤14	≤4	8	≥16
	氟罗沙星[a]	5	≥19	–	–	≤2	–	–

注：[a]此类微生物/抗菌药物组合无“不敏感”现象，若出现，需重新鉴定菌种并做药敏试验，若结果无误，则把菌株送交参考实验室再试验

【质量控制】 质控菌株为流感嗜血杆菌 ATCC 49247/ATCC 49766，大肠埃希菌 ATCC 35218。流感嗜血杆菌 ATCC 10211 可用来做 HTM 的生长试验，流感嗜血杆菌 ATCC 49766 作为头孢菌素类抗菌药物的质控菌株。大肠埃希菌 ATCC 35218 作为 β-内酰胺/β-内酰胺酶抑制剂复合抗菌药物的质控菌株。质量控制允许范围见表 4-3-2、表 4-3-4（MIC）。

【注意事项】

1. 与分离部位相关　从脑脊液分离的流感嗜血杆菌，常规只测试和报告氨苄西林、三代头孢菌素中一种、氯霉素和美罗培南的药敏结果。

2. 与试验方法相关　①β-内酰胺酶测定对流感嗜血杆菌有重要意义，大多数情况下，直接检测 β-内酰胺酶是判定氨苄西林和阿莫西林耐药菌株的快速方法；②推荐常规做复方磺胺甲噁唑敏感试验，因为流感嗜血杆菌对该药耐药率升高；③氨苄西林药敏试验结果可用于预测阿莫西林活性，耐氨苄西林和阿莫西林的流感嗜血杆菌分离株大多产生 TEM 型 β-内酰胺酶。

3. 与药物相关　①少数 β-内酰胺酶阴性的流感嗜血杆菌菌株也会对氨苄西林耐药（β-lactamase-negative，ampicillin-resistant，BLNAR），这时无论其

体外药敏试验结果如何，均应报告阿莫西林/克拉维酸、氨苄西林/舒巴坦、头孢克洛、头孢孟多、头孢尼西耐药；②对四环素敏感者可认为对多西环素和米诺环素敏感。

（二）淋病奈瑟菌

【细菌培养】

1. 培养条件

（1）纸片扩散法：①培养基为 GC 琼脂基础 + 1% 特定的生长添加剂（不需要使用不含半胱氨酸的生长添加剂）；②孵育条件为 5% CO_2，（36 ± 1）℃，孵育 20～24 小时。

（2）琼脂稀释法：①培养基为 GC 琼脂基础 + 1% 特定的生长添加剂［生长补充剂为 1.1g L-半胱氨酸、0.03g 盐酸鸟嘌呤、3mg 盐酸硫胺、13mg 对氨基苯甲酸、0.01g 维生素 B_{12}、0.1g 辅羧化酶（co-carboxylase）、0.25g NAD、1.0g 腺嘌呤、10g L-谷氨酰胺、100g 葡萄糖、0.02g 硝酸铁，1 L H_2O］。对碳青霉烯类和克拉维酸需使用不含半胱氨酸的生长添加剂。②孵育条件为 5% CO_2，（36 ± 1）℃，孵育 20～24 小时 。

2. 操作方法

（1）菌悬液制备：选取巧克力琼脂平板 5% CO_2 环境孵育过夜 20～24 小时培养物，用 M-H 肉汤或 0.9% NaCl 溶液直接调制成 0.5 号麦氏浊度的菌悬液。

（2）其他步骤：参照本章第二节的纸片扩散法和琼脂稀释法。

3. 药物选择与结果判定　见表 4-3-21。

表 4-3-21　淋病奈瑟菌药敏试验解释标准

分组	抗菌药物	纸片含量（μg/片）	抑菌环直径（mm）			对应的 MIC（μg/ml）		
			S	I	R	S	I	R
A	头孢曲松[a]	30	≥35	-	-	≤0.25	-	-
	头孢克肟[a]	5	≥31	-	-	≤0.25	-	-
	四环素	30	≥38	31～37	≤30	≤0.25	0.5～1	≥2
	环丙沙星	5	≥41	28～40	≤27	≤0.06	0.12～0.5	≥1
C	头孢唑肟[a]	30	≥31	-	-	≤0.5	-	-
	大观霉素	100	≥18	15～17	≤14	≤32	64	≥128
O	青霉素	10	≥47	27～46	≤26	≤0.06	0.12～1	≥2
	头孢西丁	30	≥28	24～27	≤23	≤2	4	≥8
	头孢呋辛	30	≥31	26～30	≤25	≤1	2	≥4
	头孢泊肟[a]	10	≥29	-	-	≤0.5	-	-
	氧氟沙星	5	≥31	25～30	≤24	≤0.25	0.5～1	≥2
	头孢吡肟[a]	30	≥31	-	-	≤0.5	-	-
	头孢美唑	30	≥33	28～32	≤27	≤2	4	≥8
	头孢替坦	30	≥26	20～25	≤19	≤2	4	≥8
	头孢他啶[a]	30	≥31	-	-	≤0.5	-	-
	头孢噻肟[a]	30	≥38	-	-	≤0.5	-	-
	依诺沙星	10	≥36	32～35	≤31	≤0.5	1	≥2
	加替沙星	5	≥38	34～37	≤33	≤0.125	0.25	≥0.5
	格帕沙星	5	≥37	28～36	≤27	≤0.06	0.12～0.5	≥1
	洛美沙星	10	≥38	27～37	≤26	≤0.12	0.25～1	≥2
	曲伐沙星[a]	10	≥34	-	-	≤0.25	-	-
Inv	头孢他美[a]	10	≥29	-	-	≤0.5	-	-
	氟罗沙星	5	≥35	29～34	≤28	≤0.25	0.5	≥1

注：[a]此类微生物/抗菌药物组合无“不敏感”现象，若出现，需重新鉴定菌种并做药敏试验，若如果无误，则把菌株送交参考实验室再试验

【质量控制】质控菌株为淋病奈瑟菌 ATCC 49226，质量控制允许范围见表 4-3-2、表 4-3-4（MIC）。

【注意事项】①用体外试验呈现产生“中介”的头孢美唑、头孢他啶、头孢西丁和大观霉素治疗淋病奈瑟菌感染的临床疗效是未知的；②纸片扩散法测试淋病奈瑟菌，某种抗菌药物试验结果是“中介”，提示或是技术问题，需要重复试验，或者是在处理具有上述抑菌圈的菌株时缺乏临床经验；③用 10U 的青霉素纸片测得抑菌圈直径≤19mm 时可能为产 β-内酰胺酶菌株，可用 β-内酰胺酶纸片法快速检测；若 β-内酰胺酶阳性，则称为 PPNG，对青霉素、氨苄西林和阿莫西林耐药；染色体介导的非产 β-内酰胺酶的耐青霉素的淋病奈瑟菌（CMRNG），可以用纸片扩散法和琼脂稀释法检测；④当四环素抑菌圈直径≤19mm 时，推断为质粒介导的耐四环素淋病奈瑟菌（TRNG），需测定 MICs。

（三）脑膜炎奈瑟菌

【细菌培养】

1. 培养条件

（1）纸片扩散法：① 培养基为 MHA +5% 绵羊血；② 孵育条件为5% CO_2，(35 ± 2)℃，孵育20 ~24小时。

（2）微量肉汤稀释法：① 培养基为含阳离子调节的 M-H 肉汤（CAMHB）+2.5% ~5% 冻溶马血（lysed horse blood，LHB）；② 孵育条件为空气，(35 ± 2)℃，孵育 20 ~24 小时。

（3）琼脂稀释法：① 培养基为 MHA +5% 脱纤维绵羊血；② 孵育条件为5% CO_2环境，(35 ± 2)℃，孵育 20 ~24 小时。

2. 操作方法

（1）菌悬液制备：选取巧克力平板上 20 ~24 小时培养物，用 M-H 肉汤或 0.9% NaCl 溶液直接调制成最终浓度为 0.5 号麦氏浊度的菌悬液。

（2）其他步骤：参照本章第二节的纸片扩散法、肉汤稀释法和琼脂稀释法。

3. 药物选择与结果判定　见表 4-3-22。

表 4-3-22　脑膜炎奈瑟菌药敏试验解释标准

分组	抗菌药物	纸片含量（μg/片）	抑菌环直径（mm）			对应的 MIC（μg/ml）		
			S	I	R	S	I	R
C	青霉素		–	–	–	≤0.06	0.12 ~0.25	≥0.5
	氨苄西林		–	–	–	≤0.12	0.25 ~1	≥2
	头孢噻肟[a] 或	30	≥34	–	–	≤0.12	–	–
	头孢曲松[a]	30	≥34	–	–	≤0.12	–	–
	美罗培南[a]	10	≥30	–	–	≤0.25	–	–
	阿奇霉素[a]	15	≥20	–	–	≤2	–	–
	米诺环素[a]	30	≥26	–	–	≤2	–	–
	环丙沙星	5	≥35	33 ~34	≤32	≤0.03	0.06	≥0.12
	左氧氟沙星	–	–	–	–	≤0.03	0.06	≥0.12
	磺胺异噁唑	–	–	–	–	≤2	4	≥8
	复方磺胺甲噁唑	1.25/23.75	≥30	26 ~29	≤25	≤0.12/2.4	0.25/4.75	≥0.5/9.5
	氯霉素	30	≥26	20 ~25	≤19	≤2	4	≥8
	利福平	5	≥25	20 ~24	≤19	≤0.5	1	≥2

注：[a]此类微生物/抗菌药物组合无“不敏感”现象，若出现，需重新鉴定菌种并做药敏试验，若如果无误，则把菌株送交参考实验室再试验

【质量控制】质控菌株为肺炎链球菌 ATCC 49619，质量控制允许范围见表 4-3-2、表 4-3-4（MIC）。

【注意事项】

1. 应在生物安全柜（BSC）中执行所有脑膜炎奈瑟菌对抗菌药物敏感性试验。

2. 用纸片扩散法做氨苄西林、青霉素和利福平的药敏试验不可靠，需测其 MIC。

3. 复方磺胺甲噁唑是检测磺胺类耐药的首选纸片，测试复方磺胺甲噁唑可预报复方磺胺甲噁唑和磺胺类药物的耐药敏感性。

（四）肺炎链球菌

【细菌培养】

1. 培养条件

（1）纸片扩散法：① 培养基为 MHA +5% 绵羊血；② 孵育条件为5% CO_2，(35 ± 2)℃，孵育20～24 小时。

（2）微量肉汤稀释法：① 培养基为 CAMHB +（2.5% ～5 %）LHB；② 孵育条件为空气，(35 ± 2)℃，孵育20～24 小时。

（3）琼脂稀释法：① 培养基为 MHA +5%（v/v）绵羊血；② 孵育条件为 CO_2 环境，(35 ± 2)℃，孵育 20～24 小时。

2. 操作方法

（1）菌悬液制备：选取绵羊血平板上 18～20 小时培养物，用 M-H 肉汤或0.9 % NaCl 溶液直接调制成相当于0.5 号麦氏浊度菌悬液。

（2）其他步骤：参照本章第二节的纸片扩散法和微量肉汤稀释法和琼脂稀释法。

3. 药物选择与结果判定　见表4-3-23。

表 4-3-23　肺炎链球菌药敏试验解释标准

分组	抗菌药物	纸片含量（μg/片）	抑菌环直径（mm）			对应的 MIC（μg/ml）		
			S	I	R	S	I	R
A	青霉素[a]	1μg 苯唑西林	≥20	–	–	–	–	–
	青霉素注射剂（非脑膜炎）	–	–	–	–	≤2	4	≥8
	青霉素注射剂（脑膜炎）	–	–	–	–	≤0.06	–	≥0.12
	青霉素（口服青霉素V）	–	–	–	–	≤0.06	0.12～1	≥2
	红霉素	15	≥21	16～20	≤15	≤0.25	0.5	≥1
	复方磺胺甲噁唑	1.25/23.75	≥19	16～18	≤15	≤0.5/9.5	1/19～2/38	≥4/76
B	头孢吡肟（非脑膜炎）	–	–	–	–	≤1	2	≥4
	头孢噻肟（脑膜炎）	–	–	–	–	≤0.5	1	≥2
	头孢曲松（脑膜炎）	–	–	–	–	≤0.5	1	≥2
	头孢噻肟（非脑膜炎）	–	–	–	–	≤1	2	≥4
	头孢曲松（非脑膜炎）	–	–	–	–	≤1	2	≥4
	美罗培南	–	–	–	–	≤0.25	0.5	≥1
	万古霉素[a]	30	≥17	–	–	≤1	–	–
	泰利霉素	15	≥19	16～18	≤15	≤1	2	≥4
	四环素	30	≥28	25～27	≤24	≤1	2	≥4
	多西环素	30	≥28	25～27	≤24	≤0.25	0.5	≥1
	吉米沙星	5	≥23	20～22	≤19	≤0.12	0.25	≥0.5
	左氧氟沙星	5	≥17	14～16	≤13	≤2	4	≥8
	莫西沙星	5	≥18	15～17	≤14	≤1	2	≥4
	氧氟沙星	5	≥16	13～15	≤12	≤2	4	≥8
	克林霉素	2	≥19	16～18	≤15	≤0.25	0.5	≥1
C	阿莫西林（非脑膜炎）	–	–	–	–	≤2	4	≥8
	阿莫西林/克拉维酸（非脑膜炎）	–	–	–	–	≤2/1	4/2	≥8/4
	头孢洛林（非脑膜炎）	30	≥26	–	–	≤0.5	–	–
	头孢呋辛（注射）	–	–	–	–	≤0.5	1	≥2
	头孢呋辛（口服）	–	–	–	–	≤1	2	≥4

续表

分组	抗菌药物	纸片含量（μg/片）	抑菌环直径（mm）			对应的 MIC（μg/ml）		
			S	I	R	S	I	R
C	厄他培南	-	-	-	-	≤1	2	≥4
	亚胺培南	-	-	-	-	≤0.12	0.25~0.5	≥1
	氯霉素	30	≥21	-	≤20	≤4	-	-
	利福平	5	≥19	17~18	≤16	≤1	2	-
	利奈唑胺[a]	30	≥21	-	-	≤2	-	-
O	头孢吡肟（脑膜炎）	-	-	-	-	≤0.5	1	≥2
	头孢克洛	-	-	-	-	≤1	2	≥4
	头孢地尼	-	-	-	-	≤0.5	1	≥2
	头孢泊肟	-	-	-	-	≤0.5	1	≥2
	头孢丙烯	-	-	-	-	≤2	4	≥8
	氯碳头孢	-	-	-	-	≤2	4	≥8
	多利培南	-	-	-	-	≤1	-	-
	阿奇霉素	15	≥18	14~17	≤13	≤0.5	1	≥2
	克拉霉素	15	≥21	17~20	≤16	≤0.25	0.5	≥1
	地红霉素	15	≥18	14~17	≤13	≤0.5	1	≥2
	加替沙星	5	≥21	18~20	≤17	≤1	2	≥4
	格帕沙星	5	≥19	16~18	≤15	≤0.5	1	≥2
	司帕沙星	5	≥19	16~18	≤15	≤0.5	1	≥2
	曲伐沙星	10	≥19	16~18	≤15	≤1	2	≥4
	奎奴普丁/达福普汀	15	≥19	16~18	≤15	≤1	2	≥4

注：[a] 此类微生物/抗菌药物组合无“不敏感”现象，若出现，需重新鉴定菌种并做药敏试验，若如果无误，则把菌株送交参考实验室再试验

【重要耐药菌】 诱导型克林霉素耐药的肺炎链球菌筛选试验：对红霉素耐药和克林霉素敏感或中介的β-溶血性链球菌克林霉素诱导耐药可用纸片相邻试验（也称为“D”抑菌圈试验）或微量肉汤稀释法来检测。具体方法及结果解释见克林霉素诱导耐药葡萄球菌的检测。

【质量控制】 质控菌株为肺炎链球菌 ATCC 49619，质量控制允许范围见表 4-3-2、表 4-3-4（MIC）。诱导型克林霉素耐药筛选试验纸片法质控菌株为肺炎链球菌 ATCC 49619，微量肉汤稀释法质控菌株为肺炎链球菌 ATCC 49619，金黄色葡萄球菌 ATCC BAA-976 或金黄色葡萄球菌 ATCC 29213（不生长），金黄色葡萄球菌 ATCC BAA-977（生长）。

【注意事项】

1. 与分离部位相关　①从脑脊液中分离的肺炎链球菌应当使用可靠的 MIC 方法测试青霉素、头孢噻肟或头孢曲松、美罗培南并常规报告，这样的菌株也应当用 MIC 或纸片扩散法测量对万古霉素的敏感性；②分离自尿路的肺炎链球菌常规不报告红霉素、氯霉素和克林霉素药敏结果；③若菌株分离自脑脊液或血液，则需测定青霉素 MICs，另外还需测定头孢噻肟、头孢曲松、美洛培南及万古霉素的 MICs（万古霉素也可以用纸片扩散法）。

2. 与试验方法相关　微量肉汤稀释法适用于肺炎链球菌所有抗菌药物药敏试验。除苯唑西林以外，纸片扩散法不适用于其他β-内酰胺酶类及碳青霉烯类抗菌药物。

3. 与药物相关　①青霉素（用 1μg/片苯唑西林测试结果）敏感者，可认为对氨苄西林、阿莫西林、阿莫西林/克拉维酸、阿莫西林/舒巴坦、三代头孢菌素、头孢吡肟、碳青霉烯类及氯碳头孢等抗菌药物敏感。用纸片扩散法测得对青霉素中介或耐药时，应测定青霉素、美洛培南、头孢曲松和头孢噻肟的 MICs；②红霉素可以预示阿奇霉素、克拉霉素及地红霉素的

敏感性；③对四环素敏感者可认为对多西环素及米诺环素敏感；④对左氧氟沙星敏感肺炎链球菌分离株可预报其对吉米沙星和莫西沙星敏感，然而，对吉米沙星和莫西沙星敏感肺炎链球菌不能假定其对左氧氟沙星敏感。

（五）β-溶血性链球菌

【细菌培养】

1. 培养条件

（1）纸片扩散法：①培养基为 MHA +5% 绵羊血；②孵育条件为5% CO_2，(35 ±2)℃，孵育 20 ~24 小时。

（2）微量肉汤稀释法：①培养基为 CAMHB +（2.5% ~5%）LHB，CAMHB 需补充 50μg/ml 钙用于达托霉素；②孵育条件为空气，(35 ±2)℃，孵育 20 ~24 小时。

（3）琼脂稀释法：①培养基为 MHA +5% 绵羊血；②孵育条件为 CO_2 环境，(35 ±2)℃，孵育 20 ~24 小时。

2. 操作方法

（1）菌悬液制备：选取绵羊血平板上 18 ~20 小时培养物，用 M-H 肉汤或 0.9% NaCl 溶液直接调制成相当于 0.5 号麦氏浊度的菌悬液。

（2）其他步骤：参照本章第二节的纸片扩散法和微量肉汤稀释法。

3. 药物选择与结果判定　见表 4-3-24 。

表 4-3-24　β-溶血性链球菌药敏试验解释标准

分组	抗菌药物	纸片含量（μg/片）	抑菌环直径（mm）			对应的 MIC（μg/ml）		
			S	I	R	S	I	R
A	青霉素[a] 或	10units	≥24	–	–	≤0.12	–	–
	氨苄西林[a]	10	≥24	–	–	≤0.25	–	–
	红霉素	15	≥21	16 ~20	≤15	≤0.25	0.5	≥1
	克林霉素	2	≥19	16 ~18	≤15	≤0.25	0.5	≥1
B	头孢吡肟[a] 或	30	≥24	–	–	≤0.5	–	–
	头孢噻肟[a] 或	30	≥24	–	–	≤0.5	–	–
	头孢曲松[a]	30	≥24	–	–	≤0.5	–	–
	万古霉素[a]	30	≥17	–	–	≤1	–	–
C	头孢洛林	30	≥26	–	–	≤0.5	–	–
	达托霉素	–	–	–	–	≤1	–	–
	左氧氟沙星	5	≥17	14 ~16	≤13	≤2	4	≥8
	氧氟沙星	5	≥16	13 ~15	≤12	≤2	4	≥8
	氯霉素	30	≥21	18 ~20	≤17	≤4	8	≥16
	奎奴普丁/达福普汀	15	≥19	16 ~18	≤15	≤1	2	≥4
	利奈唑胺[a]	30	≥21	–	–	≤2	–	–
O	多利培南	–	–	–	–	≤0.12	–	–
	厄他培南	–	–	–	–	≤1	–	–
	美罗培南	–	–	–	–	≤0.5	–	–
	阿奇霉素	15	≥18	14 ~17	≤13	≤0.5	1	≥2
	克拉霉素	15	≥21	17 ~20	≤16	≤0.25	0.5	≥1
	地红霉素	15	≥18	14 ~17	≤13	≤0.5	1	≥2
	四环素	30	≥23	19 ~22	≤18	≤2	4	≥8
	加替沙星	5	≥21	18 ~20	≤17	≤1	2	≥4
	格帕沙星	5	≥19	16 ~18	≤15	≤0.5	1	≥2
	曲伐沙星	10	≥19	16 ~18	≤15	≤1	2	≥4

注：[a]此类微生物/抗菌药物组合无“不敏感”现象，若出现，需重新鉴定菌种并做药敏试验，若如果无误，则把菌株送交参考实验室再试验

【重要耐药菌】

诱导型克林霉素耐药β-溶血性链球菌筛选试验 由于所有β-溶血性链球菌中诱导型克林霉素耐药临床意义还不是很清楚，因此，无需对所有红霉素耐药和克林霉素敏感分离菌株执行诱导型克林霉素耐药筛选试验。然而，分离于侵袭性感染的所有菌株应考虑进行诱导型克林霉素耐药试验。当从青霉素严重过敏（高风险过敏反应）的孕妇分离出定植菌株时，应执行诱导型克林霉素耐药试验。

（1）纸片扩散法（D-抑菌圈试验）：操作同诱导型克林霉素耐药的肺炎链球菌筛选试验。

（2）微量肉汤稀释法：操作同诱导型克林霉素耐药的肺炎链球菌筛选试验。

【质量控制】质控菌株为肺炎链球菌 ATCC 49619，质量控制允许范围见表 4-3-2、表 4-3-4（MIC）。诱导型克林霉素耐药β-溶血性链球菌筛选试验纸片法质控菌株为肺炎链球菌 ATCC 49619，微量肉汤稀释法质控菌株为肺炎链球菌 ATCC 49619，金黄色葡萄球菌 ATCC BAA-976 或金黄色葡萄球菌 ATCC 29213（不生长），金黄色葡萄球菌 ATCC BAA-977（生长）。

【注意事项】

1. 与分离部位相关 ①分离于下呼吸道菌株不报告达托霉素结果；②从青霉素高危过敏的妊娠妇女分离到的 B 群链球菌应对克林霉素和红霉素进行试验和报告。

2. 与试验方法相关 纸片扩散法测试达托霉素结果不可靠。

3. 与药物相关 ①青霉素（用 10units 测试结果）敏感者，可认为β-溶血性链球菌（A、B、C、G 群）对氨苄西林、阿莫西林、阿莫西林/克拉维酸、阿莫西林/舒巴坦、三代头孢菌素、头孢吡肟、碳青霉烯类及氯碳头孢等抗菌药物敏感；可认为 A 群链球菌还对头孢克洛、头孢地尼、头孢丙烯、头孢布烯、头孢呋辛、头孢泊肟和头孢匹林敏感；②对四环素敏感者可认为对多西环素及米诺环素敏感。

（六）草绿色链球菌

【细菌培养】

1. 培养条件

（1）纸片扩散法：①培养基为 MHA +5% 绵羊血；②孵育条件为5% CO_2，(35 ±2)℃，孵育 20 ~ 24 小时。

（2）微量肉汤稀释法：①培养基为 CAMHB +（2.5% ~5%）LHB，CAMHB 需补充 50μg/ml 钙用于达托霉素；②孵育条件为空气，(35 ±2)℃，孵育 20 ~24 小时。

（3）琼脂稀释法：①培养基为 MHA +5% 绵羊血；②孵育条件为 CO_2 环境，(35 ±2)℃，孵育 20 ~ 24 小时。

2. 操作方法

（1）菌悬液制备：选取绵羊血平板上 18 ~20 小时培养物，用 M-H 肉汤或 0.9% NaCl 溶液直接调制成相当于 0.5 号麦氏浊度的菌悬液。

（2）其他步骤：参照本章第二节的纸片扩散法和微量肉汤稀释法。

3. 药物选择与结果判定 见表 4-3-25。

表 4-3-25 草绿色链球菌药敏试验解释标准

分组	抗菌药物	纸片含量（μg/片）	抑菌环直径（mm）			对应的 MIC（μg/ml）		
			S	I	R	S	I	R
A	青霉素或	–	–	–	–	≤0.12	0.25 ~2	≥4
	氨苄西林	–	–	–	–	≤0.25	0.5 ~4	≥8
B	头孢吡肟	30	≥24	22 ~23	≤21	≤1	2	≥4
	头孢噻肟	30	≥28	26 ~27	≤25	≤1	2	≥4
	头孢曲松	30	≥27	25 ~26	≤24	≤1	2	≥4
	万古霉素[a]	30	≥17	–	–	≤1	–	–
C	氯霉素	30	≥21	18 ~20	≤17	≤4	8	≥16
	克林霉素	2	≥19	16 ~18	≤15	≤0.25	0.5	≥1
	利奈唑胺[a]	30	≥21	–	–	≤2	–	–
O	多利培南	–	–	–	–	≤1	–	–
	厄他培南	–	–	–	–	≤1	–	–

续表

分组	抗菌药物	纸片含量（μg/片）	抑菌环直径（mm）			对应的 MIC（μg/ml）		
			S	I	R	S	I	R
O	美罗培南	–	–	–	–	≤0.5	–	–
	达托霉素	–	–	–	–	≤1	–	–
	红霉素	15	≥21	16～20	≤15	≤0.25	0.5	≥1
	阿奇霉素	15	≥18	14～17	≤13	≤0.5	1	≥2
	克拉霉素	15	≥21	17～20	≤16	≤0.25	0.5	≥1
	地红霉素	15	≥18	14～17	≤13	≤0.5	1	≥2
	四环素	30	≥23	19～22	≤18	≤2	4	≥8
	左氧氟沙星	5	≥17	14～16	≤13	≤2	4	≥8
	氧氟沙星	5	≥16	13～15	≤12	≤2	4	≥8
	加替沙星	5	≥21	18～20	≤17	≤1	2	≥4
	格帕沙星	5	≥19	16～18	≤15	≤0.5	1	≥2
	曲伐沙星	10	≥19	16～18	≤15	≤1	2	≥4
	奎奴普丁/达福普汀	15	≥19	16～18	≤15	≤1	2	≥4

注：[a]此类微生物/抗菌药物组合无“不敏感”现象，若出现，需重新鉴定菌种并做药敏试验，若结果无误，则把菌株送交参考实验室再试验

【质量控制】 质控菌株为肺炎链球菌 ATCC 49619，质量控制允许范围见表4-3-2、表4-3-4（MIC）。

【注意事项】

1. 与试验方法相关　①青霉素和氨苄西林的纸片扩散法结果不可靠，分离于正常无菌部位（如CSF、血液和骨髓）的草绿色链球菌应使用 MIC 测试青霉素的敏感性；②纸片扩散法测试达托霉素结果不可靠，分离于下呼吸道菌株不报告达托霉素结果。

2. 与药物相关　对四环素敏感者可认为对多西环素及米诺环素敏感。

（七）空肠弯曲菌/大肠弯曲菌

【细菌培养】

1. 培养条件

（1）纸片扩散法：①培养基为 MHA +5% 绵羊血；②孵育条件为 10% CO_2，5% O_2，85% N_2，36～37℃孵育 48 小时或者 42℃孵育 24 小时。

（2）微量肉汤稀释法：①培养基为 CAMHB +（2.5% ～5%）LHB；②孵育条件为 10% CO_2，5% O_2，85% N_2，36～37℃孵育 48 小时或 42℃孵育 24 小时。

2. 操作方法

（1）菌悬液制备：选取绵羊血平板上 18～20 小时培养物，用 M-H 肉汤或 0.9% NaCl 溶液直接调制成相当于 0.5 号麦氏浊度的菌悬液。

（2）其他步骤：参照本章第二节的纸片扩散法和微量肉汤稀释法。

3. 药物选择与结果判定　见表 4-3-26。

表 4-3-26　空肠弯曲菌/大肠弯曲菌药敏试验解释标准

抗菌药物	纸片含量（μg/片）	抑菌圈直径（mm）			对应的 MIC（μg/ml）		
		S	I	R	S	I	R
红霉素	15	–	–	6	≤8	16	≥32
环丙沙星	5	–	–	6	≤1	2	≥4
四环素	–	–	–	–	≤4	8	≥16
强力霉素	–	–	–	–	≤2	4	≥8

【质量控制】 质控菌株为空肠弯曲菌 ATCC 33560（微量肉汤稀释法）；金黄色葡萄球菌 ATCC 25923（纸片扩散法）。

【注意事项】 与试验方法相关：①纸片扩散法抑

菌圈为6mm提示红霉素、阿奇霉素、克林霉素耐药；纸片扩散法有抑制现象，必须用MIC确认其敏感性；②纸片扩散法抑菌圈为6mm提示环丙沙星耐药；纸片扩散法有抑制现象必须用MIC确认其敏感性。

（八）棒状杆菌属（包含白喉棒状杆菌）

【细菌培养】

1. 培养条件　微量肉汤稀释法：①培养基为CAMHB +（2.5% ~ 5%）LHB，CAMHB需补充50μg/ml钙用于达托霉素；②孵育条件为空气，35℃，孵育24 ~48小时。

2. 操作方法

（1）菌悬液制备：选取绵羊血平板上18 ~20小时培养物，用M-H肉汤或0.9% NaCl溶液直接调制成相当于0.5号麦氏浊度的菌悬液。

（2）其他步骤：参照本章第二节微量肉汤稀释法。

3. 药物选择与结果判定　见表4-3-27。

表4-3-27　棒状杆菌属细菌药敏试验解释标准

抗菌药物	对应的MIC（μg/ml）		
	S	I	R
青霉素	≤1	2	≥4
头孢吡肟	≤1	2	≥4
头孢噻肟	≤1	2	≥4
头孢曲松[a]	≤1	2	≥4
亚胺培南	≤4	8	≥16
美罗培南	≤4	8	≥16
万古霉素[a]	≤2	-	-
达托霉素[a]	≤1	-	-
庆大霉素	≤4	8	≥16
红霉素	≤0.5	1	≥2
环丙沙星	≤1	2	≥4
强力霉素	≤4	8	≥16
四环素	≤4	8	≥16
克林霉素	≤0.5	1 ~2	≥4
复方磺胺甲噁唑	≤2/38	-	≥4/76
利福平	≤1	2	≥4
达福普汀	≤1	2	≥4
利奈唑胺[a]	≤2	-	-

注：[a]此类微生物/抗菌药物组合无“不敏感”现象，若出现，需重新鉴定菌种并做药敏试验，若结果无误，则把菌株送交参考实验室再试验

【质量控制】质控菌株为肺炎念球菌ATCC 49619，质量控制允许范围见表4-3-2、表4-3-4（MIC）；大肠埃希菌ATCC 25922用于庆大霉素。

【注意事项】耐药结果应在24小时内报告给临床，至于对于β-内酰胺类抗菌药物耐药的菌株应重新培养并于48小时内报告于临床。

（九）产单核李斯特菌

【细菌培养】

1. 培养条件　微量肉汤稀释法：①培养基为CAMHB +（2.5% ~5%）LHB；②孵育条件为空气，35℃，孵育20 ~24小时。

2. 操作方法

（1）菌悬液制备：选取绵羊血平板上18 ~20小时培养物，用M-H肉汤或0.9% NaCl溶液直接调制成相当于0.5号麦氏浊度的菌悬液。

（2）其他步骤：参照本章第二节微量肉汤稀释法。

3. 药物选择与结果判定　见表4-3-28。

表4-3-28　产单核李斯特细菌药敏试验解释标准

抗菌药物	对应的MIC（μg/ml）		
	S	I	R
青霉素[a]	≤2	-	-
氨苄西林[a]	≤2	-	-
复方磺胺甲噁唑	≤0.5/9.5	1/19 ~2/38	≥4/76

注：[a]此类微生物/抗菌药物组合无“不敏感”现象，若出现，需重新鉴定菌种并做药敏试验，若结果无误，则把菌株送交参考实验室再试验

【质量控制】质控菌株为肺炎链球菌ATCC 49619，质量控制允许范围见表4-3-2、表4-3-4（MIC）。

【注意事项】

1. 产单核李斯特菌对头孢菌素天然耐药。

2. 暂未见产单核李斯特菌对青霉素或氨苄西林耐药菌株，对青霉素过敏患者无需做青霉素药敏试验。

（十）卡他莫拉菌

【细菌培养】

1. 培养条件

（1）纸片扩散法：①培养基为MHA；②孵育条件：5% CO_2，35℃，孵育20 ~24小时。

（2）微量肉汤稀释法：①培养基为CAMHB；②孵育条件为空气，35℃，孵育20 ~24小时。

2. 操作方法

（1）菌悬液制备：选取绵羊血平板上18 ~20小

时培养物，用M-H肉汤或0.9% NaCl溶液直接调制成相当于0.5号麦氏浊度的菌悬液。

（2）其他步骤：参照本章第二节纸片扩散法和微量肉汤稀释法。

3. 药物选择与结果判定　见表4-3-29。

表4-3-29　卡他莫拉菌属细菌药敏试验解释标准

抗菌药物	纸片含量（μg/片）	抑菌圈直径（mm）			对应的MIC（μg/ml）		
		R	I	S	S	I	R
阿莫西林-克拉维酸	20/10	≥24	–	≤23	≤4/4	–	≥8/4
头孢克洛	–	–	–	–	≤8	16	≥32
头孢呋辛（口服）	–	–	–	–	≤4	8	≥16
头孢噻肟[a]	–	–	–	–	≤2	–	–
头孢他啶[a]	–	–	–	–	≤2	–	–
头孢曲松[a]	–	–	–	–	≤2	–	–
阿奇霉素[a]	15	≥26	–	–	≤0.25	–	–
克拉霉素[a]	15	≥24	–	–	≤1	–	–
红霉素[a]	15	≥21	–	–	≤2	–	–
环丙沙星[a]	–	–	–	–	≤1	–	–
左氧氟沙星[a]	–	–	–	–	≤2	–	–
四环素	30	≥29	25～28	≤24	≤2	4	≥8
克林霉素	–	–	–	–	≤0.5	1～2	≥4
复方磺胺甲噁唑	1.25/23.75	≥13	11～12	≤10	≤0.5/9.5	1/19～2/38	≥4/76
氯霉素	–	–	–	–	≤2	4	≥8
利福平	–	–	–	–	≤1	2	≥4

注：[a]此类微生物/抗菌药物组合无“不敏感”现象，若出现，需重新鉴定菌种并做药敏试验，若结果无误，则把菌株送交参考实验室再试验

【质量控制】质控菌株为金黄色葡萄球菌ATCC 29213（MIC），大肠埃希菌ATCC 35218（β-内酰胺类抗菌药物抑制剂），金黄色葡萄球菌ATCC 25923（纸片扩散法）。

【注意事项】

1. 大部分卡他莫拉菌产β-内酰胺酶，对氨苄西林和阿莫西林耐药。

2. 卡他莫拉菌药敏试验不是常规项目，药敏试验用于流行病学调查和重症患者治疗用药指南。

（十一）霍乱弧菌

【细菌培养】

1. 培养条件

（1）纸片扩散法：①培养基为MHA；②孵育条件为空气，(35±2)℃，孵育16～18小时。

（2）微量肉汤稀释法：①培养基为含阳离子调节的M-H肉汤（CAMHB）；②孵育条件为空气，(35±2)℃，孵育16～20小时。

2. 操作方法

（1）菌悬液制备：选取平板上20～24小时培养物，用0.85% NaCl溶液直接调制成最终浓度为0.5号麦氏浊度的菌悬液。

（2）其他步骤：参照本章第二节的纸片扩散法、肉汤稀释法。

3. 药物选择与结果判定　见表4-3-30。

【质量控制】质控菌株为大肠埃希菌ATCC 25922，大肠埃希菌ATCC 35218（用于β-内酰胺酶抑制剂复合物）。

【注意事项】

1. 阿莫西林/克拉维酸只用于除霍乱弧菌以外的弧菌属。阿奇霉素、强力霉素、磺胺类药敏解释标准仅适用于霍乱弧菌。

2. 四环素结果可以预测强力霉素药敏结果，强力霉素的纸片扩散法药敏结果不可靠，与MIC相关性较小。

3. 霍乱弧菌属大多数对磺胺类、青霉素、头孢类（如先锋霉素、头孢呋辛）耐药。

表 4-3-30 霍乱弧菌药敏试验解释标准

抗菌药物	纸片含量（μg/片）	抑菌圈直径（mm）			对应的 MIC（μg/ml）		
		R	I	S	S	I	R
氨苄西林	10	≥17	14～16	≤13	≤8	16	≥32
阿莫西林-克拉维酸	20/10	≥18	14～17	≤13	≤8/4	16/8	≥32/16
氨苄西林/舒巴坦	10/10	≥15	12～14	≤11	≤8/4	16/8	≥32/16
哌拉西林	100	≥21	18～20	≤17	≤16	32～64	≥128
哌拉西林/他唑巴坦	100/10	≥21	18～20	≤17	≤16/4	32/4～64/4	≥128/4
头孢唑林	30	–	–	–	≤1	2	≥4
头孢吡肟	30	≥18	15～17	≤14	≤8	16	≥32
头孢噻肟	30	≥16	23～25	≤22	≤1	2	≥4
头孢西丁	30	≥18	15～17	≤14	≤8	16	≥32
头孢他啶	30	≥21	18～20	≤17	≤4	8	≥16
头孢呋辛	30	≥18	15～17	≤14	≤8	16	≥32
亚胺培南	10	≥16	14～15	≤13	≤4	8	≥16
美罗培南	10	≥16	14～15	≤13	≤4	8	≥16
阿奇霉素[a]	–	–	–	–	≤2	–	–
阿米卡星	30	≥17	15～16	≤14	≤16	32	≥64
庆大霉素	10	≥15	13～14	≤12	≤4	8	≥16
四环素	30	≥15	12～14	≤11	≤4	8	≥16
强力霉素	–	–	–	–	≤4	8	≥16
环丙沙星	5	≥21	16～20	≤15	≤1	2	≥4
左氧氟沙星	5	≥17	14～16	≤13	≤2	4	≥8
氧氟沙星	5	≥16	13～15	≤12	≤2	4	≥8
复方磺胺甲噁唑	1.25/23.75	≥16	11～15	≤10	≤2/38	–	≥4/76
磺胺类	250/300	≥17	13～16	≤12	≤256	–	≥512
氯霉素	30	≥18	13～17	≤12	≤8	16	≥32

注：[a]此类微生物/抗菌药物组合无“不敏感”现象，若出现，需重新鉴定菌种并做药敏试验，若结果无误，则把菌株送交参考实验室再试验

4. 药敏试验受限于肠外标本。

（十二）其他苛养菌（other fastidious bacteria，OFB）

除上述菌种外，另有一些苛养菌，如巴斯德菌、鲍特菌、军团菌菌种一般无需做药敏试验，因为其对常用抗菌药物敏感，且这些细菌目前尚无标准化的方法和解释标准。确实要做这些细菌的药敏试验的情况非常少，除非：①经验治疗失败；②患者不能接受常用药物；③严重感染需用几种抗菌药物时；④另外，一些药敏试验可以帮助鉴定菌种（如从棒状杆菌属中区分出杰克棒状杆菌）。由于无标准化的方法，因此对结果的解释必须谨慎，随意套用非苛养菌的解释标准可能会导致结果误报。E-试验方法可以用来测定各种 OFB 的药物敏感性。由于没有解释标准，因此对结果的报告要谨慎。

有关文献描述了多种 OFB 测定 MIC 的非标准化方法，这些方法的结果之间有或无可比性。纸片扩散法不能用于测定 OFB 的药物敏感性。非标准化方法测得的 MIC，其结果解释对临床的治疗指导作用未得到严格的评估。

二、厌氧菌

理想情况下，接收厌氧菌培养标本的临床实验

室应能够通过纯培养分离出所有可能存在的致病厌氧菌，这些细菌均应进行药物敏感性试验，目的在于：①以协助重症或危及生命的厌氧菌感染患者的治疗；②定期监控本地区或区域性的耐药谱变化，以利用这些信息指导经验性选择抗菌药物；③确定被批准用于厌氧菌感染治疗的新型抗菌药物的厌氧菌敏感谱。

对临床菌株进行药敏试验的主要指征是选择有效的抗菌药物，这在下述情况时尤为重要：①已知具有耐药性的特定细菌种属；②采取适当的治疗方案充分治疗后感染仍持续存在；③依照以往的先例难以作出经验判断；④或为重症感染或需要长期治疗病例确定适当的治疗方案。

厌氧菌体外药敏试验（antimicrobial susceptibility testing for the anaerobic in vitro）方法有琼脂稀释法、微量肉汤稀释法、E-试验和β-内酰胺酶检测。琼脂稀释法可用于测试大多数厌氧病原菌，而目前微量肉汤稀释法仅用于脆弱拟杆菌菌群的药敏试验。其培养条件、试验方法、质控菌株和结果解释标准和普通细菌有所不同。下述厌氧菌药敏试验条件、质量控制、结果判定及解释等。

【细菌培养】

1. 培养条件

（1）琼脂稀释法（所有厌氧菌）：①培养基为布氏琼脂＋氯化血红素（5μg/ml）＋维生素 K_1（1μg/ml）＋5%溶解脱纤维绵羊血；②孵育条件为厌氧，(36±1)℃，孵育42～48小时。

（2）微量肉汤稀释法（仅用于脆弱拟杆菌群）：①培养基为布氏肉汤＋氯化血红素（5μg/ml）＋维生素 K_1（1μg/ml）＋5%溶解马血；②孵育条件为厌氧环境，(36±1)℃，孵育46～48小时。

2. 操作方法

（1）菌悬液制备：选布氏琼脂平板或布氏肉汤上42～48小时培养物，调制成相当于0.5号麦氏浊度菌悬液，琼脂（10^5 CFU/每个斑点），肉汤（10^6 CFU/ml）。

（2）其他步骤：参照本章第二节的纸片扩散法和微量肉汤稀释法。

3. 表4-3-31推荐的药物可用于治疗敏感性厌氧菌所致的某些感染，其体外试验结果可以接受。所选的药物试验可用于流行病或监测目的，或有助于细菌鉴定。

表4-3-31　厌氧菌药敏试验抗菌药物分组建议

	脆弱拟杆菌群和其他β-内酰胺酶阳性或者β-内酰胺酶未知的厌氧菌[a,b,c]	β-内酰胺酶阴性的革兰阴性厌氧菌[e]	除外产气荚膜梭菌的梭菌属[c,d,e]	产气荚膜梭菌、革兰阳性球菌和无芽胞形成的革兰阳性杆菌[c,e,g]
首要选择	阿莫西林/克拉维酸	氨苄西林	氨苄西林	氨苄西林
	氨苄西林/舒巴坦	青霉素	青霉素	青霉素
	哌拉西林/他唑巴坦			
	替卡西林/克拉维酸			
	克林霉素	克林霉素	阿莫西林/克拉维酸	克林霉素
			氨苄西林/舒巴坦	
			哌拉西林/他唑巴坦	
			替卡西林/克拉维酸	
	厄他培南	甲硝唑	头孢替坦	甲硝唑[g]
	亚胺培南		头孢西丁	
	美罗培南			
	甲硝唑		克林霉素	
			厄他培南	
			亚胺培南	
			美罗培南	
			甲硝唑	

续表

	脆弱拟杆菌群和其他β-内酰胺酶阳性或者β-内酰胺酶未知的厌氧菌[a,b,c]	β-内酰胺酶阴性的革兰阴性厌氧菌[e]	除外产气荚膜梭菌的梭菌属[c,d,e]	产气荚膜梭菌、革兰阳性球菌和无芽胞形成的革兰阳性杆菌[c,e,g]
补充选择	头孢唑肟	头孢替坦	头孢唑肟	头孢替坦
	头孢曲松	头孢西丁	头孢曲松	头孢西丁
		头孢唑肟		头孢唑肟
		头孢曲松		头孢曲松
	氯霉素	哌拉西林	哌拉西林	哌拉西林
		替卡西林	替卡西林	替卡西林
	头孢替坦	阿莫西林/克拉维酸	四环素[f]	阿莫西林/克拉维酸
	头孢西丁	氨苄西林/舒巴坦		氨苄西林/舒巴坦
		哌拉西林/他唑巴坦		哌拉西林/他唑巴坦
		替卡西林/克拉维酸		替卡西林/克拉维酸
	哌拉西林	莫西沙星	莫西沙星	四环素[f]
	莫西沙星			莫西沙星

注：[a]包括拟杆菌属、普雷沃菌属、卟啉单胞菌属、梭杆菌属、韦荣球菌属、萨顿菌属和嗜胆菌属的其他种。[b]BLA-β-内酰胺酶（其活性由显色头孢菌素试验决定）。[c]如果β-内酰胺酶阳性，应该报告对青霉素和氨苄西林耐药。要注意β-内酰胺酶阴性的分离株由于其他耐药机制可能会对β-内酰胺类药物耐药。[d]处理艰难梭菌相关性腹泻中对甲硝唑的常规试验并不推荐，因为与临床治疗失败的相关性还未确定。[e]大多数厌氧菌感染是由多种细菌引起的，包括β-内酰胺酶阳性和β-内酰胺酶阴性的菌株。在由单纯β-内酰胺酶阴性菌株引起的感染情况下，不加β-内酰胺酶抑制剂的β-内酰胺类药物，应该进行药敏试验。[f]药敏试验可适用于监测数据的积累或者科研目的。[g]许多无芽胞的革兰阳性厌氧杆菌对甲硝唑耐药。

①大多数厌氧菌感染是由于多种细菌感染引起的，包括β-内酰胺酶阳性和β-内酰胺酶阴性的菌株；大多数耐药菌株的敏感性必须首先考虑并且报告。在单纯β-内酰胺酶阴性菌株引起感染的情况下，窄谱的抗生素可能适合于药敏试验和报告。②同一类药物的解释结果（敏感、中介，或者耐药）和临床疗效是相似的。因此，每类药物中通常只需要选择一种药物进行药敏试验

4. 药物选择与结果判定　见表4-3-32。

表4-3-32　厌氧菌药敏试验解释标准

分组	抗菌药物	MIC解释标准（μg/ml）		
		S	I	R
A/C	氨苄西林	≤0.5	1	≥2
	青霉素	≤0.5	1	≥2
A	阿莫西林/克拉维酸	≤4/2	8/4	≥16/8
	氨苄西林/舒巴坦	≤8/4	16/8	≥32/16
	哌拉西林/他唑巴坦	≤32/4	64/4	≥128/4
	替卡西林/克拉维酸	≤32/2	64/2	≥128/2
	多利培南	≤2	4	≥8
	厄他培南	≤4	8	≥16
	亚胺培南	≤4	8	≥16
	美罗培南	≤4	8	≥16
	克林霉素	≤2	4	≥8
	甲硝唑	≤8	16	≥32

续表

分组	抗菌药物	MIC解释标准（μg/ml）		
		S	I	R
C	哌拉西林	≤32	64	≥128
	替卡西林	≤32	64	≥128
	美洛西林	≤32	64	≥128
	头孢替坦	≤16	32	≥64
	头孢西丁	≤16	32	≥64
	头孢唑肟	≤32	64	≥128
	头孢曲松	≤16	32	≥64
	四环素	≤4	8	
	莫西沙星	≤2	4	
	氯霉素	≤8	16	
O	头孢美唑	≤16	32	≥64
	头孢哌酮	≤16	32	≥64
	头孢噻肟	≤16	32	≥64

【质量控制】质控菌株为脆弱拟杆菌 ATCC 25285，多形拟杆菌 ATCC 27241，艰难梭菌 ATCC 70057，迟缓真杆菌 ATCC 43055。质量控制允许范围（MIC）见表4-3-5。

【注意事项】

1. 与感染类型相关　许多革兰阳性厌氧菌分离于具潜在耐药微生物引起的混合感染；然而，某些梭菌（如，产气荚膜梭菌、败血梭菌、索氏梭菌）可引起单一感染，其典型地对青霉素和氨苄西林敏感，应进行测试和报告。

2. 与试验方法相关　琼脂稀释法适用于多数厌氧菌药敏试验；而微量肉汤稀释法，目前仅限于脆弱拟杆菌群细菌的药敏试验。当测试菌密集时（如难辨梭菌或破伤风梭状芽胞杆菌），需要采取交叉排列法接种于琼脂试验平板。对于腐败梭菌，每个平板只能测试1株分离菌株。使用布鲁菌血琼脂或 Wilkins Chalgren 琼脂测定获得的 MIC 值被认为是等同的。对于每种待测菌，应从非选择培养基上挑取若干个形态相近生长良好的菌落制备菌悬液。细菌鉴定试验可从相同的纯培养物上进行。临床标本决不能直接用于药敏试验。

3. 与药物相关　推荐青霉素和氨苄西林作为革兰阳性微生物（A 组）首选试验。推测脆弱拟杆菌群中菌株对青霉素和氨苄西林是耐药的，其他革兰阴性和革兰阳性厌氧菌可通过显色头孢菌素法测定β-内酰胺酶活性来筛选。

第五节　结核分枝杆菌抗菌药物敏感性试验

结核分枝杆菌的药敏试验（antimicrobial susceptibility testing for the *Mycobacterium tuberculosis*）有助于筛选有效的抗结核药物，提示药物所需的治疗剂量，供临床医生参考。同时可了解耐药菌株的流行情况，为抗结核药物的合理应用提供实验依据。结核分枝杆菌药敏试验包括直接法和间接法，间接法最常用的方法有：绝对浓度法、比例法、液体培养法等。

一、绝对浓度法

【原理】绝对浓度法药敏试验是结核分枝杆菌药敏试验的常用方法，其原理是接种同一浓度的菌液在两支不同浓度的含药中性改良罗-琴（L-J）培养基上，计数对照培养基和含药培养基上菌落数量，根据含药培养基上菌落数量，确定测试菌株对该药的耐药性。

【操作】

1. 含药培养基的制备　每100ml L-J 培养基基础液中加入1ml 配制已稀释的抗结核药液，混匀后无菌分装每管7ml，85℃凝固50分钟。每种药物按表4-3-33所示制成高浓度药液，加入基础培养基后按相应比例稀释成低浓度药液。

表4-3-33　含药培养基药物浓度及加入培养基药液浓度表

药物名称	加入培养基前药物浓度（μg/ml）		培养基内药物终浓度（μg/ml）	
异烟肼	100.0	1000	1	10
链霉素	1000.0	10 000	10	100
对氨基水杨酸	100.0	1000	1	10
乙胺丁醇	500.0	5000	5	50
利福平	5000.0	25 000	50	250

2. 菌液的制备　①磨菌方法：用接种环刮取改良 L-J 培养基表面的菌落，以0.5% Tween-80 生理盐水磨菌配成1mg/ml 的菌悬液；常用的磨菌方法是快速磨菌法：在1.5cm×3cm 的小瓶内放置5个直径约6mm 的玻璃珠，加入0.5% Tween-80 生理盐水0.1ml，121℃高压灭菌15分钟。待冷却后，挑取菌落置入小瓶内，旋涡混匀，直到菌液成乳酪状后，与比浊管比浊，配制1mg/ml（湿重）菌悬液；②比浊管的配制：将两种试剂按表4-3-34配制。

表4-3-34　比浊管的配制

0.25% $BaCl_2$ (ml)	1% H_2SO_4 (ml)	相当于湿菌浓度 (mg/ml)
0.4	9.6	1.0
0.8	9.2	2.0
1.2	8.8	3.0

3. 接种方法　每份标本除接种含药培养基外，必须接种不含药的培养基作为对照。将1mg/ml 的菌悬液100倍稀释至10^{-2}mg/ml，混匀后以灭菌吸管准确吸取菌液0.1ml，分别接种于2管含药培养基和1管对照培养基斜面上，每管接种菌量为10^{-3}。置37℃培养，每周观察1次，至4周报告结果。每批含药培养基应接种 H37Rv 菌株10^{-3}mg，以检验含药培养基的质量。

【结果判定】　接种10^{-3}mg 时，无药对照培养基上结核分枝杆菌应生长丰富，菌落数应在200个以上，且无融合。生长的菌落数低于50~100个时，应重新作药敏试验。其报告按如下标准：①含有药物的培养基斜面上无菌落生长，报告该药物敏感（S）；②含药培养基斜面上菌落散在生长，菌落数在20个以下者，报告实际生长菌落数；③含药培养基斜面上菌落数生长多于20个，或占培养基斜面1/4者，报告结核分枝杆菌生长程度为（+）；④含药培养基斜面上菌落生长占据培养基斜面1/2者，报告结核分枝杆菌生长程度为（2+）；⑤含药培养基斜面上菌落生长占据培养基斜面3/4者，报告结核分枝杆菌生长程度为（3+）；⑥含药培养基斜面上呈菌苔样生长，占满培养基斜面者，报告结核分枝杆菌生长程度为（4+）。

结果报告应包括无药对照及高、低浓度培养基上菌落生长情况，供临床医生参考。在对照培养基生长旺盛的前提下，低浓度含药培养基菌落生长1个+以上可提示耐药。

二、比例法

【原理】 比例法药敏试验是1996年世界卫生组织在我国开展耐药监测以来在结核病实验室广泛用于耐药性检测的方法，为《中国结核病防治规划实施工作指南（2008）》中的推荐方法。其原理是接种两种不同浓度的菌液在两支同一浓度的含药中性改良罗-琴（L-J）培养基上，计数对照培养基和含药培养基上细菌生长菌落的数量，计算耐药百分比，确定测试菌株对该药的耐药性。

【操作】

1. 含药培养基的制备　每100ml L-J培养基基础液中分别加入INH（20μg/ml）、SM（400μg/ml）、RFP（4000μg/ml）、EMB（200μg/ml）药液1ml后，85~90℃血清凝固器中间歇灭菌2次，药物的最终浓度成为INH（0.2μg/ml）、SM（4.0μg/ml）、RFP（40.0μg/ml）、EMB（2.0μg/ml）。

2. 菌液的制备与接种　用接种环刮取生长旺盛的菌落置于加有少许PB缓冲液的磨菌管底部，按照常用磨菌方法充分研磨，使呈乳酪样均匀菌液，用比浊管比浊配成1mg/ml菌液，再将该菌液进行100倍稀释制备成10^{-2}mg/ml菌液。以同样的方法再稀释100倍，得到10^{-4}mg/ml菌液，2个浓度的菌液各取0.01ml接种于对照培养基和含药培养基上，最终接种量为10^{-4}mg和10^{-6}mg。接种后培养基置37℃培养4周后方可报告结果。

【结果判定】

1. 结果报告

融合成片（≥500个菌落）	4+
大部分融合（200~500个菌落）	3+
100~200个菌落	2+
50~100个菌落	1+
<50个菌落	报告实际菌落数

理想的药敏试验中，对照管应能够报出实际菌落数，以便耐药菌所占的百分比可精确地计算出。耐药率=（含药培养基上生长的菌落数/对照培养基上生长的菌落数）×100%。如果耐药百分比>1%，则认为受试菌对该抗结核药物耐药。

2. 结果分析

（1）报告时间：如果4周内对照培养基上长满菌落，而含药培养基上无菌落生长，此时不能轻易报告“对药物敏感”，因为耐药菌常常比敏感菌生长慢，只有在含药的培养基上菌落生长情况提示“耐药”时，才能够在4周内报告结果。

（2）菌落数：如果低稀释度菌液（10^{-2}mg/ml）对照管中菌落数少于5个，则应该从对照管中挑取菌落重复试验。如果高稀释度菌液（10^{-4}mg/ml）在对照培养基上生长的菌落数少于20个，则应该从对照管中挑取菌落重复试验。

（3）结果报告方式：耐药结果的报告包括两部分内容，分别为接种菌液和浓度、耐药菌所占百分比。

三、液体培养法

传统的固体培养法检测药敏，虽然方法简单、经济、易于推广，但培养周期长，培养和药敏共需要2~3个月，难以满足临床对结核病诊断和治疗的需求。液体培养基是使用最早的微生物体外培养基。由于液体培养基能够使细菌得到更加充分的营养供应，使细菌在良好的培养条件下更好地生长，所以耐药结核病的细菌学快速测定方法主要是使用液体培养基进行检测。目前在结核病诊断领域广泛使用的BACTEC MGIT-960快速培养系统和MB/Bact快速培养系统是在应用液体培养基的基础上结合特殊的检测系统，本部分以BACTEC MGIT-960快速培养系统为例进行说明。

【原理】 BACTEC MGIT-960快速培养系统培养管内为Middlebrook 7H9培养基，培养基底部包埋对氧分子浓度极为敏感的荧光指示剂，灵敏的连续荧光监测技术直接测定伴随分枝杆菌生长所引起的O_2浓度变化，从而间接判断管内分枝杆菌生长状况。若将菌悬液接种于预先配制好的含有药物敏感试验所需标准浓度药物的MGIT培养管及空白对照MGIT培养管，培养管内含油酸，牛血清白蛋白，葡萄糖，过氧化氢酶（oleic acid，bovine albumin，dextrose，catalase，OADC），然后置入BACTEC MGIT-960培养仪中同时进行培养，根据分枝杆菌的生长情况对比而判断该药物敏感性。根据 PNB 及 TCH 的药敏实验结果可进行分枝杆菌菌种初步鉴定。

【操作】①旋开 MGIT 管盖，在无菌条件下用滴管加入 0.8ml OADC 与 PANTA 混合液，药物管每管加入 100μl 药物；②准备生长控制菌液：移取 0.1ml 菌液至 10ml 无菌生理盐水，作 1∶100 稀释，混匀；③加入 500μl 稀释后的菌液接种至对照管，药物管每管接种未稀释的菌液 500μl；④旋紧管盖，适当混匀，放入标记好的 AST 试管架；⑤拉开 BACTEC MGIT-960 的抽屉，按下放入标本键，此时条形码扫描器会自动开启，将 AST 试管架靠近条形码扫描器，轻轻移动，将 AST 试管架放入闪绿色 LED 灯的位置，关上抽屉，仪器自动检测报告结果。

【结果判定】

1. 仪器自动检测报告结果　抗菌药物管阴性或者出现阳性的时间 >1∶100 比例对照管报告为“敏感”；抗菌药物管出现阳性的时间≤1∶100 比例对照管报告为耐药。

2. 药物敏感性结果　平均报告时间为 3～5 天，与比例法的药敏结果完全相符。

四、分子生物学方法

近年来，随着分子生物学理论和技术的发展，结核分枝杆菌的耐药分子机制大部分已被阐明。现已发现约 95% 耐利福平菌株的 *rpoB* 基因中一个 81bp 区域出现点突变，该区域称利福平耐药决定区（rifampin resistant determination region，RRDR）；大部分耐异烟肼菌株与 *katG*、*inhA* 和 *ahpC* 这三个基因突变有关，其中 50%～70% 与 *katG* 基因突变相关，最常见的是 *katG* 基因 315 位点突变，20%～35% 与 *inhA* 基因调节区突变有关；约 65%～75% 耐链霉素菌株的 *rrs* 基因或 *rpsL* 基因中有突变；70% 以上耐吡嗪酰胺菌株的 *pncA* 基因有突变；约 70% 耐乙胺丁醇菌株的耐药性与 *embB* 基因突变有关。因此，耐药基因检测可以快速初筛结核分枝杆菌耐药性。

耐药基因检测一般分为 3 个步骤：①DNA 样品制备；②PCR 扩增与耐药相关的基因片段；③扩增产物耐药基因分析。目前常应用于检测结核分枝杆菌耐药性的分子生物学方法为 DNA 测序、基因芯片技术、实时荧光定量 PCR 技术、PCR-线性探针杂交技术等，且大部分已有商品化的试剂盒，具体操作详见相应说明书。

第六节　抗真菌药物敏感性试验

真菌已成为免疫功能低下、烧伤、透析、导管、移植、化疗等患者发病和死亡的重要病原，耐药真菌感染已成为临床治疗的难题，抗真菌药物敏感试验对监测耐药真菌的出现和耐药性变化以及帮助临床选择敏感的抗真菌药物具有重要作用。

一、临床常用抗真菌药物

（一）多烯类

此类药物与真菌细胞膜上的麦角甾醇结合，损伤真菌细胞膜的通透性，使胞内重要物质如钾离子、核苷酸和氨基酸等外漏，破坏真菌细胞的正常代谢，包括两性霉素 B、两性霉素 B 脂质体及制霉菌素。两性霉素 B 及其脂质体对念珠菌、新型隐球菌、曲霉、毛霉、球孢子菌、孢子丝菌、芽生菌、组织胞浆菌等具有抗菌活性。制霉菌素主要针对皮肤及黏液感染的念珠菌。两性霉素 B 具有肾毒性，两性霉素 B 脂质体较两性霉素 B 的肾毒性显著降低。

（二）唑类

此类药物通过抑制细胞色素 P450 14α 去甲基化酶，从而抑制麦角甾醇的合成，使真菌细胞膜合成障碍，生长受抑制，包括以酮康唑为代表的咪唑类和以氟康唑、伊曲康唑为代表的三唑类。酮康唑对深部感染真菌如念珠菌、球孢子菌、组织胞浆菌、孢子丝菌等具抗菌活性，对毛发癣菌亦有抗菌作用。氟康唑抗菌谱窄，对多数念珠菌、隐球菌、球孢子菌具有抗菌活性，对曲霉无抑制活性，对克柔念珠菌天然耐药，光滑念珠菌表现为剂量依赖性敏感。伊曲康唑较氟康唑抗菌谱宽，对曲霉具有杀菌活性，但对接合菌无抗菌作用。伏立康唑较氟康唑抗菌谱宽，并对曲霉、镰刀菌和其他透明丝孢霉有抑制作用；泊沙康唑抗菌谱最宽，对念珠菌、曲霉、镰刀菌、接合菌和其他透明丝孢有效；舍他康唑主要对皮肤癣菌和念珠菌抗菌活性较强。最常见的治疗相关性严重不良反应有胆红素血症、转氨酶升高、肝细胞损害以及恶心和呕吐。不良反应一般轻微，少见肝炎、皮疹。

（三）丙烯胺类

此类药物通过抑制角鲨烯环氧化酶而干扰麦角固醇的生物合成，包括特比萘芬、萘替芬。对皮肤癣菌如发癣菌（红色发癣菌、须疮癣菌、断发癣菌、堇色发癣菌）、大小孢子菌和絮状表皮癣菌有杀菌活性，对念珠菌有抑菌活性。

（四）氟胞嘧啶

通过真菌细胞的渗透酶系统进入细胞内，转换为氟尿嘧啶，替代尿嘧啶进入真菌的脱氧核糖核酸中，从而阻断核酸的合成，主要有氟胞嘧啶。抗真菌谱窄，仅对酵母菌（新型隐球菌）和酵母样菌（念珠菌属）有较高的活性，单用易产生耐药性，故常与两性霉素 B 或氟康唑联合使用。副作用：有胃肠道症状、血清转氨酶升高、白细胞减少、血小板减少、贫血、肾功能损害以及过敏反应，皮疹等。

（五）棘白菌素

此类药物抑制真菌细胞壁 β-（1，3）-D-葡聚糖的合成而干扰细胞壁合成，包括卡泊芬净、米卡芬净、安尼芬净。棘白菌素类抗真菌药对于念珠菌，曲霉等均有良好的抑制活性，对于一些双相真菌如组织胞浆菌、粗球孢子菌、皮炎芽生菌等也有抑制作用，但是对于新型隐球菌、镰刀菌、接合菌和白吉利毛孢子菌等无抑制活性。棘白菌素毒副作用小。

二、抗真菌药物敏感性试验

目前可用于检测抗真菌药物敏感性试验（antimicrobial susceptibility testing for the fungal）有纸片扩散法（如 Oxoid 及 Rosco 纸片）、液体稀释法、琼脂稀释法、浓度梯度稀释法（即 E-试验）。实验室应根据真菌种类，需要测定的抗真菌药物，以及自身设备条件进行选择。无论使用何种方法，均应注意抗真菌药物的正确溶解、稀释和储存，菌液浓度的制备，培养基的选择；孵育时间以及判读标准，并做好质量控制。尽管已有不同药物针对各标准菌株的 MIC 范围做参考，但尚未完全建立对临床菌株 MIC 判定的临界断点值。抗真菌药敏试验方法介绍如下。

（一）酵母菌

1. 纸片扩散法

（1）培养基：含 2% 葡萄糖和 0.5mg/L 亚甲蓝的 M-H 琼脂。M-H 琼脂配方（每升）：牛肉浸出粉 2g，可溶性淀粉 1.5g，酪蛋白水解物 17.5g，最终 pH 7.3 ±0.2。

（2）真菌药物纸片：氟康唑 25μg/片，伏立康唑 1μg/片，卡泊芬净 5μg/片。

（3）酵母菌悬液：制成 0.5 号麦氏浊度的酵母菌悬液。

（4）接种平板并贴纸片：将无菌棉签浸入酵母菌悬液中并挤出棉签内多余的菌液，从 3 个不同方向，用棉签的侧面涂布葡萄糖亚甲蓝 M-H 琼脂平板，待干后，贴上药敏纸片，保持纸片间间距大于 24mm。

（5）孵育：于 35℃（±2℃）孵育 20 ~ 24 小时，如生长不良，可延长至 48 小时。

（6）结果判读：读取 <80% 抑制生长时的抑菌圈直径，环内的微小菌落（20%）可忽略不计。

（7）标准菌株的质控允许范围：氟康唑对标准菌株白念珠（ATCC 90028），近平滑念珠菌（ATCC 22019）及热带念珠菌（ATCC 750）24 小时抑菌圈直径的质控允许范围分别是：28 ~ 39mm、22 ~ 33mm 及 26 ~ 37mm。伏立康唑 31 ~ 42mm、28 ~ 37mm，16 ~ 25mm（克柔念珠菌 ATCC 6258）。

（8）解释标准：氟康唑抑菌圈直径≥19mm 为敏感；15 ~ 18mm 为剂量依赖性敏感，≤14mm 为耐药。伏立康唑≥17mm 为敏感，14 ~ 16mm 为剂量依赖性敏感，≤13mm 为耐药。卡泊芬净≥11mm 为敏感（只有敏感标准）。

2. 酵母菌 微量液体稀释法：该法用于侵袭性感染的酵母菌包括念珠菌和新型隐球菌。尚无皮炎芽生菌、球孢子菌、荚膜组织胞浆菌、申克孢子丝菌、马尔尼菲青霉菌药敏试验。

（1）培养基：使用含有 L-谷氨酰胺及酚红指示剂、不含碳酸氢钠的 RPMI 1640 液。将 10.4g RPMI 1640 药粉 + 18g 葡萄糖溶解于 900ml 双蒸水，加 MOPS（3-N-吗啡啉丙磺酸）使终浓度为 0.165mol/L，边加边搅拌至药粉溶解，用 1mol/L 的 NaOH 调 pH 至 7.0 ±0.1（25℃），加水至 1L 过滤灭菌后保存于 4℃。

（2）药物的溶解、稀释和贮存：抗真菌药物敏感试验应使用抗真菌药物标准品，不同药物选择相应溶剂，氟康唑、氟胞嘧啶用灭菌水溶解，而两性霉素 B、酮康唑、伊曲康唑则应使用二甲亚砜溶解。实际称量应根据药物的生物活性度，依照下列公式计算：

重量（mg）=体积（ml）×浓度（μg/ml）/生物活性度（μg/mg） （1）或

体积（ml）=重量（mg）×生物活性度（μg/mg）/浓度（μg/ml） （2）

如制备浓度为 1280μg/ml 的抗真菌药物贮存液 100ml，该药物的生物活性度为 750μg/mg。依照公式（1）计算需称量药物为：（100ml × 1280μg/ml）/750μg/mg = 170.7mg。实际称量比计算量略多或少，如称得药物 182.6mg，则根据公式（2）需要的溶剂为：（182.6mg × 750μg/mg）/1280μg/ml = 107.0ml。因此，将 182.6mg 的抗真菌药粉溶解于 107ml 的溶剂中即配成 1280μg/ml 的药物贮存液。

药物贮存溶液一般不需过滤，如确需过滤，应选用滤膜而不选用对抗真菌药物具有吸附作用的滤纸、石棉或多孔玻璃纤维。药物贮存浓度按试验中所需最高浓度的10倍（水溶性药物，如氟康唑）或100倍（脂溶性药物，如伊曲康唑）配制。将配制好的药物贮存液分装于无菌小管，密封后贮存于-60℃或更低温度下保存6个月而不会丧失活性。当日使用后剩余的药物溶液应弃去。

（3）菌液：将待测真菌菌种在沙氏葡萄糖琼脂或马铃薯葡萄糖琼脂上传种2次，以保证其纯度和活力，孵育温度应为35℃。取酵母菌24小时培养物，新型隐球菌48小时培养物，挑取5个菌落悬浮于5ml无菌生理盐水中，在旋涡振荡器上振摇15秒混匀并调节菌悬液至0.5号麦氏单位即$1\times10^6\sim5\times10^6$CFU/ml。再用RPMI 1640培养基作1∶50稀释，再进行1∶20稀释以制成菌液浓度为$1\times10^3\sim5\times10^3$CFU/ml的工作浓度，当与等量抗真菌药物混合后，菌液的最终浓度为$0.5\times10^3\sim2.5\times10^3$CFU/ml。质控菌及其MIC值范围见表4-3-35。

（4）微量液体稀释法步骤：①一次性无菌、U形孔底的96孔板，多通道加样器；②加入100μl药液（2倍终浓度）于反应板的各排，从低浓度到高浓度，加好药物的微孔板可于-80℃存放6个月，-20℃保存2个月；③加入100μl $1\times10^3\sim5\times10^3$CFU/ml的菌液；④设生长对照孔（对水溶性药物，为不含药物只含100μl RPMI 1640培养液；对非水溶性药物，为不含药物只含100ml 2%溶剂的RPMI 1640培养液）；35℃孵育，念珠菌属对棘白菌素类药物培养24小时，其他药物培养48小时，新生隐球菌对于唑类、氟胞嘧啶和两性霉素B均培养72小时。

表4-3-35　酵母菌药敏试验方法质控菌株及其MIC值范围

质控菌	抗真菌药物	MIC范围（μg/ml）
近平滑念珠菌	两性霉素B	0.12～1.0
ATCC 22019	氟康唑	0.5～2.0
	伊曲康唑	0.03～0.12
	泊沙康唑	0.015～0.06
	伏立康唑	0.015～0.06
	氟胞嘧啶	0.12～0.5
克柔念珠菌	两性霉素B	0.12～1.0
ATCC 6258	氟康唑	16～64
	伊曲康唑	0.03～0.12
	泊沙康唑	0.15～0.006
	伏立康唑	0.03～0.25
	氟胞嘧啶	1.0～4.0

（5）结果判读：MIC终点判读是抗真菌药敏试验的关键步骤。唑类和氟胞嘧啶MIC值判读采用和培养48小时后的无药对照管（孔）比较，宏量法达到80%生长抑制，微量法达到50%抑制的最低药物浓度；对于两性霉素B，培养48小时后，要求达到100%生长抑制，即肉眼澄清的标准；对于棘白菌素类药物，培养24小时后至少达到50%生长抑制。这样可减少拖尾或部分抑制对结果解释的影响，提高室间重复性。酵母菌体外药敏试验解释断点值见表4-3-36。

表4-3-36　念珠菌临床菌株微量稀释法体外药敏试验解释

抗真菌药物	敏感（S）μg/ml	剂量依赖性敏感（S-DD）μg/ml	中介（I）μg/ml	耐药（R）μg/ml
氟康唑	≤8	16～32	-	≥64
伊曲康唑	≤0.125	0.25～0.5	-	≥1
伏立康唑	≤1	2		≥4
氟胞嘧啶	≤4	-	8～16	≥32
棘白菌素类	≤2			

注：表内数值指念珠菌对相应抗真菌药物的MIC值（μg/ml），克柔念珠菌对氟康唑天然耐药，不应用此表解释，伊曲康唑只适用于黏膜感染

（6）临床应用：目前，商品化的微量稀释法酵母菌药敏试验试剂盒已经应用于临床，具体操作请见相应说明书。

（二）丝状真菌

以下方法常用于引起侵袭性感染的丝状真菌如：曲霉属、镰孢菌属、根霉属以及菌丝形式的孢子丝菌，尚未用于双向真菌的酵母形式如荚膜组织胞浆菌、申克孢子丝菌、马尔尼菲青霉菌。

1. 纸片扩散法

（1）培养基：普通M-H琼脂，配方（每升）：牛肉浸出粉2g，可溶性淀粉1.5g，酪蛋白水解物17.5g，最终pH 7.3±0.2。

（2）真菌药物纸片：两性霉素 B 10μg；卡泊芬净 5μg；伊曲康唑 10μg；泊沙康唑 5μg；伏立康唑 1μg。

（3）菌悬液：马铃薯葡萄糖琼脂上生长 7 天的菌落，洗脱孢子，调节孢子浓度为 0.09～0.30 吸光度（λ = 530nm），相当于（0.4～5.5）×10^6CFU/ml。

（4）接种平板并贴纸片：将无菌棉签浸入酵母菌悬液中并挤出棉签内多余的菌液，从 3 个不同方向，用棉签的侧面涂布 M-H 琼脂平板，待干后，贴上药敏纸片。

（5）孵育：烟曲霉、黄曲霉和黑曲霉 35℃培养 24 小时；接合菌培养 16～24 小时；其他真菌培养 24～72 小时不等。

（6）结果判读：读取 <80% 抑制生长时的抑菌圈直径，对于卡泊芬净，应该忽略抑菌圈内微小克隆生长；对于三唑类药物，允许一定的拖尾现象存在。

（7）标准菌株的质控允许范围：见表 4-3-37。宛氏拟青霉 ATCC MYA-3630，克柔念珠菌 ATCC MYA-6258。

表 4-3-37 丝状真菌的药敏试验纸片法质控菌株及其质控范围

质控菌	抗真菌药物	抑菌圈范围（mm）
宛氏拟青霉	伊曲康唑（10μg）	25～31
ATCC MYA－3630	伏立康唑（1μg）	45～53
	泊沙康唑（5μg）	35～46
	两性霉素 B（10μg）	13～22
	卡泊芬净（5μg）	23～29
克柔念珠菌	伊曲康唑（10μg）	21～30
ATCC MYA－6258	伏立康唑（1μg）	29～38
	泊沙康唑（5μg）	31～43
	两性霉素 B（10μg）	19～27
	卡泊芬净（5μg）	14～24

（8）解释标准：氟康唑抑菌圈直径≥19mm 为敏感；15～18mm 为剂量依赖性敏感，≤14mm 为耐药。伏立康唑≥17mm 为敏感，14～16mm 为剂量依赖性敏感，≤13mm 为耐药。卡泊芬净≥11mm 为敏感（只有敏感标准）。

2. 微量液体稀释法

（1）培养基：同酵母菌微量稀释法 RPMI 1640 液。

（2）菌液：将丝状真菌接种在马铃薯葡萄糖琼脂斜面上于 35℃生长 7 天，用 1ml 无菌生理盐水冲洗斜面，获得分生孢子悬液，静置 3～5 分钟，自然沉降粗大颗粒，取上层均匀混悬部分（即含有非芽生分生孢子或孢子囊孢子与菌丝的混合液）于无菌管，加盖，在旋涡振荡器上振荡 15 秒。小心开盖，防止开盖时形成气溶胶。用分光光度计测定 530nm 的光密度值，曲霉为 0.09～0.11（80%～82% 穿透），镰孢菌、根霉为 0.15～0.17（60%～70% 穿透）。然后再进行 1∶50 稀释成接种液。

（3）微量稀释法：取已倍比稀释抗真菌药物及真菌接种液 100μl，混匀，于 35℃孵育 21～26 小时（根霉），45～50 小时（曲霉、镰刀霉）。

（4）结果判读：将每一测试孔与生长对照孔比较，分级判定，肉眼可见显著抑制真菌生长的抗真菌药物最低浓度为 MIC。

0 级：清亮或无生长；

1 级：少量生长或为生长对照的 25%；

2 级：明显生长减少或为生长对照的 50%；

3 级：轻微生长减少或为生长对照的 75%；

4 级：生长未见减少。

两性霉素 B 和伊曲康唑终点判读，取 0 级为 MIC。拖尾不常见，如有拖尾，则常提示耐药。氟胞嘧啶、氟康唑、酮康唑的终点不如两性霉素 B 清楚，应取 50% 生长抑制作为 MIC。目前，丝状真菌药敏试验的解释断点尚未确定。

第四章

细菌检验

临床细菌检验是指从临床送检的各种标本中，分离、培养和鉴定细菌并对所检测到的细菌进行抗生素敏感性试验。临床细菌检验是感染性疾病病原学诊断、抗菌药物合理使用以及流行病学调查的依据。为保证正确的细菌检验结果，实验室应负责指导临床正确采集和送检临床各种标本，并对合格标本进行进一步处理。

第一节　血液及骨髓标本

一、常见病原菌

引起全身性血流感染病原菌的来源较多，当免疫功能降低时，机体的正常菌群导致内源性感染是血流感染的主要原因；存在于人体外环境（如空气、土壤、植物等）中的病原菌，也可通过呼吸道、胃肠道、泌尿生殖道、皮肤、植入性操作等途径入侵机体导致外源性感染。一旦病原生物入侵血流，在血液中繁殖，释放毒素和代谢产物，并诱导细胞因子释放，可引起骤发寒战、高热、心动过速、呼吸急促、皮疹，肝脾大和精神神志改变等一系列临床症状，严重者导致休克、弥散性血管内凝血和多脏器功能衰竭。由于病死率高，危害严重，临床医师对血流感染应做到快速、早期诊断。

血培养是诊断血流感染的主要手段，血培养常见的革兰阳性细菌有葡萄球菌、草绿色链球菌、肺炎链球菌、化脓性链球菌、无乳链球菌、粪肠球菌、屎肠球菌、厌氧链球菌以及产单核李斯特菌、杰克棒状杆菌、产气荚膜梭菌、丙酸杆菌、结核分枝杆菌；革兰阴性细菌有大肠埃希菌、肺炎克雷伯菌、不动杆菌、铜绿假单胞菌、肠杆菌、洋葱伯克霍尔德菌、沙门菌、流感嗜血杆菌、沙雷菌、布鲁菌、耶尔森菌、弯曲菌、拟杆菌、梭杆菌以及脑膜炎奈瑟菌；念珠菌有近平滑念珠菌、白念珠菌、光滑念珠菌、热带念珠菌等。

二、检验方法与程序

（一）检验程序

血液及骨髓标本检验操作程序见图4-4-1。

（二）标本的采集和运送

1. 采血时间　在患者接受抗生素治疗之前，患者寒战时或发热初期采血。超过发热峰值后，病原菌会逐渐被机体免疫系统清除，从而降低检出率。

2. 采血部位　采集外周静脉血，不建议采用动脉血或通过血管内导管采血。只有在怀疑导管相关性血流感染时，可以分别通过导管和外周静脉采取相同量的血标本，同时送细菌室进行培养。多次血培养阴性，仍发热不退或全身感染症状明显但不能明确感染来源时，可考虑采取骨髓标本。通常首先采用70%异丙醇或乙醇消毒穿刺部位的皮肤，待干后，用碘液或碘伏（或2%氯己定异丙醇液）由内至外擦拭，待其完全干后，再用70%乙醇脱碘。严格执行此三步消毒后，可行静脉穿刺采血。对碘过敏的患者或儿童，采用70%异丙醇或乙醇消毒60秒，待穿刺部位乙醇挥发干燥后穿刺采血。

3. 采血量　采血量的多少对检出血流感染的病原菌非常重要。通常的采血量为培养基的1/10～1/5，也可根据厂家的建议确定采血量。对于成人患者或体重在40kg以上者，通常按每个部位采集15～20ml血液，2个部位共采集30～40ml血液，2个部位的最低总采血量不能少于20～30ml。对于新生儿及1岁以下体重低于4kg的儿童患者，一次抽血0.5～1.5ml，不必采两套血；对于1～6岁儿童，按每年龄增加1岁，增加1ml计算采血量，如3岁儿童，2个部位共采血3ml，每个部位各采血1.5ml；对于体重在15～40kg的儿童，共采血10～20ml，每个部位采集5～10ml。

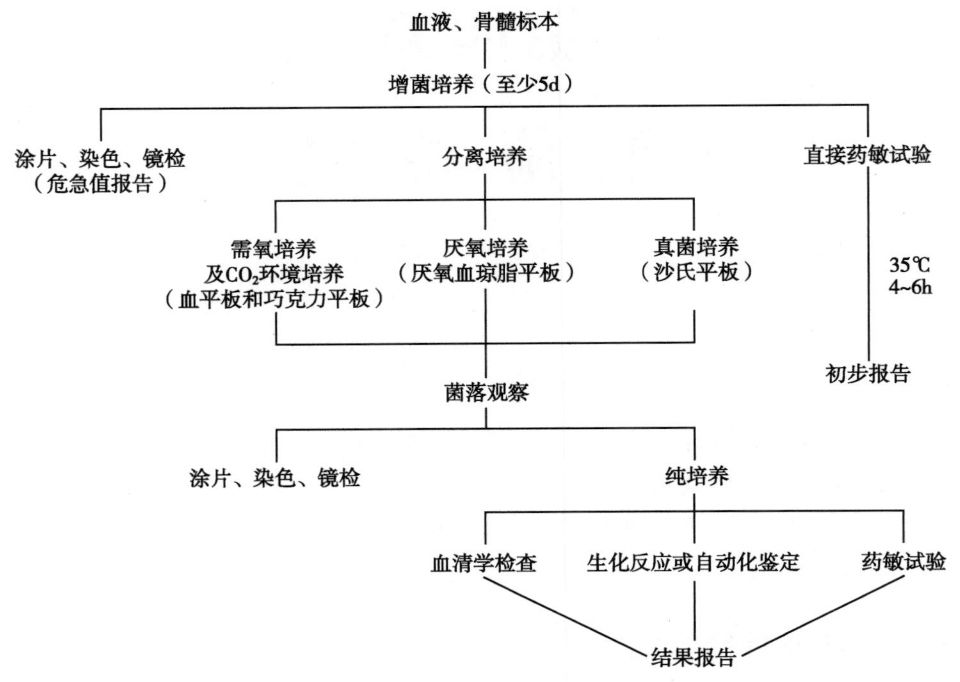

图4-4-1　血液及骨髓标本检验操作程序图

4. 血培养瓶的选择　一次静脉穿刺采取的血液分别注入需氧瓶和厌氧瓶进行培养，即完整的“一套”血培养。同时进行需氧和厌氧培养可以提高阳性培养率，缩短阳性报警时间。采血注入厌氧瓶时，注意勿将注射器内的空气注入瓶内，否则会破坏瓶内的无氧状态。可采取先注入需氧瓶再注入厌氧瓶的方式。对于已接受抗生素治疗的患者，应使用含树脂或活性炭的培养瓶以提高检出率。对于儿童患者应采用儿童瓶。

5. 采血次数　对怀疑血流感染患者应至少从2个部位分2次采集血液标本进行培养，以提高阳性培养率；而且2次或2次以上血培养结果可以帮助排除污染的可能。

6. 采血间隔时间　①急性败血症或骨髓炎、脑膜炎、肺炎、肾盂肾炎需要立即进行抗菌治疗时，应在启动治疗前，自不同部位采取2套血液进行血培养；②对于不明原因发热，亚急性细菌性心内膜炎或菌血症、真菌血症，可于24小时内自不同部位采集2～4套血培养标本，每次相隔至少3小时；③对怀疑急性感染性心内膜炎的患者，应在1～2小时内，自3个部位采集3套血培养；④儿童患者，应尽早采血进行血培养。

7. 运送要求　收集了血液标本的血培养瓶应立即送实验室，室温放置不要超过2小时。不可放冰箱储存。

（三）培养

1. 培养基　营养成分丰富的多种液体培养基如胰大豆酪蛋白消化肉汤、脑心浸液、哥伦比亚肉汤和布氏肉汤均可用于血液和骨髓标本的培养。不同商家的产品在基础培养成分中各自具有不同的添加成分以促进病原菌生长，通常都能使血液中的常见细菌生长，而且也能使念珠菌生长。血培养基中的添加剂聚茴香脑磺酸钠（sodium polyanethol sulfonate，SPS）可抑制血清中的杀菌物质，还能抑制氨基糖苷类抗生素对细菌的作用。但SPS本身有可能抑制脑膜炎奈瑟菌、淋病奈瑟菌、消化链球菌和阴道加德纳菌的生长。

2. 血培养瓶　目前许多细菌室采用自动化仪器进行血液及骨髓标本的培养。与自动化仪器配套使用的培养瓶有需氧瓶、厌氧瓶、儿童瓶，还有添加树脂或活性炭的特殊培养瓶，树脂或活性炭能吸附多种抗菌药物和其他可能抑制细菌生长的物质，从而有利于细菌的生长，有助于提高对细菌的检出率。商品化的双相培养瓶是在培养瓶内同时具有琼脂与肉汤，既可有助于细菌生长，又能直接观察细菌生长的菌落。

3. 血培养瓶处理程序　①通常采用70%乙醇用力擦拭瓶塞进行消毒30～60秒，但在怀疑炭疽芽胞杆菌或丝状真菌时使用碘液消毒瓶塞；②已注入血液的血培养瓶应尽快放入自动化培养仪器内或35℃孵箱；③自动化仪器培养至少5天，仪器报警有细菌生长时取出血培养瓶进行涂片、革兰染色、观察及转种，非自动化仪器培养，需要每日检查细菌生长情况，如发现下列情况提示细菌生长：均匀混浊，菌膜生长，颗粒状或絮状沉淀物产生，气泡，溶血，颜色变化，出现胶冻状凝固物，瓶壁有颗粒状黏附。

4. 血培养相关问题

（1）转种：如血培养瓶有细菌生长的信号，应立即转种，至少需要转至血平板和巧克力平板，可增加厌氧血平板、麦康凯平板或中国蓝平板或伊红亚甲蓝平板，在需氧和（或）厌氧和（或）二氧化碳环境下进行培养。当仪器报警阳性而转种培养阴性时，不可简单认为是仪器的假阳性报警，应结合涂片结果并考虑所使用的转种培养基的营养条件是否足够，培养的温度、气体环境及时间是否恰当。

（2）盲传：对无细菌生长表现的非自动化培养的培养瓶，最少应做2次盲传，分别于增菌培养次日（12～18小时）和结束培养前（至少7天或根据商家建议而确定的培养时间）各做1次。自动化仪器培养5天仍无细菌生长可进行盲传，以提高对念珠菌的培养阳性率，也有助于从使用过抗菌药物的患者中获得阳性培养结果。

（3）污染：血液标本在采集、转种过程中均有被污染可能，尤其在静脉穿刺前，皮肤需严格消毒；血培养污染率通常<3%，实验室发现高污染率应立即进行调查并改进。常见污染菌如凝固酶阴性葡萄球菌、棒状杆菌、芽胞杆菌属细菌、丙酸杆菌属细菌等，若单份培养瓶出现上述菌生长，通常表示污染的可能，如果是多份血液标本检出上述细菌，应结合临床判定细菌的致病性。

（4）培养时间：自动化培养仪一般能在5天内培养报警99%的细菌，故实验室可将仪器培养时间设定为5天，根据临床需要可适当延长培养时间。手工至少培养7天。

（5）混合细菌：菌血症患者中有5%～10%是由多种细菌引起，在进行转种时，应选择适用于各种细菌生长的培养基和培养条件，以免遗漏。

（6）药敏时机：涂片证实为一种细菌生长时，可直接取培养瓶内培养液做直接法药物敏感性试验，目的是在较短时间内得出初步药敏结果，供临床医师作为早期抗菌治疗的参考。但在获得纯培养后，需要进行进一步的鉴定和标准化药敏试验，并将鉴定结果和正式药敏试验结果报告给临床。

三、结果报告

（一）危急值报告

正常人体血液及骨髓是无菌的，如有病原菌生长，需要查明病原菌的来源并尽早开始抗感染治疗。血液及骨髓标本不直接进行涂片检查，但当仪器报警阳性或血培养瓶内有细菌生长信号时，涂片染色镜检的结果是临床微生物学检测的重要危急值，实验室应将此结果即刻通知临床医护人员。

1. 报告时间　从已接种血液及骨髓标本的培养瓶中尽早观察到或经自动化仪器连续监测、实时报警获得细菌生长的信号，经涂片、革兰染色、镜检后，迅速将病原菌生长的结果通知临床。

2. 报告内容　包括革兰染色性、形态及排列，如“革兰阳性球菌，呈葡萄状排列”，“革兰阴性短小杆菌，呈细沙样排列”。这些信息可为临床医生判断可能的病原菌，选择相应抗菌药物提供参考。危急值报告内容还应有患者的姓名、床号、报告时间及报告人员的姓名。若革兰染色未见细菌，应重新再做一张涂片，用吖啶橙染色，在荧光显微镜下观察，可提高观察阳性率。

（二）最终报告

当对所转种的病原菌完成了鉴定及标准化的药敏试验后，实验室发出最终报告。

1. 培养阳性结果报告　内容包括细菌名称（如大肠埃希菌）、该菌对所测试抗菌药物的敏感性试验结果（MIC值或抑菌圈直径）以及根据最新CLSI判断标准所作出的敏感性判定（S、I、R）。

2. 培养阴性结果报告　常规培养5天仍为阴性者，可以报告无菌生长，报告格式为“经需氧或（和）厌氧培养5天无细菌生长”。

第二节　脑脊液标本

一、常见病原菌

通常经腰椎穿刺获得脑脊液标本，如从脑脊液中检测出病原菌，提示中枢神经系统感染。中枢神经系统感染的发生率低，但由于中枢神经系统感染可导致高死亡率及严重后遗症，因而对中枢神经系统感染的正确病原学诊断非常重要。脑膜炎、脑炎及脑脓肿是中枢神经系统感染的主要表现形式。

儿童细菌性脑膜炎最常见的病原菌是脑膜炎奈瑟菌，新生儿细菌性脑膜炎的病原菌以B组链球菌为主，其次有产单核李斯特菌、大肠埃希菌及流感嗜血杆菌。成人脑膜炎的致病菌以肺炎链球菌为主。外伤后或颅脑术后细菌性脑膜炎的病原菌主要有凝固酶阴性葡萄球菌、金黄色葡萄球菌、肺炎克雷伯菌、铜绿假单胞菌及鲍曼不动杆菌。隐球菌是真菌性脑膜炎中最常见的病原真菌，通常引起免疫功能低下患者的中枢神经系统感染。脑脓肿的病原菌以金黄色葡萄球菌、链球菌、放线菌和厌氧菌为主。诺卡菌、布鲁菌、结核分枝杆菌、梅毒螺旋体常引起以淋巴细胞增多为主的慢性脑膜炎。曲霉、毛霉、根霉是免疫功能受抑制患者中枢神经系统感染的重要病原菌。

二、检验方法与程序

（一）检验程序

脑脊液标本检验操作程序见图4-4-2。

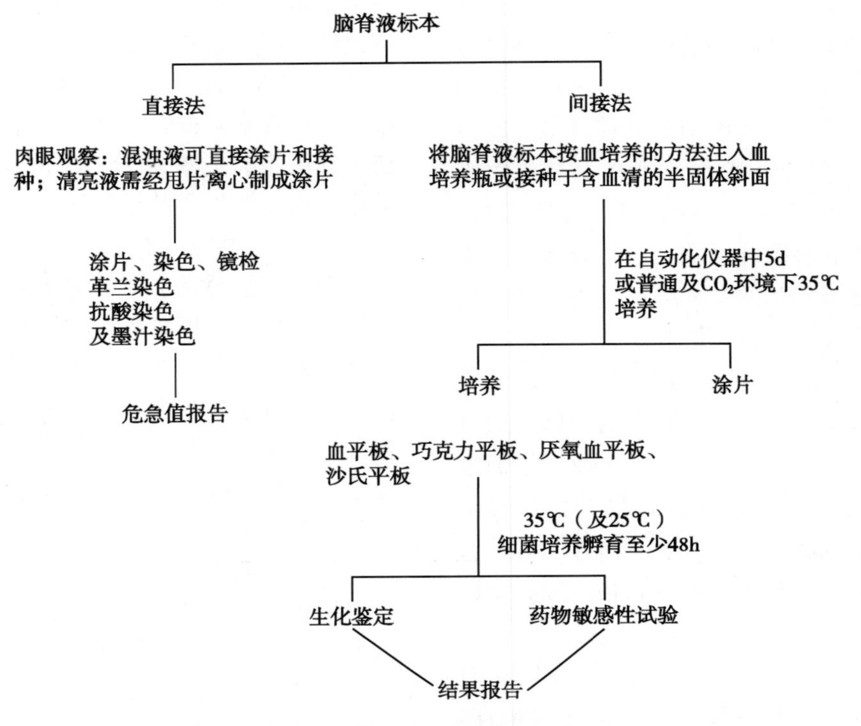

图4-4-2　脑脊液标本检验操作程序

（二）标本的采集和运送

采用腰椎穿刺术无菌采集脑脊液标本。用碘伏进行局部皮肤消毒，在第3、4腰椎或第4、5腰椎间隙插入带有管芯针的空针，进针至蛛网膜间隙，拔去管芯针，收集脑脊液5～10ml，置于无菌试管中。

若仅收集于1支试管内，应先送细菌学检查；若收集于2支试管内应将第2支试管送细菌学检查，以避免第1支试管可能带有的皮肤细菌的污染。标本采集后应在常温下立即送检，培养脑膜炎奈瑟菌、流感嗜血杆菌等苛养菌时，应将标本置于35℃保温送检或进行床旁接种。用于常规细菌检测的脑脊液量应为1ml或大于1ml；用于检测抗酸菌的脑脊液量应为5ml或大于5ml；检测真菌应为2ml或大于2ml。

（三）操作

1. 肉眼观察　细菌室对接收到的脑脊液标本首先要观察脑脊液的外观，由细菌引起的化脓性脑膜炎，脑脊液多呈明显混浊，结核性脑膜炎患者的脑脊液中可见膜片状物，隐球菌性脑膜炎患者的脑脊液可不混浊或轻度混浊。

2. 涂片染色及镜检　对混浊或脓性脑脊液可直接涂片，染色镜检。对无色透明或无明显混浊的脑脊液，应于细胞离心机上离心，将制成的涂片进行革兰染色和（或）墨汁染色和（或）抗酸染色，镜检。

3. 培养

（1）培养基：血平板和巧克力平板是初次接种脑脊液标本或转种用的主要培养基；肉汤培养基和血培养瓶可用于脑脊液标本的增菌培养，但含有SPS的血培养瓶对脑膜炎奈瑟菌的生长有抑制作用；怀疑结核分枝杆菌感染的脑脊液标本应接种于结核分枝杆菌培养用的液体培养基或罗-琴培养基；怀疑真菌感染的脑脊液标本应接种于沙氏培养基。脑脊液标本中很少有厌氧菌，但对于脑脊液引流的患者，皮肤上的痤疮丙酸杆菌可以成为脑脊液中的致病菌，此时需行厌氧菌培养。

（2）培养方法：用接种环挑取混浊脑脊液，或将送检在5ml以上的脑脊液经3000×g离心15分钟后，去上清，沉淀重悬于剩余的0.5～1ml脑脊液中，分别接种于血平板或（和）巧克力平板或（和）沙氏平板或（和）厌氧血平板上，置35℃ CO_2 环境或厌氧环境中培养。肉汤培养基或血培养瓶置35℃孵箱或自动化血培养仪中培养，每日检查肉汤中有无细菌生长直至5天。对于接种至血培养瓶中的脑脊液标本，在仪器报警后，根据涂片、染色、镜检结果转种至相应培养基以获得纯培养，根据镜检所见与菌落特征，初步判定细菌种类，或通过进一步鉴定试验获得明确鉴定结果。对于肺炎链球菌、金黄色葡萄球菌、流感嗜血杆菌、肠杆菌科细菌、非发酵革兰阴性杆菌要分别进行药物敏感试验。

三、结果报告

正常脑脊液是无菌的，如发现有病原菌，通常提示存在感染。应将脑脊液直接涂片结果和阳性培养结果作为危急值立刻通知临床医护人员。

（一）涂片报告

脑脊液直接涂片、染色及镜下观察后，根据细菌形态特征，报告“找到革兰阳性或阴性球菌或杆菌”，若发现以下特殊形态者，可初步判断并报告病原菌的种类：①革兰染色阴性、凹面相对的球菌，位于细胞内或细胞外，可报告“找到革兰阴性双球菌，形似脑膜炎奈瑟菌”；②革兰染色阳性球菌、菌体周围有明显荚膜，排列呈矛头状或单个或短链状，可报告“找到革兰阳性双球菌，形似肺炎链球菌”；③革兰染色阴性、多形性、菌体大小不一，有杆状或丝状的细菌，可报告“找到革兰阴性杆菌，形似流感嗜血杆菌”；④革兰染色阳性小杆菌，规则、单独或呈V形排列，出现于大量单核细胞之间者，可报告“找到革兰阳性杆菌，形似“产单核李斯特菌”；⑤抗酸染色阳性、杆状，单个或呈点状或聚集，可报告“找到抗酸杆菌”；⑥墨汁染色，在黑色背景中，见到菌体周围有透明的荚膜，似一晕轮，或见到出芽的酵母菌，可报告“找到隐球菌”。新型隐球菌，特别是荚膜狭窄者易与白细胞相混淆，可用0.1%甲苯胺蓝染色法加以区别：新型隐球菌的菌体呈红色圆球状，荚膜不着色，白细胞染色成深蓝色。

（二）阳性培养报告

根据鉴定结果，发出确定报告。对金黄色葡萄球菌、肺炎链球菌、肠杆菌科细菌、非发酵革兰阴性杆菌和肠球菌进行药敏试验。对产单核李斯特菌，无乳链球菌和脑膜炎奈瑟菌一般不做药敏试验。

（三）阴性培养报告

细菌培养孵育至少48小时，血培养瓶在自动化仪器中至少放5天，若在罗-琴培养基上培养结核分枝杆菌，应培养8周。如无菌落生长，可报告“培养×天无细菌（或真菌或结核分枝杆菌）生长”。

第三节　体液标本

一、常见病原菌

体液标本是指除血液、骨髓和脑脊液以外的心包液、关节液、胸水、腹水、羊膜液、后穹隆穿刺液。健康个体的体液是无菌的，采集体液标本应防止体表正常细菌群的污染。

体液培养常见革兰阳性菌有金黄色葡萄球菌、A群链球菌、肺炎链球菌、草绿色链球菌、肠球菌、厌氧链球菌、结核分枝杆菌；革兰阴性菌有大肠埃希菌、产气肠杆菌、肺炎克雷伯菌、产碱杆菌、铜绿假单胞菌、不动杆菌；白念珠菌与近平滑念珠菌。

二、检验方法与程序

（一）检验程序

体液标本检验操作程序见图4-4-3。

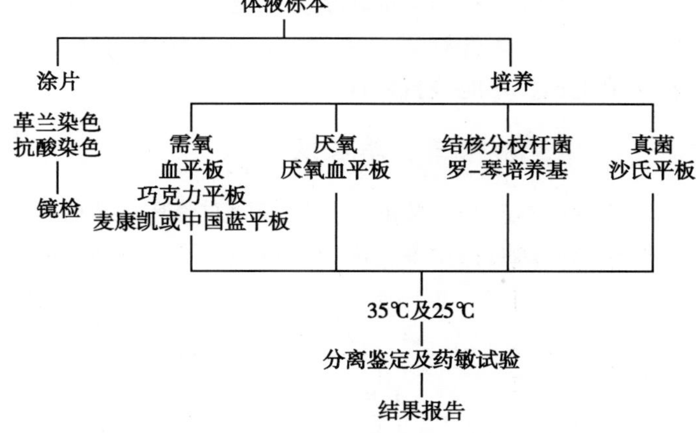

图4-4-3　体液标本检验操作程序图

（二）标本的采集和运送

采用无菌穿刺技术采集体液标本，注明标本类型，如“胸水”、“腹水”或“关节液”，而不能写成“穿刺液”。尽量不使用外科引流液进行细菌学检查。穿刺获得的体液标本可直接注入血培养瓶，为提高检测阳性率，可同时采用需氧瓶和厌氧瓶，特别是羊膜液和后穹隆穿刺液应进行厌氧培养。送检的体液标本应在1ml以上，15分钟内运送至实验室，标本在室温保存不能超过24小时，心包穿刺液及需要进行真菌培养的标本应保存于4℃且不超过24小时。对于肠道穿孔的腹腔液体标本可经穿刺取样。

（三）操作

1. 涂片 脓性、血性体液，可直接制成均匀的薄涂片，革兰染色和抗酸染色，镜检。清亮的体液标本，需用细胞离心机离心后制成涂片，或取>1ml的液体在普通离心机经3000rpm离心15分钟后，去除上层液体，剩余约1ml液体，充分混匀后制成涂片，革兰染色和抗酸染色，镜检或进行接种。

2. 培养

（1）培养基选择：肉汤增菌培养基或血培养瓶，可以提高细菌培养阳性率。对明显脓性的体液标本，可直接接种于血平板及厌氧血平板，分别置需氧环境和厌氧环境孵育，培养普通细菌和厌氧菌；巧克力平板用于培养嗜血杆菌；中国蓝或麦康凯平板用于分离革兰阴性肠杆菌及非发酵菌；沙氏平板用于分离真菌；罗-琴培养基用于分离结核分枝杆菌。腹腔穿刺液要进行肠杆菌科细菌、肠球菌、厌氧菌和念珠菌的培养。

（2）培养条件和培养时间：每天观察增菌培养基，疑有细菌生长时，立即转种至需氧、厌氧平板或巧克力平板上，必要时在CO_2环境中孵育。无菌生长的平板还应继续孵育至48小时，增菌培养基持续孵育至少5天，经转种证实仍无细菌生长者，方可报告阴性。如临床怀疑诺卡菌，平板应持续孵育7天，若无菌生长，才能报告阴性。

三、结果报告

体液标本应是无菌的，检出细菌对临床感染性疾病的病因学诊断很重要。因此体液中发现细菌应尽快向临床进行报告。

1. 涂片结果 将涂片染色后镜检到的细菌形态和染色性报告临床。胸水和腹水的涂片可见单一菌种，也可见到混合菌；若抗酸染色阳性，可报告“找到抗酸染色阳性细菌”或“找到弱抗酸性的细菌。”

2. 培养结果 阴性培养结果要报告培养时间；阳性培养结果需报告最终细菌鉴定和药敏试验的结果。

第四节 尿液标本

一、常见病原菌

尿路感染通常由患者自身的常居菌上行至膀胱所致，为内源性感染。健康个体膀胱穿刺尿是无菌的；经尿道排出尿液，受到尿道口与外尿道寄居的正常菌群污染而混有细菌，因此，尿液细菌计数是判断尿路感染的实验室依据。取经尿道排出的清洁中段尿，细菌数一般不超过10^3CFU/ml，患有泌尿系感染时，尿中细菌数通常高于10^5CFU/ml。

尿路感染的主要病原菌为大肠埃希菌，奇异变形杆菌、阴沟肠杆菌、腐生葡萄球菌、肠球菌等也是尿路感染较常见的细菌。其他病原菌如肺炎克雷伯菌、铜绿假单胞菌、产气肠杆菌、杜克雷嗜血杆菌、淋病奈瑟菌、解脲棒状杆菌、摩根菌和链球菌也可分离自尿液标本。

二、检验方法与程序

（一）检验程序

尿液标本细菌检验操作程序见图4-4-4。

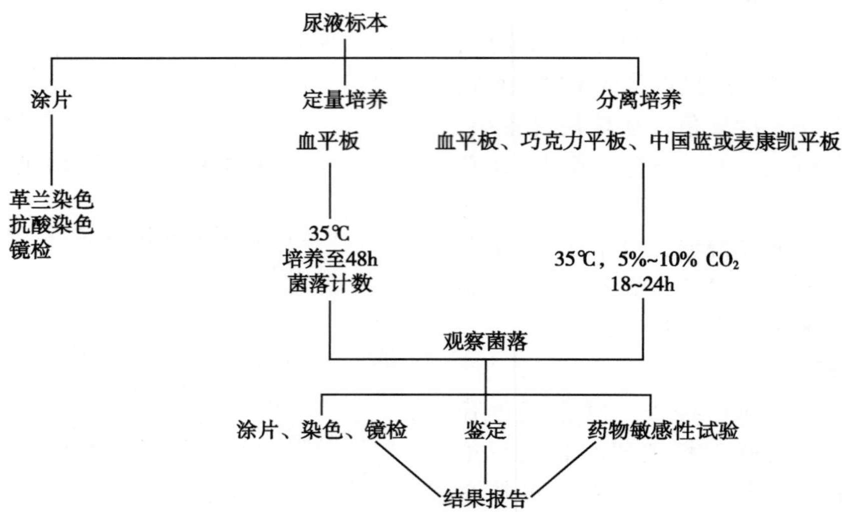

图4-4-4 尿液标本细菌检验操作程序图

（二）标本的采集和运送

1. 尿液标本的种类

（1）中段尿：清洁外阴及尿道口周围，自然排尿，让尿流不间断，留取中段尿，置于无菌大口容器或尿液运送杯中，不少于1ml。

（2）导管尿：①直接插入导管导尿：由医护人员无菌插入导管后先让尿液流出15ml弃去，再留取尿液标本，一般尽量不采用此方法收集尿液标本，因为操作过程中容易将尿道细菌带入膀胱，增加医源性感染的危险；②通过滞留导尿管收集尿液：用70%乙醇消毒导管口，夹住导管口10～20分钟，用针筒从导管口抽取5～10ml尿液，置于无菌容器中送实验室。切不可取尿袋内的尿液送检，导尿管也不能用于培养。

（3）膀胱穿刺尿：采取无菌技术由耻骨上经皮肤穿刺入膀胱获取膀胱内的尿液。此方法主要用于婴儿、中段尿检查结果难以确定及怀疑厌氧菌所致感染者。

2. 尿液标本留取和运送注意事项　①尽可能留取晨尿或在膀胱内停留4小时以上的尿液，可以降低培养结果的假阴性率；②留尿前，尽可能减少因液体摄入稀释尿液所致的尿菌计数偏低；③对于普通细菌培养阴性的混浊脓尿，应进行结核分枝杆菌的检测，尿液标本应该留取第一次晨尿，且连续留取3天；④尿标本采集后，应尽快送检，新鲜尿液应在2小时以内送检，有保存液的尿液室温保存不超过24小时或置4℃冰箱，在24小时内送检；否则为不合格标本。

（三）操作

1. 涂片　将收集的尿液混匀后，取10μl（注意不要离心）滴到玻片上，待自然干燥后，固定染色。油镜下观察细菌数和细菌形态：如在一个油镜视野中见到1个细菌相当于尿液中细菌数为10^5CFU/ml；如见到大量鳞状上皮细胞和不同形态的细菌提示标本有污染。

2. 培养　尿液自动分析仪检测结果若白细胞酯酶阳性或>10个多形核白细胞/mm^3，指示为合格尿液标本，可进行细菌培养。尿液细菌培养应做菌落计数，定量培养结果才具有诊断价值。

（1）定量接种方法：取已经混匀但未经离心处理的尿液，用1μl或10μl定量接种环垂直伸入尿液标本，使接种环刚到达液面以下，取出接种环时，确保接种环内有尿液形成的薄膜，而没有气泡，按以下方法之一接种到平板上：①先在平板中心线上划线，再在与此线垂直的方向左右连续划线，从上而下完成划线；②先在平板的任一象限划短线，然后按不同区域进行划线；③将尿液标本均匀涂布于平板表面。也可用加样器吸取10μl已经混匀但未经离心处理的尿液，将尿液标本滴加到平板上，再按上述方法进行划线接种。

（2）培养基：血平板和中国蓝/麦康凯平板是尿液培养的基本培养基，一般的革兰阳性和阴性细菌可生长。尿液细菌计数采用血平板，如血平板上细菌受变形杆菌污染不能计数，可从分离平板估算细菌的生长数；尿液细菌分离培养可采用中国蓝/麦康凯平板选择培养基；加有万古霉素3μg/ml、多黏菌素7.5μg/ml、制霉菌素12.5μg/ml巧克力平板用于淋病奈瑟菌的培养；厌氧菌培养基仅用于对膀胱穿刺尿液进行厌氧菌培养；罗-琴培养基用于结核分枝杆菌的培养；沙氏平板用于真菌培养；若考虑L-型细菌感染时可选用高渗培养基进行培养。

（3）培养条件和时间：将接种好的平板置35℃培养，血平板可放入含5%～10% CO_2环境下培养，厌氧培养需要放置厌氧环境。孵育24小时观察菌落，若无菌生长，则继续培养至48小时。

3. 细菌菌落计数方法　若使用1μl接种环，生长1个菌落相当于1000CFU/ml；若使用10μl接种环或加样器，生长1个菌落相当于100CFU/ml。当生长细菌在100个菌落以上，则分别以>10^5CFU/ml（接种1μl尿液）或>10^4CFU/ml（接种10μl尿液）表示。若在第一接种区无细菌生长，而在后续接种区有细菌生长，提示尿液中的抗菌药物抑制细菌生长，抗菌药物在后续划线部位被稀释，细菌得以生长，此时细菌计数结果不可靠。

4. 进一步鉴定及药敏试验　对于生长的纯种细菌或细菌计数具有临床意义（如>10^5CFU/ml），或女性患者虽然计数仅100CFU/ml但培养结果为纯种细菌或临床认为患者有尿路感染时，应进一步鉴定到种的水平并进行药敏试验。对于3种或3种以上生长的细菌，不做鉴定，也不做药敏试验，通常认为该标本受到污染。草绿色链球菌、奈瑟菌属、棒状杆菌、乳酸杆菌属、厌氧菌通常是泌尿道的常居菌，葡萄球菌和棒状杆菌往往是皮肤的常居菌，要注意与致病菌区分。

三、结果报告

（一）阳性结果

对于生长的细菌要分别计数和报告，如“大肠埃希菌>10^5CFU/ml；肺炎克雷伯菌100CFU/ml”并分别报告相应细菌的药敏试验结果。

（二）阴性结果

对于阴性结果应说明进行培养的时间，如“尿液培养48小时无细菌生长”。

第五节 呼吸道标本

一、常见病原菌

人体的上呼吸道有常居的细菌群，下呼吸道是无菌的，但下呼吸道分泌物经上呼吸道排出时通常受到正常菌群的污染，故从呼吸道标本中检测到上呼吸道的正常细菌需要结合临床表现判断是否存在由该细菌引起的感染。上呼吸道的常居菌主要有草绿色链球菌、奈瑟菌、微球菌与口腔厌氧菌等，低龄儿童的咽喉部还可携带肺炎链球菌或嗜血杆菌。

呼吸道感染的病原菌种类因感染部位而有所差异。咽炎最常见的病原菌是A群链球菌；喉炎的病原菌以流感嗜血杆菌为主；中耳炎常见病原菌是肺炎链球菌、流感嗜血杆菌、卡他莫拉菌及口腔厌氧菌；游泳后中耳炎的病原菌通常是金黄色葡萄球菌和铜绿假单胞菌；社区获得性下呼吸道感染的常见病原菌包括肺炎链球菌、流感嗜血杆菌、肺炎克雷伯菌、肺炎衣原体、肺炎支原体、卡他莫拉菌、化脓性链球菌、结核分枝杆菌、嗜肺军团菌、诺卡菌、多杀巴斯德菌等，金黄色葡萄球菌可引起社区获得性、进行性、坏死性肺部病变。医院获得性肺炎常见于呼吸道插管患者，病原菌大多是耐甲氧西林金黄色葡萄球菌、多重耐药革兰阴性杆菌（如铜绿假单胞菌、嗜麦芽窄食单胞菌、不动杆菌等）。醉酒后吸入性肺炎以及肺部脓肿的主要病原菌是口腔厌氧菌。具有慢性阻塞性肺疾病者呼吸道感染的最常见病原菌是金黄色葡萄球菌和黏液型铜绿假单胞菌。嗜肺军团菌可通过空调及供水系统导致住院患者肺部感染。粒细胞减少患者不仅对细菌感染而且对真菌感染的危险性增加。丝状真菌、肺孢子菌及诺卡菌是器官移植者肺部感染的主要病原菌。长期使用广谱抗菌药物及激素的患者容易受到侵袭性真菌感染。

二、检验方法与程序

（一）检验程序

呼吸道标本细菌检验操作程序见图4-4-5。

（二）标本的采集和运送

1. 上呼吸道标本 上呼吸道标本包括鼻前庭、鼻咽、喉、口腔及鼻窦来源的标本。通常用拭子获取鼻前庭、咽、喉部位的分泌物作为标本送检。对于口腔溃疡，先用一个拭子拭去溃疡或创面浅表分泌物，再用第二个拭子采集溃疡边缘或底部的标本。鼻窦标本采集通常经穿刺或抽吸鼻窦内的分泌物或液体获得。

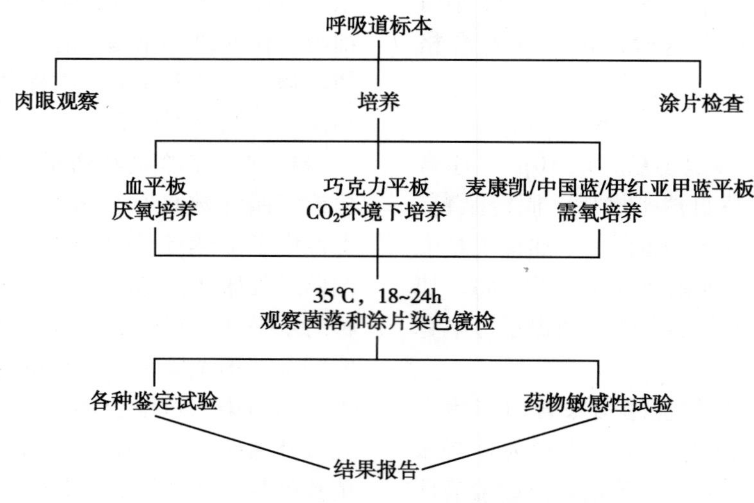

图4-4-5 呼吸道标本细菌检验操作程序图

2. 下呼吸道标本

（1）咳出痰：患者于清晨用清水漱口后，坐直，深咳出的痰液。

（2）诱导痰：在医护人员指导下，用3% NaCl诱导咳出痰液，用于结核分枝杆菌和肺孢子菌检测。

（3）吸出痰：由医护人员操作经管道吸出的痰，置于带螺纹盖的无菌容器中送检。

（4）支气管肺泡灌洗液（broncho alveolar lavage fluid，BALF）、支气管保护性毛刷（protected bronchial specimen brush，PBSB）、肺穿刺组织或手术取

出肺组织的呼吸道标本，均由临床医生经特殊操作获得，从中检测到病原菌对临床诊断具有重要意义。

咳出痰、诱导痰与吸出痰标本在收集过程中很有可能带有上呼吸道的常居菌，还需通过涂片筛查上皮细胞和（或）炎症细胞及细菌的含量来评价呼吸道标本的质量。可接收用于培养的痰液标本通常具有大量多形核白细胞和少量鳞状上皮细胞，当每个低倍（10×）显微视野下见到多于10个鳞状上皮细胞，则可指示痰液标本污染了口咽部的细菌，不宜作痰培养，但此筛查方法不适用于检查肺炎支原体、嗜肺军团杆菌和结核分枝杆菌。从呼吸道标本中检测出来的嗜肺军团菌、诺卡菌、隐球菌等是呼吸道的致病菌。

痰液标本采集量应在1ml以上，上呼吸道拭子和下呼吸道痰液应在2小时内送到实验室，肺组织标本应在15分钟内送实验室，BALF和PBSB在4℃保存不超过24小时，其他呼吸道标本在室温保存不超过24小时。实验室技术人员要尽快（自标本取出后不超过2小时）给予处理，也可暂存于2～8℃。呼吸道标本延迟处理会降低苛养菌如肺炎链球菌和流感嗜血杆菌的分离率。

（三）涂片检查

1. 痰液标本质量筛查　直接涂片、革兰染色、镜检。可以接收进行细菌培养标本的条件是：①痰液标本：平均每低倍视野鳞状上皮细胞数＜10个；②气管吸出痰液：平均每低倍视野鳞状上皮细胞数＜10个或20个油镜视野至少能见1个细菌；③支气管肺泡灌洗液：鳞状上皮细胞数＜细胞数的1%。

2. 初步判定是否有病原菌存在及病原菌的种类

（1）一般细菌：挑选痰液中脓性或带血部分，涂成均匀薄片，革兰染色。

（2）结核分枝杆菌及麻风分枝杆菌：疑结核分枝杆菌，取干酪样或脓性部分的痰或血丝痰制成涂片后抗酸染色；疑麻风分枝杆菌，取鼻黏膜拭子涂片进行抗酸染色。

（3）放线菌及诺卡菌：挑取痰液中含黄色颗粒（硫黄颗粒）或不透明的着色部分，置载玻片上，覆以盖玻片，轻轻挤压，置高倍镜下观察其结构。并制成涂片进行抗酸染色及革兰染色。

（4）白喉棒状杆菌：除见到革兰阳性杆菌外，还须用异染颗粒染色法，镜检含有异染颗粒的杆菌。

（5）念珠菌：可直接在高倍镜下检查芽生孢子和假菌丝。

（6）螺旋体和梭形杆菌：口腔或咽部拭子涂片革兰染色，镜下可见到疏螺旋体和梭形杆菌及多形核白细胞，有助于诊断溃疡膜性咽峡炎。

对于BALF应进行细胞离心后采用上述方法染色观察。

（四）培养

1. 培养基及培养条件　除基本分离培养基外，还须用特殊培养基和合适的培养条件。通常采用分区划线接种的方法进行标本的初次接种。①血平板，适用于分离各类细菌，特别是β-溶血性链球菌，将血平板放CO_2孵箱有利于分离肺炎链球菌和β-溶血性链球菌，接种血平板时将接种环插入琼脂内，局部降低的氧浓度有利于观察化脓性链球菌生长产生的溶血素；②巧克力平板，于5% CO_2环境下分离嗜血杆菌、脑膜炎奈瑟菌或淋病奈瑟菌；③中国蓝/麦康凯平板，用于分离革兰阴性杆菌；④含缓冲活性炭酵母提取物（buffered charcoal yeast extract，BCYE）平板，用于培养嗜肺军团菌，痰液标本应于KCl-HCl（pH 2.2）缓冲液中稀释10倍并室温放置＜4分钟（去除常见呼吸道细菌的污染），或以胰大豆液或无菌水将标本进行1∶10稀释（降低标本中抑制物的浓度），接种后的BCYE平板应置于湿润、通气环境35℃培养至少5天；⑤沙氏平板，用于分离念珠菌及其他酵母菌或真菌；⑥厌氧血平板，放厌氧环境，分离厌氧菌；⑦罗-琴培养基或米氏7H10培养基，用于结核分枝杆菌的培养；⑧亚碲酸盐平板，用于分离白喉棒状杆菌。

2. 定量培养

（1）定量接种方法：①用加样器取样进行接种，再用玻璃棒均匀涂布；②用定量接种环进行接种，并将接种物均匀涂布于培养基表面。

（2）定量接种用培养基：通常采用血平板或巧克力平板，也可根据需要使用其他培养基，但不能使用选择性培养基。

（3）定量接种操作程序

1）PBSB：将标本混匀后，①用加样器取100μl标本接种至血平板或巧克力平板上，若有1个菌落生长，计数为10CFU/ml；②用加样器（或用10μl接种环）取10μl标本接种至血平板或巧克力平板上，若有1个菌落生长，计数为100CFU/ml；③先用加样器取50μl标本加入5ml磷酸缓冲盐水（1∶100稀释），取其中100μl（或用1μl接种环直接取标本）接种至血平板或巧克力平板上，若有1个菌落生长，计数为10^3CFU/ml。

2）BALF：①用加样器（或用10μl接种环）取10μl标本接种至血平板或巧克力平板上，若有1个菌落生长，计数为100CFU/ml；②先用加样器取50μl标本加入5ml磷酸缓冲盐水，做1∶100稀释，取其中100μl（或用1μl接种环直接取标本）接种至血平板或巧克力平板上，若有1个菌落生长，计数为10^3CFU/ml；③在1∶100稀释方法上分别稀释10倍和100倍，并分别取100μl接种至血平板或巧克力平板上，若有1个菌落生长，计数为10^4CFU/ml和10^5CFU/ml。

（4）定量培养后的判定：各种菌落形态的病原菌要分别计数。定量计数提高检测的特异性，其敏感性取决于设定的判定界限。通常当PBSB≥10^3CFU/ml，或BALF≥10^4CFU/ml认为可诊断为细菌性肺炎，否则可能为污染菌。

3. 选择性鉴定 培养结果需要与涂片结果比较。呼吸道标本中的常居菌通常不用鉴定，培养后生长于平板第二区或更多分区的中等量或大量细菌、少量但与涂片中的优势菌形态一致的细菌或仅在第一区生长的纯种细菌，都是呼吸道标本的重要细菌，应给予进一步鉴定。

三、结果报告

（一）涂片报告

痰液标本涂片时应关注上皮细胞和多形核白细胞的数量，以判定痰液中的细菌是可能的致病菌还是来自上呼吸道的污染菌。如在每个低倍（10×）显微视野下见到>10个鳞状上皮细胞，提示痰液标本污染了口咽部的细菌。要注意的是对于吸入性肺炎患者，其痰液标本中可以有大量多形核白细胞和大量呼吸道混合细菌如链球菌和厌氧菌，多数细菌存在于白细胞内。

一般情况下报告为："找到革兰阴性或阳性细菌"。如见排列成葡萄状的革兰阳性球菌，可报告为："找到革兰阳性球菌，形似葡萄球菌"；如见瓜子仁形或矛头状、尖端相背、成双排列、具有明显荚膜的革兰阳性球菌，可报告为："找到革兰阳性双球菌，形似肺炎链球菌"；如查见短而粗的革兰阴性杆菌，排列多成双且有明显荚膜时，可报告为："找到革兰阴性杆菌，形似肺炎克雷伯菌"。抗酸染色结果报告为"找到（或未找到）抗酸性杆菌"。

（二）培养报告

培养结果需要结合涂片结果进行分析，如培养出来的细菌与涂片染色镜检见到的优势菌，特别是位于白细胞内的细菌一致，往往指示为致病菌。若在涂片中见到的细菌而培养未见生长，需要延长培养时间或增加培养基的种类进行培养。

根据分区划线细菌在平板上生长的菌落所占的相对比例对痰液进行半定量，以大量、中等量、少量和个别表示。对BALF和PBSB进行定量计数培养。

若无致病菌或上呼吸道正常菌群生长，可能提示正常菌受抗菌药物的抑制。标本运送和处理的延迟会使培养结果为假阴性。

对痰液中检出的呼吸道常居菌（如凝固酶阴性葡萄球菌）虽不做鉴定，但在报告时给予说明。当其为生长优势菌时（均占90%以上）可作鉴定和报告。经过鉴定确认为呼吸道重要病原菌（如化脓性链球菌、肺炎链球菌、流感嗜血杆菌、兔拉热弗朗西斯菌、巴斯德菌、诺卡菌、肺炎克雷伯菌、铜绿假单胞菌、不动杆菌、伯克霍尔德菌、嗜麦芽窄食单胞菌等）时，应作出培养阳性的结果报告。

第六节 粪便标本

一、常见病原菌

正常人的肠道中栖居大量的不同种类的微生物，组成了对人类健康极为重要的体内微生态环境，参与营养、消化、吸收及清理肠道、维护健康的作用。消化道感染通常源于食入或饮入被病菌污染的食物或水。

致腹泻病原菌分为两大类，一类是通过产生肠毒素致病的细菌，如霍乱弧菌、葡萄球菌、蜡样芽胞杆菌、产气荚膜梭菌，可以导致分泌性腹泻；另一类是细菌直接入侵肠黏膜上皮细胞，使细胞发生炎症变化，如沙门菌、志贺菌、弯曲菌、耶尔森菌等，可以导致炎性腹泻。幽门螺杆菌是胃和十二指肠溃疡的病原菌。致病大肠埃希菌可引起肠道侵袭性或出血性疾病。由于长期使用抗菌药物（如氨苄西林、克林霉素、头孢菌素等）可出现由艰难梭菌导致的抗生素相关性腹泻。从长期住院使用抗菌药物的患者腹泻粪便中有时可分离到单纯的肺炎克雷伯菌、铜绿假单胞菌或念珠菌。婴幼儿腹泻病原体以轮状病毒为主。引起食物中毒的肉毒梭菌可产生神经毒素，导致肌肉麻痹。

二、检验方法与程序

（一）检验程序

粪便标本细菌检验操作程序见图4-4-6。

（二）标本的采集和运送

1. 粪便 将自然排出的新鲜粪便标本约2g收集于清洁、干燥广口容器中，未置保存液中的粪便应于1小时内运送到实验室，如需培养志贺菌应于获取粪便标本后30分钟内送检，否则该菌容易死亡；或置于 Cary-Blair 保存运送系统中，于 24 小时内送检。

2. 直肠拭子　将无菌拭子插入肛门 2～4cm，柔和地旋转拭子采集粪便标本。一般不推荐使用拭子做腹泻病原菌的培养，若采集直肠拭子，应于 2 小时内送检或置于运送培养基内送检。

从成形的大便中虽然可以分离到不致病的肠道定植菌或携带的肠道病原菌或产毒素的梭状芽胞杆菌，但对于成形的干粪便、采集 2 小时以上而未置于保存液中的粪便、置于保存液中但在 4℃保存超过 48 小时或在室温（25℃）保存超过 24 小时者，视为不可接收的标本，实验室人员应尽快与医护人员联系重新留取新鲜标本进行检查。住院超过 3 天患者的腹泻通常不是由常见肠道的致病菌引起，故一般不做沙门菌和志贺菌等的培养。门诊患者由于使用过抗菌药物，艰难梭菌也可能是腹泻的病原菌。

（三）粪便性状与病原菌种类

实验室技术人员接收标本后首先应了解标本采取的时间和保存方法，观察大便标本的性状，关注黏液、脓性或血性粪便。一般来说，炎症性腹泻患者粪便中白细胞检测阳性，而分泌性腹泻与毒素相关，白细胞检测为阴性。粪便性状与可能感染的病原菌种类见表 4-4-1。

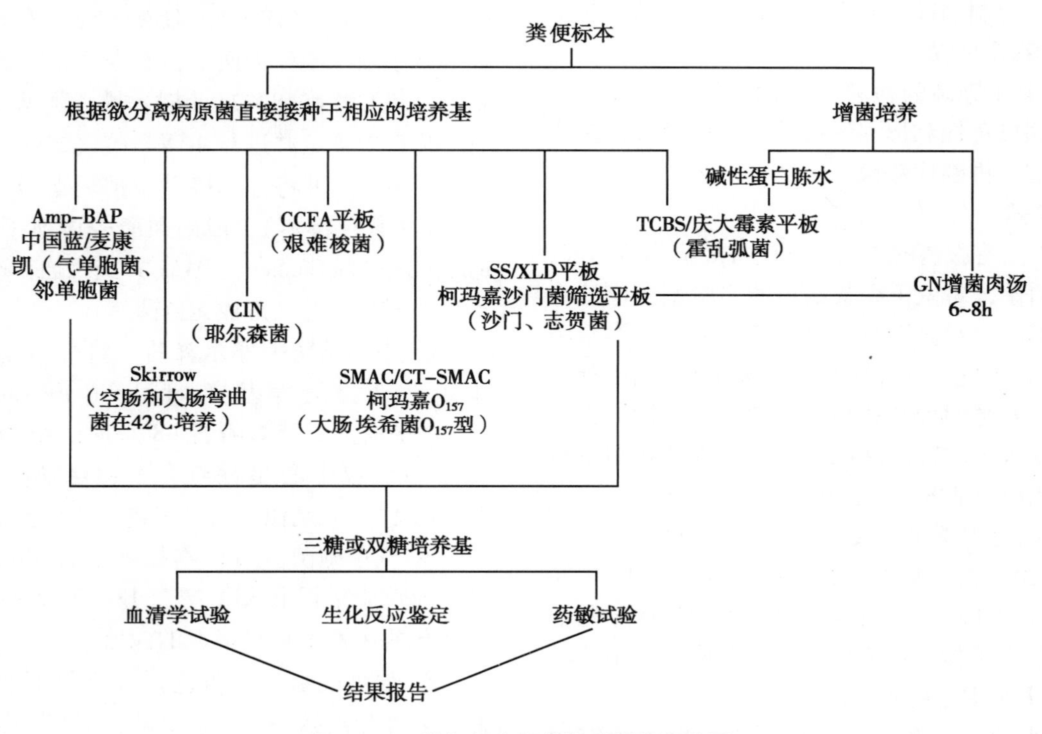

图 4-4-6　粪便标本细菌检验操作程序图

表 4-4-1　粪便性状及显微镜下细菌特征与可能的致病菌

细菌名称	细菌特征	粪便性状	白细胞	红细胞
沙门菌	动力阳性的革兰阴性杆菌	稀便	少	有
志贺菌	动力阴性的革兰阴性杆菌	黏液、脓血便	有	少
霍乱弧菌	穿梭运动的革兰阴性弧菌	米泔水样便	无	无
葡萄球菌	革兰阳性球菌	稀便，假膜	无	无
弯曲菌	投标样运动的革兰阴性弯曲杆菌	稀便或血性便	有	有
艰难梭菌	厌氧革兰阳性杆菌	稀水便	有	有
大肠埃希菌（O_{157}：H_7）	革兰阴性杆菌	血性便	无	有

（四）涂片检查

因粪便标本中的正常菌群含量甚多，仅以染色性和形态无法分辨是否为病原菌。因此，粪便标本一般不作直接涂片检查，只有检查霍乱弧菌所致腹泻以及菌群失调的优势菌时才作直接涂片检查。

1. 霍乱弧菌的检查　取新鲜送检的粪便标本涂片，干燥后甲醇固定，革兰染色，油镜观察呈鱼群排列的革兰阴性弧菌；或取患者新鲜粪便，制成悬滴标本，检查细菌的动力，霍乱弧菌古典型和 EL-Tor 型常呈穿梭状，运动极活泼；在悬滴玻片中加 O_1 群霍乱弧菌诊断血清后，在显微镜下观察，若原运动活泼的现象停止，为制动试验阳性。上述检查所见可初步推断为 O_1 群霍乱弧菌。

2. 粪便中优势菌的检查　经涂片、革兰染色后镜下观察不同染色性和形态、排列的细菌各自在涂片中的相对比例，推断优势菌。

（五）培养

实验室对所有腹泻的粪便标本应常规检测沙门菌、志贺菌和弯曲菌，对位于海滨城市的实验室还应检查气单胞菌和弧菌。对血性粪便要注意分离大肠埃希菌 O_{157}；有条件者，进行肠毒素检测。肠道病原菌的种类不同，使用培养基的种类和培养条件均不相同，实验室应根据临床医生对腹泻病原学的初步诊断和细菌检验申请使用相应合适的选择性培养基进行培养。

1. 沙门菌与志贺菌　接种 SS 平板或 XLD 平板或柯玛嘉沙门菌筛选平板，35℃培养 18～24 小时后检查平板。也可采用 GN（革兰阴性）增菌肉汤先增菌，再转种以上平板。如未发现沙门菌或志贺菌的可疑菌落，48 小时重复检查一次。

2. 霍乱弧菌　取患者粪便或在 Cary-Blair 保存运送培养基中的标本，接种于碱性蛋白胨水进行增菌，同时划线接种于庆大霉素平板或硫代硫酸盐柠檬酸盐胆盐蔗糖琼脂培养基（thiosulfate-citrate-bile salts-sucrose，TCBS）及血液琼脂平板，于 35℃孵育。增菌培养孵育 6～8 小时后，取表面菌膜移种于上述平板上，进行分离培养，并同时作涂片，革兰染色和悬滴试验，检查形态及动力并进行玻片凝集试验及血清分型。对鉴定为霍乱弧菌的患者标本及菌种应妥善保存，以备卫生防疫部门进行信息核对和流行病学分析。

3. 副溶血弧菌　取粪便接种于碱性蛋白胨水中增菌，同时接种于或增菌 6～8 小时后转种至 TCBS 琼脂平板上，35℃孵育 18～24 小时后，选择绿色或蓝色菌落进行鉴定。

4. 弯曲菌　取液状或带血粪便或在 Cary-Blair 运送培养基中的标本立即接种于弯曲菌选择培养基（Camp-BAP 血琼脂、Skirrow 血琼脂），或接种于增菌液经 43℃微需氧培养 18～48 小时后，再移种于上述选择培养基上。接种了标本的选择培养基在 43℃微需氧条件（85% N_2、10% CO_2、5% O_2）下孵育 24～48小时后，观察生长情况及菌落。

5. 致病大肠埃希菌　引起腹泻的大肠埃希菌常见有 4 种类型，即产肠毒素大肠埃希菌（enterotoxigenic *E. coli*，ETEC）、肠致病性大肠埃希菌（enteropathogenic *E. coli*，EPEC）、侵袭性大肠埃希菌（enteroinvasive *E. coli*，EIEC）和出血性大肠埃希菌（enterohaemorrhagic *E. coli*，EHEC）。取液体状、脓血或糊状粪便或肛拭子划线接种于血平板及麦康凯或伊红亚甲蓝平板上，35℃孵育 18～24 小时，挑选乳糖发酵菌落，进行生化反应鉴定并进行血清学凝集试验分型。分离大肠埃希菌 O_{157} 可将标本接种于柯玛嘉 O_{157} 琼脂平板上（形成淡紫色菌落），或山梨醇麦康凯平板（sorbitol-containing MacConkey，SMAC）或添加头孢克肟和亚碲酸盐的 SMAC 上（形成无色菌落）。

6. 小肠结肠炎耶尔森菌　将标本划线接种于耶尔森菌选择培养基（cefsulodin-irgasan-novobiocin，CIN）平板上，25℃孵育 48 小时。小肠结肠炎耶尔森菌可形成中心呈深红色，边缘透明的菌落，似“公牛眼”，取疑似菌落进行进一步鉴定。

7. 气单胞菌　将标本接种于含 20μg/ml 氨苄西林的血琼脂平板上 35℃孵育 18～24 小时，气单胞菌为氧化酶阳性，可见溶血的菌落。

8. 艰难梭菌　取黄色，带有假膜的新排泄的粪便，立即分离接种于环丝氨酸-甲氧头孢霉素-果糖琼脂（简称 CCFA）平板上，于 35℃厌氧环境中孵育。48 小时后，选择疑似菌落进行革兰染色和进一步鉴定。

9. 葡萄球菌和蜡样芽胞杆菌　取不成形的粪便，称量并稀释（10^{-1}～10^{-5}）后接种至含黏菌素-萘啶酸的血平板，或接种于甘露醇高盐琼脂平板或葡萄球菌筛选平板上，35℃孵育过夜，计算菌落数。每克粪便含 10^5CFU 的葡萄球菌或蜡样芽胞杆菌方可认为具有临床意义。

10. 真菌　真菌性腹泻多继发于抗生素治疗后，常见为白念珠菌。将标本接种于含氯霉素的沙氏琼脂及血琼脂平板上，置 25℃和 35℃孵育 24～48 小时，观察菌落形态，涂片、革兰染色观察镜下特征。念珠菌通常是肠道正常菌，只有确定其致病意义时才进行鉴定。

三、结果报告

(一) 阴性培养

现已发现有多种细菌可以引起腹泻，而且不同菌种要求各不相同的培养条件，实验室通常根据临床信息或需要采用相应的培养条件进行粪便标本的培养，当培养结果为阴性时，并不完全代表没有致病菌，不应采用“无致病菌”或“未检出致病菌”的方式进行报告，而应根据对特定细菌的分离培养进行结果报告。如“未检出沙门菌属和志贺菌属”、“未检出霍乱弧菌”、“未检出弯曲菌”、“未检出大肠埃希菌O_{157}”、“未检出气单胞菌”、“未检出耶尔森菌”或“未见肠道正常革兰阴性杆菌生长”。

(二) 阳性培养

对检测到的可能致病的所有细菌均应报告，如“沙门菌或志贺菌培养阳性”。当未见到或仅见少数的正常肠道革兰阴性杆菌菌落，而生长出来的纯种或优势细菌为金黄色葡萄球菌、铜绿假单胞菌、肺炎克雷伯菌、念珠菌等，应予报告。但不要报告粪便标本中生长的肠球菌，因其是肠道正常细菌群，若筛查到耐万古霉素的肠球菌则应进行报告。

因为部分肠道致病菌对患者的生命和公共卫生影响很大，当初步鉴定为如下病原菌时，应尽快通知临床医生和公共卫生管理者，如霍乱弧菌、大肠埃希菌O_{157}、志贺菌、伤寒沙门菌、耶尔森菌以及肠道炭疽病的病原菌炭疽杆菌。如暂时不能完成凝集试验，可先报告菌属（如沙门菌属或志贺菌属），待凝集试验（主要针对沙门菌、志贺菌、大肠埃希菌）完成后，做最终报告。若进行了毒素检测，应一并报告。

第七节　生殖道标本

一、常见病原菌

生殖道感染细菌来源可以为内源性，也可以通过性接触传播外源性病原体。女性阴道具有多层上皮细胞，在其细胞表面定植许多内源性细菌，如乳酸杆菌、棒状杆菌属细菌、阴道加德纳菌、凝固酶阴性葡萄球菌、金黄色葡萄球菌、无乳链球菌、肠球菌属细菌、大肠埃希菌、厌氧菌及念珠菌。青春期前的女性以类白喉杆菌和凝固酶阴性葡萄球菌为主，成年女性以乳酸杆菌为主，绝经后的妇女乳酸杆菌减少，肠杆菌科细菌明显增多。

生殖道溃疡的致病菌有梅毒螺旋体、杜克雷嗜血杆菌、沙眼衣原体、肉芽肿克雷伯菌；尿道炎、阴道炎和宫颈炎的病原菌是淋病奈瑟菌、沙眼衣原体；输卵管炎、卵巢炎的病原菌除淋病奈瑟菌、沙眼衣原体外，还有需氧菌和厌氧菌的混合感染；盆腔炎症（特别是放置宫内节育器的妇女）可由放线菌引起，盆腔脓肿往往是需氧菌和厌氧菌的混合感染；细菌性阴道病的病原菌以阴道常居菌（动弯杆菌、拟杆菌）过度生长和阴道加德纳菌为主；子宫内膜炎的病原菌是肠杆菌科细菌、A群和B群链球菌、肠球菌和混合厌氧菌。前列腺炎的病原菌有肠杆菌科细菌、铜绿假单胞菌、肠球菌。

二、检验方法与程序

(一) 检验程序

生殖道标本细菌检验操作程序见图4-4-7。

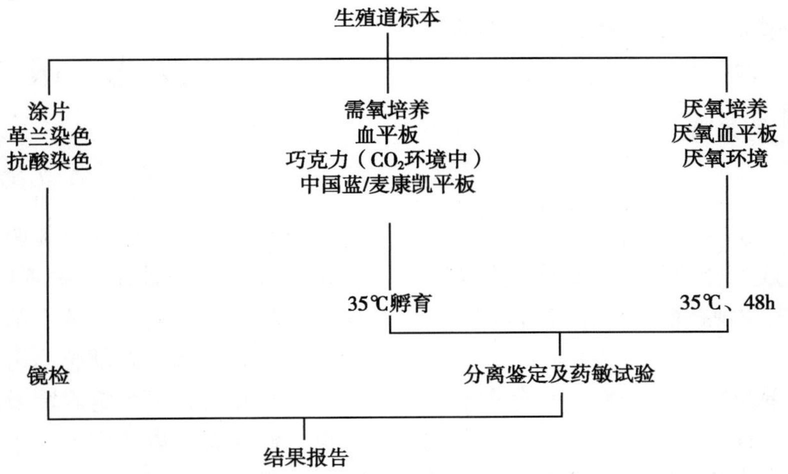

图4-4-7　生殖道标本细菌检验操作程序图

（二）标本的收集和处理

1. 女性生殖道标本　羊膜液、阴道后穹隆穿刺液、输卵管吸出液或组织、盆腔穿刺液应同时进行需氧和厌氧培养；阴道拭子、子宫颈拭子、前庭大腺吸出液一般不做厌氧培养，可做淋病奈瑟菌培养；阴唇部位的水疱液采用注射器吸出，对于溃疡或其他深部病损的标本采用拭子取样进行嗜血杆菌培养或暗视野显微镜下观察梅毒螺旋体。对于妊娠在35～37周的妇女取阴道或直肠拭子筛查B群链球菌。

2. 男性生殖道标本　男性生殖道可采集阴囊穿刺液、前列腺按摩液、阴茎的水疱液或溃疡深部拭子或尿道分泌物，采集尿道拭子应将拭子插入尿道深约3cm，并沿尿道壁轻旋拭子取样送检。

各种生殖道标本应尽快于收集后2小时内送检，或置运送培养基内送检，因生殖道病原菌容易死亡，导致培养阴性。室温保存不能超过24小时。

（三）操作

1. 涂片检查　生殖道标本涂片、革兰染色或抗酸染色后镜检，应注意观察：①淋病奈瑟菌：白细胞内革兰阴性肾形双球菌；②杜克雷嗜血杆菌：细小的、多形态的、革兰阴性杆菌或球杆菌，呈链状或鱼群样排列；③结核分枝杆菌：抗酸染色阳性、分散或聚集的杆状或点状细菌；④念珠菌：圆形或卵圆形酵母细胞及芽生的真菌孢子。

涂片、革兰染色、镜下观察阴道分泌物中细菌的形态，通过表4-4-2评分标准可以提示有无细菌性阴道病。阴道分泌物的pH＞4.5，10% KOH检测有鱼腥味，线索细胞的存在也可以帮助诊断细菌性阴道病。

表4-4-2　阴道分泌物涂片革兰染色提示有无细菌性阴道病

细菌形态	每个油镜视野下的细菌数量与评分				
	无	≤1	1～5	5～30	≥30
乳酸杆菌	4	3	2	1	0
加德纳菌/拟杆菌	0	1	2	3	4
动弯杆菌	0	1	2	3	4

评分总和：0～3为正常；4～6为中间值；7～10为细菌性阴道病

2. 培养基及培养方法　①淋病奈瑟菌培养采用加有抗生素的巧克力平板或Thayer Martin平板分离，置5%～10% CO_2环境孵育，24小时后观察菌落，阴性结果需培养72小时；②厌氧菌培养采用厌氧血平板，置厌氧环境，分离厌氧菌；③念珠菌培养需接种沙氏平板，分别放22℃及35℃孵育；④普通细菌培养可用巧克力平板、血平板和中国蓝平板，35℃孵育；⑤结核分枝杆菌培养需接种罗-琴培养基或结核杆菌培养用液体培养基，35℃孵育。

三、结果报告

（一）涂片结果

根据镜下观察结果，进行报告。如“找到白细胞内革兰阴性双球菌，成双排列”，“找到芽生真菌孢子及假菌丝”，或“未发现抗酸染色阳性杆菌”。

（二）培养结果

对来自生殖道任何部位标本的培养，只要有淋病奈瑟菌、化脓性链球菌、杜克雷嗜血杆菌、沙眼衣原体及白念珠菌生长，均应视为致病菌；对于女性阴道拭子、宫颈拭子或男性尿道拭子标本生长的生殖道正常细菌，可报告为正常细菌群；对于来自正常无菌部位的标本，如培养有细菌生长，直接报告鉴定后的细菌名称和相应的药敏试验结果。阴道加德纳菌在巧克力平板上能生长良好，但只有当其为标本中的优势菌时，才可考虑为细菌性阴道病的致病菌。金黄色葡萄球菌、肠杆菌科细菌、β-溶血性链球菌、厌氧菌等的检出意义需结合临床表现、革兰染色结果及分离的具体部位和是否为优势菌来综合判断。

第八节　眼、耳标本

一、常见病原菌

正常的内眼、中耳是无菌的。外耳炎的主要致病菌是金黄色葡萄球菌、化脓性链球菌和铜绿假单胞菌。内耳炎的主要致病菌有肺炎链球菌、流感嗜血杆菌、卡他莫拉菌。眼部感染可以是眼睑表面感染、结膜炎、角膜炎，也可为眼窝及眼窝周围蜂窝织炎、眼内炎，病原菌可以是因外伤来自外界，也可由血流途径播散至眼部。主要的病原菌有金黄色葡萄球菌、铜绿假单胞菌、肺炎链球菌、肺炎克雷伯菌、肠杆菌科细菌、肠球菌、诺卡菌、淋病奈瑟菌、卡他莫拉菌、分枝杆菌、镰刀菌、曲霉。

二、检验方法与程序

（一）检验程序

眼、耳标本细菌检验操作程序见图4-4-8。

（二）标本的采集和运送

眼、耳标本的采集应由临床专业医护人员进行，采集标本时易带上黏膜部位的正常菌群。采集到的标本在2小时内送至实验室，室温保存不超过24小时。

1. 眼部标本　采集眼结膜标本时，预先蘸湿拭子，在结膜上滚动采集标本；采集眼角膜标本，在麻醉下，用刮勺在溃疡或创伤边缘刮取，将刮取的标本直接接种在平板上；玻璃体、前房穿刺液与晶状体标本，如标本量少，最好将标本直接于床旁接种至血平板和巧克力平板上。

2. 耳拭子　对患有外耳炎的患者，取耳道深部拭子送检。如鼓膜穿孔，穿刺抽取深部分泌物进行病原学检查。

（三）标本的涂片、染色

将各类拭子标本制成涂片、革兰染色、镜检，观察细菌染色性及形态。结膜刮片及眼分泌物可用吉姆萨染色，观察上皮细胞胞质内的核周包涵体，以检查沙眼衣原体。怀疑真菌感染时，应注意观察是否存在真菌菌丝。

（四）培养检查

1. 增菌培养　内眼和内耳拭子可增菌培养。选择适于需氧和厌氧菌生长的培养基增菌。

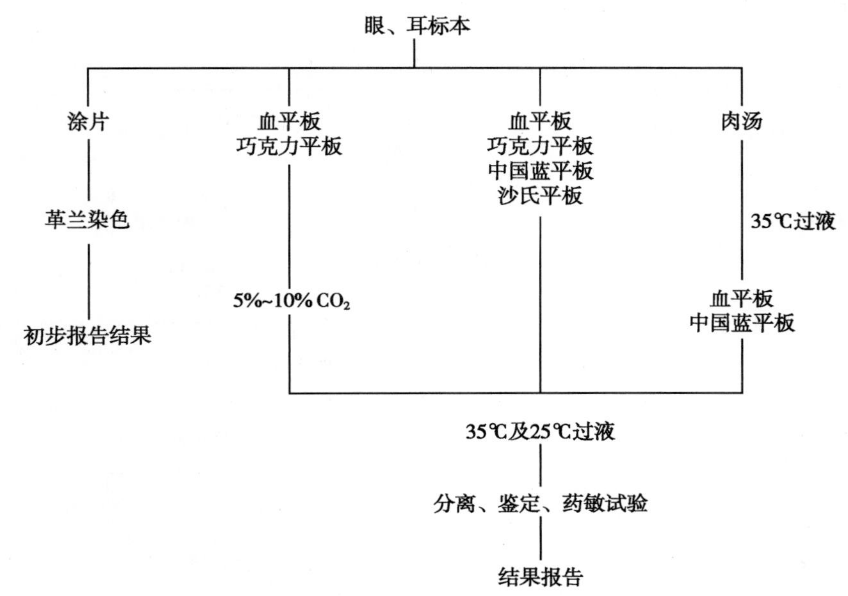

图4-4-8　眼、耳标本细菌检验操作程序图

2. 分离培养　用血平板和巧克力平板，采用5% CO_2孵育，有利于肺炎链球菌、嗜血杆菌、脑膜炎奈瑟菌、化脓性链球菌的生长。需要时，加用中国蓝或麦康凯平板，或接种厌氧血平板分离厌氧菌。

三、结果报告

对正常无菌的器官如内眼、内耳标本，报告检出的细菌及其敏感试验结果。

第九节　伤口、脓液及组织标本

一、常见病原菌

正常人体皮肤黏膜表面居住有正常菌群，当烧伤、创伤、外科手术或虫咬后，皮肤的完整性受到破坏，体表正常存在的正常菌群细菌可引起皮肤、软组织感染。常见的毛囊炎通常由金黄色葡萄球菌所致，化脓性链球菌可致蜂窝织炎，凝固酶阴性葡萄球菌往往是外科伤口感染的病原菌。皮肤癣菌可引起皮肤、毛发和指（趾）甲等浅部感染。植物扎破手指后，植物中的申克孢子丝菌可致感染。外伤后，存在于土壤中的厌氧梭状芽胞杆菌（以产气荚膜梭菌和破伤风梭菌为主）可侵入外伤伤口，引起气性坏疽和破伤风。宠物饲养者或皮毛及动物接触者易受到动物源性病原菌包括布鲁菌、多杀巴斯德菌、巴尔通体及炭疽杆菌等所致的皮肤软组织感染，甚至全身感染。慢性伤口感染，如足部溃疡，往往是血管或代谢性疾病如糖尿病的并发症，其病原菌是细菌或真菌。

淋巴结标本主要用于检查鼠疫耶尔森菌、兔拉热弗朗西斯菌、布鲁菌。处理这些细菌时应注意生物安全。

坏死肌肉组织的病原菌有化脓性链球菌、其他β-溶血性链球菌、金黄色葡萄球菌、梭状芽胞杆菌，以及需氧菌和厌氧菌的混合感染。

引起组织或器官化脓性感染的病原菌来源既可以为内源性，也可以是外源性。经穿刺或手术活检从体内组织中分离出来的病原菌往往与感染密切相关，但从开放性伤口培养出来的细菌很可能为内源性的常居菌。

二、检验方法与程序

（一）检验程序

脓液、伤口、创伤及软组织标本细菌检验操作程序见图4-4-9。

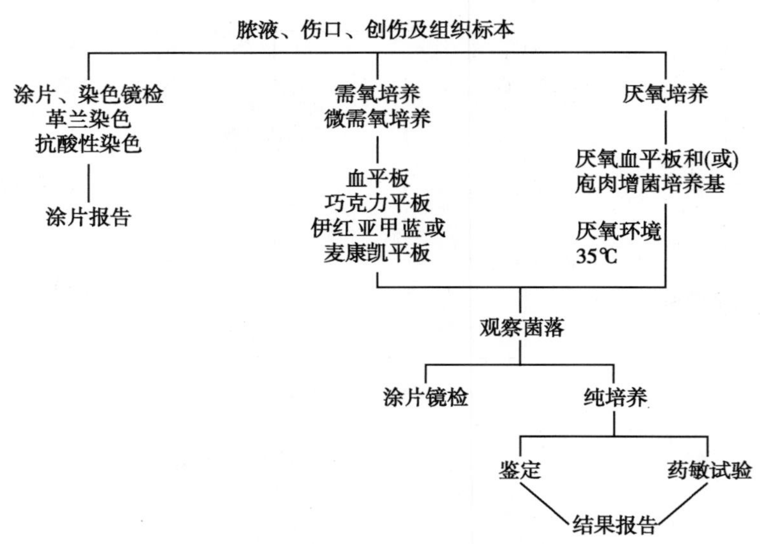

图4-4-9 脓液、伤口、创伤及软组织标本细菌检验操作程序图

（二）标本类型

实验室检测人员应能正确区分来自皮肤黏膜表面伤口、脓肿、引流液或组织的标本。送检医师在申请单上应该标明标本采取的具体解剖部位。

1. 开放性伤口　用无菌盐水或70%乙醇擦去表面渗出物，开放性伤口用拭子采集深部伤口或溃疡基底部的分泌物，或剪取深部病损边缘的组织。由于烧伤创面病原菌分布的不均一性，要从多个不同部位取标本。若从伤口标本中见到大量上皮细胞，说明标本受到正常皮肤黏膜部位细菌的污染。多形核白细胞的存在则往往指示伤口标本的质量可以接受。

2. 封闭的脓肿　用注射器抽取脓液，放入无菌容器内，同时送需氧及厌氧培养。

3. 引流液　引流液标本常来源于胸腔、腹腔或胆道手术后的置管引流患者。对于无感染征象的清洁外科手术后的引流液，一般不做细菌培养。收集于袋内的引流液也不宜用于细菌培养。对于新引流出来的液体送细菌培养的同时，要送涂片检查，用以进行比较分析。需要注意的是不要将引流液注入血培养瓶进行培养，不要做引流管的细菌培养。

4. 组织　来自身体不同部位的组织可以经注射器穿刺或手术活检获得，从中分离出来的病原菌往往是感染的致病菌。若穿刺所得组织条小，可放入1.5ml无菌离心管中，活检组织的体积最好在3mm×4mm以上，组织标本应保持湿润并在30分钟内送到实验室，不可冷藏。用于培养幽门螺杆菌的组织通常需要在胃镜下获取，新鲜组织15分钟内送检，或于含甘油的布氏肉汤中，室温保存不超过1小时。需要进行厌氧菌培养的组织应置厌氧菌运送培养基内运送。

（三）标本处理及涂片检查

1. 组织标本　需剪碎或研磨后进行涂片，革兰染色或抗酸染色。通过革兰染色评价伤口标本培养的质量。上皮细胞的出现提示标本已受皮肤菌群的污染，这可能使培养结果毫无意义。体表伤口可接收进行细菌培养的条件是：鳞状上皮细胞数<2+（相当于鳞状上皮细胞数<10个/低倍视野），并有多形核白细胞存在。

2. 所有脓液标本　在培养的同时均须涂片，涂片的结果一方面为临床提供早期病原学诊治的依据；另一方面可作为选择合适培养基进行病原菌分离培养的依据，并且作为与培养结果比对的参考。一般来说，涂片见到的细菌均能分离培养出来，陈旧性脓液，其中细菌已被消化，涂片观察见不着细菌，也不可能分离出细菌。

显微镜观察除注意细菌染色性和形态外，还应关注上皮细胞和多形核白细胞的存在情况。如淋病奈瑟菌为革兰阴性球菌，位于细胞内或细胞外；念珠菌可见芽生的真菌孢子和假菌丝；分枝杆菌抗酸染色阳性；破伤风和气性坏疽梭状芽胞杆菌为粗大的革兰阳性杆菌，具有芽胞。梭状芽胞杆菌或其他厌氧菌感染时，标本中的多形核白细胞一般较少。

（四）培养

血平板和中国蓝/麦康凯平板，是基础的分离培养基，用于内源性感染来源的细菌培养。巧克力平板用于组织标本或用于培养奈瑟菌及嗜血杆菌。脓肿标本怀疑厌氧菌感染需用厌氧血平板，置于厌氧环境孵育。来源于深部组织如肝、肺、肾、脑、骨等的标本，细菌数量少，可采用肉汤增菌培养，肉汤培养不可用于对皮肤黏膜表面或深部伤口的拭子。开放伤口标本的培养时间为48小时；侵袭性操作获得的标本如组织、穿刺脓肿液，培养时间应延长到7天。胃组织剪碎后直接接种于新鲜配制的血平板表面，在微需氧环境（80%～90% N_2，5%～10% O_2，5%～8% H_2，5%～10% CO_2）下，于37℃培养7天。

对培养出来的有临床意义的病原菌进行鉴定和药敏试验。只在以下情况时对生长出3种以上的细菌进行鉴定：①标本来自正常无菌部位；②标本质量好，涂片未见或仅见少量上皮细胞；③涂片有大量多形核白细胞；④涂片和培养均有该种病原菌。

三、结果报告

尽快报告涂片、革兰染色结果，特别是当标本来自正常无菌部位而显微镜下发现病原菌时。对可能的致病菌报告细菌名称及药敏试验结果，尤其是溶血性链球菌、金黄色葡萄球菌、铜绿假单胞菌、产气荚膜梭菌等。培养阴性结果报告方式为“培养×天无细菌生长”。

第十节　导管标本

一、常见病原菌

导管相关性血流感染是体内留置的动静脉插管被体表常居细菌定植并入侵血液导致的感染。常见的病原菌有金黄色葡萄球菌、肠杆菌科细菌、肠球菌、念珠菌、铜绿假单胞菌。凝固酶阴性葡萄球菌和棒状杆菌是人体皮肤最常见的细菌，很容易因采血时消毒不严而导致污染。

二、检验方法与程序

（一）标本

1. 导管头　采用无菌技术，获取插入患者体内最远端的导管段约5cm，置无菌容器送检；不能置于生理盐水或转运培养基中运送。对单独导管头培养的意义不大，通常送检导管头应同时送外周血培养。

2. 血液标本　对怀疑导管相关血流感染又需保留导管的患者，可采集2份血液标本，1份通过外周静脉采集，1份通过导管采集。

导管培养适用于血管内插管的导管，导尿管不适合做细菌培养，也不推荐对脑室引流管、腹腔引流管等进行培养。

（二）导管相关性血流感染的实验室检测方法

导管段涂片检测意义不大，需做细菌培养。

1. 导管段半定量培养法　用无菌小镊子夹取导管段置血平板上，将导管段在血平板表面来回滚动4次，将血平板置35℃，CO_2环境下孵育。麦康凯平板及中国蓝平板用作分离目的，置35℃，普通孵箱中孵育。在24小时、48小时、72小时和96小时分别观察细菌生长情况。计数平板上生长的各种细菌的菌落数。通常对导管生长的细菌不做药敏试验，如同时采集的血培养有相同细菌生长，可对该菌进行药敏试验。

2. 血培养法　将经外周血管及经导管采集的血液分别注入血培养瓶，按血培养方法进行培养。

三、结果报告

1. 对菌落计数＞15CFU的导管培养结果　导管培养有＞15CFU的细菌，特别是纯种细菌生长，往往提示导管是菌血症的根源，报告每种细菌的名称和菌落数。太多无法计数时，报告计数＞100CFU。

2. 对计数＜15CFU的导管培养结果　①报告重要病原菌的名称及计数；②如有多种皮肤表面细菌生长，报告多种细菌生长及总的菌落数。

3. 导管培养阴性结果　报告中注明培养时间，如“培养4天无细菌生长”。

4. 导管相关性血流感染报告　通过导管和外周

静脉采取的两份血经自动化仪器培养后，前者的仪器报警阳性时间比后者报警阳性时间早2小时，鉴定发现为相同病原菌，提示为导管相关性血流感染，应作出报告。如两份血培养阳性时间差<2小时，但均有相同鉴定和药敏结果的细菌生长，仍有可能是导管相关性血流感染。

第十一节 医院环境卫生监测标本

一、常见病原菌

医院环境（包括病房地面、拖把，患者床头柜、枕头、被面，空调机，水龙头，医护人员使用的白大衣，计算机键盘，甚至呼吸机等）中均可存在多种感染性疾病的病原菌，并因抗菌药物的大量应用，使其耐药性不断增加；耐药一旦出现很难清除。存在于土壤中厌氧菌如梭状芽胞杆菌和曲霉可随翻土飞扬于空气中；嗜肺军团菌常常隐藏在空调机的冷凝水部位。为防止医院感染的发生，对医院环境卫生检测具有重要意义。

二、标本采集方法

1. 空气标本采集　采集空气标本前，关闭门、窗，在无人走动的情况下，静止10分钟后采样。

（1）浮游菌法：适用于洁净手术室及其他洁净用房。浮游菌法是将空气采样器置于离墙1m左右、高度0.8~1.5m，每次采样时间视采样器空气流量不同而有所差异，如离心式空气微生物采样器在百级洁净室采样时间为8分钟，万级洁净室为2分钟。

（2）沉降法：适用于未采用洁净技术净化空气的房间。当室内面积≤30m²，设内、中、外一条对角线取三点，即中心一点，两端距墙壁1m处各取一点；当室内面积>30m²，设四角及中央五点，四角的布点位置应距墙壁1m处。将普通营养琼脂平板（Φ90mm）放置各采样点，采样高度为距地面0.8~1.5m；采样时将平板盖打开，扣放于平板旁，按规定时间暴露后盖上平板盖，及时送检。

2. RODAC平皿法　RODAC平皿为一种面积为25cm²的带有1cm方格刻度的塑料平皿。在无菌条件下将46℃左右营养琼脂加注于灭菌好的RODAC平皿内，注入琼脂量微微高出平皿边缘，待琼脂固定后，放入4℃冰箱备用。采样时，将RODAC平皿的琼脂面与采样物质表面接触，轻轻按压平皿，然后将平皿加盖后放入温箱培养。

3. 规格板法　适用于物体表面。用5cm×5cm灭菌规格板放在被检物体表面，用浸有生理盐水采样液的棉拭子1支，在规格板内横竖往返各涂抹5次，并随之转动棉拭子，连续采样4个规格板面积，被采表面<100cm²，取全部表面；被采面积≥100cm²，取100cm²。剪去手接触部分，将棉拭子放入装有10ml无菌检验用洗脱液的试管中送检。将采样管在混匀器上振荡20秒或用力振打80次，用无菌吸管吸取1.0ml待检样品接种于灭菌平皿，每一样本接种2个平皿，平皿内加入已溶化的45~48℃的营养琼脂15~18ml，边倾注边摇匀，待琼脂凝固，置36℃±1℃温箱培养48小时，计数菌落数。

4. 棉拭子涂抹法　适用于门把手、键盘、水龙头等不规则物体表面的采样。用棉拭子直接涂抹物体表面采样并送检。

三、微生物学检查

将采样的棉拭子接种至血平板，或将送检平板或已经采样的培养皿置36℃±1℃孵箱培养48小时，计算菌落数。若怀疑与医院感染流行有关时，进行目标微生物的分离和鉴定。必要时，进行分子分型鉴定以确定感染病原菌的来源。

四、计算方法

1. 浮游菌法计算

空气中菌落总数（CFU/m³）=

$$\frac{\text{采样器各平板菌落数之和（CFU）}\times 1000}{\text{采样速率（L/min）}\times\text{采样时间（min）}}$$

2. 沉降法计算　按平均每平板的菌落数报告：CFU/（平板．暴露时间）

3. RODAC平皿法计数　物体表面菌落数（CFU/cm²）=RODAC平皿上的CFU数量/25cm²

4. 物体表面菌落总数计算

物体表面菌落总数（CFU/cm²）=

$$\frac{\text{平均每块平板菌落数}\times\text{洗脱液稀释倍数}}{\text{采样面积（cm}^2\text{）}}$$

五、解　释

1. 洁净手术室和其他洁净场所　空气中的细菌菌落总数要求参考中华人民共和国国家标准GB 50333-2002医院洁净手术部建筑技术规范，见表4-4-3。

表 4-4-3 洁净手术室的等级标准（空态或静态）

等级	手术室名称	沉降法（浮游法）细菌最大平均浓度[a]		表面最大染菌密度（个/cm²）	空气洁净度级别	
		手术区	周边区		手术区	周边区[b]
Ⅰ	特别洁净手术室	0.2 个/30min·ϕ90 皿（5 个/m³）	0.4 个/30min·ϕ90 皿（10 个/m³）	5	100 级	1000 级
Ⅱ	标准洁净手术室	0.75/30min·ϕ90 皿（25 个/m³）	1.5 个/30min·ϕ90 皿（50 个/m³）	5	1000 级	10 000 级
Ⅲ	一般洁净手术室	2 个/30min·ϕ90 皿（75 个/m³）	4 个/30min·ϕ90 皿（150 个/m³）	5	10 000 级	100 000 级
Ⅳ	准洁净手术室	5 个/30min·ϕ90 皿（175 个/m³）		5	300 000 级	

注：[a]浮游法的细菌最大平均浓度采用括号内数值。细菌浓度是直接所测的结果，不是沉降法和浮游法互相换算的结果；[b]Ⅰ级眼科专用手术室周边区按 10 000 级要求

2. 洁净病房 骨髓移植病房、产房、导管室、新生儿室、器官移植病房、烧伤病房、重症监护病房、血液病病区空气中的细菌菌落总数≤4CFU/15min·直径 9cm 平板；物体表面细菌菌落总数≤5CFU/cm^2。

3. 其他病房 儿科病房、母婴同室、妇产科检查室、人流室、治疗室、注射室、换药室、输血科、消毒供应中心、血液透析中心（室）、急诊室、化验室、各类普通病室、感染疾病科门诊及其病房空气中的细菌菌落总数≤4CFU/5min·直径 9cm 平板；物体表面细菌菌落总数≤10CFU/cm^2。

第五章

细菌常规鉴定

第一节　需氧革兰阳性球菌

一、概　述

革兰阳性球菌是一群兼性厌氧、微需氧或专性需氧的细菌。该群种类繁多，涉及厚壁菌门中的葡萄球菌属、链球菌属、肠球菌属、气球菌属、乏养球菌属等及放线菌门中的微球菌属等。一般临床实验室对革兰阳性球菌初步分群主要依据：琼脂平板上菌落的生长特征、显微镜下菌体形态，再结合触酶试验、氧化酶试验等试验，以及对一些抗菌药物的敏感性试验等加以区分。其中需氧生长葡萄状或不规则排列的革兰阳性球菌鉴别特征见表4-5-1，需氧生长成对或链状排列、触酶阴性革兰阳性球菌鉴别特征见表4-5-2。

表4-5-1　需氧生长葡萄状或不规则排列革兰阳性球菌的鉴定

细菌	触酶	专性需氧	氧化酶	PYR	LAP	NaCl	七叶苷	溶血	万古霉素	β-葡萄糖苷酸酶
微球菌属	+	+	+	NA	NA	+[a]	NA	NA	NA	NA
差异球菌属	+	+	−	NA	NA	+[a]	NA	NA	NA	NA
葡萄球菌属	+	−	−	NA	NA	+[a]	NA	NA	NA	NA
黏滑罗氏菌[c]	+	−	−	NA	NA	−[a]	NA	NA	NA	NA
狡诈球菌属	−	−	NA	+	+	+[b]	+	NA	NA	−
血气球菌	−	−	NA	+	+	+	+	NA	NA	+
懒散费克兰姆菌[d]	−	−	NA	+	+	+	−	NA	NA	−
黏滑罗氏菌	−	−	NA	+	+	−[b]	+	NA	NA	NA
溶血孪生球菌[e]	−	−	NA	+	+	−	−	NA	NA	NA
绿色气球菌[f]	−	−	NA	+	−	NA	NA	α	NA	NA
孔氏创伤球菌	−	−	NA	+	−	NA	NA	γ	NA	NA
片球菌属	−	−	NA	−	+	NA	NA	NA	R	NA
尿道气球菌	−	−	NA	−	+	NA	NA	NA	S	+
人尿气球菌	−	−	NA	−	−	NA	NA	NA	NA	+
柯氏气球菌	−	−	NA	−	−	NA	NA	NA	NA	−

注：PYR：吡咯烷酮芳基酰胺酶，LAP：亮氨酸氨基肽酶，+：大多数阳性，−：大多数阴性，α：在羊血平板上为α-溶血，γ：在羊血平板上不溶血，R：耐药，S：敏感，NA：不适用；[a]5% NaCl 肉汤生长；[b]6.5% NaCl 肉汤生长；[c]黏滑罗氏菌通常触酶阴性或弱阳性，但有时可能是强阳性；[d]懒散费克兰姆菌细胞成簇排列，而其他费克兰姆菌细胞排列为成对或短链状；[e]溶血孪生球菌细胞排列成对、四联或成簇，而其他孪生球菌通常成对或短链排列；[f]创伤球菌在血琼脂平板上经35℃培养24小时，可形成针尖大小、不溶血的菌落，而绿色气球菌则形成α-溶血的较大菌落，与创伤球菌相反，绿色气球菌则易在有氧环境中生长

表 4-5-2　需氧生长成对或链状排列触酶阴性革兰阳性菌属鉴定

细菌	PYR	LAP	6.5% NaCl 生长	40%胆汁七叶苷	动力	45℃生长	探针	马尿酸盐	卫星现象	10℃生长	万古霉素耐药
肠球菌属	+	+	+	+	+	+	NA	NA	NA	NA	NA
漫游球菌属	+	+	+	+	+	−	NA	NA	NA	NA	NA
肠球菌属	+	+	+	+	−	NA	+	NA	NA	NA	NA
乳球菌属	+	+	+	+	−	NA	−	NA	NA	NA	NA
费克兰姆菌[a]	+	+	+	−	NA	NA	NA	+	−	NA	NA
懒惰球菌属	+	+	+	−	NA	NA	NA	−	v	NA	NA
漫游球菌属	+	+	−	+	+	NA	NA	NA	NA	NA	NA
乳球菌属	+	+	−	+	−	NA	NA	NA	NA	NA	NA
乏养球菌属，颗粒链球菌属	+	+	−	−	NA	NA	NA	NA	+	NA	NA
孪生球菌[b]	+	+	−	−	NA	NA	NA	NA	−	NA	NA
球链菌属	+	−	+	NA	NA	NA	NA	NA	NA	NA	NA
虚伪球菌属	+	−	−	NA	NA	NA	NA	NA	NA	NA	NA
无色藻菌属[c]	−	−	NA	NA	NA	NA	NA	NA	NA	NA	+
球链菌属	−	−	NA	NA	NA	NA	NA	NA	NA	NA	−
乳球菌属	−	+	NA	NA	NA	NA	NA	NA	NA	+	−
链球菌属[d]	−	+	NA	NA	NA	NA	NA	NA	NA	−	NA

注：PYR：吡咯烷酮芳基酰胺酶，LAP：亮氨酸氨基肽酶，+：大多数阳性，−：大多数阴性，v：反应不定，NA：不适用；[a]人费克兰姆菌、苏瑞费克兰姆菌和懒散费克兰姆菌在列表中列出的反应是典型的，懒散费克兰姆菌成簇排列，而且马尿酸盐阴性；[b]麻疹孪生球菌、伯氏孪生球菌和血孪生球菌通常成对和短链状排列，相反，溶血孪生球菌是成对、四联或成簇排列；[c]无色藻菌与其他触酶阴性球菌的区别是其能分解葡萄糖产气，而且天然耐万古霉素；[d]大多数链球菌的 PYR 阴性，而某些化脓链球菌和肺炎链球菌 PYR 阳性

触酶试验是鉴定革兰阳性球菌的重要试验，根据触酶试验可将革兰阳性球菌分为触酶阳性和触酶阴性两大群。

1. 触酶阳性革兰阳性球菌　触酶阳性的革兰阳性球菌有葡萄球菌属、微球菌属、库克菌属、皮球菌属、皮肤球菌属、黏滑罗氏菌、巨球菌属和动球菌属等。

2. 触酶阴性革兰阳性球菌　触酶阴性的革兰阳性球菌群包括链球菌属、肠球菌属、乳球菌属、气球菌属、孪生球菌属、无色球菌属、片球菌属、漫游球菌属、差异球菌属、狡诈球菌属、创伤球菌属、乏养球菌属、颗粒链球菌属等。

根据万古霉素敏感性、PYR 和 LAP 试验可将触酶阴性的革兰阳性球菌分为 6 种反应模式，必要时再追加一些试验即可相互鉴别，见表 4-5-3。

表 4-5-3　触酶阴性革兰阳性球菌的鉴别

细菌名称	细胞排列[a]	Van[b]	PYR[c]	LAP	动力	10℃	45℃	NaCl[d]	葡萄糖产酸	溶血
无色藻菌属	ch	R	−	−	−	+	+	v	+	α/γ
魏斯菌属	ch	R	−	−	−	v	+	+	−	α/γ
片球菌属	cl/t	R	−	+	−	−	−	v	−	α
肠球菌属	ch	S/R	+	+	v	+	+	+	+	α/γ
漫游球菌属	ch	S	+	+	+	+	v	+	−	α/γ
乳球菌属	ch	S	+	+	−	+	v	v	−	α/γ

续表

细菌名称	细胞排列[a]	Van[b]	PYR[c]	LAP	动力	10℃	45℃	NaCl[d]	葡萄糖产酸	溶血
费克兰姆菌属	cl/ch	S	+	+	−	−	−	+	−	γ
差异球菌属	cl/t	S	+	+	−	−	−	+	−	γ
懒惰球菌属	cl/ch	S	+	+	−	−	−	+	−	γ
狡诈球菌属	cl/t	S	+	+	−	−	−	+	−	γ
乏养球菌属（颗粒链球菌属）	ch	S	+	+	−	−	−	−	−	α/γ
孪生球菌属	cl/t/ch	S	+	v	−	−	v	−	−	α/γ
虚伪球菌属	ch	S	+	−	−	−	−	−	−	α
绿色气球菌	cl/t	S	+	−	−	−	−	+	−	α
创伤球菌属	cl/t	S	+	−	−	−	−	+	−	γ
球链菌属	ch	S	+	−	−	−	−	+	−	α
链球菌属	ch	S	+/−[c]	+	−	−	v	v	−	α/β/γ
四联球菌属	cl/t	S	−	+	−	−	+	+	−	α
尿道气球菌	cl/t	S	−	+	−	−	−	+	−	α

注：[a]ch：链状，cl：成团、簇状，t：四联状；[b]van：万古霉素（30μg/片）试验，R：耐药，S：敏感；[c]PYR：吡咯烷酮碘芳基酰胺酶，化脓性链球菌阳性，草绿色链球菌、牛链球菌等阴性；LAP：亮氨酸氨基肽酶；[d]NaCl：6.5% NaCl 生长试验

二、葡萄球菌属和微球菌属

（一）分类和命名

葡萄球菌属（*Staphylococcus*）隶属葡萄球菌科（Staphylococcaceae），临床常见的有金黄色葡萄球菌（*S. aureus*）（包括金黄色葡萄球菌金黄色亚种 *subsp. aureus* 和厌氧亚种 *subsp. anaerobius*）、耳葡萄球菌（*S. auricularis*）、头状葡萄球菌（*S. capitis*）（包括头状葡萄球菌头状亚种 *subsp. capitis* 和解脲亚种 *subsp. ureolyticus*）、山羊葡萄球菌（*S. caprae*）、孔氏葡萄球菌（*S. cohnii*）（包括孔氏葡萄球菌孔氏亚种 *subsp. cohnii* 和解脲亚种 *subsp. ureolyticum*）、海豚葡萄球菌（*S. delphini*）、表皮葡萄球菌（*S. epidermidis*）、溶血葡萄球菌（*S. haemolyticus*）、人葡萄球菌（*S. hominis*）（包括人葡萄球菌人亚种 *subsp. hominis* 和新生霉素败血亚种 *subsp. novobiosepticus*）、猪葡萄球菌（*S. hyicus*）、中间葡萄球菌（*S. intermedius*）、路邓葡萄球菌（*S. lugdunensis*）、腐生葡萄球菌（*S. saprophyticus*）（包括腐生葡萄球菌腐生亚种 *subsp. saprophyticus* 和牛亚种 *subsp. bovis*）、施氏葡萄球菌（*S. schleiferi*）（包括施氏葡萄球菌凝集亚种 *subsp. coagulans* 和施氏亚种 *subsp. schleiferi*）、模仿葡萄球菌（*S. simulans*）、沃氏葡萄球菌（*S. warneri*）、木糖葡萄球菌（*S. xylosus*）、海豚葡萄球菌（*S. delphini*）和水獭葡萄球菌（*S. lutrae*）等。

葡萄球菌属 DNA G+C 含量为 27～41mol%。代表菌种为金黄色葡萄球菌。

微球菌属（*Micrococcus*）、库克菌属（*Kocuria*）、黏滑罗氏菌（*R. mucilaginosa*）、内斯特兰克菌属（*Nesterenkonia*）和口腔球菌属（*Stomatococcus*）隶属微球菌科（Micrococcaceae）。目前微球菌属有 4 个菌种：藤黄微球菌（*M. luteus*）、里拉微球菌（*M. lylae*）、南极微球菌（*M. antarcticus*）和内生微球菌（*M. endophyticus*），微球菌属的代表菌种为藤黄微球菌；库克菌属包括：玫瑰库克菌（*K. roesus*）、变异库克菌（*K. varians*）和克氏库克菌（*K. kristinas*）等；内斯特兰克菌属包括盐生内斯特兰克菌（*N. halobia*）等；皮球菌属（*Dermacoccus*）和皮肤球菌属（*Kytococcus*）隶属皮球菌科（Dermacoccaceae），分别包括西宫皮球菌（*D. nishinomiyaensis*）和栖息皮肤球菌（*K. sedentarius*）等。

（二）生物学特性

葡萄球菌属细菌是革兰阳性球菌（0.5～1.5μm），呈单、双、短链（3～4 个细胞）或无规则葡萄状排列。无动力、无芽胞、无鞭毛、无荚膜或形成有限的荚膜。微球菌及其相关细菌比葡萄球菌略大（1～1.8μm），多成对、四联、成簇排列。无动力，无芽胞，在脓液中可形成荚膜。

除解糖葡萄球菌和金黄色葡萄球菌厌氧亚种外（这两种菌厌氧生长，触酶阴性），多数菌种为兼性厌氧菌，最适生长温度为 35～40℃，最适 pH 7.0～7.5，营养要求不高，可在血琼脂、营养琼脂、脑心

浸液琼脂等培养基上生长。大多数葡萄球菌在无选择性培养基上培养24小时菌落直径为1～3mm。但金黄色葡萄球菌厌氧亚种、解糖葡萄球菌、耳葡萄球菌、马葡萄球菌和慢葡萄球菌生长较慢，有些常需要培养24～36小时才能见到菌落。某些菌种需要二氧化碳、血红素、维生素K等物质。葡萄球菌普遍具有耐盐性，在6.5% NaCl琼脂上生长良好。

葡萄球菌在血琼脂平板上菌落呈中等大小、光滑、中央凸起、边缘整齐。金黄色葡萄球菌和某些葡萄球菌可产生溶血素，在羊血或兔血琼脂上经24小时孵育可见明显的β-溶血环。许多葡萄球菌在常规培养时，可产生肉眼可见的脂溶性色素，使菌落呈黄色、橙黄色或橙色。微球菌及其相关菌为需氧菌，生长速度慢于葡萄球菌，在血琼脂平板上35℃孵育24小时，可形成略小于葡萄球菌的圆形、凸起、表面光滑、边缘整齐、不透明、白色、黄色、橙色或橘红色菌落，可出现α-溶血，延长孵育时间菌落色素加深，菌落有黏性，不易混悬于盐水中。

典型的金黄色葡萄球菌菌落较大（6～8mm），光滑、完整微隆起、半透明、β-溶血。孵育24小时后，因产生脂溶性的类胡萝卜素而呈奶黄到橙黄色，色素不扩散至培养基。若在培养基中加入牛乳、脂肪、甘油等可增强色素的产生。极少数产荚膜菌株的菌落较小，凸起、折光和湿润。金黄色葡萄球菌的小菌落变异株（small colony variants strain，SCVS）在常规培养基上生长缓慢，菌落细小，菌落色素较浅，易与β-溶血性链球菌相混淆。表皮葡萄球菌菌落为2.5～6.0mm，通常不产生色素，某些菌株能产生黏液而常黏附在琼脂表面。溶血葡萄球菌菌落为5～9mm，光滑、不透明，无色素、奶油色或橙色。腐生葡萄球菌菌落为5～8mm，完整，有光泽，不透明、光滑，菌落较凸起，约一半菌株产奶黄或黄-橙色色素。

大多数葡萄球菌属细菌触酶阳性（除解糖葡萄球菌和金黄色葡萄球菌厌氧亚种外），氧化酶阴性（松鼠葡萄球菌、小牛葡萄球菌、缓慢葡萄球菌、弗氏葡萄球菌和解酪葡萄球菌氧化酶阳性），还原硝酸盐，能被溶葡萄球菌素溶解，但不被溶菌酶溶解，利用多种碳水化合物、产酸，有些菌种产生胞外酶如葡萄球菌凝固酶。微球菌属及其相关菌触酶阳性，氧化酶（改良法）大多阳性（栖息皮肤球菌、变异库克菌和活泼节杆菌氧化酶阴性），不被溶葡萄球菌素溶解，部分微球菌能被溶菌酶溶解，不水解精氨酸（栖息皮肤菌除外）。

（三）鉴别与鉴定

1. 葡萄球菌属的鉴定

（1）属间鉴别：葡萄球菌属与其他革兰阳性球菌属间的鉴别见表4-5-4。

表4-5-4 葡萄球菌属与其他革兰阳性球菌属的鉴别[a]

属名	菌落颜色	四联排列	触酶[b]	严格需氧	氧化酶（改良法）[c]	葡萄糖厌氧产酸[d]	紧黏琼脂	动力	6.5% NaCl	耐药			
										溶葡素 200 μg/片	红霉素 0.4 μg/ml	杆菌肽[e] 0.04 U/片	呋喃唑酮[f] 100 μg/片
葡萄球菌属	白/黄	v	+[g]	-	-[h]	v	-	-	+	S	R	R	S
微球菌属	黄/乳白[i]	+	+	+	+	-	-	-	+	R	S	S	R
罗氏菌属	白黏	-	±	-	-	+	+	-	-	R	S	S	S
库克菌属	黄/橙/粉	-	+	+	+	(+)	-	-	+	R	S	S	R
皮球菌属	橙	v	+	+	+	-	-	-	+	R	S	S	R
皮肤球菌属	乳白/黄	v	+	+	+	-	-	-	+	R	S	S	R
巨球菌属	白	ND	+	±	+	-	-	-	+	R	R	R	S
动球菌属	ND	+	+	+	ND	-	-	+	+	R	ND	ND	S
气球菌属	白	+	-	-	-	(+)	-	-	+	R	ND	S	S
肠球菌属	白/黄[j]	-	-	-	-	+	-	v	+	R	R	R	S
链球菌属	无色/灰白	-	-	-	-	+	-	-	v	R	S	v	S

注：[a]+：90%以上菌株阳性，±：90%以上菌株弱阳性，-：90%以上菌株阴性，(+)：迟缓反应，v：11%～89%菌株阳性，ND：未确定；S：敏感；R：耐药；[b]在培养基中添加血红素可活化触酶活性，致使某些菌种出现触酶弱阳性或假阳性；[c]Faller和Schleifer改良氧化酶试验可检出细胞色素C；[d]标准的氧化-发酵试验；[e]无抑菌环为耐药，敏感抑菌环直径10～25mm；[f]抑菌环直径≤9mm为耐药，抑菌环直径15～25mm为敏感；[g]金黄色葡萄球菌厌氧亚种和解糖葡萄球菌触酶阴性；[h]少数几个种的氧化酶阳性；[i]里拉微球菌为乳白色；[j]铅黄肠球菌为黄色菌落

（2）属内鉴别：葡萄球菌属内菌种较多，根据菌种是否产生血浆凝固酶，通常将其分为凝固酶阳性和凝固酶阴性葡萄球菌。然后可使用表 4-5-5 和表 4-5-6所列试验分别对凝固酶阳性和凝固酶阴性葡萄球菌进行进一步鉴别。

表 4-5-5 凝固酶或凝聚因子阳性葡萄球菌的鉴别

菌种	凝固酶[a]	凝聚因子[b]	菌落大小[c]	色素[d]	厌氧生长[e]	需氧生长[f]	溶血[g]	触酶[h]	氧化酶[i]	耐热DNA酶	碱性磷酸酶	PYR[j]	鸟氨酸脱羧酶	尿素酶[j]	精氨酸利用	V-P	七叶苷	新生霉素耐药[k]	多黏菌素耐药[l]
金黄色葡萄球菌金黄亚种	+	+	+	+	+	+	+	+	–	+	+	–	–	V	+	+	–	–	+
金黄色葡萄球菌厌氧亚种	+	–	–	–	（+）	（±）	+	–	–	+	+	ND	ND	ND	ND	–	–	–	ND
猪葡萄球菌	V	–	+	–	+	+	–	+	–	+	+	–	–	V	+	–	–	–	+
路邓葡萄球菌	–	（+）	V	V	+	+	（+）	+	–	–	–	+	+	V	–	+	–	–	V
中间葡萄球菌	+	V	+	–	（+）	+	V	+	–	+	+	+	–	+	V	–	–	–	–
施氏葡萄球菌凝集亚种	+	–	V	–	+	+	（+）	+	–	+	+	ND	ND	+	+	+	ND	–	ND
海豚葡萄球菌	+	–	+	–	–	+	V	+	–	–	+	ND	ND	+	+	–	ND	–	ND
水獭葡萄球菌	+	–	–	–	–	+	+	+	–	（±）	+	ND	ND	+	–	–	ND	–	ND

注：+：培养 18～24 小时形成中度到浓厚生长，±：试管上部较浓厚生长、下部有微弱生长，–：48 小时无可见生长或只有些弱的散在生长或 72～96 小时试管下部有小菌落，v：反应不定，( )：迟缓反应，ND：未测定；[a]试管法血浆凝固酶；[b]用人或兔血浆检测凝集因子，用人血浆检测里昂和施氏葡萄球菌的凝集因子；[c]在 P 琼脂培养基上，经 34～35℃孵育 3 天（25℃ 5 天），菌落直径≥6mm 为阳性；[d]形成可见的类胡萝卜素（黄色、橙黄色或橙色）为阳性；[e]检测在半固体硫乙醇酸盐培养基上的生长情况；[f]金黄色葡萄球菌厌氧亚种、解糖葡萄球菌、耳葡萄球菌、小牛葡萄球菌、缓慢葡萄球菌和马葡萄球菌（马葡萄球菌的最适生长温度为 30℃）生长缓慢，通常需要培养至 36 小时才能看到菌落生长；[g]在牛血琼脂上检测溶血，72 小时之内没有或仅有很窄的溶血环可判为阴性；[h]不能在培养基中加入 H_2O_2 或氯化血红素来诱导触酶和细胞色素；[i]用改良氧化酶试验检测其细胞色素 C；[j]可用商品快速检测试剂盒进行检测；[k]用 5μg 新生霉素纸片进行检测，抑菌圈直径≥16mm（或 MIC≤1.6μg/ml）确定为敏感；[l]用 300 单位的多黏菌素 B 纸片进行检测，抑菌圈直径 <10mm 确定为耐药

表 4-5-6 临床上重要的凝固酶和凝集因子阴性葡萄球菌的鉴别

菌种	菌落大小	色素	溶血	氧化酶	碱性磷酸酶	PYR	鸟氨酸脱羧酶	尿素酶	精氨酸利用	硝酸盐还原	V-P	新生霉素耐药	多黏菌素耐药	D-覃糖	D-木糖	蔗糖	α-乳糖	麦芽糖	甘露醇	甘露糖
表皮葡萄球菌	–	–	V	–	+[a]	–	（V）	+	V	+	+	–	+	–	–	+	V	+	–	（+）
溶血葡萄球菌	+	V	（+）	–	–	+	–	–	+	+	+	–	–	+	–	+	V	+	V	–
腐生葡萄球菌腐生亚种	+	V	–	–	–	+	–	+	–	–	+	+	–	+	–	+	V	+	V	–
腐生葡萄球菌牛亚种	–	+	–	–	–	–	–	+	–	+	D	+	ND	+	–	+	–	+	+	–
沃氏葡萄球菌	V	V	（V）	–	–	–	–	+	V	V	+	–	–	+	–	+	V	（+）	V	–
人葡萄球菌人亚种	–	V	–	–	–	–	–	+	V	V	V	–	–	V	–	（+）	V	+	–	–

续表

菌种	菌落大小	色素	溶血	氧化酶	碱性磷酸酶	PYR	鸟氨酸脱羧酶	尿素酶	精氨酸利用	硝酸盐还原	V-P	新生霉素耐药	多黏菌素耐药	D-覃糖	D-木糖	蔗糖	α-乳糖	麦芽糖	甘露醇	甘露糖
人葡萄球菌新生霉素敗血亚种	-	-	-	-	-	+	-	+	-	V	V	+	ND	-	-	(+)	V	+	-	-
模仿葡萄球菌	+	-	(V)	-	(V)	+	-	+	+	+	V	-	V	+	-	+	+	(±)	V	-
头状葡萄球菌头亚种	-	-	(V)	-	-	-	-	-	V	V	V	-	-	-	-	(+)	(+)	-	+	+
头状葡萄球菌解脲亚种	-	(V)	(V)	-	-	(V)	-	+	+	+	V	-	ND	-	-	+	+	+	+	+
孔氏葡萄球菌孔氏亚种	V	-	(V)	-	-	-	-	-	-	-	V	+	-	+	-	-	-	(V)	V	(V)
孔氏葡萄球菌解脲亚种	+	V	(V)	-	+	V	-	+	-	-	V	+	-	+	-	-	+	(+)	+	+
木糖葡萄球菌	+	V	-	-	V	V	-	+	-	V	V	+	-	+	+	+	V	+	+	+
山羊葡萄球菌	V	-	(V)	-	(+)	V	-	+	+	+	+	-	-	(+)	-	-	+	(V)	V	+

注：[a]有 6%~15%的菌株阴性；+：阳性；-：阴性；v：反应不定；ND：不确定；( )：迟缓反应

2. 微球菌属的鉴定

由于微球菌属细菌很少具有临床意义，因此通常不必鉴定至种的水平，只报告微球菌属即可。仅当从无菌体液或感染部位，同一菌株反复、多次分离到，并呈纯培养时，考虑有临床意义，需要鉴定到种的水平。微球菌属与葡萄球菌属的鉴别见表 4-5-4。

（四）抗菌药物敏感性

目前，某些地区超过 50% 的临床金黄色葡萄球菌分离株为 MRSA，超过 90% 的凝固酶阴性葡萄球菌（CoNS）临床分离株产生 β-内酰胺酶而对青霉素耐药，约 60%~80% 的 CoNS 对甲氧西林和其他药物耐药。葡萄球菌对苯唑西林耐药则对所有目前使用的 β-内酰胺类抗生素（五代头孢菌素除外）均耐药。

治疗 MRSA 感染可选用万古霉素、利奈唑胺、达托霉素及替加环素等新药。治疗少见的青霉素敏感金黄色葡萄球菌时，青霉素效果最好，治疗青霉素耐药、苯唑西林敏感的葡萄球菌感染应当使用青霉素酶稳定的 β-内酰胺类/β-内酰胺酶抑制剂复合药及头孢菌素。治疗对青霉素过敏或慢性肾衰竭的 MSSA 感染患者，可选用克林霉素或万古霉素。万古霉素对葡萄球菌的杀菌效果较差，不推荐使用万古霉素治疗严重的 MSSA 感染。

（五）临床意义

从临床标本中分离到金黄色葡萄球菌，一般应考虑是致病菌。对厌氧条件下生长的可疑金黄色葡萄球菌，或在常规培养基上生长缓慢，菌落细小的变异株（SCVS），应仔细观察血琼脂平板菌落形态，β-溶血环，革兰染色菌体形态、排列，触酶，凝固酶试验，或采用商业鉴定系统，鉴定到种级水平。

CoNS 是人类正常菌群主要菌种，尤其是表皮葡萄球菌与心内膜炎、免疫力低下住院患者、外科创伤、静脉导管感染等医院感染相关。为确定分离菌是否为致病菌，报告结果时应注意：①纯培养分离菌株来自无菌体液或感染部位；②同一菌株反复、多次分离到，或占优势生长。腐生葡萄球菌是泌尿道感染的常见致病菌，但因尿中细菌繁殖相对缓慢，即使脓尿患者尿培养菌落计数 $10^2 \sim 10^4$CFU/ml，也不能排除其临床意义。

溶血葡萄球菌、路邓葡萄球菌等凝固酶阴性葡萄球菌易引起先天性心脏瓣膜病患者心内膜炎，也有引起败血症、腹膜炎、泌尿道感染、创伤、骨、关节感染的报道。

三、链球菌属

（一）分类和命名

链球菌属（*Streptococcus*）隶属链球菌科（*Streptococcaceae*）。链球菌属 DNA G + C 含量为 34 ~ 46mol%。代表菌种为化脓链球菌。

链球菌属内菌种繁多，分类复杂。根据 Lancefield 抗原出现的类型，链球菌属可分为 A 群、B 群、C 群、D 群、G 群及 F 群等 18 个血清型链球菌群；根据 16SrRNA 基因的比较及表型特征，可将链球菌属分为化脓和非化脓链球菌两大类。

1. 化脓链球菌群（group of pyogenic streptococci） 也称为 β-溶血性链球菌群，但该群既有一些非 β-溶血的链球菌，如停乳链球菌停乳亚种，又排除了一些 β-溶血性链球菌菌种，如咽峡炎链球菌群中的一些可产生 β-溶血、形成小菌落（直径 < 0.5mm）的菌种。目前群内有：化脓链球菌（*S. pyogenes*）、无乳链球菌（*S. agalactiae*）、停乳链球菌停乳亚种（*S. dysgalactiae subsp. dysgalactiae*）、停乳链球菌似马亚种（*S. dysgalactiae subsp. eguisimilis*）、马链球菌马亚种（*S. egui subsp. egui*）、马链球菌兽瘟亚种（*S. egui subsp. Eguisimilis*）、犬链球菌（*S. canis*）和豕链球菌（*S. porcinus*）等。

根据 Lancefield 抗原性质，化脓链球菌群又可以进一步分为 A、B、C、G 等群，B 群抗原只见于无乳链球菌；A 抗原群有化脓链球菌、停乳链球菌似马亚种和部分咽峡炎链球菌，其他类型的抗原与菌种的相关性较为复杂，见表 4-5-7。

表 4-5-7 化脓链球菌群的表型特征[a]

菌种	Lancefield 群	菌落大小[d]	宿主[e]	杆菌肽	PYR	CAMP	V-P	马尿酸盐水解	海藻糖	山梨醇
化脓链球菌	A	大	人	+	+	−	−	−	+	−
无乳链球菌	B	大	人，牛	−	−	+	−	+	V	−
停乳链球菌停乳亚种[b]	C	大	动物	−	−	−	−	−	+	V
停乳链球菌似马亚种	A，C，G，L	大	人（动物）	−	−	−	−	−	+	−
马链球菌马亚种	C	大	动物	−	−	−	−	−	−	−
马链球菌兽瘟亚种[c]	C	大	动物（人）	−	−	−	−	−	−	+
犬链球菌[c]	G	大	犬（人）	−	−	+	−	−	V	−
豕链球菌[c]	E，P，U，V，无	大	猪（人）	−	+	+	+	+	+	+

注：[a] +：阳性，−：阴性，v：不定；[b] 停乳链球菌停乳亚种在羊血琼脂平板上为 α-溶血；[c] 马链球菌兽瘟亚种、犬链球菌和豕链球菌主要为动物致病菌，罕见分离于人类；[d] 大菌落指孵育 24 小时后，直径 >0.5mm 的菌落，<0.5mm 者为小菌落；[e] 加括号表示很少从括号内宿主分离到该种细菌

2. 非化脓链球菌群（group of nonpyogenic streptococci） 包括大多数 α-溶血性链球菌，无溶血性链球菌甚至一些小菌落 β-溶血性链球菌。根据 16SrRNA 的相关性，非化脓链球菌群可分为 5 个群：缓症链球菌群、咽峡炎链球菌群、变异链球菌群、唾液链球菌群和牛链球菌群。

缓症链球菌群（*S. mitis* group）：缓症链球菌（*S. mitis*）、血液链球菌（*S. sanguis*）、副血液链球菌（*S. parasanguis*）、戈登链球菌（*S. gordornii*）、嵴链球菌（*S. crista*）、口腔链球菌（*S. ortis*）、肺炎链球菌（*S. pneumoniae*）、泛口腔链球菌（*S. peroris*）、婴儿链球菌（*S. infantis*）、*S. australis*、*S. oligofermentans*、*S. massiliensis*、*S. sinensis*、*S. orisratti*。

咽峡炎链球菌群（*S. anginosus* group）：以往曾称米勒链球菌群（*S. milleri* group），包括：咽峡炎链球菌（*S. anginosus*）、星群链球菌（*S. constellatus*）（包括星群链球菌星群亚种 *S. constellatus subsp. constellatus* 和咽炎亚种 *S. constellatus subsp. pHaryngis*）和中间链球菌（*S. intermedius*）。

变异链球菌群（*S. mutans* group）包括：变异链球菌（*S. mutans*）、表兄链球菌（*S. sobrinus*）。

唾液链球菌群（*S. salivarius* group）包括：唾液链球菌（*S. Salivarius*）、前庭链球菌（*S. Vestibularis*）和嗜热链球菌（*S. thermopHilus*）。唾液链球菌群与牛链球菌群同源性很高，一些以前归类为唾液链球菌群的菌种现已归类至牛链球菌群，如 *S. infantarius* 和不解

乳糖链球菌。

牛链球菌群（*S. bovis* group）：又可分为四个DNA组。DNA组Ⅰ（马肠链球菌组）有马肠链球菌（*S. equines*）和牛链球菌（*S. bovis*）；DNA组Ⅱ（解没食子酸链球菌组）有解没食子酸亚种 *subsp. gallolyticus*、巴斯德亚种 *subsp. pasteurianus* 和马其顿亚种 *subsp. macedonicus*；DNA组Ⅲ（婴儿链球菌组）有婴儿亚种 *subsp. Infantarius* 和结肠亚种 *subsp. coli*；DNA组Ⅳ（不解乳糖链球菌组）有不解乳糖链球菌（*S. alactolyticus*）。

（二）生物学特性

链球菌为革兰阳性、触酶阴性的兼性厌氧菌，菌体形态圆形或卵圆形，直径<2μm。成对或短链状；链的长短不一，依生长环境的不同可从4~8个至20~30个菌细胞排列。不形成芽胞，无鞭毛，多数菌株在血清肉汤中培养早期（2~4小时）可形成荚膜，后期因自溶而消失。肺炎链球菌菌体较其他链球菌大，呈矛头状，成对排列，钝端相对，尖端相背，很少排成链状。在组织及含血清或牛乳的培养基上可形成荚膜。

链球菌属细菌营养要求苛刻，普通培养基上不生长，须加入血液、血清、氨基酸等营养物质方可良好生长。最适生长温度为35~37℃，10℃和45℃不生长。哥伦比亚血琼脂平板上，35℃孵育18~24小时后可形成直径0.5~1.0mm的菌落，呈灰色、扁平、半透明或不透明，表面光滑、凸起、菌落多干燥，不易乳化，有些菌种形成黏液型菌落。

链球菌在血琼脂平板上可出现α-溶血、β-溶血和γ-溶血三种溶血类型。化脓链球菌菌落直径约0.5mm，圆形凸起、边缘整齐，表面光滑或略粗糙，半透明或透明，β-溶血环直径宽阔，通常是菌落的2~4倍；无乳链球菌菌落较化脓链球菌大，直径可达1mm，多透明，β-溶血环窄小或无溶血环；咽峡炎群链球菌菌落细小，针尖状，呈β、α或无溶血。

肺炎链球菌营养要求较高，需采用肉浸汤琼脂加新鲜血液（5%马血或羊血）。

链球菌氧化酶阴性、触酶阴性、PYR多阴性（仅化脓链球菌和肺炎链球菌某些株阳性）、LAP阳性，对万古霉素敏感。

（三）鉴别与鉴定

1. 属间鉴别　临床标本中分离到的兼性厌氧，触酶阴性、革兰阳性球菌，除链球菌外，至少尚有6个菌属：肠球菌属、乳球菌属、无色藻菌属、片球菌属、孪生球菌属和气球菌属。

链球菌属与上述菌属鉴别的关键是：①革兰染色：链球菌呈链状或成对排列，可与四联状排列的气球菌属、孪生球菌属等相区别；②生化特性：链球菌属与肠球菌属、乳球菌属、无色藻菌属及片球菌属的区别是对万古霉素敏感、PYR阴性（化脓链球菌可阳性）、LAP阳性、6.5% NaCl不生长（少数B群链球菌生长），发酵葡萄糖产酸不产气等。参见表4-5-3。

2. 属内鉴别　为了便于区分，链球菌属内鉴别，首先根据血平板上的溶血环，分为β-溶血或非β-溶血型两大类，然后按照表4-5-8、表4-5-9和表4-5-10进行详细鉴定。

（1）β-溶血性链球菌的鉴定：β-溶血型链球菌的鉴定，可采用商业性试剂盒检测特异多糖抗原来分群。A、B、C、G群细菌，一般可用杆菌肽、CAMP、PYR、V-P及β-D-葡萄糖苷酶（BGUR）等试验区别，见表4-5-8和表4-5-9。

表4-5-8　来自人类β-溶血性链球菌鉴定[a]

菌种	Lancefield群抗原	菌落	PYR	V-P[b]	CAMP	BGUR※
化脓链球菌	A	大	+	-	-	NA
咽峡炎群[c]	A	小	-	+	-	NA
无乳链球菌	B		-	NA	+	NA
停乳链球菌似马亚种[d]	C	大	-	-	-	+
咽峡炎链球菌群[c]	C	小	-	+	-	-
咽峡炎链球菌群[c]	F	小	-	+	-	NA
停乳链球菌似马亚种[d]	G	大	-	-	-	+
咽峡炎链球菌群[c]	G	小	-	+	-	-
未分群链球菌		小	-	+	+	NA

注：[a] +：阳性，-：阴性，NA：无资料，BGUR为β-D-glucuromidase（β-D-葡萄糖苷酸酶）；[b] V-P试验，对无乳链球菌无意义；[c] 亦叫 *S. melleri* 或称米勒链球菌；[d] 最近资料提示来自人类的大菌落形的β-溶血性含C、G群抗原的菌株，在种水平上相关联，可通过发酵海藻糖和山梨醇与其他含C群抗原菌种区分，参考表4-5-7所示

表 4-5-9 来自人类和动物含 Lancefield C、G 群抗原的 β-溶血小菌落鉴定[a]

菌种	Lancefield 抗原	宿主	海藻糖	山梨醇
停乳链球菌似马亚种[b]	C、G 群	人类	+	–
停乳链球菌停乳亚种[b]	C、L	动物	+	–[c]
马链球菌马亚种	C	动物	–	–
马链球菌兽瘟亚种	C	动物	–	+
犬链球菌[d]	G	动物	–	–

注：[a] +：阳性，–：阴性；[b]停乳链球菌停乳亚种在羊血琼脂平板上为 α-溶血，分离自人类停乳链球菌似马亚种，展示溶解人纤维蛋白和链激酶活性，而来自动物的停乳链球菌似马亚种则缺乏上述两种特性；[c]可能出现例外；[d]犬链球菌对 BGUR（在前面表中）是阴性，相反大多数 β-溶血含 Lancefield G、C 抗原的大菌落链球菌阳性

（2）非 β-溶血性链球菌的鉴定

1）肺炎链球菌：肉浸汤血琼脂平板上，肺炎链球菌呈 α-溶血的细小菌落，圆形，表面光滑、灰白色、边缘整齐，半透明，培养初始扁平，24 小时后中心塌陷，呈脐窝状，继续培养后菌落自溶，呈残留菌落痕迹。菌体呈矛头状、成对排列。该菌多数对奥普托欣（optochin）敏感，胆汁溶菌试验阳性，可与其他 α-溶血性链球菌区分。假肺炎链球菌是从肺炎链球菌新分离一个菌种，该菌种胆汁不溶解，奥普托欣试验仅室温下敏感，可引起人类慢性阻塞性肺疾病。

2）草绿色链球菌群（viridians streptococci group）：包括血琼脂平板上呈 α-溶血、无溶血（唾液链球菌群与牛链球菌群）及小菌落 β-溶血菌落（咽峡炎链球菌群）的链球菌。所有该群细菌均 LAP 阳性、PYR 阴性，6.5% NaCl 肉汤不生长，10℃、45℃不生长。菌落疑似草绿色链球菌，涂片镜检为成双、成链排列、触酶阴性者应再进行胆汁溶菌试验。如果菌落是典型的肺炎链球菌且胆汁溶菌阳性，即可报告肺炎链球菌。菌落不典型或胆汁溶菌不能确定时，可用奥普托欣试验过夜培养鉴别。白色菌落且无 α-溶血者不可能是肺炎链球菌，不需要进行奥普托欣或胆汁溶菌试验。奥普托欣耐药、α-溶血或不溶血性链球菌，为草绿色链球菌群菌种。草绿色链球菌群中的许多菌种可引起从龋齿到心内膜炎等具有重要临床意义的疾病，因此需要根据菌株分离部位决定鉴定到群或种。咽峡炎链球菌群也包含在草绿色链球菌群中，但鉴于特殊临床诊断价值，至少要鉴定到群，不能简单报告“草绿色链球菌群”。草绿色链球菌各主要菌群的表型特征见表 4-5-10、表 4-5-11。

表 4-5-10 草绿色链球菌群的鉴定[a]

链球菌群	精氨酸	七叶苷	甘露醇	山梨醇	尿素水解	V-P
缓症链球菌群[b]	V	V	–	V	–	–
咽峡炎链球菌群	+	+	–	–	–	+
变异链球菌群	–	+	+	+	–	+
唾液链球菌群[c]	–	V	–	–	V	+
牛链球菌群[d]	–	V	V	–	–	+

注：[a] +：阳性，–：阴性，v：可变；[b]本群中血液链球菌、副血液链球菌、戈登链球菌和嵴链球菌为精氨酸水解试验阳性，其他缓症链球菌群菌种为精氨酸水解试验阴性；[c]本群中唾液链球菌尿素水解试验可变，前庭链球菌阳性，而嗜热链球菌阴性；[d]本群中不解乳糖链球菌不解乳糖亚种为甘露醇产酸阳性，牛链球菌群中其他菌种则阴性

咽峡炎链球菌群菌株在血琼脂平板上呈针尖样细小菌落，可出现 β-溶血、α-溶血或不溶血，β-溶血环宽大。星座链球菌常为 β-溶血型菌落，大多数中间链球菌菌落无溶血。咽峡炎链球菌用 Lancefield 血清分型可为 A、C、F 或 G 群，大多数星座链球菌或中间链球菌 Lancefield 血清分型为 F 群或无 Lancefield 抗原。

表 4-5-11　主要草绿色链球菌群菌种的鉴定[a]

试验	缓症链球菌群										咽峡炎链球菌群				变异链球菌群		唾液链球菌群		牛链球菌
	血液链球菌			副血液链球菌	戈登链球菌	嵴链球菌	口腔链球菌	缓征链球菌	泛口腔链球菌	婴儿链球菌	咽峡炎链球菌	星群链球菌		中间链球菌	变异链球菌	表兄链球菌	唾液链球菌	前庭链球菌	
	生物1[b]	生物2[b]	生物3[b]									星群亚种	咽炎亚种						
酶活性																			
β-D-岩藻糖苷酶	−	+	+	V	−	−	−	−	−	V	−	−	+	+	−	−	V	−	NA
β-D 乙酰半乳糖胺苷酶	−	−	−	+	V	+	+	−	NT	NT	−	−	+	+	−	−	−	−	NA
唾液苷酶	−	−	−	−	−	−	+	V	NT	NT	−	−	−	+	−	−	−	−	NA
α-L 岩藻糖苷酶	−	−	−	V	+	+	−	−	NT	NT	−	−	−	−	−	−	−	−	NA
β-D 乙酰葡糖胺酶	−	V	+	+	+	+	+	−	−	V	−	−	+	+	−	−	−	−	−
α-D 葡糖苷酶[c]	−	−	−	+	V	−	+	+	NT	NT	V	+	+	+	+	+	V	V	NA
β-D 葡糖苷酶[c]	V	+	V	V	+	−	−	−	−	−	+	−	+	V	+	−	V	−	+
α 阿拉伯半乳糖苷酶	−	−	−	V	−	−	−	−	NT	NT	V	−	−	−	−	−	+	+	NA
α-D 半乳糖苷酶[c]	V	+	−	+	−	−	V	V	−	−	V	−	−	−	V	−	−	−	V
β-D 半乳糖苷酶[c]	−	V	+	+	V	V	V	V	−	+	V	V	+	+	+	+	+	+	−[Vb]
苦杏仁苷（产酸）	−	+	−	V	+	−	−	−	−	−	+	V	+	V	+	−	V	V	V
菊糖	V	V	V	−	+	−	−	−	−	V	−	−	−	−	+	−	V	−	+
甘露醇	−	−	−	−	−	−	−	−	NT	NT	−	−	−	−	+	+	−	−	+[−d]
N-乙酰葡糖胺	+	+	+	+	+	+	+	+	NT	−	V	V	+	+	+	−	V	V	+
棉子糖	+	+	−	V	−	−	V	+	−	−	V	−	−	−	+	−	V	−	+
山梨醇	V	V	−	−	−	−	−	−	−	−	−	−	−	−	+	V	−	−	−
熊果糖	+	+	V	V	+	+	−	−	−	+	+	+	+	+	V	−	+	V	V
乳糖	+	+	+	+	+	V	+	V	+	−	+	V	+	+	+	+	+	V	+
蜜二糖	+	V	−	V	−	−	V	+	−	+	V	V	−	V	+	−	−	−	+
塔洛糖	NT	NT	NT	V	V	V	V	−	−	+									
精氨酸（水解）	+	+	+	+	+	V	−	−	−	−	+	+	+	+	−	−	−	−	−
七叶苷	+	+	−	V	+	−	V	−	−	−	+	V	+	+	V	−	+	V	+
3-羟基丁酮（V-P）	−	−	−	−	−	−	−	−	−	−	+	+	+	+	+	+	+	−	+
脲	−	−	−	−	−	−	−	−	−	−	−	−	−	−	−	−	V	+	−
透明质酸酶	−	−	−	−	−	−	−	−	NT	NT	−	V	V	+	−	−	−	−	−
碱性磷酸酶	NT	NT	NT	V	+	−	V	V	V	−									

注：[a] +：阳性，−：阴性，V：不定，NT：未试验；[b]参考 Beighton 等生物分型；[c]阳性菌株的百分比可能不定，取决于应用正确试验；[d]试验结果有怀疑为“变异菌株”，变异菌株亦是对葡萄糖苷酶“变异”，不产生细胞外多糖

（四）抗菌药物敏感性

1. 肺炎链球菌和草绿色链球菌　依据临床情况的不同，治疗肺炎链球菌引起的感染可选用的药物有：青霉素、超广谱头孢菌素、大环内酯类、氟喹诺酮和万古霉素。青霉素是治疗青霉素敏感的肺炎链球菌和其他 α-溶血性链球菌感染的优选药物。近年来，

对青霉素耐药的肺炎链球菌和其他α-溶血性链球菌分离株逐渐增多，因此不推荐青霉素作为经验性治疗这类感染的首选药物。随着氟喹诺酮在治疗肺炎链球菌感染中的使用量的增加，该菌对氟喹诺酮的耐药也逐步增加，应引起临床的密切关注。目前尚无万古霉素耐药肺炎链球菌的报道。

对草绿色链球菌，K-B法检测青霉素和氨苄西林的耐药性不可靠。因此，从正常无菌部位分离的草绿色链球菌（例如：CSF、血液）应当用MIC法检测青霉素的敏感性。青霉素或氨苄西林中介分离株，可联合使用氨基糖苷类以杀灭细菌。

2. β-溶血性链球菌　治疗β-溶血性链球菌感染首选药物是青霉素和氨苄西林。窄谱的头孢菌素、红霉素（新型红霉素如阿奇霉素、克拉霉素、双红霉素）或万古霉素是首选替代药物。

推荐青霉素和氨苄西林为分娩期妇女B群链球菌感染预防用药，低青霉素过敏风险的妇女推荐使用头孢唑林，而高青霉素过敏风险者，建议使用克林霉素或红霉素。对青霉素、氨苄西林和头孢唑林敏感的B群链球菌，仍可对克林霉素和（或）红霉素耐药。因此，当从青霉素严重过敏的妊娠妇女分离到B群链球菌时，应检测菌株对克林霉素和红霉素的敏感性。

β-溶血性链球菌中极少见青霉素和氨苄西林非敏感株，若分离到非敏感株，应证实细菌鉴定，重复药敏试验，然后将此菌株保藏并送参考实验室进一步确证。

（五）临床意义

化脓链球菌群细菌是重要的人类致病菌，常借直接接触，飞沫吸入或通过皮肤、黏膜、伤口入侵，也可由被污染食品经口传入，引起包括淋巴管炎、淋巴结炎、蜂窝织炎、扁桃体炎、咽炎、鼻窦炎、猩红热、风湿热和急性肾小球肾炎等多种化脓性感染疾病。及时从临床标本中分离鉴定是及早进行恰当的抗感染治疗、减少播散的关键。

无乳链球菌（B群）正常寄居于妇女阴道和人体肠道，带菌率可达30%左右，此菌可引起新生儿早期爆发性败血症和晚期发病的化脓性脑膜炎，病死率约15%。成人B群链球菌感染包括菌血症、心内膜炎、皮肤和软组织感染及骨髓炎。

肺炎链球菌可引发大叶性肺炎或支气管炎，还可以引起中耳炎、乳突炎、鼻窦炎和败血症。细菌培养是病原学诊断肺炎链球菌肺炎、败血症及脑炎的主要手段，临床检验工作中需要清楚地鉴别肺炎链球菌与其他草绿色链球菌，并常规报告。所有肺炎链球菌分离株需进行药敏试验。报告时需区分并正确使用脑脊液或非脑脊液分离株折点，判断菌株的耐药性。

目前，正确鉴定及区分致病还是正常菌群草绿色链球菌仍十分困难，仅来自严重感染患者分离的草绿色链球菌，尤其是心内膜炎、脓肿和中性粒细胞减少患者，需要鉴定到群或种的水平。

四、肠球菌属

（一）分类和命名

肠球菌属（*Enterococcus*）隶属于肠球菌科（*Enterococcaceae*）。目前属内临床常见有鸟肠球菌（*E. avium*）、浅黄肠球菌（*E. gilvus*）、病臭肠球菌（*E. malodoratus*）、苍白肠球菌（*E. pallens*）、假鸟肠球菌（*E. pseudoavium*）、棉子糖肠球菌（*E. raffinosus*）、解糖肠球菌（*E. saccharolyticus*）、戴维斯肠球菌（*E. devriesei*）、夏威夷肠球菌（*E. hawaiiensis*）、粪肠球菌（*E. faecalis*）、屎肠球菌（*E. faecium*）、铅黄肠球菌（*E. casseliflavus*）、鹑鸡肠球菌（*E. gallinarum*）、蒙氏肠球菌（*E. mundtii*）、血过氧化物肠球菌（*E. haemoperoxidus*）、殊异肠球菌（*E. dispar*）、耐久肠球菌（*E. durans*）、小肠肠球菌（*E. hirae*）、绒毛肠球菌（*E. villorum*）、鼠肠球菌（*E. ratti*）、驴肠球菌（*E. asini*）、盲肠肠球菌（*E. cecorum*）、硫黄色肠球菌（*E. sulfureus*）、大便肠球菌（*E. caccae*）、鸽肠球菌（*E. columbae*）、犬肠球菌（*E. canis*）和莫拉维亚肠球菌（*E. moraviensis*）等。

肠球菌属DNA G+C含量为32～44mol%，代表菌种为粪肠球菌。

（二）生物学特性

肠球菌属细菌是触酶阴性的革兰阳性球菌，菌体呈圆形或卵圆形（0.6～2.0mm），呈单个、成对或短链状排列，无荚膜、不形成芽胞，部分菌株有稀疏鞭毛。兼性厌氧，最适生长温度35～37℃，可在10℃、45℃和6.5% NaCl肉汤生长。血平板上35℃培养24小时后，可形成灰白色、不透明、表面光滑、直径0.5～1mm大小，α-溶血或不溶血的圆形菌落，部分为β-溶血。可在中国蓝、伊红亚甲蓝麦康凯及SS琼脂平板上生长，但菌落较小。肠球菌能发酵多种糖，产酸不产气，多数肠球菌PYR及LAP阳性，胆汁七叶苷试验阳性，约80%的肠球菌为Lancefield D群。

（三）鉴别与鉴定

1. 属间鉴别　触酶阴性革兰阳性球菌中，乳球菌属、无色藻菌属、片球菌属和漫游球菌属细菌均能在6.5% NaCl 肉汤中生长，胆汁七叶苷阳性，部分无色藻菌属、片球菌属和漫游球菌属细菌也含有 Lancefield D 群抗原，易于与肠球菌属混淆。表4-5-3 可将肠球菌与其他触酶阴性革兰阳性球菌区分。

（1）与乳球菌的鉴别：乳球菌在45℃和麦康凯平板上不生长，含 Lancefield N 群抗原，肠球菌则相反。

（2）与化脓链球菌和牛链球菌的鉴别：肠球菌能在10℃及6.5% NaCl 肉汤中生长，对青霉素多耐药，链球菌则相反。

（3）耐万古霉素肠球菌与无色藻菌属及片球菌属的鉴别：肠球菌多数 PYR 阳性，发酵葡萄糖产酸不产气，而无色藻菌属及片球菌属为 PYR 阴性，无色藻菌属发酵葡萄糖产酸产气。

2. 属内鉴别　确定肠球菌属菌种后，首先可用甘露醇、山梨醇和精氨酸试验将肠球菌分为5个群，见表4-5-12。Ⅰ～Ⅴ群内菌种间鉴定，可根据表4-5-13 所列的关键性试验进行区分。

表4-5-12　肠球菌属（Ⅰ～Ⅴ群）的表型特征[a]

菌种	甘露醇	山梨糖	精氨酸	阿拉伯糖	山梨醇	棉子糖	亚碲酸钾	动力	色素	蔗糖	丙酮酸盐	MGP	海藻糖	木糖	GAL
Ⅰ群															
鸟肠球菌	+	+	−	+	+	−	−	−	−	+	+	V	+	−	V
浅黄肠球菌	+	+	−	−	+	+	−	−	+	+	+	−	+	−	−
病臭肠球菌	+	+	−	−	+	+	−	−	−	+	+	V	+	V	+
苍白肠球菌	+	+	−	−	+	+	−	−	+	+	−	+	+	−	−
假鸟肠球菌	+	+	−	−	+	−	−	−	−	+	+	+	+	V	V
棉子糖肠球菌	+	+	−	+	+	+	−	−	−	+	+	V	+	−	−
解糖肠球菌[b]	+	+	−	−	+	+	−	−	−	+	−	+	+	−	+
戴维斯肠球菌	+	+	−	−	+	−	−	−	−	+	−	−	+	−	−
夏威夷肠球菌	+	+	−	−	+	−	−	−	−	−	+	−	+	−	−
Ⅱ群															
粪肠球菌	+[d]	−	+[d]	−	+	−	+	−	−	+[d]	+	−	+	−[d]	−
屎肠球菌	+[d]	−	+	+	V	V	−	−	−	+[d]	−	−	+	−[d]	v
铅黄肠球菌	+	−	+[d]	+	V	+	−[d]	+[d]	+[d]	+	V	+	+	+	+
鹑鸡肠球菌	+	−	+[d]	+	−	+	−	+[d]	−	+	−	+	+	+	+
蒙氏肠球菌	+	−	+	+	V	+	−	−	+	+	−	−	+	+	v
血过氧化物肠球菌[b]	+[c]	−	+[c]	−	−	−	−	−	−	+	−	+	+	−[d]	−
乳球菌	+	−	+	−	−	−	−	−	−	V	−	−	+	−	−
Ⅲ群															
殊异肠球菌	−	−	+	−	−	+	−	−	−	+	+	+	+[e]	−	+
耐久肠球菌	−	−	+	−	−	−	−	−	−	−	−	−	−[d]	−	V
小肠肠球菌	−	−	+	−	−	+	−	−	−	+	−	−	+	−	v
绒毛肠球菌	−	−	+	−	−	−	−	−	−	−	−	−	+	+	+
鼠肠球菌	−	−	+	−	−	−	−	−	−	−	−	−	V	−	−
Ⅳ群															
驴肠球菌[b]	−	−	−	−	−	−	−	−	−	+	−	−	+	+	+
盲肠肠球菌[b]	−	−	−	−	−	+	−	−	−	+	+	−	+	−	+

续表

菌种	甘露醇	山梨糖	精氨酸	阿拉伯糖	山梨醇	棉子糖	亚碲酸钾	动力	色素	蔗糖	丙酮酸盐	MGP	海藻糖	木糖	GAL
硫黄色肠球菌	−	−	−	−	−	+	−	−	+	+	−	+	+	−	+
大便肠球菌	−	−	−	−	−	−	−	−	−	+	+	+[c]	+	−	−
V群															
鸽肠球菌[b]	+	−	−	+	+	+	−	−	−	+	+	−	+	+	−
犬肠球菌	+	−	−	+	−	−	−	−	−	+	+	+	+	+	−
莫拉维亚肠球菌[b]	+	−	−	+	−	−	−	−	−	+	+	+	+	−	+
河流漫游球菌	+	−	−	−	+	−	−	+	−	+	−	+	+	−	−

注：[a]亚碲酸钾 0.04%，MGP：甲基-α-D 吡喃葡萄糖苷，GAL：2-奈基-β-D 吡喃乳糖苷，+：90% 阳性，—：10% 以下阳性，V：不定（11% ~89%）阳性；[b]表型特性来自典型菌株资料；[c]延迟阳性（孵育 3 天或更长）；[d]偶尔例外（<3% 菌株显示反应异常）；[e]弱反应

表 4-5-13 肠球菌各群内菌种鉴别关键试验

肠球菌群	关键试验				
Ⅰ群	阿拉伯糖	棉子糖	丙酮酸盐		
Ⅱ群	亚碲酸钾	MGP	色素		
Ⅲ群	丙酮酸盐	阿拉伯糖	棉子糖	蔗糖	MGP
Ⅳ群	山梨醇	色素	丙酮酸盐	MGP	
Ⅴ群	阿拉伯糖	棉子糖	丙酮酸盐	MGP	动力

注：MGP：甲基-α-D 吡喃葡萄糖苷

人源性标本分离的肠球菌多属于Ⅱ群。Ⅱ群也有少数不典型菌株，可不发酵甘露醇产酸或不水解精氨酸。动力阴性的铅黄肠球菌和鹑鸡肠球菌变异株，可通过 MGP 与其他菌种鉴别。

Ⅲ群中耐久肠球菌、鼠肠球菌和豕肠球菌的表型特征十分相近，除表 4-5-13 所列试验外，石蕊牛奶试验和马尿酸水解试验，有助于上述三菌种间的鉴别。石蕊牛奶试验中，耐久肠球菌产酸并形成结块，豕肠球菌产酸但不结块，鼠肠球菌不产酸也不结块。马尿酸盐水解试验中，耐久肠球菌阳性，豕肠球菌阴性，鼠肠球菌可变。

Ⅳ群中仅盲肠肠球菌和大便肠球菌可从人源性标本分离到。

不水解精氨酸的铅黄肠球菌、鹑鸡肠球菌和粪肠球菌的变异株与Ⅴ群细菌表型特征类似，易于误判，但变异株的其他表型特征与非变异株相同，可以通过这些试验加以鉴别。Ⅴ群细菌还需与河流漫游球菌鉴别。

（四）抗菌药物敏感性

1. β-内酰胺类 所有肠球菌属菌种对头孢菌素、氨基糖苷类（除高水平筛选耐药外）、林可霉素、复方磺胺甲噁唑天然耐药，即使体外试验显示敏感，但临床实际无效。

严重的肠球菌感染，如心内膜炎，需要氨苄西林、青霉素或万古霉素（敏感株）加一种氨基糖苷类药物进行联合治疗，分离株对庆大霉素和链霉素高水平耐药时除外，上述药物联合对肠球菌可起到协同杀菌效果。

2. 万古霉素 已知肠球菌有 7 种类型的万古霉素耐药：VanA、VanB、VanC、VanD、VanE、VanG 和 VanL。其中 VanA、VanB 和 VanC 最常见，VanA 型由 *vanA* 基因编码，介导高水平的可诱导耐万古霉素和替考拉宁；VanB 型由 *vanB* 基因编码，仅介导中 ~ 高水平可诱导的万古霉素耐药。VanA 型和 VanB 型为获得性耐药表型，常与粪肠球菌和屎肠球菌相关。VanC 型耐药为鹑鸡肠球菌和铅黄肠球菌的天然耐药表型，介导持续性低水平万古霉素耐药。

（五）临床意义

肠球菌是人类胃肠道和女性泌尿生殖道正常菌

群，是重要的机会性医院感染病原菌，其致病与宿主免疫力低下有关，如使用广谱抗菌药物致使细菌播散至肠道外而引起感染。因此，有严重基础性疾病的老年患者、长期住院的严重免疫缺陷患者、接受广谱抗菌药物治疗的患者等为高风险肠球菌感染人群。

肠球菌引起的感染中，最常见的是尿路感染，其次是伤口感染和血流感染，还与心内膜炎、烧伤和手术部位感染、胆道感染等有关。约 16% 的医院尿路感染由肠球菌引起，肠球菌血症常与多器官转移性脓肿及高死亡率相关。临床分离的肠球菌以粪肠球菌和屎肠球菌为主，其他肠球菌则较少见。

五、气球菌与其他革兰阳性触酶阴性球菌

（一）分类和命名

本部分述及的革兰阳性触酶阴性球菌涉及厚壁菌门的多个菌属，它们大多为少见的医院机会性感染病原菌。这些菌属中的大多数菌株的表型特征与临床分离的链球菌、肠球菌相似，可能被错误鉴定，或被漏报。

本节涉及的革兰阳性触酶阴性球菌的分类及命名如下：

1. 气球菌科（*Aerococcaceae*） ①气球菌属（*Aerococcus*）有：柯氏气球菌（*A. christensnii*）、血色气球菌（*A sanguicola*）、脲气球菌（*A. urinae*）、人尿气球菌（*A. urinaehominis*）和浅绿气球菌（*A. viridans*）；②乏养球菌属（*AbiotropHia*）有：缺陷乏养菌（*A. defectiva*）；③虚伪球菌属（*Dolosicoccus*）④费克兰姆菌属（*Facklamia*）有：人费克兰姆（*F. hominis*）和迟缓费克兰姆（*F. languida*）；⑤球链菌属（*Globicatella*）；⑥懒惰菌属（*Ignavigranum*）。

2. 肉杆菌科（Carnobacteriaceae） ①狡诈球菌属（*Dolosigranulum*）；②颗粒球菌属（*Granulicatella*）有：毗邻颗粒球菌（*G. adiacens*）和细长颗粒球菌（*G. elegans*）。

3. 肠球菌科（*Enterococcaceae*） 四联球菌属（*Tetragenococcus*）；漫游球菌属（*Vagococcus*）。

4. 无色藻菌科（*Leuconostocaceae*） 无色藻菌属（*Leuconostoc*）

5. 链球菌科（*Streptococcaceae*） 乳球菌属（*Lactococcus*）。

6. 乳杆菌科（*Lactobacillaceae*） 片球菌属（*Pediococcus*）。

7. 葡萄球菌科（*Staphylococcaceae*） 孪生球菌属（*Gemella*）有：溶血孪生球菌（*G. haemolysans*）和孪生球菌属菌种（*G. spp.*）

8. 消化链球菌科 创伤球菌属（*Helcococcus*）有孔氏创伤球菌（*H. kunzii*）、瑞典创伤球菌（*H. sueciensis*）和化脓创伤球菌（*H. pyogenes*）等。

（二）生物学特性

除溶血孪生球菌外，本节所述菌属均为革兰阳性球菌。溶血孪生球菌因菌体细胞易于脱色，革兰染色可变或革兰染色阴性。乏养球菌属和颗粒球菌属菌种成对或链状排列的球杆菌，但也可以呈多形性，尤其在营养不良环境下生长，见表 4-5-14。

本节所述菌种大多为触酶阴性兼性厌氧菌，浅绿气球菌为微需氧菌，厌氧条件下生长不良；除漫游球菌外，所有属菌种均无动力；没有一个属菌种在羊血琼脂产生 β-溶血，但溶血孪生球菌在兔、马血琼脂上产生 β-溶血，而伯氏孪生球菌和血色孪生球菌仅在马血琼脂上产生 β-溶血。

气球菌属细菌呈球形，菌体较大（直径 1 ~ 2μm），呈单个或成对排列，在液体培养基中呈四联状。革兰染色阳性，无动力，氧化酶阴性、触酶阴性或弱阳性。血琼脂平板上呈 α-溶血，酷似草绿色链球菌。本菌不液化明胶，不还原硝酸盐，最适生长温度 30℃，10℃能生长，45℃不生长。

表 4-5-14 依据部分表型特征及细胞形态的触酶阴性革兰阳性球菌的鉴定[a]

表型特征			细胞形态	
PYR	LAP	NaCl	成对、链状排列	葡萄状、四联及不规则排列
+	+	+	肠球菌属[b,c,d]、漫游球菌属[c,e]、乳球菌属[d]、除迟缓费克兰姆菌外其他费克兰姆菌属菌种、懒惰菌属[f]	迟缓费克兰姆菌、狡诈球菌属、血色气球菌
+	+	−	乏养菌属[g]、颗粒球菌属[g]、缓溶血孪生球菌外其他孪生球菌属菌种	溶血孪生球菌（细胞主要呈对排列，相邻面扁平）
+	−	+	球链菌属	浅绿气球菌[h]、孔氏创伤球菌[h,i]

续表

表型特征			细胞形态	
PYR	LAP	NaCl	成对、链状排列	葡萄状、四联及不规则排列
+	-	-	虚伪球菌属	
-	+	+		脲气球菌、片球菌、四联球菌属
-	+	-	草绿色链球菌属[k]	
-	-	+	无色藻菌属[j]、魏斯球菌属[j]	

注：[a]NaCl：6.5% NaCl 肉汤生长试验，+：≥90%菌株呈阳性，-：≤90%菌株呈阴性；[b]部分菌种呈万古霉素耐药，部分菌种有动力；[c]大部分肠球菌种能在45℃生长，可与表型特征十分相近的漫游球菌区别；[d]可用商品化核酸探针试验鉴别表型特征近似的肠球菌和乳球菌；[e]动力；[f]部分菌种呈卫星样生长，部分菌种脲酶阳性；[g]本菌属菌种呈卫星样生长；[h]孔氏创伤球菌与浅绿气球菌部分表型特征相同，但前者兼性厌氧，通常不溶血，而浅绿气球菌需氧生长，呈α-溶血；[i]两个新的创伤球菌属菌种（孔氏创伤球菌和瑞典创伤球菌）呈PYR阴性；[j]万古霉素耐药；[k]草绿色链球菌包括缓症、咽峡炎、变异、唾液和牛链球菌群，部分肺炎链球菌株可PYR阳性

（三）鉴别与鉴定

依据菌细胞形态、排列及表型特征，可将本部分述及的触酶阴性革兰阳性球菌分成两大类：“链球菌样”群和“葡萄球菌样”群，见表4-5-14。应使用肉汤培养物进行革兰染色（最好使用巯基乙酸盐肉汤）。

1. 乳球菌属和漫游球菌属　乳球菌属和漫游球菌属细菌通常为PYR阳性、LAP阳性，6.5% NaCl生长，易与肠球菌属和链球菌属细菌混淆。参考图4-5-1，采用盐耐受试验、温度生长试验可将它们区分。盐耐受试验：在脑心浸液肉汤中加入6.0% NaCl（NaCl的总浓度为6.5%），加或不加溴甲酚紫指示剂，接种2~3个菌落，35℃孵育至72小时，肉汤变浊，或颜色由紫变黄为阳性。温度生长试验：加或不加溴甲酚紫指示剂的肉汤中接种单个菌落或滴加测试菌肉汤培养物，肉汤变浊或颜色变黄为阳性。35℃、45℃两种温度下（推荐水浴法）孵育至7天。

2. 乏养球菌属和颗粒球菌属　卫星生长试验阳性是鉴定这两个菌属的关键试验。参见图4-5-1，用精氨酸水解试验和BGUR试验可区分这两个菌属。

3. 无色藻菌属、片球菌属和魏斯球菌属　均表现为万古霉素耐药、PYR试验阴性，在血平板上呈α-溶血或不溶血。可根据菌体形态，发酵葡萄糖产酸和精氨酸水解试验进行区分。万古霉素耐药试验：测试菌划线接种于加有5%羊血的TSA琼脂平板上，于接种区中央置一含30μg万古霉素的纸片，CO_2丰富环境下培养过夜，出现任何抑菌环即为万古霉素敏感。

4. 气球菌属　气球菌属在血平板上孵育35℃ 24小时后，菌落如针尖大小，溶血不明显，45小时后，菌落直径约1mm，灰白色，呈明显的α-溶血。革兰染色为阳性球菌成对或四联状排列。气球菌能在6.5% NaCl肉汤中生长，某些菌株也能在胆汁七叶苷琼脂上生长变黑，易与肠球菌混淆。但肠球菌菌体呈球杆状，含D群链球菌抗原，而气球菌呈球形，缺乏D抗原。气球菌在血平板上可呈α-溶血小菌落，易与链球菌混淆，但气球菌能在6.5% NaCl肉汤中生长，而链球菌不生长。气球菌与链球菌及肠球菌的鉴别见表4-5-3与图4-5-2。

浅绿气球菌PYR阳性、LAP阴性，厌氧环境不生长或微生长；血色气球菌PYR阳性、LAP阳性；人尿气球菌PYR阴性、LAP阴性；脲气球菌和柯氏气球菌均为PYR阴性、LAP阳性，两者可通过BGUR试验区别（柯氏阴性，而脲气球菌阳性）。

（四）抗菌药物敏感性

除无色藻菌属、片球菌属和魏斯菌属外，本节述及的所有菌属均对万古霉素敏感。乳酸乳球菌分离株对克林霉素敏感，格氏乳球菌对克林霉素耐药。无色藻菌属和片球菌属通常对氯霉素、四环素和氨基糖苷类敏感。浅绿气球菌和溶血孪生球菌对青霉素敏感，对氨基糖苷类低度耐药。浅绿气球菌对大环内酯类、四环素和氯霉素敏感。

（五）临床意义

本节述及的细菌是人体的正常菌群。从临床分离到这些细菌时，常为污染菌，仅当怀疑有临床意义时才进行鉴定及药敏。

乏养菌属、颗粒链菌属和孪生菌属可引起心内膜炎，可用卫星试验和PYR试验将它们与草绿色链球菌鉴别。万古霉素耐药的无色藻菌属、片球菌属和魏斯菌属在临床分离株中较少见，可见于体弱患者菌血症、中枢神经等感染。万古霉素耐药试验是这些细菌鉴定的关键试验，也有助于指导抗感染治疗。尿气球

菌是尿路感染病原菌，当尿培养大量优势生长时，需要鉴定并报告，有文献报道该菌对β-内酰胺类及呋喃妥因敏感。

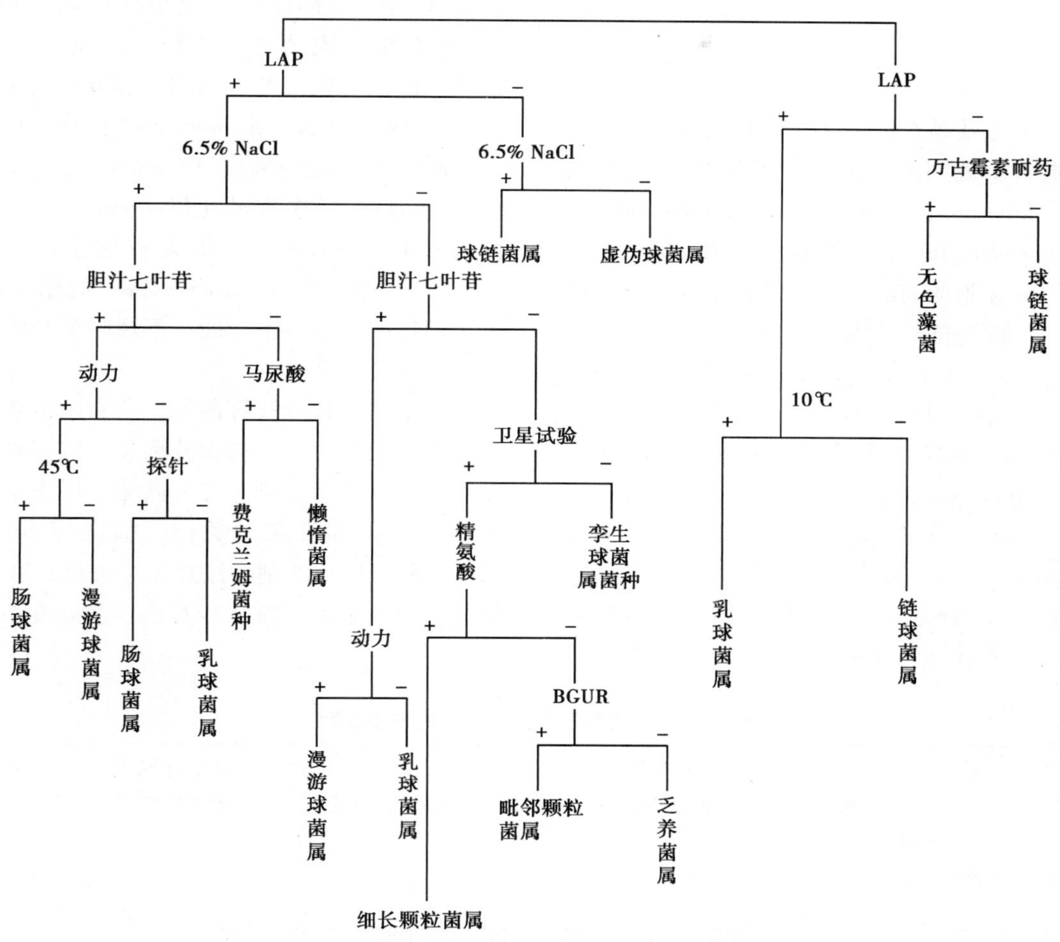

图4-5-1　触酶阴性链状排列的革兰阳性球菌双歧鉴定

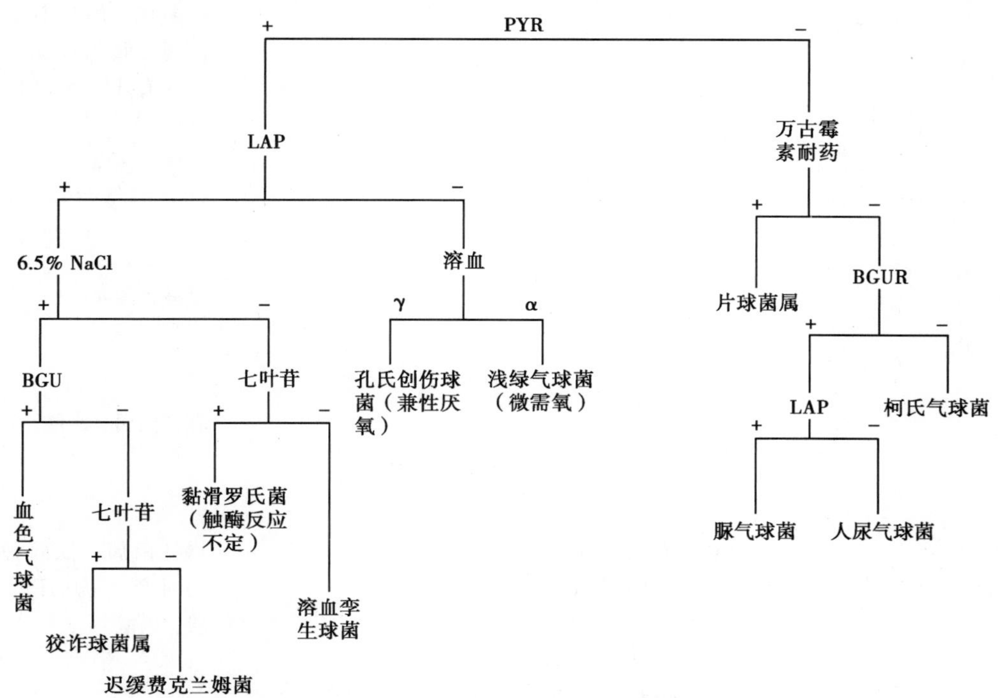

图4-5-2　触酶阴性葡萄状排列的革兰阳性球菌双歧鉴定

注：PYR：吡咯烷酮酶；LAP：亮氨酸氨肽酶；BGUR：β-葡萄糖醛苷酶

第二节 需氧革兰阳性杆菌

一、概 述

根据细菌形态及是否产生芽胞可将需氧革兰阳性杆菌分为四群：①规则的无芽胞需氧革兰阳性杆菌：李斯特菌属（*Listeria*）、丹毒丝菌属（*Erysipelothrix*）、乳杆菌属（*Lactobacillus*）、库特菌属（*Kurthia*）等；②规则的可形成芽胞的需氧革兰阳性杆菌：芽胞杆菌属（*Bacillus*）、脂环酸杆菌属（*Alicyclobacillus*）、类芽胞杆菌属（*Paenibacillus*）、短小芽胞杆菌属（*Brevibacillus*）、解硫胺素杆菌属（*Aneurinibacillus*）等；③不规则的或棒状的需氧无芽胞杆菌：棒状杆菌属（*Corynebacterium*）、罗氏菌属（*Rothia*）、丙酸杆菌属（*Propionibacterium*）、利夫森菌属（*Leifsonia*）、加德纳菌属（*Gardnerella*）、隐秘杆菌属（*Arcanobacterium*）、厄氏菌属（*Oerskovia*）、纤维化菌属（*Cellulosimicrobium*）、微杆菌属（*Microbacterium*）、苏黎世菌属（*Turicella*）、皮杆菌属（*Dermabacter*）、短杆菌属（*Brevibacterium*）、节杆菌属（*Arthrobacter*）、短小杆菌属（*Curtobacterium*）、微小杆菌属（*Exiguobacterium*）、纤维单胞菌属（*Cellulomonas*）等；④需氧放线菌：诺卡菌属（*Nocardia*）、拟诺卡菌属（*Nocardiopsis*）、放线菌属（*Actinomyces*）、分枝杆菌属（*Mycobacterium*）、戈登菌属（*Gordona*）、嗜皮菌属（*Dermatophilus*）、红球菌属（*Rhodococcus*）、马杜拉放线菌属（*Actinomadura*）、拟无枝酸菌属（*Amycolatopsis*）、链霉菌（*Streptomyces*）等。规则的革兰阳性杆菌为菌体两侧平行不弯曲，不规则革兰阳性杆菌为菌体两侧弯曲不平行。

除缓慢生长分枝杆菌外，所有的革兰阳性杆菌都能在血平板上生长，初次分离时，应接种于血平板和巧克力平板。革兰染色和显微镜下形态学观察是鉴别需氧革兰阳性杆菌的关键。临床标本或经培养后（24～48小时）的菌落涂片革兰染色，在镜下观察菌体的形态和染色可做初步鉴定，参见表4-5-15。

表4-5-15 需氧革兰阳性杆菌的初步鉴定[a]

菌细胞形态	菌落色素	营养菌丝	芽胞形成	触酶	代谢类型(O/F)	不常见革兰染色特征	抗酸染色	部分/弱抗酸染色	气生菌丝	动力	微生物属类及其主要发酵产物	备注
规则	-	-	+	v	O或F	常为大细胞	-	-	-	v	芽胞杆菌属、类芽胞杆菌属、解硫胺素杆菌属、偶尔可见于芽胞杆菌科其他菌属	炭疽芽胞杆菌及其他危险生物因子
	-	-	-	+	F	-	-	-	-	+	李斯特菌属	最好在20～25℃观察动力
	-	-	-	-	F	-	-	-	-	-	丹毒丝菌属	三糖铁琼脂上产H_2S
	-	-	-	-	F	-	-	-	-	-	乳杆菌属，乳酸	有些菌属触酶弱阳性
不规则	-，也可Y或B-G	-	-	+	O或F	棒形；罕见一些不规则形状，例如鞭柄形或膨大	-	-	-	-	棒杆菌属，依菌种不同而产生琥珀酸、乳酸、丙酸	

续表

菌细胞形态	菌落色素	营养菌丝	芽胞形成	触酶	代谢类型(O/F)	不常见革兰染色特征	抗酸染色	部分/弱抗酸染色	气生菌丝	动力	微生物属类及其主要发酵产物	备注
	-	-	-	+	O	细长杆状	-	-	-	-	苏黎世菌属	
	-	-	-	+	F	类球形短杆	-	-	-	-	皮杆菌属	
				+	F		-	-	-	-	*helcobacillus*	
	-，也可Y	-	-	+	O	较短杆菌	-	-	-	-	短杆菌属	
	-	-	-	+	F	可为分枝状或短杆状	-	-	-	-	放线菌属，琥珀酸、乳酸；丙酸杆菌属，丙酸	
	-，也可B-G	-	-	+	F	多形性	-	-	-	-	罗氏菌属	某些菌属触酶阴性
	-	-	-	-	F	革兰染色可变，类球形	-	-	-	-	加德纳菌属	
	-	-	-	-	F	某些放线菌属呈分枝状	-	-	-	-	隐秘杆菌属和放线菌属，琥珀酸，乳酸；放线杆状菌属，醋酸	某些菌属有轻微β-溶血
	-	-	-	-	F	多形性，双球形	-	-	-	-	双歧杆菌属及原分类为双歧杆菌属的细菌，醋酸	
	Y，Y-O	+	-	+	O或F		-	-	-	V	厄氏菌属	
					O或F						纤维化菌属	
	Y，Y-O	-	-	+	O		-	-		V	短小杆菌属	
	Y，Y-O	-	-	+	O或F		-	-	-	V	微杆菌属	某些微杆菌属菌种触酶阴性
					O					+	利夫森菌属	
	Y，Y-O	-	-	+	F		-	-	-	V	纤维单胞菌属	
										+	微小杆菌属	
	-	+	-	+	O		+	-	-	-	分枝杆菌属	
	-	+	-	+	O		+	-	-	-	*Segniliparus*	麦康凯平板上不生长
	-	+	-	+	O		-	+	+	-	诺卡菌属	
	-，Y，P-C	+	-	+	O		-	+或-	-	-	冢村菌属，戈登菌属，红球菌属，迪茨菌属威廉士菌属	迪茨菌属一般不考虑抗酸染色
	-	+	-	+	O	密集聚齐的圆形细胞	-	-	-	+	嗜皮菌属	β-溶血

续表

菌细胞形态	菌落色素	营养菌丝	芽胞形成	触酶	代谢类型（O/F）	不常见革兰染色特征	抗酸染色	部分/弱抗酸染色	气生菌丝	动力	微生物属类及其主要发酵产物	备注
	-，Y	+	-	+	O		-	-	+	-	拟无枝酸菌属，诺卡菌属，偶尔假诺卡菌科其他菌属	一些菌种缺乏气生菌丝
	-	+	-	+	O		-	-	+	-	糖单胞菌属，糖多胞菌属，高温放线菌属	都能在50℃生长

注：[a] +：所有或几乎所有菌株阳性，-：所有或几乎所有菌株阴性，V：特征可变，O：氧化型代谢，F：发酵型代谢，“色素”指菌落产生灰白或白色以外的色素：Y 黄色或微黄色，Y-O，黄色-橙色，B-G 带黑色的-灰色；P-C 粉红珊瑚色见于红球菌属和威廉士菌属

二、需氧革兰阳性芽胞杆菌

（一）分类和命名

目前，能形成芽胞的需氧革兰阳性杆菌共有53个菌属，520余个菌种。其中，隶属于芽胞杆菌科的芽胞杆菌属（*Bacillus*）是最大的菌属，目前属内有232个种和亚种，临床标本中可分离到的有以下种类：①枯草芽胞杆菌群：枯草芽胞杆菌（*B. subtilis*）、地衣芽胞杆菌（*B. licheniformis*）、液化淀粉芽胞杆菌（*B. amyloliquefaciens*）、短小芽胞杆菌（*B. pumilus*）等；②蜡样芽胞杆菌群：蜡样芽胞杆菌（*B. cereus*）、炭疽芽胞杆菌（*B. anthracis*）、苏云金芽胞杆菌（*B. thuringiensis*）和蕈状芽胞杆菌（*B. mycoides*）；③环状芽胞杆菌群：环状芽胞杆菌（*B. circulans*）、坚强芽胞杆菌（*B. firmus*）、迟缓芽胞杆菌（*B. lentus*）和凝固芽胞杆菌（*B. coagulans*）等；④其他芽胞杆菌：巨大芽胞杆菌（*B. megaterium*）等。能引起人类致病的菌种主要是炭疽芽胞杆菌和蜡样芽胞杆菌，其余多为污染菌。芽胞杆菌属DNA G+C含量为32~69mol%，代表菌种：枯草芽胞杆菌。

（二）生物学特性

需氧或兼性厌氧芽胞杆菌为革兰阳性杆菌，但有时染色性不定或阴性。多数菌种在有氧条件下可形成大小为0.6~1.5μm的内生芽胞，芽胞呈圆柱形、椭圆形和球形，偶尔也可见豆形、肾形等。芽胞可位于菌细胞的中间、近中部、近端部和端部。

需氧或兼性厌氧芽胞杆菌，对营养的要求不高，普通培养基上即可生长。多数菌种触酶阳性，对糖类的反应试验模式变化很大，因此可将需氧或兼性厌氧芽胞杆菌分为易反应细菌和难反应细菌两类，临床微生物实验室碰到的多为难反应细菌。本节重点叙述炭疽芽胞杆菌和蜡样芽胞杆菌。

1. 炭疽芽胞杆菌　菌体较大［（1~1.25）μm×（3~5）μm)］，两端平截，在动物或人体标本中，菌细胞常单个或短链状排列；有明显荚膜，经培养后则呈长链如竹节状；在有氧及温度适宜（25~30℃）的环境中，易形成椭圆形芽胞，位于菌体中央，折光性强；在陈旧性培养物中仅见芽胞、无鞭毛。需氧或兼性厌氧菌，最适生长温度30~35℃。在普通培养基上形成灰色、扁平、干燥、粗糙型菌落，边缘呈卷发状，在血平板上菌落不溶血或弱溶血。在液体培养中生长卷绕成团呈絮状沉淀物，液体澄清无菌膜。有毒株在0.7%碳酸氢钠培养基，5%~7% CO_2（烛缸）孵育过夜，可产生荚膜，形成黏液型菌落，无毒株为粗糙型。在明胶培养基，开始沿穿刺线生长，并向周围散发短的突起如倒松树状，上部液化似火山口，生长较缓慢需数日。该菌能发酵葡萄糖、麦芽糖、蕈糖，迟缓分解甘油及水杨苷，产酸不产气，还原硝酸盐为亚硝酸盐，不产生靛基质和硫化氢，枸橼酸盐、脲酶阴性。

2. 蜡样芽胞杆菌　菌体两端稍钝圆，单个或长链状排列，无荚膜，有鞭毛，能运动。芽胞椭圆形，位于中央或近端。在普通琼脂平板上生长的菌落呈乳白色，不透明，边缘不整齐，直径4~6mm，菌落常沿划线蔓延扩展成片如同白蜡。在血平板上菌落浅灰色，毛玻璃样，伴草绿色溶血或透明溶血环。该菌能利用枸橼酸盐，产生淀粉酶，发酵葡萄糖、麦芽糖、蔗糖、水杨素和蕈糖。

（三）鉴别与鉴定

进行芽胞杆菌鉴定之前，要首先确认待检菌株是否是需氧内生芽胞菌，可采用芽胞染色后油镜检查或相差显微镜直接检查法确认。确认芽胞杆菌后，可参照表4-5-16进行种属间鉴定。

芽胞杆菌的鉴定中，显微镜下形态，尤其是芽胞

的形态和位置（具有种的特异性）比菌落特征更有助于芽胞杆菌各菌种的鉴别。对于那些生长特征不具有鉴别意义的菌株，则很难作出对鉴定有帮助的推断，应借助其他检测方法进行鉴定，例如商品化的细菌鉴定仪。

芽胞杆菌属菌种的鉴别，主要区别炭疽芽胞杆菌。凡是需氧芽胞杆菌，有可疑的菌落形态、灰白色、不溶血或轻微溶血、无动力、对γ噬菌体和青霉素敏感，触酶阳性，能产生特征性的荚膜，应送有关专门实验室作进一步的鉴定。

产荚膜炭疽芽胞杆菌提示毒力菌株，将分离培养物接种到含0.7%碳酸氢钠的营养琼脂培养基，5%～7% CO_2（烛缸）孵育过夜，产生内荚膜，形成黏液型菌落，用M' Fadyean荚膜染色，或印度墨汁法，或直接荧光抗体染色检测荚膜。

芽胞杆菌及相关菌种的鉴定见表4-5-16。

表4-5-16 芽胞杆菌及相关菌种的鉴定[a]

特性	芽胞杆菌属													地芽胞杆菌属		泛酸枝芽胞杆菌	类芽胞杆菌属			
	枯草芽胞杆菌群				蜡样芽胞杆菌群				巨大芽胞杆菌	环状芽胞杆菌群										
	枯草芽胞杆菌	解淀粉芽胞杆菌	地衣芽胞杆菌	短小芽胞杆菌	蜡样芽胞杆菌	炭疽芽胞杆菌	苏云金芽胞杆菌	蕈状芽胞杆菌		环状芽胞杆菌	坚强芽胞杆菌	迟缓芽胞杆菌	凝固芽胞杆菌	嗜热脂肪地芽胞杆菌	热脱硝化地芽胞杆菌		多黏类芽胞杆菌	蜂房类芽胞杆菌	浸麻类芽胞杆菌	强壮类芽胞杆菌
杆菌平均直径μm	0.8	0.8	0.8	0.7	1.2	1.2	1.2	1.2	1.4	0.8	0.8	0.8	0.8	0.9	0.8	0.6	0.9	0.8	0.7	0.8
链状排列	(-)	(+)	(+)	-	+	+	+	+	+	-	(+)	(+)	v	v	v	+	-	(-)	-	-
芽胞囊																				
芽胞形状[b]	E	E	E(C)	C, E	E(C) [E]	E	E(C)	E	E, S	E	E(C)	E	E(S)	E	E	E, S	E	E	E	E
芽胞位置[c]	S, C	S, C	S, C	S, C	S, C	S	S	S (C)	S, C	S, T	S, C	S, C	S, C, T	S, T	S, T	T (S)	S (C)	S, C	S(T)	S, T
孢子囊膨大	-	-	-	-	-	-	-	-	-	+	v	v	+	v	-	+	+	+	+	+
伴孢晶体	-	-	-	-	-	-	+	-	-	-	-	-	-	-	-	-	-	-	-	-
动力	+	+	+	+	+	-	+	-	+	+	+	+	+	+	+	+	+	+	+	+
厌氧生长	-	-	+	-	+	+	+	+	-	+	+	-	+	-/w	+	+	+	+	+	-
50℃生长	v	v	+	v	-	-	-	-	v	+	v	-	+	+	+	v	-	-	v	+
65℃生长	-	-	-	-	-	-	-	-	-	-		-	+	+	-	-	-	-	-	
卵磷脂酶	-	-	-	-	+	+	+	+	-	-	-	-	-	-	-	-	-	-	-	-
酪蛋白水解	+	+	+	+	+	+	+	+	+	w	w	-	-	+/w	-	+	+	+	-	-
淀粉水解	+	+	+	-	+	+	+	+	+	+	+	+	+	+	+/w	+	+	+	+	+
精氨酸双水解	-	-	(+)	-	v	-	+	v	-	-	-	-	v	-	-	(-)	-	-	-	-
吲哚产生	-	-	-	-	-	-	-	-	-	-	-	-	-	-	-	-	-	+	-	-
明胶水解	+	+	+	+	+	(+)	+	+	+	-	v	v	-	+	+	+	+	+	v	-
硝酸还原	+	+	+	-	(+)	+	+	(+)	v	v	+	+	v	v	v	v	+	-	v	v

续表

特性	芽胞杆菌属													地芽胞杆菌属		泛酸枝芽胞杆菌	类芽胞杆菌属			
	枯草芽胞杆菌群				蜡样芽胞杆菌群				巨大芽胞杆菌	环状芽胞杆菌群										
	枯草芽胞杆菌	解淀粉芽胞杆菌	地衣芽胞杆菌	短小芽胞杆菌	蜡样芽胞杆菌	炭疽芽胞杆菌	苏云金芽胞杆菌	蕈状芽胞杆菌		环状芽胞杆菌	坚强芽胞杆菌	迟缓芽胞杆菌	凝固芽胞杆菌	嗜热脂肪地芽胞杆菌	热脱硝化地芽胞杆菌		多黏类芽胞杆菌	蜂房类芽胞杆菌	浸麻类芽胞杆菌	强壮类芽胞杆菌
产气	－	－	－	－	－	－	－	－	－	－	－	－	－	－	－	－	+	－	+	－
产酸:																				
D-阿拉伯糖	－	－	－	－	－	－	－	－	－	－	－	－	－	－	－	+	－	－	+	－
甘油	+	+	+	+	v	－	+	+	+	+	v	－	+	w	－	+	+	+	+	+
糖原	+	+	+	－	v	+	+	+	+	+	v	－	－	+	－	－	+	v	+	v
菊糖	(+)	－	v	－	－	－	－	－	+	+	－	－	－	v	－	－	+	－	+	v
甘露醇	+	+	+	+	－	－	－	－	+	+	+	+/w	－	－	w	－	+	－	+	+
水杨苷	+	+	+	+	v	－	(+)	(+)	+	+	－	+/w	+	－	v	+	+	v	+	－
D-海藻糖	+	+	+	+	+	+	+	+	+	+	v	+	+	+	+	+	+	v	+	+

注：[a] +：>85%阳性，+/w：阳性或弱阳性，w：弱阳性，(+)：75%～84%阳性，v：26%～74%阳性，(－)：16%～25%阳性，－：0～15%阳性，－/w：阴性或弱阳性；[b]芽胞的形状：c圆柱形，E椭圆形，S球形；[c]芽胞位置：C中生或近中生，S近端生，T端生

（四）抗菌药物敏感性

炭疽芽胞杆菌对青霉素、红霉素、庆大霉素、氯霉素、链霉素，环丙沙星、多西环素敏感，但对头孢菌素耐药，早期使用氟喹诺酮类、联合一种敏感抗菌药物，能提高生存率。蜡样芽胞杆菌可产生广谱β-内酰胺酶，从而对青霉素、氨苄西林、头孢菌素耐药，它们同时对甲氧苄啶也耐药，但对克林霉素、红霉素、氯霉素、万古霉素、氨基糖苷类、四环素、磺胺类等抗菌药物敏感，口服环丙沙星对蜡样芽胞杆菌引起的伤口感染有效，早期克林霉素联合庆大霉素对眼部感染效果最佳。对其他芽胞杆菌，可选用青霉素及衍生物、头孢菌素。应注意在临床标本中已分离到对万古霉素耐药株。

（五）临床意义

炭疽芽胞杆菌是炭疽的病原菌，主要传播途径为摄入污染食物或皮肤接触，引起肺、皮肤、肠的炭疽病，均可并发败血症和炭疽性脑膜炎，近年来其作为一种生物恐怖武器而受到人们的关注。任何时候分离到炭疽芽胞杆菌都应重视，需要立即向有关部门报告。

蜡样芽胞杆菌可引起败血症、心内膜炎、创伤和肺部感染以及爆发性食物中毒，该菌还可引起人爆发性眼感染，常导致眼球摘除或失明，若在眼睛分泌物中分离到该菌应立即与临床联系。

除了炭疽芽胞杆菌外，绝大多数芽胞杆菌都是环境中的污染菌，单次从临床标本分离到，没有临床意义。但当从临床标本中分离到的需氧芽胞杆菌为纯培养或优势生长菌株，或多次从临床标本检测到同一菌株时，应考虑潜在的临床意义。从伤口标本多次分离到中等量或大量需氧芽胞杆菌，通常有意义，血液中多次获得纯培养，也需要慎重考虑。

食品低水平污染需氧芽胞杆菌非常常见，因此，判定需氧芽胞杆菌性食物中毒的标准应包括：①从可疑食物分离到可疑菌株，细菌量$>10^5$CFU/g［可疑菌株为怀疑蜡样芽胞杆菌食物性中毒，检测到催吐毒素和（或）肠毒素］；②从急性感染患者样本中分离到大量与食品检出菌株相同的生物突变株或质粒型菌株。

三、李斯特菌属和丹毒丝菌属

（一）分类和命名

李斯特菌属（*Listeria*）隶属芽胞杆菌科。目前属

内有7个菌种：产单核李斯特菌（*L. monocytogenes*）、格氏李斯特菌（*L. grayi*）、无害李斯特菌（*L. innocua*）、伊氏李斯特菌（*L. ivanovii*）、斯氏李斯特菌（*L. seeligeri*）、威氏李斯特菌（*L. welshimeri*）和*L. marthii*。伊氏李斯特菌又含有2个亚种：伊氏李斯特菌伊氏亚种（*L. ivanovii subsp. ivanovii*）和伊氏李斯特菌伦敦亚种（*L. ivanovii subsp. londoniensis*）。李斯特菌属的DNA G+C含量为36~42mol%，代表菌种为产单核李斯特菌。本属细菌仅产单核李斯特菌和伊氏李斯特菌对人及动物致病。

丹毒丝菌属（*Erysipelothrix*）隶属丹毒丝菌科，目前属内有3个菌种：猪红斑丹毒丝菌（*E. rhusispathiae*）、扁桃腺丹毒丝菌（*E. thnsillarum*）和*E. inopinata*。丹毒丝菌属的DNA G+C含量为36~40mol%，代表菌种为猪红斑丹毒丝菌，属内仅猪红斑丹毒丝菌可导致人类疾病。

（二）生物学特性

李斯特菌为革兰染色阳性不分枝、规则、短小［大小0.4×（0.5~2）μm］杆菌；单个或短链状排列；陈旧培养物或粗糙形菌落呈现6~20μm长纤毛状；无芽胞，有1~5根鞭毛，20~28℃运动活跃，呈典型的翻筋斗运动，37℃时运动较少见。在含5%羊、马、兔血的胰大豆胨平皿上生长良好，有狭窄的β-溶血环；生存温度范围宽（0~50℃），最适温度为30~37℃，兼性厌氧，除少数菌株外，触酶阳性，氧化酶阴性，发酵D-葡萄糖和其他碳水化合物产酸；V-P、M-R阳性；快速水解七叶苷；脲酶、明胶、H_2S、靛基质皆阴性。

丹毒丝菌为无抗酸性的革兰阳性杆菌［（0.2~0.5）μm×（0.8~2.5）μm］，菌体末端圆形，呈单个、短链状或细长无分支纤毛（60μm以上）。无芽胞、无动力、无荚膜；兼性厌氧；生长温度范围宽（5~42℃），最适温度为30~37℃，最适pH 7.2~7.4，耐8.5%浓度NaCl。血平板上孵育24小时，形成直径为0.1~0.5mm的微小菌落，α-溶血或不溶血。触酶、氧化酶阴性；不水解七叶苷；发酵葡萄糖能力弱，不产气；M-R、V-P阴性；靛基质、脲酶阴性；三糖铁琼脂产H_2S。

（三）鉴别与鉴定

1. 李斯特菌属间鉴别　李斯特菌属菌株鉴定特点是：革兰染色阳性杆菌，细菌在湿片中呈翻筋斗运动；触酶阳性；七叶苷阳性；加上发酵葡萄糖产酸；M-R、V-P试验阳性证实。

依据革兰染色形态学特征、动力及触酶反应的不同，可将李斯特菌属菌种与链球菌属及肠球菌属菌鉴别；与丹毒丝菌属、乳杆菌属菌种鉴别：动力、触酶、4℃生长。

2. 李斯特菌属内鉴别　表4-5-17为李斯特菌属菌种间鉴别的关键特征。产单核李斯特菌的菌落很小，溶血环狭窄，没有延伸超过菌落的边缘，位于菌落的正下方，斯氏李斯特菌亦可有狭窄溶血环，可根据表4-5-17所示生化反应区别二菌。CAMP试验可用于产生溶血环的李斯特菌属菌种间的鉴别：用金黄色葡萄球菌和马红球菌检测产单核李斯特菌协同溶血反应，产单核李斯特菌和斯氏李斯特菌在金黄色葡萄球菌附近产生加强的溶血反应，伊氏李斯特菌在马红球菌附近产生加强的溶血反应。CAMP试验的可信度有限，需谨慎解释。

此外，目前常用的商品化细菌鉴定系统均能可靠地将李斯特菌属细菌鉴定到种。

表4-5-17　李斯特菌属各菌种的鉴别[a,b]

特性	格氏李斯特菌	无害李斯特菌	伊氏李斯特菌伊氏亚种	伊氏李斯特菌伦敦亚种	*L. marthii*	单核细胞增生李斯特菌	斯氏李斯特菌	威氏李斯特菌
β-溶血	−	−	++[b、c]	++	−	+	+	−
CAMP试验（金黄色葡萄球菌）	−	−	−	−	ND	+	+	−
CAMP试验（马红球菌）	−	−	+	+	ND	V	−	−
产酸：								
甘露醇	+	−	−	−	−	−	−	−
α-甲基甘露糖苷	+	+	−	−	ND	+	−	+
鼠李糖	V	V	−	−	−	+	−	V
可溶性淀粉	+	−	−	−	ND	−	ND	ND

续表

特性	格氏李斯特菌	无害李斯特菌	伊氏李斯特菌伊氏亚种	伊氏李斯特菌伦敦亚种	*L. marthii*	单核细胞增生李斯特菌	斯氏李斯特菌	威氏李斯特菌
D-木糖	−	−	+	+	−	−	+	+
核糖	V	−	+	−	ND	−	−	−
N-乙酰-β-D甘露糖苷	ND	ND	V	+	ND	ND	ND	ND
水解马尿酸盐	−	+	+	+	ND	+	ND	ND
硝酸盐还原	v	−	−	−	−	−	ND	ND
小白鼠致病性	−	−	+	ND	ND	+	−	−

注：[a] +：90%以上的菌株阳性，−：90%以上的菌株阴性，ND：未确定，V：不定；[b]溶血环宽阔且多样性；[c]伊氏亚种和伦多亚种之间的鉴别，核糖试验，前者阳性，后者阴性；N-乙酰-B-D甘露糖胺试验，前者不定，而后者阳性

3. 丹毒丝菌属的鉴别与鉴定　与丹毒丝菌属细菌形态学及生物化学特征相似的人类病原菌主要有乳杆菌属和李斯特菌属，它们通常都为无芽胞、无色素革兰阳性杆菌。猪红斑丹毒丝菌主要的鉴别性特征是在三糖铁琼脂上产生 H_2S，明胶穿刺培养，22℃孵育，出现"试管刷"状生长。临床分离的革兰阳性菌，除了需氧芽胞菌属某些菌种外，极少在三糖铁上产 H_2S。本菌与芽胞菌种的鉴别是菌体形态、芽胞形成和触酶试验。李斯特菌属触酶阳性、动力阳性、七叶苷阳性，无α-溶血。有时，棒状杆菌属和链球菌属也易与猪红斑丹毒丝菌混淆，可通过仔细的细胞形态学观察区分。猪红斑丹毒丝菌与扁桃体丹毒丝菌的区别是后者发酵蔗糖。目前常用的商品化细菌鉴定系统能可靠地鉴定猪红斑丹毒丝菌。

（四）抗菌药物敏感性

治疗李斯特菌病首选氨基青霉素（如阿莫西林或氨苄西林）加庆大霉素。目前尚未发现对氨苄西林耐药的李斯特菌株。氨基糖苷类抗菌药物能增强青霉素对单核李斯特菌的抗菌（杀菌）活性。对青霉素和莫西沙星过敏的患者推荐复方磺胺甲噁唑。产单核李斯特菌对头孢菌素、磷霉素及夫西地酸天然耐药。

治疗局部和全身猪红斑丹毒丝菌感染首选青霉素和氨苄西林。也可选用广谱头孢菌素或氟喹诺酮，目前尚未见对上述药物耐药的报道。另外，猪红斑丹毒丝菌体外试验对克林霉素、红霉素、达托霉素、亚胺培南和四环素敏感，对万古霉素、氨基糖苷类和磺胺天然耐药。

（五）临床意义

李斯特菌属菌种分布广泛，并能在4℃生长，故有许多机会进入食品生产或加工过程，而引起食源性感染。该属唯有产单核李斯特菌，有较高致病性，可引起成人原发性脑膜炎、脑炎、败血症。从血液、CSF或其他无菌部位分离到产单核李斯特菌可诊断李斯特菌病。此时，需要将细菌鉴定到种，尤其是从免疫抑制的患者和>60岁或<1个月的患者血液、CSF或其他无菌部位标本直接镜检发现革兰阳性、规则、短杆菌时，应怀疑李斯特菌病，需立即向医生报告。

猪红斑丹毒丝菌广泛分布于自然界，适宜于低温、碱性条件和有机物寄生生存，但常见与猪相关动物疾病。人类的感染较少见，常为皮肤擦伤、咬伤、创伤，多见于双手、双臂，大多数发生于兽医、屠宰工人、水产饲养者，疾病局限于蜂窝织炎，或者损害局部变硬无痛感、水肿和发炎，边缘清楚但不化脓，预后一般较差。标本直接镜检中发现革兰阳性及革兰染色可变杆菌，菌体呈珠状球杆状和长纤毛状细菌时，提示猪红斑丹毒丝菌可能。任何时候检出猪红斑丹毒丝菌均有临床意义，鉴定到种是正确使用抗菌药物的关键。

四、革兰阳性棒状杆菌

（一）分类和命名

棒状杆菌（Coryneform bacteria）是一大群需氧、无芽胞、形状不规则、抗酸染色阴性的革兰阳性杆菌，涉及十多个菌属，但只有棒状杆菌属（*Corynebacterium*）细菌形态呈典型棒状。这里仅列出与人类疾病最相关的棒状杆菌，包括棒状杆菌属、隐秘杆菌属（*Arcanobacterium*）、加德纳菌属（*Gardnerella*）。

棒状杆菌属隶属放线菌科，目前属内有81个菌种和亚种，其中50个与医学有关，临床常见的棒状杆菌属菌种有：拥挤棒杆菌（*C. accolens*）、非发酵棒状杆菌非发酵亚型（*C. afermentans subsp. afermentans*）、非发酵棒状杆菌嗜脂亚型（*C. afermentans subsp. lipophilum*）、无枝菌酸棒状杆菌（*C. amycolatum*）、白喉棒状杆菌重型（*C. diphtheriae biotype gravis*）、白喉棒状杆菌中间型（*C. diphtheriae biotype intermdius*）、白喉棒状杆菌轻型

(*C. diphtheriae biotype mitis*)、白喉棒状杆菌贝尔法梯型 (*C. diphtheriae biotype belfanti*)、解谷氨酸棒状杆菌 (*C. glucuronolyticum*)、杰克棒状杆菌 (*C. jeikeium*)、麦氏棒状杆菌 (*C. macginleyi*)、微小棒状杆菌 (*C. minutissimum*)、假白喉棒状杆菌 (*C. pseudodiphtheriticum*)、假结核棒状杆菌 (*C. pseudotuberculosis*)、芮氏棒状杆菌 (*C. riegelii*)、纹带棒状杆菌 (*C. striatum*)、溃疡棒状杆菌 (*C. ulcerans*)、解脲棒状杆菌 (*C. urealyticum*)、干燥棒状杆菌 (*C. xerosis*)、未命名的两个种：CDC group F-1 和 CDC group G 等。棒状杆菌属的 DNA G + C 含量变化较大：46 ~74mol%，代表菌种为白喉棒状杆菌。

隐秘杆菌属 (*Arcanobacterium*) 隶属放线菌科。目前属内有 9 个种，与人类疾病相关的有：伯氏隐秘杆菌 (*A. bernardiae*)、溶血隐秘杆菌 (*A. haemolyticum*)、化脓隐秘杆菌 (*A. pyogenes*)。隐秘杆菌属的 DNA 中 G + C 含量为 48 ~ 52mol%。代表菌种为溶血隐秘杆菌。

加德纳菌属 (*Gardnerella*) 隶属双歧杆菌科。目前属内只有一个菌种：阴道加德纳菌 (*G. vaginalis*)。DNA 中 G + C 含量：42 ~44mol%。代表菌种为阴道加德纳菌。

(二) 生物学特性

1. 棒状杆菌属　棒状杆菌属菌种为革兰阳性直或微弯曲杆菌，菌体不分枝、两边不平行，有的呈典型的棒状，细胞革兰染色通常均匀、无抗酸性。成单、成对、V 形、栅形或呈簇状排列。不产生芽胞，无荚膜。通常细胞内有异染颗粒。触酶阳性，所有与医学相关的菌种通常动力阴性。

需氧或兼性厌氧，杰克棒状杆菌为严格嗜氧菌。麦康凯平板上不生长，与医学相关的棒状杆菌均可在 5% 羊血平板上良好生长，嗜脂性棒状杆菌需在血平板中加入 0.1% ~1.0% 吐温-80 才能生长更好。最适生长温度 37℃。白喉棒状杆菌是棒状杆菌属中最重要的医学相关菌种，初次分离白喉棒状杆菌时，需同时选用血平板和一种选择性培养基，如胱氨酸-亚碲酸盐血琼脂 (CTBA)、Tinsdale 培养基等，不推荐使用非选择性的吕氏血清斜面培养基。白喉棒状杆菌在液体培养基中生长，表面形成菌膜，同时有颗粒沉淀。触酶和硝酸盐还原阳性，不水解尿素，发酵葡萄糖和麦芽糖，产酸不产气，蕈糖和蔗糖阴性。根据菌落形态与生化反应，白喉棒状杆菌可分为四个生物型 (biotype)：重型 (gravis)、轻型 (mitis)、贝尔法梯型 (belfanti)、中间型 (intermedius)。大多数中间型为嗜脂性，在常规培养基中 (无血清、血液或吐温-80) 则生长受抑制，菌落较小扁平、奶油色、半透明。轻型在血琼脂平板上呈轻度溶血，重型菌落大而隆起。

除放线菌、人皮杆菌 (*Dermabacter hominis*) 外，绝大多数棒状杆菌对磷霉素耐药，可用含磷霉素 (100μg/ml)、6-磷酸葡萄糖 (12.5μg/ml) 的血平板筛选。

2. 隐秘杆菌属　隐秘杆菌属菌种革兰染色阳性、细长、形态不规则，大小 (0.3 ~ 0.8) μm × (1.0 ~5.0) μm，幼龄菌细胞具棒状末端，有时排列成 V 形，但无丝状体，陈旧培养物菌体断裂成短的不规则杆状或球状。溶血隐秘杆菌为不规则的杆菌，化脓隐秘杆菌可呈有分枝的杆菌，伯氏隐秘杆菌镜下呈无分枝的短杆菌。无鞭毛、无芽胞，非抗酸性。与医学相关的三个菌种，触酶阴性、无动力、发酵葡萄糖；在血平板上出现 β-溶血环。溶血隐秘杆菌经 37℃ 培养 48 小时，可形成 0.5mm 大小两种菌落形态：粗糙型主要来自呼吸道标本，光滑型来自伤口标本，CAMP 抑制试验阳性 (CAMP 抑制试验，操作方法与李斯特菌 CAMP 试验相同，但其结果观察，是抑制金黄色葡萄球菌 β-溶血环)。

3. 加德纳菌属　阴道加德纳菌的细胞壁只含有一层肽聚糖，因此革兰染色不定，新鲜标本以及高浓度血清培养基中，生长的分离株为阳性小杆菌 [约 0.5μm × (1.5 ~2.5) μm]、陈旧培养物，革兰染色多阴性；无长丝状体，营养要求较高，在普通培养基上不生长；最适生长温度 35 ~37℃；最适 pH 6.0 ~6.5，pH 4.0 以下不生长；在含 3% ~5% CO_2 环境下培养 48 小时，形成 0.3 ~0.5mm 针尖大小的灰白色、圆形、光滑、不透明的菌落；5% 人血或兔血琼脂平板上可出现 β-溶血环，羊血琼脂上不溶血。触酶阴性、无动力、缓慢发酵糖类；大多数阴道加德纳菌能水解马尿酸钠，不还原硝酸盐、V-P 试验阴性。

(三) 鉴别与鉴定

1. 棒状杆菌属细菌的鉴定　细菌细胞革兰染色，菌落的形状、大小、颜色、气味和溶血是棒状杆菌鉴别诊断的重要指标。根据表 4-5-18 和表 4-5-19 所列试验可以准确鉴定大部分临床棒状杆菌菌株。

目前市售的多种商品化鉴定系统能准确鉴定大部分棒状杆菌属细菌，但目前尚无一家能 100% 对棒状杆菌直接作出准确的鉴定，有一半多需要做补充实验。

表 4-5-18 临床标本常见棒状杆菌属细菌鉴定[a]

菌种	发酵/氧化	嗜脂性	硝酸盐还原	脲酶	七叶苷水解	吡嗪酰胺酶	碱性磷酸酶	碳水化合物利用					CAMP
								葡萄糖	麦芽糖	蔗糖	甘露醇	木糖	
拥挤棒状杆菌	F	+	+	−	−	V	−	+	−	V	V	−	−
非发酵棒状杆菌非发酵亚型	O	−	−	−	−	+	+	−	−	−	−	−	V
非发酵棒状杆菌嗜脂亚型	O	+	−	−	−	+	+	−	−	−	−	−	V
无枝菌酸棒状杆菌	F	−	V	V	−	+	+	+	V	V	−	−	−
银色棒状杆菌	F	−	−	−	−	+	V	+	−	−	−	−	−
非典型棒状杆菌	F	−	−	−	−	−	−	+	+	+	−	−	ND
耳棒状杆菌	O	−	−	−	−	+	+	−	−	−	−	−	+
牛棒状杆菌	F	+	−	−	−	−	+	+	−	−	−	−	−
混淆棒状杆菌	F	−	+	−	−	+	+	(+)	−	−	−	−	−
CDC group F-1	F	+	V	+	−	+	−	+	+	+	−	−	−
白喉棒状杆菌													
重型	F	−	+	−	−	−	−	+	+	−	−	−	−
中间型	F	+	+	−	−	−	−	+	+	−	−	−	−
轻型	F	−	+	−	−	−	−	+	+	−	−	−	−
贝尔法梯型	F	−	−	−	−	−	−	+	+	−	−	−	−
解谷氨酸棒状杆菌	F	−	V	V	V	+	V	+	V	+	−	V	+
杰克棒状杆菌	O	+	−	−	−	+	+	+	V	−	−	−	−
麦氏棒状杆菌	F	+	+	−	−	−	+	+	−	+	V	−	−
微小棒状杆菌	F	−	−	−	−	+	+	+	+	V	V	−	−
假白喉棒状杆菌	O	−	+	+	−	+	V	−	−	−	−	−	REV
假结核棒状杆菌	F	−	V	+	−	−	V	+	+	V	−	−	−
芮氏棒状杆菌	F	−	−	+	−	V	V	−	(+)	−	−	−	−
纹带棒状杆菌	F	−	+	−	−	+	+	+	−	V	−	−	V
溃疡棒状杆菌	O	−	−	−	−	+	+	+	+	−	−	−	−
解脲棒状杆菌	O	+	−	+	−	+	V	−	−	−	−	−	−
干燥棒状杆菌	F	−	V	−	−	+	+	+	+	+	−	−	−

注：[a] +：阳性，−：阴性，v：不定，( )：延长或弱反应，O：氧化，F：还原；[b] 白喉棒状杆菌轻型硝酸盐还原试验阳性，贝尔法梯型阴性

表 4-5-19 除棒状杆菌属外其他临床相关棒状杆菌的细菌鉴定主要生化特性[a]

微生物	触酶	氧化发酵	动力	硝酸盐还原	尿素酶	七叶苷水解	发酵产酸试验					其他特征
							葡萄糖	麦芽糖	蔗糖	甘露醇	木糖	
耳炎苏黎世菌	+	O	−	−	−	−	−	−	−	−	−	CAMP 阳性，长杆菌
节杆菌属	+	O	v	v	v	v	v	v	v	−	−	
短杆菌属	+	O	−	v	−	−	v	v	v	−	−	有奶酪样气味
人皮杆菌	+	F	−	−	−	+	+	+	+	−	v	小杆菌

续表

微生物	触酶	氧化发酵	动力	硝酸盐还原	尿素酶	七叶苷水解	发酵产酸试验					其他特征
							葡萄糖	麦芽糖	蔗糖	甘露醇	木糖	
啮齿罗氏菌	v	F	−	+	−	+	+	+	+	−	−	有些菌种黏附生长，有的菌株为灰黑色菌落
乙酰微小杆菌	+	F	+	v	−	+	+	+	+	+	−	金黄色色素
骚动厄氏菌	+	F	v	+	−	+	+	+	+	−	+	不分解黄嘌呤
纤维单胞菌属	+	F	v	+	−	+	+	+	+	v	+	
纤维化菌属	+	F	v	v	v	+	+	+	+	−	+	
微杆菌属	v	F/O	v	v	v	v	+	+	v	v	v	
短小杆菌属	+	O	v	−	−	+	+	v	v	v	+	
水生利夫森菌	+	O	+	v	−	v	+	v	v	+	+	
溶血隐秘杆菌	−	F	−	−	−	−	+	+	v	−	−	CAMP 抑制阳性
化脓隐秘杆菌	−	F	−	−	−	v	+	v	v	v	+	
伯氏隐秘杆菌	−	F	−	−	−	−	+	+	−	−	−	发酵糖原
阴道加德纳菌	−	F	−	−	−	−	+	+	v	−	−	革兰染色中细胞易于脱色，而染色不定

注：[a] +：阳性，−：阴性，v：不定，O：氧化，F：还原

白喉棒状杆菌的鉴定

1）直接涂片染色镜检：将检材直接制成两张涂片，分别作革兰染色和异染颗粒染色，镜检如出现革兰阳性棒状杆菌，形态典型具有明显异染颗粒，立即可作“直接涂片检出具有异染颗粒的革兰阳性杆菌”的初步报告，供临床参考。

2）分离培养：同时接种血平板及胱氨酸-亚碲酸钾血平板。35℃孵育48小时，挑取可疑菌落镜检，革兰染色和异染颗粒染色。白喉棒状杆菌鉴定要点为：革兰阳性，着色不均匀，菌体细长微弯曲，排列不规则，具有异染颗粒，触酶阳性，无动力，无芽胞。亚碲酸盐血平板为黑色菌落或灰黑色菌落，但其他棒状杆菌也可形成相同的菌落。

3）生化反应：白喉棒状杆菌的生化反应为葡萄糖、麦芽糖阳性，蔗糖、尿素酶阴性。与其他棒状杆菌的区别见表4-5-18。

2. 隐秘杆菌属细菌的鉴定

（1）属间鉴别：隐秘杆菌与其他相近菌属的鉴别特征如表4-5-19所示。

（2）属内鉴别：抑制CAMP试验呈阳性反应，是鉴定溶血隐秘杆菌的要点。溶血隐秘杆菌不水解明胶，化脓隐秘杆菌的明胶试验阳性。伯氏隐秘杆菌发酵麦芽糖的速度比发酵葡萄糖快，还可发酵糖原。隐秘杆菌属内菌种的鉴别见表4-5-20。

表4-5-20　隐秘杆菌属内菌种的鉴别[a]

特性	伯氏隐秘杆菌	溶血隐秘杆菌	化脓隐秘杆菌	马阴道隐秘杆菌	海豹隐秘杆菌	伯纳斯隐秘杆菌（*A. bonasi*）	多动物隐秘杆菌
乳糖	−	+	−	+	+	w	−
蔗糖	−	v	v	−	+	−	−
果糖	−	−	−	−	−	+	−
D-木糖	−	−	+	−	v	−	−
D-阿拉伯糖	+	−	+	−	−	+	−
核糖	+	v	v	−	v	−	+
糖原	v	−	v	−	+	−	−

续表

特性	伯氏隐秘杆菌	溶血隐秘杆菌	化脓隐秘杆菌	马阴道隐秘杆菌	海豹隐秘杆菌	伯纳斯隐秘杆菌（*A. bonasi*）	多动物隐秘杆菌
明胶水解	v	−	+	−	−	−	+
马尿酸盐水解	−	−	v	+	−	−	−
碱性磷酸酶	−	+	−	+	+	−	−
β-半乳糖苷	−	+	+	+	+	−	−

注：[a] +：阳性，−：阴性，v：不定，O：氧化，F：还原；w：弱阳性

3. 加德纳菌属细菌的鉴定 阴道加德纳菌的生化特征见表 4-5-19。该菌对多聚茴香脑磺酸钠（SPS）、2-甲基-5-硝基 1-咪唑基乙醇、三甲氧苄二氨嘧啶和氨磺酰敏感。

（四）抗菌药物敏感性

棒状杆菌属菌种通常对 β-内酰胺类抗生素包括青霉素敏感，部分菌株对大环内酯类耐药。部分棒状杆菌属细菌对万古霉素天然耐药，不建议使用万古霉素作为治疗棒状杆菌感染的一线药物。若检材分离到有临床意义的菌株时，建议进行药敏试验（参见 CLSI M45-A）。

隐秘杆菌属细菌对所有 β-内酰胺类抗生素、利福平、四环素、大环内酯类敏感，对氨基糖苷类、喹诺酮类敏感性较低。阴道加德纳菌无需做药敏试验，可选用甲硝唑、氨苄西林或阿莫西林。

（五）临床意义

白喉曾是历史上的严重传染病。由于疫苗的广泛使用，现在发达国家几乎已经消失，但在一些亚热带和热带国家仍然时有流行。白喉棒状杆菌或溃疡棒状杆菌是白喉的主要病原菌。

除白喉棒状杆菌外，棒状杆菌属菌种多数是人类皮肤和黏膜的正常菌群，但分布不一，白喉棒状杆菌可从人的鼻咽部和皮肤溃疡处分离到，其他一些重要的条件致病菌如无分枝酸棒状杆菌、纹带棒状杆菌、人皮杆菌只是皮肤的正常菌群，口咽部主要是坚硬棒状杆菌、罗斯菌、耳棒状杆菌和耳炎苏黎世菌。还有部分寄居在眼结膜、泌尿生殖道。溶血隐秘杆菌可以分离自咽部、伤口，伯氏隐秘杆菌主要分离自皮肤溃疡处，但尚不能确定这两种细菌是皮肤或胃肠道的正常菌群，化脓隐秘杆菌主要来自动物的黏膜。

棒状杆菌在以下情况下需鉴定到种：①来自无菌体液如血液（多个标本仅一次阳性除外）；②优势菌；③尿标本纯培养 > 10^4CFU/ml 或菌落计数 > 10^5CFU/ml 的优势生长菌种。在以下情况棒状杆菌是有临床意义的：①多个标本均分离到同一种棒状杆菌；②标本直接染色找到棒状杆菌，同时有发现白细胞；③标本分离到其他致病性较弱的细菌。

阴道加德纳菌主要引起细菌性阴道炎（BV），但不是 BV 唯一的病原菌，其他如阴道阿托波氏菌、纤毛菌属和巨球菌等也与 BV 有关。阴道加德纳菌也可分离自男性尿道，但其临床意义尚不确定。

五、分枝杆菌属

（一）分类和命名

分枝杆菌属（*Mycobacterium*）是分枝杆菌科唯一的一个属，目前属内有 150 个种和亚种。临床上常将分枝杆菌分为结核分枝杆菌复合菌（mycobacterium tuberculosis complex，MTBC）、非结核分枝杆菌（nontuberculous mycobacteria，NTM）和其他分枝杆菌。

根据细菌在固体培养基上的生长速度，可将分枝杆菌分成缓慢生长分枝杆菌（slowly growing mycobacteria SGM）、快速生长分枝杆菌（rapidly growing mycobacteria，RGM）和不能培养分枝杆菌。缓慢生长分枝杆菌是指用营养丰富的培养基，在合适的温度条件下，接种新鲜培养物，孵育 7 天以上肉眼可见单个菌落的分枝杆菌，包括 MTBC 和缓慢生长 NTM；7 天以内肉眼可见单个菌落的分枝杆菌则为 RGM。本属菌 DNA G + C 含量为 61 ~ 71mol%，代表菌种为结核分枝杆菌。麻风分枝杆菌除外 DNA G + C 含量为 55%。

结核分枝杆菌复合菌包括：结核分枝杆菌（*M. tuberculosis*）、牛结核分枝杆菌（*M. tuberculosis. bovis*）、牛结核分枝杆菌 BCG（*M. tuberculosis. bovis* BCG）、非洲分枝杆菌（*M. africanum*）、田鼠分枝杆菌（*M. microti*）、坎纳分枝杆菌（*M. canettii*）等。

缓慢生长非结核分枝杆菌包括：鸟分枝杆菌复合群（M. avium complex MAC）、堪萨斯分枝杆菌（*M. kansasi*）、日内瓦分枝杆菌（*M. Genavense*）、海分枝杆菌（*M. marinum*）、猿分枝杆菌（*M. simiae*）、溃疡分枝杆菌（*M. ulcerans*）、蟾分枝杆菌（*M. xenopi*）、戈登分枝杆菌（*M. gordonae*）、瘰疬分枝杆菌（*M. scrofullaceum*）、地分枝杆菌（*M. terra*）、中庸分枝杆菌（*M. interjectum*）、中间分

枝杆菌（*M. intermedium*）、缓黄分枝杆菌（*M. lentiflavum*）、三重分枝杆菌（*M. triplex*）、等。

RGM 包括：偶发分枝杆菌（*M. fortuitum*）、脓肿分枝杆菌（*M. abscessus*）、龟分枝杆菌（*M. chelonae*）、耻垢分枝杆菌（*M. smegmatis*）、脓毒性分枝杆菌（*M. septicum*）、沃林斯基分枝杆菌（*M. wolinskyi*）、马德里分枝杆菌（*M. mageritense*）等。

其他分枝杆菌：麻风分枝杆菌（*M. leprae*）。

（二）生物学特性

结核分枝杆菌（MTB）菌细胞典型的形态：直或微弯曲、两端钝圆的细长杆菌［（0.3～0.6）μm×（1～4）μm］。无芽胞、无鞭毛、无荚膜，生长发育期间有分支生长倾向。呈单个、V、T、Y 或条索状排列，菌体堆积一团时类似“菊花冠”状杆菌团。革兰染色阳性，但不易着色；萋-纳（Ziehl-Neelsen）染色呈红色。结核分枝杆菌生长缓慢，在人工固体培养基内约需 15～20 小时繁殖一代。该菌为专性需氧菌，培养时如供给 5%～10% CO_2 可刺激生长。生长温度35～40℃，最适温度 35～37℃。生长时尚需一定湿度，固体培养基含有适量的凝固水，以保证湿度。最适 pH 6.8～7.2，在 pH 5.5～7.2 培养基上也能生长。MTB 营养要求较高且特殊。初次分离培养时，需用含鸡蛋、血清、马铃薯、氨基酸、丙三醇等复杂有机物及少量无机盐类，磷、钾、硫、镁等的培养基上才生长。菌种经多次传代或长期保存后在营养较简单的综合培养基中也可生长。一般需 2～4 周以上始见菌落。在改良罗-琴培养基、小川鸡蛋培养基上菌落粗糙、凸起、厚、呈结节状或颗粒状，边缘薄且不规则，乳白色或淡黄色，无可溶性色素。在不含表面活性剂的液体培养基中 MTB 呈菌膜状生长，随着菌龄增长，菌膜渐渐加厚，有毒菌株在液体培养基呈索状生长。结核分枝杆菌和牛结核分枝杆菌均不发酵糖类。结核分枝杆菌复合菌大多触酶阳性，68℃加热后丧失活性，借此与 NTM 相鉴别。烟酸合成试验、硝酸盐还原试验和烟酰胺酶试验均为阳性，而牛结核分枝杆菌则均为阴性，借此可将两者相鉴别。MTB 在人工培养基上反复连续传代，可产生变异而毒力降低，菌落 R 型变为光滑型（S 型）。BCG（Bacillus Calmette-Guérin）即有毒牛结核分枝杆菌接种于含丙三醇、胆汁、马铃薯培养基上，经传 230 代成为毒力极弱、无致病性，仍保持免疫力原性的变异菌株，常称为卡介苗。

临床标本中，最常见的缓慢生长 NTM 是 MAC，含有 2 个种（鸟分枝杆菌和胞内分枝杆菌）28 个血清型。菌体形态为短至长杆状，无动力。细菌生长缓慢，在 Middlebrook 7H11 培养基上 10 天后才能形成可见的菌落。MAC 菌落有三种形式：光滑透明、光滑不透明和粗糙不透明菌落。光滑透明菌落常见于临床分离株，倾向于毒力更强、更耐药；光滑不透明和粗糙不透明菌落常见于环境分离株。

RGM 菌细胞为微弯曲或直的杆菌，［（0.2～0.7）μm×（1.0～10）μm］。不同菌种在不同生长条件下，菌体形态不一，常呈多形性。具有抗酸和易被酸性酒精脱色的特点。革兰染色着色弱，通常仍认为是阳性。无鞭毛，不能运动，无荚膜。腐生性 RGM 在较简单的培养基上亦能生长，需氧，生长温度为 28～45℃，最适生长温度因种而异。大多数快速生长分枝杆菌 7 天内即可见单个菌落，菌落分为粗糙型与光滑型，呈乳白色、米黄色或橙色菌落。非结核分枝杆菌广泛分布于自然界中，对人类致病性有如下特点：①对人类致病性比结核分枝杆菌低；②一般是在机体防御功能低下，作为继发性和伴随性疾病发生；③与结核分枝杆菌发生混合感染；④一般对抗结核药物多呈天然耐药性。

（三）常规鉴定

1. 分枝杆菌属与相似菌属的鉴别　见表 4-5-21。

表 4-5-21　分枝杆菌属与相似菌属的鉴别

菌属	形态学形状			抗酸性	DNA G+C mol%	分枝杆菌酸碳原子数	革兰染色	生长速度（d）	青霉素	芳香硫酸酯酶反应
	杆状	分断菌丝	气生菌丝							
分枝杆菌属	+	-	-	+，强	60～70	60～88	弱	2～60	通常耐药	+
红球菌属	+	+	-	+，弱	57～70	34～66	强	1～2	敏感	-
诺卡菌属	+	+	+	部分，+	60～72	46～58	强	1～5	耐药	少见
棒状杆菌属	+	-	-	有时+，弱	51～63	32～36	强	1～2	敏感	阴性

2. 常见临床标本中分枝杆菌属菌种鉴别特性　见表 4-5-22。

表 4-5-22 常见临床标本中分枝杆菌属菌种培养生长鉴别特性

菌种	最适温度(℃)	菌落形态	色素	烟酸试验	T_2H 生长 10μg/ml	硝酸还原试验	触酶半定量试验	68℃触酶试验	Tween 水解试验	5% NaCl 耐受试验	铁吸收试验	芳香硫酸酯酶试验	尿酶试验	烟酸酰胺酶试验	亚碲酸盐还原试验
结核分枝杆菌	37	R	N	+	+	+	<45	-	±	-	-	-	±	+	-
非洲分枝杆菌	37	R	N	V	V	V	<45	-	-	-	-	-	+	-	-
牛结核分枝杆菌	37	Rt	N	-	-	-	<45	-	-	-	-	-	±	-	ND
牛型结核卡介苗	37	R	N	-	-	-	<45	-	±	-	-	-	+	-	ND
坎纳分枝杆菌	37	Sm	N	+	+	+	ND	-	-	ND	ND	-	ND	+	ND
鸟分枝杆菌	35~37	Smt/R	N	-	+	-	<45	±	-	-	-	-	-	+	+
胞内分枝杆菌	35~37	Smt/R	N	-	+	-	<45	±	-	-	-	-	-	+	+
嗜血分枝杆菌	30	R	N	ND	+	-	<45	-	-	-	-	-	-	+	-
马尔摩分枝杆菌	30	Sm	N	-	+	-	<45	-/+	+	-	-	-	-	+	+
雪摩特分枝杆菌	37	R	N	-	+	-	<45	-	+	-	-	-	-	+	ND
日内瓦分枝杆菌	37	Smt	N	-	+	-	>45	+	+	ND	-	-	+	+	ND
隐藏分枝杆菌	35	Sm/Smt	N	-	+	-	<45	+	-	-	-	+	-	+	+
溃疡分枝杆菌	30	R	N	-	+	-	<45	+	-	-	ND	-	V	-	ND
地分枝杆菌	35	Sm/R	N	-	+	+	>45	+	+	-	-	-	-	V	-/+
次要分枝杆菌	37	R	N	-	+	+	>45	+	+	+	-	±	-/+	V	-
胃分枝杆菌	35	Sm/SR/R	N	-	+	-	<45	-	+	-	-	-	-/+	-	±
德氏分枝杆菌	35	Sm	N	-	ND	-	-	-	-	ND	ND	-	-	+	ND
海德堡分枝杆菌	35	Sm	N	-	ND	-	-	+	+	-	ND	-	+	+	-
三重分枝杆菌	35	Sm	N	-	+	+	>45	+	-	-	ND	-	+	ND	ND
堪萨斯分枝杆菌	35	Sm/SR/R	P	-	+	+	>45	+	+	-	-	-	-/+	-	-/+
海分枝杆菌	30	Sm/SR/R	P	-/+	+	-	<45	-	+	-	-	-/+	+	+	-/+
猿分枝杆菌	37	Sm	P	±	+	-	>45	+	-	-	-	-	±	+	+
亚洲分枝杆菌	37	Sm	P	-	+	-	>45	+	+	-	-	-	-	-	-
蟾分枝杆菌	42	Sm	N/S	-	+	-	<45	+/-	+	-	-	+	-	ND	ND
戈登分枝杆菌	37	Sm	S	-	+	-	>45	+	+	-	-	V	V	-/+	-
瘰疬分枝杆菌	37	Sm	S	-	+	-	>45	+	-	-	-	V	V	±	±
苏尔加分枝杆菌	37	Sm or R	S/P	-	+	+	>45	+	-/+	-	-	V	+	+	±
转黄分枝杆菌	37	Sm	S	-	+	+	>45	+	+	±	-	-	+	+	-/+
中间分枝杆菌	35	Sm	P	-	ND	-	ND	+	+	ND	ND	+	+/-	-	ND
缓黄分枝杆菌	35	Sm	P	ND	ND	-	V	±	-	ND	ND	-	ND	±	ND
中庸分枝杆菌	35	Sm	S	-	ND	-	V	+	-	ND	ND	V	+	+	ND
波希米亚分枝杆菌	37~40	Sm	S	-	ND	-	-	+	-	-	ND	-	weak	-	ND

续表

种	最适温度(℃)	菌落形态	色素	烟酸试验	T_2H 生长 10μg/ml	硝酸还原试验	触酶半定量试验	68℃触酶试验	Tween 水解试验	5% NaCl 耐受试验	铁吸收试验	芳香硫酸酯酶试验	尿酶试验	烟酸酰胺酶试验	亚碲酸盐还原试验
炫耀分枝杆菌	30	Sm	S	ND	+	-	<45	-	+	-	ND	+	-	-	-
托斯尔分枝杆菌	30	R	S	-	+	+	-	ND	+	-	ND	-	+	ND	ND
赫克肖分枝杆菌	35	Sm	S	-	ND	-	-	+	-	-	ND	-	-	-	ND
偶发分枝杆菌	28~30	R/Sm	N	-	+	+	>45	+	-/+	+	+	+	+	+	+
脓毒性分枝杆菌	28~35	R	N	-	ND	+	ND	ND	ND	+	+	V	ND	ND	ND
龟分枝杆菌	28~30	Sm/R	N	-/+	+	ND	>45	+	-/+	V	-	+	+	+	+
塞内加尔分枝杆菌	30	R	N	-	ND	+	ND	ND	ND	+	-	+	+	ND	+
脓肿分枝杆菌	28~30	Sm/R	N	-	ND	-	>45	ND	V	±	-	+	+	ND	ND
产免疫分枝杆菌	28~35	R/Sm	N	-	ND	-	ND	ND	ND	-	-	+	ND	ND	ND
黏液分枝杆菌	28~30	Sm	N	-	ND	V	>45	-	+	-	Tan	+	+	ND	-
耻垢分枝杆菌	28~35	Sm/R	LS	-	+	+	<45	-	+	+	+	-	ND	ND	+
沃林斯基分枝杆菌	28~35	Sm	N	-	ND	+	<45	-/+	ND	+	+	-	ND	ND	ND
戈地分枝杆菌	28~35	Sm/R	LS	-	ND	+	<45	-	ND	+	+	-	ND	ND	ND
马德里分枝杆菌	30~37	Sm	N	ND	ND	+	ND	-	-	+	+	+	+	+	ND

注：R：粗糙，Sm：光滑，SR：中度粗糙，Smt：光滑和透明，Rt：粗糙、细小或透明，LS：在7H10琼脂上7~10日暗产色，P：光照产色，S：暗产色，N：非产色，+：阳性，-：阴性，V：不定，±：大部分阳性，-/+：大部分阴性，Tan：棕褐色，weak：弱反应，ND：未测定，T_2H：噻吩-2-羧酸酰肼培养基，>45：触酶半定量阳性

2. 结核分枝杆菌属、群的鉴别培养　见表4-5-23。

表4-5-23　结核分枝杆菌属、群的鉴别培养

	非结核分枝杆菌	人型结核分枝杆菌	牛型结核分枝杆菌
PNB 培养基	+	-	-
T_2H 培养基	+	+	-
L-J 培养基	+	+	+

注：PNB：对硝基苯甲酸，T_2H：噻吩-2-羧酸酰肼培养基，L-J培养基：改良罗-琴结核分枝杆菌培养基

3. RGM的表型特性　见表4-5-24。

(四) 抗菌药物敏感性

抗菌药物敏感试验是控制许多分枝杆菌感染的关键，但需要有经验、有条件的实验室，根据CLSI指南进行。

1. 结核分枝杆菌复合菌（MTBC）　一般而言，从患者初次分离到的第一株MTBC应进行药敏试验，当患者对治疗无反应，或持续3个月仍培养阳性，应重复药敏试验。首次药敏试验，检测的药物为：两个浓度的异烟肼（临界浓度和较高浓度）、利福平、乙胺丁醇和吡嗪酰胺。当被检菌株对利福平或其他任何两种药物耐药时，应启动第二药物组合，包括：高浓度的乙胺丁醇、卷曲霉素、乙硫异烟胺、阿米卡星、对氨基水杨酸、利福布汀、链霉素和左氧氟沙星。

2. 缓慢生长非结核分枝杆菌（NTM）　CLSI推荐进行药敏试验的菌种有堪萨斯分枝杆菌、鸟分枝杆菌复合群和海分枝杆菌。对于堪萨斯分枝杆菌只需报告利福平和克拉霉素，当利福平耐药时，则应测试其他药物的MICs；海分枝杆菌的MICs范围过窄，不必常规进行药敏试验，经验治疗失败时，再测试MICs；鸟分枝杆菌复合群只需检测克拉霉素。

3. 快速生长分枝杆菌（RGM）　任何RGM分

离株，当阿米卡星的 MIC > 64μg/ml 时，应重测和（或）送参考实验室。龟分枝/脓肿分枝杆菌群不应报告亚胺培南的 MIC，偶发分枝杆菌对亚胺培南的 MIC > 8μg/ml 时，应重测，并仔细检查接种菌悬液的浓度，且最大孵育时间不超过 3 天。妥布霉素的 MIC 只对龟分枝杆菌报告。

表 4-5-24 临床重要的不产色素 RGM 的表型特征

复合群或种名	曾用名	色素	芳香硫酸酯酶	硝酸盐还原	铁利用	甘露醇利用	肌醇利用	枸橼酸利用	山梨醇利用	5%氯化钠
龟-脓肿分枝杆菌群										
脓肿分枝杆菌	龟分枝杆菌脓肿亚种	-	+	-	-	-	-	-	-	+
龟分枝杆菌	龟分枝杆菌龟亚种	-	+	-	-	-	-	+	-	-
产免疫分枝杆菌	产免疫分枝杆菌	-	+	+	+	-	-	-	-	-
偶发分枝杆菌群										
偶发分枝杆菌	偶发分枝杆菌偶发生物变种	-	+	+	+	-	-	-	-	+
外来分枝杆菌（1 型）	偶发分枝杆菌外来生物变种[a]	-	+	+	+	+	-	-	-	+
外来分枝杆菌（2 型）	偶发分枝杆菌外来生物变种[b]	-	+	+	+	+	-	-	-	+
偶发分枝杆菌第三生物变种复合群										
休斯顿分枝杆菌（*M. hostonense*）	偶发分枝杆菌第三生物变种（山梨醇阳性）	-	+	+	+	+	+	-	+	+
邦克分枝杆菌（*M. bonickei*）	偶发分枝杆菌第三生物变种（山梨醇阴性）	-	+	+	+	+	+	-	-	+
产黏液分枝杆菌		-	+	+/-	-	+	-	+	-	-
耻垢分枝杆菌群										
耻垢分枝杆菌	耻垢分枝杆菌	+/-	-	+	+	+	+	+/-	+	+
沃林斯基分枝杆菌	耻垢分枝杆菌	-	-	+	+	+	+	+/-	+	+
戈地分枝杆菌	耻垢分枝杆菌	+/-	-	+	+	+	+	+/-	+	+

注：+：90%以上阳性，-：10%以下阴性，+/-：11%～89%阳性

（五）临床意义

结核分枝杆菌可通过多种途径，如呼吸道、消化道、皮肤黏膜损伤处等，入侵机体，包括肺、肠、肾、关节、淋巴系统、神经系统、泌尿系统等全身各器官组织，临床以肺结核最为常见。

人类对结核分枝杆菌有较高的易感性，初次感染后亦可获得特异性免疫，能够阻止入侵细菌随淋巴-血流播散，但不能预防再感染，于是出现感染率高而发病率低情况。

MAC 是最常见的引起人类疾病的 NTM 之一，非艾滋病患者中，成人最常见的症状为肺部感染，而儿童则为淋巴结炎，多为局限性感染，弥散性感染罕见；艾滋病患者可表现为局限性或弥散性 MAC 感染。堪萨斯分枝杆菌引起的疾病最常见的临床表现为慢性肺部疾病，该病与典型的肺结核相似，主要累及到肺的上叶，大多数病例有空洞和瘢痕证据。

RGM 主要的种别有偶发分枝杆菌、脓肿分枝杆菌、龟分枝杆菌和耻垢分枝杆菌，这些分枝杆菌主要引起皮肤软组织感染，尤其是手术或创伤后容易发生皮肤软组织感染，以及由于注射器或注射药物的污染，而引发注射部位的暴发流行。RGM 也可引起肺部及骨、关节等部位的感染。

多数 NTM 是条件致病菌，其临床意义较难评价。美国胸科协会（America Thoracic Society，ATS）提出的下列标准有助于确认 NTM 在疾病过程中所起的作用：①来自同一解剖部位的检材，重复分离到同一菌

株，或者分离培养到优势菌落与 AFB 涂片阳性结果相关性密切者；②组织中分枝杆菌和（或）结节的组织病理学证据；③疾病的临床和 X 线证据；④在一系列样本中分枝杆菌数目增加；⑤来自于正常无菌部位的分离物；⑥在取材部位菌种引起的疾病特点；⑦患者中出现前期临床症状；⑧疾病无其他的对应的致病原因。

六、诺卡菌属、红球菌属和其他需氧放线菌

（一）分类和命名

需氧放线菌是由许多分类学上相距较远的菌属组成，它们的共同特征是有分枝的、丝状的菌丝，或者形成孢子或者由断裂的碎片再生。对人类致病的需氧放线菌隶属于放线菌目，包含有 5 个亚目，11 个菌科，18 个菌属。本节仅述及下列几种与人类疾病关系密切的菌属。

诺卡菌属、红球菌属、戈登菌属和威廉士菌属隶属诺卡菌科。诺卡菌属（*Nocardia*）内目前有 89 个种，与医学有关的菌种：脓肿诺卡菌（*N. abscessus*）、非洲诺卡菌（*N. africana*）、星型诺卡菌（*N. asteroids*）、巴西诺卡菌（*N. brasiliensis*）、短链诺卡菌（*N. brevicatena*）、肉色诺卡菌（*N. carnea*）、皮疽诺卡菌（*N. farcinica*）等，诺卡菌属的 G + C 含量为 64 ~ 72mol%，代表菌种为星型诺卡菌。

红球菌属（*Rhodococcus*）内目前有 43 个种，其中与医学有关的菌种有：马红球菌（*R. equi*）、椿象红球菌（*R. rhodnii*）、红平红球菌（*R. eryhropolis*）、紫红红球菌（*R. rhodochrous*）和支气管红球菌（*R. bronchialis*）等菌种，红球菌属的 DNA G + C 含量为 63 ~ 72mol%，代表菌种为紫红红球菌。

马杜拉放线菌属（*Actinomadura*）隶属于高温单胞菌科，目前属内有 67 个菌种和亚种，与人类疾病有关的菌种有：马杜拉马杜拉放线菌（*A. madurae*）、白乐杰马杜拉放线菌（*A. pelletieri*）、拉丁马杜拉放线菌（*A. latina*）和腭咽马杜拉放线菌（*A. palatopharyngis*）。马杜拉放线菌属的 DNA G + C 含量为 66 ~ 72mol%，代表菌种为马杜拉马杜拉放线菌。

（二）生物学特性

诺卡菌属菌体细胞呈多向的分枝菌丝状（0.5 ~ 1.2μm），也可见念珠状菌体。培养早期可见丰富的菌丝体，常有次级分枝，培养后期菌体裂解为球形或杆状，痰标本直接涂片染色可见典型的分枝菌丝，菌丝呈 90°分枝角，有诊断意义。革兰染色阳性或不定，改良抗酸染色呈弱阳性（脱色剂为 1% 硫酸水溶液），易被脱色成阴性。形成气生菌丝，不形成芽胞，无鞭毛。需氧培养，在沙氏琼脂、普通营养琼脂培养基上，室温、35℃均能缓慢生长；在不同培养基上或不同的培养时间菌落形态差异较大，可出现光滑到颗粒状、不规则、表面有皱褶或堆集的菌落，甚至同一株菌的菌落形态和颜色可呈异质性；初代分离时，平板须持续孵育 1 周；不同种可产生不同的色素，如橙红、粉红、黄、黄绿、紫以及其他颜色；星型诺卡菌集落呈黄色或深橙色，琼脂表面无白色菌丝；巴西诺卡菌集落表面有白色短的气菌丝生长；豚鼠耳炎诺卡菌类似星型诺卡菌，呈黄或橘黄色。触酶阳性，可分解糖类。

马红球菌为革兰阳性、卵圆形短杆菌。无鞭毛，无芽胞，可产生真菌样菌丝体，产生的菌丝体很快断裂成杆状和球形，其镜下呈杆状还是球形与菌种、标本类型和生长环境及生长阶段有关。抗酸染色部分菌体染成红色，但在含 5% 羊血的胰蛋白胨大豆琼脂（trypticase soy agar，TSA）平板和巧克力平板上抗酸染色阴性。在血琼脂平板上，37℃培养 18 ~ 24 小时，可形成直径 1mm 左右，湿润、粗糙、光滑或黏液型菌落，颜色浅黄、奶油色、橙红色，菌龄增加，色素更明显、菌落变大、变粗糙。马红球菌触酶阳性，尿素酶阳性。黏液型马红球菌的 CAMP 试验呈强阳性，而粗糙型菌株通常为阴性。

马杜拉放线菌是有分枝菌丝的革兰阳性杆菌。菌丝不易断裂，较短而纤细，0.5 ~ 1μm，在小培养中常见气生菌丝中形成长的孢子链。常在窦道引流物中形成颗粒（也称“硫黄颗粒”），颗粒压片镜检可见革兰阳性分枝状杆菌。马杜拉放线菌抗酸染色阴性。该属细菌生长缓慢，需氧条件下在常规真菌培养基和分枝杆菌培养基上都能生长。菌落蜡样，膜状覆盖或黏液状，菌落呈堆积或有褶皱，产生多种颜色，如红色、粉色、褐色等。在罗-琴培养基上培养 2 周后，菌落表面可出现气生菌丝。马杜拉放线菌触酶阳性、能利用葡萄糖，分解酪蛋白，对溶菌酶敏感。在固体培养基上，马杜拉放线菌、链霉菌、诺卡菌等散发出腐土的霉味，是重要特征。

（三）鉴别与鉴定

1. 诺卡菌属及其他相关菌属的鉴别见表 4-5-25。

（1）诺卡菌属与链霉菌属、放线菌属和拟诺卡菌属的鉴别：上述菌属菌种细胞镜下形态均为分枝丝状，但诺卡菌属用改良抗酸染色弱阳性，然而诺卡菌抗酸染色结果变异较大，不同菌龄，结果会不一样，即在同一张涂片上，也会出现部分菌体阳性，部分菌体阴性，所有诺卡菌耐受溶菌酶，而后三者抗酸阴性且不耐受溶菌酶。

表 4-5-25 诺卡菌属及其他相关菌属的鉴别

菌属	气生菌丝	抗酸性	分枝菌酸	动力	溶菌酶中生长
诺卡菌属（*Nocardia*）	+	弱 +	+	–	+
红球菌属（*Rhodcpccus*）	–*	弱 +	+	–	–
马杜拉放线菌属（*Actinomadura*）	v	–	–	–	–
链霉菌属（*Streptomyces*）	+	–	–	–	–
高温放线菌属（*Thermoactinomyces*）	v	ND	ND	ND	+
戈登菌属（*Gordona*）	–	弱 +	+	–	V
拟诺卡菌属（*Nocardiopsis*）	+	–	–	–	ND
假诺卡菌属（*Pseudonocardia*）	V	–	–	–	ND
糖单胞菌属（*Saccharomonospora*）	+	–	–	–	–
糖多胞菌属（*Saccharopolyspor*）	+	–	–	–	–
迪茨菌属（*Dietzia*）	–	–	+	–	ND
冢村菌属（*Tsukamurella*）	–	弱 +	+	NT	+
嗜皮菌属（*Dermatophilus*）	+	–	–	+	NT

注：+：90%以上菌株阳性，–：90%以上菌种阴性，v：11%～89%菌株阳性，ND：无资料；* 偶尔镜下可见气生菌丝（溶菌酶抵抗试验：在甘油肉汤和含 50μg/ml 溶菌酶的甘油肉汤内各接种 4 滴 0.5 麦氏单位菌液，温育 35℃观察 7 天。如两管生长情况相同，判为溶菌酶抵抗阳性）

（2）诺卡菌属与分枝杆菌属的鉴别：分枝杆菌抗酸性强，盐酸乙醇不易脱色。而诺卡菌抗酸染色弱阳性，易被盐酸乙醇脱色。

（3）诺卡菌属与红球菌属鉴别：两者均可呈现弱抗酸性，但绝大多数红球菌不产生气生菌丝，并且不耐受溶菌酶，而诺卡菌则相反。

（4）诺卡菌属与棒状杆菌属的鉴别：棒状杆菌不形成菌丝，菌体多呈栅栏状排列；诺卡菌有气生菌丝，延长培养时间，观察有无菌丝体出现，便可区分。

（5）红球菌与产单核李斯特菌的鉴别：红球菌也可呈短杆菌，但其菌落有色素并且不分解葡萄糖，尿素酶阳性，而单核李斯特菌菌落无色素，分解葡萄糖并且尿素酶阴性。

（6）红球菌与光滑型猪红斑丹毒丝菌的鉴别：两者菌体都可呈卵圆形短杆状、但红球菌菌落有色素，不分解葡萄糖，抗酸染色部分弱阳性。而光滑型猪红斑丹毒丝菌能分解葡萄糖，抗酸阴性。

2. 需氧放线菌目内各属菌种鉴别　需氧放线菌的很多表型特征在不同的实验环境中表现不一样，多数商品化的生化反应试验无反应。随着需氧放线菌菌种数量的不断增加，不借助分子生物学手段而单靠表型鉴定不能准确鉴定到种，甚至属的水平。无法进行分子生物学检测的实验室，尽可能鉴定到属的水平。表 4-5-25 所列诺卡菌属及其相关菌属鉴别特征和表 4-5-26 所示诺卡菌属内各菌种的鉴别特征供实验室参考。

表 4-5-26 诺卡菌属内菌种的鉴别

菌种	唯一利用碳源[a]						水解七叶苷	腺嘌呤	酪蛋白	45℃生长
	葡萄糖	阿拉伯糖	侧金盏花醇	肌醇	鼠李糖	半乳糖				
脓肿诺卡菌 s	+	–	–	–	V	–	–	–	–	V
非洲诺卡菌	+	–	–	–	–	–	–	–	+	+
星型诺卡菌	+	–	–	–	V	V	–	–	–	V
巴西诺卡菌	+	–	–	+	–	+	+	–	+	–
短链诺卡菌	–	–	–	–	V	–	+	–	–	V

续表

菌种	唯一利用碳源[a]						水解七叶苷	腺嘌呤	酪蛋白	45℃生长
	葡萄糖	阿拉伯糖	侧金盏花醇	肌醇	鼠李糖	半乳糖				
肉色诺卡菌	-	-	-	-	-	-	+	-	-	-
鼻疽诺卡菌	+	-	-	-	+	-	+	-	-	+
新星诺卡菌	+	-	-	-	-	-	-	-	-	-
豚鼠耳炎诺卡菌	+	V	-	+	-	-	+	-	-	V
少食诺卡菌	-	-	-	-	-	-	V	-	-	NT
假巴西诺卡菌	+	-	-	+	-	+	+	+	+	-
南非诺卡菌	+	-	+	+/-	-	+/V	-	-	-	NT
老种诺卡菌	NG	NG	NG	+	+	-	-	-	-	NT

注：+：阳性反应，-：阴性反应，+/-：大多数阳性反应，V：不定，NT：未试验，NG：无资料

（四）抗菌药物敏感性

治疗诺卡菌病首选磺胺或复方磺胺（TMP/SMZ）。但播散至中枢神经系统的感染，或细胞免疫缺陷（如肾移植或HIV感染）患者的治疗，则比较复杂。肺部和（或）全身性马红球菌感染的治疗是一个问题，特别是AIDS患者。治疗期间需仔细重复培养和抗生素敏感试验，以监测获得性耐药，推荐的治疗方案是静注糖肽类加亚胺培南至少3周，接着换利福平加一种大环内酯类或四环素类抗生素口服。

（五）临床意义

星型诺卡菌是一种条件致病菌，可引起原发性化脓性肺部感染，出现类似结核的症状；肺部病灶向其他组织器官扩散，形成皮下脓肿、多发性瘘管、脑脓肿等。组织病理变化主要表现为化脓性肉芽肿样改变，在感染的组织内及脓汁内有类似“硫黄样颗粒”，呈淡黄色、红色或黑色，称色素颗粒。巴西诺卡菌可通过损伤的皮肤侵犯皮下组织，产生慢性化脓性肉芽肿，引起足放线菌病，表现为足部或腿部皮下肿胀、脓肿及多发性瘘管等。

马红球菌是红球菌属中最常引起人体感染的病原菌种，常常引起免疫力低下人群如艾滋病患者的呼吸道感染以及胸膜炎和败血症。而其他3种红球菌只偶尔引起人类感染。

马杜拉放线菌和链霉菌都是引起放线菌足分枝菌病（又称“足菌肿”）的常见病原菌。放线菌性足菌肿的主要特点是通过窦道排出的分泌物中含大量分枝状菌丝的“硫黄颗粒”。化疗首选联合用药如复方磺胺甲噁唑与链霉素。马杜拉马杜拉放线菌还可引起肺炎、腹膜炎和菌血症等。

第三节　需氧革兰阴性球菌

一、奈瑟菌属

（一）分类和命名

奈瑟菌属（*Neisseria*）隶属于奈瑟菌科（*Neisseriaceae*），包括28个种和亚种，分离自人类的奈瑟菌有：淋病奈瑟菌（*N. gonorrhoeae*）、脑膜炎奈瑟菌（*N. meningitidis*）、乳糖奈瑟菌（*N. lactamica*）、干燥奈瑟菌（*N. sicca*）、微黄奈瑟菌（*N. subflava*）微黄生物变种（*biovars subflava*）、黄色生物变种（*biovars flava*）和深黄生物变种（*biovars perflava*）、变黄奈瑟菌（*N. favescens*）、黏液奈瑟菌（*N. mucosa*）、灰色奈瑟菌（*N. cinerea*）、长奈瑟菌（*N. elongata*）长亚种（*subspp elongate*）、硝还亚种（*subspp nitroreducen*）和解糖亚种（*subspp glycolytica*）、多糖奈瑟菌（*N. polysaccharea*）、魏氏奈瑟菌（*N. weaver*）、杆状奈瑟菌（*N. bacilliformis*）。

奈瑟菌属DNA G+C含量为48~56mol%，代表菌种为淋病奈瑟菌。

（二）生物学特性

大多数奈瑟菌为革兰阴性双球菌，直径0.6~1.9μm，肾形成对排列，长奈瑟菌、魏氏奈瑟菌和杆状奈瑟菌呈短杆状，成对或短链状排列。专性需氧，无动力，最适生长温度为35~37℃，淋病奈瑟菌、脑膜炎奈瑟菌在30℃以下易死亡，氧化酶阳性，触酶阳性（长奈瑟菌长亚种和硝还亚种除外），大部分菌种氧化分解葡萄糖产酸，还原硝酸盐，干燥奈瑟菌、微黄奈瑟菌、变黄奈瑟菌产黄色色素。

除淋病奈瑟菌、脑膜炎奈瑟菌外，其他奈瑟菌均可在普通培养基生长。脑膜炎奈瑟菌、淋病奈瑟菌只能在含血液的培养基中生长，需 5% ~10% CO_2 并保持一定的湿度。脑膜炎奈瑟菌在普通血平板或巧克力平板上生长，孵育 24 小时后形成直径约 1 ~2mm、光滑、灰色有光泽、凸起菌落。淋病奈瑟菌营养要求比脑膜炎奈瑟菌高，需要半胱氨酸和硫酸盐，只能在巧克力平板或专用选择性培养基中生长，部分菌株可在血平板上生长；初代培养生长缓慢，孵育 24 小时形成直径约 0.5 ~1.0mm、灰白色有光泽、凸起菌落，经传代培养后，菌落随之增大扁平。淋病奈瑟菌可产生自溶酶，孵育 24 小时后菌落会发生自溶现象。血培养瓶中聚茴香脑磺酸钠（SPS）对淋病奈瑟菌和脑膜炎奈瑟菌有毒性，应避免使用。

（三）鉴别与鉴定

1. 属间鉴别　奈瑟菌在形态上易与卡他莫拉菌、金氏杆菌、莫拉菌和不动杆菌混淆，可根据氧化酶、触酶、葡萄糖分解产酸等进行鉴别，见表 4-5-27。

（1）与卡他莫拉菌区别：后者菌体略大，水解丁酸甘油酯，DNA 酶试验阳性。

（2）与莫拉菌属其他菌种区别：后者为球杆菌，且不分解糖类。

（3）与不动杆菌属区别：后者氧化酶试验阴性。

（4）与金氏杆菌属区别：后者触酶阴性。

2. 属内鉴定　奈瑟菌属内菌种鉴别见表 4-5-28。

利用糖分解试验可区别大部分奈瑟菌，淋病奈瑟菌只氧化分解葡萄糖，脑膜炎奈瑟菌还能分解麦芽糖，但临床标本中可能会遇到少见的不分解糖的淋病奈瑟菌和脑膜炎奈瑟菌。利用酶底物显色试验可快速鉴别在淋病奈瑟菌选择性培养基上分离的细菌，脑膜炎奈瑟菌产生 γ-谷氨酰氨基肽酶，淋病奈瑟菌产生脯氨酰亚氨基肽酶，乳糖奈瑟菌产 β-半乳糖苷酶，但灵敏度不高，约 4% 淋病奈瑟菌脯氨酰亚氨基肽酶阴性，脑膜炎奈瑟菌 γ-谷氨酰氨基肽酶也可阴性。

菌落的形态及色素也是种鉴定的一项重要依据。观察色素，可以用接种环从平板上刮下菌落，在白色背景下判断。硝酸盐试验和多糖合成试验在菌种鉴定上也有价值。

表 4-5-27　奈瑟菌属与相关菌属的鉴别

菌属	细菌形态	氧化酶	触酶	三丁酸甘油脂酶	DNA 酶	葡萄糖产酸
奈瑟菌属	双球菌[a]	+	+[b]	-	-	v
莫拉菌属	球杆状	+	+	-	-	-
不动杆菌属	球杆状	-	+	-	-	v
金氏杆菌属	球杆状	+	-	-	-	-
卡他莫拉菌	双球菌	+	+	+	+	-

注：+：90% 以上菌株阳性，-：90% 以上菌株阴性，v：不定；[a]长奈瑟菌、魏氏奈瑟菌和杆状奈瑟菌呈杆状；[b]长奈瑟菌长亚种和硝还亚种阴性

表 4-5-28　与人类相关奈瑟菌鉴别

菌名	细菌形态	生长			产酸					硝酸盐还原	利用蔗糖合成多糖
		MTM、ML、NYC 培养基※	巧克力或血琼脂（22℃）	营养琼脂（35℃）	葡萄糖	麦芽糖	乳糖	蔗糖	果糖		
淋病奈瑟菌	C	+	-	-	+	-	-	-	-	-	-
脑膜炎奈瑟菌	C	+	-	v	+	+	-	-	-	-	-
乳糖奈瑟菌	C	+	v	+	+	+	+	-	-	-	-
灰色奈瑟菌	C	v	-	+	-	-	-	-	-	-	-
多糖奈瑟菌	C	v	+	+	+	+	-	v	-	-	+
微黄奈瑟菌	C										
黄色生物变种		v	+	+	+	+	-	-	+	-	-
深黄生物变种		v	+	+	+	+	-	+	+	-	+
微黄生物变种		v	+	+	+	+	-	-	-	-	-

续表

菌名	细菌形态	生长			产酸					硝酸盐还原	利用蔗糖合成多糖
		MTM、ML、NYC培养基※	巧克力或血琼脂（22℃）	营养琼脂（35℃）	葡萄糖	麦芽糖	乳糖	蔗糖	果糖		
干燥奈瑟菌	C	-	+	+	+	+	-	+	+	-	+
黏膜奈瑟菌	C	-	+	+	+	+	-	+	+	+	+
变黄奈瑟菌	C	-	+	+	-	-	-	-	-	-	+
长奈瑟菌	R										
长亚种		-	+	+	-	-	-	-	-	-	-
解糖亚种		-	+	+	(+)	-	-	-	-	-	-
硝还亚种		-	+	+	-	-	-	-	-	+	-
魏氏奈瑟菌	R	ND	ND	+	-	-	-	-	-	-	ND
杆状奈瑟菌	R	-	ND	+	-	-	-	-	ND	v	ND

注：+：阳性，-：阴性，v：不定，(+)：弱阳性，C：球形，R：杆状，ND：未测定；※MTM：modified Thayer-Martin 培养基，ML：Martin-Lewis 培养基，NYC：New York City 培养基

（四）抗菌药物敏感性

1. 淋病奈瑟菌　淋病奈瑟菌对青霉素、四环素和氟喹诺酮类耐药较为普遍，已不再推荐青霉素、四环素和氟喹诺酮类用于治疗淋病奈瑟菌感染，除非体外药敏结果证实敏感。头孢曲松是目前治疗淋病的主要抗菌药物，也可推荐头孢噻肟、头孢克肟、头孢布烯、头孢唑兰、头孢地尼、头孢泊肟或大观霉素，但大观霉素对淋病奈瑟菌性咽炎疗效较差，不推荐使用。

2. 脑膜炎奈瑟菌　治疗脑膜炎奈瑟菌脑膜炎，青霉素仍然是首选药物，产β-内酰胺酶菌株非常少见，PBP2 的改变是导致青霉素敏感性下降的主要机制，大多数报道青霉素耐药菌株，属于血清群 B 或 C 血清群。广谱头孢菌素（头孢噻肟、头孢曲松、头孢克肟、头孢他啶）在脑脊液中浓度比感染菌株的 MICs 高百倍，被推荐用于治疗。利福平和环丙沙星推荐用于密切接触者的预防性用药。

（五）临床意义

人类是淋病奈瑟菌唯一的寄生宿主，通过性接触传播，侵袭泌尿生殖道、口咽部和肛门直肠的黏膜柱状上皮细胞而感染。男性患者主要引起尿道炎，不及时治疗可继发附睾炎、前列腺炎和尿道狭窄。女性的感染部位是子宫颈内膜，并发症有盆腔炎等，女性中无症状患者比男性更为常见。口咽部和肛门直肠淋病通常无症状，前者为慢性咽炎，通过咽拭子培养分离到细菌而被诊断，后者可能出现局部灼痛和脓血便。淋病奈瑟菌性结膜炎多见于新生儿，分娩时通过患淋病产妇的产道感染引起。其他无性行为传播很少见，偶有报道实验室感染引起眼部淋病奈瑟菌感染，若不予及时合理治疗，可导致溃疡性角膜炎、角膜穿孔、失明。只有 0.5% ~3% 患者可能会出现播散性淋病奈瑟菌感染，表现为多关节肿痛、化脓性关节炎或脑膜炎，这些患者的血液、浆膜液和脑脊液中可分离出淋病奈瑟菌。

脑膜炎奈瑟菌是流行性脑脊髓膜炎的病原菌，多糖荚膜抗原是主要的毒力因子，可分为 A、B、C、D、H、I、K、L、X、Y、Z、W135、29E 共 13 种血清群，最常见的是 A、B、C、Y 和 W135 血清群。人类是该菌的自然宿主，可在人鼻咽部黏膜上定植，在人群中约有 8% ~20% 健康带菌者，经飞沫空气传播。少数可引发骨髓炎、关节炎、心内膜炎、肺炎（Y 血清群）。处理脑膜炎奈瑟菌的标本、培养物应在生物安全柜中进行，主要是预防产生气溶胶对工作人员带来危险。

灰色奈瑟菌亦可引起新生儿结膜感染，常在开始时易被误诊为淋病奈瑟菌。

其他奈瑟菌大部分是鼻咽部的正常菌群，一般不必鉴定。当在血液、脑脊液及无菌体液的标本中分离到这类细菌时，应予鉴定到种。

二、卡他莫拉菌

（一）分类和命名

卡他莫拉菌（*Moraxella catarrhalis*）曾几度更改

属名，最初命名为卡他微球菌、卡他奈瑟菌，后又根据 DNA 同源性被独立成属即布兰汉菌属（*Branhamella*），现仍归为莫拉菌属。

（二）生物学特性

革兰阴性双球菌，多呈肾形，无动力、无芽胞。专性需氧，在血平板和巧克力平板上生长良好，孵育 24 小时后，菌落大小 1～3mm，灰白色、不透明、光滑，如用接种环推移，整个菌落可移动（曲棍球现象），盐水中易乳化。氧化酶和触酶阳性，不能利用糖类产酸，DNA 酶、丁酸酯酶及乙酰酯酶阳性，还原硝酸盐和亚硝酸盐。

卡他莫拉菌 DNA G+C 含量为 40.0～43.0mol%。

（三）鉴别与鉴定

卡他莫拉菌与奈瑟菌鉴别见表 4-5-27，与莫拉菌属内其他菌种鉴别见本章第六节莫拉菌属表 4-5-75。

（四）抗菌药物敏感性

卡他莫拉菌临床分离菌株只需检测 β-内酰胺酶。该菌产生两种诱导型 β-内酰胺酶：BRO-1（或 Ravisio 型）和 BRO-2（或 1908 型），前者占标本中产酶菌株的 90% 以上。对阿莫西林/克拉维酸、广谱和超广谱头孢菌素（头孢呋辛、头孢噻肟、头孢曲松、头孢泊污、头孢布烯；口服的头孢克肟、头孢克洛）、大环内酯类（阿奇霉素、克拉霉素、红霉素）、四环素、氟喹诺酮类和利福平敏感。耐四环素、大环内酯类、复方磺胺甲噁唑的卡他莫拉菌极少见。

（五）临床意义

卡他莫拉菌主要寄居在人的鼻咽部，健康成人中分离率较低（1.5%～5.4%），但儿童和老年人群呼吸道携带率较高。主要引起中耳炎、鼻窦炎、支气管炎和肺炎，儿童中以中耳炎、鼻窦炎为主，肺炎较为少见，支气管炎、肺炎等下呼吸道感染主要见于老年和免疫受损者，特别是合并慢性阻塞性肺病、支气管扩张、充血性心力衰竭和误吸等因素。也可引起菌血症、心内膜炎、脑膜炎、眼结膜炎、角膜炎、尿道炎、伤口感染、败血性关节炎、持续非卧床腹膜透析相关腹膜炎。

卡他莫拉菌在下列情况培养分离到时，必须鉴定和报告：①从鼓膜穿刺、中耳、耳窦吸出标本分离到；②患有支气管炎、肺炎，痰标本直接涂片革兰染色可见革兰阴性双球菌优势及白细胞吞噬现象，通常可获纯培养；③无菌体液标本。

第四节 肠杆菌科

一、概 述

（一）分类和命名

肠杆菌科（*Enterobacteriaceae*）细菌种类繁多，至少包括 44 个属 170 多个已命名菌种，与医学有关的有：奥弗里菌属（*Aveeryella*）、布特维西菌属（*Budvicia*）、布丘杆菌属（*Buttiauxella*）、西地西菌属（*Cedecea*）、枸橼酸杆菌属（*Citrobacter*）、爱德华菌属（*Edwardsiella*）、肠杆菌属（*Enterobacter*）、埃希菌属（*Escherichia*）、志贺菌属（*Shigella*）、爱文菌属（*Ewingella*）、哈夫尼菌属（*Hafnia*）、克雷伯菌属（*Klebsiella*）、兰奥尔菌属（*Raoultella*）、克吕沃菌属（*Kluyvera*）、莱克勒菌属（*Leclercia*）、勒米诺菌属（*Leminorella*）、默勒菌属（*Moellerella*）、摩根菌属（*Morganella*）、肥杆菌属（*Obesumbacterium*）、泛杆菌属（*Pantoea*）、光杆菌属（*Photorhabdus*）、邻单胞菌属（*Plesiomonas*）、布拉格菌属（*Pragia*）、变形杆菌属（*Proteus*）、普罗威登斯菌属（*Providencia*）、拉恩菌属（*Rahnella*）、沙门菌属（*Salmonella*）、沙雷菌属（*Serratia*）、塔特姆菌属（*Tatumella*）、特布尔西菌属（*Trabulsiella*）、致病杆菌属（*Xenorhabdus*）、耶尔森菌属（*Yersinia*）、约克纳菌属（*Yokenella*）等。

邻单胞菌属原归属于弧菌科，根据 16S rRNA 序列分析，含有肠道细菌共同抗原，认为与肠杆菌科细菌有更密切的关系，现归属于肠杆菌科，该属菌种氧化酶阳性。

克罗诺杆菌（*Cronobacter*）为 2008 年新命名的菌属包括 5 个菌种和 1 个未命名的基因种，原阪崎肠杆菌（*Enterobacter sakazakii*）已被归为该属，命名为阪崎克罗诺杆菌（*C. sakazakii*），但为避免临床混淆，仍将其归在肠杆菌属中叙述。

（二）生物学特性

革兰阴性杆菌，大小为（0.3～1.0）μm×（0.6～6.0）μm，无芽胞，大多数菌种具有周鞭毛能运动，少数菌种无鞭毛无动力。营养要求不高，绝大多数菌种在普通培养基和麦康凯琼脂上生长良好。兼性厌氧，发酵葡萄糖产酸或产酸产气。氧化酶阴性（邻单胞菌属氧化酶阳性），触酶阳性（痢疾志贺菌 O1 群和致病杆菌属除外），还原硝酸盐为亚硝酸盐，含有肠道细菌共同抗原。

肠杆菌科各属主要生物学特性鉴别见表 4-5-29。

表 4-5-29　肠杆菌科各属主要生物学特性鉴别

菌属	吲哚	甲基红	V-P	枸橼酸盐	赖氨酸	精氨酸	鸟氨酸	硫化氢	尿素	苯丙氨酸	动力	葡萄糖产气	DNA酶	明胶	酯酶	乳糖	蔗糖	甘露醇	卫矛醇	水杨素	侧金盏花醇	肌醇	山梨醇	阿拉伯糖	棉子糖	鼠李糖	麦芽糖	木糖	蕈糖
埃希菌属	+	+	-	-	+	V	V	-	-	-	+	+	-	-	-	+	V	+	V	V	-	-	+	+	V	P	+	+	+
志贺菌属	L	+	-	-	-	L	V	-	-	-	-	-	-	-	-	-	-	+	-	-	-	-	L	P	V	V	V	-	P
枸橼酸杆菌属	V	+	-	+	-	V	V	+	P	-	+	+	-	-	-	V	V	+	V	-	V	-	+	+	V	+	+	+	+
沙门菌属	-	+	-	+	+	P	+	+	-	-	+	+	-	-	-	-	-	+	+	-	-	V	+	+	-	+	+	+	+
克雷伯菌属	L	L	+	+	+	-	-	-	+	-	-	+	-	-	-	+	+	+	V	+	+	+	+	+	+	+	+	+	+
肠杆菌属	-	-	+	+	V	P	+	-	V	-	+	+	-	-	-	+	+	+	L	P	V	V	+	+	+	+	+	+	+
沙雷菌属	-	L	+	+	+	-	+	-	L	-	+	V	+	+	+	-	+	+	-	+	V	P	+	-	-	-	+	-	+
变形杆菌属	V	+	L	V	-	-	V	+	+	+	+	+	V	+	P	-	V	-	-	V	-	-	-	-	-	-	V	+	V
普罗威登斯菌属	+	+	-	+	-	-	-	-	V	+	+	V	-	-	-	-	V	V	-	V	V	V	-	-	-	V	-	-	V
摩根菌属	+	+	-	-	-	-	+	-	+	+	+	P	-	-	-	-	-	-	-	-	-	-	-	-	-	-	-	-	L
耶尔森菌属	V	+	-	-	-	-	V	-	P	-	-	-	-	-	V	-	+	+	-	V	-	V	+	+	-	-	P	P	+
哈夫尼亚菌属	-	V	P	-	+	-	+	-	-	-	+	+	-	-	-	-	-	+	-	L	-	-	-	+	-	+	+	+	+
克吕沃菌属	P	+	-	+	+	-	+	-	-	-	+	+	-	-	-	+	+	+	L	+	-	-	V	+	+	+	+	+	+
西地西菌属	-	+	V	+	-	V	V	-	-	-	+	P	-	-	-	L	P	+	-	+	-	-	-	-	-	-	+	P	+
爱德华菌属	+	+	-	-	+	-	+	+	-	-	+	+	-	-	-	-	-	-	-	-	-	-	-	-	-	-	+	-	-
爱文菌属	-	P	+	+	-	-	-	-	-	-	V	-	-	-	-	V	-	+	-	+	-	-	-	-	-	L	L	L	+
拉恩菌属	-	P	+	+	-	-	-	-	-	+	-	+	-	-	-	+	+	+	P	+	-	-	+	+	+	+	+	+	+
塔特姆菌属	-	-	-	-	-	-	-	-	-	+	-	-	-	-	-	-	+	-	-	V	-	-	-	-	L	-	-	-	+
布特维西菌属	-	+	-	-	-	-	-	P	V	-	V	V	-	-	-	+	-	V	-	-	-	-	-	V	-	+	-	+	-
约克纳菌属（克泽菌属）	-	+	-	+	-	+	+	-	-	-	+	+	-	-	-	-	+	+	+	-	-	-	-	+	L	+	+	+	+

续表

菌属	吲哚	甲基红	V-P	枸橼酸盐	赖氨酸	精氨酸	鸟氨酸	硫化氢	尿素	苯丙氨酸	动力	葡萄糖产气	DNA酶	明胶	酯酶	乳糖	蔗糖	甘露醇	卫矛醇	水杨素	侧金盏花醇	肌醇	山梨醇	阿拉伯糖	棉子糖	鼠李糖	麦芽糖	木糖	蕈糖
莱克勒菌属	+	-	-	-	-	-	V	-	V	-	V	+	-	-	-	+	V	+	P	+	+	-	-	+	V	+	+	+	+
勒米诺菌属	-	C	-	C	-	-	-	+	-	-	-	C	-	-	-	-	-	-	D	-	-	-	-	+	-	-	-	+	-
致病杆菌属	V	-	-	V	-	-	-	-	L	-	+	-		V	-	-	-	-	-	-	-	-	-	-	-	-	L	-	-
布丘杆菌属	-	+	-	+	-	-	+	-	-	-	+	+	-	-	-	+	-	+	-	+	-	-	-	+	+	+	+	+	+
肥杆菌属	-	L	-	-	+	-	+	-	-	-	-	-	-	-	-	-	-	-	-	-	-	-	-	-	-	L	V	L	P
默勒菌属	-	+	-	P	-	-	-	-	-	-	-	-	-	-	-	+	+	V	-	-	+	-	-	-	+	-	V	-	-
布拉格菌属	-	+	-	+	-	-	-	+	-	L	+	-	-	-	-	-	-	-	-	P	-	-	-	-	-	-	-	-	-
特布尔西菌属	V	+	-	P	+	V	+	+	-	-	+	+	-	-	-	-	-	+	-	L	-	-	+	+	-	+	+	+	+

注：+：90%以上菌株阳性，-：90%以上菌株阴性，P：75%~89.9%阳性，V：25.1%~74.9%阳性，L：10.1%~25%阳性，C：格氏勒米诺菌100%阳性，里查德勒米诺菌100%阴性，D：格氏勒米诺菌83%阳性，里查德勒米诺菌100%阴性

（三）肠杆菌科初步分群

1. 肠杆菌科与相关科属细菌的鉴别　肠杆菌科细菌与其他常见革兰阴性杆菌的鉴别见表4-5-30，主要根据形态、葡萄糖氧化或发酵、氧化酶、鞭毛等特性。

2. 肠杆菌科菌属的初步鉴别　肠杆菌科细菌鉴定按科→属→种次序进行。根据苯丙氨酸脱氨酶及葡萄糖酸盐试验（也可用V-P试验）将肠杆菌科常见菌属分为三大群。见表4-5-31。

（1）苯丙氨酸阳性、葡萄糖酸盐阴性：包括变形杆菌属、普罗威登斯菌属和摩根菌属，其属间鉴别可用硫化氢、鸟氨酸和枸橼酸盐试验。见表4-5-32。

（2）苯丙氨酸阴性、葡萄糖酸盐阳性：包括克雷伯菌属、肠杆菌属、沙雷菌属和哈夫尼亚菌属；各属间的鉴别可用动力、山梨醇、DNA酶、棉子糖等试验。见表4-5-33。

（3）苯丙氨酸与葡萄糖酸盐均阴性：包括埃希菌属、志贺菌属、沙门菌属、枸橼酸杆菌属、爱德华菌属和耶尔森菌属；各属间的鉴别可用硫化氢、动力、枸橼酸盐、吲哚、赖氨酸、尿素酶等试验。见表4-5-34。

另外，肠杆菌科部分菌属菌种对某些抗菌药物固有耐药，也有助于鉴别，见表4-5-35。

表4-5-30　肠杆菌科与相关科属细菌鉴别

试验	肠杆菌科	弧菌科	非发酵菌	巴斯德菌科	心杆菌属	艾肯菌属	金氏杆菌属	鲍特菌属	莫拉菌属
形态	杆状	弧状或杆状	杆状	球杆状	杆状	杆状	球杆状	球杆菌	球杆状
鞭毛	周毛或无	单毛	丛毛、周毛、单毛或无	无	无	无	无	无	无
葡萄糖	发酵	发酵	氧化或不分解	发酵	发酵（弱）	不分解	发酵	不分解	不分解
氧化酶	-#	+	+*	+	+	+	+	-/+	+
触酶	+	+	+	+	-	-	-	+	+
硝酸盐还原	+	+	+/-	+	-	+	-/+	-/+	+/-

注：+：90%以上菌株阳性，-：90%以上菌株阴性；#邻单胞菌属除外；*不动杆菌属、窄食单胞菌属除外

表4-5-31　肠杆菌科初步分类

菌属	苯丙氨酸	葡萄糖酸盐
变形杆菌属	+	-
普罗威登斯菌属	+	-
摩根菌属	+	-
克雷伯菌属	-	+
肠杆菌属	-*	+*
沙雷菌属	-	+
哈夫尼亚菌属	-	+
埃希菌属	-	-
志贺菌属	-	-
沙门菌属	-	-
枸橼酸杆菌属	-	-
爱德华菌属	-	-
耶尔森菌属	-	-

注：*有例外

表 4-5-32 苯丙氨酸阳性菌属鉴别

试验	变形菌属	普罗威登斯菌属	摩根菌属
硫化氢	+	−	−
鸟氨酸	+/−	−	+
枸橼酸盐	+/−	+	−

注：+：90%以上菌株阳性，−：90%以上菌株阴性，+/−：多数菌株（90%以下）阳性，少数菌株阴性

表 4-5-33 葡萄糖酸盐阳性菌属鉴别

试验	克雷伯菌属	肠杆菌属	沙雷菌属	哈夫尼亚菌属
动力	−	+	+	+
山梨醇	+	+/−	+	−
DNA 酶	−	−	+	−
棉子糖	+	+	+/−	−
枸橼酸盐利用	+[a]	+	+	−
鸟氨酸脱羧酶	−[d]	+[b]	+[c]	+

注：+：90%以上菌株阳性，−：90%以上菌株阴性，+/−：多数菌株（90%以下）阳性、少数菌株阴性；[a]鼻硬结、臭鼻克雷伯菌的某些菌株阴性；[b]聚团泛菌阴性；[c]气味沙雷菌生物2群、普城沙雷菌、深红沙雷菌阴性；[d]解鸟氨酸兰奥尔菌阳性

表 4-5-34 苯丙氨酸和葡萄糖酸盐阴性各菌属鉴别

试验	埃希菌属	志贺菌属	沙门菌属	枸橼酸杆菌属	爱德华菌属	耶尔森菌属
鞭毛	周鞭毛	无	周鞭毛	周鞭毛	周鞭毛	25℃有鞭毛
动力	+/−	−	+	+	+	−*
硫化氢	−	−	+/−	+/−	+	−
吲哚	+	−/+	−	−/+	+	−/+
枸橼酸盐	−	−	+/−	+	−	−
尿素酶	−	−	−	−/+	−	+/−
赖氨酸	+/−	−	+/−	−	+	−

注：+：90%以上菌株阳性，−：90%以上菌株阴性，+/−：表示多数菌株（90%以下）阳性、少数菌株阴性，−/+：多数菌株（90%以下）阴性、少数菌株阳性；*25～30℃培养动力阳性

表 4-5-35 肠杆菌科部分菌种固有性耐药

属、种	大多菌数株耐药
布丘杆菌属	头孢噻吩
西地西菌属	多黏菌素、氨苄西林、头孢噻吩
丙二酸盐阴性枸橼酸杆菌	氨苄西林
弗氏枸橼酸杆菌	头孢噻吩
科斯枸橼酸杆菌	头孢噻吩、羧苄西林
迟缓爱德华菌	多黏菌素
肠杆菌属	头孢噻吩

续表

属、种	大多菌数株耐药
赫尔曼大肠埃希菌	氨苄西林、羧苄西林
美洲爱文菌	头孢噻吩
蜂房哈夫尼菌	头孢噻吩
肺炎克雷伯菌	氨苄西林、羧苄西林
抗坏血酸克吕沃菌	氨苄西林
栖冷克吕沃菌	氨苄西林
奇异变形杆菌	多黏菌素、四环素、呋喃妥因
普通变形杆菌	多黏菌素、氨苄西林、呋喃妥因、四环素
摩根摩根菌	多黏菌素、氨苄西林、头孢噻吩
普罗威登斯菌属	多黏菌素、头孢噻吩、呋喃妥因、四环素
黏质沙雷菌[a]	多黏菌素、头孢噻吩、呋喃妥因
居泉沙雷菌	氨苄西林、羧苄西林、头孢噻吩
其他沙雷菌种[b]	多黏菌素、头孢噻吩

注：[a]亦可能耐受氨苄西林、羧苄西林、链霉素、四环素；[b]大多数沙雷菌种对多黏菌素耐药，某些菌株即使抑菌圈＞10～12mm，仍需报告耐药

二、埃希菌属

（一）分类和命名

埃希菌属（*Escherichia*）有6个菌种，包括大肠埃希菌（*E. coli*）、费格森埃希菌（*E. fergusonii*）、赫尔曼埃希菌（*E. hermanni*）、伤口埃希菌（*E. vulneris*）、蟑螂埃希菌（*E. blattae*）、艾伯特埃希菌（*E. albertii*），艾伯特埃希菌分两个生物群：生物群1和生物群2（即鲍氏志贺菌13型）。

埃希菌属DNA G＋C含量为48～59mol%，代表菌种为大肠埃希菌。

（二）生物学特性

埃希菌属细菌为革兰阴性杆菌，菌体大小（1.1～1.5）μm×（2.0～6.0）μm，单个或成对排列，具有周鞭毛（大肠埃希菌不活泼生物型、蟑螂埃希菌除外），有菌毛，无芽胞。需氧或兼性厌氧，营养要求不高，在血琼脂平板和普通营养琼脂平板均能生长，某些菌株β-溶血，部分菌株菌落呈黏液型或粗糙型。大肠埃希菌在肠道选择性培养基上发酵乳糖产酸，菌落颜色因培养基指示剂不同而异，如在伊红亚甲蓝（EMB）平板上典型菌落呈扁平、粉红色、有金属光泽；在麦康凯平板上菌落呈粉红色或红色；在中国蓝平板上菌落呈蓝色，不活泼菌株使培养基变成红色；在SS平板菌落呈红-粉红色，或中央红-粉红色，周围无色。

氧化酶阴性，触酶阳性，硝酸盐还原试验阳性，发酵葡萄糖产酸产气。大肠埃希菌大多数菌株动力阳性，在克氏双糖铁琼脂（KIA）斜面与底层均产酸、产气，硫化氢阴性，吲哚、甲基红、V-P、枸橼酸盐（IMViC）试验结果为＋＋－－，不分解尿素，侧金盏花醇、肌醇、苯丙氨酸脱氨酶和葡萄糖酸盐等试验均阴性。大肠埃希菌某些菌株动力阴性，迟缓发酵或不发酵乳糖，不产气，即大肠埃希菌不活泼生物型，易与志贺菌相混淆。

艾伯特埃希菌、伤口埃希菌、费格森埃希菌和蟑螂埃希菌多数菌株不发酵或迟缓发酵乳糖。

（三）鉴别与鉴定

1. 埃希菌属内各个种及与相关菌属的鉴别　见表4-5-36。

除了艾伯特埃希菌，商用鉴定系统均能可靠鉴定大多数埃希菌属菌株。艾伯特埃希菌易被误鉴定为蜂房哈夫尼亚菌、沙门菌或猪霍乱沙门菌、大肠埃希菌（不活泼型或O_{157}：H_7）以及鲁氏耶尔森菌。

大肠埃希菌不活泼生物型与志贺菌的鉴别除用血清学鉴别外，也可根据醋酸盐、葡萄糖胺利用和黏液酸盐试验鉴别，志贺菌均阴性。

表 4-5-36 埃希菌属、志贺菌属及其相关菌属的生化特性[a]

种或生物群	吲哚	V-P	动力（35℃）	黄色素	赖氨酸脱羧酶	鸟氨酸脱羧酶	氰化钾生长	醋酸盐利用	黏液酸盐利用	D-葡萄糖产气	产酸											
											侧金盏醇	阿拉伯糖	阿拉伯醇	纤维二糖	卫矛醇	乳糖	蔗糖	甘露醇	棉子糖	鼠李糖	山梨醇	D-木糖
艾伯特埃希菌生物 1 群	0	0	0	0	100	100	0	20	20	100	0	100	0	0	0	0	0	100	0	0	0	0
艾伯特埃希菌生物 2 群	100	0	0	0	0	100	0	0	0	40	0	100	0	0	0	0	0	100	0	0	100	0
蟑螂埃希菌	0	0	0	0	100	100	0	0	50	100	0	100	0	0	0	0	0	0	0	100	0	100
大肠埃希菌	98	0	95	0	90	65	0	90	95	95	5	99	5	2	60	95	50	98	50	80	94	95
大肠埃希菌（不活泼生物型）	80	0	5	0	40	20	1	40	30	5	3	85	5	2	40	25	15	93	15	65	75	70
弗格森埃希菌	98	0	93	0	95	100	0	96	0	95	98	98	100	96	60	0	0	98	0	92	0	96
赫尔曼埃希菌	99	0	99	98	6	100	94	78	97	97	0	100	8	97	19	45	45	100	40	97	0	100
伤口埃希菌	0	0	100	50	85	0	15	30	78	97	0	100	0	100	0	15	8	100	99	93	1	100
鲍氏志贺菌[b]	37	0	0	0	0	0	0	0	0	0	0	94	0	0	12	1	0	99	0	1	59	27
痢疾志贺菌	40	0	0	0	0	0	0	0	0	0	0	45	0	0	4	0	0	0	0	30	29	3
福氏志贺菌	42	0	0	0	0	0	0	8	0	3	0	60	1	0	2	0	1	91	33	5	30	3
宋内志贺菌	0	0	0	0	0	98	0	0	10	0	0	95	15	5	0	2	1	99	3	77	1	1
蜂房哈夫尼亚菌	0	85	85	0	100	98	95	15	0	98	0	95	0	15	0	5	10	99	2	97	0	98
蜂房哈夫尼亚菌生物 1 群	0	70	0	0	100	45	0	0	0	0	0	0	0	0	0	0	0	55	0	0	0	0
甲型副伤寒沙门菌血清型	0	0	95	0	0	95	0	0	0	99	0	100	0	5	90	0	0	100	0	100	95	0
猪霍乱沙门菌血清型	0	0	95	0	95	100	0	1	0	95	0	0	1	0	5	0	0	98	1	100	90	98
鲁氏耶尔森菌	0	10	0	0	50	100	15	0	0	5	0	5	0	5	0	0	0	100	5	0	50	0

注：[a]数字为 35 ~37℃孵育 1 ~2 天的阳性反应百分率；[b]除鲍氏志贺菌 13 型外

2. 致泻性大肠埃希菌的鉴定　大肠埃希菌某些血清型可引起人类腹泻，包括肠致病性大肠埃希菌（enteropathogenic *E. coli*，EPEC）、产肠毒素大肠埃希菌（enterotoxigenic *E. coli*，ETEC）、侵袭性大肠埃希菌（enteroinvasive *E. coli*，EIEC）、产志贺毒素大肠埃希菌（shigatoxin *E. coli*，STEC）和肠聚集性大肠埃希菌（enteroaggregative *E. coli*，EAEC）。STEC 也称为肠出血性大肠埃希菌（enterohaemorrhagic *E. coli*，EHEC）或产 Vero 毒素大肠埃希菌（verotoxigenic *E. coli*，VTEC）。

致泻性大肠埃希菌与普通大肠埃希菌生物学特性相似，但分别具有特殊的血清型、肠毒素或毒力因子，其常见血清型见表 4-5-37，血清型间的区别主要靠血清学试验、肠毒素检测、Hep-2 或 Hela 细胞黏附试验等。

（1）STEC：绝大多数 O_{157} STEC 在 2 天内不发酵山梨醇，在山梨醇-麦康凯平板（SMAC）上呈圆形、光滑、无色菌落。也可采用 CHROMagar O_{157} 显色培养基来分离筛选，O_{157}STEC 菌落呈紫红色，非 O_{157} 菌落呈蓝绿色。标本经改良 EC 肉汤增菌后转种 SMAC 平板或 CHROMagar O_{157} 显色平板，37℃培养 18～24 小时，挑选可疑菌落 5～10 个，接种 KIA 或 TSI，生化反应符合大肠埃希菌者，与 O_{157} 和 H_7 抗血清或 O157 乳胶凝集试剂作玻片凝集试验。沙门菌 O∶30、小肠结肠炎耶尔森菌 O_9 血清型、弗氏枸橼酸杆菌、赫尔曼埃希菌可能会与 O_{157} 抗血清或乳胶凝集试剂发生交叉反应，如凝集试验阳性应进一步生化反应确认。对于 H_7 因子血清不凝集者，应穿刺半固体培养基检查动力，连续传代 3 次动力阴性且血清不凝集者，确定为 O_{157} 无动力株。据美国疾病控制中心（CDC）报道，人类标本中分离的 O_{157} 菌株约 85% 为 O_{157}：H_7，12% 为 O_{157}：NM（无动力），3% 为非 H_7 型（不产志贺毒素）。

O_{157} STEC 不产生 β-葡萄糖苷酶，MUG（4-甲基伞形酮-β-D-葡萄糖醛酸苷）试验阴性，其他大多数大肠埃希菌为阳性，有助于区别 O_{157} 血清型菌株。

目前还没有针对非 O_{157} STEC 的选择性培养基，采用酶联免疫分析法（EIAS）检测标本中的志贺毒素是筛选这些菌株的最好方法。志贺毒素检测阳性，而 SMAC 平板上不发酵山梨醇菌落与 O_{157} 抗血清或乳胶试剂不凝集，应继续挑取发酵山梨醇（多数非 O_{157} STEC 菌株发酵山梨醇）菌落进行相应的抗血清凝集试验。

也可以采用 PCR 方法检测 *O_{157}*、*H_7* 特异性基因，以及 *ST1*、*ST2*、*eaeA* 和 *Hly* 毒力基因。

临床实验室分离到 STEC 菌株，应及时与当地疾病控制中心联系，以进一步确证和处理。

（2）EIEC、ETEC、EPEC、EAEC：EIEC、ETEC、EPEC、EAEC 与普通大肠埃希菌表型方法难以区分，鉴定时可参考原卫生部颁发的 WS271—2007《感染性腹泻诊断标准》附录 B 实验室诊断方法肠致泻性大肠埃希菌检验。

1）EIEC：与志贺菌类似，发酵葡萄糖不产气，不发酵或迟缓发酵乳糖不产气，除 O_{124} 血清型外无动力，酒石酸盐阴性，赖氨酸脱羧酶阴性，豚鼠角膜结膜试验（Sereny 试验）或 HeLa 细胞黏附试验阳性，PCR 或 DNA 探针检测侵袭基因如 *ipaH* 基因。

2）ETEC：产耐热肠毒素（ST）和不耐热肠毒素（LT）两种肠毒素，检测 ST 或 LT 是比较可靠的鉴定方法，测定 LT 可用兔肠段结扎试验、皮肤试验、ELISA、Biken 试验、平板免疫溶血试验、DNA 探针杂交等方法，测定 ST 可采用乳鼠灌胃试验、ELISA、PCR 或 DNA 探针杂交等方法。

3）EPEC：可用 DNA 探针或 PCR 方法检测 *eae* 基因，对 HEp-2 或 HeLa 细胞呈局灶性黏附。

4）EAEC：能聚集性黏附 HEp-2 和 HeLa 细胞，不产生 LT 或 ST，不具侵袭性，与 ETEC、EPEC、EIEC 和 EHEC 的 O∶H 诊断血清不凝集，也可 PCR 检测 *aggR* 基因。

（四）抗菌药物敏感性

产 ESBLs 以及头孢菌素酶（ApmC 酶）是大肠埃希菌对 β-内酰胺类抗菌药物的主要耐药机制，我国大肠埃希菌 ESBLs 发生率较高，主要以 CTX-M 型 ESBLs 为主。2010 年 CLSI 对部分头孢菌素类折点进行了修改，常规药敏不需要检测 ESBL，对 ESBLs 阳性菌株也不需要修饰药敏结果，但出于院感监测目的仍需报告是否产 ESBLs。大肠埃希菌通常对碳青霉烯类、含 β-内酰胺酶抑制剂复合制剂、头霉素类抗菌药物敏感，对氟喹诺酮类耐药率较高。致泻性大肠埃希菌耐药性低于肠道外致病性大肠埃希菌。

（五）临床意义

大肠埃希菌是人类肠道内的正常菌群，也是临床最常见的条件致病菌之一，根据感染的部位可分为肠道外致病性大肠埃希菌（extraintestinal pathogenic *E. coli*，ExpEC）和致泻性大肠埃希菌（diarrheagenic *E. coli*，DEC）。ExpEC 主要引起尿路感染、菌血症、败血症、伤口感染、肺炎、脑膜炎、胆囊炎等，引起尿路感染的大肠埃希菌（UPEC）拥有大小不等的致病岛，其携带的基因与肠道内菌株不同；大肠埃希菌是引起新生儿脑膜炎最常见的革兰阴性杆菌，80% 携带 K1 抗原。DEC 主要引起胃肠炎，与食入污染的食物和饮水有关，常见有 5 种类型：①EPEC 是流行性婴儿腹泻的病原菌，多发于夏秋季节，具有高度传染性，临床常见有发热、呕吐、水样便等症状，便中通常有黏液而无血液；②ETEC 是引起旅游者腹泻和发展中国家婴幼儿急性腹泻的病原菌，临床症状主要有恶心、腹部痉挛疼痛，低热和突然发作、大量的水样便等；③EIEC 主要侵犯较大儿童和成人，临床症状与细菌性痢疾相似；④STEC 5 岁以下婴幼儿易感，可以引起暴发性出血性结肠炎，少数病例可并发溶血性尿毒综合征（HUS），主要表现为溶血性贫血、血栓形成性血小板减少和急性肾衰竭，死亡率较高，临床症状主要有痉挛性腹痛，便中含大量血液，无白细胞，体温不升或轻微升高；⑤EAEC 引起慢性腹泻。

艾伯特埃希菌也可引起儿童腹泻。

表 4-5-37　常见肠致泻性大肠埃希菌血清型

婴幼儿腹泻		成人和儿童腹泻				
EPEC		ETEC	EIEC	STEC（EHEC）		EAEC
NM	**O_{127}:NM**	**O_{6}:NM**	O_{28}:NM	O_{157}:H_{7}	**O_{113}:H_{21}**	O_{3}:H_{2}
O_{55}:H_{6}	**O_{127}:H_{6}**	**O_{6}:H_{16}**	O_{29}:NM	O_{157}:NM	**O_{118}:H_{2}**	O_{15}:H_{18}
O_{55}:H_{7}	O_{127}:H_{9}	**O_{8}:H_{9}**	O_{112}:NM	O_{22}:H_{5}	O_{118}:H_{12}	**O_{44}:H_{18}**
O_{86}:NM	O_{127}:H_{21}	O_{15}:H_{11}	O_{124}:NM	O_{22}:H_{8}	O_{118}:H_{16}	O_{57}:H_{11}
O_{86}:H_{34}	**O_{128}:H_{2}**	O_{20}:NM	O_{124}:H_{7}	**O_{26}:NM**	O_{119}:H_{4}	O_{77}:H_{18}
O_{111}:NM	O_{128}:H_{7}	**O_{25}:NM**	**O_{124}:H_{30}**	**O_{26}:H_{11}**	O_{119}:H_{25}	O_{86}:H_{12}
O_{111}:H_{2}	O_{128}:H_{12}	O_{25}:H_{42}	O_{130}:NM	O_{28}:H_{25}	**O_{121}:NM**	O_{111ab}:H_{21}
O_{111}:H_{12}	**O_{142}:H_{6}**	**O_{27}:H_{20}**	**O_{143}:NM**	O_{45}:H_{2}	O_{128}:H_{2}	O_{126}:H_{27}
O_{111}:H_{21}	**O_{157}:H_{45}**	**O_{27}:NM**	O_{144}:NM	O_{55}:H_{7}	O_{128}:H_{45}	O_{141}:H_{49}
O_{114}:NM		**O_{49}:NM6**	O_{152}:NM	O_{84}:NM	**O_{145}:NM**	ONT:H_{21}
O_{114}:H_{2}		**O_{63}:H_{12}**	O_{164}:NM	O_{88}:H_{25}	O_{146}:H_{21}	ONT:H_{33}
O_{119}:H_{6}		O_{78}:H_{11}	O_{167}:NM	O_{91}:NM	O_{153}:H_{2}	
O_{125}:H_{21}		**O_{78}:H_{12}**	**ONT:NM**	O_{91}:H_{14} O_{91}	O_{153}:H_{25}	
O_{126}:NM		**O_{128}:H_{7}**		H_{21}	**O_{157}:NM**	
O_{126}:H_{27}		**O_{153}:H_{45}**		**O_{103}:H_{2}**	**O_{157}:H_{7}**	
		O_{159}:NM		**O_{104}:H_{21}**	O_{165}:NM	
		O_{159}:H_{4}		**O_{111}:NM**	O_{165}:H_{25}	
		O_{159}:H_{20}		**O_{111}:H_{2}**	O_{172}:NM	
		O_{167}:H_{5}		**O_{111}:H_{8}**	O_{174}:H_{21}	
		O_{169}:NM			O_{174}:H_{28}	
		O_{169}:H_{41}				

注：黑体字表示与暴发相关的血清型；NM：无动力，NT：未被分型

三、志贺菌属

（一）分类和命名

志贺菌属（*Shigella*）分 4 个血清群（或亚群）：A 群痢疾志贺菌（*S. dysenteriae*）、B 群福氏志贺菌（*S. flexneri*）、C 群鲍氏志贺菌（*S. boydii*）、D 群宋内志贺菌（*S. sonnei*）。

志贺菌属 DNA G + C 含量为 49 ~ 53mol%，代表菌种为痢疾志贺菌。

（二）生物学特性

志贺菌属细菌为革兰阴性杆菌，无鞭毛、无芽胞、无荚膜。需氧或兼性厌氧，最适生长温度为 37℃，最适 pH 7.2 ~ 7.4。对营养无特殊要求，普通培养基上生长良好。血平板上形成灰白色、半透明、

表面光滑湿润、边缘整齐、中等大小菌落，不溶血。在麦康凯、SS 等选择性培养基上可形成无色透明的中等大小菌落。宋内志贺菌菌落较大，由于迟缓分解乳糖，菌落可呈淡粉红色。

志贺菌属除符合肠杆菌科定义外，具有本菌属的特性，发酵葡萄糖不产气（福氏志贺菌血清型 6、鲍氏志贺菌血清型 14 可产少量气体），无动力，不产生赖氨酸脱羧酶，不利用枸橼酸盐、丙二酸盐或醋酸盐（福氏志贺菌可利用醋酸盐），在 KCN 培养基上不生长，不产生硫化氢。其生化特性见表 4-5-38。

志贺菌一般只有菌体（O）抗原，无鞭毛（H）抗原。某些菌株（A 群、C 群及 B 群的 2a、6 型）含有 K 抗原，K 抗原不耐热，加热 100℃ 30 分钟即被破坏。根据生化反应和菌体抗原的不同，可将志贺菌属分为 4 个血清群和 41 个血清型。

痢疾志贺菌（A 群）：15 个血清型；A 群 1 型，志贺志贺菌，A 群 2 型，斯氏志贺菌。

福氏志贺菌（B 群）：8 个血清型，其中 1～5 型分为 11 个血清亚型。

鲍氏志贺菌（C 群）：19 个血清型（1～20）。其中 13 型即为艾伯特大肠埃希菌。

宋内志贺菌（D 群）仅有 1 个血清型，有光滑型（S）和粗糙型（R）两种菌落。S-R 菌落变异，可导致抗原改变。R 型菌株不被 S 型血清凝集，宋内志贺菌因子诊断血清应同时含有 S 及 R 型两种。

表 4-5-38　志贺菌属生化特性

试验项目	A 群	B 群	C 群	D 群	试验项目	A 群	B 群	C 群	D 群
吲哚	d	d	(－)	－	水杨素	－	－	－	－
甲基红	+	+	+	+	D-侧金盏花醇	－	－	－	－
V-P	－	－	－	+	肌醇	－	－	－	－
Simmon 枸橼酸盐	－	－	－	－	D-山梨醇	d	d	d	－
硫化氢	－	－	－	－	L-阿拉伯糖	d	d	+	+
尿素	－	－	－	－	棉子糖	－	d	－	－
苯丙氨酸	－	－	－	－	L-鼠李糖	d	－	－	(+)
赖氨酸	－	－	－	－	麦芽糖	(－)	d	(－)	+
精氨酸	－	－	(－)	－	D-木糖	(－)	－	(－)	－
鸟氨酸	－	－	－	+	海藻糖	(+)	d	(+)	+
动力	－	－	－	－	纤维二糖	－	－	－	－
明胶	－	－	－	－	α-甲基-D-葡萄糖苷	－	－	－	－
KCN 生长	－	－	－	－	七叶苷	－	－	－	－
丙二酸盐	－	－	－	－	密二糖	－	d	(－)	(－)
D-葡萄糖产酸	+	+	+	+	D-阿拉伯糖	－	－	－	－
D-葡萄糖产气	－	－	－	－	ONPG	d	－	－	(+)
乳糖	－	－	－	(d)	D-甘露糖	+	+	+	+
蔗糖	－	－	－	－					
D－甘露醇	－	+	+	+					
卫矛醇	－	－	－	－					

注：+：90%～100%菌株，(+)：76%～89%菌株阳性，d：26%～75%菌株阳性，(－)：11%～25%菌株阳性，－：0～10%菌株阳性，(d)：迟缓阳性，72 小时以上

（三）鉴别与鉴定

1. 属间鉴别　志贺菌属与其他相关菌属的鉴别见表 4-5-36。不活泼大肠埃希菌生化特性易与志贺菌混淆，鉴别见表 4-5-39。

志贺菌在用诊断血清鉴定之前，应生化鉴定至志贺菌属。不活泼大肠埃希菌往往同福氏志贺菌有共同菌体抗原，而部分志贺菌不与常用多价血清凝集，因此不做生化反应，直接用血清学进行分型诊断的方法

不可取。从分离平板上挑取可疑菌落，接种克氏双糖或三糖铁琼脂，35℃培养18～24小时。若高层变黄、斜面变红、不产气（福氏志贺菌6型有时可产生少量气体）和硫化氢阴性，进一步做生化反应和血清学诊断。

2. 属内鉴定　志贺菌属内菌种鉴定见表4-5-36。通过生化反应可区分痢疾志贺菌和宋内志贺菌，但福氏志贺菌和鲍氏志贺菌生化反应相似不易区分，应进行血清凝集试验。血清学鉴定是金标准，可先用志贺菌四种多价混合诊断血清做玻片凝集，凝集者进一步用因子血清定群和分型，同时做生理盐水对照。国产志贺菌属诊断血清有"四种多价"：包含A群1、2型，福氏和宋内志贺菌。当"四种多价"血清不出现凝集时，可能是C群或其他血清型，有条件的应再用A群3～15型，C群1～19型，D群粗糙型血清进行凝集。对于生化反应符合志贺菌，而血清不凝集或凝集反应较差的菌株，可用生理盐水制成菌悬液，100℃水浴中加热15～30分钟破坏K抗原。冷却后如果是粗糙型在盐水中会自凝，如果不是再进行血清凝集试验。

表4-5-39　志贺菌属和大肠埃希菌的鉴别试验与结果

试验	志贺菌	不活泼大肠埃希菌	大肠埃希菌
赖氨酸脱羧酶	-	d	+
动力	-	-	+
发酵葡萄糖产气	-	-	+
利用醋酸盐	-	d	+
利用黏液酸盐	-	d	+
乳糖	-	d	+

注：+：90%以上菌株阳性（孵育1～2天内），-：90%以上菌株阴性（孵育7天），d：不同反应

（四）抗菌药物敏感性

粪便标本中分离的志贺菌属菌种常规药敏试验和报告：氨苄西林、一种氟喹诺酮类、复方磺胺甲噁唑。一、二代头孢菌素、氨基糖苷类、头霉素在体外试验可能会表现敏感，但临床无疗效，不能报告敏感。氨苄西林、复方磺胺甲噁唑常用于治疗儿童宋内志贺菌感染，但耐药率上升很快，可选用大环内酯类如阿奇霉素，但无CLSI解释标准。

（五）临床意义

志贺菌属主要引起人类细菌性痢疾，菌血症非常少见。一年四季均可发病，以夏秋季发病率最高。该属菌通常随饮水、食物等经消化道感染，侵犯肠黏膜引起溃疡，粪便呈脓血黏液状，并含有大量脓细胞。在我国以福氏志贺菌流行为主，尤其是福氏志贺菌2型，其次为宋内志贺菌，痢疾志贺菌和鲍氏志贺菌相对少见，痢疾志贺菌1型（志贺志贺菌）因产志贺毒素，其引起的菌痢特别严重。

四、沙门菌属

（一）分类和命名

沙门菌属（*Salmonella*）分肠道沙门菌（*S. enterica*）和邦戈沙门菌（*S. bongori*）两个种。

肠道沙门菌分6个亚种：亚种Ⅰ，肠道沙门菌肠道亚种（*S. enterica subsp. enterica*），1504个血清型；亚种Ⅱ，肠道沙门菌萨拉姆亚种（*S. enterica subsp. salamae*），502个血清型；亚种Ⅲa，肠道沙门菌亚利桑那亚种（*S. enterica subsp. arizonae*），95血清型；Ⅲb亚种，肠道沙门菌双相亚利桑那亚种（*S. enterica subsp. diarizonae*），333个血清型；亚种Ⅳ，肠道沙门菌豪顿亚种（*S. enterica subsp. houtenae*），72个血清型；亚种Ⅵ，肠道沙门菌印第卡亚种（*S. enterica subsp. indica*），13个血清型。

邦戈沙门菌以前属于亚种Ⅴ，22个血清型。

亚种Ⅰ包括血清学分群中的A、B、C1、C2、D、E群，分离自人类和温血动物，实验室多以菌种的形式代替血清型报告，如伤寒沙门菌、甲型副伤寒沙门菌、猪霍乱沙门菌等。其余沙门菌亚种皆来自冷血动物和环境，血清学分群为F群O:11直到O:67血清型。

沙门菌属DNA G+C含量为50～53mol%，代表菌种为猪霍乱沙门菌。

（二）生物学特性

沙门菌属细菌为革兰阴性杆菌，菌体大小（0.7～1.5）μm×（2.0～5.0）μm，不产生芽胞，无荚膜，需氧或兼性厌氧，最适生长温度35～37℃，最适pH 6.8～7.8。在普通培养基上生长，血平板上菌落呈灰色或灰白色，在中国蓝、麦康凯、SS、EMB等选择性培养基上，因不分解乳糖菌落呈透明或半透

明、边缘整齐，产硫化氢菌株在SS平板上形成中心黑色的菌落。

沙门菌属菌种具肠杆菌科生物学特性，除个别菌株（鸡沙门菌和雏沙门菌）外，一般都有周鞭毛动力阳性，发酵葡萄糖产酸产气（伤寒沙门菌、鸡沙门菌不产气），不分解乳糖、蔗糖，吲哚阴性，硫化氢阳性，赖氨酸脱羧酶阳性，能利用枸橼酸盐作为唯一碳源（甲型副伤寒沙门菌硫化氢阴性，赖氨酸脱羧酶和枸橼酸盐阴性），不产生尿素酶、脂肪酶和DNA酶，苯丙氨酸脱氨酶阴性，沙门菌属菌种、亚种生化反应特性见表4-5-40。

表4-5-40　沙门属菌种、亚种生化反应特性[a]

试验	种，亚种						
	肠道沙门菌						邦戈沙门菌（以前亚种V）
	亚种Ⅰ	亚种Ⅱ	亚种Ⅲa	亚种Ⅲb	亚种Ⅳ	亚种Ⅵ	
卫矛醇	+	+	−	−	−	D[b]	+
乳糖	−	−	−[c]	−[d]	−	D[e]	−
ONPG	−	−[f]	−	−	−	D[g]	+
水杨素	−	−	−	−	+[h]	−	−
山梨醇	+	+	+	+	+	−	+
半乳糖醛酸盐	−	+	−	+	+	+	+
丙二酸盐	−	+	+	+	−	−	−
黏液酸盐	+	+	+	−[i]	−	+	+
KCN生长	−	−	−	−	+	−	+
明胶（条）	−	+	+	+	+	+	−
L（+）－酒石酸盐	+	−	−	−	−	−	−

注：[a]37℃孵育之后反应结果；+：90%以上菌株阳性（1～2天），－：90%以上菌株阴性（7天），D：不同反应；[b]67%菌株阳性；[c]15%菌株阳性；[d]85%菌株阳性；[e]22%菌株阳性；[f]15%菌株阳性；[g]44%菌株阳性；[h]60%菌株阳性；[i]30%菌株阳性

本菌属的抗原结构主要有3种：

（1）菌体抗原（O抗原）：为多糖-类脂-蛋白质复合物，能耐受100℃加热2～3小时，并能抵抗乙醇及0.1%苯酚。O抗原是分群的依据，目前已知有58种O抗原，分别以阿拉伯数字1、2、3……表示。每个血清型可含有一种或数种O抗原，含有共同特异性O抗原的血清型归为一个群，分别以A、B、C、D……Z和O_{51}～O_{67}等表示，能引起人类感染的沙门菌，绝大多数在A～F 6个群内，见表4-5-41。

表4-5-41　沙门菌属O抗原表

O群	O抗原	O群	O抗原	O群	O抗原
A	1，2，12	D_3	9，46，27		1，6，14，25
B	1，4，[5]，12	E_1	3，10	I	16
	1，4，12，27	E_2	3，15	J	17
C_1	6，7	E_3	3，15，34	K	18
	6，7，14	E_4	1，3，19	L	21
C_2	6，8	F	11	M	28
	8，20	G	1，13，22	N	30
D_1	1，9，12		1，13，23	O	35
D_2	9，46	H	1，6，14，24	P	38

续表

O群	O抗原	O群	O抗原	O群	O抗原
Q	39	51	1，51	61	61
R	1，40	52	52	62	62
S	41	53	53	63	63
T	1，42	54	54	65	65
U	43	55	55	66	66
V	44	56	56	67	67
W	45	57	57		
X	1，47	58	58		
Y	48	59	59		
Z	50	60	60		

（2）鞭毛抗原（H抗原）：为不稳定的蛋白质抗原，加热60～70℃15分钟后即被破坏，也易被乙醇、稀酸等灭活。H抗原是定型的依据，分2相，第1相特异性高，分别以a、b、c…z表示，后面以z_1、z_2、z_3……等表示；第2相非特异，分别以1、2、3……表示，见表4-5-42。

表4-5-42 沙门菌属H抗原表

类别	H抗原
双相抗原	
第1抗原	a，b，c，d，eh，i，k，r，r（i），y，z，z_{10}，z_{29}，（z_{35}），（z_{39}），z_{41}，z_{44}，z_{52}，z_{65}，z_{69}，z_{71}
L复合体	l，v；（l，w）；l，z_{13}；l，z_{13}，z_{28}；l，z_{28}
第2相抗原	z_{35}，z_{39}，z_{53}，z_{54}，z_{64}
1复合体	1，2；1，5；1，6；1，7；z_6
en复合体	e，n，x；e，nz_{15}；e，n，x，z_{15}
L复合体	l，w；（l，z_{13}，z_{28}）
第3相抗原	z_{42}，z_{55}，z_{56}，z_{57}，z_{60}，z_{61}，z_{67}，z_{68}
单相抗原	z_{36}，z_{38}
G复合体	f，g；f，g，s；f，g，m，t；g，t；g，m；g，m，p，s；g，m，q；g，m，s；g，m，s，t；g，m，t； g，p；g，p，s；g，p，u；g，q；g，s，t；g，t；g，z_{51}；g，z_{62}；g，z_{63}；m，p，t，u；m，t
Z_4复合体	z_4，z_{23}；z_4，z_{23}，z_{32}；z_4，z_{24}；z_4，z_{32}

注：en复合体偶在第1相中出现，第3相抗原偶见于第1相和第2相

（3）表面抗原：包括Vi、M及5等3种抗原。Vi抗原是一种酸性多糖聚合体，很不稳定，加热60℃ 30分钟或经苯酚处理即被破坏，经人工传代也易消失。Vi抗原能阻碍O抗原与相应抗血清凝集，加热破坏后即可恢复凝集。M抗原亦称黏液抗原，也能阻碍O抗原与相应抗血清凝集，加热可破坏。5抗原过去被认为是一种O抗原，但它可被1.0mol/L HCl破坏，故与O抗原有别。

按照O抗原和H抗原的组合，将沙门菌各个血清型编列成为抗原表。沙门菌的血清型已超过2500个，沙门菌抗原表是调查沙门菌血清型的有用工具，常见的血清型见表4-5-43。

表 4-5-43　常见沙门菌各血清型的抗原成分表

菌群	血清型	O 抗原	H 抗原第一相	H 抗原第二相
A 群	甲型副伤寒沙门菌（*S. paratyphi* A）	1，2，12	a	[1，5]
B 群	乙型副伤寒沙门菌（*S. paratyphi* B）	1，4，[5]，12	b	1，2
	斯坦利沙门菌（*S. stanley*）	1，4，[5]，12	d	1，2
	圣保罗沙门菌（*S. saintpual*）	1，4，[5]，12	e，h	1，2
	雷丁沙门菌（*S. reading*）	1，4，[5]，12	e，h	1，5
	德比沙门菌（*S. derby*）	1，4，[5]，12	f，g	–
	阿贡那沙门菌（*S. agona*）	1，4，[5]，12	f，g，s	–
	鼠伤寒沙门菌（*S. typhimurium*）	1，4，[5]，12	i	1，2
	海德堡沙门菌（*S. heidelberg*）	1，4，[5]，12	r	1，2
C_1 群	丙型副伤寒沙门菌（*S. paratyphi C*）	6，7，[Vi]	c	1，5
	猪霍乱沙门菌（*S. choleraesuis*）	6，7	c	1，5
	布伦登卢普沙门菌（*S. braenderup*）	6，7	e，h	e，n，x_{15}
	汤卜逊沙门菌（*S. thompson*）	6，7	k	1，5
	康科特沙门菌（*S. concord*）	6，7	l，v	1，2
	伊鲁慕沙门菌（*S. irumu*）	6，7	l，v	1，5
	波恩沙门菌（*S. bonn*）	6，7	l，v	e，n，x
	波茨坦沙门菌（*S. potsdam*）	6，7	l，v	e，n，z_{15}
	维尔肖沙门菌（*S. virchow*）	6，7	r	1，2
	婴儿沙门菌（*S. infantis*）	6，7	r	1，5
	田纳西沙门菌（*S. tennessee*）	6，7	z_{29}	–
C_2 群	慕尼黑沙门菌（*S. muenchen*）	6，8	d	1，2
	曼哈顿沙门菌（*S. manhattan*）	6，8	d	1，5
	纽波特沙门菌沙门菌（*S. newpot*）	6，8	e，h	1，2
	科特布斯沙门菌（*S. kottbus*）	6，8	e，h	1，5
	病牛沙门菌（*S. bovismorbificans*）	6，8	r	1，5
	克洛斯特鲁沙门菌（*S. glostrup*）	6，8	z_{10}	e，n，z_{15}
D 群	伤寒沙门菌（*S. typhi*）	9，12，[Vi]	d	–
	肠炎沙门菌（*S. enteritidis*）	1，9，12	g，m	[1，7]
	德班沙门菌（*S. durban*）	9，12	a	e，n，z_{15}
	仙台沙门菌（*S. sendai*）	1，9，12	a	1，5
	布利丹沙门菌（*S. blegdam*）	9，12	g，m，q	–
	都柏林沙门菌（*S. dublin*）	1，9，12，[Vi]	g，p	–
	鸡-雏沙门菌（*S. gallinarum-pullorum*）	1，9，12	–	–
	莫斯科沙门菌（*S. moscow*）	9，12	g，q	–
	爪哇安纳沙门菌（*S. javiana*）	1，9，12	l，z_{38}	1，5
E_1 群	鸭沙门菌（*S. anatum*）	3，10	e，h	1，6
	纽兰芝沙门菌（*S. newlands*）	3，10	e，h	e，n，x

续表

菌群	血清型	O 抗原	H 抗原第一相	H 抗原第二相
E_1 群	火鸡沙门菌（*S. meleagridis*）	3，10	e，h	l，w
	伦敦沙门菌（*S. london*）	3，10	l，v	1，6
	韦太夫登沙门菌（*S. weltevreden*）	3，10	r	Z_6
	明斯特沙门菌（*S. muenster*）	3，10	e，h	1，5
	纽因顿沙门菌（*S. newington*）	3，15	e，h	1，6
	利物浦沙门菌（*S. Liverpool*）	1，3，19	d	e，n，z_{15}
E_2 群	山夫顿堡沙门菌（*S. senftenberg*）	3，19	g，[s]，t	-
	塔克松尼沙门菌（*S. taksont*）	1，3，19	i	Z_6
F 群	阿柏丁沙门菌（*S. aberdeen*）	11	i	1，2
其他群	上海沙门菌（*S. shanghai*）	16	l，v	1，6
	明尼苏达沙门菌（*S. minnesota*）	21	b	e，n，x
	达卡沙门菌（*S. Dhaka*）	28	a	1，6

注：[ ]：O 抗原或 H 抗原可以表达，也可以不表达，与噬菌体转换无关

（三）鉴别与鉴定

1. 属间鉴别　沙门菌属与相关菌属的鉴别可参见表 4-5-29、表 4-5-34。沙门菌属细菌在肠道选择性培养基上生长，形成无色透明或半透明不发酵乳糖的菌落，因产硫化氢，菌落中心可呈黑色，挑取可疑菌落接种克氏双糖培养基。多数沙门菌在 KIA 培养基上高层变黄、斜面变红，产气，硫化氢阳性，有动力，IMViC 结果为 - + - - 或 - + - +，不产生尿素酶，可初步确定为沙门菌。伤寒沙门菌发酵葡萄糖不产气，产少量硫化氢（沿穿刺线）。

2. 属内鉴定　属内菌种及亚种生化鉴定参照表 4-5-40。对符合沙门菌属生物学特性的菌株，还需进行血清学分型鉴定。先用沙门菌属 A ~ F 群多价血清玻片凝集，同时用生理盐水作阴性对照，血清凝集盐水不凝时，再分别用 O、H 因子血清进一步定群和分型。若均不凝集，需与 Vi 抗原诊断血清凝集，若发生凝集，可用生理盐水制成浓菌悬液，沸水浴 15 分钟破坏 Vi 抗原后，再与 A ~ F 群多价血清进行凝集，阴性可排除 A ~ F 群沙门菌，必要时可进一步与 A ~ F 群以外的沙门菌因子血清做玻片凝集试验，或送有关机构做进一步鉴定。

血清学鉴定时应注意，Vi 抗原不仅存在于伤寒沙门菌，丙型副伤寒沙门菌、都柏林沙门菌以及部分枸橼酸杆菌也可能携带 Vi 抗原。伤寒沙门菌 Vi 抗原表达不稳定，传代后容易丢失。甲型副伤寒沙门菌不产硫化氢，赖氨酸脱羧酶和枸橼酸盐阴性，易与大肠埃希菌混淆，实验室应注意用 A 群 O 血清筛选。丙型副伤寒沙门菌和猪霍乱沙门菌血清型一致（O6，7：C1，5），前者可能会表达 Vi 抗原，两者生化反应不一致也可区分。

（四）抗菌药物敏感性

粪便标本中分离的沙门菌属常规药敏试验和报告：氨苄西林、一种氟喹诺酮类、复方磺胺甲噁唑。一、二代头孢菌素、氨基糖苷类、头霉素在体外试验可能会表现敏感，但临床无疗效，不能报告敏感。沙门菌引起的非复杂性胃肠炎通常无需抗菌药物治疗，但对于肠道外沙门菌感染和伤寒，药敏试验是必需的，应加试氯霉素和一种三代头孢菌素、萘啶酸，若萘啶酸耐药，则提示临床用氟喹诺酮类治疗该菌感染可能无效或延迟反应。

（五）临床意义

沙门菌属是人和动物常见的致病菌，主要通过污染食品和水源经口感染，其所致的疾病主要有两大类，一类是伤寒和副伤寒（肠热症），由伤寒沙门菌、副伤寒沙门菌（甲型、乙型、丙型）引起，表现为发热、血培养阳性或肥达反应阳性；另一类是急性胃肠炎（食物中毒），临床最为常见，引起轻型或暴发型腹泻，伴有低热、恶心和呕吐。此外，也可以引起菌血症和败血症，以猪霍乱沙门菌感染多见，无明显的胃肠炎症状，表现为高热、寒战等，往往出现血培养阳性而粪便阴性。亦偶尔可引起胆囊炎、肾盂肾炎、骨髓炎、心内膜炎和内脏脓肿。

都伯林沙门菌主要寄生在牛，引起人类感染较少，但其与伤寒沙门菌有相似的毒力因子，人类感染

往往比较严重，容易播散至肠外。

五、克雷伯菌属

（一）分类和命名

克雷伯菌属（*Klebsiella*）包括7个种：肺炎克雷伯菌（*K. Pneumoniae*）、产酸克雷伯菌（*K. Oxytoca*）、臭鼻克雷伯菌（*K. Ozaenae*）、鼻硬结克雷伯菌（*K. Rhinoscleromatis*）、肉芽肿克雷伯菌（*K. granulomatis*）、新加坡克雷伯菌（*K. singaporensis*）、异居克雷伯菌（*K. variicola*）。

2001年Drancourt等学者建议将解鸟氨酸克雷伯菌、植生克雷伯菌、土生克雷伯菌从克雷伯菌属中分出，成立一个新的菌属"兰奥尔菌属"（*Raoultella*），分别命名为：解鸟氨酸兰奥尔菌（*R. ornithinolytica*）、植生兰奥尔菌（*R. planticola*）、土生兰奥尔菌（*R. terrigena*）。

克雷伯菌属DNA G+C含量为53~58mol%，代表菌种为肺炎克雷伯菌。

（二）生物学特性

克雷伯菌属细菌为革兰阴性杆菌，菌体大小（0.3~1.0）μm×（0.6~6.0）μm。临床标本直接涂片菌体常呈球杆状，成对或短链排列，有荚膜，较菌体宽2~3倍。培养后菌体较长，呈多形性，无鞭毛。兼性厌氧菌，营养要求不高，各菌种（除了肉芽肿克雷伯菌无法采用人工培养基外）均能在营养琼脂上生长。在血平板上形成隆起大而黏稠的菌落，相邻菌落易融合，接种针挑取呈丝状粘连，连续传代可变为光滑型菌落。在肠道选择性培养基上呈乳糖发酵型菌落。液体培养中混浊生长，产生大量荚膜的菌株，管底呈黏性沉淀。

大多数菌株能利用枸橼酸盐，尿酶阳性，发酵葡萄糖产酸产气，不产生硫化氢、苯丙氨酸脱氨酶和DNA酶，均能发酵侧金盏花醇（异居克雷伯菌除外）；除臭鼻克雷伯菌和鼻硬结克雷伯菌外，V-P试验均为阳性，除臭鼻克雷伯菌外，ONPG均阳性，产酸克雷伯菌吲哚阳性。克雷伯菌属主要生化特性见表4-5-44。

（三）鉴别与鉴定

1. 属间鉴别　克雷伯菌属主要与葡萄糖酸盐阳性、苯丙氨酸脱氨酶阴性菌属鉴别，见表4-5-33。

2. 属内鉴定　属内常见菌种及兰奥尔菌属鉴别见表4-5-44。

臭鼻克雷伯菌和鼻硬结克雷伯菌生长缓慢，用商业化鉴定系统鉴定结果不理想，常规生化试验也不易区分。商业化鉴定系统不包括异居克雷伯菌，利用侧金盏花醇发酵试验可与肺炎克雷伯菌区别，但通常还需借助管家基因（如*rpoB*等）测序才能准确鉴别。

兰奥尔菌属与克雷伯菌属不易区别，需生长温度和碳源同化试验，兰奥尔菌属中土生、植生2个种能在10℃生长，利用组胺，45℃发酵乳糖不产气。土生兰奥尔菌能发酵β-龙胆二糖可与植生兰奥尔菌区别。

表4-5-44　克雷伯菌属和兰奥尔菌属菌种的鉴别[a,b]

菌种	吲哚	ODC	V-P	丙二酸盐	ONPG	生长		松三糖产酸
						10℃	44℃	
鼻硬结克雷伯菌	−	−	−	+	−	ND	ND	ND
产酸克雷伯菌	+	−	+	+	+	−	+	−
臭鼻克雷伯菌	−	−	−	−	v	ND	ND	ND
肺炎克雷伯菌[c]	−	−	+	+	+	−	+	−
植生兰奥尔菌	v	−	+	+	+	+	−	−
土生兰奥尔菌	−	−	+	+	+	+	−	+
解鸟氨酸兰奥尔菌	+	+	v	+	+	+	ND	ND

注：[a]新加坡克雷伯菌已知仅一个菌株，没有在此表中；[b] ODC：鸟氨酸脱羧酶，ND：未测定，+：≥90%菌株阳性，v：11%~89%菌株阳性，−：≤10%菌株阳性；[c] 异居克雷伯菌与克雷伯区别见正文

（四）抗菌药物敏感性

肺炎克雷伯菌和产酸克雷伯菌对氨苄西林、羧苄西林天然耐药，对碳青霉烯类、含β-内酰胺酶抑制剂复合制剂敏感，ESBLs发生率较高，主要有SHV型、TEM型、CTX-M型，克雷伯菌属染色体上缺少*AmpC*基因，但可以产质粒介导的AmpC酶。近年来在肺炎克雷伯菌等肠杆菌科中出现碳青霉烯类耐药菌株，产KPC酶是主要耐药机制。

（五）临床意义

克雷伯菌通常寄居于人体的鼻咽部和肠道，其中肠道是克雷伯菌感染的主要来源。肺炎克雷伯菌 K1 血清型是社区获得性肝脓肿的重要病原菌，属于 CC23^{K1} 克隆复合体，而引起严重肺炎和菌血症的 K1 血清型则属于 CC82^{K1} 克隆复合体。臭鼻克雷伯菌、鼻硬结克雷伯菌分别引起萎缩性鼻炎、鼻硬结病，很少分离自环境和肠道。肉芽肿克雷伯菌是腹股沟肉芽肿的病原菌，人类是已知的唯一宿主，该病也是性传播疾病，以慢性生殖器溃疡为特点。产酸克雷伯菌携带有染色体编码的耐热细胞毒素，引起抗生素相关的出血性结肠炎，主要与使用 β-内酰胺类抗菌药物有关，是一种自限性疾病，不形成假膜，大便血性，可与艰难梭菌假膜性肠炎区别。异居克雷伯菌可能是人类的病原菌，主要分离自血液以及尿液。植生兰奥尔菌、土生兰奥尔菌致病性与肺炎克雷伯菌相似。

六、肠杆菌属

（一）分类和命名

肠杆菌属（*Enterobacter*）有 21 个种和 2 个亚种，临床常见的有：产气肠杆菌（*E. areogenes*）、阴沟肠杆菌阴沟亚种（*E. cloacae subsp. cloacae*）、阴沟肠杆菌溶解亚种（*E. cloacae subsp. dissolvens*）、格高菲肠杆菌（*E. gergoviae*）、河生肠杆菌生物 1 群（*E. amnigenus biogroup* 1）、河生肠杆菌生物 2 群（*E. amnigenus biogroup* 2）、中间肠杆菌（*E. intermedius*）、阿氏肠杆菌（*E. asburiae*）、霍氏肠杆菌（*E. hormaechei*）、科文肠杆菌（*E . cowani*）、神户肠杆菌（*E. kobei*）、致癌肠杆菌（泰洛肠杆菌）（*E. cancerogenus*）（*E. taylorae*）、超压肠杆菌（*E. nimipressuralis*）、梨树肠杆菌（*E. pyrimus*）。

阪崎肠杆菌（*E. sakazakii*）现已归为克罗诺杆菌属（*Cronobacter*），命名为阪崎克罗诺杆菌（*C. sakazakii*），但为避免临床混淆，仍将其归在肠杆菌属中。聚团肠杆菌（*E. agglomerans*）已命名为聚团泛菌（*Pantoea agglomerans*）。河生肠杆菌生物 2 群、阴沟肠杆菌溶解亚种、超压肠杆菌、梨树肠杆菌通常分离自环境。阴沟肠杆菌至少包括 5 个 DNA-DNA 杂交群，称为阴沟肠杆菌复合群（*E. cloacae* complex），也包括阿氏肠杆菌、中间肠杆菌、神户肠杆菌。

肠杆菌属 DNA G + C 含量为 52 ~ 60mol%，代表菌种为阴沟肠杆菌。

（二）生物学特性

肠杆菌属细菌为革兰阴性杆菌或球杆菌，菌体大小（0.6 ~ 1.0）μm ×（1.2 ~ 3.0）μm 周身鞭毛，无芽胞。兼性厌氧，营养要求不高，在普通培养基上可生长，能耐受胆盐和去氧胆酸盐，在 SS、麦康凯等含胆盐平板上生长良好，液体培养基中均匀混浊生长，有菌膜，阪崎肠杆菌可产生黄色色素。分解葡萄糖产酸产气，V-P 阳性，甲基红试验阴性，不产硫化氢，肠杆菌属主要生化特性见表 4-5-30。

（三）鉴别与鉴定

1. 属间鉴别　肠杆菌属主要与葡萄糖酸盐阳性、苯丙氨酸脱氨酶阴性的克雷伯菌属、沙雷菌属、哈夫尼亚菌属鉴别，见表 4-5-33。

2. 属内鉴定　种间主要生物学特性鉴别见表 4-5-45；聚团泛菌赖氨酸、鸟氨酸、精氨酸脱羧酶皆为阴性。阪崎肠杆菌与阴沟肠杆菌的区别在于山梨醇，阪崎肠杆菌为阴性，阴沟肠杆菌为阳性。格高菲肠杆菌与产气肠杆菌很相似，可用尿素酶和山梨醇相区别。前者尿素酶阳性，山梨醇阴性；后者尿素酶阴性，山梨醇阳性。

表 4-5-45　来自人类的肠杆菌属菌种和聚团泛菌的鉴别[a]

菌种	赖氨酸	精氨酸	鸟氨酸	V-P	产酸[b] 蔗糖	侧金盏花醇	山梨醇	鼠李糖	α-甲基葡萄糖苷	七叶苷	蜜二糖	黄色色素
来自人类的菌种												
产气肠杆菌	+	−	+	+	+	+	+	+	+	+	+	−
聚团泛菌[d]	−	−	−	V	V	−	V	V	−	V	V	V
河生肠杆菌生物 1 群	−	−	V	+	+	−	−	+	V	+	+	−
阿氏肠杆菌	−	V	+	−	+	−	+	−	+	+	−	−

续表

菌种	赖氨酸	精氨酸	鸟氨酸	V-P	产酸[b]							黄色色素
					蔗糖	侧金盏花醇	山梨醇	鼠李糖	α-甲基葡萄糖苷	七叶苷	蜜二糖	
致癌肠杆菌	-	+	+	+	-	-	-	+	-	+	-	-
阴沟肠杆菌阴沟亚种	-	+	+	+	+	V	+	+	V	V	+	-
科文肠杆菌[c]	-	-	-	+	+	-	+	+	-	+	+	V
格高菲肠杆菌	+	-	+	+	+	-	-	+	-	+	+	-
霍氏肠杆菌	-	V	+	+	+	-	-	+	V	-	-	-
中间肠杆菌	-	-	V	+	V	-	+	+	+	+	+	-
神户肠杆菌	-	+	+	-	+	-	+	+	+	V	+	-
阪崎肠杆菌	-	+	+	+	+	-	-	+	+	+	+	+
来自环境菌种												
河生肠杆菌生物2群	-	V	+	+	-	-	+	+	+	+	+	-
阴沟肠杆菌溶解亚种	-	+	+	+	+	-	+	+	+	+	+	-
超压肠杆菌	-	-	+	+	-	-	+	+	+	+	+	-
梨树肠杆菌	+	-	+	+	+	-	-	+	-	+	+	-

注：[a] +：≥90%菌株阳性，V：11%～89%菌株阳性，-：≤10%菌株阳性；[b]商业鉴定系统的发酵反应，应该类似常规发酵肉汤（带有指示剂肉汤中含有1%碳水化合物）；[c]丙二酸盐阴性，山梨醇发酵区别聚团杆菌；[d]分离自环境的分散泛菌，氰化钾试验（pot. cyanide）阳性、肌醇阳性，聚团泛菌二者皆阴性

（四）抗菌药物敏感性

肠杆菌属细菌均能产生染色体编码的头孢菌素酶（AmpC酶），格高菲肠杆菌和部分阪崎肠杆菌低水平表达（非诱导型），对氨苄西林、头孢唑林、头孢西丁敏感。阴沟肠杆菌、致癌肠杆菌、阿氏肠杆菌以及大多数阪崎肠杆菌可诱导表达，对氨苄西林、头孢唑林、头孢西丁耐药。阴沟肠杆菌去阻遏表达AmpC酶对超广谱头孢菌素、氨曲南耐药，对碳青霉烯类、头孢吡肟敏感，但如合并外膜孔蛋白丢失可导致耐药。在长时间使用三代头孢菌素治疗时，需在治疗开始3～4天后测试重复分离菌株的药敏。肠杆菌属大多数菌株对氨基糖苷类、氟喹诺酮类敏感。聚团泛菌对氨苄西林、头孢唑林天然耐药，对氨基糖苷类、羧苄西林、头孢呋辛、头孢西丁敏感。

（五）临床意义

肠杆菌属细菌除阴沟肠杆菌、产气肠杆菌和阪崎肠杆菌外，其他菌种很少引起感染，或仅在免疫力低下患者并有侵袭性操作，多为术后感染或导管相关性感染。阴沟肠杆菌主要与医院感染相关，可导致泌尿道、创口感染以及医院获得性肺炎，并可形成败血症。阪崎肠杆菌导致新生儿败血症、脑膜炎以及脑脓肿（与婴儿奶制品被污染有关）。聚团泛菌引起的感染主要是与输液反应和静脉插管导致的菌血症，也可引起尿路感染、多发性创伤感染。

七、枸橼酸杆菌属

（一）分类和命名

枸橼酸杆菌属（*Citrobacter*）有11个种：弗劳地枸橼酸杆菌（*C. freundii*）、科斯枸橼酸杆菌（*C. koseri*）（原名差异枸橼酸杆菌，*C. diversus*）、丙二酸盐阴性枸橼酸杆菌（*C. amalonaticus*）、法摩枸橼酸杆菌（*C. farmeri*）、扬格枸橼酸杆菌（*C. youngae*）、布拉克枸橼酸杆菌（*C. braakii*）、魏氏枸橼酸杆菌（*C. werkmanii*）、丝得雷枸橼酸杆菌（*C. sedlakii*）、腐蚀枸橼酸杆菌（*C. rodentium*）、吉尔枸橼酸杆菌（*C. gillenii*）、莫利尼枸橼酸杆菌（*C. murliniae*）。

枸橼酸杆菌属DNA G+C含量为50～52mol%，代表菌种为弗劳地枸橼酸杆菌。

（二）生物学特性

枸橼酸杆菌属细菌为革兰阴性杆菌，菌体大小1.0μm×（2.0～6.0）μm，单个或成对排列，具有

周鞭毛，能利用枸橼酸盐为唯一碳源。在营养琼脂上生长良好，菌落光滑、微凸、湿润、半透明、灰色、表面有光泽、边缘整齐，偶尔可发生黏液或粗糙型菌落。发酵葡萄糖产生产气，赖氨酸脱羧酶、苯丙氨酸脱氨酶、DNA 酶、明胶酶和葡萄糖酸盐均阴性，甲基红阳性，V-P 阴性。部分特性与大肠埃希菌相似，如发酵乳糖，ONPG 和吲哚试验阳性。同时也具有沙门菌属部分特性，如利用枸橼酸盐，产生硫化氢等。

（三）鉴别与鉴定

1. 属间鉴别　枸橼酸杆菌属主要与苯丙氨酸脱氨酶和葡萄糖酸盐阴性各属间的鉴别，见表 4-5-33。不分解乳糖的枸橼酸杆菌需与沙门菌区别，枸橼酸杆菌赖氨酸脱羧酶阴性，能在 KCN 培养基生长，可与沙门菌区别。

2. 属内鉴定　属内 11 个种之间的生化鉴别见表 4-5-46，临床上常见的有弗劳地枸橼酸杆菌、科斯枸橼酸杆菌、丙二酸盐阴性枸橼酸杆菌，三者的鉴别可用吲哚、蜜二糖、侧金盏花醇发酵试验。

（四）抗菌药物敏感性

枸橼酸杆菌属通常对氨基糖苷类、氟喹诺酮类、四环素、呋喃妥因、磷霉素、碳青霉烯类和多黏菌素敏感，可诱导或去阻遏表达 AmpC 酶，或产 ESBLs 导致头孢菌素类耐药。

（五）临床意义

枸橼酸杆菌属细菌主要存在于人和动物的肠道内，临床标本中以弗劳地枸橼酸杆菌、科斯枸橼酸杆菌、布拉克枸橼酸杆菌最为常见，主要引起尿路感染、脑膜炎（<2 个月婴儿常见，以异型枸橼酸杆菌为主）。弗劳地枸橼酸杆菌某些菌株产肠毒素 LT 及 ST，可导致原发性肠道感染引起腹泻。

表 4-5-46　枸橼酸杆菌属内种间的鉴别[a]

菌种	吲哚	硫化氢（KIA）	鸟氨酸脱羧酶	丙二酸盐利用	产酸[b]			
					蔗糖	卫矛醇	蜜二糖	侧金盏花醇
丙二酸阴性枸橼酸杆菌	+	v	+	−	−	−	−	−
布拉克枸橼酸杆菌	v	v	+	−	−	v	v	−
法摩枸橼酸杆菌	+	−	+	−	+	−	+	−
弗劳地枸橼酸杆菌	v	v	−	−	v	−	+	−
科斯枸橼酸杆菌	+	−	+	+	v	v	−	+
腐蚀枸橼酸杆菌	−	−	+	+	−	−	−	−
丝得雷枸橼酸杆菌	v	−	+	+	−	+	+	−
魏氏枸橼酸杆菌	−	+	−	+	−	−	−	−
扬格枸橼酸杆菌	v	v	−	−	v	+	−	−
吉尔枸橼酸杆菌	−	v	−	+	v	−	v	−
莫利尼枸橼酸杆菌	+	v	−	−	v	+	v	−

注释：[a] +：≥85% 菌株阳性，v：15%～84% 菌株阳性，−：≤15% 菌株阳性；[b] 商业鉴定系统的发酵反应，应类似常规发酵肉汤（带有指示剂肉汤中含有 1% 碳水化合物）

八、沙雷菌属与哈夫尼亚菌属

（一）分类和命名

沙雷菌属（*Serratia*）包括 14 个种和 4 个亚种，常见的有：黏质沙雷菌黏质亚种（*S. marcescens subsp. marcescens*）、黏质沙雷菌生物 1 群（*S. marcescens biogroup 1*）、液化沙雷菌群（*S. liquefaciens group*）、深红沙雷菌（*S. rubidaea*）、气味沙雷菌生物1群（*S. odorifera biogroup1*）、气味沙雷菌生物 2 群（*S. odorifera biogroup2*）、普城沙雷菌（*S. plymuthica*）、无花果沙雷菌（*S. ficaria*）、嗜昆虫沙雷菌（*S. entomophila*）、泉居沙雷菌（*S. fonticola*）。

哈夫尼亚菌属（Hafnia）包括蜂房哈夫尼亚菌（*H. alvei*）和未命名的基因种 2（蜂房哈夫尼亚菌生物 1 群）。

沙雷菌属 DNA G+C 含量为 52～60mol%，代表菌种为黏质沙雷菌。

哈夫尼亚菌属 DNA G+C 含量为 48～49mol%，代表菌种为蜂房哈夫尼亚菌。

（二）生物学特性

沙雷菌属为革兰阴性杆菌，菌体大小（0.5～0.8）μm×（0.9～2.0）μm，周鞭毛能运动，无芽胞，无荚膜。兼性厌氧菌，在普通琼脂平板上生长良好，菌落光滑、湿润、圆形、中心颗粒状，大多数不透明，常呈白色、粉红色或红色，直径约 1.5 ~ 2mm。液体培养基中呈混浊生长，产色素菌株表面有红色环。沙雷菌属细菌生化见表 4-5-30。

哈夫尼亚菌菌体大小 1.0μm×（2.0 ~ 5.0）μm，周鞭毛能运动（30℃），35℃可以无动力。在营养琼脂上形成直径 2 ~ 4mm 光滑、湿润、半透明的菌落，呈灰色，边缘整齐。最适生长温度 25 ~ 30℃，35℃时生化反应不规则，不分解乳糖（约 5% 能分解的），发酵葡萄糖产气，吲哚阴性，V-P 阳性，能利用枸橼酸盐，不产 H_2S，赖氨酸脱羧酶、鸟氨酸脱羧酶阳性，精氨酸双水解酶阴性，山梨醇、棉子糖阴性，甲基红试验 35℃阳性，22℃阴性。

（三）鉴别与鉴定

1. 属间鉴别　沙雷菌属细菌与相关菌属鉴别见表 4-5-33。哈夫尼亚菌属易误鉴定为肠杆菌属和沙雷菌属，PYR 试验可区别；某些菌株与沙门菌属抗 O 血清、大肠埃希菌 O_{157} 抗血清发生凝集，应注意区别，与相关菌属（种）鉴别见表 4-5-47。

2. 属内鉴定　沙雷菌属内种间主要生物学特性鉴别见表 4-5-48。蜂房哈夫尼亚菌与基因种 2（蜂房哈夫尼菌生物 1 群）的区别，前者可在 KCN 培养基中生长，发酵葡萄糖产气，发酵阿拉伯糖、鼠李糖、麦芽糖和木糖，而后者均阴性。

（四）抗菌药物敏感性

沙雷菌属对头孢噻吩、多黏菌素耐药，黏质沙雷菌对四环素、氨苄西林耐药，但其他沙雷菌很少耐药，对超广谱头孢菌素、氨基糖苷类通常敏感。

蜂房哈夫尼亚菌对羧苄西林、卡那霉素、庆大霉素、链霉素、四环素、多黏菌素 B、萘啶酸敏感，但对头孢菌素类、氨苄西林耐药。

（五）临床意义

沙雷菌属广泛分布于自然界，是水和土壤中常居菌群，也是医源性感染的重要病原菌，以尿路感染最为常见，也可引起肺部、创面、眼部及血流感染。蜂房哈夫尼亚菌存在于人和动物的粪便中，能引起败血症、呼吸道感染、脑膜炎、脓肿、尿路感染以及伤口感染。

表 4-5-47　哈夫尼亚菌属与相关菌属（种）的鉴别

特性	哈夫尼亚菌属	肠杆菌属	大肠埃希菌	STEC O_{157}	沙门菌属	沙雷菌属	约克纳菌属
H_2S	−	−	−	−	+	−	−
吲哚	−	−	+	+	−	d	−
β-半乳糖苷酶	d	+	+	+	d	+	+
β-葡糖醛酸酶	−	−	+	−	d	−	−
PYR	−	+	−	−	−	+	+
山梨醇发酵	−	d	+	−	+	d	−

注：+：≥90% 菌株阳性，−：≤10% 菌株阳性，d：结果不定，PYR：吡咯烷酮芳基酰胺酶

表 4-5-48　沙雷菌属内菌种的生化特性[a]

菌种	赖氨酸脱羧酶	鸟氨酸脱羧酶	丙二酸盐	产酸[b] 阿拉伯糖	鼠李糖	木糖	蔗糖	侧金盏花醇	山梨醇	纤维二糖	红色色素	气味
无花果沙雷菌	−	−	−	+	V	+	+	−	+	+	−	V
泉居沙雷菌	+	+	V	+	V	V	V	+	+	−	−	−
液化沙雷菌群	+	+	−	+	V	+	+	−	+	−	−	−
黏质沙雷菌黏质亚种	+	+	−	−	−	−	+	V	+	−	V	−
黏质沙雷菌生物Ⅰ群	V	+	−	−	−	−	+	V	+	−	NA	−
气味沙雷菌Ⅰ群	+	+	−	+	+	+	+	V	+	+	−	+
气味沙雷菌Ⅱ群	+	−	−	+	+	+	−	V	+	+	−	+
普利茅斯沙雷菌[c]	−	−	−	+	−	+	+	−	V	V	+	−
深红色沙雷菌	V	−	+	+	−	+	+	+	−	+	+	−

注：[a] +：≥90% 菌株阳性，V：11% ~ 89% 菌株阳性，−：≤10% 菌株阳性，NA：无结果；[b] 商业鉴定系统的发酵反应，应该类似常规发酵肉汤（带有指示剂肉汤中含有 1% 碳水化合物）

九、变形杆菌属、普罗威登斯菌属和摩根菌属

(一) 分类和命名

变形杆菌属(*Proteus*)包括5个种：奇异变形杆菌(*P. mrabilis*)、普通变形杆菌(*P. vulgaris*)、潘尼变形杆菌(*P. penneri*)、产黏液变形杆菌(*P. myxofaciens*)、豪萨变形杆菌(*P. hauseri*)(普通变形杆菌生物3群)。

普罗威登斯菌属(*Providencia*)有5个种：雷极普罗威登斯菌(*P. rettgeri*)、斯图普罗威登斯菌(*P. stuartii*)、产碱普罗威登斯菌(*P. alcalifaciens*)、拉氏普罗威登斯菌(*P. rustigianii*)、海氏普罗威登斯菌(*P. heimbachae*)。

摩根菌属(*Morganella*)有2个种和2个亚种：摩根摩根菌(*M. morganii*)、摩根摩根菌摩根亚种(*M. morganii subsp morganii*)、摩根摩根菌西伯尼亚种(*M. morganii subsp sibonii*)、耐冷摩根菌(*M. psychrotolerans*)。

变形杆菌属DNA G+C含量为38~41mol%，代表菌种为普通变形杆菌。

普罗威登斯菌属DNA G+C含量为39~42mol%，代表菌种为产碱普罗威登斯菌。

摩根菌属DNA G+C含量为50mol%，代表菌种为摩根摩根菌。

(二) 生物学特性

变形杆菌属、普罗威登斯菌属和摩根菌属细菌均为为革兰阴性杆菌，周鞭毛，运动活泼，无荚膜和芽胞。需氧或兼性厌氧，营养要求不高。在普通营养琼脂和血平板上均可生长，生长温度10~43℃。变形杆菌属大多数菌株在营养琼脂上呈迁徙蔓延生长(以接种部位为中心的厚薄交替的波纹状菌苔)，在琼脂中加入1g/L苯酚、4%乙醇、4g/L硼酸、0.1g/L叠氮钠或琼脂浓度增至50g/L，或在选择性培养基SS、麦康凯平板上可抑制蔓延生长，在血琼脂平板上有溶血现象。变形杆菌属在肠道选择培养基上形成不发酵乳糖菌落，SS平板上产硫化氢者菌落中心呈黑色。摩根菌属和多数普罗威登斯菌属无迁徙生长现象，摩根菌部分菌株在血平板上产生α-溶血。生化反应共同特征是苯丙氨酸脱氨酶阳性，不分解乳糖，除普罗威登斯菌部分菌种外，大部分菌株能迅速分解尿素。见表4-5-30。

(三) 鉴别与鉴定

变形杆菌属、普罗威登斯菌属、摩根菌属属间及属内菌种鉴别见表4-5-49。

革兰染色阴性杆菌，氧化酶阴性，在血琼脂平板上呈迁徙状生长，在麦康凯琼脂上菌落呈扁平锥形边缘，可初步确定为变形杆菌属菌种。快速斑点靛基质试验阴性，氨苄西林敏感，报告奇异变形杆菌。快速斑点靛基质阳性和氨苄西林耐药，报告普通变形杆菌。豪萨变形杆菌水杨素和七叶苷阴性与普通变形杆菌区别，该菌在临床很少检出。

摩根菌属内鉴别见表4-5-50，西伯尼亚种海藻糖阳性可与摩根亚种相鉴别。

表4-5-49 变形菌属、普罗威登斯菌属、摩根菌属的鉴别[a]

菌种	靛基质	硫化氢	脲酶	鸟氨酸脱羧酶	产酸[b] 麦芽糖	侧金盏花醇	阿拉伯糖	海藻糖	肌醇
豪萨变形菌	+	v	+	−	+	−	−	+	−
奇异变形菌	−	+	+	+	−	−	−	+	−
潘氏变形菌	−	v	+	−	+	−	−	v	−
普通变形菌[c]	+	v	+	−	+	−	−	−	−
产碱普罗威登斯菌	+	−	−	−	−	+	−	−	−
海氏普罗威登斯菌	−	−	−	−	v	+	+	−	v
雷极普罗威登斯菌	+	−	+	−	−	+	+	−	+
拉氏普罗威登斯菌	+	−	−	−	−	−	−	−	−
斯图普罗威登斯菌	+	−	v	−	−	−	−	+	+
摩根摩根菌摩根亚种	+	−[d]	+	+[e]	−	−	−	−	−
摩根摩根菌西伯尼亚种	v	−[d]	+	+[e]	−	−	−	+	−

注：[a] +：≥90%菌株阳性，v：11%~89%菌株阳性，−：≤10%菌株阳性；[b]商业鉴定系统的发酵反应，应类似常规发酵肉汤(带有指示剂肉汤中含有1%碳水化合物)；[c]普通变形菌基因种4、5、6表型无法鉴别；[d]生物群某些菌株产H_2S；[e]生物群某些菌株鸟氨酸脱羧酶阴性

表 4-5-50 摩根菌属内种和亚种的鉴别

试验	摩根摩根菌	摩根摩根菌摩根亚种	摩根摩根菌西伯尼亚种	耐冷摩根摩根菌
2℃生长	0	0	0	100
37℃生长	100	100	100	0
8.5%氯化钠	100	100	100	0
发酵海藻糖（48h）	0	0	100	21
发酵侧金盏花醇（48h）	0	0	100	0
半乳糖（48h）	100	100	100	0
四环素敏感性	d	S	R	S

注：数字代表菌株阳性百分率；d：不定，R：耐药，S：敏感

（四）抗菌药物敏感性

变形杆菌对杆菌肽、多黏菌素天然耐药，奇异变形杆菌对四环素耐药，对氯霉素、氨苄西林、头孢菌素类敏感，对亚胺培南耐药主要与青霉素结合蛋白改变有关。普通变形杆菌和彭氏变形杆菌耐药性较强，普通变形杆菌对青霉素类、头孢菌素类耐药，对羧苄西林、氨基糖苷类敏感，彭氏变形杆菌对氯霉素耐药。斯图普罗威登斯菌耐药性强，对庆大霉素、妥布霉素、喹诺酮类耐药，但对阿米卡星敏感，产碱普罗威登斯菌对氨基糖苷类、头孢菌素、氟喹诺酮类敏感，雷极普罗威登斯菌对氨基糖苷类敏感，对喹诺酮类耐药。摩根菌对青霉素类、头孢唑林、头孢西丁耐药，对超广谱头孢菌素、喹诺酮类、氯霉素、妥布霉素敏感。

（五）临床意义

变形杆菌属、普罗威登斯菌属、摩根菌属广泛分布于环境中，是肠道内正常定植菌。变形杆菌主要引起尿路感染（奇异变形杆菌为主）、伤口软组织感染（普通变形杆菌多见）、食物中毒、肺炎等。该属细菌与感染相关的毒力因子主要有：高黏附性的菌毛、易形成生物被膜的荚膜、各种蛋白水解酶、溶血素。普罗威登斯菌可引起尿路感染、伤口感染、败血症，摩根菌主要分离自尿标本，但很少引起尿路感染（多数情况下是长期留置导尿管引起的定植菌）。奇异变形杆菌、潘尼变形杆菌、摩根菌、产碱普罗威登斯菌经常从腹泻患者的粪便中分离到，但是否是肠道病原菌还存在争论，动物实验证实部分产碱普罗威登斯菌对 HEp-2、Hela 等组织细胞具有侵袭性。

十、爱德华菌属

（一）分类和命名

爱德华菌属（*Edwardsiella*）有 3 个种：迟缓爱德华菌（*E. tarda*）、保科爱德华菌（*E. hoshinae*）、鲶鱼爱德华菌（*E. ictaluri*）。

爱德华菌属 DNA G + C 含量为 53 ~ 59mol%，代表菌种为迟缓爱德华菌。

（二）生物学特性

爱德华菌属细菌为革兰阴性杆菌，菌体大小 1.0μm ×（2.0 ~ 3.0）μm，具有周鞭毛，动力阳性，部分菌株动力阴性；兼性厌氧。赖氨酸、鸟氨酸脱羧酶阳性，苯丙氨酸脱氨酶、明胶酶、DNA 酶、尿素酶和葡萄糖酸盐试验阴性。迟缓爱德华菌不分解乳糖，分解葡萄糖产气，产生 H_2S，吲哚阳性，V-P 阴性，在 SS 平板上因产 H_2S 菌落中心可呈黑色。

（三）鉴别与鉴定

1. 属间鉴别　爱德华菌属生化反应与大肠埃希菌、枸橼酸杆菌属、沙门菌属、变形杆菌、普罗威登斯菌属、勒米诺菌属较为相似，其鉴别见表 4-5-51。

2. 属内鉴定　属内各种区别见表 4-5-52。

（四）抗菌药物敏感性

爱德华菌属对多黏菌素天然耐药，但对其他抗菌药物包括青霉素、氨苄西林、羧苄西林、四环素、氯霉素、氨基糖苷类、喹诺酮类、头孢菌素通常敏感。

（五）临床意义

只有迟缓爱德华菌与人类感染有关，迟钝爱德华菌多数分离自淡水及水生动物，对人类可引起胃肠炎，主要与鱼和海龟接触有关。迟钝爱德华菌可产生一种细胞相关的溶血素和入侵 HEp-2 细胞系，提示其是引起腹泻的病原菌。也有报道在免疫低下患者中引起严重的伤口感染包括肌坏死，全身性感染非常少见，患者常伴有肝脏疾病或铁负荷过高。

表 4-5-51 爱德华菌属与相关菌属的鉴别

生化特性	爱德华菌属	枸橼酸杆菌属	大肠埃希菌	沙门菌属	变形杆菌属	勒米诺菌属	普罗威登斯菌
硫化氢	v	v	-	+	v	+	v
吲哚	v	v	+	-	v	-	v
吡咯烷酮氨基肽酶	-	+	-	-	-	-	-
β - 半乳糖苷酶	-	+	+	-	-	-	-
β - 葡萄糖苷酶	-	-	+	v	-	-	-
苯丙氨酸脱氨酶	-	-	-	-	+	-	+
赖氨酸脱羧酶	+	-	+	+	-	-	-
木糖	-	+	+	+	v	+	v
麦芽糖	+	+	+	+	v	-	-
青霉素抑菌圈	S	R	R	R	R	R	R

注：+：90%以上菌株阳性，-：90%以上菌株阴性，v：不定，S：敏感，R：耐药

表 4-5-52 爱德华菌属各种间的鉴定

试验	迟钝爱德华菌	迟钝爱德华菌生物群 1	保科爱德华菌	鲶鱼爱德华菌
吲哚	+	+	(+)	-
硫化氢（TSI）	+	-	-	-
动力	+	+	+	-
丙二酸盐	-	-	+	-
发酵：				
D-甘露醇	-	+	+	-
蔗糖	-	+	+	-
蕈糖	-	-	+	-
L-阿拉伯糖	-	+	(-)	-

注：+：90%以上菌株阳性，-：90%以上菌株阴性，(+)：75%~89.9%菌株阳性，(-)：10.1%~25%菌株阳性

十一、耶尔森菌属

（一）分类和命名

耶尔森菌属（*Yersinia*）现有11个种，包括：小肠结肠炎耶尔森菌（*Y. enterocolitica*）、弗氏耶尔森菌（*Y. frederiksenii*）、中间耶尔森菌（*Y. intermedia*）、克氏耶尔森菌（*Y. kristensenii*）、罗蒂耶尔森菌（*Y. rohdei*）、奥尔德瓦耶尔森菌（*Y. aldovae*）、波可望耶尔森菌（*Y. bercvovieri*）、莫拉莱耶尔森菌（*Y. mollaretii*）、鼠疫耶尔森菌（*Y. pestis*）、假结核耶尔森菌（*Y. pseudotuberculosis*）、鲁氏耶尔森菌（*Y. ruckeri*）。

耶尔森菌属DNA G+C含量为46~50mol%，代表菌种为鼠疫耶尔森菌。

（二）生物学特性

耶尔森菌属为革兰阴性杆菌或球杆菌，菌体大小（0.5~0.8）μm×（1~3）μm，陈旧培养或35℃培养呈多形性，亚甲蓝染色可显示两端浓染，无芽胞，无荚膜。鼠疫耶尔森菌无鞭毛，其他菌种37℃无动力，30℃以下具周鞭毛能运动，新分离菌株常需几次传代后才动力阳性。需氧或兼性厌氧，普通琼脂、SS平板均能生长。在4~40℃温度下均能生长，最适生长温度28~29℃，最适生长pH 7.2~7.4，对稀碱具有较高的抵抗力，在pH 9.6~10都可存活，可采用稀碱处理污染标本提高分离率。

鼠疫耶尔森菌在营养琼脂上生长缓慢，30~37℃培养24小时，形成肉眼可见的小菌落（0.1mm）；48小时后形成圆形、中央凸起、边缘整齐、灰到灰白色的颗粒状菌落，直径1~1.5mm。28~30℃培养的菌落，表面干燥，易刮取易于乳化，而在37℃培养的菌落，表面湿润、黏稠、不易刮取和乳化。小肠结肠炎耶尔森菌和假结核耶尔森菌在营养琼脂上菌落相

似，25℃培养24小时，形成圆形、凸起、光滑、湿润、边缘整齐、无色无特殊气味、直径0.3～0.6mm，48小时直径0.8～1.0mm的菌落。其他菌种在25～37℃培养24小时，菌落直径1.0～1.5mm，圆形、光滑、边缘不整齐，48小时直径达2～3mm，中心凸起，边缘整齐。

在SS平板上25℃孵育，鼠疫耶尔森菌几乎不生长，其他耶尔森菌培养24小时后，形成针尖样菌落，37℃孵育小肠结肠炎耶尔森菌生长部分抑制，而其他菌种生长被严重抑制。

在麦康凯琼脂上，鼠疫耶尔森菌和假结核耶尔森菌生长不定，其他菌种生长良好。小肠结肠炎耶尔森菌较其他肠道致病菌生长慢，菌落小，25℃培养24小时菌落直径0.2～0.3mm，48小时菌落直径为0.5～0.7mm。

在液体培养基中，鼠疫耶尔森菌在其表面易形成白色薄膜，此菌膜逐日增厚，并紧贴管壁向下呈白色环状，底部絮状，肉汤透明。小肠结肠炎耶尔森菌在液体培养基中混浊生长，假结核耶尔森菌光滑型在肉汤中呈混浊生长，粗糙型呈沉淀生长。

25～29℃培养生化反应结果最稳定，氧化酶阴性，触酶阳性，还原硝酸盐至亚硝酸盐（除少数特殊生物型外），发酵葡萄糖、麦芽糖、甘露醇产酸不产气或产生少量气体，乳糖发酵试验大多数菌株阴性，而ONPG阳性。硫化氢、苯丙氨酸脱氨酶、精氨酸水解试验阴性，尿素试验大部分阳性（除鼠疫耶尔森菌和鲁氏耶尔森菌外）。

鼠疫耶尔森菌生化反应不活泼，不分解蛋白质和尿素，不产生吲哚和硫化氢，不液化明胶，葡萄糖酸盐试验阴性。不分解乳糖和蔗糖。缓慢分解葡萄糖、麦芽糖、甘露醇、水杨素产酸产气（4～14天）。

小肠结肠炎耶尔森菌生化反应不稳定，绝大多数菌株不发酵乳糖、阿拉伯糖、水杨素、鼠李糖和七叶苷，能分解葡萄糖、蔗糖产酸产气。硫化氢阴性，尿素酶阳性，V-P试验25℃阳性，37℃阴性。吲哚阴性或阳性，鸟氨酸脱羧酶阳性，而赖氨酸脱羧酶和苯丙氨酸脱氨酶阴性。

小肠结肠炎耶尔森菌O抗原近60种、K抗原6种，H抗原19种，血清分型主要靠O抗原。引起人类腹泻的血清型主要是O_9，其次为O_3、O_4、O_5、O_8。O_9与布鲁氏菌抗原呈明显交叉凝集反应。此外，本菌的多种抗原与大肠埃希菌的多种O抗原相互交叉凝集，个别O抗原与志贺菌、沙门菌O抗原交叉凝集。

目前认为鼠疫耶尔森菌比较重要的抗原有3种：①F-1抗原：亦称荚膜抗原，此抗原37℃产生，是一种不耐热的糖蛋白，加热100℃ 15分钟即失去免疫原性，具有特异性，现主要用作诊断；②VW抗原：为菌体表面抗原，V抗原为蛋白质，对豚鼠有免疫保护作用；W抗原为类脂蛋白，对豚鼠无保护作用；③T抗原：即鼠毒素，对小白鼠、大白鼠有剧毒，对家兔、豚鼠、猴的毒性较低，不耐热，经0.2%甲醛37℃ 24小时处理后成类毒素，有较好的免疫原性。

假结核耶尔森菌有22个O抗原，5种H抗原（a～e）。O_1抗原可存在于各血清型的R型菌株中，鼠疫耶尔森菌、小肠结肠炎耶尔森菌、福氏志贺菌、宋内志贺菌及大肠埃希菌均有此抗原。O_5和O_9分别见于B群和D群志贺菌。由O_2～O_{22}中的抗原交叉组成8个血清群，其中血清群1、4、5又分成a、b两个亚群，血清群2分为a、b、c三个亚群。

（三）鉴别与鉴定

1. 属间鉴别　耶尔森菌属与相关菌属的鉴别见表4-5-53。

2. 属内鉴定　耶尔森菌属内各种鉴别见表4-5-54。

小肠结肠炎耶尔森菌可分为6个生物群，其鉴别见表4-5-55。

（四）抗菌药物敏感性

耶尔森菌对四环素、氯霉素、氨基糖苷类、磺胺类、喹诺酮类、超广谱头孢菌素、亚胺培南敏感，对多黏菌素敏感性不定。肺鼠疫患者治疗首选药物为链霉素，考虑到其副作用可选用多西环素、庆大霉素、环丙沙星或左氧氟沙星，脑膜炎患者选用氯霉素。小肠结肠炎耶尔森菌治疗药物可选用复方磺胺甲噁唑、氟喹诺酮类。假结核耶尔森菌引起的败血症可选用氨苄西林、四环素或链霉素治疗。

（五）临床意义

该属中只有鼠疫耶尔森菌、假结核耶尔森菌和小肠结肠炎耶尔森菌是人类致病菌。

鼠疫耶尔森菌是鼠疫的病原菌，极易被恐怖主义者利用，在我国传染病防治法中规定由鼠疫耶尔森菌引起的鼠疫是甲类传染病。该菌通过其终宿主啮齿动物传播给中间宿主跳蚤，再通过跳蚤叮咬传播给人类或易感动物，属于自然疫源性病原菌。通过叮咬接触传播途径的病原菌首先侵犯淋巴结，导致淋巴结肿大化脓，称为腺鼠疫；进而形成菌血症、败血症，为败血性鼠疫；病原菌经血流积聚在肺部，并在肺泡巨噬细胞内繁殖引起肺炎，为肺鼠疫。患肺鼠疫的患者或动物可通过近距离空气飞沫传播，导致鼠疫的流行。肺鼠疫患者如未在24小时内得到有效的治疗，死亡率几乎为100%。本菌可以通过多种途径如呼吸道、皮肤黏膜等感染，工作人员必须特殊防护和严格执行安全制度和操作规程。

小肠结肠炎耶尔森菌在临床可引起胃肠炎、菌血症、腹膜炎、胆囊炎、内脏脓肿和肠系膜淋巴结炎等，一般通过食入不洁食物导致，早期症状类似阑尾炎极易误诊。

假结核耶尔森菌使啮齿类动物致病，亦可引起人类肠系膜淋巴结炎和严重败血症。

表4-5-53　耶尔森菌属与相关菌属的鉴别[a]

特性	耶尔森菌属	枸橼酸杆菌属	肠杆菌属	埃希菌属	哈夫尼亚菌属	克雷伯菌属	变形杆菌属	沙门菌属
V-P	−	−	+[b]	−	[+]	d	d	−
枸橼酸盐	−	+	+	[−]	−	d	d	+
硫化氢	−	d	−	−	−	−	d	+
苯丙氨酸脱氨酶	−	−	−	−	−	−	+	−
赖氨酸脱羧酶	−[c]	−	[−][d]	[+]	+	[+]	−	+
37℃动力	−	+	+[b]	[+]	[+]	−	+	+
25℃动力	+[e]	+	+[b]	[+]	[+]	−	+	+
KCN生长	−[c]	d	+[f]	−[g]	+	+	+	−[h]
丙二酸盐利用	−	d	+[i]	d	d	+[j]	−	d
葡萄糖产气	−或w	+	+[k]	+	+	[+]	[+]	+
阿拉伯糖产酸	+[l]	+	+	+	+	+	−	+
甘露醇产酸	+[m]	+	+	+[n]	+	+	−	+
黏酸盐产酸	−	+	d	d	−	+	−[o]	+[p]

注：[a] +：90%以上菌株阳性，−：90%以上菌株阴性，[+]：26%～75%菌株阳性，[−]：11%～25%菌株阳性，d：反应不定，w：弱阳性；[b]阿氏肠杆菌除外；[c]鲁氏耶尔森菌某些菌株除外；[d]产气肠杆菌和日沟维肠杆菌阳性；[e]鼠疫耶尔森菌和鲁氏耶尔森菌某些菌种除外；[f]日沟维肠杆菌和聚团泛菌某些菌种除外；[g]霍氏肠杆菌和伤口埃希菌某些菌种除外；[h]邦戈沙门菌和肠炎沙门菌豪顿亚种某些菌株除外；[i]阿氏肠杆菌和阪崎肠杆菌除外；[j]臭鼻克雷伯菌除外；[k]聚团泛菌除外；[l]鲁氏耶尔森菌、奥尔德瓦耶尔森菌、克氏耶尔森菌和假结核耶尔森菌某些菌种除外；[m]奥尔德瓦耶尔森菌某些菌种除外；[n]蟑螂埃希菌除外；[o]臭鼻克雷伯菌和鼻硬结克雷伯菌除外；[p]双相亚利桑那沙门菌及豪顿沙门菌除外

表4-5-54　耶尔森菌属菌种的鉴定[a]

菌种	反应结果[b]													
	动力25℃	鸟氨酸脱羧酶	脲酶	V-P 25℃	枸橼酸盐25℃	吲哚	鼠李糖	蔗糖	纤维二糖	山梨糖	山梨醇	蜜二糖	棉子糖	岩藻糖
鼠疫耶尔森菌	−	−	−	−	−	−	−	−	−	−	−	v	−	ND
假结核耶尔森菌	+	−	+	−	−	−	+	−	−	−	−	+	v	−
小肠结肠炎耶尔森菌	+	+	+	+	−	v	−	+	+	+	+	−	−	v
弗氏耶尔森菌	+	+	+	+	v	+	+	+	+	+	+	−	−	+
克氏耶尔森菌	+	+	+	−	−	v	−	−	+	+	+	−	−	v
鲁氏耶尔森菌	v	+	−	v	+	−	−	−	−	−	−	−	−	ND
莫拉莱耶尔森菌	+	+	+	−	−	−	−	+	+	+	+	−	−	−
波可望耶尔森菌	+	+	+	−	−	−	−	+	+	−	+	−	−	+
罗蒂耶尔森菌	+	v	v	−	−	−	−	+	+	ND	+	v	v	ND
奥尔德耶尔森菌	+	+	+	+	+	−	+	−	−	ND	+	−	−	v
中间耶尔森菌	+	+	+	+	+	+	+	+	+	ND	+	+	+	v

注：[a] +：阳性，−：阴性；[b]孵育在35℃；ND：未测定，v：不定

表 4-5-55　小肠结肠炎耶尔森菌生物群鉴别（25℃，孵育 48h）

特性	生物群					
	1A	1B	2	3	4	5
脂酶	+	+	−	−	−	−
水杨苷	+	−	−	−	−	−
七叶苷	+	−	−	−	−	−
吲哚	+	+	[+]	−	−	−
木糖	+	+	+	+	−	d
海藻糖	+	+	+	+	+	−
硝酸盐还原	+	+	+	+	+	−
DNA 酶	−	−	−	−	+	+
吡嗪酰胺酶	+	−	−	−	−	−

注：+：90%以上菌株阳性，−：90%以上菌株阴性，[+]：延迟阳性，d：反应不定

十二、邻单胞菌属

（一）分类和命名

邻单胞菌属（*Plesiomonas*）原归于弧菌科，通过16SrRNA 分析与肠杆菌科具有更高的同源性，目前属内仅有一个种：类志贺邻单胞菌（*P. shigelloides*）。

邻单胞菌属 DNA G+C 含量为 51mol%，代表菌种为类志贺邻单胞菌。

（二）生物学特性

邻单胞菌属细菌为革兰阴性短或直杆菌，菌体大小（0.8～1.0）μm×3.0μm，具有鞭毛能运动，无芽胞，无荚膜。兼性厌氧菌，在液体培养基中形成均匀的混浊菌液，不形成菌膜。在血平板上可形成直径为1.0～2.0mm、光滑、灰色凸起、不透明、不溶血、边缘整齐的菌落，在麦康凯琼脂中迟缓发酵乳糖。碱性蛋白胨水为增菌的最佳培养基，可选用肌醇-煌绿-胆盐琼脂（IBB）作为临床标本的选择性培养基。

氧化酶阳性，发酵葡萄糖产酸不产气，对 O/129（弧菌抑制剂）敏感，在含盐浓度 0～5%、pH 4.0～8.0 肉汤生长，精氨酸、鸟氨酸、赖氨酸、肌醇、蕈糖、ONPG 皆阳性，以上生物学特性，在肠道杆菌科、属、种较为少见。

（三）鉴别与鉴定

邻单胞菌属（类志贺邻单胞菌）氧化酶阳性，发酵葡萄糖容易错误鉴定为弧菌或气单胞菌，应注意与这两个菌属区别，其鉴别试验见表 4-5-56。

表 4-5-56　邻单胞菌与气单胞菌和弧菌的鉴别[a]

试验	邻单胞菌属	气单胞菌属	弧菌属[b]
赖氨酸脱羧酶	+	V	+
鸟氨酸脱羧酶	+	−[c]	+
精氨酸双水解酶	+	+	−
发酵葡萄糖产气	−	V	−
发酵肌醇	+	−	−
发酵蔗糖	−	V	V
TCBS 培养基生长	−	−	+
0% 氯化钠生长	+	+	V
O/129 敏感	S	R	S

注：[a] +：90%以上菌株阳性，−：90%以上菌株阴性，V：表示 11%～89%菌株阳性，TCBS：硫代硫酸钠-枸橼酸盐-胆盐-蔗糖，O/129：2，4-二氨基-6，7-二异丙基蝶啶；[b]豪氏弧菌赖氨酸脱羧酶、鸟氨酸脱羧酶和精氨酸双水解酶阴性，河流弧菌和弗氏弧菌精氨酸双水解酶阳性，弗氏弧菌发酵葡萄糖产气，辛辛那提弧菌发酵肌醇，霍乱弧菌和拟态弧菌在 0% 氯化钠培养基中生长；[c]维氏气单胞菌维氏生物型阳性

（四）抗菌药物敏感性

类志贺邻单胞菌对头孢菌素类、氟喹诺酮类、碳青霉烯类、氨曲南和复方磺胺甲噁唑敏感，对氨苄西林、羧苄西林、哌拉西林、替卡西林耐药。

（五）临床意义

类志贺邻单胞菌存在于淡水中，可分离自鱼等水生动物和各种哺乳动物（猫除外），但尚无证据表明会引起这些动物的腹泻。类志贺邻单胞菌感染主要引起腹泻，常为自限性疾病，与在热带国家居住或旅游、吃海鲜有关。类志贺邻单胞菌也会引起败血症和伤口感染。类志贺邻单胞菌 O17 血清型临床最为常见，其 O 抗原与志贺菌 D 群相同，与宋内志贺菌（光滑型）血清有交叉凝集。

十三、其他少见肠杆菌科菌属

1. 布特维西菌属（*Budvicia*） 仅有水生布特维西菌（*B. aquatica*）1 个种，为革兰阴性短小直杆菌，22℃时具有周鞭毛，能运动，36℃运动能力降低，无芽胞、无荚膜。在营养琼脂上生长缓慢，36℃孵育 24 小时仅形成直径 0.1mm 的菌落，30℃生长较快。该菌硫化氢、尿酶阳性，ONPG 阳性，发酵甘露醇，其他生化反应见表 4-5-29。

2. 布丘杆菌属（*Buttiauxella*） 目前有 7 个种，即乡间布丘杆菌（*B. agrestis*）、博氏布丘杆菌（*B. brennerae*）、弗氏布丘杆菌（*B. ferragatiae*）、盖氏布丘杆菌（*B. gaviniae*）、伊氏布丘杆菌（*B. izardi*）、诺氏布丘杆菌（*B. noackiae*）、沃氏布丘杆菌（*B. warmboldiae*），代表菌种为乡间布丘杆菌。在普通营养琼脂和麦康凯琼脂上生长良好，具有周鞭毛，发酵葡萄糖产酸产气，与相关菌属的鉴别见表 4-5-29。布丘杆菌主要分布在水、土壤和软体动物，也可从人类的痰液和伤口分离到，但尚无证据表明对人类有致病性。

3. 西地西菌属（*Cedecea*） 包括戴氏西地西菌（*C. davisae*）、拉氏西地西菌（*C. lapagei*）、奈氏西地西菌（*C. neteri*）三个种以及两个未命名的菌种：西地西菌种 3（*Cedecea sp.* 3）、西地西菌种 5（*Cedecea sp.* 5），代表菌种为戴氏西地西菌。动力阳性，与肠杆菌属某些菌种的鉴别见表 4-5-57，西地西菌属种间的主要生物学特性鉴别见表 4-5-58。西地西菌主要分离自血液、尿液、胆汁及肺部组织等无菌部位，也可分离自呼吸道和伤口，为条件致病菌。

4. 爱文菌属（*Ewingella*） 仅有美洲爱文菌（*E. americana*）1 个种。革兰阴性短小杆菌，动力阳性，DNA 酶、赖氨酸脱羧酶、鸟氨酸脱羧酶、精氨酸双水解酶和脂酶均阴性，不发酵 L-阿拉伯糖、蜜二糖、棉子糖、D-山梨醇和蔗糖等，分解葡萄糖产酸不产气，V-P 阳性。主要存在于水、食物和软体动物，为条件致病菌，可引起肠道外感染。

5. 克吕沃菌属（*Kluyvera*） 包括 4 个种，即抗坏血酸克吕沃菌（*K. ascorbata*）、栖冷克吕沃菌（*K. cryocrescens*）、佐治亚克吕沃菌（*K. georgiana*）、中间克吕沃菌（*K. intermedia*）。代表菌种为抗坏血酸克吕沃菌。需与吲哚阳性、V-P 阴性肠杆菌科细菌区别，其鉴别见表 4-5-59。为肠道正常菌群，临床标本中较少分离到，临床意义尚不确定。

6. 莱克勒菌属（*Leclercia*） 仅有不脱羧莱克勒菌（*L. adecarboxylata*）1 个种（曾命名为不脱羧埃希菌、肠道菌群 41、聚团肠杆菌 C3 生物群）。动力阳性，多数菌株产黄色素，主要特性是不具有脱羧酶和脱氨基酶。可从临床包括血、痰、尿、粪和创伤分泌物以及食品、水和外环境等标本中分离出该菌。现在认为该菌是罕见的引起肠道外感染的条件致病菌，但尚无证据表明会引起肠道内感染。与相关菌属主要生物学特性鉴别见表 4-5-29。

7. 默勒菌属（*Moellerella*） 仅有威斯康星默勒菌（*M. wisconsensis*）1 个种。在麦康凯和伊红亚甲蓝平板上菌落形态与大肠埃希菌相似。与大肠埃希菌及其他肠杆菌科菌区别见表 4-5-29。本菌最初是从粪便标本中分离出，但是否为致腹泻的病原菌证据还不足。

8. 勒米诺菌属（*Leminorella*） 有 2 个种，即格林蒙勒米诺菌（*L. grimontii*）和里查德勒米诺菌（*L. richardii*）。两者硫化氢试验均阳性，甲基红、枸橼酸盐和卫矛醇试验阳性为格林蒙勒米诺菌，阴性为里查德勒米诺菌。

9. 布拉格菌属（*Pragia*） 仅有泉居布拉格菌（*P. fontium*）1 个种。最初分离自水源，该菌产硫化氢，不发酵卫矛醇、L-阿拉伯糖和木糖，主要生物学特性见表 4-5-29。需与肠杆菌科其他产硫化氢菌种鉴别，见表 4-5-60。

10. 拉恩菌属（*Rahnella*） 仅有水拉恩菌（*R. aquatilis*）1 个种。大多数菌种分离自淡水，也有从骨髓移植患者的血液和肾移植患者的尿液中分离出该菌的报道。生物学特性见表 4-5-29。

11. 塔特姆菌属（*Tatumella*） 仅有痰塔特姆菌（*T. ptyseos*）1 个种，大多数菌株从呼吸道标本中分离出，少数分离自血液。该菌生化反应不活泼，36℃无动力，发酵 D-葡萄糖产酸不产气，能发酵蔗糖、蕈糖、甘露糖产酸；少数菌株发酵水杨素、棉子糖、密二糖产酸，苯丙氨酸脱氨酶阳性。

12. 特布尔西菌属（*Trabulsiella*）　仅有关岛特布尔西菌（*T. guamensis*）1个种，生化特性与沙门菌相似，见表4-5-29。其临床意义尚不清楚。

13. 致病杆菌属（*Xenorhabdus*）　有23个种8个亚种，代表菌种为嗜线虫致病杆菌（*X. nematophilu*），为昆虫病原线虫共生菌。触酶和硝酸盐试验均阴性，用于肠杆菌科细菌鉴定的生化反应大多阴性，易与肠杆菌科其他细菌鉴别。

14. 约克纳菌属（*Yokenella*）　仅有雷吉斯伯约克纳菌（*Y. regensburgel*）1个种，曾命名为特氏克泽菌（*K. trabulssi*），生物学特性与蜂房哈夫尼亚菌很相似，但大部分雷吉斯伯约克纳菌株发酵蜜二糖，不发酵甘油，V-P试验阴性，主要生物学特性见表4-5-29。已从呼吸道、伤口、尿和粪便标本中分离出该菌，致病性尚不明确。

表4-5-57　西地西菌属与肠杆菌属某些种的鉴别（V-P，ADH，ODC不定或阳性）[a]

菌名	分解产酸[b]					
	D-山梨醇	棉子糖	L-鼠李糖	蜜二糖	D-阿拉伯糖醇	蔗糖
戴氏西地西菌	-	-	-	-	-	+
拉氏西地西菌	-	-	-	+	+	-
阴沟肠杆菌	+	+	+	+	V	-
阪崎肠杆菌	-	+	+	+	-	+
致癌肠杆菌	-	-	+	-	-	-

注：[a]ADH：精氨酸双水解酶，ODC：鸟氨酸脱羧酶，+：90%以上菌株阳性，-：90%以上菌株阴性，V：11%～89%菌株阳性；[b]商业鉴定系统的发酵反应，应该类似常规发酵肉汤（带有指示剂肉汤中含有1%碳水化合物）

表4-5-58　西地西菌属种间的主要生物学特性鉴别

试验	戴氏西地西菌	拉氏西地西菌	奈氏西地西菌	西地西菌3	西地西菌5
鸟氨酸	+	-	-	-	V
发酵：					
蔗糖	+	-	+	V	+
D-山梨醇	-	-	+	-	+
棉子糖	-	-	-	+	+
D-木糖	+	-	+	+	+
蜜二糖	-	-	-	+	+
丙酸盐	+	+	+	-	-

注：+：90%以上菌株阳性，-：90%以上菌株阴性，V：11%～89%菌株阳性

表4-5-59　克吕沃菌与相关肠杆菌科细菌（吲哚阳性，V-P阴性）**的鉴别**

菌名	枸橼酸盐	尿酶	赖氨酸脱羧酶	丙二酸盐
克吕沃菌	-	-	+	+
科斯枸橼酸杆菌	+	V	-	-
摩根菌	-	+	-	+
普罗威登斯菌	V	+	-	+
大肠埃希菌	-	-	+	-

注：+：90%以上菌株阳性，-：90%以上菌株阴性，V：11%～89%菌株阳性

表 4-5-60 肠杆菌科产硫化氢细菌的鉴别[a]

菌名	LDC	ODC	尿素酶	L-阿拉伯糖产酸[b]	枸橼酸盐利用	氰化钾生长	ONPG
勒米诺菌属	-	-	-	+	V[c]	-	-
迟缓爱德华菌	+	+	-	-	-	-	-
水生布特维西菌[d]	-	-	+	V	-	-	+
泉居布拉格菌[d]	-	-	-	-	-	-	-
关岛特布尔西菌[d]	+	+	-	+	V	+	+
沙门菌亚种 I	+	+	-	+	+	-	-
枸橼酸杆菌属	-	V	V	+	V	+	+
变形杆菌属	-	V	+	-	V	+	-

注：[a] +：90%以上菌株阳性，-：90%以上菌株阴性，V：11%~89%菌株阳性，LDC：赖氨酸脱羧酶，ODC：鸟氨酸脱羧酶；[b]商业鉴定系统的发酵反应，应该类似常规发酵肉汤（带有指示剂肉汤中含有1%碳水化合物）；[c]格林蒙勒米诺菌阳性，里查德勒米诺菌阴性；[d]可以从临床标本中分离到，但致病性不明确

第五节 弧菌属和气单胞菌属

一、弧菌属

（一）分类和命名

弧菌属（*Vibrio*）隶属于弧菌科（*Vibrionaceae*），从临床分离的有 10 个种：霍乱弧菌（*V. cholerae*）、副溶血弧菌（*V. parahaemolyticus*）、弗氏弧菌（*V. furnissii*）、拟态弧菌（*V. mimicus*）、辛辛那提弧菌（*V. cincinnatiensis*）、梅氏弧菌（*V. metschnikovii*）、创伤弧菌（*V. vulnificus*）、溶藻弧菌（*V. alginolyticus*）、河流弧菌（*V. fluvialis*）、哈氏弧菌（*V. harveyi*）。

原美人鱼弧菌（*V. damsela*）已归于发光杆菌属（*Photobacterium*），命名为美人鱼发光杆菌（*P. damsela*）。豪氏弧菌（*V. hollisae*）已归于格里蒙菌属（*Grimontia*），命名为豪氏格里蒙菌（*G. hollisae*）。

弧菌属 DNA G+C 含量为 38~51mol%，代表菌种为霍乱弧菌。

（二）生物学特性

弧菌属大多数菌种是直的、微弯曲、弯曲或逗号形革兰阴性细小杆菌，大小（0.5~0.8）μm×（1.4~2.6）μm，在液体培养基中形成端极一根或多根鞭毛、能运动，某些菌种如副溶血弧菌、溶藻弧菌在固体培养基上能形成多根侧生鞭毛，呈迁徙状生长；营养要求不高，除霍乱弧菌和拟态弧菌外，其他菌种均需要 Na^+（0.029%~4.1% NaCl）；兼性厌氧，最适生长温度 35~37℃，耐碱不耐酸，在硫代硫酸钠-枸橼酸盐-胆盐-蔗糖（TCBS）培养基上分解蔗糖菌种菌落呈黄色，不分解蔗糖菌落呈绿色。霍乱弧菌在 pH 8.8~9.0 碱性胨水中生长良好，孵育 6~8 小时液体呈均匀混浊，表面形成菌膜；在 4 号平板（含亚碲酸钾-庆大霉素）孵育 18~24 小时，因还原亚碲酸钾成金属碲，菌落中心呈灰黑色；在羊血平板上产生 β-溶血环。副溶血弧菌在羊血平板上 α-溶血或不溶血，在 TCBS 平板孵育 24 小时形成 0.5~2.0mm、蓝绿色扁平菌落，菌落黏稠不易刮取。

氧化酶阳性（梅氏弧菌除外），触酶阳性；发酵葡萄糖产酸但极少产气；还原硝酸盐为亚硝酸盐（梅氏弧菌除外）。

（三）鉴别与鉴定

1. 属间鉴别 弧菌属与相关菌属的鉴别可依据嗜盐性、甘露醇、O/129（2，4-二氨基-6，7-二异丙基蝶啶）敏感性等加以区别，见表 4-5-61。

表 4-5-61 弧菌属与相关菌属鉴别[a]

特性	弧菌属	气单胞菌属	邻单胞菌属	发光杆菌属	格里蒙菌属	肠杆菌科
氧化酶	+	+	+	+	+	-
脂酶	+	+	-	-	-	V
精氨酸双水解酶	+/-	+/-	+	+	-	V

续表

特性	弧菌属	气单胞菌属	邻单胞菌属	发光杆菌属	格里蒙菌属	肠杆菌科
甘露醇发酵	+	+	-	V	-	
嗜盐性	+	-	-	+	+	-
O/129 敏感[d]（150μg/片）	S[b]	R	S	S	S	R
TCBS 生长	+	-	-	+	V[c]	-

注：[a]适用于临床分离株，+：90%以上菌株阳性，-：90%以上菌株阴性，V：不定，R：耐药，S：敏感；[b]O_{139}群霍乱弧菌耐药；[c]豪氏格里蒙菌在 TCBS 上不长或生长不良；[d] O/129 敏感试验，用含 0.5% NaCl M-H 琼脂平板，同纸片法药敏试验接种被检菌株，贴上含 O/129 纸片（150μg/片），35℃孵育 18 小时，有抑菌圈即代表敏感

含盐生长试验对鉴别弧菌属、气单胞菌属、肠道杆菌科菌属非常重要，如操作不当可致失败，要求培养基容量、接种菌量和孵育条件都相同，以资区别。基础培养基是 1% 蛋白胨水，分别含 0% NaCl、1% NaCl、3% NaCl、6% NaCl、8% NaCl、10% NaCl、12% NaCl，每管容量要相同；接种菌种量要相等，先将被测菌株配制成含 0.5 麦氏单位浓度，然后定量加入各种浓度含盐液体培养基中，不能用微量反应管。

2. 属内鉴别　临床标本常见的致病性弧菌鉴别见表 4-5-62。

霍乱弧菌具耐热的 O 抗原和不耐热的 H 抗原，根据 O 抗原的不同，可将霍乱弧菌分为三个主要亚群：O_1 群霍乱弧菌、O_{139}群霍乱弧菌和非 O_1 群霍乱弧菌，对 O_1 群霍乱弧菌还可进一步进行生物分型和血清学分型。

（1）生物分型：根据生物学的差异，O_1 群霍乱弧菌分为古典生物型和 El-Tor 生物型。古典生物型的染色体上携带有两个毒素基因，毒力往往大于 E1-Tor 生物型，绝大多数 El-tor 生物型菌株仅有一个毒素基因。在霍乱病的防治中，对菌株进行生物分型是必要的。生物分型见表 4-5-63。

（2）血清学分型：O_1 群霍乱弧菌的菌体抗原由 A、B、C 三种抗原成分组成，A 为群特异抗原，B、C 为型特异抗原，分为小川、稻叶、彦岛 3 个血清型，血清分型见表 4-5-64。

（四）抗菌药物敏感性

CLSI 霍乱弧菌药敏试验只包括氨苄西林、四环素、叶酸代谢途径抑制剂和氯霉素。氨苄西林、四环素、磺胺嘧啶和复方磺胺甲噁唑纸片扩散法与肉汤 MIC 有很好相关性。红霉素、强力霉素不能用纸片法，因与 MIC 结果相关性差，四环素结果可预测强力霉素的敏感性，氯霉素敏感性试验应谨慎用纸片扩散法，有较高的次要错误率。非霍乱弧菌药敏参照 CLSIM 45-A 方案。大多数霍乱弧菌（O_1 群，O_{139}群和非 O_1 群）在体外对氨基糖苷类、阿奇霉素、氟喹诺酮、广谱头孢菌素、碳青霉烯类和单环内酰胺类敏感性 > 90%，但从印度、孟加拉分离的 O_1 群、E1-Tor 和 O_{139}菌株，对磺胺甲噁唑-甲氧苄啶和氯霉素出现中等或高水平耐药。氟喹诺酮如环丙沙星和头孢噻肟在体外试验对创伤弧菌有较好的抗菌活性。此外，四环素、庆大霉素、氯霉素（除美人鱼弧菌外）、氨曲南、碳青霉烯类和氟喹诺酮对大多数弧菌敏感。

（五）临床意义

弧菌属菌种栖居于海洋水产品及小海鲜类动物肠道和体表，皆可在人类临床标本中分离到，除弗氏弧菌外，全部是人类致病菌，最常见的是腹泻或肠道外感染。

霍乱弧菌 O_1 群和 O_{139}群是引起急性肠道传染病霍乱的病原菌，通过侵袭力和霍乱毒素引起严重的腹泻和呕吐，患者粪便通常呈米泔水样。霍乱弧菌曾引起 7 次世界大流行，前六次均以印度为发源地，由 O_1 群霍乱弧菌古典生物型引起。第七次霍乱大流行始于 1961 年，以印度尼西亚苏拉威西岛为发源地，由 O_1 血清群霍乱弧菌 El-Tor 生物型引起。1992 年 10 月印度马德拉斯发生由 O_{139}血清群霍乱弧菌引发的霍乱，并迅速传播至亚洲、欧洲和美洲大陆。当临床实验室检测到该菌时，应及时与当地疾病控制中心联系，保留菌种及一切原始检材，等待确证和处理。其他血清群霍乱弧菌很少产生霍乱毒素，可引起腹泻、肠道外感染，败血症患者常伴有肝硬化或血液肿瘤，也可分离自耳道、伤口、呼吸道和尿液。

拟态弧菌为非嗜盐弧菌，生化反应与霍乱弧菌非常相似，但只有极少数菌株产生霍乱毒素，引起人类感染较为少见，主要是腹泻，与生食海产品有关。副溶血弧菌是引起食源性腹泻的最主要病原菌，很少引起肠道外感染。创伤弧菌和美人鱼发光杆菌主要引起败血症和伤口感染，死亡率较高，血液或伤口分离到该菌应立即通知临床。溶藻弧菌主要引起肠道外感染如耳部或伤口感染，尚无证据表明能引起腹泻。河流弧菌引起散发性腹泻，很少引起肠道外感染。

表 4-5-62 致病性弧菌的鉴别

试验	霍乱弧菌	拟态弧菌	梅氏弧菌	豪氏格里蒙菌	美人鱼发光杆菌	河流弧菌	弗氏弧菌	溶藻弧菌	副溶血弧菌	创伤弧菌生物 I 型	辛辛那提弧菌	哈氏弧菌
氧化酶	100	100	0	100	95	100	100	100	100	100	100	100
精氨酸（1% NaCl）	0	0	60	0	95	93	100	0	0	0	0	0
赖氨酸（1% NaCl）	99	100	35	0	50	0	0	99	100	99	57	100
鸟氨酸（1% NaCl）	99	99	0	0	0	0	0	50	95	55	0	0
动力	99	98	74	0	25	70	89	99	99	99	86	0
葡萄糖产气	0	0	0	0	10	0	100	0	0	0	0	0
甘露醇	99	99	96	0	0	97	100	100	100	45	100	50
水杨苷	1	0	9	0	0	0	0	4	1	95	100	0
蔗糖	100	0	100	0	5	100	100	99	1	15	100	50
阿拉伯糖	0	1	0	97	1	93	100	1	80	0	100	0
肌醇	0	0	40	0	0	0	0	0	0	0	100	0
明胶水解（22℃）	90	65	65	0	6	85	86	90	95	75	0	0
ONPG	94	90	50	0	0	40	35	0	5	75	86	0
硝酸盐还原	99	100	0	100	100	100	100	100	100	100	100	100
靛基质[a]	99	98	20	97	0	13	11	85	98	97	8	100
V-P[b]	75	9	96	0	95	0	0	95	0	0	0	50
0% NaCl 肉汤	100	100	0	0	0	0	0	0	0	0	0	0
6% NaCl 肉汤	53	49	78	83	95	96	100	100	99	65	100	100
8% NaCl 肉汤	1	0	44	0	0	71	78	94	80	0	62	0
10% NaCl 肉汤	0	0	0	0	0	4	0	69	2	0	4	0
O/129 敏感（150μg/片）	99	95	90	40	90	31	0	19	20	98	25	100

注释：表内数字为生化反应阳性百分率；[a]含牛心浸汤 +1% NaCl；[b]1% NaCl、用 Barritt 试剂

表 4-5-63　霍乱弧菌的生物分型

特性	生物型	
	古典型	El-Tor 型
V-P 试验	−	+
绵羊红细胞溶血性	−	+
多黏菌素 B（50U/片）	S	R
鸡血球凝集	−	+
噬菌体Ⅳ	+	−
噬菌体Ⅴ	−	+

注：+：90%以上菌株阳性，−：90%以上菌株阴性，R：耐药，S：敏感

表 4-5-64　霍乱弧菌的血清分型

血清型	O 抗原因子
稻叶型	A、C
小川型	A、B
彦岛型	A、B、C

二、气单胞菌属

（一）分类和命名

气单胞菌属（*Aeromonas*）隶属于气单胞菌科（*Aeromonadaceae*），包括：嗜水气单胞菌（*A. hydrophila*）、嗜水气单胞菌嗜水亚种（*A. hydrophila subsp. hydrophila*）、嗜水气单胞菌达卡亚种（*A. hydrophila subsp. dhakensis*）、嗜水气单胞菌林蛙亚种（*A. hydrophila subsp. ranae*）、兽气单胞菌（*A. bestiarum*）、杀鲑气单胞菌（*A . salmonicida*）、杀鲑气单胞菌杀鲑亚种（*A . salmonicida subsp. salmonicida*）、杀鲑气单胞菌无色亚种（*A. salmonicida subsp. achromogenes*）、杀鲑气单胞菌杀日本鲑亚种（*A. salmonicida subsp. masoucida*）、杀鲑气单胞菌史氏亚种（*A. salmonicida subsp. smithia*）、杀鲑气单胞菌溶果胶亚种（*A. salmonicida subsp. pectinolytica*）、豚鼠气单胞菌（*A. caviae*）、中间气单胞菌（*A. media*）、嗜矿泉气单胞菌（*A. eucrenophila*）、维氏气单胞菌（*A. veronii*）、维氏气单胞菌维氏生物变种（*A. veronii bv. veronii*）、维氏气单胞菌温和生物变种（*A. veronii bv. sobria*）、简氏气单胞菌（*A. jandaei*）、舒氏气单胞菌（*A. schubertii*）、脆弱气单胞菌（*A. trota*）、鳗鱼气单胞菌（*A. encheleia*）、异常嗜糖气单胞菌（*A. allosaccharophila*）、温和气单胞菌（*A. sobria*）和疱氏气单胞菌（*A. popoffii*）等。

气单胞菌属 DNA G+C 含量为 57~64mol%，代表菌种为嗜水气单胞菌。

（二）生物学特性

气单胞菌属细菌为革兰阴性、直的杆菌或球菌，大小（0.3~1.0）μm×（1.0~3.5）μm，单个或成对排列，很少呈链状；大多数菌株单端一根鞭毛、能运动（杀鲑气单胞菌无动力），在固体培养基中也可出现周鞭毛，某些菌种亦可出现侧身鞭毛；兼性厌氧，分离自人类的菌株均为嗜温菌，最适生长温度 35~37℃；环境来源菌株最适生长温度 22~25℃，与鱼贝类疾病相关；最适生长 pH 4.5~9.0，盐浓度在 0~4%。气单胞菌属菌种在羊血平板上产生 β-溶血环（疱氏气单胞菌与部分脆弱气单胞菌除外）。

氧化酶阳性、触酶阳性、还原硝酸盐为亚硝酸盐；发酵葡萄糖产酸或产气，对 O/129 耐受，常见气单胞菌生化特性见表 4-5-65。

（三）鉴别与鉴定

1. 属间鉴别　气单胞菌属菌种氧化酶阳性、可发酵葡萄糖，依此与氧化酶阴性的肠杆菌科和不发酵葡萄糖的非发酵菌相区别。根据含≥6%盐培养基上不生长、分解甘露醇、O/129 耐药与弧菌属、邻单胞菌属等相关菌属鉴别，见表 4-5-61。

2. 属内鉴定　常见气单胞菌菌种的鉴定见表 4-5-65。

（四）抗菌药物敏感性

气单胞菌属菌种抗菌药物敏感试验，采用纸片扩散法或肉汤 MIC 方法，相关操作参照 CLSIM45-A 方案。目前仅嗜水气单胞、豚鼠气单胞、维氏气单胞温和生物变种、简氏气单胞菌和舒氏气单胞菌有解释标准。气单胞菌属菌种抗菌药物敏感性见表 4-5-66。气单胞菌能诱导表达头孢菌素酶、青霉素酶和金属 β-内酰胺酶（碳青霉烯酶），但常规药敏方法不易检出。

（五）临床意义

气单胞菌属菌种主要引起人类肠内感染，临床上表现为水样便为多，血性便和白细胞较少见。该菌可引起肠外感染，表现为败血症、伤口和软组织感染、眼部感染、呼吸道感染等。肠外感染与患者基础疾病、近水接触操作有关。

表 4-5-65 气单胞菌属菌种生物学特性[a]

试验	嗜水气单胞菌	兽气单胞菌	杀鲑气单胞菌	豚鼠气单胞菌	嗜矿泉气单胞菌	中间气单胞菌	维氏气单胞菌温和生物变种	维氏气单胞菌维氏生物变种	简氏气单胞菌	舒氏气单胞菌	脆弱气单胞菌	温和气单胞菌	疱氏气单胞菌
溶血性[b]	+	+	d	-	d	d	+	+	+	d	d	-	-
动力	+	+	d	+	+	d	+	+	+	+	+	-	+
吲哚	+	+	+	+	+	+	+	+	+	-	+	+	d
枸橼酸盐	d	d	d	d	-	d	+	+	+	d	+	+	+
七叶苷	+	+	d	+	d	d	-	+	-	-	-	-	-
葡萄糖产气	+	d	d	-	d	-	d	d	+	-	d	d	+
阿拉伯糖	d	+	+	+	d	+	d	-	-	-	-	-	-
蔗糖	+	+	+	+	d	+	+	+	-	-	d	+	-
D-甘露醇	+	+	+	+	+	+	+	+	+	-	d	+	+
鼠李糖	d	d	-	-	d	-	-	-	-	-	-	-	-
乳糖	d	d	+	d	d	d	d	d	d	-	-	-	-
V-P	+	d	d	-	-	-	d	d	d	d	-	-	d
赖氨酸脱羧酶	+	d	d	-	-	-	+	+	+	d	+	+	-
精氨酸双水解酶	+	d	d	+	d	d	+	-	+	+	+	-	+
乌氨酸脱羧酶	-	-	-	-	-	-	-	+	-	-	-	-	-
吡嗪酰胺酶[c]	-	-	d	d	+	d	d	-	-	-	d	-	-
氨苄西林耐药[d]	+	+	d	+	+	d	+	+	+	+	-	d	+
头孢噻吩耐药[e]	d	d	d	-	d	d	+	d	d	d	-	+	-

注：[a] +：≥90% 菌株阳性，-：≤10% 菌株阳性，d：11% ~89% 菌株阳性（35℃孵育7天，疱氏气单胞菌、温和气单胞菌25℃孵育）；[b] 含5%羊血 TSA 平板；[c] 孵育48小时；[d] 氨苄西林纸片（10μg）孵育24小时；[e] 头孢噻吩纸片（30μg）孵育24小时

表 4-5-66　气单胞菌属菌种抗菌药物敏感性

抗菌药物敏感性	抗菌药物
耐药	氨苄西林（除脆弱气单胞菌）
可变	替卡西林或哌拉西林（除维氏气单胞菌维氏生物变种 100% 耐药、脆弱气单胞菌 100% 敏感）、头孢唑林、头孢噻吩、头孢西丁（维氏气单胞菌维氏生物变种 100% 敏感）、头孢噻肟、头孢曲松、头孢呋辛
敏感	环丙沙星、庆大霉素、阿米卡星、妥布霉素（42% 维氏气单胞菌维氏生物变种耐药）、亚胺培南（65% 简氏气单胞菌耐药，67% 维氏气单胞菌维氏生物变种耐药）、复方磺胺甲噁唑

注：耐药：≥90% 菌株耐药，敏感：≥90% 菌株敏感，可变：10% ~90% 菌株敏感

第六节　非发酵菌

一、非发酵菌初步分群

非发酵菌（non-fermentative bacteria）主要指一大群不发酵糖类（氧化分解葡萄糖或对糖不利用）、专性需氧、氧化酶阳性或阴性、无芽胞的革兰阴性杆菌，多为条件致病菌。近年来此类细菌从住院患者的痰、尿、血液、无菌体液等标本中的分离率日渐增高，已成为引起院内感染的重要致病菌。

非发酵菌包括假单胞菌属、产碱杆菌属、无色杆菌属、不动杆菌属、窄食单胞菌属、伯克霍尔德菌属、莫拉菌属和金黄杆菌属等 20 多个菌属。

非发酵菌的鉴定较为复杂，必须先进行初步分群，即先进行属间的鉴定，然后进行种间的鉴定。初步分群的常用实验为氧化发酵试验（O/F 试验）、氧化酶试验、动力观察等，见表 4-5-67。

表 4-5-67　常见非发酵菌的初步分群鉴定

菌属	氧化酶	葡萄糖 O-F	动力	菌落色素	鞭毛着生部位
假单胞菌属	+	O/ −	+/ −	不定	端毛
金黄杆菌属	+	−/O	−	橙黄色	无鞭毛
伯克霍尔德菌属	+/ −	O	+/ −	黄色、红色、棕色或紫色	端毛
窄食单胞菌属		O	+	黄色、绿色、暗紫色或灰白色无色	端毛
不动杆菌属	−/ +	O/ −	−	某些菌株棕黄色	无鞭毛
产碱杆菌属	−	−	+	无色	周毛
无色杆菌属	+	O/ −	+	无色、灰白色、浅棕色	周毛
丛毛单胞菌属	+	−	+	淡黄色	丛毛
莫拉菌属	+	−	−	无色	无鞭毛

注：+：90% 以上菌株阳性；−：90% 以上菌株阴性；O/ −：大部分菌株氧化葡萄糖、少部分不利用葡萄糖；−/O：大部分菌株不利用葡萄糖、少部分氧化葡萄糖；+/ −：多数菌株阳性；−/ +：多数菌株阴性

二、假单胞菌属

（一）分类和命名

临床分离的假单胞菌属（*Pseudomonas*）包括：铜绿假单胞菌（*P. aeruginosa*）、荧光假单胞菌（*P. fluorescens*）、恶臭假单胞菌（*P. putida*）、维罗纳假单胞菌（*P. veronii*）、蒙太利假单胞菌（*P. monteilii*）、摩西假单胞菌（*P. mosselii*）、斯氏假单胞菌（*P. stutzer*）、门多萨假单胞菌（*P. mendocina*）、产碱假单胞菌（*P. alcaligenes*）、假产碱假单胞菌（*P. pseudoalcaligenes*）等。

假单胞菌属 DNA G + C 含量为 58 ~69mol%，代表菌种为铜绿假单胞菌。

（二）生物学特性

假单胞菌属为直或微弯曲革兰阴性、无芽胞杆菌［（0.5 ~1.0）μm ×（1.5 ~5.0）μm］；单端鞭毛，一根或数根，可运动，无鞭毛者无动力；严格需氧代谢，以氧为电子受体；氧化酶阳性（除外浅黄金色单胞菌、栖稻假单胞菌）；触酶阳性；麦康凯琼脂平板上生长；不发酵乳糖，大部分菌株氧化葡萄糖；还原硝酸盐至亚硝酸盐或氮气；某些菌株能在 4℃或 42℃生长，但大部分菌株的最适生长温度为 30 ~37℃。临床标本常见假单胞菌的生物学特性见表 4-5-68。

表 4-5-68 临床标本中分离的常见假单胞菌的特征[a]

试验项目	铜绿假单胞菌（n=201）	荧光假单胞菌（n=155）	恶臭假单胞菌（n=16）	维罗纳假单胞菌（n=8）	蒙太利假单胞菌（n=10）	摩西假单胞菌（n=12）	斯氏假单胞菌（n=28）	门多萨假单胞菌（n=4）	假产碱假单胞菌（n=34）	产碱假单胞菌（n=26）	浅黄金色单胞菌（n=34）	栖稻假单胞菌（n=36）
氧化酶	99	97	100	100	100	100	100	100	100	96	0	0
生长：												
麦康凯	100	100	100	ND	ND	ND	100	100	100	96	100	100
溴化 16 烷基 3 甲铵	94	89	81（6）	ND	90	100	4	75（25）	56（18）	15	0	25（28）
6.5% NaCl	65	43	100	ND	0	100[b]	80（16）	100	62（6）	41	74	62
42℃	100	0	0	0	0	0	69	100	94	V	94	33
硝酸盐还原	98	19	0	100	0	0	100	100	100	54	62	6
硝酸盐产气	93	3	0	100	0	0	100	100	0	0	0	0
青脓素	65	96	93	100	100	100	0	0	0	0	0	0
精氨酸双水解酶	100	97	100	100	100	100	0[c]	100	78	12	100	14
赖氨酸脱羧	0	0	0	ND	0	0	0	0	0	0	7	0
苯丙氨酸脱氨酶	0	0	0	ND	0	0	0	0	0	0	3	0
水解：												
尿素	48（9）	21（31）	31（44）	25	50	ND	33（22）	50	3（6）	0	26（38）	77
明胶（培养 7d）	82	100	0	13	0	92	0	0	0	0	61	17
乙酰胺	100	6（12）	0	0	0	ND	0	0	ND	ND	ND	ND
七叶苷	0	0	0	ND	0	0	0	0	0	0	100	0
淀粉	0	0	0	ND	0	8	100	0	0	0	0	0

续表

试验项目	铜绿假单胞菌（n=201）	荧光假单胞菌（n=155）	恶臭假单胞菌（n=16）	维罗纳假单胞菌（n=8）	蒙太利假单胞菌（n=10）	摩西假单胞菌（n=12）	斯氏假单胞菌（n=28）	门多萨假单胞菌（n=4）	假产碱假单胞菌（n=34）	产碱假单胞菌（n=26）	浅黄金色单胞菌（n=34）	栖稻假单胞菌（n=36）
产酸[d]：												
葡萄糖[c]	97	100	100	100	100	100	96（4）	100	9	0	100	100
果糖	ND	ND	ND	100	100	100	ND	ND	79（21）	0	ND	ND
木糖	90	100	100	100	0	0	93（7）	75（25）	18（12）	0	100	100
乳糖	<1	24	25（13）	ND	0	0	0	0	0	0	3（24）	14（22）
蔗糖	0	48	0	100	0	17	0	0	0	0	12	25
麦芽糖	<1	2	31	ND	0	17	100	0	0	0	100	97
甘露醇	70	53	25	100	0	75	89（4）	0	0	0	76（18）	100
枸橼酸	95	93	94（6）	ND	100	100	82（14）	100	26（9）	57（8）	100	97
鞭毛数量	1	>1	>1	1	ND	1	1	1	1	1	>1	1

注：[a] 表中数字是阳性菌株%，ND：无数据，V：可变、某些菌株41℃可生长；[b]3%～5% NaCl 生长，7% NaCl 不生长；[c]CDC 群 Vb-3，该菌生物学特性类似斯氏假单胞菌，但精氨酸双水解酶阳性；[d]氧化-发酵试验基础培养基加1%碳水化合物

（三）鉴别与鉴定

1. 荧光假单胞菌DNA同源群的鉴定 该群包括铜绿假单胞菌、荧光假单胞菌、恶臭假单胞菌、维罗纳假单胞菌、摩西假单胞菌、蒙太利假单胞菌6个菌种，主要生物学特性是能产生水溶性色素——青脓素（pyoverdin）。铜绿假单胞菌还可产生绿脓素（pyocyania）、红脓素（pyorubin）、黑脓素（pyomelanin），也有不产色素的菌株。

铜绿假单胞菌很容易通过如下试验鉴定：氧化酶试验阳性、三糖铁（TSI）培养基上的碱性反应没有变化、42℃生长、在Mueller-Hinton或其他不含染料培养基上产生亮蓝到蓝绿、红或褐色扩散性色素。

荧光假单胞菌和恶臭假单胞菌以不还原硝酸盐、氧化木糖产酸区别于本群其他菌种。荧光假单胞菌在4℃生长和液化明胶（4～7天），这两个特性可与恶臭假单胞菌相鉴别（后者均阴性）。

维罗纳假单胞菌能还原硝酸盐产生氮气，不能水解乙酰胺，不利用乳糖和麦芽糖、36℃不生长。蒙太利假单胞菌不还原硝酸盐产氮气、不液化明胶、不氧化木糖产酸，可区别于其他细菌。摩西假单胞菌不还原硝酸盐产生氮气、不氧化木糖产酸，但92%的菌株可以液化明胶。

2. 非荧光假单胞菌DNA同源群的鉴定 斯氏假单胞菌以其干燥、皱褶的菌落特点有别于其他假单胞菌，其菌落可稍凹陷或吸附于平板上，颜色为浅褐色到棕色，很难从平板上刮下来。该菌与假鼻疽伯克霍尔德菌相似，斯氏假单胞菌精氨酸双水解酶阴性，不分解乳糖产酸，不液化明胶，有单根鞭毛；而假鼻疽伯克霍尔德菌则与之相反。门多萨假单胞菌菌落光滑、扁平、无皱褶、产褐色色素。该菌能还原硝酸盐产生氮气，精氨酸双水解酶阳性，不水解淀粉。产碱假单胞菌不氧化果糖和42℃不生长区别于假产碱假单胞菌。浅黄金色单胞菌和栖稻假单胞菌氧化酶阴性，产生不溶性黄色素。浅黄金色单胞菌ONPG试验阳性和水解七叶苷，此两点可与栖稻假单胞菌鉴别。

（四）抗菌药物敏感性

铜绿假单胞菌本身携带染色体介导的AmpC β-内酰胺酶，可对氨苄西林、阿莫西林、阿莫西林/克拉维酸、一代头孢菌素、二代头孢菌素、头孢噻肟和头孢他啶产生耐药。其外排泵机制可将β-内酰胺类、氯霉素、氟喹诺酮类、大环内酯类、四环素和复方磺胺甲噁唑泵出胞外，从而产生耐药。社区获得性铜绿假单胞菌对抗假单胞菌青霉素类（哌拉西林、替卡西林、哌拉西林/他唑巴坦）、氨基糖苷类（庆大霉素、妥布霉素和阿米卡星）、氟喹诺酮类（环丙沙星、左氧氟沙星）、头孢吡肟、头孢他啶、美罗培南、亚胺培南、氨曲南等较敏感。医院获得性铜绿假单胞菌菌株较社区分离株有更高的耐药性，常常显示多重耐药。耐药可在抗生素治疗过程中发生。另外，铜绿假单胞菌可产生超广谱β-内酰胺酶以及能降解亚胺培南的金属β-内酰胺酶，微孔蛋白缺失、基因突变等耐药机制可导致其对多种抗菌药物产生耐药。对于多重耐药铜绿假单胞菌，研究表明黏菌素和多黏菌素B可能有效，另外可以考虑联合用药，如氨基糖苷类和氟喹诺酮类联合β-内酰胺类或碳青霉烯类，可获得较好临床疗效。

（五）临床意义

假单胞菌属在自然环境中分布广泛，可存在于医院各种环境中，特别是铜绿假单胞菌是医院内感染的主要病原菌之一。分离自无菌部位的铜绿假单胞菌被认为是有意义的病原菌。来自有正常菌群部位的分离菌株，若有明显的临床症状，如毛囊炎、外耳炎等，则有临床意义。幼儿呼吸道分离的黏液型铜绿假单胞菌，提示肺囊性纤维化。从肺囊性纤维化患者标本分离的菌株，应报告菌落形态（光滑、粗糙、黏液型），黏液型菌落意味着慢性感染。虽然其他假单胞菌在临床标本中分离比较少见，但也与感染相关，尤其是菌血症患者。来自血液、无菌体液的假单胞菌，除非有明显污染机会，大多有临床意义。

三、不动杆菌属

（一）分类和命名

不动杆菌属（*Acinetobacter*）最初归属于奈瑟菌科，仅有醋酸钙不动杆菌一个种，现归到莫拉菌科。根据DNA杂交技术，不动杆菌至少可分为21个基因种，临床实验室很难通过生化表型把不动杆菌鉴定到基因型的水平。特别是基因型1、2、3、13TU的表型十分接近，所以这部分细菌又统称为醋酸钙-鲍曼不动杆菌复合群（*A. calcoaceticus-A. baumanii complex*）。目前将不动杆菌分为分解糖和不分解糖两大类：葡萄糖阳性、不溶血菌株是鲍曼不动杆菌（*A. baumanii*，基因型2）、醋酸钙不动杆菌（*A. calcoacelicus*，基因型1）；葡萄糖阴性、不溶血菌株是洛菲不动杆菌（*A. lwoffii*，基因型4）；溶血菌株是溶血不动杆菌（*A. haemolyticus*，基因型4）。常见的还有约翰逊不动杆菌（*A. johnonii*，基因型7）、琼氏不动杆菌（*A. junii*，基因型5）和耐放射线不动杆菌（*A. radioresistens*，基因型12）等。

不动杆菌属DNA G+C含量为38～47 mol%，代表菌种为醋酸钙不动杆菌。

（二）生物学特性

革兰阴性球杆菌，镜下多为球状或球杆形［(0.9～1.6) μm×(1.5～2.5) μm)］，成双排列为主；革兰染色常不易脱色，尤其是血培养阳性标本，直接涂片染色，易染成革兰阳性球菌；有荚膜、菌毛，无芽胞，无鞭毛。不动杆菌属为专性需氧菌；多数菌株生长不需特殊营养；血平板上菌落光滑、灰白色、边缘整齐；麦康凯琼脂培养基上生长良好，菌落呈无色或淡粉红色。液体培养基上可形成菌膜。

不动杆菌属氧化酶阴性，触酶阳性，硝酸盐还原阴性，不水解七叶苷；不发酵糖类；可水解吐温-80。该属菌种在初代培养时，常呈球形菌体，当生长在含有青霉素或头孢菌素以及次代增殖培养时，证实是杆菌、形成长丝状体。7个种的生化特性见表4-5-69。

（三）鉴别与鉴定

本菌氧化酶阴性，动力阴性，革兰阴性球杆菌，很容易与其他的非发酵菌区别。与肠杆菌科区别可利用硝酸盐试验，本菌阴性。

表4-5-69　不动杆菌属7个菌种的生化特性

菌种	生长			水解明胶	溶血	枸橼酸	葡萄糖产酸	利用								
	44℃	41℃	37℃					DL乳酸	己二酸	苯乙酸	丙二酸二乙酯	L组氨酸	组胺	L天门冬氨酸	β丙氨酸	L精氨酸
鲍曼不动杆菌	+	+	+	−	−	+	+	+	+	D	D	+	−	+	+	+
醋酸钙不动杆菌	−	−	+	−	−	+	+	+	+	+	+	+	−	+	+	+
溶血不动杆菌	−	D	+	+	+	D	D	−	−	−	−	+	−	D	−	+
约翰逊不动杆菌	−	−	−	−	−	+	−	+	−	−	D	−	−	D	−	D
琼氏不动杆菌	−	D	+	−	D	D	−	+	−	−	−	+	−	−	−	+
洛菲不动杆菌	−	−	D	−	−	D	D	+	+	+	−	−	−	−	−	−
耐放射线不动杆菌	−	D	+	−	−	−	−	+	+	+	+	−	−	−	−	+

注：+：≥90%阳性，−：≥90%阴性，D：10%～90%阳性

（四）抗菌药物敏感性

不动杆菌属耐药性强，对氨苄西林、一代头孢菌素、二代头孢菌素、氯霉素和一代喹诺酮类抗菌药物大多耐药；对复方磺胺甲噁唑、哌拉西林/他唑巴坦、替卡西林/克拉维酸、氨苄西林/舒巴坦、多西环素、氟喹诺酮类抗生素敏感性较好。碳青霉烯类抗生素对不动杆菌敏感性最好，但耐药性也有上升趋势。联合氨基糖苷类和替卡西林或哌拉西林用于治疗严重感染；对多重耐药菌株舒巴坦复合制剂可能有效，另外，多黏菌素对多重耐药株抗菌活性更好，但多黏菌素的药敏试验不适合采用纸片扩散法。

（五）临床意义

不动杆菌属菌种在自然环境和医院环境中广泛分布，在非发酵菌引起的感染中其分离率仅次于铜绿假单胞菌，可存在于潮湿或干燥的环境、食品、正常人体的皮肤。不动杆菌毒力较低，为条件致病菌，临床标本中分离到的不动杆菌绝大多数为鲍曼不动杆菌。主要引起医院获得性肺炎尤其是呼吸机相关性肺炎（VAP）、尿路感染、伤口感染、菌血症、皮肤软组织感染、继发性脑膜炎等。鲍曼不动杆菌引起的呼吸机相关性肺炎和血流感染具有较高的发病率和死亡率，社区获得性肺炎不常见。它可携带整合子使其获得多重耐药，易于传播而引起院内感染爆发流行。其他菌种引起的感染比较少见，洛菲不动杆菌可分离自血液和导管，约翰逊不动杆菌可引起脑膜炎，琼氏不动杆菌可以引起小儿眼的感染和菌血症。

四、伯克霍尔德菌属、窄食单胞菌属、丛毛菌属、食酸菌属和代夫特菌属

（一）分类和命名

1. 伯克霍尔德菌属（*Burkholderia*）　目前有20多个种，大部分存在于土壤、水、植物和动物中，只有少数几个种与人和动物感染相关：洋葱伯克霍尔德菌复合群（*B. cepacia complex*）、假鼻疽伯克霍尔德菌（*B. pseudomallei*）、鼻疽伯克霍尔德菌（*B. mallei*）、唐菖蒲伯克霍尔德菌（*B. gladioli*）、泰国伯克霍尔德菌（*B. thailandensis*）。伯克霍尔德菌属DNA G+C含量为59～69.5mol%，代表菌种为洋葱伯克霍尔德菌。

2. 窄食单胞菌属（*Stenotrophomonas*）　常见菌种有：嗜麦芽窄食单胞菌（*S. maltophilia*）、亚硝酸盐还原窄食单胞菌（*S. nitritirducens*）、微嗜酸窄食单

胞菌（*S. acidaminphila*）、嗜根窄食单胞菌（*S. rhizophilia*）。窄食单胞菌属 DNA G+C 含量为66.1~69.7mol%，代表菌种为嗜麦芽窄食单胞菌。

3. 丛毛菌属（*Comamonas*） 常见菌种有：水生丛毛菌（*C. aquatica*）、土生丛毛菌（*C. terrigena*）、脱硝丛毛菌（*C. denitrificans*）、睾丸酮丛毛菌（*C. testosteroni*）、克斯特丛毛菌（*C. kerstersii*）、朝鲜丛毛菌（*C. koreensis*）等。丛毛菌属 DNA G+C 含量为60~69mol%，代表菌种为土生丛毛菌。

4. 食酸菌属（*Acidovorax*） 包括敏捷食酸菌（*A. facilis*）、德氏食酸菌（*A. delafieldii*）和中等食酸菌（*A. temperans*）等。食酸菌属 DNA G+C 含量为62~67mol%，代表菌种为敏捷食酸菌。

5. 代夫特菌属（*Delftia*） 与临床有关的只有食酸代夫特菌（*D. acidovorans*）。菌属 DNA G+C 含量为65.3~79mol%，代表菌种食酸代夫特菌。

（二）生物学特性

伯克霍尔德菌属、窄食单胞菌属、丛毛菌属、食酸菌属菌种是一群直或微弯、需氧、无芽胞革兰阴性杆菌［（1~5.0）μm×（0.5~1.0）μm］，窄食单胞菌为稍小的直杆菌［（0.7~1.8）μm×（0.4~0.7）μm］；除鼻疽伯克霍尔德菌外，这些菌有一根或数根极端鞭毛，可运动；触酶阳性，大部分氧化酶阳性；除了唐菖蒲伯克霍尔德菌外，能在麦康凯平板上生长；大部分菌株氧化葡萄糖，还原硝酸盐成亚硝酸盐或产生氮气；某些菌种有特殊的菌落形态、特别的色素、特异气味；有些菌株能在4℃生长，但大部分菌株最适生长温度为30~37℃。某些属中菌种能在较高温度生长，有助于鉴别鉴定。

（三）鉴别与鉴定

1. 伯克霍尔德菌属 洋葱伯克霍尔德菌在选择性培养基上，需经3天孵育，才有可见菌落，大部分分离株不产生色素，但在含铁培养基如三糖铁（TSI）斜面可见亮黄色色素，该菌有粪臭味。鼻疽伯克霍尔德菌由于无动力而易于鉴定，其他有助于鉴定的试验包括还原硝酸盐至亚硝酸盐、精氨酸双水解酶阳性、氧化葡萄糖、不氧化蔗糖和麦芽糖。如怀疑假鼻疽伯克霍尔德菌，必须努力确证和排除，关键试验包括氧化酶试验阳性、还原硝酸盐至亚硝酸盐、产生氮气，精氨酸双水解酶阳性、液化明胶。唐菖蒲伯克霍尔德菌氧化酶阴性，不水解麦芽糖和乳糖。伯克霍尔德菌属的鉴定见表4-5-70。

表4-5-70 临床标本中分离的伯克霍尔德菌特性

试验项目	假鼻疽伯克霍尔德菌	鼻疽伯克霍尔德菌	洋葱伯克霍尔德菌	唐菖蒲伯克霍尔德菌	泰国伯克霍尔德菌
氧化酶	+	V	+	V	+
生长：					
麦康凯	+	+	V	+	+
42℃	+	-	V	-	+
硝酸盐还原	+	+	-	V	+
硝酸盐产气	+	-	-	-	+
精氨酸双水解酶	+	+	V	-	+
赖氨酸脱羧酶	-	-	+	-	-
乌氨酸脱羧酶	-	-	V	-	-
水解：					
尿素	V	V	V	+	+
明胶	V	-	V	V	V
七叶苷	V	-	V	V	V
产酸：					
葡萄糖	+	+	+	+	+
乳糖	+	V	+	-	+
蔗糖	V	-	V	-	V

续表

试验项目	假鼻疽伯克霍尔德菌	鼻疽伯克霍尔德菌	洋葱伯克霍尔德菌	唐菖蒲伯克霍尔德菌	泰国伯克霍尔德菌
麦芽糖	+	-	V	-	+
甘露醇	+	-	-	-	+
木糖	+	V	+	+	+
动力	+	-	+	+	+
鞭毛数量	≥2	0	>1	1	≥2

注：+：≥90% 阳性；-：≥90% 阴性；V：10% ~90% 阳性

2. 窄食单胞菌属　该菌临床标本中较为多见，血平板上生长，菌落呈淡黄色或棕色，有氨味，不溶血，但在菌落周围变成绿色。鉴别试验包括氧化葡萄糖和麦芽糖、DNA 酶和赖氨酸脱羧酶阳性、极端丛生鞭毛。以前都认为嗜麦芽窄食单胞菌氧化酶阴性，但对人类标本中分离到的大量菌株氧化酶试验发现，有 20% 的菌株氧化酶阳性。

3. 丛毛菌属　触酶、氧化酶、动力和硝酸盐还原试验阳性，不分解葡萄糖、乳糖和甘露醇，明胶、七叶苷、赖氨酸脱羧酶、鸟氨酸脱羧酶和精氨酸双水解试验均为阴性。表型试验难以鉴别土生丛毛菌和睾丸酮丛毛菌，故常通称丛毛菌属。

4. 食酸菌属　临床和环境标本中较少分离到，大部分菌株在营养琼脂上不产色素，但某些菌株可产生黄色到淡棕色可溶性色素。氧化酶试验阳性，极端鞭毛，尿素酶活性属内各异。

5. 代夫特菌属　26% 食酸代夫特菌产荧光素和 44% 菌株产生黄色到褐色可溶性色素。氧化酶和触酶阳性，非发酵，还原硝酸盐为亚硝酸盐，无脱硝作用。能利用甘露醇和果糖作为唯一碳源。

临床标本中分离的食酸菌属、丛毛菌属、食酸代夫特菌和嗜麦芽窄食单胞菌生物特性见表 4-5-71。

表 4-5-71　食酸菌属、丛毛菌属、食酸代夫特菌、嗜麦芽窄食单胞菌特性[a]

试验项目	德氏食酸菌（n=2）	敏捷食酸菌（n=2）	中等食酸菌（n=2）	丛毛菌属（n=28）	食酸代夫特菌（n=69）	嗜麦芽窄食单胞菌（n=228）
氧化酶	100	100	100	100	100	20[b]
生长：						
麦康凯	100	0	100	100	100	100
溴化 16 烷基 3 甲铵	0	0	0	0	4	2
6% NaCl	0	0	0	0	6	22
42℃	50	0	100	68	29	48
硝酸盐还原	100	100	100	96	99	39
还原硝酸盐产气	0	0	100	0	0	0
色素	黄色，可溶性	无	黄色，可溶性	27% 黄-棕色，可溶性	26% 荧光素，44% 黄褐色，可溶性	棕褐色，可溶性
精氨酸双水解酶	100	100	0	0	0	0
赖氨酸脱羧酶	0	0	0	0	0	93
鸟氨酸脱羧酶	0	0	0	0	0	0
溶血	0	0	0	0	0	1

续表

试验项目	德氏食酸菌（n=2）	敏捷食酸菌（n=2）	中等食酸菌（n=2）	丛毛菌属（n=28）	食酸代夫特菌（n=69）	嗜麦芽窄食单胞菌（n=228）
水解：						
尿素	100	100	50	7	0	3
明胶	0	100	0	0	11	93
枸橼酸	100	0	0	47	94	34
七叶苷	0	0	0	0	0	39
ONPG	0	ND	100	100	0	0
产酸：						
葡萄糖	100	100	100	0	0	85
木糖	85	100	0	0	0	35
乳糖	0	0	0	0	0	60
蔗糖	0	0	0	0	0	63
麦芽糖	0	0	0	0	0	100
甘露醇	50	100	50	0	100	0
H_2S	100	100	100	0	57	95
动力	100	100	100	100	100	100
鞭毛数量	1~2	1~2	1~2	>2	>2	>2

注：[a]表中数字是阳性菌株%；[b]试验菌株为793株

（四）抗菌药物敏感性

抗菌药物敏感性试验应用稀释法和E-试验法，不推荐使用纸片扩散法。CLSI提供了嗜麦芽窄食单胞菌对米诺环素、左氧氟沙星、复方磺胺甲噁唑和洋葱伯克霍尔德菌对头孢他啶、复方磺胺甲噁唑、美罗培南和米诺环素的纸片扩散法测定方法与判断标准。

洋葱伯克霍尔德复合群耐药性较高，对氨基糖苷类和多黏菌素耐药；由于产生诱导型染色体β-内酰胺酶和改变青霉素结合蛋白，经常对β-内酰胺类抗菌药物耐药；因为外排泵机制使它对氯霉素、氟喹诺酮类和复方磺胺甲噁唑产生耐药。临床分离的菌株只对一小部分抗菌药物敏感，包括：复方磺胺甲噁唑、氯霉素、头孢他啶、米诺环素、亚胺培南、美罗培南和部分氟喹诺酮类。对于耐药菌株，推荐联合用药。假鼻疽伯克霍尔德菌对青霉素、氨基糖苷类和大环内酯类耐药，但对头孢他啶、美罗培南、亚胺培南、头孢哌酮、阿莫西林/棒酸、氨苄西林/舒巴坦、替卡西林/克拉维酸、氯霉素、多西环素体外敏感。临床使用复方磺胺甲噁唑的耐药率为2%~16%。检测复方磺胺甲噁唑的药敏试验不宜用纸片扩散法，可用稀释法和E-试验法。对氟喹诺酮的耐药性较大，且氟喹诺酮的使用与其高复发率有关。四环素体外较敏感，临床上可与其他抗菌药物联合使用。鼻疽伯克霍尔德菌与假鼻疽伯克霍尔德菌耐药谱相似，但鼻疽伯克霍尔德菌对氨基糖苷类和新大环内酯类（如克拉霉素和阿奇霉素）敏感。

嗜麦芽窄食单胞菌天然对许多抗菌药物耐药。含有锌离子依赖的β-内酰胺酶，对β-内酰胺酶抑制剂耐药且能水解亚胺培南。外膜蛋白突变使得其对氨基糖苷类和喹诺酮类耐药。对于囊性纤维化患者，多西环素体外最敏感。复方磺胺甲噁唑可能效果较好。临床严重感染患者，建议联合应用米诺环素、替卡西林/克拉维酸或哌拉西林/他唑巴坦，也可以环丙沙星和替卡西林/克拉维酸、环丙沙星和哌拉西林/他唑巴坦或者多西环素和替卡西林/克拉维酸联合应用。

睾丸酮丛毛菌对窄谱和广谱头孢菌素、碳青霉烯类、喹诺酮类和复方磺胺甲噁唑敏感。食酸代夫特菌对氨基糖苷类耐药。

（五）临床意义

伯克霍尔德菌属、窄食单胞菌属、丛毛菌属、食酸菌属这些属的细菌广泛分布于自然界中，均为条件致病菌，尤其是囊性纤维化患者重要的机会致病菌。

鼻疽伯克霍尔德菌、假鼻疽伯克霍尔德菌是潜在的生物恐怖病原菌。该菌种均可引起马、骡、驴、猫和犬等动物感染。人类感染是经伤口、黏膜、呼吸道而进入体内。急性患者可有高热、衰竭等全身症状，病菌进入血流，可形成菌血症及内脏脓肿，最后常因脓毒血症死亡。洋葱伯克霍尔德菌存在于土壤及水中，是医院内感染的重要病原菌，在医院环境中常污染自来水、体温表、喷雾器、导尿管等，因而可引起多种医院内感染，包括菌血症、泌尿道感染、化脓性关节炎、脑膜炎和呼吸道感染等。唐菖蒲伯克霍尔德菌属于植物病原菌，和洋葱伯克霍尔德菌一样，是引起囊性纤维化及慢性肉芽肿患者感染的重要机会致病菌。

嗜麦芽窄食单胞菌可引起菌血症、肺炎、泌尿道感染、脑膜炎、附睾炎、关节炎、心内膜炎、眼内炎、伤口感染、皮肤黏膜及软组织感染等，是免疫力低下患者的重要病原菌。

丛毛菌属、食酸菌属和代夫特菌属细菌分布于自然界，较少从临床标本中分离到，为条件致病菌，可从血液、脓液、尿液、胸（腹）水和呼吸道分泌物等临床标本中分离出，引起菌血症、尿路感染和呼吸道等部位的感染。

五、产碱杆菌属、无色杆菌属

（一）分类和命名

产碱杆菌属（*Alcaligenes*）包括粪产碱杆菌（*A. faecalis*）、水产碱杆菌（*A. aquatilis*）、广泛产碱杆菌（*A. latus*）、真菌产碱杆菌（*A. eutrophus*）等。产碱杆菌属 DNA G+C 含量为 56~60mol%，代表菌种为粪产碱杆菌。

无色杆菌属（*Achromobacter*）分两类：不分解糖类，包括皮氏无色杆菌（*A. piechaudii*）和脱硝无色杆菌（*A. denitrificans*）；分解糖类，包括木糖氧化无色杆菌（*A. xylosoxidans*）和未命名的无色杆菌 B、E、F 群。无色杆菌属 DNA G+C 含量为 65~68mol%，代表菌种为木糖氧化无色杆菌。

（二）生物学特性

革兰阴性杆菌［（0.5~1.0）μm×（0.5~2.6）μm］；周生鞭毛，有动力；严格需氧代谢；菌落无色素；氧化酶阳性，触酶阳性；不水解纤维素、七叶苷、明胶和 DNA；分解部分有机酸盐和胺类产碱。粪产碱杆菌是最常见的分离种，可产生薄的、扩散的、边缘不规则的特征性菌落。一些菌株（即以前命名的芳香产碱菌）产生特征性的水果香味，并且血平板上可产生略带绿色的现象。该菌的关键生化特征是能够还原亚硝酸盐而不能还原硝酸盐。

（三）鉴别与鉴定

凡具有周身鞭毛、有动力、氧化酶、触酶阳性，在 O-F 基础培养基上不分解葡萄糖，不产生尿素酶，不液化明胶、苯丙氨酸脱氨酶，精氨酸双水解酶皆阴性，应被鉴定为产碱杆菌属及不分解糖类无色杆菌属菌种。而符合上述某些特性，但在 O-F 基础培养基中氧化葡萄糖、木糖，还原硝酸盐，枸橼酸盐阳性，能在 42℃生长，溴化 16 烷基 3 甲铵（cetrimide）琼脂上生长，鉴定为木糖氧化无色杆菌，此菌与放射根瘤菌的鉴别是乳糖、麦芽糖、甘露醇、水解七叶苷、尿素酶试验前者全部阴性。生化反应特性见表 4-5-72。

表 4-5-72　产碱杆菌属与无色杆菌属的鉴别

菌种	葡萄糖产酸	木糖	乙酰胺	硝酸盐还原	亚硝酸盐还原	尿素酶
粪产碱杆菌	0	0	83	0	100	2
脱硝无色杆菌	0	0	33	100	ND	0
皮氏无色杆菌	0	0	0	100	0	0
木糖氧化无色杆菌	78	99	V	100	ND	0

注：表中数字是阳性菌株%；V：可变；ND：无资料

（四）抗菌药物敏感性

产碱杆菌属、无色杆菌属菌种抗菌药物敏感试验，可用纸片扩散法或各种稀释法，目前尚无该类菌种的解释标准。

粪产碱杆菌和皮氏无色杆菌对氨苄西林、氨曲南、庆大霉素耐药，对其他抗菌药物敏感性不一。木糖氧化无色杆菌通常对氨基糖苷类、氨苄西林、窄谱和超广谱头孢菌素、氯霉素、氟喹诺酮类耐药，但对哌拉西林、替卡西林/克拉维酸、亚胺培南、复方磺胺甲噁唑以及抗假单胞菌的广谱头孢菌素敏感。未命名的无色杆菌 B、E、F 群中，B 群对氯霉素、环丙沙星、庆大霉素、亚胺培南、妥布霉素和复方磺胺甲唑敏感。

（五）临床意义

在临床标本中以粪产碱杆菌、木糖氧化无色杆菌最为常见，不分解糖无色杆菌很少引起人类感染，粪产碱杆菌常出现在混合性培养物中，特别是糖尿病患者足部和下肢溃疡，但临床意义很难确定。人类感染木糖氧化无色杆菌主要引起免疫力低下患者感染，也可定植在囊性纤维化病患者和气管插管患者的呼吸道，加重肺部感染症状。皮氏无色杆菌和未命名的无色杆菌 B、E、F 群可从包括血液等临床标本中分离到。

六、苍白杆菌属

（一）分类和命名

苍白杆菌属（*Ochrobactrum*）属内有 13 个种，其中与临床有关的菌种主要有：人苍白杆菌（*O. anthropi*）（即尿酶阳性的“无色杆菌”，以前称之为 CDC Vd 群）、中间苍白杆菌（*O. intermedium*）、嗜血苍白杆菌（*O. haematophilum*）、*O. pseudogrignonense*、假中间苍白杆菌（*O. pseudointernetmedium*）等。

苍白杆菌属 DNA G + C 含量为 54.5 ~ 59mol%，代表菌种为人苍白杆菌。

（二）生物学特性

苍白杆菌属细菌为革兰阴性杆菌，中等长度，具有周鞭毛。在血平板上菌落形态类似于肠杆菌属细菌，只是苍白杆菌的菌落小一些。菌落直径约为 1mm，呈圆形、微凸起、光滑、发亮、完整。无芽胞。有动力，嗜血苍白杆菌和 *O. pseudogrignonense* 无动力。

氧化酶和触酶阳性。分解葡萄糖、阿拉伯糖、果糖、鼠李糖、乙二醇和木糖产酸，不分解乳糖，硝酸盐还原和尿素酶试验均为阳性。吲哚、七叶苷、明胶、ONPG、赖氨酸和鸟氨酸脱羧酶等阴性。

（三）鉴别与鉴定

苍白杆菌属细菌在麦康凯琼脂上呈无色半透明菌落，氧化酶和触酶阳性，分解葡萄糖，硝酸盐还原和尿素酶阳性，七叶苷、ONPG 和鸟氨酸脱羧酶试验阴性。对多黏菌素 E 的敏感性可以区别人苍白杆菌和中间苍白杆菌，前者敏感，后者耐药。苍白杆菌属内与临床有关菌种的鉴定与鉴别见表 4-5-73。

表 4-5-73 苍白杆菌属内与临床有关菌种的鉴定与鉴别

特性	人苍白杆菌	中间苍白杆菌	嗜血苍白杆菌	假中间苍白杆菌	*O. pseudogrignonense*
45℃生长	-	+	-	+	-
尿素酶	+	-	-	-	-
硝酸盐还原	86	+	+	+	+
D-甘露醇同化	+	+	ND	+	ND
N-乙酰胺基葡萄糖同化	+	+	+	+	-
D-麦芽糖同化	+	+	+	+	-
枸橼酸盐同化（48h）	+	+	+	+	+
葡萄糖产酸	93（7）	+	+	V	+
麦芽糖产酸	64	+	ND	V	ND
甘露醇产酸	43（14）	-	ND	-	ND
蔗糖产酸	50	+	+	V	+
侧金盏花醇产酸	+	+	+	+	+
山梨醇产酸	+	+	+	V	+
α-葡萄糖苷酶	+	+	ND	V	ND
γ-谷氨酰转移酶	-	-	ND	V	ND
β-丙氨酸芳胺酶	+	-	ND	-	ND
谷氨酸-甘氨酸-精氨酸	-	-	ND	-	ND
L-吡咯烷基芳胺酶	+	+	ND	+	ND

注：+：≥90% 阳性；-：≥90% 阴性；数字：阳性百分率、括号内数据为迟反应；V：结果可变；ND：无资料

（四）抗菌药物敏感性

苍白菌属菌种抗菌药物敏感试验，可用纸片扩散法或各种稀释法，目前尚无该类菌种的解释标准。

人苍白杆菌对β-内酰胺类抗生素耐药，对亚胺培南、氨基糖苷类、氟喹诺酮类、四环素类、复方磺胺甲噁唑敏感。

（五）临床意义

苍白杆菌属细菌可从环境和临床标本中分离到，人苍白杆菌主要来自于插管引起的菌血症患者，可以引起菌血症、眼内炎、脑膜炎、坏死性筋膜炎、胰腺脓肿和足刺伤后引起的骨软骨炎等疾病；中间苍白杆菌属从人体血液和土壤中分离到，可引起肝的感染；嗜血苍白杆菌最初从人体血液中分离到；*O. pseudogrignonense* 从人体血液和新生儿耳中分离出；假中间苍白杆菌从腋下和直肠拭子标本中分离出。

七、根瘤菌属

（一）分类和命名

根瘤菌属（*Rhizobium*）即原来的土壤杆菌属（*Agrobacterium*），与临床关系密切的有四个种：放射根瘤菌（*R. radiobacter*）、葡萄根瘤菌（*R. vitis*）、悬钩根瘤菌（*R. rubi*）和发根根瘤菌（*R. rhizogenes*）。

根瘤菌属 DNA G+C 含量为 57～66mol%，代表菌种为放射根瘤菌。

（二）生物学特性

革兰阴性杆菌［（0.6～1.0）μm×（1.5～3.0）μm］；单独或成对排列。有鞭毛，有动力，无芽胞。放射根瘤菌最适生长温度为 25～28℃，但 35℃也能生长。在血平板上孵育 48 小时后，形成圆形、凸起、光滑、无色素或略呈浅褐色、湿润、直径约 2mm 的菌落。在麦康凯琼脂上延长培养时间，菌落为黏液状和粉红色。

氧化酶和触酶阳性，吲哚、DNA 酶阴性，氧化分解葡萄糖、甘露醇、木糖和乙二醇，尿素酶、枸橼酸盐、ONPG、七叶苷、硝酸盐还原试验阳性。不液化明胶、精氨酸双水解酶阴性。

（三）鉴别与鉴定

1. 放射根瘤菌与假单胞菌属的鉴别　放射根瘤菌有周鞭毛，尿素酶阳性；假单胞菌属为极端单鞭毛，尿素酶阴性。

2. 与人苍白杆菌的鉴别　两者葡萄糖 O/F 均为氧化型，氧化酶、尿素酶和硝酸盐还原试验均为阳性，但放射根瘤菌 ONPG 阳性，硝酸盐还原试验不产气；人苍白杆菌则相反。

3. 与支气管败血博德特菌的鉴别　两者氧化酶、硝酸盐还原、动力和尿素酶试验均阳性，但放射根瘤菌葡萄糖 O/F 为氧化型，支气管败血博德特菌葡萄糖 O/F 为产碱型。

4. 与木糖氧化无色杆菌的鉴别　放射根瘤菌分解甘露醇，ONPG 和尿素酶试验均为阳性；木糖氧化无色杆菌则相反。

（四）抗菌药物敏感性

根瘤菌属菌种抗菌药物敏感试验，可用纸片扩散法或各种稀释法，目前尚无该类菌种的解释标准。

放射根瘤菌对广谱头孢菌素、碳青霉烯类、四环素类、庆大霉素敏感（妥布霉素耐药）。

（五）临床意义

根瘤菌为植物病原菌，广泛分布于土壤等自然环境中；部分菌种是条件致病菌，放射根瘤菌最常见的分离部位为血液，其次为腹膜透析液、尿液、腹水。放射根瘤菌的感染，大多发生在经皮肤插管、植入生物医学假体的患者，有效治疗要求去除这些装置。

八、莫拉菌属

（一）分类和命名

莫拉菌属（*Moraxella*）属于莫拉菌科，目前属内命名的有 20 多个种，与临床有关的有 7 个菌种：腔隙莫拉菌（*M. lacunata*）、犬莫拉菌（*M. canis*）、非液化莫拉菌（*M. nonliquefaciens*）、亚特兰大莫拉菌（*M. atlantae*）、林肯莫拉菌（*M. linconii*）、奥斯陆莫拉菌（*M. osloensis*）、卡他莫拉菌（*M. catarrhalis*）。

莫拉菌属 DNA G+C 含量为 40.0～47.5mol%，代表菌种为腔隙莫拉菌。

（二）生物学特征

革兰阴性球杆菌［（1.0～1.5）μm×（1.5～2.5）μm］；着色后不易脱色；多数成双或短链状排列；幼龄培养物为细杆状，老龄培养物多呈球状，可与奈瑟菌相鉴别。营养要求较高，在血平板上生长良好，部分菌株可在麦康凯琼脂上生长。卡他莫拉菌在血平板和巧克力平板上生长良好，培养 24 小时后形成直径 1～3mm、灰色到白色、光滑、不透明菌落，菌落可以用接种环完整推进移动。非液化莫拉菌在血平板上培养 24 小时后形成直径 0.1～0.5mm、光滑、无色半透明的菌落，48 小时后菌落直径为 1mm，有时菌落可凹陷在琼脂内。林肯莫拉菌和奥斯陆莫拉菌菌落与其相似，但凹陷不明显。本属菌种最适生长温度 33～35℃，需氧代谢，氧化酶阳性，触酶阳性，无动力，不分解任何糖类，吲哚试验阴性。

（三）鉴别与鉴定

1. 与相关菌属区别 本菌为不分解糖的革兰阴性球杆菌，需与非发酵菌和形态相似的菌属区别：①本属菌种动力阴性，可与大部分非发酵菌鉴别；②不产生黄色素与黄杆菌属鉴别；③奈瑟菌属、不动杆菌属等与本菌细胞形态上比较相似，相互可用氧化酶、葡萄糖、亚硝酸盐、DNA 酶等试验鉴别，见表 4-5-74。

2. 莫拉菌属各菌种的鉴定 属内各菌种的鉴别见表 4-5-75。

由于本属细菌致病性相似，且生长缓慢，生化反应多为阴性或不定，故实验室很难鉴定到种。亚特兰大莫拉菌、缺陷莫拉菌、非液化莫拉菌生化反应十分接近，但亚特兰大莫拉菌在含胆盐和去氧胆酸盐琼脂上生长更好。只有缺陷莫拉菌明胶水解试验阳性，但阳性结果出现时间可能要大于 7 天。

表 4-5-74 莫拉菌属与其他菌属的鉴别

试验	莫拉菌属	奈瑟菌属	不动杆菌属
球状	−	+	−
球杆状	+	−	+
氧化酶	+	+	−
葡萄糖	−	+/−	V
DNA 酶	−	−	−
亚硝酸盐	−	+/−	−

注：+：≥90% 阳性；−：≥90% 阴性；+/−：多数菌株阳性；V：结果可变

表 4-5-75 莫拉菌属各菌种主要生化反应特性鉴别[a]

试验项目	亚特兰大莫拉菌（5）	犬莫拉菌（5）	卡他莫拉菌（7）	腔隙莫拉菌（4）	林肯莫拉菌（2）	非液化莫拉菌（15）	奥斯陆莫拉菌（21）
动力	0	0	0	0	0	0	0
生长：							
麦康凯	100	60	0	0	0	0	50
碱化醋酸盐	0	100	0	75	0	0	100
去铁胺敏感性	60	100	100	100	0	100	0
利用产酸：							
葡萄糖	0	0	0	0	0	0	0
甘露醇	0	0	0	0	0	0	0
乙二醇	0	100	0	25	0	0	100
尿素酶	0	0	0	0	0	0	0
水解三丁酸盐	0	100	100	100	0	100	100
水解吐温-80	0	0	0	100	0	0	5
水解明胶	0	0	0	100	0	0	0
硝酸盐还原	0	80	100	100	0	100	24
亚硝酸盐还原	0	20	100	0	0	0	0
碱性磷酸化	100	0	0	75	0	0	75

注：[a]表中数字是阳性菌株%

（四）抗菌药物敏感性

莫拉菌属菌种抗菌药物敏感试验至今尚无标准操作方法和解释标准，文献资料报道均为推断性。

本菌属细菌多数对青霉素类敏感，对头孢菌素、四环素、喹诺酮类和氨基糖苷类药物均为敏感。除了卡他莫拉菌，很少有产生 β-内酰胺酶菌株。卡他莫拉菌对阿莫西林/克拉维酸、窄谱和广谱头孢菌素、大环内酯类（阿奇霉素、克拉霉素和红霉素）、四环素类和利福平敏感，多数菌株对氟喹诺酮类敏感。

（五）临床意义

莫拉菌属是人体皮肤和黏膜表面的正常寄生菌，卡他莫拉菌、非液化莫拉菌、林肯莫拉菌、奥斯陆莫拉菌也是呼吸道正常菌群的一部分，犬莫拉菌是在犬和猫的上呼吸道发现的，它们很少致病，可引起眼结膜炎、角膜炎、脑膜炎、败血症、心内膜炎、关节炎、耳鼻喉感染等。腔隙莫拉菌可引起眼的感染。上呼吸道定植部位的卡他莫拉菌可引起鼻窦炎和中耳炎。但是对于患鼻窦炎和中耳炎的患儿，卡他莫拉菌不一定是其致病菌，因为儿童上呼吸道卡他莫拉菌定植率比较大，且它易被环境因素和遗传因素影响。慢性肺病成人患者下呼吸道关于此菌，目前知道的不多。

九、金黄杆菌属

（一）分类和命名

金黄杆菌属（*Chryseobacterium*）是从黄杆菌属中分出的一个菌属。目前，属内有40多个种，常见菌种包括：黏金黄杆菌（*C. gleum*）、产吲哚金黄杆菌（*C. indologenes*）、*C. anthropi*、人金黄杆菌（*C. hominis*）等。

金黄杆菌属 DNA G + C 含量为 40.0 ~ 47.5mol%，代表菌种为黏金黄杆菌。

（二）生物学特性

革兰阴性杆菌，菌体细长［（1 ~ 3）μm × 0.5μm］，两端略膨大。无鞭毛，无动力，无芽胞。大部分菌株在37℃生长，在固体培养基表面生长可产生典型的色素（黄色到橙色），但也可出现不产色素菌株。菌落半透明（偶尔不透明）、圆形、隆起或轻微隆起、光滑、反光和边缘整齐。在血平板上35℃孵育18 ~ 24小时，形成直径1 ~ 1.5mm、光滑、隆起、有光泽的黄色菌落，某些菌株可呈β-溶血。在营养琼脂上生长，形成亮黄色菌落。大部分菌株在麦康凯平板上可生长。大部分菌株可产生浓厚的芳香气味。

本菌属细菌氧化酶和触酶阳性，不分解葡萄糖、麦芽糖、甘油、海藻糖和甘露醇，不分解蔗糖和木糖，七叶苷阳性，吲哚和明胶试验阳性，枸橼酸盐和硝酸盐还原试验阴性。通常吲哚反应较弱，需要用敏感的 Ehrlich 法进行检测。

（三）鉴别与鉴定

金黄杆菌属细菌可以产生十分明显的黄色素，较易识别。但是，还有一些细菌也可产生黄色素，如阪崎肠杆菌、聚团肠杆菌、嗜麦芽窄食单胞菌等。所以，在鉴定时须注意加以相互区别。

1. 与其他菌属相区别　①利用氧化酶试验与产黄色素的肠杆菌科细菌相区别；②利用动力试验与产黄色素的假单胞菌相区别；③利用七叶苷试验与短稳杆菌区别；④脑膜败血伊丽莎白菌分解甘露醇，DNA酶试验阳性，不水解淀粉，而产吲哚金黄杆菌则相反。

2. 属内各菌种的鉴别　产吲哚金黄杆菌和黏金黄杆菌可通过下述特征区别：产吲哚金黄杆菌在35℃环境孵育3天后形成较大的β-溶血区域；阿拉伯糖阴性；不分解乙二醇；42℃不生长。黏金黄杆菌则相反：形成α-溶血；分解乙二醇；阿拉伯糖阳性或迟缓阳性；42℃可生长。*C. anthropi* 和人金黄杆菌的区别是前者不水解七叶苷和乙二醇，后者相反。金黄杆菌属与属内及其他相关菌种的鉴别见表4-5-76。

表4-5-76　金黄杆菌属与其他相关菌种的鉴别[a]

特性	*C. anthropi*（9）	黏金黄杆菌（11）	人金黄杆菌（12）	产吲哚金黄杆菌（14）	脑膜败血伊丽莎白菌（16）[b]
β-溶血	0	0	0	100	0
色素	0	100	0	72	0
尿素酶	0	73	0	0	0
ONPG	0	0	0	0	100
七叶苷水解	0	100	100	100	100
明胶水解	100	100	100	100	100
硝酸盐还原	0	73	75	28	0
亚硝酸盐还原	0	54	75	14	83

续表

特性	C. anthropi（9）	黏金黄杆菌（11）	人金黄杆菌（12）	产吲哚金黄杆菌（14）	脑膜败血伊丽莎白菌（16）[b]
麦康凯平板生长	0	100	0	66	88
葡萄糖	100	100	100	100	100
木糖	0	27	0	0	0
甘露醇	0	0	0	0	100
L-阿拉伯糖	0	100	0	0	0
蔗糖	0	0	33	21	0
麦芽糖	100	100	100	100	100
乙二醇	0	100	100	0	100
动力	0	0	0	0	0
42℃生长	0	100	0	0	50
苄基-精氨酸氨基肽酶（胰蛋白酶）	100	100	100	100	100
吡咯烷酮氨肽酶	100	100	100	100	100
去铁胺敏感性	78	0	0	0	0
多黏菌素敏感性	0	0	17	0	0

注：[a]表中数字是阳性菌株%；[b]试验菌株数

（四）抗菌药物敏感性

金黄杆菌属菌种抗菌药物敏感试验尚无标准操作方法，据报道纸片扩散法结果不可靠，需测 MIC 值。使用 E-试验法可检测阿米卡星、米诺环素、氧氟沙星和环丙沙星，但不适用于哌拉西林。

金黄杆菌属细菌对多种抗菌药物如氨基糖苷类、β-内酰胺类、四环素类、氯霉素天然耐药，但对通常用于治疗革兰阳性菌感染的抗菌药物如利福平、红霉素、克林霉素、司氟沙星、复方磺胺甲噁唑、万古霉素敏感。产吲哚金黄杆菌对头孢曲松、氨曲南、氨基糖苷类、红霉素、克林霉素、万古霉素、替考拉宁耐药，对哌拉西林、头孢哌酮、头孢他啶、亚胺培南、喹诺酮类、米诺环素、复方磺胺甲噁唑可能敏感。

（五）临床意义

本菌常存在于水、土壤、植物中，也可发现于食品中，是一种条件致病菌。产吲哚金黄杆菌是人体常见寄生菌，但致病性弱，感染与各种插管有关。有资料表明其可在具有严重的潜在住院患者中引起菌血症。由产吲哚金黄杆菌引起的院内感染，与在医院住院期间居住设施有关。*C. anthropi* 和人金黄杆菌由原来的 CDC 群Ⅱb 划分出来，可分离自血液、透析液、脓、眶下漏以及主动脉瓣。

十、伊丽莎白菌属

（一）分类与命名

伊丽莎白菌属（*Elizabethkingia*）从黄杆菌属中分离出来。属内包括脑膜败血伊丽莎白菌（*E. meningoseptica*）和米尔伊丽莎白菌（*E. miricola*）2 个菌种。

伊丽莎白菌属 DNA G + C 含量为 35.0 ~ 38.2mol%，代表菌种为脑膜败血伊丽莎白菌。

（二）生物学特性

伊丽莎白菌属细菌为革兰阴性菌［0.5μm ×（1.0 ~ 2.5）μm］，无鞭毛，无动力，无芽胞。需氧菌，在营养琼脂和胰大豆琼脂上 28 ~ 37℃生长良好，在 5℃或 42℃孵育 2 周不生长。菌落光滑，直径 1.0 ~ 2.0mm，有些菌株只产生很弱的黄色素。而产吲哚金黄杆菌由于产生水溶性色素，菌落呈深黄色。大部分菌株在麦康凯琼脂上生长。

氧化酶、触酶、磷酸酶和 β-半乳糖苷酶阳性，产生吲哚，水解七叶苷和明胶，产生或不产生尿素酶，不水解淀粉，不产生硫化氢，不还原硝酸盐，不利用丙二酸盐。分解 D-葡萄糖、D-果糖、乳糖、D-麦芽糖、D-甘露醇和海藻糖产酸，不分解 L-阿拉伯糖、D-纤维二糖、棉子糖、蔗糖、水杨苷或 D-木糖。

（三）鉴别与鉴定

伊丽莎白菌属与金黄杆菌的鉴别，见表4-5-76。

（四）抗菌药物敏感性

伊丽莎白菌属由金黄杆菌属中分出，故其耐药谱与金黄杆菌属相似。早期调查曾推荐使用万古霉素来治疗严重的脑膜败血伊丽莎白菌的感染，而近来的研究显示，米诺环素、利福平、复方磺胺甲噁唑和喹诺酮具有更强的体外活性。在喹诺酮类抗生素中，司氟沙星和左氧氟沙星比环丙沙星和氧氟沙星更有活性。

（五）临床意义

脑膜败血伊丽莎白菌存在于医院各种环境中，与临床关系密切，是条件致病菌，主要引起新生儿脑膜炎，也可引起免疫力低下成人肺炎、菌血症、心内膜炎、蜂窝织炎、腹膜炎、脓毒性关节炎和眼部感染等。有报道在新生儿和重症监护病房发生小规模流行。

十一、希瓦菌属

（一）分类与命名

希瓦菌属（*Shewanella*）目前属内有50个种，常见有腐败希瓦菌（*S. putrefaciens*，以前称腐败假单胞菌）、海藻希瓦菌（*S. algae*）、亚马逊河希瓦菌（*S. amazonensis*）、波罗的海希瓦菌（*S. baltica*）、深海希瓦菌（*S. benthica*）、考氏希瓦菌（*S. colwelliana*）、寒冷希瓦菌（*S. frigidimarina*）、极冷希瓦菌（*S. gelidimarina*）、羽田希瓦菌（*S. hanedai*）、奥奈达希瓦菌（*S. oneidensis*）、紫色希瓦菌（*S. violacea*）和木希瓦菌（*S. woodyi*）等。

希瓦菌属DNA G+C含量为38～54mol%，代表菌种为腐败希瓦菌。

（二）生物学特性

希瓦菌属细菌为革兰阴性菌，直杆状或微弯曲[（0.5～0.8）μm×（0.7～2.0）μm]，极生单鞭毛，有动力。单个或成对排列。无芽胞。兼性厌氧菌，在需氧条件下生长以氧作为电子受体。某些菌株嗜冷（如极冷希瓦菌、羽田希瓦菌）、耐寒（如腐败希瓦菌 group Ⅰ、波罗的海希瓦菌、寒冷希瓦菌、木希瓦菌），某些菌株嗜温（如海藻希瓦菌、考氏希瓦菌、腐败希瓦菌 group Ⅲ），有些菌株嗜压（如深海希瓦菌）。大部分菌株在4℃能生长，但在45℃或更高温度条件下所有希瓦菌均不能生长。4～25℃适合大部分菌株的生长。某些菌株生长需要钠离子。在复合培养基上生长，由于细胞色素的累积，菌落常呈浅棕色到橙红色或大马哈鱼颜色。除海藻希瓦菌和亚马逊河希瓦菌可产生溶血素外，大部分菌株不溶血。腐败希瓦菌最适生长温度30～35℃，在血琼脂平板上可形成凸起、圆形、光滑、边缘整齐的菌落，产黄色色素，可使培养基脱色。在克氏双糖铁琼脂上产生硫化氢。海藻希瓦菌最适生长温度10～42℃，钠离子可刺激其生长，可耐受12% NaCl，大部分菌株在SS琼脂平板上可生长。在含盐琼脂平板上35℃孵育24～48小时，可形成浅棕色至橙红色菌落。

（三）鉴别与鉴定

希瓦菌属氧化酶和触酶阳性。某些菌株具有发酵能力，大部分菌株为非发酵菌，分解碳水化合物（如D-葡萄糖和N-乙酰基葡萄糖产酸，但不产气）。大部分菌株鸟氨酸脱羧酶、DNA酶和硝酸盐还原试验阳性，大部分菌株产生硫化氢，不产生精氨酸双水解酶。希瓦菌属菌种的鉴定与鉴别，见表4-5-77。

表4-5-77 希瓦菌属常见菌种表型特征

特性	腐败希瓦菌	海藻希瓦菌	亚马逊河希瓦菌	波罗的海希瓦菌	深海希瓦菌	考氏希瓦菌	寒冷希瓦菌	极冷希瓦菌	羽田希瓦菌	奥奈达希瓦菌	紫色希瓦菌	木希瓦菌
生物体发光	-	-	-	-	-	-	-	-	+	-	-	+
紫色素	-	-	-	-	-	-	-	-	-	-	+	-
4℃生长	V	-	+	+	+	-	+	+	+	V	+	+
25℃生长	+	+	+	+	-	+	-	-	V	+	-	+
35℃生长	+	+	+	-	-	-	-	-	-	+	-	-
嗜压	-	-	-	-	+	-	-	-	-	-	+	-
生长需要钠离子	-	S	+	-	+	+	+	+	+	-	+	+
耐6% NaCl	-	+	-	-	-	-	-	-	-	-	ND	ND

续表

特性	腐败希瓦菌	海藻希瓦菌	亚马逊河希瓦菌	波罗的海希瓦菌	深海希瓦菌	考氏希瓦菌	寒冷希瓦菌	极冷希瓦菌	羽田希瓦菌	奥奈达希瓦菌	紫色希瓦菌	木希瓦菌
发酵												
D-葡萄糖	−	−	−	−	+	−	+	−	−	−	+	−
D-葡萄糖（产气）	−	−	−	−	−	−	−	−	−	−	+	−
N-乙酰氨基葡萄糖	−	−	ND	−	+	−	−	+	−	ND	ND	ND
几丁质酶	−	−	−	−	+	−	−	+	+	ND	ND	−
淀粉酶	−	−	−	−	−	+	−	−	−	−	−	V
脂肪酶	+	+	ND	+	+	−	+	+	+	ND	ND	+
溶血性	−	+	+	−	−	−	−	−	−	−	ND	−
脱销作用	V	−	+	−	−	−	V	−	V	−	−	+
鸟氨酸脱羧酶	+	+	−	+	−	−	V	−	−	−	−	ND
硫化氢产生	+	+	+	+	+	−	V	+	+	+	−	ND
D-葡萄糖产酸	V	V（弱）	ND	+	+	−	+	−	+	ND	+	ND
利用												
D-葡萄糖	V	−	ND	+	+	−	+	−	V	ND	ND	+
纤维二糖	−	−	ND	−	−	−	+	−	−	ND	ND	+
麦芽糖、蔗糖	V	−	−	−	−	−	+	−	−	−	ND	−
N-乙酰氨基葡萄糖	V	+	ND	+	+	−	−	+	+	ND	ND	−
D-葡萄糖酸盐	−	−	ND	−	−	+	V	−	V	ND	ND	ND
DNA G+C（mol%）	43~49	54	52	46~47	46~47	46	40~43	48	44~47	45	47	46

注：+：≥90%阳性；−：≥90%阴性；V：结果可变；ND：无资料；S：在 Na^+ 存在下可刺激生长

（四）抗菌药物敏感性

希瓦菌属对大多数抗革兰阴性杆菌的抗菌药物敏感。

（五）临床意义

希瓦菌属细菌广泛存在于自然界，大部分菌株对人类为非致病菌，可引起鱼类感染或食品（包括冷冻食品）腐败。常常从乳品、家禽、牛肉和海产品中分离出。海藻希瓦菌和腐败希瓦菌与临床关系较密切，常引起败血症、骨髓炎、中耳炎、腹膜炎、脓肿、软组织和眼睛等部位感染。

十二、罗尔斯顿菌属

（一）分类与命名

罗尔斯顿菌属（*Ralstonia*）目前属内包括诡谲罗尔斯顿菌（*R. insidiosa*）、解甘露醇罗尔斯顿菌（*R. mannitolilytica*）、皮氏罗尔斯顿菌（*R. pickettii*）、茄科罗尔斯顿菌（*R. solanacearum*）和蒲桃罗尔斯顿菌（*R. syzygii*）5个菌种。

罗尔斯顿菌属 DNA G+C 含量为 64.0~68.0mol%，代表菌种为皮氏罗尔斯顿菌。

（二）生物学特性

罗尔斯顿属细菌为革兰阴性菌［（0.5~0.8）μm×（1.2~3.0）μm］，有动力或无动力，有动力菌株具有极生单鞭毛或周鞭毛。无芽胞。严格需氧菌，在普通的蛋白胨培养基上可生长，但生长缓慢，一般培养72小时方可见到菌落生长，最适生长温度25~41℃，茄科罗尔斯顿菌在41℃不生长。生长不需要任何生长因子，包括氯化钠。在胰大豆酶琼脂上28~30℃孵育48小时，形成直径小于1mm的菌落，当菌落完全成熟时，其直径大于1mm。大部分菌株形成米色或淡棕色的菌落，凸起的菌落呈半球形、光滑、反光、边缘整齐。茄科罗尔斯顿菌可产生水溶性淡棕色色素，该菌保持在4℃水环境中可转变成可见而不可育（VBNC）形式，但在20℃环境则否。

（三）鉴别与鉴定

罗尔斯顿菌属氧化酶和触酶阳性（但皮氏罗尔斯顿菌触酶试验结果可变），赖氨酸和鸟氨酸脱羧酶试验阴性，尿素酶和 PYR 阳性，还原硝酸盐和水解七叶苷不定，水解吐温-80。利用葡萄糖、L-阿拉伯糖、D-果糖、乳糖和麦芽糖等产酸，不利用肌醇和蔗糖，能利用醋酸盐、枸橼酸盐、丙二酸和黏液酸产碱。同化辛二酸盐、丙酸盐和癸酸盐。皮氏罗尔斯顿菌与其他相关菌属代表菌种鉴别，见表 4-5-78。

表 4-5-78 皮氏罗尔斯顿菌与其他相关菌属代表菌种鉴别

特性	皮氏罗尔斯顿菌	洋葱伯克霍尔德菌	粪产碱杆菌	土生丛毛单胞菌	少动鞘氨醇单胞菌
极生单鞭毛	+	–	–	–	+
极生丛毛	–	+	–	+	–
周鞭毛	–	–	+	–	–
菌落色素	淡棕色	黄色	无色到浅灰色	–	黄色
脱硝作用	+	–	–	–	–
水解七叶苷	–	+	–	–	+
赖氨酸脱羧酶	–	+	–	–	–
尿素酶	+	–	–	–	–
氧化葡萄糖产酸	+	+	–	–	+
同化枸橼酸盐	+	+	+	–	+
同化鞘脂类	–	–	–	–	+

注：+：≥90% 菌株阳性；–：≥90% 菌株阴性

罗尔斯顿菌属内与临床相关菌种有皮氏罗尔斯顿菌、解甘露醇罗尔斯顿菌和诡谲罗尔斯顿菌，应注意对 3 种菌的鉴定与鉴别，见表 4-5-79。

表 4-5-79 皮氏罗尔斯顿菌、解甘露醇罗尔斯顿菌与诡谲罗尔斯顿菌鉴定

特性	皮氏罗尔斯顿菌	解甘露醇罗尔斯顿菌	诡谲罗尔斯顿菌
42℃生长	V	+	ND
氧化酶	+	+	+
触酶	V	+	+
尿素酶	+	+	V
赖氨酸脱羧酶	–	–	–
ONPG	–	V	V
硝酸盐还原	+	–	+
水解吐温-80	+	+	ND
利用：			
阿拉伯糖	+	+	ND
阿拉伯醇	–	+	ND
甘露醇	–	+	ND
蔗糖	–	–	–
木糖	+	+	ND
葡萄糖	+	+	–
麦芽糖	V	+	ND

续表

特性	皮氏罗尔斯顿菌	解甘露醇罗尔斯顿菌	诡谲罗尔斯顿菌
乳糖	V	+	V
肌醇	-	-	ND
多黏菌素耐药	+	+	ND
动力	+	+	ND
鞭毛数量	1	1	ND

注：+：≥90%菌株阳性；-：≥90%菌株阴性；V：结果可变；ND：无资料

（四）抗菌药物敏感性

目前尚无罗尔斯顿菌属菌种抗菌药物敏感试验的标准方法及解释标准，推荐使用肉汤稀释法和E-试验法检测抗菌药物的MIC值。

（五）临床意义

罗尔斯顿菌属中皮氏罗尔斯顿菌、解甘露醇罗尔斯顿菌和诡谲罗尔斯顿菌与临床感染有关，尤其分离自囊性纤维化患者标本。皮氏罗尔斯顿菌可从多种临床标本中分离到，引发菌血症、心内膜炎、骨髓炎等。从几次院内感染暴发流行中，是由静脉血管内产品、无菌水、生理盐水、氯己定溶液、呼吸道治疗液、静脉导管的污染所致。皮氏罗尔斯顿菌可从囊性纤维化患者的呼吸道分离到，常引起肺部病变加重。解甘露醇罗尔斯顿菌可引起腹腔感染和脑膜炎。

十三、鞘氨醇单胞菌属

（一）分类和命名

鞘氨醇单胞菌属（*Sphingomonas*）目前有12个种，与医学关系较密切的菌种包括少动鞘氨醇单胞菌（*S. paucimobilis*）和类少动鞘氨醇单胞菌（*S. parapaucimobilis*）。

鞘氨醇单胞菌属DNA G+C含量为59～68. mol%，代表菌种为少动鞘氨醇单胞菌。

（二）生物学特性

鞘氨醇单胞菌属为中等长度、有动力的革兰阴性杆菌，具有一根鞭毛。在液体培养基中只有少数菌株有活性，因此，观察其动力十分困难。动力可出现在18～22℃，37℃无动力。需氧菌，最佳生长温度30℃，37℃可以生长，而42℃不生长。在固体培养基上生长，细菌可产生橙色、黄色或白色菌落，也可产生无色素菌落。少动鞘氨醇单胞菌生长较缓慢，在血平板上孵育24小时后仅能观察到小菌落，菌落呈黄色，延长培养时间可呈现深黄色色素。少数菌株可呈黏液状或粗糙型菌落形态。类少动鞘氨醇单胞菌的菌落特点与少动鞘氨醇单胞菌相似。

鞘氨醇单胞菌氧化酶弱阳性或阴性，触酶阳性，大部分菌株水解七叶苷，利用或不利用枸橼酸盐。ONPG阳性、精氨酸双水解酶阳性。大部分菌株液化明胶，不还原硝酸盐，不产生吲哚；赖氨酸脱羧酶、鸟氨酸脱羧酶和尿素酶阴性，产生β-半乳糖苷酶；分解利用D-葡萄糖、L-阿拉伯糖、D-甘露醇、D-甘露糖、N-乙酰葡萄糖胺、D-麦芽糖、葡萄糖酸钾，不分解蛋白、不利用己二酸、羟基丁二酸和苯乙酸。侧金盏花醇、山梨醇和菊粉试验均阴性。

（三）鉴别与鉴定

鞘氨醇单胞菌与表型特征相似的鞘氨醇杆菌（*Sphingobacterium*）的区别是后者无动力、尿素酶阳性和多黏菌素耐药。类少动鞘氨醇单胞菌与少动鞘氨醇单胞菌的区别是前者可以使醋酸铅变黑，能够在含枸橼酸盐培养基上生长，且利用枸橼酸盐，细胞外双水解试验阴性。

（四）抗菌药物敏感性

鞘氨醇单胞菌属多数菌株对多黏菌素耐药，但所有菌株都对万古霉素敏感。多数菌株对四环素、氯霉素、复方磺胺甲噁唑、氨基糖苷类和氟喹诺酮类敏感，对其他抗菌药物的敏感性不定。

（五）临床意义

鞘氨醇单胞菌属中的一些种是机会致病菌，能引起ICU患者的脑膜炎、败血症、腹膜炎和新生儿感染。对动物的致病性尚不清楚。少动鞘氨醇单胞菌广泛存在于环境中，已从多种临床标本中分离到，如血液、脑脊液、腹膜液、尿液、伤口、阴道和宫颈分泌物，也有从医院环境中分离的报道。类少动鞘氨醇单胞菌分离自痰、尿和阴道。

第七节 其他革兰阴性杆菌

一、嗜血杆菌属

（一）分类和命名

嗜血杆菌属（*Haemophilus*）隶属于巴斯德菌科

(*Pasteurellaceae*)，与临床相关的主要有 8 个菌种：流感嗜血杆菌（*H. influenzae*）、副流感嗜血杆菌（*H. parainfluenzae*）、溶血嗜血杆菌（*H. haemolyticus*）、副溶血嗜血杆菌（*H. parahaemolyticus*）、杜克雷嗜血杆菌（*H. ducreyi*）、埃及嗜血杆菌（*H. aegyptius*）、副溶血嗜沫嗜血杆菌（*H. paraphrohaemolyticus*）和皮特曼嗜血杆菌（*H. pittmaniae*）。

原属于嗜血杆菌属的嗜沫嗜血杆菌、副嗜沫嗜血杆菌、迟缓嗜血杆菌现已归于凝聚杆菌属（*Aggregatibacter*），分别称为嗜沫凝聚杆菌（*A. aphrophilus*）、副嗜沫凝聚杆菌（*A. paraphrophilus*）、迟缓凝聚杆菌（*A. segnis*），根据 DNA-DNA 相关性，嗜沫凝聚杆菌、副嗜沫凝聚杆菌合并为一个种，即嗜沫凝聚杆菌。

嗜血杆菌属 DNA G + C 含量为 37 ~ 44mol%，代表菌种为流感嗜血杆菌。

（二）生物学特性

嗜血杆菌属为一群无动力、无芽胞的革兰阴性球杆菌或短杆菌，菌体呈多形性。需氧或兼性厌氧，营养要求较高，生长需要 X 因子、V 因子或二者之一。X 因子即原卟啉Ⅸ，是氯化高铁血红素（hemin）生物合成过程中的中间代谢产物，V 因子即烟酰胺腺嘌呤二核苷酸（NAD）或 NAD 磷酸盐（NADP）。红细胞中富含 X 和 V 因子，但 V 因子位于细胞内且血液中存在水解 V 因子的酶，普通血平板只提供 X 因子，最佳培养基是巧克力琼脂，加入 30 ~ 50mg/L 万古霉素或 300mg/L 杆菌肽可提高阳性率。最适生长温度 35 ~ 37℃，在 5% ~ 7% 的 CO_2 环境下生长更好。流感嗜血杆菌在巧克力平板上孵育 18 ~ 24 小时，形成 1 ~ 2mm、圆形、光滑湿润、半透明、灰色菌落，产荚膜菌株菌落呈黏液样；副流感嗜血杆菌菌落呈灰白色、黄色，光滑或粗糙，溶血嗜血杆菌菌落半透明、光滑，在血平板上有明显 β-溶血环；埃及嗜血杆菌菌落较小，培养 48 小时仅 0.5mm；杜克雷嗜血杆菌在 30 ~ 33℃、5% CO_2 生长较好，生长缓慢需 3 ~ 5 天才出现光滑、灰色小菌落，在血平板上菌落周围可出现轻微的 β-溶血环。

除了杜克雷嗜血杆菌，大多数嗜血杆菌均能发酵葡萄糖及其他碳水化合物，产酸、少数菌株产气，氧化酶、触酶反应不定，还原硝酸盐为亚硝酸盐，所有菌种 CAMP 试验阴性，产碱性磷酸酶。嗜血杆菌属中主要菌种的生化特性见表 4-5-80。

表 4-5-80　嗜血杆菌属主要生物学特性[a]

菌种	X	V	β-溶血	葡萄糖	蔗糖	乳糖	甘露糖	木糖	触酶	吲哚	尿素酶	鸟氨酸脱羧酶	β-半乳糖苷酶
流感嗜血杆菌	+	+	−	+	−	−	−	+	+	V[b]	V[b]	V[b]	−
埃及嗜血杆菌	+	+	−	+[c]	−		−	−	+	−	+	−	−
溶血嗜血杆菌	+	+	+	+	−	−	−	V	+	V	+	−	−
副流感嗜血杆菌	−	+	−	+	+	−	+	−	V	V[b]	V[b]	V[b]	V
杜克雷嗜血杆菌	+	−	−[d]	V	−	−	−	−	−	−	−	−	−
副溶血嗜血杆菌	−	+	+	+	+	−	−	−	V	−	+	−	V
皮特曼嗜血杆菌	−	+	+	+	+	−	+	−	W	uk	uk	uk	+
副溶血嗜沫嗜血杆菌[e]	−	+	+	+	+	−	−	−	+	−	+	−	V

注：[a] −：阴性，+：阳性，V：表示不定，W：弱反应，uk：未知；[b]流感嗜血杆菌和副流感嗜血杆菌不同生物型吲哚、尿素酶、鸟氨酸脱羧酶不同，见表 4-5-83；[c]超过 90% 菌种延迟阳性；[d]11% ~ 89% 菌株培养时间延长可出现溶血（延迟溶血）；[e] ≥10% CO_2 环境下可促进生长

（三）鉴别与鉴定

根据溶血和是否需要 X、V 因子可初步区别不同的嗜血杆菌菌种，流感嗜血杆菌、埃及嗜血杆菌和溶血嗜血杆菌同时需要 X 因子和 V 因子，进一步的鉴别可通过生化试验来确定，流感嗜血杆菌发酵木糖，埃及嗜血杆菌不发酵木糖，杜克雷嗜血杆菌有特殊临床来源。见表 4-5-80。

常用卫星现象鉴定嗜血杆菌。当嗜血杆菌与金黄色葡萄球菌一起培养时，葡萄球菌菌落邻近处嗜血杆菌菌落较大，远离葡萄球菌菌落处的菌落小或不生长，被称为卫星现象。其原理为：有溶血性的细菌（如金黄色葡萄球菌或假单胞菌）在羊血琼脂培养基上生长时可破坏红细胞释放出 X 因子和 V 因子，金黄色葡萄球菌在生长过程中本身也能合成 V 因子并释放到培养基中；而在不含血液的琼脂平板（如脑心浸液琼脂或哥伦比亚琼脂）上进行卫星试验，因琼脂

中只含金黄色葡萄球菌提供的V因子，只有V因子依赖的嗜血杆菌才能生长。卫星试验可以采用点种法，将可疑菌落密集划线接种于血平板和脑心浸液琼脂平板，再将金黄色葡萄球菌点种其上，在含5% CO_2 的大气环境中，35℃孵育22～24小时，观察结果。也可以用含X、V和X+V因子纸片做卫星试验，推荐使用胰酶大豆琼脂平板（TSA）。卫星试验时接种物中应避免携带X因子，以免造成错误的结果，对高度怀疑菌株建议进一步生化鉴定。

根据吲哚、尿素酶及鸟氨酸脱羧酶试验不同将流感嗜血杆菌和副流感嗜血杆菌分为8个生物型。见表4-5-81。

表4-5-81 流感嗜血杆菌和副流感嗜血杆菌的生物型

菌种和生物型		吲哚	尿素酶	鸟氨酸脱羧酶
流感杆菌生物型	Ⅰ	+	+	+
	Ⅱ	+	+	-
	Ⅲ	-	+	-
	Ⅳ	-	+	+
	Ⅴ	+	-	+
	Ⅵ	-	-	+
	Ⅶ	+	-	-
	Ⅷ	-	-	-
副流感杆菌生物型	Ⅰ	-	-	+
	Ⅱ	-	+	+
	Ⅲ	-	+	-
	Ⅳ	+	+	+
	Ⅴ	-	-	-
	Ⅵ	+	-	+
	Ⅶ	+	+	-
	Ⅷ	+	-	-

注：+：表示90%以上的菌株阳性，-：表示90%以上的菌株阴性

（四）抗菌药物敏感性

药敏试验可采用K-B法，但应选用专用培养基HTM（hemophilus test medium）。嗜血杆菌通常对氨苄西林、头孢菌素类、氯霉素、磺胺类、四环素类、大环内酯类敏感。流感嗜血杆菌可产生TEM-1或ROB-1型β-内酰胺酶，对氨苄西林、阿莫西林耐药，但对头孢菌素、碳青霉烯类、含酶复合制剂敏感。部分流感嗜血杆菌对氨苄西林耐药，β-内酰胺酶阴性（BLNAR），与青霉素结合蛋白改变有关，同时对头孢菌素也耐药。

流感嗜血杆菌常规只需检测β-内酰胺酶以及氯霉素。对血液及脑脊液分离株，常规必须报告氨苄西林、一种三代头孢菌素、氯霉素和美洛培南的药敏结果。

杜克雷嗜血杆菌感染治疗首选红霉素，其次为阿奇霉素、环丙沙星、头孢曲松、阿莫西林/克拉维酸、大观霉素、复方磺胺甲噁唑。

（五）临床意义

嗜血杆菌属是人类上呼吸道的正常菌群，主要寄居在口咽部，副流感嗜血杆菌约占3/4。约80%的健康儿童鼻腔有少量的无荚膜流感嗜血杆菌（主要是生物型Ⅱ或Ⅲ）定植，有荚膜的流感嗜血杆菌定植率很低，溶血嗜血杆菌主要寄居在牙龈。有荚膜的流感嗜血杆菌根据荚膜多糖抗原分为a、b、c、d、e、f 6个血清型，其中b型流感嗜血杆菌（大多属于生物型Ⅰ）致病性强，主要引起细菌性脑膜炎，特别是6～7个月婴幼儿发病率较高，也是伴有败血症急性会厌炎的主要病原菌，随血流引起化脓性关节炎、骨髓炎、蜂窝织炎、心包炎，肺炎主要由非b型引起。无荚膜流感嗜血杆菌主要引起儿童中耳炎、化脓性细菌性结膜炎、鼻窦炎、急性或慢性下呼吸道感染，很少引起菌血症，还可引起尿路感染和腹膜炎。副流感嗜

血杆菌主要引起咽炎及心内膜炎，也可引起脑脓肿与新生儿脑膜炎，副流感嗜血杆菌与凝聚杆菌属、心杆菌属、艾肯菌属以及金氏杆菌属被称为"HACEK"细菌，引起的心内膜炎（HACEK 心内膜炎）病程较长（2 周～6 个月），瓣膜受损赘生物大，易形成栓塞。埃及嗜血杆菌（Koch-Weeks 杆菌）主要引起急性化脓性结膜炎，具有传染性，夏季好发。杜克雷嗜血杆菌引起性传播疾病软下疳，主要病变为外阴脓疱、溃疡、淋巴结肿大，因其有利于 HIV 传播而受到人们的重视。

二、鲍特菌属

（一）分类和命名

鲍特菌属（*Bordetella*）隶属于产碱杆菌科（*Alcaligenaceae*），现有 8 个种：百日咳鲍特菌（*B. pertussis*）、副百日咳鲍特菌（*B. parapertussis*）、支气管败血鲍特菌（*B. bronchiseptica*）、鸟鲍特菌（*B. avium*）、欣氏鲍特菌（*B. hinzii*）、霍氏鲍特菌（*B. holmesii*）、创口鲍特菌（*B. trematum*）、皮特里鲍特菌（*B. petrii*）。

鲍特菌属 DNA G + C 含量为 66～70mol%，代表菌种为百日咳鲍特菌。

（二）生物学特性

鲍特菌属细菌为革兰阴性球杆菌，菌体较小（1～2μm），无芽胞、有荚膜，陈旧培养物菌体呈多形性，在液体培养基中菌体呈短链状排列，部分菌株具有周鞭毛，动力阳性。除皮特里鲍特菌兼性厌氧外，其余均严格需氧，最适生长温度 35～37℃。百日咳鲍特菌和副百日咳鲍特菌营养要求高，且对生长过程中产生的脂肪酸、重金属离子、过氧化物等代谢产物敏感，影响其生长，需在含碳、血液、淀粉等成分的培养基上生长，常用培养基为鲍-金（Bordet-Gengou）培养基，生长较慢，3～4 天后形成细小、光滑、隆起、带珠光（水银滴状）菌落，菌落周围有狭窄的溶血环，也可选用 RL 培养基（Regan-Lowe，即活性炭-马血琼脂）。培养时需要足够的湿度，无需 CO_2，至少孵育 7 天。其他鲍特菌可在血平板或麦康凯琼脂上生长。

所有菌种触酶阳性，氧化酶因种而异，分解氨基酸，不发酵糖类，主要生物学特性见表 4-5-82。

（三）鉴别与鉴定

百日咳鲍特菌氧化酶阳性，生化反应极不活泼，不产生硫化氢，不形成吲哚，不还原硝酸盐。副百日咳鲍特菌氧化酶阴性，在营养琼脂上生长，在 42℃不生长，不还原硝酸盐，不液化明胶，可分解尿素。支气管鲍特菌氧化酶阳性，可利用枸橼酸盐，不液化明胶，不产生硫化氢，不形成吲哚，能迅速分解尿素，还原硝酸盐为亚硝酸盐，属内鉴别见表 4-5-82。

表 4-5-82　鲍特菌属鉴别特征

试验项目	百日咳鲍特菌	副百日咳鲍特菌	支气管败血鲍特菌	鸟鲍特菌	欣氏鲍特菌	霍氏鲍特菌	创口鲍特菌	皮特里鲍特菌
触酶	+	+	+	+	+	+	+	+
氧化酶	+	－	+	+	+	－	－	+
硝酸盐还原试验	－	－	+	－	－	－	V	+
尿素酶	－	+	+	－	－	－	－	－
枸橼酸盐	－	－	V	V	+	－	+	+
色素	－	棕褐色	－	－	－	－	黄色	黄色
动力	－	－	+	－	+	－	+	－
生长于：								
血琼脂	－	V	+	+	+	+	+	+
RL 培养基	3～4d	2～3d	1～2d	ND	ND	ND	ND	ND
麦康凯	－	－	+	+	+	V	+	+

注：+：表示 90% 以上的菌株阳性，－：表示 90% 以上的菌株阴性，V：10%～89% 菌株阳性，ND：未测定

除培养外，鲍特菌也可采用以下方法进行非培养检测：

1. 荧光抗体（DFA）检测　临床标本涂片，荧光标记特异性抗体染色处理后，在荧光显微镜下检查菌体，外周呈绿色荧光，中心暗的球杆菌为阳性，该试验应设阴、阳性对照，但敏感性和特异性不高，标

本中含菌量大时，较易检出。

2. 核酸检测 用PCR扩增，百日咳鲍特菌的DNA有高度特异性。该法比DFA和培养法敏感。

（四）抗菌药物敏感性

百日咳鲍特菌和副百日咳鲍特菌尚未建立标准的药敏方法和判读折点，对青霉素、大环内酯类、喹诺酮类、四环素、氯霉素、复方磺胺甲噁唑敏感，但对大多数口服头孢菌素耐药。支气管败血鲍特菌产β-内酰胺酶，对青霉素、头孢菌素、复方磺胺甲噁唑耐药，对阿莫西林/克拉维酸、四环素、庆大霉素敏感。

（五）临床意义

人类是百日咳鲍特菌和副百日咳鲍特菌的唯一宿主。百日咳鲍特菌是百日咳的病原菌，尤其3岁以下儿童易感。副百日咳鲍特菌也可引起人类百日咳及急性呼吸道感染，但症状较轻。支气管败血鲍特菌在许多温血动物中引发呼吸道感染，人类感染主要见于免疫受损或肺囊性纤维化患者，霍氏鲍特菌、创口鲍特菌、欣氏鲍特菌、皮特里鲍特菌很少引起人类感染。细菌培养对百日咳的诊断有100%的特异性，但阳性率低，主要与标本采集欠佳、转运时间太长以及早期应用抗菌药物等因素有关。

PCR等核酸扩增方法比培养法更敏感。血清学试验对于近期感染可能是一种潜在的替代方法。

三、艾肯菌属

（一）分类和命名

艾肯菌属（*Eikenella*）隶属于奈瑟菌科（*Neisseriaceae*），仅有侵蚀艾肯菌（*E. corrodens*）一个种，但DNA-DNA杂交、细胞碳水化合物成分分析等提示可能存在不同的基因种。

艾肯菌属DNA G+C含量为56~58mol%，代表菌种为侵蚀艾肯菌。

（二）生物学特性

艾肯菌属细菌为革兰阴性杆菌，菌体细长，大小(0.3~0.4)μm×(1.5~4)μm，无芽胞，无鞭毛，不产生荚膜。兼性厌氧，对营养要求较高，初代培养需氯化血红素，在36℃含3%~10% CO_2 环境中生长良好，在M-H、HTM、营养琼脂及中国蓝琼脂平板上不生长，在克氏双糖铁或三糖铁上不长或生长很差。培养48小时后形成直径1~2mm的菌落，中心凸起或向琼脂深层凹陷，边缘呈扩散性生长，有次氯酸气味，数天后变淡黄色。生化反应不活泼，不分解糖类，氧化酶阳性，硝酸盐还原试验阳性，鸟氨酸脱羧酶阳性，赖氨酸脱羧酶不定，触酶、脲酶、吲哚阴性，也有文献报道触酶阳性菌株。

（三）鉴别与鉴定

侵蚀艾肯菌不分解糖类，鸟氨酸脱羧酶阳性，硝酸盐还原试验阳性，培养时间较长时菌落周围可呈草绿色，用棉签抹取菌落可见黄色色素，其生化特性及相关菌种鉴别见表4-5-83。

（四）抗菌药物敏感性

侵蚀艾肯菌对β-内酰胺类、四环素、喹诺酮类抗菌药物敏感，也有部分菌株产β-内酰胺酶。

（五）临床意义

侵蚀艾肯菌是人类黏膜表面正常菌群的一部分，定植于人类口腔和胃肠道，也可分离自泌尿生殖道，通常不致病。当机体免疫力下降或黏膜表面破损时，可引起周围组织感染，如牙周炎、上呼吸道感染、胸膜炎、肺炎、心内膜炎以及关节、骨和伤口的感染，常与其他细菌引起混合感染。

表4-5-83 艾肯菌属与脲酶阴性相关菌种的鉴别[a]

试验	紫色色杆菌	人心杆菌	瓣膜心杆菌	产吲哚萨顿菌	金氏金氏杆菌	脱硝金氏杆菌	口腔金氏杆菌	波塔新金氏杆菌	侵蚀艾肯菌	米氏西蒙斯菌
触酶	+	-	-	v	-	-	-	-	-	-
氧化酶	v	+	+	+	+	+	+	+	+	+
吲哚	v	+[w]	v	+	-	-	-	-	-	-
精氨酸双水解酶	+	-	ND	-	-	-	-	-	-	-
硝酸盐还原亚硝酸盐	+	-	-	-	-	+/G	-	-	+	v
水解七叶苷	-	-	-	-	-	-	-	-	-	-
鸟氨酸脱羧酶	-	-	ND	-	-	-	-	-	+	-
麦康凯平板上生长	+	-	-	-	-	-	-	-	-	-
碱性磷酸酶[b]	+	-	ND	+	+	-	+	-	-	-

续表

试验	紫色色杆菌	人心杆菌	瓣膜心杆菌	产吲哚萨顿菌	金氏金氏杆菌	脱硝金氏杆菌	口腔金氏杆菌	波塔新金氏杆菌	侵蚀艾肯菌	米氏西蒙斯菌
产酸										
葡萄糖	+[c]	+	v	+	+	+	+[w]	-	-[d]	+
蔗糖	v	+	v	+	-	-	-	-	-	-
麦芽糖	-	+	v	+	+	-	-	-	-	+
甘露醇	-	+	v	-	-	-	-	-	-	-
其他特征	紫色杆菌素[v]				β-溶血			DNA 酶 + 黄色色素	LD[v]	镜下形态

注：[a]+：≥90%菌株阳性，-：≥90%菌株阴性，G：产气，LD：赖氨酸脱羧酶，ND：无数据，v：反应不定，w：反应微弱；[b]API ZYM；[c]部分菌株产少量气体；[d]OF 管可能出现弱阳性

四、金氏杆菌属

（一）分类和命名

金氏杆菌属（*Kingella*）隶属于奈瑟菌科（*Neisseriaceae*），包括4个种：金氏金氏杆菌（*K. kingae*）、口腔金氏杆菌（*K. oralis*）、脱硝金氏杆菌（*K. denitrificans*）、波塔新金氏杆菌（*K. potus*）。

金氏杆菌属 DNA G + C 含量为 47 ~ 58mol%，代表菌种为金氏金氏杆菌。

（二）生物学特性

金氏杆菌属细菌为革兰阴性短杆菌，大小（2 ~ 3）μm×0.4μm，成对或短链状排列。兼性厌氧，对营养要求较高，在血琼脂平板上培养 48 小时形成 1 ~ 2mm 两种不同类型菌落，一种琼脂蚀痕凹陷，菌落边缘呈蔓延状生长，另一种中间凸起，无凹陷和蔓延状生长。金氏金氏杆菌有小的 β-溶血环。该菌属种氧化酶阳性（使用四甲基对苯二胺试剂），触酶、脲酶、苯丙氨酸脱氨酶、DNA 酶、吲哚、枸橼酸盐及明胶均阴性。在含糖培养中需补充营养物质，才能发酵葡萄糖。

（三）鉴别与鉴定

金氏杆菌属与其他正常菌群混合，检出较困难，可用含克林霉素或万古霉素的选择性培养基，自动化血培养仪能检出体液中的金氏杆菌。属内各菌种生化特点及与相关菌属鉴别见表 4-5-83，与杆状奈瑟菌鉴别见表 4-5-84。

（四）抗菌药物敏感性

金氏杆菌对 β-内酰胺类、四环素、大环内酯类、复方 SMZ 和喹诺酮类抗菌药物敏感。产 β-内酰胺酶菌株，对含克拉维酸复合制剂敏感。

（五）临床意义

金氏杆菌是人类呼吸道黏膜的正常菌群，金氏金氏杆菌常定植在 6 个月至 4 岁儿童的咽喉部，脱硝金氏杆菌和波塔新金氏杆菌定植宿主不详，口腔金氏杆菌可分离自健康人口腔。金氏金氏杆菌常引起 4 岁以下儿童骨和关节感染，化脓性关节炎、关节盘炎、下肢骨髓炎以及隐匿性菌血症比较常见，口腔和上呼吸道感染常伴有全身性疾病，成人则以心内膜炎为主。脱硝金氏杆菌也主要引起心内膜炎，口腔金氏杆菌与牙周炎有关，波塔新金氏杆菌见于蜜熊咬伤后引起的伤口感染。

表 4-5-84　金氏杆菌属与杆状奈瑟菌的鉴别[a]

试验	金氏金氏杆菌	脱硝金氏杆菌	口腔金氏杆菌	波塔新金氏杆菌	长奈瑟菌		魏氏奈瑟菌
					解糖亚种	硝还亚种	
触酶	-	-	-	-	+	-	+
硝酸盐还原亚硝酸盐	-	+	-	-	-	+	-
硝酸盐产气	-	+	-	-	-	-	-
碱性磷酸酶[b]	+	-	+	-	-	-	ND

续表

试验	金氏金氏杆菌	脱硝金氏杆菌	口腔金氏杆菌	波塔新金氏杆菌	长奈瑟菌		魏氏奈瑟菌
					解糖亚种	硝还亚种	
葡萄糖产酸	+	+	+[w]	−	+[w]	v	−
麦芽糖产酸	+	−	−	−	−	−	−
β-溶血	+	−	−		−	−	−

注：[a] +：≥90%菌株阳性，-：≥90%菌株阴性，ND：无数据，v：反应不定；[w]：弱反应；[b]：API ZYM

五、心杆菌属

（一）分类和命名

心杆菌属（*Cardiobacterium*）隶属于心杆菌科（*Cardiobacteriaceae*），现有两个种：人心杆菌（*C. hominis*）和瓣膜心杆菌（*C. valvarum*）。

心杆菌属DNA G+C含量为59~60 mol%，代表菌种为人心杆菌。

（二）生物学特性

人心杆菌为革兰阴性杆菌，着色不规则，末端钝圆，大小（0.5~0.7）μm×（1~3）μm，具有多形性，成对、短链状或簇状排列（末端呈球形膨大像玫瑰花结一样排列）。初始培养时需要5%~10%的CO_2，在血平板上37℃培养48小时后，菌落呈圆形不透明、凸起，直径1mm，可凹陷嵌入琼脂。发酵葡萄糖产酸不产气，氧化酶、吲哚阳性，触酶、脲酶阴性，无动力。瓣膜心杆菌与人心杆菌生长菌落相似或略小（直径0.2mm），亦具有多形性，也可以凹陷嵌入琼脂。

（三）鉴别与鉴定

心杆菌需与金氏杆菌属、色杆菌、艾肯菌鉴别见表4-5-83。与巴斯德菌属的区别是触酶和甘露醇发酵试验，二者完全相反。人心杆菌鉴定依据为：革兰阴性杆菌，多形性，氧化酶阳性，发酵葡萄糖，吲哚阳性（反应较弱，需延长时间>2天，并用二甲苯浓缩靛基质），瓣膜心杆菌与人心杆菌不易鉴别，吲哚、甘露醇发酵以及细胞脂肪酸定量有助于区别。

（四）抗菌药物敏感性

心杆菌对克林霉素耐药，对青霉素、头孢菌素类、碳青霉烯类、氨基糖苷类、氯霉素和四环霉素等均敏感。产β-内酰胺酶菌株罕见，且该酶活性能被克拉维酸抑制。

（五）临床意义

心杆菌通常定植在上呼吸道、胃肠道和生殖泌尿道，主要引起HACEK心内膜炎，也可以分离自其他标本，但较为罕见。

六、萨顿菌属

（一）分类和命名

萨顿菌属（*Suttonella*）隶属于心杆菌科（*Cardiobacteriaceae*），只有一个种：产吲哚萨顿菌（*S. indologenes*）（原名产吲哚金氏杆菌）。

萨顿菌属DNA G+C含量为49mol%，代表菌种为产吲哚萨顿菌。

（二）生物学特性

萨顿菌属细菌为革兰阴性杆菌，着色不规则，两端圆，成对、链状或玫瑰花结状排列，无荚膜无芽胞。兼性厌氧，无动力，在血平板上生长缓慢，37℃孵育24小时，形成0.1~0.5mm菌落，72小时后菌落直径可增大至1.0~1.5mm，菌落周围培养基可凹陷或菌落边缘扩散生长，麦康凯培养基上不生长。

氧化酶阳性，触酶不定，吲哚阳性，尿素酶、DNA酶阴性，精氨酸双水解酶、乌氨酸脱羧酶和赖氨酸脱羧酶阴性，碱性磷酸酶阳性。

（三）鉴别与鉴定

产吲哚萨顿菌主要与心杆菌属鉴别，见表4-5-83。

（四）抗菌药物敏感性

产吲哚萨顿菌对克林霉素耐药，对青霉素、头孢菌素类、碳青霉烯类、氨基糖苷类、氯霉素和四环霉素等均敏感。

（五）临床意义

产吲哚萨顿菌定植宿主尚不明确，人类标本很少分离到该菌，有报道可引起眼部感染和心内膜炎。

七、放线杆菌属

（一）分类和命名

放线杆菌属（*Actinobacillus*）隶属于巴斯德菌科（*Pasteurellaceae*），属内有20多个种，常见的有：李氏放线杆菌（*A. lignieresii*）、马放线杆菌（*A. equuli*）、猪放线杆菌（*A. suis*）、尿素放线杆菌（*A. ureae*）、人放线杆菌（*A. hominis*）。

伴放线放线杆菌已归属于凝聚杆菌属（*Aggregatibact-*

er)，命名为伴放线凝聚杆菌（*A. actinomycetemcomitans*），该属还包括：嗜沫凝聚杆菌（*A. aphrophilus*）、迟缓凝聚杆菌（*A. segnis*）。

放线杆菌属 DNA G + C 含量为 40 ~ 43mol%，代表菌种为李氏放线杆菌。

（二）生物学特性

放线杆菌属菌种为革兰阴性杆菌或球杆菌，有两极浓染趋势，大小（0.6 ~ 1.4）μm ×（0.3 ~ 0.5）μm，单个或成对排列，很少呈链状。无芽胞，无动力，兼性厌氧，营养要求较高，但血色素不是必需的，5% ~ 10% CO_2 促进生长，培养 24 小时后，形成光滑、圆形、凸起、直径 2mm 菌落，光照时菌落呈淡蓝色，菌落也可呈粗糙型，黏附于琼脂上较牢固不易刮落。

伴放线凝聚杆菌为无动力的球菌或杆菌，偶尔可以呈细丝状，在血平板上 37℃孵育 24 小时后，菌落直径 < 0.5mm，继续培养菌落增大至 1 ~ 3mm，圆形、灰白色、中心有皱褶，边缘可以不规则，紧紧黏附于琼脂表面，菌落顶部呈交叉的“雪茄”（星状放射样皱纹），多次传代后转变成光滑和不透明、非凹陷菌落。在液体培养基中，形成颗粒黏附在管壁。

发酵葡萄糖产酸不产气，多数菌种氧化酶、触酶、尿素酶阳性。其生化特性见表 4-5-87。

（三）鉴别与鉴定

放线杆菌属菌种氧化酶阳性，发酵葡萄糖，动力阴性，易与嗜血杆菌、巴斯德菌属混淆，鉴定特点为：血琼脂上生长缓慢，菌落具放射状皱纹，不易刮取。放线杆菌与凝聚杆菌属的鉴别见表 4-5-85，伴放线凝聚杆菌尿素酶阴性，不发酵蔗糖，易与其他放线杆菌区别。凝聚杆菌与其他相关菌种的鉴别见表 4-5-86。

（四）抗菌药物敏感性

放线杆菌属细菌对青霉素、头孢菌素、四环素、氟喹诺酮类抗菌药物大多敏感。

（五）临床意义

放线杆菌属为人类或动物口腔或鼻咽部寄居菌。李氏放线杆菌主要寄居在牛和羊口腔，引起牛和羊放线杆菌病和肉芽肿，类似于放线菌病，在感染组织中也会出现“硫黄颗粒”，马放线杆菌和猪放线杆菌引起马和猪的各种疾病，很少引起人类感染，常与这些动物咬伤或接触有关。马放线杆菌和猪放线杆菌还可以分离自人类上呼吸道。尿素放线杆菌和人放线杆菌常寄居在人类呼吸道，引起免疫力低下患者脑膜炎和其他部位感染。伴放线凝聚杆菌是牙周病的主要病原菌之一，还可引起心内膜炎、软组织感染，如发现“硫黄颗粒”提示与放线菌混合感染。根据表面多糖抗原的不同，伴放线凝聚杆菌可分为 6 个血清型，a、b、c 型最为常见，b 型主要引起牙周炎和心内膜炎，青霉素耐药；c 型主要引起口腔外感染。嗜沫凝聚杆菌可引起系统性疾病如骨和关节感染、脊椎关节盘炎、心内膜炎，迟缓凝聚杆菌主要引起心内膜炎，多数与接受牙科治疗有关。

表 4-5-85　放线杆菌属与凝聚杆菌属菌种的鉴别[a]

试验[b]	马放线杆菌	人放线杆菌	李氏放线杆菌	猪放线杆菌	尿素放线杆菌	伴放线凝聚杆菌	嗜沫凝聚杆菌	迟缓凝聚杆菌
需要 V 因子	−	−	−	−	−	−	v	+
β-溶血	v	−	−	+	−	−	−	−
触酶	v	+	v	+/+[w]	+	+	−	v
氧化酶	+	+	+	+	+	v	v	−
水解七叶苷	−	v	−	+	−	−	−	−
脲酶	+	+	+	+	+	−	−	−
ONPG	+	+	+	v	−	−	+	−
麦康凯平板生长	+	−	v	v	−	−	v[w]	−
分解葡萄糖产气	−	−	−	−	−	v	+	−
产酸								
乳糖	+	+	v	+	−	−	+[D]	−
蔗糖	+	+	+	+	+	−	+	+[w]
木糖	+	+	+	+	−	v	v	−

续表

试验[b]	马放线杆菌	人放线杆菌	李氏放线杆菌	猪放线杆菌	尿素放线杆菌	伴放线凝聚杆菌	嗜沫凝聚杆菌	迟缓凝聚杆菌
麦芽糖	+	+	+	+	+	v	+	+[w]
甘露醇	+	+	+	−	+	v	−	−
海藻糖	+	+	−	+	−	−	+[D]	−
蜜二糖	+	+	−	+	−	−	v	−

注：[a]所有菌株吲哚、鸟氨酸脱羧酶阴性，还原硝酸盐至亚硝酸盐；[b]+：≥90%菌株阳性，−：≥90%菌株阴性；[D]：延迟反应；v：反应不定，w：弱反应

表 4-5-86 凝聚杆菌与相关菌种鉴别试验

菌种	X因子	V因子	吲哚	鸟氨酸脱羧酶	赖氨酸脱羧酶	葡萄糖	蔗糖	乳糖	甘露醇	硝酸盐还原	触酶
嗜沫凝聚杆菌	−	v	−	−	−	+	+	+	−	+	−
伴放线凝聚杆菌	−	−	−	−	−	+	−	−	v	+	+
侵蚀艾肯菌	−	−	−	+	+	−	−	−	−	+	−
人心杆菌	−	−	+	−	−	+	+	−	+	−	−
产吲哚萨顿菌	−	−	+	−	−	+	+	−	−	−	−
嗜血红素嗜血杆菌	+	−	+	−	−	+	+	−	+	+	+

注：+：≥90%菌株阳性，−：≥90%菌株阴性，v：反应不定

八、链杆菌属

（一）分类和命名

链杆菌属（*Streptobacillus*）隶属于梭杆菌科（*Fusobacteriaceae*），属内只有一种即念珠状链杆菌（*S. moniliforms*）。

链杆菌属 DNA G+C 含量为 24~26mol%，代表菌种为念珠状链杆菌。

（二）生物学特性

链杆菌属细菌为革兰阴性杆菌，形态多样，大小为（0.3~0.5）μm×（1.0~5.0）μm，延长孵育时间可见 100~150μm 的丝状体，丝状体可出现膨胀（染色明显）形成念珠状的长链，最后分裂成球杆状。无芽胞，无荚膜，无动力。兼性厌氧，对营养要求高，在含血液（15%羊血、马血或兔血最佳）培养基上生长良好，需 5%~10% CO_2，血培养瓶中的聚茴香脑磺酸钠（SPS）对该菌有抑制作用。血平板上 37℃孵育 48~72 小时后，形成直径 1~3mm、圆形、光滑、奶酪样灰色菌落，也可同时见到类似支原体油煎蛋样 L 型菌落，中心紧密并深入琼脂。该菌应及时传代否则容易死亡，生化反应不活泼，氧化酶、触酶、尿素酶阴性，不还原硝酸盐，不产生吲哚，可水解精氨酸，发酵葡萄糖但很弱。

（三）鉴别与鉴定

念珠状链杆菌通常需要 16SrRNA 序列分析或脂肪酸分析才能鉴定。其生化反应见表 4-5-87。

（四）抗菌药物敏感性

念珠状链杆菌对青霉素和多西环素敏感，是治疗的首选。对头孢菌素、碳青霉烯类、氨曲南、克林霉素、红霉素敏感，对氨基糖苷类和氟喹诺酮类中度敏感，对黏菌素和复方磺胺甲噁唑耐药。

（五）临床意义

念珠状链杆菌自然寄居在啮齿动物如鼠类鼻咽部，通过鼠咬伤（引起"鼠咬热"）或食入污染的水和食物（"哈弗里尔热"）引起人类感染，主要表现为不规则发热、头痛、寒战、关节痛、多关节炎，伴发心内膜炎、心肌炎、心包炎、脑膜炎、肺炎、脓肿等。

九、二氧化碳嗜纤维菌属

（一）分类和命名

二氧化碳嗜纤维菌属（*Capnocytophaga*）隶属于黄杆菌科（*Flavobacteriaceae*）。属内有 9 个种：黄褐色二氧化碳嗜纤维菌（*C. ochracea*）、牙龈二氧化碳嗜纤维菌（*C. gingivalis*）、生痰二氧化碳嗜纤维菌（*C. sputigena*）、溶血二氧化碳嗜纤维菌（*C. haemolytica*）、颗粒二氧化碳嗜纤维菌（*C. granulosa*）、狗咬二氧化碳嗜纤维菌

(*C. canimorsus*)、犬咬二氧化碳嗜纤维菌(*C. cynodegmi*)、里德贝特二氧化碳嗜纤维菌(*C. leadbetteri*)和未命名基因种 AHN8471。

二氧化碳嗜纤维菌属 DNA G+C 含量为 34~40mol%,代表菌种为黄褐色二氧化碳嗜纤维菌。

(二)生物学特性

二氧化碳嗜纤维菌为两端较细、梭状革兰阴性杆菌,1~3μm 或更长,形态与梭杆菌相似。无芽胞,无荚膜,有单生的侧鞭毛。兼性厌氧或微需氧,对营养和孵育条件要求较高,在血平板上或巧克力平板上生长,需 5%~10% CO_2。血平板上 37℃孵育 24 小时后,菌落细小,孵育 2~4 天可形成直径 2~4mm、凸起或扁平、边缘规则或扩散生长淡黄色菌落。混合菌丛生长时,可接种含杆菌肽、万古霉素、多黏菌素 B、甲氧苄啶的选择性培养基如 Thayer-Martin 和 Martin-Lewis 琼脂。血培养瓶中聚茴香脑磺酸钠(SPS)对二氧化碳嗜纤维菌有抑制作用。

除犬咬二氧化碳嗜纤维菌和犬咬二氧化碳嗜纤维菌氧化酶和触酶阳性外,其余菌种均阴性,尿素酶阴性,不产生吲哚,不液化明胶,赖氨酸脱羧酶和鸟氨酸脱羧酶阴性,糖发酵反应不易确定。

(三)鉴别与鉴定

二氧化碳嗜纤维菌属内鉴别见表 4-5-87。应用表型试验对氧化酶和触酶阴性菌种不易确定,自动化仪器常只能鉴定至二氧化碳嗜纤维菌属菌种,16SrRNA 序列分析是目前最可靠的鉴定方法。

(四)抗菌药物敏感性

二氧化碳嗜纤维菌通常对广谱头孢菌素、碳青霉烯类、林可酰胺类、大环内酯类、四环素类和氟喹诺酮类敏感,对黏菌素和氨基糖苷类耐药。

(五)临床意义

氧化酶和触酶阴性菌种黄褐色二氧化碳嗜纤维菌、牙龈二氧化碳嗜纤维菌、生痰二氧化碳嗜纤维菌、溶血二氧化碳嗜纤维菌、颗粒二氧化碳嗜纤维菌、*C. leadbetteri* 和基因种 AHN8471 通常是人类口腔的正常寄居菌,但不是优势菌。为条件致病菌,能抑制粒细胞的趋化作用和淋巴细胞的增殖,可引起败血症和其他内源性感染如心内膜炎、子宫内膜炎、骨髓炎、脓肿、腹膜炎和角膜炎,与牙龈炎关系尚未明确。

化酶和触酶阳性菌种犬咬二氧化碳嗜纤维菌和犬咬二氧化碳嗜纤维菌寄居在犬和猫的口腔中,人类感染主要与这些动物咬伤或接触有关。犬咬二氧化碳嗜纤维菌主要引起败血症,患者常常有脾切除或酗酒。诊断不及时的暴发病例常预后不良,可发展成弥散性血管内出血、急性肾衰竭、呼吸窘迫综合征甚至休克,也可造成溶血性尿毒综合征、血栓性血小板减少性紫癜等后遗症。也有引起脑膜炎、关节炎和心内膜炎的报道。需注意的是,多数商用的血培养系统很难检测到犬咬二氧化碳嗜纤维菌,对于高度怀疑病例临床应及时与实验室沟通,血培养阴性应盲种至相应的培养基中避免漏检。犬咬二氧化碳嗜纤维菌引起的感染较少,主要引起局部和系统性感染。

十、色杆菌属

(一)分类和命名

色杆菌属(*Chromobacterium*)包括水生色杆菌(*C. aquaticum*)、溶血色杆菌(*C. haemolyticum*)、*C. piscinae*、*C. pseudoviolaceum*、*C. subtsuga* 和紫色色杆菌(*C. violaceum*)。

色杆菌属 DNA G+C 含量为 65~68mol%,代表菌种为紫色色杆菌。

(二)生物学特性

色杆菌属细菌为兼性厌氧革兰阴性杆菌,最低生长温度 10~15℃,最高生长温度大约 40℃,最适生长温度 30~35℃;最佳生长 pH 为 7~8,低于 pH 5 则不生长,在含 6% 或更高浓度的氯化钠培养基中不生长。生长不需要特殊生长因子,大部分菌株可产生紫色色素,该色素不溶于水和氯仿,而溶于乙醇。但有些菌株可能不产生色素,产生紫色色素的菌株,经次代培养后,常可出现部分产色素或完全不产色素的菌株。在普通蛋白胨培养基和麦康凯琼脂平板上生长,形成奶酪状色紫色菌落,菌落光滑,但可出现粗糙变异型菌落。

色杆菌在含血平板或巧克力平板上才能生长,需 5%~10% CO_2,在肠道培养基和无血清培养基或克氏双糖铁(KIA)中均不生长,无鞭毛,革兰染色脱色不均匀。

紫色色杆菌为革兰阴性杆菌[(0.8~1.2)μm×(2.5~6.0)μm];端生鞭毛 1~4 根或侧生鞭毛,有动力,营养要求不高,在普通琼脂培养基上,培养 24 小时,菌落直径 1~2mm,圆形、光滑、湿润,呈鲜艳紫罗兰色(紫色杆菌素),可有 β-溶血环;某些菌株不显色;分解葡萄糖、果糖,产酸不产气,不分解乳糖、木糖、甘露醇,硝酸盐还原试验、枸橼酸盐利用、液化明胶均阳性,多数菌株氧化酶阳性,触酶阳性。

表 4-5-87 二氧化碳嗜纤维菌属和相关菌种的鉴别[ab]

试验	黄褐色二氧化碳嗜纤维菌	生痰二氧化碳嗜纤维菌	牙龈二氧化碳嗜纤维菌	颗粒二氧化碳嗜纤维菌	溶血二氧化碳嗜纤维菌	狗咬二氧化碳嗜纤维菌	犬咬二氧化碳嗜纤维菌	*Dysgonomonas capnocytophagoides*	*Dysgonomonas mossii*	DF-3-like	念珠状链杆菌
触酶	–	–	–	–	–	+	+	–	–	–	–
氧化酶	–	–	–	–	–	+	+	–	–	–	–
吲哚	–	–	–	–	–	–	–	–	+	+	–
精氨酸双水解酶	–	–	–	ND	ND	+	+	–	–	–	+
硝酸盐还原	–	v	–	–	+	–	v	–	–	–	–
七叶苷	+	+	–	–	+	v	+	v	+	+	v
明胶	–	v	–	ND	ND	–	–	–	–	v	–
水解淀粉	+	–	–	ND	ND	ND	ND	ND	+	ND	ND
ONPG	+	+	–	+	+	+	+	+	+	+	–
产酸											
乳糖	v	v	–	+	+	+	+	+	+	+	–
蔗糖	+	+	+	+	+	–	+	+	+	–	–
木糖	–	–	–	–	–	–	–	+	+	–	–
主要细胞脂肪酸	iso-15:0, 3-OH-17:0	iso-15:0, 3-OH-17:0	iso-15:0, 3-OH-17:0	iso-15:0, 3-OH-17:0	iso-15:0, 3-OH-17:0	iso-15:0, 3-OH-17:0	iso-15:0 3-OH-17:0	anteiso-15:0 iso-14:0 iso-15:0 iso-3-OH-16:0	anteiso-15:0 15:0, iso-14:0	anteiso-15:0 iso-15:0, 18:2iso-3-OH-17:0	16:0 18:1 18:2 18:0

注：[a] +：≥90%菌株阳性，–：≥90%菌株阴性，v：反应不定，ND：无资料；[b]所有菌株尿素酶、鸟氨酸脱羧酶阴性，都分解葡萄糖产酸

(三) 鉴别与鉴定

紫色色杆菌因产紫色杆菌素很容易与其他细菌鉴别，对不产色菌株需与气单胞菌属细菌鉴别，其赖氨酸脱羧酶阴性，不分解麦芽糖、甘露醇，可与之区别。

(四) 抗菌药物敏感性

色杆菌属菌种目前尚无抗菌药物敏感试验标准操作方法和标准解释结果可参考。

紫色色杆菌对β-内酰胺类抗生素耐药，对氨基糖苷类敏感性不定，但对环丙沙星、复方磺胺甲噁唑、四环素、亚胺培南敏感。

(五) 临床意义

紫色色杆菌主要寄生在水、土壤及腐败有机物中，人类通过水和土壤等感染伤口或创面，亦有经食物进入人体，可引起腹泻、泌尿道感染、败血症、脑膜炎等，以儿童多见。有报道溶血色杆菌从痰标本中分离出。

十一、军团菌属

(一) 分类和命名

军团菌属（*Legionella*）目前有50多个已经命名的种。与人类有关的菌种包括：嗜肺军团菌（*L. pneumophiha*）、米克戴德军团菌（*L. micdadei*）、长滩军团菌（*L. longbeachae*）、华兹沃斯军团菌（*L. wadsworthii*）、约旦尼斯军团菌（*L. jordanis*）、波兹曼军团菌（*L. bozemanii*）、杜莫夫军团菌（*L. dumoffii*）、戈尔曼军团菌（*L. gormanii*）、菲利军团菌（*L. feelei*）、阿尼沙军团菌（*L. anisa*）、辛辛那提军团菌（*L. cincinnatiensis*）、海克利军团菌（*L. hackeliae*）、圣海伦军团菌（*L. sainthelensi*）、马塞切尼军团菌（*L. maceachernii*）、橡树林军团菌（*L. oakridgensis*）、伯明翰军团菌（*L. birminghamensis*）、彻氏军团菌（*L. cherrii*）、塔克索尼军团菌（*L. tucsonensis*）、拉西金军团菌（*L. lansingensis*）、巴黎军团菌（*L. parisiensis*）等。

军团菌属DNA G+C含量为39~43mol%，代表菌种嗜肺军团菌。

(二) 生物学特性

军团菌属细菌为革兰染色弱阴性杆菌［(0.3~0.9）μm×（1.5~5.0）μm］，但着色淡，无芽胞、无荚膜；多数在培养基中后可变为纤细状。军团菌属所有菌的细胞壁均显示了独特的脂肪酸谱和泛醌结构，含大量支链脂肪酸，但其不抗酸。专性需氧，细胞内寄生菌；有端生或侧生鞭毛，能运动。该菌最适pH为6.9；最适生长温度为35~37℃；2%~5%的CO_2能促进其生长，初代分离培养要求特殊，需铁、L-半胱氨酸。生长时不利用碳水化合物，但利用氨基酸；触酶阳性，部分菌株氧化酶阳性；不产生尿素酶，不还原硝酸盐，一般不发酵糖类；可水解淀粉、马尿酸盐等。详见表4-5-88。

表4-5-88 军团菌属的表型特性（来自人类菌种）[a]

军团菌属菌种	血清型	特性						
		自身荧光	液化明胶	动力〈鞭毛〉	棕色色素	水解马尿酸	β-内酰胺酶	氧化酶
嗜肺军团菌	15	−	+	+	+	+	+	V
米克戴德军团菌	1	−	−	+	−	−	−	+
波兹曼军团菌	2	BW	+	+	+	−	V	V
杜莫夫军团菌	1	BW	+	+	+	−	+	−
菲利军团菌	2	−	−	+	+	+/−	−	−
戈尔曼军团菌	1	BW	+	+	+	−	+	−
海克利军团菌	2	−	+	+	+	−	+	+
彻氏军团菌	1	BW	+	+	+	−	+	−
约旦军团菌	1	−	+	+	+	−	+	+
圣海伦军团菌	2	−	+	+	+	−	+	+
长滩军团菌	2	−	+	+	+	−	V	+
马塞切尼军团菌	1	−	+	+	+	−	−	+
橡树岭军团菌	1	−	+	−	+	−	+	−

续表

军团菌属菌种	血清型	特性						
		自身荧光	液化明胶	动力（鞭毛）	棕色色素	水解马尿酸	β-内酰胺酶	氧化酶
沃兹沃思军团菌	1	YG	+	+	−	−	+	−
伯明翰军团菌	1	YG	+	+	−		+	V
辛辛那堤军团菌	1	−	+	+	+		−	+
阿尼沙军团菌	1	BW	+	+	+		+	+
塔克索尼军团菌	1	BW	+	+	−		+	−
拉西金军团菌	1	−	−	+	−		+	−
巴黎军团菌	1	BW	+	+	+	−	+	+

注：[a] +：≥90%阳性，−：≥90%阴性，±：大多数菌株阳性，V：不定，BW：蓝-白荧光，YG：黄-绿荧光

（三）鉴别与鉴定

细菌分离培养是检测军团菌的金标准，是临床确诊的标准。临床标本包括痰、纤支镜毛刷、支气管肺泡灌洗液、肺组织、血液及胸水等。在标本采集处理过程中，尽量少用生理盐水，而用无菌蒸馏水。对于痰和肺泡灌洗液标本，接种前需进行酸处理（用 pH 2.2 的 KCl-HCl 缓冲液 1∶5 混合后室温 4 分钟）或 60℃ 3 分钟，以减少杂菌的干扰。对于液体标本（>1ml）需离心（1500g/15min）后接种于添加了 α-酮戊二酸的缓冲液活性炭酵母浸出液琼脂（BCYEα）培养基上，置于35℃，含5% CO_2 环境。通常 3 天可见细小菌落，4 天后则可见灰色、光滑、湿润、有光泽的军团菌落，直径可达 3～4mm，有的菌种生长较慢，故需观察 7～14 天。

1. 军团菌鉴定基本操作程序　见图 4-5-3。

2. 临床标本检到军团菌种的鉴定　对临床细菌室来说对军团菌的鉴定，关键是分离是否成功，所以分离时要注意几点：①选择特殊培养基，如 BCYE、$BCYE\text{-}_L$等；②培养基 pH 6.9；③孵育条件在 2.5%～5.0% CO_2 环境中培养至少 5 天，每天观察是否生长，可在 12～24 小时发现细小菌落。

军团菌的最终鉴定需送有条件的实验室加以确认，鉴定分类可见表 4-5-89，对于可疑菌落也可采用玻片凝集法，血清分型并可参照标准凝集表判定结果。分离培养军团菌时要注意操作安全措施，防止实验室感染。

常用的生化试验有糖发酵试验、氧化酶试验、触酶试验、明胶液化试验、β-内酰胺酶试验、硝酸盐还原试验、尿素酶试验、马尿酸盐水解试验。采用军团菌乳胶凝集试剂盒进行分型鉴定。也可以采用分子生物学方法检测其特异性基因。

（四）抗菌药物敏感性

军团菌属菌种抗菌药物敏感试验目前尚无标准化的方法和解释标准。E-试验方法可以用来测定各菌种药物敏感性。亦没有参考解释标准，因此对结果报告要谨慎。实验室人员应告知临床医生上述两点。军团菌是胞内寄生菌，那些不能穿透细胞膜的抗菌药物，如青霉素或头孢菌素等对其不起作用。只有在细胞内浓缩的抗菌药物才有效。目前，临床试验结果证明：阿奇霉素、环丙沙星、左氧氟沙星、克拉霉素、培氟沙星等对治疗军团菌病还是有很大意义的。复方磺胺甲噁唑与红霉素或利福平联合使用对感染者有效。大多数 β-内酰胺类药物在体外试验敏感，但应用于临床治疗时效果欠佳

（五）临床意义

军团菌是一种水源性微生物，广泛存在于水和土壤中。常藏匿于空调冷却塔、热水、淋浴喷头等处，并以气溶胶的形式被吸入，因其呼吸道感染，并可与多种细菌引起混合感染，形成“难治性肺炎”，当重症军团菌患者发生菌血症而散布至全身多部位，如脑、肠、肾、肝、脾等，以及更多器官损害甚至衰竭。80%～85%的军团菌感染由嗜肺军团菌引起。嗜烟酒者和患支气管炎、肺气肿、心脏病、糖尿病、慢性肾病、慢性肝病等慢性病以及各种免疫系统功能低下的人如肿瘤、艾滋病患者及长期接受激素和抗肿瘤治疗者，均是军团菌病的高发人群，中老年人发病的机会更大。军团菌病既可是暴发流行，也可散发，暴发流行多在夏秋季，尤其容易发生在配备有封闭式中央空调的环境里，军团菌亦是医院感染的病原菌之一。

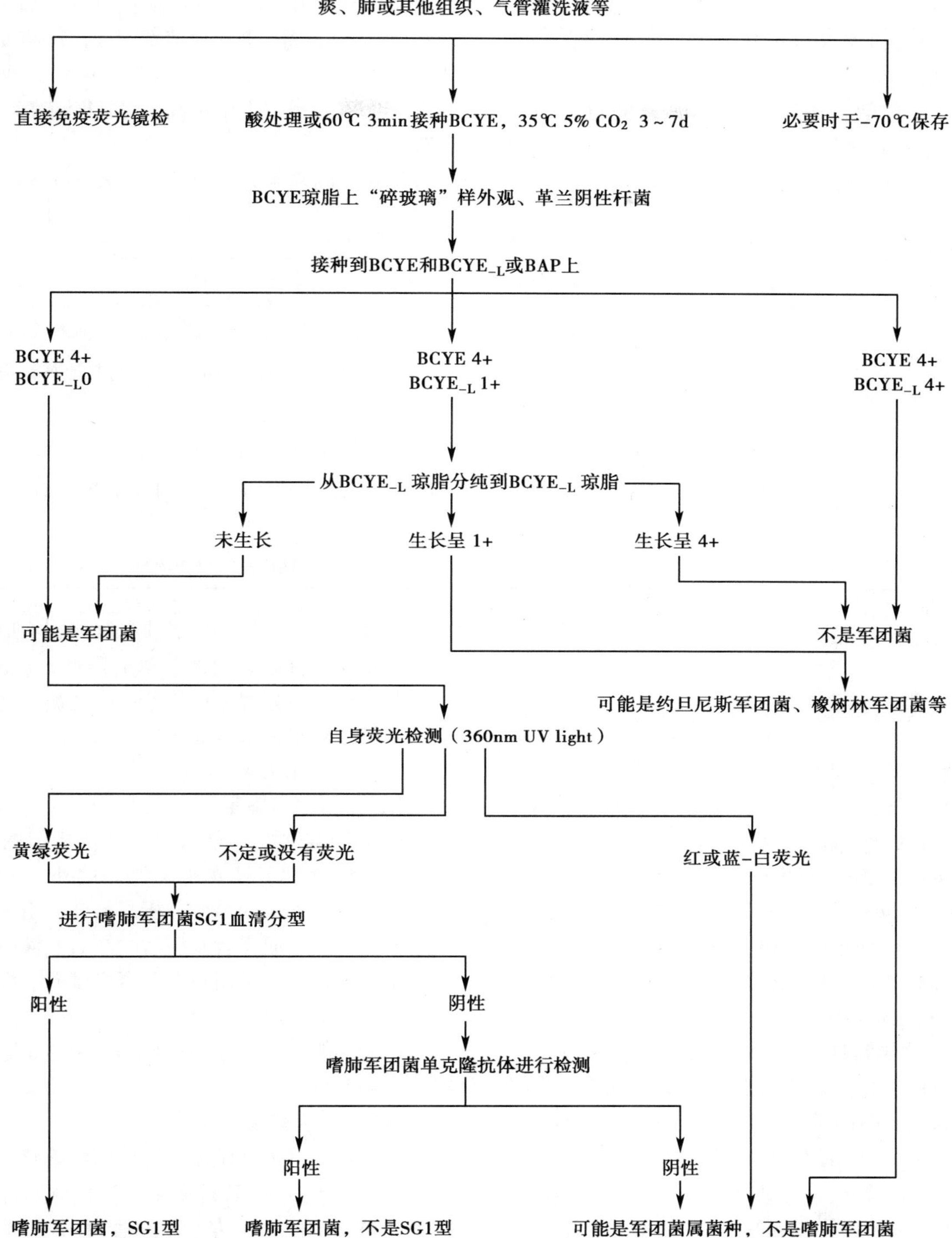

图 4-5-3　从 BCYE 琼脂上鉴定军团菌的基本操作程序

注：BCYE：琼脂制作时未添加 L-半胱氨酸，BAP：胰蛋白酶大豆血琼脂，
SG1：血清 1 型；图中数字表示生长情况：4 +，生长良好，1 +，生长微弱，0，未生长

临床疑似军团菌病的诊断是通过临床标本直接分离病原菌，或应用荧光抗体染色法直接检测标本中的微生物，也可以测定特异抗体滴度是否升高进行确诊。解释报告结果时应注意：①在呼吸道标本中，很难培养到军团菌，如培养到军团菌即可确诊军团菌病；②直接免疫荧光法（DFA）：直接在荧光镜下观察标本中的军团菌，染色的强度和组织形态多应典型，分 1～4 个等级，强阳性为 3 + ～4 + 强荧光，也可看整张片子荧光白细胞的百分率，如用单克隆免疫荧光抗体检测来筛选呼吸道标本，即使看到很少的荧

光细胞也可考虑阳性；③尿抗原试验报告阳性或阴性是基于酶联免疫检测（ELA法）的S/N值或在试验条上有没有出现粉或紫色的线条。ELA法阳性的S/N值为≥3.0，有些数据表明2.5～3.0之间也可报阳性，如S/N值在这范围内的可以报“可疑”；④应用血清学方法，如免疫荧光法、乳胶凝集等。采用间接荧光抗体法（IFA）等方法检测军团菌特异性抗体，起病时及3～8周后两次血清军团菌抗体滴度呈4倍或以上增长，单次抗体大于1∶256（IFA），或凝集抗体从1∶40呈4倍或以上增长或一次凝集滴度为1∶320者，可确定感染。

军团菌的检验方法与评价见表4-5-89。

表4-5-89 军团菌的检验方法与评价

试验	敏感性（%）	特异性（%）	评注
培养	80	100	参考方法，检验时间过长，抗生素治疗后很难检出
直接免疫荧光	33～70	96～99	快速准确，但受菌种血清型的限制，与其他革兰阴性菌有交叉反应
PCR	64～100	88～100	快速准确，但易污染
尿抗原	80	97～100	抗原分泌时间长，易检出，但只能检出单一血清型（嗜肺军团菌1型）
血清学（间接免疫荧光）	40～75	96～99	快速，但不利于早期诊断，可作流行性调查

十二、布鲁菌属

（一）分类和命名

布鲁菌属（*Brucella*）隶属布鲁菌科，目前属内包含9个菌种，6种陆地上的和3种海洋型的。6种陆地动物布鲁菌包括马尔他布鲁菌（*B. melitensis*）、流产布鲁菌（*B. abortus*）、猪布鲁菌（*B. suis*）、犬布鲁菌（*B. canis*）、绵羊布鲁菌（*B. ovis*）和森林鼠布鲁菌（*B. neotomae*）。3种海洋动物布鲁菌包括*B. delphini*、*B. pinnipedialis*和*B. cetaceae*。

布鲁菌属DNA G+C含量约为58～59mol%，代表菌种为马尔他布鲁菌。

（二）生物学特性

布鲁菌属为革兰染色阴性，短小球杆菌，直径0.5～1.5μm，菌体两端钝圆，无鞭毛，无芽胞，光滑型有微荚膜。布鲁菌不能很好被碱性复红染色，革兰染色着色弱，镜下呈“细沙状”偶见两极浓染。本菌为专性需氧菌，生长温度20～40℃，最适生长温度为35～37℃，最适pH 6.6～7.4。营养要求较高，初次分离培养时需5%～10% CO_2 及培养基中宜含有硫胺、烟酸、生物素等物质，添加血清或全血会增加该菌的检出。应特别注意本菌生长缓慢，初代分离更为迟缓，强毒株比弱毒株生长慢。在血琼脂平板上培养2～3天，出现菌落；4～5天形成2～3mm、无色、凸起，边缘整齐、不溶血的光滑菌落。犬布鲁菌会产生粗糙型菌落。其他菌种变异也可能有S-R变异。液体培养基呈轻度混浊有沉淀，不形成菌膜。

马尔他布鲁菌氧化酶、触酶阳性，还原硝酸盐，分解葡萄糖、不分解阿拉伯糖和半乳糖，动力、硫化氢、精氨酸双水解酶试验阴性。而流产布鲁菌分解阿拉伯糖，产生硫化氢。

（三）鉴别与鉴定

1. 属间鉴别　布鲁菌属与其他相似的苛养革兰阴性杆菌的鉴别，见表4-5-90。此外，还要依靠细胞脂肪酸（CFA）的结构分析。另外，由于布鲁菌初代培养较困难，而患者发病后一周后血液中开始出现布鲁菌抗体，因此可用布鲁菌凝集试验、酶免疫试验及血清凝集试验进行检测。

2. 属内鉴定　与人类感染有关的布鲁菌鉴别特征见表4-5-91。

（四）抗菌药物敏感性

不推荐布鲁菌种做体外抗菌药物敏感试验。最近CLSI发布了使用M-H琼脂稀释法检测四环素和强力霉素对布鲁菌的MIC值。在添加了羊血或马血清的M-H琼脂上进行E-试验也有相关报道。

很多药物包括β-内酰类和喹诺酮类体外的高活性与临床疗效不一致。布鲁菌病的治疗需要长期联合应用抗菌药物。WHO推荐的治疗方法是强力霉素（200mg/d）联合利福平（600～900mg/d，口服），疗程6周。强力霉素联合链霉素也有效。8岁以下儿童，复方磺胺甲噁唑联合氨基糖苷类，同样有效而无四环素类副作用。

表 4-5-90　布鲁菌属与其他相似的苛养革兰阴性杆菌的鉴别

菌属	氧化酶	脲酶	菌体形态	标本来源	生长需要X、V因子	半胱氨酸促进生长	动力
布鲁菌属	+	+	细小球杆菌	血、骨髓	-	-	-
土拉热弗朗西斯菌	-	-	非常细小球杆菌	溃疡、伤口、血	-	+	-
嗜血杆菌属	v	-	小杆菌	血、脑脊液、其他	+	-	-
支气管败血鲍特菌	+	+	细长杆菌	各种标本	-	-	+
巴尔通体属	-	-	细长杆菌	血、骨髓、淋巴结	-	-	-
人苍白杆菌	+	+	杆菌	各种标本	-	-	+

注：+：≥90%菌株阳性，-：≥90%菌株阴性，v：11%～89%菌株阳性

表 4-5-91　常见与人类感染有关的布鲁菌鉴别

菌名	生长[a]		硫化氢	水解尿素时间（min）	L-阿拉伯糖	L-精氨酸	L-赖氨酸	D-木糖
	硫堇	复红						
马尔他布鲁菌	+	+	-	>5[b]	-	-	-	-
猪布鲁菌	+	-[c]	-[d]	<5	+	+	+[e]	+
流产布鲁菌	+[f]	+[g]	+	>5	+	-	-	v
犬布鲁菌	+	-	-	<5	-	+	+	-

注：+：≥90%菌株阳性或生长，-：≥90%菌株阴性或不生长，v：不定；[a]染色浓度1∶5000（w/v）；[b]一些菌株水解尿素时间小于5分钟；[c]猪布鲁菌生物3型为+；[d]猪布鲁菌生物1型为+；[e]猪布鲁菌生物2型为-；[f]流产布鲁菌生物1、2和4型为-；[g]流产布鲁菌生物2型为-

（五）临床意义

布鲁菌病是人兽共患病。与人类有关的传染源主要是羊、牛及猪，其次是犬。

首先在同种动物间传播，造成带菌或发病，随后波及人类。病畜的分泌物、排泄物、流产物及乳类含有大量病菌，如实验性羊布鲁菌病流产后每毫升乳含菌量高达3万个以上，带菌时间可达1.5～2年，所以是人类最危险的传染源。临床表现复杂多变、症状各异，轻重不一，呈多器官病变或局限某一局部。广布世界各地，特别是发展中国家多见。通过人体的皮肤黏膜、呼吸道、消化道进入人体引起感染，以长期发热、多汗、关节痛及全身乏力、疼痛为主要特征。发病率牧区高于农区，农区高于城市。流行区在发病高峰季节（春末夏初）可呈点状暴发流行。发病年龄以青壮年为主，患病与职业有密切关系，从事兽医、皮毛加工业、屠宰业的工人发病率较高。容易引起实验室感染，操作时要倍加小心。人类普遍易感，病后可获得一定免疫力，不同种布鲁菌间有交叉免疫，再次感染发者有2%～7%，疫区居民可因隐性染病而获免疫。

十三、巴斯德菌属

（一）分类和命名

巴斯德菌属（*Pasteurella*）隶属巴斯德菌科。目前属内有12个种和3个亚种，主要有多杀巴斯德菌（*P. multocida*）、犬巴斯德菌（*P. canis*）、口腔巴斯德菌（*P. stomatis*）、咬伤巴斯德菌（*P. dagmatis*）等。

DNA中G+C 38～46mol%，典型菌种为多杀巴斯德菌。

（二）生物学特性

巴斯德菌属细菌为革兰染色阴性，小杆菌或球杆菌，单独、成群或短链状排列。无动力，无芽胞，部分菌株有荚膜。染色可见多形性，常两端浓染。巴斯德菌属为需氧到微需氧或兼性厌氧，在22～42℃均能生长，最适生长温度35～37℃。在含血培养基上生长良好，形成微小（1～2mm）、透明、不溶血菌落。氧化酶阳性、触酶阳性，发酵葡萄糖，不分解乳糖，还原硝酸酶，动力、尿素酶试验阴性。

（三）鉴别与鉴定

巴斯德菌属内常见菌种的鉴定及鉴别特征见表4-5-92。多杀巴斯德菌是最常从人体分离到的致病性菌种。多杀巴斯德菌含三个亚种：多杀亚种（*subsp. multocida*）、败血亚种（*subsp. septica*）、鸡亚种（*subsp. gallicida*）。可以通过山梨醇和卫矛醇发酵试验鉴别（多杀亚种 +/－、败血亚种 －/－、鸡亚种 －/+）。

表 4-5-92 巴斯德菌属内常见菌种鉴定及鉴别

试验项目	犬巴斯德菌	咬伤巴斯德菌	多杀巴斯德菌	口腔巴斯德菌	产气巴斯德菌
吲哚	+	+	+	+	－
脲酶	－	+	－	－	+
鸟氨酸脱羧	+	－	+	－	V
生长于麦康凯	－	－	－	－	+
葡萄糖产酸	－	V	－	－	+
产酸：					
乳糖	－	－	－	－	V
蔗糖	+	+	+	+	+
木糖	－	－	V	－	V
麦芽糖	－	+	－	－	+
甘露醇	－	－	+	－	－

注：+：≥90%菌株阳性，－：≥90%菌株阴性，V：11%～89%菌株阳性

（四）抗菌药物敏感性

巴斯德菌属菌种抗菌药物敏感试验：尚无标准操作方法以及参考解释结果。

巴斯德菌属通常对β-内酰胺类、大环内酯类、四环素类和喹诺酮类敏感，而对林可霉素、阿米卡星耐药。其他氨基糖苷类仅有中度活性。已有报道产β-内酰胺酶的多杀巴斯德菌和贝氏巴斯德菌，但对β-内酰胺类/克拉维酸的复合制剂（如阿莫西林/克拉维酸）敏感，贝氏巴斯德菌也对四环素类耐药。

（五）临床意义

巴斯德菌属常寄生于动物的呼吸道和消化道黏膜，主要为动物病原菌，人可通过接触感染的动物而发病，主要引起肺部感染、脑膜炎、脑脓肿、腹膜炎等。临床诊断根据有动物（如猫、犬）咬伤或抓伤病史及典型症状，加上实验室检查加以诊断。

十四、弗朗西斯菌属

（一）分类和命名

弗朗西斯菌属（*Francisella*）隶属弗朗西斯菌科。目前属内有4个种和3个亚种，包括土拉热弗朗西斯菌（*F. tularensis*）、土拉热弗朗西斯菌土拉热亚种（*F. tularensis subsp. tularensisi*）、土拉热弗朗西斯菌中亚细亚亚种（*F. tularensis subsp. meidasiatica*）、土拉热弗朗西斯菌全北区亚种（*F. tularensis subsp. holarctica*）、新凶手弗朗西斯菌（*F. novicida*）、蜃楼弗朗西斯菌（*F. philomiragia*）、鳕鱼弗朗西斯菌（*F. noatunensis*）和未分类弗朗西斯菌（*F. spp unclassified*）。

弗朗西斯菌属 DNA G+C 含量为 33～36mol%，代表菌种为土拉热弗朗西斯菌。

（二）生物学特性

弗朗西斯菌为革兰染色阴性，短杆菌或球杆菌，可呈多形性，单个排列，极少成链。无芽胞，无鞭毛。在动物体内易形成荚膜，特别在陈旧培养基中球状、杆状和长丝状菌体均可见。专性需氧，最适生长温度为36～37℃，最适 pH 6.8～7.2。土拉热弗朗西斯菌的三个亚种对营养要求较高，只有在培养基中加入血液、胱氨酸或半胱氨酸等营养物质才能生长。在胱氨酸、葡萄糖血琼脂平板上35℃孵育18～24小时，可形成凸起、灰白色、光滑、黏液水滴状菌落。触酶弱阳性，土拉热弗朗西斯菌及亚种氧化酶和硫化氢阴性，但蜃楼弗朗西斯菌氧化酶和硫化氢阳性，并能水解明胶。发酵碳水化合物及醇类的能力较弱，除土拉热弗朗西斯菌中亚西亚亚种外，其他菌株发酵葡萄糖和麦芽糖产酸不产气。尿素酶阴性，不还原硝酸盐。不产生吲哚（蜃楼弗朗西斯菌阳性），本属细菌有独特的脂肪酸成分。

（三）鉴别与鉴定

1. 属间鉴别　弗朗西斯菌属与其他相似的苛养革兰阴性杆菌的表型特征鉴别，见表4-5-93，准确鉴别需结合细胞脂肪酸（CFA）成分分析。

表4-5-93　弗朗西斯菌与相似菌属的鉴别

特性	弗朗西斯菌属	布鲁菌属	巴斯德菌属	耶尔森菌属
触酶	+[a]	+	+	+
氧化酶	v[b]	v	+	−
菌细胞0.25～0.5μm	+[c]	−	v	−
荚膜易见	−	−	+	+
革兰染色：淡染	+	+	−	−
严格需氧	+	+	−	−
CO_2促进生长	v	+	v	−
最适生长温度	37	37	37	25
胱氨酸/半胱氨酸促进生长	v[d]	−	−	−
液体培养基呈链状	−	+	v	v
分解碳水化合物	+[e]	−	+	+
分解蔗糖产酸	−	−	+	v
体外对青霉素敏感性	−	−	v	v
节肢动物携带	+	−	−	+

注：+：阳性，−：阴性，v：可变；[a]弱反应；[b]土拉热弗朗西斯菌氧化酶阴性，蜃楼弗朗西斯菌氧化酶阳性（Kovacs改良法）；[c]感染组织中菌细胞大小；[d]土拉热弗朗西斯菌土拉热亚种、土拉热弗朗西斯菌全北区亚种和土拉热弗朗西斯菌中亚西亚亚种绝对需要才能生长，蜃楼弗朗西斯菌和弗朗西斯菌新凶手亚种促进生长；[e]产酸不产气，弱反应和某些菌株延迟3～7天

2. 属内常见菌种的鉴定与鉴别　见表4-5-94。

表4-5-94　常见弗朗西斯菌的鉴别

菌名	氧化酶	毒力	生长情况			产酸			
			标准血平板	半胱氨酸血平板48h	半胱氨酸心浸液血平板48h	葡萄糖	麦芽糖	蔗糖	甘油
土拉热弗朗西斯菌土拉热亚种	−	强	−	2～4mm，凸起，灰，湿润，黄油状，菌落完整，周围无琼脂褪色	2mm，乳白色，有绿晕光泽，菌落周围琼脂呈现特征性褪色绿环	+	+	−	+
土拉热弗朗西斯菌全北区亚种	−	中等	−	同土拉热亚种	同土拉热亚种	+	+	−	−
土拉热弗朗西斯菌亚细亚亚种	−	弱	−	同土拉热亚种	ND	−	−	+	+
土拉热弗朗西斯菌新凶手亚种	−	弱	+	菌落稍大，直径5mm，其余同土拉热亚种	菌落稍大，直径5mm，其余同土拉热亚种	+	v	+	+
蜃楼弗朗西斯菌	+	弱	+	>5mm，白，光滑，黏液状，周围无琼脂褪色	>5mm，灰白奶油状，菌落周围有紫色晕光环	+	+	v	+

注：+：阳性反应，−：阴性反应，v：可变

（四）抗菌药物敏感性

可用窄谱抗菌药物治疗土拉热弗朗西斯菌感染。所有的弗朗西斯菌均产β-内酰胺酶，所以青霉素类和头孢类抗生素不适用。推荐使用氯霉素，环丙沙星，庆大霉素，链霉素和四环素进行治疗和预防土拉热弗朗西斯菌感染。没有报道显示土拉热弗朗西斯菌对这些药物耐药。欧洲和俄罗斯某些地区土拉热弗朗西斯菌全北区亚种对红霉素耐药。

CLSI 发布了土拉热弗朗西斯菌肉汤稀释药敏法的解释标准和质量控制程序并建议使用添加 2% IsoVitaleX 的 M-H 琼脂进行药敏试验。但土拉热弗朗西斯菌的抗菌药物敏感试验因为生物安全因素不推荐在常规实验室进行，而且也没有报道显示对常规治疗药物耐药。

（五）临床意义

土拉热弗朗西斯菌是导致自然疫源性疾病土拉热（又称野兔热）的病原菌。人可因直接接触、动物咬伤、食入污染食物或空气吸入等被感染，或通过昆虫或节肢动物叮咬传播。土拉热潜伏期 3～5 天，发病急、高热（39～40℃）、剧烈头痛、关节痛、甚至发生衰竭及休克、全身中毒症状、接触或被叮咬的皮肤局部溃疡、淋巴结肿大、坏死。临床表现多样，有肺型、溃疡腺型、中毒型、胃肠型、眼腺型等。

由于土拉热弗朗西斯菌致病力和传染性强，可被用作生物武器，分离鉴定工作应在 3 级生物安全水平（BSL-3）实验室内进行，应注意生物安全，防止交叉感染。工作人员应经专业培训，并接受预防接种。

血清学实验是土拉热弗朗西斯菌感染最常用的诊断方法。在发病一周后即能测得抗体，2 周后阳性率达到 89%～95.4%。抗体可持续存在 10 年以上。IgM、IgA、IgG 抗体同时出现。试管凝集法（TA）和微量凝集法（MA）是测定土拉热弗朗西斯菌抗体的标准方法。单次抗体滴度≥1∶160（TA）或≥1∶128（MA），结合病史体征可初步诊断。恢复期和急性期（至少间隔相差 14 天）抗体滴度相差 4 倍，并且其中一次抗体滴度呈阳性（TA 或 MA）可确诊。

第八节 专性厌氧菌

一、革兰阳性厌氧球菌

（一）分类和命名

临床上常见革兰阳性厌氧球菌主要是消化球菌属（*Peptococcus*）和消化链球菌属（*Peptostreptococcus*）。消化球菌属隶属于消化球菌科，现只有黑色消化球菌（*P. niger*）一个种。消化链球菌属（*Peptostreptococcus*）隶属于消化链球菌科，属内菌种分类变化较大，目前只有厌氧消化链球菌（*P. anaerobius*）和口炎消化链球菌（*P. stomatis*）两个种，许多菌种被重新分类到新的菌属：厌氧球菌属（*Anaerococcus*）、嗜胨菌属（*Peptoniphilus*）、叶瘿菌属（*Gallicola*）、芬戈尔德菌属（*Finegoldia*）、微单胞菌属（*Micromona*）、瘤胃球菌属（*Ruminococcus*）和斯莱克菌属（*Slackia*）等属中。消化链球菌属 DNA 中 G+C 含量为 27～37mol%，代表菌种为厌氧消化链球菌。消化球菌属 DNA 中 G+C 含量为 50～51mol%，代表菌种为黑色消化球菌。与人类感染关系密切的常见革兰厌氧球菌分类变化情况见表 4-5-95。

表 4-5-95 常见与人类感染关系密切的厌氧革兰阳性球菌及分类变化情况

现在分类名称	过去分类名称
黑色消化球菌 *P. niger*	黑色消化球菌 *P. niger*
厌氧消化链球菌 *Peptostreptococcus anaerobius*	厌氧消化链球菌 *Peptostreptococcus anaerobius*
口炎消化链球菌 *P. stomatis*	口炎消化链球菌 *P. stomatis*
微小微单胞菌 *Parvimonas micra*	微小消化链球菌 *P. micros*
产生瘤胃球菌 *Ruminococcus productus*	产生消化链球菌 *P. productus*
还原天芥菜碱斯莱克菌 *Slackia heliotrinreducens*	还原天芥菜碱消化链球菌 *P. heliotrinreducens*
不解糖嗜胨菌 *Peptoniphilus asaccharolyticus*	不解糖消化链球菌 *P. asaccharolyticus*
产吲哚嗜胨菌 *Peptoniphilus indolicus*	产吲哚消化链球菌 *P. indolicus*
兔嗜胨菌 *Peptoniphilus harei*	兔消化链球菌 *P. harei*
艾弗嗜胨菌 *Peptoniphilus ivorii*	艾弗消化链球菌 *P. ivorii*
泪腺嗜胨菌 *Peptoniphilus lacrimalis*	泪腺消化链球菌 *P. lacrimalis*

续表

现在分类名称	过去分类名称
普氏厌氧球菌 *Anaerococcus prevotii*	普氏消化链球菌 *P. prevotii*
四联厌氧球菌 *Anaerococcus tetradius*	四联消化链球菌 *P. tetradius*
八叠厌氧球菌 *Anaerococcus octavius*	八叠消化链球菌 *P. octavius*
氢厌氧球菌 *Anaerococcus hydrogenalis*	氢消化链球菌 *P. hydrogenalis*
解乳厌氧球菌 *Anaerococcus lactolyticus*	解乳消化链球菌 *P. lactolyticus*
阴道厌氧球菌 *Anaerococcus vaginalis*	阴道消化链球菌 *P. vaginalis*
大芬戈尔德菌 *Finegoldia magna*	大消化链球菌 *P. magna*
巴尔涅斯叶瘿菌 *Gallicola barnesae*	巴尔涅斯消化链球菌 *P. barnesae*

（二）生物学特性

两属菌种均为革兰阳性厌氧球菌，圆或卵圆形，排列成双或成短链；黑色消化球菌排列常成堆或不规则。无芽胞，无荚膜。专性厌氧；生长温度 25 ~ 38℃，最适生长温度 35 ~ 37℃。生长比较缓慢，往往需要 48 小时孵育后，才能形成肉眼可见的菌落；液体培养基中生长也迟缓，呈现沉淀或絮状，但不混浊。

黑色消化球菌在厌氧血琼脂上形成细小不溶血菌落，接触空气后颜色变浅，传数代后黑色消失，经庖肉培养后又可产生黑色素。不发酵糖，触酶阳性。消化链球菌在厌氧血平板上，菌落直径 0.5 ~ 1mm、灰白色、凸起、不透明、边缘整齐，一般不溶血，偶有甲型溶血或乙型溶血。触酶阴性，发酵葡萄糖，不发酵乳糖。

（三）鉴别与鉴定

根据消化链球菌属和黑色消化球菌及其他厌氧革兰阳性球菌的生物学特性，结合生化等做出鉴定，见表 4-5-96。

表 4-5-96 革兰阳性厌氧球菌鉴定[a]

菌种	ALP	靛基质	硝酸盐	七叶苷	明胶	尿素	纤二糖	葡萄糖	乳糖	麦芽糖	蔗糖	色谱分析（各种酸类）
黑色消化球菌	-	-	-	-	-	-	-	-	-	-	-	丁、己、异戊、乙
厌氧消化链球菌	-	-	-	-	-	-	-	+	-	-	-	乙、异己、异丁、丁、异戊
大芬戈尔德菌	V	-	-	-	V	-	-	-/w	-	-	-	乙、乳、丁二
微小微单胞菌	+	-	-	-	-	-	-	-	-	-	-	乙、乳、丁二
产吲哚嗜胨菌	+	+	+	-	-	-	-	-	-	-	-	乙、丁、丙、乳、丁二
不解糖嗜胨菌	-	d	-	-	-	-	-	-	-	-	-	乙、丁、丙、乳、丁二
普氏厌氧球菌	-	-	+/-	-	-	+	-	-	-	-	-	乙、丁、丙、乳、丁二
四联厌氧球菌	-	-	-	-	-	+	-	-	-	+	+	乙、乳、丁、丙
产生瘤胃球菌	-	-	-	+	-	-	+	+	+	+	+	乙、乳、丁二

注：[a] +：90% 以上菌株阳性，-：90% 以上菌株阴性，V：反应不定，ALP：碱性磷酸酶，+/-：大多数阳性；d：不同反应

（四）抗菌药物敏感性

大多数消化链球菌属细菌对 β-内酰胺类抗菌药物敏感。但是也有报道对替卡西林、头孢噻肟最低抑菌浓度（MIC）高达 64μg/ml 者。克林霉素和甲硝唑活性稍差，也有发现对大环内酯类-克林霉素诱导耐药，不解糖消化链球菌对红霉素的耐药性最高。大部分喹诺酮类（曲伐沙星除外）对消化链球菌属抗菌活性有限，环丙沙星活性较低。

（五）临床意义

厌氧革兰阳性球菌为条件致病菌，常寄生在人的体表以及与外界相通的腔道中。是口腔、肠道、女性生殖道、皮肤等处的正常菌群。可从多种临床标本中分离

到，引起人体各组织和器官的感染，如皮肤脓肿、脑脓肿、菌血症、坏死性肺炎、脓胸、女性生殖道和腹腔内感染等。常和其他细菌一起引起皮肤和软组织感染以及器官感染。厌氧消化链球菌可由原发病灶如口腔感染、牙周感染和泌尿系统感染而引起细菌性心内膜炎。

二、革兰阴性厌氧球菌

（一）分类和命名

临床常见的革兰阴性厌氧球菌主要为韦荣球菌科，有韦荣球菌属（*Veillonella*）、氨基酸球菌属（*Acidaminococcus*）、巨球菌属（*MegaspHaera*）等。临床上以韦荣球菌属菌种为最常见，其中与人体有关的有4个种：即小韦荣球菌（*V. parvula*）、蒙彼埃韦荣球菌（*V. montpellierensis*）、不典型韦荣球菌（*V. atypica*）和差异韦荣球菌（*V. dispar*）。

韦荣球菌属DNA G+C含量为40~44mol%，代表菌种为小韦荣球菌。

（二）生物学特性

小韦荣球菌为革兰阴性球菌，直径0.3~0.5μm，可呈双、聚集及短链状。无鞭毛，无芽胞，厌氧生长，最适生长温度30~37℃。在厌氧血平板上生长良好，经培养48小时后，形成直径1~2mm圆形、凸起、灰白色至黄色不透明菌落，不溶血。在硫乙醇酸盐肉汤中浑浊生长，产生小气泡。生长在含有万古霉素（7.5μg/ml）的乳酸培养基（韦荣球菌培养基）上的新鲜培养物，置紫外线下照射，菌落可显红色荧光，接触空气后荧光消失，在空气中韦荣球菌迅速死亡。氧化酶阴性，小韦荣球菌触酶阴性，产碱韦荣球菌触酶阳性。不分解碳水化合物，分解乳酸产生乙酸、丙酸、CO_2 和 H_2。

（三）鉴别与鉴定

常见革兰阴性厌氧球菌的鉴别见表4-5-97，韦荣球菌的初步鉴定是根据菌落和镜下形态、荧光色素、对特定抗菌药物的敏感性和一些快速生化特性。正确鉴定依赖糖类发酵试验和气液相色谱（GLC）技术。如发现细小的革兰阴性球菌，成对或短链状排列，还原硝酸盐或亚硝酸盐，对黏菌素和卡那霉素敏感而对万古霉素耐药，厌氧血琼脂上细小、圆形、突起、灰白色菌落，紫外线下照射显红色荧光可初步鉴定为韦荣球菌属。在常规工作中，分离出韦荣菌，报告菌属即可。

表4-5-97 常见革兰阴性厌氧球菌的鉴别[a]

菌属	菌体大小（μm）	荧光	硝酸盐还原	触酶	葡萄糖	乳糖	麦芽糖	在PYG培养基代谢终产物
韦荣球菌属	<0.5	砖红	+	v	-	-	-	A，P
氨基酸球菌属	>0.5	无	-	-	-	-	-	A，B
巨球菌属	>0.4	无	-	-	v	-	v	A，B，ib，V，iv，C，p

注：[a] +：90%以上菌株阳性，-：90%以上菌株阴性，v：可变，A：乙酸，B：丁酸，C：己酸，p：丙酸，V：戊酸，ib：异丁酸，iv：异戊酸；大写字母为主要产物，小写字母为次要产物；PYG：蛋白质-酵母提取物-葡萄糖

（四）抗菌药物敏感性

韦荣菌属对下列抗菌药物较敏感：氯霉素、克林霉素、亚胺培南、美罗培南、甲硝唑、替卡西林、特美汀，而对青霉素也具有一定的敏感性。

（五）临床意义

韦荣球菌常寄生于人类和啮齿类动物的口腔、上呼吸道、肠道和女性生殖道，是这些部位的正常菌群之一。作为条件致病菌可引起颈淋巴结炎、慢性乳突炎和浆液性中耳炎等，也有引发肺炎、牙周炎、慢性鼻窦炎、腹膜炎及伤口感染等，偶尔可引起骨髓炎和心内膜炎。

三、革兰阳性无芽胞厌氧杆菌

（一）分类和命名

革兰阳性无芽胞厌氧杆菌包括丙酸杆菌属、放线菌属、优杆菌属、乳杆菌属、双歧杆菌属等5个属[原蛛网菌属（*Arachnia*）只有一个种丙酸蛛网菌（*A. propionica*），该种目前划归丙酸杆菌属，即丙酸丙酸杆菌]，为人体皮肤、口腔、阴道、肠道的正常菌群，可引起内源性感染，多数并不致病。

1. 丙酸杆菌属（*Propionibacterium*） 隶属于丙酸菌科，因发酵葡萄糖产生丙酸而命名，常见的与人类有关的是痤疮丙酸杆菌（*P. aches*）、贪婪丙酸杆菌（*P. avidum*）、颗粒丙酸杆菌（*P. granulosum*）、丙酸丙酸杆菌（*P. propionicum*）等。丙酸杆菌属DNA中G+C含量为59~67mol%，代表菌种为费氏丙酸杆菌。

2. 放线菌属（*Actinomyces*） 隶属于放线菌科，临床常见的菌种有衣氏放线菌（*A. israelii*）、牛放线菌（*A. bovis*）、加地夫放线菌（*A. cardiffensis*）、欧罗

巴放线菌（*A. europaeus*）、芬克放线菌（*A. funkei*）、乔氏放线菌（*A. georgiae*）、戈氏放线菌（*A. gerencseriae*）、迈氏放线菌（*A. meyeri*）、奈氏放线菌（*A. naeslundii*）、黏性放线菌（*A. viscosus*）、龋齿放线菌（*A. odontolyticus*）等。放线菌属DNA中G+C含量为55～68mol%，代表菌种为牛放线菌。

3. 优杆菌属（*Eubacterium*）　包括短优杆菌（*E. brachy*）、柯姆优杆菌（*E. combesii*）、骄弱优杆菌（*E. infirmum*）、细小优杆菌（*E. minutum*）、黏液优杆菌（*E. limosum*）、缠绕优杆菌（*E. nodatum*）、隐藏优杆菌（*E. sapHenum*）、尤氏优杆菌（*E. yurii*）。放线菌属DNA中G+C含量为30～57mol%，代表菌种为黏液优杆菌。

4. 乳杆菌属（*Lactobacillus*）　隶属于乳杆菌科，包括嗜酸乳杆菌（*L. acidopHilus*）、德氏乳杆菌（*L. delbrueckii*）、卷曲乳杆菌（*L. crispatus*）、格氏乳杆菌（*L. gasseri*）、詹氏乳杆菌（*L. densenii*）、植物乳杆菌（*L. plantarum*）、发酵乳杆菌（*L. fermentum*）、短乳杆菌（*L. brevis*）、乳酪乳杆菌（*L. casei*）等。放线菌属DNA中G+C含量为35～53mol%，代表菌种为德氏乳杆菌。

5. 双歧杆菌属（*Bifidobacterium*）　隶属于双歧杆菌科，包括青春双歧杆菌（*B. adolescentis*）、双歧双歧杆菌（*B. bifidum*）、短双歧杆菌（*B. breve*）、小链双歧杆菌（*B. catenulatum*）、住齿双歧杆菌（*B. dentium*）、蜜蜂双歧杆菌（*B. globosum*）、婴儿双歧杆菌（*B. infantis*）、长双歧杆菌（*B. longum*）等。双歧杆菌属DNA中G+C含量为57～64mol%，代表菌种为双歧双歧杆菌。

（二）生物学特性

本群共同的特点为革兰阳性，菌体似类白喉杆菌，两端可粗大，排列不规则，多呈X、Y、人、川等形状，大小、长短不等，有的出现分枝或分叉状，多形性明显。除乳杆菌属、蛛网菌属、放线菌属的某些菌种能在微氧或普通环境生长外，其余多为专性厌氧菌。pH 6.5～7.8生长良好，但乳杆属最适pH 5.5左右、甚至pH 3亦能生长。本群各菌生化反应不一，多数发酵葡萄糖，触酶、吲哚阴性。

（三）鉴别与鉴定

1. 属间鉴别　本群以痤疮丙酸杆菌在临床标本中最多见，且常为污染菌。其次为衣氏放线菌等。在染色形态上要注意与需氧的李斯特菌、诺卡菌、棒状杆菌和分枝杆菌属鉴别。确定为厌氧菌后，在排除芽胞存在的前提下，进行属间鉴别与定种。该群细菌初步鉴定见表4-5-98。

表4-5-98　革兰阳性无芽胞厌氧杆菌常见菌属的鉴定[a]

菌属	专性厌氧生长	触酶	动力	吲哚	硝酸盐还原	菌体两侧平行	主要特征	G+C（mol%）	在PYG培养基中代谢中产物
丙酸杆菌属	v	v	−	v	v	−/+	主要代谢产物丙酸	59～67	P，A，L
放线菌属	v	−*	−	−	v	−	琥珀酸、乳酸，少量醋酸和甲酸	55～68	S，具有或无A和L
双歧杆菌属	v	−	−	−	−	−	产物醋酸>乳酸	57～64	A，L（A>L）
优杆菌属	+	−	v	−	v	+/−	主要是醋酸、丁酸、甲酸	30～57	B，A
乳杆菌属	v	−	−	−	−	+	主要或唯一的代谢产物乳酸	35～53	L

注：[a] +：90%以上菌株阳性，−：90%以上菌株阴性，+/−：11%～90%菌株阳性，−/+：11%～90%菌株阴性，v：不定；*黏液放线菌为阳性；PYG：蛋白质-酵母提取物-葡萄糖；A：乙酸，B：丁酸，L：乳酸，P：丙酸，S：琥珀酸

2. 放线菌属内菌种鉴别　兼性厌氧菌（迈氏放线菌专性厌氧），极少数是微需氧。衣氏放线菌，抗酸弱阳性，菌落可呈蜘蛛状（某些放线菌似菜花状），菌体呈丝状，断裂后呈不规则细长杆状，分泌物中常见硫黄样颗粒。放线菌属的鉴别特征见表4-5-99。

3. 优杆菌属内鉴别　属内及与其他革兰阳性杆菌易混淆，而代谢终产物的气液相色谱技术对鉴定非常有用。菌体短杆状或棒状或多形性，专性厌氧生长。属内鉴别见表4-5-100。

表 4-5-99 放线菌属内常见菌种[a]

特性	牛放线菌	农氏放线菌	内氏放线菌	溶齿放线菌	黏放线菌	齿垢放线菌	迈氏放线菌	图列次放线菌	纽式放线菌	乔氏放线菌	戈式放线菌	泌尿生殖器放线菌	革式放线菌	齿根放线菌	芬克放线菌	加地夫放线菌	鼻放线菌	口放线菌	欧罗巴放线菌	化脓隐秘杆菌
β-溶血	v	–	–	v	–	ND	–	–	–	–	–	–	–	–	–	–	ND	–	ND	+
触酶	–	–	–	–	+	–	–	–	+	–	–	–	–	+	–	–	–	–	–	–
硝酸盐还原	–	v	+	+	v	+	–	–	v	v	v	+	v	v	+	v	–	–	v	–
七叶苷水解	v	+	+	v	v	+	–	–	–	+	+	+	–	+	–	–	–	+	v	–
α – 葡萄糖苷酶	–	+	v	–	v	+	+	+	+	+	+	+	v	+	+	+	+	+	+	–
β-半乳糖苷酶	–	+	v	–	v	+	–	–	+	+	+	+	+	+	v	–	+	v	+	v
N-乙酰-β-氨基葡萄糖苷酶	+	–	–	–	–	–	–	–	–	–	–	+	+	–	v	–	+	–	–	+
麦芽糖	ND	+	+		+		+	+	+	+	+	+	+	+	v	v	–	–	+	+
蔗糖	ND	+	+		+		+	+	+	+	+	+	+	+	+	v	–	+	v	w
阿拉伯糖	–	v	–	v	–	–	v	v	v	–	–	v	–	–	+	–	–	–	–	v
肌醇	v	+	+	–	v	v	–	–	+	v	v	ND	+	ND	ND	–	–	ND	ND	v
甘露醇	–	v	–	–	–	v	–	–	+	v	v	v	–	+	–	–	–	–	–	–
棉子糖	–	+	+	–	+	+	–	–	v	–	v	–	v	+	–	–	–	w	–	–
鼠李糖	–	v	–	v	–	–	–	–	w	+	v	w	–	–	–	–	–	ND	–	–
海藻糖	–	v	+	v	v	–	–	v	v	+	v	+	v	+	–	–	–	+	v	v
木糖	–	+	v	v	–	–	+	+	+	+	v	+	w	–	+	–	–	–	+	v
产色素	–	–	–	+	–	–	–	–	–	–	–	+	+	+	–	–	–	–	–	–
CAMP 试验	–	–	–	–	–	–	v	–	+	–	–	–	–	–	v	–	–	–	–	–

注：[a] +：90% 以上菌株阳性，–：90% 以上菌株阴性，v：可变，w：弱阳性，ND：无资料

表 4-5-100　优杆菌属内鉴定[a]

	菌体形态	脂肪酸	丙酮酸	明胶	七叶苷	硝酸盐还原	氢产生
短优杆菌	短或球状，成链	ib，iv，ic	-，+	-	-	-	+
柯姆优杆菌	单个，成双，短链	A，B，iv，l，ib	+	+	d		+
骄弱优杆菌	球杆状，单个	a，B					
细小优杆菌	球杆状，单个，成双	B 或 b	-	-	-	-	
缠绕优杆菌	分枝，无动力	(a)，(s)	+	-	-	-	-
隐藏优杆菌	短杆状	a，b	-	-	-	-	
尤氏优杆菌	直杆状	B，A，p		-	-		

注：^{a}+：阳性反应，-：阴性反应，d：反应不定，A：乙酸，S：琥珀酸，B：丁酸，L：乳酸，P：丙酸，iV：异戊酸，ib：异丁酸，ic：异己酸，()：产物可变，如有常是微量的；小写字母表示产物量少

4. 丙酸杆菌属内鉴别　菌落一般细小，灰白至粉红，染色形态酷似类白喉杆菌。触酶（+）、吲哚（+）者为痤疮丙酸杆菌；触酶（+）、吲哚（-）者为其他丙酸杆菌或黏性放线菌；而触酶（-）为丙酸丙酸杆菌。见表 4-5-98、表 4-5-101。

表 4-5-101　丙酸杆菌鉴定[a]

菌名	触酶	麦芽糖	蔗糖	七叶苷	明胶	硝酸盐还原	吲哚
痤疮丙酸杆菌	d+	-	-	-	+	+	d+
贪婪丙酸杆菌	+$^{-}$	+	+	+	+	-	-
颗粒丙酸杆菌	+	d+	+	-	-	-	-
丙酸丙酸杆菌	-	+	+	-	d+	+	-
费氏丙酸杆菌	+	-	-	+	-	-	-

注：^{a}+：阳性反应，-：阴性反应，d+：40%~90%菌株阳性

5. 双歧杆菌属内鉴别　为人类肠道正常菌群，除住齿双歧杆菌外，均不致病。住齿双歧杆菌为革兰阳性小杆菌，顶端分叉，呈人字或八字排列。触酶、硝酸盐还原、吲哚阴性；葡萄糖、乳糖阳性。双歧杆菌属鉴别见表 4-5-102。

表 4-5-102　双歧杆菌鉴定[a]

菌种	阿拉伯糖	纤维二糖	蔗糖	淀粉
青春双歧菌	V	+	+	+
双歧双歧杆菌	-	-	-	-
短双歧杆菌	-	+	+	+
小双歧杆菌	V	+	+	V
住齿双歧杆菌	+	+	+	+
蜜蜂双歧杆菌	+	V	+	+
婴儿双歧杆菌	-	-$^{+}$	+	-
长双歧杆菌	+	-$^{+}$	+	-

注：^{a}+：pH<5.5，-：pH>5.5，-$^{+}$：大部分阴性，部分阳性，V：可变

6. 乳杆菌属内鉴别　一般为人肠道、阴道、口腔正常菌群，与小儿消化及龋齿有关，一般不致病。仅格氏乳杆菌偶从临床标本中检出。因其 pH 要求低，一般培养基难生长。菌落细小，表面粗糙，菌体长短不一，两端钝圆、成双或短链，葡萄糖阳性，吲哚、明胶、触酶阴性，气液相色谱主要见到一个乳酸

峰。属内鉴别见表4-5-103。

表4-5-103 乳杆菌鉴定[a]

菌种	木糖	水杨素	七叶苷	麦芽糖	甘露醇
嗜酸乳杆菌	-	+	+	+	-
卷曲乳杆菌	-	+	+	+	-
格氏乳杆菌	-	+	+	V	-
詹氏乳杆菌	-	+	+	V	V
植物乳杆菌	V	+	+	+/W	+
发酵乳杆菌	-	-	-	+/W	-
短乳杆菌	V	-	V	+/W	-
乳酪乳杆菌	-	+	+	+	+

注：[a] +：pH<5.5，W：pH 5.5~5.8，-：pH>5.5，V：可变

（四）抗菌药物敏感性

有关厌氧性革兰阳性杆菌的药敏试验资料有限，而且多数资料显示的都不是特定种的药敏结果。尽管如此，有数据显示，喹诺酮类对龋齿放线菌和衣氏放线菌抗菌活性有限。已有报道普遍认为厌氧性无芽胞革兰阳性杆菌对青霉素、羧苄西林和氯霉素敏感。其他抗菌药物，特别是甲硝唑效果不定。林可霉素、红霉素和四环素均对厌氧性革兰阳性杆菌有一定的抗菌活性。

（五）临床意义

放线菌病是一种慢性的肉芽肿损伤，会发展成脓肿并形成不断流脓的窦道。流出的脓汁中通常含有显微镜下可见的白色、黄色或棕色的硫黄颗粒，衣氏放线菌是最常见的病原体。放线菌常与其他细菌一起引起混合感染。双歧杆菌和优杆菌是人类和动物肠道的正常菌群，双歧杆菌某些菌种也可寄生于口腔和女性生殖道内，优杆菌可引起内源性感染，可从血液、脓肿、牙齿感染、伤口感染、呼吸道和神经系统标本中分离出来。丙酸杆菌主要寄居于任何动物的皮肤、皮脂腺、肠道及乳制品中，可引起皮肤软组织、淋巴结、骨骼及关节炎症，也可引起中枢神经系统、眼部和血液等感染。乳杆菌是女性阴道的正常菌群，也寄生在人类结肠，在口腔也少量存在，偶尔引起泌尿道感染、败血症、心内膜炎和绒毛膜羊膜炎等。

四、革兰阴性厌氧无芽胞杆菌

（一）分类和命名

革兰阴性无芽胞厌氧杆菌是一大群不形成芽胞的厌氧杆菌，种类较多，包括拟杆菌属、普雷沃菌属、卟啉单胞菌属及梭杆菌属，与人类疾病相关的厌氧革兰阴性无芽胞杆菌中，主要的是拟杆菌属和梭杆菌属。

1. 拟杆菌属（*Bacteroides*） 隶属于拟杆菌科，常见的是脆弱拟杆菌（*B. fragilis*）、解脲拟杆菌（*B. ureolyticus*）、吉氏拟杆菌（*B. distasonis*）、普通拟杆菌（*B. vulgatus*）、卵形拟杆菌（*B. ovatus*）、多形拟杆菌（*B. thetaiotaomicron*）、规则拟杆菌（*B. uniformis*）、艾格斯拟杆菌（*B. eggerthii*）、内脏拟杆菌（*B. splanchnicus*）、多毛拟杆菌（*B. capillosus*）、腐败拟杆菌（*B. putredinis*）、粪拟杆菌（*B. caccae*）、屎拟杆菌（*B. merdae*）、粪便拟杆菌（*B. stercoris*）、化脓拟杆菌（*B. pyogenes*）、隐蔽拟杆菌（*B. tectum*）、凝固拟杆菌（*B. coagulans*）等。拟杆菌属DNA中G+C含量：40~55mol%。代表菌种为脆弱拟杆菌。

2. 梭杆菌属（*Fusobacterium*） 隶属于梭杆菌科，常见的是具核梭杆菌（*F. nucleatum*）、微生子梭杆菌（*F. gonidiaformans*）、坏死梭杆菌（*F. necrophorum*）、舟形梭杆菌（*F. naviforme*）、变形梭杆菌（*F. varium*）、死亡梭杆菌（*F. mortiferum*）、拉氏梭杆菌（*F. russii*）、溃疡梭杆菌（*F. ulcerans*）等。梭杆菌属DNA中G+C含量：26~34mol%。代表菌种为核梭杆菌。

3. 普雷沃菌属（*Prevotella*） 隶属于普雷沃菌科，常见的是颊普雷沃菌（*P. buccae*）、牙普雷沃菌（*P. dentalis*）、解肝素普雷沃菌（*P. heparinolytica*）、口普雷沃菌（*P. oris*）、菌胶团普雷沃菌（*P. zoogleoformans*）、口颊普雷沃菌（*P. buccalis*）、栖居普雷沃菌（*P. enoeca*）、口腔普雷沃菌（*P. oralis*）、龈炎普雷沃菌（*P. oulorum*）、真口腔普雷沃菌

(*P. veroralis*)、双路普雷沃菌(*P. bivia*)、解糖胨普雷沃菌(*P. disiens*)、人体普雷沃菌(*P. corporis*)、栖牙普雷沃菌(*P. denticola*)、中间普雷沃菌(*P. intermedia*)、劳艾奇普雷沃菌(*P. loescheii*)、产黑色素普雷沃菌(*P. melaninogenica*)、变黑普雷沃菌(*P. nigrescens*)、苍白普雷沃菌(*P. pallens*)、谭氏普雷沃菌(*P. tannerae*)等。普雷沃菌属 DNA 中 G + C 含量：40 ~ 52mol%。代表菌种为产黑色素普雷沃菌。

4. 卟啉单胞菌属(*Porphyromonas*)　隶属于卟啉单胞菌科，常见的是不解糖卟啉单胞菌(*P. asaccharolytica*)、卡托卟啉单胞菌(*P. catoniae*)、牙髓卟啉单胞菌(*P. endodontalis*)、牙龈卟啉单胞菌(*P. gingivalis*)、里夫样卟啉单胞菌(*P. levii-like*)等。卟啉单胞菌属 DNA 中 G + C 含量：40 ~ 55mol%。代表菌种为不解糖卟啉单胞菌。

(二) 生物学特性

本群细菌均为革兰阴性，拟杆菌为短小的规则杆菌，梭杆菌为细长的梭形杆菌。不同的菌种形态特点不一样。该两属细菌均不产生芽胞。不能进行有氧代谢，生长必须在无氧状态中，特别是初次分离更需要氧化还原电势能较低的环境。梭杆菌对氧更为敏感，不仅在分离阶段、移种过程中，如在氧气中暴露时间过长也会使细菌死亡。

细菌在无氧条件下分解葡萄糖，产生各种短链的挥发性脂肪酸。各个菌种产生的脂肪酸种类各不相同，可作为生物种鉴定的依据。

(三) 鉴别与鉴定

此两属无芽胞革兰阴性厌氧杆菌，包含的种类较多，常规鉴定可先用几个简便试验作初步分群后，再按各菌群的区别方法鉴别。

1. 初步分群　绝大多数分离于临床标本的拟杆菌属、梭杆菌属菌种，可以做几个试验进行初步分群，如特定含量的抗菌药物纸片，根据细菌的敏感性将两属菌种区分开。细菌对抗菌药物纸片的敏感性的判断标准，抑菌环直径≥10mm 为敏感。拟杆菌一般对万古霉素和卡那霉素耐药。梭杆菌对万古霉素耐药，而对卡那霉素和黏菌素敏感。解脲拟杆菌对这些抗菌药物的敏感性与梭杆菌相同，但前者的菌落比梭杆菌小得多且透明。拟杆菌属和梭杆菌属的初步分群见表 4-5-104。

表 4-5-104　拟杆菌属和梭杆菌属及相关属的初步分群[a]

群或种	卡那霉素 1000μg/片	万古霉素 5μg/片	黏菌素 10g/片	20% 胆汁生长	触酶	吲哚	脂酶	硝还
脆弱拟杆菌群	R	R	R	+	V	V	−	ND
其他拟杆菌	R	R	V	−⁺	−⁺	V	−	ND
梭杆菌属	S	R	S	V	−	V	V	ND
具核梭杆菌	S	R	S	−	−	+	−	−
坏死梭杆菌	S	R	S	−	−	+	+⁻	−
变形/死亡梭杆菌	S	R	S	+	−	V	−	ND
产色素普雷沃菌属	R^S	R	V	−	−	V	V	ND
中间、变黑、苍白普雷沃菌	R^S	R	S	−	−	+	+⁻	ND
劳艾奇普雷沃菌	R	R	V	−	−	−	V	ND
其他普雷沃菌	R	R	V	−	−⁺	−⁺	−⁺	ND
卟啉单胞菌属	R	S	R	−	V	+⁻	−⁺	ND

注：[a]S：敏感，R：耐药，V：不定，+：阳性反应，−：阴性反应，−⁺：大部分阴性、部分阳性，+⁻：大部分阳性、部分阴性，R^S：大部分耐药、部分敏感，ND：无资料

2. 拟杆菌属的鉴定　拟杆菌属可分为脆弱拟杆菌群和非脆弱拟杆菌群。脆弱拟杆菌群为革兰阴性杆菌，着色不均，两端圆而浓染，在厌氧血琼脂经24 ~ 48小时培养后，菌落直径 2 ~ 3mm，圆形微凸，表面光滑，边缘整齐，半透明，灰白色，培养基中加入 20% 胆汁可促进本菌生长（唯一例外的是规则拟杆菌在此培养基中生长不良）。一些不属于脆弱拟杆菌群但耐受胆汁的有内脏拟杆菌、化脓拟杆菌、隐蔽拟杆菌。大多数脆弱拟杆菌群能使胆汁七叶苷（BBE）琼脂呈黑色，菌落周围有黑晕（尽管普通拟杆菌不水解七叶苷）。脆弱拟杆菌群细菌可通过特定纸片的抗菌药物敏感试验（对卡那霉素、万古霉素、黏菌素均耐药）和 20%

胆汁生长试验或生长于 BBE 琼脂等特性得以初步鉴定。有条件时应做气液相色谱检查其终末代谢产物，则有助于准确鉴定。脆弱拟杆菌群和内脏拟杆菌的生物学特性见表 4-5-105，不产色素弱分解糖或不分解糖拟杆菌的生物学特性见表 4-5-106，耐 20% 胆汁拟杆菌的生物学特性见表 4-5-107。

表 4-5-105 脆弱拟杆菌群和内脏拟杆菌的鉴定[a]

菌种	BBE 生长	靛基质	触酶	七叶苷	葡萄糖	蔗糖	麦芽糖	鼠李糖	水杨素	蕈糖	阿拉伯糖
粪拟杆菌	+	–	$-^{+}$	+	+	+	+	$+^{-}$	$-^{+}$	+	+
吉氏拟杆菌	+	–	$+^{-}$	+	+	+	+	V	+	+	$-^{+}$
脆弱拟杆菌	+	–	+	+	+	+	+	–	–	–	–
屎拟杆菌	+	–	$-^{+}$	+	+	+	+	+	+	+	$-^{+}$
普通拟杆菌	+	–	$-^{+}$	$-^{+}$	+	+	+	+	–	–	+
艾格斯拟杆菌	+	+	–	+	+	–	+	$+^{-}$	–	–	+
卵形拟杆菌	+	+	$+^{-}$	+	+	+	+	+	+	+	+
粪便拟杆菌	+	+	–	$+^{-}$	+	+	+	+	$-^{+}$	–	$-^{+}$
多形拟杆菌	+	+	+	+	+	+	+	+	$-^{+}$	+	+
规则拟杆菌	W	+	$-^{+}$	+	+	+	+	$-^{+}$	$+^{-}$	–	+
内脏拟杆菌	+	+	–	+	+	–	–	–	–	–	+

注：[a] +：阳性反应，–：阴性反应，$-^{+}$：大部分阴性、部分阳性，$+^{-}$：大部分阳性、部分阴性，W：弱反应；糖反应：+ pH < 5.5，W pH 5.5 ~ 5.8，– pH > 5.5；BBE 胆汁七叶苷琼脂

表 4-5-106 不产色素弱分解糖或不分解糖拟杆菌的鉴定[a]

菌种	20% 胆汁生长	葡萄糖	触酶	吲哚	硝还	动力	脲酶	七叶苷	明胶
多毛拟杆菌	$-^{+}$	W	–	–	–	–	–	+	–
凝固拟杆菌	+	–	–	+	–	–	–	–	+
腐败拟杆菌	$+^{-}$	–	$+^{-}$	+	–	–	–	–	+
化脓拟杆菌	+	W	–	–	–	–	–	+	+
掩蔽拟杆菌	+	W	–	–	–	–	–	+	+
解脲拟杆菌	–	–	$-^{+}$	–	+	–	+	–	–

注：[a] +：阳性反应，–：阴性反应，$-^{+}$：大部分阴性、部分阳性，$+^{-}$：大部分阳性、部分阴性，W：弱反应；糖反应 + pH < 5.5，W pH 5.5 ~ 5.8，– pH > 5.5

表 4-5-107 常见耐 20% 胆汁拟杆菌的鉴定[a]

菌种	BBE 生长	靛基质	触酶	七叶苷	葡萄糖	蔗糖	麦芽糖	鼠李糖	水杨素	蕈糖	阿拉伯糖
粪拟杆菌	+	–	–/+	+	+	+	+	+/–	–/+	+	+
吉氏拟杆菌	+	–	+/–	+	+	+	+	v	+	+	–/+
脆弱拟杆菌	+	–	+	+	+	+	+	–	–	–	–
屎拟杆菌	+	–	–/+	+	+	+	+	+	+	+	–/+
普通拟杆菌	+	–	–/+	–/+	+	+	+	+	–	–	+
卵形拟杆菌	+	+	+/–	+	+	+	+	+	+	+	+
粪便拟杆菌	+	+	–	+/–	+	+	+	+	–/+	–	–/+
多形拟杆菌	+	+	+	+	+	+	+	+	–/+	+	+
规则拟杆菌	w	+	–/+	+	+	+	+	–/+	+/–	–	+
艾格斯拟杆菌	+	+	–	+	+	–	+	+/–	–	–	+

注：[a] +：阳性反应，–：阴性反应，+/–：大部分阳性、部分阴性，–/+：大部分阴性、部分阳性，w：弱反应，BBE：胆汁七叶苷琼脂

3. 梭杆菌的鉴定　梭杆菌属对万古霉素耐药，对卡那霉素和黏菌素敏感，多数菌株分解糖的能力很弱或不分解糖，少数菌株对葡萄糖、果糖可出现弱发酵反应。吲哚和DNA酶试验阳性，触酶阴性。不还原硝酸盐，在20%胆汁中不生长，脂酶试验阴性，主要代谢产物是丁酸。各种梭杆菌在菌落上的差别较大。有的菌种其菌落在紫外光下发橙黄色荧光，有的菌株使琼脂平板呈绿色。临床标本中最常分离到的是具核梭杆菌和坏死梭杆菌。具核梭杆菌菌落表现多样性，有平滑状、斑点状和面包屑状，菌落为白色或灰白色，直径0.5～2mm，可激发出黄绿荧光，暴露空气后琼脂变绿色。梭杆菌属中脂酶阳性者为坏死梭杆菌，此菌呈多形性，两端钝圆，菌落常见β-溶血。梭杆菌属的生化特点见表4-5-108。

表4-5-108　梭杆菌属菌种的鉴定[a]

菌种	形态	靛基质	20%胆汁生长	酯酶	葡萄糖	果糖	甘露糖	乳糖
微生子梭杆菌	船形	+	−	−	−	−	−	−
死亡梭杆菌	圆体	−	+	−	$+^{W}$	$+^{W}$	$+^{W}$	+
舟形梭杆菌	船形	+	−	−	W^{-}	−	−	−
坏死梭杆菌	多形	+	$-^{+}$	$+^{-}$	$-^{W}$	$-^{W}$	−	−
具核梭杆菌	梭形	+	−	−	$-^{W}$	$-^{W}$	−	−
拉氏梭杆菌	大	−	−	−	−	−	−	−
变形梭杆菌	大	$+^{-}$	+	$-^{+}$	W^{+}	W^{+}	$+^{W}$	−
溃疡梭杆菌	大	−	+	−	+	−	$+^{-}$	−

注：[a] +：阳性反应，−：阴性反应，$-^{+}$：大部分阴性、部分阳性，$+^{-}$：大部分阳性、部分阴性，$+^{W}$：大部分阳性,、分弱阳性，$-^{W}$：大部分阴性、部分弱阳性，W^{-}：大部分弱阳性、部分阴性，W^{+}：大部分弱阳性、部分阳性；糖反应 +pH＜5.5，WpH 5.5～5.8，−pH＞5.5

（四）抗菌药物敏感性

厌氧性革兰阴性杆菌的耐药性正在增加，特别是脆弱拟杆菌群，其对广谱、超广谱头孢菌素和克林霉素的耐药并不少见。脆弱拟杆菌群对亚胺培南和甲硝唑耐药也有报道。几乎所有的脆弱拟杆菌群都产β-内酰胺酶。越来越多的具核梭杆菌也产β-内酰胺酶。死亡梭杆菌、变形梭杆菌偶尔产β-内酰胺酶。

（五）临床意义

革兰阴性厌氧杆菌是临床上最重要的革兰阴性无芽胞厌氧菌，为人和动物口腔、肠道和女性生殖道的正常菌群，是条件致病菌，可通过多种外源性途径引起机体各个部位和各种组织的外源性感染，也可通过直接扩散方式侵入非寄生部位引起内源性感染。如细菌随血栓扩散到机体其他部位形成迁徙性脓肿，可侵入血流引起菌血症或败血症。

五、梭状芽胞杆菌属

（一）分类和命名

梭状芽胞杆菌属（*Clostridium*）简称梭菌属，隶属于梭菌科，目前已包括210个种和5个亚种，在临床标本中常见的是肉毒梭菌（*C. botulinum*）、双酶梭菌（*C. bifermentans*）、丁酸梭菌（*C. butyricum*）、尸毒梭菌（*C. cadaveris*）、肉梭菌（*C. carnis*）、梭形梭菌（*C. clostridioforme*）、艰难梭菌（*C. difficile*）、溶组织梭菌（*C. histolyticum*）、无害梭菌（*C. innocuum*）、泥渣梭菌（*C. limosum*）、诺氏梭菌（*C. novyi*）、产气荚膜梭菌（*C. perfringens*）、副产气荚膜梭菌（*C. paraperfringens*）、多枝梭菌（*C. ramosum*）、败毒梭菌（*C. septicum*）、索氏梭菌（*C. sordellii*）、产芽胞梭菌（*C. sporogenes*）、次端梭菌（*C. subterminale*）、第三梭菌（*C. tertium*）、破伤风梭菌（*C. tetani*）、楔形梭菌（*C. spHenoides*）。梭状芽胞杆菌属DNA中G+C：22～55mol%，代表菌种是丁酸梭菌。

（二）生物学特性

梭菌属细菌革兰染色通常阳性，但有的菌种，如多枝梭菌和梭形梭菌经过夜培养后，往往为革兰染色阴性。少数菌种如破伤风梭菌，在形成芽胞时，常为革兰阴性，这些特点在鉴定上应予以注意。

绝大多数梭菌为梭杆状，但也有的菌种为球杆状或长丝状，成单或成对排列，亦可成链状排列。绝大多数菌种为周身鞭毛，可运动，但产气荚膜梭菌、多枝梭菌、无害梭菌等常常无动力。梭菌的芽胞为球形或卵圆形，位于菌体中央、次端或顶端，芽胞直径多宽于菌体，使细胞膨大如梭状。有的菌种在初次分离时并不出现芽胞，如产气荚膜梭菌，只有在特殊的培养条件下才产生芽胞。

绝大多数芽胞梭菌严格厌氧，极少菌种如第三梭菌、溶组织梭菌、肉梭菌耐氧，但在大气氧下不产生芽胞。本属菌种触酶试验阴性，个别菌种可出现弱阳性反应。多数能分解糖类和或水解蛋白，生长于15～69℃，最适温度30～37℃，pH为6.5～7.0。

（三）鉴别与鉴定

在临床细菌学中，厌氧性芽胞杆菌中只有梭状芽胞杆菌属菌种，但该属中第三梭菌、溶组织梭菌、肉梭菌在有氧条件下亦可生长，易与需氧性芽胞杆菌属兼性厌氧菌种混淆，但耐氧梭菌仅在厌氧条件下产生芽胞，菌落比有氧环境下更大，触酶阴性，可与之鉴别。

梭菌的常规鉴定中，芽胞的形态及位置是比较有价值的。有些菌种，将细菌接种到牛肉浸液培养基，35℃培养2天，进行革兰染色，即可以观察到芽胞。但有的细菌用此法尚不能产生芽胞。对这类菌可用加热法，将细菌接种牛肉浸液培养基上，先在70℃加温10分钟后，再置35℃培养。若培养基中有细菌生长，即证明有芽胞。对热敏感的某些菌种如肉毒梭菌E型，可改用50%乙醇处理。

依据生化反应鉴定芽胞梭菌，需持续培养2～7天。如果细菌生长良好，2天的结果即可作为鉴定结果。有价值的生化试验如明胶水解、牛乳消化和糖类的分解试验。卵黄琼脂平板在鉴定中有一定的价值，可以观察脂酶和卵磷脂酶两个试验，对某些菌种的鉴别较为重要。

临床常见的梭菌属种根据明胶水解试验分为水解蛋白和不水解蛋白两组：

1. 水解蛋白组（明胶水解试验阳性）

（1）产气荚膜梭菌：在血琼脂平板上菌落呈双层溶血环，内层溶血环由β毒素引起，外层则由α毒素引起。革兰阳性短粗大杆菌，不易形成芽胞，卵磷脂酶阳性，巴氏梭菌（*C. baratii*）也具有相同的特性，但不水解明胶。

（2）艰难梭菌：在CCFA（环丝氨酸-头孢西丁-果糖）琼脂平板上菌落呈白色或黄色、灰白色，不透明、边缘不规则、表面粗糙。芽胞位于菌体次极端，发酵甘露醇。

（3）尸毒梭菌：灰白色菌落，微凸起，芽胞卵圆形，位于菌体顶端。吲哚阳性，DNA酶阳性。

（4）产芽胞梭菌：菌落隆起，中心灰黄色，边缘丝状缠绕组成，不透明，芽胞位于菌体次端，极易形成芽胞；脂酶阳性。

（5）双酶梭菌：菌落灰白色不规则，边缘扇形，芽胞呈链状，脲酶阴性，吲哚、卵磷脂酶阳性，与索氏梭菌相似，但后者脲酶阳性。

（6）败毒梭菌：迁徙，圆形、光滑，轻度隆起，芽胞位于菌体次端，DNA酶阳性，不发酵蔗糖。

2. 不分解蛋白组（明胶水解试验阴性）

（1）梭形梭菌：菌落与脆弱拟杆菌相似，但边缘略不规则，革兰阴性球菌，不易形成芽胞。

（2）无害梭菌：灰白或亮绿色，表面粗糙，隆起或凸起，边缘整齐，顶端芽胞或不产生芽胞，无动力，发酵甘露醇，不发酵乳糖和麦芽糖。

（3）多枝梭菌：菌落与脆弱拟杆菌相似，但边缘略不规则，革兰染色不定，直杆菌，常呈栅栏状排列，无动力，发酵甘露醇。

（4）丁酸梭菌：菌落大、圆形，边缘略不规则，次端芽胞，能发酵多种碳水化合物。

（5）第三梭菌：耐氧，仅在厌氧环境下形成顶端芽胞。

（6）乙二醇梭菌：灰白色菌落，边缘完整或扇形，凸起，次极端芽胞，DNA酶阳性。

各种芽胞梭菌的生化特性见表4-5-109。

表4-5-109 常见芽胞梭菌的鉴定[a]

菌种	芽孢	卵磷脂酶	脂酶	明胶	牛乳	靛基质	葡萄糖	麦芽糖	乳糖	蔗糖	水杨苷	甘露醇
双酶梭菌	OS	+	−	+	+	+	+	W/−	−	−	−	−
肉毒梭菌	OS	−	+	+	+/−	−	+	+/−	−	−	−	−
丁酸梭菌	OS	−	−	−	−	−	+	+	+	+	+	−/+
尸毒梭菌	OT	−	−	+	+	+	+	−	−	−	−	−
肖氏梭菌	OS	−	−	+	−	−	+	+/W	+/W	+/W	−	−
梭形梭菌	OS	−	−	−	−	−/+	+	+/W	+/−	−	+/−	−
艰难梭菌	OS	−	−	+	−	−	+	−	−	−	−/W	+/−

续表

菌种	芽孢	卵磷脂酶	脂酶	明胶	牛乳	靛基质	葡萄糖	麦芽糖	乳糖	蔗糖	水杨苷	甘露醇
溶组织梭菌	OS	−	−	+	+	−	−	−	−	−	−	−
无害梭菌	OT	−	−	−	−	−	+	−	−	+	+	+
泥渣梭菌	OS	+	−	+	+	−	−	−	−	−	−	−
诺氏梭菌	OS	+	+/−	+	−/+	−/+	+	V	−	−	−	−
副产气梭菌	OT	−	−	−	−	−	+	+	+	+	+	−
产气荚膜梭菌	OS	+	−	+	+	−	+	+	+	+	−	−
多枝梭菌	R/OT	−	−	−	−	−	+	+	+	+	+	+/−
败毒梭菌	OS	−	−	+	+	−	+	+	+	−	V	−
索氏梭菌	OS	+/−	−	+	+	+	+	W/+	−	−	−	−
楔形梭菌	RS/T	−	−	−	−	−	+	+	W/+	W/−	W/+	W/+
产芽胞梭菌	OS	−	+	+	+	−	+	−/W	−	−	−	−
次端梭菌	OS	−/+	−	+	+	−	−	−	−	−	−	−
第三梭菌	OT	−	−	−	−	−	+	+	+	+	+	+/W
破伤风梭菌	RT	−	−	+	+/−	V	−	−	−	−	−	−

注：[a]O：卵圆形，R：圆形，S：次端，T：极端，V：反应不定，W：弱反应

（四）抗菌药物敏感性

大多数产气荚膜梭菌对青霉素敏感，少数菌株可能因产生青霉素结合蛋白 PBP1，与药物亲和力下降而导致耐药。多数菌株对克林霉素敏感，可单独或联合青霉素，用于治疗产气荚膜梭菌感染，但也有部分菌株对克林霉素耐药。

多枝梭菌、丁酸梭菌、梭形梭菌通常对青霉素耐药，第三梭菌对 β-内酰胺类抗生素耐药，同时对克林霉素和甲硝唑也耐药。

其他大多数梭菌种对氯霉素、哌拉西林、甲硝唑、亚胺培南、含 β-内酰胺酶抑制剂复合抗菌药物均敏感，但对头孢菌素和四环素不同程度耐药，氨基糖苷类耐药。

艰难梭菌引起的严重胃肠疾病，推荐口服万古霉素或甲硝唑。

（五）临床意义

产气荚膜梭菌存在于土壤及人与动物的肠道中，为肠道正常菌群的组成成分。感染人体可引起气性坏疽，也可引起食物中毒和坏死性肠炎，可导致败血症。破伤风梭菌主要存在于土壤、空气、水、人及畜类的粪便中，引起的感染称破伤风。肉毒梭菌可产生肉毒毒素，引起食物中毒。艰难梭菌为人类和动物肠道的正常菌群，可引起假膜性肠炎及抗菌药物相关性腹泻。

第九节　弯曲杆菌和螺旋形革兰阴性杆菌

一、弯曲杆菌属

（一）分类和命名

弯曲菌属（*Campylobacter*）隶属弯曲菌科。目前属内包括 22 个种。与人类感染有关的菌种主要有空肠弯曲菌（*C. jejuni*）、大肠弯曲菌（*C. Coli*）、直肠弯曲菌（*C. rectus*）、唾液弯曲菌唾液亚种（*C. sputorum* subsp. *sputorum*）、简明弯曲菌（*C. concisus*）、屈曲弯曲菌（*C. curvus*）等。弯曲菌属 DNA 中 G+C 含量为 29～47mol%，代表菌种为胎儿弯曲菌。

（二）生物学特性

弯曲菌属为呈弯曲、S 形或螺旋样杆菌，某些菌种如人弯曲杆菌是直的杆菌。菌体大小为（0.2～0.9）μm×（0.5～5.0）μm，革兰染色阴性、无芽胞，陈旧培养物或长时间暴露在空气中，可形成圆球形菌体。该菌端极产生一根鞭毛、能运动，但也有缺少鞭毛菌株。通常微需氧型呼吸代谢，另外有些菌株适应需氧或厌氧条件下生长。某些菌种需要在空气中增加氢的浓度，以适生长。

弯曲菌种和亚种对温度的要求不同，胎儿弯曲菌在25～37℃均能生长，但少部分在42℃不能生长。空肠弯曲菌则在25℃不生长，而在37℃和42℃能生长。

弯曲菌在普通培养基上不易生长，需要营养丰富的布氏肉汤作基础，加血液或血清，孵育在微需氧条件下方能生长。直接从患者采集的粪便或肛拭子，若不能及时送到实验室，可置于卡-布运送培养基中，血液标本直接接种血液增菌培养基送检。粪便标本的培养应选用CCDA活性炭-头孢哌酮-去氧胆酸钠-琼脂，或CSM（活性炭无血液培养基）或Campy-CVA等选择培养基。在改良弯曲菌培养基（Campy-BAP）上经48小时孵育后，形成两种菌落形态：一种菌落扁平、灰白或蓝灰色，边缘不规则，并有蔓延倾向；另一种呈圆豆状、凸起、湿润、周围有黏液样外观，菌落直径达1～2mm，不溶血。空肠弯曲杆菌偶尔出现棕黄色或粉红色菌落。液体培养基中，生长呈均匀的中等程度浑浊。

弯曲菌属氧化酶、触酶均阳性，生化反应不活波，既不氧化，亦不发酵糖类。

（三）鉴别与鉴定

来自人类粪便标本中的弯曲菌各菌种、亚种的表型特性见表4-5-110。

表4-5-110 弯曲杆菌属的鉴定[a]

菌种	触酶	还原硝酸盐	H_2需要	脲酶	H_2S三糖铁	水解		生长		生长			敏感	
						马尿酸盐	醋酸吲哚酚	25℃	42℃	3.5%氯化钠	1%甘氨酸	麦康凯	萘啶酸	头孢噻吩
空肠弯曲杆菌 空肠亚种	+	+	−	−	−	+	+	−	+	−	+	−	V	R
空肠弯曲杆菌 多氏亚菌	V	−	−	−	−	V	+	−	−	V	+	−	S	S
大肠弯曲杆菌	+	+	−	−	V	−	+	−	+	−	+	V	V	R
胎儿弯曲杆菌 胎儿亚种	+	+	−	−	−	−	−	+	V	−	+	V	V	S
胎儿弯曲杆菌 性病亚种	V	+	−	−	−	−	−	+	−	−	−	V	V	S
海鸥弯曲杆菌	+	+	−	V	−	−	−	−	+	−	+	−	R	R
乌普萨拉弯曲杆菌	−	+	−	−	−	−	+	−	V	−	+	−	S	V
豕肠弯曲杆菌 豕肠亚种	+	+	V	−	+	−	−	V	+	−	+	V	R	V
豕肠弯曲杆菌 劳氏亚种	+	+	V	+	+[b]	−	−	−	+	−	V	V	R	S
拉尼尔弯曲杆菌	+	+	ND	ND	−	−	−	−	+	−	−	ND	R	R
唾液弯曲杆菌 唾液亚种[b]	−	+	+	−	+	−	−	−	+	−	+	+	S	S
唾液弯曲杆菌 粪亚种	+	+	+	−	+	−	−	−	+	−	+	+	R	S
唾液弯曲杆菌 类解脲亚种	−	+	+	+	+	−	−	ND	ND	V	+	ND	R	V
瑞士弯曲杆菌	−	+	−	−	−	−	+	−	+	−	V	−	S	S
人弯曲杆菌	−	V	+[C]	ND	−	−	−	−	−	−	−	−	V	ND
黏膜弯曲杆菌	−	−	+	−	+	−	−	−	+	−	V	V	V	S
简明弯曲杆菌	−	V	+	−	+	−	−	−	V	−	V	+	V	S
屈曲弯曲杆菌	−	+	+	−	V	V	V	−	V	−	+	V	R	S

续表

菌种	触酶	还原硝酸盐	H_2需要	脲酶	H_2S三糖铁	水解		生长			生长		敏感	
						马尿酸盐	醋酸吲哚酚	25℃	42℃	3.5%氯化钠	1%甘氨酸	麦康凯	萘啶酸	头孢噻吩
直肠弯曲杆菌	V	+	+	−	−	−	+	−	V	−	v	−	V	S
昭和弯曲杆菌	+	+	+	−	−	−	V	−	V	−	+	V	S	S
纤细弯曲杆菌	V	V	ND	−	−	−	V	−	V	−	+	V	V	S

注：[a]+：阳性反应，−：阴性反应；[b] 唾液弯曲杆菌，豕肠弯曲杆菌劳氏亚种正常情况在三糖铁培养基中产生大量硫化氢；[c]人弯曲杆菌仅在厌氧生长

由于弯曲菌属在致病性方面有其特点：胎儿弯曲菌引起肠外感染；空肠弯曲菌、大肠弯曲菌引起腹泻；幽门螺杆菌与胃炎及消化性溃疡有关。因此，参考临床诊断，分离时有一定的针对性。鉴定上一般依形态及需氧发育即可与其他细菌区别。目前临床有快速弯曲菌胶乳试验，直接从大便标本检测弯曲菌，作为临床诊断依据，有商品试剂供应。

弯曲菌推断性鉴定：生长在弯曲菌选择性培养基、于微需氧环境下孵育42℃生长的菌落，革兰染色阴性，菌体形态呈弯曲或S形杆菌，氧化酶阳性，触酶阳性，可以推断为弯曲菌。临床常见弯曲杆菌属菌种最后确定见表4-5-111。

表4-5-111　临床常见弯曲菌属菌种鉴定

菌种	萘啶酸	头孢噻吩	TTC	马尿酸水解	吲哚酚水解
空肠弯曲菌	S	R	R	+	+
空肠亚种					
大肠弯曲菌	S	R	R	−	+
胎儿弯曲菌	R	S	S	−	−
胎儿亚种					
海鸥弯曲菌	R	R	S	−	−

注：+：阳性反应，−：阴性反应

（四）抗菌药物敏感性

CLSI中弯曲菌抗菌药物敏感性标准方法程序推荐用琼脂稀释法，相关抗生素折点已确认。肉汤稀释法和纸片扩散法的耐药折点也已确定。E-试验也有相关报道。琼脂稀释法用培养基：M-H琼脂加5%马血或羊血，使用产生氮气环境的培养弯曲菌系统，孵育24小时报告结果。E-test法检测弯曲菌抗菌药物敏感性，与琼脂稀释法结果相关性很好。空肠弯曲菌、大肠弯曲菌产生β-内酰胺酶，对阿莫西林、氨苄西林和替卡西林耐药。但被棒酸所抑制。大环内酯类，喹诺酮类、氨基糖苷类、四环素敏感。阿奇霉素、红霉素治疗空肠弯曲菌引发胃肠道感染首选药物，红霉素对该菌的耐药率低于5%，而大肠弯曲菌高达80%以上。胎儿弯曲菌引起全身性感染，根据临床类型而选用红霉素，阿莫西林，氨基糖苷类和氯霉素。临床分离到空肠弯曲菌对环丙沙星的耐药率从1992年的1.3%到1998年的10.2%，作为动物生长促进剂的大环内酯类和氟喹诺酮类，添加到饲料中，人类耐药菌株与来自动物的耐药菌株的传播相关。

（五）临床意义

弯曲菌能引起肠外感染和慢性持续感染，包括菌血症、活动性关节炎、滑膜炎、泌尿系统感染、脑膜炎、心内膜炎、腹膜炎、多结节性红斑病、胰腺炎、流产和婴儿败血症。菌血症在老年人中的发生率最高，免疫力低下者可能发生持续腹泻性疾病和菌血症。弯曲菌感染通常为散发，发生于夏季或初秋，通常随摄入不适当运输或烹调的食物而感染，主要是家禽类食物。感染发生率具有两个高峰年龄分布，最高的发生率在婴幼儿，第二个高峰发生在20～40岁青壮年。爆发通常发生在春秋季，并与摄入被污染的食物有关。

空肠弯曲菌是散发性肠炎最常见的病因之一，是最常见的从腹泻患者分离的肠道病原菌，引起婴幼儿和成人腹泻。目前大多数学者认为空肠弯曲菌是吉

兰-巴雷综合征（Guillain-Barre syndrome，GBS，一种急性感染性多神经炎所致急性周围神经系统麻痹性疾病）的病因。胎儿弯曲菌主要与菌血症和肠外感染有关，引起深部组织感染性疾病。还能引起脓毒性流产、脓毒性关节炎、脓肿、脑膜炎、心内膜炎细菌性动脉瘤、血栓性静脉炎、腹膜炎和输卵管炎等。

二、弓形菌属

（一）分类和命名

弓形菌属（*Arcobacter*）隶属弯曲菌科。目前属内共有7个种，常见的菌种主要有嗜低温弓形菌（*A. cryaerophilus*），布氏弓形菌（*A. butzleri*），硝化弓形菌（*A. nitrofigilis*），斯氏弓形菌（*A. shirrowii*）。与人类感染有关的主要有嗜低温弓形菌和布氏弓形菌。

弓形菌属DNA G+C含量为27～31mol%，代表菌种为硝化弓形菌。

（二）生物学特性

弓形菌属为微弯曲、弯曲、S形或螺旋样［大小（0.2～0.9）μm×（1～3.0）μm］杆菌，革兰阴性无芽胞，端极一根鞭毛能运动。在15～30℃生长，37℃生长不定，4℃不生长。微需氧，不需要增加氢的浓度，在需氧条件下30℃生长，厌氧条件下35～37℃生长。多数菌种不溶血，唯有斯氏弓形菌可能出现α-溶血环。嗜盐弓形菌在NaCl含量少于2%的培养基上生长不佳。营养要求较高，粪便、肛拭等标本培养应用Camp-CVA等选择培养基。

生化反应不活跃，氧化酶、触酶阳性，不能利用糖类，不产H_2S，不水解马尿酸盐，脲酶试验阴性，绝大多数细菌还原硝酸盐。

（三）鉴别与鉴定

1. 属间鉴别　弓形菌属细菌的生物学性状、生化反应与弯曲菌属细菌非常相似，很难区别。但弓形菌属细菌与弯曲菌属细菌相比，具有耐氧性，能够在需氧和厌氧的环境中生长，生长温度15～30℃，而弯曲菌生长温度通常在30～42℃。在弯曲菌选择培养基，于微需氧环境下42℃生长的菌落，涂片革兰染色阴性，菌体形态呈弯曲或S形杆菌，氧化酶、触酶试验阳性，对萘啶酸敏感，头孢噻吩耐药，可推断为弯曲菌。如果在弯曲菌选择培养基上是需氧生长，并在麦康凯琼脂上生长（微需氧条件），可推断性鉴定为弓形菌。此外，可采用PCR扩增等分子生物学方法区别弓形菌属与弯曲菌属细菌。

2. 属内鉴定　嗜低温弓形菌和布氏弓形菌与人类疾病有关，两者是革兰阴性弯曲菌，在需氧和厌氧环境中均可生长，25℃时生长，42℃时不生长，不能利用糖类，尿素酶试验阴性，氧化酶、触酶试验阳性，对萘啶酸敏感。弓形菌属菌种的表型特性见表4-5-112。

表4-5-112　弓形菌属菌种鉴定

菌种	触酶	还原硝酸盐	H_2需要	脲酶	H_2S三糖铁	水解 马尿酸盐	水解 醋酸吲哚酚	生长 25℃	生长 42℃	生长 3.5%氯化钠	生长 1%甘氨酸	生长 麦康凯	敏感 萘啶酸	敏感 头孢噻吩
嗜低温弓形菌	V	+	-	-	-	-	+	+	-	V	V	V	V	R
布氏弓形菌	V	+	-	-	-	-	+	+	V	-	-	V	V	R
硝化弓形菌	+	+	-	+	-	-	+	+	-	+	-	-	S	S
斯氏弓形菌	+	+	-	-	-	-	+	+	V	+	-	-	S	R

注：+：阳性反应，-：阴性反应

（四）临床意义

嗜低温弓形菌和布氏弓形菌主要引起急性胃肠炎。布氏弓形菌可引起肠外感染，包括菌血症、细菌性心内膜炎、腹膜炎和腹泻等其他部位的感染，表现出相应的临床症状。嗜低温弓形菌被分为两个亚型，1A和1B，1B亚型可引起菌血症和腹泻，还可从健康人群中分离到。1A主要分离自动物。

三、螺杆菌属

（一）分类和命名

螺杆菌属（*Helicobacter*）隶属螺旋杆菌科。目前属内有32个菌种，与人类相关的主要有，毕氏螺杆菌（*H. bizzozeroni*），犬螺杆菌（*H. canis*），加拿大螺杆菌（*H. canadensis*），同性恋螺杆菌（*H. cinaedi*），菲氏螺杆菌（*H. fennelliae*），幼禽螺杆菌（*H. pullorum*），幽门螺杆菌（*H. pylori*）和温哈门螺杆菌（*H. winghamensis*）等，其中以幽门螺杆菌最常见。螺杆菌属 DNA G+C 含量为 30~48mol%，代表菌种为幽门螺杆菌。

（二） 生物学特性

螺杆菌属为螺旋形或弯曲形杆菌［(0.3~0.6) μm×(1.0~10) μm］，革兰染色阴性，无芽胞，陈旧培养物菌体呈圆球形；大多数螺杆菌两端有多根带鞘套鞭毛，能运动，幽门螺杆菌一端多根带鞘套鞭毛，幼禽、加拿大螺杆菌鞭毛不带鞘套。所有菌种微需氧、呼吸型代谢活动。体外需要37℃、保持潮湿空气环境、减低氧的浓度（5%~10%）、增加二氧化碳（5%~12%）能刺激生长，多数菌株在常规需氧大气环境生长不良，某些菌种可在微需氧或厌氧生长，所有螺杆菌属菌种，常规方法检测碳水化合物代谢活动相对迟钝，脲酶强阳性，氧化酶阳性，触酶阳性。本属菌种的培养，常用心脑浸出液琼脂、布氏杆菌琼脂、哥伦比亚琼脂加适量马血或羊血。加入不同抗菌药物成选择性培养基。所有菌株生长较缓慢，3~5 天培养在无选择性琼脂平板上，可见细小、半透明、灰色菌落，微弱 β-溶血环，革兰染色着色很浅，需延长染色时间。

（三）鉴别与鉴定

人类幽门螺杆菌引起感染，活检组织标本培养，被认为是“金标本”，应采集多部位胃黏膜标本、新鲜、保持湿润、置于等渗无菌盐水保存，不超过 3 小时，4℃下存保不超过 5 小时。分离本菌常用培养基是含 7% 脱纤维马血心脑浸出液琼脂，阳性率较高，但应与气体环境相互配合。该属菌株的鉴别，从标本的来源、培养基的选用、培养的环境条件、温度和孵育时间等方面应与弯曲杆菌属、弓形菌属相区别，见表 4-5-113。

表 4-5-113 螺杆菌属菌种的鉴定[a]

菌种	栖居来源	最初部位	触酶	硝酸盐还原	碱性磷酸酶	脲酶	醋酸盐吲哚酚水解	γ-谷氨酰转移酶	生长		耐药[b]		鞭毛
									42℃	1%甘氨酸	萘啶酸	头孢噻吩	
毕氏螺杆菌[c]	人、猫、犬、灵长类	胃	+	+	+	+	+	+	+	−	R	S	两端
犬螺杆菌	人、猫、犬	肠	−	−	+	−	+	+	+	−	S	I	两端
加拿大螺杆菌	人	肠	+	+/−	−	−	+	−	+	+	R	R	一端/两端
同性恋螺杆菌	人、仓鼠、猕猴	肠	+	+	−	−	−	−	−	+	S	I	两端
菲氏螺杆菌	人	肠	+	−	+	−	+	−	−	+	S	S	两端
幼禽螺杆菌	人、小鸡	肠	+	+	−	−	−	ND[d]	+	−	R	S	一端
幽门螺杆菌	人、猕猴、猫	胃	+	−	+	+	−	+	−	−	R	S	一端
螺杆菌种“易挠”菌株[e]	人、犬、羊、鼠	肠	+/−	−	−	+	−	+	+	−	R	R	两端
温哈门螺杆菌	人	肠	−	−	−	−	+	ND	−	+	R	R	两端

注：[a]所有螺杆菌种氧化酶阳性、常规反应对碳水化合物缺乏氧化，发酵能力；[b]耐药性检测用纸片扩散法，被检菌株接种于含血培养基上，微需氧条件，37℃孵育，时间各菌种不相同，R 是完全没有抑菌环，I 抑菌环 <15mm，S 抑菌环 >20mm；[c]可能与 *H. heilmannii* 相似（以前称 *Gastropirillum hominis*）分类上尚未完全清楚；[d]ND 未确定；[e]以前与 *Flexispira rappini* 有关

目前临床快速实验诊断：直接镜检法取胃黏膜活检标本，作革兰染色或吉姆萨染色，油镜下查找弯曲、螺杆菌细菌。快速脲酶法、放射性核素标记试验及其他分子生物学方法等有商品供应。

（四）抗菌药物敏感性

CLSI 推荐用琼脂稀释法检测克拉霉素对幽门螺杆菌的敏感试验。用 M-H 琼脂加 5% 羊血，挑选从血琼脂平板 72 小时生长被检菌株集落，混悬在生理盐水中，调整相当于 2.0 麦氏比浊管（相当于 6×10^8CFU/ml）浓度，点种（10^5CFU/点，微需氧孵育在 35℃、72 小时报告结果，幽门螺杆菌对克拉霉素体外药敏试验 MIC 耐药折点为 1μg/ml。E-试验也可用来确定 MIC，结果与琼脂稀释法一致。纸片扩散法适合常规检测，抑菌圈直径小于 17mm 判定为对克拉

霉素耐药。甲硝唑在体外敏感试验很难标准化，因为结果很大程度上依赖大气环境，重复性比较差。幽门螺杆菌对甲硝唑体外药敏试验MIC耐药折点为8μg/ml，>8μg/ml常引起治疗失败。

（五）临床意义

螺杆菌属菌种曾从哺乳动物和鸟的胃肠和肝胆系统分离到，为了区别这些细菌，按照它们在胃肠系统的选择小生态环境，分别归属胃的螺杆菌和肠肝的（肠和肝胆）螺杆菌。胃的螺杆菌具有多种共同特性，包括种系发生群、脲酶活性和能分别生长琼脂平板培养基菌落，该类菌原栖居在胃内黏膜胶体下层毗邻上皮细胞内，罕见入侵血源（肠肝螺杆菌相反）。幽门螺杆菌与消化性溃疡及胃肠道癌的发生有关，是引起消化性溃疡的主要病因，感染本菌二周后可能发生急性胃炎，绝大多数感染者通常引发慢性活动胃窦炎，长期感染者发展萎缩性胃炎、溃疡、腺癌和胃黏膜淋巴癌。与胃螺杆菌相对应的肠肝螺杆菌栖居哺乳动物和鸟类的肠（小肠、结肠和直肠）和肝胆系统，在人类寄生肠肝螺杆菌（加拿大螺杆菌、犬螺杆菌、同性恋螺杆菌、菲氏螺杆菌、幼禽螺杆菌和温哈门螺杆菌）曾从直肠拭子和大便分离到。

第十节 螺旋体

一、钩端螺旋体属

（一）分类和命名

钩端螺旋体属（*Leptospira*）隶属于钩端螺旋体科，常见的有问号钩端螺旋体（*L. interrogans*）、双曲钩端螺旋体（*L. biflexa*）、亚历山大钩端螺旋体（*L. alexander*）及多个新种。钩端螺旋体简称钩体，代表菌种为问号钩端螺旋体。

（二）生物学特性

问号钩端螺旋体菌体纤细，长短不一，大小为（0.1～0.2）μm×（6～12）μm，其螺旋在螺旋体目中最为细密和规则，一端或两端弯曲使菌体呈问号状或C、S形，故名问号状钩端螺旋体。暗视野显微镜下可见钩端螺旋体像一串发亮的微细珠粒。有两根内鞭毛，具有与细菌鞭毛相似的功能，使问号状钩端螺旋体活泼地沿长轴旋转运动。钩端螺旋体菌体革兰染色为阴性，但不易着色，不易被碱性染料着色。常用Fontana镀银染色法，问号钩端螺旋体被染成棕褐色，但因银粒堆积，其螺旋不能显示出来。暗视野显微镜下可见其运动活泼、因折光性强而呈白色。

钩体是唯一可用人工培养基培养的螺旋体，培养时营养要求较高，常用含10%兔血清的柯索夫（Korthof）培养基，兔血清除促进问号状钩端螺旋体生长外，尚有中和代谢产物毒性的作用。最适生长温度为28～30℃，最适pH为7.2～7.6，pH<6.5死亡，最高能耐受pH 8.4。问号状钩端螺旋体在人工培养基中生长缓慢。在液体培养基中，分裂一次需8～10小时，28℃培养1周左右，呈现为半透明云雾状生长，但菌数仅相当于普通细菌的1/100～1/10。在固体培养基上，28℃培养2周左右，可形成透明、不规则、直径约2mm的扁平菌落。如将琼脂浓度减至0.8%～1.0%，则孵育3～10天后，可形成针尖大小的半圆形菌落。问号状钩端螺旋体不分解糖类和蛋白质，能产生过氧化氢酶，部分问号钩端螺旋体株可产生溶血素。

（三）鉴别与鉴定

问号钩端螺旋体可以从临床标本、携带者和自然界的水中分离获得。标本采集包括血液、尿和脑脊液，发病早期（1周内）血液的阳性率高，1周后尿和脑脊液的阳性率高。感染6～10天取血可检出抗体，抗体在病程第3或4周达最高水平，此后抗体水平逐渐下降，血清学诊断则需要在病程早期及恢复期分别采集血清，作双份血清试验。尸检取肝、肾、脑和肺等器官组织。

取急性期患者血1ml，加入含2ml枸橼酸钠溶液管中混匀，经差速离心集菌，先以1000r/min离心5～10分钟，取上清液置另一管内，再以4000r/min离心45～60分钟，或10000r/min离心30分钟，弃上清液，取1滴沉淀物置玻片后作暗视野检查。也可用Fontana镀银染色法染色后用普通光学显微镜观察。也可直接免疫荧光法检查。

分离培养可以确诊患者并获得菌株，也可查明钩端螺旋体菌型分布状态、疫源地存在的特点和研制相应的菌苗，为预防和控制钩端螺旋体病流行提供必要的资料。

取钩端螺旋体血症期的患者血液1～2ml接种于Korthof培养基中，共接种2～3管。28℃孵育，因系需氧生长，离液面1cm内的部位生长最丰盛，故靠近培养液面呈半透明、云雾状混浊。培养后每5～7天取培养物作暗视野检查，观察有无螺旋体生长。连续观察30天，如无钩端螺旋体生长，方可判为阴性。取发病后第2周的中段尿30～50ml，3500～4000r/min离心1小时，取沉渣0.3～0.5ml接种于2～4管Korthof培养基内培养。酸性尿者应在取尿前一晚服小苏打2～4g，使尿呈中性或弱碱性。也可取脑脊液或动物组织进行分离培养。当培养物呈轻度混浊时，离心后取沉渣经暗视野或镀银染色进行显微镜检查，如有问号钩端螺旋体存在，则用已知诊断血清鉴定其血清群和血清型。还可进行抗体检测和核酸检测。

（四）抗菌药物敏感性

钩端螺旋体对理化因素的抵抗力较其他致病螺旋体为强，在水或湿土中可存活数周至数月，这对本菌的传播有重要意义，该螺旋体对干燥、热、日光直射的抵抗力均较弱，56℃10 分钟即可杀死，60℃只需10 秒，对常用消毒剂如 0.5% 来苏、0.1% 苯酚、1% 漂白粉等敏感，10～30m 可杀死，对青霉素、金霉素等抗生素敏感。

（五）临床意义

钩端螺旋体能引起人类及动物的钩端螺旋体病，常因直接或间接接触受感动物的尿液而感染。典型的钩端螺旋体病表现分为两个阶段，发病初期或败血症期持续 4～7 天，在此阶段钩端螺旋体进入全身，可通过血培养进行诊断。再经 1～3 天进入第二阶段或免疫阶段，此阶段最重要的临床表现是脑膜炎和钩端螺旋体尿，尿培养和血清学检查常用于此阶段或以后。

二、密螺旋体属

（一）分类和命名

密螺旋体属（*Treponema*）隶属于螺旋体科，对人类致病的有苍白密螺旋体（*T. pallidum*）和品他密螺旋体（*T. carateum*）两个种。苍白密螺旋体又分 3 个亚种：苍白亚种（*subsp. pallidum*）、地方亚种（*subsp. endemicum*）和极细亚种（*subsp. pertenue*），它们分别引起人类梅毒、地方性梅毒和雅司病。地方性梅毒和雅司病不是性传播疾病，前者主要通过污染餐具传染，后者主要经直接接触患者皮肤受损部位而传染，两者的临床症状与梅毒相似。品他密螺旋体引起人类品他病。密螺旋体属代表菌种为苍白密螺旋体。

（二）生物学特性

苍白密螺旋体具有 8～14 个细密螺旋，致密而规则，两端尖直，运动活泼。菌体长 6～20μm，宽约 0.3μm，波长 1.1μm。革兰染色呈阴性，但不易着色。一般用镀银法可将螺旋体染成棕褐色。新鲜标本不染色，直接应用暗视野显微镜观查，可见其形态和运动方式。DNA 中的 G + C 克分子含量为 32% ～50%。梅毒螺旋体不能在无活细胞的人工培养基中生长繁殖。在棉尾兔上皮细胞培养中能有限生长，但繁殖慢。约 30 小时才分裂一次，并且只能维持数代。原认为该螺旋体严格厌氧，后发现在含有 3%～4% 氧时生长最宜。培养一般接种在实验动物如兔的睾丸或眼前房，但生长缓慢，目前此法多用来保存菌种。

（三）鉴别与鉴定

采集患者下疳分泌物及皮疹渗出液，或取淋巴结穿刺液，在暗视野显微镜下如见到运动活泼，沿其长轴滚动、屈伸、旋转、前后移行等的螺旋体即可鉴定。主要适用于Ⅰ期梅毒的硬下疳、先天梅毒的皮肤黏膜损害、胎盘、部分Ⅱ期梅毒皮肤黏膜损害等分泌物。暗视野检查是诊断早期梅毒的有效方法，但存在敏感性低的问题。为了增加阳性率，将待检组织样品通过单克隆抗体免疫荧光标记技术，在荧光显微镜下可见荧光显色的梅毒螺旋体。也可通过镀银染色将梅毒螺旋体染成棕褐色。免疫荧光染色和镀银染色法可以提高阳性率。对病理组织切片进行检查，可见真皮毛细血管周围的梅毒螺旋体。血清学试验是辅助诊断梅毒的重要手段，详见第三篇“临床免疫检验”。

（四）抗菌药物敏感性

对青霉素、红霉素、四环素、庆大霉素及砷剂均敏感。

（五）临床意义

苍白密螺旋体梅毒亚种能引起人类梅毒，梅毒的唯一传染源是梅毒患者，常见的传播途径有性接触传染、垂直传播（母婴传播）或接触梅毒患者的血液、污染衣物及用具而感染。梅毒的临床过程分三期：一期梅毒为硬下疳，二期梅毒以皮肤、黏膜损害为主，可出现梅毒疹，三期梅毒以全身脏器损害为主。

三、疏螺旋体属

（一）分类和命名

疏螺旋体属（*Borrelia*）隶属于螺旋体科，目前有 33 个种，对人类致病的主要有伯氏疏螺旋体（*B. burgdorferi*）、回归热疏螺旋体（*B. recurrentis*）和奋森疏螺旋体（*B. vincentii*）。

（二）生物学特性

伯氏疏螺旋体是一种单细胞的螺旋体。其形态较小，长约 10～40μm，直径在 0.22μm 左右。螺旋稀疏且两端稍尖，运动活泼，有扭转、翻滚、抖动等多种运动方式。在培养基中，数个螺旋体可不规则地缠绕一起，呈卷圈状。革兰染色阴性，但不易着色。Giemsa 或 Wright 染色效果好。培养时营养要求高，常用 BSK（Barbour-Stoenner-Kelly）培养基，该培养基中含有长链饱和脂肪酸和不饱和脂肪酸、氨基酸和牛血清蛋白及热灭活兔血清等丰富的营养物质。微需氧，5%～10% CO_2 促进生长。适宜温度为 32～34℃，pH 7.5。生长慢，在液体培养基中分裂 1 代需要 12～18 小时，一般需培养 2～3 周才可观察到生长情况。在1%琼脂固体培养基中的菌落常生长在近表面，呈细小、边缘整齐、直径0.40～0.45μm的菌落。

（三）鉴别与鉴定

使用暗视野显微镜，可直接观察标本中的疏螺旋体形态和运动方式，该方法简便而直观。用于蜱内脏组织和人工培养物的检查检出率较高，但在患者体内标本的检查检出率极低，因为一般患者标本内螺旋体数量太少，故在实验室诊断中价值不大，仅可作为一种辅助的检测手段。也可根据其在BSK培养中生长的时间和菌落特点进行初步鉴定。

（四）抗菌药物敏感性

对青霉素、氨苄西林、四环素、红霉素等抗生素均敏感，对庆大霉素、卡那霉素等不敏感。

（五）临床意义

伯氏疏螺旋体能够引起人类莱姆病，莱姆病是一种流行炎症性皮肤疾病，通常在夏季开始，表现为皮肤游走性红斑，常伴乏力、头痛、颈部强直、肌痛、关节痛等。一些患者可发展为脑膜炎、心肌炎或肌肉骨骼的游走性疼痛。

第十一节 支原体、衣原体和立克次体

一、支原体和脲原体

（一）分类和命名

支原体属（*Mycoplasma*）和脲原体属（*Ureaplasma*）隶属于支原体科，在自然界中广泛分布，常见的主要有肺炎支原体（*M. pneumoniae*）、人型支原体（*M. hominis*）、生殖道支原体（*M. genitalium*）、穿通支原体（*M. penetraus*）、发酵支原体（*M. fermentans*）。脲原体属常见的有解脲脲原体（*U. urealyticum*）和差异脲原体（*U. diversum*）。

（二）生物学特性

支原体是一类没有细胞壁的原核细胞型微生物，也是目前所知，能在人工培养基中生长繁殖的最小的微生物。支原体细胞形态多样，基本为球形，亦可呈球杆状或丝状。大小约为0.2～0.3μm，很少超过1.0μm，能通过0.45μm孔径的滤膜，对作用于细胞壁的抗菌药物不敏感。

支原体的营养要求比一般细菌高，对低渗透压敏感。除基础营养物质外，培养基还需加入10%～20%马或小牛血清、新鲜的酵母浸液，青霉素及pH指示剂。

肺炎支原体培养所需营养要求高，培养基中必须加入10%～20%的人或动物血清，提供固醇和长链脂肪酸，稳定其细胞膜。在液体培养基中时有极微弱的混浊，在相差显微镜下观察，可见支原体为球形或双球形及长丝体，在固体培养基上通常需要21天或更长时间形成直径10～100μm的菌落，初次分离菌落细小，草莓状，反复传代呈典型的“油煎蛋”样菌落，生长最适pH为7.8～8.0，低于7.0则死亡。解脲脲原体在pH 5.5～6.5含有酚红和尿素的液体培养基中，37℃24小时液体由黄色变红色，在固体培养上经2～4天，形成直径仅为10～40μm的细小菌落，又称为“T”株（tiny strain）。人型支原体在液体培养基中因分解精氨酸，pH增至7.8以上易死亡，在固体培养基上菌落大小为40～60μm，个别菌落达100～200μm，呈典型的“油煎蛋”样。

应用支原体专用肉汤培养时，如果指示剂变色，应立即转种，否则培养物将很快失去繁殖能力。一般取0.1ml培养物加入0.9ml相应新鲜肉汤培养基中，另取0.02ml培养物转种到固体培养基上。对于阴性培养结果，应设立确认最低时限，如肺炎支原体培养的阴性结果应在培养至少满4周后方可确认。

（三）鉴别与鉴定

支原体由于本身细胞较小，不能在普通光学显微镜下被清晰观察到。细胞壁的缺失使得支原体在革兰染色时不易着色。这一特征可将支原体本身与污染的细菌区别开。虽然可采用吉姆萨染色，但由于支原体细胞较小，与标本中组织碎片及其他异物相混淆，导致结果不易解释。人型支原体偶尔以微小的菌落出现在细菌培养基上，加之革兰染色不易着色的特点，可以提示具备支原体特征，随即需进一步确认。

1. 肺炎支原体　溶血试验和生长抑制试验均阳性。溶血试验是在生长疑似肺炎支原体的专用平板上，加一层含8%豚鼠红细胞琼脂，37℃孵育过夜，如在菌落周围出现溶血环者为阳性。生长抑制试验是切下含可疑肺炎支原体（或解脲脲原体）菌落琼脂块，转种于专用液体培养基中，孵育一星期后，吸取0.3ml培养液，涂布于专用固体平板上，待稍干后，再贴上浸有肺炎支原体抗体滤纸片，37℃孵育下，平板上出现抑制生长环者为阳性，该试验特异性高于其他试验。

2. 解脲脲原体（Uu）　对pH要求较低（6.0），能分解尿素产氨，使酚红指示剂变色，不分解葡萄糖、精氨酸。代谢抑制试验和生长抑制试验阳性。代谢抑制试验：利用Uu分解尿素，当加入特异性抗血清后，可抑制相对应血清型菌株生长，培养基中指示

剂酚红不显色。

一般可根据能否利用葡萄糖、水解精氨酸和尿素来进行鉴定和鉴别，见表4-5-114。

表4-5-114 支原体和脲原体鉴定

支原体	葡萄糖	精氨酸	尿素
肺炎支原体	+	-	-
人型支原体	-	+	-
生殖器支原体	+	-	-
穿透支原体	+	+	-
解脲脲原体	-	-	+

（四）抗菌药物敏感性

支原体和脲原体属无细胞壁，对所有作用于细胞壁的抗菌药物天然耐药，如β-内酰胺类抗菌药物；对作用于核糖体，抑制或影响菌体蛋白合成的抗菌药物敏感，如大环内酯类、四环素类、氟喹诺酮类抗菌药物等。

（五）临床意义

肺炎支原体可导致儿童、青少年及中青年呼吸道感染，典型的临床表现为支气管炎，约1/3的感染者可致肺炎。在一些患者中可发生肺外并发症，包括脑膜炎、上行性麻痹、横断性脊髓炎、心包炎、溶血性贫血、关节炎和皮肤黏膜损害。

解脲脲原体和人型支原体可在大多数成人的下生殖道中分离到，在一些男性或女性的生殖道疾病中起着病因的作用，在细菌定居下生殖道的一部分人群中引起疾病，是男性非衣原体、非淋球菌性尿道炎（NGU）的病因。生殖道支原体在急性非淋病性尿道炎尿液标本中的检出率明显高于没有尿道炎的人群。

二、衣原体属

（一）分类和命名

衣原体属（*Chlamydia*）隶属于衣原体科，有6个种：沙眼衣原体（*C. trachomatis*）、鹦鹉热衣原体（*C. psittaci*）、肺炎衣原体（*C. pneumoniaes*）、鼠衣原体（*C. murdiarum*）、猪衣原体（*C. suis*）以及家畜衣原体（*C. pecorum*）。其中沙眼衣原体又有三个生物变种，即沙眼生物变种、性病淋巴肉芽肿生物变种（biovar lymphogranuloma，LGV）和鼠生物变种。沙眼生物变种有A～K 14个血清型（包括Ba、Da、Ia）。性病淋巴肉芽肿变种有4个血清型，即L1、L2、L2a和L3。代表菌种为沙眼衣原体。

（二）生物学特性

衣原体在宿主细胞内生长繁殖，具有特殊的发育周期。镜检可观察到原体（elementary body，EB）和始体（initial body，IB）或称网状体（reticulate body，RB）两种不同的形态。衣原体具有DNA，与革兰阴性菌类似的细胞壁，为严格细胞内寄生。

（三）鉴别与鉴定

衣原体为严格细胞内寄生，不能在人工培养基上生长，分离培养方法有鸡胚、细胞学和动物三种目前最常用的方法是细胞培养法，是衣原体感染诊断的金标准。常用细胞株为Hela-229和McCoy，一般培养48～72小时后经Giemsa或碘染色可在细胞内查到包涵体及原体和始体颗粒；也可用单克隆抗体作直接或间接法荧光观察，并计算包涵体数目。细胞培养法由于操作烦琐、费用高、培养时间长、且受标本采集、运送和保存以及实验室技术的影响，临床实验室可根据具体条件和实际需要，开展快速的非培养方法，以协助临床诊断。

非培养的诊断方法包括：①应用Giemsa染色或直接免疫荧光染色（DFA）法直接检查沙眼衣原体在上皮细胞质内的包涵体；②酶免疫检测（EIAs）：一些试剂应用单克隆或多克隆抗体检测衣原体的脂多糖（LPS），此种手段目前仅限于对沙眼衣原体的检测；③核酸杂交技术：应用特异性探针与模板中的特定序列进行杂交，大大增加了检测的敏感性；④PCR检测：具有高敏感性和高特异性；⑤血清学检测：是目前检测肺炎衣原体、鹦鹉热衣原体感染的主要实验室方法，也可用于沙眼衣原体的播散性感染。

（四）抗菌药物敏感性

由于衣原体为严格的细胞内寄生，因此所有作用于细胞壁的抗菌药物均耐药，如β-内酰胺类抗菌药物；对作用于核糖体，抑制或影响菌体蛋白合成的抗菌药物敏感，如大环内酯类四环素类、氟喹诺酮类抗菌药物等。

（五）临床意义

沙眼衣原体能引起沙眼，种内血清型A、B、Ba和C与地方性沙眼有关。是最常见的性传播病原体，引起泌尿生殖系统感染、性病淋巴肉芽肿及其他器官疾病。是男性非NGU的主要病因，也可引起附睾炎、Reiter综合征，引起女性宫颈炎、尿道炎、子宫内膜炎、输卵管炎、肝周炎等。

肺炎衣原体只感染人类，主要引起青少年急性呼吸道感染，可引起咽炎、支气管炎和轻度肺炎，还可引起心包炎、心肌炎及心内膜炎等。

三、立克次体属

（一）分类和命名

对人类致病的立克次体主要包括3个属，即立克次体科的立克次体属（*Rickettsia*）和东方体属（*Orientia*）以及无形体科的埃立克体属（*Ehrilichia*）。其中立克次体属包括斑疹伤寒群和斑点热群，斑疹伤寒群主要有普氏立克次体（*R. prowazekii*）、斑疹伤寒或莫氏立克次体（*R. typhi or mooseri*）及加拿大立克次体（*R. canada*），斑点热群主要包括立氏立克次体（*R. rickettsii*）、西伯利亚立克次体（*R. sibirica*）、澳大利亚立克次体（*R. australis*）、康氏立克次体（*R. conorii*）及小株立克次体（*R. akari*）。代表菌种为普氏立克次体。东方体属只有恙虫病东方体（*O. tsutsugamushi*）一个种。埃立克体属有5个种，包括犬埃立克体（*E. canis*）、查菲埃立克体（*E. chaffeensis*）、伊氏埃立克体（*E. ewingii*）、鼠埃立克体（*E. muris*）及反刍埃立克体（*E. ruminantium*）。

（二）生物学特性

大小介于细菌和病毒之间，有细胞壁，但形态多样，绝大多数为专性细胞内寄生。斑疹伤寒立克次体比细菌小，呈多形态，有球形、球杆状、长杆状或长丝状，在感染细胞内大多聚集成团分布在胞质内；加拿大立克次体尚可在核内存在，在蜱组织中常呈彗星样，着色浅的短杆菌，Gimenez 染色后立克次体呈红色，背景为绿色。恙虫病东方体具有多形性，但以球杆状或短杆状为常见；革兰染色阴性，吉姆萨染色呈紫红色，Macchiavello 染色呈蓝色（其他立克次体呈红色），Gimenez 染色呈暗红色（其他立克次体呈鲜红色），背景为绿色。埃立克次体为革兰阴性小球菌，呈多形性，Romanowsky 染色呈蓝色和紫色。

立克次体属可采用鸡胚成纤维细胞、L929 细胞和 Vero 细胞进行分离培养，繁殖一代需6～8小时，培养时需要 CO_2。鸡胚对病原体高度敏感，通常采用发育59日龄鸡胚作卵黄囊接种，于32～35℃孵育4～13天内死亡，鸡胚死亡时间与接种剂量大小呈直接相关。豚鼠常用作立克次体的初代分离，选择雄性豚鼠作腹腔接种，经一定潜伏期呈典型的热型曲线（40℃或以上），可维持数日。恙虫病东方体是专性细胞内寄生的微生物，在敏感动物体内、鸡胚卵黄囊内，以及组织培养的细胞内均能生长、繁殖，小鼠对恙虫病东方体最敏感，取小鼠的腹膜黏液、脾、肾、肝、脑、肺组织涂片或印片，可查见细胞质内的恙虫病东方体。恙虫病东方体培养常用的细胞有 Vero 细胞、L929 细胞，细胞感染需要适宜的温度和吸附时间，通常以37℃吸附1小时，培养温度32℃为宜，繁殖缓慢，采用 Vero 细胞需培养8～9天，细胞开始变圆，堆积呈葡萄状，至12～15天，聚集成堆的细胞增多，呈灶性分布，但一般细胞并不脱落。恙虫病东方体在细胞质内生长、繁殖，特别在细胞核旁高度密集，但不侵入细胞核。查菲埃立克体可用犬巨噬细胞（DH82），腺热埃立克体用小鼠的巨噬细胞系（P388D1），嗜吞噬细胞埃立克体则用人的粒细胞白血病细胞系（HL-60）作其体外培养的宿主细胞。

（三）鉴别与鉴定

立克次体感染的实验室检查方法主要有分离培养和非培养方法两大类。非培养方法主要有标本的直接涂片染色镜检、免疫荧光检测、PCR 检测、核酸探针检测及血清学试验等。分离培养法常用鸡胚、动物接种和细胞培养。立克次体属与东方体属、无形体属、埃立克体属和柯克斯体属的区别，可通过观察菌体在细胞内的位置来进行，立克次体属菌株通常在细胞质或细胞核内生长繁殖，恙虫病东方体在细胞质内特别在细胞核旁高度密集，但不侵入细胞核，其他三个属菌体常于细胞质的空泡内生长繁殖。立克次体的属内鉴定常采用外-斐反应见表4-5-115。

表4-5-115 外-斐反应检测立克次体与变形杆菌菌株抗原交叉反应结果

菌种	变形杆菌抗原		
	OX_{19}	OX_2	OX_k
普氏立克次体	＋＋＋＋	＋	−
莫氏立克次体	＋＋＋＋	＋	−
立氏立克次体	＋＋＋＋或＋	＋或＋＋＋＋	−
恙虫病东方体	−	−	＋＋＋＋
腺热埃立克体	−	−	＋＋

外-斐反应有试管法和玻片法两种，前者操作类似肥达反应，每份血清通常同时用变形杆菌 OX_{19}、OX_2、OX_k 三种抗原；后者将血清与浓缩抗原（经亚甲蓝染色更好）在玻片上作凝集试验。立克次体病患者 OX 凝集素一般上升较晚，可早在病程 5～6 天产生，但经常为 2 周左右方出现阳性，在退热前后达最高效价，以后很快下降。病程中双份或多份血清试验，若效价有 4 倍增长，方有诊断意义。往往有些病例在整个疾病过程中效价不见上升，如复发型斑疹伤寒（Brill 病）及约 15% 的疫苗接种后感染斑疹伤寒的病例。

（四）抗菌药物敏感性

对四环素类和氯霉素类抗菌药物敏感。多西环素和其他一些四环素类抗菌药物，作为首选药物治疗立克次体和恙虫病东方体的感染，氯霉素作为替代药物。不能应用磺胺类药物治疗立克次体感染，因此可刺激立克次体其增殖。

（五）临床意义

普氏立克次体是流行性斑疹伤寒的病原体，斑疹伤寒立克次体是地方性斑疹伤寒的病原体，这两种疾病的临床症状相同，主要为高热、头痛、皮疹，可导致血管渗透性增加和局灶性出血，严重病例伴有昏迷、谵妄和非心源性肺水肿。恙虫病东方体是恙虫病的病原体，主要临床表现为发热、头痛等全身中毒症状，可见全身淋巴结肿大及组织器官的血管炎症病变。

第十二节　常见染色方法与培养基及生化鉴定试验

一、常见染色方法

（一）革兰染色

本染色是最基本的染色法，可用于标本涂片或菌落涂片。染色结果将细菌分为革兰阳性（紫色）和革兰阴性（红色）两类。

【试剂】

1. 结晶紫溶液　A 液：结晶紫 2g、95% 乙醇 20ml；B 液：草酸铵 0.8g、蒸馏水 80ml；需在用前 24 小时将 A 液、B 液混合，过滤后装入试剂瓶内备用。

2. 碘液　碘 1g、碘化钾 2g、蒸馏水 300ml；将碘与碘化钾混合并研磨，加入几毫升水，使其逐渐溶解，然后研磨，继续加入少量蒸馏水至完全溶解。最后补足水量。也可用少量蒸馏水，先将碘化钾完全溶解，再加入碘片，待完全溶解后，加水至 300ml。

3. 脱色液　95% 乙醇。

4. 复染液　A. 贮存液：沙黄 2.5g、95% 乙醇 100ml；B. 应用液：A 液 10ml、蒸馏水 90ml。

【染色方法】①涂片经火焰固定，加结晶紫液染 1 分钟，清水冲去染液；②加碘液染 1 分钟，水洗；③加脱色液，不时摇动约 10～30 秒，至无紫色脱落为止，水洗；④加复染液，染 30 秒，水洗；⑤干后镜检。

【注意事项】①新配制的染液应先用已知的革兰阳性菌和阴性菌（通常用金黄色葡萄球菌与大肠埃希菌的 16 小时培养物）进行对照试验，以检查染色液的质量；②结晶紫与草酸铵溶液混合不能保存太久，如有沉淀则应重新配制。

（二）抗酸染色

对于分枝杆菌、诺卡菌、放线菌、军团菌等细菌，因其含有特殊的脂肪酸，故一般的染色不易透过菌体，可用抗酸染色与其他菌区别。

抗酸染色直接用于痰标本时，可以适当增加标本涂片的厚度，以提高检出率。染厚涂片时，须掌握复染色时间。如果背景过深，影响镜检。

诺卡菌及放线菌可呈弱抗酸性，取培养菌落涂片染色时，呈现两种现象，视野中有些菌细胞阳性，另外一些则阴性；有时同一个菌体上，红色的深浅亦有不同，观察时应予注意。

抗酸染色有两种常用方法：①碱性复红法又称萋-纳（Ziehl-Neelsen）法；②改良萋-纳法。

1. 碱性复红染色法

【试剂】

（1）萋-纳苯酚复红溶液：碱性复红乙醇饱和溶液 10ml、5% 苯酚溶液 90ml。

（2）脱色剂：浓盐酸 3ml、95% 乙醇 97ml。

（3）复染液（吕弗勒亚甲蓝液：亚甲蓝乙醇饱和溶液 30ml、10% 氢氧化钾 0.1ml、蒸馏水 100ml。

【染色方法】①涂片经火焰固定，加苯酚复红溶液，徐徐加热至有蒸气出现，切不可沸腾。染 5 分钟（若染色诺卡菌需要加长时间），水洗。②加脱色剂，不时摇动玻片至无红色脱落为止，水洗。③加复染液，染 0.5～1 分钟，水洗。④干后镜检。分枝杆菌呈红色，背景为蓝色。

【注意事项】诺卡菌、放线菌标本染色时，脱色剂改用 2% 硫酸水溶液。

2. 改良萋-纳法

【试剂】

（1）染色液：50g/L 的苯酚碱性复红乙醇饱和溶液 10ml、50g/L 的苯酚水溶液 90ml。

（2）脱色液：浓盐酸 5ml、95% 乙醇 95ml。

（3）复染液：亚甲蓝（美蓝）0.1g、95% 乙醇 50ml、100g/L 的氢氧化钾水溶液 1ml、蒸馏水 1000ml。

【染色方法】①涂片固定后加第 1 液 5～10 分钟；②弃去第 1 液后加第 2 液脱色至无红色为止，水洗；③滴加第 3 液复染 30 秒，水洗，待干，油镜镜检。

【结果判定】抗酸菌染成红色，非抗酸菌及细胞等均染成淡蓝色。结果报告如下：

苯酚复红染色，×1000 镜下所见 AFB 数量为 0，则报告 -；1～9/100 视野，报告 1+；1～9/10 视野，报告 2+；1～9/每视野，报告 3+；>9/每视野，报告 4+。

（三）分枝杆菌荧光染色

【试剂】

1. 金胺酚溶液　金胺 O 25g、乙醇 3000ml、苯酚 250g、蒸馏水 5300ml；在 5000ml 锥形瓶中加入 25g 金胺 O、3000ml 乙醇，使其完全溶解；将 250g 苯酚溶于 5300ml 蒸馏水；将苯酚溶液与金胺乙醇溶液混合，贮存于棕色瓶中。室温下保存 3 个月。使用期过滤。

2. 脱色液　氯化钠 20g、盐酸 A.R. 20ml、蒸馏水 500ml、乙醇 1500ml；将氯化钠溶解于蒸馏水，加浓盐酸充分混合，加乙醇。室温下，贮存 3 个月。

3. 复染液　高锰酸钾 1g、蒸馏水 1000ml；溶解并贮存于棕色瓶中。室温下，贮存 3 个月。

【染色方法】①将玻片面朝上排列于染色架上，玻片间留有缝隙；②加新鲜过滤的金胺酚，作用 7～10 分钟，流水冲洗；③酸性乙醇脱色 1～2 分钟；④流水冲洗，玻片倾斜晾干；⑤用 0.1% 高锰酸钾复染 30 秒。

【镜检步骤】①打开光源，汞灯约需 10 分钟方可稳定；②先在低倍镜下［（100～150）×］观察已知阳性玻片，以确认显微镜性能正常；③形态：在黑色背景下，弱亮黄色杆菌清晰可见。

【结果判定】结果报告见表 4-5-116。

表 4-5-116　分枝杆菌荧光染色结果报告

结果报告	放大倍数（镜下所见 AFB 数量）	
	×250	×450
-	0	0
1+	1～9/10 视野	2～18/50 视野
2+	1～9/视野	4～36/10 视野
3+	10～90/视野	4～36/视野
4+	>90/视野	>36/视野

【注意事项】①避免脱色不足，因酸性乙醇脱色能力明显弱于萋-纳染色所使用的 25% 硫酸；②厚涂片：涂片厚度应适宜，否则可能影响脱色和复染，遮盖抗酸杆菌的存在，涂片剥脱，还可能污染邻近玻片；③强复染：可能遮盖抗酸杆菌的存在；④复染：荧光染色后的玻片，还可用萋-纳染色法再染，以确认阳性结果，反之则不然，萋-纳染色后玻片不可再用于荧光染色；⑤褪色：玻片在光亮处易褪色，需贮存的玻片应以棕色或黑色纸包裹，避光保存。

（四）鞭毛染色

用于观察菌体上有无鞭毛、鞭毛在菌体上的位置以及鞭毛的数量。在细菌鉴定中，特别是非发酵菌的鉴定中很重要。

鞭毛染色可以直接从平板上挑选菌落，或从斜面上刮菌苔涂片即可，但必须注意动作尽量轻，以免鞭毛从菌体上脱落。菌落应是生长在营养较好的琼脂平板（如血平板、营养琼脂）上的过夜培养物。不可采用有抑制剂的选择性培养基，如中国蓝、麦康凯、SS 琼脂等。观察鞭毛时，应耐心寻找整个涂片上的菌细胞，因为并不是涂片上每个细菌细胞上的鞭毛特性及数量都一样，应以鞭毛数量最多的菌细胞为准。

鞭毛染色（改良 Ryu 法）

【试剂】

A 液：5% 苯酚 10ml、鞣酸 2g、饱和硫酸铝钾液 10ml；B 液：结晶紫乙醇饱和液。

应用液：A 液 10 份，B 液 1 份，混合，室温存放。

【染色方法】①要求用新的载玻片，用前须在 95% 乙醇中浸泡 24 小时以上，用时从乙醇中取出，以干净纱布擦干后使用，若水向周围流散而不结成水珠则表示玻片处理良好，方可应用；②用接种环挑取血平板上菌落少许，将细菌点在玻片上的蒸馏水滴的顶部，一般只需点一下，仅允许极少量细菌进入水滴，使其自然流散成薄膜，不可搅动，以免鞭毛脱落；③玻片置室温自然干燥；④滴加染液于玻片上，染色；⑤约 10～15 分钟后，将玻片微倾斜，用蒸馏水缓慢冲去染液，冲洗时应避免使染液表面的金属光泽液膜滞留在玻片上，影响镜检；⑥玻片自然干燥后，镜检时应从涂片的边缘开始，逐渐移向中心，寻找细菌较少的视野，鞭毛容易观察。

（五）异染颗粒染色

用于白喉棒状杆菌染色，异染颗粒可明显地被显示出来。

标本直接涂片或细菌涂片均可用改良阿伯特

(Albert)法染色来观察异染颗粒。

【试剂】

甲液：甲苯胺蓝0.15g、孔雀绿0.2g、冰醋酸1ml、95%乙醇2ml、蒸馏水100ml；将各染料先溶于乙醇，然后加入水与冰醋酸的混合液中，充分混匀。静置24小时后过滤备用。

乙液：碘2g、碘化钾3g、蒸馏水300ml；先将碘化钾加少许蒸馏水（约2ml），充分振摇，待完全溶解，再加入碘，使完全溶解后，加蒸馏水300ml。

【染色方法】①涂片经火焰固定，加甲液，染3~5分钟，水洗；②滴加乙液，染1分钟，水洗；③干后镜检，菌体呈绿色，异染颗粒呈蓝黑色。

（六）芽胞染色法

【试剂】苯酚复红、碱性亚甲蓝液、95%乙醇。

【染色方法】①将有芽胞的细菌制成涂片，自然干燥后固定；②滴加苯酚复红液于涂片上，并弱火加热，使染液冒蒸气约5分钟，冷后水洗；③用95%乙醇脱色2分钟，水洗；④碱性亚甲蓝液复染30分钟，水洗，干后镜检。

【结果判定】芽胞呈红色，菌体成蓝色。

二、常用培养基

（一）肉浸液及肉浸液琼脂

供作基础培养基用，营养比肉汤好，对营养要求不高的细菌可生长。

【成分】新鲜牛肉（去脂绞碎）500g、蛋白胨10g、氯化钠5g、蒸馏水1000ml。

（二）血平板

适于各类细菌生长，一般细菌检验标本的分离，都应接种血平板。

【成分】牛肉浸出液1000ml、蛋白胨10g、氯化钠5g、琼脂15g、无菌脱纤维羊血或马血60ml、pH 7.2~7.4。

【注意事项】①校正pH后高压灭菌（103.43kPa 15分钟）冷至约50℃，加入无菌血液，旋转式充分摇匀后倾制平板；②血琼脂层厚4mm；③肉浸汤琼脂中加羊血或马血均可，用血量为5%~7%；④在血平板上除可以观察菌落的形态外，还可判断溶血情况，菌落周围的培养基内红细胞完全破坏为β-溶血，菌落周围呈绿色为α-溶血，溶血情况可以显微镜下用低倍镜观察。

（三）巧克力平板

【成分】牛肉浸出液1000ml、蛋白胨10g、氯化钠5g、琼脂15g、无菌脱纤血液100ml、pH 7.2~7.4。

【注意事项】①校正pH后高压灭菌（103.43kPa）15分钟后，约在80~90℃，无菌方法加入血液，摇匀后置90℃水浴中，维持该温度15分钟，使之成巧克力色，取出，倾制平板；②巧克力平板应用马血、羊血或兔血制备。因其中含有X和V因子，嗜血杆菌、奈瑟菌等生长良好。凡疑有这些菌种存在的标本，均须接种巧克力平板。血液标本培养，增菌后有细菌生长，若移种巧克力平板上，有利于分离出更多的细菌。

（四）中国蓝平板或伊红亚甲蓝平板

可抑制革兰阳性细菌，是较好的弱选择性培养基。有选择性地促进革兰阴性菌生长。发酵型革兰阴性杆菌因分解乳糖能力不同，在此种平板上的菌落颜色不同，便于鉴别菌种。该培养基中不含胆盐，与SS琼脂配对用于粪便中志贺菌和沙门菌的分离。

1. 中国蓝平板

【成分】牛肉膏5g、氯化钠5g、蛋白胨10g、琼脂15g、乳糖10g、蒸馏水1000ml、无菌1%中国蓝溶液3ml、1%蔷薇酸乙醇溶液3ml、pH 7.2~7.4。

【注意事项】校正pH后高压灭菌（103.43kPa）15分钟，冷至约60℃，无菌手续加入中国蓝溶液和蔷薇酸乙醇液，充分摇匀后，倾制平板。

2. 伊红亚甲蓝平板

【成分】蛋白胨10g、磷酸氢二钾2g、琼脂15g、乳糖10g、蒸馏水1000ml、无菌2%伊红-Y水溶液20ml、无菌0.5%亚甲蓝溶液20ml、pH 7.2~7.4。

【注意事项】校正pH后高压灭菌（103.43kPa）15分钟，冷至约60℃，无菌操作加入伊红-Y和亚甲蓝溶液，充分摇匀，倾制平板。

（五）麦康凯平板

该培养基含有胆盐，为中等程度选择性，抑菌力略强，有少数革兰阴性菌不生长。

在麦康凯平板上能否生长，是非发酵菌鉴定的一个依据。如果用麦康凯平板作为原始标本分离的培养基时，应注意观察该标本在血平板上的细菌分离生长情况，以免遗漏部分被抑制生长细菌。

【成分】蛋白胨17g、际胨或多价蛋白胨3g、氯化钠5g、胆盐1.5g、乳糖10g、琼脂15g、中性红0.05g、蒸馏水1000ml、pH 7.1。

【注意事项】校正pH后高压68.95kPa 15分钟灭菌后，冷至约60℃，倾制平板。

（六）SS琼脂

用于志贺菌和沙门菌细菌分离。因含胆盐量较高，有较强的抑菌力。在目前商品培养基中，不同厂家的产品抑菌力不同，使用时应注意。选择性过强，可影响检出率，所以，最好的办法是加种弱选择平板，用以配对互补。

【成分】牛肉浸粉 5.0g、际胨或多价蛋白胨 5.0g、乳糖 10.0g、胆盐 8.5g、枸橼酸钠 8.5g、硫代硫酸钠 8.5g、枸橼酸铁 1.0g、琼脂 13.5g、中性红 0.025g、煌绿 0.33mg、蒸馏水 1000ml。

【注意事项】将各成分混合煮沸（不高压），最后冷至 42～45℃（pH 7.0），倾制成平板。

（七）山梨醇-麦康凯平板（SMAC）

用于选择性分离大肠埃希菌 O_{157}：H_7。

【成分】蛋白胨 17.0g、际胨 3.0g、山梨醇 10.0g、牛胆 1.5g、氯化钠 5.0g、中性红 0.03g、结晶紫 0.001g、琼脂 13.5g、蒸馏水 1000ml、pH 7.1 ± 0.2。

【注意事项】发酵山梨醇的菌株菌落呈粉红色。但一些产志贺毒素大肠埃希菌菌株亦不发酵山梨醇，菌落无色。

（八）碱性琼脂或 TCBS 琼脂或庆大霉素琼脂或 4 号琼脂平板

用于从粪便中分离霍乱弧菌及其他弧菌。选择上述几种培养基中的 1 种或 2 种作为常规用。这几种培养基对肠道非致病菌的抑制力各不相同，使用时应有所了解。各实验室如何选择还须与当地防疫站联系。

硫代硫酸盐枸橼酸盐胆盐蔗糖琼脂（TCBS）

用于分离霍乱弧菌、副溶血性弧菌。

【成分】酵母粉 5.0g、蛋白胨 10.0g、硫代硫酸钠 10.0g、枸橼酸钠 10.0g、牛胆粉 5.0g、牛胆酸钠 3.0g、蔗糖 20.0g、氯化钠 10.0g、枸橼酸铁 1.0g、溴麝香草酚兰 0.04g、麝香草酚兰 0.04g、琼脂 15.0g、蒸馏水 1000ml、pH 8.6 ±0.1。

【注意事项】培养基保存温度为 25℃。

（九）Mueller-Hinton 琼脂平板

用 Mueller-Hinton 琼脂（水解酪蛋白琼脂）或自制，专用于药物敏感性试验。

【成分】牛肉浸液 600ml、酪蛋白酸水解物 17.5g、淀粉 1.5g、琼脂 17g、蒸馏水 400ml、pH 7.2～7.4。

【注意事项】①校正 pH，高压灭菌（103.43kPa）15 分钟后冷至约 50℃，倾制平板；②琼脂平板厚度 4mm。

（十）缓冲液活性炭酵母琼脂培养基（BCYEα 琼脂）

用于分离军团菌。

【成分】N-2-乙酰胺基-2-氨基乙烷磺酸（ACES）10.00g、酵母浸膏 10.00g、可溶性焦磷酸铁 0.25g、活性炭 1.50g、琼脂 17g、L-半胱氨酸 0.4g、氢氧化钾片（85% KOH 试剂级）2.80g、α-酮戊二酸（单钾盐）1.00g、蒸馏水 1000ml。

【注意事项】①将 ACES 加入蒸馏水置于 50℃水浴约 1 小时，直到 ACES 完全溶解，再加入干燥的活性炭，酵母浸膏，琼脂和 α-酮戊二酸；②将 L-半胱氨酸、焦磷酸铁分别溶于蒸馏水中，并过滤除菌后加入上述溶液；③用 1mol KOH 调整 pH 6.90 ±0.05。

（十一）甘氨酸、万古霉素、多黏菌素 B、放线菌酮琼脂（GVPC）

用于分离军团菌。

【成分】除上述每升 BCYEα 琼脂成分外，再加：甘氨酸 3.0g、万古霉素 5.0mg、多黏菌素 B 10 万单位、放线菌酮 80μg/ml。

（十二）亚碲酸钾血琼脂

用于分离白喉棒状杆菌。

【成分】肉浸汤 100ml、琼脂 1.5g、1.0% 葡萄糖 2ml、1% 亚碲酸钾 4.5ml、1.5% 胱氨酸 1ml、动物血 5～10ml。

【注意事项】肉浸汤及琼脂混合后高压灭菌，待冷至 50℃，加入过滤除菌的上述 3 种溶液及血液，混合后倾制平板。

（十三）营养琼脂平板

用于纯化菌种，保存菌种。

【成分】蛋白胨 10g、牛肉膏 5g、氯化钠 5g、琼脂 20g、蒸馏水 1000ml、pH 7.2～7.4。

（十四）营养肉汤

用于标本及各类细菌的增菌。

【成分】牛肉浸液 1000ml、蛋白胨 10g、氯化钠 5g、pH 7.2～7.4。

【注意事项】校正 pH，分装试管，高压灭菌（103.43kPa）15 分钟。

三、生化鉴定试验

（一）氨基酸或含氮物质的分解试验

靛基质、鸟氨酸脱羧酶、亮氨酸氨基肽酶、吡咯烷酮芳胺酶、H_2S、精氨酸双水解酶、苯丙氨酸或色氨酸脱氨酶、尿素酶、明胶液化、硝酸盐还原、赖氨酸脱羧酶等。

1. 氨基酸脱羧试验

【培养基】蛋白胨 5g、酵母浸膏 3g、葡萄糖 1g、溴甲酚紫（1.6% 溶液）1ml、蒸馏水 1000ml、L-氨基酸 0.5%；将上述成分（除氨基酸外）溶于蒸馏水，然后加氨基酸，校正 pH 6.7～6.8，分装，高压灭菌 121℃ 10 分钟，备用。用于对照的不加氨基酸。

【操作】取待检菌接种于氨基酸脱羧培养基和对照管中，封液状石蜡，培养过夜，观察结果。

【结果判定】培养基变紫色为阳性，黄色为阴性。对照管应保持黄色。

【注意事项】①培养基的pH很重要；②加封液状石蜡造成厌氧环境，因为在厌氧情况下氨基酸脱羧生成的胺才稳定；③对照管如不呈黄色，则氨基酸脱羧酶试验不能作出判定。

2. 苯丙氨酸脱氨试验

【培养基】DL-苯丙氨酸2g（L-型1g）、酵母浸膏3g、氯化钠5g、磷酸氢二钠1g、琼脂12g、蒸馏水1000ml；将上述成分溶于蒸馏水，分装，高压灭菌121℃15分钟，冷却，备用。

【试剂】10%三氯化铁溶液。

【操作】将待检菌接种于培养基，孵育过夜，加三氯化铁试剂数滴，观察颜色变化。

【结果判定】出现绿色为阳性结果。

3. MIU培养基（动力-靛基质-尿素）

【培养基】胰蛋白1g、NaCl 0.5g、磷酸氢二钾0.2g、葡萄糖0.1g、琼脂0.4g、蒸馏水100ml；0.4%酚红0.3ml、20%尿素10ml；将上述成分（尿素除外）溶于蒸馏水，调pH至6.8后加酚红，高压灭菌20分钟。20%尿素过滤除菌（亦可将尿素和100ml蒸馏水，分别装在两个烧瓶中，包扎，同时高压灭菌116℃，20分钟后冷却，将水倒入尿素瓶中溶解），加入灭菌后的培养基中，分装、备用。

【操作】将待检菌穿刺接种于MIU培养基中，孵育过夜，观察结果。

【结果判定】穿刺线周围扩散生长为动力阳性；培养基变红为尿素阳性；加靛基质试剂变红为吲哚阳性。

（二）糖类的分解试验

葡萄糖、核糖、乳糖、棉子糖、蔗糖、山梨醇、麦芽糖、卫矛醇、甘露醇、肌醇、甘露糖、侧金盏花醇、木糖、七叶苷、水杨素、甘油、鼠李糖、苦杏仁苷、蕈糖（海藻糖）、阿拉伯糖、纤维二糖、β-葡萄糖苷酶、半乳糖、ONPG等

1. 糖、醇发酵试验

【培养基】蛋白胨10g、牛肉膏3g、氯化钠5g、Andrade指示剂10ml、蒸馏水1000ml；将上述成分溶于蒸馏水，加糖或醇，校正pH 7.1~7.2，分装，高压灭菌121℃ 15分钟，冷却备用。

葡萄糖、乳糖、蔗糖、甘露醇的浓度各为1%。其他糖类和卫矛醇、水杨苷等的浓度各为0.5%；乳糖、蔗糖和阿拉伯糖、木糖、鼠李糖等双糖应过滤除菌，再加入已灭菌的基础液中。

【试剂】Andrade指示剂：蒸馏水100ml；酸性复红；1mol/L氢氧化钠16ml；将复红溶解于蒸馏水，加入氢氧化钠，数小时后，如复红褪色不够，再加1~2ml氢氧化钠，使呈淡黄色。

【操作】接种待检菌，孵育过夜，观察。

【结果判定】培养基变红色为阳性，不变色或黄色为阴性。

2. 碳水化合物氧化、发酵试验（OF试验） 葡萄球菌的OF试验应使用专用配方，不可与非发酵菌用的OF管混用。培养基用的指示剂必须用水配制，因为个别菌株能分解乙醇产酸。

【培养基】酵母浸膏0.1g、胰胨1g、牛肉浸液100ml、0.2%溴甲酚紫溶液1ml，校正pH 7.0，按常规方法加入1%的碳水化合物，分装，灭菌，备用。

溴甲酚紫的配制：溴甲酚紫100mg，0.01mol的NaOH 18.5ml，加水至50ml。

【操作】挑取待检菌落，接种于2支O-F培养基管中，发酵管加灭菌液状石蜡约1cm深，氧化管不加。35℃孵育24小时后观察，培养基变黄即产酸。

【结果判定】见表4-5-117。

表4-5-117 碳水化合物氧化/发酵试验结果判定

代谢型	加石蜡	不加石蜡
发酵	产酸	产酸
氧化	不变色	产酸

3. 克氏双糖铁琼脂（KIA）试验 适合于肠杆菌科的鉴定，观察细菌对糖的利用和硫化氢的产生，常用于肠道致病菌的初步生化鉴定。该培养基含有乳糖和葡萄糖，比例为10:1，只能利用葡萄糖的细菌，葡萄糖被分解产酸可使斜面先变黄，但因量少，生成的少量酸，因接触空气而氧化，同时细菌利用培养基中含氮物质，生成碱性产物，故使斜面变红，底部酸类不被氧化，所以仍保持黄色。而发酵乳糖的细菌，则产生大量的酸，使整个培养基呈现黄色。如培养基接种后产生黑色沉淀，是因为某些细菌能分解含硫氨基酸，生成硫化氢，硫化氢和培养基中的铁盐反应，生成黑色的硫化亚铁沉淀。

【培养基】蛋白胨20g、牛肉膏3g、酵母膏3g、乳糖10g、葡萄糖1g、氯化钠5g、枸橼酸铁铵0.5g、硫代硫酸钠0.5g、琼脂12g、酚红0.025g、蒸馏水1000ml，pH 7.4；将除琼脂和酚红以外的各成分溶解于蒸馏水中，校正pH。加入琼脂，加热煮沸，以溶化琼脂。加入0.2%酚红水溶液12.5ml，摇匀。分装试管，每管3ml，121℃高压灭菌15分钟。放置高层斜面备用。

【操作】接种针挑取待测菌，穿刺接种到距管底3~5mm，再原路返回，在斜面自下而上划线，35℃

培养 18～24 小时，观察结果。

【结果判定】志贺菌，能分解葡萄糖，产酸不产气，大多不发酵乳糖，不产生 H_2S，斜面红色/高层黄色；大肠埃希菌，能分解葡萄糖产酸产气，大多数能分解乳糖，不产生 H_2S，斜面黄色/高层黄色；沙门菌，能分解葡萄糖，不发酵乳糖，大多数产生 H_2S，多数产气，斜面红色/高层黑色。

4. 甲基红试验

【培养基】葡萄糖 0.5g、多价蛋白胨 0.5g、磷酸氢二钾 0.5g、蒸馏水 100ml；将上述成分溶于蒸馏水，校正 pH 为 7.2，分装，高压灭菌 10 分钟，冷却备用。

【试剂】甲基红溶于 95% 乙醇 300ml，然后加蒸馏水至 500ml。

【操作】将待检菌接种于葡萄糖蛋白胨水中，孵育过夜，加甲基红试剂 1～2 滴，观察结果。

【结果判定】红色为阳性，橘黄色为阴性。

5. ONPG 试验

【培养基】邻硝基酚 β-D-半乳糖吡喃苷（O-nitrophenyl-β-D-galactopyranoside，ONPG）60mg、0.01mol/L 磷酸钠缓冲液（pH 7.5）10ml、1% 蛋白胨水（蛋白胨 0.3g、NaCl 0.15g、pH 7.3，H_2O 100ml）30ml；将 ONPG 溶于缓冲液内，加入蛋白胨水，过滤除菌，分装于试管，每管 0.5ml，用橡皮塞紧置冰箱备用。

【操作】自琼脂斜面上挑取培养物一满环接种上述 ONPG 试管中，于培养 1～3 小时和 24 小时观察结果。

【结果判定】如产 β-半乳糖苷酶，则于 1～3 小时变黄色，如无此酶则 24 小时不变色。

（三）有机酸盐利用试验

枸橼酸盐、葡萄糖酸盐、丙二酸盐、酒石酸盐、醋酸盐、丙酮酸盐等。

1. 枸橼酸盐试验（克里斯顿法）　用于观察细菌对枸橼酸盐的利用情况。

【培养基】枸橼酸钠 3g、葡萄糖 0.2g、酵母浸膏 0.5g、盐酸半胱氨酸 0.1g、磷酸氢二钾 1g、氯化钠 5g、0.2% 酚红溶液 6ml、琼脂 15g、蒸馏水 1000ml。加热溶解，分装试管，121℃高压蒸汽灭菌 15 分钟，置放成斜面。

【操作】挑选来自琼脂平板菌落，接种整个斜面，再培养 7 天，每天观察结果。

【结果判定】培养基变成红色为阳性。

该培养基与西蒙枸橼酸盐不同之处在于，许多与志贺菌生化反应相似的大肠埃希菌，能在此培养基上生长，产生碱性反应，借此可与志贺菌相鉴别。

2. 葡萄糖酸盐试验

【培养基】蛋白胨 1.5g、酵母浸膏 1.0g、磷酸氢二钾 1.0g、葡萄糖酸钾 40g、蒸馏水 1000ml；上述成分溶解、过滤，校正 pH 6.5，分装每管 1ml，高压灭菌 115℃15 分钟，冷却，备用。

【试剂】班氏试剂。

【操作】大量接种待检菌株于上述培养基中，孵育过夜或至 48 小时，加班氏试剂，水浴中煮沸 10 分钟观察结果。

【结果判定】有黄色到橙色出现为“阳性”，没有颜色变化为“阴性”。

3. 肠球菌丙酮酸盐利用试验

【培养基】胰胨 10g、酵母浸出粉 5g、磷酸氢二钾 5g、氯化钠 5g、丙酮酸钠 10g、麝香草酚蓝 104mg、蒸馏水 1000ml。

【制备】除指示剂外，上述试剂加热溶解，调整 pH 7.1～7.4 后，再加指示剂，用 13mm×100mm 试管分装，高压 121℃15 分钟。

【操作】接种被检菌株于上述培养基中，孵育 35℃ 7 天以上。

【结果判定】培养基由绿色变成明显黄色为阳性，如仍为绿色或黄绿色判定阴性。

（四）生长抑制试验

Optochin、O/129、杆菌肽、高盐、新生霉素、氰化钾（KCN）抑制试验、6.5% NaCl 生长试验。

1. Optochin 试验

【材料】Optochin 纸片（直径 6mm）5μg/片、血平板。

【操作】挑取被检菌落，涂在血平板上，贴 Optochin 纸片于接种处，35℃，CO_2 孵育 18 小时。

【结果判定】抑菌环直径≥14mm 为敏感，推断为肺炎链球菌；抑菌环直径≤14mm 时参照胆汁溶菌，或为其他草绿色链球菌。

2. 杆菌肽敏感试验

【材料】含 0.04U/片的杆菌肽纸片、血平板。

【操作】挑取被检菌落，密涂于血平板上，接种量应大，以免出假阳性。贴上杆菌肽纸片，35℃过夜。

【结果判定】形成抑菌环为敏感，则推断被检菌为 A 群链球菌。

3. 氰化钾（KCN）抑制试验

【培养基】蛋白胨 10g、氯化钠 5g、磷酸二氢钾 0.225g、磷酸氢二钠 5.64g、蒸馏水 1000ml，0.5% 氰化钾溶液 20ml，pH 7.6；将除氰化钾以外的成分配好后分装烧瓶，121℃高压灭菌15分钟。放在冰箱内使其充分冷却。每100ml培养基加入0.5%氰化钾溶液2.0ml（最后浓度为1∶10 000），分装于12mm×100mm灭菌试管，每管约4ml，立刻用灭菌橡皮塞塞紧，放在4℃冰箱内，至少可保存2个月。同时，将不加氰化钾的培养基作为对照培养基，分装试管备用。

【操作】将待测细菌接种于KCN培养基，同时接种对照培养基。在36℃±1℃培养1～2天，观察结果。

【结果判定】如有细菌生长即为阳性（不抑制），经2天细菌不生长为阴性（抑制）。肠杆菌科中沙门菌、志贺菌和埃希菌属细菌生长被抑制，其他各属细菌均可生长。

4. 6.5% NaCl生长试验

【培养基】NaCl 6.5g、牛肉膏0.3g、葡萄糖0.1g、蛋白胨1g、琼脂1.8g、蒸馏水100ml。

【制备】溴甲酚紫指示剂适量，调整pH 7.4，121℃ 15分钟灭菌后制成平皿或斜面。

【操作】接种被检菌，35℃孵育过夜。

【结果判定】培养基上生长出菌落并变黄色为阳性，不变色为阴性。

【注意事项】本试验是测定细菌在高盐中的生长能力，葡萄糖作为是否生长的指示剂。细菌接种量不能过大，否则细菌并不需要繁殖即可使葡萄糖产酸，培养基变色，导致假阳性结果。

（五）各种酶类试验

1. 氧化酶试验（纸片法） 纸片法最方便，试剂易保存。

【材料】直径6mm左右滤纸片。

【试剂】1%盐酸四甲基对苯二胺水溶液；将滤纸片在药物溶液中浸泡约5分钟，取出，置35℃温箱中烘干。防潮保存。

【操作】用镊子取氧化酶纸片1张，印刮平板上的菌落，10s内观察颜色变化。

【结果判定】由粉红变蓝紫色为阳性，不变为阴性。

【质量控制】阳性菌株：铜绿假单胞菌ATCC27853；阴性菌株：大肠埃希菌ATCC25922。

2. 过氧化氢酶试验（触酶试验）

【试剂】3%过氧化氢溶液。

【操作】将菌落置于洁净的试管内或玻片上，然后加3%过氧化氢数滴；或直接滴加3%过氧化氢于不含血液的细菌培养物中，立即观察结果。

【结果判定】有大量气泡产生者为阳性。不产生气泡者为阴性。

【注意事项】不要刮取含血液的培养基的菌落，否则可导致假阳性。

3. 硝酸盐还原试验

【培养基】蛋白胨1g、硝酸钾0.1g、蒸馏水100ml；将上述成分溶于蒸馏水，校正pH为7.4～7.6，分装，高压灭菌15分钟，冷却后备用。

【试剂】A液：对氨基苯磺酸0.8g、5N醋酸100ml；B液：α-萘胺0.5g、5N醋酸100ml。

【操作】将待检菌接种硝酸盐培养基中，孵育过夜，加入等量A、B液1～3滴，观察结果。

【结果判定】红色为“+”，即还原硝酸盐。

【注意事项】①培养基不应含亚硝酸盐，以避免假阳性；②某些肠杆菌还原硝酸盐的能力很强，还原硝酸盐为亚硝酸盐后，进一步将亚硝酸盐分解为氨、氮、氧化氮，造成假阴性。所以，观察结果时，如无红色出现，应加少量锌粉，仍无色，说明亚硝酸盐进一步分解，硝酸盐反应为阳性。若加锌粉后出现红色，说明锌使硝酸盐还原为亚硝酸盐，而待检菌无还原硝酸盐的能力，即硝酸盐还原试验阴性。

4. 乙酰胺酶试验

【培养基】酵母浸膏0.5g、葡萄糖0.2g、氯化钠5g、磷酸氢二钾1g、乙酰胺3g、琼脂15g、蒸馏水1000ml、0.02%酚红水溶液4ml、pH 6.3。

【制备】上述试剂，加热熔解，调整pH，再加指示剂，分装试管，高压灭菌，放斜面备用。

【结果判定】变红为阳性，不变为阴性；或加奈氏试剂后出现黄色沉淀为阳性。

在用生化培养基做试验时，应注意选择适当的配方，此点在糖的分解方面是十分重要的。测定对糖是否可利用，对不同的菌类有各自专用的配方，最明显的一例是不能用鉴定肠杆菌科的糖分解培养基作非发酵菌的鉴定，不然将得到错误结果。关于不同菌类所要求的配方，请参阅各类菌鉴定方法部分。

5. 葡萄球菌凝固酶和凝聚因子试验 葡萄球菌凝固酶试验被广泛地用于常规鉴定金黄色葡萄球菌与其他葡萄球菌。试管法凝固酶试验称为葡萄球菌凝固酶，玻片法为检测凝聚因子。

（1）凝聚因子试验：取1滴蒸馏水于洁净的玻片上，用接种环挑取待检菌一环置于蒸馏水中，制成浓的菌悬液，无自凝现象。然后加一环家兔血浆混合，10秒内观察结果，出现明显细菌凝块为阳性，否则为阴性。如超过10秒可出现假阳性，有10%～15%金黄色葡萄球菌呈假阴性，因此必须用试管法验证凝聚因子试验。

（2）葡萄球菌凝固酶试验：用生理盐水将血浆4倍稀释，取0.5ml。然后挑取3～5个菌落于稀释血浆中，成浓菌悬液。置37℃水浴，3～4小时后读取结果，凝固者为阳性。若阴性，继续观察到24小时，不凝固者为阴性。试验应同时作阳性、阴性对照。

（六）其他试验

1. CAMP试验

【培养基】血平板。

【操作】在血平板上，用金黄色葡萄球菌划种一条直线，再将被检菌距金黄色葡萄球菌接种线3mm处呈直角接种一短线。用同样方法接种阴性和阳性对照菌。35℃孵育过夜。

【结果判定】在被检菌接种线与金黄色葡萄球菌接种线之间有一个矢形（半月形）加强溶血区，此即CAMP试验阳性。否则为阴性。

2. 胆汁-七叶苷试验（平皿法或斜面法）

用于肠球菌的鉴定。

【培养基】牛肉膏3g、七叶苷1g、蛋白胨5g、枸橼酸铁0.5g、胆盐40g、琼脂1%、蒸馏水1000ml。

【制备】牛肉膏、蛋白胨和琼脂溶于400ml蒸馏水中，胆盐溶于400ml蒸馏水中，枸橼酸铁溶于100ml蒸馏水中，三者混合，加热充分溶解后，高压灭菌121℃15分钟。七叶苷溶于100ml蒸馏水，过滤除菌，以无菌手续加到培养基中，倾倒平皿或斜面。

【操作】接种被检菌1～3个菌落，涂划开，置35℃下，孵育24～48小时。

【结果判定】培养基变黑色或棕褐色为阳性，不变色为阴性。

【注意事项】接种细菌量不能过大。本试验是测定细菌在胆盐中生长情况及同时分解七叶苷的能力，如接种菌量过大，细菌不需要生长而本身固有的酶足以造成七叶苷分解，出现假阳性结果。

3. 七叶苷试验

【培养基】蛋白胨5g、七叶苷3g、KH_2PO_4 1g、枸橼酸铁0.5g、蒸馏水1000ml。

【制备】将上述成分加热溶解，分装试管，高压灭菌121℃ 10分钟。

【操作】接种被检菌于培养基中，35℃过夜。

【结果判定】培养基变黑为阳性，不变为阴性。

4. 链球菌色素试验　色素试验在鉴定B群链球菌的几个方法中，特异性最好。这是Noble改良的Islam法。

【培养基】淀粉10g、胨23.0g、KH_2PO_4 1.48g、Na_2HPO_4 5.75g、琼脂10g、水1000ml。

【制备】调整pH 7.4，121℃15分钟灭菌后，加入10ml灭活马血清，倾制平板或高层琼脂。

【操作】接种细菌，35℃过夜培养。

【结果判定】细菌菌落及周围的培养基呈黄色为阳性。

5. 吡咯烷酮酶（PYRase）试验　细菌产生吡咯烷酮酰肽酶、水解L-吡咯烷酮β-萘酚酰胺（PYR）基质，释放β-萘酚酰胺与N，N-二甲氨基肉桂醛，产生桃红色为阳性。

【试剂】PYR产色试剂：1gN，N-二甲氨基肉桂醛溶于含25mmol/L Triton X-10的50ml 10%浓酸中。

【制备】称取相当于1000ml容量Todd-Hewitt培养基干粉，加15g琼脂，高压灭菌备用。

称取40mg PYR，溶于4ml甲醇，无菌过滤。加入前项培养基中，倾注成平板。

【操作】将被检菌株接种上述试验平板上，35℃过夜培养。

【结果判定】加入一滴PYR试剂于菌落上，1分钟后，菌落出现桃红色为阳性，即水解PYR阳性，若菌落呈黄褐色是阴性。

【注意事项】目前有商品化测定PYR试验纸片，具体操作参考各厂家说明书。

第六章

真菌检验与常规鉴定

第一节 概 述

真菌种类繁多，约有5万多种，广泛分布在自然界，大多对人类无致病作用，目前已知对人类有致病性的真菌仅150余种。由真菌引起的疾病称真菌病，它可累及机体各个系统。临床真菌检验主要是从临床标本中检出真菌与准确鉴定、并指导临床合理应用药物，为临床诊断、治疗、预防和流行病学调查及医院内感染的监控提供可靠的依据。真菌形态学检查是真菌感染病原学检验主要检测方法。

一、分类和命名

在现今已有的众多真菌分类系统中，还没有一个被世界公认而确定合理的分类系统。大多数学者认定的六界生物分类系统中，真菌独立为真菌界。它的分类等级依次是门（phylum，后缀-mycota）、亚门（subphylum，后缀-mycotina）、纲（class，-mycetes）、目（order，-ales）、科（family，-aceae）、属（genera）和种（species）。目前真菌界分为七门，下分36纲、140目、560科、8283属、97861种。

真菌界的七门包括子囊菌门（Ascomycota）、担子菌门（Basidiomycota）、壶菌门（Chytridiomycota）、芽枝霉门（Blastocladiomycota）、新丽鞭毛菌门（Neocallimastigomycota）、球囊菌门（Glomeromycota）和微孢子虫门（Microsporidia）。接合菌门因其在生物系统发生学中为复系群（polyphyletic group），现不再使用该门名称，现阶段已将其置于球囊菌门和四个亚门：毛霉亚门（Mucoromycotina）、虫霉亚门（Entomophthoromycotina）、捕虫霉亚门（Zoopagomycotina）和梳霉亚门（Kickxellomycotina）。

与临床医学关系较为密切的真菌有毛霉亚门、虫霉亚门、担子菌门和子囊菌门。毛霉亚门毛霉目中重要菌属有根霉属（*Rhizopus*）、黄梗霉属（*Lichthemia* 旧称犁头霉 *Absidia*）、毛霉属（*Mucor*）与根毛霉属（*Rhizomucor*）。虫霉亚门虫霉目有蛙粪霉属（*Basidiobolus*）和耳霉属（*Conidiobolus*）。担子菌门最为重要是无性型酵母菌，有隐球菌属（*Cryptococcu*）马拉色菌属（*Malassezia*）和毛孢子菌属（*Trichosporon*）。与临床医学有关子囊菌门有①肺孢子菌纲（Pneumocystidomycetes）肺孢子菌；②酵母纲（Saccharomycetes）酵母菌目的毕赤酵母属（*Pichia*），其无性型属于念珠菌属（*Candida*）；③散囊菌纲（Eurotiomycetes）爪甲团菌目（Onygenales），包括皮肤癣菌的有性型和一些双相型真菌（荚膜组织胞浆菌、皮炎芽生菌）有性型；散囊菌纲刺盾炱目（Chaetothyriales）的暗色真菌，如枝孢瓶霉属（*Cladophialophora*）、着色霉属（*Fonsecaea*）、瓶霉属（*Phialophora*）、疣状瓶霉（*Phialophora verrucosa*）以及散囊菌目的曲霉属和青霉属的有性型等；④粪壳菌纲（Sordariomycetes）粪壳菌目包含有镰刀菌属（无性型）的有性型；另有一些暗色真菌属粪壳菌纲的小囊菌目（Microascales）、肉座菌目（Hypocreales）与长喙壳菌目（Ophiostomatale）。

临床上根据致病性真菌的感染部位，通常分为浅部真菌和深部真菌。浅部真菌主要感染机体皮肤、毛发和指（趾）甲，深部真菌常侵袭深部组织、内脏及全身。浅部真菌主要有：毛癣菌属（*Trychophyton*）、表皮癣菌属（*Epidermophyton*）、小孢子菌属（*Microsporum*）、马拉色菌属、着色霉属、枝孢瓶霉属、瓶霉属和申克孢子丝菌（*Sporotrichum schenckii*）等；深部真菌主要有：念珠菌属、隐球菌属、组织胞浆菌属（*Histoplasma*）、曲霉属（*Aspergillus*）、根霉属、黄梗霉属、毛霉属、根毛霉属、镰刀菌属（*Fusarium*）、毛孢子菌属、马尔尼菲青霉（*Penicillium marneffei*）和耶氏肺孢子菌（*Pneumocystis jirovecii*）。真菌命名基本同细菌命名的规则。

二、生物学特征

（一）真菌结构特征

真菌由营养体和繁殖体构成。依营养体形态真菌又分为单细胞真菌（酵母菌）和多细胞真菌（丝状菌）两类；另有一类，在含有动物蛋白的培养基上37℃培养时为酵母菌型，在25℃普通培养基上呈丝状菌，在不同的环境条件下，两种形态可以互相转换的真菌，称之为双相型真菌。

1. 单细胞真菌　又称酵母菌（yeast），镜下观察酵母菌约大于球菌5～6倍、圆形、卵圆形细胞，以出芽或二分裂方式繁殖；在固体培养基上生长的菌落与细菌菌落相似；也有些酵母菌在一定条件下，出芽后芽管不脱落，形成各种假菌丝。临床常见的酵母菌有隐球菌和念珠菌（假丝酵母菌）。

2. 多细胞真菌　营养体由菌丝和孢子交织组成，称为丝状菌（filamentous fungus）或霉菌（mold）。其菌丝体在生长中组成不同性状菌落是鉴别真菌的重要指征。菌丝是由成熟的孢子在基质上萌发产出的芽管，进一步伸长，并产生分枝且不断生长；或是由一段菌丝细胞增长形成的，可进化成真菌的营养器官或繁殖结构。各种真菌菌丝形态各异，有网状菌丝、球拍状菌丝、梳状菌丝、螺旋状菌丝、鹿角状菌丝等，临床上可借菌丝形态鉴别真菌菌种。

3. 繁殖体　真菌繁殖形式多种多样，通常菌丝的片段就能进行繁殖。而在自然界往往是通过各种有性和无性的孢子进行繁殖。不同的真菌都有其特有的孢子，其形状大小、表面纹饰和色泽等各不相同，产生孢子的器官——子实体也有差别，孢子和子实体是鉴别真菌的重要依据。

（1）无性孢子与无性子实体：一般不经两性细胞的结合而形成的孢子叫无性孢子，这一繁殖过程称无性繁殖。无性繁殖产生无性孢子与无性子实体有5种：孢子囊孢子、分生孢子、芽生孢子、厚壁孢子与关节孢子。

1）孢子囊孢子：菌丝分枝的顶端或孢囊梗的顶端形成膨大的孢子囊，并生出横隔将孢囊梗与孢子囊分开，孢子囊中原生质切割后逐渐形成孢子，其数量较多。

2）分生孢子：是从菌丝分支的顶端细胞或分生孢子梗顶端细胞（由菌丝分化而来）分化而成。不同种类的分生孢子梗（单生、丛生、成链或成簇）都具有一定的形态特点。分生孢子的形态、颜色和大小因菌种不同而多样，它们有单细胞、双细胞和多细胞，有圆形、椭圆形、丝状等，也有单生、串生和丛生等。各种分生孢子的结构都被用作分类和鉴定菌种的依据。

3）芽生孢子：芽生孢子在形成时，自母细胞产生一个芽，此时细胞核也一分为二，其中之一进入芽细胞。芽细胞不断长大，靠缢缩方法从母细胞脱落下来。有时芽殖的第一个细胞尚未脱落，在这个芽细胞上又可继续出芽，长出另一个芽生孢子，因此，有时可见几个芽生孢子连成一串。酵母菌的无性繁殖大多数是出芽产生芽生孢子。

4）厚壁孢子：由菌丝细胞原生质浓缩、变圆，形成壁厚的厚壁孢子。常产生于菌丝项端或中间，圆形或椭圆形，单生或几个连在一起，颜色较暗。

5）关节孢子：菌体成熟后菌丝的上部形成许多横隔，在横隔处断裂成圆筒状或短柱状、两端稍呈钝圆的细胞称关节孢子；或为菌丝细胞断裂而形成新个体。

（2）有性孢子和有性子实体：不同性别的细胞或器官配合后产生不同类型的有性孢子称有性繁殖。不同类型的真菌产生有性孢子的过程及产孢结构差异较大，但它们通常有质配、核配和减数分裂几个阶段。有性孢子有卵孢子、接合孢子、担孢子、子囊孢子和休眠孢子囊。

（二）真菌细胞生物学特征

为真核细胞型微生物，具有被核膜包裹的细胞核和较为完善的细胞器如线粒体、过氧化物体和高尔基体。与植物不同是不含叶绿素，无根、茎、叶的分化；与动物不同是它具有细胞壁。与原核细胞型微生物不同的细胞生物特征如下：

1. 细胞壁组成　丝状真菌细胞壁骨架的微纤维以几丁质（chitin）为主，而酵母菌以葡聚糖为主。前者是N-乙酰葡糖胺经-1，4糖苷键连接而呈直链多聚体；后者以β-1，3连接的葡萄糖残基为骨架作为支柱，以分支状的β-1，6葡萄糖残基组成了侧链。真菌细胞壁基质中有多糖、甘露聚糖、蛋白质、蛋白质多糖复合物与脂质。不同种的真菌，组成细胞壁多糖含量有明显差异；同种真菌，在细胞成熟过程中细胞壁各成分会发生明显改变，故细胞壁多糖含量可作为真菌分类依据及真菌感染实验诊断依据。

2. 细胞膜　真菌细胞膜具有生物体所具有的液体镶嵌模型的结构，细胞膜具有大量的麦角固醇类（ergosterol）化合物，是多烯族化学物作为抗真菌药物分子基础。

3. 细胞核　是细胞内遗传信息的储存、复制和转录的主要场所，由核被膜、染色质、核仁和核基质等构成。

4. 细胞质　细胞质中有一个与细胞基质相隔离、但彼此相通的囊腔和细管系统，由脂质双分子层围成内质网，它分成两类：其一是在膜上附有核糖体颗粒，称粗面内质网，具有合成和运送胞外分泌蛋白至高尔基体的功能；另一类为膜上不含核糖体的光面内质网，它与脂质代谢和钙代谢等密切相关，是合成磷脂的主要部位。细胞质中有完善的细胞器如线粒体、过氧化物体和高尔基体。

三、感染类型

随着医院感染率增加所致抗生素滥用而引起菌群失调、AIDS流行、肿瘤和慢性消耗性疾病等导致人群免疫力下降等因素，近年来真菌感染率有上升趋势。狭义的真菌病只包括真菌侵入人体引起的疾病。广义的真菌感染还包括对真菌孢子或产物的过敏、毒蕈或真菌毒素引起的中毒等。

（一）以真菌致病性分类

1. 致病性真菌感染　真菌本身具有致病性，如皮肤癣菌有嗜角蛋白特性，在皮肤局部大量繁殖后，通过机械刺激和代谢产物的作用引起局部的炎症和病变（手足癣、甲癣、头癣等），大多是外源性真菌感染。

2. 条件致病性真菌感染　真菌一般不具致病性，在机体免疫力降低及菌群失调时发生感染，如白念珠菌可侵犯皮下，内脏及脑膜等处，引起慢性肉芽肿及坏死，甚至危及患者生命，属内源性感染。亦有条件致病性真菌引起的外源性感染（如曲霉），常发生于长期应用抗生素、激素、免疫抑制剂、化疗和放疗的患者。

3. 真菌变态反应性疾病　真菌本身并不致病，可由真菌性过敏原（如孢子抗原）引起变态反应性疾病，如荨麻疹、哮喘、变态反应性肺泡炎和癣菌疹等。

4. 真菌毒素中毒症　因食入真菌毒素而中毒称真菌毒素中毒症，真菌毒素已发现100多种，可侵害肝、肾、脑、中枢神经系统及造血组织。真菌毒素中毒与一般细菌和病毒的毒素不同，有明显地区性和季节性，但没有传染性，不引起流行。

（二）以感染部位分类

1. 浅部真菌感染　包括浅表真菌感染、皮肤癣真菌感染和皮下组织感染。浅表感染真菌主要寄居于人体皮肤和毛发的最表层；皮肤癣菌易侵犯皮肤角蛋白组织，如角质层、甲板和毛发等；皮下组织真菌在局部皮下组织繁殖，并缓慢向周围组织扩散，一般不经淋巴、血液向全身扩散，如皮肤着色芽生菌病、暗色真菌囊肿、足菌肿。

2. 深部真菌感染　包括致病性真菌感染和条件性真菌感染。深部真菌感染可累及各个系统。不同真菌所致的同一脏器感染，其临床表现大致类同。致病性感染真菌有组织胞浆菌、芽生菌、球孢子菌、副球孢子菌等双相性真菌，感染常由吸入导致肺部感染而扩散全身各器官系统。条件性真菌包括曲霉、接合菌、隐球菌和念珠菌，感染通常发生在免疫功能低下者或正常菌群失调患者。

四、检验程序与方法

（一）真菌病原学检验程序

真菌病原学检验程序见图4-6-1。

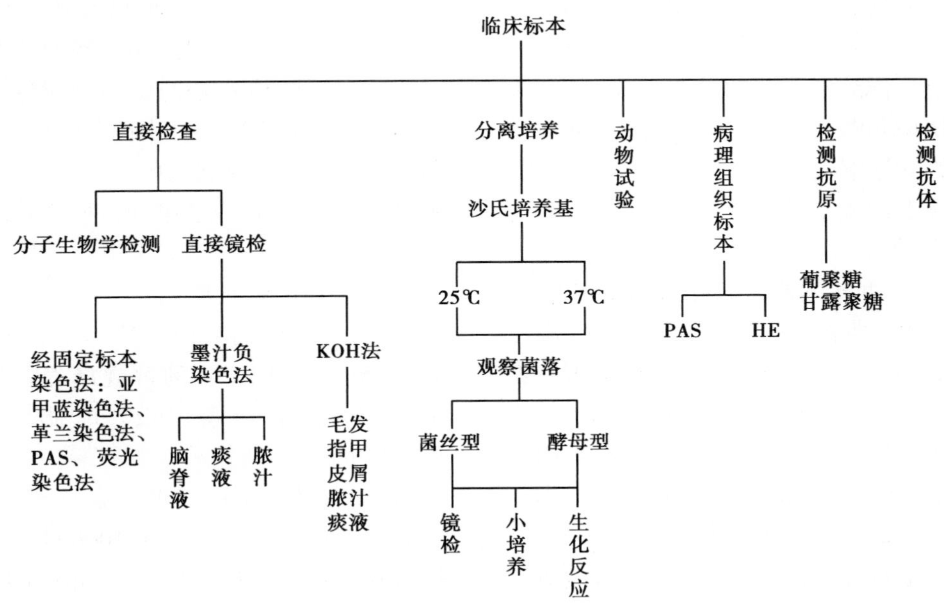

图4-6-1　临床标本真菌检验程序

（二）真菌鉴定程序

真菌鉴定程序见图4-6-2。

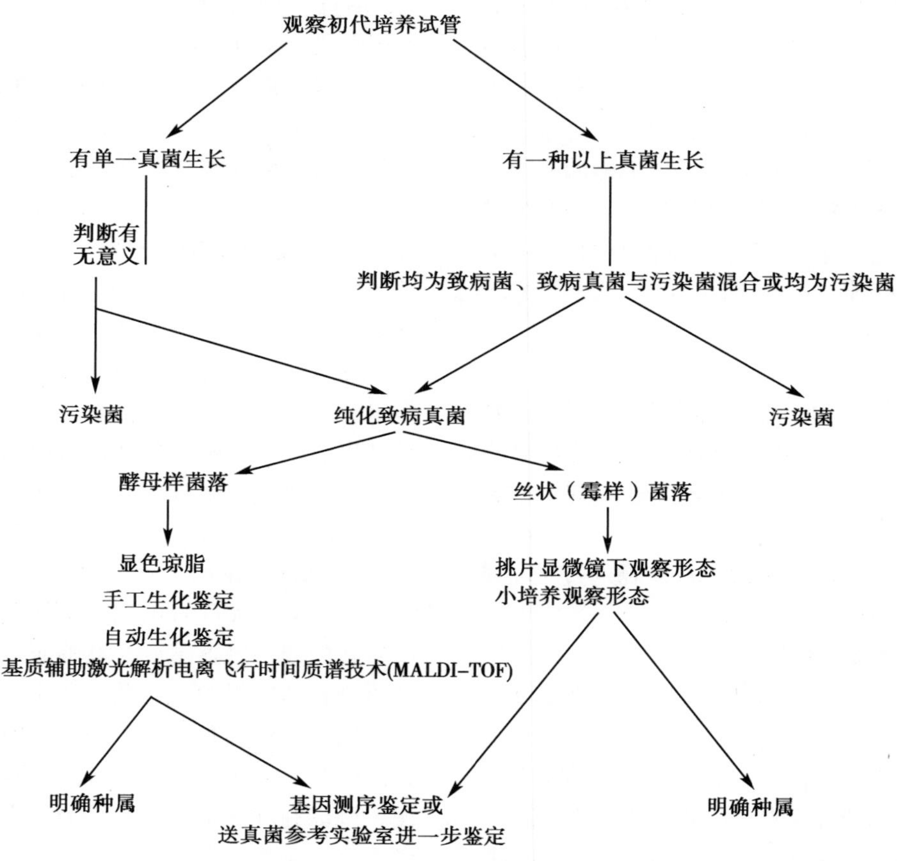

图4-6-2 真菌鉴定程序

（三）检验方法

1. 临床标本直接显微镜检查 标本置载玻片上，加载浮液制片后，不染色或染色；在较暗的光线下于低倍镜下观察寻找菌丝和孢子；再转成高倍镜观察菌丝、孢子形态，可提示某些真菌菌种。

真菌涂片检查操作简单、结果报告迅速，对于判断有无感染以及协助判断培养菌株临床意义有重要价值。缺点是人为因素影响较大，如涂片取材和直接镜检等检验很大程度上依赖于操作者的经验。

2. 培养检查与培养基

（1）培养检查：通过体外常规培养或显色培养基培养，根据不同真菌菌种，在合适的孵育温度（一般放置27℃ ±1℃恒温培养箱，某些双相型真菌需要同时放置37℃培养），孵育不同的时间后，肉眼观察真菌菌落性状，并进一步通过镜下观察真菌形态，将有助于真菌检测与鉴别。一般而言，分别于24小时、48小时和72小时观察是否有菌落生长，若有真菌生长则进入鉴定程序；如果无真菌生长建议继续培养至5~7天，对于深部真菌可以报阴性；对于高度怀疑真菌感染患者标本，或怀疑某些生长较慢真菌时（组织胞浆菌）培养时间应延长至2~4周，4周后无真菌生长可报阴性。菌落应观察：①生长速度：指在一定条件下（如培养基、温度和培养时间）菌落的直径；②颜色：气生部分和基内菌丝体（菌落反面）以及培养基的颜色，颜色的描述要借助于色谱；③表面质地：分生孢子梗自基物或紧贴基物的菌丝层生出者为丝绒状菌落，生自气生菌丝者为絮状菌落；④其他：有无渗出液、气味、环纹及其他特征。

（2）常用培养基

1）沙氏葡萄糖琼脂培养基（Sabouraud dextrose agar，SDA）：用于真菌常规培养。其主要成分为葡萄糖40g、蛋白胨10g、琼脂18 ~ 20g、蒸馏水1000ml。

2）改良SDA：其主要成分为麦芽糖20g、蛋白胨10g、琼脂20g、蒸馏水1000ml。为防止细菌生长，培养基中可加庆大霉素40 ~50μg/ml或氯霉素50μg/ml；为抑制污染真菌可加入放线菌酮500μg/ml，但可影响新生隐球菌和曲霉的生长；上述抗菌药物简称CCG（cycloheximide，chloramphenicol，gentamicin，CCG）；若加入维生素 B_1 0.1mg/ml，可促进紫色毛癣菌和断发毛癣菌生长繁殖、加入酵母浸膏5mg/ml，可促进皮肤癣菌生长。

（3）尿素琼脂：可区别能产生尿素酶的真菌，其主要成分为葡萄糖10g、琼脂20g、蛋白胨1g、NaCl 5g、磷酸二氢钾（KH_2PO_4）2g、0.01%或0.02%酚红水溶液6ml，蒸馏水1000ml，20%尿素液。上述其他成分混合后，再加20%尿素液，每450ml培养基中加50ml。

（4）马铃薯葡萄糖琼脂（potato dextrose agar，PDA）：既可用于菌种保藏，同时也是鉴定真菌较好的培养基之一。它促进分生孢子生长，也可用于促进皮肤癣菌色素形成。其主要成分为马铃薯200g、葡萄糖20g、琼脂20g、蒸馏水1000ml。

（5）玉米粉吐温琼脂（cornmeal，Tween-80 agar，CMA）：能促进红色毛癣菌产生深红色色素、不加葡萄糖可促进白念珠菌厚壁孢子及假菌丝形成、促进暗色真菌孢子的形成。其主要成分为玉米粉50g、葡萄糖2g、琼脂15g、蒸馏水1000ml、吐温-80 10ml。

（6）察-多琼脂（Czapek Dox agar，CZA）：曲霉属常用的鉴别培养基，肉眼及低倍镜观察察-多琼脂上生长的曲霉菌落，记录菌落形状、大小、颜色和纹饰等为曲霉属鉴定依据之一。其主要成分为硝酸钠（$NaNO_3$）3g、磷酸二氢钾（KH_2PO_4）1g、硫酸镁（$MgSO_4 \cdot 7H_2O$）0.5g、氯化钾（KCl）0.5g、硫酸亚铁（$FeSO_4 \cdot 7H_2O$）0.01g、蔗糖30g、琼脂20g、蒸馏水1000ml。培养基中的蔗糖为唯一碳源，硝酸钠作为唯一氮源。可以利用硝酸钠作为氮源的细菌或真菌，都可以生长在这种培养基上。

（7）脑心浸汁琼脂（brain heart infusion agar，BHI）：是一种通用于所有真菌的分离培养基，由沙氏培养基与脑心浸液组合，其主要成分为脑心浸膏35g、琼脂15g、葡萄糖10g、蒸馏水1000ml。大多数真菌包括双相性真菌酵母相可以；加入羊血可提供苛养真菌如荚膜组织胞浆菌生长。通过加入氯霉素，放线菌酮，青霉素和（或）链霉素可制备成选择培养基。

（8）麦芽浸汁琼脂（malt extract agar，MEA）：用于曲霉属的鉴定及保藏。其主要成分为麦芽浸膏20g、蛋白胨1g、琼脂20g、葡萄糖20g、蒸馏水1000ml。

（9）柯玛嘉念珠菌显色培养基（CHROMagar *Candida*）：是临床检验酵母菌重要选择鉴别培养基。蛋白胨和葡萄糖提供营养；氯霉素抑制细菌生长。加入氟康唑可选择出耐氟康唑酵母菌如克柔念珠菌酵母菌。经过37℃ 24～48小时的培养，可以鉴定4种念珠菌：翠绿色菌落为白念珠菌，铁蓝色菌落为热带念珠菌，淡粉红色菌落为克柔念珠菌，紫色菌落为光滑念珠菌。

3. 真菌抗原测定　有（1，3）-β-D-葡聚糖检测［（1，3）-β-D-glucan，G试验］、曲霉半乳甘露聚糖抗原ELISA检测方法（*Aspergillus* galactomannan enzyme-linked immunosorbent assay，GM试验）和隐球菌抗原检测（乳胶凝集试验、胶体金免疫层析法），具备取材简便、快速诊断优势，但部分检验项目（G试验和GM试验）的敏感度和特异度并不十分理想，符合标准的阳性检测结果仅能提示临床感染，不能作为确诊指标，还需要结合涂片和培养检查结果以及患者临床症状和体征。隐球菌抗原检测敏感度和特异度均较好，可以作为确诊的依据。

4. 分子生物学检测　近年来分子生物学技术不断应用于真菌病诊断及菌种鉴定中。目前应用最为广泛技术主要是PCR，目的基因多取自核糖体蛋白基因（rDNA）及其内转录间隔区（ITS）。随着真菌学研究的深入，许多致病真菌的基因组序列已为大家所知，根据已知序列，选择合适的区域进行种属特异性引物设计，再应用种属特异性引物进行菌种鉴定也是一种快速可靠的方法。利用分子生物学技术从分子水平上诊断真菌感染特异性好，敏感性高；快速、便捷，并能迅速鉴定到种，为选择合适的治疗方式提供依据。但是目前PCR技术的标准化还存在一定问题，特别是污染导致的假阳性影响其广泛应用于临床诊断。

目前国内实验室鉴定常见病原真菌依然以形态学和生理生化特征为基础，必要时采用特定靶基因DNA序列测定对表型特征难以确定的菌株进行鉴定。

第二节　真菌检验

一、深部真菌标本

（一）常见真菌

深部真菌标本中临床常见真菌见表4-6-1。

表 4-6-1 深部真菌标本中临床常见真菌

标本名称	常见真菌
血液	白念珠菌、热带念珠菌、近平滑念珠菌、新生隐球菌、荚膜组织胞浆菌、葡萄牙念珠菌、克柔念珠菌、酵母属、乳酒念珠菌、涎沫念珠菌、粗球孢子菌、季也蒙念珠菌、毛孢子菌属
脑脊液	新生隐球菌、白念珠菌、近平滑念珠菌、热带念珠菌、粗球孢子菌、荚膜组织胞浆菌
骨髓与无菌体液	离蠕孢属、皮炎芽生菌、粗球孢子菌、突脐孢属、荚膜组织胞浆菌、多育赛多孢菌、申克孢子丝菌、白念珠菌、光滑念珠菌、季也蒙念珠菌、新生隐球菌
呼吸道标本	酵母菌（除隐球菌属）、皮炎芽生菌、青霉属、曲霉属、枝孢霉属、镰刀菌属、链格孢属、黑曲霉、白地霉、帚霉属、毛孢子菌属、根霉属
生殖道分泌物	白念珠菌、光滑念珠菌、热带念珠菌、近平滑念珠菌、青霉菌属、克柔念珠菌、新生隐球菌、酵母菌、荚膜组织胞浆菌、枝孢霉属、曲霉属、毛孢子菌属、镰刀菌属
尿液	粗球孢子菌、白地霉、荚膜组织胞浆菌、青霉菌属、白念珠菌、光滑念珠菌、热带念珠菌、近平滑念珠菌、酵母属、克柔念珠菌、红酵母属、新生隐球菌
脓液	枝孢霉属、镰刀菌属、链格孢属、构巢曲霉，黄曲霉，尖端赛多孢、外瓶霉属 青霉属、根霉属、帚霉属、近平滑念珠菌
耳标本	离蠕孢属、皮炎芽生菌、帚霉属、镰刀霉菌属、青霉属、瓶霉菌属、根霉属、念珠菌属、红酵母属
眼标本	念珠菌属、荚膜组织胞浆菌、副粗球孢子菌
口腔标本	皮炎芽生菌、荚膜组织胞浆菌、毛孢子菌属、白念珠菌、白念珠菌、热带念珠菌、光滑念珠菌、红酵母属

（二）标本的采集、运送和保存

1. 标本的采集　包括血液、骨髓、脑脊液与体腔穿刺液等无菌体液；呼吸道标本、生殖道分泌物、尿液、粪便、脓液及胃洗液等标本以及眼、耳与口腔标本。引流液、无菌体液和尿液等均应在无菌条件下收集（采集方法详见第四章细菌检验）；抽取静脉血注入血液细菌增菌瓶中。口咽、泌尿生殖道标本要注意避开正常菌群的污染。脓液、伤口、创伤及软组织标本先用70%乙醇擦去表面渗出物，开放性伤口用拭子采集深部伤口或溃疡基底部的分泌物；封闭的脓肿用注射器抽取脓液，放入无菌容器内；如脓液中有颗粒（如足菌肿）应注意收集，如果窦道开口部位有翘起的痂屑，通常在其下方的脓液中可发现颗粒。眼、耳与口腔标本的取材方法较为特殊，采集方法如下：

（1）眼部标本：采集眼结膜标本，预先沾湿拭子，在结膜上滚动采集标本；采集眼角膜标本，在麻醉下，用刮勺在溃疡或创伤边缘刮取，将刮取的标本直接接种在平板上；玻璃体、前房穿刺液与晶状体标本，如标本量少，最好将标本直接于床旁接种至平板上。用于培养的角膜标本和组织标本应立即镜检或培养，不宜保存。

（2）耳拭子：对患有外耳炎的患者，取耳道深部拭子送检。如鼓膜穿孔，需获取深部分泌物进行病原学检查。

（3）口腔标本：对于口腔溃疡，先用一个拭子拭去溃疡或创面浅表分泌物，再用第二个拭子采集溃疡边缘或底部的标本；口腔黏膜可用钝刀刮片或拭子取材，钝刀用高压灭菌后在损害处刮片。

2. 标本运送　立即送检，送检时间不超过2小时；如果延迟处理标本，推荐作4℃保存，一般不能超过24小时，以避免标本中污染的细菌或快速生长真菌的繁殖而影响病原性真菌分离。

3. 标本的处理

（1）浓缩无菌体液：无菌体液及较大量标本（>2.0ml），在转接前应该采取3000rpm，5分钟离心浓缩；一般取沉淀进行镜检和培养，以增强真菌的检出率；如果存在膜状物或者块状物，应该分解后接种。

（2）血清分离：用于血清学检验（抗原检测或抗体检测）的血液标本可通过离心获得血清或血浆，4℃保存。

（三）常用检验方法

1. 直接显微镜检查　通过显微镜观察临床样本中（痰、拭子、粪便、脓液、无菌体液、脑脊液、灌洗液、引流液和尿液等）孢子、菌丝等真菌结构成分来确定有无真菌存在，无菌部位标本发现真菌结构成分可确定感染，非无菌部位存在真菌定植，不能判断是否感染，需要结合真菌培养结果和临床情况综合判断。

常用的方法有标本不染色显微镜真菌检查（湿片镜检）和染色显微镜真菌检查（干片镜检）。其中墨汁荚膜染色是检查脑脊液中新型隐球菌常用方法。

【操作】标本置于载玻片上，加一滴载浮液，盖上盖玻片。然后轻压盖玻片，驱逐气泡并将标本压薄，用棉签吸去周围溢液，置显微镜下检查。检查时应遮去强光，先在低倍镜下检查有无菌丝和孢子，然后用高倍镜观察孢子和菌丝的形态、特征、位置、大小和排列等。载浮液若为印度墨汁（或优质中国墨汁），将其置于载玻片上与被检标本（如脑脊液）混合，盖上盖玻片于显微镜下观察圆形或卵圆形有芽生孢子酵母细胞与细胞外一层胶质样荚膜。

【结果判定】镜下观察到真菌菌丝与孢子报告为阳性，根据镜下特征对致病真菌菌种仅有提示意义，明确菌种需要结合真菌培养和鉴定。未见真菌菌丝与孢子报告为阴性。镜下观察提示：①孢子和假菌丝提示念珠菌；②有荚膜的孢子提示隐球菌；③透明、有隔菌丝，分支角度在45°左右提示曲霉或其他丝状真菌；④透明、无隔或少隔菌丝提示毛霉目真菌；⑤咖啡色菌丝提示暗色丝状真菌。

【注意事项】掌握真菌菌丝或孢子判定标准，即具有一定折光性的为菌丝或孢子，勿将纤维、细胞等误认为真菌。

2. 常规培养

【操作】在生物安全柜中操作。用红外线加热器灭菌接种针/刀，挑取少量标本，接种于试管的斜面中下部，将标本浅埋入培养基（葡萄糖蛋白胨琼脂培养基（SDA）或马铃薯琼脂培养基（PDA）或脑心琼脂（BHI）），用胶塞封口；放置恒温培养27℃±1℃培养，某些双相型真菌需要同时放置37℃培养；分别于24小时、48小时和72小时观察，如果有真菌生长进入鉴定程序（见图4-6-2）；如果无真菌生长建议继续培养至5～7天，对于深部真菌可以报阴性；对于高度怀疑真菌感染患者标本，或怀疑某些生长较慢真菌时（组织胞浆菌）培养时间应延长至2～4周，每周观察，4周后无真菌生长可报阴性。

【结果判定】有真菌菌落生长为阳性；无真菌菌落生长为阴性。

【注意事项】培养阳性率较低，未培养出致病菌不代表没有感染；对于可能存在细菌污染的标本，建议接种于加入抗生素（氯霉素或庆大霉素）培养基中，同份标本接种两支培养管；对于环境中真菌可能存在的污染，严格操作规范防止污染，同时应多次培养。痰液中培养出念珠菌多见，但多为呼吸道定植菌，致病罕见。

3. 真菌小培养　目的在于鉴定真菌的菌种。

【操作】小培养法有很多种，在此介绍两种，包括：①琼脂方块培养法：在无菌平皿中放入无菌的U型或V型玻璃棒（或其他支持物），加适量无菌水或含水棉球。取1片无菌载玻片放于玻棒上，从平板培养基上取4～5mm厚、5mm×5mm大小的琼脂块置于载玻片上。在琼脂块的四周接种标本，然后加盖无菌盖玻片。在适宜环境中培养，肉眼发现有菌生长，提起盖玻片，移去琼脂块，分别将盖玻片和载玻片制片，显微镜观察。②小型盖片直接培养法：按常规方法接种标本在试管或平皿中。取无菌11mm×11mm大小的盖玻片，加薄薄1层培养基。将此盖玻片有培养基的面朝向接种处插入琼脂，在适当环境培养后，肉眼可见有菌生长时取出盖玻片，有菌面朝下直接覆盖在加有封固液的载玻片上，显微镜下观察。

【结果判定】显微镜下观察高倍镜观察孢子和菌丝的形态特征、位置、大小和排列，尤其是观察产孢结构以正确鉴定菌种。

【注意事项】小培养和制片操作应在Ⅱ级生物安全柜中进行。小培养要经常观察其生长状态，以防菌落过度生长，难以观察。一个菌株的小培养，最好做多块琼脂块，以便多次观察菌株生长的不同阶段。

4. 柯玛嘉念珠菌显色培养基（CHROMagar *Candida*）培养　用于分离和鉴定主要的念珠菌。

【操作】在生物安全柜中操作。将临床标本或活化好的念珠菌接种于CHROMAgar显色琼脂，30～37℃于恒温培养箱培养48小时，观察菌落颜色变化，根据颜色不同鉴定菌种。

【结果判定】绿色为白念珠菌；热带念珠菌呈蓝灰色或者铁蓝色；克柔念珠菌呈粉红色，边缘模糊有微毛刺；光滑念珠菌呈紫色；其他念珠菌呈白色。

【注意事项】适用于临床快速鉴定和分离念珠菌菌种，对白念珠菌鉴定较为准确，也可以区分混合感染。由于鉴定种类有限，有些菌种颜色和形态表现不典型，准确鉴定非白念珠菌还需要其他更为敏感准确的方法。除典型菌落可以直接报告菌种，不典型菌落需要采用其他方法鉴定。

5. 生理生化检查

【操作】

（1）手工生化检测：在生物安全柜中进行接种物的准备。挑取部分已活化的真菌菌落（形态观察是酵母菌纯培养物），用2ml 0.85% NaCl灭菌生理盐水制成浊度2 McFarland的均一菌悬液，用吸管轻轻混匀。按照试剂盒 API20C AUX 说明要求，板条杯内加入 100μl 上述制备的菌悬液，盖上盖子，29℃ ± 2℃于恒温培养箱孵育 48 ~ 72 小时。

（2）自动生化检测：目前可供选择的有 Vitek YBC 与 VITEK-2ID-YST 等商业化酵母菌自动分析鉴定系统，按照系统说明要求进行操作。

【结果判定】每个杯中生长状况与阴性对照比较，比阴性对照浑浊的为阳性反应，记录于报告单。计算数字谱，与数据库比较。

【注意事项】大部分常见的酵母菌可以准确鉴定，所需时间为 2 ~ 3 天，无法读出结果的菌种需要进一步分子生物学方法鉴定；部分难于判读菌种大多是因为菌种不纯，所以检测前应确保为纯化后菌种，选取单个菌落。部分难乳化酵母菌可能会影响鉴定结果，应充分研磨。质控菌株：光滑念珠菌（ATCC15126），季也蒙念珠菌（ATCC6260），罗伦隐球菌（ATCC18803）；有效期内不需要对培养基、试验条和试剂做质控。

6. 1，3-β-D-葡聚糖（BG）检测（G 试验） 1，3-β-D 葡聚糖是酵母和丝状真菌细胞壁的多聚糖成分，不存在于原核生物和人体细胞，是具有较高特异性的真菌抗原。因此，可将存在于血液及无菌体液中的 BG 视为侵袭性真菌感染（IFI）的标志。马蹄鳖凝血系统中的凝血酶原 G 因子的 α 亚基特异性识别 BG 后，可激活血清凝固酶原上的 β 亚基，形成凝固酶，凝固酶参与凝血酶原级联反应，使凝固蛋白原转变为凝胶状的凝固蛋白，整个反应通过光谱仪测量其光密度可进行量化（BG 水平可精确到 1pg/ml），根据其引起的浊度变化对真菌 β-葡聚糖浓度进行定量。G 试验用于念珠菌属、曲霉属、毛孢子菌属、镰刀菌属、枝顶孢属、肺孢子菌、组织胞浆菌属等所致侵袭性感染的诊断，不能检测隐球菌和接合菌，该试验的局限性是不能确定菌种。

【操作】根据试剂盒要求取血液标本，按说明书操作。以试剂盒配备质控品做质控，质控品检测值应在试剂盒要求范围内。

【结果判定】不同试剂盒参考值范围不同，根据说明书判定阳性、可疑和阴性。阳性提示侵袭性真菌感染可能，阴性除外侵袭性真菌感染可能，结果判定为可疑时，需要重复检测。

【注意事项】此试验非确证试验，应多次检测，目前此试验除外感染意义大于诊断意义。评价结果时应注意患者是否存在导致假阳性的因素。以下情况亦可出现假阳性：①使用纤维素膜进行血透，标本或患者暴露于纱布或其他含有葡聚糖的材料，因此，血液透析、腹膜透析患者会出现假阳性，不推荐使用；②静脉输注免疫球蛋白、白蛋白、凝血因子或血液制品；③链球菌血症；④操作者处理标本时存在污染。另外，使用多糖类抗癌药物、放化疗造成的黏膜损伤导致食物中或肠道定植念珠菌释放葡聚糖经胃肠道进入血液等也可能造成假阳性。乳糜血或者胆固醇过高会出现假阳性，建议重复检测，或者稀释后检测，报告时请标明标本状况，提示临床。

7. 曲霉半乳甘露聚糖抗原 ELISA 检测（GM 试验） 半乳糖甘露聚糖（galactomannans，GM）是曲霉细胞壁的成分，由甘露聚糖和呋喃半乳糖组成，后者具有抗原性，被抗 GM 的单克隆抗体 EB-A2 IgM 识别。利用 ELISA 方法检测侵袭性曲霉病患者体液中半乳甘露聚糖抗原成分以辅助诊断侵袭性曲霉病。

【操作】不抗凝血液标本、脑脊液、支气管肺泡灌洗液等体液标本，无菌密闭容器收集。按 Platelia 曲霉诊断试剂盒说明书操作，每次试验采用对照血清，包括阴性对照、阳性对照和阈值对照。阴性对照/阈值对照 <0.4，阳性对照/阈值对照 >2。阈值对照范围：0.3 ~ 0.8。

【结果判定】结果判定：≥0.5 为阳性；<0.5 为阴性；结果计算：样本检测值/阈值对照。

【注意事项】仅用于侵袭性曲霉病辅助诊断，非确诊方法。质控血清不在要求范围内，从 ELISA 反应步骤开始重复试验。检测值超出仪器读数上限，稀释后检测。高危患者建议多次检测，同时注意导致假阴性和假阳性的因素。若采集当天不能操作应将血清分离保存于 4℃冰箱，其余标本也可保存于 4℃冰箱，保存时间不超过 1 周。

诸多因素会对 GM 抗原的检测造成影响，主要是一些抗原物质与单克隆抗体产生交叉反应所致：①胃肠外营养，营养液中的某些成分会和单克隆抗体产生交叉反应；②胃肠道黏膜的损伤，导致食物中或胃肠道中定植曲霉释放 GM 成分进入血液中，与抗体产生交叉反应；③应用哌拉西林/三唑巴坦会显著增加假阳性数量；④一些真菌也能产生交叉反应，如青霉属、组织胞浆菌、皮炎芽生菌等。高危患者应用有抗真菌药物后，通过降低真菌载量而降低抗原水平，因此，GM 试验可用于抗真菌治疗疗效的监测。应用棘白菌素类药物如卡泊芬净后，GM 值水平并不与临床疗效完全一致。

8. 隐球菌抗原检测 常用方法有乳胶凝集试验与胶体金免疫层析试验。

（1）乳胶凝集试验：本检测系统利用了包被在乳胶颗粒中的抗隐球菌抗体与含有隐球菌荚膜多糖抗

原的样本发生凝集反应来检测隐球菌荚膜多糖抗原。

【操作】 脑脊液、血清标本，按说明书操作。

【结果判定】 在无光背景中立即读数并划分等级从阴性到4+：①阴性（-）：无可见团块的均匀颗粒悬浮液；②1+：乳状背景下细小颗粒；③2+：轻微团块背景下小但明显块状；④3+：清晰背景下大的和小的块；⑤4+：非常清晰背景下大块状。隐球菌抗原乳胶凝集试验具有诊断和预测价值。正常为阴性。

（2）胶体金免疫层析法：通过一种"三明治"夹心免疫层析试纸条检测脑脊液中的隐球菌抗原。

【操作】 脑脊液、血清标本，按说明书操作。质控阳性对照管中加1滴标本稀释液和1滴阳性对照液，插入检测试剂条到检测管中10分钟后读数，结果应为阳性，呈现2条条带；阴性对照管加入2滴标本稀释液，插入检测，结果应为阴性。

【结果判定】 ①对照区存在红色条带，同时检测区也存在红色条带表明检测结果为阳性；②对照区存在红色条带，检测区无红色条带表明检测结果为阴性。敏感度和特异性同乳胶凝集试验。

【注意事项】 来自巴西副球孢子菌的抗原在高浓度（>0.1mg/ml）时存在一定的交叉反应。隐球菌抗原高浓度会出现HOOK效应（前带效应），特别高的浓度（>0.140mg/ml）的隐球菌抗原会产生弱阳性，个别标本会产生阴性结果。如果根据临床症状及其他检测方法，对弱阳性结果或阴性结果有怀疑，可以将标本高度稀释后再进行检测，以避免出现HOOK效应。

（四）检验结果报告与解释

1. 直接显微镜检查　观察到真菌菌丝与孢子报告为阳性，未见真菌菌丝与孢子报告为阴性。无菌标本涂片阳性代表存在真菌感染，对菌种仅能提示可能的菌种，不能确定菌种，需要结合培养结果；非无菌部位涂片阳性不代表感染，有可能存在真菌定植。

2. 培养　无菌标本有真菌生长都应该视为阳性报告。非无菌标本，视情况而定：①两支培养管都有单一形态真菌生长（包括真菌菌落与培养物镜下形态），标本直接真菌镜检同时皆为阳性者提示具有临床意义，可报阳性；②仅1支培养管有真菌生长，且生长真菌菌落位于非接种部位、呈霉菌样菌落生长则可能是污染，建议不报阳性，同时通知临床科室重复培养；③培养试管内有1种以上真菌生长时，结合真菌生长部位、真菌镜检以及临床信息区分致病菌和污染菌，如果难以确定，需要通知临床科室重复取材培养。

3. 其他方法　1，3-β-D-葡聚糖检测（G试验）、半乳甘露聚糖等方法详见"（三）常用检验方法"。

二、皮（甲）屑与毛发标本

（一）常见真菌

表皮、毛发和指（趾）甲临床常见真菌见表4-6-2。

表4-6-2　表皮、毛发和指（趾）甲临床常见真菌

标本	常见真菌
皮肤	糠秕马拉癣菌、红色毛癣菌、须癣毛癣菌、链格孢属、小孢子癣菌、白念珠菌、青霉属、帚霉属、絮状表皮癣菌、近平滑念珠菌、曲霉属、枝孢霉属、镰刀菌属、其他毛癣菌属、瓶霉属、荚膜组织胞浆菌、根霉属、申克孢子丝菌、克柔念珠菌、季也蒙念珠菌
甲标本	毛癣菌属、表皮癣菌属、黑曲霉、烟曲霉、离蠕孢属、皮炎芽生菌、粗球孢子菌、镰刀菌属、近平滑念珠菌、季也蒙念珠菌
毛发	枝顶孢霉属、链格孢属、烟曲霉、絮状表皮癣菌、镰刀菌属、毛癣菌属、小孢子癣菌、何德毛结节菌、糠秕马拉癣菌、白吉尔丝孢酵母

（二）标本的采集、运送和保存

1. 甲标本　采集标本前用75%乙醇彻底清洁病甲，以减少培养时的细菌污染，提高镜检的阳性率。钝刀用高压或者火焰灭菌，从甲的变色、萎缩或变脆部位、健甲与病甲的交界处取材，保证一定量与一定深度标本。甲标本建议取材后立刻进行真菌镜检及培养，甲标本应尽量剪碎后接种。对于伴有甲沟炎患者的取材，应采用棉拭子，75%乙醇清洁局部后蘸取损害分泌物，每位患者至少应取两个拭子，放入无菌试管中以备镜检和培养。

2. 皮屑标本　采集标本前用75%乙醇清洁取材区域。用高压或者火焰灭菌钝刀，从损害的边缘向外刮取或用剪刀剪去疱顶。如果鳞屑量较少或婴幼儿患者，可采用黏着透明胶带或黏着皮肤采样送检，将透明胶带黏着面紧压于损害之上，然后剥下，将黏着面向下贴在透明载玻片上送检。皮屑标本建议取材后立刻进行真菌镜检及培养。

3. 毛发标本 选择适当的毛发，应检测那些无光泽毛发或断发以及在毛囊口折断的毛发。先将镊子高压灭菌，用镊子将毛发从头皮拔除。不应去掉毛根部。如果怀疑头皮隐性感染，可用塑料梳子刷头皮后将其压在琼脂表面进行培养。毛发标本建议取材后立刻进行真菌镜检及培养。

（三）常用检验方法

1. 直接显微镜检查

【操作】皮屑标本用 10% KOH 液；甲屑用 25% KOH 液或 25% NaOH 液含 5% 甘油处理后制成涂片；病发置载玻片上，加 10% KOH 微加温使角质溶解。直接镜检或棉蓝染色后镜检。检查时应遮去强光，先在低倍镜下检查有无菌丝和孢子，然后用高倍镜观察孢子和菌丝的形态、特征、位置、大小和排列等。

【结果判定】皮肤癣菌感染在皮屑、甲屑镜检时可见有隔菌丝或成串孢子，病发可见发内孢子或发外孢子；如果是糠秕马拉癣菌感染，可找到弯曲或弧形的菌丝及圆形或卵圆形孢子；何德毛结节菌引起的感染可见：菌丝分枝、棕色，菌丝分隔形成关节孢子，并可见子囊，每个子囊内含 2～4 个新月形子囊孢子；白吉尔丝孢酵母菌引起的感染可见：菌丝淡绿色，与毛干垂直，分裂为圆形、卵圆形或长方形的孢子，无子囊及子囊孢子。

【注意事项】掌握真菌菌丝或孢子判定标准，即具有一定折光性的为菌丝或孢子，勿将纤维、细胞等误认为真菌。

2. 分离培养 分离培养的目的在于鉴定真菌的菌种。

【操作】真菌小培养法参见深部真菌标本。

【结果判定】

（1）观察真菌生长后的菌落：①生长速度：菌落在 7～10 天内出现者，为快速生长；3 周只有少许生长为慢速。②菌落大小：以 mm 或 cm 记录菌落直径。菌落大小与菌种、生长速度、培养时间长短有关。③表面形态：菌落表面可为平滑、凸起或凹陷、皱褶等，有的菌落表面可出现沟纹，如脑回状、放射状或同心圆状。④菌落性质：可分为酵母型、酵母样型和丝状菌落。酵母型菌落外观光滑、质地柔软、呈乳酪样，与细菌菌落相似如隐球菌。酵母样型菌落与酵母型菌落相似，但形成假菌丝，伸入培养基中，如假丝酵母菌。丝状菌落是多细胞真菌的菌落形态，呈棉絮状、绒毛状或粉末状，根据菌种的不同，菌落形态多变，是鉴定的重要依据。⑤菌落颜色：菌落随菌种不同表现不同的颜色。丝状菌落的表面和底层颜色不同。⑥菌落边缘：有些菌种整齐如刀切，有些呈羽毛状，随菌种不同而异。⑦菌落底部：有些菌落会陷入琼脂中，有时甚至培养基开裂。

（2）显微镜下观察：高倍镜观察孢子和菌丝的形态、特征、位置、大小和排列。依据菌落特征、镜检特点，尤其是大分生孢子形状及特殊形状菌丝，必要时辅以鉴别试验，鉴定皮肤癣菌。

【注意事项】在不同的培养基上真菌菌落形态变化很大，一般以沙氏培养基为基准，描写菌落的形态与显微镜下观察真菌结构及生长发育。为全面观察真菌结构及生长发育及显示菌落的全部性状，常用小培养法。

（四）检验结果报告与解释

1. 直接显微镜检查 观察到真菌菌丝与孢子报告为阳性，未见真菌菌丝与孢子报告为阴性。

2. 培养 报告沙氏培养基生长菌落的形态与显微镜下观察真菌结构及生长发育，并报告所鉴定的菌种。

第三节 真菌常规鉴定

一、皮肤癣菌

（一）分类和命名

皮肤癣菌（Dermatophytes）是一类嗜角质的丝状真菌，具有无性期和有性期两种形态。大多数从环境和人体分离到的菌株处于无性期，属于丛梗孢科。按菌落特征及大分生孢子的形态将皮肤癣菌分为 3 个属，即毛癣菌属（*Trichophyton*）、小孢子菌属（*Microsporum*）及表皮癣菌属（*Epidermophyton*）。有性期属于裸囊菌科、节皮菌属（*Arthroderma*）。皮肤癣菌种类见表 4-6-3。

（二）生物学特性

1. 毛癣菌属 在 SDA（加 CCG）上 27℃ ±1℃ 培养，毛癣菌属菌落生长速度慢到中等；质地光滑到毛状；表面呈白色、黄色、米黄色或红紫色，背面呈苍白色、黄色、褐色或红褐色。显微镜下大分生孢子呈多细胞、圆柱状、棒状或香烟形，壁光滑；常缺乏。小分生孢子呈单细胞、圆形、梨形或棒形，孤立或像葡萄状群生。有时存在关节型孢子和厚膜孢子。

2. 小孢子菌属 菌落生长慢到快；质地光滑、毛状或羊毛状；表面颜色呈白色、米黄色、黄棕色、黄色或锈色，背面呈苍白色、黄色、红色、褐色或红褐色。显微镜下大分生孢子呈梭形，壁薄或厚，有棘状突起，孤立，含2~25个细胞。小分生孢子单细胞，卵圆形到棒形，孤立。

3. 表皮癣菌属 菌落生长缓慢；质地膜状变成毡状到粉状；表面呈黄色到土黄色，背面呈羚羊皮色到褐色，中心有不规则皱襞或脑回状沟。显微镜下大分生孢子丰富，棒形、顶端钝圆、壁薄、光滑、孤立或成群，形成在菌丝侧壁或顶端，2~3个一组。无小分生孢子，在成熟菌落中形成大量厚壁孢子。

皮肤癣菌常见菌种的生物学特性见表4-6-4。

表4-6-3 皮肤癣菌种类

毛癣菌属	小孢子菌属	表皮癣菌属
阿耶罗毛癣菌（*T. ajelloi*）	阿玛松小孢子菌（*M. amazonicum*）	絮状表皮癣菌（*E. floccosum*）
同心性毛癣菌（*T. concentricum*）	奥杜盎小孢子菌（*M. audouinii*）	
马毛癣菌（*T. equinum*）	犬小孢子菌（*M. canis*）	
爱尔兰毛癣菌（*T. erinacei*）	库柯小孢子菌（*M. cookie*）	
黄色毛癣菌（*T. flavescens*）	铁锈色小孢子菌（*M. ferrugeneum*）	
壮丽毛癣菌（*T. gloriae*）	粉小孢子菌（*M. fulvum*）	
趾间毛癣菌（*T. interdigitale*）	鸡禽小孢子菌（*M. gallinae*）	
须癣毛癣菌（*T. mentagrophytes*）	石膏小孢子菌（*M. gypseum*）	
新月形毛癣菌（*T. phaseoliforme*）	猪小孢子菌（*M. nanum*）	
红色毛癣菌（*T. rubrum*）	桃色小孢子菌（*M. persicolor*）	
许兰毛癣菌（*T. schoenleinii*）	早熟小孢子菌（*M. praecox*）	
猴毛癣菌（*T. simii*）	总状小孢子菌（*M. racemosum*）	
土毛癣菌（*T. terrestre*）		
T. thuringiense		
断发毛癣菌（*T. tonsurans*）		
文勃留毛癣菌（*T. vanbreuseghemii*）		
疣状毛癣菌（*T. verrucosum*）		
紫色毛癣菌（*T. violaceum*）		

表4-6-4 常见皮肤癣菌的生物学特性

	菌种	生长速度	菌落形态	镜下形态	尿素试验（7d，液基）
毛癣菌属	红色毛癣菌 *T. rubrum*	缓慢	质地毛状，有时粉状；表面白色至淡红色，背面酒红色；偶呈黄色、褐色甚至无色；被常见细菌污染时不变红色	大分生孢子铅笔样，少见；小分生孢子泪滴状，量多到罕见，沿菌丝孤立或有时集簇	阴性
	须癣毛癣菌 *T. mentagrophytes*	快速	毛状到粉状（亲人性分离株）或颗粒状（亲动物性分离株）；表面白色至乳油色；背面呈黄色、褐色或红褐色	大分生孢子不常见，聚集成簇，壁薄，光滑；小分生孢子大量，圆形到梨形，簇状分布；有螺旋菌丝	阳性
	断发毛癣菌 *T. tonsurans*	缓慢	质地可变，像小山羊皮，有时粉状到丝绒状；表面呈白色、米黄色、淡黄色、硫黄色、黄色或褐色；背面呈黄色、暗褐色或红褐色	侧生小分生孢子，量多，不同形状和大小（梨形、棒形或球形）。日久菌丝肥大较多，并形成厚壁孢子，偶然可见大分生孢子及球拍菌丝	阳性

续表

	菌种	生长速度	菌落形态	镜下形态	尿素试验（7d，液基）
	紫色毛癣菌 *T. violaceum*	缓慢	表明光滑，起初为蜡样白色，表明光滑，微隆起。以后自中央向外渐变紫色，但边缘色淡	大分生孢子少见；小分生孢子泪滴形，侧生。在加有维生素 B_1（10mg/L）的沙氏培养基上生长较旺盛	阳性或弱阳性
	疣状毛癣菌 *T. verrucosum*	慢	质地光滑，有时轻微毛状；表面呈白色，有时黄色或灰色；背面从无色素到黄色	在含酵母浸膏、维生素 B_1 或肌醇的培养基上，可见链状厚壁孢子、泪滴状小分生孢子和鼠尾或豆串状的大分生孢子，多隔、壁薄	阴性
	许兰毛癣菌 *T. schoenleinii*	缓慢	菌落小，蜡样，渐成折叠形似核桃仁样；表面及背面呈乳油色	无大、小分生孢子，镜检有许多厚壁孢子，可见鹿角状菌丝和梳状体	可变
小孢子菌属	犬小孢子菌 *M. canis*	迅速	毛状到羊毛状；表面白到黄色，背面黄到黄橘色，有时苍白	大分生孢子量多，粗糙，呈钩形，有 6～12 分隔；小分生孢子泪滴形	阳性
	铁锈色小孢子菌 *M. ferrugineum*	缓慢	平滑或折叠，蜡状或微绒毛样；表面颜色呈黄色、锈色或白色，背面呈锈色或几乎无色	一般不产生大小分生孢子；有重要的竹节样分隔，菌丝体较粗，有球拍状菌丝及梳状体；大量的厚壁孢子	阴性
	石膏样小孢子菌 *M. gypseum*	快速	颗粒至粉末状菌落，表面淡黄色，背面棕褐色	大分生孢子大量、壁薄，4～6 个分隔；小分生孢子泪滴形，无柄性着生于菌丝的侧面；可见球拍状菌丝，梳状菌丝及厚壁孢子	阳性
表皮癣菌属	絮状表皮癣菌 *E. floccosum*	缓慢	质地膜状变成毡状到粉状；表面呈黄色到土黄色，背面呈羚羊皮色到褐色，中心有不规则的皱襞或脑回状沟	大量大分生孢子，棍棒状，顶端球形，有分隔，多小于 6 个；无小分生孢子；有厚壁孢子	阳性

（三）鉴定

皮肤癣菌菌种鉴定主要依靠培养的菌落特征、显微镜下孢子和菌丝的形态以及生理生化试验。其中关键在于促进皮肤癣菌产生孢子，对于难于产孢的菌种需要采用特殊培养基诱导产孢，例如：对于怀疑毛癣菌属可以采用燕麦培养基，对于怀疑小孢子菌属可以采用米饭培养基。个别上述方法均难以鉴定菌种需要借助分子生物学方法鉴定。

（四）药物敏感性

皮肤癣菌可以参照 CLSI 的 M38-A3 丝状菌药物敏感性检测方案来进行药物敏感性检测。皮肤癣菌对外用抗真菌药物均敏感，包括：①咪唑类药物，如克霉唑、咪康唑、酮康唑、益康唑、联苯苄唑、异康唑、舍他康唑、卢力康唑；②丙烯胺类药物，如萘替芬、特比萘芬和布替萘芬；③硫代氨基甲酸酯类药物，如利拉萘酯；④吗啉类药物，如阿莫罗芬；⑤其他，如环吡酮胺。对系统抗真菌药物如氟康唑、伊曲康唑、特比萘芬也都敏感。

二、念珠菌属

（一）分类和命名

念珠菌属（*Candida*）属于出芽酵母科，目前已发现 270 余种，是一种条件致病菌。可引起人类感染的念珠菌属菌种有白念珠菌（*C. albicans*）、光滑念珠菌（*C. glabrata*）、季也蒙念珠菌（*C. guilliermondi*）、克柔念珠菌（*C. krusei*）、葡萄牙念珠菌（*C. lusitaniae*）、近平滑念珠菌（*C. parapsilosis*）和热带念珠菌（*C. tropicalis*）等。

（二）生物学特性

1. 菌落特征与镜下形态

（1）SDA（含氯霉素和庆大霉素）培养基：25～30℃培养1～2天开始生长，菌落为奶油色、隆起、柔软、光滑。开始颜色呈乳白色或略呈黄褐色，日久颜色略加深，菌落表面发干发硬，表面可有皱褶或毛发状突起。显微镜下细胞呈球形、椭圆形、卵形、柱形或长形，罕见尖顶形、三角形、梭形或瓶形。有些酵母菌在进行芽殖时，形成假菌丝。有些酵母菌还可形成具分隔的真菌丝。分离培养基无法辨别念珠菌属种间差异。

（2）柯玛嘉念珠菌显色培养基：经过37℃ 24～48小时的培养，有4种念珠菌可以得到鉴定，翠绿色菌落为白念珠菌，铁蓝色菌落为热带念珠菌，淡粉红色菌落为克柔念珠菌，紫色菌落为光滑念珠菌。

2. 厚壁孢子形成试验　在玉米吐温培养基25～30℃培养，48小时内可形成厚壁孢子。白念珠菌厚壁孢子一般呈单个顶生；都柏林念珠菌厚壁孢子数量较多，一般呈双顶生或簇生，但这些特点并不稳定存在。没有厚壁孢子或菌丝中间有厚壁孢子的为其他念珠菌，但也有少部分白念珠菌不形成顶端厚壁孢子。

3. 芽管形成试验　以人、动物血清作为培养材料，37℃培养2～3小时白念珠菌可产生芽管，可以用来鉴别该菌。

4. 生理生化特征　不同菌种糖发酵和糖同化作用不同，这一特征可以用来区分不同念珠菌菌种。

5. 血清学试验　念珠菌属细胞壁（1-3）-β-D-葡聚糖含量高，G试验检测血液标本中葡聚糖含量来判断有无念珠菌血症，不同念珠菌感染对葡聚糖检测无明显影响。

（三）鉴定

念珠菌属菌种主要从形态学特征和生理生化特征两大方面来鉴定（表4-6-5）。一般分离菌株先用显色培养基根据菌落颜色鉴定白念珠菌、热带念珠菌、光滑念珠菌和克柔念珠菌。

不能用显色培养基鉴定的菌株用SDA分离纯化，再用编码生化鉴定系统（API20C AUX或Vitek2 Compact）进一步鉴定，还可以通过分子生物学方法鉴定少见菌种。商品化荧光标记核酸探针（如PAN FISH）可以从血培养阳性的标本中直接鉴定白念珠菌、光滑念珠菌和热带念珠菌。此外，实时荧光定量PCR也已实现从呼吸道样本、血液和上颌窦组织中直接鉴定念珠菌属的部分菌种。其他基于核酸的菌种鉴定方法如rDNA测序和基于蛋白的鉴定方法如基质辅助激光解析电离飞行时间质谱技术（MALDI-TOF MS），一般可以准确鉴定。仍不能鉴定的菌株报告为酵母菌。

（四）药物敏感性

大部分念珠菌对棘白菌素类药物敏感。克柔念珠菌对氟康唑天然耐药，但对伯沙康唑和伏立康唑敏感。光滑念珠菌有时对氟康唑的MIC值提高，*C. norvegensis*和*C. inconspicua*对氟康唑耐药。酵母菌对两性霉素B的药物敏感性试验中未建立临床相关判读折点，体外试验仅小部分念珠菌对两性霉素B显示耐药，但临床实践证实患者对两性霉素B反应不佳。约10%白念珠菌对氟胞嘧啶耐药，其中30%是治疗过程中逐渐出现。

三、隐球菌属

（一）分类和命名

隐球菌属（*Cryptococcus*）包括*C. albidus*、*C. ater*、*C. curvatus*、*C. humicola*、*C. laurentii*、*C. macerans*、新生隐球菌（*C. neoformans*）、格特隐球菌（*C. gattii*）和*C. uniguttulatus*等。最常见的致病菌为新生隐球菌和格特隐球菌，其中新生隐球菌有2个变种，即新生隐球菌*grubii*变种（*C. neoformans* var. *grubii*）和新生隐球菌新生变种（*C. neoformans* var. *neoformans*）。隐球菌属按血清学分类为A、B、C、D及A/D型。隐球菌的有性型属于线状黑粉菌属（*Filobasidiella*），其中新生隐球菌有性型为新生线状黑粉菌（*Filobasidiella neoformans*）；格特隐球菌的有性型为杆孢线状黑粉菌（*Filobasidiella bacillispora*）。

（二）生物学特性

在SDA（可加氯霉素，不可加放线菌酮，因后者抑制本菌生长）上27℃±1℃培养，菌落初为白色、奶油样、光滑、逐渐变为黏液样，随着时间而逐渐变暗，伴有奶油、棕黄、粉红或黄色菌落。显微镜下可见球形到椭圆形酵母样细胞或芽生孢子，多变出芽或两极出芽，芽颈窄（可能有或可能没有），假菌丝缺乏或退化。大部分菌株可见有荚膜的细胞，荚膜形成的程度取决于培养基。隐球菌属所有菌种能水解尿素，菌落呈葡萄酒样红色；不发酵糖，但可同化各种各样碳水化合物。目前多采用编码生化鉴定系统（API20C AUX或Vitek2Compact）进一步鉴定。

血清或脑脊液乳胶凝集试验检测隐球菌荚膜多糖抗原是一种简便、快速、有效、方便诊断隐球菌病的实验方法。

表 4-6-5 来自临床标本常见念珠菌菌株的培养及生化特性

菌种名称	菌落形态	37℃生长	肉汤中产膜	真、假菌丝	厚膜孢子	芽管	糖同化试验												糖酵解试验						尿素酶试验
							葡萄糖	麦芽糖	蔗糖	乳糖	半乳糖	蜜二糖	纤维二糖	肌糖	木糖	棉籽糖	海藻糖	半乳糖醇	葡萄糖	麦芽糖	蔗糖	乳糖	半乳糖	海藻糖	
白念珠菌	奶油色、光滑	+	+	+	+[b]	+	+	+	+*	-	+	-	-	-	+	-	+	-	F	F	-	-	F	F	-
链形念珠菌		+*	-	+	-	-	+	+	-	-	+	-	-	-	+	-	-	-	F*	-	-	-	-	-	-
都柏林念珠菌		+	+	+	+[b]	+	+	+	+	-	+	-	-	-	+*	-	+	-	F	F	-	-	F	F	-
法氏念珠菌		+	-	-	-	-	+	+	+	+*	+	+	+	-	+	+	+	+*	W	-	W	-	-	W	-
光滑念珠菌	灰白色、光滑	+	-	-	-	-	+	+	-	-	-	-	-	-	-	-	+	-	F	-	-	-	-	F	-
季也蒙念珠菌	白色至奶油样	+	-	+	-	-	+	+	+	-	+	+	+	-	+	+	+	+	F	-	F	-	F*	F	-
乳酒念珠菌		+	-	+	-	-	+	-	+	+	+	-	+*	-	+*	+	-*	-	F	-	F	F*	-	-	-
克柔念珠菌	奶油样至黄色、干燥	+	-	+	-	-	+	-	-	-	-	-	-	-	-	-	-	-	F	-	-	-	-	-	+*
郎比念珠菌		+*	-	+	-	-	+	-	-	-	-	-	-	-	+	-	-	-	F	-	-	-	-	-	-
解脂念珠菌		+	-	+	-	-	+	-	-	-	-	-	-	-	-	-	-	-	-	-	-	-	-	-	+
葡萄牙念珠菌		+	-	+	-	-	+	+	+	-	+	-	+	-	+	-	+	-	F	-	F	-	F	F	-
近平滑念珠菌	奶油样至淡黄色、柔软、光滑或有皱褶	+	-	+	-	-	+	+	+	-	+	-	-	-	+	-	+	-	F	-	-	-	-	-	-
皮托念珠菌		+	-	-	-	-	+	-	-	-	-	-	-	-	-	-	-	-	-	-	F	-	-	-	-
皱褶念珠菌		+	-	+	-	-	+	-	-	-	+	-	-	-	+*	-	-	-	-	-	-	-	-	-	-
热带念珠菌	奶油样、灰白色、柔软、光滑、边缘或有皱褶	+	-	+	-[g]	-	+	+	+	-	+	-	+	-	+	-	+	-	F	F	F	-	F*	F*	-
涎沫念珠菌		-	-	+	-	-	+	-	-	-	-*	-	-*	-	-	-	+	-	-	-	-	-	-	-	-

注：+较阴性对照生长更快，-阴性；*有的菌株可能结果相反；R 少见，F 糖被酵解，W 反应弱；[b]白念珠菌典型地产生单个顶端厚膜孢子，而都柏林念珠菌则成对、三个或成簇的顶端厚膜孢子

（三）鉴定

若脑脊液制片未发现病原体，可离心沉淀后重复检查；若为组织块，加少量生理盐水研磨成混悬液后再行墨汁制片；对较黏稠标本可用 KOH 制片。KOH 制片直接镜检可见圆形或卵圆形芽生孢子，内有一个较大的反光颗粒和一些小颗粒。墨汁制片直接镜检可见圆形或椭圆形的双层厚壁孢子，外有一层宽阔荚膜，边缘完整清楚，菌体内可见单个出芽。在较新鲜的病灶内，酵母细胞大小不等，小的居多，易见母细胞和子细胞联接间有狭窄颈项的单芽生孢；在其他病灶内，酵母细胞较大，直径 3.5 ~ 8μm，甚至更大，很少见芽生状态。

隐球菌属常见菌种鉴定要点表 4-6-6。

表 4-6-6 隐球菌属常见菌种鉴定要点

	C. albidus	*C. laurentii*	格特隐球菌	新生隐球菌
菌落特征（SDA）	奶油色、黏液状、光滑、酵母样菌落	奶油色，随着时间变为橘黄色，光滑、黏液状菌落 一些菌株在咖啡酸琼脂上呈褐色菌落 使 CGB 变蓝色	奶油色、黏液状、光滑、酵母样菌落 在咖啡酸琼脂上呈黑褐色，比新生隐球菌更黏液样 使 CGB 变蓝色	奶油色、黏液状、光滑、酵母样菌落 在咖啡酸琼脂上呈黑褐色 不使 CGB 变色 在 CDBT 上新生变种产生红色菌落
芽生酵母样细胞形态及大小	球形到卵形 （3.5 ~ 8.8）μm ×（5.5 ~ 10.2）μm	球形和椭圆形（2.0 ~ 5.5）μm ×（3.0 ~ 7.0）μm	球形到卵形（3.0 ~ 7.0）μm ×（3.3 ~ 7.9）μm	球形到卵形（3.0 ~ 7.0）μm ×（3.3 ~ 7.9）μm
墨汁制片	明显的荚膜	明显的、窄的荚膜	明显、宽阔、胶状荚膜	明显、宽阔、胶状荚膜
37℃生长	可变		生长	生长
同化反应		可同化乳糖和蜜二糖	不同化乳糖和蜜二糖	

注：①Canavanine Glycine Bromothymol Blu（CGB）Agar 生物型试验是基于格特隐球菌在含有 L-刀豆氨酸的培养基上有能力生长，能同化作为唯一碳源的甘氨酸，格特隐球菌在 2 ~ 5 天可转化 CGB 琼脂为蓝色，而新生隐球菌在这个培养基上不生长；②Creatinine Dextrose Bromothymol Blue Thymine（CDBT）Agar 培养基可区分新生隐球菌的两个变种，新生变种产生鲜红色菌落，在 5 天后转化培养基为鲜橘色，*grubii* 变种无颜色改变

（四）药物敏感性

隐球菌属对两性霉素 B、5-FC、氟康唑、伊曲康唑、伏立康唑和泊沙康唑敏感。有报道用特比萘芬成功治疗对多种药物耐药的皮肤隐球菌病。隐球菌一般对棘白菌素类抗真菌药物不敏感。

四、马拉色菌属

（一）分类和命名

马拉色菌（*Malassezia*）有性期属于担子酵母，目前已有 14 个种，分别是 *M. dermatis*、糠秕马拉色菌（*M. furfur*）、球形马拉色菌（*M. globosa*）、*M. japonica*、纳纳马拉色菌（*M. nana*）、钝形马拉色菌（*M. obtuse*）、限制马拉色菌（*M. restricta*）、合轴马拉色菌（*M. sympodialis*）、斯洛菲马拉色菌（*M. sloofiae*）、*M. yamatoensis*、*M. cuniculi*、厚皮马拉色菌（*M. pachydermatis*）、*M. caprae*、*M. equina*。

（二）生物学特性

马拉色菌属 13 个菌种具有嗜脂性，只在含有长链脂肪酸的培养基上生长。在 Dixon 培养基（含甘油单油酸酯）上生长良好，菌落乳白色或淡黄色，表面光滑或轻微皱褶，闪亮或阴暗，边缘完整或裂开。显微镜下可见球形、椭圆形到圆柱形酵母细胞，从同样部位宽基底单极出芽。马拉色菌属不同菌种生物性特性见表 4-6-7。

（三）鉴定

KOH 制片直接镜检可见孢子成群、厚壁、圆形或卵圆形，直径约 3 ~ 8μm，亦可见芽生孢子，为单极出芽，芽颈宽窄不一。菌丝粗短、弯曲或弧形，一端较钝。根据马拉色菌属不同菌种生物性特性（表 4-6-7）可鉴定菌种。

（四）药物敏感性

马拉色菌属对外用抗真菌药物均敏感，见皮肤癣菌抗菌药物敏感性。对系统抗真菌药物如氟康唑、伊曲康唑也敏感。

表 4-6-7 马拉色菌属不同菌种生物性特性

菌种	细胞形态	脂质要求	吐温-20	吐温-40	吐温-60	吐温-80	氢化蓖麻油	过氧化氢酶	色氨酸	β-葡萄糖苷酶	37℃生长	芽基
M. caprae	圆形或椭圆形	+	-	+	+	V	-	+	ND	+/-	W	窄
M. dermatis	椭圆形或圆形	+	+	+	+	+	W	+	ND	-	+	ND
M. equina	椭圆形	+	W	+	+	+	-	+	ND	-/+	W	窄
糠秕马拉色菌	椭圆形或圆形	+	+	+	V-	+	V	+	+	-/W	+	宽
球形马拉色菌	圆形	+	-	-	-	-	-	+	-	-	W	窄
M. japonica	圆形或椭圆形	+	-	V	+	-	ND	+	ND	ND	+	丛生
纳纳马拉色菌	椭圆形	+	V	+	+	V	-	+	ND	-	+	窄
钝形马拉色菌	椭圆形或圆形	+	-	-	-	-	-	+	-	+	W	宽
厚皮马拉色菌	椭圆形	-	+	+	+	+	V	V	-	+	+	宽
限制马拉色菌	圆形或椭圆形	+	-	-	-	-	-	-	-	-	W	窄
斯洛菲马拉色菌	椭圆形或圆形	+	V	+	+	W	-	+	-	-	+	宽
合轴马拉色菌	椭圆形	+	W	+	+	+	W	+	-	+	+	丛生
M. *yamatoensis*	椭圆形	+	+	+	+	+	ND	+	ND	?	+	窄
M. cuniculi	圆形	+	-	-	-	-	-	+	ND	+/-	+	窄

注：+阳性，-阴性，W 弱，V 多变的，ND 未确定

五、毛孢子菌属

（一）分类和命名

毛孢子菌属（*Trichosporon*）为担子菌门无性型酵母菌，系统发生与隐球菌属相近。目前发现毛孢子菌属有50个种，并将其分为四个亚群（Gracile/Brassicae、Porosum、Ovoides、Cutaneum），其中16个种具有临床相关性，最常见致病菌包括阿萨希毛孢子菌（*T. asahii*）、星状毛孢子菌（*T. asteroides*）、皮毛孢子菌（*T. cutaneum*）、皮瘤毛孢子菌（*T. inkin*）、黏性毛孢子菌（*T. mucoides*）和倒卵毛孢子菌（*T. ovoides*）。

（二）生物学特性

毛孢子菌在普通培养基上生长良好，在SDA上27℃±1℃培养7天，菌落呈奶油色、光滑，湿润或干燥，皱褶或脑回状，中央隆起，表面附有粉状物，部分有边缘菌丝。在柯玛嘉显色培养基上形成粗糙、中央隆起的蓝色菌落。显微镜下可见多形态的芽生孢子、真假菌丝及关节孢子。

毛孢子菌属不发酵糖类，但能同化多种糖类化合物，尿素酶阳性，不能利用硝酸盐。大多数菌种能在37℃生长，皮毛孢子菌最高生长温度为30℃。

毛孢子菌细胞壁表面抗原与新生隐球菌荚膜多糖抗原存在交叉反应。（1-3）-β-D-葡聚糖检测（G试验）阳性，但该试验不能特异性诊断播散性毛孢子菌感染。

（三）鉴定

KOH制片直接镜检可见关节孢子、真假菌丝或芽生孢子。常规鉴定毛孢子菌主要根据形态学或编码生化鉴定系统（API 20C AUX或Vitek 2 Compact）。毛孢子菌属常见菌种形态特征见表4-6-8。

表 4-6-8 毛孢子菌属常见菌种形态学特征

菌种	菌落特征	显微镜下特征
阿萨希毛孢子菌	生长速度中等，表面干燥，可见泡状突起，似乎有白色、粉状的覆盖物，边缘有宽而深的裂隙	芽生孢子，无侧生分生孢子，关节孢子呈桶形，可见附着孢
皮毛孢子菌	中等速度生长，圆形，脑回状，闪光，表面无粉状物，边缘有裂隙	芽生孢子很多，反复接种，菌丝增多。关节孢子柱状至椭圆形
皮瘤毛孢子菌	菌落白色，粉状，圆形，细小脑回状，在培养过程中常常使培养基裂开	无芽生孢子及侧生孢子，关节孢子长圆柱状，可见附着孢，在高糖的培养基中可见多个分生孢子，形成八叠球样

续表

菌种	菌落特征	显微镜下特征
黏性毛孢子菌	中等速度生长，湿润闪光隆起，可见窄的放射状的裂纹	可见芽生孢子，宽阔、一端膨大的末梢或是侧生的芽生孢子，关节孢子呈桶形
星状毛孢子菌	菌落限制性生长，干燥，奶酪样颜色，脑回状，外缘有放射状沟	无芽生孢子及侧生孢子，关节孢子长形，可见菌丝，无附着孢形成，分生组织由肿胀菌丝形成不同方向的分隔而分离形成
倒卵形毛孢子菌	菌落限制性生长，白色，有粉状物，中央有皱褶，边缘平坦	芽生孢子，无侧生孢子，关节孢子圆柱状，可见附着孢子

（四）药物敏感性

毛孢子菌属尤其阿萨希毛孢子菌对两性霉素 B 敏感性较差。氟康唑和伊曲康唑对毛孢子菌属的体外 MIC 值不高，但其临床治疗效果一般。毛孢子菌属对伏立康唑敏感。卡泊芬净是棘白菌素类药物，对毛孢子菌几乎无体外活性，但有报道有一定的体内疗效。联合用药对治疗毛孢子菌感染有重要意义，米卡芬净与两性霉素 B、米卡芬净与氟康唑具有协同作用。

六、其他酵母及酵母样真菌

酵母菌是主要以单细胞形式存在的真菌，芽殖或裂殖方式进行无性繁殖；菌落呈乳酪样，有性生殖阶段不产生子实体。致病菌属主要包括念珠菌属、隐球菌属、球拟酵母属、丝孢酵母属和地霉属。对人类有致病性的酵母可依菌落形态分为两类，一类是酵母菌，单细胞，呈圆形或卵圆形，以母细胞产生芽生孢子而繁殖，不形成有性孢子。当酵母菌生长于固体培养基时，其形成的菌落与细菌菌落较为类似，如隐球菌属（见本节三、隐球菌属）属于此类。另一类是类酵母样真菌，圆形或卵圆形细胞，以出芽生殖而繁殖，有芽生孢子、菌丝，无子囊，在固体培养基上产生类似葡萄球菌菌落，如念珠菌属（见本节二、念珠菌属）属于此类。酵母菌常规的鉴定方法主要从形态学特征和生理学特征两大方面来鉴定，目前已普遍采用 API-20C 或 Vitek2Compact 以及分子生物学方法来鉴定酵母。

（一）芽生裂殖酵母属

1. 分类和命名　芽生裂殖酵母属（*Blastoschizomyces*）目前仅包含一个种，即头状芽生裂殖菌（*B. capicatus*）。

2. 生物学特性　菌落白色至奶油色，光滑带放射状边缘。显微镜下可见真菌丝和假菌丝，环痕分生孢子（Annelloconidia）类似关节孢子。不发酵碳水化合物，不分解尿素，能在 SDA 上 45℃生长，能在含放线菌酮的培养基上室温生长。其他生理生化特性见表 4-6-9。

3. 鉴定　酵母及酵母样菌鉴定流程参照图 4-6-3。

4. 药物敏感性　头状芽生裂殖菌对氟康唑耐药，对其他唑类药物、两性霉素 B、氟胞嘧啶敏感性较好。目前缺乏该菌对棘白菌素类药物和特比萘芬的体外药敏试验数据。

（二）红酵母属

1. 分类和命名　红酵母属（*Rhodotorula*）属于丝裂孢子真菌，隐球酵母科。与临床相关的菌种有胶红酵母（*R. mucilaginosa*）、深红酵母（*R. rubra*）及粘红酵母（*R. glutinis*）。

2. 生物学特性　在 SDA 上，中等速度生长，菌落呈红色或粉红色。显微镜下粘红酵母细胞呈圆形或卵圆形；深红酵母细胞呈短卵形或柱形；不形成子囊孢子。

红酵母属的许多生理、生化学特性类似隐球菌属，细胞形态呈圆形、卵圆形、多边芽生酵母，偶有荚膜，尿素酶试验阳性，不发酵碳水化合物。与隐球菌属的鉴别在于不同化肌醇和产生明显的类胡萝卜素色素。其他生理生化特性见表 4-6-9。

3. 鉴定　酵母及酵母样菌鉴定流程参照图 4-6-3。

4. 药物敏感性　对红酵母的体外药物敏感性试验数据较少，其中粘红酵母对氟康唑、伊曲康唑和伏立康唑多不敏感，对泊沙康唑敏感。胶红酵母对唑类药物反应不一致。二者对两性霉素 B 敏感性较好。有报道用 5-FC 与两性霉素 B 联合治疗有效，但 5-FC 的使用缺乏体外试验支持。

（三）酵母属

1. 分类和命名　酵母属（*Saccharomyces*）主要包括酿酒酵母（*S. cerevisiae*）、布拉酵母（*S. boulardi*）和葡萄汁酵母（*S. uvarum*）。

表 4-6-9 酵母和酵母样菌属间特征及生化特性

菌种	37℃生长	肉汤中产菌膜	真假菌丝	厚壁孢子	芽管	墨汁染色荚膜	同化												发酵						尿素	KNO_3利用	酚氧化酶	子囊孢子
							葡萄糖	麦芽糖	蔗糖	乳糖	半乳糖	蜜二糖	纤维二糖	肌醇	木糖	棉子糖	海藻糖	卫矛醇	葡萄糖	麦芽糖	蔗糖	乳糖	半乳糖	海藻糖				
头状芽生裂殖酵母	+	+	+	-	-	-	+	-	-	-	+	-	-	-	-	-	-	-	-	-	-	-	-	-	-	-	-	-
胶红酵母	+	-	-	-	-	-*	+	+	+	-	+*	-	+	-	+	+	+	-	-	-	-	-	-	-	+	+	-	-
深红酵母	+	-	-	-	-	-*	+	+	+	-	+	-	+*	-	+	+	+	-	-	-	-	-	-	-	+	-	-	-
酿酒酵母	+	-	-*	-	-	-	+	+	+	-	+	-	-	-	-	+	+*	-	F	F	F	-	F	F*	-	-	-	+
毕氏酵母	+*	-	-	-	-	-	+	+	+	-	+	-	+	-	+	-	+	-	F	F*	F	-	F	-	-	+	-	+

注：+生长，-不生长，F 糖发酵（产气）；* 不同菌株结果不同

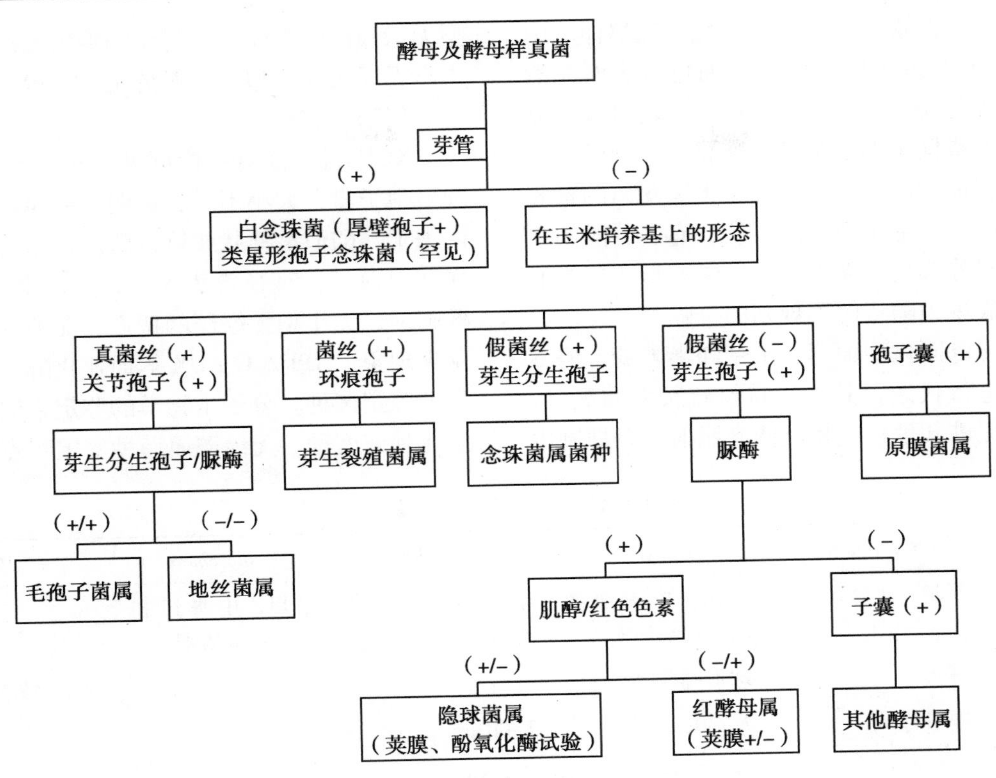

图 4-6-3 酵母及酵母样真菌鉴定流程

2. 生物学特性 酿酒酵母在麦芽琼脂培养基上生长较快，菌落为乳白色，有光泽，平坦，边缘整齐。显微镜下可见多边芽生，细胞呈圆、卵圆形和短的发育不全假菌丝。生长在 Fowell 醋酸盐琼脂培养基上，室温培养 2～5 天容易产生子囊，子囊含有 1～4个圆形光滑的子囊孢子。该菌能同化棉子糖，在临床实验室很少碰到酵母菌能利用该碳源，当该特性被证实后，应考虑酿酒酵母菌。其他生理生化特性见表 4-6-12。

3. 鉴定 酵母及酵母样菌鉴定流程参照图 4-6-3。

4. 药物敏感性 体外试验数据显示该菌对氟康唑、伊曲康唑和泊沙康唑反应多变，对两性霉素 B、5-FC 和伏立康唑敏感。

(四) 毕氏酵母属

1. 分类和命名 毕氏酵母属（*Pichia*）是某些念珠菌的有性期，如卡氏毕氏酵母（*Pichia anomala*）是已取消的汉逊酵母属（*Hansenula*）中异常汉逊酵母（*H. anomala*）的无性期 *Candida pelliculosa*，目前已归入念珠菌属；而安格斯毕赤酵母（*Pichia angusta*）是多形汉逊酵母（*Hansenula polymorpha*）的有性期。

2. 生物学特性 由于在培养基上的颜色多变，容易将毕氏酵母与其他酵母或隐球菌属混淆。菌落表面光滑或有褶皱，颜色可呈白色、奶油色或黄褐色。显微镜下可见到多边形芽殖细胞、酵母样细胞和假菌丝。碳源同化试验和发酵试验可鉴别该属与其他酵母菌。此外，该属尿素酶试验阴性，能利用硝酸盐，不能利用肌醇，37℃可生长。其他生理生化特性见表 4-6-12。

3. 鉴定 酵母及酵母样菌鉴定流程参照图 4-6-3。

4. 药物敏感性 体外试验显示该属对两性霉素 B、伏立康唑和卡泊芬净较敏感，对氟康唑敏感性差。

七、无绿藻属

(一) 分类和命名

无绿藻属（*Prototheca*）在生物学分类中处于绿藻科（*Chlorellaceae*）。在形态学上，无绿藻为直径约 3～30μm 的单细胞微生物，缺乏胞壁酸，且不含葡糖胺，因此又区别于一般的真菌。根据形态特征无绿藻属分为大型无绿藻（*P. stagnora*）、中型无绿藻（*P. zopfii*）、小型无绿藻（*P. wickerhamii*）、*P. ulmea* 和 *P. blaschkeae*。目前根据 18S rDNA 片段分析，中型无绿藻基因型 2、小型无绿藻和 *P. blaschkeae* 对人类有致病性。

(二) 生物学特性

无绿藻属在一般的合成培养基上都能生长，通常在 30℃ 72 小时就可完全形成菌落，但有些需在 25℃培养长达 1 周。最适生长温度在 25～30℃之间，属需氧或微需氧型。菌落呈湿润、灰白色、乳酪样。中型无绿藻在 PDA 上菌落呈白色或奶油色，表面光滑或发皱。小型无绿藻在 SDA 上呈黄白色乳酪状。显微镜下可见圆形或椭圆形孢子囊，壁厚，无菌丝及芽生孢子，内含特征性的内孢子，这是无绿藻属的重要特征。小型无绿藻的孢子囊为桑葚状，有多分隔的结构，内孢子常对称排列。而中型无绿藻不形成这样的结构，更多地表现为随意的不规则的分隔。

无绿藻属可以同化葡萄糖、果糖和半乳糖，但不能利用二糖类进行代谢，其生长需要硫胺素和氧气，但光照并不能促进其生长，相反蓝光照射可以抑制中型无绿藻的呼吸作用。对海藻糖的利用是鉴别常见的中型无绿藻及小型无绿藻的主要手段。

（三）鉴定

KOH 制片直接镜检可见大量圆形、卵圆形或椭圆形孢子囊，大小不一，透明、壁厚。内含特征性的内孢子，酷似桑葚状或草莓状。中型无绿藻可见孢子囊和内孢子，直径常为 8～20μm，圆形、卵圆形或椭圆形，无小型无绿藻的特点。无菌丝、芽生孢子及芽生现象。API 20C AUX 等商业化酵母鉴定试剂板可帮助鉴定菌种。分子生物学的鉴定方法可将菌株鉴定至亚种或变种。无绿藻属菌种鉴定特点见表 4-6-10。

表 4-6-10 无绿藻属菌种鉴定特点

特征	*P. stagnora*	*P. zopfii*	*P. wickerhamii*	*P. blaschkae*	*P. ulmea*
菌落形态	平坦，边缘光滑	平坦，中央纽扣状，边缘皱褶	半球形，边缘光滑	平坦，中央纽扣状，边缘皱褶	
孢子囊形态	球形	球形/椭圆形			球形/椭圆形
孢子囊直径	7～14μm	7～30μm	3～10μm		
内孢子	>5.7μm	>5.7μm	<4.3μm		<4.3μm
荚膜	+	−	−	−	+
37℃	−	+	+	+	
海藻糖	−	−	+	−	
蔗糖	+	−	−		
丙醇	−	+	−		
甘油	+	+	+	−	
精氨酸	+	+	+	−	
葡萄糖	+	+	+	+	
半乳糖	+	−	±		

（四）药物敏感性

无绿藻属对两性霉素 B 敏感；对三唑类药物如氟康唑、伊曲康唑、伏立康唑具有中等抑菌活力；对氟胞嘧啶耐药。抗菌药物如四环素、庆大霉素和丁胺卡那也有部分敏感。两性霉素 B 与四环素对抑制无绿藻有协同作用。

八、曲霉属

（一）分类和命名

曲霉属（*Aspergillus*）属于从梗孢科（*moniliaceae*），常见的致病性曲霉包括烟曲霉（*A. fumigatus*）、黄曲霉（*A. flavus*）、黑曲霉（*A. niger*）、构巢曲霉（*A. nidulans*）、阿姆斯特丹曲霉（*A. amstelodami*）、亮白曲霉（*A. candidus*）、肉色曲霉（*A. carneus*）、局限曲霉（*A. restrictus*）、土曲霉（*A. terreus*）、米曲霉（*A. oryzae*）、焦曲霉（*A. ustu*）等。有性型属于发菌科（*trichocomaceae*），包括散囊菌属（*Eurotium*）、裸孢壳属（*Emericella*）和新萨托菌属（*Neosartorya*）。常见的可以产生闭囊壳的种是构巢裸孢壳（*Emericella nidulans*）和阿姆斯特丹散囊菌（*Eurotium amstelodami*）。

国际曲霉分类学家在对烟曲霉及相关菌种的种系发生研究中更新了其分类和鉴定，并增加了一些新的菌种。此外，也提出了“黄曲霉复合体（*A. flavus* species complex）”和“土曲霉复合体（*A. terreus* species complex）”的概念。

（二）生物学特性

鉴定曲霉属强调培养条件的标准化，常用的培养基为察-多琼脂或麦芽浸汁琼脂；耐高渗透压的菌种可用含20%或40%蔗糖的培养基。一般培养温度为27℃±1℃，耐高温的菌种可37℃或45℃。培养时间7~14天，部分可延长，肉眼及低倍镜观察菌落。曲霉属的菌落为绒毛或棉絮样或粉状；表面可为墨绿、黄、黑、翠绿等颜色。显微镜下可见透明、分枝、分隔菌丝。分生孢子由瓶梗上产生，可以形成分生孢子链。分生孢子为单孢、具有不同的形状、大小、颜色，表面可以光滑或粗糙。分生孢子头是曲霉属具有特征性的结构之一，由顶囊、产孢细胞和分生孢子链组成，可以是球形、放射形、圆柱形或棒形，且具有不同的颜色。部分曲霉可以产生有性生殖器官，即闭囊壳。

半乳糖甘露聚糖（GM）是曲霉细胞壁的成分，GM检测可在临床症状和影像学尚未出现前数天表达阳性，对高危患者连续动态监测（每周2次）具有早期诊断价值。细胞壁含（1.3）-β-D-葡聚糖，侵袭性曲霉病患者G试验可阳性。

（三）鉴定

KOH制片直接镜检可见透明、分隔、45°分支的菌丝，直径约3~6μm。若标本来自空气流通，供养充足的脓腔或空洞中有时可见到典型的分生孢子头。

曲霉属的鉴定主要还是依赖形态学特征，通常以菌落形态和分生孢子头的颜色进行群的划分，然后以分生孢子的形态、颜色，产孢结构的数目，顶囊的形态，分生孢子的颜色和特征以及有性孢子的形态等进行菌种的鉴定（表4-6-11）。

表4-6-11　曲霉属常见菌种鉴定要点

菌种	分生孢子梗	瓶梗	顶囊	菌核	闭囊壳	壳细胞	粉孢子	菌落颜色（正面）	菌落颜色（背面）
A. lentulus	250~300μm，光滑	单层，顶囊上半部分	棒状	-	-	-	-	絮状，通常白色，散布青绿色	黄色，无色素
黄曲霉	400~850μm，无色、粗糙	单层或双层，布满顶囊	圆形或近圆形	+有些菌株，褐色	-	-	-	黄绿	无色或淡黄色
烟曲霉	300μm，光滑、无色或绿色	单层，在顶囊上半部分	烧瓶形	-	-	-	-	青绿到灰色	白色到黄褐色
构巢曲霉	7~150μm，光滑、褐色	双层、短	半球形或烧瓶形	-	+红色	+	-	绿色，浅黄到黄色	紫红色到橄榄色
黑曲霉	400~3000μm，长、光滑、无色	双层，密生于整个顶囊表面	圆形	-	-	-	-	黑色	白到黄色
土曲霉	100~200μm，光滑、无色	双层，顶囊的上1/2~1/3处	圆形	-	-	-	+孤立、圆形，直接从菌丝产生	肉桂色到棕色	白色到褐色
杂色曲霉	200~400μm，光滑、无色	双层，于顶囊4/5处	圆形	-	-	+有些菌株	-	开始白色，逐渐变黄色、黄褐色、淡绿色或粉红色	白到黄色或紫红色
A. ustus	75~400μm，光滑，褐色	双层，于顶囊2/3处	球形或半球形	-	-	+不规则形状	-	暗灰绿色	黄色、暗红色或紫色

（四）药物敏感性

曲霉属对两性霉素B、伊曲康唑、伏立康唑、泊沙康唑、特比萘芬、棘白菌素类药物（包括卡泊芬净、米卡芬净及阿尼芬净）敏感。美国感染病学会制定的曲霉病治疗指南中，伏立康唑为首选药物，棘白菌素类药物也可以用于侵袭性曲霉病的治疗。两性霉素B和卡泊芬净或伏立康唑和卡泊芬净有联合抗曲霉及其生物膜的作用。近年来有烟曲霉对唑类药物耐药乃至交叉耐药的报道。

九、接合菌

（一）分类和命名

接合菌种类复杂，其分类及命名也在不断变化。接合菌属于原接合菌门（Zygomycota），现不再使用该门名称，近年来，接合菌的命名和分类有了新的进展（见本章第一节）。毛霉亚门毛霉目中重要致病菌属见表4-6-12。

表4-6-12 常见致病毛霉目分类

科	属	种
毛霉科（*Mucoraceae*）	毛霉属（*Mucor*）	卷曲毛霉（*M. circinelloides*），冻土毛霉（*M. hiemlis*），多分枝毛霉（*M. ramosissimus*），不规则毛霉（*M. irregularis*）
	根霉属（*Rhizopus*）	米根霉（*R. oryzae*），小孢根霉（*R. microsporus*）
	根毛霉属（*Rhizomucor*）	微小根毛霉（*Rhizomucor pusillus*）
	囊托霉属（*Apophysomyces*）	雅致囊托霉（*Apophysomyces elegans*）
黄梗霉科（*Lichthemiaceae*）旧称犁头霉（*Absidia*）	黄梗霉属（*Lichthemia*）	伞枝黄梗霉（*Lichtheimia*（*Absidia*）*corymbifera*），*L. ramosa*，*L. ornata*
克银汉霉科（*Cunninghamellaceae*）	克银汉霉属（*Cunninghamella*）	小克银汉霉（*Cunninghamella bertholletiae*）
枝霉科（*Thamnidiaceae*）	科克霉属（*Cokermyces*）	弯曲科克霉（*Cokermyces recurvatus*）
共头霉科（*Syncephalastraceae*）	共头霉属（*Syncephalastrum*）	总状共头霉（*Syncephalastrum racemosum*）
瓶霉科（*Saksenaeaceae*）	瓶霉属（*Saksenaea*）	*Saksenaea vasiformis*
被孢霉科（*Mortierellaceae*）	被孢霉属（*Mortierella*）	*M. wolfii*

（二）生物学特性

1. 毛霉目　可在许多真菌培养基上快速生长，PDA及改良的SDA培养基是合适的培养基（放线菌酮可抑制其生长，故其培养基不加放线菌酮），25～30℃，2～4天后，可见典型的絮状而致密的菌落，迅速铺满整个培养皿或试管，形成丰富的气生菌丝体。根据菌种、生长时间不同，菌落颜色可呈白色、黄色、灰色外观。显微镜下可有假根、囊托及匍匐菌丝，菌丝粗大、无隔，孢子梗发自菌丝或假根结节，孢子梗顶端可有孢子囊（直径50～300μm）。

2. 虫霉目　菌落通常呈波浪状或粉末状，呈放射状条纹，菌落颜色由奶油色变成灰色。其特征是存在初生孢子和次生孢子，在成熟期喷射状释放。

（1）耳霉：菌落透明，呈放射状条纹，最初为波浪样外观，后逐渐变成粉末状，培养皿盖上常覆盖有由无性孢子释放的次级分生孢子，老的培养基可见到绒毛状分生孢子。初生孢子为圆形（40μm），有明显的乳突。

（2）蛙粪霉：25～37℃生长迅速，2～3天开始生长，初为白色蜡样菌落，放射状条纹，颜色逐渐加深，2～3周后可形成灰黄色甚至灰黑色，表面可有一层绒毛样菌丝。培养7～10天显微镜下可见宽大的无隔菌丝可裂解形成多个独立的单核菌丝体。有性型通过配囊结合形成接合孢子。接合孢子呈厚壁状，遗留鸟嘴样附属物（来自配囊配子）。初生孢子呈圆形，由原始分生孢子肿胀顶端处释放。次生孢子呈梨形，由孢子梗直接释放产生。

（三）鉴定

KOH制片直接镜检可见直角分支的宽大（6～25μm）、透明、无分隔或极少分隔的菌丝。

毛霉目真菌常根据菌落形态，最高生长温度，显微镜下观察有无囊托、假根、匍匐菌丝，以及孢子囊、孢囊孢子的形态等进行鉴定。常需要分子生物学进一步鉴定至种的水平。

1. 毛霉属（*Mucor*）　菌落生长迅速，颜色由白色变黄色，最终可发灰色。最高生长温度32～42℃。

显微镜下孢子梗发自气生菌丝，分支较少，呈透明状；无假根及匍匐菌丝；孢子囊呈球形，黄色至棕色；囊轴呈圆形，扁平或椭圆形；无囊托；孢囊孢子呈扁球形稍长，壁光滑。毛霉属致病菌种鉴别要点见表4-6-13。

表4-6-13　毛霉属致病菌种鉴别要点

菌种	显微镜下特征
卷曲毛霉（*M. circielloides*）	孢囊梗假轴分支，其上不形成厚壁孢子，孢囊孢子卵形，椭圆形至倒卵形，（4.5～7）μm×（3.5～5）μm
冻土毛霉（*M. heimalis*）	高层的孢囊梗不分支或稀疏分支1～2次，孢子囊直径可超过100μm，孢囊孢子柱状，椭圆形，常在一边较平，接合孢子囊黑褐色
总状毛霉（*M. racemosus*）	孢囊梗假轴或单轴混合分支，其上常形成许多厚壁孢子，孢囊孢子卵形，倒卵形至近球形，（5.5～8.5）μm（～10μm）×（4～7）μm，或直径5.5～7μm
不规则毛霉（*M. irregularis*）	假根可自孢子枝、孢子囊、囊轴等各处发生，孢子枝一般无隔膜，如有也不在固定位置上，有或无囊托，孢子形状极不规则

2. 根霉属（*Rhizopus*）　50～55℃可生长；30℃可迅速生长，初为白色，后渐变成棕色或灰色。背面呈白色，菌落黏性。显微镜下孢子梗发自假根，单个或成簇，未分支，深棕色；有假根及匍匐菌丝；孢子囊球形，灰黑色；囊轴扁球形稍长，棕色；有囊托但短；孢囊孢子呈扁球形，伴棱角。根霉属致病菌种鉴别要点见表4-6-14。

表4-6-14　根霉属致病菌种鉴别要点

菌种	显微镜下特征
匍枝根霉（*R. stolonifer*）	假根异常发达，孢囊梗长1000～250μm（～3000）μm，孢子囊直径136～335μm，孢囊孢子有很明显的棱角和线状条纹，不形成厚壁孢子，36℃可生长
米根霉（*R. oryzae*）	假根缺如或有而不很发达，孢囊梗长300～2000μm，孢子直径（75μm～）104～272μm（～314）μm，孢囊孢子有很明显至较明显的棱角和线状条纹，常形成厚壁孢子，36℃可以生长
须状根霉（*R. rhizopodiformis*）	菌落蓝灰色，孢囊梗一般无隔膜，较大的囊轴往往不是梨形，囊领无或近无
小孢根霉（*R. microsporus*）	菌落呈橄榄灰色，孢囊梗往往上细下粗，直而不在基部弯曲，囊轴球形、近球形，小的圆锥形，形状较规则，一般平滑，孢囊孢子大小较规则，具条纹
寡孢根霉（*R. oligosporus*）	菌落不带橄榄灰色，孢囊梗上下近等粗，常在基部稍弯，囊轴形状多样而不规则，常明显粗糙，孢囊孢子形状大小均不规则，不具条纹

3. 根毛霉属（*Rhizomucor*）　耐热，50～55℃可生长。显微镜下孢子梗壁光滑发自匍匐菌丝，散在或成群分支，棕色；有假根及匍匐菌丝，假根壁薄；孢子囊圆形，灰棕色至棕黑色；囊轴圆形至梨形，灰棕色；无囊托；孢囊孢子呈球形，透明。

4. 囊托霉属（*Apophysomyces*）　菌落生长迅速，由白色变成灰色外观，42℃生长良好。显微镜下孢子梗不分支，孢子囊呈梨形，囊托花瓶状或钟状，囊轴半圆形，孢囊孢子光滑呈圆柱形。

5. 黄梗霉属（*Lichthemia*）　菌落白色、羊毛状，逐渐变成灰色，最高生长温度46～52℃。显微镜下孢子梗发自匍匐菌丝，散在或成群，分支，苍白色、灰色；有假根及匍匐枝但不明显；孢子囊圆形至梨形，苍白色、灰色；囊轴半圆形或圆顶形伴尖端突起；有囊托，呈明显的圆锥形；孢囊孢子圆形至椭圆形，壁光滑。

6. 克银汉霉属（*Cunninghamella*）　菌落由白色变成深灰色，最适生长温度为45℃。显微镜下孢子梗顶端发出分枝，末端膨大成顶囊，其上有许多小梗，单孢子的小型孢子囊即形成在小梗上。

虫霉目的鉴定主要依靠形态学的鉴定，请参考本章生物学特征部分。

（四）药物敏感性

两性霉素B是毛霉目真菌最有效的抗真菌药物。新一代唑类药物中，伏立康唑对毛霉目真菌活性差，泊沙康唑对毛霉目真菌有抗菌活性。

棘白菌素类药物体外药敏显示对毛霉目真菌的抗菌能力差。最近有研究证明与两性霉素 B 联合时有潜在的临床应用价值。

对于虫霉目真菌体外药敏资料匮乏。碘化钾体外药敏对这些真菌无活性，但体内有一定的作用。两性霉素 B 对虫霉目真菌 MIC 值较高。伊曲康唑和酮康唑具有较好的体外抗菌活性。蛙粪霉较之耳霉对各种抗真菌药更为敏感。

十、镰刀菌属

（一）分类和命名

镰刀菌属（*Fusarium*）属于瘤座孢科（*Tuberculariaceae*），致病菌种包括水生镰刀菌（*F. aquaeductum*）、厚垣孢镰刀菌（*F. chlamydosporum*）、单隔镰刀菌（*F. dimerum*）、*F. falciforme*、肉色镰刀菌（*F. incarnatum*，即半裸镰刀菌 *F. semitectum*）、*F. napiforme*、金合欢镰刀菌（*F. nygamai*）、尖孢镰刀菌（*F. oxysporum*）、层生镰刀菌（*F. proliferatum*）、茄病镰刀菌（*F. solani*）、胶孢镰刀菌（*F. subglutinans*）和轮状镰刀菌（*F. verticillioides*，即串珠镰刀菌 *F. moniliforme*）等。少数菌种的有性型已被发现，属于子囊菌门、真子囊菌纲、肉座菌目、肉座菌纲中的赤霉属（*Gibberella*）和丛赤壳属（*Nectria*）。

由于镰刀菌属形态复杂，又易受外界环境的影响而发生变异，种类繁多，致使其分类和鉴定十分困难。分子生物学研究将致病性镰刀菌属的菌种归类为 6 个复合体，分别为茄病镰刀菌复合体（*F. solani* species complex，FSSC），尖孢镰刀菌复合体（*F. oxysporum* species complex，FOSC），藤仓赤霉复合体（*Gibberella fujikuroi* species complex，GFSC）；厚垣孢镰刀菌复合体（*F. chlamydosporum* species complex，FCSC），单隔镰刀菌复合体（*F. dimerum* species complex，FDSC），肉色镰刀菌-木贼镰刀菌复合体（*F. incarnatum-F. equiseti* species complex，FIESC）。

（二）生物学特性

用于镰刀菌属鉴定的培养基有燕麦培养基（oatmeal agar，OA）、PDA、石竹叶琼脂（Carnation leaf agar，CLA）、合成琼脂（synthetic agar，SNA）、KCl 培养基和土壤琼脂。CLA 和 SNA 可刺激产孢；PDA 和 OA 可用以观察菌落形态和色泽；KCl 培养基可观察分生孢子链的形成；土壤培养基有利于快速形成厚壁孢子。

许多镰刀菌属在培养中可产生大量颜色不同的色素，如蓝色、紫色、洋红色色素等，色素的产生在镰刀菌属的鉴定上是一项很有用的特征。大分生孢子的形态不仅是镰刀菌属菌种的特征，也是镰刀菌属的特征，描述其形状、长度、顶细胞及基细胞形状。有或无小分生孢子是镰刀菌属分类的主要特征，如果有则描述其形状、大小、着生方式，如单生、假头或链状。分生孢子梗可以是单瓶梗或复瓶梗，也可以是单瓶梗与复瓶梗共存。有或无厚壁孢子也是镰刀菌属分类的主要特征，厚壁孢子的有无及其在菌丝上的着生方式对分类具有一定参考价值。

在 SDA 培养基上，27℃ ±1℃生长迅速，37℃生长缓慢。菌落为白色绒毛或棉絮样或粉状，表面可为粉红、橙红、黄、紫等颜色，培养基背面可着同样颜色。显微镜下可见透明、分枝、分隔菌丝。大分生孢子（生于气生菌丝上或典型地生于分生孢子座或黏孢团上）具分隔，纺锤状、镰刀状至线状，直或多呈不同程度地弯曲；顶细胞或短而钝或缢缩成喙状至乳头状，或逐渐尖细呈锥状至针状，或急刷窄细并伸长成线状至鞭状；基细胞一般呈足状或踵状，少数楔状、乳头状或梗状。小分生孢子（多生于气生菌丝上）多数无隔，少数 1 隔或 2～3 隔，卵形、椭圆形、棒状、球形、梨形至柠檬形，个别为纺锤形；多数在产孢细胞顶端聚成假头状或连成串珠状，少数散生。在菌丝上或大分生孢子上产生厚壁孢子，生于菌丝中间的称为间生厚壁孢子，生于菌丝顶端的称为顶生厚壁孢子。镰刀菌属常见菌种的生物学特性见表 4-6-15。

镰刀菌细胞壁存在（1，3）-β-D 葡聚糖，G 试验可阳性。

（三）鉴定

标本 KOH 制片直接镜检可见透明、分支、分隔、成锐角分支的菌丝，与曲霉属的菌丝难以区分。传统的形态学方法是镰刀菌分类鉴定的基础，非传统的方法，如血清学、免疫组化、分子生物学等，对传统方法起到了补充完善的作用，但仍未正式应用于临床菌种鉴定和诊断。

（四）药物敏感性

镰刀菌在体外药敏试验中不如曲霉对多烯类药物敏感，但亦有体外研究显示两性霉素 B 是最有效的抗镰刀菌药物。镰刀菌对氟康唑、伊曲康唑、氟胞嘧啶不敏感。特比萘芬、伏立康唑疗效有限，伏立康唑单用或与多烯类联合应用治疗镰刀菌感染。泊沙康唑作为二线用药治疗难治性镰刀菌感染也有效。体外研究显示阿尼芬净与两性霉素 B 联合对镰刀菌有增效作用。

表 4-6-15 镰刀菌属常见菌种生物学特性

复合体	菌种	菌落特征	显微镜下特征		
			大分生孢子[a]	小分生孢子	厚垣孢子[b]
FSSC	茄病镰刀菌（*F. solani*）	多数为奶油色，偶尔呈天蓝色、淡红色或淡紫色；生长迅速	有分隔，大量，壁厚，背部与腹部平行	数量多，多为 0 ~ 1 隔，呈假头状着生，卵圆形至肾形	有，顶生或间生，单个或成对出现
FOSC	尖孢镰刀菌（*F. oxysporum*）	菌落正面白色、淡紫色，背面淡紫色；絮状，生长迅速	有分隔，镰刀形，薄壁，细长	多无分隔，假头状着生，卵圆形至肾形	大量，顶生或间生，单个或成对出现
GFSC	轮状镰刀菌（*F. verticillioides*）	正面白色至淡紫色，背面淡紫色；絮状，生长迅速	多分隔，披针形	0 ~ 1 分隔，卵圆形至肾形，呈假头状或串状着生	无
FCSC	厚垣孢镰刀菌（*F. chlamydosporum*）	白色至粉红色至卡红色，中间棕色并产生厚壁孢子；絮状，生长迅速	很少，位于分生孢子梗	0 ~ 2 分隔，呈中间宽两头尖的纺锤形，在 PDA 上形成缓慢	大量，灰褐色，粗糙，呈串状或簇状
FDSC	单隔镰刀菌（*F. dimerum*）	粘腻的酵母样菌落；气生菌丝稀疏或缺如；橙红色至淡橙色，反面相同或淡黄色；生长缓慢	大量；0 ~ 1 个分隔，位于中央；形状稍弯	椭圆形至卵圆形，或弯曲状；多个同时出现	很少或缺如，由大分生孢子演变而来
FIESC	肉色镰刀菌（*F. incarnatum*）	浅黄至淡棕色，反面橙红色；絮状；生长迅速	由气生菌丝产生的多平直；由粘分生孢子团或分生孢子梗产生的为弯曲状	无分隔，稀疏或缺如	稀疏，单个或串状

注：[a]大分生孢子鉴定时使用的是 CLA 培养基，在 PDA 上生长的大分生孢子会相对小一点；[b]真菌的无性孢子，由断裂方式产生，壁厚，寿命长，能抗御不良外界环境，待条件适宜时可以萌发产生菌丝

十一、赛多孢霉属

（一）分类和命名

赛多孢霉属（*Scedosporium*）属于小囊菌科（*Microascaceae*），包括尖端赛多孢子霉（*Scedosporium apiospermum*）和多育赛多孢子菌（*Scedosporium prolificans*）。

（二）生物学特性

1. 尖端赛多孢子霉　在改良 SDA 培养，7 ~ 10 天菌落为白色、绒毛状，气生菌丝多，迅速布满培养皿，日久变为烟灰色，背面为灰黑色。菌丝 1 ~ 3μm 宽，透明分隔，可分支。环痕产孢，环痕孢子近球形至椭圆形，无色，基部短缩，约 6μm × 8μm。分生孢子梗可长可短，分生孢子单个着生于分生孢子梗顶端，有时可以产生数个孢子；还有一种产孢方式，为黏束孢的产孢方式。

2. 多育赛多孢霉　菌落形态多变，常给初次分离鉴定带来困难。其菌落生长快速，表面平坦、扩展、橄榄灰绿色到黑色，绒面革样到绒毛样，有蜘蛛网样气生菌丝。以环痕产孢方式产生分生孢子，环痕区不明显，分生孢子与菌丝相连的基部膨大，呈烧瓶形，分生孢子合轴成小堆，单细胞，透明到淡褐色，卵圆形到梨形，壁薄，光滑。

尖端赛多孢霉可以耐受放线菌酮，而多育赛多孢霉不能耐受放线菌酮。PDA、PFA、CMA 可促进孢子形成。PEA 琼脂、土豆-胡萝卜琼脂可促进闭囊壳产生。培养温度 30 ~ 37℃。多育赛多孢霉不能同化核糖醇、木糖醇和 L-阿拉伯糖醇。

赛多孢霉细胞壁存在（1，3）-β-D 聚糖，G 试验可阳性。

（三）鉴定

KOH 制片直接镜检可见透明、分支、分隔菌丝，偶尔菌丝末端可见厚壁分生孢子。尖端赛多孢霉与多育赛多孢霉鉴别要点表 4-6-16。

表 4-6-16 尖端赛多孢霉与多育赛多孢霉鉴别要点

	尖端赛多孢霉	多育赛多孢霉
有性型	分赛多型和黏束孢型，有有性期白色至灰色羊毛样	没有有性阶段及黏束孢阶段
菌落特征		可在黑色酵母样菌落与白色短绒样丝状菌落之间转变，体现在镜下形态是可以从菌丝相向厚壁孢子型转变
显微镜下特征	环痕孢子多以单个存在，分生孢子梗细长	环痕孢子成小堆，分生孢子梗基部膨大
生理生化	可以耐受放线菌酮	不能耐受放线菌酮

（四）药物敏感性

伏立康唑、伊曲康唑、泊沙康唑和卡泊芬净对尖端赛多孢霉有一定的抗菌活性。伏立康唑对多育赛多孢霉有抗菌活性，可与卡泊芬净、特比萘芬联合使用。两性霉素 B 对赛多孢霉效果不明。

十二、暗色真菌

（一）分类和命名

暗色真菌（dematiaceous fungi）是指一组菌丝和（或）孢子的壁具有黑色素样颜色的真菌，菌落呈黑色或褐色，细胞多呈淡褐色至深褐色。暗色真菌属于子囊菌门（Ascomycota），真子囊菌纲（Euascomycetes），分6个目6个科14个属，暗色真菌常见的致病菌集中于刺盾炱目的蔓毛壳科，包括枝孢瓶霉属（*Cladophialophora*）的卡氏枝孢瓶霉（*Cladophialophora carrionii*）、着色霉属（*Fonsecaea*）的裴氏着色霉（*Fonsecaea pedrosoi*）和 *F. monophora*、瓶霉属（*Phialophora*）的疣状瓶霉（*Phialophora verrucosa*）、外瓶霉属（*Exophiala*）的皮炎外瓶霉（*Exophiala dermatitidis*）、棘状外瓶霉（*Exophiala spinifera*）和离蠕孢属（*Bipolaris*）的穗状离蠕孢（*Bipolaris spicifera*）。

（二）生物学特性

在 SDA 上，25～30℃培养 4 周，大多数暗色真菌在 1～2 周内均可形成绒毛样菌落（个别菌种初代培养呈酵母样），呈灰色、暗绿色、暗棕色或黑色，在 PDA 或 CMA 上生长良好，产孢丰富。根据其产孢结构特点可对其进行鉴定。致病性暗色真菌菌落、显微镜下特征、生理生化各不相同，见下所述。此外，甄氏外瓶霉还可以通过外抗原试验进行检测。

（三）鉴定

着色芽生菌病标本 KOH 制片直接镜检可见单个或成对成簇的棕色厚壁多分隔的硬壳小体（sclerotic body），直径约 4～12μm。硬壳小体对诊断着色芽生菌病有重要意义。暗色丝孢霉病标本 KOH 制片直接镜检可见暗色规则或串珠状菌丝、发芽或不发芽的酵母细胞。

暗色真菌的鉴定主要包括形态学鉴定（基于孢子发生方式）、生理生化鉴定（温度、碳源和氮源同化）、血清学鉴定（外抗原试验）、分子生物学鉴定。形态学鉴定依然是暗色真菌鉴定的重要手段，应用 PDA 或 CMA 进行小培养是观察分生孢子的发生方式的理想手段。常见的几种致病性暗色真菌的鉴定要点如下。

1. 卡氏枝孢瓶霉　在 SDA 上，27℃培养 14 天。菌落直径可达 2cm；菌落紧密，橄榄绿至黑色，有较清楚的暗色边界，表面可见棕绿色短的气生菌丝。显微镜下可见分生孢子呈单细胞性、褐色、表面光滑，椭圆形，底部有一暗色的脐，孢子大小（1.5～3）μm×（3～10）μm，产孢方式主要为枝孢型，以向顶性方式排列为多分枝的分生孢子链，在某些菌株，可以发现有清楚领状结构的瓶梗。本菌的最高生长温度 37℃，不能液化明胶。

2. 裴氏着色霉　在 SDA 上，27℃培养 14 天。菌落直径可达 2.5cm；表面平坦或高起有皱褶，表面绒毛状或絮状，橄榄绿至黑色，可见灰色短而密集的气生菌丝。显微镜下可见多形性产孢，主要可见喙枝孢型、枝孢型产生的分生孢子，偶可见瓶型产孢。分生孢子单细胞性，椭圆形或圆筒形、长椭圆形，（1.5～3）μm×（3～6）μm 大小。

3. *F. monophora*　*F. monophora* 是 2004 年根据 ITS 区序列分析从裴氏着色霉中分出的一个新种，主要分布在南美及非洲，在中国则主要集中在南方，引起的疾病谱较 *F. pedrosoi* 广，感染不仅仅限于皮肤和皮下组织，还可以引起脑部系统性感染。

4. 疣状瓶霉　在 SDA 上，27℃培养 14 天。菌落直径达 2cm，褐色至黑色，表面密生灰色短的气生菌丝。显微镜下可见瓶梗呈安瓿瓶形或葫芦形，产孢方式为瓶型产孢，顶端可见清楚的领口状结构。分生孢子在瓶梗的开口处依次产生，半内生性，由黏液包绕后聚集在瓶口顶端，分生孢子为单细胞性，近球形，无色至褐色，（1～2）μm×（3～4）μm 大小。

4. 皮炎外瓶霉 又名皮炎王氏霉（*Wangiella dermatitidis*），初代培养呈黑色糊状菌落，继代培育可产生气中菌丝。糊状菌落显微镜下可见酵母样芽生孢子，产菌丝菌落中可见圆筒形或瓶形的分生孢子梗即环痕梗（*annellide*），在菌丝末端或侧支产生，周围聚集多个分生孢子。分生孢子圆至卵圆形，（1～3）μm×（1.5～4）μm 大小。另有一种颗粒型菌落，显微镜下可见暗色的厚垣孢子样细胞团块或孢子链，有时这种细胞内部可纵横分隔。该菌可在42℃生长，不能利用硝酸钾，可与其他的外瓶霉相区别。

5. 棘状外瓶霉 菌落潮湿发亮，黑色酵母样，主要由酵母细胞组成。继代培养逐渐产生短的绒毛状菌丝。显微镜下可见菌丝分枝分隔，分生孢子梗即环痕梗从菌丝末端或侧面产生，颜色较深，直立、与菌丝呈直角分支，其顶端有一较长的鼻状突起即环痕产孢处，该突起为外瓶霉中最长的，环痕数目在外瓶霉中最多，可达30段以上。环痕孢子单细胞，透明或半透明，亚球形至椭圆形，光滑 2.5μm×3.5μm 大小。本菌可在38～39℃生长，可利用硝酸盐。

6. 穗状离蠕孢 菌落平坦扩展，絮状至毛状，灰黄至橄榄色。菌丝棕色，分支分隔。显微镜下可见分生孢子梗在菌丝末端或侧面产生，顶部产孢，呈膝状弯曲，孢子脱落后留下瘢痕。分生孢子以合轴方式产生，短柱状或卵圆形，两端钝圆，底部与分生孢子梗相连接部位有一痕。分生孢子一般为3细胞，两极均可发芽。

（四）药物敏感性

伊曲康唑对暗色真菌有较好的抗菌活性。泊沙康唑、伏立康唑对于暗色真菌亦有抗菌活性，而泊沙康唑对于链格孢属、外瓶霉属的抗菌活性高于伏立康唑。两性霉素B对于暗色真菌如外瓶霉属、链格孢属体外抗菌活性较好，弯孢霉属、外瓶霉属、喙枝孢属偶尔会出现耐药。氟胞嘧啶对于不同暗色真菌有一定的抗菌活性，也有一些研究认为无抗菌活性。特比萘芬对于枝孢霉属、着色霉属、链格孢属、弯孢霉属、离蠕孢属有抗菌活性。棘白菌素类药物对于暗色真菌的药物敏感性不尽相同，有菌种特异性。

十三、双相型真菌

双相型真菌（dimorphic fungi），包括马尔尼菲青霉（*Penicillium marneffei*）、孢子丝菌属（*Sporothrix*）、组织胞浆菌属（*Histoplasma*）、球孢子菌属（*Coccidioides*）、副球孢子菌属（*Paracoccidioides*）和芽生菌属（*Blastomyces*）。除孢子丝菌属为BSL-2实验室操作外，其余均需要BSL-3实验室操作。双相型真菌鉴定必须证实其菌丝相和酵母相互相转换，但所需时间较长。

（一）马尔尼菲青霉

1. 分类和命名 属于丛梗孢科，青霉属，双轮青霉亚属。马尔尼菲青霉是青霉属（*Penicillium*）中唯一的双相型真菌。有性阶段属于子囊菌门、真子囊菌纲、散囊菌目、发菌科、蓝状属。

2. 生物学特性 在SDA上，25℃培养呈菌丝相。约3～4天开始生长，一种菌落为淡灰色至红色膜样，周围基质出现红色环，2周后成熟菌落呈玫瑰红色蜡样，有脑回样皱纹及放射状沟纹，产生白色或灰褐色绒样气中菌丝，背面红色。另一种菌落为白色、淡黄色绒样菌落，产生红色色素渗入基质中，2周后成熟菌落呈黄间白或黄间红色，或黄绿色绒样，周围基质及背面红色。镜下可见透明、分隔菌丝，分生孢子梗光滑而无顶囊。帚状枝双轮生，散在，稍不对称，有2～7个散开、不平行的梗基，其上有2～6个瓶梗，顶端狭窄，可见单瓶梗，其顶端有单链分生孢子，散乱。分生孢子初为椭圆形，后呈圆形，光滑，可见孢间联体。

在SDA上，37℃培养为酵母相，无色素产生。镜下可见表面光滑、圆形、椭圆形、长形酵母细胞，裂殖而非芽生，也可见多数短的菌丝成分。

3. 鉴定 吉姆萨或瑞氏染色制片直接镜检，在细胞内菌体相互黏集或桑葚状或葡萄状外观，呈椭圆形、卵圆形，其大小形状一致，直径约2μm。而游离于组织细胞外的菌则具多形性，大小形态差异大，直径1～8μm不等，其中最特殊而具诊断意义的为长形、粗细均匀、两头钝圆的腊肠状孢子，内有横隔。

马尔尼菲青霉为双相型真菌，菌丝相菌落可产生红色色素并扩散到整个培养基。菌丝相可见帚状枝，双轮生、散在、稍不对称、不平行梗基、单瓶梗，其顶端有单链分生孢子，散乱。

4. 药物敏感性 马尔尼菲青霉对两性霉素B、伊曲康唑及伏立康唑高度敏感，对氟康唑敏感性较低。米卡芬净对马尔尼菲青霉的菌丝相抑菌活性强，但对孢子相则较弱。

（二）孢子丝菌属

1. 分类和命名 属于丛梗孢科，一直以来人们认为孢子丝菌病仅由申克孢子丝菌（*S. schenckii*）这一菌种感染所致。近年来，随着分子生物学鉴定方法的发展，发现申克孢子丝菌其实为由一组不同种系构成的复合体，即申克孢子丝菌复合体（*S. schenckii* complex），包括 *S. schenckii*，*S. brasiliensis*，*S. globosa* 和 *S. Luriei* 等。

2. 生物学特性 在PDA上，培养21天，菌落呈浅橘色到灰橘色；在玉米琼脂基（CMA）和燕麦琼脂基（OA）上呈褐色到黑褐色。在CMA上的产孢最好，推荐使用CMA观察显微镜下的特征。可产生两种类型的分生孢子，一种为在分生孢子梗上形成分生孢子簇，在齿状的产孢细胞上合轴产生透明或稍微着色的分生孢子，倒卵形或梨形。另一种类型的分生孢子称之为固着分生孢子，厚壁、黑褐色，通常在菌丝侧短的小齿上单独产生，不同菌种固着分生孢子形状则不同。*S. brasiliensis* 和 *S. globosa* 显示球形和亚球形；多数申克孢子丝菌显示三角形到楔形，少数呈现倒卵形、椭圆形或不规则形。

在脑心浸液（BHI）血琼脂上，37℃培养时成灰色酵母样菌落。镜下可见大小不等的球形或卵圆形酵母细胞，以出芽方式繁殖，细长厚壁的芽生孢子呈梭形或雪茄烟样，附着在较大的球形或卵圆形酵母细胞上。

申克孢子丝菌复合体菌种可以同化绝大多数的碳源和氮源，但唯有同化蔗糖、棉子糖和核糖醇在区别菌种时有用。

3. 鉴定 标本革兰或PAS染色制片在油镜下直接镜检可见到革兰阳性的长圆形雪茄烟样或梭形小体，一般4～6μm大小，有时为4～8μm，但阳性率很低。申克孢子丝菌复合体其中包含的不同菌种可以通过形态学及生理学特点结合分子生物学分型手段进行鉴定。不同菌种形态学及生理学特点见表4-6-17。

表4-6-17 申克孢子丝菌复合体不同菌种形态学及生理学特点

菌种	固着色沉分生孢子	在PDA上30℃培养21天菌落直径超过50mm	在37℃生长情况	同化试验结果	
				蔗糖	棉子糖
S. albicans	无	有	能	+	−
S. brasiliensis	有	无	能	−	−
S. globosa	有	无	不能	+	−
S. mexicana	有	有	能	+	+
S. schenckii	有	无	能	+	+

4. 药物敏感性 伊曲康唑、泊沙康唑、特比萘芬和两性霉素B对孢子丝菌的菌丝相和酵母相均有抗菌活性。特比萘芬对孢子丝菌的菌丝相和酵母相结果一致。伊曲康唑、伏立康唑和两性霉素B对孢子丝菌的菌丝相MIC值明显高于酵母相，尤其伊曲康唑差别最大，提示对伊曲康唑、伏立康唑及两性霉素B最好选择酵母相来进行体外药敏试验，所得结果可能与临床疗效一致性较好。此外，伊曲康唑与米卡芬净、伊曲康唑与特比萘芬的体外联合药敏试验显示具有良好的协同作用。

（三）组织胞浆菌属

1. 分类和命名 属于丛梗孢科。组织胞浆菌属只有1个种荚膜组织胞浆菌（*H. capsulatum*），可引起人类致病的有2个变种即荚膜变种（var. *capsulatum*）和杜波变种（var. *duboisii*），分别发现于美洲和非洲。有性型属于 *Ajellomyces capsulatus*。世界性分布，但在北美中部、中美和南美更为多见。其他流行区包括非洲、澳大利亚和东亚部分地区，尤其是印度和马来西亚，在我国南方地区有散在发病。其自然栖息地为富含鸟和蝙蝠粪的土壤中，美国报道多次组织胞浆菌病暴发流行在蝙蝠栖息的地方，如洞穴，尤其热带地区。

2. 生物学特性 在SDA上，25℃培养呈菌丝相。生长缓慢；初为白色棉花样的气生菌丝，渐变为棕色，菌落中央可产生细微粉末；背面呈黄色或橙黄色。显微镜下可见在菌丝侧壁或分生孢子梗上有少数直径为2～3μm的圆形或梨形小分生孢子；大分生孢子呈齿轮状，直径8～14μm，圆形、壁厚、表面有指状突起，齿轮状大分生孢子是最具有诊断意义的特征性结构。两个变种菌丝相不易区分。

在BHI上，37℃培养产生粉红色或黄褐色的酵母样菌落，表面有膜样皱襞。荚膜变种酵母相可见卵圆形、有荚膜的芽生孢子、单芽、芽颈较细；染色后很像洋葱的横切面，分层明显。杜波变种的酵母细胞较大，直径10～13μm，壁厚、圆形、芽生孢子，无荚膜，内有一脂肪颗粒。两个变种酵母相可以鉴别。

荚膜变种可以分解尿素，但不能液化明胶；而杜波变种在24～96小时内即可液化明胶，但尿素试验阴性。

组织胞浆菌病的抗原检测是最有效的血清学诊断方法，也可作为急性肺组织胞浆菌病早期诊断和预后评价指标。G试验亦可阳性。

3. 鉴定　组织胞浆菌属的鉴定要点见表4-6-18。

(1) 荚膜组织胞浆菌荚膜变种：瑞氏、吉姆萨染色制片，在油镜下直接镜检可见直径2μm～4μm的卵圆形、芽生、有荚膜的孢子，一端较尖，一端较圆，芽颈较细，位于大单核细胞或多核白细胞内；有时在细胞外，孢子较大、较多，且聚集成群。

(2) 荚膜组织胞浆菌杜波变种：KOH制片直接镜检可见直径12～15μm的厚壁、圆形、芽生孢子，少数可见宽基底出芽。组织病理显示成群巨细胞内大量的卵圆形、双轮廓的厚壁孢子，酵母样细胞可4～5个排列成串。

表4-6-18　荚膜组织胞浆菌的鉴定要点

菌种	菌丝相	酵母相	分解尿素	液化明胶
荚膜变种	两个变种无法区分 大分生孢子呈齿轮状，圆形、壁厚、表面有指状突起，齿轮状大分生孢子是最具有诊断意义的特征性结构	两个变种可区分 圆形或卵圆形孢子，外被荚膜，直径约2～4μm	能	不能
杜波变种		卵圆形、双轮廓的厚壁孢子，直径12～15μm	不能	能

4. 药物敏感性　组织胞浆菌对两性霉素B、伊曲康唑、氟康唑、伏立康唑、泊沙康唑敏感，米卡芬净对组织胞浆菌的菌丝相抑菌活性强，但对孢子相则较弱。

（四）球孢子菌属

1. 分类和命名　属于念珠菌科。球孢子菌属包括2个菌种，粗球孢子菌（*Coccidioides. immitis*）和*C. posadasii*，这两个菌种形态学一致，只能通过基因分析和在高盐浓度存在时有不同的生长率（*C. posadasii*生长更慢）来区别。粗球孢子菌是在土壤中栖居的真菌，地域分布局限，一般限于美国加利福尼亚的圣华金河地区。而*C. posadasii*是在美国的西南部、墨西哥和南美洲的沙漠地区。在美国西南和墨西哥沙漠地区两个种也可共同存在。

2. 生物学特性　培养操作应在有专门条件的实验室中进行，接种在试管或瓶中（不可接种在平皿上或作玻片培养）。菌落应用1%甲醛处理，数小时后再作镜检。在SDA上，25℃培养呈菌丝相。生长快；开始像一层潮湿薄膜，并在其边缘形成一圈菌丝，不久颜色逐渐加深，由白色变成淡黄色或淡棕色，菌落由菌丝渐变为粉末样；背面可呈黑褐色至灰色。菌丝相可见分支分隔菌丝、球拍菌丝和大量长方形的关节孢子，且每2个关节孢子间有一间隔，用乳酸酚棉兰染色时更为明显，具特征性。在特殊培养基上，如鸡胚胎或球囊培养基上，37～40℃和20% CO_2条件下培养呈酵母相，镜检同直接镜检。

3. 鉴定 KOH制片直接镜检可见圆形、厚壁、大小不一的球形体（直径10～80μm），内有直径2～6μm大小的内孢子，不出芽。内孢子可以充满小球形体或内生孢子排列在小球形体内壁，中央为一空泡。球形体破裂，内孢子外释。每个内孢子可延长为关节菌丝，关节菌丝断裂为关节孢子，后者发展为小球形体。在肺空洞病例，痰液标本可见到菌丝及小球形体。

4. 药物敏感性　球孢子菌对两性霉素B、伊曲康唑、氟康唑、伏立康唑、泊沙康唑敏感，米卡芬净对粗球孢子菌的菌丝相抑菌活性强，但对孢子相则较弱。

（五）副球孢子菌属

1. 分类和命名　属于丛梗孢科。副球孢子菌属只有1个菌种巴西副球孢子菌（*P. brasiliensis*）。该菌在酸性土壤中可长期存活，从犰狳中可分离到此菌。多发生于中美洲和南美洲，尤其以巴西常见，在南美洲和拉丁美洲流行。最常发生的区域都是被列为亚热带山区森林的地区。

2. 生物学特性　在SDA上，25℃培养呈菌丝相。菌落生长缓慢，菌落最大直径不超过1.5cm；表面光滑，上覆一层白色或棕色气生菌丝，边缘整齐；背面呈棕色。镜下可见在菌丝的两侧或短的分生孢子梗上着生有少数圆形或卵圆形的小分生孢子，直径4～5μm大小，陈旧菌落可见间生厚壁孢子。在BHA上，37℃培养呈酵母相，菌落生长慢，表面光滑或有皱褶。镜下同直接镜检。

3. 鉴定　KOH制片直接镜检可见厚壁、圆形或卵圆形孢子，单芽或多芽，多芽的厚壁孢子呈机轮状，芽颈较细，具特征性。盐水涂片可见出芽现象，典型时呈多芽。菌种鉴定包括临床病史、直接镜检及组织病理、菌丝相和酵母相转化。

4. 药物敏感性 副球孢子菌对两性霉素 B、伊曲康唑、氟康唑、伏立康唑、泊沙康唑敏感。

（六）芽生菌属

1. 分类和命名 属于丛梗孢科。芽生菌属只有 1 个菌种为皮炎芽生菌（*B. dermatitidis*），该菌最适于在含有机废物的潮湿土壤或在烂木中生长，但很少能成功的分离。有性期属于 *Ajellomyces dermatitidis*。从北美的中西部到东南部均有病例报道，也可见于中南美洲和部分非洲地区。

2. 生物学特性 在 SDA 上，25℃培养呈菌丝相。菌落生长慢；初为酵母样薄膜生长，后为乳白色菌丝覆盖；背面呈深棕色。镜下可见许多圆形和梨形 4～5μm 直径大小的小分生孢子，直接从菌丝或分生孢子柄上长出，陈旧培养可见间生厚壁孢子。在 BHA 上，37℃培养呈酵母相，菌落呈棕色或奶油色酵母样，表面有皱褶，中央稍高起。镜检与直接镜检相同，但可见短菌丝或芽管。

抗原检测主要是通过双抗体夹心酶免疫分析法来检测播散性芽生菌病患者的血尿标本。由于假阳性及假阴性发生率较高，诊断价值有限。

3. 鉴定 KOH 制片直接镜检可见酵母样细胞，呈圆形、厚壁、单芽生孢子，很少多芽，直径在 8～15μm，有时可达 30μm。芽颈较粗，直径可达 4～5μm，即宽基底芽生，具特征性。

4. 药物敏感性 皮炎芽生菌对两性霉素 B、伊曲康唑、氟康唑、伏立康唑、泊沙康唑敏感，米卡芬净对皮炎芽生菌的菌丝相抑菌活性强，但对孢子相则较弱。

十四、 肺孢子菌属

（一）分类和命名

肺孢子菌属（*Pneumocystis*）属于肺孢子菌科（*Pneumocystis*）。肺孢子菌属有 7 个种，为耶氏肺孢子菌（*Pneumocystis jirovecii*，*Pj*）、卡氏肺孢子菌（*Pneumocystis carinii*，*Pc*）、沙鼠肺孢子菌（*Pneumocystis gerbil*）、鼠型肺孢子菌（*Pneumocystis murina*）、奥氏肺孢子菌（*Pneumocystis oryctolagi*）、韦氏肺孢子菌（*Pneumocystis wakefieldiae*）和 ZL2005b 肺孢子菌（*Pneumocystis sp. ZL2005b*）。目前认为耶氏肺孢子菌只感染人类，而其他种的肺孢子菌只感染动物而不感染人类。因此，原有的卡氏肺孢子菌肺炎（Pneumocystis carinii，pneumonia）不再使用，但沿用肺孢子菌肺炎（PCP）的诊断，全称为耶氏肺孢子菌肺炎（*Pneumocystis jirovecii* pneumonia）。

肺孢子菌属原归属于原虫，现归属于真菌，它与真菌既有差别也有相似之处。它不能在真菌培养基中生长，对抗寄生虫药如喷他脒有效，细胞膜含胆固醇而不是麦角固醇，因此两性霉素 B 对其无效。但其 rRNA 基因序列接近于真菌，包囊壁中含几丁质和 β-（1，3）-D-葡聚糖（beta-1，3-D-glucan，BG），而 BG 广泛存在于除接合菌、隐球菌之外的真菌细胞壁中，其他微生物如细菌、病毒以及动物、人体细胞均无此成分。临床上使用抑制 BG 合成的棘白菌素类抗真菌药物治疗 PCP 效果良好。

（二）生物学特性

Pj 成熟包囊为椭圆形、圆形或杯形厚壁包囊，直径 6～8μm，内含 8 个囊内小体。包囊崩解后释放出单倍体的囊内小体（子孢子），子孢子发育成滋养体，单倍体的滋养体为薄壁单细胞，直径 2～6μm，二分裂方式繁殖（无性繁殖），部分滋养体（单倍体配子）以接合方式形成双倍体（有性繁殖），后者在子孢子囊中经有丝分裂和减数分裂形成囊前体，进一步发育成内含 4～8 个单倍体子孢子的成熟包囊，减数分裂时可发生同源重组，丰富子代 *Pj* 的表型多样性。

常用荧光素标记单克隆抗体进行直接免疫荧光法或酶标记单克隆抗体进行免疫组化染色法检测痰液、支气管肺泡灌洗液、肺活检组织中 *Pj* 滋养体或包囊。

（三）鉴定

六胺银（gomori methenamine silver，GMS）染色及吉姆萨染色制片可以检测到 *Pj* 的滋养体和包囊。囊壁可见特征性括弧样结构，成熟包囊有囊内小体 8 个，为不规则状或新月状。*Pj* 常在肺泡内或肺泡壁内，GMS 染色最易见到 *Pj* 的包囊体，呈圆形，大小约 5μm，内含滋养体，呈皱纹、新月形或杯形细胞，直径约 1.2～2μm。滋养体可从破裂的包囊体中漏出，这种不含滋养体的包囊体，在巨细胞内形成阴影。滋养体的数量常超过包囊体，易被忽略。GMS 染色和亚甲胺蓝染色等多作为一种确认 *Pj* 包囊的方法，亚甲胺蓝染色包囊囊壁呈深褐色或黑色，囊壁可见特征性括弧样结构，囊内小体不着色。使用荧光抗体染色技术可以高效检测耶氏肺孢子菌（*Pneumocystis jirovecii*，*Pj*）*Pj*，用荧光素进行染色，在荧光显微镜下观察，包囊壁呈明亮蓝绿色光环，囊壁上括弧样结构同样清晰可辨。后两种染色法被认为是诊断 *Pj* 金标准。

（四）药物敏感性

增效磺胺甲噁唑是治疗和预防 PCP 的首选，喷他脒和阿托伐醌也可以作为治疗的选择。粪壳菌素（sordarin）比喷他脒（pentamidine）、阿托伐醌

(atovaquone) 和增效磺胺甲噁唑（复方磺胺甲噁唑）更适于治疗 PCP。在肺孢子菌二氢喋呤合成酶(DHPS) 基因突变可以导致产生磺胺类药物耐药株的出现。米卡芬净可以通过抑制包囊细胞壁形成有效防止小鼠发生 PCP（没有抑制滋养体的增殖活性）。特比萘芬可有效地治疗 PCP 动物模型。已经证实 IFN-γ 及增效磺胺甲噁唑对于治疗小鼠和大鼠 PCP 具有协同作用。氨苯砜可用于 PCP 的预防和治疗，对于不能耐受 TMP-SMZ 的患者可作为替代药物，与 TMP 合用有协同作用。克林霉素与伯氨喹主要用于轻中度 PCP 的治疗，尤其是传统治疗无效或对其不耐受的患者，也用于 PCP 的预防。三甲曲沙加用磺胺嘧啶可能提高疗效。

第七章

病毒检验与鉴定

临床病毒检验是从临床标本中检出病毒并准确鉴定，指导临床合理应用药物，为临床诊断、治疗、预防和流行病学调查及医院内感染的监控提供可靠的依据。病毒检验与鉴定是通过分离培养标本中的病毒，依据所分离得到的病毒体的生物学特性进行鉴定给予确认。随着现代科学技术快速发展，检测病毒抗原与抗体的免疫学方法和检测病毒核酸的分子生物学技术大大提高了原有病毒的检测鉴定水平，拓宽了人类对病毒感染病的认识。本章主要介绍分离培养检测病毒与鉴定的方法，免疫学方法与分子生物学方法检测病毒见第三篇与第五篇。

第一节　概　述

一、分类和命名

目前临床上发现对人类致病病毒约500多种，国际病毒分类学委员会（International Committee on Taxonomy of Viruses，ICTV）对世界上发现的各种病毒，根据其本质、特性和分子生物学资料，每隔若干年对原有分类进行不断修改和完善，并对新发现的病毒予以命名，重新提出分类报告。2009 年发表了病毒分类第九次报告，将目前 ICTV 所承认病毒归属为 6 个目（order）、87 个科（family）、19 个亚科（subfamily）、349 个属（genus）、2285 种（species）；ICTV 已于2012 年发表长达1327 页的第九次报告。国际病毒分类系统是一个迅速发展和正在完善的系统，ICTV每次报告都出现较大变化，为了使用的病毒分类资料不落后于 ICTV 的报告，建议登录 http//www. ictvonline. org/index. asp? bhcp = 1。尽管在网页上看不到全文，但可及时浏览更新的内容。

（一）临床常见的感染人类病毒

临床常见的感染人类病毒有以下各科。

1. DNA 病毒　痘病毒科（*Poxviridae*）、疱疹病毒科（*Herpesviridae*）、腺病毒科（*Adenoviridae*）、乳头瘤病毒科（*Papillomaviridae*）、多瘤病毒科（*Polyomaviridae*）与细小病毒科（*Parvoviridae*）。

2. 反转录病毒　嗜肝 DNA 病毒科（*Hepadnaviridae*）、反转录病毒科（*Retroviridae*）。

3. 双链 RNA 病毒　呼肠孤病毒科（*Reoviridae*）。

4. 单负链 RNA　副黏病毒科（*Paramyxoviridae*）、丝状病毒科（*Filoviridae*）、弹状病毒科（*Rhabdoviridae*）、博尔纳病毒科（*Bornaviridae*）、正黏病毒科（*Orthomyxoviridae*）、布尼亚病毒科（*Bunyaviridae*）与沙粒病毒科（*Arenaviridae*）。

5. 单正链 RNA 病毒　披膜病毒科（*Togaviridae*）、黄病毒科（*Flaviviridae*）、肝炎病毒科（*Hepeviridae*）、冠状病毒科（*Coronaviridae*）、杯状病毒科（*Caliciviridae*）、小 RNA 病毒科（*Picornaviridae*）与星状病毒科（*Astroviridae*）。

（二）病毒分类方法

病毒分类包括两种方法。

1. 病毒表型特征分类法　主要包括：①病毒体形态学特征、病毒颗粒的大小和形状、壳粒排列的对称性、有无包膜或刺突等；②病毒理化性质、病毒颗粒的分子质量、浮力密度、沉降系数、对 pH 和热的稳定性与对乙醚及去污剂的敏感性等；③病毒蛋白质特征、衣壳蛋白大小和数量、结构蛋白和非结构蛋白的氨基酸序列及功能活性；④病毒的抗原性、血清学反应特点、与相关病毒的交叉反应程度；⑤病毒的寄生性、天然宿主范围、对细胞种类的特异性、病毒生长特性；⑥病毒的致病性、是否引起疾病、传播模式、组织嗜性和病理学等特征。

2. 病毒遗传学分类法　主要包括：①病毒基因组的特征、核酸类型（DNA 或 RNA）、碱基序列、核酸链是单链或双链、线状或环状，有意义链是正单链、负单链或双链，是否分节段及节段的数量和大小等；②病毒基因组的结构及功能，结构基因及非结构基因的数目、位置及排列方式，开放阅读框及调控区，转录方式，翻译特征；③翻译后加工特征，在宿主细胞内病毒体蛋白质分布特征，病毒体装配、成熟及释放方式。

（三）病毒书写规则

在病毒分类系统中所采用的病毒目、科、亚科和属均用斜体字书写或打印，目、科、亚科和属名的第一个字母要大写。在 1998 年 3 月 ICTV 在第 27 次常务会上对病毒种名的书写规则又重新作了修订，提出了所有的病毒种名用斜体，第一个词的首字母要大写，其他词除专有名词外首字母一般不大写，同时还规定暂定种（tentative species）不用斜体，第一个字母采用大写。

二、生物学特征

病毒是一类非细胞型微生物。其主要特点是体积微小，需借助电子显微镜观察；结构简单，无完整的细胞结构，只含有一种类型核酸（DNA 或 RNA）；以自身核酸为模板进行复制；缺乏完整的酶和能量系统而营严格的细胞内寄生。

1. 病毒的大小与形态　有感染性的完整病毒颗粒称作病毒体。病毒的大小以纳米（nm）为测量单位，一般介于 20～250nm。病毒的形态多种多样，绝大多数动物病毒呈球形或近似球形。

2. 病毒的结构与功能　①病毒基本结构为核衣壳，它是病毒增殖、遗传和变异物质基础，也是参与感染过程、引起特异性体液免疫和细胞免疫的具有抗原性的物质；②辅助结构有包膜和纤维刺突，包膜是包围在病毒核衣壳外面的双层膜结构，有些病毒包膜表面有刺突，包膜赋予病毒种、型抗原的特异性与一些特殊功能。

3. 病毒的增殖　病毒不具有能独立进行代谢的酶系统，只有进入活的易感宿主细胞，由宿主细胞供给低分子量前体成分、能量、必要的酶和细胞器等合成病毒核酸与蛋白质的原料和场所，病毒才能增殖。病毒增殖的方式是自我复制。复制周期一般可分为吸附、穿入、脱壳、生物合成及装配与释放 5 个阶段，各个阶段发生的改变及周期的长短视病毒种类而异。

4. 理化因素对病毒的影响　①大多数病毒耐冷不耐热，在低温、特别是干冰温度（－70℃）或液氮温度（－196℃）条件下，病毒感染性可保持数月至数年；②多数病毒在 pH 5.0～9.0 范围内稳定，但也因病毒种类而异；③病毒对化学因素的抵抗力一般较细菌强；④现有的抗生素对病毒无抑制作用，待检标本中加抗生素的目的是抑制细菌，便于分离病毒；⑤病毒对甘油抵抗力强，常用 50% 中性甘油保存含病毒的组织块。

病毒受理化因素作用后，失去感染性称为灭活，灭活的病毒仍能保留其他特性，如抗原性、红细胞吸附、血凝及细胞融合等。

三、感染类型

病毒侵入人体并在体内增殖，与机体发生相互作用的过程称为病毒感染。感染后常因病毒种类、机体状态不同而发生轻重不一的具有病毒感染特征的疾病，称为病毒感染性疾病。有时虽发生病毒感染，并不形成疾病。

根据病毒感染的方式不同有水平传播和垂直传播；根据侵入机体的病毒播散方式程度有局部感染和全身感染；根据病毒感染后有无症状可分为隐性感染和显性感染；根据病毒在机体内感染过程、滞留的时间可分为急性感染和持续性感染，后者又可分为慢性感染、潜伏感染、慢病毒感染和急性感染的迟发并发症。病毒感染的免疫病理作用是重要的致病机制之一。

四、检验程序与方法

（一）标本采集、运送与处理

1. 标本的采集　①采集标本的时间应在病程初期或急性期，此时标本内含病毒量多，易于检出；②拭子宜用聚丙烯纤维头的塑料杆拭子；③采样液用 pH 7.0～7.6 内含抗生素的 Hanks 液或 MEM/DMEM 液或生理盐水，抗生素为：青霉素（终浓度为 100U/ml）、庆大霉素（终浓度为 1mg/ml）和抗真菌药物（终浓度为 2μg/ml）；④若采样液中尚未加抗生素，应在接种前补加，用量同前，混匀后置 4℃ 1～2 小时后方可接种；⑤根据感染的部位及病程采集不同种类的标本。

临床常采集下述几种标本进行病毒检验：

（1）呼吸道标本：包括咽拭子、鼻拭子、鼻咽抽取物、咽漱液、深咳痰液、呼吸道抽取物、支气管灌洗液、肺组织活检标本。常用于流感病毒、副流感病毒、鼻病毒、腺病毒、呼吸道合胞病毒等的分离；

采集时避免唾液污染。

（2）粪便或直肠拭子：用于腺病毒分离鉴定，轮状病毒、诺如病毒及星状病毒电镜检查，或病毒抗原、核酸的检测。

（3）疱疹液与疱疹基底感染细胞：用于单纯疱疹病毒、水痘带状疱疹病毒、人乳头瘤病毒与麻疹病毒包涵体检查，也常用于单纯疱疹病毒的分离。

（4）脑脊液标本：常用于分离柯萨奇病毒、埃可病毒、肠道病毒、腮腺炎病毒。

（5）尿道拭子及尿液标本：用于分离单纯疱疹病毒和巨细胞病毒。

（6）眼拭子标本：用于腺病毒、肠道病毒、单纯疱疹病毒、水痘带状疱疹病毒的分离或直接检测。

（7）各种活检和尸检组织标本：用于病毒的分离或直接检出。用于电镜切片的标本应切成1mm的小块，直接浸于2%戊二醛固定液中。尸检标本应尽早采集，最迟不超过死后24小时，用于病毒分离时应在死后3～6小时内采取。

2. 标本运送　由专人进行送检，和检验科室办理交接手续；标本应在低温下尽快送样进行检测，24小时内运送至实验室；24小时内能进行接种的可置于4℃保存，如未能接种应置-70℃或以下保存。

3. 标本处理　标本至实验室后，作如下处理：①含拭子的标本，先将拭子头在管壁反复挤压后取出，用手将装标本的管充分振荡，将黏液打碎。置4℃待其自然沉淀5～10分钟，取上清；②鼻咽漱液或抽取液，用无菌毛细吸管，在无菌条件下反复吹打收集的溶液，以便打碎黏液，同样置4℃待其自然沉淀5～10分钟，取上清。

（二）检验程序

1. 临床标本病毒检验程序　见图4-7-1。

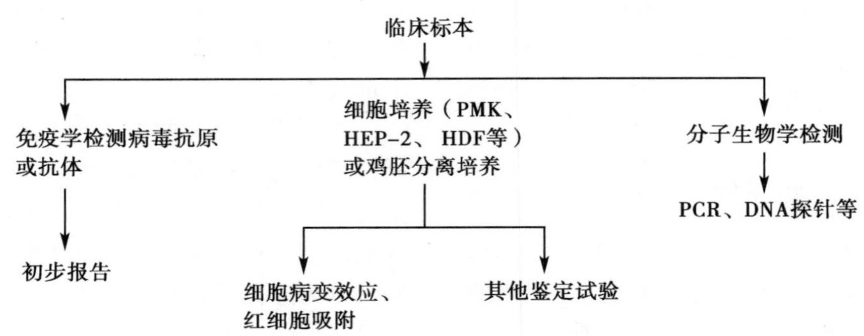

图4-7-1　临床标本病毒检验程序

2. 临床标本病毒分离与鉴定一般程序　见图4-7-2。

（三）检验方法

1. 病毒分离培养与鉴定　细胞培养法分离、鉴定病毒是病毒检验的金标准。细胞培养法优点为可检测多种病毒，甚至是新的病毒种；所分离的病毒还可用于抗病毒药物敏感性试验。

实验室分离培养病毒的方法主要有三种：动物接种、鸡胚接种和细胞培养，现广泛使细胞培养。在实验室培养瓶内生长的保持活性的人或动物细胞（包括原代细胞、二倍体细胞和连续细胞系）可被标本中的病毒感染，并在其中复制增殖。通过观察在培养细胞中病毒增殖的指标判断病毒存在；通过免疫学方法鉴定病毒血清型。

2. 病毒抗原检测　适用于血清型别较少、常规细胞培养不能增殖的病毒，用病毒特异性抗体通过免疫荧光分析（immunofluorescence assay，IFA）、酶免疫分析技术（enzyme immunoassay，EIA）等免疫方法检测病毒抗原，由于该技术不要求标本中完整病毒体存在，它是一种快速早期诊断感染性疾病的方法，但其敏感率低于细胞培养。临床较多应用于HBsAg、HBeAg、HDAg、HAAg等肝炎病毒的抗原检测。

3. 病毒核酸检测　不能用细胞培养或血清学方法检测的病毒感染，核酸检测是一种快速、敏感的检测方法，病毒核酸阳性一般可作为诊断病毒感染的依据。病毒核酸检测方法主要有PCR技术和核酸杂交技术。

4. 组织细胞形态学检查　光镜和电镜观察感染病毒后组织细胞内出现特征性形态有助于病毒感染的诊断。光学显微镜仅用于大病毒颗粒（痘类病毒）和病毒包涵体的检查；根据包涵体在细胞的部位、数量、形状等特点，作为可疑病毒性感染的辅助诊断。电镜检查可发现感染者标本中典型病毒颗粒，有助于病毒感染的早期诊断，如粪便轮状病毒、疱疹液中疱疹病毒、血清标本HBV或HIV。

5. 病毒抗体检测　抗体检测是检测不能在体外

细胞内增殖病毒（如EB病毒、风疹病毒、麻疹病毒、肝炎病毒、HIV等）的重要手段，也是研究机体病毒免疫状况的主要方法之一。目前主要免疫学检测方法有酶联免疫吸附试验（ELISA）、免疫胶体金法、免疫荧光法、放射免疫法、免疫印迹法。胶体金法相对是最快速的方法，但是其检测的敏感度较低于其他几种方法。机体产生抗体较晚并能在体内存在较长时间，故抗体检测主要用于流行病学调查和原发性感染的回顾性诊断。若要确定近期感染，可以通过IgM型抗体的检测、筛选和确诊两种试验及双份血清抗体效价四倍增长而提高试验的特异性。

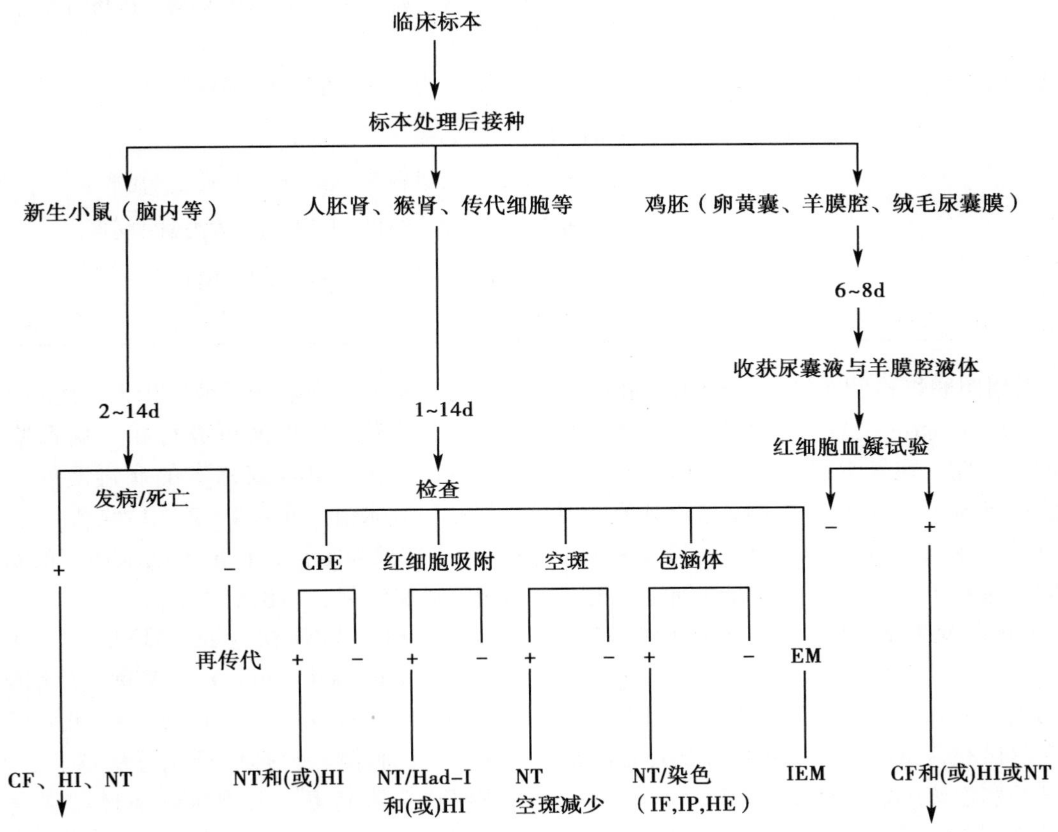

图4-7-2 临床标本病毒分离与鉴定一般程序

注：HAd-I 红细胞吸附抑制反应；HI 血凝抑制反应；EM 电镜检查；NT 中和试验；IP 免疫过氧化物酶；IEM 免疫电镜检查；HE 苏木精-伊红染色；CF 补体结合试验；CPE 致细胞病变效应

第二节 病毒检验

一、呼吸道标本

呼吸道标本病毒检验是呼吸系统病毒感染实验诊断的金标准。呼吸道标本包括咽拭子、鼻拭子、鼻咽抽取物、咽漱液、深咳痰液、呼吸道抽取物、支气管灌洗液、肺组织活检标本等，标本采集、运送与处理详见本章第一节。

（一）常见病毒

呼吸道标本检测的常见病毒见表4-7-1。

（二）检验方法

根据患者机体免疫状况与医疗条件选择合适检验方法。免疫缺陷患者作病毒分离培养或核酸检测；在流感流行季节宜选择流感病毒的检测项目（流感病毒培养与核酸检测）；小于10岁儿童应注意除流感病毒之外的副流感病毒、腺病毒与呼吸道合胞病毒等的检测；小于2岁儿童易患由呼吸道合胞病毒引起急性气管-支气管炎，此时非培养的快速免疫荧光抗原检测是必需的。对高致病性呼吸道病毒感染（H5N1、H7N9亚型高致病性禽流感病毒、H2N2亚型流感病毒、甲型H1N1流感病毒、SARS病毒等）的样品采集、运输和检测技术按中国疾病预防控制中心规范操作，并按规定的生物安全级别要求。

1. 鸡胚接种法　是流感病毒常用分离培养方法之一。

【原理】 流感病毒易在鸡胚羊膜与绒毛尿囊膜上

皮细胞内增殖，接种标本于孵化9～12天鸡胚羊膜腔与尿囊腔内，35℃温箱孵育2～3天后，增殖的流感病毒被释放在羊水与尿囊液中。

表4-7-1 呼吸道标本检测的常见病毒

感染性疾病	感染季节	病毒
急性上呼吸道感染	冬季	流感病毒（甲、乙、丙）、呼吸道合胞病毒
	全年	副流感病毒、腺病毒、鼻病毒、麻疹病毒、风疹病毒、埃可病毒、柯萨奇病毒
急性气管-支气管炎	全年	流感病毒、腺病毒、鼻病毒、冠状病毒
	夏季	肠道病毒
慢性支气管炎	全年	鼻病毒、乙型流感病毒、腺病毒、呼吸道合胞病毒、副流感病毒
肺炎	冬季	呼吸道合胞病毒、SARS冠状病毒、人类偏肺病毒
	全年	腺病毒、流感病毒、麻疹病毒、巨细胞病毒、禽流感病毒

【操作】①用照卵灯检测鸡胚，标记出鸡胚的气室与尿囊的界限、胚胎的位置；②用70%～75%乙醇消毒鸡胚卵壳表面，在气室端钻孔；③用注射器吸取处理过的临床标本，分别注入羊膜腔与尿囊腔，用蜡或者消毒过的医用胶布封口；④35℃孵育2～3天后收获鸡胚尿囊液和羊水，作流感病毒红细胞凝集试验；⑤作红细胞凝集抑制试验，鉴定流感病毒血清型。

【结果判定】收获的鸡胚尿囊液和羊水，作流感病毒红细胞凝集试验，试验阳性表示存在病毒；红细胞凝集抑制试验鉴定流感病毒血清型。

2. 传统细胞分离培养法（traditional cell culture）用于流感病毒、埃可病毒、柯萨奇病毒、副流感病毒、腮腺炎病毒、呼吸道合胞病毒、腺病毒、鼻病毒、巨细胞病毒、疱疹病毒分离培养。

【原理】各种呼吸道病毒在合适细胞系中与适宜生长条件下能够在其中复制增殖。孵育一定时间后，观察在培养细胞中病毒增殖的指标如细胞病变（cytopathic effect，CPE）、红细胞吸附、干扰现象、细胞代谢的改变等判断病毒存在与否。

【操作】①选用合适细胞系（表4-7-2）且细胞已生长成片（75%～90%生长）的细胞培养瓶（皿、板）；②用无菌的移液管吸取适量临床标本置于细胞培养瓶中，温和摇动数次，放于37℃ 5%二氧化碳培养箱中吸附1～2小时；③吸出接种物，用无菌移液管吸取Hank液分别清洗细胞2次，然后于细胞培养瓶中加入病毒生长液，放置于33～35℃培养箱培养，每日观察细胞病变情况；④当75%～100%细胞出现病变时收获病毒液时，先温和摇动细胞瓶数次，然后用无菌移液管吸取病毒液置于无菌离心管中，混匀病毒；⑤收获的病毒液可进行相关病毒鉴定试验（表4-7-2）。为提高收获标本的病毒滴度，可将细胞放于-70℃冰箱，冻融1～2次后收获。

【结果判定】根据出现细胞病变的特征或血细胞吸附试验结果，检测病毒的存在。

3. 离心增强快速细胞培养（centrifugation-enhanced rapid cell culture） 又称飞片细胞培养（shell vial centrifugation culture），常用于儿童呼吸道感染常见病毒的检测，包括甲型流感病毒、乙型流感病毒、呼吸道合胞病毒、人副流感病毒和腺病毒的快速检测。实验者通过多孔培养板飞片制备、标本液接种与染色，可同时检测多种病毒。尽管其敏感率低于传统细胞培养，但检测病毒所需时间短（能在1～2天内检出病毒），且已有提供复有不同种单层细胞的商品化飞片细胞瓶（shell vial）全套材料，适合临床应用。

【原理】在细胞培养瓶（皿或板）内放置的小玻片随培养瓶细胞生长也会复以单层细胞，各种呼吸道病毒在合适细胞系中与适宜生长条件下能够在其中复制增殖。孵育一定时间后，使用荧光（或酶）标记的呼吸道常见病毒单克隆抗体对小玻片进行染色，可检测病毒的存在与否。

【操作】①在扁状细胞培养瓶内置放一玻片（coverslip），培养瓶细胞生长时玻片上也会覆以单层细胞；②将下呼吸道分泌物（痰、气管或支气管冲洗液、支气管肺泡灌洗液、肺组织）或鼻咽分泌物（不推荐使用喉拭子）标本接种于细胞培养瓶内，随后于低速离心（700×g）40分钟，再加入适量细胞维持液，置 35～37℃、5% CO_2 孵箱培养；③16～48 小时后取出玻片，以使用荧光标记的呼吸道常见病毒单克隆抗体染色或酶染色法检测病毒。为提高试验敏感性，筛选甲和乙型流感病毒，应在培养 24 小时后进行染色，而呼吸道合胞病毒、人副流感病毒和腺病毒则需要孵育 48 小时后染色。

表 4-7-2 呼吸道感染常见病毒分离培养的细胞与鉴定试验

病毒	细胞			检测与鉴定试验
	PMK	HEP-2	HDF	
流感病毒（甲、乙、丙）	＋＋＋＋	－	＋－	血细胞吸附试验或血球凝集试验检测病毒；免疫荧光抗体法或血球凝集抑制试验鉴定
肠道病毒	＋＋＋＋	＋	＋＋	免疫荧光抗体法确证；酸（pH 3）稳定
副流感病毒	＋＋＋	－	－	血细胞吸附试验或血球凝集试验检测病毒；免疫荧光抗体法鉴定
呼吸道合胞病毒	＋	＋＋＋	＋	特异性细胞病变可鉴定病毒；免疫荧光抗体法确证
腺病毒	＋＋	＋＋＋	＋＋	免疫荧光抗体法确证；抗体中和试验鉴定血清型
鼻病毒	＋＋	－	＋＋＋	酸（pH 3）不稳定；最适生长温度 32～33℃
腮腺炎病毒	＋＋＋	＋－	＋－	血细胞吸附试验检测病毒；免疫荧光抗体法确证

注：PMK：原代猴肾细胞，国家流感中心标准操作规程（中国疾病预防控制中心、病毒病预防控制所：2007.3）流感病毒胞分离培养法采用犬肾细胞（MDCK）；HEP-2：人喉癌上皮细胞；HDF：人胚肺成纤维二倍体；＋＋＋＋：细胞培养敏感度≥80%；－：细胞培养不敏感；＋－：细胞培养几乎不敏感；＋：细胞培养极少数敏感

【结果判定】 荧光标记的病毒单克隆抗体染色或酶染色法检测阳性表示存在相应病毒。

4. 流感病毒红细胞凝集试验

【原理】 流感病毒包膜表面的血凝素（HA）能与禽类或一些哺乳类动物的红细胞上的血凝素受体结合，引起红细胞凝集。

【操作】 ①将“U”型底 96 孔微量板横向放置（垂直方向称列、平行方向称行），标记好待检病毒的实验室编号及加样顺序；②孔内加入 PBS 后再加入待检病毒液，使每行各孔病毒液浓度呈倍比稀释，每行最后一孔不加病毒液而加入豚鼠红细胞悬液作为红细胞对照；③然后每孔加入 1% 红细胞（鸡红细胞或豚鼠红细胞）悬液，轻弹微量板使红细胞与病毒充分混合；④室温孵育 30～60 分钟，观察红细胞凝集现象并记录结果。

【结果判定】 以出现完全凝集的病毒液最高稀释度为红细胞凝集终点，其稀释度的倒数即为病毒的红细胞凝集效价。

【注意事项】 当位于红细胞凝集素上受体结合部位的氨基酸发生点突变，则可影响病毒对某些红细胞的凝集能力。近年来发现有些病毒，特别是新分离出的病毒或代数较低的病毒不能凝集鸡红细胞应更换豚鼠红细胞。

5. 红细胞凝集抑制试验

【原理】 在流感病毒悬液中加入血清后，若病毒表面的血凝素被特异性血凝素抗体封闭，再加入人的“O”型、鸡或豚鼠的红细胞则不发生凝集现象，即为血凝抑制。试验中若用已知病毒的抗血清，可鉴定病毒型及亚型；也常用于检测同型病毒的抗原变异情况。

【操作】 ①将“U”型底 96 孔微量板横向放置（垂直方向称列、平行方向称行），标记好待检病毒的实验室编号、病毒参比抗血清及待鉴定的病毒液；②孔内加入 PBS 后再加入处理好病毒参比抗血清，使每列各孔病毒参比抗血清浓度呈倍比稀释，留取不加病毒参比抗血清的 PBS 阴性对照孔；③各孔加入 4 个凝集单位的待检病毒液，PBS 阴性对照孔不加待检病毒液病毒液（抗原），混匀，至室温孵育 15～30 分钟；④然后每孔加入 1% 红细胞悬液至室温孵育30～60 分钟，观察红细胞凝集抑制试验结果；⑤取另一块微量板，同样做参比抗原与参比血清对照。

【结果判定】 ①红细胞凝集抑制效价是指抑制红细胞凝集出现时血清的最高稀释度的倒数，当待检病毒红细胞凝集抑制效价≥20 才可以算为阳性；②待检病毒与参比血清有交叉抑制，但对一种参比血清抑制效价大于另一种参比血清 4 倍以上时，可以判定为此种流感病毒。

【注意事项】 ①红细胞凝集抑制试验必须用 4 个凝集单位/25μl 的抗原，抗原必须新鲜配制；②红细

胞凝集抑制试验包括以下对照：红细胞对照、阴性对照血清（以防其他非特异性抗体的影响）、参比血清对照（防止非特异性凝集素及抑制素的干扰）。

6. 免疫荧光技术鉴定 见第三篇第四章第十二节呼吸道病毒免疫检测。

（三）检验结果报告与解释

呼吸道标本检出病毒视为阳性，应报告所用的检验鉴定方法与检出病毒种名。检出麻疹病毒、腮腺炎病毒、流感病毒、副流感病毒和呼吸道合胞病毒对临床病原学诊断有确诊意义，因为这些病毒很少有无症状携带者及携带者长期排毒的现象；相反，腺病毒、巨细胞病毒与单纯疱疹病毒在无症状携带者中排毒的持续时间可以从几天到数月，检出腺病毒的患者通常是无症状的婴幼儿；从有呼吸综合征的发热患者喉部和粪便中同时进行腺病毒的检测将有助于疾病的诊断，仅从喉部而不从粪便中进行腺病毒的分离，对疾病诊断的敏感性要低很多，而单独从粪便标本中进行腺病毒的分离几乎无诊断意义。

二、消化道标本

消化道标本用于检测引起病毒性胃肠炎的腺病毒（血清型40，41）、轮状病毒、杯状病毒和一些引起胃肠道外感染的肠道病毒。消化道标本病毒检验是确诊消化系统病毒感染病因的依据，临床较多采用免疫学与分子生物学方法。

标本采集、运送与处理见本章第一节。

（一）常见病毒

粪便与直肠拭子标本检测的病毒见表4-7-3。

表4-7-3 消化道标本检测的病毒

感染性疾病	感染季节	病毒
婴儿/儿童病毒性腹泻	秋季、冬季、春季	轮状病毒
	全年	腺病毒（血清型40，41）、杯状病毒、星状病毒
成人病毒性腹泻	夏季	诺如病毒
病毒性肝炎		肝炎病毒
胃肠道外感染	夏季、秋季	肠道病毒、冠状病毒（婴儿腹泻粪便电镜检查到病毒颗粒）

（二）检验方法

疑为轮状病毒、诺如病毒、星状病毒与肠腺病毒感染的腹泻，主要用电镜检查标本中病毒颗粒、ELISA法或乳胶凝集试验法检测病毒抗原（见第三篇临床免疫检验），PCR和RT-PCR法检测病毒核酸，尤其是多重RT-PCR能同时诊断诺如病毒、星状病毒和轮状病毒（见第五篇临床核酸和基因检验），对流行病学研究也具有重要意义。

1. 电镜（electron microscopic，EM）检查

【原理】采用磷钨酸溶液负染色技术，通过磷钨酸溶液里的重金属离子在样品四周的堆积而加强样品外周的电子密度，使样品显示负反差，衬托出样品的形态和大小；由于标本中病毒颗粒较重金属离子电子密度低，从而使病毒呈现明亮清晰的结构。此负染色样品不需经过固定、脱水包埋和超薄切片等复杂操作，而是直接对沉降的样品匀浆悬浮液进行染色。

【操作】①标本制备：取粪便，制成1%悬液，3000rpm离心15～30分钟，弃沉淀，取上清低温超速离心浓缩标本，取沉淀负染；②磷钨酸溶液染色：处理后的标本滴在铜网上，滤纸吸去多余标本，滴加磷钨酸溶液染液，滤纸吸去多余染料，干燥后电镜观察；③电镜观察：首先在2000倍上选择负染色良好的网孔，然后放大至30 000～40 000倍查找，每个标本至少应观察5个网孔方能确定阴性结果，一旦发现病毒颗粒，即应拍照。

【结果判定】①轮状病毒：病毒颗粒呈球形，直径60～80nm，无包膜，双层衣壳，二十面体对称，内衣壳的壳微粒沿着病毒体边缘呈放射状排列，形同车轮辐条；②诺如病毒：病毒颗粒呈圆球形，直径26～35nm，无包膜，二十面体立体对称，表面粗糙；③星状病毒：病毒颗粒呈球形，直径28～30nm，无包膜，少数病毒（约10%）表面有5～6个角状突起，外形呈星状，有鉴定意义。

【注意事项】①超速离心后上清液必须充分去除再用双蒸馏水制成悬液，否则残留的蛋白质干扰病毒颗粒的观察；②磷钨酸不能杀灭病毒，故标本制备后应在火焰上或沸水中消毒，用过的镊子、铜网也应消毒；③用过的铜网应用滤纸充分吸干残留标本，以免污染其他标本出现假阳性；④对未知病毒应将标本稀释不同倍数，选用清晰的悬液。

2. 免疫电镜检查

【原理】在所检病毒样本中加入已知抗血清，使形成抗原（病毒）-抗体复合物而浓缩了病毒，再经过超速离心或快速法（用琼脂与滤纸过滤）浓缩，

将此抗原-抗体复合物浓集于电镜铜网膜上，再经负染色后进行电镜观察。

【操作】目前有几种方法：①经典的免疫电镜法：将待检样品与抗血清混合反应后，超速离心，吸取沉淀物染色观察；②快速法：在琼脂糖凝胶上打孔，下垫滤纸，孔中加入待检样品与抗血清混合液，然后将铜网膜漂浮于孔中的免疫反应液滴上，待液滴被滤纸吸下后取出铜网膜、染色观察；③抗体捕捉法：先将用抗血清包被铜网膜，然后将此包被有抗体的铜网膜悬浮于待测病毒溶液的液滴上，作用一定时间后，染色铜网膜并观察。

【结果判定】同电镜检查的结果判定。

（三）检验结果报告与解释

标本检出病毒视为阳性，应报告所用的检验鉴定方法与检出病毒种名。病毒性感染腹泻以电镜或免疫电镜检测粪便中的病毒颗粒为主要检测方法，但费时费力，尚不能作为临床检验项目。近年来已有免疫商品化检测试剂盒检测粪便标本中的轮状病毒抗原（EIA 法、乳胶凝集试验）和肠道腺病毒，现已采用 RT-PCR 应用于诺如病毒与星状病毒的检测。

三、皮肤与黏膜标本

皮肤与黏膜标本有疱疹液与损害上皮细胞。疱疹尚未溃破时较易抽取采集到疱疹液；若需作疱疹基底上皮细胞印片，则需先将疱疹顶部揭开、抽净疱疹液（用结核菌素注射器和 2 号针头收集疱疹液或挑破新鲜水疱后用拭子采集），用清洁载玻片轻压溃疡基底。该疱疹液可用于病毒培养、抗原检测与核酸检测。

（一）常见病毒

皮肤与黏膜标本检测的病毒见表 4-7-4。

表 4-7-4 皮肤与黏膜标本检测的病毒

感染性疾病	感染季节	病毒
单纯疱疹	全年	单纯疱疹病毒
带状疱疹	全年	水痘带状疱疹病毒
皮肤黏膜疣状损害 （跖疣、寻常疣、扁平疣、屠夫寻常疣、疣状表皮发育不良、尖锐湿疣）	全年	人乳头瘤病毒
传染性软疣	全年	传染性软疣病毒
人类猴痘	全年	猴痘病毒

（二）检验方法

皮肤病毒感染临床特征明显，一般根据临床症状和皮损特点即可做出诊断，只有少数不典型或特殊病例需要依赖实验室做病原学诊断。可采集疱疹液或损害上皮细胞在光学显微镜下检查病毒特征性包涵体，电子显微镜观察病毒颗粒，或进行病毒培养及免疫荧光抗体染色检查等；应用聚合酶链反应与特异性核酸探针技术可直接检测感染者组织或体液中病毒核酸，作出早期、快速诊断。另有些病毒感染后皮肤表现红斑等症状，但其检验方法是检测血清的抗体与核酸，如人类细小 B19 病毒、风疹病毒与柯萨奇病毒等。

1. 病毒特征性包涵体检查

【原理】某些病毒感染的细胞，在普通显微镜下可以观察到胞质或胞核内出现嗜酸性或嗜碱性的、圆形、椭圆形或不规则形状的团块结构即包涵体。包涵体大小、数目与常因感染病毒的种类不同而异，其有助于病毒感染的病原学检测。

【操作】疱疹液涂片或损害上皮细胞印片经化学固定，用苏木精-伊红（hematoxylin-eosin，HE）染色法或瑞氏-吉姆萨染色，用光镜直接检查细胞内的包涵体与其在细胞内的位置与染色性。

【结果判定】①单纯疱疹病毒：核内嗜酸性包涵体，细胞核染色体挤在核膜边缘；②水痘带状疱疹病毒：同单纯疱疹病毒，两者难以区分；③麻疹病毒：巨核细胞内核内嗜酸性包涵体，核染色质被推向核膜边缘，有时可见胞质内嗜酸性包涵体；④猴痘病毒：感染细胞内大多含有许多圆形或椭圆形的小型嗜酸性包涵体；⑤人乳头瘤病毒：在脱落的上皮细胞核内或核旁胞质内可见圆形、椭圆形大小不等均质嗜酸性红染质块。

2. 细胞学与组织学检查

【原理】通过观察赘生物脱落的上皮细胞或病变组织染色后细胞形态的变化，以辅助诊断判断是否有尖锐湿疣或传染性软疣。

【操作】采用病灶刮片或用生理盐水摩擦病灶涂片或印片，以获取脱落的上皮细胞，然后待干，经巴氏染色后进行光镜细胞学检查。

【结果判定】①传染性软疣病毒：表皮细胞内出现软疣小体，多数软疣小体内含有胞质内包涵体，小体挤压每个受损细胞内核，使细胞呈月牙状，位于细胞内边缘；若中心部角质层破裂，排出软疣小体，中心形成火山口状；②人乳头瘤病毒：空泡细胞、双核细胞及角化不全细胞（角化不良细胞特征为细胞深伊红染色，核小而浓染）等是 HPV 感染的特征性细胞学改变。

（三）检验结果报告与解释

标本检出病毒视为阳性，应报告所用的检验鉴定方法与检出病毒种名。疱疹液或损害上皮细胞在光学显微镜下检查病毒特征性包涵体具有临床诊断意义，尤其是单纯疱疹病毒与水痘带状疱疹病毒，若在新生儿的标本中检测到该病毒则提示存在潜在的严重感染。

四、尿液标本

尿液标本用于检测巨细胞病毒、腮腺炎病毒、风疹病毒、麻疹病毒、脊髓灰质炎病毒和腺病毒。采集早晨第一次尿液，弃去开始流出的尿液，以冲刷尿道口的细菌，取能代表膀胱部位病原菌的中段尿为最佳尿液标本；作细胞培养时，若尿液透明则可直接接种，若混浊则 1000 ×g 离心 10 分钟，取上清液接种。

（一）常见病毒

尿液标本检测的病毒见表 4-7-5。

表 4-7-5　尿液标本检测的病毒

感染性疾病	感染季节	病毒
先天与围生期感染	全年	巨细胞病毒、风疹病毒
	夏秋季	肠道病毒
移植后综合征	全年	巨细胞病毒、BK 病毒
皮肤黏膜红斑损害	全年	风疹病毒、麻疹病毒
儿童急性出血性膀胱炎	全年	腺病毒 11、12 型
腮腺炎（睾丸炎）	全年	腮腺炎病毒
流行性出血热	全年	出血热病毒
艾滋病	全年	艾滋病病毒抗体

（二）检验方法

尿液标本中巨细胞病毒、风疹病毒、出血热病毒的检验常采用细胞培养分离病毒方法，接种的细胞分别是人成纤维细胞（巨细胞病毒）、RK13、Vero 或 BHK21 等传代细胞（风疹病毒）、非洲绿猴肾细胞（Vero-E6）和人胚肺二倍体细胞（出血热病毒）；观察病毒在细胞内增殖后的 CPE，或需用免疫荧光、ELSIA 等方法检测病毒抗原予以确认。麻疹与风疹患者尿液标本的 RT-PCR 检测可用于麻疹与风疹的早期快速辅助诊断，特别是对于出疹初期的患者；艾滋病病毒感染者尿液中也可以检测到艾滋病病毒抗体。

巨细胞病毒分离培养　为巨细胞病毒实验室诊断的金标准。

【原理】巨细胞病毒在人的成纤维细胞内增殖，细胞病变效应在 1 天或数周后出现，染色或直接显微镜检查后可观察到巨细胞，核内有包涵体，或产生 CMV 早期蛋白。

【操作】

（1）传统病毒分离培养：将待检已处理尿标本接种人类成纤维单层细胞，孵育 5～28 天后，观察细胞病变。

（2）离心增强快速细胞培养法：将待测标本接种入人胚肺成纤维细胞单细胞，低速离心吸附 45～60 分钟；36℃培养 16～36 小时后用 72kDaCMV 的主要即刻早期蛋白（mIE72）单克隆抗抗进行免疫荧光或酶免疫法检测细胞中染色位点，观察阳性细胞。

【结果判定】

（1）传统病毒分离培养观察：细胞变圆、膨胀、胞体及核巨大化、核内出现周围环绕有一轮“空晕”的大型包涵体，形似“猫头鹰眼”状等细胞病理学变化表示有巨细胞病毒生长。

（2）离心增强快速细胞培养法：观察到细胞核内被着色点为阳性细胞。

（三）检验结果报告与解释

标本检出病毒视为阳性，报告所用的检验鉴定方法与检出病毒种名。CMV 感染临床表现复杂多样，且大多数后天性感染无症状，CMV 的相关实验室检查尤为重要。先天畸形、发育延迟疑为宫内感染新生儿诊断的金标准是在出生后的第二十一天内采取尿液，作沉渣涂片，检查巨大细胞及核内嗜酸性包涵体（在婴儿的诊断意义比成人大）；也可作尿液病毒分离培养，它是CMV实验室检测的敏感和特异方法；血清学检测有助于诊断，宫内感染的婴儿在出生后第2～3周时CMV-IgM抗体可≥1∶32，因此单份婴儿血清测定即可诊断；超过出生后的第二十一天从尿液分离得到的CMV不能完全排除围生期感染。当标本中病毒滴度低时包涵体检查可出现假阴性结果，尽管如此，这一传统方法仍被用于器官移植个体定性检测CMV的方法。尿液标本检测到腺病毒具有诊断意义，相反成人尿液检测到CMV极少有可能是潜伏病毒再激活；检测到肠道病毒或单纯疱疹病毒则需排除粪便污染或生殖道的病毒感染。

五、脑脊液标本

脑脊液标本用于检测引起病毒性脑膜炎与病毒性脑炎的病毒。分离病毒技术上的限制和耗时过长使临床难以广泛应用，PCR检查脑脊液病毒具有稳定的高敏感性及特异性，常用于脑脊液标本病毒检验。

（一）常见病毒

脑脊液标本检测的病毒见表4-7-6。

表4-7-6　脑脊液标本检测的病毒

感染性疾病	感染季节	病毒
病毒性脑膜炎	夏秋季	肠道病毒（脊髓灰质炎病毒、柯萨奇病毒A和B、埃可病毒等）
	全年	单纯疱疹病毒
病毒性脑炎	全年	单纯疱疹病毒
	夏秋季	乙型脑炎病毒、登革热病毒、森林脑炎病毒、肠道病毒
狂犬病	全年	狂犬病毒
进行性多灶性白质脑病	全年	多瘤病毒（JCV）
亚急性硬化性全脑炎	全年	麻疹病毒
HIV脑病	全年	艾滋病病毒

（二）检验方法

病毒性脑膜炎的脑脊液病毒分离检测方法敏感性较低、耗时过长，临床一般不应用，常采用PCR检查脑脊液病毒核酸，包括脊髓灰质炎病毒、柯萨奇病毒A和B、埃可病毒、虫媒病毒和单纯疱疹病毒等。单纯疱疹病毒性脑炎、流行性乙型脑炎、肠道病毒脑炎、狂犬病病毒脑炎及亚急性硬化性全脑炎、进行性多灶性白质脑病、朊粒感染等慢性感染，其确诊有赖于脑活检病理检查发现细胞内包涵体、病毒核酸或脑脊液检出病毒抗原或抗体，但临床不常规进行病原学检测。

（三）检验结果报告与解释

标本检出病毒视为阳性，报告所用的检验鉴定方法与检出病毒种名。脑脊液检出病毒抗原或抗体、病毒核酸或包涵体有临床诊断价值，如：①用免疫荧光法和ELISA检测到发病初期患者血液及脑脊液中的流行性乙型脑炎病毒抗原可诊断流行性乙型脑炎；②显微镜直接检查脑组织狂犬病毒包涵体-内基小体可诊断狂犬病；③脑脊液中检出JCV-RNA可诊断进行性多灶性白质脑病；④活检组织标本电镜检查若发现细胞内麻疹病毒包涵体可诊断亚急性硬化性全脑炎；⑤脑脊液检出HIV的p24抗原可诊断HIV脑病。

六、眼标本

眼标本有眼分泌物、角膜刮取物、眼穹隆部及眼结膜上皮细胞标本等标本。眼部病毒感染时，由于采集标本量小，推荐床边直接涂片；角膜刮取物由眼科医师在麻醉下采取，用无菌刮匙刮取溃疡或损伤处，刮取物直接接种或床边直接涂片；玻璃体抽吸液注入无菌螺旋盖容器运送。

（一）常见病毒

眼标本检测的病毒见表4-7-7。

（二）检验方法

眼部病毒感染时，一般根据自觉症状、临床表现和检查可进行确证。实验室病原学检查确证眼部感染病原较为困难，因为它们可能来自于皮肤表面的正常菌群。实际工作中，基于流行病学资料和临床表现，开展的实验室检查并不多，主要取决于治疗对实验室检查的需求。传统的病毒分离培养方法费时并且敏感性低，分子生物学技术可以为此类病例提供准确而快速的诊断。运用多重聚合酶链反应检测眼部标本中的单纯疱疹病毒、水痘-带状疱疹病毒、巨细胞病毒和

表 4-7-7 眼标本检测病毒

感染性疾病	感染季节	病毒
病毒性角膜炎	全年	单纯疱疹病毒、水痘-带状疱疹病毒
病毒性结膜炎	全年	肠道病毒 70 型
急性出血性结膜炎	全年	腺病毒
病毒性葡萄膜炎	全年	巨细胞病毒

肠道病毒 70 型可快速检测眼标本中病毒。

（三）检验结果报告与解释

标本检出病毒视为阳性，报告所用的检验鉴定方法与检出病毒种名。眼标本能检测到单纯疱疹病毒、水痘-带状疱疹病毒、巨细胞病毒和肠道病毒 70 型已可作出病原学的诊断，尤其是肠道病毒 70 型，其感染增殖的原发部位在眼结膜，可引起传染性极强、常发生暴发流行的急性出血性结膜炎，快速检测具有重要意义。

七、组织标本

用于病毒感染病原学检测的组织标本主要有肺组织、脑组织与消化道组织标本，采集时间最好不超过死亡后 6 小时，病理检查的标本不超过 24 小时，同种组织每一部位至少采集 3 份标本，1 份用于病毒学检测。

（一）常见病毒

组织标本检测的病毒见表 4-7-8。

表 4-7-8 组织标本检测的病毒

感染性疾病	组织	病毒
病毒性脑炎	脑活检标本	单纯疱疹病毒
进行性多灶性白质脑病	脑活检标本	多瘤病毒（JCV）
亚急性硬化性全脑炎	脑活检标本	麻疹病毒
狂犬病	脑尸检	狂犬病毒
传染性软疣	皮肤活检	传染性软疣病毒
疣	皮肤活检	人乳头瘤病毒
病毒性肺炎	肺活检标本	SARS 病毒等

（二）检验方法

1. 皮肤活检　对病毒性皮肤病有高度诊断价值，是皮肤科常用的一种病理检查手段，通过切除或者环钻取材某一部位的皮肤或黏膜组织、采用组织染色或免疫组织化学染色或核酸检测以明确某一病毒感染。

2. 脑活检标本　特殊处理后制成冷冻切片和石蜡切片等，然后用不同的染色技术显示病变；或从脑活检组织中分离病毒或检测病毒抗原，应用分子生物学方法检测病毒特异性核酸。应根据需要进行脑活检，毕竟它是一种创伤性检查，有可能造成严重后果，必须权衡利弊后再作决定，特别是脑功能区更应慎重。

3. 肺活检　进行肺实质的活组织检查，抽吸空洞或支气管腔内的液体作进一步病毒学检查，明确诊断；同时以达到明确病原体，控制暴发性流行目的。如疑为 SARS 病毒、禽流感等感染的死亡病例。

（三）检验结果报告与解释

标本检出病毒视为阳性，报告所用的检验鉴定方法与检出病毒种名。一般而言，在组织标本能检测到的病毒在病毒病原学诊断具有重要临床意义。

第三节　病毒鉴定

本节病毒分类与命名以 ICTV 2009 年发表的病毒分类第九次报告为依据，由于尚未颁布由中华人民共和国国家卫生和计划生育委员会（简称“卫计委”）制定、新版的《人间传染的病原微生物名录》，在本章第一、二节的病毒名称沿用了 2006 年版的《人间传染的病原微生物名录》旧称。

一、疱疹病毒科

（一）分类和命名

与人类感染有关的疱疹病毒科病毒有8种，即人疱疹病毒1～8（*Human herpesvirus* 1～8，HHV 1～8）。HHV1、HHV2为单纯疱疹病毒属（*Simplexvirus*）；HHV3为水痘病毒属（*Varicellovirus*）；HHV4为淋巴隐伏病毒属（*Lymphocryptovirus*）；HHV5为巨细胞病毒属（*Cytomegalovirus*）；HHV6和HHV7为玫瑰疹病毒属（*Roseolovirus*）；HHV8为细小病毒属（*Rhadinovirus*）。

（二）生物学特性

直径150～200nm球形病毒，线性双链DNA，有包膜与糖蛋白刺突，由162个壳粒组成的核衣壳呈二十面体立体对称结构；人疱疹病毒（HHV4除外）均能在二倍体细胞核内复制，产生明显的CPE，核内出现嗜酸性包涵体。病毒可通过细胞间桥直接扩散，感染细胞同邻近未感染的细胞融合成多核巨细胞。

（三）鉴定

1. HHV1、HHV2（旧称单纯疱疹病毒1型、2型，HSV1，2） 标本接种原代猴肾细胞（primary monkey kidney，PMK）、人喉上皮癌细胞（human epidermoid，HEP-2）、人二倍体细胞（human diploid fibroblast，HDF）等易感细胞，常在2～3天后出现明显的CPE，细胞肿胀、变圆、折光性增强和形成融合细胞等病变特征为鉴定的依据；可由HHV1和HHV2的单克隆抗体荧光染色确认，型特异性核酸探针等也可用于鉴定和分型。

2. HHV3（旧称水痘-带状疱疹病毒，VZV） 标本接种PMK细胞、HEP-2细胞、HDF细胞，仅在人胚组织细胞HDF缓慢增殖（5～28天）出现CPE，CPE较HHV1、HHV2局限，可形成细胞核内嗜酸性包涵体；可由HHV3的单克隆抗体荧光染色确认，该病毒只有一个血清型。

3. HHV5（旧称人巨细胞病毒，HCMV） 对宿主或培养细胞有高度的种属特异性，只能在人纤维细胞中增殖。病毒在细胞培养中增殖缓慢，初次分离培养需30～40天才出现CPE，其特点是细胞肿大变圆，核变大，核内出现周围绕有一轮“空晕”的大型包涵体，形似“猫头鹰眼”状。上述病毒增殖所需的细胞种属特异性、增殖缓慢特性及典型CPE为鉴定的依据；可由HHV5 HCMV的单克隆抗体荧光染色确认。

4. HHV4（旧称EB病毒，EBV） EBV分离培养需将标本接种人脐带血淋巴细胞，根据转化淋巴细胞的效率确定病毒的量，该方法在临床实验室不常规使用，常用血清学方法检测EA抗体、VCA抗体及MA抗体诊断EBV感染。

5. 其他疱疹病毒 人类疱疹病毒6、7、8型可在新鲜脐血单核细胞或成人外周血单核细胞中增殖。但需在培养基中加入植物血凝素（PHA）、IL-2、地塞米松等物质。感染细胞在7天左右出现病变，细胞呈多形性、核固缩、出现多核细胞。

（四）药物敏感性

无环鸟苷（acyclovir，ACV）为治疗疱疹病毒感染的首选药，进入细胞后与脱氧核苷竞争病毒胸苷激酶或细胞激酶，药物被磷酸化成活化型阿昔洛韦三磷酸酯，然后通过两种方式抑制病毒复制：①干扰病毒DNA多聚酶，抑制病毒的复制；②在DNA多聚酶作用下与增长的DNA链结合，引起DNA链的延伸中断。耐无环鸟苷的HHV-1可用第二代开环核苷类抗病毒药物泛昔洛韦（famciclovir，FCV），它是从ACV和更昔洛韦（ganciclovir，GCV）类似物中发现的新化合物，具备抗病毒谱广的特点。更昔洛韦对巨细胞病毒有较强的抑制作用，主要用于严重免疫功能低下者如AIDs、器官移植、恶性肿瘤等患者的巨细胞病毒感染，但该药毒性较大。膦甲酰（foscarnet）为广谱抗病毒药，主要能过干扰或抑制生物体内的RNA和DNA聚合酶和反转录酶等而显示抗病毒活性，可抑制多种DNA病毒，用于治疗耐更昔洛韦的全身巨细胞病毒感染及耐阿昔洛韦的单纯疱疹病毒和带状疱疹病毒感染。

二、腺病毒科

（一）分类和命名

与人体感染有关的腺病毒科病毒主要是哺乳动物腺病毒属（*Mastadenovirus*）的人腺病毒A～G（*Human adenovirus* A～G），腺病毒是一群分布十分广泛的DNA病毒，共约100个血清型。感染人的腺病毒有49个型，统称为人腺病毒。

（二）生物学特性

无包膜双股线状DNA球形病毒，直径70～90nm；核衣壳呈二十面体立体对称。五邻体（penton）和六邻体（hexon）是腺病毒的重要抗原，在病毒检测和疾病诊断中具有重要意义；人腺病毒仅能在人源组织细胞内增殖生长，人胚肾细胞最易感染。

（三）鉴定

标本接种原代细胞（人胚肾）或传代细胞（Hep-2、HeLa等），病毒增殖后引起细胞病变，细胞肿胀变圆，呈葡萄状聚集，并在核内形成嗜酸性包涵体。出现 CPE 后可用荧光或酶标记的抗体进行鉴定，或用中和试验、血凝抑制试验等鉴定病毒的型别，引起胃肠炎的是腺病毒 40，41 血清型。

（四）药物敏感性

扎那米韦、金刚乙胺、阿昔洛韦、聚肌胞常带粉与干扰素等，作为抗腺病毒的主要药物。

三、副黏病毒科

（一）分类和命名

副黏病毒科分成 2 个亚科：副黏病毒亚科和肺炎病毒亚科。副黏病毒亚科中有 3 个属与人感染有关：呼吸道病毒属（*Respirovirus*）、腮腺炎病毒属（*Rubulavirus*）和麻疹病毒属（*Morbillivirus*）；肺炎病毒亚科下分为肺炎病毒属（*Pneumovirus*）和偏肺病毒属（*Metapneumovirus*）。常见该科的病毒有：麻疹病毒属的麻疹病毒（*Measles virus*，MV）、肺炎病毒属的人呼吸道合胞病毒（*Human respiratory syncytial virus*，RSV）、腮腺炎病毒属的腮腺炎病毒（*Mumps virus*）和人副流感病毒 2，4（*Human parainfluenza virus* 2，4，PIV2，4），以及呼吸道病毒属的人副流感病毒 1，3（*Human parainfluenza virus* 1，3，PIV1，3）。近年来新发现的人偏肺病毒（*Human metapneumovirus*，HMPV）属于偏肺病毒属。

（二）生物学特性

1. 麻疹病毒　是麻疹病原体，在我国 6 个月 ~5 岁的儿童发病率最高；大约百万分之一的麻疹患儿在恢复后会发生慢发病毒感染，经过 2 ~14 年潜伏期后出现中枢神经系统的并发症，即亚急性硬化性全脑炎（subacute sclerosing panencephalitis，SSPE）。病毒直径约 120 ~250nm，呈球形或丝状，核心为不分节段的单股负链 RNA，螺旋对称，有包膜。包膜表面的刺突是 HA（凝集猴红细胞）和 F 蛋白（具有溶血活性，可使细胞发生融合形成多核巨细胞）。“缺陷型麻疹病毒”是麻疹病毒 SSPE 突变株。

2. 呼吸道合胞病毒　是引起婴幼儿下呼吸道感染的重要病原体。病毒呈球形，直径 120 ~ 200nm，核酸为不分节段的单股负链 RNA；无 NA 和 HA 的活性，也无溶血素活性。RSV 可在 HeLa、Hep-2 等多种原代细胞或传代细胞中缓慢增殖并引起明显 CPE。

3. 腮腺炎病毒　是流行性腮腺炎的病原体。病毒呈球形，直径 100 ~200nm，单股负链 RNA，衣壳螺旋对称，包膜上有 HN 和 F 蛋白。腮腺炎病毒能在鸡胚羊膜腔中增殖，也可在猴肾、HeLa、Vero 等细胞中增殖，并出现典型 CPE。

4. 副流感病毒　是引起小儿急性呼吸道感染的常见病因。病毒呈球形，直径 125 ~250nm，核酸为不分节段的单股负链 RNA，核蛋白呈螺旋对称；包膜上嵌有 2 种刺突：一种是血凝素/神经氨酸酶（hemagglutinin neuraminidase，HN），兼有 NA 和 HA 的作用；另一种是 F 蛋白，具有使细胞融合和红细胞溶解作用。副流感病毒可在鸡胚及多种原代或传代细胞中培养，如猴肾或犬肾细胞等。

（三）鉴定

1. 麻疹病毒　在 HeLa、Vero 等多种原代细胞或传代细胞中增殖，引起细胞融合形成多核巨细胞，胞内出现嗜酸性包涵体等细胞病变。

2. 呼吸道合胞病毒　在 HeLa、Hep-2 等多种原代细胞或传代细胞中缓慢增殖并引起明显 CPE，其特点是形成含有多个胞核的融合细胞，以及胞内嗜酸性包涵体；最后鉴定依靠免疫荧光试验、中和试验或补体结合试验等。

3. 腮腺炎病毒　在猴肾、HeLa、Vero 等细胞中增殖并出现细胞融合、多核巨细胞。

4. 副流感病毒　病毒生长缓慢，培养早期 CPE 不明显，分离到的病毒可用豚鼠红细胞吸附抑制试验、血凝抑制试验、中和试验或补体结合试验进行鉴定。

（四）药物敏感性

利巴韦林为广谱抗病毒药，在体内外对多种 DNA 和 RNA 病毒都有抑制作用。国外报道用气溶胶气雾给药治疗呼吸道合胞病毒肺炎，有确切疗效。

四、正黏病毒科

（一）分类和命名

正黏病毒科中的甲型流感病毒属（*Influenzavirus* A）、乙型流感病毒属（*Influenzavirus* B）、丙型流感病毒属（*Influenzavirus* C）三属，每属仅有一种病毒，分别为甲型流感病毒（*Influenza A virus*）、乙型流感病毒（*Influenza B virus*）、丙型流感病毒（*Influenza C virus*）。其中甲型所引起的流感流行最为广泛和严重，乙型常表现为小流行，丙型则多引起小儿散发病例。甲型流感病毒根据血凝素蛋白（haemagglutinin，HA）和神经氨酸酶蛋白（neuraminidase，NA）的不同可分为 16 个 H 亚型（H1 ~ H16）和 9 个 N 亚型（N1 ~ N9）。禽流感病毒（avian influenza A virus，AIV）属甲型流感病毒，可感染人的禽流感病毒亚型主要为：H5N1、H9N2、H7N7、H7N2、H7N3 等。2013 年 3 月，我国上海和安徽两地率先发现一种新型 H7N9 禽流感病毒，该病毒是全球首次发现的高致病性的新亚型流感病毒，既往仅在禽间发现，未发现过人的感染情况。

（二）生物学特性

流感病毒核酸为分节段的单股负链 RNA，核衣壳呈螺旋对称，有包膜。包膜表面的糖蛋白刺突-血凝素和神经氨酸酶，是甲型流感病毒分亚型的主要依据。其极易发生变异，如近年来的人禽流感病毒（H5N1）、H1N1 流感病毒。HA 能与人和多种脊椎动物（鸡、豚鼠等）红细胞膜上的糖蛋白受体（唾液酸）结合引起红细胞凝集，也与病毒吸附和穿入宿主细胞有关；NA 能水解病毒感染细胞表面受体糖蛋白末端的 N-乙酰神经氨酸，使病毒从细胞膜上解离，有利于成熟病毒的释放和扩散。流感病毒可在鸡胚和培养细胞中增殖，其中最适于在鸡胚中生长。初次分离时接种鸡胚羊膜腔最佳，传代后可接种于尿囊腔。组织培养时一般选用猴肾细胞（PMK）、犬肾传代细胞（MDCK）。流感病毒在鸡胚和细胞中增殖后不引起明显的细胞病变，可用红细胞凝集试验来判断病毒的感染与增殖。流感病毒抵抗力较弱，不耐热，56℃ 30 分钟即被灭活，在室温下很快丧失传染性，0 ~ 4℃则可存活数周

（三）鉴定

一般在流感流行期根据典型的症状即可作出初步诊断，但确诊、鉴别诊断、分型及监测新突变株的出现，以及流行病学调查等必须结合或依靠实验室的病毒检验。

取处理好的标本接种 9 ~ 12 天龄鸡胚羊膜腔或尿囊腔，孵育后收集羊水或尿囊液进行血凝试验阳性，用血凝抑制试验（hemagglutination inhibition，HI）鉴定型别。也可将标本接种 PMK、MDCK 等细胞分离培养病毒，但病毒增殖后并不出现明显的 CPE，常用红细胞吸附法或免疫荧光法抗体染色鉴定。

（四）药物敏感性

奥司他韦（oseltamivir）和扎那米韦（zanamivir）为神经氨酸酶抑制剂，阻止病毒由被感染细胞释放和入侵邻近细胞，减少病毒在体内的复制，对甲、乙型流感均具活性。金刚烷胺（amantadine）和金刚乙胺（rimantadine）为 M_2 离子通道阻滞剂，阻断流感病毒 M_2 蛋白的离子通道，从而抑制病毒复制，但仅对甲型流感病毒有抑制作用。

流感病毒很容易产生耐药毒株。耐药株可经人与人之间传播。因此，医师在临床用药应尽量参考当地流行的病毒类型、亚型以及耐药监测资料。由于病毒亚型鉴定和耐药监测尚不普及，耐药对临床疗效的影响缺少评估，因此在耐药数据不清楚的情况下，甲型流感病毒可选用扎那米韦、奥司他韦、金刚乙胺和金刚烷胺；乙型流感病毒可选用奥司他韦或扎那米韦。

五、微小 RNA 病毒科

（一）分类和命名

微小 RNA 病毒科与人类感染有关病毒属有口蹄疫病毒属（*Aaphtovirus*）、心病毒属（*Cardiovirus*）、肠道病毒属（*Enterovirus*）、肝 RNA 病毒属（*Heparnavirus*）、副埃可病毒属（*Parechovirus*）等。

1. 肠道病毒属　有人肠道病毒 A、B、C、D 四组（*Human enterovirus* A、B、C、D，HEV A、B、C、D）与人鼻病毒 A、B、C、三组（*Human rhinovirus* A、B、C，HRV A、B、C）。HEV A 组包括 CoxA 2 ~ 8、10 、12 、14 、16 和 EV71 76、89 ~ 92，共 17 个血清型；HEV B 组包括 Cox A9、Cox B1 ~ 6、Echo 1 ~ 7、9、11 ~ 21 、24 ~ 27 、29 ~ 33 和 EV69、73 ~ 75、77 ~ 78、93、97、98、100、101，共 56 型；HEV C 组包括脊髓灰质炎病毒 1 ~ 3 血清型、CoxA1、11 、13 、15 、17 ~ 22 和 24，肠道病毒 95、96、99、102 共 16 型；HEV D 组只有 3 型，即 EV68、70 和 94。还有 CoxA4 和 A6 两种未定组。它们是我国儿科夏季急性呼吸道感染的主要病毒，也多见引起的中枢神经系统、下呼吸道和重症新生儿感染的病毒。HRV 有近 100 血清型，HRV A 组包括 1、2、7 ~ 13、15、16、18 ~ 25、28 ~ 34、36、38 ~ 41、43 ~ 47、49 ~ 51、53 ~ 68、71、73 ~ 78、80 ~ 82、88 ~ 90、94 ~ 96、98、100 共 75 型；HRV B 组包括 3 ~ 6、14、17、26、27、35、42、48、52、69、70、72、79、83、84、86、91 ~ 93、97、99 共 25 型；HRVC 尚无确定血清型。HRV 是小儿上呼吸道感染、甚至部分血清型是下呼吸道感染的主要病原。

2. 副埃可病毒属　引起人类感染该属病毒主要有人副埃可病毒（*Human parechovirus*，HPeV）。HPeV 1 和 HPeV 2 过去分别分类为 Echo 22 和 23，因为这 2 种病毒与 EV 的分子病毒学和生物学特性不同，故从肠道病毒属中分出；另有未能被代表各种肠道病毒属 cDNA 探针所检测肠道病毒，也将其从肠道病毒属中分离出来，命名为 HPeV 3 ~ 14。此属病毒中以 HPeV1 引起的感染较多见，尤在年幼儿童，主要引起胃肠道和呼吸道感染，重者也可引致心肌炎和脑炎。

3. 肝 RNA 病毒属　1991 年建立了一个独立的新属——肝 RNA 病毒属，甲型肝炎病毒（*Hepatitis A virus*）是该属一个种，是急性甲型病毒性肝炎病原体。

4. 口蹄疫病毒属　该属中口蹄疫病毒（*Foot-*

and-mouth disease virus）是人兽共患病原体，该病毒有七个血清型。偶蹄动物感染后引起急性、热性、接触性传染病，与病畜接触的人可被传染上该病。

5. 心病毒属 该属中的脑心肌炎病毒（*Encephalomyocarditis virus*，EMCV）是一种重要的人兽共患病病原，会引起猪和某些哺乳动物、啮齿动物乃至灵长类动物的一种以脑炎、心肌炎或心肌周围炎为主要特征的急性传染病。

（二）生物学特性

1. 肠道病毒属

（1）人肠道病毒：直径为22～30nm球形病毒，核酸为单股正链RNA，无包膜，衣壳呈二十面体立体对称；除柯萨奇A组某些血清型外，均可在易感细胞中增殖，迅速产生CPE。肠道病毒抵抗力强，耐酸。病毒经过消化道侵入机体，在肠道细胞内增殖，但多在肠道外引起疾病，临床表现多样化，包括中枢神经、心肌损害及皮疹等；不同病毒可引起相同的临床综合征，同一病毒也可引起多种不同的疾病，即“一病多原、一原多症”。肠道病毒70型不同之处在于其感染增殖的原发部位在眼结膜，不具有嗜肠道性，可引起急性出血性结膜炎；EV71可致手足口病（hand-foot-mouth disease，HFMD），该病是由多种人肠道病毒引起的一种儿童常见传染病，以柯萨奇病毒A16和EV71最为常见，还有柯萨奇病毒A组（A5、A10、A19），以及部分埃可病毒和柯萨奇B组病毒，也是我国法定报告管理的丙类传染病。

（2）人鼻病毒：直径为20～30nm球形病毒，衣壳蛋白呈二十面体立体对称；耐乙醚，不耐酸，在pH 3的条件下易灭活。不同血清型的鼻病毒无交叉免疫力；可用人胚肾、人胚肺、猴肾等细胞培养分离病毒。

2. 甲型肝炎病毒 直径27～32nm球形病毒，无包膜，衣壳蛋白呈二十面体立体对称。HAV只有一个血清型。体外分离培养细胞系统包括多种原代及传代细胞株，如Vero细胞、人胚肾细胞、传代猴肾细胞、人成纤维细胞和人肝癌细胞等；初代培养生长缓慢，且一般不引起细胞病变；病毒耐酸碱、耐热。

（三）鉴定

1. 肠道病毒属

（1）人肠道病毒：将标本处理后接种至人胚肾等易感细胞中，病毒增殖后观察CPE（细胞呈有折光、有角或呈泪滴状），并用标准血清和分型血清做中和试验，或采用免疫荧光、ELISA等技术及pH 3耐酸试验进行鉴定。检测肠道病毒之方式除了传统的病毒培养鉴定法外，利用生物芯片技术，可快速检测出肠病毒之型别。

（2）人鼻病毒：将标本处理后接种至人胚肾、人胚肺等易感细胞中，病毒增殖后观察CPE（细胞呈有折光圆形，明显不同于肠道病毒），pH 3耐酸试验的条件下易灭活。最适孵育温度为32～33℃，亦可测定血清的中和抗体，但因病毒血清型较多，故本法不作常规检测。

2. 甲型肝炎病毒 HAV虽可在培养细胞中增殖，但不引起明显的细胞病变，难以判定病毒是否增殖，故实验室检测与鉴定一般不采用病原体的分离培养，而是以血清学检查、病毒的抗原和核酸检测为主或电镜检查。

（四）药物敏感性

目前已进入临床研究阶段的药物只有普来可那立（pleconaril）一种，其机制是与病毒衣壳蛋白结合阻止肠道病毒吸附与脱壳，具广谱抗微小RNA病毒作用。

六、痘病毒科

（一）分类和命名

引起人类和多种脊椎动物的自然感染，与人类感染有关痘病毒科病毒有天花病毒（*Variola virus*）和传染性软疣病毒（*Molluscum contagiosum virus*，MCV），它们仅感染人类，分别属脊索动物痘病毒亚科（*Chordopoxrinae*）正痘病毒属（*Orthopoxvirus*）与软疣痘病毒属（*Molluscipoxvirus*）；动物痘病毒中猴痘病毒（*Monkeypox virus*）、牛痘病毒（*Cowpox virus*）也可感染人，属正痘病毒属。天花病毒自世界卫生组织启动全球消灭天花计划以来，至1980年天花在全球范围内已经根除。

（二）生物学特性

呈砖形或卵形［（300～450）nm×260nm×170nm］、有包膜、双股线形DNA、是体积最大的病毒。由30种以上的结构蛋白组成的蛋白衣壳呈复合对称形式。接种于鸡胚绒毛尿囊膜、来自猴、兔、牛、豚鼠、小白鼠以及人的原代和传代细胞，猴痘病毒可在其中生长，并产生明显的细胞病变。

（三）鉴定

1. 传染性软疣病毒 取活组织或皮损刮取组织或挤出的内容物，涂片、瑞氏-吉姆萨染色后，于镜下找软疣小体，多数软疣小体内含有胞质内包涵体，位于细胞内边缘，小体挤压每个受损细胞内核，使细胞呈月牙状。若中心部角质层破裂，排出软疣小体，中心形成火山口状。

2. 猴痘病毒 合适细胞培养后产生明显的细胞

病变，感染细胞内大多含有许多圆形或椭圆形的小型嗜酸性包涵体；采用猴痘病毒 PCR 测序方法，20～24 小时即可鉴别样品是否为痘病毒、猴痘病毒、天花病毒及相关其他痘病毒；电镜可观察到正痘病毒典型形态。

（四）药物敏感性

目前尚未证实对猴痘患者安全有效的治疗方法和药物，据美国学者研究显示，猴痘病毒对广谱抗病毒药物西多福韦（cidofovir）敏感，它是一种膦酸无环核苷抗病毒药物，但因有明显副作用，只允许用于有生命危险的患者。

七、呼肠孤病毒科

（一）分类和命名

与人类感染有关的呼肠孤病毒科病毒主要有轮状病毒属（*Rotavirus*）中的轮状病毒 A（*Rotavirus* A，RV）、正呼肠孤病毒属（*Orthoreovirus*）中的哺乳动物正呼肠孤病毒（*Mammalian orthoreovirus*）与科罗拉多蜱传热病病毒属（*Coltivirus*）中的科罗拉多蜱传热病毒（*Colorado tickfever virus*）。

（二）生物学特性

轮状病毒 A 是婴幼儿急性胃肠炎的主要病原体，病毒颗粒呈球形，直径 60～80nm，核心为双股链状 RNA、由 11 个不连续的节段组成，无包膜，双层衣壳，二十面体对称，内衣壳的壳微粒沿着病毒体边缘呈放射状排列，形同车轮辐条，故称为轮状病毒。恒河猴胚肾细胞、非洲绿猴肾传代细胞培养分离病毒，但临床标本中病毒分离率极低，故细胞培养一般不作为常规检测手段。在国内发现轮状病毒 B 主要引起成人轮状病毒腹泻，也称成人腹泻轮状病毒（adult diarrhea rotavirus，ADRV）；C 组引起散发腹泻，偶有小规模暴发流行。

（三）鉴定

电镜或用免疫电镜检查人类轮状病毒；用 ELISA、反向间接血凝、乳胶凝集等方法检测病毒抗原；分子生物学检测标本中的病毒 RNA，根据 11 个节段的 dsRNA 的电泳图谱可判断病毒；也可用核酸杂交或 RT-PCR 等技术进行检测和分型鉴定。

八、丝状病毒科

（一）分类和命名

丝状病毒科有两个属，马尔堡病毒属（*Marburgvirus*）和埃博拉病毒属（*Ebolavirus*），代表种分别是莱克维多利亚马尔堡病毒（*Lake Victoria Marburg virus*）和扎伊尔埃博拉病毒（*Zaire Ebola virus*）；丝状病毒与非洲地区有关，具有极高的传染性，实际操作也要求在 P4 级的实验室中进行。

（二）生物学特性

通常直径为 70～90nm 杆状、丝状或 U 形、6 形，病毒的直径有时可达 1400nm 长；由螺旋状核衣壳所围绕一个非节段性、负股 ssRNA，有病毒囊膜与表面突起。马尔堡病毒目前只发现一个血清型；根据埃博拉病毒的抗原性差异，埃博拉病毒属有 4 个种：扎伊尔埃博拉病毒（*Zaire ebolaviru*）、苏丹埃博拉病毒（*Sudan ebolavirus*）、莱斯顿（*Reston ebolavirus*）和 *Tai Forest ebolavirus*。丝状病毒具有嗜细胞性，主要是网状内皮系统细胞、成纤维细胞和间质组织细胞，尤其是肝实质细胞。

（三）鉴定

电镜下观察病毒颗粒典型形态或猴肾上皮细胞病毒培养，生物安全 4 级。

九、冠状病毒科

（一）分类和命名

冠状病毒科只感染脊椎动物，与人和动物的许多疾病有关，其中冠状病毒亚科（*Coronavirinae*）根据血清学与基因组的核酸序列分析分为 3 个属：α 冠状病毒属（*Alphacoronavirus*）主要有人冠状病毒 229E（*Human coronavirus* 229E，HCoV-229E）和人冠状病毒 NL63（*Human coronavirus* NL63）；β 冠状病毒属（*Betacoronavirus*）主要有人冠状病毒 HKU1（*Human coronavirus* HKU1，HCoV-HKU1）与严重急性呼吸综合征冠状病毒（*Severe acute respiratory syndrome-related coronavirus*，SARS-CoV）。γ 冠状病毒属（*Gammacoronavirus*）发现只与家禽有关。

（二）生物学特性

直径 60～130nm 呈不规则形病毒颗粒，核酸为单股正链 RNA，RNA 与核蛋白（NP）结合构成核衣壳，外被包膜。包膜表面有梅花状向外伸出的突起，形如日冕或花冠；包膜表面蛋白 S 为病毒的主要抗原，跨膜蛋白 M 参与包膜的形成。SARS-CoV 可在 Vero 细胞及 FRhK-4 等细胞内增殖生长，并引起 CPE。

（三）鉴定

通过将含有 SARS-CoV 的标本（包括呼吸道分泌物、血液或粪便）接种在 Vero 等细胞中增殖，将病毒分离后再进行进一步的鉴别，包括分子生物学 RT-PCR 检测、SARS-CoV 特异性抗原 N 蛋白检测（以 ELISA 检测血清或血浆标本中 SARS-CoV 核衣壳（N）蛋白抗原）；ELISA 和 IFA 方法检测血清 SARS-

CoV 抗体有助于 SARS 病毒感染的确定，但尚不能对 SARS 感染作出早期诊断。WHO 公布的 SARS 实验室诊断方法包括病毒核酸检测、抗体检测和细胞培养病毒的分离。细胞培养或样本处理操作等必须在生物安全3级（BSL-3）实验室中按照操作规程进行。

十、杯状病毒科

（一）分类和命名

感染人的杯状病毒科有诺如病毒属（*Norovirus*）的诺瓦克病毒（*Norwalk virus*，NV）和札幌样病毒属（*Sapovirus*）的札幌病毒（*Sapporo virus*），二者是引起儿童和成人非细菌性胃肠炎的主要病原之一。

（二）生物学特性

诺如病毒直径 26～35nm，圆球形无包膜，二十面体立体对称，表面粗糙；单股正链 RNA，根据 RNA 多聚酶区和衣壳蛋白区的核苷酸和氨基酸序列分为5个基因群/型，可以感染人的病毒主要分布于Ⅰ、Ⅱ和Ⅳ群中。诺如病毒容易变异，目前尚不能在细胞或组织中培养，且缺乏合适的动物模型。札幌病毒分为5个基因群/型，已从感染人群分离到Ⅰ、Ⅱ、Ⅳ和Ⅴ群病毒。

（三）鉴定

主要以电镜或免疫电镜检测粪便中的诺如病毒颗粒为主，RT-PCR 现已广泛应用于诺如病毒的检测。目前多采用商品化的 ELISA 检测试剂检测 HEV 抗体。

十一、乳头瘤病毒科

（一）分类和命名

乳头瘤病毒科有16属，与人感染有关乳头瘤病毒不同型别分属于 α 乳头瘤病毒属（*Alphapapillomavirus*）的人乳头瘤病毒（*Human papilloma virus*，HPV）2、6、7、10、16、18、26、32、34、53、54、61、71 及 *cand90*、；β 乳头瘤病毒属（*Betapapillomavirus*）的人乳头瘤病毒 *5*、*9*、*49*、*cand92* 及 *cand96*；γ 乳头瘤病毒属（*Gammapapillomavir*）的人乳头瘤病毒4、48、50、60、88；μ 乳头瘤病毒属（*Mupapillomavirus*）的人乳头瘤病毒1、63 与 v 乳头瘤病毒属（*NuPapillomavirus*）的人乳头瘤病毒41。它们均引起人皮肤、黏膜不同程度的增生性病变，临床表现为良性疣或乳头状瘤，HPV 也是尖锐湿疣（condyloma acuminatum，CA）的病原体。另外，某些型别的 HPV 可使组织发生癌变，引起子宫颈癌、口腔鳞状细胞癌、皮肤癌、肛门癌等。

（二）生物学特性

直径 52～55nm 球形病毒，无包膜，核衣壳呈二十面体对称，由72个壳微粒组成，基因组为双链环状 DNA，以共价闭合的超螺旋结构、开放的环状结构、线性分子3种形式存在。HPV 具有高度的宿主和组织特异性，对人的皮肤和黏膜上皮细胞具有特殊的亲嗜性，在易感细胞核内增殖形成核内嗜酸性包涵体，使感染细胞转变为空泡细胞。HPV 不能在实验动物中增殖，体外细胞培养与组织培养也未成功。

（三）鉴定

目前主要采用基因检测法鉴定。主要的方法有斑点杂交法（可检测 50 个 HPV 基因组拷贝）、原位杂交法（每个细胞中含 10～15 个病毒基因拷贝才可检测到）、DNA 印迹法（最可靠的诊断方法）及聚合酶链反应。

十二、弹状病毒科

（一）分类和命名

与人类疾病有关的狂犬病病毒（*Rabies virus*）属于弹状病毒科的狂犬病病毒属（*Lyssavirus*），是人和动物狂犬病的病原，主要在动物中传播，人因被带病毒的动物咬伤或破损的皮肤黏膜接触含病毒的材料而感染。狂犬病及狂犬病相关病毒分为6个血清型；血清1型是典型病毒标准株，其余5型为狂犬病相关病毒；根据感染性强弱狂犬病病毒还可分为野毒株和固定毒株。将从自然感染的人或动物体内直接分离的病毒称为野毒株或街毒株。

（二）生物学特性

形态类似子弹状，直径为75nm；病毒基因组为单负链 RNA，病毒颗粒内部是由病毒 RNA、核蛋白（N 蛋白）多聚酶 L 及蛋白 P 组成核衣壳、呈螺旋对称；核衣壳外包裹着由脂质双层包膜，包膜内层有基质蛋白（M 蛋白），表面有呈六角形突起的糖蛋白（G 蛋白）刺突。该病毒有较强的嗜神经组织性，在患病动物或人的中枢神经细胞（主要是大脑海马回的锥体细胞）中增殖时可以胞质内形成一个或数个、圆形或卵圆形、直径 20～30nm 的嗜酸性包涵体，即内基小体，为狂犬病病毒感染所特有的，具有诊断价值；狂犬病病毒可在鸡胚细胞、地鼠肾细胞、犬肾细胞、人二倍体细胞等多种细胞中增殖。

（三）鉴定

显微镜直接检查死亡患者或病犬脑组织内狂犬病病毒感染所特有的内基小体，具有诊断价值；现多用 RT-PCR 法检测标本中狂犬病病毒 RNA 中核衣壳（N）序列；也可用免疫荧光法、免疫酶法或斑点免疫结合法（DIA）检测标本中的病毒抗原。

十三、其他病毒

至今，尚有一些病毒不能在体外组织细胞中增殖，它们的鉴定多依赖血清学方法与分子生物学方法，包括多瘤病毒科、细小病毒科、嗜肝DNA病毒科、肝炎病毒科、反转录病毒科、布尼亚病毒科、沙粒病毒科、披膜病毒科、黄病毒科等。

（一）多瘤病毒科

1. 分类和命名　多瘤病毒科只有1个属即多瘤病毒属（*Polyomavirus*），与人类有关病毒有人多瘤病毒（*Human polyomavirus*）、JC病毒（JC *polyomavirus*，JCV）及BK病毒（BK *polyomavirus*，BKV）等。BKV和JCV都是以感染该病毒患者的首字母命名，BKV是从1例39岁患者的尿中发现的，该患者在肾移植后4个月出现了输尿管狭窄；而JCV是在1例38岁男性患者的脑组织中检出。

2. 生物学特性　环状双链DNA病毒，无包膜，二十面体立体对称结构。BKV人群感染率高达90%，但有临床症状者常限于免疫功能缺陷的个体；运用实时定量PCR及半巢式PCR分别定量可检测BK病毒相关肾病（BK virus associated nephropathy，BKAN）与造血干细胞移植后并发迟发性出血性膀胱炎患者标本中BKV。JC病毒感染发生在人的童年时期，没有明显的症状，对绝大多数人没有危害，但对于免疫力缺陷和长期服用免疫抑制药物的患者，能够引起致命的进行性多灶性白质脑病（procreative multifocal leukoencephalopathy，PML）。

3. 鉴定　用免疫组织化学技术对石蜡包埋的肾组织BK病毒T抗原进行免疫组织化学染色，如果小管上皮细胞核内着色阳性，即可确诊BKAN。也可在电镜下，检查细胞核内BK病毒的包涵体，其为晶体颗粒，直径约40nm，呈致密结晶样排列；JC病毒组织电镜检查发现少突胶质细胞中有包涵体，或用核酸检测方法。

4. 药物敏感性　西多福韦（cidofovir）被细胞吸收后，在细胞胸苷激酶的作用下转化为活性代谢物单磷酸酯、二磷酸酯和磷酸胆碱的加成物。西多福韦二磷酸酯通过抑制CMV的DNA聚合酶，竞争性地抑制脱氧胞嘧啶核苷-5'-三磷酸酯整合入病毒的DNA，减缓DNA的合成，并使病毒DNA失去稳定性，从而抑制病毒的复制。

（二）细小病毒科

1. 分类和命名　细小病毒科与人类感染有关红病毒属（*Erythrovirus*）中的人类细小病毒B19（*Human parvovirus* B19，HPVB19）是该属病毒中唯一能感染人类的病毒。可引起传染性红斑、关节炎、再生障碍性贫血危象等疾病。病毒可通过胎盘引起血清细小病毒B_{19}IgG抗体阴性的孕妇宫内感染。

2. 生物学特性　直径约18～26nm小球形病毒，二十面体对称，无囊膜衣壳包围着一个分子的单股线状DNA。是对外界因素具有强大的抵抗力，能耐受脂溶剂和较高温度的处理，而不丧失其感染性。

3. 鉴定　电子显微镜形态学检查病毒颗粒呈空心环状或用光镜直接检查细胞核内的包涵体或PCR检测病毒核酸。

（三）嗜肝DNA病毒科

1. 分类和命名　嗜肝DNA病毒科与人类有关病毒是正肝病毒属（*Orthohepadnavirus*）的乙型肝炎病毒（*Hepatitis B virus*，HBV）；另一个属称禽肝病毒属（*Avihepadnaviru*），鸭乙型肝炎病毒（*Duck hepatitis B virus*，DHBV）是其代表种。

2. 生物学特性　完整的感染性HBV病毒（称Dane颗粒）是直径为42nm、呈球形颗粒，具有双层衣壳。外衣壳相当于一般病毒的包膜，由脂质双层与蛋白质组成，镶嵌有乙肝病毒表面抗原（hepatitis B surface antigen，HBsAg）和少量前S抗原。病毒内衣壳是直径为27nm核心结构，其表面是乙肝病毒核心抗原（hepatitis B core antigen，HBcAg），核心内部含有DNA及DNA聚合酶。用酶或去垢剂作用后，可暴露出乙肝病毒e抗原（hepatitis B e antigen，HBeAg）。HBV基因组是不完全闭合环状双链DNA，HBV DNA长链含有S、C、P与X 4个ORFs，包含HBV的全部遗传信息。HBV对外界抵抗力相当强，能耐受低温、干燥和紫外线，70%乙醇等一般消毒剂不能灭活。HBV的细胞培养系统包括人原代肝细胞、肝癌细胞及HBV转染的细胞系，尤其是HBV转染系统。

3. 鉴定　由于电子显微镜检查病毒颗粒难以在临床常规开展，故免疫学方法检测HBV标志物是临床最常用的HBV感染的病原学诊断方法；血清中存在HBV DNA是诊断HBV感染最直接的证据，可用定性的核酸杂交法、定量分支DNA（branched DNA，bDNA）杂交法、定性PCR法、荧光定量PCR法检测。

4. 药物敏感性　拉米夫定（lamivudine）在体外实验中，有较强的抗HBV活性，且细胞毒性低，但目前在我国耐药性严重；甘草甜素（glycyrrchizin）是由甘草中提取的一种成分，该药本身具有免疫调节活性，可诱生干扰素，增强巨噬细胞和天然杀伤细胞活性；另外，阿昔洛韦和法昔洛韦亦有抗肝炎病毒作用。

（四）反转录病毒科

1. 分类和命名 根据其致病性 ICTV 将反转录病毒科分为 2 个亚科 7 个属，对人类致病的主要有正反（逆）转录病毒亚科（*Orthoretrovirinae*）中慢病毒属（*Lentivirus*）的人类免疫缺陷病毒 1、2（*Human immunodeficiency virus* 1、2，HIV1、2），和 δ 反转录病毒属（*Deltaretrovirus*）的嗜 T 细胞病毒灵长类动物嗜 T 细胞病毒 1、2、3（*Primate T-lymphotropic virus* 1，2，3，PTLV1、2、3）。

2. 生物学特性 人类免疫缺陷病毒是人类获得性免疫缺陷综合征（acquired immunodeficiency syndrome，AIDS，也称艾滋病）的病原体，病毒颗粒直径 100～120nm、球形、核衣壳二十面体对称；病毒体外层为脂蛋白包膜，其中嵌有 gp120 和 gp41 两种特异的糖蛋白，前者为包膜表面刺突，后者为跨膜蛋白。核心为由两条相同的单股正链 RNA 在 5′端通过氢键结合而形成的二聚体 RNA、反转录酶组成，呈棒状或截头圆锥状。HIV 显著特点是具有高度变异性。HIV 感染的宿主范围和细胞范围较窄，在体外仅感染表面有 CD4 受体的 T 细胞、巨噬细胞，感染后细胞出现不同程度的病变，培养液中可检测到反转录酶活性，培养细胞中可检测到病毒抗原。HIV 对理化因素的抵抗力较弱。

3. 鉴定 HIV 生长缓慢，经 1～2 周后出现不同程度的细胞病变，最明显的是出现融合的多核巨细胞，此时可检测培养液中反转录酶的活性或 p24 抗原。HIV 感染的抗体检测血清学检测分为初筛和确证两类，初筛试验常采用酶免疫测定法（EIA 法）、免疫荧光法（IFA）和凝集试验，确证试验则采用免疫印迹试验（Western blot，WB）或放射免疫沉淀试验。采用原位杂交、RT-PCR 检测血浆中的 HIV-RNA 对 HIV 诊断有重要意义。

（五）布尼亚病毒科

1. 分类和命名 布尼亚病毒科有汉坦病毒属（*Hantavirus*）、内罗毕病毒属（*Nairovirus*）等五个属。自然感染见于许多脊椎动物和节肢动物（蚊、蜱、白蛉等），可感染小鼠，并能在一些哺乳类、鸟类和蚊细胞培养中生长。

2. 生物学特性

（1）汉坦病毒（*Hantaan virus*）：又称肾综合征出血热（hemorrhagic fever with renal syndrome，HFRS）病毒，是流行性出血热的病原体，属于汉坦病毒属。根据抗原性及基因结构的不同汉坦病毒属分为 23 种，其中汉坦病毒、多布拉伐-贝尔格莱德病毒（*Dobrava-Belgrade virus*）、汉城病毒（*Seoul virus*）和普马拉病毒（*Puumala virus*）是肾综合征出血热的病原体，辛诺柏病毒（Sin Nombre virus）是汉坦病毒肺综合征（hantavirus pulmonary syndrome，HPS）的病原。汉坦病毒呈多形态，以圆球形、卵圆形多见，直径 75～210nm，双层包膜，核酸为单负链 RNA，病毒在 pH 5.6～6.4 时可凝集鹅红细胞。

（2）克里米亚-刚果出血热病毒（*Crimean-Congo hemorrhagic fever virus*）：也称克里米亚-新疆出血热病毒（*Crimean-Xinjiang hemorrhagic fever virus*），属内罗毕病毒属。其形态结构、培养特性等生物学特征与汉坦病毒相似，病毒呈球形，直径 90～120nm，单正链 RNA，二十面体立体对称衣壳，有包膜，表面有血凝素。

3. 鉴定 汉坦病毒常用人肺传代细胞（A549）、非洲绿猴肾细胞（Vero-E6）、人胚肺二倍体细胞以及地鼠肾细胞，但增殖速度慢，一般不引起明显的 CPE，需用免疫荧光法测定病毒抗原与 RT-PCR 来证实；克里米亚-刚果出血热病毒通常用 ELISA、免疫荧光法检测中和抗体、补体结合抗体及血凝抑制抗体等。

（六）沙粒病毒科

1. 分类和命名 已发现沙粒病毒科与人类感染有关的沙粒病毒属（*Arenavirus*）病毒有 13 种，其中主要有淋巴细胞性脉络丛脑膜炎病毒（*Lymphocytic choriomeningitis virus*，LCMV）与拉撒热病毒（*Lassa fever virus*）。

2. 生物学特性 病毒核酸为分节段的单负链 RNA，衣壳形态不规则，有包膜；在电镜超薄切片中有砂粒样结构。LCMV 可由家鼠传给人，感染后的症状类似流感、无菌性脑膜炎或肾小球肾炎。青少年多见，每年 10 月到次年 3 月散发。

3. 鉴定 需用免疫学学方法测定病毒抗原与 RT-PCR 来证实。

（七）披膜病毒科

1. 分类和命名 披膜病毒科有 α 病毒属（*Alphavirus*）和风疹病毒属（*Rubivirus*）。风疹病毒（*Rubella virus*，RUV）为风疹病毒属的唯一成员，只有一个血清型。

2. 生物学特性 RUV 是风疹（也称德国麻疹）的病原体，也是第一个被证明具有致畸性的病毒。病毒直径 50～70nm 呈不规则球形，病毒体内含一直径约为 30nm 的核心，核酸为单股正链 RNA，外被双层包膜，包膜表面嵌有具有凝血和溶血活性的刺突。能在人羊膜细胞、兔或猴肾细胞等多种培养细胞中增殖，并在某些细胞中引起细胞病变。该病毒对乙醚等脂溶剂敏感，不耐热。人群普遍对风疹病毒易感，但以儿童最多见引起风疹；风疹病毒还可发生垂直传播，即先天感染，是常见的先天致畸病毒之一。

3. 鉴定　接种 Vero 细胞后，通过观察 CPE、电镜检查病毒颗粒或用抗体检测病毒抗原确证，该法可鉴定风疹病毒，但耗时长，且不敏感，故不作为诊断的常规方法。目前主要采用 ELISA、血凝抑制试验、乳胶凝集试验、免疫荧光抗体实验、血凝抑制试验等检测血清中的 IgG 或 IgM 抗体；或检测胎儿绒毛膜中的病毒抗原。利用 RT-PCR、核酸杂交等方法检测羊水或绒毛尿囊膜中病毒的 RNA，其中 RT-PCR 具有快速、灵敏度高和特异性强的特点。

（八）黄病毒科

1. 分类和命名　黄病毒科包括黄病毒属（*Flavivirus*）、丙型肝炎病毒属（*Hepacivirus*）和瘟病毒属（*Pestivirus*）3 个属。在我国常见的人类致病该科病毒有流行性乙型脑炎病毒（*Epidemic type B encephalitis virus*）、黄热病毒（*Yellow fever virus*）、登革热病毒（Dengue virus）、森林脑炎病毒（*Tick-borne encephalitis virus*），它们均属黄病毒属；丙型肝炎病毒（*Hepatitis C virus*，HCV）属于丙型肝炎病毒属（*Hepacivirus*），根据基因序列的差异可将 HCV 分为 6 个基因型，我国以 1 型和 2 型最多见。

2. 生物学特性

（1）流行性乙型脑炎病毒：简称乙脑病毒，是流行性乙型脑炎的病原体。直径约 40nm 球形病毒，核酸为单股正链 RNA，与衣壳蛋白构成病毒的核衣壳，呈二十面体立体对称，外披一层薄的包膜。包膜表面有刺突糖蛋白 E，即病毒血凝素，能凝集雏鸡、鸽和鹅的红细胞，该病毒可在地鼠肾、幼猪肾等原代细胞，以及 AP61、C6/36 蚊传代细胞内增殖，产生明显的 CPE。

（2）黄热病毒：是黄热病的病原体。黄热病毒是黄病毒属的代表种，仅有一个血清型。病毒颗粒呈球形，有包膜，在电镜下直径为 33 ~ 43nm，基因组是不分节段的单股 RNA。黄热病是一种以发热、黄疸、出血为主要表现的急性病毒性虫媒传染病，主要在非洲和南美洲的热带地区流行，通过蚊子传播给灵长目动物。其形态结构、培养特性及抵抗力似乙脑病毒。

（3）登革热病毒：主要通过伊蚊传播，引起人类登革热（dengue fever，DF）、登革出血热/登革休克综合征（dengue haemorrhagic fever/dengue shock syndrome，DHF/DSS）等多种不同临床类型的传染病。生物学特性与乙型脑炎病毒相似。

（4）森林脑炎病毒：由蜱传播，本病主要侵犯中枢神经系统，临床上以发热，神经症状为特征，有时出现瘫痪后遗症。森脑病毒形态结构、培养特性及抵抗力似乙脑病毒，但嗜神经性较强，接种成年小白鼠腹腔、地鼠或豚鼠脑内，易发生脑炎致死。接种猴脑内，可致四肢麻痹。也能凝集鹅和雏鸡的红细胞。

（5）丙型肝炎病毒：是丙型病毒性肝炎的病原体，也是肠道外传播的非甲非乙型肝炎的主要病原体，常引起肝炎慢性化。HCV 呈球形，有包膜，直径 55 ~ 65nm，核心二十面体立体对称；包膜来源于宿主细胞膜，嵌有病毒包膜蛋白；核酸为单股正链 RNA，HCV 的细胞培养迄今仍很困难，抵抗力较弱。

3. 鉴定　临床实验室中已被广泛采用免疫学检测抗原抗体与 RT-PCR 检测病毒核酸。

（九）肝炎病毒科

戊型肝炎病毒（*Hepatitis E virus*，HEV）过去它被归入杯状病毒科，现在被归入肝炎病毒科。该病毒有两个主要病毒株，即缅甸株（或亚洲株）和墨西哥株。戊型肝炎病毒为单股正链 RNA 病毒，其外观呈对称的二十面体，无外壳，直径为 32 ~ 34nm，表面结构有突起和缺刻形似杯状。HEV 也有 2 种颗粒形式：实心颗粒是完整的 HEV 结构；空心颗粒为缺陷的、含不完整 HEV 基因的病毒颗粒。HEV 体外细胞培养不易获得成功。

（十）尚未归属科（unassigned family）

丁型肝炎病毒（*Hepatitis D virus*，HDV）是 δ 病毒属（*Deltavirus*）的唯一种，为缺陷病毒，必须在 HBV 或其他嗜肝 DNA 病毒辅助下才能复制。

第八章

寄生虫检验与常规鉴定

临床寄生虫检验主要是从临床标本中检出寄生虫并进行鉴定，为临床诊断、治疗、预防和流行病学调查提供可靠的依据。检获寄生虫病原体是确诊寄生虫感染的依据，也是目前主要的检查方法。有些寄生虫病因难以检获病原体，可采用免疫学或分子生物学方法辅助诊断。

第一节　概　述

一、分类和命名

（一）分类

人体寄生虫可分为原生动物（原虫）、扁形动物（扁虫，包括绦虫和吸虫）、棘头动物（棘头虫）、线形动物（线虫）以及医学节肢动物（即广义的医学昆虫）五大类；习惯上，扁形动物、线形动物及棘头动物合称蠕虫。已记录的人体寄生虫虫种总数现已超过700种，我国目前有文献记载的有200余种，常见的有30余种。根据Cox分类系统，医学原虫（medical protozoon）主要隶属于原生动物界的7个门：后滴门（*Etamonada*）、副基体门（*Parabasalia*）、透色动物门（*Percolozoa*）、眼虫门（*Euglenozoa*）、阿米巴门（*Amoebozoa*）、孢子虫门（*Sporozoa*）和纤毛虫门（*Ciliophora*）；医学蠕虫（medical helminth）隶属动物界的扁形动物门（*Platyhelminth*）、线形动物门（*Nemathelminth*）和棘颚门（*Acanthognatha*），绦虫和吸虫分属扁形动物门的绦虫纲（*Cestoda*）和吸虫纲（*Trematoda*）。医学节肢动物（medical arthropods）隶属动物界节肢动物门（*Athropoda*）的昆虫纲（*Insecta*）、蛛形纲（*Arachnida*）、甲壳纲（*Crustasea*）、倍足纲（*Diplopoda*）、唇足纲（*Chilopoda*）和舌形虫纲（*Pentastomida*）等6个纲。人芽囊原虫被认为隶属色混界（Kingdom Chromista）的双环门（*Phylum Bigyra*）。

（二）命名

寄生虫的命名与国际动物命名法相同，采用二名制学名，属名在前，种名在后，有的种名之后还有亚种名，种名或亚种名之后是命名者姓名与命名年份。学名一般以拉丁文或希腊文为词源，如溶组织内阿米巴（*Entamoeba histolytica* Schaudinn，1903）。

二、生物学特征

寄生虫是高度特化了的小型低等生物，暂时或永久地寄生在人体内或体表，形态大小差别显著，小的（如原虫）直径仅数微米，大的（如绦虫）可长达10米以上。

（一）原虫

原虫为单细胞真核生物，个体微小，介于2～2000μm，多需借助显微镜方能观察到。原虫外形多样，呈球形、卵圆形或不规则形。原虫的整个机体由一个细胞构成，包括胞膜、胞质和胞核三部分，能完成生命活动的全部功能，如摄食、代谢、呼吸、排泄、运动及生殖等。原虫的生活史一般含有结构和活力不同的几个阶段或期。滋养体是大多数原虫活动、摄食和增殖的阶段，该阶段通常与致病相关。某些原虫的生活史中具有包囊阶段，包囊不能运动和摄食。

（二）蠕虫

蠕虫为多细胞无脊椎动物，借肌肉的伸缩作蠕形运动。

1. 吸虫　成虫外观多呈叶状或长舌状，背腹扁平，少数呈扁锥形或近圆柱形。通常具口吸盘和腹吸盘，大小从不足0.5mm到80mm不等。虫体结构包括体壁、消化系统、生殖系统、排泄系统和神经系统，缺循环系统，无体腔，体壁和器官之间充满疏松的实质组织。成虫结构系统中，生殖系统最发达，除血吸虫外均有雌雄两套生殖器官。复殖目吸虫的生活史都要经历有性世代和无性世代的交替，无性世代一般寄生于软体动物，有性世代大多寄生于终宿主脊椎动物。生活史的基本型包括卵、毛蚴、胞蚴、雷蚴、尾蚴、囊蚴和成虫。

2. 绦虫　绦虫成虫体长数毫米至数米，白色或乳白色，扁平，带状分节，有头节、颈部和分节的链体。圆叶目和假叶目绦虫的形态与生活史有较明显的区别。圆叶目绦虫的头节多呈球形，上有 4 个吸盘作为附着器；假叶目绦虫的头节呈梭形，其上有 2 条吸槽为附着器。颈部纤细，具有生发功能。链体由数个以至数千个节片组成。虫体结构包括体壁、消化系统、生殖系统、排泄系统和神经系统，无口和消化道，也无体腔。绦虫为雌雄同体，每个节片有雌雄生殖器官各一套，有的虫种可有两套。绦虫成虫寄生于脊椎动物肠道中。假叶目绦虫生活史需要两个中间宿主，生活史的基本型包括卵、钩球蚴、原尾蚴、裂头蚴和成虫。圆叶目绦虫生活史只需 1 个中间宿主，个别种类甚至可无需中间宿主，生活史经历卵、六钩蚴、中绦期幼虫和成虫。

3. 线虫　成虫一般呈圆柱形，不分节，两侧对称。大小因种而异，大者可达 1m 以上，小者小于 1mm，大多数寄生线虫在 1～15cm。虫体结构包括体壁、消化系统、生殖系统、神经系统、排泄系统。有原体腔，腔内充满液体。雌雄异体。线虫的发育基本分为卵、幼虫、成虫 3 个阶段。

棘颚门仅有少数虫种偶然寄生于人体。

（三）医学节肢动物

虫体两侧对称，躯体及附肢均分节；具有几丁质及醌单宁蛋白组成的外骨骼；循环系统开放式，体腔称为血腔，内含血淋巴；发育过程中大多经历蜕皮和变态。

三、感染类型

寄生虫侵入宿主体内并生活一段时间，若无明显的临床表现，称寄生虫感染，有明显临床表现的寄生虫感染称寄生虫病。

寄生虫感染人体的数量不多时，临床症状较轻，若未经治疗则易逐渐成为慢性感染。多次感染或在急性感染之后治疗不彻底，未能清除所有病原体，也常常转入慢性持续感染。慢性感染期，在寄生虫给人体造成损害的同时，人体往往伴有修复性病变。有些寄生虫感染后宿主既无临床表现，又不易用常规方法检查出病原体，这类感染称为隐性感染。

人体同时感染两种或两种以上的寄生虫时，称多寄生现象，在消化道寄生虫中相当普遍。

一些蠕虫幼虫，侵入非正常宿主（人）后，不能发育为成虫，长期以幼虫状态存在，在皮下、组织、器官间窜扰，造成局部或全身的病变，称为幼虫移行症，大致分为内脏幼虫移行症和皮肤幼虫移行症。

寄生虫在常见寄生部位以外的器官或组织内寄生称为异位寄生。

四、检验方法

寄生虫感染的检验方法包括病原体检查、免疫学检测及分子生物学检测。

（一）病原体检查

病原体检查是寄生虫感染确诊的依据。根据寄生虫寄生的部位不同，可采集的标本包括粪便、血液、骨髓、排泄物、分泌物、体液、穿刺物和活组织等。标本经适当处理后，对于肉眼可见的寄生虫如大多数蠕虫和节肢动物，可通过观察其形态特征并结合标本来源作出初步判断；对于肉眼无法看到的小型寄生虫或虫卵等可通过显微镜镜检查获病原体；部分寄生虫可采用人工培养或动物接种的方法获得病原体。当患者高度怀疑感染了某种寄生虫，但常规病原体检查为阴性时，可考虑进行人工培养。目前可进行人工培养的人体寄生虫有溶组织内阿米巴、致病性自由生活阿米巴、利什曼原虫和阴道毛滴虫等。人工培养的检出率较常规检查高，但体外培养方法比较复杂、费时，同时质量控制困难，只有极少数实验室能够开展寄生虫的培养。与人工培养相同，动物接种的检出率较高，但操作烦琐费时，且实验室需提供相应的防护措施，故很少有临床实验室能开展此项检查，但通过动物接种可获得大量的病原体以用于研究工作。可采用动物接种的寄生虫有利什曼原虫、锥虫、刚地弓形虫和旋毛虫等。

（二）免疫学检测

免疫学检测是通过检测患者体内的特异性抗体、抗原或免疫复合物为临床诊断提供参考。寄生虫免疫学检验的结果不具有确诊的价值，但与病原体检查相比，此类方法具有其自身的优点，适用于：感染早期或轻度感染时病原体检查为阴性者；不易获得病原体检查标本的深部组织感染；血清流行病学调查。免疫学检测最常用的标本为血清，此外，全血、各种体液及排泄分泌物等也可用于检测。目前常用的免疫学检测方法主要有酶联免疫吸附试验、间接血凝试验、乳胶凝集试验、间接荧光抗体试验、免疫金标记试验、免疫印迹试验以及免疫层析技术。

（三）分子生物学检测

用分子生物学方法检测寄生虫的特异性 DNA 片段，在虫种的鉴定上具有优势。主要方法有核酸探针技术及聚合酶链反应。核酸探针技术因所需标本量较 PCR 多，操作烦琐费时，几乎无商品化试剂盒供使用，已很少作为一种独立的方法应用。PCR 法特异性强、灵敏度高，但容易污染，造成假阳性，并且需要专门的仪器设备，费用较高，在基层医院开展有难度。由于通过传统的病原体检查或免疫学检测可以诊断大多数寄生虫感染，故虽然已建立几乎所有人体寄生虫检测的 PCR 方法，但实际应用的仅占少数；在下述情况下可应用 PCR 技术：①急性感染、治疗后的短期随访与先天性感染等情况时不适宜用免疫学检测；②由于虫荷水平低而需要具有高度敏感性的检测方法；③无法通过形态学的观察区分不同的种。

五、药物敏感性

抗寄生虫药物有限，而药物抗性的发展和传播更减少了治疗的选择。

（一）抗原虫药物

抗疟药种类较多，针对疟原虫生活史的不同时期，如：伯氨喹，作用于肝细胞内的休眠子和血液中的配子体；氯喹、奎宁、咯萘啶、甲氟喹、青蒿素及其衍生物，作用于红细胞内裂体增殖的原虫。间日疟、三日疟和卵形疟的治疗可采用氯喹和伯氨喹联合用药；恶性疟的治疗，在对氯喹未产生耐药性的地区也可采用氯喹和伯氨喹联合用药，对抗氯喹恶性疟的治疗理想方法是几种抗疟药联合使用，如可采用青蒿素类药物与甲氟喹联用的方案。

葡萄糖酸锑钠是内脏利什曼病治疗的首选药物，抗锑患者可采用两性霉素 B。

巴贝西虫感染推荐使用奎宁加克林霉素。

甲硝唑用于治疗阴道毛滴虫、结肠小袋纤毛虫、贾第虫、阿米巴滋养体的感染，对甲硝唑耐药的滴虫病患者可用替硝唑或5-硝基咪唑。

复方磺胺甲噁唑对等孢球虫感染有较好的疗效。

弓形虫病的治疗无理想特效药物，常用乙胺嘧啶-磺胺嘧啶和螺旋霉素。

隐孢子虫、肉孢子虫、致病性自由生活阿米巴暂无理想的治疗药物。

（二）抗蠕虫药物

血吸虫、肝吸虫、肠道吸虫、并殖吸虫和肠道绦虫的治疗首选吡喹酮，囊虫病和早期包虫病可用阿苯达唑或吡喹酮治疗。

肠道线虫如蛔虫、钩虫、鞭虫、蛲虫、粪类圆线虫以及组织寄生线虫旋毛虫感染的治疗常用阿苯达唑，肠道线虫还可选用甲苯达唑等。

丝虫病的治疗首选乙胺嗪，还可采用伊维菌素。

第二节 寄生虫检验

一、粪便标本

（一）常见寄生虫

消化道寄生虫的某些发育阶段可随粪便排出体外，如原虫滋养体、包囊、卵囊或孢子囊，蠕虫卵、幼虫、成虫或节片。常见的有：①原虫：溶组织内阿米巴、迪斯帕内阿米巴、结肠内阿米巴、哈门氏内阿米巴、微小内蜒阿米巴、布氏嗜碘阿米巴、人芽囊原虫、兰氏贾第鞭毛虫、梅氏唇鞭毛虫、脆弱双核阿米巴、人毛滴虫、结肠小袋纤毛虫、隐孢子虫、圆孢子球虫、贝氏等孢球虫、毕氏肠微孢子虫、脑炎微孢子虫；②吸虫：华支睾吸虫卵、布氏姜片虫卵、肝片形吸虫卵、横川后殖吸虫卵、异形异形吸虫卵；绦虫：带绦虫卵、微小膜壳绦虫卵、缩小膜壳绦虫卵、阔节裂头绦虫卵；③线虫：蛔虫卵、蛲虫卵、钩虫卵、鞭虫卵、粪类圆线虫幼虫。

某些非肠道寄生虫的某一发育阶段可通过一定的途径进入肠道，随粪便排出，常见的有并殖吸虫卵和裂体吸虫卵。

某些节肢动物的成虫或幼虫如蝇蛆也可见于粪便标本。

（二）标本的采集、运送和保存

1. 标本的采集 某些物质和药物会影响肠道原虫的检测，包括钡餐、矿物油、铋、抗菌药物（甲硝唑、四环素）、抗疟药物及无法吸收的抗腹泻制剂。当服用了以上药物或制剂后，可能在一周或数周内无法检获寄生虫。因此，粪便样本应在使用钡餐前采集，若已服用钡餐，采样时间需推迟 5～10 天；服用抗菌药物则至少停药 2 周后采集样本。为提高阳性检出率，推荐在治疗前送三份样本进行常规粪便寄生虫检查，三份样本应尽可能间隔一天送一份，或在 10 天内送检，并在运送途中注意保温。当粪便排出体外后，如不立即检查，滋养体推荐同一天或连续三天送检。严重水样腹泻的患者，因病原体可能因粪便被大量稀释而漏检，故在咨询医生后可增加一天内的送检样本数。

2. 标本的运送　新鲜粪便样本应置于清洁、干燥的广口容器内，容器不能被水、尿液、粉尘污染。可疑诊断及相关的旅行史有助于实验室诊断，应尽量记录在申请单上。对于动力阳性的滋养体（阿米巴、鞭毛虫或纤毛虫）必须采用新鲜的样本，并在运送途中注意保温。当粪便排出体外后，滋养体不会再形成包囊，如不立即检查，滋养体可能会破裂；液体样本应在排出后30分钟内检查，软（半成形）样本可能同时含有原虫的滋养体和包囊，应在排出后1小时内检查；成形粪便样本只要在排出后的24小时内检查，原虫的包囊不会发生改变。大多数的蠕虫虫卵和幼虫、球虫卵囊和微孢子虫的孢子能存活较长时间。

3. 标本的保存　如果粪便样本排出后不能及时检查，则要考虑使用保存剂。为了保持原虫的形态及阻止蠕虫虫卵和幼虫的继续发育，粪便样本可在排出后立刻放入保存剂，充分混匀后放置于室温。可供选择的保存剂有甲醛溶液、醋酸钠-醋酸-甲醛（sodium acetate-acetic acid-formalin，SAF）、肖氏液（Schaudinn fluid）和聚乙烯醇（polyvinyl alcohol，PVA）等。

（1）甲醛溶液：甲醛溶液是一种通用保存剂，适用于蠕虫虫卵和幼虫以及原虫的包囊，易制备、保存期长。建议用5%浓度保存原虫包囊，10%浓度用于蠕虫虫卵和幼虫的保存。样本与甲醛溶液的比例为1∶10。甲醛溶液水溶液只可用于样本湿片的检查，但对于肠道原虫的鉴定，湿片检查的准确性远低于染色涂片。甲醛溶液保存的样本不适用于某些免疫分析，不适用于分子诊断（PCR）。

（2）醋酸钠-醋酸-甲醛：SAF保存的样本可用于浓集法和永久染色涂片，但虫体形态不如用含氯化汞固定剂的清楚。SAF保存期长，制备简单，但黏附性差，建议将标本涂于白蛋白包被的玻片上。可用于蠕虫虫卵和幼虫、原虫滋养体和包囊、球虫卵囊和微孢子虫孢子的保存。

SAF配方：醋酸钠1.5g，冰醋酸2.0ml，甲醛（37%～40%）4.0ml，蒸馏水92.0ml。

（3）肖氏液：肖氏液用于保存新鲜粪便样本或者是来自于肠道黏膜表面的样本，能很好地保持原虫滋养体和包囊的形态。永久染色涂片可用固定后的样本制备，不推荐用于浓集法。液体或黏液样本的黏附性差。该液含氯化汞，丢弃废物注意避免环境污染。

肖氏液的配制：氯化汞110g，蒸馏水1000ml置于烧杯中煮沸至氯化汞溶解（最好在通风橱中进行），静置数小时至结晶形成，为饱和氯化汞水溶液。饱和氯化汞水溶液600ml和95%乙醇300ml混合为肖氏液的储存液，临用前每100ml储存液中加入5ml冰醋酸。

（4）聚乙烯醇：PVA是一种合成树脂，通常将其加入肖氏液使用。当粪便-PVA混合物涂于玻片时，由于PVA的存在，混合物可以很好地黏附在玻片上，固定作用由肖氏液完成。PVA的最大优点在于可制备永久染色涂片。PVA固定液也是保存包囊和滋养体的推荐方法，并且可将样本以普通邮件的方式从世界的任何地方邮寄到实验室进行检查。PVA对于水样便尤其适用，使用时PVA和样本的比例是3∶1。含PVA的样本不能用于免疫分析，但适用于DNA-PCR分析。

PVA固定液：PVA 10.0g，95%乙醇62.5ml，饱和氯化汞水溶液125.0ml，冰醋酸10.0ml，甘油3.0ml。将各液体成分置烧杯中混匀，加入PVA粉末（不要搅拌），用大培养皿或锡箔盖住烧杯放置过夜，待PVA吸收水分。将溶液缓慢加热至75℃，移开烧杯，摇动混合30秒至获得均一、略带乳白色溶液。

（三）常用检验方法

粪便样本是实验室诊断寄生虫感染的最常见样本，可以通过直接涂片法、浓集法及永久染色涂片三个独立的步骤对每个样本进行检查。直接涂片法要求新鲜粪便，可以检获活动的原虫滋养体、原虫包囊、蠕虫虫卵和幼虫；浓集法可提高原虫包囊、球虫卵囊、微孢子虫孢子及蠕虫虫卵和幼虫的检出率，有沉淀法和浮聚法；永久染色涂片更易于进行肠道原虫的鉴定。

1. 直接涂片法　常用方法有生理盐水涂片法和碘液染色涂片法，前者适用于蠕虫卵和原虫滋养体的检查，后者适用于原虫包囊的检查。

【操作】在洁净的载玻片中央加一滴生理盐水，用竹签挑取绿豆大小的粪便，在生理盐水中调匀涂开，涂片厚度以透过玻片可隐约辨认书上字迹为宜，盖上盖玻片镜检。先在低倍镜下按顺序查找，再换用高倍镜观察细微结构。检查原虫包囊时，以碘液代替生理盐水，或在生理盐水涂片上加盖玻片，然后从盖玻片一侧滴碘液一滴，待其渗入后观察。

【注意事项】①直接涂片法操作简便，但易漏诊，每份标本应做3张涂片以提高检出率；②虫卵鉴定的依据包括形状、大小、颜色、卵壳、内含物及有无卵肩、小钩、小棘等特殊结构，要与粪便残渣、食入的酵母菌、花粉、植物纤维等区别；③检查滋养体时涂片方法同上，涂片宜薄；粪便应在排出后立即送检，注意保温；黏液血便中虫体较多，可观察滋养体伪足或鞭毛的活动；④碘液配制：碘化钾4g溶于

100ml 蒸馏水中，加入碘 2g 溶解后贮于棕色瓶中备用。

2. 定量透明法（Kato-Katz 虫卵计数法）

【操作】用于多种蠕虫卵的定量检查。应用改良聚苯乙烯作定量板，大小为 40mm×30mm×1.37mm，模孔为一长圆孔，孔径为 8mm×4mm，两端呈半圆形，孔内平均可容纳粪样 41.7mg。操作时将 100 目/寸的尼龙网或金属筛网覆盖在粪便标本上，自筛网上用刮片刮取粪便。将定量板置于载玻片上，用手指压住定量板的两端，将自筛网上刮取的粪便填满模孔，刮去多余的粪便。掀起定量板，载玻片上留下一长条形的粪样。将浸透甘油-孔雀绿溶液的玻璃纸（5cm×2.5cm）覆盖在粪样上，用胶塞轻轻加压，使粪样展平铺成一长椭圆形，25℃经 1～2 小时粪便透明后即可镜检，观察并记录粪样中的全部虫卵数。将虫卵数乘以 24，再乘以粪便性状系数（成形便 1、半成形便 1.5、软湿便 2、粥样便 3、水泻便 4），即为每克粪便虫卵数（eggs per gram，EPG）。

【注意事项】①保证粪样新鲜、足量；②掌握粪膜的厚度和透明的时间，其对虫卵的辨认非常重要，钩虫卵不宜透明过久；③玻璃纸的准备：将亲水性玻璃纸剪成 30mm×22mm 的小片，浸于甘油-孔雀绿溶液（甘油 100ml，3% 孔雀绿水溶液 1ml，水 100ml）中至少 24 小时直至玻璃纸呈绿色。

3. 沉淀法

【操作】

（1）自然沉淀法：利用比重较水大的蠕虫卵和原虫包囊可沉集于水底的原理，以提高检出率。取粪便 20～30g，加水制成悬液，经 40～60 目金属筛过滤至 500ml 锥形量杯中，用水清洗筛上残渣，量杯中加水接近杯口，静置 25～30 分钟。倾去上层液体，再加水。每隔 15～20 分钟换水 1 次，重复操作 3～4 次，直至上层液澄清为止。倾去上清液，取沉渣涂片镜检。若检查原虫包囊，换水间隔时间宜延长至 6～8 小时。

（2）离心沉淀法：取粪便约 5g，加水 10ml 调匀，双层纱布过滤后转入离心管中，1500～2000rpm 离心 1～2 分钟。倾去上液，加入清水，再离心沉淀。重复 3～4 次，直至上液澄清为止。最后倾去上液，取沉渣镜检。此法可查蠕虫卵和原虫包囊。

（3）醛醚沉淀法：取粪便 1～2g，加水 10～20ml 调匀，将粪便混悬液经双层纱布过滤于离心管中，1500～2000rpm 离心 2 分钟；倒去上层粪液，保留沉渣，加水混匀，离心；倒去上液，加 10% 甲醛 7ml。5 分钟后加乙醚 3ml，充分摇匀后离心，可见管内自上而下分为四层，即：乙醚层、粪便层、甲醛层、微细粪渣层。取底部粪渣镜检。

【注意事项】①对比重较轻的虫卵如钩虫卵用自然沉淀法效果不佳；②醛醚沉淀法浓集效果好，不损伤包囊和虫卵，易于观察和鉴定，但对布氏嗜碘阿米巴包囊、贾第鞭毛虫包囊及微小膜壳绦虫卵等的效果较差。

4. 浮聚法

【操作】

（1）饱和盐水浮聚法：利用某些蠕虫卵的比重小于饱和盐水（比重 1.180～1.200），虫卵可浮于水面的原理。取粪便约 1g 置浮聚瓶（高 35mm，内径 20mm）中，加入少量饱和盐水，充分搅匀后加入饱和盐水至液面稍凸出于瓶口而不溢出。在瓶口覆盖一洁净载玻片，静置 15～20 分钟，将载玻片垂直提起并迅速翻转向上、镜检。适用于检查线虫卵、带绦虫卵及微小膜壳绦虫卵，以检查钩虫卵效果最好，不适用于检查吸虫卵和原虫包囊。

（2）硫酸锌浮聚法：取粪便约 1g，加清水约 10ml，充分搅匀，用 2～3 层纱布过滤，置离心管，2500rpm 离心 1 分钟，弃上清，加入清水混匀离心，反复洗涤 3～4 次至水清，最后一次弃上清液后，在沉渣中加入 33% 的硫酸锌液（比重 1.18）至距管口约 1cm 处，离心 1 分钟。用金属环取表面的粪液于载玻片上，加碘液一滴，镜检。主要用于检查原虫包囊、球虫卵囊、线虫卵和微小膜壳绦虫卵。

【注意事项】①使用饱和盐水浮聚法时，大而重的蠕虫卵（如未受精蛔虫卵）或有卵盖的虫卵（吸虫卵和某些绦虫卵）在比重小于 1.35 的漂浮液中不能达到最佳的漂浮效果，在这种情况下，表面层和沉淀均应进行检查；②硫酸锌浮聚法在操作完成后应立即取样镜检，如放置时间超过 1 小时可能发生病原体形态改变而影响观察。取标本时用金属环轻触液面即可，切勿搅动。

5. 永久染色法　永久染色法可对湿片中发现的可疑物进行确认，以及鉴定在湿片中未发现的原虫。其他的来自肠道的样本如十二指肠吸取物或引流液，肠检胶囊法获得的黏液，乙状结肠镜获得的样本也可用永久染色法检查原虫。多种染色方法可用，最常用的是铁-苏木素染色法和三色染色法。

【操作】

（1）铁-苏木素染色法：用于除球虫和微孢子虫以外的其他常见肠道原虫滋养体和包囊的鉴定。新鲜粪便标本、含 PVA 的固定标本、保存在肖氏液或 SAF 中的标本均可用铁-苏木素染色。将制备好的玻片于70%乙醇中放置5分钟（若使用了含汞固定剂，需接着将玻片在含碘70%乙醇中放置5分钟，然后再放入70%乙醇中5分钟），用流水冲洗10分钟，然后将玻片置于铁-苏木素工作液中5分钟。着色后，用流水再次冲洗10分钟，将玻片依次放入70%乙醇、95%乙醇、100%乙醇（两次）、二甲苯（或者替代品）（两次）中，每种试剂放置5分钟；加中性树胶封片剂和盖玻片。推荐使用油镜镜检，至少检查300个视野。

铁-苏木素染色液（Spencer-Monroe方法）：

溶液1：苏木素（晶体或粉末）10g，乙醇1000ml。将溶液放入透明带塞的瓶中，室温光亮处放置至少1周使其成熟。

溶液2：硫酸铵亚铁［$Fe(NH_4)_2(SO_4)_2 \cdot 6H_2O$］10g，硫酸铵铁［$FeNH_4(SO_4)_2 \cdot 12H_2O$］10g，浓盐酸10ml，蒸馏水1000ml。

将溶液1和溶液2等体积混合。工作液应每周更换以保证新鲜。

含碘70%乙醇：制备储存液，将碘晶体加入70%乙醇中，直至溶液颜色呈深色（1～2g/100ml）。使用时以70%乙醇稀释储存液直至溶液颜色呈深红棕色或深茶色。当颜色符合要求时不必更换工作液。更换时间取决于染色涂片的数量和容器的大小（1周至几周）。

（2）三色染色法：用PVA固定的大便标本或肖氏液保存的样本可使用Wheathley三色染色。新鲜标本涂片后立即放入肖氏固定液中至少30分钟。涂片厚度以透过玻片可以看到书上的字迹为宜。将制备好的玻片于70%乙醇中放置5分钟，若使用含汞固定剂，先将玻片在含碘70%乙醇中放置1分钟（新鲜标本）或10分钟（PVA固定风干的标本）。然后再将玻片放在70%乙醇中5分钟（两次）。在三色染色液中放置10分钟，然后用含醋酸90%乙醇冲洗1～3秒。将玻片在100%乙醇中多次浸泡，然后放入100%乙醇3分钟（两次），再放入二甲苯中5～10分钟（两次）。加中性树胶封片剂和盖玻片。过夜晾干或放于37℃1小时，油镜观察。

三色染色液：铬变蓝0.6g，亮绿0.3g，磷钨酸0.7g，冰醋酸1.0ml，蒸馏水100ml。制备的染液呈紫色，室温保存，保存期24个月。

含碘70%乙醇：制备同铁-苏木素染色法。

含醋酸90%乙醇：90%乙醇99.5ml，醋酸0.5ml，混合。

【结果判定】当涂片充分固定且染色操作正确时，原虫滋养体的胞质染成蓝绿色，有时染成淡紫色，包囊染成更淡一些的紫色，胞核和内含物（棒状染色体、红细胞、细菌和棱锥体）呈红色，有时是淡紫色。背景通常染成绿色。

【注意事项】①用于质量控制的粪便样本可以是含有已知原虫的固定粪便样本或是用PVA保存的加入棕黄层（buffy coat细胞或巨噬细胞）的阴性粪便样本；②用阳性PVA样本制备的质控涂片或含有棕黄层细胞的PVA样本制备的涂片进行室内质控。新配染液或每周至少一次进行室内质控；③若二甲苯变成云雾状或装有二甲苯的容器底有水积聚应弃去旧试剂，清洗容器，充分干燥，并更换新的100%乙醇和二甲苯；④所有的染色盘应盖盖子以防止试剂蒸发；⑤铁-苏木素染色法和三色染色法不易识别隐孢子虫和环孢子虫卵囊，建议使用抗酸染色或免疫测定试剂盒检查。

6. 改良抗酸染色法　可鉴定微小隐孢子虫、贝氏等孢球虫、卡氏圆孢子虫。新鲜标本、甲醛溶液固定标本均可使用，其他类型的标本如十二指肠液、胆汁和痰等都可以染色。

【操作】滴加第1液于晾干的粪膜上，1.5～10分钟后水洗；滴加第2液，1～10分钟后水洗；滴加第3液，1分钟后水洗，待干；置显微镜下观察。推荐使用油镜镜检，至少检查300个视野。

染液配制：苯酚复红染色液（第1液）：碱性复红4g溶于20ml　95%乙醇，苯酚（石炭酸）8ml溶于100ml蒸馏水，混合两溶液；10%硫酸（第2液）：纯硫酸10ml，蒸馏水90ml（边搅拌边将硫酸徐徐倾入水中）；20g/L孔雀绿液（第3液）：20g/L孔雀绿原液1ml，蒸馏水10ml。

【结果判定】背景为绿色，卵囊呈玫瑰红色，圆形或椭圆形。

【注意事项】每次染色都要用10%甲醛溶液固定保存的含有隐孢子虫的样本作阳性对照。

7. 钩蚴培养法

【操作】加冷开水约1ml于洁净试管（1cm×10cm）内。将滤纸剪成与试管等宽但较试管稍短的“T”形纸条，用铅笔书写受检者姓名或编号于横条部分。取粪便约0.2～0.4g，均匀地涂抹在纸条的上2/3部分，再将纸条插入试管，下端浸泡在水中，以粪便不接触水面为度。在20～30℃条件下培养。培养期间每天沿试管壁补充冷开水，以保持水面位置。3天后用肉眼或放大镜检查试管底部。钩蚴在水中常作蛇形游动，虫体透明。如未发现钩蚴，应继续培养观察至第5天。气温太低时可将培养管放入温水（30℃）中数分钟后，再行检查。

【注意事项】根据钩虫卵在适宜条件下可在短时间内孵出幼虫的原理而设计。因不排除培养物中存在感染性丝状蚴的可能性，故在操作时需非常小心，并有必要的防护措施。

8. 毛蚴孵化法

【操作】取粪便约30g，经自然沉淀法浓集处理后，取粪便沉渣镜检查虫卵，若为阴性则将全部沉渣导入三角烧瓶内，加清水（去氯水）至瓶口，在20～30℃的条件下经4～6小时孵育后用肉眼或放大镜观察，如见水面下有针尖大小白色点状物做直线来往游动，即是毛蚴。如发现毛蚴，应用吸管吸出，在显微镜下鉴定。观察时应将烧瓶向着光源，衬以黑纸背景，毛蚴在接近液面的清水中。如无毛蚴，每隔4～6小时（24小时内）观察一次。

【注意事项】依据血吸虫卵内的毛蚴在适宜温度的清水中，短时间内可孵出的特性而设计，适用于早期血吸虫病患者的粪便检查。①样本不能加保存剂，不能冷冻；②夏季室温高时，在自然沉淀过程中可能有部分毛蚴孵出，并在换水时流失，此时需用1.2%盐水或冰水替代清水以抑制毛蚴孵出，最后一次才改用室温清水；③毛蚴孵化法的优点在于检出率高于浓集法，可根据孵化出的幼虫形态特点进行种属鉴定，获取大量幼虫用于研究，但操作相对复杂，耗时，目前临床实验室一般很少采用。

9. 肛门拭子法　用于检查蛲虫卵和带绦虫卵，常用的方法有透明胶纸法和棉签拭子法。

【操作】

（1）透明胶纸法：将宽2cm、长6cm的透明胶纸贴压肛门周围皮肤，可用棉签按压无胶一面，使胶面与皮肤充分粘贴，然后将胶纸平贴于载玻片上，镜检。

（2）棉签拭子法：将棉拭子在生理盐水中浸湿，挤去多余的盐水，在受检者肛门皱褶处擦拭，然后将棉拭子放入盛有生理盐水的试管中充分振荡，离心沉淀，取沉渣镜检。

肛周蛲虫成虫检查可在夜间待患儿入睡后检查肛门周围是否有白色小虫，可将发现的虫体装入盛有70%乙醇的小瓶内送检。

【注意事项】两种方法以透明胶纸法效果较好，操作简便。若为阴性，应连续检查2～3天。

10. 粪便标本成虫的检查　某些肠道寄生虫可自然排出或在服用驱虫药物后随粪便排出，通过检查和鉴定排出的虫体可作为诊断和疗效考核的依据。

（1）肉眼可见的大型蠕虫或蝇蛆：可直接用镊子或竹签挑出置大平皿内，清水洗净后置生理盐水中观察。

（2）小型蠕虫：可用水洗过筛的方法。收集患者24～72小时的粪便，加适量水搅拌成糊状，倒入40目铜筛中过滤，用清水轻轻地反复冲洗筛上的粪渣，直至流下的水澄清为止。将铜筛内的粪渣倒入大玻璃皿内，加少许生理盐水，其下衬以黑纸，用肉眼或放大镜检查有无虫体。获得的虫体可用肉眼、放大镜或解剖镜观察，根据虫体的大小、形状、颜色等进行鉴别。也可将虫体透明或染色后再进行鉴定。

（3）猪肉绦虫和牛肉绦虫的孕节：置于两张载玻片之间，压平，对光观察其子宫分支情况后鉴定虫种。也可用注射器从孕节后端正中部的子宫孔注入碳素墨水或卡红染液，待子宫分支显现后计数鉴定。

（四）检验结果报告与解释

所有查见的寄生虫包括卵、幼虫和成虫都应报告，并应报告所鉴定虫体的完整种名和属名。医学节肢动物的鉴别相对复杂，特别是其幼虫的鉴别难度较大，需要专家的帮助。实验室应能对常见重要医学节肢动物有一定的认识，并能进行初步的鉴定。

一般情况下，实验室对原虫和蠕虫可不予定量，但需指出具体时期（如滋养体、包囊、卵囊、孢子、卵或幼虫）。若要定量，则标准应一致（表4-8-1）。检获人芽囊原虫（症状与感染数量可能有关）和鞭虫（轻症感染可不予治疗）需要定量。

对夏科-雷登结晶应报告并定量。夏科-雷登结晶为菱形无色透明结晶，其两端尖长，大小不等，折光性强，是嗜酸性粒细胞破裂后嗜酸性颗粒相互融合而成。肺吸虫引起的坏死及肉芽肿以及阿米巴痢疾患者的粪便中等可见到夏科-雷登结晶。

报告中对特殊情况需附加说明。

表4-8-1　虫体定量

类别	定量	
	原虫	蠕虫
极少	2～5/全片	2～5/全片
少量	1/5～1/高倍视野	1/5～1/低倍视野
中等	1～2/高倍视野	1～2/低倍视野
多量	若干/高倍视野	若干/低倍视野

二、血液与骨髓标本

（一）常见寄生虫

血液和骨髓标本中可查见的寄生虫有疟原虫、利什曼原虫、刚地弓形虫、锥虫、微丝蚴，巴贝虫偶可寄生于人体。锥虫流行于非洲和美洲，我国尚无病例报道。

（二）标本的采集

1. 血液标本　多种寄生虫如疟原虫、锥虫、利什曼原虫、弓形虫、巴贝西虫和丝虫可以在血液样本中检获；种株鉴定常通过检查永久染色的薄和（或）厚血片来完成。血片可以采集末梢血或静脉血，用新鲜全血、抗凝血（推荐使用 EDTA 抗凝）或各种浓集沉淀物来制备。

末梢血的采集部位可选手指末端、耳垂、婴儿脚趾或脚后跟。采血针刺破手指后，让血液自行流出而不要用手挤压，以避免血液被组织液稀释而使样本中的虫数减少。对疑似疟原虫感染的患者，首次血涂片结果为阴性时，应在三天内每间隔 6～8 小时采样进行检查。注入抗凝管中的血量应保证使血/抗凝剂有正确的比例。

适宜的样本采集时间对于检查结果非常重要。间日疟宜在发作后数小时采血，恶性疟在发作初期采血可见大量环状体，一周后可见配子体。微丝蚴检查宜在晚间 9 点至次晨 2 点采血。若要观察疟点彩如薛氏小点，血片应在样本采集后 1 小时内制备，否则在染色血片上可能无法观察到疟点彩，但整个虫体的形态仍然很好。血液样本的采集时间应清楚地标示于采血管上以及结果报告单上，以便医生能将实验室结果与患者的发热类型或其他症状相联系。

2. 骨髓标本　常采用髂骨穿刺或棘突穿刺，抽取少许骨髓液涂片、固定、吉姆萨染色、镜检。

（三）常用检验方法

1. 血膜染色法

【操作】

（1）血膜的制备：制作血膜的载玻片需用清洁液清洗，自来水、蒸馏水冲洗，95%乙醇浸泡，烤干后使用。

1）薄血膜的制备：取一清洁载玻片，蘸血 1 小滴于载玻片 1/3 与 2/3 交界处，以一端缘光滑的载玻片为推片，将推片的一端置于小血滴上，待血液沿推片端缘扩散后，自右向左推成薄血膜。推片时使两玻片之间的夹角保持 30°～45°，用力要均匀，速度适宜，中途切勿停顿。理想的薄血膜是一层分布均匀的血细胞平铺于玻片上，无裂缝和空隙，血膜末端呈舌形。

2）厚血膜的制备：厚血膜可涂制于上述薄血膜的另一端。在载玻片另一端 1/3 处蘸血 1 小滴（约 10μl），以推片的一角，将血滴自内向外旋转摊开，涂成直径约 1.0cm 且厚薄均匀的血膜。平置，自然晾干。检查微丝蚴时，需取血 3 滴（约 60μl），血膜直径达到 2cm。

（2）固定和染色：血膜制备后应尽快染色，常用的染色法有两种：吉姆萨染色（Giemsa stain）和瑞特染色（Wright stain）。建议血片标本采用吉姆萨染色，有些寄生虫也可用瑞特染色或瑞特-吉姆萨混合染色。在稀释各种染液和冲洗血膜时，如用磷酸缓冲液则染色效果更佳。

1）染色前血片固定：血片充分晾干后用小玻棒蘸甲醇或无水乙醇在薄血膜上轻轻抹过进行固定。如薄、厚血膜在同一玻片上，须注意切勿将固定液带到厚血膜上。厚血膜固定之前必须先进行溶血，可用滴管滴水于厚血膜上，待血膜呈灰白色时，将水倒去，晾干。

2）吉姆萨染色法：此法染色效果良好，血膜褪色较慢，保存时间较久，但染色需时较长。吉姆萨染色时，固定和染色分别进行，在染色前，薄血片必须先用无水乙醇固定。

染色方法：用 pH 7.0～7.2 的磷酸缓冲液稀释吉姆萨液，比例约为 15～20 份缓冲液加 1 份染液。用蜡笔划出染色范围，将稀释的吉姆萨染液滴于已固定的薄、厚血膜上，染色半小时（室温），再用上述缓冲液冲洗。血片晾干后镜检。

染液配制：吉姆萨染剂粉 1g，甲醇 50ml，纯甘油 50ml。将吉姆萨染剂粉置于研钵中（最好用玛瑙研钵），加少量甘油充分研磨，加甘油再磨，直至 50ml 甘油加完为止，倒入棕色玻瓶中。然后分几次用少量甲醇冲洗钵中的甘油染剂粉，倒入玻瓶，直至 50ml 甲醇用完为止，塞紧瓶塞，充分摇匀，置 65℃ 温箱内 24 小时或室温内一周过滤。

3）瑞特（瑞氏）染色法：此法操作简便，适用于临床诊断，但甲醇蒸发快，易在血片上发生染液沉淀，且易褪色，保存时间不长，多用于临时性检验。瑞特染色的染色液含有固定的作用，固定和染色同时进行，因此厚血片在染色前必须先溶解红细胞，待血膜干后才能染色。

染色方法：染色前先用蜡笔划好染色范围，滴染液覆盖全部厚、薄血膜上，30 秒至 1 分钟后用滴管加等量的蒸馏水，轻轻摇动载玻片，使蒸馏水和染液混合均匀，此时出现一层灿铜色浮膜（染色），3～5 分钟后用水缓慢地从玻片一端冲洗（注意勿先倒去染液或直对血膜冲洗），晾干后镜检。

染液配制：瑞特染剂粉 0.1～0.5g，甲醇 97ml，甘油 3ml。将瑞特染剂加入甘油中充分研磨，然后加入少量甲醇，研磨后倒入瓶内，再分几次用甲醇冲洗研钵中的甘油溶液，倒入瓶内，直至用完为止，摇匀，24 小时后过滤待用，一般 1、2 周后再过滤。

4）Delafield 苏木素染色法：可用于厚血膜微丝蚴检查。

染色方法：已溶血、固定的厚血膜在德氏苏木素液内染 10～15 分钟，在 1% 酸乙醇中分色 1～2 分钟，蒸馏水洗涤 1～5 分钟，至血膜呈蓝色，再用 1% 伊红染色 0.5～1 分钟，以水洗涤 2～5 分钟，晾干后镜检。

染液配制：苏木素 1g 溶于 10ml 纯乙醇或 95% 乙醇，加 100ml 饱和硫酸铝铵（8%～10%），倒入棕色瓶中，瓶口用两层纱布扎紧，在阳光下氧化 2～4 周，过滤，加甘油 25ml 和甲醇 25ml，用时稀释 10 倍。

【注意事项】①厚血膜制备时标本用量大，检出率高，但鉴定疟原虫虫种要求较高技术水平，薄血膜更容易观察寄生虫的形态特征，适用于虫种鉴定；②寻找疟原虫和锥虫宜在薄血片的羽毛状尾部用油镜观察，该部位为红细胞单细胞层，能清楚观察到受感染红细胞的形态和大小；③微丝蚴多位于薄血片的边缘或羽毛状的尾部，检查时应先用低倍镜扫描全片，以免将微丝蚴漏检；④厚血片通常需要检查大约 100 个油镜视野，薄血片通常需要检查≥300 个油镜视野，若在厚血片上发现了疑似物，则需增加在薄血片上检查的视野数。

2. 新鲜血片法

【操作】用以检查微丝蚴。晚间 9 时至次晨 2 时取血 1 滴于载玻片上，加盖片，于低倍镜下观察蛇形游动的幼虫。

【注意事项】检获幼虫后仍需作染色检查，以确定虫种。

3. 静脉血浓集法

【操作】在离心管中加蒸馏水数毫升，加血液 10～12 滴，再加生理盐水混匀，3000rpm 离心沉淀 3 分钟，取沉渣镜检。或取静脉血 1ml（3.8% 枸橼酸钠 0.1ml 抗凝），加水 9ml，待红细胞溶血后 3000rpm 离心 2 分钟，倒去上清液，加水再离心，取沉渣镜检。

（四）检验结果报告与解释

所有查见的寄生虫都应报告，需指出具体时期并报告所鉴定虫体的完整种名和属名。对于疟原虫阳性的样本，应报告感染度。疟原虫的感染度以每 100 个红细胞受感染的百分率来表示。对丝虫的诊断，建议在报告厚涂片阴性前至少筛查 100 个视野，每个视野包含大约 20 个白细胞。在实验结果的报告上可以加上备注，如阴性结果不能排除寄生虫感染的可能性。对于血片检查，所有的报告（无论阴性或阳性）都要尽快电话转告医生。如果是阳性，要在条例和法律规定的时间内上报相应的政府卫生部门。

三、痰标本

（一）常见寄生虫

可以在痰中检出的寄生虫包括蛔虫的移行幼虫、钩虫幼虫和粪类圆线虫幼虫、并殖吸虫卵、棘球蚴原头蚴和溶组织内阿米巴、齿龈内阿米巴和口腔毛滴虫，还可能检出微孢子虫、螨类。

（二）标本的采集、运送和保存

痰标本应是来自下呼吸道的深部痰。嘱患者清晨起床用清水漱口，用力自气管深部咳出痰，吐入洁净容器内立即送检。若痰不易咳出，可让患者吸入水蒸气数分钟以利咳出痰液，或由临床医务人员通过喷雾法来收集诱导痰。挑选含有血液、黏液的部分送检。如果推迟了送检时间，可加固定剂，如用 5% 或 10% 甲醛溶液固定痰标本以保存蠕虫卵和幼虫或用 PVA 固定以便染色检查原虫。

（三）常用检验方法

【操作】痰通常制成湿片（生理盐水涂片或碘染）镜检，在制备湿片前无需浓集。如果痰黏稠，可加入等体积的 3% NaOH 溶液，和样本充分混匀，500×g 离心 5 分钟后取沉淀镜检。若要查找内阿米巴或人口腔毛滴虫则不应使用 NaOH。

若直接涂片法为阴性可采用浓集法以提高检出率。收集 24 小时痰液，加入等量 10% NaOH 溶液，搅匀后置 37℃ 数小时，待痰液消化成稀液状后转入离心管，1500rpm 离心 5～10 分钟，弃上清，取沉渣涂片镜检。

（四）检验结果报告

在咳痰中，“未发现寄生虫”视为正常，出阴性报告；若发现病原体需及时通知临床医生。所有查见的寄生虫都应报告，需指出具体时期并报告所鉴定虫体的完整种名和属名。医学节肢动物进行初步的鉴定。对夏科-雷登结晶应报告并定量。

四、十二指肠引流液

（一）常见寄生虫

十二指肠引流液中可查见的常见寄生虫有：兰氏贾第鞭毛虫，华支睾吸虫卵，肝片形吸虫卵，布氏姜片虫卵，粪类圆线虫幼虫和隐孢子虫。

（二）标本的采集、运送和保存

十二指肠引流液通常指十二指肠液（D 液）、胆总管液（A 液）、胆囊液（B 液）和肝胆管液（C

液）的总称，由临床医生采集。采集时将十二指肠导管插入十二指肠，抽取十二指肠液。对肝胆系统寄生虫病有诊断意义的是来自胆囊的胆液（B 液），呈深黄绿色，标本采集后置试管中送检。若检查无法在 2 小时内完成应将标本保存于 5% ~10% 甲醛溶液中；如果标本要作染色，则推荐使用肖氏液、PVA 或 SAF。也可采用肠检胶囊法，即让受检者吞入装有尼龙线的胶囊，线的游离端固定于口外侧皮肤，3 ~8 小时后拉出尼龙线，取线上的黏附物镜检。

（三）常用检验方法

【操作】十二指肠引流液量一般在 0.5ml 至几毫升不等，新鲜样本可直接镜检，若未查见病原体，可将全部引流液加生理盐水稀释搅拌后分装于离心管，2000rpm 离心 5 ~10 分钟，取沉渣涂片镜检。若引流液过于黏稠，可加 10% NaOH 溶液消化后再离心，但对原虫有影响。

（四）检验结果报告

在十二指肠引流液中，“未发现寄生虫”视为正常，出阴性报告；若发现病原体需及时通知临床医生。所有查见的寄生虫都应报告，需指出具体时期并报告所鉴定虫体的完整种名和属名。

五、泌尿生殖道标本

（一）常见寄生虫

可通过对阴道、尿道分泌物及前列腺分泌物或尿沉淀的湿片观察并鉴定阴道毛滴虫；某些丝虫的感染需要进行尿液沉淀物的检查；埃及血吸虫卵通过尿样本的离心而浓集；微孢子虫也可在尿中被检获。

（二）标本的采集和运送

1. 尿液　收集晨尿或单次自然排出的全部尿液，服用药物乙胺嗪（海群生）能提高尿中微丝蚴的检出。

2. 阴道分泌物　用无菌棉签拭子取阴道后穹隆、子宫颈及阴道壁分泌物。

3. 前列腺液　由临床医生进行前列腺按摩采集，收集于洁净、干燥的试管内。量少时可直接滴在玻片上，标本采集后应立即送检并注意保温。

4. 睾丸鞘膜积液　阴囊皮肤消毒后用注射器抽取睾丸鞘膜积液，主要用于检查班氏微丝蚴。

（三）常用检验方法

【操作】

1. 尿液检查　取尿液 10 ~20ml，2000rpm 离心 3 ~5 分钟，取沉渣涂片镜检。乳糜尿需加等量乙醚，用力振摇使脂肪溶于乙醚，吸去上层脂肪层，加水 10 倍稀释后再离心，取沉渣镜检。

2. 阴道分泌物及前列腺液检查　主要用于检查阴道毛滴虫，偶尔可查见蛲虫成虫或虫卵。可将阴道分泌物或前列腺液滴于有生理盐水的载玻片上，制成混悬液镜检。调低视野的亮度在低倍镜下观察是否有活动的虫体；可在高倍镜下观察波动膜的波动。也可待涂片晾干后用甲醇固定，瑞特或吉姆萨染色后镜检。但染色涂片可出现假阳性和假阴性。

3. 睾丸鞘膜积液　将鞘膜积液作直接涂片检查，也可加适量生理盐水稀释离心后取沉渣镜检。

（四）检验结果报告

在泌尿生殖道标本中，“未发现寄生虫”视为正常，出阴性报告；若发现病原体需及时通知临床医生。所有查见的寄生虫都应报告，需指出具体时期并报告所鉴定虫体的完整种名和属名。

六、脑脊液标本

（一）常见寄生虫

阿米巴滋养体、弓形虫、致病性自由生活阿米巴以及棘球蚴的原头蚴或小钩、粪类圆线虫幼虫、棘颚口线虫幼虫、广州管圆线虫幼虫、肺吸虫卵和异位寄生的血吸虫卵等。

（二）标本的采集和运送

由临床医生进行腰椎穿刺采集后置无菌试管中。脑脊液标本必须立即送检，及时检查。

（三）常用检验方法

【操作】检查阿米巴滋养体，可在自然沉淀后吸取沉渣镜检。检查弓形虫和致病性自由生活阿米巴需作涂片，经固定、染色后用油镜检查。查虫卵及幼虫，取脑脊液 2ml，2000r/min 离心 5 分钟，吸取沉渣作涂片镜检。

（四）检验结果报告

在脑脊液标本中，“未发现寄生虫”视为正常，出阴性报告；若发现病原体需及时通知临床医生。所有查见的寄生虫都应报告，需指出具体时期并报告所鉴定虫体的完整种名和属名。

七、活检标本

（一）常见寄生虫

肝、脾：棘球绦虫、溶组织内阿米巴、利什曼原虫、微孢子虫、肝毛细线虫。

肺：隐孢子虫、棘球绦虫、并殖吸虫、刚地弓形虫、蠕虫幼虫。

淋巴结：丝虫、利什曼原虫、弓形虫。

肌肉：旋毛虫、猪肉绦虫（囊尾蚴）、盘尾丝虫、克氏锥虫、微孢子虫。

皮肤及皮下结节：猪囊尾蚴、卫氏并殖吸虫和斯氏狸殖吸虫的成虫及童虫、曼氏裂头蚴、疥螨、蠕形螨、利什曼原虫、盘尾丝虫、微丝蚴、棘阿米巴。

肠黏膜：直肠或乙状结肠黏膜病变组织内可查见血吸虫卵及溶组织内阿米巴滋养体。

眼：棘阿米巴、刚地弓形虫、罗阿丝虫、微孢子虫、结膜吸吮线虫、囊尾蚴、棘球蚴、曼氏裂头蚴、蝇蛆、阴虱。

（二）标本的采集和运送

活检样本用于组织寄生虫的检查。除了标准的组织学检查，还可用来自皮肤、肌肉、眼角膜、肠道、肝脏、肺和脑的活检样本进行印片和压片。在某些病例，活检可能是确定寄生虫感染的唯一手段。检测样本应是新鲜组织，置于生理盐水中并立即送到实验室。

组织寄生虫的检查在某种程度上依赖于样本的采集以及是否有足够的材料来完成各项检查。活检样本通常很少，不一定都代表病变的组织，检查多个组织样本可提高检出率。任何组织样本都应该用尽可能多的方法检查样本的所有部分以获得最优的结果。

（三）常用检验方法

【操作】

1. 肝、肺、脾穿刺及肝、肺活检　穿刺物涂片染色，获得的组织标本可做涂片、印片、压片或组织切片后染色镜检。肝脏标本可查见日本血吸虫卵、利什曼原虫无鞭毛体、溶组织内阿米巴滋养体及棘球蚴等；肺脏标本可查见肺吸虫成虫、溶组织内阿米巴滋养体等。脾穿刺易出血，少用，可查到利什曼原虫无鞭毛体。

2. 淋巴结穿刺或活检　用于检查丝虫、利什曼原虫、弓形虫等。

（1）丝虫成虫：消毒皮肤，用穿刺针刺入可疑的淋巴结中，边抽吸边退针，抽取丝虫成虫；或剖检已摘除的淋巴结，寻找成虫；也可作病理切片检查。

（2）原虫：选腹股沟淋巴结，消毒、穿刺，将穿刺针内抽取的淋巴结组织液涂片，固定染色镜检。也可用摘除的淋巴结切面做涂片，固定染色后镜检或做病理切片检查。

3. 肌肉活检　主要检查旋毛虫幼虫。手术切取患者腓肠肌或肱二头肌处米粒大小的组织块，置于载玻片上，加50%甘油1滴，盖上另一张载玻片，压薄，镜检。或将组织固定后，切片检查。亦可将肌肉块研碎，加人工消化液（胃蛋白酶0.5～1.0g，盐酸0.7ml，蒸馏水100ml）消化过夜，取沉渣镜检。

4. 皮肤及皮下结节活检

（1）蠕虫：对疑为猪囊尾蚴、并殖吸虫童虫或成虫或裂头蚴等引起的皮下结节或包块，用手术方法取出皮下结节，剖检其中的虫体，根据虫体形态特征进行鉴定。

（2）利什曼原虫：对疑似皮肤型黑热病患者，在有皮损处，局部消毒，用注射器抽取少许组织液作涂片；或用手术刀片刮取组织液作涂片，染色镜检。

（3）疥螨：用消毒针尖挑出隧道末端疥螨，置玻片上，加甘油1滴，加盖片镜检。或用消毒刀片轻刮丘疹至表皮上有微小渗血点，将刮取物置于玻片上的矿物油滴中，加盖片镜检。

（4）蠕形螨：取长约5～6cm的透明胶纸，睡前贴于面部的额、鼻、鼻沟、下颌及颏部等处，次晨取下胶纸，贴在玻片上镜检。

5. 肠黏膜活检

（1）日本血吸虫卵：用直肠镜或乙状结肠镜自直肠病变部位钳取米粒大小的黏膜，水洗后放在两玻片之间，轻压、镜检。可查见活卵、近期变性卵和死卵。对从未经过治疗的患者检出虫卵，无论死活虫卵均有确诊价值；对有治疗史的患者，只有查见活卵或近期变性卵，才有诊断意义。

（2）溶组织内阿米巴：用乙状结肠镜观察溃疡形状，从溃疡边缘或深层刮取病变组织，置于载玻片上，加少量生理盐水，盖上盖片，压平，立即镜检。也可取一小块病变黏膜作组织切片染色检查。

6. 眼部组织活检　用检眼镜或裂隙灯可检查眼前房中的微丝蚴，结膜活检法也可查见微丝蚴；病变组织刮片可检查阿米巴。眼囊尾蚴病和棘球蚴病可用眼底镜检查发现病原体进行确诊。从眼结膜囊内取出虫体进行鉴定可确诊结膜吸吮线虫病。

（四）检验结果报告

在活检标本中，“未发现寄生虫”视为正常，出阴性报告；若发现病原体需及时通知临床医生。所有查见的寄生虫都应报告，需指出具体时期并报告所鉴定虫体的完整种名和属名。

第三节　寄生虫形态特征与鉴定

一、粪便标本常见寄生虫

（一）溶组织内阿米巴

溶组织内阿米巴（*Entamoeba histolytica*）寄生于肠道，也可寄生于肝、肺、脑、皮肤和其他脏器。生活史有滋养体和包囊两个发育时期。粪便中可见滋养体和包囊，组织中仅见滋养体。

滋养体：大小在 12～60μm，可见单一舌状或指状伪足，作定向阿米巴运动。内外质界限分明，外质透明，内质富含颗粒。具一个球形泡状核，直径 4～7μm，核膜内缘有一层大小均匀、排列整齐的核周染色质颗粒。核仁细小，位于核中央，与核膜有网状核丝连接。胞质内常有被吞噬的红细胞，有时也可见白细胞和细菌。

包囊：圆形，直径约 10～20μm。囊壁厚约 125～150nm，胞质呈细颗粒状，胞核 1～4 个，成熟包囊有 4 个核。核为泡状核，与滋养体相似但稍小，核仁居中。未成熟包囊中，可见拟染色体和糖原泡。拟染色体呈短棒状，两端钝圆。

涂片镜检是肠阿米巴病诊断的常用手段。急性痢疾患者的黏液血便或阿米巴肠炎的稀便查滋养体，慢性患者的成形粪便查包囊。可直接采用生理盐水涂片或碘液涂片法，碘染后包囊呈棕黄色，胞核更易观察，糖原泡棕色，边缘模糊，拟染色体不如生理盐水中清晰。溶组织内阿米巴包囊与肠道中共栖的结肠内阿米巴包囊相鉴别：结肠内阿米巴包囊直径 10～30μm，核 1～8 个，成熟包囊为 8 核，核仁常偏位，拟染色体草束状。

应注意区别痰液标本中的齿龈内阿米巴与溶组织内阿米巴，前者通常含有被吞噬的多形核白细胞，后者可能含有被吞噬的红细胞而非白细胞。

（二）蓝氏贾第鞭毛虫

蓝氏贾第鞭毛虫（*Giardia lamblia*）主要寄生于十二指肠，有时也可寄生于胆道，包囊随粪便排出体外。腹泻患者的水样便中常可查见滋养体，十二指肠引流液或采用肠检胶囊法，滋养体的阳性检出率常显著提高。

包囊：大小为（8～12）μm×（7～10）μm，椭圆形。碘染后可见包囊呈棕黄色，囊壁较厚，囊壁与虫体之间有明显的间隙。未成熟包囊有 2 个核，成熟包囊有 4 个核，胞核多偏于一端。囊内可见到鞭毛和中体的早期结构。

滋养体：呈倒置半边梨形，大小为（9.5～12）μm×（5～15）μm，厚 2～4μm。背面隆起，腹面扁平，腹面前半部向内凹陷形成吸盘陷窝，陷窝底部有 1 对卵圆形的泡状细胞核，1 对轴柱由前向后延伸，轴柱中部附近有一对呈爪锤状的中体。虫体有 8 根鞭毛，成对排列，即前、中、腹、后各 1 对，但常不易看清。

（三）隐孢子虫

隐孢子虫为人兽共患寄生虫，种类较多，形态相似，在人体寄生的主要是微小隐孢子虫（*Cryptosporidium parvum*），是重要的机会性致病原虫。虫体寄生于肠道，能引起腹泻，严重感染者可扩散至整个消化道，肺、胰腺、胆囊等部位也可寄生。隐孢子虫的生活史中有滋养体、裂殖体、配子体、合子和卵囊五个发育阶段。卵囊随宿主粪便排出体外。

卵囊：圆形或椭圆形，直径 4～6μm，成熟卵囊内含 4 个裸露的子孢子和由颗粒物组成的残留体，子孢子为月牙形。粪便中的卵囊若不染色，难以辨认。在改良抗酸染色标本中，卵囊为玫瑰红色，背景为蓝绿色，对比性很强。因观察的角度不同，囊内子孢子排列似不规则，呈多态状，残留体为暗黑（棕）色颗粒状。

（四）肉孢子虫

肉孢子虫种类较多，以人为终宿主的肉孢子虫有人肉孢子虫（*Sarcocystis hominis*）和猪人肉孢子虫（*S. suihominis*），均寄生于人体小肠，对免疫缺陷患者可致严重腹泻。卵囊或孢子囊可随终宿主粪便排出。

卵囊：成熟卵囊囊壁较薄，内有 2 个孢子囊，每个孢子囊内含 4 个子孢子。因囊壁薄而脆弱常在肠内自行破裂。进入粪便的孢子囊呈椭圆形，无色透明，大小为（13.6～16.4）μm×（8.3～10.6）μm。

（五）等孢球虫

感染人体的等孢球虫有贝氏等孢球虫（*Isospora belii*）和纳塔尔等孢球虫（*I. natalensis*）。贝氏等孢球虫是最主要的病原体，可引起免疫功能低下者的慢性腹泻及旅行者腹泻。卵囊落入肠腔随粪便排出。

卵囊：贝氏等孢球虫的卵囊呈长椭圆形，大小为（20～33）μm×（10～19）μm。成熟卵囊内含 2 个椭圆形孢子囊，无卵囊残留体；每个孢子囊含 4 个半月形的子孢子和一个残留体，无囊塞。

应用抗酸染色在粪便中发现卵囊可确诊，必要时可作十二指肠组织活检。

（六）结肠小袋纤毛虫

结肠小袋纤毛虫（*Balantidium coli*）是人体最大的寄生原虫，寄生于人体大肠，引起结肠小袋纤毛虫痢疾。

滋养体：椭圆形，无色透明或淡灰略带绿色，大小为（30～150）μm×（25～120）μm。全身披有纤毛，可借纤毛的摆动迅速旋转前进。虫体极易变形，前端稍尖，有一凹陷的胞口，胞质中含有空泡，内有摄入的细菌和碎屑。下接漏斗状胞咽，胞质内含食物泡。后端宽而圆。虫体中、后部各有一伸缩泡。苏木素染色后可见一个肾形的大核和一个圆形的小核，后者位于前者的凹陷处。

包囊：圆形或椭圆形，直径为40～60μm，淡黄或淡绿色，囊壁厚而透明，染色后可见胞核。

确诊可用粪便直接涂片法检查滋养体和包囊。必要时行乙状结肠镜检，取活组织做病理检查。

（七）人芽囊原虫

人芽囊原虫（*Blastocystis hominis*）寄生于人体肠道，其致病作用仍有争论，对免疫缺陷患者，人芽囊原虫寄生与胃肠道症状具相关性。

虫体形态多样，直径6～40μm，光镜下有5种基本形态：空泡型、颗粒型、阿米巴型、复分裂型和包囊型。粪便中常见空泡型，圆形或卵圆形虫体中央有一透亮的大空泡。阿米巴型偶可见于水样泻粪便中，形似溶组织内阿米巴滋养体，但辨认极其困难。通常根据较典型的圆形空泡型进行鉴定。

（八）裂体吸虫

也称血吸虫，寄生于人体的血吸虫有6种，其中日本血吸虫（*Schistosoma japonicum*）、埃及血吸虫（*S. haematobium*）和曼氏血吸虫（*S. mansoni*）流行范围广，危害大。我国仅有日本血吸虫。日本血吸虫成虫寄生于肠系膜下静脉和门脉系统，虫卵随粪便排出体外。

日本血吸虫卵：椭圆形，淡黄色，大小平均约89μm×67μm。卵壳薄而均匀，无卵盖。卵壳一侧有一小棘。成熟虫卵的卵内含一毛蚴。毛蚴和卵壳间常可见到大小不等的圆形或椭圆形油滴状头腺分泌物。

从粪便检获虫卵或孵化毛蚴，以及直肠黏膜活检查到虫卵或虫卵肉芽肿可作为确诊依据。直接涂片法检出率低，厚涂片透明法是WHO推荐的日本血吸虫病病原学诊断的常规方法，可作血吸虫虫卵计数。毛蚴孵化法检出率高于厚涂片透明法，但操作烦琐。慢性及晚期血吸虫患者肠壁组织增厚，粪检不易检获虫卵，可考虑进行直肠黏膜活检。此方法有一定损伤，检查前应考虑患者是否适宜做此检查。

（九）华支睾吸虫

华支睾吸虫（*Clonorchis sinensis*）又称肝吸虫，成虫寄生于人体胆管内，虫卵随胆汁进入消化道，随粪便排出。

虫卵：是人体常见寄生吸虫卵中最小的一种，大小为（27～35）μm×（12～20）μm。虫卵形似芝麻，黄褐色。卵壳均匀，较厚。前端较窄，有明显凸形卵盖，卵盖周围卵壳增厚略突出形成卵肩。后端钝圆，有一小疣状突起。卵内含毛蚴。

检获虫卵是确诊的依据。因华支睾吸虫卵小，易漏检，粪便直接涂片法检出率较低，可采用各种集卵法和十二指肠引流胆汁离心取沉淀镜检。华支睾吸虫卵与异形吸虫卵相似，难以鉴别，主要以成虫鉴定虫种。

（十）布氏姜片虫

布氏姜片虫（*Fasciolopsis buski*）成虫寄生于人体小肠，虫卵随粪便排出体外。

虫卵：为寄生于人体的吸虫卵中最大者。长椭圆形，大小为（130～140）μm×（80～85）μm，淡黄色，卵壳薄且均匀，卵盖较小，位于稍窄的一端，常不明显。卵内含1个卵细胞及数十个卵黄细胞。细胞与卵壳间多无空隙。

粪便检获虫卵是确诊的依据。需注意与肝片吸虫卵的鉴别。肝片吸虫卵呈椭圆形，淡黄褐色，（130～150）μm×（63～90）μm，卵壳薄，一端有小盖，卵内充满卵细胞和卵黄细胞。

（十一）带绦虫

我国常见的寄生于人体的带绦虫有链状带绦虫（*Taenia solium*）和肥胖带绦虫（*T. saginata*）。两种带绦虫成虫均寄生于人体小肠，充满虫卵的孕节随宿主粪便排出体外或自动从肛门溢出。

虫卵：球形，直径约31～43μm。卵壳极薄，无色透明，易破裂，自患者粪便排出的虫卵多无卵壳。卵壳内有一圈较厚、棕黄色的呈放射状条纹的胚膜，卵壳与胚膜间有明显的空隙，其间有颗粒。胚膜内为1个球形的六钩蚴。

光镜下很难区分猪带绦虫卵和牛带绦虫卵，统称带绦虫卵。可收集患者全部粪便，用水淘洗检查孕节和头节以确定虫种和明确疗效。将检获的头节或孕节夹在两张载玻片之间轻压后观察头节上的吸盘和顶突小钩或孕节的子宫分支情况及数目可鉴别猪带绦虫与牛带绦虫。猪带绦虫孕节子宫分支不整齐，每侧约为7～13支；牛带绦虫孕节子宫分支较整齐，每侧约15～30支。

（十二）膜壳绦虫

膜壳绦虫为人兽共患寄生虫，目前发现有4种可寄生于人体，我国以微小膜壳绦虫（*Hymenolepis nana*）和缩小膜壳绦虫（*H. diminuta*）多见。

微小膜壳绦虫成虫寄生于终宿主的小肠，脱落孕节随粪便排出。

虫卵：圆形或近圆形，大小为（48～60）μm×（36～48）μm，无色透明。卵壳薄，其内有较厚的胚膜，胚膜两端略凸起并由该处各发出4～8根丝状物，弯曲延伸在卵壳和胚膜之间，胚膜内含有一个六钩蚴。

缩小膜壳绦虫成虫寄生于终宿主的小肠，脱落孕节随粪便排出。

虫卵：稍大，多为长圆形，（60～79）μm×（72～86）μm，黄褐色，卵壳较厚，胚膜两端无丝状物，但卵壳与胚膜间有透明胶状物，可与微小膜壳绦虫卵相区别。胚膜内含有一个六钩蚴。

（十三）似蚓蛔线虫

似蚓蛔线虫（*Ascaris lumbricoides*）简称蛔虫，成虫寄生于小肠，虫卵随粪便排出体外。

受精蛔虫卵：宽椭圆形，大小约为（45～75）μm×（35～50）μm。虫卵最外层为凹凸不平似波浪状的蛋白质膜，常被胆汁染成棕黄色。内为厚而无色透明的卵壳。卵壳内有一个大而圆的卵细胞，与卵壳间有新月形空隙。

未受精蛔虫卵：多为长椭圆形，大小约为（88～94）μm×（39～44）μm。蛋白质膜与卵壳均较受精蛔虫卵薄。卵壳内充满大小不等的折光性颗粒。

受精蛔虫卵或未受精蛔虫卵，其蛋白质膜均有可能脱落。此时虫卵无色透明，卵壳光滑，易与其他虫卵混淆，但根据其卵壳厚薄，卵内结构等特征，仍可区别。

对粪便中查不到虫卵而临床高度怀疑蛔虫病患者，可用驱虫治疗性诊断，根据所排出虫体的形态进行鉴别。蛔虫是寄生人体的肠道线虫中体型最大者。成虫为长圆柱形，状似蚯蚓，平均长度约为13～35cm。生活时呈肉红色，虫体两端略尖，头端更为明显。体表光滑，可见有细环纹，并有两条颜色较深从前到后的纵线，为成虫的侧索。蛔虫雌雄异体，雌虫较粗大，尾端尖直。雄虫较细小，尾端向腹面弯曲。

（十四）蠕形住肠线虫

蠕形住肠线虫（*Enterobius vermicularis*）又称蛲虫，成虫主要寄生于人体的回盲部，偶可异位寄生于女性生殖道、泌尿道、腹腔和盆腔等处。雌虫于肛周产卵。

虫卵：两侧不对称，一侧扁平，一侧稍凸，呈柿核状，大小为（50～60）μm×（20～30）μm。卵壳无色透明，较厚，分层，卵壳内含一卷曲幼虫。

成虫：虫体细小，乳白色。雌虫长约1cm，尾端尖直，由虫体后1/3始逐渐尖细似针状；雄虫较雌虫小，长仅2～5mm，尾端向腹面卷曲，常呈“6”字形。

采用肛门拭子法查虫卵，应于清晨排便前取材。可在粪便内或肛门周围检获成虫。

（十五）毛首鞭形线虫

毛首鞭形线虫（*Trichuris trichiura*）简称鞭虫，成虫多寄生于人体盲肠，虫卵随粪便排出体外。

虫卵：呈纺锤形，大小约为（50～54）μm×（22～23）μm，黄褐色。卵壳较厚，两端各有一个盖塞，为透明塞状突起。卵壳内含一个未分裂的卵细胞。

粪便中检出虫卵可确诊，可采用直接涂片法，沉淀集卵法及饱和盐水浮聚法等。

（十六）十二指肠钩口线虫和美洲板口线虫

钩虫是钩口科寄生线虫的统称，至少包括18个属约100种。寄生于人体的钩虫主要是十二指肠钩口线虫（*Ancylostoma duodenale*）和美洲板口线虫（*Necator americanus*）。两种钩虫的成虫均寄生于小肠，虫卵随粪便排出体外。

虫卵：椭圆形，大小约为（56～76）μm×（36～40）μm。卵壳薄，无色透明。新鲜粪便中的虫卵，卵壳内多含2～4个细胞，细胞与卵壳之间有明显的空隙。若粪便放置时间较长，卵壳内的细胞数可因细胞分裂而增多，但上述间隙始终存在，只是略小。

若粪便标本在室温放置超过24小时且未加入防腐剂，则卵壳内细胞可继续发育为幼虫并孵出，此时须与粪类圆线虫幼虫区别。

粪便检出钩虫卵或孵化出钩蚴是确诊的依据。钩蚴培养法检出率高，可鉴定虫种，但耗时。

（十七）粪类圆线虫

粪类圆线虫（*Strongyloides stercoralis*）成虫寄生于小肠，杆状蚴随粪便排出。

杆状蚴：大小约为0.2～0.45mm，头端钝圆，尾部尖细，具双球型咽管。

可通过口腔的长度与钩虫幼虫区别：粪类圆线虫杆状蚴的口腔短，仅几微米，而钩虫杆状蚴的口腔长度大约是其3倍。

主要依靠从粪便、痰、尿或脑脊液中检获幼虫为确诊依据，可采用直接涂片法、沉淀法等。

二、血液和骨髓标本常见寄生虫

（一）疟原虫

疟原虫是疟疾的病原体，寄生于人体的疟原虫有四种：间日疟原虫（*Plasmodium vivax*），恶性疟原虫（*P. falciparum*），三日疟原虫（*P. malariae*）和卵形疟原虫（*P. ovale*）。疟疾在世界上分布广泛，其中撒哈拉以南的非洲占90%，多为恶性疟。在我国主要是间日疟和恶性疟，以云南、海南等地流行相对严重。虫体寄生于红细胞和肝细胞。红细胞内期疟原虫的基本形态特征如下：

间日疟原虫早期滋养体（环状体）（ring form）：

环状体通常位于受染红细胞中央。胞质呈环状，大小约为红细胞直径的1/3，核1个，呈小圆点状位于环上，颇似戒指的宝石。

间日疟原虫晚期滋养体（trophozoite）：核1个，稍长大。胞质外形不规则，呈阿米巴状，其内部常有空泡。疟色素呈黄棕色，烟丝状，散在分布，量较少。

间日疟原虫裂殖体（schizont）：核分裂两个以上称为裂殖体，成熟的裂殖体内含有12～24个裂殖子，通常为16个。疟色素呈黄棕色，常聚集在胞质内的一侧。

间日疟原虫配子体（gametocyte）：成熟的配子体较大，略呈圆形，胞质边缘整齐，核1个。疟色素多而散在。

间日疟原虫晚期滋养体、裂殖体或雌雄配子寄生的红细胞均胀大，红细胞膜上出现红色的薛氏小点，红细胞颜色变浅。

恶性疟原虫早期滋养体：环状体一般位于受染红细胞边缘。环较小，一般仅为红细胞直径的1/6左右。1个红细胞内可感染1个、2个或3个以上环状体。1个环状体可有1个核，2个核也很常见。

恶性疟原虫配子体：配子体呈腊肠形，核位于虫体中部。疟色素呈深棕色，颗粒状或杆状，多位于虫体中央、核的周围。受染红细胞多破裂，仅见残余痕迹。

恶性疟原虫的晚期滋养体和裂殖体均在皮下脂肪和内脏毛细血管中，外周血中不易查见。

（二）班氏吴策线虫和马来布鲁线虫

丝虫是由吸血节肢动物传播、寄生于组织的一类线虫。成虫寄生于终宿主的淋巴系统、皮下组织、体腔或心血管等处。雌虫产出的微丝蚴多在血液中，少数于皮内或皮下组织。寄生于人体的丝虫已知有8种，我国仅有班氏吴策线虫（*Wuchereria bancrofti*）（班氏丝虫）和马来布鲁线虫（*Brugia malayi*）（马来丝虫），可致淋巴丝虫病。

微丝蚴（microfilaria）：虫体细长，呈线形，前端钝圆，后端尖细。体表外披有鞘膜（有时可脱落），此膜紧包裹虫体，在头尾两端较虫体稍长而伸出。虫体头端的无核区为头间隙，虫体内充满蓝色的体核。观察虫体的体态，头间隙的长宽比例，体核的形状、大小和排列，尾端有无尾核等，以确定虫种。班氏微丝蚴与马来微丝蚴的鉴别，见表4-8-2。

表4-8-2 班氏微丝蚴与马来微丝蚴的鉴别

	班氏微丝蚴	马来微丝蚴
大小	(244～296) μm×(5.3～7.0) μm	(177～230) μm×(5～6) μm
体态	柔和，弯曲自然无小弯	弯曲僵硬，大弯上有小弯
头间隙（长:宽）	较短（1:1或1:2）	较长（2:1）
体核	圆形或椭圆形，各核分开，排列整齐，清晰可数	椭圆形，大小不等，排列紧密，常互相重叠，不易分清
尾核	无	2个，前后排列

厚血膜法是血检微丝蚴最常用的方法，此法可进行虫种鉴定。新鲜血滴法简单，但检出率低，无法鉴定虫种。微丝蚴也可见于各种体液和尿液，可取体液直接涂片染色镜检或采用浓集法。

（三）利什曼原虫

利什曼原虫中约有25个种可引起人类疾病，我国主要流行由杜氏利什曼原虫（*Leishmania donovani*）所致的内脏利什曼病，也称为黑热病，是一种人兽共患病。我国近年来的病例主要分布在新疆、内蒙古、甘肃和四川等省、自治区。生活史中的无鞭毛体期寄生于人的单核巨噬细胞内。

无鞭毛体：圆形或卵圆形，前者平均直径3.5μm，后者平均4.4μm×2.8μm，油镜观察。吉姆萨或瑞特染色后，细胞质浅蓝或深蓝色，核大而呈红色或紫红色，位于虫体一侧，动基体1个，呈细小杆状，着色较深，位于核旁。制片时，有原虫寄生的巨噬细胞常被推破，故而虫体可游离在细胞外。

检获无鞭毛体可确诊，可用的标本有骨髓穿刺物，淋巴结穿刺物及脾穿刺物。骨髓穿刺涂片最常用，检出率为60%～85%。组织标本如脾、淋巴结和肝脏可采用印片的方法。对于皮肤型黑热病，可在皮肤结节处取少许组织液或刮取少许组织作印片，染色镜检。

（四）刚地弓形虫

刚地弓形虫（*Toxoplasma gondii*）可引起人兽共患的弓形虫病，人群感染普遍，寄生在除红细胞外的几乎所有有核细胞内，在宿主免疫功能低下时可致严重后果，是重要的机会致病原虫。

弓形虫滋养体：呈香蕉形或纺锤形，一端较尖，一端钝圆，一边较扁平，一边较弯曲，长 4 ~ 7μm，最宽处 2 ~ 4μm。用吉姆萨或瑞特染色后，核呈紫红色，位于虫体中央稍偏后，细胞质呈蓝色，在组织切片中，虫体呈椭圆形或圆形。

患者的各种体液如血液、脑脊液、羊水、眼液、分泌物、排泄物、组织等涂片或印片后染色镜检，液体标本离心后取沉淀涂片，查见滋养体为阳性，但检出率低，易漏检。血清学检测是目前弓形虫感染诊断的主要方法。

（五）巴贝西虫

寄生于人及多种哺乳类及鸟类等脊椎动物的红细胞，致巴贝西虫病。已报道的人体感染多由微小巴贝虫（*Babesia microti*）所致。可通过蜱叮咬传播，也可通过输血传播，在免疫缺陷患者可引起严重疾病。

虫体大小为 1 ~ 5μm，呈圆形、椭圆形、梨形、环形或四联型，同一红细胞内可有多个虫体寄生。红细胞无增大、颜色变浅以及出现点状结构，无疟色素。早期虫体胞质少核小，发育成熟的虫体可见到两个或多个染色质小点，偶可见到典型的类似马耳他十字的四联体形态。与恶性疟原虫环状体很相似。

血涂片查见虫体可确诊。

三、其他标本常见寄生虫

（一）并殖吸虫

并殖吸虫俗称肺吸虫，各国报道的虫种已达 50 多种，我国最常见的有卫氏并殖吸虫（*Paragonimus westermani*）和斯氏并殖吸虫（*P. skrjabini*）。卫氏并殖吸虫成虫主要寄生于肺，也可寄生于脑，虫卵随痰或粪便排出；人是斯氏并殖吸虫的非正常宿主，虫体多为童虫状态，在游走性皮下结节内常可查见童虫。

虫卵：中等大小，平均约 71μm × 48μm，金黄色，椭圆形但不对称。有一较大卵盖且常倾斜。近卵盖一端较宽。卵壳较厚，常厚薄不均，与卵盖相对一端卵壳略厚。卵内含一个卵细胞及十余个卵黄细胞。细胞与卵壳间有不等的间隙。

在痰或粪便中检获并殖吸虫虫卵可确诊。皮下包块或结节手术摘除查见童虫亦可确诊。

（二）阴道毛滴虫

阴道毛滴虫（*Trichomonas vaginalis*）寄生于女性阴道、尿道及男性尿道、附睾和前列腺，引起滴虫性阴道炎和尿道炎。

滋养体：呈椭圆形或梨形，10 ~ 15μm 宽，长可达 30μm；1 个长椭圆形的泡状核，位于虫体前端 1/3 处；具 4 根前鞭毛和 1 根后鞭毛，后鞭毛伸展与虫体波动膜外缘相连，波动膜位于虫体前 1/2 处。1 根纤细透明的轴柱，由前向后纵贯虫体，并自虫体后端伸出体外。

以取自阴道后穹隆的分泌物、尿液沉淀物或前列腺液中查见滋养体为确诊依据。常用的方法有生理盐水直接涂片法或涂片染色法，镜检滋养体。

（三）细粒棘球绦虫和多房棘球绦虫

1. 细粒棘球绦虫　细粒棘球绦虫（*Echinococcus granulosus*）成虫寄生于犬科食肉动物，幼虫棘球蚴寄生于人或多种食草家畜，致棘球蚴病，也称包虫病。最常见的部位为肝，其次是肺。根据寄生部位不同，可取粪便、尿、痰、腹水或胸水检查棘球蚴碎片或原头蚴。

棘球蚴：乳白色囊状物，大小不等。囊壁较薄，略透明似粉皮状，囊内充满半透明液体，包含着育囊、子囊、原头蚴等物。

原头蚴：椭圆形或圆形，170μm × 122μm，为向内翻卷收缩的头节。顶突和吸盘内陷，内有小钩。有的原头蚴的顶突已向外翻出，与成虫的头节相似。

手术取出棘球蚴，或从体液中检获棘球蚴碎片或原头蚴可确诊。但影像学检查及免疫学检测是临床重要的辅助诊断方法。

2. 多房棘球绦虫　多房棘球绦虫（*E. multilocularis*）的幼虫期多房棘球蚴也称泡球蚴，泡球蚴病几乎均原发于肝，肺、脑等其他部位的继发感染多由血液循环转移而来。

泡球蚴：为淡黄色或白色的囊泡状团块，常由无数大小囊泡连接、聚集而成。囊泡圆形或椭圆形，直径为 0.1 ~ 3cm。囊泡内有的含透明囊液和原头蚴，有的含胶状物而无原头蚴。囊泡外壁角皮层很薄且常不完整，整个泡球蚴与宿主组织间无纤维组织被膜分隔。泡球蚴多以外生性出芽生殖不断产生新囊泡，少数也可向内芽生形成隔膜而分离出新囊泡。

病原学检查可确诊，影像学检查及免疫学检测亦适用于泡球蚴病的诊断。

（四）曼氏迭宫绦虫

曼氏迭宫绦虫（*Spirometra mansoni*）成虫主要寄生于猫科动物，偶然寄生于人体，虫卵随粪便排出。其幼虫裂头蚴可在人体寄生，致曼氏裂头蚴病，常见寄生部位是眼、皮下、口腔、脑、内脏等器官。

虫卵：近椭圆形，两端稍尖，不对称，大小为

(52～68) μm×(32～43) μm，呈浅灰黄色，卵壳较薄均匀，有卵盖且大，一般位于更尖的一端，衔接紧密，交界不十分明显。卵内含1个卵细胞及许多卵黄细胞，细胞界限不清晰，充满整个虫卵。

裂头蚴呈带状，乳白色，大小为（30～360）mm×0.7mm。头节细小指状，背腹两面各具一纵形的吸槽。体表具横纹，不分节。

成虫感染可通过粪检查虫卵得以确诊。曼氏裂头蚴病主要靠从局部检出虫体而诊断。

（五）致病性自由生活阿米巴

1. 耐格里属阿米巴　耐格里属阿米巴现已发现7个种，仅福氏耐格里阿米巴（*Naegleria fowleri*）引起人体原发性阿米巴脑膜脑炎。以脑脊液涂片，查见滋养体可确诊。也可取尸检组织培养及动物接种。

阿米巴型滋养体：蛞蝓形，大小为7～20μm，前端宽，后端窄，其前端有一宽大、钝形伪足，运动活泼。核一个，无核周染粒，核仁大而致密，位于核中央。胞质呈颗粒状，内含伸缩泡及吞噬的红细胞和白细胞。

2. 棘阿米巴　棘阿米巴属现已认定17个种，其中7种可致人体感染，以卡氏棘阿米巴（*Acanthamoeba castellanii*）多见，可引起棘阿米巴脑膜脑炎、棘阿米巴角膜炎和阿米巴性皮肤溃疡。

滋养体：长椭圆形，直径10～40μm，体表有多个独特的细长棘状突起，称棘状伪足。核一个，核仁大而明显，位于核中央。活滋养体形态不规则，活动迟缓。

包囊：类圆形，直径13～20μm，双层囊壁，外壁常皱缩，内壁光滑或多边形。

诊断以询问病史结合病原学检查为主。脑脊液或病变组织涂片，湿片中可见活动的滋养体。脑、眼和皮肤活检标本可体外培养棘阿米巴。

（六）旋毛形线虫

旋毛形线虫（*Trichinella spiralis*）简称旋毛虫，寄生于人体引起旋毛虫病，是一种重要的人兽共患寄生虫病。成虫寄生于宿主的小肠，雌虫产幼虫，幼虫寄生于横纹肌，形成囊包。

幼虫：囊包呈梭形，大小约为（0.25～0.5）mm×(0.21～0.42）mm，其长轴与肌纤维平行，幼虫盘曲于囊内。一个囊包内常含1～2条幼虫，也可多达6～7条。感染时间增长，囊包可逐渐钙化，虫体不易看清。

询问患者是否食入过生的或未煮熟的肉，以及是否有群体发病的特点，以从患者肌肉（腓肠肌、肱二头肌或三角肌）内活检出幼虫囊包为确诊依据。

（七）结膜吸吮线虫

结膜吸吮线虫（*Thelazia callipaeda*）主要寄生于犬、猫等动物眼结膜囊内，也可寄生于人眼。

成虫细长圆柱状，乳白色，半透明。头端钝圆，具圆形角质口囊，无唇。虫体表面具表皮皱褶并形成边缘锐利的环纹，侧面观呈锯齿状。雌虫大小为(6.2～20.0）mm×（0.30～0.85）mm，近阴门处子宫内的虫卵含盘曲的幼虫，雌虫产幼虫。雄虫大小为（4.5～15.0）mm×（0.25～0.75）mm，尾端向腹面弯曲，泄殖腔内有交合刺2根。

自眼部取出虫体镜检，是确诊的依据。

（八）蝇蛆

蝇幼虫蝇蛆可寄生于人体组织器官，致蝇蛆病。蝇蛆常见寄生部位有眼、皮下、胃肠道、口腔、耳、鼻咽及泌尿生殖道。

蝇蛆：乳白色，圆柱形，前尖后钝，无眼、无足，虫体分节，除头外，胸部3节，腹部10节。腹部第八节后侧有一对后气门，其形状是分类的重要依据。

检获蝇的幼虫可作为确诊的依据。

（九）疥螨

一种永久性寄生螨类，寄生于人和哺乳动物的皮肤表皮层内，挖掘一条皮下隧道。寄生于人体的疥螨为人疥螨（*Sarcoptes scabiei*），致人疥疮。疥螨多寄生于人体的薄嫩皮肤，如指尖、肘部、腋窝、腹股沟、乳房等处。

成虫：体近圆形或椭圆形，背面隆起，乳白或浅黄色。雌螨大小为（0.3～0.5）mm×（0.25～0.4）mm，雄螨为（0.2～0.3）mm×（0.15～0.2）mm。颚体短小，位于前端。躯体背面有波状横纹和鳞片状皮棘。躯体腹面有足4对，粗短呈圆锥形。两对在前，两对在后。第一、第二对足的末端为吸垫，雌虫第三、第四对足末端为长鬃，雄虫第三对足末端为长鬃，第四对足末端为吸垫。

皮肤刮取物检获疥螨可作为确诊依据。在消毒刮片上滴一滴矿物油，使少许油流过丘疹表面，用力刮拭6～7次以刮下丘疹的顶部，将刮下的油滴和碎屑置于载玻片，另加1～2滴矿物油于载玻片上与刮拭物混匀，盖上盖玻片镜检。

（十）蠕形螨

与人体关系密切的蠕形螨有两种，毛囊蠕形螨（*Demodex folliculorum*）和皮脂蠕形螨（*Demodex brevis*）。毛囊蠕形螨寄生于毛囊，皮脂蠕形螨寄生于皮脂腺和毛囊。蠕形螨的寄生可能与酒渣鼻、毛囊炎、脂溢性皮炎相关。

两种蠕形螨形态基本相似。虫体细长呈蠕虫状，乳白色，半透明。成虫体长约0.1～0.4mm，雌虫略大于雄虫。颚体宽短呈梯形，位于虫体前端。躯体分足体和末体两部分，足体腹面有足4对，粗短呈芽突状。末体细长，体表有明显环状横纹，末端钝圆。毛囊蠕形螨较长，末体占躯体长度的2/3～3/4，末端较钝圆。皮脂蠕形螨略短，末体占躯体长度的1/2，末端略尖，呈椎状。

镜检到蠕形螨可确诊，常采用挤压涂片法及透明胶纸粘帖法。

（十一）潜蚤

潜蚤（*Tunga*）病好发于踝、足、跖、肛门、外生殖器处。

潜蚤体侧扁，长约1mm，分头、胸、腹三部分，无翅，足3对，长而发达，善于跳跃。寄生于人体皮肤的潜蚤，可用消毒针或刀片挑开患处皮肤，检获虫体即可确诊。

（十二）虱

寄生于人体的虱有头虱（*Pediculus capitis*）、体虱（*Pediculus humanus*）和耻阴虱（*Phthirus pubis*）。头虱主要寄生于头部、颈部和耳后部，虫卵黏附于发根。体虱主要生活在贴身衣裤上。耻阴虱寄生于体毛较粗、较稀之处，主要在阴部及肛周的毛上，其他部位以睫毛多见，也可寄生于胸部和腋窝的毛发，产卵于毛的基部。

虱背腹扁平，虫体分头、胸、腹三部分，体小，无翅。头虱和体虱灰白色，体狭长，雌虫可达4.4mm，雄虫稍小。头部略呈菱形，触角约与头等长，向头两侧伸出。口器为刺吸式。胸部3节融合，有足3对，足末端有爪和指状突。腹部分节明显，雄虱尾端呈“V”形，中央有一交尾器，雌虱尾端呈“W”形。

头虱和体虱形态区别很小，仅在于头虱体略小、体色稍深、触角较粗短。

耻阴虱外形似蟹状，长1.5～2mm，宽约1.5mm，腹节两侧有4对突起。

检查头发、衣缝可分别发现头虱和体虱，阴虱可见于阴毛、睫毛以及胸毛和腋毛。

参考文献

1. 陈东科，孙长贵. 实用临床微生物学检验与图谱. 北京：人民卫生出版社，2010.
2. CLSI. Performance standards for antimicrobial susceptibility testing, twenty-third informational supplement. M100-S23, 2013.
3. CLSI (NCCLS). Performance standards for antimicrobial susceptibility testing, fifteenth informational supplement. M100-SI5, 2012.
4. King AMQ, Adams MJ, Carstens EB, et al. Virus taxonomy: ninth report of the International Committee on Taxonomy of Viruses. San Diego: Elsevier/Aca-demic Press, 2012.
5. Versalovic J, Carroll KC, Funke G, et al. Manual of clinical microbiology. 10th ed. Washington DC: ASM Press, 2011.
6. de Hoog S, Guarro J, Gene J, et al. Atlas of clinical fungi. 2nd ed. Washington, DC: ASM Press, 2000.
7. CLSI. Performance standards for antifungal disk diffusion susceptibility testing of filamentous fungi. M51-S1, 2010.
8. CLSI. Method for antifungal disk diffusion susceptibility testing of filamentous fungi. M51-A, 2010.
9. CLSI. Reference method for antifungal disk diffusion susceptibility testing of yeasts. M44-A2, 2009.
10. CLSI. Zone diameter interpretive standards, corresponding minimal inhibitory concentration (MIC) interpretive breakpoints, and quality control limits for antifungal disk diffusion susceptibility testing of yeasts; third informational supplement. M44-S3, 2009.
11. CLSI. Reference method for broth dilution antifungal susceptibility testing of yeasts. M27-A3, 2008.
12. CLSI. Reference method for broth dilution antifungal susceptibility testing of yeasts, third informational supplement. M27-S3, 2008.
13. CLSI. Reference method for broth dilution antifungal susceptibility testing of filamentous fungi. M38-A2, 2008.
14. Garcia LS, Isenberg HD. Clinical microbiology procedures handbook. 2nd ed. Washington, DC: AMS Press, 2007.
15. Forbes BA, Sahm DF, Weissfel AS, et al. Bailey & Scott's Diagnostic microbiology. 12th ed. St. Louis: Mosby, 2007.
16. Ellis D, Davis S, Alexiou H, et al. Descriptions of medical fungi. 2nd ed. Australia: Adelaide, 2007.

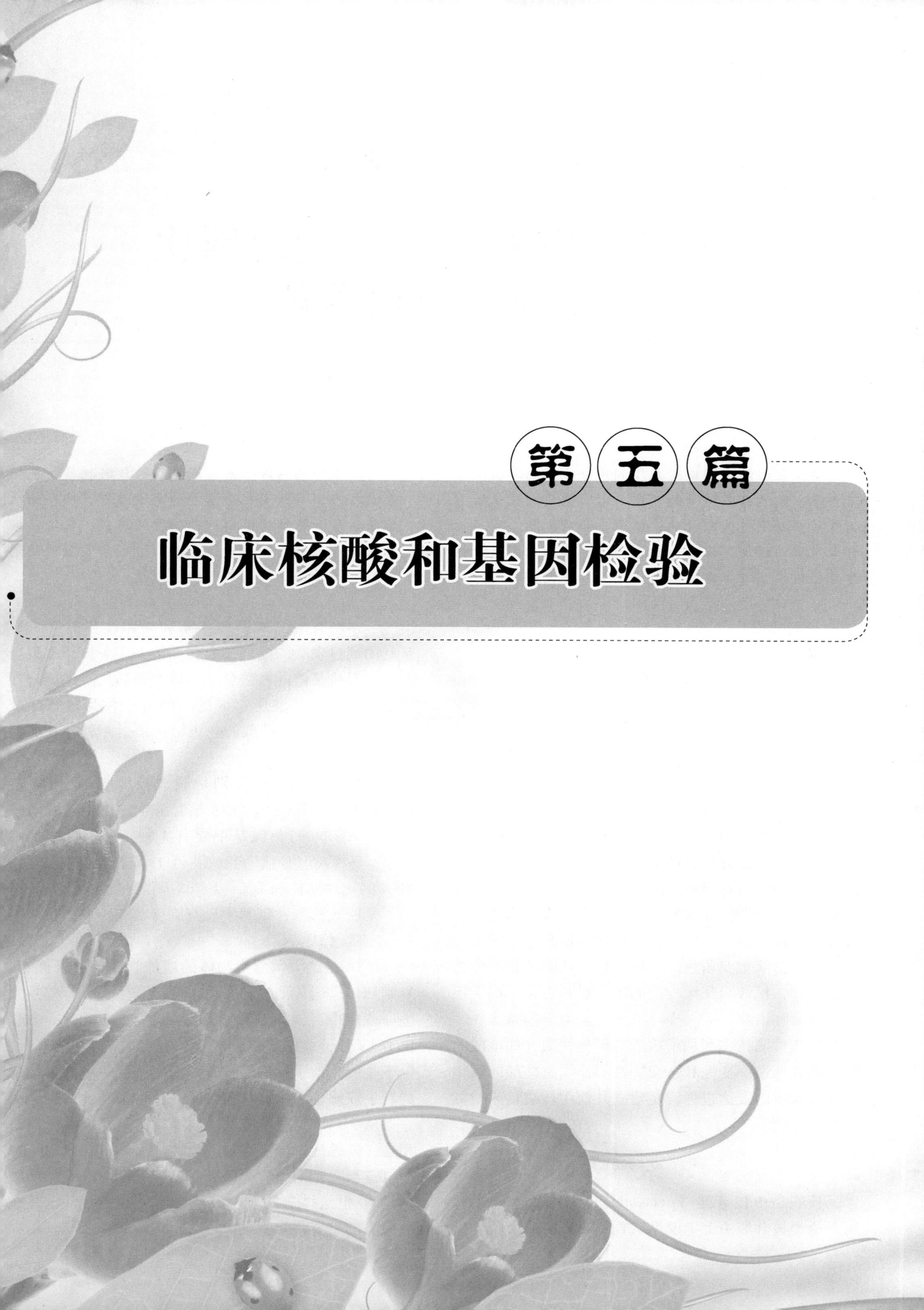

第五篇

临床核酸和基因检验

第一章

临床核酸和基因检验的理化基础和质量保证

临床核酸和基因检验是指利用分子生物学技术检测人体各种标本中的内源性基因或外源性核酸物质，包括其存在、结构、表达量的变化，以获得反映机体致病因素、疾病状态、病情变化等方面的实验结果，协助临床医生对疾病进行诊断、病情观察、预后判断、易感性评估。临床核酸和基因检验由一系列步骤组成，包括临床标本采集、运送、保存、核酸提取、基因扩增、产物分析、结果报告及解释等，对这一过程进行质量管理就是质量保证。本章主要介绍临床核酸和基因检验的理化基础、实验室质量保证的有关方法和规范。

第一节　临床核酸和基因检验的理化基础

核酸（nucleic acids）是生物体内以核苷酸为基本单位的生物大分子化合物，是基因的物质基础，为生命的最基本物质之一。基因（gene）是编码 RNA 或蛋白质所必需的 DNA 序列，是核酸分子中的功能单元。核酸一方面作为遗传物质，负责储存遗传信息，同时以可控方式将遗传信息传递给蛋白质等功能分子，将遗传信息释放出来，另一方面核酸还可以作为调控分子，调控细胞内的多种生命活动。因此，核酸在生物体的遗传、发育、变异和其他多种重大生命现象中都扮演重要角色。与蛋白质、代谢产物等生物分子一样，核酸是临床检测的重要材料之一，用于疾病的诊断和治疗。

核酸检测技术利用了核酸的理化性质，如核酸的紫外吸收特性、变性和杂交特性等，了解核酸的理化特性和基因的表达过程，是建立并使用核酸临床检测技术的基础。

一、核酸组成与分子结构

核酸是由核苷酸（nucleotide）组成的链状聚合物。每个核苷酸由 1 个戊糖、1 个碱基和 1 个磷酸组成。一个核苷酸的 5′磷酸基团和相邻核苷酸的 3′羟基基团通过磷酸二酯键接合在一起，多个核苷酸聚合在一起形成长链的核酸分子。将经磷酸二酯键聚合在一起的多个核苷酸所组成的核酸分子称为多核苷酸（polynucleotide）。核酸的一级结构是指 4 种核苷酸的排列顺序。

核酸分为两类，分别是脱氧核糖核酸（DNA）和核糖核酸（RNA）。DNA 核苷酸中的戊糖是脱氧核糖（deoxyribose），碱基主要有 4 种，分别是腺嘌呤（A）、鸟嘌呤（G）、胞嘧啶（C）和胸腺嘧啶（T）；RNA 的化学结构和 DNA 类似，区别在于戊糖是核糖而不是脱氧核糖，碱基中没有胸腺嘧啶，取而代之的是尿嘧啶（U）。

DNA 是绝大部分生物体的遗传物质，负责储存、复制和传递遗传信息，在遗传变异和生长发育等重大生命现象中起决定作用。1953 年 Watson 和 Crick 提出 DNA 分子双螺旋结构模型，其结构特点是：DNA 分子是由 2 条平行的多核苷酸链围绕同一中心轴构成的右手双螺旋结构（B 型 DNA），一条从 5′→3′，另一条从 3′→5′，两条链呈反向平行排列，彼此由氢键相连，G 通过 3 个氢键与 C 配对（G≡C），A 通过 2 个氢键与 T 配对（A = T）。碱基互补配对和双螺旋结构是 20 世纪科学发现中最重要的突破之一，也是核酸检测的重要化学基础。

RNA 的种类和生物功能较多，在蛋白质生物合成和基因表达调控中发挥重要作用。按是否编码蛋白质，RNA 分为编码 RNA 和非编码 RNA ncRNA。前者指信使核糖核酸（mRNA），它由 DNA 转录而来，带有遗传信息，作为蛋白质合成的模板。ncRNA 是指不编码蛋白质的 RNA，包括用于携带和转移氨基酸的转移核糖核酸（tRNA），组成核糖体的核糖体核糖核酸（rRNA），能够调控基因表达的微小核糖核酸（miRNA）、反义核糖核酸，在细胞核内剪切 mRNA 的小核 RNA（snRNA），以及催化某些生化反应的核酶等。这些 RNA 的共同特点是都从基因组上转录而来，但不翻译成蛋白质，在 RNA 水平上就能行使各自的生物学功能。在某些生物体中（如某些病毒）RNA 也可作为遗传物质，负责储存、传递遗传信息。

RNA 分子量明显较 DNA 偏小，一般以单链形式存在，但 RNA 分子的某些区域可卷曲形成分子内碱基配对，形成局部双螺旋，即发夹结构。发夹结构是 RNA 分子中最普通的二级结构形式，二级结构进一步折叠形成三级结构，RNA 只在形成三级结构时才具有生物活性。RNA 分子在体外容易降解，临床检测时需十分注意。

二、核酸理化性质

（一）一般理化性质

1. 核酸酸碱性质　无论 DNA 还是 RNA，在其多核苷酸链内既有酸性的磷酸基又有碱性的含氮杂环碱，是两性电解质。因磷酸基酸性较强，核酸通常表现为酸性。在中性或碱性溶液中，核酸带负电荷，在外加电场作用下向阳极移动。利用核酸这一性质可通过电泳的方法将分子量大小不同的核酸分离。

2. 核酸紫外吸收　嘌呤和嘧啶具有共轭双键，使核酸及其衍生物、核苷酸、碱基在 240～290nm 紫外波段有强烈吸收，因此核酸具有紫外吸收特性。核酸在 260nm 附近有最大的紫外吸收值，根据 260nm 处的紫外吸收光密度值（OD），可以计算出溶液中的 DNA 和 RNA 含量。通常以 OD = 1.0 相当于 50μg/ml 双链 DNA、40μg/ml 单链 DNA（或 RNA）、20μg/ml 寡核苷酸为计算标准。

由芳香族氨基酸参与组成的蛋白质最大吸收峰在 280nm 处，因此可以用 OD_{260}/OD_{280} 比值来判断核酸样品纯度。纯 DNA OD_{260}/OD_{280} 比值为 1.8，纯 RNA OD_{260}/OD_{280} 比值为 2.0，若样品中含有蛋白质杂质，OD_{260}/OD_{280} 比值会显著降低。

3. 核酸高分子性质　核酸是分子量很大的高分子化合物，因此核酸溶液黏性较大。高分子溶液的黏性与溶质分子的不对称性有关，分子不对称性愈大，其黏度也愈大，不规则分子比球形分子溶液的黏度大，线性分子溶液的黏度更大。DNA 分子的直径与长度之比可达 $1:10^7$，因此即使极稀的 DNA 溶液也有较大的黏度。RNA 溶液的黏度较 DNA 小。当核酸溶液受热或酸碱等因素作用下发生变性时，分子长度与直径比例减小，分子不对称性变小，溶液黏度下降。黏度可作为 DNA 变性的指标。

（二）核酸特殊性质

1. 核酸变性　在一些理化因素作用下，DNA 双链分开的过程为变性（denaturation）。如果采用加热使 DNA 变性，又称为熔解（melting）。DNA 变性后，双螺旋之间氢键断裂，双螺旋解开，形成单链无规则线团因而发生性质改变，如黏度下降，沉降速度增加，浮力上升，260nm 处紫外吸收增强。核酸变性并不涉及共价键的断裂，其共价键（多核苷酸骨架上 3′，5′-磷酸二酯键）断裂称为核酸的降解。临床检验中很多技术都要利用核酸变性这一重要性质，如 PCR、分子杂交等。

2. 核酸复性　核酸变性是可逆的，变性核酸只要缓慢消除变性条件，两条彼此分开的互补单链还可以重新结合，恢复原来的双螺旋结构，这一过程称为复性（renaturation）。复性后的核酸，许多理化性质都能恢复。复性依赖于互补链之间的碱基配对。变性过程一般只需要很短时间即可完成，而复性过程则需要相对较长时间。核酸复性的速度服从二级反应动力学，整个过程可分为两步：第一步是两条核酸单链随机碰撞形成暂时的局部双链；第二步是两条单链其余部分的碱基迅速互补配对，像“拉链”一样形成完整双链分子，完成整个复性过程。

有时复性被称为退火（annealing），是指核酸热变性后，温度缓慢冷却到一定程度，变性后的单链核酸恢复双螺旋结构的过程。倘若 DNA 热变性后快速冷却到较低温度，则不能复性。

3. 核酸杂交　核酸复性通常是指两条通过变性分开的互补序列之间的反应，但可延伸到任何两条互补核酸序列相互反应形成双链结构的过程。不同来源的核酸也可以参与退火过程，如不同来源的 DNA 单链分子，或 DNA 与 RNA 单链分子，这个反应过程一般称为杂交（hybridization）。因为只有互补序列才能形成核酸双链，因此可以通过检测两个待测核酸的杂交能力检测其核酸序列，这就是分子杂交检测技术的原理和物质基础。

三、基因及其表达

（一）概述

基因（gene）是能编码有功能的蛋白质多肽链或合成 RNA 所必需的全部核酸序列，是核酸分子的功能单位。一个基因通常包括编码蛋白质或 RNA 的编码序列，保证转录和加工所必需的调控序列和 5′端、3′端非编码序列。原核生物和真核生物基因结构上存在较大差异，对这些结构的调控直接影响基因表达产物的水平。基因及其突变的检测、基因的转录、翻译产物水平的定性、定量测定一直是临床核酸检测的重点。

原核生物基因分为编码区与非编码区。在基因组中原核生物基因一般以操纵子形式存在，编码区能转录为相应的 mRNA，进而指导蛋白质合成，通常是起始密码子到终止密码子之间的一段连续的序列。非编码区是编码区上游及下游的序列，包括启动子和转录终止信号等。大多数真核生物基因为断裂基因，即基因的编码序列在 DNA 分子上被非编码序列所隔开，是不连续的。编码序列称为外显子（exon），非编码序列称为内含子（intron）。真核生物基因具有独特的侧翼序列，它们是基因调控序列，对基因的时空差异表达起重要调控作用。

（二）基因表达

1. DNA 转录　基因表达首先涉及 DNA 转录。在 RNA 聚合酶催化下，以 DNA 为模板合成 mRNA 的过程称为转录（transcription）。双链 DNA 中，作为转录模板的链称为模板链，而不作为转录模板的链称为编码链。在双链 DNA 中与转录模板互补的一条 DNA 链即编码链，它与转录产物的差异仅在于 DNA 中 T 变为 RNA 中的 U。在含多个基因的 DNA 双链中，每个基因的模板链并不总是在同一条链上，亦即一条链可作为某些基因的模板链，也可是另外一些基因的编码链。

转录后要进行一系列加工过程才能得到成熟的 mRNA，这些过程包括剪接、加帽及加尾等。剪接是转录出的前 mRNA（pre-mRNA）去除内含子序列、将外显子顺序连接而成为成熟有功能的 mRNA 分子的过程。加帽是真核 mRNA 5′端核苷酸加上 7-甲基鸟核苷三磷酸（m7GpppAGpNp）“帽子”的过程。帽结构可以增强 mRNA 稳定。而加尾是真核 mRNA 3′末端加上 100 个～200 个 A 组成 Poly（A）尾巴的过程。mRNA Poly（A）尾有助 mRNA 从细胞核到细胞质转运，也可增强 mRNA 稳定性。

mRNA 定量检测（如慢性髓细胞白血病特异性融合基因 *bcr/abl*）是疾病诊断、治疗效果评价等的重要手段，随着研究的深入，前 mRNA 的异常剪接也可用于肿瘤、遗传性疾病的诊断。

2. 翻译　基因只有翻译成为特定的蛋白质才能执行其生物功能。以 mRNA 作为模板，tRNA 作为运载工具，在有关酶、辅助因子和能量的作用下将活化的氨基酸在核糖体（亦称核蛋白体）上装配为蛋白质多肽链的过程，称为翻译（translation）。

这一过程大致可分为 3 个阶段：①肽链的起始是核糖体小亚基和 mRNA 上的起始密码子 AUG 结合并形成起始复合物的过程；②肽链的延长是核糖体沿着 mRNA 从 5′→3′移动依次读出密码子的过程；③肽链的终止是核糖体沿着 mRNA 移动，遇上 UAA、UAG 或 UGA 等终止信号，导致多肽链合成终止的阶段。严格来说，临床上 mRNA 的检测只能间接反映基因“功能”，而蛋白质的定量检测才最能反映相应基因功能，因为蛋白质才是基因功能的执行者。

3. 翻译后加工　从核糖体上释放出来的多肽需要进一步加工修饰才能形成具有生物活性的蛋白质。翻译后的肽链加工包括肽链切断，某些氨基酸的羟基化、磷酸化、乙酰化、糖基化等，是目前表观遗传与蛋白功能研究的热点。

第二节　临床核酸和基因检验过程管理

临床核酸和基因检验过程管理分为分析前、分析中和分析后三个阶段，对这三个阶段的质量管理就是质量保证。

一、分析前阶段

分析前阶段始于临床医生提出检验申请，止于分析检验程序的启动。分析前变异是指在样本分析之前，所有对患者及标本产生影响进而影响检验结果的因素。分析前误差（包括过失误差）占检验全部误差的 60%～80%。分析前质量控制涉及多个部门，需要医生、患者、护士、检验和工勤人员的密切配合。由于临床核酸检测是一个非常敏感的技术，操作不当可导致检验结果的假阳性或假阴性，因此分析前阶段的样本正确采集、运送及保存非常重要。临床基因扩增检验实验室需要对各种临床标本的收集按照检测要求建立标准操作程序（SOP），并培训临床标本采集与运送的相关人员。

（一）标本采集

1. 采集类型　临床核酸检验常采用的标本类型

有血液、骨髓、咽拭子、尿液、粪便、痰液、生殖道标本等。采集办法详见第六篇临床实验室管理第五章第四节。需特别注意的是对于不同的病原微生物的基因扩增，有不同的适宜检测标本类型，如血液适用于HBV、HCV和HIV检测，痰液用于肺结核TB检测，泌尿生殖道拭子用于衣原体检测等。

2\. 采集时机 在疾病发展过程中，过早或过晚采集标本都可能会造成假阴性结果。因此，需要临床医生根据疾病的不同阶段采集不同的标本进行检测。当病原体感染机体后，特定的临床标本中，病原体含量能达到基因扩增的检出水平并不能覆盖整个感染过程，可能只是在感染或疾病发生发展过程中的某一个时间段。如急性呼吸综合征冠状病毒（SARS-CoV）感染，其在感染发病后3～4天，即可以较高浓度出现于下或上呼吸道标本中，在第10～13天，在尿液和粪便中出现的浓度最高，而在血液中，则不但存在时间短，而且浓度低。又如HBV、HCV和HIV感染等，机体感染后，在特异抗原和抗体出现以前，血液循环中即可有较高浓度的病原体存在，而当抗体出现后，病原体的浓度在不同的患者不同的感染阶段有可能不一样，有的可能会低于特定PCR或RT-PCR方法测定下限，致使在特异抗体存在的情况下，病毒核酸检测为阴性。

3\. 采集部位的准备 在采集标本之前，一般需要清洁消毒标本采集部位，以去掉污染的微生物或其他杂物，否则会导致基因扩增结果的假阳性。但过度清洁消毒有可能会去掉或破坏靶微生物。因此，标本采集部位的准备应由训练有素的人员进行。

4\. 采集的器皿 原则上标本采集过程中所用的防腐剂、抗凝剂及相关试剂材料不应对核酸提取及扩增过程造成干扰。标本采集材料如棉签、拭子等均应为一次性使用。一般应使用EDTA或枸橼酸盐作为抗凝剂，肝素因其抑制Taq酶作用很强，且在核酸提取中很难去除，故应尽量避免使用。运输容器应为密闭的一次性无菌装置。标本运输中的保存液对其有稀释作用，因此应考虑稀释对测定的影响。现已有厂商提供专门用于PCR检测标本采集的无核酸酶容器。

5\. 采集量 对于PCR扩增检测，理论上说扩增反应管内只要有一个核酸分子，就能进行扩增，但在实际操作中不可能达到。为了尽可能检出存在的病原体，一般尽可能多采集标本量来提高检测敏感性。但基于临床实验室设备和操作可允许性，成本效益的考虑，标本量也不能太多。此外，标本量过大也会使得外源非相关DNA增多，有可能会影响扩增的特异性。

由于不同临床实验室所用的试剂盒在核酸提取、上样量和扩增条件上均可能不同，测定下限也有差异，因此，使用不同试剂盒进行定性测定结果可能不一样。对于定量测定来说，对标本的收集和运输要求更为精确。

6\. 采集中的防污染 采集标本过程中要特别注意污染，防止混入操作者的头发、表皮细胞、痰液等。如使用玻璃器皿，必须经0.1% DEPC水处理后高压灭菌，以使可能存在的RNase失活。

7\. 采集质量的初步评价 对于采集的标本可采取不同的方法进行质量评价。例如血清（浆）标本可观察标本是否溶血、脂血及其程度，并明确这种情况是否会对核酸的提取和基因扩增造成影响。对分泌物标本，则可从细胞组成，所需类型细胞的数量等方面进行评价，评价方法包括肉眼与显微镜观察等。泌尿生殖道分泌物标本如用于沙眼衣原体的扩增检测，则可镜下观察是否有上皮细胞存在，因该病原体生存在上皮细胞内，如果镜下没有一个上皮细胞或极少，则标本采集肯定不合格，应重新采集。同样，痰标本如果白细胞数量极少，则提示并未采到真正的痰。

（二）标本运送

标本一经采集，则应尽可能快地送至检测实验室。对于靶核酸为DNA的标本，如是在无菌条件下采集，则可在室温下运送，建议采集后，在8小时之内送至实验室。对于靶核酸为RNA的标本，如果短时间内运送（如10分钟左右），则可室温下进行；如果时间较长，则应在加冰条件下运送。如果标本中加入了适当稳定剂（如异硫氰酸胍盐，GITC）的血清（浆）标本，则可在室温下运送或邮寄。所有临床标本在采集后送至实验室之前，均应暂放在2～8℃临时保存。

此外，标本的运送还应充分考虑生物安全问题，应符合相应的生物安全要求。

（三）标本保存

标本一经送至临床实验室，原则上应立即进行检测。若不能立即检测，则需按照规定要求进行保存。

所有临床标本在采集后送至实验室之前，均应暂放在2～8℃临时保存。临床体液标本如需长期保存，应置于－70℃以下。

对于检测靶核酸为DNA的标本，在2～8℃下最长可保存3天，也可以保存于－20℃中。若临床样本中提纯后的核酸DNA，可加入TE溶液在4℃长期保存。

对于检测靶核酸为RNA的标本，主要是防止RNA降解，特别是核酸酶作用。一旦采集送到实验室后，立即在－20℃以下冻存。为使临床标本中可能存在的核酸酶失活，还可加入离液剂，它可使 RNA 酶分子结构破坏。最常用的是异硫氰酸胍盐（GITC），使用终浓度为 5mol/L，可使 RNase 不可逆失活。此外，如测定的靶核酸为血液循环中 RNA，为避免室温放置过久而致 RNA 降解，最好不要使用血清标本，而应使用 EDTA 抗凝后血浆标本。

（四）个体化用药检测标本

个体化用药检测标本可采用血液标本或组织标本。

1. 血液标本　血液标本必须用 EDTA、枸橼酸盐（柠檬酸盐）抗凝的真空采集管采集血液标本 2ml 以上，抗凝剂严禁使用肝素。采集后应置于 2～8℃保存，24 小时内提取基因组 DNA 可获得最佳效果。提取基因组 DNA 测定样本浓度和 OD 值，符合 SOP 要求的浓度和纯度再送样检测。要求溶解后 DNA 样品总体积在 50μl 以上，紫外测定浓度在 50ng/μl 以上；且 OD_{260}/OD_{280} 比值 >1.8 左右，并无明显不溶固形物，视为合格 DNA 样本。

2. 组织标本　检测样本包括新鲜肿瘤组织、石蜡包埋肿瘤组织块或切片等。

（1）新鲜肿瘤组织块：要求提供 25mg 左右（大于米粒大小即可）样本（手术或肠检样本），将样本放置于 10% 中性甲醛溶液中，常温运输。

（2）石蜡包埋肿瘤组织块：要求提供石蜡包埋组织 1 块，常温保存，运输。

（3）石蜡包埋肿瘤组织切片：为了提高基因组 DNA 提取效率，推荐按如下要求准备送检样本：①切片厚度约 10μm，切片数量（8～10 片）取决于肿瘤组织大小；②切片结束后，不必铺片和贴片处理，直接用干净的镊子将组织切片转移至干净离心管、小玻璃瓶（或其他密闭容器）；③每个离心管放 5 张面积约 $250mm^2$（成人拇指盖大小）肿瘤组织（肿瘤组织占整体组织的 80%）切片；④如果肿瘤组织切片的面积较小，请适当增加切片数量（不超过 10 张）；⑤送样时请提供两管待测样本，其中一管用于检测，另一管作为备用材料；⑥样本常温保存与运输。

若不能按上述操作提供样本，请提供 10 张标准未经染色的石蜡组织切片，不接收染过色的切片。

二、分析中阶段

分析中阶段是指患者标本到达实验室后，分析检测程序启动到获得检验结果为止的阶段。做好分析中质量控制，必须做到检验程序的标准化、规范化，建立文件化的检验程序体系。分析中质量控制主要包括以下环节。

（一）标本前处理

标本接收应按照实验室规定程序进行，如果不合格应该拒收。如果是新采集的标本，涉及标本的分离和保留；如果是冻存标本，需正确解冻。

1. 全血/骨髓　取全血或骨髓 1ml 至干燥玻璃管中，加入生理盐水 1ml 轻摇混匀；取干燥玻璃管加入 500μl 淋巴细胞分离液；将稀释好的全血或骨髓用加样枪缓慢加入有淋巴细胞分离液的试管中，2000rpm 离心 5 分钟，吸取白细胞层，加入 1.5ml 离心管，加等量生理盐水，12 000rpm 离心 5 分钟，白细胞备用。

2. 血清/血浆　取一定体积量的血清或血浆备用。如提取核酸 DNA，需加入等量 DNA 浓缩液，振荡器混匀 5 秒；12 000rpm 离心 10 分钟；弃上清，留取沉淀备用。

3. 拭子　向置有来自鼻、咽喉部、生殖泌尿道分泌物等部位的棉拭子塑料管中，加入 1ml 灭菌生理盐水，充分振荡摇匀，挤干棉拭子；吸取全部液体转至 1.5ml 离心管中，12 000rpm 离心 5 分钟；弃上清，留取沉淀备用。

4. 刮片　向装有疱疹、溃疡等部位刮片的玻璃管加入 1ml 灭菌生理盐水，充分振荡，尽可能将刮片细胞洗脱；吸取全部液体转至 1.5ml 离心管中，12 000rpm离心 5 分钟，弃上清，留取沉淀备用。

5. 脑脊液　混匀后取 1ml 至 1.5ml 离心管中，12 000rpm 离心 5 分钟；弃上清，沉淀加入 1ml 灭菌生理盐水，振荡摇匀，12 000rpm 离心 5 分钟；弃上清，留沉淀备用。

6. 痰液　取适量痰液于无菌容器中，加入 4 倍体积 4% NaOH 溶液，室温放置 30 分钟液化；取液化后标本 1.0ml 至 1.5ml 离心管中，12 000rpm 离心 5 分钟，弃上清，沉淀加灭菌生理盐水 1ml 混匀，12 000rpm离心 5 分钟。重复一次，弃上清，留沉淀备用。

7. 粪便　取适量粪便于无菌容器，加入 1ml 灭菌生理盐水，充分振荡摇匀，吸取全部液体转至 1.5ml 离心管中，12 000rpm 离心 5 分钟；弃上清，留沉淀备用。

8. 尿液/乳汁/疱疹液/肺灌洗液/支气管灌洗液　取待测标本 1ml，12 000rpm 离心 5 分钟，弃上清，留沉淀备用。

（二）核酸分离纯化

核酸分离纯化的总原则应尽量保证核酸一级结构的完整性，同时排除其他分子污染。核酸分离纯化后样品中其他生物大分子如蛋白质、脂类和多糖分子减少到最低水平；样品中无其他核酸的污染，如分离DNA时，RNA应该尽量除去，反之亦然；样品中应该不存在对DNA聚合酶有抑制作用的有机溶剂和过高浓度的金属离子。根据核酸分离后的应用，有些对DNA的完整性要求较高，如构建文库、脉冲场凝胶电泳等，有些则要求较低，如PCR、RFLP等；对于DNA纯度要求也一样，如果用于荧光定量PCR、RFLP、SNP芯片分析等，其纯度要求较高，而如果用于一般PCR，其纯度要求则较低。

核酸分离纯化需要4个步骤，即组织或细胞的破碎和裂解、核蛋白复合体的变性、核酸酶的灭活以及污染杂质的分离。外周血、骨髓和组织是人体基因检测的常用标本。在病原学检测中，主要以病原感染的原始部位分泌物、体液及拭子等作为常用标本。组织DNA、RNA提取原理与细胞中提取核酸原理完全相同，操作类似，其差异主要在于组织样本在进行抽提前需进行单细胞均质化处理。常用的方法有液氮研磨、超声裂解等物理方法，操作人员需注意在保证操作安全的前提下，尽可能地充分裂解细胞，以获得最大的抽提效率。

现已有不少商品化核酸提取试剂盒，但临床实验室在使用这些试剂盒前，必须评价其核酸提取纯度和效率。

下面介绍目前常用于DNA提取的酚氯仿法、离心柱法、磁珠法和用于RNA提取的异硫氰酸胍-苯酚法和硅膜柱提取法。

1. 酚氯仿法　利用去垢剂SDS裂解细胞，将核酸从细胞中释放出来，再使用蛋白酶K消化与核酸结合的蛋白质，使核酸完全游离。随后加入酚使蛋白质变性，离心后蛋白分子溶于有机相，DNA则溶于水相。再加入氯仿和异戊醇，加速有机相与水相分离，同时氯仿可去除残留酚，异戊醇可减少蛋白变性中产生的气泡。最后用乙醇沉淀核酸，且去除其他有机溶剂。在乙醇沉淀的同时加入醋酸钠，有助于减少分子间的排斥力，使DNA易于聚集沉淀。

下面以全血为例说明其实验操作：

（1）将1.5ml红细胞裂解液加入到0.5ml全血中，混匀，室温孵育20分钟。3600rpm离心15分钟，弃上清。

（2）加入180μl TE（pH 8.0）、20μl 10% SDS、5μl蛋白酶K（10mg/ml），混匀，37℃水浴消化过夜或50℃水浴消化4小时，期间多次振荡混匀。

（3）加入等体积饱和酚溶液，轻轻转动直至混匀。5000rpm离心15分钟，吸取上层黏稠水相，用酚重复抽提一次，再加入等体积的氯仿：异戊醇（24:1），轻轻转动混匀，5000rpm离心15分钟，吸取上层黏稠水相，用氯仿：异戊醇（24:1）重复抽提一次。

（4）加入1/5体积的3mol/L醋酸钠（pH 5.2）及2倍体积预冷无水乙醇，慢慢摇动离心管，即有乳白色云絮状DNA出现。挑取DNA，加入0.2ml 70%乙醇，5000rpm离心5分钟，弃上清，重复一次。待残留乙醇挥发，加100μl TE液溶解DNA，－20℃保存。

2. 离心柱法　蛋白酶K裂解细胞，使核酸释放出来。再利用高盐、低pH环境下，离心柱内带正电荷的硅基质膜与带负电荷的DNA可紧密结合的特点，通过系列洗涤，将未吸附的蛋白和杂质去除，随后采用低盐、高pH缓冲液将DNA从膜上洗脱下来，即可得到纯化的基因组DNA。

离心柱法提取DNA通常采用试剂盒，各厂家产品操作步骤略有差异，应严格按照所用试剂说明书操作，以下步骤仅供参考。

（1）在200μl全血中加入20μl蛋白酶K（20mg/ml），全血不到200μl则以PBS补足。如需要去除RNA，则加入4μl RNase（100mg/ml）振荡混匀。

（2）加入200μl缓冲液，充分振荡混匀，56℃孵育10分钟。

（3）加入无水乙醇200μl，充分振荡混匀。

（4）将上述匀浆液转移至离心柱内，8000rpm离心1分钟，弃去流出液。

（5）加入抑制物去除液500μl，8000rpm离心1分钟，弃去流出液。

（6）加入漂洗液500μl，12 000rpm离心3分钟，弃去流出液。

（7）更换液体采集管，12 000rpm离心1分钟，使离心柱内吸附膜彻底干燥。

（8）将液体采集管更换为1.5ml离心管。向吸附膜中央滴加50～200μl洗脱缓冲液，室温下放置5分钟。8000rpm离心1分钟。离心管内即为DNA溶液，－20℃保存。

3. 磁珠法　磁珠表面包被的特殊功能基团具有可逆吸附DNA特性，当活化试剂对磁珠表面包覆的高分子进行化学修饰后，可使磁珠对DNA具有很强的亲和力，高效结合（吸附）DNA，并借助磁场快速分离；改变条件，磁珠即可释放DNA，达到快速分离纯化DNA的目的。

磁珠法提取DNA通常采用试剂盒，各品牌间操作步骤略有差异，请根据试剂说明书操作，以下步骤仅供参考。

（1）在2ml离心管中先后加入20μl蛋白酶K（20mg/ml）、200μl全血、4μl RNase（100mg/ml）以及150μl裂解液，充分混匀，室温放置30分钟。

（2）加入15μl磁珠悬液，280μl缓冲液。将反应管放置于磁力装置配套的试管架上。

（3）将试管架放在振荡器上，室温下1400rpm振荡3分钟。

（4）将试管架放回磁力基座，约1分钟后，磁珠完全吸附，小心除去上清液。

（5）将试管架取下，加入700μl缓冲液，随后放在振荡器上，室温下1400rpm振荡1分钟。

（6）重复步骤（4）、（5），再重复步骤（4）。

（7）将试管架取下，加入700μl漂洗液，随后放在振荡器上，室温下1400rpm振荡1分钟。

（8）重复步骤（4）和（7），再重复步骤（4）。

（9）加入700μl蒸馏水（注意不要直接冲洗吸附在试管壁上的磁珠）。室温放置1分钟后，除去上清液。

（10）重复步骤（9）。

（11）将试管架从磁力基座上取下，加入100～200μl洗脱液。随后放在振荡器上，室温下1400rpm振荡3分钟。

（12）将试管架放回磁力基座，约1分钟后，磁珠完全吸附，将含有DNA的上清液转移至新的试管中，-20℃保存。

4. 异硫氰酸胍-苯酚法　异硫氰酸胍是强变性剂，可迅速破坏细胞结构，并使核糖体上的蛋白变性，释放核酸，且抑制细胞内核酸酶对核酸的降解，所释放的RNA在一定pH环境下可溶解于水相中，通过有机溶剂抽提沉淀便可获得纯净的RNA。Trizol试剂是目前最为常用的商品化异硫氰酸胍-苯酚抽提试剂，在使用Trizol试剂破碎并溶解细胞成分后，加入氯仿抽提，离心分离水相与有机相，通过异丙醇沉淀便可获得高纯度的RNA。

若仅需提取血液、骨髓液样本中有核细胞RNA时，则推荐使用Ficoll-Hypaque液预先进行有核细胞分离再抽提RNA。此时应保证每1ml Trizol所处理有核细胞数量为$5\times10^6\sim10\times10^6$。

目前异硫氰酸胍-苯酚法有多种商品化试剂，不同试剂盒其成分配比存在一定差别，而导致操作中存在不同，主要步骤如下：

（1）在2ml EP管中先后加入200μl抗凝全血/骨髓液、1ml Trizol试剂，吸打或涡旋振荡混匀后室温静置3分钟。

（2）在上述EP管中加入0.2ml氯仿，盖上管盖在手中剧烈振荡15秒，室温静置5分钟后，4℃ 12 000×g离心15分钟。离心后样品分为三层：底层为粉色有机层、白色中间层及上层无机水相。吸取无机水相至新的EP管中。

（3）向上一步所得水相中加入等体积的异丙醇，颠倒混匀后-20℃静置10分钟，4℃ 12 000×g离心15分钟，弃去上清。

（4）使用1ml 75%乙醇洗涤RNA沉淀，7000×g离心5分钟后弃去上清。

（5）室温干燥RNA沉淀，加入25～200μl去RNase水，置55～60℃ 5分钟溶解。-80℃保存。

5. 硅膜柱提取法　当含有RNA的细胞破碎液通过硅胶膜时，硅胶膜便会通过物理（电荷、pH等）及化学（mRNA polyA尾部等）性状对其进行吸附，从而与其他成分分离。在低盐溶液洗脱下，RNA便可从硅胶膜上洗脱，从而完成抽提。

目前提供使用硅膜柱抽提RNA的试剂盒有多种，操作不尽相同。实际使用时应参考所用试剂盒的配套说明书操作。

（1）在2ml EP管中先后加入200μl抗凝全血/骨髓液、600μl RLT缓冲液，吸打或剧烈振荡混匀，使溶液均质化。

（2）向上述溶液中加入等体积的70%乙醇，充分吸打混匀。

（3）将硅膜小柱装入2ml收集套管中，按每次700μl上样量将上述溶液加入硅膜小柱，盖上管盖8000×g离心15秒，弃去收集管中液体，多次上样，以将所有溶液充分过柱。

（4）向小柱中加入700μl RW1缓冲液，盖上管盖8000×g离心15秒，弃去收集管中液体。

（5）向小柱中加入500μl RPE缓冲液，盖上管盖8000×g离心15秒，弃去收集管中液体。

（6）将小柱装入1.5ml EP管中，向小柱内加入30～50μl去RNase水，盖上管盖8000×g离心15秒，将EP管中收集液体再次加入小柱中，盖上管盖8000×g离心15秒，收集洗脱液，-80℃保存。

（三）基因扩增

体外基因扩增检验技术一般采用三种策略：①目标基因扩增，是利用聚合酶链反应、转录依赖的扩增系统或替代系统扩增靶基因；②探针扩增，主要包括连接酶链反应、滚环扩增和网状分枝扩增，其检测的靶基因并未扩增，而是将与其配对的探针扩增而进行检测；③信号放大系统是利用复合探针或支链探针技术增强来自每个探针分子的信号来检测的技术。目前我国临床基因检验实验室最常用的荧光定量 PCR（fluorescent quantitative PCR，FQ-PCR），是在 PCR 反应体系中加入标记有荧光基团的特异探针，利用荧光信号监测整个 PCR 过程，获得在线描述模板 DNA 扩增过程的动力学曲线，最后通过与已知拷贝数 DNA 比对来对标本中模板核酸进行定量分析的方法。

（四）临床基因扩增检验实验室

临床基因扩增检验实验室的设施应该按照原卫生部办公厅印发的《医疗机构临床基因扩增检验实验室管理办法》（卫办医政发〔2010〕194 号）执行，特别是按照其附件《医疗机构临床基因扩增检验工作导则》进行实验室设计和制定实验室工作的基本原则。

1. 实验室设置要求　临床基因扩增检验实验室，特别是采用荧光定量 PCR 等目标基因扩增技术的实验室，尤其要注意避免实验室污染。污染的来源有二，一是通常的灰尘和细菌等；二是以前扩增产物的“遗留污染”。前者依靠日常的清洁工作即可做到，而要避免后者，除了对实验操作必须有严格要求外，实验室空间的规范化分区及严格的实验室管理也是必不可少的。表 5-1-1 为一个临床基因扩增检验实验室日常工作核查表的例子，各实验室可根据自己的实际情况制定相应的核查表，以确认每天的工作程序是否得到认真执行。

表 5-1-1　临床基因扩增检验实验室日常工作核查表

工作项目	核查点
水浴箱、微量恒温器（加热模块）	□ 校准及记录温度
次氯酸钠溶液	□ 新鲜配制
生物安全柜	□ 先启动运行 30 分钟后再开始工作
室内质控	
弱阳性质控（定性）	□ 有
低、中、高浓度质控（定量）	□ 有
阴性质控：原样本	□ 有
经历提取过程的空管	□ 有
仅含扩增反应混合液管	□ 有
实验台面	□ 使用后用次氯酸钠溶液消毒，再用 70% 乙醇清洁 □ 紫外照射
加样器、离心机	□ 使用后用次氯酸钠溶液消毒，再用 70% 乙醇清洁
实验室各区	□ 遵循单一工作流向 □ 紫外照射

2. 实验室仪器设备　基因扩增检验实验室需要配置的仪器设备依所采用的具体产物分析技术的不同而异，扩增过程中涉及的仪器主要有核酸扩增仪、生物安全柜、微量高速离心机、混匀器、水浴箱或加热模块、微量加样器、冰箱、可移动紫外灯等，以及耗材如一次性手套、耐高压处理的微量离心管和加样器吸头（带滤芯）。各种仪器和使用的耗材均应建立质量标准和定期校准制度，否则会严重影响检验结果（表 5-1-2）。

例如，为保证加样准确，加样器应使其保持有足够的准确度和精密度，并定期校准。核酸提取用微量离心管和带滤塞加样器吸头的质量，应事先质检。微量离心管的质检主要是检验其是否有 PCR 反应抑制物。带滤芯吸头则需观察其密封性。

核酸扩增仪孔间温度的稳定性和均一性对扩增检测有直接影响，因此需定期检测扩增仪孔间温度的重复性和均一性。有两种方法，第一种是使用一种热电偶探针、微伏转换器和自动图示记录仪组成扩增加热模块孔内温度监测记录系统，当孔间温度变异超出 1℃时，即可检测出来。具体做法是将装有 TE 缓冲液并加上液状石蜡的扩增反应管放置于扩增仪各孔中，热电偶探针透过扩增反应管盖插至缓冲液中，然后按程序进行常规 PCR 扩增，加热模块如为 96 孔，则至少要测定不同位置 12 个孔的孔内温度，在整个扩增过程中，可移动热电偶探针至上述不同孔中监测温度，但每一孔内温度监测至少要有一个扩增周期。

热电偶探针监测系统可从一些扩增仪生产厂家购置，但注意它是与其生产的扩增仪孔相配套。第二种方法并非直接测定孔内温度，而是通过扩增功能来间接获知孔间的均一性。将已知浓度的阳性质控样本置于扩增仪各孔中按常规进行扩增检测，观察结果的一致性。若有某一个或几个孔结果有问题，则应确定这一个或几个孔是否会重复得到假阴性结果，如果是，则表明相应孔的热传导有损坏。

表 5-1-2 基因扩增检验仪器设备的质控

仪器设备	质控方法	频度	失控标准
扩增仪	仪器校验实验	当仪器移动时	实验失败
	热电偶监测温度	每月一次	如靶温度或温度差异超出允许范围
	扩增功能检测	每4个月一次	待测孔未出现扩增，检测温度
	程序打印	每次测定时	打印程序不对
加样器	校准	每年2次	不符合要求
恒温仪	温度检测	每次实验	不符合要求
生物安全柜	预防性维护及校准	每年2次	不符合要求
微量高速离心机	预防性维护及校准	每年2次	不符合要求

3. 实验室试剂 对进入临床基因扩增检验实验室的每一批试剂盒都要进行质检。还应对操作方法标准化以使其在条件变化不大时对测定结果的影响最小。定量测定的精密度是测定组成步骤的变异和的平方根，一般用标准差来表示，测量总变异 s，其公式为：

$$s=(s_a^2+s_b^2+s_c^2+\cdots)^{1/2}$$

上式中 s_a、s_b、s_c 是步骤 a、b、c 等（例如试剂准备、标本采集、核酸提取、扩增和产物检测等）的标准差；改善测定精密度的措施必须首先着重在最不精密的步骤上，应对试剂准备、标本收集、核酸提取、测定方法和仪器操作写出 SOP，但最重要的是在测定中必须严格按 SOP 操作，除非经实践证明正在使用的 SOP 中有不对之处时，才可对 SOP 按一定程序进行修改。

4. 实验室人员培训 按原卫生部《医疗机构临床基因扩增检验实验室管理办法》（卫办医政发〔2010〕194 号）规定，医疗机构临床基因扩增检验实验室人员应当经省级以上卫生行政部门指定机构技术培训合格后，方可从事临床基因扩增检验工作。基因扩增技术与传统的检验技术和方法差异很大，实验室管理不当，操作不正规，极易造成假阳性或假阴性结果；另外，临床基因扩增检验的结果涉及病原微生物感染、个体化治疗及疾病预测等多个方面，需要通过非常专业的培训后方能进行相关的咨询。

三、分析后阶段

分析后阶段是指患者标本分析后检验结果的发出直至临床应用这一阶段。为使检验结果准确、真实、无误并转化为临床能直接采用的疾病诊疗信息而采取的措施和方法，称为分析后质量控制。分析后质量评估的内容主要有三个方面：①检验结果的审核与发放；②咨询服务及与临床沟通；③检验标本的保存及处理。

（一）检验结果的审核与发放

检验结果报告是临床实验室工作的最终产品，检验结果报告的正确与及时发出是分析后质量保证工作的核心。因此，必须严格审核发放检验报告单，以保证发出的检验结果“准确、及时、有效”。

建立异常结果的复核和复查制度。对检验结果的正确判断是这一工作的前提，判断检验结果正确与否的重要依据是室内质量控制是否合格。在基因扩增检验中，检验结果可能涉及个人隐私、生活等多个方面，应特别注意医学伦理。

（二）咨询服务及与临床沟通

临床基因扩增检验的项目越来越多，除了传统的病原微生物检测外，近年来开展的个体化治疗、个体识别和疾病预测等，需要非常专业地与医生和患者沟通，正确认识检验结果。

（三）检验标本的保存及处理

检验后标本储存的主要目的是为了必要的复查，当对检验结果存在质疑时，只有对原始标本进行复检，才能说明初次检验是否有误。而且，标本保存也有利于科研工作中进行回顾性调查。因此，要建立标本储存的规章制度，专人专管。保存的标本应按日期分别保存，到保存期后，标本、容器以及检验过程中接触标本的材料应按《医疗卫生机构医疗废物管理办法》和《医疗废物管理条例》的相关规定处理。

第三节 临床核酸和基因检验质量控制

临床核酸检验是指通过扩增检测特定的 DNA 或 RNA，进行疾病的预测、诊断、个体化治疗和预后判断等。其操作大体包括两个过程，一是从临床标本中提取核酸，另一个是对特定基因进行扩增。

按照原卫生部《医疗机构临床基因扩增检验实验室管理办法》规定，医疗机构临床基因扩增检验实验室应当按照《医疗机构临床基因扩增检验工作导则》开展实验室室内质量控制，参加卫生部临床检验中心或指定机构组织的实验室室间质量评价。

一、室内质量控制

室内质量控制（internal quality control，IQC）是由实验室人员采用某一方法，连续评价本实验室工作的可靠程度，主要是测定实验室常规工作的精密度，最终决定结果的可靠性及能否发出检验报告。

（一）靶核酸提取质量评价

对于 DNA 和 RNA 采用不同的方法和标准进行评价。主要包括提取的量、纯度和完整性几个方面。

1. DNA 质量评价

（1）DNA 浓度：可采用紫外吸收法和荧光法测定，紫外吸收法简单快速，不影响分离的 DNA 样品，最常使用。对于不同 DNA 样品，其浓度计算公式分别为：

双链 DNA 样品浓度（μg/μl）$=A_{260}\times$稀释倍数$\times 50/1000$

单链 DNA 样品浓度（μg/μl）$=A_{260}\times$稀释倍数$\times 38/1000$

单链寡核苷酸样品浓度（μg/μl）$=A_{260}\times$稀释倍数$\times 33/1000$

（2）DNA 纯度：可通过计算 A_{260}/A_{280} 的比值。A_{260}/A_{280} 比值在 1.6～1.8，说明纯度高；大于 1.8，说明有 RNA 污染；小于 1.6，说明还存在蛋白质。

（3）DNA 完整性评价：可通过琼脂糖凝胶电泳等方法可以判断分离所得基因组 DNA 的大小。采用甲酰胺解聚法可以获得分子量大于 200kb 的 DNA 片段，其他 DNA 分离方法也可获得 20～200kb 大小的 DNA 片段，对于临床上常用 PCR 技术，20～50kb 大小的 DNA 就可以满足需要。

2. RNA 质量评价

（1）RNA 浓度：常使用紫外吸收法。其计算公式为：

RNA 样品浓度（μg/μl）$=A_{260}\times$稀释倍数$\times 38/1000$

（2）RNA 纯度：可通过计算 A_{260}/A_{280} 的比值。利用 Trizol 试剂提取 RNA，其 A_{260}/A_{280} 比值为 1.6～1.8，若用 TE 溶解，则 A_{260}/A_{280} 大于 1.8。

（3）RNA 完整性评价：通常采用变性琼脂糖凝胶电泳。Trizol 试剂可以很好的分离不同种类的 RNA。琼脂糖凝胶电泳结果显示，在 7～15kb 处，高分子 RNA（mRNA 和 hnRNA）呈不连续带状分布，在 5kb（28S）和 2kb（18S）有两条主要条带，而在 0.2kb 处则是小分子 RNA（tRNA 和 5S）。一般重点观察 28S 和 18S 两条电泳区带状况，若条带明亮、清晰，且 28S 亮度是 18S 的两倍以上，则可认为 RNA 提取质量好，否则可能存在 RNA 降解。

用于血清（浆）等体液中病原体核酸测定的提取试剂的质量会影响提取 RNA 的质量，如果病原体核酸含量低，核酸的提取质量可能无法用这种方法判断，此时，可采用间接方法，将已知病原体含量的溶血和（或）脂血标本用待评价试剂提取，然后扩增检测，比较所得到的结果，即可知提取纯化后是否将有关扩增反应抑制物有效去除。

（二）临床标本核酸提取过程质量控制

1. 标本中可能存在的抑制和干扰物质　临床标本中有多种成分可能会通过与 DNA 聚合酶的相互作用而抑制核酸扩增。如 0.8μmol/L 血红素及其代谢产物已知为 DNA 聚合酶的抑制物，不同来源的聚合酶受血红素影响的浓度也不同。脑脊液、尿液和痰中也含有 Taq 酶抑制物，但抑制物的确切成分尚不清楚，但已知在痰中酸性多糖和糖蛋白成分为聚合酶的抑制物。此外，临床标本中也可能含有会降解靶核酸的核酸酶。

在传统的核酸提取方法中所用的许多试剂如 EDTA、去垢剂如 SDS 和离液剂如异硫氰酸胍、盐酸胍等，如果在核酸提取中最后未完全去除时，也会抑制 Taq DNA 聚合酶。

2. 对标本中可能存在的抑制/干扰物的质控措施　可通过加入内标的方法来观察制备的核酸样本中是否存在扩增的抑制物或干扰物。这种内标最好在临床标本制备前即加入，然后与标本中靶核酸一起经历核酸提取过程，起到对核酸提取过程进行质控的作用。PCR 检验中，是否通过加入内标来对标本中抑制/干扰物的存在进行质控应根据具体情况决定，因为内标的设计和制备在技术上较为复杂，并需仔细设计以避免对测定的影响。

内标有两种，即竞争性和非竞争性。

（1）竞争性内标：与靶核酸具有相同的靶顺序，

在扩增时共用相同的引物序列，只是在大小或顺序上与靶核酸有所不同。竞争性内标可通过各种下述方式制备：①使用含与靶核酸相同的“尾”的引物扩增与靶核酸不相关的序列，然后将其作为内标；②将靶序列克隆入质粒载体中，并对其进行插入或缺失修饰以改变电泳迁移特性或产物的内序列，经此修饰的序列即可作为相应内标；③通过限制性内切酶消化和连接用不相关核酸序列替代靶序列，但引物部位序列相同。

（2）非竞争性内标：则不含靶序列，其扩增需要一组不同的引物。常用的非竞争性内标包括人HLA-DQA1、GAPDH、人β-球蛋白等的DNA或mRNA，但其他一些核酸序列也可应用。

内标应大于或等于待测靶核酸，从而保证任何小于内标的靶核酸扩增的有效性。加入到扩增主反应混合液中的内标质控模板的量应为每次反应10～1000拷贝，并加入相应的与靶核酸相同（竞争性内标）或不同的（非竞争性内标）引物进行扩增。必须注意的是，要保证内标的存在不能降低扩增系统的敏感性，如果共扩增的内标模板的量太大，则会对靶核酸的扩增产生竞争抑制作用，而出现测定敏感性的降低。

如果样本中的内标和靶核酸序列都不出现扩增，则说明样本中可能有扩增抑制物的存在，此时应对样本进一步处理以减少或排除扩增抑制物或干扰物。通常对样本简单稀释即可降低抑制物的影响，但需注意的是，对样本不能稀释过大，否则易使靶核酸稀释至方法的测定下限之下。如果样本中内标无扩增，但靶序列出现扩增，则有可能是靶序列浓度太高，内标受到了竞争抑制，同样可以通过稀释样本来证明这一点。

3. 核酸提取及扩增有效性的质控　在核酸提取中，应至少带1份已知弱阳性质控样本（基质与待测标本相同），其最后的检测结果将同时反映核酸提取和扩增两者的有效性。同时，还应至少带1份已知阴性质控样本（基质与待测标本相同），最终结果可用于判断反应过程中是否发生污染。

（三）核酸扩增过程质量控制

临床核酸扩增过程已建立了较完善的质量控制办法，就是采用统计学质量控制方法。统计学质量控制就是在日常常规测定临床标本的同时，连续测定一份或数份含一定浓度分析物的质控样本，然后采用统计学方法分析判断质控标本的测定结果是否偏出允许范围，进而决定常规临床标本测定结果的有效性。对于临床基因扩增检验实验室来说，要想持续有效地进行统计学质量控制，首先必须要有稳定可靠的质控品，再就是切实可行的室内质控数据的统计学判断方法。

1. 基因扩增中质控品的使用　在临床基因扩增检验的室内质控中，每次检测究竟使用多少质控品，质控品在扩增仪中的地位如何，这是非常重要的问题。从理论上说，为最大可能地检出实验的随机和系统误差，应每隔一定数量的临床标本插入1份质控品。但考虑到成本效益，一般来说，如果临床基因扩增检验的标本量不大，如小于30份，则定性测定有1份接近cut-off值的弱阳性和1份阴性质控品就可满足要求。而定量测定则要根据试验的测定范围，采用高、中、低三种不同浓度的质控品。若标本量增加，则相应增加质控品数量。在扩增仪中的排列顺序，可排于标准品或校准品之后，临床样本之前。但不能固定在扩增仪中位置，每次扩增应随机地更换扩增孔，以监测不同孔的温度差异及光路情况。

临床基因扩增检验室内质控与其他临床检验室内质控相比，一个很大的不同，即监测污染发生的阴性质控的设置。这种质控的设置及结果尽管不需要采用统计学方法来分析，但阴性质控对于临床基因扩增检验必不可少。可能的话，应设置不止1份的阴性原血清样本，其功能是：①监测实验室是否存在以前扩增产物的污染；②由实验操作所致的标本间的交叉污染，比如强阳性标本气溶胶经加样器所致的污染，强阳性标本经操作者的手所致的污染，或者是翻盖微量离心管在较高温时盖子崩开所产生的污染等；③扩增反应试剂的污染。阴性原血清质控样本经扩增检测如为阳性，说明上述三个环节中有可能在一个或几个上出现问题，但并不能区别究竟在哪点上发生了污染。例如，如果需要判断实验室是否发生污染，可将一个或多个空管打开静置于标本制备区30～60分钟，然后加入扩增反应混合液同时以水替代核酸样本扩增，如为阳性，而仅含扩增反应混合液的管为阴性，则说明实验室以前扩增产物的存在。

2. 统计学质控的方法和特点　临床基因扩增检验与其他临床检验一样，产生的误差有两类，一是系统误差，一是随机误差。系统误差通常表现为质控品测定均值的漂移，是由操作者所使用的仪器设备、试剂、标准品或校准物出现问题而造成的，这种误差可通过相应的措施方法加以控制与排除。而随机误差则表现为测定SD的增大，主要是由实验操作人员的操作等随机因素所致，其出现难以完全避免和控制。统计学质控的功能就是发现误差的产生及分析误差产生的原因，采取措施予以避免。因此，在开展统计质量控制前，应将可以控制的误差产生因素尽可能地加以控制，这不但是做好室内质控的前提，也是保证常规检验工作质量的先决条件。

用于临床基因扩增检验实验室的统计质控方法与其他临床检验方法一致，主要有基线测定最佳条件下变异（OCV）和常规条件下变异（RCV）、Levey-Jennings 质控图方法、Levey-Jennings 质控图结合 Westgard 多规则质控方法、累积和（CUSUM）质控方法和“即刻法”质控方法等。

3. 非统计学质控方法　个体化用药检验、遗传病等基因分型、突变等检测均属此类。在检测临床标本的同时，检测弱阳性（测定下限 2～4 倍浓度）和阴性质控品。随机放在临床标本中间，质控规则是弱阳性应测定为阳性，阴性为阴性。

（四）室内质控结果使用和分析

1. 内标结果分析　如果内标和靶核酸均不扩增，首先应排除扩增仪孔间温度差所致假阴性。此结果提示可能存在扩增抑制物，可将标本和质控品稀释后再扩增。另外，要注意试剂的有效性，特别是 DNA 聚合酶的活性。

如果是内标阴性而靶核酸出现扩增，则可能是靶核酸拷贝数太高，内标受竞争性抑制，可以通过标本稀释来验证。

2. 扩增有效性结果分析　如果质控弱阳性标本不能扩增，靶核酸也不能扩增，应该检查仪器、试剂、操作等整个流程；如果质控弱阳性标本不能扩增，靶核酸能扩增，说明扩增的敏感性下降，应检查相关因素；如果质控阴性标本和靶核酸同时扩增出，说明存在污染，特别注意核酸提取过程和扩增产物的污染。

3. 扩增 RNA　如果靶核酸为 RNA，可以使用弱阳性 cDNA 来判断扩增的有效性，还可使用已制备好的弱阳性 RNA 质控品判断反转录的有效性。对于弱阳性 cDNA 的使用，其结果判断同上；如果弱阳性 RNA 质控品未出现，重点应注意反转录过程，特别是酶活性，也应注意无菌容器的使用、低温操作等细节。

4. 失控的处理　首先应判断失控发生的时间，必要时召回结果，并通知临床；其次，找出失控的原因，提出改进方案，临床基因扩增检验中应特别注意发生污染；对标本重新进行检测。

（五）室内质控局限性

IQC 可确保每次测定与确定的质量标准一致，但不能保证在单个的测定样本中不出现误差。比如样本鉴别错误、样本吸取错误、结果记录错误等。此类误差的发生率在不同的实验室有所不同，一般要求小于 0.1%，且应均匀地分布于测定前、中、后的不同阶段。

二、室间质量评价

室间质量评价（external quality assessment，EQA）也称为能力验证（proficiency testing，PT），是以解决实验室结果正确度为目的的活动。IQC 确保实验室室内测定质量的一致性，而 EQA 指多家实验室分析同一标本并由外部独立机构收集、反馈实验室上报结果并评价实验室检测能力的活动。EQA 与 IQC 在质量控制中互为补充。EQA 的通常作法是，一个 EQA 组织者定期发放一定数量的统一质控样本给各参评实验室，然后实验室将其测定结果在规定的时间内按照统一的格式报告至组织者进行统计学分析。最后，组织者向每一参加实验室寄发 EQA 报告。

（一）EQA 流程

1. 质评样本的接收和保存　质评样本一般应符合以下条件：①质评样本基质与临床标本应尽量一致，如临床标本为血清，则质控品也应为血清。当然某些体液，如痰、分泌物等，质评样本的基质可能无法做到与其一致，此时可采用生理盐水等作为替代基质。②质评样本浓度与试验的临床应用相适应，根据临床上最为常见的浓度范围及通常所用方法的测定下限来确定质评样本浓度，避免出现与临床标本浓度相去甚远的情况，例如，目前国内 HBV DNA PCR 试剂盒和 HCV RNA RT-PCR 试剂盒的测定范围多在 10^3IU/ml 或 10^4IU/ml 至 10^7IU/ml 或 10^8IU/ml 之间，测定下限通常在 10^3IU/ml 或 500IU/ml，因此，在确定质评样本浓度时，就不要低于 10^3IU/ml 或 500IU/ml，否则就起不到质评的作用。③保证质评样本的稳定，用于室间质评的质控品要求在室温条件下稳定至少十天以上，防止因邮寄等因素而出现的不稳定，目前，卫生部临床检验中心开展全国 HBV DNA 和 HCV RNA 扩增检验室间质量评价样本均为冻干品，可确保室温下邮寄的稳定性。④质控品的生物安全，对有传染性的质评样本应进行灭活处理或研制代用品，如类病毒颗粒。

用于病原体核酸如 HBV DNA、HCV RNA 等的室间质评样本的组合设计原则是，每次 5 份或 10 份，包括 1～2 份强阳性、1～2 份弱阳性、1～3 份阴性及 2～3 份中等阳性（可为同一样本）样本，强阳性样本的功能在定性测定是观察参评实验室对阳性标本的基本测定能力，在定量测定则观察其所用测定方法及测定操作对接近方法测定范围上限的样本测定的准确性；弱阳性样本的功能在定性测定是观察参评实验室由于标本中病原体浓度低所致假阴性的情况，在定量测定则观察其所用测定方法及测定操作对接近方法测定范围下限的样本测定的准确性；2～3份中等阳性的同一样本则主要是为了考虑实验室测定的重复性；阴性样本当然是为了观察参评实验室因为扩增产物和（或）操作所致“污染”情况。上述各类样本可在一次质评时都包括在内，也可根据所着重的目的，分开进行。

如接收的质评样本不能及时检测，则应按要求的条件保存，应特别注意RNA质评样本的保存条件，以防降解。如果需多次测定，最好在接收后先分装再保存，防止反复冻融。

2. 室间质评样本的检测 室间质评样本检测的原则是与临床样本等同处理。对于质评样本应该按照实验室日常操作程序进行测定，包括人员、仪器、试剂等，只有这样，才能真正反映实验室的检测水平。

3. 参评实验室质评分的评价方法 对特定参评实验室的评分根据其与其他实验室得分之间的关系，可分为绝对评分和相对评分两种模式。所谓绝对评分就是根据已定的靶值对参评实验室测定的每份质控品计分，然后再计算该次质评的总分，以得分的高低评价参评实验室的水平。相对评分则是将参评实验室质评得分与所有参评实验室的平均分进行比较，观察其得分在全部参评实验室中所处的位置。目前国际上分别有美国病理学家学会（College of American Pathologists，CAP）的绝对评分和英国NEQAs的相对评分的质评评分方法。

CAP的PT评价方法属于绝对评分，比较简单，定性测定主要是看参评实验室对质评样本的测定结果与预期结果的符合程度，根据符合率来判断参评实验室的PT是否合格。对定量测定则稍微复杂一些，一般以靶值±25%或3SD为测定符合范围。评价方法的依据为美国CLIA 88。

建立一个质评体系，绝对评分和相对评分的方法均可采用，其实质内容并无太大的差别，仅是表现形式不同，尤其是定量测定。从室间质量评价对改善实验室测定质量的作用来看，究竟是采用上述哪一种或另外制定的评价方法并不重要，关键是要有一个评价方法，从而以其为标准去评价实验室的测定。

4. 对测定技术的评价 测定技术通常包括测定方法、仪器和试剂等，对测定技术的评价是室间质量评价的一个非常重要的内容，主要应注意以下几个方面：①使用适当的统计学方法；②全面地评价方法、试剂和单个参评实验室测定技术；③指明产生严重误差的原因之所在；④适当时评价测定的其他方面（如测定干扰）。

对测定方法、仪器和试剂等参评实验室所用测定技术方面的评价，通常的做法是，对参评实验室分别按所使用的测定方法、仪器和试剂等进行分组，在定性测定，统计计算每一种测定方法、仪器和试剂对每一份质评样本的测定符合情况，以便于相互比较；在定量测定，则统计计算每一种测定方法、仪器和试剂对每一份质评样本的测定均值和SD。在定性测定中，为了对测定方法、仪器和试剂等进行更为详细的评价，可对方法、仪器和试剂等分别进行测定的特异性、灵敏度和符合率方面的评价。

5. 室间质评回报结果的分析 室间质评结果的评价是与质评样本的靶值比较进行的。因此，对于质评样本靶值的确定不仅是室间质评组织者的事，参评单位也应充分了解。对于定性试验，其靶值由当时公认的最好的测定方法的检测下限确定，应有明确的阳性或阴性结果；对于定量试验，则以参考方法（公认的定量方法如bDNA和COBAS Amplicor等）值或参加质评实验室的修正均值（剔除超出均值±3*s*以外的值后计算得到的均值）或参考实验室均值±2*s*或3*s*为准。

由于室间质评是回顾分析，一般无指导实时监测的作用，但是对实验室的整个检测系统有总体评价的作用。如果回报结果不合格，应认真分析整个检测系统分析前、中、后各个环节，找出原因，以期改进。

（二）EQA局限性

EQA并不是万能的，在某些情况下，其对参评实验室的测定水平的反映存在局限性：①参评实验室没有同等地对待EQA质控品和患者标本。对于质控品采取“开小灶”的方法，与临床标本区别对待，这样的质评结果会出现“失真”，反映不了实验室的真实测定情况。②当使用单一靶值时，难于评价特定的实验室和测定方法。由于临床基因扩增检验的标准化仍有待改进，不同的方法或不同的试剂盒间测定值的差异有时较大，有些方法或试剂盒本身就有较大的批间变异，此时单一的靶值对于特定的实验室测定的评价有时会欠准确。③影响新方法在临床的应用。由于质评样本的靶值是建立在现有最常用方法的基础上，靶值为所有参评实验室的修正均值或参考实验室的均值。对于临床实验室采用测定性能更优的方法，用此靶值来评价的话，质评结果有可能较差。④采用不同的EQA程序可能影响实验室评价的结果。不同的室间质评组织机构，其所发质控品的类型、浓度、数量或评价方法会有所差异，因此，同一个实验室参加不同外部机构组织的室间质量评价，评价的结果有可能出现较大的不同。

第四节 医疗机构临床基因扩增检验实验室管理办法

一、医疗机构临床基因扩增检验实验室管理办法

为规范医疗机构临床基因扩增实验室的管理，确保质量和实验室生物安全，2002 年原卫生部发布了《临床基因扩增检验实验室管理暂行办法》（卫医发〔2002〕10 号），2010 年对此文件进行修订，并发布了《医疗机构临床基因扩增检验实验室管理办法》（卫办医政发〔2010〕194 号），其附件为《医疗机构临床基因扩增检验实验室工作导则》对临床核酸检验和基因扩增实验室的设计、工作流程及注意事项进行了阐述。

（一）实验室审核与设置

医疗机构设置基因扩增检验实验室时，应向本省卫生行政部门提出申请，按要求上交材料。由省级临床检验中心或省级卫生行政部门指定的其他机构进行技术审核，并经卫生行政部门批准后方可开展检测工作，所开展的检验项目需向卫生行政部门登记备案。

（二）实验室质量管理

从事临床基因扩增检验的实验室人员，应当经省级以上卫生行政部门指定的机构进行技术培训，合格后方可从事临床基因扩增检验工作。医疗机构的临床基因扩增实验室应当按照《医疗机构临床基因扩增检验工作导则》开展室内质控，并参加卫生部临床检验中心或指定机构组织的室间质量评价工作。

（三）实验室监督管理

省级以上卫生行政部门可以委托临床检验中心或者其他指定机构，对医疗机构临床基因扩增检验实验室进行现场检查和质量监测，对室间质量评价不合格的实验室提出警告，甚至暂停检测工作，并限期整改。

（四）医疗机构临床基因扩增检验实验室工作导则

《医疗机构临床基因扩增检验实验室工作导则》对临床基因扩增实验室的设计、工作原则和注意事项作了明确的说明。实验室设计主要考虑实验室分区原则、空气流向以及工作区域仪器设备配置，并关注工作流程、工作区域标记、物品管理、如何防止交叉污染等内容。开展临床基因扩增检验还应注意试剂的保存、防止标本制备过程中的交叉污染、产物污染等。

二、部分国外有关核酸和基因检验导则和指南

近年来，随着对医学实验室质量管理研究的深入，国际上发布了一系列关于临床核酸和基因检验的指南和导则，美国临床和实验室标准协会（CLSI）在这方面也做了较多工作，可供实验室建立质量管理体系时参考：

《如何在临床医学实验室条件下开展分子检验；推荐指南》（MM19-A：*Establishing Molecular Testing in Clinical Laboratory Environments*；*Approved Guideline*）；

《分子遗传检验的质量管理；推荐指南》（MM20-A：*Quality Management for Molecular Genetic Testing*；*Approved Guideline*）；

《用于分子检验的标本采集、运送、制备和保存；推荐指南》（MM13-A：*Collection*，*Transport*，*Preparation*，*and Storage of specimens for Molecular Methods*：*Approved Guideline*）等文件。

如果实验室开展多重核酸检验还可参考：

《多重核酸分析方法学验证与确认；推荐指南》（MM17-A：*Verification And Validation of Multiplex Nucleic Acid Assays*；*Approved Guideline*）。

开展遗传性、感染性和血液系统疾病的核酸检验实验室还可参考：

《临床遗传疾病与肿瘤的分子检验；推荐指南-第 3 版》（MM01-A3：*Molecular Methods for Clinical Genetics and Oncology Testing*；*Approved Guideline-Third Edition*）；

《用于分子血液病理学的核酸扩增检验；推荐指南-第 2 版》（*MM05-A2*：*Nucleic Acid Amplification Assays for Molecular Hematopathology*，*Approved Guideline-Second Edition*）；

《用于感染性疾病的定量分子检验方法；推荐指南-第 2 版》（MM06-A2：*Quantitative Molecular Methods for Infectious Diseases*；*Approved Guideline-Second Edition*）。

第二章

临床核酸和基因检验自建方法

广义的分子标志物也称为生物标志物（biomarker）或生物分子标志物，通常指被用来作为检测对象的生物大分子，包括蛋白质（或多肽片段）、核酸、糖类以及脂肪，或含这些分子的复合物。本章所指的分子标志物仅指核酸，或核酸的某一片段（如DNA片段上特定的编码基因），或其结构改变及修饰后的片段。一般可分为两大类：一类是外源性核酸和基因分子，通常是由于病原生物感染人体而获得；另一类为人体细胞自身的核酸或某一基因片段，是针对人体内的某种疾病所特有的核酸、基因序列或位点改变。

第一节　核酸检测样本选择

一、核酸检测样本种类

用于核酸和基因分子检测的临床样本种类较多，通常有血液、分泌物、尿液、粪便、其他体液（胸腹水、脑脊液和关节腔液体等）以及组织细胞等。选择何种样本应根据不同的分子诊断项目决定，否则会给临床分子诊断检测结果带来偏差。

血液是分子检测的常用样本类型，根据被检测的分子标志物的不同，血液样本又可分为血清、血浆和有核细胞3种；胸腹水样本也可分为上清和从胸腹水中离心分离所得到的脱落细胞。

二、核酸检测样本合理选择

合理地选择分子检测样本是分子诊断检测项目必须首先应该思考的问题，也是得到准确检测结果的必要保证，需要考虑的两个主要因素为：检测的分子标志物类型与分布，以及所使用的实验检测技术方法。

（一）分子标志物类型与分布是样本选择的首要依据

1. 病原微生物感染核酸检测样本　若待测物是处于人体组织细胞以外又分布于全身，则通常以外周血液的血清或血浆作为样本，如肝炎和艾滋病病毒。若某一特定部位感染，则宜采取感染部位样本，如呼吸道感染常以咽拭子采集患者鼻咽部的分泌物。但对于手足口病患者，则既可使用咽拭子也可采集粪便。然而，对于一些通常不会产生菌血症的局部细菌感染，如阴道病原感染的分子检测，通常选择阴道分泌物为样本；肺结核患者的检测样本，通常选择患者的痰液和（或）胸水。可通过乳汁或者尿液排泄到体外的病毒感染，如巨细胞病毒（CMV）感染所致的婴幼儿肝炎，婴儿尿液与母乳是检测的合适样本。

2. 肿瘤核酸检测样本　对血液恶性肿瘤，常取用患者的骨髓或外周血白细胞进行检测。实体肿瘤虽然其病变位于局部，但由于在肿瘤的生长过程中肿瘤细胞异常增殖的同时，也有大量的肿瘤细胞死亡，死亡肿瘤细胞内核酸释放入组织间液及血液。因此，肿瘤患者的外周血中存在较多肿瘤细胞相关靶分子，也常选择外周血作为肿瘤分子检测样本。

3. 遗传病或产前胎儿遗传缺陷核酸检测样本　遗传病常选择外周血细胞或循环核酸，产前胎儿遗传缺陷常选用羊水穿刺标本或母体外周血中胎儿核酸作为检测样本。

4. 移植配型及亲子鉴别核酸检测样本　一般选择外周血有核细胞作为分子检测样本；但在一些特殊情况下，也可采用皮肤、毛发、血迹和精液斑痕等样本。

5. 其他　一些特殊的临床分子诊断检测项目，被检测的分子标志物可能存在于被检测对象的组织细胞内。这就要求选择组织细胞作为检测样本，包括胸腹水、脑脊液及关节腔液中的脱落细胞。若要分子标志物来鉴别胸水脱落细胞的良、恶性，常选择胸水经离心后的细胞作为被检测样本。

（二）检测采用的技术方法对样本选择的要求

用于临床核酸和基因检测技术常见的有基因扩增技术（实时荧光定量基因扩增检测技术，熔解曲线检测技术）、核酸杂交技术和测序技术等。这些技术分别用于不同分子标志物的检测，从而建立临床正在使用的各种分子诊断检测项目。

在临床分子检测工作中，针对同一个分子标志物，按照不同分子诊断目的与要求，可选择不同的分子检测技术；而使用不同的检测技术，对样本的要求也不一样，如患者的血清可作为实时荧光定量扩增检测 HBV DNA 的样本；而若采用 bDNA 定量检测 HBV DNA 时，可选择患者血浆或血清作为检测样本。

若采用基因扩增检测技术，由于抗凝剂肝素抑制 DNA 聚合酶活性，血液样本抗凝应该选择除肝素以外的其他抗凝剂，如 EDTA 等。

（三）检测分子靶标对样本选择的要求

在检测人体内源基因时，应采用外周血白细胞为检测样本。但检测外周循环中的游离核酸或基因时，应选择血浆作为定量检测样本。因为人体内循环核酸的一部分是处于和红细胞的结合状态，在凝血过程中会有大量的结合于红细胞表面的游离核酸从红细胞表面脱落，进入到血清中，从红细胞表面脱落的游离核酸量的多少与凝血过程相关，其影响因素复杂，会显著增加定量检测结果的不确定度；在凝血过程中，由于凝血块收缩，从而使有核细胞内的核酸物质释放到血清中，也不同程度地增加被检测分子标志物的含量。因此，在选择外周血作为检测样本的同时，还应考虑有核细胞、血清还是血浆作为分子标志物所应选择的合适样本。

第二节　核酸检测实验室自建项目建立与评价

一、核酸检测实验室自建项目定义和必要性

国外（以美国为例）核酸检测试验一般分为三类，食品和药品管理局（FDA）批准的项目、修改 FDA 批准的项目和实验室自建项目（laboratory developed test，LDT）。FDA 批准的项目一般由公司将检测试剂做成试剂盒进行申报，经 FDA 验证后批准在临床实验室采用。LDT 是各个实验室自己建立，并自发在实验室和临床进行验证，遵循质量管理要求进行开展，目前在国外分子实验室开展的大多数项目属于此类。美国临床病理学会（ASCP）对 LDT 定义为：实验室内部研发、验证和使用，以诊断为目的的体外诊断实验。至今我国对 LDT 的概念和范围尚无明确的定义和界定。LDT 仅能在研发的实验室内使用，可使用购买或自制的试剂，这些试剂不能销售给其他实验室、医院或医生。LDT 的开展不需要经过 FDA 批准。经 FDA 批准的商业化试剂盒或检测系统，在临床实验室进行了任何方式的修改，也必须遵循所有适用于 LDT 的管理规则。

通常来说，临床实验室发展和选择 LDT 的最常见原因是市场上没有针对某些疾病以预防和诊断为目的的商品化检测试剂。许多具有重要临床意义的项目之所以未获得 FDA 批准，并非检测的临床意义不大，而是因为实验对象（即患者）相对局限，使得试剂厂家投入产出比过低，而不愿意使之商业化。我国卫生行政部门对采用 PCR 技术进行分子诊断的实验室实行严格的准入和定期核查，并要求使用的检测试剂和仪器设备都必须经过国家食品药品监督管理局（CFDA）的许可才能进行。因此，目前国内的分子诊断实验室给临床提供的主要是一些病原体核酸检测，如 HBV、HCV、HIV 等，只有很少数的实验室可进行一些遗传病相关基因和血液病融合基因的检测。

进入 21 世纪后，随着分子诊断技术的突飞猛进，LDT 显著提高了临床诊断水平，极大地促进了个体化医疗的发展和进步。特别是产前诊断、血液病和恶性肿瘤的个体化诊断和用药等方面，越来越依靠 LDT 提供基因检测信息。近几年 FDA 和 CFDA 直接要求某些靶向药物在使用前需要增加基因检测来提高药物的安全性和有效性，而这些基因检测项目往往都属于 LDT 范畴。例如 FDA 批准治疗非小细胞肺癌的靶向药物吉非替尼（gefitinib）上市，吉非替尼是一种酪氨酸激酶拮抗剂（EGFR-TKI），表皮生长因子受体（EGFR）突变的患者对吉非替尼治疗敏感，有效率在 80% 以上；无 EGFR 突变的患者则有效率均在 10% 以下，因此在使用吉非替尼前必须检测肿瘤组织 EGFR 基因状态。在我国对靶向药物的基因检测也有明确规定，如靶向药物西妥昔单抗（爱必妥）对肿瘤作用的靶分子是肿瘤细胞 EGFR，而 *K-ras* 基因突变可旁路激活细胞内信号传导，导致抗 EGFR 单抗失效，因此 2010 年 11 月我国原卫生部发布的第一个肿瘤相关的诊疗规范《结直肠癌诊疗规范》中明确规定：确诊为复发或转移性结直肠癌时，应进行相关基因状态检测，接受西妥昔单抗时推荐用于 *K-ras* 基因

野生型的患者。

二、实验室自建项目建立和使用

个体化医疗给很多疾病的诊断和治疗模式带来了革命性的转变，作为临床实验室，寻找新的诊断标志物，并把这些标志物快速转化应用于临床，满足临床诊断和治疗的需要，已经成为当前检验医学中最具活力和发展潜力的学科前沿。LDT 是实现这一目标的有力武器，那临床实验室如何开发和建立一个新的 LDT?

1. 明确开展 LDT 的预期目的　包括试验的适用人群、待测靶基因序列特征及选择依据，以及药物与待测突变位点可能存在的关系。听取临床医生的意见，了解他们使用该检测的目的、临床开单指征。

2. 选择实验方法和质控措施　需要事先确定标准方法（比对方法）、质控标本（阳性标本、阴性对照等）、内对照、临床标本类型、报告回报时间（TAT）和报告形式等。了解开展此项目对仪器和试剂的需求和损耗、处理标本的时间等。

3. 进行试验性能评估　该步骤主要为了验证自建的项目在临床使用中的各项性能指标及其实际效果，以确保结果的可靠性。美国病理学家学会（College of American Pathologists，CAP）规定对于 LTD 的验证试验，其观察的指标至少应包括 PARR + AS + AS，即：准确性（precision）、精确性（accuracy）、参考范围（reference range）和可报告范围（reportable range）、分析敏感性（analytic sensitivity）和分析特异性（analytic specificity）。除此之外，如果条件允许的话还包括其他的重要评价指标（如标本稳定性、干扰物质、线性）。某些试验还需要进行临床验证（clinical validity），这主要指临床敏感性（clinical sensitivity）和特异性（clinical specificity）。值得注意的是在评价某些罕见的疾病，由于阳性病例的数量限制，实验室进行临床敏感性评价存有一定难度，这时可以引用文献报道的临床敏感性和特异性作为证据。验证过程需要形成验证报告，并交实验室主任批准。

4. 临床报告的撰写　LDT 的临床报告需要分子病理学医师、遗传学医师、检验医师等审核；需要和临床医师密切交流，让医师明确检测方法的局限性及临床意义；遗传学项目的检测，尤其是产前检测方面，要告知患者检测方法的局限性，并做到知情同意。

5. 常规检测前事宜　一旦上述验证、解释的步骤完成，就意味着该试验即将进入常规检测。此时需要考虑标准的操作过程包括：检测原理、实验目的、合适的标本类型、标本处理和储存要求、试剂和对照、仪器、分析步骤、结果解释、报告形式和参考范围、质控、合适的校准品等。同时也需要关注：生物安全内容的更新、标准操作规程的培训、员工操作培训、员工岗位职责的补充、仪器维护的日程更新（如有必要）、新仪器的性能验证（如有必要）；信息系统的项目更新；标本接收流程的更新；标本拒收标准的更新；临床医生的告知；能力验证计划等。

6. LDT 的监管和持续改进　由于 LDT 项目对实验室的人员和质量控制等要求较高，而且一些项目并无室间质评和能力验证计划，需要卫生行政部门对开展 LDT 的实验室定期检查，以保证 LDT 的质量。行业学会和各级临检中心需要共同制定监管框架和内容。

尽管目前 LDT 在个体化医疗中正发挥着越来越重要的作用，但同时也变得越来越复杂和高风险。尚未严格验证的 LDT 可能将患者置于危险中，如漏诊、误诊、未能适当治疗。因此 LDT 在应用前应进行充分的准备和风险评估。

总之，在个体医疗时代，LDT 是检验医学发展的一个机遇，我们应该以充足的准备和积极的态度，探讨逐步建立完善 LDT 质量控制体系和管理标准，搭建起科学研究与临床应用之间转化沟通的桥梁。

三、检测方法评价

（一）精密度

1. 概念　精密度（precision）是指规定条件下所获得独立测量结果的接近程度，通常只能定量衡量测量结果的不一致性即不精密度。在分子检测过程中，精密度是评价该分子检测技术的重复性。在相同条件下，同一个标本或同一种类的靶核酸分子，在不同时间或由不同操作者用该分子检测技术反复检测所得结果的一致性。精密度实际是一个抽样分析误差。这种分析误差往往发生在检测技术常规操作过程中，如仪器之间的变异，加样器及人为误差等。虽然有些临床实验室已经使用自动化设备进行核酸提取、纯化及加样，在某种程度上减少了分析误差。但是在大多数情况下，自动化仪器设备仅是分子检测过程中多步骤的一个组成部分，几乎所有的分子检测技术包括商业化检测但仍离不开人工操作。所以，任何一项分子检测技术都不可能达到 100% 重复性。验证精密度的目的是了解其出现误差的可能性，并同时尽量把误差和变异控制到最低限度。

2. 验证方法　精密度常常是在常规检测条件下通过多次检测实验观察所得结果和数据的变异性。有诸多因素可以影响到分子检测方法的精密度，如临床标本中不同浓度的待测靶分子、标本类型、取样与储存的条件。所以在进行试验设计时应尽可能包含这些影响因素，以反映临床诊断实验室的真实情况。因为要考虑安排不同的操作者，用不同批号的试剂以及不同型号的仪器来进行多次的重复操作，一般建议验证一项分子检验方法的精密度大致需要 20 个工作日。临床标本中不同浓度的待测靶分子常会影响分子检测方法的精密度，尤其是待测靶分子含量低的标本，显示出的重复性不如高含量的标本重复性好。所以在选择待测标本用于验证实验时，多用高、中、低 3 个不同含量标本来进行。标本类型、取样与储存的条件尽量符合待测的临床标本。

由于验证实验的过程长，为了避免标本处理过程中带来的误差，在初次检测的同时，必须进行标本的小容量分装，并贮存在 -20℃或 -70℃条件下，以确保标本的稳定性。在验证分子检测方法的精密度时，对标本的数量没有明确的规定，应根据不同的标本来源和临床检验目的来选择。有些取样困难或标本来源有限的阳性标本如脑脊液，标本数量应相应减少。如用血浆标本来检测巨细胞病毒（CMV），建议每天做一次试验，每次试验重复 2 个反应管。如进行 20 次重复实验，所需的总共标本量为：2 次/日 ×20 次 ×3 个不同含量的标本 =120 个标本。每个不同含量的待测标本应等量分装在 40 个小容器重复性标本管内。在缺乏阳性临床标本或标准参考物情况下，可在与待测标本基质相同的阴性标本中加入已知含量的人工复制的环状双链 DNA 靶分子（pDNA）或实验室培养的病原体 DNA 来代替。

3. 结果分析和设置可允许变异标准　标准差（SD）和变异系数（CV）是常用表达分子检测方法精密度的统计学指标。定量统计分析方法常用的是方差分析法（ANOVA）。验证实验所得的每个不同含量标本的所有结果，包括一次实验过程中多个重复反应管的结果、20 次不同的重复试验所得的结果、不同操作人员测定所得的结果、不同仪器和不同批号试剂所得的结果等，都需要进行综合统计分析。很多因素都可影响分子检测方法的精密度，如待测靶基因的选择、PCR 的设计与扩增条件等。

目前尚没有统一的国际参考标准来确定什么样的精密度是可被临床诊断实验室所普遍接受。对于定性的分子检测技术而言，一般验证实验可接受的精密度为不能超过已知靶分子平均含量的 3 个标准差或者 15%变异度，即靶分子浓度 $\overline{X}$ ± 3SD 或者 $\overline{X}$ ± 15% CV，但对于定量的分子检测技术仍存在争议。FDA 建议变异度不能超过 20%。近期参考文献用 $\overline{X}$ ± 0.5log 变异为定量分子检测技术所允许的变异范围。其根据是大于 ±0.5log 的定量分子检测结果往往与临床疾病的变化有一定的相关性。换句话来讲，如果诊断报告中某些动态分子检测的结果值变异在 ±0.5log 以内，临床上不考虑这种结果是由于疾病本身变化引起的，并不会对该疾病的临床治疗有任何决定性的影响。当然，在临床诊断中，至今仍以临床判断为标准，实验室数据仅提供了一种参考。所以说，分子检验技术的实验室验证和它的临床验证是两个不同的概念。

（二）正确度

1. 概念　正确度（trueness）是指大量测定的均值与真值的接近程度，表示测量结果中系统误差大小的程度。准确度是一次检测结果与真值的接近程度。从广义上解释，正确度是指新方法与老方法或者标准方法的符合性。然而，国际标准化组织（International Standard Organization，ISO）近期修正了这种广义的定义，认为正确度是指新方法的结果最接近的真实数据或真正的分析定量值。正确度和精密度概念不同。由于不同实验室建立分子检测技术时的校对方法不同，所以某些分子检测技术可能有较高的精密度，但并不一定有很高的正确度。研究发现，不同实验室用不同的分子检测方法（包括自我发展的方法和商业化的方法）检测标准参考物的结果分析显示，每个实验室所用的分子检测方法均有良好的精密度，但每个实验室之间所得结果正确度竟达到 4 个对数值差异。因此，尽管是同一病毒的分子定量检测，但结果却不能互认。造成这种情况的主要原因是缺乏一个国际化的参考标准来校正每个实验室研发的分子检测技术。目前，每个实验室多用自己建立的或商业化的阳性标准品来验证分子检测技术，因而造成了这种实验室之间检测结果正确度的差异。

为建立统一的血液标本中 CMV 和小儿淋巴瘤病毒分子检测正确度国际标准，世界卫生组织（WHO）委托英国生物标准与质量控制国立研究院（NIBSC）研发国际化的参考标准品。第一个 CMV 国际参考标准品已于 2010 年底正式开始发行并使用。EBV 的国际参考标准品也于 2011 年建立并使用。对于这两项病毒的分子检测而言，各个临床实验室所用的分子检测方法可用相应的国际标准参考标准品对其正确度和其他分析特征进行验证，缩小不同分子检测技术在不同临床实验室之间应用时的误差，从而使结果更为准确可靠，并实现结果互认。国际参考标准品的优点已在 HIV、HBV 和 HCV 的临床分子诊断中体现出来，逐渐在国际诊断领域被承认。WHO 正在进一步推进更多的靶分子的国际参考标准品研发和推广，从而为临床分子检测技术提供验证参考依据。

2. 验证方法 验证分子检测方法正确度的基本方法有两种，一是对比法，二是参考物测定效率。所谓对比法，是用新发展的分子检测方法检测已知量的靶物质，并将其结果与过去的常规检测方法进行比较。对比法是用已知临床标本同步地、平行地进行新老方法的对比测定，然后计算出两种方法的符合率。如果老方法是一种临床上有连续性并被普遍接受的方法（所谓“金标准”），从理论上讲，它的测定结果就是真实的分析结果。如果老方法本身不是一种被普遍应用和接受的方法，新方法所测得的结果即使非常符合老方法的结果，其正确度也仅作为相对参考数据。所以，对比法的前提是已有至少 1 种可用来比较的同类检测方法。

（三）分析测量范围

1. 概念 对于定量检测项目而言，分析测量范围也称为线性检测范围。分子检测技术的分析测量范围是一个鉴别实时定量 PCR 效率的重要指标，指实时定量 PCR 所测定靶分子的浓度或量梯度的范围呈现出直线的区域。分析测量范围好，方法的直线区域大，那么该方法适用的靶分子检测范围就大。这个分析特征往往用于定量检测而非定性检测。

2. 验证方法 目前还没有一个标准化的方法来鉴别分析测量范围，最常用的方法是成倍或对数稀释参考物或已知阳性的靶核酸标本。核酸的梯度最少应由 5 个以上的测定梯度点来确定，最好选择由高浓度直至 0 或理论上 0 以下分子数或浓度，一般建议 7 ~ 11 个对数级稀释（$0 \sim 10^{11}$ 拷贝数）。在检测时，每个梯度最好用 3 ~ 5 个重复反应管。而在进行低浓度的靶分子稀释时，最好不用对数稀释而用成倍稀释，从而增加可测定梯度点的数量，以保证分析测量范围的精确性和获得最低浓度的检测限值（limit of detection，LoD）

理论上讲，分子检测方法的 LoD 为一个生物分子，即 1 copy/PCR。分析测量范围的单位可用不同的方式来表示，如实时 PCR 的 Ct 值或其他定量单位、拷贝数或国际分子单位（IU）或其他感染性单位等。分析验证实验所得数据时，常需要进行线性回归分析。将定量或等级数据用 X-Y 坐标系统表示出来，线性反应的斜率（slope）和回归系数的均方（r^2）是决定分析测量范围好与坏的两个重要指标。由于 PCR 反应的结果为对数倍增值，其效率表示为 $E = 10^{-1/slope}$（slope 为斜率）。如果斜率为 -3.3，其 PCR 效率则达到 100%；而如果斜率为 -3.9，则其效率是 80%，分析测量范围梯度分析点越多，则 PCR 线性反应斜率接近 3.3 的可能性越大。所以选择合适量的梯度分析点，才能够对分子方法分析测量范围的验证实验进行正确的评价。此外，回归系数越接近于 1，说明稀释的梯度分析点越接近于直线，并证明梯度稀释（X 轴）与测定方法本身（Y 轴）的相关性非常好。当然，尽管增加稀释梯度分析点可以提高 PCR 线性反应斜率，但是，同时也增加了达到一个完美回归系数的难度。由于目前没有一个明确的参考标准，建议用至少 6 个对数稀释梯度的结果来做线性回归分析，如 $r^2 \geq 0.98$，而 slope 在 -3.6 ~ -3.2，那该 PCR 检测技术被认为符合验证实验所达到的设计要求。在此基础上，可进一步完成其他指标的验证与核实。否则，就需要重新设计和改良该分子检测方法。

（四）分析灵敏度

1. 概念 检测系统或方法可检测的最低分析物浓度称为分析灵敏度（analytic sensitivity）或称检测限。在分子检测领域，分析敏感性是指用该项分子测试技术能够测到生物标本中待测靶核酸分子的最低含量。分析灵敏度常用“检测低限（LoD）”来表达。这种检测低限指能连续在同一个标本中测到靶核酸的可能性在统计学上≥95%。但是，这种检测低限也仅表现为靶核酸在标本中的存在，而运用目前的技术和方法不一定能准确地测定其含量。LoD 多用于定性分子检测技术，而定量分子检测技术的分析灵敏性多用限量范围（LoQ）来表示。与 LoD 不同，LoQ 表示一个能够检测出的靶物质在标本中的最高和最低的量。LoD 或者 LoQ 与分析敏感性为负相关，即 LoD 的数值越低则分析敏感性就越高。对于某些分子检测方法来说，LoD 与 LoQ 相同。但由于 LoD 不需要考虑是否在线性范围内，所以 LoD 常常比 LoQ 还要低。LoQ 在分子检测方法中的表示单位常用单位体积或重量中某种靶核酸分子的浓度，如拷贝数/毫升和拷贝数/毫克核酸，或者国际单位（IU）/ml 和拷贝数/mg 核酸。

2. 验证方法 有两种验证方法用于确定检测低限：①用统计学来计算最低检测量。最低检测限是在阳性检测信号与阴性背景之间的一个可鉴别点。由于这个最低检测限的信号与阴性背景之间差别甚小，容易造成误差，所以这种方法不常用于医学分子检测技术。②通过一系列稀释已知含量的靶病原体或分子来分析最低检测限。在同一个实验条件下并用同一个批号的制剂，重复测定高稀释度的标本，以获得可靠地有统计学意义的分析最低检测限。验证实验一般需要几天时间。标本可用已知含量的细胞株（如一个 Namalwa 细胞含有 2 个 EBV DNA）、标准阳性产物、已知阳性参照物、被普遍认可的方法测定的样本及定量的临床标本。除了后者，所有已知量的阳性参考物均应加入到阴性临床标本基质中，然后再进行验证，这样可以模拟临床标本的条件。为了更进一步接近真实的临床诊断。参考文献多建议至少需要 5 个不同患者的临床标本，每个标本稀释后要重复 12 次。这样 60 个结果可以提供足够的资料进行统计学分析与处理。

（五）分析特异性

1. 概念　分析特异性（analytical specificity）是指该方法本身能够检测出特定待测核酸分子的能力。与其他相关的核酸分子的交叉反应和标本条件的变化，是否对待测分子的定量检测造成影响，需要通过验证试验来确定。分子检测方法分析特异性的高低取决于与其他不相关分子的交叉反应和方法本身的抗干扰物质（分子）的能力。分子测定方法的交叉反应多来源于其他相关或类似的核酸分子。干扰物质是指标本中其他非靶性复合物对待测的靶分子检测正确性的影响。生物样本中有各种复杂的大小分子复合物存在，并对核酸扩增过程造成干扰。在生物样本中，内源性干扰物质除去包括常见的血液中的血红素、胆红素、甘油三酯外，还有很多肉眼不能观察到的与疾病有关的代谢产物，如糖尿病、多发性骨髓瘤、胆汁淤积型肝炎，以及服用药物、特殊食物，血液透析，高静脉营养，酒精和滥用毒品等。外源性干扰物常见于采集和处理标本过程中的污染。例如：采样管含有的抗凝剂、防腐剂、稳定剂，手套上的滑石粉以及核酸分子提取纯化过程中残留的试剂。由于生物标本的多样性和复杂性，可能存在干扰物的量以及对 PCR 反应的抑制程度有很大的差别。

分析特异性不同于诊断特异性。诊断的特异性是指在特定疾病的条件下，用指定的分析方法能够鉴别出的该疾病条件下阴性人群的百分数。一种分子检测技术的诊断特异性可以减低，但其方法的分析特异性可无改变。对于感染性疾病的分子测定方法，诊断特异性的降低多是由于感染或失活的核酸片段所致的假阳性反应。干扰物质或其他的分子结构类似的病原体依然是造成假阳性的原因。

2. 验证方法　分析特异性的验证是评价分子检测方法的交叉反应性和抗干扰的能力。评价分子检测方法的交叉反应性，首先要获得尽可能多的可能与特定待测靶分子发生交叉反应的分子核酸序列并加以分析。最常用的互联网信息资源是美国国家生物技术中心的数据库（NCBI，http：//www. ncbi. nlm. nih. gov/guide/）。如果在所测的标本中存在某些结构和核酸序列相近的病原体或内源性生物分子，应对这些病原体和生物分子进行验证评价。例如，在建议人类 CMV 的实时定量 PCR 测定过程中，对疱疹病毒家族成员中的 EBV、HSV、ZVZ、HHV-6 等病毒应进行交叉反应试验。有一些感染 CMV 患者可同时感染人类腺病毒。因此，人类腺病毒也应被列入 CMV 实时定量 PCR 方法的分析特异性验证。方法是用新建立的 CMV 实时定量 PCR 的方法去测定含有已知上述多种病毒的临床标本，或在 CMV 阴性的血清标本中加入培养的干扰病毒或核酸分子。若均为阴性结果，则证明该法特异性较好，与其他病毒无交叉反应。

评价干扰物质的影响，应当针对每一种不同的标本来具体设计。干扰物的作用是抑制正常 PCR 反应，使结果偏低，从而造成假阴性。最常见的验证方法之一是在验证实验的过程中加入一个已知的 PCR 反应对照。在测定过程中，如果 PCR 反应对照未发生扩增或扩增产物量低于预期值范围，即可证实有干扰抑制物在该标本中存在。

（六）分子检测方法临床验证

1. 概念　临床验证是确定某种分子检测技术检出待测病原体或分子在感染人群中的能力。尽管 CLIA 指南中对分子检测技术的验证不包括临床验证，但值得注意的是，前面所叙述的分子检测技术分析验证的过程中，所用的参照物或标准品大多数为人工复制的靶核酸的基因片段、实验室培养的靶病原体以及商业化处理的阳性与阴性临床标本。这些参照物或标准品往往来源单纯，其携带介质和溶剂较为简单，而真正临床标本的成分和背景要复杂得多。此外，由于个体差异，如饮食习惯、药物和疾病的影响，使同样的标本也存在着较大的个体差异。我们曾随机测定了 20 位肾移植后患者尿的酸碱度，其 pH 波动在 5.2 ~ 7.1；50 个腹泻患者粪便的酸碱度，pH 波动在 4.9 ~ 8.7。标本的酸碱度差异，加上标本中含有不同的药物和其他抑制物，都会对检测技术的敏感性和特异性产生影响。标本的个体差异也是造成分子检测方法差异的原因之一。此外，外来入侵病原体与个体宿主免疫机制之间的相互作用，可使病原体产生基因变异。如果这些变异的分子序列正好位于检测技术所用的引物或探针上，则检测的敏感性会降低甚至出现假阴性。临床验证的目的是评价这种新的分子检测技术是否适合于特定的临床疾病的诊断。

2. 验证方法　临床验证内容包括诊断敏感度、诊断特异性、阳性预测值、阴性预测值和临床相关

"阈值"。在进行临床验证以前，必须确定一个对特定病原或疾病的所谓"金标准"的临床诊断方法做参考。这个"金标准"检测方法可以是目前实验室常规诊断方法。如果实验室没有相应的诊断技术可参考，可用目前国内和国际公认或推荐的方法，以及参考文献上发表的或商业化的检测技术等作为"金标准"。将新的分子检测方法和作为"金标准"的参考方法，同时或不同时检测出的结果进行比较，是最常用的"对比法"。对比法可用前瞻性和回顾性的资料作验证。

（1）前瞻性：前瞻性验证不受主观因素影响，准确性和客观性较高。前瞻性验证要求有一个比较完善的设计和相对大的标本量，在验证过程中亦需要较多的人力投入。若有条件允许进行前瞻性试验，验证实验的时限应根据特定疾病的临床发病率而确定。如罕见的感染性疾病，为了保证有足够的阳性结果用于统计学分析，实验时间需要相对较长。反之，对于临床发病率高的感染性疾病，3 个月的验证实验较为合适，即可以获得足够的临床资料用于分析。在进行前瞻性验证研究时，"金标准"和新发展方法最好同步进行。

（2）回顾性：回顾性验证是用"金标准"方法对过去测定所得的结果或曾用过的已知标本为参照，对新分子方法测得的结果进行对比和评价。标本量的选择可根据病原体种类，标本种类的不同而定。一般来说，100 个标本较多用，其中阳性标本应占 20% ~ 50%，阴性标本占 50% ~ 80%。这样的标本分布可以提供有效的统计学分析数据。阳性标本的选择最好是随机的，包括高、中、低不同含量的病原体或分子标志物。尽管"金标准"方法过去测定的结果可以用来直接与新方法的结果进行比较，但是由于标本储存导致的标本质量问题，常不能真正反映新方法的敏感性和准确性。因此，这种验证方法仅作为初选或参考。常用的回顾性验证方法是用"金标准"方法与新方法同步对以前测过的标本进行测定，并对所得的结果做比较和分析。

（3）结果分析：以新方法检测出的真阳性（TP）、真阴性（TN）、假阳性（FP）、假阴性（FN），可计算出诊断敏感性、诊断特异性、阳性预测值和阴性预测值等。

$$诊断敏感性 = \frac{TP}{TP + FN} \times 100\%；$$

$$诊断特异性 = \frac{TN}{FP + TN} \times 100\%；$$

$$阳性预测值 = \frac{TP}{TP + FP} \times 100\%；$$

$$阴性预测值 = \frac{TN}{FN + TN} \times 100\%；$$

$$假阳性率 = \frac{FP}{FP + TN} \times 100\%；$$

$$假阴性率 = \frac{FN}{TP + FN} \times 100\%。$$

以上介绍的多与定性分子方法检验的临床验证有关，而在定量的临床分子诊断指标中，常用临床阈值作为指导临床治疗的标准。这种定量指标往往要用临床疾病、亚临床感染以及健康人的结果来综合考虑与评价。建立某些新的分子检测方法的临床阈值并用于临床的处理和治疗的参考，需要临床实验室主任与临床医生经常交流并根据该临床疾病的特点，在反复的实践过程中来确定和完善。由于目前尚未有一个统一的可接受的指南做参考，在此，以一个例子加以说明：肾移植后 BK 病毒引起的肾病常与患者尿、血浆和肾组织活检中的 BK 病毒的量有直接关系。研究者用实时定量 PCR 测定 3 种不同临床情况下肾移植患者尿、血浆和肾组织活检中 BK 病毒的浓度发现，所有活动性 BK 病毒肾病患者，血浆 BK 病毒常高于 10^3copies/ml，而尿病毒常高于 10^7copies/ml。恢复期 BK 病毒肾病患者，仅 1 例患者尿病毒常高于 10^7copies/ml，而其他均很低。所有无症状 BK 肾病患者血浆和尿中 BK 病毒均明显低于活动性 BK 肾病患者，但个别尿病毒也可达到 10^7copies/ml。所以，该实时定量 PCR 方法诊断并指导临床治疗的阈值就定为血浆 BK 病毒 $> 10^3$copies/ml，且尿病毒 $> 10^7$copies/ml。

第三章

聚合酶链反应和相关技术

聚合酶链反应（polymerase chain reaction，PCR）是一项革命性的分子生物学技术，该技术由 Mullis 于 1983 年发明，用于体外扩增特定 DNA 片段，很快发展成生命科学研究不可或缺的手段，现已广泛应用于临床检验领域。

第一节 PCR 基本原理和反应动力学

一、PCR 基本原理

PCR 的基本过程类似于 DNA 的天然复制，特异性依赖于与靶序列两端互补的寡核苷酸引物。整个过程由变性-退火-延伸 3 个基本反应步骤构成：①模板 DNA 变性：模板或经 PCR 扩增形成的 DNA 经加热至 94℃左右，在一定时间后，双链之间氢键断裂，双股螺旋解链，变成两条单链，以便它与引物结合，为下一轮反应做准备；②模板 DNA 与引物的退火（复性）：DNA 加热变性成单链后，当温度降至一定程度（55℃左右）时，引物即与模板 DNA 单链的互补序列配对结合；③引物的延伸（72℃）：在 Taq DNA 聚合酶的作用下，DNA 模板上的引物以 dNTP 为原料，按 A-T、C-G 配对与半保留复制原则，合成一条新的与模板 DNA 链互补的链。重复上述变性-退火-延伸的循环过程，每一循环获得的“半保留复制链”都可成为下次循环的模板。因不同 PCR 仪而异，每完成一个循环需时数秒到数分钟不等，短时间内就能将靶核酸扩增放大几百万倍。在 PCR 的第 1 和第 2 个循环无目的片段，在第 3 个循环后才有，且部分双链的长片段将始终伴随整个扩增过程（图 5-3-1）。

二、PCR 反应动力学

上述 PCR 3 个反应步骤循环往复，使得特定长度的靶 DNA 数量呈指数上升。在理论上，终产物 DNA 量可用 $Y_n = X \cdot 2^n$ 计算。其中 X 为原始模板的数量，Y_n 为 n 循环后 DNA 片段终产物的拷贝数，n 为扩增循环数。但在实际扩增过程中，不可能达到最理想的 100% 扩增效率，因此，公式 $Y_n = X \cdot 2^n$ 中 2 可以（1 + E）来代替，而得到 $Y_n = X \cdot (1 + E)^n$，E 为平均扩增效率，理论值为 100%，亦即为 1。

扩增起始期，靶序列 DNA 片段的增加呈指数形式，但随着扩增产物的逐渐累积，其对扩增过程出现负作用，再加上酶的消耗，整个扩增将进入线性增长期或平台期，此时，扩增产物不再呈指数增加，出现“停滞”。

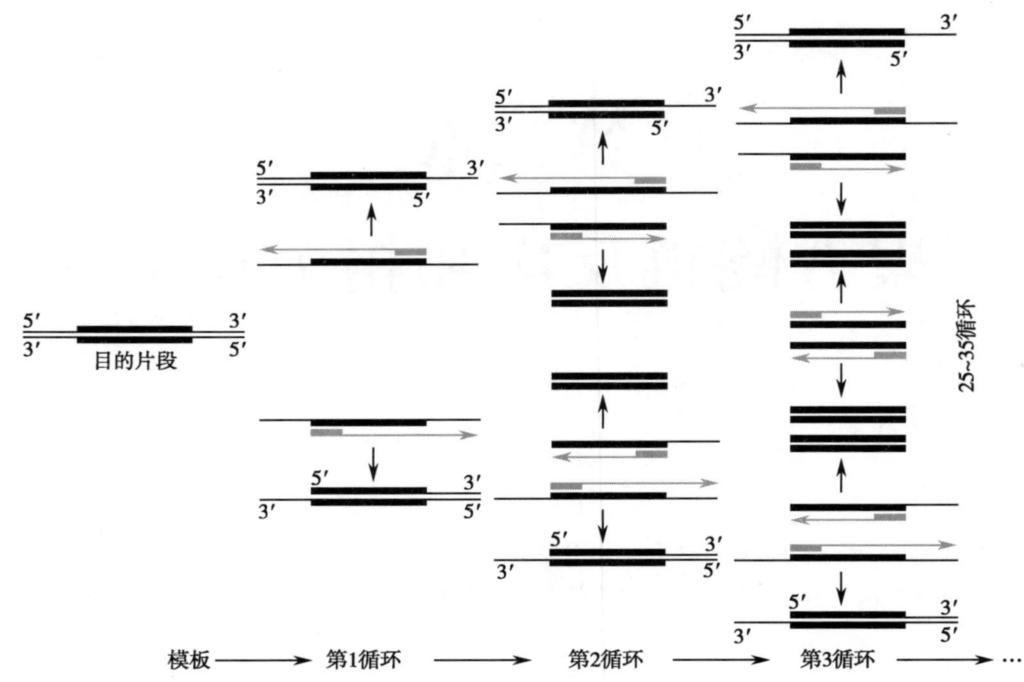

图 5-3-1 PCR 原理示意图

第二节 PCR 扩增体系和条件

一、PCR 扩增体系

一个完整 PCR 扩增体系主要由引物、酶、dNTPs、模板和 Mg^{2+} 等基本要素组成。

（一）引物及其要求

引物是 PCR 扩增特异性的关键，要保证 PCR 扩增的特异性，引物一定要与模板 DNA 完全互补。理论上，任何模板 DNA，只要其核苷酸序列已知，就能按其序列设计合成一定长度的互补寡核苷酸链为引物，从而将特定长短的靶 DNA 在体外大量扩增。

引物长度以 18～30bp 为宜，常用 20bp 左右。引物扩增片段在普通 PCR 以 200～500bp 为宜，而实时荧光 PCR 则为 50～150bp。G+C 含量以 40%～60% 为宜。引物内部应避免出现二级结构及两条引物间互补。

（二）聚合酶及其浓度

用于 PCR 的耐热 DNA 聚合酶可分为两类，一类是从水生嗜热菌中纯化的 Taq DNA 聚合酶，一类为通过基因工程在大肠埃希菌中表达的酶。一个典型 PCR 扩增约需酶量为 1.25U（总反应体积为 50μl），浓度过高可导致非特异性扩增，浓度过低则扩增效率低，产物量减少。

（三）dNTPs 质量和浓度

dNTPs 的质量与浓度影响 PCR 扩增效率。原料 dNTPs 为颗粒状粉末，应在适当条件下保存，否则易变性失去生物学活性。dNTPs 溶液呈酸性，通常使用 dNTPs 粉配成高浓度后，以 1mol/L NaOH 或 1mol/L Tris-HCl 缓冲液将其 pH 调节到 7.0～7.5，小量分装，-20℃保存。避免反复多次冻融，否则会使 dNTPs 降解。在 PCR 反应液中，dNTPs 浓度应为 50～200μmol/L，4 种 dNTP 浓度必须等摩尔，其中任何一种 dNTP 浓度不同于其他几种，即偏高或偏低时，就会引起错配。dNTPs 浓度过低会降低 PCR 产物量。浓度过高，则因为 dNTPs 能与 Mg^{2+} 结合，使游离 Mg^{2+} 浓度降低，从而影响 Taq DNA 聚合酶活性。

（四）模板量及纯度

一个反应管内至少要有一分子模板才会出现扩增，因此，加入制备的核酸溶液时，要考虑靶模板的最少加入量。靶模板通常是提取于体液和组织标本中细胞内或游离的核酸，标本中含有大量对 PCR 有抑制作用的蛋白和脂类物质，因此，要考虑模板的纯度。传统的核酸纯化方法如酚-氯仿方法，通常采用 SDS 和蛋白酶 K 来消化处理标本。核酸从细胞内释放出来后，仍与样本中的蛋白和其他细胞组分在一起，根据蛋白、脂类等溶于酚和氯仿等有机溶剂，核酸溶于水的特点，再使用有机溶剂如酚和氯仿反复抽提掉蛋白质和其他细胞组分，最后存在于水溶液中的核酸用乙醇或异丙醇沉淀出来，烘干去掉残留的醇溶剂后，再用水溶解沉淀，这样纯化的核酸水溶液即可作为模板用于 PCR 扩增。

（五）Mg^{2+}及其浓度

Mg^{2+}是Taq DNA聚合酶不可少的辅助因子，不但影响PCR扩增效率，而且影响扩增特异性。通常在一个PCR扩增中，各种dNTP浓度为200μmol/L时，Mg^{2+}浓度以1.5～2.0mmol/L为宜。Mg^{2+}浓度过高，酶活性过强，易出现非特异扩增，反应特异性降低；浓度过低，则会降低酶的活性，使反应产物减少。为使PCR反应体系的Mg^{2+}理想化，可采用下述的两步方法，即首先在0.5～5.0mmol/L范围内，按0.5mmol/L梯度增加，在确定一个窄的范围后，再按0.2mmol/L或0.3mmol/L梯度增加以确定最佳Mg^{2+}浓度。

（六）PCR扩增体系组成

一个普通PCR扩增体系组成：①10×扩增缓冲液5μl；②引物各10～100pmol/L；③4种dNTP（dATP、dTTP或dUTP、dCTP和dGTP）混合物各200μmol/L；④Taq DNA聚合酶1～2U；⑤Mg^{2+} 1.5～2.0mmol/L；⑥模板DNA 0.1～2μg；⑦加双或三蒸水至50μl。

二、PCR标准扩增条件

PCR扩增条件涉及温度、时间和循环次数等参数。

（一）温度参数

根据PCR扩增原理，PCR温度变化涉及变性、退火和延伸3个温度，分别为90～95℃（变性），40～60℃（退火）和70～75℃（延伸）。如待扩增靶核酸片段较短（100～300bp），如实时荧光PCR扩增，可采用两个温度，即变性，退火与延伸温度。一般采用94℃变性，65℃左右退火与延伸，在65℃下，Taq DNA聚合酶仍有较高的催化活性。

（二）变性温度与时间

变性温度不够，靶DNA解链不完全是PCR失败的最主要原因。通常93～94℃下1分钟足以使模板DNA变性，温度不能过高且时间不能过长，否则对Taq DNA聚合酶活性有影响，且可能损害反应混合物中的dNTP。

（三）退火温度与时间

合适的退火温度是保证PCR特异性的重要前提。PCR中，反应温度从变性温度快速下降至40～60℃，变性的DNA又可复性，重新形成双链，由于模板DNA比引物长而复杂，因此，反应溶液中引物和模板之间的结合机会远远高于原始模板互补链本身之间的结合，而退火过程中模板双链间退火的可能性也较之与引物之间的退火要小得多。退火温度与时间，取决于引物长度、碱基（G+C）组成及其浓度和靶核酸序列长度。可按公式T_m值（解链温度）=4（G+C）+2（A+T）计算引物的T_m值。

为提高PCR特异性，可在允许的T_m值范围内，选择较高的复性温度，以减少引物和模板间的非特异复性。复性时间一般为30～60秒，以使引物与模板之间充分退火。

（四）延伸温度与时间

Taq DNA聚合酶在不同的延伸温度下，对4种dNTP聚合的生物学活性有所差异（表5-3-1）。

表5-3-1　不同温度下Taq DNA聚合酶的生物学活性

温度（℃）	核苷酸/S/酶分子
70～80	150
70	60
55	24
>90	DNA合成几乎不能进行

从表5-3-1可见，PCR延伸温度一般可选择在70～75℃，通常为72℃。延伸温度过高不利于引物和模板结合。延伸反应时间，依待扩增片段的长度来定，1kb以内的DNA片段，1分钟延伸时间即足够；3～4kb，需3～4分钟；10kb则需15分钟。延伸时间过长，易出现非特异性扩增带。低浓度模板的扩增，应适当延长延伸时间。

（五）循环次数

PCR循环次数由模板DNA的浓度所决定。一般循环次数在30～40次，次数越多，非特异性产物的量亦多。

第三节　PCR特点

一、PCR技术优势

（一）高特异性

PCR技术具有高度特异性，其扩增特异性与以下因素有关：

1. 引物的特异性　是保证PCR特异性的首要条件与决定性因素。

2. 引物延伸时碱基配对的正确性　引物与模板的结合及引物链的延伸遵循碱基配对原则，如发生错配则影响扩增的特异性。

3. Taq DNA聚合酶合成反应的忠实性　Taq DNA聚合酶合成反应的忠实性及其耐高温性，使得扩增循环中模板与引物的退火可在较高温度下进行，大大增加了引物与模板结合的特异性。

4. 靶基因的特异性与保守性　选择扩增特异性和保守性高的靶基因区域，扩增产物的特异性程度就更高。

作为临床测定的PCR方法，还有一个影响特异性的决定性因素是寡核苷酸杂交探针。

（二）高灵敏度

由于PCR扩增产物的量以指数方式增加，理论上其能在2～3小时内，将一个靶DNA分子，扩增至10亿个分子。就特定的扩增反应来说，理论上只要反应管中有1个分子，就能将其扩增至能检出水平。若将一些干扰因素考虑在内，一个反应体系中，如有2～3个以上靶分子，即可成功地通过PCR扩增，将其检测出来。

（三）简便快速

简便快速是PCR的另一特点。整个PCR扩增在一个小小的离心管中完成，过程也只是简单的温度变化，应用耐高温的Taq DNA聚合酶，避免了DNA聚合酶的反复加入。整个扩增反应可在2～4小时完成。临床检测及特定科研中，实时荧光PCR的应用，无需产物的分析过程，大大简化了PCR的测定操作。

二、应用PCR技术需注意的问题

（一）污染

PCR技术由于灵敏度高和操作步骤较多，可因为操作者未遵循严格的操作和清洁流程，核酸提取过程中标本间的交叉污染和扩增产物污染，而出现假阳性结果。

（二）抑制物

标本或核酸纯化过程中出现的扩增反应抑制物，比如核酸提取中可能用到的氯仿、苯酚、乙醇、二甲苯胺以及乳胶手套上的滑石粉；临床标本中存在的血红蛋白、乳铁蛋白、免疫球蛋白、尿素等，可通过抑制Taq DNA聚合酶活性或阻止聚合酶与靶DNA结合，而抑制PCR扩增，导致假阴性结果。又如肝素抗凝剂可抑制Taq DNA聚合酶，因此不宜使用肝素抗凝PCR检测的全血标本。

第四节　PCR技术类型

一、实时荧光PCR技术

实时PCR（real-time PCR）因其具有全封闭单管扩增、简便快速、重复性好、无扩增后处理步骤，而显著减少扩增产物污染，且易于自动化，非常适合于核酸分子的临床检测。

（一）原理

实时PCR是检测PCR扩增周期每个时间点上扩增产物的量，通常是检测每个循环结束后的产物量，从而实现PCR扩增的动力学监测。使用实时荧光PCR仪实时检测荧光信号，根据荧光信号与扩增循环数之间的关系，扩增仪软件系统可自动计算得到如图5-3-2的实时扩增曲线。图中基线是指荧光信号积累但低于仪器的测定限之下的PCR循环。阈值是计算机根据基线的变化任意选择，是指3～15个循环之间的基线荧光信号均值标准差的10倍。高于阈值的荧光信号被认为是真实信号，用于定义样本阈值循环数（threshold cycle，Ct）。Ct是指荧光强度大于最小检测水平（即荧光阈值）时的PCR循环数。它是实时PCR的基本参数，也是获得准确且重现性好的数据基础。

起始模板量越多，荧光信号在统计学上显著高于背景信号所需的PCR循环数越少，反之则越多。Ct值总是出现于PCR循环早期。当PCR反应成分成为PCR的限制性因素时，靶序列扩增速率降低，直到PCR反应不再以指数速度扩增模板，进而很少或不产生模板。在指数扩增期，反应成分不会成为限制性因素，因此，扩增相同拷贝数时，Ct值具有很好的重现性。

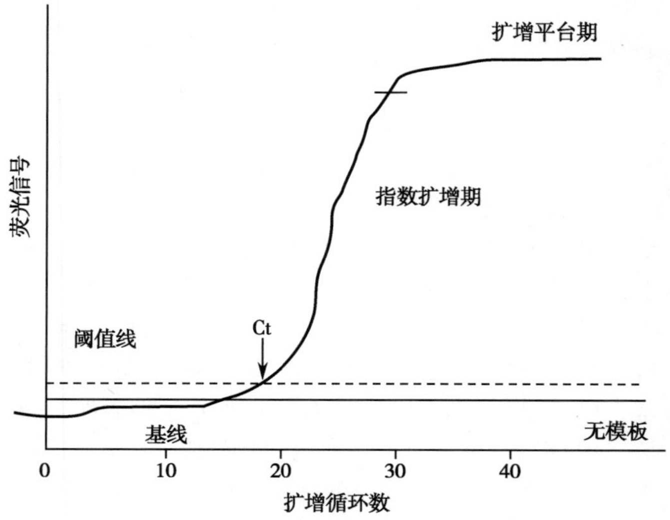

图5-3-2　实时荧光定量PCR扩增曲线

（二）双链DNA交联荧光染料技术

SYBR® Green Ⅰ是一种可非特异的结合双链DNA小沟的荧光染料，它嵌合进DNA双链（dsDNA），但不结合单链。当SYBR® Green Ⅰ在溶液中而未结合dsDNA时，仅产生很少荧光，当它结合dsDNA时，就发射出很强的荧光信号。在PCR反应体系中，加入过量SYBR® Green Ⅰ荧光染料，在PCR扩增过程中，由于双链DNA增加，荧光信号也增加，当DNA变性时，则荧光信号降低。因此，在每个PCR循环结束时，检测荧光强度的变化，就可知道DNA增加的量（图5-3-3）。该方法的优点是能监测任何双链DNA序列的扩增，不需要设计探针，检测方法简便，同时也降低了检测成本。然而由于荧光染料能和任何dsDNA结合，因此它也能与非特异的双链如引物二聚体，非特异性扩增产物等结合，使实验产生假阳性信号。引物二聚体和非特异性扩增产物的问题目前可用带有熔解曲线分析的软件加以解决。扩增子在熔解温度产生的典型熔解峰可和非特异扩增产物在更低温度下产生的侧峰区分开，因此可创建一个软件来收集高于引物二聚体熔解温度而低于模板熔解温度时的荧光。另一个解决方案是利用长扩增子产生更强的荧光。SYBR ® Green Ⅰ通常用于单个反应，但当它和熔解曲线分析联合时，可用于多重 PCR 反应。

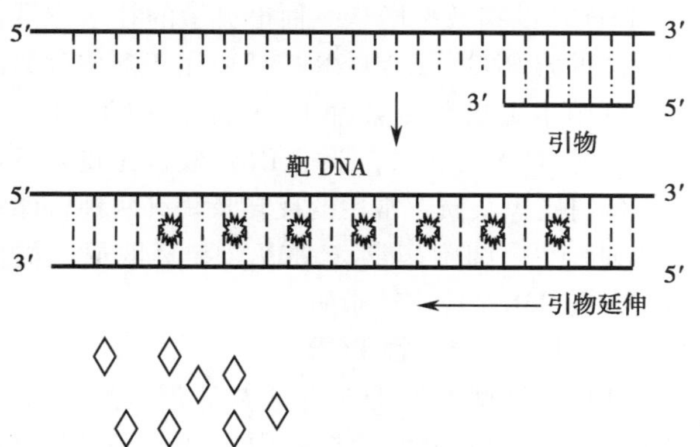

图 5-3-3 双链 DNA 交联荧光染料实时荧光 PCR 原理示意图

(三) TaqMan 技术

以 TaqMan 荧光标记探针为基础的实时荧光 PCR 技术，在目前国内临床诊断中应用最为广泛。Holland 等发现热稳定 Taq DNA 聚合酶在具有 5′→3′方向聚合酶活性的同时，还具有 5′→3′核酸外切酶活性。在 PCR 过程中，Taq 酶利用其 5′核酸外切酶活性切割与靶序列结合的寡核苷酸探针，来检测靶序列的扩增。其最初设计的寡核苷酸探针是用^{32}P 标记探针的 5′端，探针 3′末端设计为不能延伸，以防其成为 PCR 扩增的引物。扩增中，当引物通过 Taq 酶的聚合反应延伸至接近已与靶核酸序列结合的探针时，Taq 酶的 5′→3′外切酶活性即能将探针降解成小片段，然后通过薄层层析将这些小片段与未降解探针分开，探针降解的越多，扩增的产物也越多，从而指示靶核酸的存在及量。TaqMan 荧光探针即在其 5′端标记一个荧光报告基团，根据荧光共振能量传递（FRET）原理，完整探针因荧光基团和淬灭剂距离很近而使荧光基团发射的荧光被淬灭，只有当探针降解时，荧光报告基团和淬灭剂分离，荧光才能发射出来（图 5-3-4）。

(四) 双杂交探针技术

双杂交探针实时荧光 PCR 是在两条寡核苷酸杂交探针上分别标记荧光供体基团和荧光受体基团，两基团的激发光谱有一定程度的重叠。对两条探针的要求

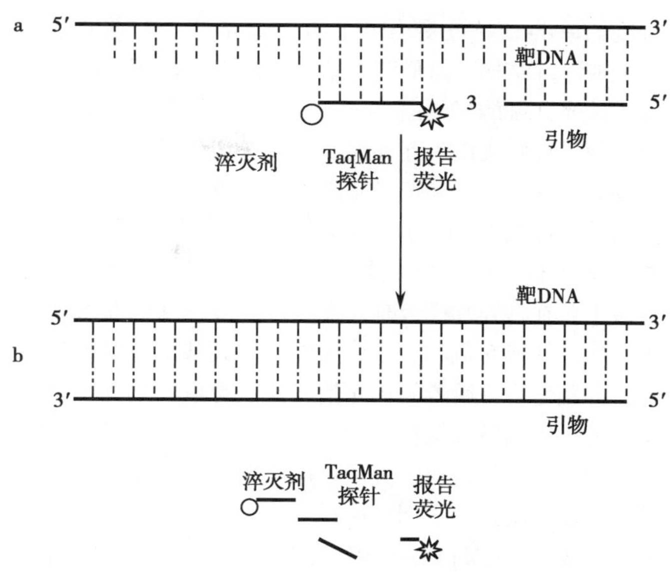

图 5-3-4 TaqMan 荧光 PCR 测定基本原理

注：a. PCR 过程中，TaqMan 探针和引物与靶序列退火，当 TaqMan 探针保持完整时，由于报告荧光和淬灭剂相互邻近，荧光不能激发；b. 引物在 Taq 酶的聚合延伸下，其 5′外切酶活性将水解探针，从而使荧光基团脱离淬灭剂的作用而发出荧光

是，其与靶核酸的杂交位置应相互邻近。当两条探针与靶基因同时杂交时，两个探针以头-尾方式杂交于靶序列，这样两个荧光基因靠得很近，其间的距离在 1～10nm（通常为 1～5 个碱基），依据荧光共振能量传递原理，在供体基团一定波长（如 395nm）的激发光作用下，发生能量传递，从而激发受体基团发射另一种荧光（如 510nm），如图 5-3-5 所示。仪器可检测出此时的荧光信号，荧光强度和 PCR 反应中 DNA 合成量成正比。由于两个不同的探针必须杂交到正确的靶序列时，才能检测到荧光，因此，该方法特异性增强。

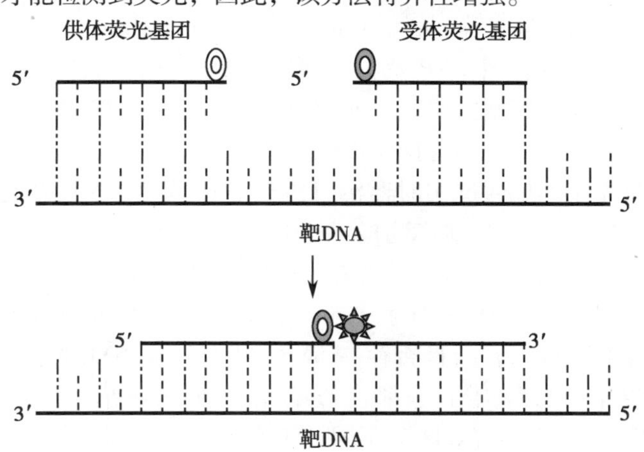

图 5-3-5 双杂交探针实时荧光 PCR 基本原理

(五) 分子信标技术

分子信标探针由两端分别共价标记有荧光染料和淬

灭剂的单链 DNA 分子组成，在反应溶液中，它们呈发夹型或茎环结构，这样荧光染料和淬灭基团距离很近而发生荧光共振能量传递。分子信标的环部分和靶核酸互补，而探针两头由于互补而成为茎。当分子信标为茎环结构时，淬灭基因和荧光基因距离很近，报告基团的荧光信号被淬灭基团吸收，从而抑制报告基因产生荧光。在 PCR 变性阶段，该探针的茎部打开形成一条单链，当溶液中存在特异性模板时，在复性阶段该探针即可与模板杂交，使得5′端和3′端分离以使淬灭基团对报告基团失去抑制作用，后者的荧光信号得以释放，其荧光强度也与被扩增的模板量相对应，显示前一循环积累的扩增产物量。PCR 反应时，分子信标要保持完整并且每个循环都必须杂交到靶序列，这样才能产生荧光。分子信标探针与线性 TaqMan 探针相比，因其发夹结构的打开需要一定的力，因而测定的特异性要好于线性探针，因此，分子信标探针可用于鉴定点突变。

（六）多重 PCR 技术

多重实时荧光 PCR 技术是指在一个 PCR 反应管中进行多个不同的 PCR 反应，即针对同一样本，设计多对引物分别扩增不同的靶基因，包括目标基因和内参照基因（管家基因），并使用不同荧光标记的探针识别不同的靶基因。内参照基因的使用可解决模板提取过程、样品材料不均一和加样过程中所造成的差别。该技术使用了多通道技术即使用多种荧光染料及在不同的检测通道内同时测定多种不同荧光染料发出的荧光。一个 PCR 管内进行多重 PCR 扩增需要解决的问题包括：①引物及探针问题：引物及探针相互干扰；②不同 PCR 反应要在同样扩增条件下进行；③模板量的差别：共用资源的相互竞争。

（七）高分辨熔解曲线

高分辨熔解曲线（high resolution melting curve，HRM）是一种 SNP 及突变研究工具。这种检测方法因其操作简便、快速，使用成本低，结果准确，并且实现了真正的闭管操作而受到普遍关注。高分辨熔解曲线原理是通过实时监测升温过程中双链 DNA 荧光染料与 PCR 扩增产物的结合情况。SNP 位点因不匹配会使双链 DNA 在升温过程中先解开，荧光染料从局部解链的 DNA 分子上释放，从荧光强度与时间曲线上就可以判断是否存在 SNP，而且不同 SNP 位点、杂合子与纯合子等都会影响熔解曲线峰形，因此 HRM 分析能有效区分不同 SNP 位点与不同基因型。

二、其他 PCR 技术

（一）反转录 RCR

反转录 RCR（reverse transcription-PCR，RT-PCR）是 PCR 应用的变形。在 RT-PCR 中，一条 RNA 链被反转录成为互补 DNA，再以此为模板通过 PCR 进行 DNA 扩增。由一条 RNA 单链转录为互补 DNA（cDNA）称作“反转录”，由依赖 RNA 的 DNA 聚合酶（反转录酶）来完成。随后，DNA 的另一条链通过脱氧核苷酸引物和依赖 DNA 的 DNA 聚合酶完成，随每个循环倍增，即通常的 PCR。原先的 RNA 模板被 RNA 酶 H 降解，留下互补 DNA。

RT-PCR 的指数扩增是一种很灵敏的技术，可检测很低拷贝数 RNA。RT-PCR 广泛应用于遗传病的诊断，且可用于定量监测某种 RNA 含量。RT-PCR 的关键步骤是 RNA 反转录，要求 RNA 模板完整且不含 DNA、蛋白质等杂质。常用的反转录酶有两种，即鸟类成髓细胞性白细胞病毒（AMV）和莫罗尼鼠类白血病病毒（MMLV）反转录酶。

（二）甲基化特异性 PCR

甲基化特异性 PCR 是近年来被广泛采用、高效、灵敏和特异的甲基化分析方法。该方法不受 CpG 所处位置的限制，能分析任何位点上的 CpG 甲基化状态。其原理是当用化学试剂亚硫酸氢盐处理样本时，所有未被甲基化的胞嘧啶（包括 CpG 外的 C）将发生氧化性脱氨基作用，使胞嘧啶 C 转变为尿嘧啶 U，而 CpG 中5′甲基化的胞嘧啶则不能发生这种脱氨基反应。

甲基化和非甲基化 CpG 岛经亚硫酸氢盐处理后，其碱基序列将不再相同。据此可分别设计甲基化和非甲基化两对引物，去扩增亚硫酸氢盐处理的 DNA 模板，以是否能获得相应的 PCR 产物来确定作为模板 CpG 岛的甲基化状况。若仅能用甲基化引物得到预期的 PCR 产物，表明该 CpG 岛高度甲基化。若两对引物都得到阳性 PCR 产物，表明 DNA 样本为部分甲基化。需注意的是，亚硫氢酸盐处理后，DNA 的两条链将不再互补，引物必须依据其中一条链（通常用有意义链）的碱基序列来设计。

（三）等位基因特异性 PCR

等位基因特异性 PCR（allele specific PCR，ASP）也称扩增阻碍突变系统（ARMS），由 Newton 等 1989 年建立，是一种用于检测已知单碱基突变的 PCR 技术，能在野生型 DNA 中检测出低水平的突变序列。ARMS 在分子遗传学研究和遗传疾病诊断中应用广泛，如镰状细胞贫血、慢性骨髓增殖性疾病的基因突变检测，新型麻疹病毒株的鉴定和血色素沉着病的鉴别诊断等。

ARMS 利用 PCR 引物的 3′端末位碱基必须与其模板 DNA 互补才能有效扩增的原理，将已知的突变碱基设计在引物 3′端末位，在进行扩增反应时，若 3′端碱基对形成错配，PCR 延伸反应就会因 3′，5′-

磷酸二酯键形成障碍而受阻，只有在引物3′端末位碱基与模板配对时，PCR反应才能连续进行。针对不同的已知突变设计特异引物，若得到特异PCR扩增产物，则表明在被测野生型DNA中含有该突变，若未出现特异扩增产物，则表示该突变不存在。尽管ARMS与传统PCR相似，但其能进行更准确的基因分型，对SNP检测具有简便、快速及经济的特点，作为一种基因诊断方法的应用前景广阔。

（四）巢式PCR

巢式PCR使用两对（而非一对）PCR引物扩增完整的目标片段。第一对PCR引物扩增片段和普通PCR相似。第二对引物称为巢式引物（因为他们在第一次PCR扩增片段的内部）结合在第一次PCR产物内部，使得第二次PCR扩增片段短于第一次扩增。巢式PCR的好处在于，若第一次扩增产生了错误片段，则第二次能在错误片段上进行引物配对并扩增的概率极低，因此其扩增非常特异。

巢式PCR通过两轮PCR反应，使用两套引物扩增特异性的DNA片段。第二对引物的功能是特异性的扩增位于首轮PCR产物内的一段DNA片段。第一轮扩增中，外引物用以产生扩增产物，此产物在内引物的存在下进行第二轮扩增，从而提高反应特异性。

理论上说，巢式PCR可以在10^6基因组背景下检测到1个拷贝的病毒基因，也不像二次PCR容易产生成片的产物，是效果最好的PCR，但也因此最易污染。

（五）不对称PCR

不对称PCR是用不等量的一对引物，PCR扩增后产生大量的单链DNA（ssDNA），这对引物分别称为非限制与限制性引物，其比例一般为50∶1～100∶1。在PCR反应的最初10～15个循环中，其扩增产物主要是双链DNA，但当限制性引物（低浓度引物）消耗完后，非限制性引物（高浓度引物）引导的PCR就会产生大量的单链DNA。不对称PCR的关键是控制限制性引物的绝对量，需多次优化两条引物的比例。还有一种方法是先用等浓度的引物PCR扩增，制备双链DNA（dsDNA），然后以此dsDNA为模板，再以其中一条引物进行第二次PCR，制备ssDNA。

不对称PCR主要为测序制备ssDNA，特别是用cDNA经不对称PCR进行DNA序列分析来研究真核DNA外显子。

（六）数字PCR

数字PCR（digital PCR）由Vogelstein和Kinzler 1999年报道，该技术是使用理想的PCR条件扩增单一模板，然后测定序列特异PCR产物（等位基因）而进行等位基因计数。实验过程主要由两部分组成：①待测DNA在微孔聚丙烯板孔内稀释至每两孔平均含约一个模板分子，在所设计的理想条件下进行PCR，以扩增单一拷贝PCR模板；②然后将扩增产物与荧光探针（如分子信标）杂交，使用不同的荧光基团标记的探针可测定序列特异的扩增产物。因此，应用数字PCR逐个直接计算样本中两个等位基因（父系对母系或野生型对突变型）数目。

（七）长距离反向PCR

反向PCR（inverse PCR，IPCR）是克隆已知序列旁侧序列的一种方法，其原理是用一种在已知序列中无切点的限制性内切酶消化基因组DNA，然后酶切片段自身环化，再以环化的DNA作为模板，用一对与已知序列两端特异性结合的引物扩增夹在中间的未知序列；长距离PCR（long-distance PCR，LD-PCR）是用双聚合酶系统来扩增长目标序列。IPCR与LD-PCR两方法的结合即为长距离反向PCR（long-distance inverse PCR，LDI-PCR）。

LDI-PCR与传统的IPCR比较，优势独特，传统IPCR一般只能获得20kb以内序列，且极易产生非特异性产物，这使得IPCR在扩增旁侧序列时受到一定限制，但结合LD-PCR优势后，应用LDI-PCR技术，可特异地扩增出长达20kb产物，操作简便，特异性高，该法有望替代基因组文库法，用于克隆已知DNA片段的旁侧序列。

（八）多重PCR

多重PCR（multiple PCR）又称多重引物PCR或复合PCR，1988年由Chamberian等提出，它是在同一PCR反应体系中加入多对特异性引物，针对多个DNA模板或同一模板的不同区域，同时扩增出多个目的核酸片段，其反应原理、反应试剂和操作过程与一般PCR相同。其成败的关键要素仍然是引物的设计，多重PCR包含多对引物，各个引物必须高度特异，避免非特异性扩增，不同引物对之间互补的碱基不能太多，否则引物之间相互缠绕，严重影响反应结果。由于多重PCR同时扩增多个目的基因，具有节省时间、降低成本、提高效率的优点，特别是节省珍贵的实验样品，所以一经提出，得到众多研究者的青睐，发展迅速，在生命科学各领域已成为一项成熟而重要的研究手段。

第五节　核酸分离技术

凝胶电泳技术是分离、鉴定和纯化DNA片段的最常用方法，具有所需设备低廉、操作简便、快速等优点。凝胶电泳技术可分为两类，一类是琼脂糖凝胶电泳，分离范围较广，普通凝胶电泳可适用于200bp～20kb的DNA分离，能分离相差100bp片段，而脉冲电场凝胶电泳则可适用于10～2000kb的DNA分离；另一类为聚丙酰胺凝胶电泳，分辨率高，能分离相差1bp片段，可适用于5～500bp的片段。

一、琼脂糖凝胶电泳

琼脂糖是从海藻中提取的一种长链状多聚物，由D-半乳糖和3，6-脱水-L-半乳糖通过α（1→3）和β（1→4）糖苷键交替构成。大量琼脂糖依靠氢键等次级键相互盘绕成绳状琼脂糖束，构成大网孔凝胶。将凝胶放入电场中，中性pH下带负电荷的DNA分子可从琼脂糖凝胶的负极向正极移动。除电荷效应外，凝胶介质还有分子筛效应，DNA分子的迁移速度取决于分子本身的大小和构象。对于线性DNA分子，其在电场中的迁移速度与其碱基对数的常用对数值成反比，即分子越大，摩擦阻力越大，越难在凝胶中穿行，因而迁移速度越慢。据此，DNA分子可在凝胶中分离并通过与已知浓度的标准品比对而确定待测样品的分子量和浓度。对于相同分子量而构型不同的DNA分子，闭环、线性和开环三种构型的DNA分子的迁移速度依次递减。

琼脂糖凝胶电泳的主要操作步骤为：

（1）配胶：在锥形瓶中称取所需量琼脂糖粉末，加入适量电泳缓冲液，混匀；微波炉或电热板加热至沸，融化琼脂糖，冷却到50℃左右加入溴乙啶（EB）至终浓度为5μg/ml，将胶倒入模具中，插上梳子，待胶凝固移至电泳槽中，倒入1×电泳缓冲液至淹没电泳孔。

（2）上样：DNA样本（包括Marker）中分别加入适量电泳上样液，并转移到电泳孔中。

（3）电泳：开始电泳，时间根据胶浓度和胶长而异，通常1～3小时。

DNA的迁移速度受诸多因素影响。除DNA分子本身的大小和构型，琼脂糖浓度（凝胶孔径大小）不同，DNA分子的迁移速度也不同，孔径越大，DNA分子的迁移速度越快。为了使迁移速度和DNA分子大小成正比，从而准确地测出分子量，应根据需要选择合适浓度的凝胶，一般分子量越大，选用凝胶浓度越小。在低电压时，线状DNA分子的迁移速度和电压成正比，随着电压的上升，不同长度的线状DNA片段迁移速度增加程度不同，分辨率会降低。通常可通过增加琼脂糖的浓度减小凝胶孔径大小或者降低电压增加电泳时间来提高电泳分辨率。在琼脂糖凝胶中加入EB后，EB可插入到双链DNA碱基对中，使其负电荷减少，刚性和长度增加，而影响DNA正常泳动，平均可使DNA迁移速度下降15%，因此，如果需要精确确定DNA的分子量，电泳过程中不应加EB，待电泳结束后再放置在0.5μg/ml的EB溶液中染色5～10分钟。

二、聚丙烯酰胺凝胶电泳

聚丙烯酰胺凝胶电泳（polyacrylamide gel electrophoresis，PAGE）是以聚丙烯酰胺凝胶作为支持介质的一种凝胶电泳技术。聚丙烯酰胺凝胶是由丙烯酰胺和交联剂甲叉双丙烯酰胺在一个适当的游离基催化下，丙烯酰胺单体聚合成链并交联，共聚而成的高分子多孔化合物。通常用过硫酸铵作催化剂，四甲基二乙胺（TEMED）作加速剂。

PAGE主要操作步骤包括：准备灌胶的玻璃板、有机玻璃垫片和点样梳，然后根据所分离的DNA大小确定凝胶的浓度配胶、灌胶、插梳、等待胶聚合完全、固定、加样，电泳完毕后揭胶。

与琼脂糖凝胶电泳相比，PAGE有3个主要优点：①分辨力很高，可分开长度仅相差1bp的DNA分子；②加样量大，所能装载的DNA量远远大于琼脂糖凝胶电泳，多达10μg的DNA可以加样于聚丙烯酰胺凝胶的一个标准样品槽而不致显著影响分辨力；③DNA的抽提纯度高，从PAGE回收的DNA纯度很高，可适用于要求最高的实验。

PAGE有两种，非变性和变性PAGE。

1. 非变性PAGE特点　凝胶用1×TBE灌制并以低电压（1～8V/cm）电泳，以防止电流通过时产生的热量引起小片段DNA的变性。大多数双链DNA在非变性聚丙烯酰胺凝胶迁移率大约与其大小的lg对数值成反比，但迁移率也受其碱基组成和序列的影响，以致大小完全相同的DNA其迁移率可相差10%左右，这种结果的产生可能是由于双链DNA在特定序列上形成扭结造成的。由于不知道一种未知DNA的迁移是否规则，所以非变性PAGE不能确定未知双链DNA分子量的大小，主要用于分离和纯化双链DNA片段。

2. 变性PAGE特点　变性PAGE除上述的成分外必须在一种可以抑制核酸中碱基配对的试剂（如尿素或甲醛）的存在下聚合，变性后的DNA在变性聚丙烯酰胺凝胶中的迁移率几乎与其碱基组成及序列完全无关。变性PAGE可用于分离、纯化或鉴定单链DNA，主要的临床应用有：寡核苷酸引物或探针的纯化、S1核酸酶消化产物分析、DNA序列测定等。

三、脉冲电场凝胶电泳

脉冲电场凝胶电泳主要用于分离大分子线状DNA。在普通的琼脂糖凝胶电泳中，当线性DNA分子（一般长度超过20kb，在某些情况下，超过40kb）半径超过凝胶分子孔径半径时，DNA不再被凝胶按其孔径大小进行筛分，而必须改变构象以一端在前的方式沿与电场平行的方向在介质中迁移，就像是通过曲折而又空间有限的管子，这种迁移模式被称为“蠕行”。此时，由于大分子DNA通过凝胶的方式相同，其迁移速度和分子大小无关，不能将其分离。脉冲场凝胶电泳技术解决了这一难题，它可应用于分离纯化大小在10～2000kb的DNA片段。这种电泳在琼脂糖凝胶上外加两个不同方向的周期性交替的电场，DNA分子在交替变换方向的电场中做出反应所需的时间显著地依赖于分子大小，DNA越大，这种构象改变需要的时间越长，重新定向的时间也越长，于是在每个脉冲时间内可用于新方向泳动的时间越少，因而在凝胶中移动越慢。反之，较小的DNA移动较快，于是不同大小的分子被成功分离。根据这一原理，通过不断地交替电场方向，选择合适的脉冲条件可分离大分子量的线状DNA。根据欲分离的DNA分子的大小适当调节电场方向的交变角度、电压及脉冲时间等参数，即可将各种相对分子量大小不同的分子分开。

脉冲电场凝胶电泳的主要操作步骤：

（1）大片段DNA样品的制备：将原核和真核生物的细胞包埋在琼脂糖中，然后原位裂解细胞，去除细胞碎片，利用稀有切点的限制性核酸内切酶酶切细胞染色体，可产生有限数目的高相对分子质量限制性DNA片段。

（2）电泳分析：将包埋有酶切大片段DNA分子的琼脂糖凝胶块填入上样孔中，进行电泳，即可将这些大片段DNA分子彼此分离，通过EB染色，得到电泳图谱，根据图谱进行分析。

脉冲电场凝胶电泳具有普通电泳所不具有的分离大分子量DNA的特性，因而使用价值独特。它可应用于染色体DNA分子分离，基因图谱与棱型电泳分析，肿瘤细胞DNA重排、缺失、修复等分析，哺乳动物DNA分析，质粒和病毒DNA分析，线状DNA和环状DNA分离，大分子量蛋白质分离及细菌、酵母菌和寄生虫种族均一性分析，酵母人工染色体电泳分析及单向电场电泳难以分辨的DNA图谱制作等。

四、毛细管电泳

毛细管电泳（capillary electrophoresis，CE）又称高效毛细管电泳（HPCE），是经典电泳技术和现代微柱分离技术相结合的产物，统指以高压电场为驱动力，以毛细管为分离通道，依据样品中各组分之间浓度和分配行为上的差异而实现分离的一类液相分离技术。CE的仪器结构包括一个高压电源，一根毛细管，一个检测器及两个供毛细管两端插入而又可和电源相连的缓冲液贮瓶。CE所用的石英毛细管柱，在pH＞3情况下，其内表面带负电，和溶液接触时形成双电层。在高电压作用下，双电层中的水合阳离子引起流体整体地朝负极方向移动，粒子在毛细管内电解质中的迁移速度等于电泳和电渗流两种速度的矢量和，正离子的运动方向和电渗流一致，故最先流出；中性粒子的电泳流速度为“零”，故其迁移速度相当于电渗流速度；负离子的运动方向和电渗流方向相反，但因电渗流速度一般都大于电泳流速度，故它将在中性粒子之后流出，从而因各种粒子（包括核酸）迁移速度不同而实现分离。而CE是指将凝胶移到毛细管中作支持物进行的电泳，适用于生物大分子的分析及PCR产物分析。

第六节　基因突变检测技术

基因突变是生物进化和物种群体遗传多样性的基础，同时也是人类多数遗传病、肿瘤和其他易感性疾病的直接原因。因此，基因突变的检测和多态性的筛选具有重要意义，受到当今生命科学研究领域的广泛关注。通过基因突变检测就可分析人群中个体之间DNA序列的差异，鉴别和分类这些差异能揭示出人类疾病易感性和抗性的遗传基础，这些序列差异就可作为遗传标记，应用于分析遗传特性复杂的疾病及相关环境的影响。研究疾病相关基因的突变和遗传多态性有助于分析和了解疾病的发生过程，从而制定相应的预防和治疗措施。同时，基因突变的检测是对遗传病、肿瘤等进行基因诊断的重要手段，对疾病的早期发现和治疗意义重大。

一、限制性内切酶多态性分析

限制性内切酶是存在于原核细胞中能特异的识别双链DNA分子中的特定序列并对其剪切的一类酶。DNA的碱基序列在不同种类的生物体中差异很大，在同种生物体的不同个体之间存在一定比例的差异，这种差异多由于各种基因突变引起。如果这些基因的突变发生在限制性内切酶的位点，或限制性内切酶位点之间所含的DNA重复序列数量发生变化，则用同一种限制性内切酶消化不同个体的基因组DNA时就会得到长度不同的限制性内切酶片段，这就是限制性片段长度多态性（restriction fragment length polymorphism，RFLP），是第一代DNA多态性的标志。

RFLP按孟德尔规律遗传，杂合性高、具有体细胞稳定性和种系稳定性，可作为染色体DNA上疾病基因座位的遗传标志，可用于连锁分析、基因定位和亲子鉴定等。

RFLP检测方法主要有两种，一种是RFLP酶切图，另一种是限制性酶切产物与探针杂交的放射自显影图。第一种方法是用基因组DNA直接经限制性内切酶消化，或将PCR产生的扩增片段用限制性内切酶消化后，与分子量标准物一起，在含有EB琼脂糖凝胶上电泳，在紫外灯下观察限制性酶切条带是否发生改变。第二种方法与DNA印迹杂交法联用，将限制性内切酶消化后的DNA产物在琼脂糖凝胶电泳后转膜，再与特异性的DNA探针杂交，得到特异性的放射性自显影图，主要用于分析低拷贝或单拷贝的DNA。

二、等位基因多态性分析

遗传学上将某一个体同源染色体上对应位置的一对基因称为等位基因，当群体中位于同一位点的等位基因多于两种时，称为复等位基因，复等位基因具有多态性。PCR序列特异性引物（sequence specific primer，SSP）分析法是使用能特异识别特定等位基因的引物通过PCR扩增检测序列多态性的方法，也称作等位基因特异性引物PCR法。

根据决定某等位基因的碱基性质，设计3′端第一个碱基分别与各等位基因的特异性碱基相匹配的序列特异性引物，在PCR反应过程中，只有引物3′端第一个碱基与决定特定等位基因的碱基互补时才能实现DNA片段的完全复制，根据PCR产物的有无进行等位基因分型。

三、单链构象多态性分析

单链构象多态性（single strand conformation polymorphism，SSCP）分析是利用DNA或RNA单链构象的多态性特点，结合PCR技术进行基因检测的分析技术，称为PCR-SSCP技术。

单链DNA分子链内碱基配对所造成的折叠可以形成复杂的三维结构。长度一样但序列不同的单链DNA链内碱基配对所引起环状结构的状态和分子密度存在明显差异从而导致电泳迁移率显著不同。核苷酸序列中单碱基改变这样小的变化能使分子的二级结构发生变化，使它们在天然凝胶电泳中迁移率改变。SSCP检测野生型和突变型DNA在电泳迁移率上的差异。

四、变性梯度凝胶电泳分析

变性梯度凝胶电泳（denaturing gradient gel electrophoresis，DGGE），是根据DNA在不同浓度的变性剂中解链行为的不同而导致电泳迁移率发生变化，从而将片段大小相同而碱基组成不同DNA片段分开的电泳方法。

该方法的原理是根据DNA的解链特性，不同碱基组成的DNA双螺旋发生变性所要求的变性剂浓度不同，混合双链DNA在变性剂浓度呈线性梯度增加的PAGE中电泳，当泳动到与DNA变性所需变性剂浓度一致的凝胶位置时，相对应的DNA发生解链变性，导致电泳迁移速率降低。由于泳动受阻DNA分子在凝胶中的停留位置不同，从而使不同DNA分子分离。根据变性剂梯度方向的不同，DGGE可分为垂直和平行DGGE。

五、熔解曲线分析

在一定的温度范围内将PCR扩增产物进行变性并实时检测荧光信号，荧光值随温度的变化即熔解曲线。由于每一段DNA都具独特的序列因而也有其独特的熔解曲线形状，如同DNA指纹图谱一样，具有很高的特异性、稳定性和重复性。熔解曲线分析就是利用DNA序列的长度、GC含量以及碱基互补性差异，应用熔解曲线对样品进行分析，区分不同的DNA序列的方法。高分辨熔解曲线（high resolution melting，HRM）分析技术是近几年来在国外兴起的一种用于突变扫描和基因分型的最新遗传学分析方法。它是一种高效稳健的PCR技术，不受突变碱基位点与类型局限，无需序列特异性探针，在PCR结束后直接运行高分辨熔解，即可完成对样品突变、单核苷酸多态性-SNP、甲基化、配型等的分析，在前一节PCR定量相关技术中已进行阐述。

六、多重连接探针扩增技术

多重连接探针扩增技术（multiplex ligation-dependent probe amplification，MLPA）由荷兰Schouten等2002年提出，是应用杂交、连接及PCR扩增反应的DNA相对定量技术，具有高灵敏度、高分辨率、高精确度、重复性强、操作简便及设备要求低等优点。

MLPA技术包括两种探针（图5-3-6），左侧部分短探针和右侧部分长探针。左侧部分短探针包括一个位于其3′末端并与靶序列完全互补的杂交序列和一个位于其5′末端的PCR通用引物序列，右侧部分探针包括一个位于其5′末端并与靶序列完全互补的杂交序列和一个位于其3′末端的PCR通用引物序列以及这两个序列中间的长度特异填充片段。长度特异填充片段与检测位点呈对应关系，不同的检测位点具有不同长度的填充片段，便于最终用电泳检测。

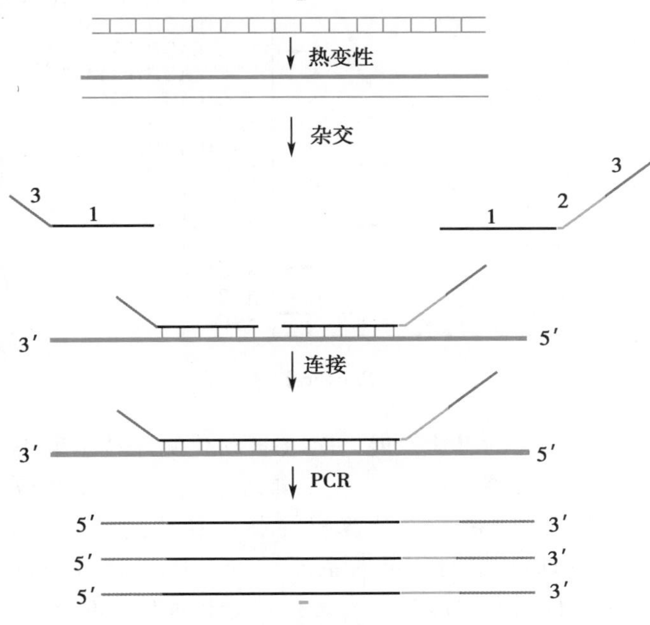

图5-3-6　MLPA技术原理示意图

1为检测位点结合序列；
2为长度特异性的填充序列；3为通用引物

检测时，先使待测双链DNA变性解链，然后降低温度使长、短探针分别与靶序列杂交，加入连接酶，调节至连接温度。若待测DNA中含有靶序列，则探针可与待测DNA互补良好，探针之间则能够进行连接，成为一条完整的DNA单链；若待测DNA中没有靶序列或者只有部分靶序列，则探针的序列与待测DNA的靶序列不互补或者不完全互补，使得杂交不完全从而导致连接反应无法进行。连接反应之后，所有连接完好的探针都可使用同一对引物进行PCR扩增，该引物与连接完好的探针的5′和3′末端的PCR通用引物序列结合。由于不同的靶序列对应不同长度的特异填充片段，PCR扩增之后，使用电泳即可将产物分离，一般相邻两个产物的长度相差6～8bp，因此可以同时检测多个基因组位点。用专门的软件对电泳结果进行分析，一般方法为原始数据经归一化处理后，通过与正常对照结果进行比较分析，产物峰缺失或峰面积（峰高）成倍升高、降低都表示该靶基因拷贝数异常或有突变存在。

第七节　DNA测序技术

核酸是生物遗传信息的贮藏和传递者。DNA的碱基序列决定其表达与功能，其序列的改变意味着生物学含义的改变，因此核酸序列分析是现代分子生物学中的一项重要技术，是分析基因结构、功能及其相互关系的前提，也是疾病分子诊断最为精确的判定技术。在分子生物学实验室，DNA测序技术主要用于鉴定新的cDNA克隆、确证克隆与突变，检查新产生的突变、连接和PCR反应产物的准确性。在某些情况下，也可用于鉴别多态性和感兴趣基因突变的筛选工具。最早的测序是手工操作，所有步骤都是实验室中放射性核素标记下完成。现在，大多数实验室配备有测序用的寡核苷酸合成仪和自动测序仪，测序反应产物的读取应用荧光检测系统，序列数据可自动采集并传输到计算机中。DNA测序技术经过30多年的发展，已经历了三代，三代测序技术各有优势。第一代测序技术虽然成本高，速度慢，但是对于少量序列来说，仍是最好的选择，所以在以后的一段时间内依旧存在；第二代测序技术刚应用不久，正逐渐走向成熟；第三代测序技术有的刚出现，有的正在研制，相信很快便可商业化。

一、经典测序技术

1977年Sanger等提出经典的双脱氧核苷酸末端终止测序法，同一年，Gilbert等提出化学降解法。传统的化学降解法、双脱氧核苷末端终止法以及在它们的基础上发展起来的各种DNA测序技术统称为第一代DNA测序技术。目前基于荧光标记和双脱氧链终止法的原理被广泛地应用于荧光自动测序仪，而化学降解法和双脱氧链终止法是DNA测序方法中的经典测序方法，下面分别介绍其原理。

（一）化学降解法

首先放射性标记待测DNA末端，并将其分为5组（也可是4组），每组中进行相互独立的化学反应（每一组反应特异性地针对某一种或某一类碱基进行切割），分别得到部分降解产物。因此，产生5组（或4组）不同长度的放射性标记的DNA片段，每组中各片段都有放射性标记的共同起点，但长度取决于该组反应针对的碱基在原样品DNA分子上的位置。此后通过PAGE分离各组反应物，放射自显影检测末端标记的分子，并直接读取待测DNA片段的核苷酸序列（图5-3-7）。

化学降解法虽然准确性好、容易掌握，且由于所测序列来自原DNA分子而不是酶促合成产生的拷贝，从而排除了合成时造成的错误，但由于其操作烦琐，逐渐被简便快速的Sanger法所代替。

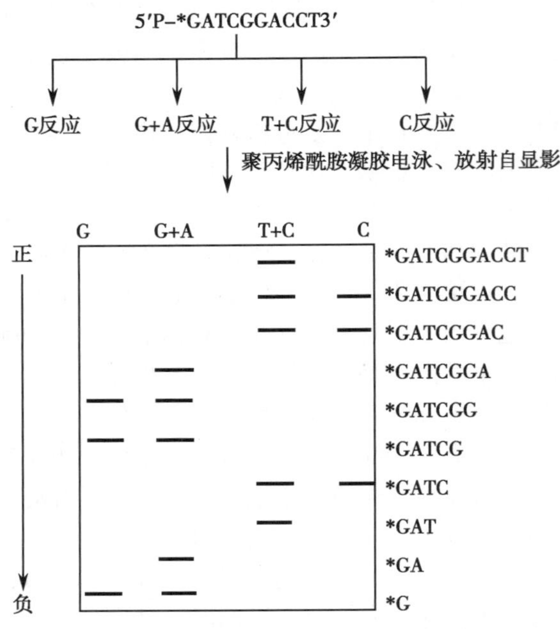

图5-3-7 化学降解DNA测序法原理

（二）双脱氧核苷末端终止法

也称Sanger法，其基本原理是将2′，3′-双脱氧核苷酸（ddNTP）掺入到新合成的DNA链中，由于掺入的ddNTP缺乏3′-OH，因此不能与下一位核苷酸反应形成磷酸二酯键，使DNA合成反应终止。测定时，将模板分为4个反应管，模板在DNA聚合酶、引物、四种dNTP存在的条件下复制，其中一种dNTP用放射性核素标记（图5-3-8）。

反应一段时间后，每一管加入4种ddNTP中的一种，就可获得一系列在不同部位终止的、大小不同的DNA片段。反应终止后，分4个泳道进行PAGE与放射自显影后可见梯状电泳带，依次读取合成片段的碱基排列顺序。Sanger法因操作简便，应用广泛。目前应用的荧光自动测序仪基本都是在Sanger法基础上发展起来的。

（三）DNA序列分析自动化

Sanger法和化学降解法自1977年提出并逐渐完善，是目前公认的两种最通用、最有效的DNA序列分析方法，Sanger、Maxam和Gilbert也因此分享了1979年度诺贝尔化学奖。但实际操作中存在一些共同问题，如放射性核素污染，操作烦琐、效率低和速度慢等，特别是结果的判断费时又乏味。目前一般采用荧光素标记，而分离采用效率更高的毛细管电泳技术。随着计算机软件技术、仪器制造和分子

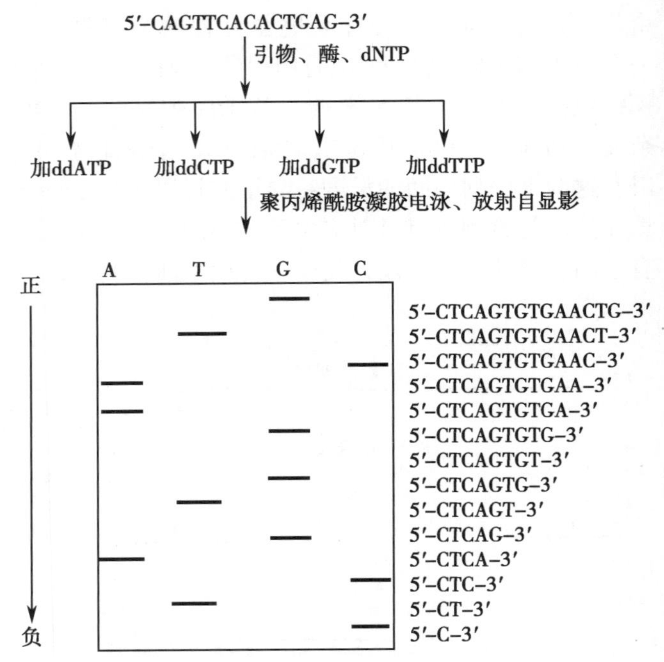

图5-3-8 Sanger测序法原理

生物学研究的迅速发展，DNA自动化测序技术取得了突破性进展，以其简单（自动化）、安全（非放射性核素）、精确（计算机控制）和快速等优点，已成为DNA序列分析的主流。DNA序列分析的自动化包括两方面内容，一是指“分析反应”的自动化，更重要的一方面则是指反应产物（标记DNA片段）分析的自动化。虽然各种DNA自动测序系统差别很大，但Sanger法所采用的DNA聚合酶和双脱氧核苷酸链终止的原理，亦是现今自动化测序的最佳选择方案，测序反应沿用Sanger法的主要差别在于非放射性标记物和反应产物（标记DNA片段）分析系统。

二、第二代测序技术

虽然Sanger法为基本原理的自动测序仪具有可靠、准确、读长高等优点，但由于其对电泳技术的依赖而具有一些局限性，这使得它难以进一步提升速度，提高并行化程度和微型化，在速度和成本方面达到极限。人类基因组计划完成后，进入了后基因组时代，以Sanger法为基本原理的传统测序法已不能满足深度和重复测序等大规模基因组测序的需求，促使了第二代测序方法的产生，并在过去的十几年里迅速发展。第二代测序方法的思路是边合成边测序，这种方法具有很高的测序通量。本节仅简要介绍454测序法、Solexa法及氢离子测序法等技术。

（一）454测序法

其原理是基于焦磷酸测序法，依靠生物发光检测

DNA序列。测序时顺次加入4种dNTP中的一种，当加入的dNTP结合到DNA链上时，可释放出焦磷酸，焦磷酸在ATP硫酰化酶和荧光素酶作用下产生一系列级联反应而放出光信号，通过检测荧光信号释放的有无和强度，即可达到实时测定DNA序列的目的。

焦磷酸测序法的操作主要包括以下步骤：

（1）DNA文库的构建：样品如基因组DNA或BAC等被打断成300~800bp片段；对于小分子的非编码RNA，不需要这一步骤。短的PCR产物则可用GS融合引物扩增后直接进行步骤4。

（2）加接头：借助一系列标准的分子生物学技术，将3′端和5′端有特异性的A和B接头连接到DNA片段上，以备在后续的纯化、扩增和测序步骤中使用。

（3）乳液PCR扩增：接头使成百上千条DNA片段分别结合到一个磁珠上，磁珠被单个油水混合小滴包被后，在这个小滴里独立扩增，而无其他竞争性或者污染性序列的影响，从而实现所有DNA片段平行扩增（emPCR）。

（4）上机测序：经过emPCR扩增后，每个磁珠上的DNA片段拥有了成千上万个相同拷贝。经过富集以后，这些片段仍然和磁珠结合在一起，随后就放到Pico Titer Plate板中供后续测序使用，最后是数据读取和分析。

（二）Solexa法

“DNA簇”和“可逆性末端终结”是Solexa方法的核心专利技术，其主要工作原理：利用专利的芯片，其表面连接有一层单链引物，DNA片段变成单链后通过与芯片表面的引物碱基互补被一端“固定”在芯片上；另外一端（5′或3′）随机和附近的另外一个引物互补，也被固定住，形成“桥”。经过反复30轮扩增，每个单分子得到了1000倍扩增，成为单克隆DNA簇。DNA簇产生之后，扩增子被线性化，测序引物随后杂交在目标区域一侧的通用序列上测序。测序时，加入DNA聚合酶和带有4种荧光标记的dNTP，这些荧光标记的dNTP是“可逆终止子”。所谓终止子，就是在3′-OH端进行荧光基团修饰的dNTP。在正常情况下，终止子3′-OH后面是不能连接其他dNTP，只有将3′-OH终止基团剔除，才可继续形成磷酸二酯键。荧光基团修饰的dNTP添加到合成链后，所有未使用的DNA聚合酶和荧光标记的dNTP会被洗脱，加入激发荧光所需的缓冲液，并用激光激发荧光信号，系统实时监测荧光信号，当荧光信号记录后，加入化学试剂淬灭荧光信号并去除终止基团，加入下一个终止子并进行荧光扫描，依次循环达到测序的目的。

Solexa方法的操作主要包括以下步骤：

（1）构建测序文库：首先准备基因组DNA，然后将DNA随机片段化成几百bp或更短的小片段，并在两头加上特定的接头。

（2）锚定桥接：在Flow Cell玻璃管中进行，Flow Cell又被细分成8个Lane，每个Lane的内表面有无数被固定的单链接头。上述步骤得到的带接头的DNA片段变性成单链后与测序通道上的接头引物结合形成桥状结构，供后续的预扩增使用。

（3）预扩增：添加未标记的dNTP和普通Taq酶进行固相桥式PCR扩增，单链桥型待测片段被扩增成为双链桥型片段。通过变性，释放出互补单链，锚定到附近的固相表面。通过不断循环，将会在Flow Cell固相表面上获得上百万条成簇分布的双链待测片段。

（4）单碱基延伸测序：在测序的Flow Cell中加入四种荧光标记的dNTP、DNA聚合酶以及接头引物进行扩增，在每一个测序簇延伸互补链时，每加入一个被荧光标记的dNTP就能释放出相对应的荧光，测序仪通过捕获荧光信号，并通过计算机软件将光信号转化为测序峰，从而获得待测片段的序列信息。读长会受到多个引起信号衰减的因素所影响，如荧光标记的不完全切割。随着读长的增加，错误率也会随之上升。

（5）数据分析：测序得到的原始数据是长度只有几十个bp的序列，要通过生物信息学工具将这些短的序列组装起来，或者把这些序列比对到已有的基因组或者相近物种基因组序列上。

（三）Ion Torrent测序技术

Ion Torrent测序技术摒弃了454测序技术中采用生物发光检测延伸产生的焦磷酸的检测原理，通过检测DNA链延伸时产生的氢离子实现边合成边测序。测序时，首先通过微乳液PCR制备测序模板，然后将制备得到的微球模板置于一种半导体芯片上，加入含有DNA聚合酶的测序反应液，并循环加入4种dNTP，通过高灵敏的pH敏感电极测定与模板互补的dNTP被掺入时释放的H^+，从而实现对模板序列的测定。Ion Torrent测序反应无需多酶体系，反应过程简单，也无需特殊修饰dNTP和昂贵的光学设备，极大地降低了测序成本，提高了测序速度。此外，由于该技术利用了半导体芯片，使其测序通量达到极高。

第四章 分子杂交技术

分子杂交（molecular hybridization）指的是利用核酸变性和复性的性质，使具有一定同源序列的两条单链核酸（包括 DNA-DNA，DNA-RNA，RNA-RNA）在一定条件下按照碱基互补配对原则发生特异性的结合，形成相对稳定的异质双链的过程，常用于检测、分离特定的核酸序列，评价单、双链核酸分子的同源性或其他特性。分子杂交技术是分子生物学和基因诊断领域最为常用的基本技术之一。目前，在分子生物学领域“分子杂交”术语的应用范围有所扩大，如在描述抗原抗体结合时，有时也借用“杂交”的概念，如蛋白印迹杂交、蛋白芯片杂交等。本章仍遵循传统“分子杂交”定义，仅指核酸分子之间的杂交。

分子杂交技术是在分子诊断诸多技术中最先发展、且能紧跟科技发展潮流不断创新的技术。分子杂交主要技术之一 Southern 印迹杂交（Southern blotting）是 1975 年由 Edwin Southern 发明。Alwine 于 1977 年在 Southern 印迹杂交的基础上修改与发展出用于检测 RNA 分子的 Northern 印迹杂交（Northern blotting）技术。原位核酸分子杂交技术简称原位杂交（in situ hybridization，ISH）是 1969 年 Gall 和 Pardue 首先创立，1980 年 Bauman 将荧光原位杂交（fluorescence in situ hybridization，FISH）技术用于核酸检测。基因芯片（DNA microarray）技术是随着生物技术的快速发展，1996 年首次出现的一种新高通量核酸分析技术。基因芯片技术能同时分析几十万、上百万种核酸分子，其本质是核酸杂交技术的集成化、微型化，该技术主要结合了生物学、化学、物理学、工程学、数学和计算机科学的内容。

基于核酸杂交的分子杂交技术是分子诊断领域最重要的技术之一，随着该技术的日趋成熟及高效能的相关仪器设备的开发，分子杂交检测已越来越方便，并在临床诊断中得到广泛应用。

第一节 印迹杂交技术

印迹杂交包括 Southern 和 Northern 印迹杂交。两种技术的原理相同，前者检测 DNA，主要用于 DNA 图谱分析、基因变异分析、RFLP 分析和疾病诊断等；后者检测 RNA，主要用于检测特定基因的转录情况。

一、原 理

Northern 和 Southern 印迹杂交是分子杂交中的转移杂交技术，即先利用凝胶电泳对 DNA 片段进行分离，然后再转移（印迹，blotting）到固相基质（尼龙膜或硝化纤维素膜等）上，最后与带有标记的核酸探针杂交，探针和具有同源性的待检测核酸片段按照碱基互补配对原则退火，产生信号。

二、操 作

1. Southern 印迹杂交主要包括 7 个步骤

（1）限制性内切酶消化待测 DNA：如果待测 DNA 很长，如基因组 DNA，需要用合适的限制性内切酶将其切割为大小不同的片段。一般选择一种限制性内切酶，但有时也使用多种酶消化。DNA 消化后，可通过加热灭活等方法除去限制酶。

（2）电泳分离 DNA 片段：为了确定杂交靶分子的大小，需要用电泳的方法将 DNA 片段按分子量大小进行分离。具体操作流程请见本篇第三章第五节“核酸分离技术”。

（3）DNA 变性并转印到固相支持物上：DNA 变性形成单链分子是杂交成功与否的关键，Southern 印迹杂交通常采用碱变性法，这是因为酸变性所使用的强酸容易造成 DNA 降解。固相支持物可用硝酸纤维素（NC）膜、尼龙膜、化学活化膜等，其中最常用的是 NC 膜和尼龙膜（表 5-4-1）。

表 5-4-1 硝酸纤维素膜和尼龙膜的性能比较

性能	硝酸纤维素膜	尼龙膜
柔韧度	质地较脆	韧性较强
DNA/RNA 结合量	80～100μg/cm^2	350～500μg/cm^2
本底	低	较高
与核酸结合方式	非共价结合	共价结合
耐用性	不可重复使用	可重复使用

因转移到膜上时需要所有 DNA 片段保持其相对位置不发生变化，因此被称为印迹。常用的 Southern 转膜方法有多种，其中传统的毛细管转移法比较费时，目前已有商品化的其他转移系统，如电转移和真空转移系统，都能将印迹时间缩短至 1 小时以内甚至更短，且转移后杂交信号更强。

（4）预杂交：预杂交的目的是用无关的 DNA 分子（例如变性的鲑鱼精子 DNA）和其他高分子物质，将杂交膜上的非特异性 DNA 吸附位点全部封闭掉。预杂交后鲑鱼精子 DNA 会附着在固相膜表面的所有非特异性吸附位点上，防止杂交时这些位点对探针的吸附。并且由于探针和鲑鱼精子 DNA 无任何同源性，因此探针也不会与其发生杂交。这样，经预杂交处理后可降低背景，提高杂交特异性。

通常所用的预杂交液为 3×SSC，10×Denhardt 溶液，0.1%（w/v）SDS，50μg/ml 鲑鱼精子 DNA，储存于 -20℃，或直接购买预杂交液。

（5）杂交：杂交反应是特异的单链核酸探针与待测 DNA 单链分子中互补序列在一定条件下形成异质双链的过程。杂交一般在相对高盐和低温下进行，如果想排除相似序列核酸的非特异性杂交干扰，可以适当降低盐浓度，并提高杂交温度。

（6）洗膜：杂交完成后，需要将未结合的探针分子和非特异性杂交的探针分子从膜上洗去。因为非特异性杂交分子的结合稳定性较低，在一定条件下易发生解链被洗掉，而特异性杂交分子仍保留在膜上，即可进行后续检测，例如放射性自显影等。

（7）杂交结果的检测：放射性核素探针的杂交结果一般采用放射性自显影方法进行检测。将漂洗后的杂交膜与 X 线底片贴紧放进暗盒，曝光数小时到数天，X 线底片在暗室中显影、定影即可。

对于非放射性标记的探针，根据其标记物不同，其检测方法和体系也各异。具体操作步骤可根据其产品说明书进行操作。

2. Northern 印迹杂交主要步骤　基本过程和 Southern 印迹类似，待测核酸分子由 DNA 变为 RNA，其他不同之处包括：①RNA 极易被环境中的 RNA 酶降解，因此在操作过程中需要尽量避免 RNA 酶污染；②RNA 电泳前不需酶切；③RNA 需要在存在变性剂（甲醛等）的条件下进行电泳分离，以保持其单链线性状态，防止 RNA 形成二级结构；④RNA 不能用碱变性，因为碱会造成 RNA 分子水解；⑤印迹前需要用水浸泡含有变性剂的凝胶，去除变性剂后再进行印迹和杂交。

三、临床应用

印迹杂交在临床中主要应用于单基因疾病的分子诊断中，例如镰状细胞贫血、珠蛋白生成障碍性贫血（地中海贫血）的分子诊断。镰状细胞贫血是由β-珠蛋白基因中的错义突变引起的，第 6 位密码子由 GAG 突变为 GTG，即谷氨酸被缬氨酸所取代，改变后的血红蛋白被称为镰状血红蛋白（HbS）。在镰状细胞贫血分子诊断中，先提取 DNA 进行 PCR 扩增，扩增的目的片段中必须包括第 5、6、7 密码子，扩增产物进行 Southern 印迹分析，具体步骤包括用 MstⅡ 限制性内切酶酶切，电泳分离，探针杂交和检测，即可做出诊断。

第二节 斑点杂交或狭缝杂交技术

斑点杂交（dot blot）或狭缝杂交（slot blot）是将核酸变性后直接点在膜上并固定，呈“斑点”形状或“狭缝”形状，随后用探针进行杂交检测，检测是否有杂交及杂交强度，实现定性和半定量检测。

一、原　理

斑点杂交是 Northern 印迹杂交和 Southern 印迹杂交的简化，不同之处在于斑点杂交不需要对核酸分子进行色谱或电泳分离，而是将核酸变性后直接点在膜上，与带有标记的核酸探针杂交，探针和具有同源性的待检测核酸按照碱基互补配对原则退火产生信号。因为斑点杂交省略了电泳分离和复杂的凝胶印迹过程，能够显著节约时间，但不能区分目标分子的大小。

二、操　作

1. DNA 斑点杂交　先将膜在水中浸湿后放置

15×SSC中，再将DNA样品溶于水或TE，煮沸5分钟，冰浴速冷，用铅笔在滤膜上标好位置，将DNA点样于膜上，每个样品一般点5μl（2～10μg DNA），将膜烘干，密封保存备用；按Southern印迹杂交法转膜完成后进行后续操作，具体步骤可按照探针标记所用商品试剂盒的说明书进行。

2. RNA斑点杂交　与上法类似，每个样品至多加10μg总RNA（经酚/氯仿或异硫氰酸胍提取纯化），方法是将RNA溶于5μl DEPC水，加5μl甲醛/SSC缓冲液（10×SSC中含6.15mol/L甲醛），使RNA变性，然后取5～8μl点样于处理好的滤膜上，烘干。后续操作可按Northern印迹杂交法转膜完成后的步骤进行杂交检测操作，具体步骤可按照探针标记所用试剂盒的说明书进行。

3. 完整细胞斑点杂交　应用类似检测细菌菌落的方法，可以对细胞培养物的特异序列进行快速检测，将完整的细胞点到膜上，经NaOH处理，使DNA暴露、变性和固定，再按常规方法进行杂交与检测。完整细胞斑点印迹法可用于筛选大量标本，因为它使细胞直接在膜上溶解，所以DNA含量甚至比常用的提取法还高，又不影响与32P标记的探针杂交，但它不适用于非放射性标记探针，因为DNA纯度不够，会产生高本底。

三、临床应用

斑点杂交在临床中也主要用于单基因疾病的分子诊断中，例如β-珠蛋白生成障碍性贫血的PCR-ASO法诊断。β-珠蛋白生成障碍性贫血是由于β-珠蛋白基因突变导致其功能下降的一种遗传性溶血性疾病。PCR结合等位基因特异性寡核苷酸（ASO）探针的斑点杂交可检测已知突变的珠蛋白生成障碍性贫血基因。这种方法简便、快速、灵敏和准确；缺点是一次杂交只能检测一种突变，对于高度异质性的β-珠蛋白生成障碍性贫血需要多次更换探针进行斑点杂交。

第三节　荧光原位杂交技术

荧光原位杂交（FISH）是20世纪80年代末在放射性原位杂交技术基础上发展起来的一种非放射性标记分子杂交技术，即以荧光标记的核酸探针与细胞或组织切片中的核酸（DNA或RNA）进行杂交并检测的方法。具体做法是用非放射性标记物对核酸探针进行标记，该探针能够特异性地结合在细胞或组织切片中序列高度相似的核酸区域，然后再用偶联有荧光素分子的单克隆抗体与杂交的探针分子特异性地结合，最后使用荧光检测体系（荧光显微镜或共聚焦激光扫描仪）进行定性、定量或相对定位分析。FISH不仅具有高度的特异性和灵敏度，还能定位。主要应用于以下几个方面：①染色体中特定核酸序列的定位；②通过与细胞内RNA杂交，检测某种特定基因的表达水平及其分布情况；③以特异性的病原体核酸序列作为探针与受试者的组织或细胞进行杂交，检测有无该病原体感染及病原体的分布情况等。由于原位杂交不需要从组织或细胞中提取核酸，因此对于组织中含量较低的DNA或RNA分子具有较高的灵敏度，并可保持组织与细胞的形态完整性。

FISH常使用的荧光素标记检测系统包括：①生物素标记的探针与标记有荧光素的抗生物素或抗生物素抗体；②氨乙酰基荧光（AAF）改良探针与抗AAF抗血清；③地高辛标记的探针与标记有荧光素的抗地高辛抗体等。

一、原　理

FISH是将核酸杂交技术与组织细胞化学和免疫组织化学结合起来的一种杂交技术，其基本原理与传统核酸分子杂交技术相同，不同之处是FISH可以确定与探针互补的核酸序列在细胞内的空间位置。

二、操　作

开展FISH检测需要的主要仪器包括原位杂交仪和荧光显微镜。操作步骤大致分为：杂交前准备工作（包括样品固定、取材、玻璃片和组织处理）、杂交、杂交后处理和显示。其主要步骤如下：

（1）样品固定：用于保持细胞形态结构，保护核酸，使探针易于进入细胞或组织。常用多聚甲醛固定组织，醋酸、乙醇混合液和Bouin固定剂也效果不错。

（2）玻片和组织切片的杂交前处理：玻片包括盖玻片和载玻片，需洁净处理，例如热肥皂水刷洗冲净后，95%乙醇浸泡24小时，烘干并涂抹黏附剂，干燥后待用。常用黏附剂有多聚赖氨酸等。固定到载玻片上的细胞中的核酸都是以核蛋白复合体形式存在，影响探针的杂交，因此需用去污剂和蛋白酶去除核酸表面蛋白，这种去蛋白作用还可增强组织通透性和探针穿透性。

（3）预杂交、杂交：预杂交的目的是封闭非特异性杂交位点，降低背景。杂交是将杂交液滴于组织切片上，加盖硅化盖玻片，以防止杂交液蒸发，也可采用无菌蜡膜代替盖玻片。盖玻片周围需加液状石蜡封固或橡皮泥封固。杂交可在盛有少量5×SSC或

2×SSC溶液的湿盒中孵育进行。

（4）杂交后漂洗：使用不同浓度、温度的盐溶液漂洗，去除未结合探针及非特异杂交探针。

（5）结果分析：荧光显微镜检测杂交信号，进行结果分析。

三、临床应用

传统的细胞遗传学诊断只能使用处于分裂中期的染色体，在显微镜下观察展开的染色体核型，以此来判断染色体是否正常。由于传统技术在染色、显微镜放大倍数上的限制，使其对一些染色体异常如复杂的转位、缺失、重复和染色体微小缺失等无法判断。而FISH技术可以相对精确地检测染色体中是否存在某种核酸序列，并定位其在染色体上的位置，在临床上被广泛用于染色体异常检测，包括：

1. 先天性疾病诊断　染色体X、Y、21、18、13的数量变化常与先天性疾病有关。采用染色体着丝粒重复序列DNA探针，可以确定中期细胞或间期细胞染色体数目。羊水细胞可不经培养直接做FISH检查，有利于产前诊断。

2. 肿瘤诊断　在肿瘤遗传性中，染色体重排与肿瘤疾病的诊断和预后判断关系密切。目前已有系列商品化的单一拷贝基因座特异性探针，用于在单个细胞水平检测易位、倒位、缺失和癌基因扩增。

原癌基因扩增探针常用于实体肿瘤遗传学检测，以观察中期和间期细胞的基因扩增情况并确定所涉及的基因。如急性白血病有16号染色体倒位，选择两个分别位于断裂点近端和远端的探针，同时用16号染色体着丝粒探针，正常细胞荧光信号的次序是：黏粒-黏粒-着丝粒，而白血病细胞的荧光信号次序变为：黏粒-着丝粒-黏粒。

3. 病原体检测　用特异性的细菌或病毒的核酸序列做探针，与组织、细胞杂交，以确定是否有病原体的感染。尤其是潜伏期较长的病毒，抗体出现的较晚，很难用血清学或生化方法进行早期诊断，而病毒又很难体外培养，因此难以采用病原体检测中常用的培养法鉴定。如HPV、HBV、SARS等病毒、细菌、疟原虫等都可通过FISH检测及分型。

第四节　基因芯片技术

生物芯片技术是20世纪90年代初随人类基因组计划而出现的一项高新技术，因其具有与计算机芯片类似的微型化、高通量和处理大量生物信息的特点而得名。作为高度集成化的分析技术，它的出现和应用引起国际上广泛关注，*Science* 期刊把生物芯片评为1998年度十大科技突破之一。经30多年的发展，生物芯片技术已逐步发展为实验室中的常规技术，也显示出良好的市场应用前景。

基因芯片（gene chip），又称核酸芯片、DNA芯片（DNA chip）、DNA微阵列（DNA microarray），是目前最成熟、应用最广泛的一种生物芯片技术。它是利用原位合成或微量点样技术，将大量的核酸片段有序地、高密度地固定排列在固相支持物（如玻璃片、硅片或纤维膜）表面，从而形成的二维DNA探针阵列（图5-4-1）。

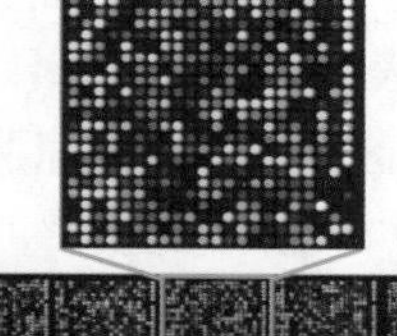

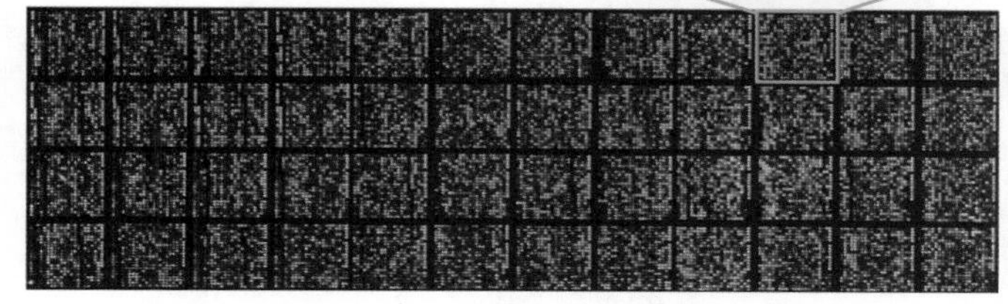

图5-4-1　基因芯片

（人35K全基因组mRNA表达谱芯片）

基因芯片有多种制备方法，应用范围广，可将基因芯片按不同标准进行分类：①根据所用载体材料的不同分为玻璃芯片、膜芯片、硅芯片和陶瓷芯片等；②根据制作方法不同可分为原位合成芯片和直接点制芯片；③根据用途可分为用于检测基因表达情况分析的表达谱芯片、用于基因组中单核苷酸多态性检测的SNP分型芯片、用于比较基因组分析的CGH芯片，以及小RNA检测芯片、甲基化检测基因芯片、病原体检测芯片等。

一、原　理

基因芯片技术由传统分子杂交技术（例如印迹杂交和斑点杂交技术）发展而来，其基本原理与传统分子杂交技术相同，经标记的待测样品核酸通过与芯片上的特定位置的核酸探针按碱基互补配对原理进行杂交，经激光共聚焦荧光检测系统等检测仪对芯片杂交后的信号进行检测，杂交信号的强度与样品中待测靶分子的含量呈一定的线性关系，因此通过对芯片杂交信号强度的检测可获取样品中核酸分子的序列信息和总量信息，其本质是核酸杂交技术的集成化、微型化。

二、操 作

完整的基因芯片检测过程主要包括基因芯片的制备、样品的制备、芯片杂交和芯片杂交信号的检测及分析。

1. 基因芯片的制备

(1) 固相支持物：基因芯片的固相支持物（也称基片、载体）可以是硅、玻璃、陶瓷或尼龙膜等。构建芯片时，首先要对固相支持物进行适当的表面化学处理，以便能将作为探针的核酸分子固定上去，以玻璃片作为固相支持物为例，根据玻片表面修饰的化学基团或包被物质的不同，基片可分为几种类型：氨基基片（玻片表面为氨基基团修饰）、醛基基片（玻片表面为醛基基团修饰）、巯基基片（玻片表面为巯基基团修饰）、琼脂糖基片（玻片表面以琼脂糖覆盖）、葡聚糖基片（玻片表面以葡聚糖覆盖）等。

(2) 探针：基因芯片中的探针指的是固定在芯片上、可与样品中的核酸分子杂交的一类核酸分子，可以是寡核苷酸（例如寡核苷酸芯片），也可以是PCR产物（如cDNA芯片），其中前者的杂交效果更好，应用更广泛。

(3) 探针在载体表面的固定：目前已有多种方法将核酸片段固定到芯片基质上：第一类是通过原位合成方法在芯片基质上直接生成寡核苷酸；第二类是接触点样法，即通过机械手将已经人工合成好的寡核苷酸或PCR产物点到芯片基质上，并经化学方法将核酸固定在基质表面；第三类是喷墨法，采用喷墨打印机将微小的、溶有寡核苷酸或PCR产物的液滴喷到芯片基质上进行化学固定。原位合成法制备的基因芯片密度最高，一张芯片上可以放下几百万个点，但是价格昂贵，一般实验室无法自己制备。后两种方法成本低，操作灵活，一般实验室可以自己购置点样仪，按照自己的需求灵活点制芯片。机械手点样仪和喷墨点样仪的国产化进一步降低了后两种芯片制备方法的成本。

2. 样品的制备　为了提高检测灵敏度，样品在与基因芯片杂交之前，通常需要进行扩增，让信号得到放大。例如采用PCR扩增、等温扩增、体外转录扩增等方法。在扩增得到足以进行芯片杂交的靶标分子时，还需对靶标分子进行标记。这主要是为了方便对芯片杂交结果检测。目前最普遍的标记方法是掺入荧光标记，常利用Cy3、Cy5进行单色或双色荧光标记，二者属于花青类荧光染料，荧光量子产率较高，衰减较慢。

3. 芯片杂交　基因芯片杂交的实质是芯片上的探针与靶核酸分子杂交形成双链核酸，基因芯片上的杂交属固-液相反应，许多因素会影响双链核酸的形成，如靶分子浓度、靶分子和探针的序列组成、杂交液离子强度、杂交温度和时间等，应根据具体情况选择合适的杂交条件。如进行基因表达检测时，为了提高探针对突变的耐受程度，可在低温与高盐浓度下进行较长时间的反应，相反，在进行突变检测时，为了提高杂交的严谨性，需要在高温、低盐浓度下进行较短时间的反应。

芯片杂交一般在2小时内完成，可在恒温水浴锅中进行，也可使用商品化的芯片杂交仪和清洗仪器。

4. 芯片杂交信号的检测及分析　最常用的检测仪器主要是激光共聚焦显微扫描系统，用于基因芯片上荧光信号的检测，其优点是分辨率很高。基因芯片也可以采用高性能冷却电荷偶合器件（CCD）在可见光下检测，这种检测方法具有仪器价格便宜、速度快，不需要X-Y二维移动平台的优点，缺点是灵敏度低。

基因芯片检测得到大量数据后需要相对复杂的分析处理，包括：①标准化，也称归一化，用于消除不同芯片之间的差异；②数据精简，其目的是在大量数据中去除无显著意义的数据；③统计学分析，包括利用聚类法等计算方法对芯片数据进行分析归类，并对数据进行统计学检验等。

三、临床应用

基因芯片技术作为高通量的核酸检测技术，可在一次检测中对大量核酸靶点进行同时检测，因此在临床上主要用于需要对多靶点进行同时检测的领域中，包括：

1. 对可能感染的多种病原体进行筛查　基因芯片可在很短时间（数小时之内）快速确定病原体的种类、亚型、突变株等信息，帮助医生快速了解患者病原体感染情况，确定最佳治疗方案。例如分枝杆菌菌株鉴定基因芯片，检测痰液和分离株等常见临床样本中的分枝杆菌核酸，快速获取常见致病分枝杆菌的准确种属信息，主要用于结核病和非结核分枝杆菌病的辅助诊断，也可用于流行病学调查等领域。

2. 耐药基因筛查　包括对病原微生物的多种耐药基因进行高通量检测，还可以利用基因芯片检测肿瘤耐药基因。例如结核分枝杆菌耐药基因检测芯片，通过检测两种主要一线抗结核药物——利福平和异烟肼的3个耐药相关基因 *rpoB*、*katG* 及 *inhA* 启动子的突变，可快速与准确评估临床致病结核菌株的耐药情况，从而为临床制定、实施有针对性的个体化治疗方案提供重要诊断依据和用药指导。

3. 基因相关的复杂遗传性疾病诊断 例如遗传性耳聋检测基因芯片可同时检测中国人群中最常见的4个耳聋致病基因上的9个突变热点。

4. 肿瘤等复杂疾病的分子诊断、分型和个体化医疗 如目前已得到美国FDA批准、用于乳腺癌检测的基因芯片产品，可鉴定早期乳腺癌患者在手术后复发的风险。该芯片整合与乳腺癌转移相关的关键基因，通过检测这些基因表达判断患者复发风险。

5. 个体遗传检测和疾病预防 现代医学的发展提出肿瘤等恶性疾病的发病率控制应该以预防为主，21世纪人类与疾病做斗争的方式将改变为以预测、预防为主的医学。疾病是由于基因等遗传物质和环境因素共同作用导致，几乎所有疾病的发生都与基因有关。因此可以采用基因芯片技术对个体进行遗传检测，通过对疾病相关的基因位点分析来预测和评估疾病风险。例如，在发病前检查疾病易感基因携带情况，查出患病风险，区分普通人群和高危人群，便于及早采取有效的预防措施。疾病风险预测已应用于糖尿病、冠心病、肝病、肾病和肿瘤等多种疾病。例如国内已开发出基因芯片产品，通过检测血液中的遗传物质，分析3000个左右SNP位点，涉及与疾病相关的近1500个基因，能对人类常见9大类68种疾病进行风险评估。

第五章

临床病原微生物核酸检测

病原微生物是指可以侵入人体引起感染甚至传染病的微生物，又称病原体，包括细菌、支原体、衣原体、立克次体、螺旋体、真菌、病毒、寄生虫等。有些在正常情况下不致病，在体内与人体相互依存，而在特定条件下可引起疾病，称为条件致病性微生物。微生物感染的病原学实验室检测方法主要包括：①病原体形态学检查；②病原体分离培养和鉴定；③检测病原体抗原或相应抗体的免疫学技术；④针对特定病原体基因检测的分子生物学技术。

病原体分离培养是检测病原微生物的“金标准”，但由于某些病原体的分离、培养条件高，阳性率低，步骤繁杂耗时，所需时间长等，限制其广泛使用，寻找简单、快速的检测方法一直是临床微生物面临的任务。通过分子生物学技术来检测侵入体内的病原体核酸，所需样本量小、高特异性、高灵敏性、检测时间短，不但能有助于感染性疾病的确诊，还能确定病原体的基因型，使微生物学的检测技术从普通生物学检查进展到分子生物学鉴定。分子生物学技术常用于检测不能在体外培养或目前培养技术不敏感、费用高或耗时长的病原体，在培养不能实现时，可作为特定病原微生物是否存在的“金标准”。目前常用的检测方法主要有 PCR、杂交技术等。

近年来病原体的核酸检测发展迅速，也逐渐由单通量到高通量发展，由单一向多项检测发展，在本章中主要介绍在 CFDA 已注册通过的病原体检测项目操作程序。

第一节　病毒核酸检测

一、乙型肝炎病毒核酸 PCR 检测

（一）乙型肝炎病毒基因组特征

乙型肝炎病毒（*Hepatitis B virus*，HBV）基因组（HBV-DNA）由双链不完全环形 DNA 组成，含 3200 个核苷酸。HBV-DNA 由负链（长链）及正链（短链）所组成，其负链有 4 个开放读码框架（ORF）：①S 基因区，由 S 基因、前 S1（pre-S1）基因、前 S2 基因组成，分别编码 HBsAg，pre-S、pre-S1 及多聚人血清白蛋白受体；②C 基因区，由前 C 基因和 C 基因组成，分别编码 HBeAg 及 HBcAg；③P 基因区，编码 HBV-DNAp，具有反转录酶活性；④X 基因区，编码 HBxAg，能激活 HBcAg 基因。

在 HBV 病毒定量 PCR 检测中，通用型引物和探针一般设计在其比较保守的 C 区。目前根据 HBV 全基因序列异质性≥8%或 S 基因序列异质性≥4%，将 HBV 分为 A、B、C、D、E、F、G 和 H8 种基因型，使用型特异性引物可对其鉴定。

（二）HBV DNA PCR 检测与临床意义

【原理】使用 HBV 的一对特异性引物和一条特异性荧光探针，配以 PCR 反应液、耐热 DNA 聚合酶（Taq 酶）、核苷酸单体（dNTPs）等成分，利用 Taqman 实时荧光定量 PCR 技术，检测 HBV DNA。

【试剂和仪器】试剂包括标本处理试剂、核酸扩增试剂和质控品三大类。

标本处理试剂主要是 DNA 提取液，核酸扩增试剂包括 PCR 反应液（灭菌水、dNTP、Mg^{2+}等）、Taq 酶等，质控品包括阴性、强阳性与临界阳性质控品等。

所需仪器为实时荧光 PCR 扩增仪。

【操作】分标本采集、贮存、运输和实验操作

部分。

1. 适用标本类型 血清或血浆等。

2. 标本采集、保存和运送 参见所使用的特定试剂盒说明书。

3. 实验操作 分样本处理、核酸扩增和结果分析三部分。

（1）标本处理：基本原理是裂解宿主细胞及病原体，萃取提纯核酸。目前常用的核酸提取方法，包括煮沸裂解法、酚/三氯甲烷沉淀法、密度梯度离心法、离子交换层析法、硅膜吸附法、磁珠分离法等，以及近年兴起的自动化抽提系统等。在进行临床微生物检验时，应针对不同核酸待检物，根据其理化性质差异而采用不同的核酸提取方法。

（2）PCR 扩增

1）加样：取反应管若干，分别加入处理后的样品包括标本、阴性、临界阳性和强阳性质控品上清液，或直接加入阳性定量标准品，离心数秒，放入仪器样品槽。

2）PCR 扩增反应：按所使用的试剂盒说明书进行。

（3）结果分析：结果判断以 Ct 值表示，按特定试剂盒说明书进行。

【临床意义】

1. HBV DNA 定性检测 由于部分 HBV 感染者外周血液循环中 HBsAg 可能因病毒 S 区变异、检测试剂方法的局限性和感染的“窗口期”等不能检出，而血液中病毒仍存在，用 HBV DNA 定性检测可以筛查血液和血制品 HBV DNA，未明原因有肝炎症状患者及单项抗 HBc 阳性者 HBV 感染确认或排除。

2. HBV DNA 定量检测

（1）判断 HBV 感染者病毒复制水平：血清（浆）HBV DNA 含量高，反映病毒复制活跃。在 HBeAg（+）者，HBV DNA 高水平（$\geqslant 10^8$ 或 10^9 拷贝/ml）常见于高免疫耐受者，肝细胞病变轻微。而 HBeAg（-）者，HBV DNA 高水平患者常伴有较重肝细胞病变。HBV DNA 低水平（$\leqslant 10^4$ 或 10^5 拷贝/ml）提示病毒低复制。但在某些病变明显活动的患者，由于机体的免疫清除作用，血清（浆）HBV DNA 水平也可能较低。

（2）判断 HBV 感染患者传染性：若血清（浆）HBV DNA 浓度 $>10^9$ 拷贝/ml，则在日常生活密切接触中即有较强的传染性；$10^5 \sim 10^6$ 拷贝/ml，则在日常生活接触中传染性较小；$<10^5$ 拷贝/ml，则在日常生活接触中几乎无传染危险性。但不管 HBV DNA 浓度为多少，即使低于相应 PCR 检测方法下限，也会引起输血后感染，因为血液中只要有 3～169 个病毒体即可发生感染。

（3）抗病毒药物疗效监测：血清（浆）HBV DNA 检测是 HBV 感染抗病毒治疗有效的疗效直接监测指标。动态监测患者血液循环中 HBV DNA，当患者经抗病毒药物治疗后，HBV DNA 含量持续下降，然后维持在低水平，或低至方法检出下限，说明治疗有效。观察抗病毒药物治疗效果必须多次动态观察，不能仅凭两三次检查结果来判断，每次间隔时间不宜太短，一般为 2 周以上。

（4）动态观察乙肝活动情况：血液循环中 HBV DNA 与 HBeAg 和 HBsAg 有一定相关性，但其浓度间并不呈正线性相关。HBeAg 阳性标本，HBV DNA 通常有较高浓度（$>10^5$ 拷贝/ml），HBeAg 阴性抗 HBe 阳性的标本，HBV DNA 浓度通常较低（$<10^5$ 拷贝/ml）。当 HBV 基因组前 C 区发生突变时，则可出现 HBeAg 阴性而 HBV DNA 仍保持在较高浓度。单独抗 HBc 阳性的血液 HBV DNA 浓度通常很低。

（5）肝移植患者手术前后监测：可用于观察免疫受损患者的 HBV 感染情况。肝移植后 HBV 感染的主要原因是复发，再感染为次要因素。特别是移植前 HBV 复制水平高者，复发概率更高。定量检测血清（浆）HBV DNA，可用于肝移植术后 HBV 复发感染的监测。

【注意事项】除前面章节提到的临床基因扩增检验实验室检测中应注意的通用问题外，对于 HBV DNA 扩增检测，重点应注意几点：

1. 不同批号的试剂请勿混用，试剂使用前要在常温下充分融化并混匀，但应避免反复冻融，PCR 反应混合液应避光保存。

2. 现有的部分商品化试剂盒，采用煮沸法抽提核酸，煮沸过程中发生崩盖易引起标本间交叉污染，应选择质量好的 Eppendorf 管，以避免样本外溢及外来核酸的进入，打开离心管前应先离心，将管壁及管盖上的液体甩至管底部。开管动作要轻，以防管内液体溅出。

3. 由于操作时不慎将样品或模板核酸吸入枪内或粘上枪头是一个严重的污染源，因而加样或吸取模板核酸时要十分小心，吸样要慢，加样时尽量一次完成，忌多次抽吸，以免交叉污染或气溶胶污染。

4. PCR 反应管中尽量避免气泡存在，管盖需盖紧。

5. 试验中接触过标本的废弃物品（如吸头）请打入盛有消毒剂的容器，并与扩增完毕的离心管、标本等废弃物一起灭菌后方可丢弃。

6. 试剂盒内的阳性质控品应视为具有传染性物质，操作和处理均需符合相关法规要求：原卫生部《微生物生物医学实验室生物安全通用准则》和《医疗废物管理条例》。

（三）HBV分型

【原理】选用人HBV基因组中编码表面抗原S基因编码区为扩增靶区域，设计特异性引物及各型特异探针，利用PCR及反向膜杂交技术，检测人HBV三种（B、C、D）基因型DNA。

【试剂和仪器】HBV分型检测试剂包括标本处理与核酸扩增试剂、各种质控品和反向膜杂交试剂四大类。

标本处理试剂主要是DNA提取液、核酸扩增试剂包括PCR反应液（灭菌水、dNTP、Mg^{2+}等）、Taq酶等，质控品包括阴性、强阳性与临界阳性质控品等，反向点杂交试剂含各种杂交液与杂交膜条。

所需仪器为各种定性核酸扩增仪和恒温水浴。

【操作】分标本采集、贮存、运输和实验操作四部分。

1. 适用标本类型　血清或血浆等。

2. 标本采集、保存和运送　参见所使用的特定试剂盒说明书。

3. 实验操作　分样本处理、核酸扩增、杂交操作和结果分析四部分，具体操作步骤参见所使用的特定试剂盒说明书。

【临床意义】

1. HBV基因型与疾病严重程度的相关性　从无症状HBV携带者，到慢性乙型肝炎、肝硬化、肝癌等不同人群中，C基因型检出率逐渐增高，而B基因型检出率则逐渐降低。感染B基因型者较少出现肝功能异常，而感染C基因型者常出现血清丙氨酸氨基转移酶（ALT）增高。B基因型感染者的肝组织学活动指数、坏死性炎症与纤维化的评分均明显低于C基因型感染者。不仅肝癌患者中C基因型的感染率明显高于B基因型，而且C基因型感染者发生肝癌的年龄明显低于B基因型感染者，但台湾地区年轻非肝硬化肝癌与B基因型感染有关。

2. HBV基因型与感染临床进程　HBV基因型感染后临床疾病谱不同的机制尚未清楚。

【注意事项】除HBV DNA扩增检测中应注意的问题外，对于分型杂交操作，应注意：

1. PCR实验室应与杂交室分开，两室工作服亦应分开，使用自卸管移液器。

2. 杂交全过程需避免用手接触膜条，用镊子镊取膜条边操作，避免划破膜条，并用铅笔在边角标记，油性笔标记会影响信号分析的准确性。

3. 需在室温20～30℃下进行，若环境温度过低或过高，实验结果可能不准确。

4. 反应结束后，膜条扫描时务必用吸水纸吸干表面水分，且平整地放到扫描仪上，在图片预览时膜条上无水渍和皱褶，否则会影响信号分析结果的准确性。

二、丙型肝炎病毒核酸RT-PCR检测

（一）丙型肝炎病毒基因组特征

丙型肝炎病毒（*Hepatitis C virus*，HCV）RNA基因组链长约9600个核苷酸，两侧分别为5′端和3′端非编码区，位于两个末端之间的为病毒基因ORF，从5′至3′端依次为核心蛋白（C）编码区、包膜蛋白（E）编码区和非结构蛋白（NS）编码区，NS区又分为NS 1～5区。5′非编码区由241～324个核苷酸组成，是整个基因组中高度保守部分。在5′端和3′端之间是一个连续的大ORF，其长度在不同分离株有所不同，为9063～9400个核苷酸，编码由3010个或3000个氨基酸组成的一个巨大前蛋白多肽。结构基因区由C、E1和E2组成，分别编码核心蛋白、胞膜蛋白E1和E2。核心蛋白构成病毒的核蛋白衣壳，具有与不同细胞蛋白相互作用及影响宿主细胞功能的特点。胞膜蛋白E1和E2编码区的变异性最大，在不同HCV分离株差异极大。非结构基因区所编码的非结构蛋白有NS2、NS3、NS4A、NS4B、NS5A和NS5B。

HCV为高变异率的不均一病毒株，其在复制过程中所依赖的RNA聚合酶，是易产生错配倾向的RNA依赖的RNA聚合酶，变异率高。多次复制和变异的结果将导致产生多种不同变异株，表现为HCV株间的不均一性或差异性。

在HCV定量PCR检测中，引物和探针序列设计一般选取在其高度保守的5′非编码区。

（二）HCV RNA RT-PCR检测与临床意义

【原理】使用HCV的一对特异性引物和一条特异性荧光探针，配以反转录液、反转录酶、PCR反应液、Taq酶、dNTPs等成分，先将RNA反转录成cDNA，再利用PCR体外扩增法，检测HCV。

【试剂和仪器】HCV核酸实时荧光检测试剂包括标本处理试剂、反转录试剂、核酸扩增试剂和质控品四大类。

标本处理试剂主要是RNA提取液、反转录试剂含反转录液和反转录酶、核酸扩增试剂含PCR反应液（灭菌水、dNTP、Mg^{2+}等）、Taq酶等，质控品包

括阴性、强阳性与临界阳性质控品等。

所需仪器为实时荧光核酸扩增仪。

【操作】 分标本采集、贮存、运输和实验操作部分。

1. 适用标本类型　血清或血浆等。

2. 标本采集、保存和运送　参见所使用的特定试剂盒说明书。

3. 实验操作　分样本处理、反转录与核酸扩增、结果分析三部分，参见所使用的特定试剂盒说明书。

【临床意义】 由于抗原浓度很低，病原体抗原检测标志物很少应用。与HBV相比，HCV感染者血液循环中病毒含量通常很低，采用实时荧光RT-PCR方法应用价值较好。

1. HCV RNA定性检测血液及血液制品的安全性　由于所用包被抗原的复杂性，抗HCV检测在不同试剂盒常出现差异，易发生漏检，而HCV特异性抗体出现窗口期长达80天。因此，采用实时荧光RT-PCR方法检测HCV RNA，不仅可大大缩短检测窗口期（最少可至22天），亦可在一定程度上弥补抗体检测发生的漏检，也可用于抗HCV阴性及其他肝炎病毒抗原抗体标志物阴性的患者确诊与排除。

2. HCV RNA定量检测　抗病毒药物治疗HCV感染患者时，定量检测血液循环中HCV RNA，可作为抗病毒疗效评估的观察指标。但HCV RNA含量的高低与疾病的严重程度和进展并无绝对相关性。

【注意事项】

1. 由于RNA具有热不稳定性和易降解的特点，核酸提取中应注意冰上等低温操作，应采用低温冷冻离心机。核酸提取如需配制75%乙醇时必须使用DEPC水，然后置4℃预冷。所使用的离心管、吸头应无DNase和RNase，散装离心管和吸头使用前须经高压灭菌处理。

2. 反转录成cDNA后，建议立即进行下一步实验，否则请立即转移上清至灭菌离心管，保存于-20℃待用。

其余参见HBV DNA定量检测。

三、人巨细胞病毒核酸PCR检测

（一）人巨细胞病毒基因组特征

人巨细胞病毒（*Human cytomegalovirus*，HCMV）基因组全长约240kb，有208个ORF，由长独特序列（U_L）和短独特序列（Us）两个片段组成，两片段均被一对反向重复序列夹在中间，分别为TR_L、IR_L、IR_S和TR_S。HCMV基因转录及翻译受其自身及宿主细胞调控，并具时相性，分为IE（即刻早期）、E（早期）和L（晚期）。其中IE基因位于U_L一个小于20kb区域，其启动子区域高度保守，PCR检测的引物和探针设计一般选择在此区域。

（二）HCMV DNA PCR检测与临床意义

目前我国临床实验室采用CFDA批准的实时荧光PCR试剂盒检测HCMV。

【原理】 使用HCMV基因组中高度保守的区域为扩增靶区域，如编码早期转录调节蛋白的IE1基因，设计特异性引物及荧光探针，配以PCR反应液、Taq酶、dNTPs等成分，利用实时荧光定量PCR技术，定量检测HCMV DNA。

【试剂仪器和操作】 适用标本类型为尿液、乳汁、血清或全血等，其余参考HBV DNA定量检测和所使用的特定试剂盒说明书。

【临床意义】

1. 为HCMV感染的早期诊断和鉴别诊断提供分子病原学依据。

2. 定量测定血液HCMV，有助于HCMV感染者抗病毒药物治疗的疗效监测。

3. 优生优育　孕妇在孕期感染HCMV，易致胎儿畸形。对于HCMV特异IgM抗体检测阳性，和（或）特异IgG滴度升高4倍，或特异的低亲和力IgG抗体阳性，则有必要采取孕妇羊水检测HCMV PCR，以明确是否现症感染，为进一步采取相应的对策提供依据达到优生优育目的。

4. 器官移植、免疫缺陷患者、抗肿瘤治疗中HCMV感染的监测　器官移植后由于免疫抑制剂的使用，免疫缺陷和恶性肿瘤患者抗肿瘤治疗造成免疫系统损伤，检测这些患者HCMV DNA，有助于及时采取相应治疗措施，避免严重后果。

5. 可用于死胎、畸胎、流产、低体重儿、婴儿肝炎综合征的病因学研究。

6. 用于HCMV与肿瘤的关系研究　现认为HCMV与宫颈癌、睾丸癌、前列腺癌、Kaposi肉瘤、成纤维细胞癌、Wilms瘤与结肠癌等肿瘤的发生有关。

【注意事项】 参见HBV DNA定量检测。

四、EB病毒核酸PCR检测

（一）EB病毒基因组特征

EB病毒（*Epstein-Barr virus*，EBV）基因为双链线性DNA，172kb，G+C含量约60%。结构包括：①末端重复序列（TR）：位于基因组两端，由长度为0.5kb重复片段呈串联直接排列；②内重复序列（IR）：有4个主要IR，IR1~IR4，其中IR-1（重复片段长度3.0kb）把EBV基因组划分为短单一序列区（US）和长单一序列区（UL）；③DL 和 DR：为 2 个高度同源区域，由多个富含 G + C，长度分别为 125bp（DL）和 102bp（DR）重复片段加 2kb 左右的单一序列组成，不同病毒株含上述重复序列个数不同。

EBV 约有 100 个基因，其中重要的有编码壳抗原（VCA）、早期抗原（EA）、核抗原（EBNA）基因。PCR 检测中，其引物和探针序列的设计一般选择在其较为保守的病毒基因组特异性核酸序列 $BamH_1W$ 基因。

（二）EBV DNA PCR 检测与临床意义

【原理】 使用高度保守的非编码基因区为扩增靶区域，设计一对特异性引物和一条特异性荧光探针，配以 PCR 反应液、Taq 酶、dNTPs 等成分，利用实时荧光定量 PCR 技术，定量检测 EBV DNA。

【试剂仪器和操作】 适用标本类型为血清、全血、咽拭子等，其余参考 HBV DNA 定量检测和所使用的特定试剂盒说明书。

【临床意义】

1. 对于 EB 病毒急性感染如传染性单核细胞增多症，最早出现于临床标本中是病原体本身，采用高灵敏度高特异性的实时荧光 PCR 法检测，可在感染早期明确病因。

2. 用于鼻咽癌治疗效果的监测　鼻咽癌具有对放疗敏感、易复发和远处转移等特点，放疗是鼻咽癌的首选治疗方法，但治疗后完全缓解患者仍有 40% ~50% 出现局部复发和远处转移而导致治疗失败。以前较为常用的临床监测鼻咽癌患者肿瘤转移、复发的手段主要是常规体检，间接鼻咽纤维镜、胸片或胸部 CT、腹部 B 超或 CT、全身骨 ECT 等物理和影像学检查，以及 VCA-IgA 抗体和 EA-IgA 抗体，但这些方法敏感性和特异性欠佳，不能区分原发和转移癌，而不能准确及时反映体内 EBV 清除。采用实时荧光 PCR 法直接定量测定血液中 EBV DNA，可准确及时地反映鼻咽癌在体内的消长，可作为治疗后转移和复发的监测指标。

【注意事项】 参见 HBV DNA 定量检测。

五、单纯疱疹病毒核酸 PCR 检测

（一）单纯疱疹病毒基因组特征

单纯疱疹病毒Ⅰ，Ⅱ型（*Herpes simplex virus*，HSV-Ⅰ，Ⅱ）基因组核心含双链 DNA，包括两个互相连接的长片段（L）和短片段（S），L 和 S 两端有反向重复序列。单纯疱疹病毒基因组（UL1-56，US1-12），至少编码 70 种不同蛋白质，成熟病毒核壳体至少含有七种蛋白质（gB、gC、gD、gE、gG、gH、gI 糖蛋白）。HSV-Ⅰ和 HSV-Ⅱ基因组结构相似，序列同源性达 40% 以上，仅 US4 编码 gG 序列差异较大，故在 PCR 检测中，其引物和探针序列设计一般选择 gG 序列作为靶基因，以保证方法特异性。HSV-Ⅰ型常引起口唇和角膜疱疹；HSV-Ⅱ型则引起生殖器疱疹，且主要通过直接接触病灶（性接触）而传播导致多种皮肤病变，如口唇性疱疹、疱疹性角膜炎、疱疹性皮肤炎、阴部疱疹、卡波西病等，也是脑膜炎、脑炎、宫颈癌的病因。

（二）HSV DNA PCR 检测与临床意义

【原理】 分别使用 HSV-Ⅰ型或 HSV-Ⅱ型的一对特异性引物和一条特异性荧光探针，配以 PCR 反应液、Taq 酶、dNTPs 等成分，利用实时荧光定量 PCR 技术，定量检测 HSV-Ⅰ型或 HSV-Ⅱ型 DNA。

【试剂仪器和操作】 适用标本类型为疱疹溃疡部位刮片、生殖泌尿道分泌物棉拭子、脑脊液等，其余参考 HBV DNA 定量检测和所使用的特定试剂盒说明书。

【临床意义】

1. 有助于 HSV 感染的早期诊断和及时治疗　HSV 感染窗口期，抗体尚未产生前，采用实时荧光 PCR 可早期、快速、简便实现对 HSV 感染的诊断；同时，血清学检测只能间接反映体内是否存在病原体，不能真实反映 HSV 感染的严重程度，而实时荧光 PCR 是直接对体内病原体 DNA 检测，可真实反映是否发生感染和病情的严重程度。

2. 孕妇 HSV 感染可引起胎儿宫内感染或新生儿感染，导致流产、早产、先天畸形、新生儿死亡或发生严重后遗症。一旦出现可疑症状，或有疑虑时，应及时进行 PCR 检测与积极治疗，对于 HSV 感染的早期诊断、降低病死率和提高人口质量意义重大。

【注意事项】 参见 HBV DNA 定量检测。

六、人类免疫缺陷病毒 1 型核酸 RT-PCR 检测

（一）人类免疫缺陷病毒 1 型基因组特征

人类免疫缺陷病毒（*Human immunodeficiency virus*，HIV）基因组是两条相同正链 RNA，每条 RNA 长约 9.2 ~9.8kb，有 3 组共 9 个基因。第一组为反转录病毒共同的基因，即 *gag*、*pol* 和 *env* 基因及侧翼的长末端重复顺序（LTR）等，分别编码病毒衣壳蛋白、编码反转录酶（p66）与整合酶（p31）与编码包膜糖蛋白前体 gp160（在蛋白酶的作用下 gp160 裂解成 gp120 和 gp41），基因组两端的 LTRs，不编码任何蛋白，可起始其他病毒基因表达，无种属特异性。第二组为调节表达的基因，即 *tat*、*rev* 和 *nef* 基因，

可增强或抑制其他基因的表达。第三组为特有基因，负调控病毒的感染性、成熟或释放，即 *vif*、*vpu* 和 *vpr*。

HIV 遗传变异率高，从不同 AIDS 患者体内分离出的病毒结构不一，分离到的 HIV-1 和 HIV-2 彼此都不相同。高度变异区位于 *env* 基因内，相当于 gp120 五个区段，*gag* 和 *pol* 基因变异较少，为高度保守区域。在检测时选择 *gag* 和 *pol* 基因作为目的基因检测病毒的存在与否。在鉴别诊断时，必须选择高度变异区病毒基因组作为目的基因扩增，才能有效地检测所有 HIV 变异。

（二）HIV-1 RNA RT-PCR 检测与临床意义

【原理】使用 HIV 的一对特异性引物和一条特异性荧光探针，配以反转录酶、PCR 反应液、Taq 酶、核苷酸单体 dNTPs 等成分，先将 RNA 反转录成 cDNA，再利用 PCR 体外扩增法，定量检测 HIV。

【试剂仪器和操作】适用标本类型为血清或血浆等，其余参考 HCV RNA 定量检测和所使用的特定试剂盒说明书。

【临床意义】

1. HIV 感染的早期诊断和辅助诊断　在 HIV 感染“窗口期”，以及其他血清学和病毒学标志出现前，可判定无症状且血清免疫学检测阴性患者为潜在 HIV 患者。通常检测血液循环中 HIV 抗体即可对 HIV 感染与否做出正确判断，但在特殊情况下，单纯抗体检测不足以完成明确判定，如出现某些非典型的抗体反应形式，特别是结果不确定时，HIV RNA 测定可作为确认试验。此外，重度免疫缺陷患者 HIV 抗体检测阴性但高度怀疑 HIV 感染时，可进行 HIV RNA 定量检测以早期诊断。

2. 判定小于 18 个月龄婴儿 HIV 感染　小于 18 个月龄婴儿由于携带母体来源的 HIV 抗体，血清学方法不能确诊 HIV 感染，用实时荧光 PCR 技术检测 HIV RNA 予以确诊，以便尽早开始抗病毒治疗或 HIV 暴露后预防。

3. 预估患者病程与评估鸡尾酒抗病毒治疗效果　HIV 感染发生后，血液循环中病毒载量有一定变化规律，且这种变化与疾病进程密切相关。利用病毒载量可在患者急性感染期间，处于“窗口期”检测出高水平病毒 RNA 含量。HIV RNA 检测结果可判定患者疾病的进程、进展与指导治疗。

4. 血液和血液制品的安全性检测　缩短检测“窗口期”，对于提高血液及其制品的安全性意义重大。

【注意事项】参见 HCV RNA 定量检测。

七、流感病毒核酸 RT-PCR 检测

（一）流感病毒基因组特征

流感病毒（*Influenza virus*，Flu）为单股负链 RNA，甲型和乙型流感病毒 RNA 由 8 个节段组成，丙型流感病毒则比甲、乙型少一个节段，第 1、2、3 节段编码 RNA 多聚集酶，第 4 节段编码血凝素；第 5 节段编码核蛋白，第 6 节段编码神经氨酸酶；第 7 节段编码基质蛋白，第 8 节段编码一种能起到拼接 RNA 功能的非结构蛋白（功能尚未知）。丙型流感病毒缺少第 6 节段，其第 4 节段编码的血凝素可同时行使神经氨酸酶功能。

在 PCR 检测中，一般针对 A 或 B 型流感病毒的基质蛋白基因或包膜蛋白基因或血凝素基因等保守序列来设计引物和探针。

（二）Flu RNA RT-PCR 检测与临床意义

【原理】使用 Flu 一对特异性引物和一条特异性荧光探针，配以反转录酶、PCR 反应液、Taq 酶、dNTPs 等成分，先将 RNA 反转录成 cDNA，再利用 PCR 体外扩增法，定量检测流感病毒。

【试剂仪器和操作】适用标本类型为咽拭子、鼻咽分泌物等呼吸道样本等，其余参考 HCV RNA 定量检测和所使用的特定试剂盒说明书。

【临床意义】

1. 有助于早期诊断和鉴别诊断　采用实时荧光 RT-PCR 方法直接监测患者分泌物中的病毒 RNA，不但简便、快速，且较培养法及其他免疫测定方法检测特异抗原和抗体更敏感。因其早期症状与其他呼吸道病原体感染、流行性乙型脑炎、军团病和支原体肺炎等相似，因此，实时荧光 RT-PCR 法是早期诊断和鉴别诊断的最佳方法之一。

2. 有助于患者隔离与治疗　对于某些传染性较强的 Flu 病毒感染，明确诊断及时对患者隔离并尽早开始抗病毒药物治疗，对于防治并发症、降低病死率和改善预后，具有重要意义。

【注意事项】参见 HCV RNA 定量检测。

八、手足口病肠道病毒核酸 RT-PCR 检测

（一）手足口病肠道病毒基因组特征

引起手足口病的肠道病毒（EV）以柯萨奇病毒 A16 和 EV71 最为常见，它们均属于微小病毒科（*Picornaviridae*）中的肠病毒属（*Enterovirus*）人肠道病毒 A 组（*Human enterovirus* A）。EV 71 为目前肠病毒属中感染性强且致病率高的病毒，尤其是引起神经系统的并发症。其核酸为单股正链 RNA，衣壳组成非常复杂，首先由 VP1、VP2、VP3 和 VP4 四种外壳蛋

白构成原聚体，再由5个原聚体拼装成五聚体样结构亚单位。病毒单链具侵染性，基因组中仅一个ORF，编码含2193个氨基酸的多聚蛋白，在其两侧分别为746个核苷酸5′UTRs和83个核苷酸3′UTRs。在3′UTRs末端含有一个长度可变polyA，而其5′末端共价结合有一个小分子量蛋白（VPg）。由于EV各型间存在序列高度保守区，其VP1区核酸序列与决定血清型的抗原决定因子密切相关，根据VP1区序列设计引物和探针，可鉴别诊断不同亚型。

（二）EV RNA RT-PCR检测与临床意义

【原理】选用EV通用型、EV71、CA16等核酸片段中一个相对保守区作为扩增靶区域，设计一对特异性引物和一条特异性荧光探针，利用实时荧光定量PCR技术，采用RT-PCR一步法，检测样品中是否含有手足口相关病毒RNA。

【试剂仪器和操作】适用标本类型为咽拭子、疱疹液、粪便等，其余参考HCV RNA定量检测和所使用的特定试剂盒说明书。

【临床意义】

1. 手足口病的早期诊断　手足口病是一种自限性疾病，绝大多数病例1周内痊愈，但由于EV71感染少数患儿可并发无菌性脑膜炎、脑炎、急性迟缓性麻痹、呼吸道感染和心肌炎等，个别重症患儿病情进展快，易发生死亡。重症病例的早期诊断至关重要。与传统的抗体检测相比，肠道病毒核酸检测更灵敏、准确，有助于手足口病患儿，尤其是重症患儿的早期诊断及尽早治疗，不仅能够阻断和延缓病情进展，同时加强了治疗力度，对于防治中枢神经系统并发症、改善预后和降低病死率，意义重大。

2. EV71核酸检测虽然可明确病因，但诊断重症病例仍需严密观察病情，主要依据临床表现确定重症病例，而不能单纯依据辅助检查。

3. 手足口病易在集体和幼儿园中传播，多为患儿及隐性感染者咽喉液及唾液中的病毒以飞沫形式感染，患儿的疱疹液及粪便中的病毒亦可经手或借助被污染的物品经口传染。肠道病毒核酸检测有利于及早发现患者，及时有效隔离，避免手足口病的大规模爆发。

【注意事项】参见HCV RNA定量检测。

第二节　细菌核酸检测

一、结核分枝杆菌核酸PCR检测

（一）结核分枝杆菌基因组特征

结核分枝杆菌（*Mycobacterium Tuberculosis*，TB）全基因组序列约为4.41Mb，有3924个ORF，4411个基因，G+C%含量为65%，有3977个基因有编码能力，占90.2%，TB基因组的特征之一是9%基因组编码2个富含甘氨酸蛋白质新家族，即富含甘氨酸、丙氨酸、甘氨酸、天冬氨酸的新蛋白家族。另一个特征是有大量编码脂肪酸代谢酶的基因，有250个编码脂肪酸代谢酶的基因。

（二）TB DNA PCR检测与临床意义

【原理】采用实时荧光PCR技术原理，含有一对PCR引物和一个荧光双标记的探针，该探针能与引物扩增区域中间的一段DNA模板发生特异性结合，从而将PCR技术和荧光检测技术结合起来，实现对TB DNA高自动化的检测。检测灵敏度为10个TB/ml。

【试剂仪器和操作】适用标本类型为痰液、肺及支气管灌洗液、咽拭子等，其余参考HBV DNA定量检测和所使用的特定试剂盒说明书。

【临床意义】

1. TB因其培养周期长，临床很难采用培养方法进行TB感染的快速检测，而采用PCR法可以做到这一点。如通过对痰、血液、淋巴液、脑脊液、胸腹水等标本中TB的PCR检测，快速诊断肺结核、结核杆菌血症、淋巴结核、结核性脑膜炎、结核性胸腹膜炎。

2. TB DNA检测有助于TB感染的早期诊断，尤其对于因菌量少，或结核菌发生L型变异而不易分离培养成功的标本更具有实用价值。此外，一定比例涂片或培养阴性的患者，PCR检测可为阳性。

3. 在抗结核治疗中，采用PCR定期检测，可用于抗结核药物疗效的评价。

【注意事项】PCR检测是病原体核酸，不管TB是否为活细菌，PCR均能检出，因此在经抗生素治疗一个疗程后，必须两周后才能做PCR检测，以避免临床假阳性。其余参见HBV DNA荧光定量检测。

二、淋病奈瑟菌核酸PCR检测

（一）淋病奈瑟菌基因组特征

淋病奈瑟菌（*Neisseria gonorrhoeae*，NG）基因组为环状，长达2154Mb。PCR检测的靶基因可为其隐蔽性质粒、染色体基因、胞嘧啶DNA甲基转移酶基因、透明蛋白（opa）基因、菌毛DNA、rRNA基因和porA假基因。

隐蔽性质粒序列长4207bp，包含2个重复序列，重复序列间相隔54bp，这54bp及任何一组序列同时缺失，都不会影响ORF。隐蔽性质粒中有10个编码区，分别编码 *cppA*、*cppB*、*cppC* 和 *ORF1-7*。*cppB* 基因主要存在于 4.2kb 隐蔽质粒中，但其在细菌染色体也有一个拷贝存在，同时 96% 淋球菌中都有该隐蔽质粒，因此很多 PCR 引物设计在 *cppB* 基因区。但使用 *cppB* 基因作为 PCR 检测靶基因的一个可能问题是其拷贝数低，且少量存在于脑膜炎奈瑟菌中，存在交叉反应。此外，有些 NG 可能缺乏 *cppB* 基因，导致假阴性结果。部分 PCR 试剂盒所用引物为抗淋病奈瑟菌胞嘧啶 DNA 甲基转移酶基因。部分使用扩增靶核酸为 16S RNA，此外相对保守的 *opa* 和 *PorA* 假基因也作为 PCR 检测靶核酸。

（二）NG DNA PCR 检测与临床意义

【原理】采用实时荧光 PCR 技术原理，含有一对 PCR 引物和一个荧光双标记的探针，该探针能与引物扩增区域中间的一段 DNA 模板发生特异性结合，从而将 PCR 和荧光检测技术结合起来，实现对 NG DNA 的高自动化的检测。

【试剂仪器和操作过程】适用标本类型为生殖泌尿道分泌物棉拭子等，其余参考 HBV DNA 定量检测和所使用的特定试剂盒说明书。

【临床意义】

1. 对淋病的早期诊断与及时治疗、防止慢性感染有重要价值。尽管细菌培养是“金标准”，但烦琐费时，而临床采用实时荧光 PCR 法可很好解决 NG 感染快速诊断的问题，尤其适于泌尿生殖道感染的早期诊断及检测无症状携带者。而且，实时荧光 PCR 法还可用于分离培养菌株的进一步鉴定分析、抗生素治疗疗效检测、NG 分子流行病学研究及对疑似 NG 感染的鉴别诊断。

2. 孕期感染 NG 对母婴危害较大，NG 可通过胎盘感染胎儿，出现胎儿宫内发育迟缓，胎膜早破、流产、早产等。妊娠分娩时，NG 可通过产道、致新生儿眼、耳、鼻、咽、胃、肛门、胎膜多处部位受感染，出生后出现可致盲的淋菌性眼结膜炎、淋菌性关节炎、脑膜炎等。临床上很多孕妇虽感染了 NG，但无自觉症状，这样有可能在分娩时通过产道传染给孩子，所以一旦出现尿频、尿急、尿痛、脓性白带等症状，或有疑虑时，应及时进行 PCR 检测，对于 NG 感染的早期诊断、及早治疗和提高人口质量意义重大。

【注意事项】参见 HBV DNA 荧光定量检测。

三、幽门螺杆菌核酸 PCR 检测

（一）幽门螺杆菌基因组特征

幽门螺杆菌（*Helicobacter pylori*，HP）全基因序列已测出，其中尿素酶基因有四个 ORF，分别是 *ure*A、*ure*B、*ure*C 和 *ure*D。*ure*A 和 *ure*B 编码的多肽与尿素酶结构的两个亚单位结构相当。HP 尿素酶极为丰富，约含菌体蛋白 15%，活性相当于变形杆菌 400 倍。尿素酶催化尿素水解形成“氨云”保护细菌在高酸环境下生存。此外，尚有 *vac*A 和 *cag*A 基因，分别编码空泡毒素和细胞毒素相关蛋白。根据该两种基因表达，将 HP 菌株分成两种主要类型：Ⅰ型含有 *cag*A 和 *vac*A 基因并表达两种蛋白，Ⅱ型不含 *cag*A 基因，不表达两种蛋白，尚有一些为中间表达型，即表达其中一种毒力因子，Ⅰ型与胃疾病关系密切。

HP 具有完善的运动、限制和修饰功能，也有调节网络，具有一定的代谢和生物合成能力，能表达许多黏附素、脂蛋白和其他膜外蛋白，特别具有潜在复杂的宿主一病原体相互作用能力。与其他黏膜病原体一样，可通过基因重排及错配从而改变抗原性，达到适应性进化。

HP 是目前认识到的最具基因多样性的一种微生物，运用随机引物扩增的多态性指模技术分析，发现 HP 基因组大小在 1.0～1.73Mb，平均 1.67Mb，几乎所有菌株都产生不同条带。应用 PCR 方法扩增 HP 特异基因，如尿素酶（*ure*A、*ure*C）、*cag*A、*vac*A、16SrRNA 等，均可检测 HP。

（二）HP DNA PCR 检测与临床意义

【原理】采用实时荧光 PCR 技术原理，含有一对 PCR 引物和一个荧光双标记的探针，该探针能与引物扩增区域中间的一段 DNA 模板发生特异性结合，从而将 PCR 和荧光检测技术结合起来，实现对 HP DNA 高自动化的检测。

【试剂仪器和操作】适用标本类型为胃黏膜组织活检标本，标本采集需专业医师在胃镜直视下取可疑病变部位（常见胃窦部）黏膜 2～3 块，置入无菌玻璃管，密闭送检，其余参考 HBV DNA 定量检测和所使用的特定试剂盒说明书。

【临床意义】

1. 有助于 HP 感染诊断　HP 检测依据活菌的存在，而在 HP 变为球形，数量少或死亡时难以检出。PCR 灵敏度高，特异性好，快速、简便，价廉及自动化，成为 HP 的常规检测手段，并在 HP 药物疗效评价中应用前景广。

2. 抗菌药物的筛选和评价　抗菌药物筛选时根据患者服药后是否仍能检测到病原菌，但由于 HP 培养条件要求高，易变性，用常规法很难检测到服药后仍残留的少量 HP，造成假阴性，从而忽视治疗而导致残留菌的再次感染。PCR 检测灵敏度高有助于解决，且 PCR 可能检测到非可培养球形存在的 HP，为抗 HP 药物筛选和评价提供了重要指标。

3. 用于 HP 分子遗传学研究 PCR 检测可用于细菌的基因分离、克隆及特定基因的序列分析研究，如利用细菌通用引物和螺杆菌属特异性，HP 种特异引物配对扩增动物胃内螺旋样菌 DNA，以进行序列分析和细菌分类鉴定。

【注意事项】 参见 HBV DNA 荧光定量检测。

四、肺炎支原体核酸 PCR 检测

（一）肺炎支原体基因组特征

肺炎支原体（*Mycoplasma pneumoniae*，MP）是介于细菌和病毒之间的一种病原体微生物，MP 基因组为双股环状 DNA，序列全长 816 394bp，分子量 511×10^8，为大肠埃希菌基因组的 1/5，是原核细胞中最小者。多数支原体属基因组中的（G+C）% 均低于 30%，而 MP 达 40%。对其所表达的蛋白产物分子量可有 168×10^3、170×10^3、130×10^3、90×10^3、45×10^3、35×10^3、110×10^3、90×10^3 多种蛋白。研究最为明确的是分子量为 170×10^3 的蛋白，该蛋白是位于突起部的 P1 黏附蛋白，介导 MP 对人类呼吸道上皮细胞的黏附作用，有关的基因序列已全部阐明。DNA 多聚酶的分子量为 130×10^3。编码肽链延伸因子-Tu（EF-Tu）基因的氨基酸序列共 1203 个，核苷酸已测定。与其他细菌的核糖体一样，MP 核糖体大小为 70S，内含 5S、16S 及 23S 3 种 rRNA，有 50 种左右的蛋白质，其中 16S rRNA 有较保守的重复序列，有种属特异性，常被用于探针杂交分型及 PCR 分型。应用于 MP PCR 检测的靶基因包括 Bernet 未知基因、P1 基因、tuf 基因及 16S rRNA 4 个。

（二）MP DNA PCR 检测与临床意义

【原理】 采用实时荧光 PCR 技术的原理，含有一对 PCR 引物和一个荧光双标记的探针，该探针能与引物扩增区域中间的一段 DNA 模板发生特异性结合，从而将 PCR 技术和荧光检测技术结合起来，实现了对 MP DNA 高自动化的检测。

【试剂仪器和操作】 MP 核酸实时荧光定性检测试剂包括标本处理试剂，核酸扩增试剂和质控品三大类。适用标本类型为咽拭子、痰液等。

其余参考 HBV DNA 定量检测和所使用的特定试剂盒说明书。

【临床意义】

1. 由于 MP 感染在治疗上和其他微生物感染的治疗不尽相同，采用实时荧光 PCR 方法检测 MP DNA，可早期、快速、准确、敏感地诊断 MP 感染，从而避免滥用抗生素。

2. 对于 MP 感染，明确诊断有助于及时对患者进行隔离并尽早开始抗生素药物治疗，对于防治并发症、降低病死率和改善预后，具有重要的意义。

【注意事项】 参见 HBV DNA 荧光定量检测。

五、沙眼衣原体核酸 PCR 检测

（一）沙眼衣原体基因组特征

沙眼衣原体（*Chlamydia trachomatis*，CT）基因包括主要外膜蛋白基因（ompl）、质粒 DNA、16S 和 23S rRNA。主要外膜蛋白（MOMP）占膜总蛋白 60%，分子量为 40kD。结构上有 4 个易变区（VD Ⅰ～VD Ⅳ）分布于 5 个恒定区（CD Ⅰ～CD Ⅴ）。其编码基因 *ompl* 为单拷贝基因，约含 1100bp ORF，编码近 400 个氨基酸，其变异决定了 MOMP 的抗原表位，是基因分型的依据。

CT 含有 7～10 拷贝的隐蔽性质粒。每个拷贝含 7500 个碱基对，这些序列高度保守并包括 8 个 ORF。质粒 DNA 具有多个拷贝，即使在 CT 浓度较低的情况下仍能扩增，其敏感性较针对 *ompl* 基因 PCR 检测要高。

CT 中含有多个拷贝的 rRNA 编码基因（rDNA）。由于 rRNA 在 CT 中拷贝数很高，因此以 rDNA 为探针，16S rRNA 或 23S rRNA 为靶序列进行杂交和扩增 rRNA 与 CT 分析，其敏感性比质粒 DNA 的 PCR 检测更高。

（二）CT DNA PCR 检测及临床意义

【原理】 采用实时荧光 PCR 技术原理，含有一对 PCR 引物和一个荧光双标记的探针，该探针能与引物扩增区域中间的一段 DNA 模板发生特异性结合，从而将 PCR 和荧光检测技术结合起来，实现对 CT DNA 的高自动化的检测。

【试剂仪器和操作】 适用标本类型为生殖泌尿道分泌物棉拭子或眼部分泌物棉拭子等，其余参考 HBV DNA 定量检测和所使用的特定试剂盒说明书。

【临床意义】

1. CT 核酸检测有助于 CT 感染的早期诊断与及早治疗，对于提高疾病的检出率，控制其传播和改善患者的生活质量，意义重大，但在临床诊断时应注意：

（1）当检测结果呈现阳性时，表示存在 CT 相关基因，在排除以下情况后可确诊为 CT 感染：

1）由于 PCR 法所检测的靶物质为核酸，所以不受标本生物活性限制，对已经死亡的病原体仍可检测出来，即感染后药物治疗有效的情况下，患处仍有少量已死亡的病原体存在。应在停药2周后检测，若在用药期间监测病情，则应与临床症状相结合，必要时应用培养方法进行确诊。

2）假阳性结果的出现，PCR检测靶物质为核酸，若操作不慎造成样本间污染，则可能出现假阳性。因此，样本运送和操作都应严格按照规程进行。

（2）当检测结果呈现阴性时，表示无CT感染，但仍需排除以下情况：①排除PCR抑制物导致的假阴性现象，因此在结果认定上需注意；②耐药引起的基因突变也会导致扩增失败，出现假阴性。在临床体征和症状明显而多次PCR检测均阴性的情况下，要考虑到此情况。

2. 母婴传播是CT的一种传播方式　孕妇生殖道感染CT后可能引起流产、宫内死胎及新生儿死亡，阴道分娩时60%～70%新生儿有被感染的危险，引起新生儿结膜炎、肺炎、中耳炎、女婴阴道炎等。因此，孕妇在疑似有生殖道CT感染的情况下，应进行CT DNA的PCR检测，尽早诊断和及时治疗，以避免严重后果的发生。此外，新生儿疑似CT感染时，亦可进行PCR检测，以提高疾病的检出率，对于明确诊断、尽早治疗，和改善患者生活质量，意义重大。

【注意事项】参见HBV DNA荧光定量检测。

第三节　病毒与细菌耐药相关基因检测

一、结核分枝杆菌耐药相关基因检测

结核病是一种经呼吸道传播的慢性传染病，流行广泛。若患者感染的结核分枝杆菌对一种或一种以上的抗结核药物产生了耐药性，即为耐药结核病。随着人口增长、世界范围内旅行和人口流动增加，耐药性肺结核病例更趋上升态势，每年新增加30万病例。

根据耐药种类分为四种：

（1）单耐药：结核病患者感染的结核分枝杆菌体外被证实对一种一线抗结核药物耐药。

（2）多耐药：结核病患者感染的结核分枝杆菌体外被证实对包括异烟肼、利福平在内的一种以上的一线抗结核药物耐药。

（3）耐多药（MDR-TB）：结核病患者感染结核分枝杆菌体外被证实至少对异烟肼、利福平耐药。

（4）广泛耐多药（XDR-TB）：结核病患者感染的结核分枝杆菌体外被证实除了至少对两种主要一线抗结核药物异烟肼、利福平耐药外，还对任何氟喹诺酮类抗生素（如：氧氟沙星）产生耐药，以及三种二线抗结核注射药物（如：卷曲霉素、卡那霉素、阿米卡星等）中的至少一种耐药。

结核分枝杆菌耐药的发生与细菌基因突变有关，染色体靶基因一个或几个核苷酸突变（表现增加、缺失、替代），造成核苷酸编码错误致氨基酸错位排列，影响药物与靶位酶结合产生耐药。近年来，随着分子生物学理论和技术的发展，结核分枝杆菌的耐药分子机制大部分已被阐明（详见第四篇第三章第五节结核分枝杆菌抗菌药物敏感性试验）。

【原理】检测试剂盒针对已知报道的部分TB耐药相关基因设计特异性引物和探针，采用PCR体外扩增法结合DNA反向膜杂交技术，快速检测相应的基因突变位点。

【试剂仪器和操作】适用标本类型为血清或血浆等，其余参考HBV分型检测和所使用的特定试剂盒说明书。

【临床意义】

治疗前和治疗中的结核患者都需做耐药检查，目前临床常用的检查方法有痰培养和快速基因检测两种：

1. 痰培养　检测需要1个月以上时间才能得到结果。

2. TB耐药基因检测　快速而准确地为患者提供个体化抗结核治疗方案，既提高疗效，缩短疗程，又减少抗生素的盲目使用，在一定程度上遏制耐多药肺结核产生的根源，最大限度地避免无效化疗、减少复发复治，减轻患者和社会的负担。

【注意事项】参见HBV分型检测。

二、耐甲氧西林金黄色葡萄球菌相关基因检测

耐甲氧西林金黄色葡萄球菌（MRSA）菌落内细菌存在敏感和耐药两个亚群，即一株MRSA中只有一小部分细菌对甲氧西林高度耐药，而菌落中大多数细菌对甲氧西林敏感。金黄色葡萄球菌是引起医院感染的常见病原菌之一，随着抗菌药物的广泛应用及其不合理使用，MRSA流行。MRSA除对甲氧西林耐药外，对其他所有与甲氧西林相同结构的β-内酰胺类和头孢类抗生素均耐药，MRSA还可通过改变抗生素作用靶位，产生修饰酶，降低膜通透性产生大量PABA等，对氨基糖苷类、大环内酯类、四环素类、氟喹喏酮类、磺胺类、利福平均产生不同程度耐药，只对万古霉素敏感，已成为临床抗感染治疗的棘手难题。检测*mec*A基因或*mec*A基因所表达的蛋白（PBP2a）是检测葡萄球菌对甲氧西林耐药的最准确的方法。

用PCR检测*mec*A基因，根据金黄色葡萄球菌TK 784 *mec*A基因DNA序列设计引物，再裂解提取被测菌DNA，在一定条件下扩增，经琼脂糖电泳后在紫外灯下观察有无与阳性对照菌株（金黄色葡萄球菌ATCC29213）相同区带。

【原理】 针对MRSA *mecA*基因设计特异性引物和探针，采用PCR体外扩增法检测是否存在耐药片段。

【试剂仪器和操作】 适用标本类型为粪便、血液及各类分泌物等，其余参考HBV定量检测和所使用的特定试剂盒说明书。

【临床意义】

1. MRSA耐药基因检测能够早期、快速、准确地发现MRSA易感者，特别是烧伤病区、ICU、呼吸病房、血液科和儿科患者，及时向临床报告，以便控制感染和隔离治疗，对于尽早明确此类细菌感染，合理选择抗生素，以及有效控制院内交叉污染，意义重大。

2. MRSA耐药基因检测对指导临床治疗至关重要。由于MRSA对许多抗生素有多重耐药，因此MRSA感染的治疗是临床十分棘手的难题之一，治疗MRSA感染可选用万古霉素、利奈唑胺、达托霉素及替加环素等新药。

【注意事项】 采用基因确诊试验时，PCR具有较高的灵敏度，因此常作为检测MRSA的参考方法；该方法虽然灵敏，但可能会因为实验室的污染而出现假阳性；为使PCR具有更高的可靠性，必须对其扩增产物进行探针杂交或测序以提高特异性；然而还有一些耐药基因为沉默基因，即不表达*mecA*基因产物，分子生物学方法还需结合其他检测予以辅助。

三、乙型肝炎病毒耐药相关基因检测

HBV基因复制经过前基因组RNA中间过程，即在细胞RNA聚合酶的作用下，以负链DNA为模板，转录四种mRNA（分别是长度约为3.5kb的Precore RNA和前基因组RNA（pregenomic RNA，pgRNA），2.4kb的PreS1/S2/S RNA，2.1 kb的PreS2/S RNA和0.7kb的X RNA）。其中pgRNA除了翻译出核心蛋白和DNA聚合酶外，还作为HBV DNA复制的模板，成为DNA-RNA-DNA复制过程。前基因组RNA反转录为负链DNA过程中，HBV反转录酶由于缺乏严格的校正机制，易致反转录过程中核苷酸错配。HBV复制的错配率介于其他DNA和RNA病毒之间，约为$1/10^5$。因此，HBV复制的这种过程和特点，决定其存在方式，具有不同的血清型、基因型和准种等异质性的特点。

HBV病毒P基因是最长ORF，与C、S与X基因重叠。P基因主要编码HBV聚合酶。HBV聚合酶是乙肝病毒复制的物质基础。根据功能的不同，HBV聚合酶从氨基端开始分为四个区，分别为末端蛋白区（TP）、间隔区（SD）、反转录酶区（RT）和RnaseH区。其中反转录酶RT区是HBV DNA聚合酶的主要功能区，且具有反转录酶及DNA聚合酶活性，作用是将前基因组RNA反转录成负链HBV DNA，并以此负链DNA为模板合成正链DNA。HBV反转录酶区可进一步为五个主要功能域，A区（421～436aa）、B区（506～528aa）、C区（546～550aa）、D区（576～589aa）及E区（592～600aa）。目前临床应用的拟核苷类药物主要靶位点位于反转录酶RT区的B及C区，HBV多聚酶的催化域即位于C区YMDD基序。

HBV YMDD基序即酪氨酸-蛋氨酸-天门冬氨酸-天门冬氨酸序列，位于HBV聚合酶RT区的C区，是HBV反转录酶的活性部分，属高度保守序列。YMDD基序在RT催化中心的核苷酸结合位点区，是RT发挥反转录酶活性结合底物dNTP、合成DNA所必需的功能序列，也是拉米夫定抗病毒时HBV最常出现变异区域。HBV YMDD基序变异通常有YVDD变异（1型）和YIDD变异（2型）两种形式。YVDD变异是由于HBV P基因区第739位腺嘌呤（A）被鸟嘌呤（G）取代（A→G），则其编码的YMDD基序中蛋氨酸（M）变为缬氨酸（V），YMDD变为YVDD，YIDD变异是由于HBV P基因区第741位的鸟嘌呤（G）被胸腺嘧啶（T）取代（G→T），则其编码的YMDD基序中M变为异亮氨酸（I），YMDD变为YIDD。

检测临床乙肝患者血清或血浆中HBV pol反转录酶区C区YMDD基序突变（rtM204I、rtM204V），有助于指导临床用药。一般采用PCR法结合DNA反向点杂交技术，快速检测其突变位点状况。

【原理】 本试剂盒针对HBV pol反转录酶区C区设计特异性引物和探针，采用PCR体外扩增法结合DNA反向点杂交技术，快速检测HBV聚合酶基因C区YMDD基序突变（rtM204I，rtM204V）。

【试剂仪器和操作】 适用标本类型为血清或血浆等，其余参考HBV分型检测和所使用的特定试剂盒说明书。

【临床意义】 HBV DNA聚合酶缺乏校正功能，因此HBV是突变频率很高的DNA病毒，尤其目前抗病毒药物治疗广泛应用的情况下，耐药突变株被药物筛选出来，成为优势株，将成为临床治疗难题。

长期应用拉米夫定可诱导HBV发生变异，产生

耐药性，使血清中已经阴转的 HBV DNA 重新出现，甚至伴有疾病复发。如发生变异，可考虑换用其他抗病毒药物，或与其他抗病毒药物联合应用，或改用中成药治疗。但是，是否需要换用其他抗病毒药物，首先要判断 HBV YMDD 是否发生变异，再决定新的临床治疗方案。

【注意事项】参见 HBV 分型检测。

除上述检测项目外，我国目前已获 CFDA 批准的其他部分病原体分子检测试剂盒包括：

试剂盒名称	方法
丙型肝炎病毒（HCV）基因分型测定试剂盒	荧光 PCR 法
人乳头瘤病毒核酸检测试剂盒	PCR-荧光探针法
人乳头瘤病毒（HPV）分型检测试剂盒	PCR + 膜杂交法
呼吸道合胞病毒（RSV）核酸检测试剂盒	PCR-荧光探针法
甲型 H1N1 流感病毒（2009）RNA 检测试剂盒	PCR-荧光探针法
甲型 H7N9 流感病毒（2013）RNA 检测试剂盒	PCR-荧光探针法
JC 病毒核酸定量检测试剂盒	PCR-荧光探针法
新布尼亚病毒核酸检测试剂盒	PCR-荧光探针法
BK 病毒核酸定量检测试剂盒	PCR-荧光探针法
解脲支原体（UU）核酸检测试剂盒	PCR-荧光探针法
细小脲原体核酸检测试剂盒	PCR-荧光探针法
白念珠菌核酸检测试剂盒	荧光 PCR 法
热带念珠菌核酸检测试剂盒	荧光 PCR 法
光滑念珠菌核酸检测试剂盒	荧光 PCR 法
B 族链球菌核酸检测试剂盒	荧光 PCR 法
分枝杆菌核酸检测试剂盒	PCR-荧光探针法
沙门菌、志贺菌检测试剂盒	双色实时荧光 PCR 法
伤寒、甲型副伤寒沙门菌检测试剂盒	双色实时荧光 PCR 法

另有部分项目虽未获得 CFDA 批准，但已通过美国 FDA 或欧盟（CE）认证，在国内 PCR 实验室亦有使用的分子检测试剂盒，包括肺炎衣原体、腺病毒和嗜肺军团菌核酸扩增荧光检测试剂盒等。病原微生物的核酸检测近年来发展迅速，逐步向高通量、快速、灵敏等方向发展。

第六章

染色体病和遗传性疾病基因检测

遗传性疾病和染色体病是由遗传物质发生改变，包括染色体畸变及基因突变或缺失而导致的疾病。根据所涉及的遗传物质不同主要分为染色体病、单基因病与多基因病3大类。目前遗传性疾病和染色体病危害大，对其进行检测和诊断非常重要。随着分子生物学技术的飞速发展，目前已能检测绒毛、羊水、脐血等多种样本的遗传性疾病和染色体病基因。

基因检测是利用分子生物学技术对基因的突变或缺失进行分析与鉴定，从而诊断特定疾病。它主要依据碱基互补配对原则与分子杂交原理，利用PCR、分子杂交、DNA序列测定、基因芯片等方法，发现遗传物质表达与结构异常。这类技术目前在临床检验中正迅速开展和应用，具有所需样本量小、特异性与灵敏度高，检测时间短和可进行产前诊断等优点，从分子水平揭示疾病的发病机制。

遗传性疾病和染色体病的基因检测是一项综合性强、理论基础与技术水平要求高的工作，检验人员不仅能够严格、细致地进行实验技术操作，还要具有正确分析和判读检测结果的能力。因此从事该工作的人员要有一定的医学及分子生物学知识。在检测过程中，对于实验环境监控、检测设备配置、规范化操作执行等各环节都有较高要求，需要制定严谨的SOP，并有效地执行与监管。虽然我国遗传性疾病和染色体病检测工作已开展近30年，但因其病因的高度个体化和技术复杂性，大部分疾病尚缺乏标准统一的检测程序。

本章将主要介绍几种在CFDA注册通过的遗传性疾病和染色体病基因检测的基本操作程序。随着新技术的发展和应用，这类基因检测的发展空间更大。

第一节　染色体病基因检测

染色体是组成细胞核的基本物质，是遗传物质的载体。目前已发现人类染色体病共3000余种，智力低下和生长发育迟缓是染色体病的共同特征。本节主要介绍临床最常见的唐氏综合征和性染色体多倍体疾病的基因检测。

一、唐氏综合征和性染色体多倍体疾病致病基因特点

（一）唐氏综合征

唐氏（Down）综合征又称21-三体综合征或先天愚型，是小儿最常见、由常染色体异常所致的出生缺陷，在活产婴儿中发生率约为1∶750。本病发生的直接原因是卵子在减数分裂或受精卵在有丝分裂时，21号染色体不分离，使子代细胞内形成三倍体，导致基因表达增强，从而影响代谢产生一系列临床症状。患者核型为47，XX（XY），+21。

（二）性染色体多倍体疾病

性染色体多倍体疾病是性染色体数量异常所引起的一类先天性疾病，常见的包括Klinefelter综合征、超雌或超雄综合征等。Klinefelter综合征，又称先天性睾丸发育不全综合征，是指男性存在一条或一条以上额外X染色体的性染色体异常疾病，最常见核型是47，XXY。超雌或超雄综合征分别为女性多一条或一条以上X染色体，男性多一条Y染色体所引起的性染色体异常疾病，最常见核型分别为47，XXX和47，XYY。

二、唐氏综合征和性染色体多倍体疾病检测

唐氏综合征的检测目前较常采用染色体核型分析，通过侵入性手段获取胎儿的绒毛、羊水、脐血或组织进行诊断。这种方法源于20世纪70年代，妊娠

16 周左右行羊膜腔穿刺术，取得羊水细胞体外培养至细胞周期增殖中期，再行核型分析。该技术目前虽较常用，但有耗时长，羊水细胞培养可能失败，细胞增殖过度会导致误诊等局限性。在 20 世纪 80 年代末，FISH 技术被用于诊断唐氏综合征，利用荧光素标记的 DNA 探针与染色体特定区域杂交，检测细胞内相应的基因序列存在与否，具有快速、简便、特异性强等特点，是快速进行产前唐氏综合征筛查的较好方法，也可利用此法诊断性染色体多倍体疾病。近年来，对唐氏综合征检测另一种较好的方法是利用 PCR 技术扩增标记的 21 号染色体上特异性的短串联重复序列（STR），此方法同样也可用于诊断其他常染色体与性染色体异倍体。该法的优点是不需培养羊水或脐血细胞，所需样本量小，快速，准确性高，是高通量、高效筛查产前唐氏综合征及性染色体多倍体疾病的手段。

下面介绍一种我国 CFDA 批准使用的 21-三体和性染色体多倍体检测试剂盒的基本操作。

【原理】 针对 21 号染色体及性染色体上特异 STR 遗传位点和一个性别基因进行多重复合扩增，复合扩增的产物进行毛细管电泳，由于扩增的引物标记荧光，可通过荧光峰值面积表示产物扩增数量，在扩增指数增长早期，PCR 产物量同起始标本中目的基因量成正比，因此可通过等位基因剂量的改变来诊断染色体数目异常。

【试剂和仪器】 PCR 反应试剂、DNA 提取试剂盒，21-三体阳性对照、性染色体多倍体阳性对照及阴性对照，上样缓冲液，电泳缓冲液，ROX-500 Size standard；PCR 仪，遗传分析仪。

【操作】

1. 适用样本　外周静脉全血、脐血、羊水等。

2. 操作

（1）DNA 提取：按照基因组 DNA 提取试剂盒说明书进行，收集 DNA 溶液。

（2）PCR 扩增

1）PCR 反应体系：反应缓冲液、引物混合物、Taq 酶、DNA 样本及水组成总反应体积。

2）PCR 反应条件：根据不同试剂盒的 PCR 反应优化条件设置反应程序。

3）对照：在一组实验中必须有一个阴性对照，一个 21-三体和性染色体多倍体阳性对照。

（3）扩增产物电泳

1）样品处理：①处理：取适量 PCR 产物与上样缓冲液、ROX-500 Size standard 混合；②变性：95℃加热变性混合物 5 分钟，放置冰上至少 1 分钟，瞬时离心。

2）电泳检测

（4）质控标准：ROX-500 Size standard 电泳后显示全部均匀的红色荧光峰，示电泳成功；阴性对照检测结果为阴性，阳性对照检测结果为阳性。

（5）结果判读

1）结果说明：PCR 产物信息：不同位点荧光峰值面积比值判断标准是依据欧盟 ACC/CMGS 年会关于应用 QF-PCR 方法诊断非整倍体染色体病的实验指南。

应用配套软件进行数据收集和分析，依据以上操作程序可确定每一个位点在设定的扩增范围内片段大小和峰值面积。每个位点等位基因荧光峰值面积（建议用低峰值/高峰值）输出到 Excel 表并计算峰值面积比。在 PCR 扩增位点中，联合 A、B、C 和 D 可分析性染色体多倍体综合征；联合 E、F 和 G 可分析唐氏综合征，示例见表 5-6-1。

表 5-6-1　非整倍体染色体病分析结果判断指标

位点	A	B	C	D	E	F	G
染色体	X/Y	X	X	X/Y	21	21	21
颜色	蓝色	蓝色	蓝色	蓝色	绿色	绿色	绿色
产物大小（bp）	105 ~ 107/111 ~ 113	120 ~ 190	198 ~ 240	250 ~ 400	160 ~ 200	240 ~ 280	300 ~ 352

2）结果解释：①21 号染色体上任意遗传位点（E、F、G）出现三个等位基因荧光峰，峰值面积比值为 1∶1∶1 时，示例见图 5-6-1。②21 号染色体上任意遗传位点（E、F、G）出现两个等位基因荧光峰，峰值面积比为 2∶1 或 1∶2 或出现峰值面积未达到 2∶1 或 1∶2，但大于 1.8 或小于 0.65 时，示例见图 5-6-2。a. 为峰值面积比为 2∶1 或 1∶2 的等位基因荧光峰；b. 为峰值面积未达到 2∶1 或 1∶2，但大于 1.8 或小于 0.65 的等位基因荧光峰。

当 21 号染色体上至少有两个位点荧光峰同时满足以上条件中①②任何一条或① + ②时，预测患有唐氏综合征。

3）电泳图谱示例 3 ~ 9 和结果解释：①A 位点出现双峰，峰值面积比小于 0.65 或大于 1.8，示例见图 5-6-3。②B、C 位点任何一个出现双峰，峰值面积比为 0.8 ~ 1.4，示例见图 5-6-4；③D 位点出现双峰，峰值面积比小于 0.65 或者大于 1.8，示例见图 5-6-5。④D 位点出现 3 个等位基因荧光峰，峰值面积比值为 1∶1∶1 时，示例见图 5-6-6。⑤B、C 和 D 位点任何一个出现 3 个等位基因荧光峰，峰值面积比值为 1∶1∶1 时，示例见图 5-6-7。⑥B、C 和 D 位点任何一个出现 2 个等位基因荧光峰，峰值面积比为 2∶1或 1∶2 或出现峰值面积未达到 2∶1 或 1∶2，但大于 1.8 或小于 0.65 时，示例见图 5-6-8：a. 峰值面积比为 2∶1 或 1∶2；b. 峰值面积未达到 2∶1 或 1∶2，但大于 1.8 或小于 0.65。

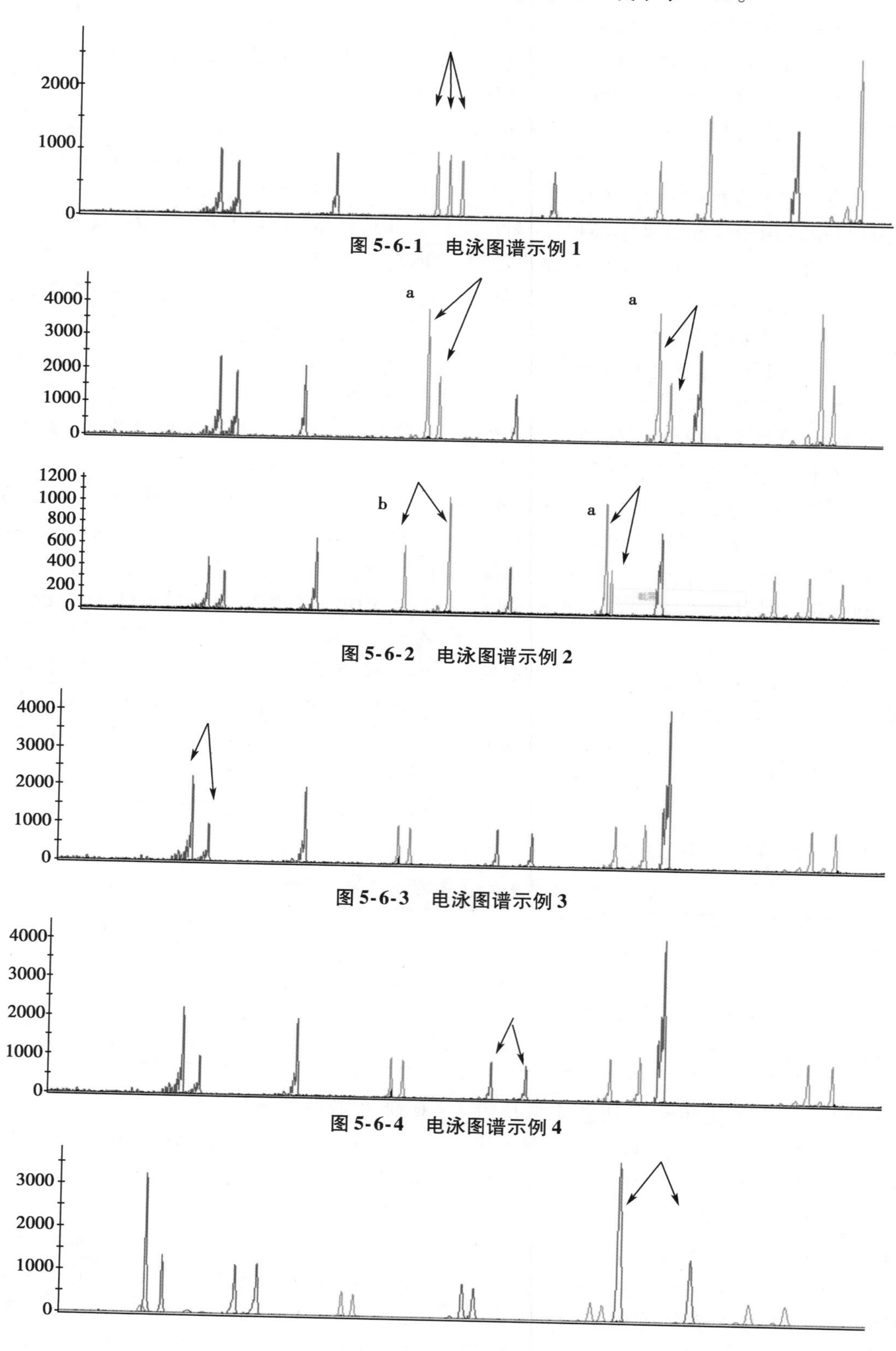

图 5-6-1 电泳图谱示例 1

图 5-6-2 电泳图谱示例 2

图 5-6-3 电泳图谱示例 3

图 5-6-4 电泳图谱示例 4

图 5-6-5 电泳图谱示例 5

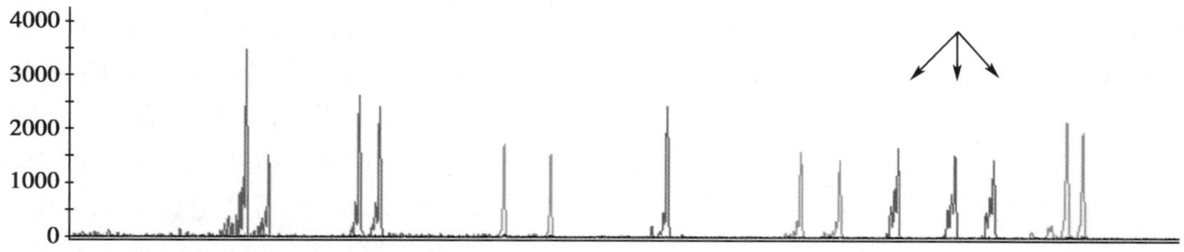

图 5-6-6　电泳图谱示例 6

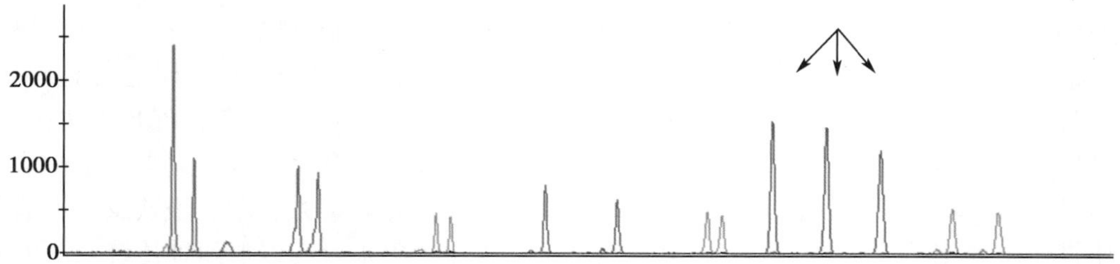

图 5-6-7　电泳图谱示例 7

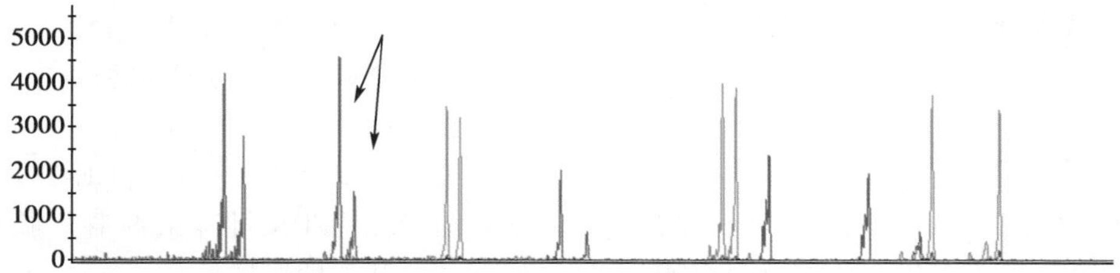

图 5-6-8（a）　电泳图谱示例 8（a）

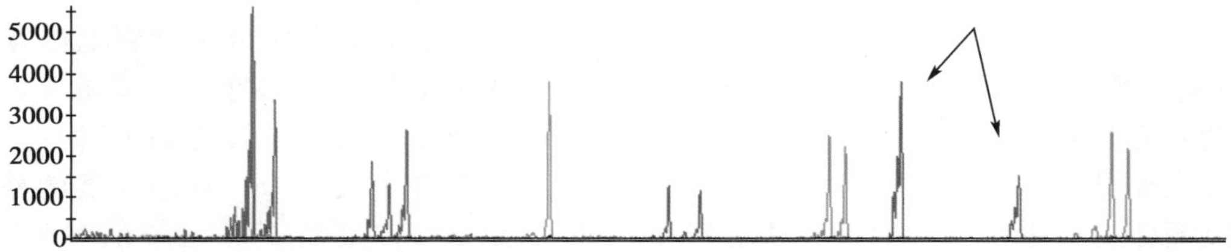

图 5-6-8（b）　电泳图谱示例 8（b）

当性染色体上遗传位点荧光峰至少有两个位点同时满足①②时，预测患有性染色体多倍体。

当性染色体上 A、D 位点荧光峰同时满足①③或者①④时，预测患有性染色体多倍体。

当性染色体上 B、C 和 D 位点荧光峰至少有 2 个位点同时满足以上条件⑤⑥中任何一条或者⑤＋⑥时，预测患有性染色体多倍体。

当性染色体上所有遗传位点荧光峰均为单峰时，预测结果与性染色体数目异常相关，同时也不能排除代表一个正常的女性，需要结合临床和其他方法分析。示例见图 5-6-9。

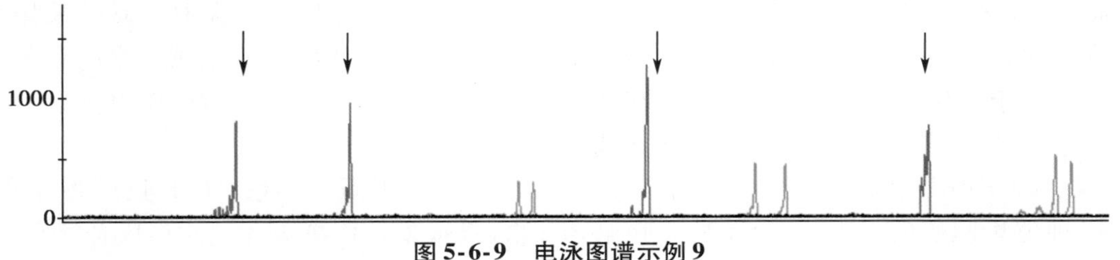

图 5-6-9　电泳图谱示例 9

【临床意义】 通过上述方法可对临床较常见的染色体疾病如唐氏综合征、Klinefelter 综合征与超雌综合征进行产前辅助诊断。唐氏综合征是致残与致死的严重出生缺陷，其主要临床特征为智能低下、发育迟缓和特殊面容，并可伴有心脏、胃肠道等多发畸形；性染色体病多表现为性征发育不全或多发畸形。由于染色体疾病症状较严重，因此产前诊断对预防不良妊娠结局和减少出生缺陷意义重大。

【注意事项】

1. 所有样本必须仔细检查排除母血细胞存在，并全场跟踪记录直到实验完成。母血细胞污染的标本不应用作荧光PCR诊断，除非能用特别的警示措施区分血液污染源。

2. 所有相关耗材请使用一次性产品，以防止污染。

3. 荧光引物应该避光储存和使用。

4. 严格按照SOP流程，实验过程严格分区进行（试剂准备区、标本制备区、扩增和产物分析区），实验操作的每个阶段使用专用的仪器设备，各区各阶段用品不能交叉使用。

5. 按要求进行防护措施，如手套、工作服，废弃物等处理需要符合国家相关规定。

第二节 遗传性疾病基因检测

一、脆性X综合征

脆性X综合征（fragile X syndrome）是一种X连锁遗传病，男性发病率为1/4000，女性为1/4000～1/8000，是由于X染色体存在脆性部位所导致的细胞遗传学疾病。

（一）致病基因特点

作为一个性染色体连锁隐性遗传病，脆性X综合征有复杂的遗传形式。本病的致病基因为X染色体上脆性X智力低下1号基因（*FMR1*）。*FMR1*基因位于染色体Xq27.3，全长38kb，有17个外显子，转录成一条4.4kb mRNA，翻译生成脆性X智力低下基因蛋白（FMRP）。在*FMR1* 5′端UTR有一个（CGG）n三核苷酸重复序列，此序列上游启动子区存在一个CpG岛。*FMR1*基因上（CGG）n重复序列的不稳定扩增和CpG岛异常甲基化，是导致该病发生的主要分子机制。虽无明确依据显示CGG数量变化可作为疾病划分的标准，但根据研究CGG重复序列数在5～45个为正常人群，46～54个为正常高值，55～200个为前突变，大于200个为全突变。发生全突变者，CpG岛会出现异常甲基化，从而抑制或下调*FMR1*基因转录，使FMRP表达缺失，引起临床症状。FMRP是一种位于胞质的RNA结合蛋白，在脑组织中浓度较高，作为信使核糖核蛋白复合物的一部分，抑制特定mRNA转录。

（二）致病基因检测

在*FMR1*基因被克隆前，主要采用诱导X染色体产生脆性位点的细胞遗传学方法，检测脆性X综合征。该法敏感性低，对前突变及脆性X染色体表达低的患者易造成漏诊。随着对该病发病机制的深入了解和分子克隆的发展，分子诊断技术可直接检测CGG重复序列数及CpG岛甲基化，其中经典的两种方法是PCR和Southern印迹。应用传统PCR与毛细管电泳、PAGE或琼脂糖电泳联合可检测100～150个CGG重复序列，此方法快速、经济、特异性高。然而*FMR1*富含CG序列，稳定性较好，变性困难，全突变患者由于可检出的重复序列数限制，较难用此法扩增。而应用Southern印迹可检测大部分脆性X综合征患者DNA，尤其是PCR无法扩增的CGG重复序列数较多的全突变者，但是由于此法具有对样本量要求大、耗时费力、昂贵等缺点，不适于大规模人群筛查。近年来，在以上两种传统方法的基础上，用于该病诊断的多项优化方法与新技术正在发展和应用，例如多重PCR、甲基化特异PCR、*FMR1*甲基化核酸质谱技术分析等，有利于更加快速、准确、高通量的诊断该疾病。

下面简单介绍一种欧洲CE-IVD批准使用的（目前我国尚无CFDA批准试剂盒）脆性X综合征检测试剂盒的基本操作规程。

【原理】采用PCR技术扩增*FMR1*特异性和CGG重复引物，并结合毛细管电泳方法鉴定CGG重复片段个数（根据特定公式将鉴定出的特异性基因产物片段的大小转化为CGG重复数目），从而实现各种突变*FMR1*基因长度的检测，精确判断“正常”、“正常高值”、“前突变”、“全突变”*FMR1*基因。

【试剂和仪器】PCR扩增试剂，DNA提取试剂，上样缓冲液，电泳缓冲液，ROX-1000 Size standard、对照品，PCR仪，遗传分析仪。

【操作】

1. 适用样本 外周静脉全血、脐血、羊水等。

2. 操作

（1）基因组DNA提取：通常采用基因组DNA提取试剂盒，DNA提取按试剂盒说明进行。

（2）PCR扩增*FMR1*基因及（CGG）n重复序列

1）PCR反应体系：PCR反应缓冲液、引物混合物、Taq酶、DNA样本、水组成总反应体积。

2）PCR反应条件：根据不同试剂盒的PCR反应优化条件设置反应程序。

（3）扩增产物电泳

1）样本处理：①将上样缓冲液与ROX-1000 Size standard混合，加入到电泳仪分析盘中；②在分析盘中加入适量 PCR 产物，吹打混匀；③关闭电泳仪盖子，离心去除气泡后 95℃ 2 分钟变性处理，分析前将温度设置为 4℃。

2）电泳检测。

（4）数据分析：应用配套软件进行数据收集和分析，确保获得了所有 ROX-1000 Size standard 荧光峰；阴性对照检测结果为阴性，阳性对照检测结果为阳性。将电泳图谱中特异性基因产物片段的大小带入到以下公式，计算 CGG 重复数。

$$CGG_i = \frac{Peak_i - c_0}{m_0}$$

式中 $Peak_i$ 为特异性基因产物片段大小，c_0 为产物片段大小校正系数，m_0 为 CGG 重复数校正系数。不同仪器的校正系数不同，见表 5-6-2。

表 5-6-2　不同仪器校正系数

仪器参数	c_0	m_0
3130.3130XL 36cm	229.4	2.965
3730.3730XL 50cm	231.9	2.937
3500.3500XL 50cm	232.6	2.962

（5）结果解释

1）不同的突变类型对应相应的 CGG 重复数，见表 5-6-3。

2）电泳图谱示例：见图 5-6-10（a）、（b）、（c）。

表 5-6-3　不同基因型 CGG 重复数参考范围

基因型种类	ACMG 指南	ESHG 指南
正常	<44	<50
正常高值	45～54	50～58
前突变	55～200	59～200
全突变	>200	>200

注：ACMG：American College of Medical Genetics；ESHG：European Society Of Human Genetics；建议各实验室建立自己使用的检测系统的参考区间

【临床意义】检测脆性 X 综合征突变 *FMR1* 基因长度，精确判断各种基因型种类。脆性 X 综合征是导致家族性智力障碍常见的原因之一，不同突变种类表现不同。全突变患者主要临床表现为智力低下，语言行为障碍，常伴有不同程度体型发育异常，如面形较长，前额下颌突出，高腭弓等；另外，也可有行为异常的表现。相比于女性，通常男性症状较重。前突变携带者并未患有脆性 X 综合征，此类人群大多数表型正常，但少部分前突变女性与男性携带者分别易发生脆性 X 原发性卵巢功能不全（FX-POI）和脆性 X 相关震颤-共济失调综合征（FX-TAS）。而且前突变携带者在传代过程中重复序列有进行性发展为全突变的危险，后代患病风险会有所增加。故此法可为脆性 X 综合征患者的诊断、治疗及遗传咨询提供指导。

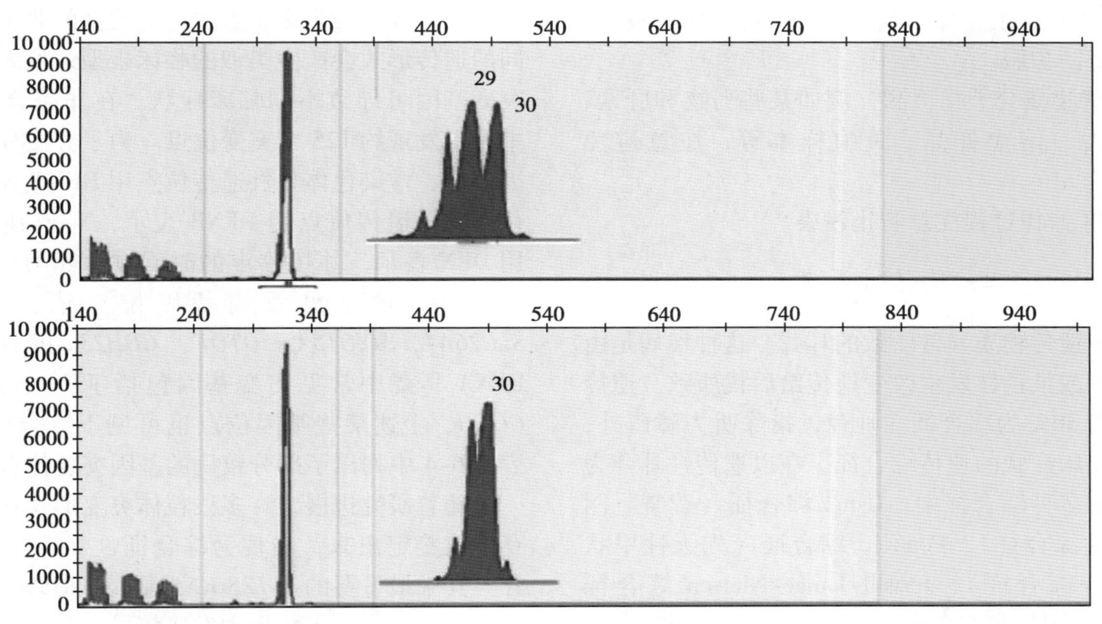

图 5-6-10（a）　正常样本电泳图谱示例

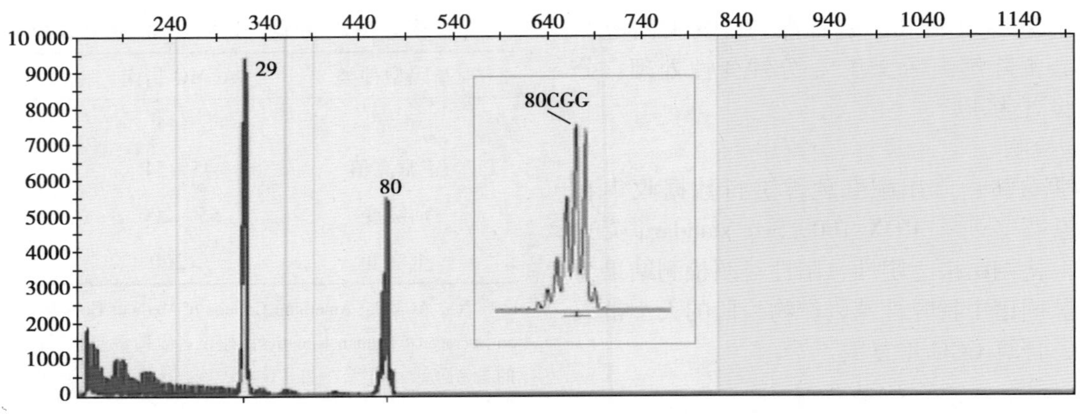

图 5-6-10（b） *FMR1* 基因前突变样本电泳图谱示例

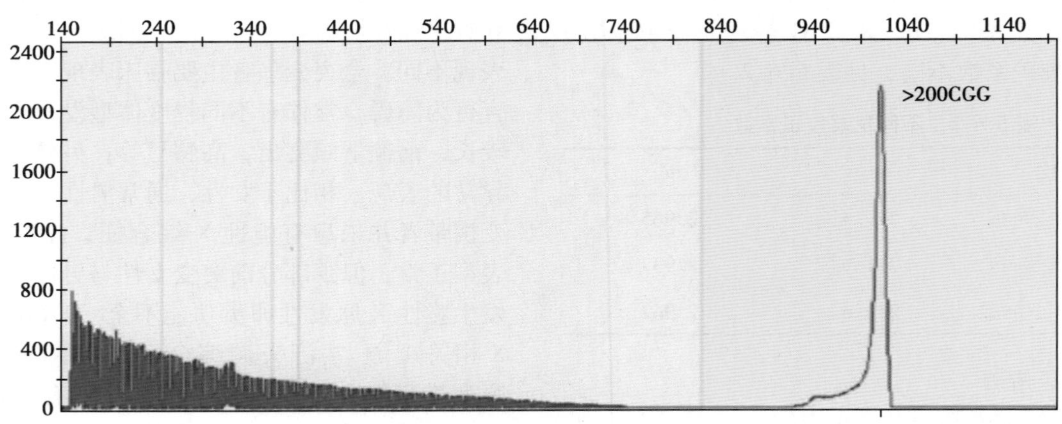

图 5-6-10（c） *FMR1* 基因全突变样本电泳图谱示例

【注意事项】

1. 实验时做好个人防护，戴上适当的防护眼镜/手套，穿好防护服。

2. 一些物质会干扰检测，例如某些药物和肝素、高血脂样品、溶血样品、黄疸样本等，注意避免使用。

3. PCR 操作过程注意防止污染。

二、遗传性耳聋

指由于遗传物质异常所致的耳聋。这种疾病是由父母的基因或染色体发生改变遗传给后代所致。遗传性耳聋中约 30% 为综合征性耳聋，指除听力障碍外，还有多种临床症状的遗传综合征。在以遗传性耳聋为临床表现的多种综合征中，Usher 综合征（聋哑、网膜色素变性综合征）、Pendred 综合征（先天性甲状腺肿、耳聋综合征）、Jervell-Lange-Nielsen 综合征（耳聋、心电图异常综合征）是最常见的；而剩余的约 70% 为非综合征性耳聋，指听力受损为主要表现，无其他器官损害。这类耳聋中常染色体隐性遗传形式占 60% ~75%，常染色体显性遗传占 20% ~30%，大约 2% 为 X-连锁遗传或线粒体遗传。

（一）致病基因特点

遗传性耳聋是多位点遗传异质性的典型疾病。不同的遗传形式会产生类似的临床表型；反之，相同的突变基因可导致不同临床症状。在非综合征性耳聋中，已发现约 125 个突变位点。为了方便分类各种基因位点，常染色体显性遗传位点用 DFNA 表示，常染色体隐性遗传位点用 DFNB 表示，X-连锁遗传位点用 DFN 表示，并按鉴定的时间顺序编号。在 DFNB 耳聋中，最常见致病基因位点依次为 *GJB2*，*SLC26A4*，*MYO15A*，*OTOF*，*CDH23* 和 *TMC1*。在 DFNA 耳聋中常见突变基因包括 *WFS1*，*MYO7A* 和 *COCH*，上述某些基因位点也可见于综合征性耳聋。表 5-6-4 中列出了部分致病的基因突变位点。

随着研究进展，许多线粒体突变形式在遗传性耳聋中被鉴定出来，表现为综合征性和非综合征性耳聋。其中最重要的是 *12SrRNA* 基因 A1555G 突变，发生此种突变的大多数患者发病较早，在婴儿期即发生严重听力丧失。*12SrRNA* 另一种常见突变形式为 961 位点突变，研究发现它与氨基糖苷类药物性耳聋和非综合征性耳聋有关。线粒体 $tRNA^{ser(UCN)}$ 是与非综合征性耳聋相关的另一个线粒体常见突变，突变形式有

A7445G、7472insC、T7510C、T7511C 等。

表 5-6-4　遗传性耳聋部分致病的基因突变位点列表

突变位点	基因（蛋白）	染色体定位	可能具有的功能
DFNA1	*DIAPH1*（Diaphanous）	5q31	参与胞质分裂和细胞极性；调节肌动蛋白在内耳毛细胞的聚合
DFNA2	*GJB3*（Connexin 31）	1p35.1	缝隙连接
DFNA2	*KCNQ4*	1p34	电压门控性钾通道
DFNA3	*GJB2*（Connexin 26）	13q11-12	缝隙连接
DFNA3	*GJB6*（Connexin 30）	13q12	缝隙连接
DFNA5	*ICERE-1/DFNA5*（ICERE-1）	7p15	在 P53 调节的耳蜗 DNA 损伤应答中发挥潜在作用
DFNA6/14/38	*WFS1*（Wolframin）	4p16.1	主要定位于内质网的内切糖苷酶 H-敏感膜蛋白
DFNA8/12	*TECTA*（a-Tectorin）	11q22-q24	覆膜结构组成
DFNA9	*COCH*（Cochlin）	14q12-q13	细胞外基质蛋白质
DFNA10	*EYA4*（EYA4）	6q23	转录激活因子
DFNA11	*MYO7A*（Myosin ⅦA）	11q13.5	机动分子
DFNA13	*COL11A2*（Collagen 11A2）	6p21.3	结构分子
DFNA15	*POU4F3*（POU4F3）	5q31	转录激活因子
DFNA17	*MYH9*（MYH9）	22q11.2	非肌性肌球蛋白重链
DFNA22	*MYO6*（Myosin Ⅵ）	6q13	机动分子
DFNA36	*TMC1*（TMC1）	9q13-q21	跨膜蛋白
DFNB1	*GJB2*（Connexin 26）	13q11-q12	缝隙连接
DFNB1	*GJB6*（Connexin 30）	13q12	缝隙连接
DFNB2	*MYO7A*（Myosin ⅦA）	11q13.5	机动分子
DFNB3	*MYO15A*（Myosin ⅩⅤA）	17p11.2	机动分子
DFNB4（EVA）	*SLC26A4*（Pendrin）	7q13	阴离子转运蛋白
DFNB7/11	*TMC1*（TMC1）	9q13-q21	跨膜蛋白
DFNB8	*TMPRSS3*（TMPRSS3）	21q22.3	丝氨酸蛋白酶
DFNB9	*OTOF*（Otoferlin）	2p23-p22	突触小泡
DFNB10	*TMPRSS3*（TMPRSS3）	21q22.3	丝氨酸蛋白酶
DFNB12	*CDH23*（Cadherin 23）	10q21-q22，3p26-p25	细胞黏附蛋白
DFNB16	*STRC*（Stereocilin）	15q15	纤毛蛋白
DFNB18	*USH1C*（Harmonin）	11p15.1	PDZ 域蛋白
DFNB21	*TECTA*（a-Tectorin）	11q22-q24	覆膜结构组成
DFNB22	*OTOA*（Otoancorin）	16p12.2	细胞胶原和非感觉细胞之间的锚定蛋白
DFNB29	*CLDN14*（Claudin 14）	21q22.3	紧密连接蛋白
DFNB37	*MYO6*（Myosin Ⅵ）	6q13	机动分子

续表

突变位点	基因（蛋白）	染色体定位	可能具有的功能
DFNX1	*N/A*	Xq22	N/A
DFNX2	*POU3F4*（POU3F4）	Xq21.1	POU 域转录因子
DFNX3	*DMD*（?）*Dystrophin*（?）	Xp21.2	膜结构蛋白
DFNX4	*N/A*	Xp22	N/A
DFNX5	*N/A*	Xq23-27.3	N/A
DFNY1	*N/A*	Y	N/A

引自：*Angeli S*，*et al. The Anatomical Record*，2012，295（11）：1812-1829

（二）致病基因检测

下面介绍我国 CFDA 批准使用的一种遗传性耳聋检测试剂盒基本操作规程。

【原理】以人基因组 DNA 为模板，采用带有 Tag 标签序列的基因位点特异性引物，对相关基因位点所在基因片段进行扩增和荧光标记，然后与能识别相应标签序列的通用基因芯片进行杂交，通过芯片扫描和数据分析，得到所检测的 9 个基因位点结果。由于针对所检测的 9 个位点的野生型和突变型分别设计了引物和探针，因此可同时检测出这 9 个位点的野生型和突变型结果。

检测与遗传性耳聋相关的 9 个位点的信息详见表 5-6-5。

实验将各位点检测探针与各种质控探针固定在经过化学修饰的基片上，检测探针各重复 5 个点，质控探针各重复 5 个、10 个或 15 个点，形成 11 行 × 15 列的微阵列，每张芯片上有 4 个同样的微阵列，每一个微阵列可检测一份样品。微阵列中的探针排布如图 5-6-11所示，排布说明见表 5-6-6。

表 5-6-5 试剂盒检测基因信息

突变所在基因	突变所在位点	突变位点描述
GJB2	35	35del G
	176	176 del 16
	235	235 del C
	299	299 del AT
GJB3	538	538 C > T
SLC26A4	2168	2168 A > G
	IVS 7-2	IVS 7-2 A > G
线粒体 *12S rRNA*	1494	1494 C > T
	1555	1555 A > G

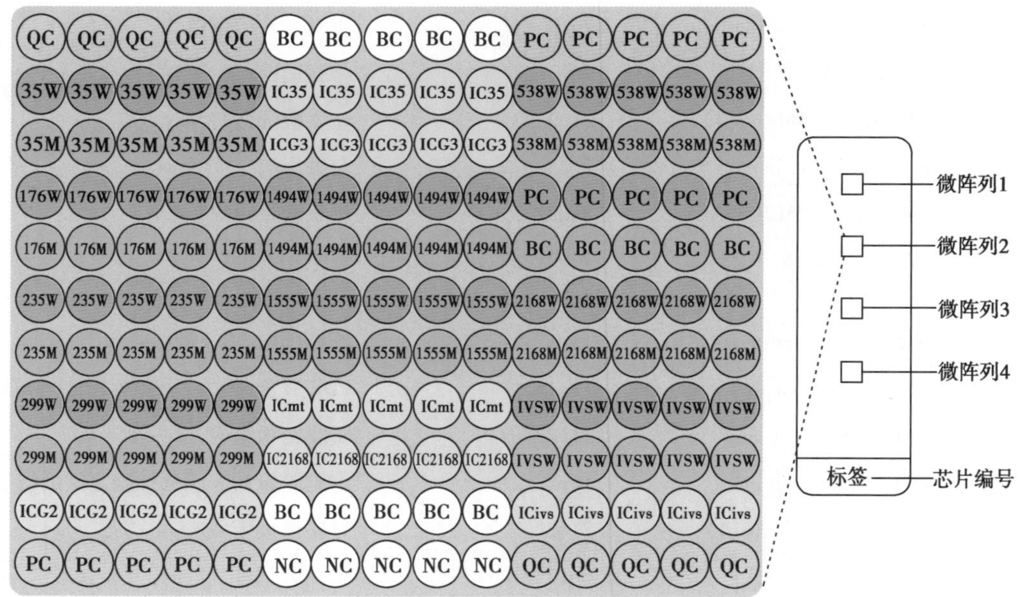

图 5-6-11 图微阵列芯片探针排布

表 5-6-6　微阵列探针排布说明

探针种类	探针名称	探针名义	探针名称	探针含义
质控探针	QC	表面化学质控探针	BC	空白对照探针
	PC	杂交阳性对照探针	NC	阴性对照探针
	IC		各基因扩增内部质控探针	
基因位点	35W	野生型探针	35M	突变型探针
检测探针	176W	野生型探针	176M	突变型探针
	235W	野生型探针	235M	突变型探针
	299W	野生型探针	299M	突变型探针
	538W	野生型探针	538M	突变型探针
	2168W	野生型探针	2168M	突变型探针
	IVS7-2W	野生型探针	IVS7-2M	突变型探针
	1494W	野生型探针	1494M	突变型探针
	1555W	野生型探针	1555M	突变型探针

【试剂和仪器】 PCR 扩增引物与试剂、杂交试剂、对照品，微阵列芯片扫描仪及随机附带通用微阵列图像分析软件、质控探针和 DNA 芯片。

【操作】

1. 适用样本　外周静脉全血、脐血、羊水等。

2. 实验操作

（1）实验前准备：根据需要及实际情况，按规定比例配制洗涤液Ⅰ和Ⅱ。

洗涤液Ⅰ：SSC 终浓度为 0.3×，SDS 终浓度为 0.1%。洗涤液Ⅱ：SSC 终浓度为 0.06×。

（2）基因组 DNA 提取：应用全血核酸提取试剂盒进行基因组 DNA 提取。被检基因组 DNA 需满足浓度 100~200ng/μl，纯度 OD260/280=1.7~2.0。

（3）PCR 扩增

1）根据样品数目，按适当比例将 PCR 扩增引物和试剂混合物混合、分装。向每管混合物中加入适量样品基因组 DNA（或对照品、纯化水），作为 PCR 扩增模板。

2）PCR 反应条件：根据不同试剂盒的 PCR 反应优化条件设置反应程序。

（4）杂交：PCR 扩增反应结束前，将杂交用仪器预热至 50℃。

1）芯片准备：在杂交盒的沟槽中加入纯化水，将芯片正面向上放入盒中。

2）杂交反应混合物的配制、变性及冰浴：根据样品数目准备离心管并编号。将杂交缓冲液预热、按适当比例分装。将 PCR 产物加热至 95℃变性 5 分钟，即取出，冰浴 3 分钟。取适量 PCR 产物加到对应样品编号的杂交缓冲液管中，充分混匀并瞬时离心。

3）杂交反应：用移液器将适量杂交反应混合物经盖片上的加样孔垂直加到芯片上，迅速盖上杂交盒密封。每个微阵列限加 1 份样品，记录芯片编号、微阵列位置及对应样品编号。将密封好的杂交盒水平放入预热到 50℃的杂交仪中杂交。

（5）芯片洗涤液的准备：将洗涤液Ⅰ和Ⅱ放入恒温水浴摇床中，80rpm 匀速振摇，平衡至 42℃。

（6）芯片洗涤与干燥：杂交反应结束后，取出芯片，依次放入平衡至 42℃的洗涤液Ⅰ与Ⅱ中洗涤。然后将芯片放入微阵列芯片离心管，短时间离心甩干后扫描。

（7）芯片扫描：使用微阵列芯片扫描仪和相应的遗传性耳聋基因检测芯片判别系统读取及判断信号。

（8）结果判读：采用 ROC 法计算得到本实验中各位点检测探针的 cut off 值。当探针的检测信号值大于或等于该探针 cut off 值时，判断为阳性；当探针检测信号值小于该探针 cut off 值时，判断为阴性。

本实验中对照品检测结果：各位点均为野生型，如图 5-6-12 所示：空白对照 BC 结果：应只有 QC 和 PC 出现阳性信号，软件提示无检测样品，如图 5-6-13所示。

样品检测结果：对每份样品的检测结果中包含 9 个位点基因型；本法可针对所涉及的 9 个位点对被检

样品中各位点的基因型分别判读。

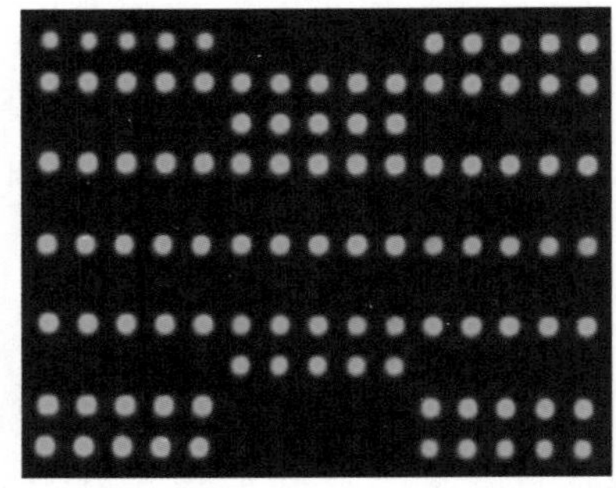

图 5-6-12 对照品：各位点野生型

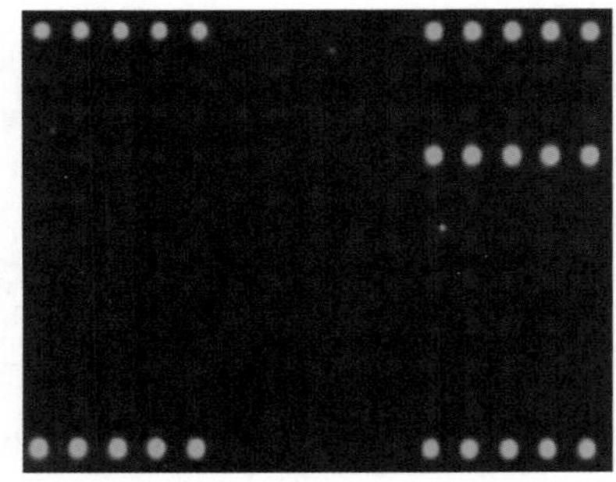

图 5-6-13 空白对照：各位点阴性

每个位点的检测结果可能出现以下 3 种情况（以 235delC 位点检测结果为例）：

1）位点检测探针 W 为阳性，检测探针 M 为阴性，软件判读该位点为野生型，表示该份样品染色体上的两条等位基因位点均未发生突变，检测结果如图 5-6-14 所示；

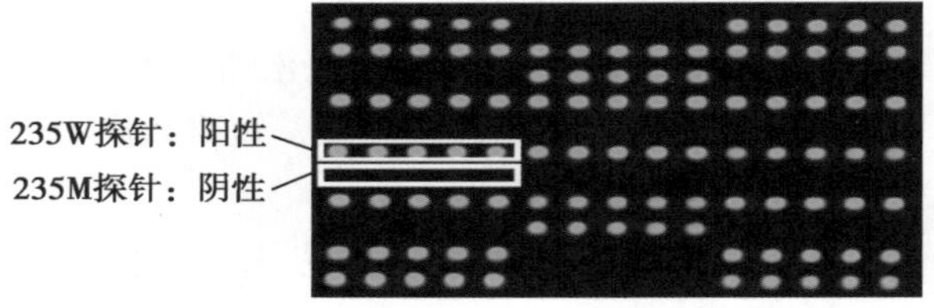

图 5-6-14 235 del C：野生型

2）位点检测探针 W 为阴性，检测探针 M 为阳性，软件判读该位点为纯合突变型，表示该份样品染色体上的两条等位基因的该位点均发生了突变，检测结果如图 5-6-15 所示；

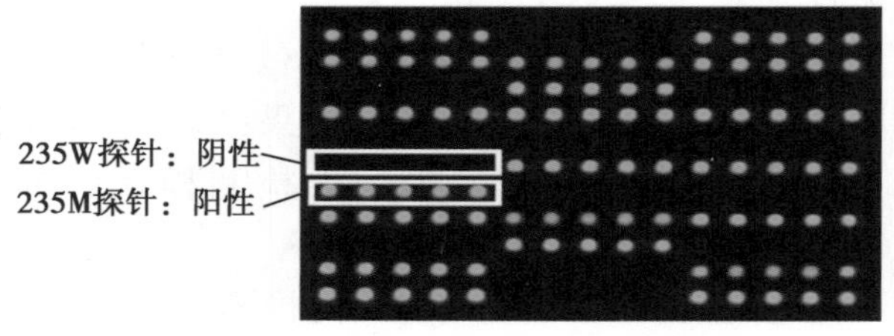

图 5-6-15 235 del C：纯合突变型

对于线粒体 *12S rRNA* 基因突变位点（试剂盒检测 *12S rRNA* 基因上 1494 位点和 1555 位点），检测探针 W 为阴性，检测探针 M 为阳性，软件判读该位点为均质突变型，表示线粒体中 *12S rRNA* 基因上的该位点均发生了突变；

3）位点检测探针 W 和 M 均为阳性，软件判读该位点为杂合突变型，表示该份样品染色体上的两条等位基因中一条的该位点发生了突变，另一条的该位点未发生突变，检测结果如图 5-6-16 所示；

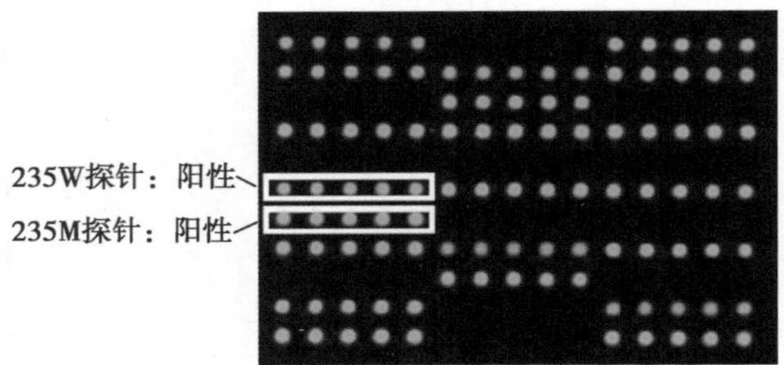

图 5-6-16 235 del C：杂合突变型

对于线粒体 *12S rRNA* 基因突变位点（试剂盒检测 *12S rRNA* 基因上 1494 位点和 1555 位点），位点检测探针 W 和 M 同时为阳性，软件判读该位点为异质突变型，表示线粒体中部分 *12S rRNA* 基因上该位点发生了突变。

【临床意义】 耳聋是一种严重影响人类生活质量的疾病，是造成残疾的常见原因。许多耳聋是由遗传因素所致。上述方法可检测中国人群中遗传性耳聋常见的 9 种基因突变位点。遗传性耳聋的基因检测可为耳聋患者提供诊断、治疗及用药指导；为新生儿耳聋筛查、遗传咨询等提供依据。

【注意事项】

1. 注意安全防护 操作血液应在规定的实验场所进行，穿戴防护衣物、一次性手套、口罩；所有直接接触过血液的物品应消毒后丢弃或再次使用。

2. 使用前，液体试剂应充分混合，尽量避免试剂反复冻融。

3. 所使用的接触试剂的材料均要求干燥、洁净，以防止污染。

4. PCR 操作场地应严格按照国家有关规定进行分区，以防止交叉污染。不同区域的物品不得混用。

5. 操作过程中，尽量减少试剂的曝光时间。开封后的芯片须避光保存。

三、珠蛋白生成障碍性贫血

珠蛋白生成障碍性贫血（thalassemia，地中海贫血）又称为海洋性贫血，是一组常染色体隐性遗传病，是由于血红蛋白的珠蛋白基因缺失或突变造成珠蛋白肽链合成障碍，导致血红蛋白结构异常，从而引起溶血性贫血。珠蛋白生成障碍性贫血根据珠蛋白的缺陷不同进行分类，可分为α-珠蛋白生成障碍性贫血、β-珠蛋白生成障碍性贫血、δβ-珠蛋白生成障碍性贫血和γδβ-珠蛋白生成障碍性贫血、εγδβ-珠蛋白生成障碍性贫血，其中以α-珠蛋白生成障碍性贫血和β-珠蛋白生成障碍性贫血较常见。不同类型珠蛋白生成障碍性贫血珠蛋白合成障碍的原因可能完全不同，遗传物质的缺失、不稳定和错误的转录和翻译，或其他信使核糖核酸的异常，都有可能导致有功能的活性 mRNA 和珠蛋白肽链合成的减少。我国珠蛋白生成障碍性贫血的基因诊断技术在不断发展中，特别是 PCR 技术的发展和完善，已使珠蛋白生成障碍性贫血的基因诊断成为常规的检测方法。以下将主要对两种常见的珠蛋白生成障碍性贫血类型进行介绍。

（一）α-珠蛋白生成障碍性贫血致病基因特点

α-珠蛋白生成障碍性贫血是由于α-珠蛋白基因合成障碍，导致α-珠蛋白链全部或部分缺失所引起的贫血，是世界上最常见的单基因遗传病之一。人类α-珠蛋白基因位于16号染色体短臂末端，一条染色体上含有2个α-珠蛋白基因。除了少数由基因点突变引起外，我国大多数α-珠蛋白生成障碍性贫血是由于α-珠蛋白基因缺失造成的，称为缺失型α-珠蛋白生成障碍性贫血。由于缺失的程度不同，可将其分为α-珠蛋白生成障碍性贫血1（α^0-珠蛋白生成障碍性贫血）和α-珠蛋白生成障碍性贫血2（α^+-珠蛋白生成障碍性贫血），前者是由一个单倍体两个α-珠蛋白基因缺失所造成，后者是由一个单倍体一个α基因缺失所引发。另外，少数由于α-珠蛋白的基因序列突变或小的缺如所造成的α-珠蛋白生成障碍性贫血称为非缺失型α-珠蛋白生成障碍性贫血。目前已发现的α-珠蛋白生成障碍性贫血的基因突变类型较多，$--^{SEA}$，$-\alpha^{4.2}$，$-\alpha^{3.7}$缺失突变在我国较常见。

（二）α-珠蛋白生成障碍性贫血致病基因检测

分成缺失型和突变型检测。本节介绍一种我国 CFDA 批准使用的缺失型α-珠蛋白生成障碍性贫血检测试剂盒基本操作规程。

【原理】α-珠蛋白生成障碍性贫血缺失基因检测基于缺口 PCR（GAP-PCR）原则，以多重 PCR 检测样本 DNA，可同时检测3种（$--^{SEA}$、$-\alpha^{4.2}$、$-\alpha^{3.7}$）缺失型α-珠蛋白生成障碍性贫血。即在待检的缺失基因片段两端设计引物进行扩增，再通过琼脂糖凝胶电泳，根据电泳片段大小判断检测样品的基因型。

【试剂和仪器】PCR 扩增试剂、全血基因组提取试剂、上样与电泳缓冲液、标准分子量对照、阳性质控品；PCR 基因扩增仪、电泳仪、凝胶成像分析系统。

【操作】

1. 适用样本　外周静脉全血、脐血、羊水等。

2. 实验操作

（1）基因组 DNA 提取：应用全血核酸提取试剂盒提取基因组 DNA。本实验要求待检基因组 DNA 浓度为2～200ng/μl。

（2）PCR 扩增

1）PCR 反应体系：PCR 反应缓冲液、引物混合物、Taq 酶、DNA 样本、水组成要求的总反应体积。每次实验可设置阴性对照和阳性对照各一，作为产品使用的质量控制。

2）PCR 反应条件：根据不同试剂盒的 PCR 反应优化条件设置反应程序。

（3）电泳检测：取适量扩增产物与上样缓冲液混合，用琼脂糖凝胶（内加适量核酸染料）电泳对产物进行检测。每次琼脂糖凝胶电泳都需加分子量 Marker 作对照。电泳结束后，将琼脂糖凝胶放入凝胶成像系统或紫外观察仪上观察结果。

（4）质控标准：电泳条带与基因型的对应关系见表5-6-7：

表5-6-7　电泳条带与基因型的对应关系

基因型	条带大小
$--^{SEA}$	1.2kb
$-\alpha^{4.2}$	1.4kb
$-\alpha^{3.7}$	2.0kb
$\alpha\alpha$	1.7kb

每次检测时要求设置一个阳性对照，以监测扩增条件，结果应为同时出现1.7kb和1.2kb两条带。若无带或缺带，则说明实验失败，应重新做检测。

每次检测时要求设置一个空白对照，以监测污染，空白对照的结果应为无条带。若空白对照出现有2.0kb、1.7kb、1.4kb或1.2kb任一条或多条带，则提示本次实验有污染，应消除污染后重新检测。

（5）结果判读

1）正常：检测样品只有一条1.7kb的正常条带。

2）缺失杂合子：检测样品有两条带，其一为

1.7kb 正常条带，其二为某一缺失型条带；判断为相应缺失型的杂合子。

3）缺失纯合子：检测样品只有一条缺失型条带，无正常条带；判断为相应缺失型的纯合子。

4）双重缺失杂合子：检测样品有两条带，分别为两种缺失型，无正常条带；判断为这两种缺失型的双重杂合子。

不同基因型检测结果示例如图 5-6-17 所示，结果示例图中各泳道所代表的基因型信息见表 5-6-8。

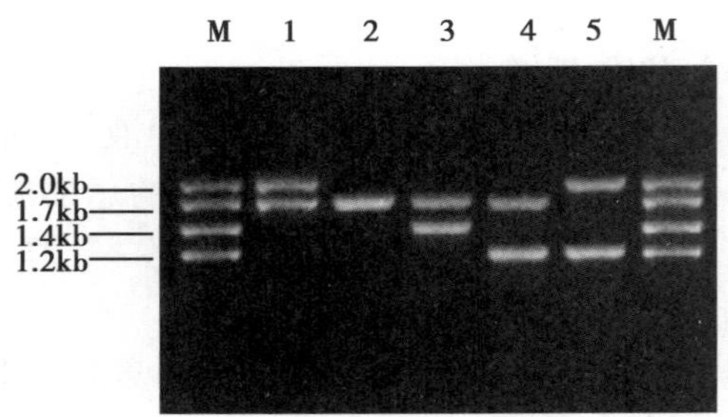

图 5-6-17 结果示例图

表 5-6-8 结果示例图各泳道所代表的基因型

编号	基因型
M	DNA Markers
1	$-\alpha^{3.7}/\alpha\alpha$（$-\alpha^{3.7}$缺失杂合子）
2	$\alpha\alpha/\alpha\alpha$
3	$\alpha\alpha/-\alpha^{4.2}$（$-\alpha^{4.2}$缺失杂合子）
4	$\alpha\alpha/--^{SEA}$（$--^{SEA}$缺失杂合子）
5	$-\alpha^{3.7}/--^{SEA}$（$-\alpha^{3.7}$、$--^{SEA}$双重缺失杂合子）

【临床意义】上述方法可同时检测三种在我国较常见的 α-珠蛋白生成障碍性贫血缺失突变类型。α-珠蛋白生成障碍性贫血是一种严重危害人类健康的血液遗传病，在我国南方地区发病率较高。在临床上通常将 α-珠蛋白生成障碍性贫血分为 4 种类型，由于缺失基因的数量不同，所以症状的严重程度也有所不同。重型 α-珠蛋白生成障碍性贫血所致的 Hb Bart 胎儿水肿综合征为致死性疾病，胎儿常于妊娠晚期流产、早产死胎或出生后短时间内死亡。中间型 α-珠蛋白生成障碍性贫血导致的 HbH 病会使患者发生中度至重度贫血。而轻型和静止型 α-珠蛋白生成障碍性贫血相对症状较轻。α-珠蛋白生成障碍性贫血的基因检测有助于对疾病诊断及产前诊断进行指导，有效检测监控此疾病。

【注意事项】

1. 若有 PCR 反应液附着在管壁/盖上，请在使用前先离心，以保证 PCR 反应体积及防止潜在污染。

2. 每天/次检测完成后，各操作室的工作台面需用可移动紫外灯（近工作台面）照射 30 分钟以上，以防止扩增产物对下次检测造成污染。

（三）β-珠蛋白生成障碍性贫血致病基因特点

β-珠蛋白生成障碍性贫血是由于 β-珠蛋白基因突变或缺失，导致 β-珠蛋白链合成障碍所引起的一组遗传性血液疾病。与 α-珠蛋白生成障碍性贫血不同，β-珠蛋白生成障碍性贫血多数由基因发生点突变所引起，仅少数为基因缺失所致。β-珠蛋白的合成通常由位于 11 号染色体短臂的两个 β-珠蛋白基因所控制。β^0-珠蛋白生成障碍性贫血指 β 基因的突变导致 β-珠蛋白链合成完全缺失；β-珠蛋白链合成仅部分缺如为 β^+ 珠蛋白生成障碍性贫血。我国报道导致中国人 β-珠蛋白生成障碍性贫血发生的突变基因有数十种，其中 IVS-Ⅱ-654C > T、$CD_{41\text{-}42}$（-4bp）、$CD_{71\text{-}72}$（+A）、-28A > G、CD17 A > T 以及 Hb E（β_2Glu6Lys）较多，占中国人 β-珠蛋白生成障碍性贫血突变基因总数 80% 以上。

（四）β-珠蛋白生成障碍性贫血致病基因检测

下面介绍一种我国 CFDA 批准的 β-珠蛋白生成障碍性贫血检测试剂盒的基本操作。

【原理】采用 PCR 和 DNA 反向点杂交技术，即设计特异的 PCR 引物，其 5′端标记生物素，扩增获得一定长度的 DNA 片段，该片段包含了所要检测的各个位点。根据检测位点碱基差异，按照碱基互补配对原则，设计特异性识别某种基因型的寡核苷酸探针组合，分别固定在尼龙膜特定位置上，制成检测膜条。PCR 扩增产物与探针通过分子杂交及显色，观察检测膜条上各位点信号的有无（信号为蓝色斑点），判断该探针是否与 PCR 产物杂交，从而确定待检样品的基因型。此法能定性检出中国人常见的 β-珠蛋白基因 17 种突变（分别为：41-42M、654M、-28M、71-72M、17M、βEM、IVS-Ⅰ-IM、27/28M、43M、-29M、31M -32M、-30M、14-15M、CAPM、IntM 及 IVS-I-5M）。

【试剂和仪器】PCR 扩增试剂，全血基因组提取试剂，过氧化物酶（POD），四甲基联苯胺（TMB），矿物油，30% H_2O_2，膜条、PCR 基因扩增仪、分子杂交箱。

配套试剂：

1. 20×SSC（pH 7.0） NaCl 175.3g，柠檬酸钠 88.2g，加蒸馏水 800ml 溶解，用浓 HCl 调 pH 至 7.0，定容至 1000ml，并高压灭菌保存。

2. 10% SDS（pH 7.0）　SDS 20g，加蒸馏水180ml溶解，用HCl调pH至7.0，定容至200ml。

3. 1mol/L 柠檬酸钠（pH 5.0）　柠檬酸钠294.1g，加蒸馏水700ml溶解，用浓HCl调pH至5.0，定容至1000ml。

4. A液（2×SSC，0.1% SDS）20×SSC 100ml，10% SDS 10ml，加蒸馏水定容至1000ml。

5. B液（0.5×SSC，0.1% SDS）20×SSC 25ml，10% SDS 10ml，加蒸馏水定容至1000ml。

6. C液（0.1mol/L 柠檬酸钠）1mol/L 柠檬酸钠100ml，加蒸馏水定容至1000ml。

7. 显色液（新鲜配制使用，按顺序加入以下溶液）C液19ml，TMB 1ml，30% H_2O_2　2μl。

【操作】

1. 适用样本　外周静脉全血、脐血、羊水等。

2. 实验操作

（1）基因组DNA提取：应用全血核酸提取试剂盒提取基因组DNA。本实验要求待检基因组DNA浓度为2～200ng/μl。

（2）PCR扩增

1）将已提取的适量的待测样品DNA加入到PCR扩增试剂混合物中，组成总反应体系。每次实验以相同量的纯水为模板，作空白对照。

2）PCR反应条件：根据不同试剂盒的PCR反应优化条件设置反应程序。

（3）杂交：　在离心管中放入膜条，加入A液及所有PCR产物。将离心管放入沸水浴中加热数分钟，取出放入杂交箱42℃杂交。取塑料管加入适量B液于杂交箱或水浴箱中预热至42℃。

（4）洗膜：杂交结束后取出膜条，移至装有预热B液的塑料管中，于42℃轻摇洗涤15分钟。

（5）显色：用A液：POD＝2000∶1配制孵育液，将膜条置于孵育液中室温轻摇孵育。后弃去，用A液室温轻摇洗膜两次，每次5分钟。用C液室温洗膜1～2分钟，同时配制显色液（需新鲜配制），将膜条浸泡于显色液避光显色5～20分钟即可观察结果。

（6）结果判读

1）结果说明：①膜条上的探针排列顺序见膜条示意图5-6-18。

②检测的位点突变与正常对照关系说明见表5-6-9：

41–42 N	654 N	–28 N	71–72 N	17M	βEN	31 N	27/28 M	编号
41–42 M	654 M	–28 M	71–72 M	17M	βE M	31 M	IVS–I–1M	
43M	–32 M	–29 M	–30M	14–15 M	CA PM	Int M	IVS–I–5M	

图5-6-18　膜条探针排列顺序示意图

注：以上位点最后一个字母“N”代表正常，“M”代表突变

表5-6-9　检测的位点突变与正常对照关系

位点名称	检测的突变类型	突变点简称位	正常对照点位点
CD41-42	-TTCT	41-42M	41-42N
CD43	G>T	43M	
IVS-Ⅱ-654	C>T	654M	654N
–28	A>G	–28M	–28N
–29	A>G	–29M	
–30	T>C	–30M	
–32	C>A	–32M	
CD71-72	+A	71-72M	71-72N
βE	GAG>AAG	βEM	βEN
CD17	A>T	17M	17N

续表

位点名称	检测的突变类型	突变点简称位	正常对照点位点
CD31	−C	31M	31N
CD14-15	+G	14-15M	无
CD27-28	+C	27/28M	
IVS-I-1	G>A，G>T	IVS−Ⅰ−1M	
IVS-I-5	G>C	IVS−Ⅰ−5M	
CAP+1	A>C	CAPM	
5′UTR；+43to+40	−AAAC		
Initiation codon	ATG>AGG	IntM	

注：14-15M、27/28M、CAPM、IntM、IVS-Ⅰ-1M、IVS-Ⅰ-5M 为少见突变类型，本系统未设置正常对照，检测结果仅报告点突变，欲了解是纯合突变还是杂合突变，建议做进一步分析

③本实验仅定性分析检测对象，以检测位点出现信号与否来进行判断。信号强弱不能提供定量方面的参考。

④空白对照的膜条结果应为所有位点都不显色，否则本实验可能发生污染。应全部重做；所有临床样本7个正常位点应至少有6个位点有蓝色斑点出现，否则实验不成功，样本应重检。

2）参考区间：膜条上所有正常位点（位点名称后缀为“N”）显色，所有突变位点（位点名称后缀为“M”）都不显色，则表明该样品的β-珠蛋白生成障碍性贫血17个位点检测未发现突变。

3）突变参考值：膜条上有突变位点显色，则表明该样品为β-珠蛋白生成障碍性贫血突变样品。

4）参考值示意图见图5-6-19：下面用膜条示意图举例说明参考值。

①正常（N/N）

41–4 2N●	654 N●	−2 8●	71–72M ●	17N ●	βE N●	31N ●	27/28 M	编号
41–4 2M	654 M	−2 8M	71–72M	17 M	βE M	31M	IVS–I– 1M	
43M	−32 M	−2 9M	−30M	14– 15M	CA PM	Int M	IVS–I– 5M	

图5-6-19（a）正常样本膜条示意图

②突变

a. 单突变杂合子（例41-42M/N）

41–42 N●	654 N●	−2 8●	71–72 N●	17N ●	βEN ●	31N ●	27/28 M	编号
41–42 M●	654 M	−2 8M	71–72 M	17M	βE M	31 M	IVS–I– 1M	
43M	−32 M	−2 9M	−30M	14–1 5M	CAP M	Int M	IVS–I– 5M	

图5-6-19（b）单突变杂合子样本膜条示意图

b. 双突变杂合子（例71-72M/31M）

41–4 2N●	654 N●	−2 8●	71–72 N●	17N ●	βEN ●	31N ●	27/28 M	编号
41–4 2M	654 M	−2 8M	71–72 M●	17M	βE M	31M ●	IVS–I– 1M	
43M	−32 M	−2 9M	−30M	14–1 5M	CAP M	Int M	IVS–I– 5M	

图5-6-19（c）双突变杂合子样本膜条示意图

【临床意义】上述方法能够对中国人常见的β-珠蛋白生成障碍性贫血β-珠蛋白基因17种突变进行检测。β-珠蛋白生成障碍性贫血是我国南方各省较常见，危害很大的遗传病之一。临床上轻型β-珠蛋白生成障碍性贫血患者仅有轻度或无贫血症状。而重型β-珠蛋白生成障碍性贫血患者由于β-珠蛋白链合成大量减少或消失，可致慢性溶血性贫血、生长发育迟缓，骨骼异常等症状。中间型β-珠蛋白生成障碍性贫血患者症状严重程度介于重型和轻型之间。β-珠蛋白生成障碍性贫血基因检测是疾病诊断、产前诊断的辅助手段，对控制重症β-珠蛋白生成障碍性贫血患儿出生和疾病遗传具有重要价值。

【注意事项】

1. 若整张膜条都无蓝色斑点，则提示实验失败，应重新实验。若一张膜条上有3个或3个以上突变位点有信号，则该膜条很可能是发生污染或有非特异杂交，应排查具体原因后重新进行实验。

2. 若有PCR反应液附着在管壁/盖上，请在使用前先离心，以保证PCR反应体系的体积完整及防止潜在的污染。

3. 杂交全过程避免用手接触膜条，可用镊子夹取膜条边角或戴手套操作。样品处理所使用的离心管应高压灭菌并一次性使用。

4. 显色液需现配现用，配制时应按顺序加入C液、TMB和H_2O_2，显色过程应避光，可放入暗盒中操作。

5. 室温低于20℃时，A、B液中可能会有结晶析出，应先温浴溶解。

四、其他遗传性疾病主要基因突变类型检测

随着个体化检验医学的发展和分子生物学技术的应用，遗传性疾病基因检测将在疾病的病因分析、发病机制探讨、诊断和鉴别诊断中发挥重要作用。对Rett综合征、软骨发育不全、肌营养不良症、脊肌萎缩症、线粒体脑肌病、PWS/AS综合征等疾病的基因检测虽然尚无CFDA注册试剂盒，但检测方法在临床中已得到充分研究和部分验证，其具体基因特点及检测方法见表5-6-10。

表5-6-10　部分遗传性疾病主要基因突变类型及检测方法

序号	疾病名称	检测方法	突变类型
1	Rett综合征	PCR扩增、测序	*MECP2*基因3、4外显子检测
2	软骨发育不全		*FGFR3* 1138位点突变
3	肝豆状核变性		*ATP7B*基因突变检测
4	染色体亚端粒区检测		染色体亚端粒重排
5	缺失综合征		染色体微缺失检测
6	苯丙酮尿症		*PAH*基因突变检测
7	CADASIL综合征		*NOTCH3*基因突变检测
8	进行性肌营养不良		*DMD*基因缺失与微小突变检测
9	马凡氏综合征		*FBN-1*基因突变检测
10	血友病		Ⅷ、Ⅸ、Ⅺ因子基因缺失
11	脊髓萎缩症	PCR限制性内切酶法	*SMN1*基因7、8外显子缺失
12	MELAS综合征		线粒体A3243G突变
13	MERRF综合征		线粒体A8344G突变
14	Leigh综合征		线粒体T8993G/C突变
15	Leber综合征		线粒体G11778A、G3460A、T14484C突变
16	PWS/AS综合征	甲基化特异性PCR	15 q11-q13缺失
17	21三体和性染色体多倍体检测	荧光PCR毛细管电泳法	21+
18	*CYP2C9*和*VKORC1*基因多态性检测	PCR-芯片杂交法	*CYP2C9*基因*2，*3等位基因型和*VKORC1*基因*G-1639A*基因型

续表

序号	疾病名称	检测方法	突变类型
19	亚甲基四氢叶酸还原酶基因677C/T检测	PCR-RFLP	亚甲基四氢叶酸还原酶基因677C/T突变
20	*EGFR* 基因21种突变检测试剂	荧光PCR法	*EGFR* 基因21种体细胞突变
21	*B-raf* 基因V600E突变检测		*B-raf* 基因V600E体细胞突变
22	*UGT1A1* 基因型检测	PCR毛细管电泳法	*UGT1A1* 基因TA6/6、*TA6/7*、*TA7/7* 基因型检测

第七章

肿瘤基因检测

恶性肿瘤是严重威胁人类健康的一种高危常见病。肿瘤的外在表现是疾病原发灶细胞生长/死亡失控，持续增殖、侵犯病灶周围组织并通过血管、淋巴管转移至机体其他部位。目前已报道的人类肿瘤共200多种，涉及机体几乎所有的器官。但就分子层面而言，肿瘤也属于一种基因病，所有肿瘤细胞均是细胞内基因变异的结果。传统的病理形态学检查虽是当前肿瘤诊断的金标准，但由于仅观察疾病的发展结果（瘤体形态与其细胞来源）已不能完全满足肿瘤诊断的需要。肿瘤的分子诊断是应用分子生物学技术，对肿瘤发生发展的病理学从分子层面由因到果的完整阐述。通过综合使用PCR、FISH、突变捕获等技术，针对性检测肿瘤细胞基因组中遗传学和表观遗传学变异，提高肿瘤诊断的灵敏度、特异性，拓宽了传统病理形态诊断的标本取材范围，打破了诊断时相限制。肿瘤的分子诊断涉及多种恶性肿瘤及癌前病变，诊断的基因也涉及多种癌基因、抑癌基因及其他肿瘤相关基因，为肿瘤诊断、鉴别诊断、防治及个体化或预见性治疗提供更为详尽的证据。本章将介绍白血病中常见3种融合基因（*AML1/ETO*、*PML/RARα* 和 *BCR/ABL*）、视网膜母细胞瘤 *N-myc* 基因、尤因/Ewings肉瘤 *EWS* 基因、淋巴瘤融合基因和骨髓增殖性肿瘤基因检测方法。

恶性肿瘤的发生是一个多阶段逐步演变的过程，肿瘤细胞是通过一系列进行性改变而逐渐恶变。在这种克隆性演化过程中，常积累一系列基因突变，可涉及不同染色体上多种基因变化，包括癌基因、抑癌基因、细胞周期调节基因、细胞凋亡基因及维持细胞基因组稳定性的基因（含DNA修复及染色体分离基因）等。这些基因的变化，有的是从种系细胞遗传得来，有的则是体细胞由环境因素影响而后天获得。基因突变对肿瘤诊断具有重要意义，以骨髓增殖性肿瘤（MPNs）为例，由于该类疾病亚型繁多，临床表型相互交叉，而骨髓穿刺活检又给患者带来极大痛苦，自2008年起WHO推荐检测外周血 *JAK2* 与 *MPL* 基因突变作为MPN诊断的重要标准之一。本章也将介绍诊断MPNs所用的这两个基因突变。

自1860年Virchow发现肿瘤的细胞起源至1953年Watson和Crick首次报道DNA的双螺旋结构，再到2001年人类基因组计划完成和表观遗传学的崛起，肿瘤的分子诊断已从最初专注于基础机制研究的厚积阶段发展到如今多组学交叉运用的薄发阶段。通过细胞遗传学技术检测染色体重排与基因扩增，通过核酸测序检测肿瘤相关基因的突变，通过各类核酸扩增技术对癌基因定量，再到芯片杂交进行全基因组遗传分析、使用循环肿瘤细胞与核酸进行肿瘤的微创诊断，肿瘤的分子诊断已渗透到诊断分型、预后判断、风险评估、用药指导等各方面。但由于肿瘤特殊的异质性与复杂性，目前仅少数几种肿瘤以单个基因指标明确诊断，大多数肿瘤仍然呈现多基因变异，因此建立基因与特定肿瘤间的关系，绘制准确合理的临床检测路径，对不同基因进行多组学综合判断，最终完成对肿瘤的明确诊断，是未来肿瘤分子诊断的关键所在。

但目前对肿瘤分子诊断仍存在着指导意见不统一、质量控制体系不健全、临床检测路径模糊等问题。如何结合临床实际解决这些问题，最终将肿瘤的分子诊断建设成为标准化体系，是肿瘤分子诊断领域的重点。

第一节 白血病融合基因检测

白血病是一类造血干细胞异常的克隆性恶性肿瘤，其克隆中的白血病细胞失去进一步分化成熟能力，停滞在细胞发育的不同阶段。在骨髓和其他造血组织中白血病细胞大量增殖并浸润其他器官和组织，并使正常造血受到抑制，临床表现为贫血、出血、感染及器官浸润症状。根据国外统计，白血病约占肿瘤性疾病的3%，是儿童和青年中最常见的恶性肿瘤。在世界各国中白血病的发病率以欧洲和北美最高，其死亡率为3.2～7.4人/10万人。亚洲和南美洲发病率较低，死亡率为2.8～4.5人/10万人。尽管许多因素被认为和白血病发生有关，但人类白血病的确切病因至今未明，认为与感染、放射、化学和遗传因素有关。

白血病的基因变异多同时伴有特征性的形态学改变和临床症状，并和它的诊断和治疗关系密切。大部分白血病患者存在着某种染色体易位，而易位会产生新的融合基因，利用这些新产生的融合基因，能有效帮助临床诊断白血病并指导治疗。因为检测染色体易位形成的融合基因相对简单且敏感，能直接应用于白血病的临床诊断，因此WHO 2000年发布的白血病诊断标准已将染色体易位作为最重要的实验诊断指标之一。

在分子水平诊断白血病主要针对特定的染色体易位和易位形成的融合基因，包括*AML1/ETO*、*PML/RARα*和*BCR/ABL*。其方法主要包括FISH、RT-PCR、基因芯片、高分辨熔解曲线、高效液相色谱、测序等技术。

一、白血病融合基因特点

（一）*AML1/ETO*

位于染色体21q22的*AML1*基因与8q22的*ETO*基因融合，产生*AML1/ETO*融合基因在急性髓性白血病（AML）中最常见。约20%～40% AML-M2患者有该融合基因，且年龄越小发生率越高，AML-M2b亚型患者中90%有*AML1/ETO*融合基因。M2b具有骨髓过氧化物酶强阳性、Auer小体显著、胞质空泡易见、成熟中性粒细胞胞质中有橙红色颗粒等典型的形态学特征，临床诊断时可与基因异常相互验证。带有该融合基因的AML，常代表预后较好，易缓解。

（二）*PML/RARα*

急性早幼粒细胞白血病（APL）病情凶险，易并发弥散性血管内凝血，如未得到治疗常在一周内死亡。多数APL患者中存在染色体t（15：17）易位，APL染色体t（15；17）（q22；q21）易位后，位于15q22的早幼粒细胞白血病（PML）基因和17q21维A酸受体α（RARα）基因融合，形成*PML/RARα*融合基因。APL中多颗粒型和微颗粒型均可检出这种易位。全反式维A酸与砷剂治疗APL使许多患者易达到缓解，但有t（15；17）和*PML/RARα*者才对全反式维A酸治疗有效。APL中常见两种融合基因：*PML*第6外显子和*RARα*第3外显子结合形成*p6r3*（L型，约占55%）和*PML*第3外显子和*RARα*第3外显子结合形成*p3r3*（S型，约占45%）。

（三）*BCR/ABL*

慢性骨髓性白血病（CML）患者90%以上具有典型Ph染色体，即染色体t（9；22)(q34；q11）易位，形成*BCR/ABL*融合基因；10%以内患者有变异型、复杂型或隐匿型Ph易位。*BCR/ABL*融合基因编码的蛋白具有酪氨酸激酶活性，能导致细胞恶性增殖。Ph染色体或*BCR/ABL*阳性已成为CML的主要诊断标准。针对BCR/ABL融合蛋白已生产出靶向的治疗药物，能使大多数CML患者达到细胞遗传学完全缓解。

二、白血病融合基因RT-PCR检测

本节介绍一种我国白血病融合基因定性检测试剂盒（可用于*AML1/ETO*、*PML/RARα*和*BCR/ABL*）的基本操作规程。

【原理】采用实时荧光PCR技术原理，通过提取标本中RNA并进行反转录，再用特异性引物和荧光标记探针，从而实现对融合基因的检测。

【试剂和仪器】融合基因实时荧光定性检测试剂包括标本RNA抽提和反转录试剂、核酸扩增试剂（包括目的基因和内参基因）和质控品3大类，主要包括RNA提取液、反转录酶、PCR反应液（引物、灭菌水、dNTP、Mg^{2+}等）、Taq酶和质控品（阴性、强阳性与临界阳性质控品等）。试剂盒应在-20℃及以下温度避光保存，在有效期内使用。采用冰壶加冰或泡沫箱加冰密封进行运输，荧光PCR检测混合液反复冻融不宜超过3次。

所需仪器为各种实时荧光核酸扩增仪。

【操作】分标本采集、贮存、运输和实验操作部分。

1. 适用标本类型以及采集　建议采用骨髓标本进行检测，如不能取得骨髓，也可采用外周血标本。骨髓2～3ml或静脉血5ml（采用枸橼酸钠或EDTA

抗凝，不能使用肝素抗凝）。

2. 标本贮存和运输 参见本篇第一章。

3. 实验操作 分样品处理、反转录、核酸扩增和结果分析四部分。

（1）样本处理：参见本篇第一章。

（2）核酸提取：采用商品化提取试剂盒，具体操作参见试剂盒说明书及本篇第一章。

（3）反转录反应：取灭菌的0.5ml离心管，按要求配备反转录反应体系：6.5μl反应液Ⅰ，1μl反转录酶混合物，2μg模板（RNA），DEPC水补足到总反应体积20μl。反应条件：42℃，60分钟。

（4）RT-PCR扩增：取灭菌0.2ml PCR反应管，按要求配备RT-PCR反应体系：14μl反应液Ⅱ，1μl酶混合物，5μl cDNA模板（包括样本及各种质控品裂解产物），20μl总反应体积。盖严管盖，置于荧光PCR检测仪上。反应程序按照试剂盒说明书设置与采集荧光。

【结果判定】 结果判断以Ct值表示，可参照厂家试剂盒说明书，设定原则以阈值刚好超过DEPC水的最高点。通常各种实时荧光PCR仪可根据所定域值自动给出各标本Ct值，由Ct值判断标本的阴阳性结果：若增长曲线不呈S形或Ct值≥38，则判样品的融合基因总含量小于检测下限，为阴性；若增长曲线呈S形且Ct值<38，则判样品的融合基因阳性；如果Ct值在38～40，则需复检一次，若仍在此范围，则报告为小于检测下限。

【参考区间】 小于检测下限，提示检测结果为阴性。

【临床意义】 *AML1/ETO*主要见于AML-M2亚型，AML其他亚型如M1、M4等也有少数病例表达此融合基因。若阳性，表明样本中有*AML1/ETO*存在，应结合临床综合评估，常代表预后较好，建议适时随访；若小于检测下限，表明样本中*AML1/ETO*浓度低于本法的检测下限。

95% APL患者具有*PML/RARα*融合基因，此为APL特异性细胞遗传学标志，早期检测对明确诊断、指导治疗和提示预后意义重要。若阳性，表明样本中有*PML/RARα*存在，可根据临床动态评估患者病情及预后；若小于检测下限，表明样本中*PML/RARα*浓度低于本法的检测下限。

*BCR/ABL*主要见于CML患者，已成为CML的主要诊断标准。若阳性，表明样本中有*BCR/ABL*存在，针对BCR/ABL融合蛋白已发展出有特效的治疗药物，能使大多数诊断的CML达到细胞遗传学完全缓解。但*BCR/ABL*基因突变可导致耐药，应结合临床综合评估，建议适时随访。若小于检测下限，表明样本中*BCR/ABL*浓度低于本法的检测下限。

【注意事项】

1. 本检测应由具有专业经验或经专业培训的人进行操作。本试剂盒应在合格的PCR实验室使用，实验室管理需严格按照行业主管部门颁布的基因扩增检验实验室管理规范执行。

2. 标本制备区所用过的吸头打入盛有10%次氯酸钠的容器浸泡1小时以上，经高压灭菌30分钟后，交由医院污物统一处理。

3. 每次实验完毕用10%次氯酸钠或75%乙醇擦拭工作台和移液器，并采用紫外灯照射30分钟。

4. 本试剂盒内的阳性质控品应视为具有传染性，操作和处理均需符合原卫生部《微生物生物医学实验室生物安全通用准则》和《医疗废物管理条例》相关法规要求。

5. 试剂使用前应在常温下充分融化并混匀。

6. 反应管中尽量避免气泡存在，盖紧管盖。

7. 不同批号的试剂请勿混用，在有效期内使用试剂。

8. 实验室环境与试剂污染，样品交叉污染会出现假阳性结果；试剂运输，保存不当或试剂配制不准可引起试剂检测效能下降，出现假阴性结果。

三、*BCR/ABL*融合基因FISH检测

下面介绍我国CFDA批准的一种采用FISH法检测*BCR/ABL*融合基因试剂盒的基本操作规程。

【原理】 *BCR/ABL*融合基因检测试剂盒中包含两个DNA探针，GLP BCR探针为*BCR*位点的特异性探针，杂交于22q11.2，覆盖主要断裂点以上的部分*BCR*基因，荧光信号为绿色；GLP ABL探针为*ABL*位点的特异性探针，杂交信号位于9q34，覆盖整个*ABL*基因及*ASS*基因，荧光信号为红色（图5-7-1）。当*BCR/ABL*融合基因以主要断裂点的融合方式时，探针杂交后则出现1红、1绿、1黄及1小红信号。当*BCR/ABL*融合基因以*ASS*基因缺失的主要断裂点融合方式时，探针杂交后则显示1红、1绿及1黄信号。当*BCR/ABL*融合基因以次要断裂点融合方式时，探针杂交后则显示1红、1绿及2个黄色信号。

【试剂和仪器】 *BCR/ABL*融合基因检测试剂盒包括标本处理、预处理和变性杂交试剂3大类。

标本处理试剂主要是细胞的收集、低渗及固定所需的试剂，预处理试剂是使玻片老化所需的试剂，变性杂交试剂主要是GLP *BCR/ABL*探针、杂交过程中所需的缓冲液和DAPI复染剂。

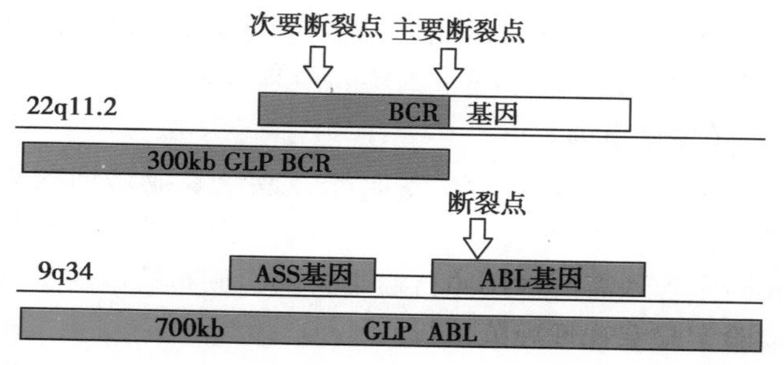

图5-7-1 *BCR-ABL* 融合基因检测试剂盒的两个 DNA 探针

所需的主要仪器是荧光原位杂交成像分析系统和42℃恒温孵箱或杂交仪。

【操作】分标本制备、预处理和实验操作部分。

1. 样本制备

（1）标本类型：新鲜骨髓或血液。

（2）标本采集：用肝素抗凝骨髓 2～3ml 或外周血 3～5ml。FISH 可检测分裂期和间期细胞。如使用分裂期细胞，可使用培养法。而使用间期细胞则无需培养，直接提取有核细胞（淋巴细胞分离液等方法去除红细胞，或按常规方法）。收集后的细胞于 4℃保存不超过 24 小时。

（3）低渗：使用 PBS 洗涤离心收获细胞，吸去上清液，加入预温至 37℃ 0.075mol/L KCl 溶液 6～8ml，用吸管吹打混匀后置 37℃ 30 分钟，其间吹打 2～3 次。

（4）预固定：加入新鲜配制的甲醇：冰醋酸(3∶1)固定液 2ml，吹打混匀后离心吸去上清液，再加入此固定液 6～8ml，吹打混匀。静置 10 分钟后离心吸去上清液，再加入新鲜配制的甲醇：冰醋酸(3∶1)固定液 6～8ml，吹打混匀。静置 10 分钟后离心调整到合适的细胞密度。

（5）细胞悬液的制备和保存：将合适细胞密度的悬液混匀，此细胞悬液置 -20℃冰箱中可保存 3 个月。在此期间可随时取出，离心去上清加入新鲜固定液，制片供 FISH 检测之用。

（6）制片：用吸管轻轻吹打细胞悬液匀后吸取少量，滴至洁净无脂的玻片上，1～2 滴/片，室温干燥。制备好的玻片，室温保存不能超过一个月。剩余标本可置于 -20℃冰箱储存备用。

2. 样本预处理

（1）主要试剂配制

1）缓冲液贮存液：20×SSC，pH 5.3。

氯化钠 88g；柠檬酸钠 44g；去离子水 400ml

充分溶解，室温下用 12mol/L HCl 调 pH 至 5.3，用去离子水定容至 500ml，高压灭菌；使用期间 2～8℃储存。试剂配制 6 个月后应丢弃，若试剂出现混浊或污染即应丢弃。

2）缓冲液：2×SSC，pH 7.0±0.2。

20×SSC（pH 5.3） 100ml；去离子水 800ml

充分混匀，室温下用 10mol/L NaOH 调 pH 至 7.0±0.2，用去离子水定容至 1L。使用期间 2～8℃储存。试剂配制 6 个月后应丢弃，若 6 个月内试剂出现混浊或污染也应丢弃。

（2）新鲜骨髓细胞样本预处理程序：新制备的玻片需在 56℃下 30～60 分钟或室温下过夜老化。玻片老化时间不足会导致实验操作过程中引起细胞脱落。将玻片置于 37℃（2×SSC）缓冲液中孵育 30 分钟。随后将玻片依次置于 70%、85% 和 100% 乙醇中脱水各 3 分钟。自然干燥玻片后加热至 56℃。

（3）骨髓细胞涂片预处理程序：自然干燥新制备涂片，确保涂片勿过厚。将涂片置于 56℃烤片机上 10～20 分钟。然后将涂片置于 100% 甲醇溶液中室温浸泡 5 分钟，取出玻片并除去多余甲醇。再将涂片置于 100% 醋酸溶液中室温浸泡 30 分钟。最后将玻片依次置于 -20℃预冷的 70%、85% 和 100% 乙醇中各 2 分钟脱水。自然干燥玻片。

3. 实验操作分变性杂交、洗涤复染和结果判读三部分。

（1）变性杂交：FISH 有杂交仪变性杂交和甲酰胺变性杂交两种方法。后者是样本和探针分别变性，前者则是用杂交仪对样本和探针进行共变性，减少了人为因素的影响。

1）甲酰胺变性杂交：依次进行下述三个步骤：①探针混合物准备及变性：按照试剂盒室温下配制探针后，将其加入到微量离心管中离心 1～3 秒，涡旋混匀后再次短暂离心。将装有以上探针混合物的离心管置于 73℃水浴箱中变性 5 分钟后，迅速置于 45～50℃水浴箱中，避光，杂交前取出。②标本准备及变性：使用前将盛有变性液的容器置于 73～78℃水浴箱中约 30 分钟，使溶液达到所需温度。将玻片置于 73～78℃的变性液中浸泡 5 分钟。再将玻片依次置于 -20℃预冷的 70%、85% 和 100% 乙醇中各 2 分钟梯度脱水。玻片室温下自然干燥，置于 45～50℃烤片机上预热 3～5 分钟后与探针杂交。若探针混合物尚未完成变性，玻片可置于 45～50℃烤片机上较长时间预热。③探针与样本杂交：将 10μl 变性后的探针混合物自 45～50℃水浴箱中取出瞬时离心后，滴于玻片杂交区域，立即加盖玻片，橡皮胶封边。将玻片置于预热的湿盒中，42℃保温箱中过夜杂交。

2）杂交仪变性杂交：①标本准备及变性前操

作：按照试剂盒说明室温下配制探针后，将其加入到微量离心管中离心1～3秒，涡旋混匀后再次短暂离心。将10μl探针混合物滴加于玻片杂交区域，立即加盖玻片，橡皮胶封边。②变性杂交：准备好杂交仪器，将玻片置于湿盒中在75～78℃共变性5分钟之后于42℃恒温孵箱或杂交仪中过夜杂交。

（2）玻片洗涤复染

1）洗涤：由于有非特异性的探针片段结合会增强背景，需要通过杂交后洗涤降低背景。杂交后洗涤包括系列不同浓度、不同温度的盐溶液漂洗，并有快洗和慢洗两种方法。①慢速洗涤程序：移去盖玻片，立即将玻片置于3瓶50%甲酰胺/2×SSC溶液中各漂洗10分钟，振荡1～3秒；将玻片置于2×SSC溶液中，漂洗10分钟，振荡1～3秒；将玻片置于0.1% NP-40/2×SSC溶液中，漂洗5分钟，振荡1～3秒；将玻片室温浸泡在70%乙醇中，漂洗3分钟。②快速洗涤程序：移去盖玻片，将玻片置于0.3% NP-40/0.4×SSC溶液中，振荡1～3秒，漂洗2分钟。需注意的是，快速洗涤中0.3% NP-40/0.4×SSC洗涤液的温度和时间需根据样本差异调节，67℃是推荐使用温度。室温下将玻片置于0.1% NP-40/2×SSC中，振荡1～3秒，漂洗30秒；再将玻片置于70%乙醇中，漂洗3分钟。

2）复染：暗处自然干燥玻片。将15μl DAPI复染液滴加于杂交区域位置，立即盖上盖玻片，暗处放置10～20分钟后，在荧光显微镜下选用合适的滤光片组观察。

（3）结果判读：先在10倍物镜下，于FISH标本玻片上找到细胞区域；然后在100倍物镜下扫描整个杂交区域，理想的杂交区域应是75%以上细胞核中都有杂交信号。观察细胞核FISH结果并进行信号计数和比值计算：计数200个细胞，统计异常细胞所占的百分率。

常见异常类型：如果*BCR/ABL*融合基因为主要断裂点融合方式，单个间期细胞核中则显示1红、1绿、1黄及1小红信号；如果*BCR/ABL*融合基因为主要断裂点融合方式，且*ASS*基因缺失，单个间期细胞核中则显示1红、1绿及1黄信号；如果*BCR/ABL*融合基因为次要断裂点融合方式，单个间期细胞核中则显示1红、1绿及2个黄色信号。

结果分析注意事项：随机计数细胞必须是各通道信号均清晰可辨的细胞；杂交不均匀的区域不要分析；细胞核轮廓不清或有重叠的不要分析；背景深影响信号判断的区域不要分析。计数结果建议由两个参与人员独立完成，结果一致方可认定。

【结果判定】

1. 阈值建立

（1）正常骨髓象的标本中，随机取20例设为对照组，使用以上方法步骤制备玻片及进行FISH实验。

（2）异常阈值的建立：每份样本分析200个细胞，计算出显示异常*BCR/ABL*融合信号的细胞数、百分比的平均值及标准差，并根据实际情况定义异常阈值。如异常阈值可定义为：平均值（M）+3×标准差（SD）。

2. 根据阈值判断结果　每例样本随机计数200个细胞，用异常阈值判断检测结果：

（1）显示异常信号方式细胞数的百分比小于异常阈值，判定为阴性结果。

（2）显示异常信号方式细胞数的百分比大于异常阈值，判定为阳性结果。

（3）如果显示异常信号方式细胞数的百分比等于异常阈值，加大检测样本细胞数，最后判断结果。

【参考区间】 *BCR/ABL*阴性。

【临床意义】

1. 辅助诊断　鉴别诊断骨髓增殖性肿瘤及伴有Ph染色体的急性白血病。检测*BCR/ABL*融合基因可为确诊CML提供可靠的分子遗传学证据。*BCR*与*ABL*基因的融合方式有*BCR*主要和次要断裂融合方式两种类型。80% CML患者为*BCR/ABL*主要断裂融合。而10%～15% ALL及5% AML患者也会出现*BCR/ABL*融合基因，多为*BCR/ABL*次要断裂融合。

2. 临床疗效的监测　对临床预后、疗效进行监控和指导临床治疗决策，以及对微小残留病灶进行检测。

3. 预后评估　*ASS*位于*ABL*附近，该基因缺失的患者预后差，慢性期易急变。30% CML患者伴有*ASS*基因缺失。

【注意事项】

1. 标本制作前如玻片清洗不干净，杂交后洗涤不充分，易造成背景过强，影响结果判读。

2. 标本变性不充分、探针变性不充分、杂交时盖玻片下有气泡形成、杂交条件不合适、洗涤液或洗涤条件不正确，容易造成FISH无信号或信号微弱，从而直接影响结果。

3. 探针混合物配制不当、杂交条件不当、洗涤温度过低，以及洗液洗涤强度过低都会造成信号特异性降低，从而影响结果的敏感性和准确性。

4. 复染过弱、复染剂浓度错误、复染剂陈旧或过度光照都会造成复染不佳，直接影响荧光信号的观察。

第二节 神经母细胞瘤 *N-myc* 基因检测

一、神经母细胞瘤 *N-myc* 基因特点

神经母细胞瘤（neuroblastoma，NB）是一种儿童幼年期常见的交感或副交感神经节异质性恶性实体肿瘤。NB 属于神经内分泌性肿瘤，可起源于交感神经系统的任意神经节部位，最常见的发生部位是肾上腺，也可发生在颈部、胸部、腹部以及盆腔的神经组织。该肿瘤早期诊断困难，且易发生骨髓、肝、皮肤及眼眶等多部位转移，死亡率高。

N-myc 基因位于 2p23-p24 区，结构上由不编码蛋白质的第 1 外显子和编码蛋白质的第 2、3 外显子构成。*N-myc* 基因的编码产物为 464 个氨基酸残基的核转录因子，可与特殊的 DNA 序列结合，影响 DNA 复制的启动过程，调节细胞生长、增殖与分化。正常情况下，每条染色体上只含有单拷贝的 *N-myc* 基因，在细胞的生长过程起重要的调节作用。

N-myc 基因扩增是目前 NB 最重要的预后指标之一，约 25% 患者存在 *N-myc* 基因扩增。*N-myc* 基因扩增与 NB 的恶化及预后不良相关，其扩增情况直接影响患者 18 个月生存率。对于 *N-myc* 拷贝数分别为 1、3～10 及 >10 的患者，其 5 年生存率相应呈 70%、30% 和 5% 递减，因此检测 *N-myc* 基因扩增是目前除临床观察与组织形态学外，诊断侵袭性神经母细胞瘤的另一有效手段。

二、*N-myc* 基因扩增 FISH 检测

N-myc 基因检测技术主要有细胞核型分析、FISH、荧光定量 PCR、Southern 及 Northern 印迹技术等，这些技术各有优点和长处，可根据情况选择使用。

本节仅介绍一种检测 NB *N-myc* 基因扩增 FISH 试剂盒的基本操作规程。

【原理】 利用核酸分子单链之间有互补的碱基序列，将不同荧光染料分别标记的 *N-myc* 基因（2p24）特异性探针和 *LAF* 基因（2q11）对照探针分别与 NB 组织 *N-myc* 基因和 2 号染色体 *LAF* 基因杂交，分别结合成互补的核酸杂交分子。通过荧光显微镜检测 *N-myc* 与 *LAF* 基因拷贝数，进而确定 *N-myc* 基因扩增情况。

【试剂和仪器】 *N-myc* 基因 FISH 检测试剂包括标本处理试剂、核酸杂交探针和各种质控品 3 大类。

标本处理试剂主要是甲醛溶液、二甲苯、乙醇、硫氰酸钠、胃蛋白酶、盐酸、SSC 缓冲液等。质控品包括阴性、强阳性和临界阳性质控品。FISH 探针为双色探针试剂盒，由 2 种特异探针组成，一种为 Platinum Bright550（红色荧光）标记的特异性 *N-myc* 基因探针，第二种探针为 Platinum Bright 495 标记（绿色荧光）的特异性 2 号染色体 *LAF* 基因（2q11.2）（图 5-7-2）。

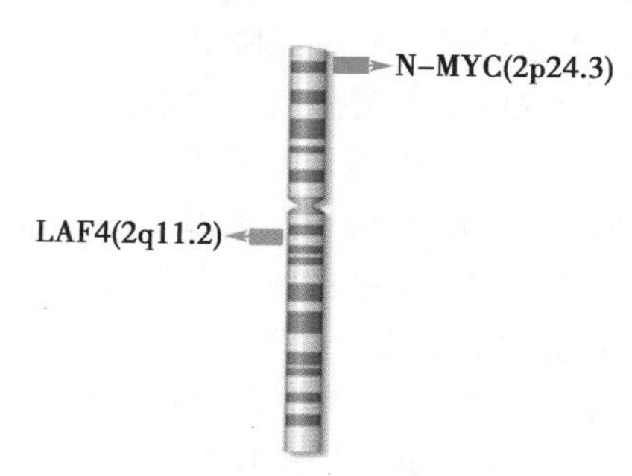

图 5-7-2 由 Platinum Bright550 标记、可特异结合 *N-myc* 基因的探针和由 Platinum Bright 495 标记、可特异结合 2 号染色体 *LAF4* 基因的探针

所需仪器为石蜡切片机和荧光显微镜等。

【操作】 分标本采集、贮存、运输和实验操作部分。

1. 适用标本类型　石蜡包埋组织。

2. 标本采集　新鲜组织经固定、脱水、透明、浸蜡后包埋在石蜡内，密闭送检。

3. 标本贮存与运输　参见本篇第一章。

4. 实验操作　包括标本前处理、变性、杂交和结果分析等。

（1）标本前处理：见图 5-7-3。

石蜡组织：在石蜡切片机上将待检组织切为4~6μm切片，将切片贴在荷正电的玻片上，56℃烘烤2~16h

↓

将玻片浸泡在二甲苯里两次各10min去除石蜡。再以100%、85%及70%乙醇各浸泡3min，后水浸泡3min，0.2M HCl浸泡20min，然后水浸泡3min

↓

玻片移至80℃、8%硫氰酸钠浸泡30min后再以2×SSC浸泡3min。以37℃、0.025%胃蛋白酶或0.01M HCl消化分解5~45min，再接着以水浸泡1min及以2×SSC浸泡5min

↓

分别以70%、85%及100%乙醇浸泡1min后风干待用

图 5-7-3 *N-myc* 基因 FISH 检测标本前处理流程图

（2）变性：于每个 22mm×22mm 面积的检体点上 10μl 探针溶液，后盖上盖玻片，封片胶将盖玻片外围封上后置于 80℃加温板 5 分钟。

（3）杂交：将玻片检体置于 37℃湿盒中过夜；移去封片胶及盖玻片以 1×Post-Wash Buffer Ⅱ（2×SSC/0.1%聚乙二醇辛基苯基醚）室温浸泡 2 分钟；72℃的 1×Post-Wash Buffer Ⅰ（0.4×SSC/0.3%聚乙二醇辛基苯基醚）浸泡 2 分钟（不可搅动）；1×Post-Wash Buffer Ⅱ（2×SSC/0.1%聚乙二醇辛基苯基醚）室温浸泡 1 分钟；分别以 70%、85%及 100%乙醇各浸泡 1 分钟后风干待用。

（4）复染与观察：将检体点上 0.1μg/ml 的 DAPI/Antifade 15μl 后，盖上盖玻片即可使用荧光显微镜观察。使用冷光源 CCD 成像系统，用不同的滤片分别在同一视野拍摄出红色、绿色的荧光信号，运用 Photoshop 软件融合各自得到的图像。

（5）结果分析：每个样本随机选取 200 个有荧光信号的细胞核，在 2p24 区域的 *N-myc* 基因扩增呈现多个红色信号；而 2q11 区域的 *LAF* 基因（对照）只呈现两个绿色信号。记录 *N-myc* 基因的拷贝数（红色信号数）和 *LAF* 基因拷贝数（绿色信号数）。正常 2 号染色体将呈现 2 个红色信号和 2 个绿色信号。①如果红色信号与绿色信号的比值小于 4，则判断为阴性；②如果红色信号与绿色信号的比值大于 4，则判断为基因扩增。

【参考区间】红色信号与绿色信号的比值小于 4，提示为阴性。

【临床意义】NB 浸润、转移和不良预后与*N-myc* 癌基因扩增和过度表达密切相关。若 *N-myc* 基因扩增，表明样本中 *N-myc* 基因过表达，提示 NB 可能存在。特别是红色信号与绿色信号的比值大于 4 时，提示 NB 存在浸润、转移和预后较差。若阴性，表明样本中不存在 *N-myc* 基因过表达。

【注意事项】

1. 不同试剂厂商所提供的试剂盒内 FISH 探针、探针的标记物不同，以及与 2 号染色体杂交的位置也不同。因此在使用 FISH 法检测 *N-myc* 基因扩增时，务必按照使用试剂盒的说明进行操作。

2. 本方法检测中的标本制备区所用过的吸头打入盛有 10%次氯酸钠的容器浸泡 1 小时以上，经高压灭菌 30 分钟后，交由医院污物统一处理；

3. 本试剂盒内的阳性质控品应视为具有传染性物质，操作和处理均需符合原卫生部《医疗废物管理条例》相关法规要求。

第三节 尤因肉瘤*EWS* 基因检测

一、尤因肉瘤 *EWS* 基因特点

尤因（Ewings）肉瘤是一种起源于骨髓且呈高度恶性的原发小圆细胞肿瘤，好发于儿童和青少年，男性多于女性，发病率在青少年骨肿瘤中排第二位，易发于骨、软组织。1921 年 Ewings 首先描述此原发恶性骨肿瘤，目前其诊断主要依赖病理学，但在形态学上，尤因肉瘤难与横纹肌肉瘤、淋巴肉瘤、神经母细胞瘤相区别。

几乎所有尤因肉瘤中都可发现特征性染色体易位，该易位引起 *EWS* 基因与 *ETS* 基因家族成员之一的融合。因此特异性融合基因的分子生物学检测可有力地帮助诊断尤因肉瘤。*EWS* 基因位于人类 22q12，由 17 个外显子组成，编码一种含有 RNA 结合域的表达蛋白。*ETS* 基因家族是一个数量有限，但十分重要的癌基因家族，其主要包括 *FLI1*、*ERG*、*ETV1*、*E1AF* 和 *FEV* 等，含有一段高度同源的编码 DNA 结合域的表达蛋白共同序列。细胞遗传学研究发现，位于 22q12 的 *EWS* 基因与 11q24 的 *FLI1* 或 21q22 的 *ERG* 基因在尤因肉瘤中多发生易位，分别占尤因肉瘤特征性染色体易位的 90%～95%和 5%，其中位于 22q12 的 *EWS* 基因易位点可发生在外显子 7、9 或 10 间的任一位置，而位于 11q24 的 *FLI1* 基因易位点则多发于外显子 4、5、7 或 8 间的任一位置（如图 5-7-4 所示）。有两种最常见的融合基因，一种是 *EWS-FLI1* 融合发生在 *EWS* 基因的外显子 7 与 *FLI1* 基因的外显子 6 位置（Ⅰ型 *EWS-FLI1* 易位），另一种 *EWS-FLI1* 融合发生在 *EWS* 基因的外显子 7 与 *FLI1* 基因的外显子 5 位置（Ⅱ型 *EWS-FLI1* 易位）。另外，还有极罕见的易位发生在位于 22q12 的 *EWS* 基因与 7q22 的 *ETV1* 或 17q12 的 *E1AF* 等。

二、尤因/Ewings 肉瘤 *EWS* 基因 RT-PCR 检测

尤因肉瘤 *EWS* 基因检测技术主要有 G 显带分析、Southern 印迹分析、FISH、RT-PCR 和基因组 DNA PCR 等，这些技术各有优点和长处，可根据实际情况选择使用。本节仅介绍目前大多数实验室使用的检测尤因肉瘤 EWS 基因的 RT-PCR 检测法。

【原理】采用 RT-PCR 技术原理，先经反转录酶的作用从 *EWS-FLI1* 嵌合体基因 mRNA 合成互补的 cDNA，再以 cDNA 为模板，在 DNA 聚合酶作用下扩增合成目的片段。这是一种 RNA 的反转录（RT）与 cDNA 的 PCR 相结合技术。

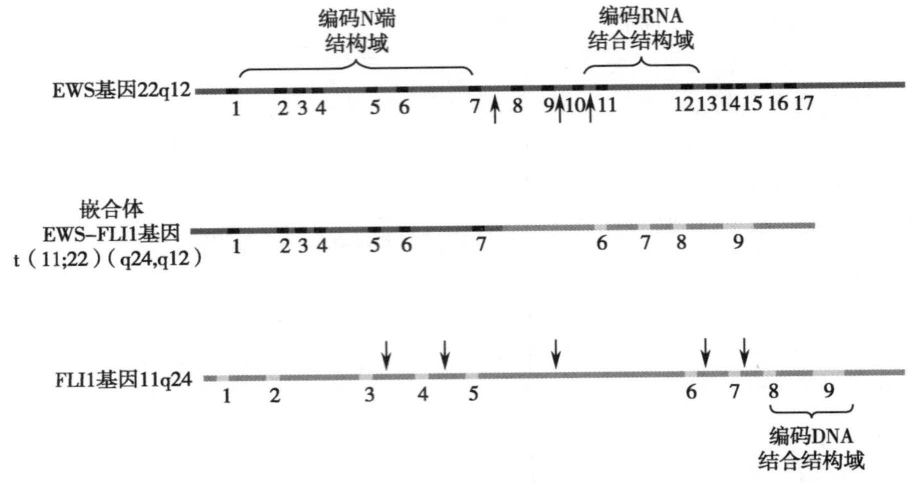

图 5-7-4 *EWS* 基因与 *FLI1* 基因发生易位

【试剂和仪器】 尤因肉瘤 EWS 基因 RT-PCR 定性检测试剂包括标本处理与核酸扩增试剂、扩增引物和各种质控品等 3 大类。

标本处理试剂主要是 RNA 抽提试剂（Trizol 试剂、氯仿、异丙醇等）、核酸扩增试剂包括引物（见下）、PCR 反应液（灭菌水、dNTP、Mg^{2+} 等）、反转录酶、Taq 酶等，质控品包括阴性、强阳性与临界阳性质控品等。

引物选择：检测 *EWS/FLI1* 融合基因时常选择使用 *EWS* 基因外显子 7 的引物和 *FLI1* 外显子 6 的引物，其大约能检测到 90% ~95% 的 *EWS/FLI1* 融合 RNA，包括两个最主要的类型，引物序列为：

EWS exon 7：5′-TCCTACAGCCAAGCTCCAAGTC-3′

FLI1 exon 6：5′-GTTGAGGCCAGAATTCATGTTA-3′

所需仪器为各种 PCR 仪、电泳仪和凝胶成像图像分析仪等。

【操作】 分标本采集、贮存、运输和实验操作部分。

1. 适用标本类型　新鲜肿瘤组织或石蜡包埋组织。

2. 标本采集

（1）新鲜肿瘤组织：外科手术切除的组织，密闭送检。

（2）石蜡包埋组织：新鲜组织经固定、脱水、透明、浸蜡后包埋在石蜡内，密闭送检。

3. 标本贮存与运输　参见本篇第一章。

4. 实验操作　分样本处理、核酸扩增、电泳和结果分析三部分。

（1）样本处理：参见本篇第一章。

（2）核酸扩增反应

1）依次向各反应管中加入 5 × buffer 5.0μl；dNTP（10mmol/L）1.0μl；引物 EWS exon 7 和 FLI1 exon 6 终浓度为 0.6μmol/L；RT-PCR 混合酶 1.0μl；RNA 酶抑制剂 5.0U；总 RNA　1.0μl（包括样本及各种质控品）；补水使反应体系至 25μl。盖严管盖，置于 PCR 检测仪上。

2）反转录 PCR 反应：反应循环程序设置如下：50℃ 30 分钟反转录；95℃ 15 分钟灭活反转录酶；94℃ 30 秒，58℃ 45 秒，72℃ 60 秒，40 个循环扩增；72℃ 10 分钟终止延伸。

（3）电泳：PCR 产物置 2% 琼脂糖凝胶电泳，凝胶图像成像仪观察结果。

（4）结果分析：结果的判断以凝胶电泳后 120bp 或 183bp 的 *EWS-FLI1* 条带是否出现，判断标本的阴阳性结果。

①如果未出现上述条带，则判断样品未检测到尤因肉瘤 *EWS* 融合基因；②如果出现 120bp（Ⅰ型）或 183 bp（Ⅱ型）的 *EWS-FLI1* 条带，则判断样品中检测到尤因肉瘤 *EWS* 融合基因。

【参考区间】 未检测到 *EWS-FLI1* 条带，提示为阴性。

【临床意义】 若阳性，表明样本中有 *EWS/ FLI1* mRNA 存在，提示尤因肉瘤诊断；若阴性，表明样本中不存在 *EWS/FLI1* mRNA。

【注意事项】

1. 本方法所介绍引物仅特异性扩增 *EWS-FLI1* 融合基因重排，其仅占所有尤因肉瘤 *EWS* 基因重排的 80%。检测结果对于判断尤因/Ewings 肉瘤 *EWS* 基因重排存在一定假阴性可能。对待阴性结果应慎重处理，推荐使用 FISH 或 Southern 印迹进一步诊断。

2. 由于各实验室所使用扩增试剂盒与基因扩增仪均不相同，因此在使用本方法推荐的 PCR 反应体系与反应条件前应进行预实验进行适当调整。

3. 每次实验完毕用10%次氯酸钠或75%乙醇擦拭工作台和移液器，并紫外灯照射30分钟。

4. 本试剂盒内的阳性质控品应视为具有传染性物质，操作和处理均需符合原卫生部《医疗废物管理条例》要求。

第四节 淋巴瘤融合基因检测

一、t（14；18）（q32；q21）（*IGH/BCL2*）基因重排

（一）t（14；18）（q32；q21）（*IGH/BCL2*）基因特点

t（14；18）（q32；q21）染色体易位是B细胞淋巴瘤中最为常见的细胞遗传学异常。其可见于约90%滤泡性淋巴瘤（follicular lymphoma，FCL）与20%大细胞性B细胞淋巴瘤（diffuse large B-cell lymphoma，DLBCL）。

*IGH*基因座位于14q32.3，包括免疫球蛋白重链的可变（V）区、多样（D）区、铰链（J）区和保守（C）区的编码序列。*IGH*基因除了最为常见的V、D、J易位重排外，其J区5′端也可因染色体断裂而与位于18q21的*BCL2*基因发生易位重排。相比于IGH基因座，*BCL2*基因的断裂形式更为复杂，其主要断裂位点（mbr）位于3号外显子3′端非转录区中的150bp内。因此当发生染色体易位时，18q21的*BCL2*基因置于*IGH*基因启动子的下游，导致*BCL2*基因异常表达，最终使细胞抗凋亡活性亢进，产生肿瘤。因此t（4；18）染色体易位是B细胞淋巴瘤诊断与治疗后残余病灶监测的理想靶点。

除了主要断裂位点外，*BCL2*还存在其他的断裂区域，如位于mbr 3′下游20kb处的500bp次要断裂位点（mcr），和其他2种罕见的断裂簇，包括：mbr下游4kb处的3′mbr亚簇（长度约为3.8kb）和mcr上游的5′mcr亚簇。除了上述经典的断裂位点，另有一些区域不固定的易位存在于*BCL2*基因的5′端。

（二）t（14；18）（q32；q21）（*IGH/BCL2*）基因检测

目前常见t（14；18）检测方法有FISH、Southern印迹与PCR。FISH与Southern印迹可直接杂交靶序列，能够覆盖几乎所有的易位类型，但操作复杂，灵敏度较差。使用基于PCR技术的检测手段可在数小时内完成部分常见染色体易位的鉴定，更符合临床分子检验快速、实用的特点，且由于使用PCR检测，灵敏度更高，可用于检测微小残留病灶。但由于引物扩增具有特异性，目前PCR方法只能检测出约60% t（14；18）易位形式，结果存在假阴性的可能。由于本方法使用两轮巢式PCR检测，以提高反应特异性与检测灵敏度，故必须在检测过程中注意避免由前期扩增PCR产物所引起的假阳性。

需要注意的是，本实验方法所用引物仅特异性扩增mbr与mcr易位所导致的染色体重排，并无法对5′mbr与3′mcr等罕见变异亚簇进行检测。

【原理】18号染色体*BCL2*基因的断裂位点主要集中于基因编码序列3′端中的两处区域：主要断裂区（mbr）和次要断裂区（mcr）。而14号染色*IGH*基因的断裂位点则固定出现在D或J片段附近。通过两轮巢式PCR反应分别对正常片段、mbr易位片段与mcr易位片段进行特异性扩增，产物经琼脂糖凝胶电泳分离和判读。所用引物及扩增区域如图5-7-5所示。该体系检测灵敏度约为0.1%～1%突变负荷。

【试剂和仪器】本方法需准备试剂包括Ficoll-Hypaque单个核细胞分离液、DNA抽提试剂、引物、扩增试剂、各类阴、阳性质控、琼脂糖凝胶与溴乙啶。

抗凝全血或骨髓液需以1.077g/L Ficoll-Hypaque分离单个核细胞。

抽提DNA，推荐使用商品化的过柱吸附抽提或磁珠分离抽提，以保证得到纯度、浓度均一、基因组完整性较好的高质量DNA样本。

扩增引物由实验室自行合成，序列见图5-7-5。

扩增试剂主要包括灭菌去离子水、dNTP、Mg^{2+}、PCR缓冲液与Taq酶。为保证扩增反应高效、稳定地进行，推荐使用商品化PCR试剂盒进行检测。

质控品包括正常对照质控品、至少一种易位类型的强阳性与临界阳性质控品，可由实验室在日常工作中自行收集。

所需仪器为核酸扩增仪，琼脂糖凝胶电泳槽与紫外凝胶显影设备。

【操作】分标本采集、贮存、运输和实验操作部分。

1. 适用标本类型　经EDTA抗凝的全血或活检骨髓液

2. 标本采集、贮存与运输　参见本篇第一章。

3. 实验操作　分样本处理、核酸扩增和结果分析三部分。

（1）样本处理：参见本篇第一章。

（2）核酸扩增反应

1）对于各样本、质控品与无模板空白对照，准

备对照与 mbr 反应预混液，以表 5-7-1 所提供配方配制反应液（配方不含 DNA 样本）。

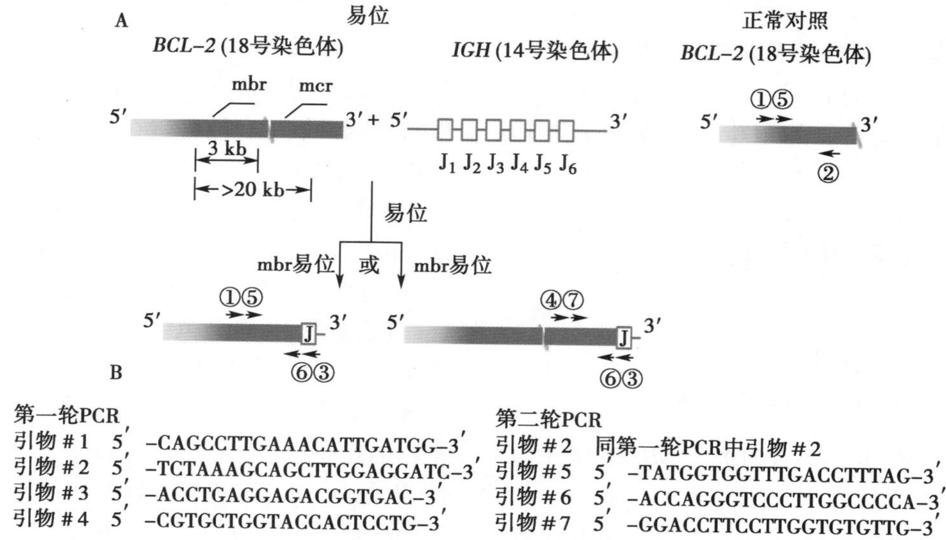

图 5-7-5 *BCL2* 基因 mbr 和 mcr 及 *IGH* 基因的断裂位点示意图（A）和检测所用引物序列（B）

2）向各反应预混液中加入 2μg（20μl）DNA 样本，瞬时离心后于上方覆盖 100μl 矿物油后闭管放入基因扩增仪中。

3）PCR 扩增：95℃ 7 分钟，1 次循环（预变性）；94℃ 1 分钟（变性），55℃ 1 分钟（退火），72℃ 1 分钟（延伸），30 次循环；72℃ 8 分钟（终末延伸），1 次循环。4℃恒温终止反应。

4）将 2μl 首轮 PCR 产物用 198μl 去离子水稀释 100 倍。轻微涡旋混匀后瞬时离心。

使用巢式引物第二轮 PCR 以提高检测的灵敏度与特异性。

5）以表 5-7-1 所提供配方配制反应预混液（配方不含稀释后的首轮 DNA 样本），第二轮巢式 PCR 中需替换引物见图 5-7-5B。

6）向上述预混液中加入 10μl 稀释后首轮 PCR 产物［参见第 4）步］。

7）重复第 3）步基因扩增反应。

8）配制含有终浓度为 0.5μg/ml 溴乙啶 2.5% 琼脂糖凝胶，取上述第二轮 PCR 反应产物 15μl 电泳。

9）若样本未检测到上述阳性条带，则重复 1～8 步反应进行第一轮 PCR 与第二轮巢式 PCR，其中反应预混液体积与引物序列分别按表 5-7-1 进行更改，以检测 mcr 易位，并将 PCR 退火温度降低至 58℃。

由于在 mbr 断裂易位 PCR 中已检测了 DNA 完整性，因此无需在检测 mcr 易位时再进行正常对照反应，即每个样本只需一次正常对照巢式 PCR 反应。

表 5-7-1 采用巢式 PCR 检测 t（14；18）（q32；q21）易位的反应体系

反应组分	野生 BCL2 对照（μl）	mbr 融合（μl）	mcr 融合（μl）
10μmol/L 引物#1	2	2	–
10μmol/L 引物#2	2	–	–
10μmol/L 引物#3	–	2	2
10μmol/L 引物#4	–	–	2
10×PCR buffer	5	5	5
25mmol/L $MgCl_2$	3	4.5	4.5
H_2O	13.75	12.25	12.25
5U/μl Taq 聚合酶	0.25	0.25	0.25
2.5mmol/L 4dNTP	4	4	4

(3) 结果分析：结果判断以电泳条带进行判读。

质控：空白对照应无任何 PCR 产物条带、正常对照样本结果为阴性、各阳性质控结果为阳性。

1) 阴性：仅野生 *BCL2* 对照 PCR 反应出现 386bp 条带，mbr PCR 反应无 100bp 至 300bp 条带，mcr PCR 反应无 200bp 至 1200bp 条带。

2) mbr 易位阳性：mbr PCR 反应产物在电泳后出现 100bp 至 3000bp 条带。

3) mcr 易位阳性：mcr PCR 反应产物在电泳后出现 200bp 至 1200bp 条带。

【参考区间】仅野生 *BCL2* 对照 PCR 反应出现 386bp 阳性条带，提示阴性结果。

【临床意义】由 t（14；18）（q32；q21）染色体易位所产生的 *IGH/BCL2* 融合基因对于 FCL 和 DLBCL 的诊断及微小残余病灶监测有指导意义。该融合基因在 FCL 发病早期即可出现，且染色体重排阳性与阴性的 FCL 患者预后表现差异显著。此外，*BCL2* 表达与 DLBCL 患者的预后及肿瘤细胞药物耐受显著相关。

若阴性，表明样本中所含重排基因浓度低于本方法检测下限，或所含重排序列无法用本法扩增，建议使用 FISH 或 Southern 印迹（Southern blot）进一步诊断。

若阳性，表明样本存在相应 mbr 或 mcr 断裂易位，样本 t（14；18）（q32；q21）（IGH/BCL2）基因重排阳性，提示临床进行相关治疗与随访。

【注意事项】

1. 本方法所介绍引物仅特异性扩增 mbr 与 mcr 易位重排，检测结果对于判断 t（14；18）（q32；q21）（*IGH/BCL2*）基因重排存在一定假阴性可能。对待阴性结果应慎重处理，推荐使用 FISH 或 Southern 印迹进一步诊断。

2. 余同 *EWS-FLI1* 融合基因检测。

二、t（11；14）（q13；q32）（*IGH/CCND1*）基因重排

（一）t（11；14）（q13；q32）（*IGH/CCND*1）基因特点

t（11；14）（q13；q32）基因易位是套细胞淋巴瘤（mantle cell lymphoma，MCL）的主要分子特征，其可见于超过 60% ~70% 的 MCL 病例中，但在其他 B 细胞非霍奇金淋巴瘤（non-Hodgkin lymphoma，NHL）中极为罕见。利用间期 FISH 技术已确认了 *CCND1* 基因 5′端存在 360kb 断裂易感区域。在近半数 MCL 病例中，断裂位点集中于固定的 85bp 区域（*BCL1*-major translocation cluster，*BCL1*-MTC）中。易位使 14q32 *IGH* 基因座的 *IGH*-Eμ 启动子与 11q13 染色体发生融合，形成 *IGH/CCND1* 融合基因，从而导致 *CCND1* 的异常转录激活。Cyclin D1 与 CDK4 可磷酸化 pRB 使其失活，并使细胞通过 G1 期检控点异常增殖。Cyclin D1 在 B 淋巴细胞与非 MCL 的 B 细胞 NHL 中表达沉默，而由 t（11；14）（q13；q32）所导致的 *CCND1* 表达上调可直接促使 MCL 发病。*CCND1* 表达与 t（11；14）（q13；q32）易位因此成为 NHL 的辅助诊断指标。

t（11；14）（q13；q32）易位亦可见于其他 B 细胞增殖性疾病，例如多发性骨髓瘤（MM，20%）、绒毛淋巴细胞脾淋巴瘤（SLVL，30%）与 B 细胞型幼淋巴细胞白血病（B-PLL，33%）等。但在 MM 中 11q13 的断裂位点与 MCL 存在差异，虽其仍集中于 360kb 的 *BCL1* 区域中，但断裂位点并无显著聚集成簇现象。

（二）t（11；14）（q13；q32）（*IGH/CCND1*）基因检测

检测 t（11；14）（q13；q32）可利用新鲜或冷冻样本进行 FISH 分析。但相较于 Southern 印迹和 FISH，基于 PCR 方法的检测系统操作更为简便，检测灵敏度更高，检测周转时间更短，是目前监测治疗后微小残余病灶的唯一方法。但由于发生在 *BCL1*-MTC 区域内断裂仅占 MCL 中 11q13-*BCL1* 区域断裂约 40%，因此相比于 FISH，使用 PCR 方法检测 t（11；14）（q13；q32）易位仍可能存在假阴性。

【原理】使用 JH 通用引物扩增 14q32 上的 *IGH* 基因 JH 片段和 BCL-1/MTC 引物扩增 11q13 上的 *BCL1* 断裂易感区，所用引物及扩增区域如图 5-7-6 所示。便可特异性扩增 *BCL1-MTC-IGH* 融合基因。产物通过变性 PAGE 或基因分析仪采用 Gene Scanning 方法进行结果判读。体系检测灵敏度约为 5% ~10% 突变负荷。

【试剂和仪器】本方法需准备试剂包括 Ficoll-Hypaque 单个核细胞分离液，DNA 抽提试剂，扩增引物与试剂、各类阴阳性质控、6% 变性 PAGE 凝胶。

抗凝全血或骨髓液需以 1.077g/L Ficoll-Hypaque 分离单个核细胞。

抽提 DNA，推荐使用商品化的过柱吸附或磁珠分离抽提，以保证得到纯度、浓度均一、基因组完整性较好的高质量 DNA 样本。

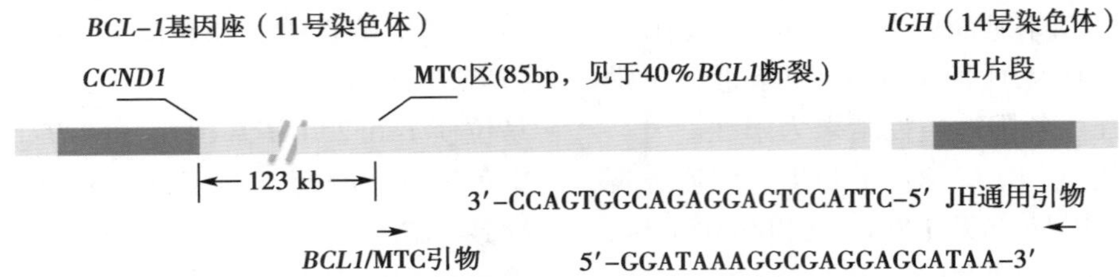

图 5-7-6 JH 通用引物扩增 14q32 上 *IGH* 基因 JH 片和 BCL-1/MTC 引物扩增 11q13 上 *BCL1* 断裂易感区

扩增引物由实验室自行合成，序列见图 5-7-6，纯化方式可选择 Ultra-PAGE 或 HPLC。

扩增试剂主要包括灭菌水去离子水、dNTP、Mg^{2+}、PCR 缓冲液与 Taq 酶。为保证扩增反应高效、稳定地进行，推荐使用商品化 PCR 试剂盒检测。

质控品包括正常对照质控品、至少一种易位类型的强阳性与临界阳性质控品，应由实验室在日常工作中自行收集。

此外还需一些自配试剂如：二甲基二氯硅烷、氯仿、TEMED、过硫酸铵、TEB 缓冲液等用于配制 PAGE 凝胶、1mol/L HCl 等用于处理扩增后的核酸样本与血源性污染物。

所需仪器为核酸扩增仪，PAGE 电泳槽及显影设备。

【操作】 分标本采集、贮存、运输和实验操作部分。

1. 适用标本类型　经 EDTA 抗凝的全血或活检骨髓液。

2. 标本采集、贮存与运输　参见本篇第一章。

使用真空 EDTA 抗凝采血管采集 1～2ml 骨髓液或 5ml 全血后，轻柔颠倒混匀数次，样本充分抗凝后由专人送检。

3. 实验操作　分样本处理、核酸扩增和结果分析三部分。

（1）样本处理：参见本篇第一章。

（2）核酸扩增反应

1）对于各样本、质控品与无模板空白对照，按表 5-7-2 中所示比例于 0.2ml 无酶 PCR 反应管中配制反应体系，盖紧管盖后涡旋混匀后瞬时离心，将反应管置于 PCR 仪上。

2）PCR 扩增：如下程序，95℃：7 分钟、1 次循环（预变性）；94℃：1 分钟（变性），55℃：1 分钟（退火），72℃：1 分钟（延伸）、30 次循环，72℃：8 分钟、1 次循环（终末延伸）。4℃：恒温（反应终止）

3）异源双链分析：热循环程序如下，95℃5 分钟、一次循环（变性）；4℃　1 小时、一次循环（随机复性），使用 6% PAGE 胶进行电泳。

表 5-7-2 t（11；14）（q13；q32）易位检测 PCR 反应体系

反应组分	体积（μl）
10μmol/L *BCL1*-MTC 引物	1
10μmol/L JH 通用引物	1
10×PCR buffer	10
25mmol/L $MgCl_2$	3
H_2O	29.8
5U/μl Taq 酶	0.2
2.5mmol/L 4dNTP	4
0.1μg/μl DNA	1

（3）结果分析：结果判断以电泳条带进行判读。

质控：空白对照无任何 PCR 产物条带、正常对照样本结果为阴性、各阳性质控结果为阳性。

1）阴性：电泳显示无反应产物条带。

2）阳性：同源双链迁移速率恒定，表示样本中存在单克隆异常淋巴细胞克隆。异源双链迁移速率不同，在长片段处形成拖尾浅灰度条带，表示样本中存在多克隆的异常淋巴细胞。

【参考值】 PCR 产物变性 PAGE 电泳无条带，提示阴性结果。

【临床意义】 由 t（11；14）（q13；q32）染色体易位所产生的 *IGH/CCND1* 融合基因直接导致 *CCND1* 过度表达，参与 MCL 的发病过程，其还可见于 MM、SLVL、B-PLL 等 B-细胞增殖性疾病中，因此可作为上述疾病诊断及微小残余病灶监测的指导性标志物。另还需注意的是，在某些亚型的 MM 病例中，t（11；14）易位还会涉及 11q13-BCL1 区域中的 *MYEOV* 基因。

若阴性，表明样本中所含重排基因序列浓度低于本法检测灵敏度检测下限，或所含重排序列无法用本方法扩增，建议使用 FISH 或 Southern 印迹进一步实验诊断。

若阳性，表明样本存在相应单克隆或多克隆异常淋巴细胞群落，样本 t（11；14）（q13；q32）（*IGH/CCND1*）基因重排阳性，提示临床进行相关治疗与随访。

【注意事项】

1. 本方法所介绍引物仅特异性扩增 *BCL1*-MTC 中所含断裂位点与 *IGH* 基因 JH 片段间的基因重排，其仅占所有 t（11；14）（q13；q32）重排的 40%。检测结果对于判断 t（11；14）（q13；q32）（*IGH/CCND1*）基因重排存在一定假阴性可能。对待阴性结果应慎重处理，推荐使用 FISH 或 Southern 印迹进一步诊断。

2. 由于需对 PCR 进行变性 PAGE 或 Gene Scanning 分析，必须注意扩增产物的开盖与电泳分析必须在独立的产物分析区进行，避免各实验区的交叉污染。

3. 以变性 PAGE 电泳检测扩增产物快速便捷、成本低，但检测灵敏度仅为 5% ~10%。也可选择使用荧光标记产物，通过基因分析仪 Gene Scanning 分析。高斯分布的多个荧光信号峰说明样本中存在多克隆异常淋巴细胞，而单峰则提示样本中的异常淋巴细胞为单克隆。使用 Gene Scanning 可提升检测灵敏度至 0.5% ~1% 突变负荷，但需购置基因分析仪，实验室可按自身条件选择合适的产物分析方法。

4. 余同 *EWS-FLI1* 融合基因检测。

第五节 骨髓增殖性肿瘤基因突变检测

一、*JAK2* V617F 突变

（一）*JAK2* V617F 突变基因特点

骨髓增殖性肿瘤（myeloproliferative neoplasms，MPN）是一类以一系或多系多功能造血干细胞异常增殖导致的血液系统恶性肿瘤。经典的 *BCR/ABL* 融合基因阴性的 MPN 主要包括真性红细胞增多症（polycythemia vera，PV）、特发性血小板增多症（essential thrombocythemia，ET）和原发性骨髓纤维化（primary myelofibrosis，PMF），这类疾病具有特征性分子改变，如 *JAK2* V617F 突变。

JAK2 V617F 突变是指 *JAK2* 基因 14 外显子第 1849 位核苷酸 G 被 T 替代，导致第 617 位氨基酸由缬氨酸（V）变为了苯丙氨酸（F）。JAK2 是一种胞内酪氨酸蛋白激酶，可促进细胞内信号级联放大。*JAK2* 基因有多个功能区，其中激酶域 JH1 具有激酶活性，而假激酶域 JH2 抑制 JH1 活性。*JAK2* 基因 617 位氨基酸恰好位于 JH2 区域，当 V617F 突变发生后，JH2 功能丧失，*JAK2* 的自我抑制能力消失，致使其持续磷酸化和活化，导致造血干细胞对细胞因子的高度敏感和不依赖红细胞生成素的髓系造血干细胞存活，与 MPN 发生密切相关。

JAK2 V617F 突变对于经典的 *BCR/ABL* 融合基因阴性的 MPN 诊断特异性极高，95% PV 及约 50% ET 和 PMF 患者都会发生 *JAK2* V617F 突变，而在其他 MPN 疾病或 MDS 中则非常少见。少数难治性贫血伴环形铁粒幼细胞伴显著血小板增多（RARS-T）患者也会发生 *JAK2* V617F 突变。*JAK2* V617F 突变分为纯合和杂合突变。纯合突变患者相对于杂合突变而言血红蛋白水平更高，且更易发生继发性骨髓纤维化。

（二）*JAK2* V617F 突变基因检测

JAK2 V617F 突变的检测方法主要包括 Taqman 探针法、AS-PCR、RFLP、HRM、DNA 与焦磷酸测序等多种方法。本节仅介绍灵敏度较高、操作简便且不易污染环境的 LNA（locked nucleic acid）-Taqman 探针法。

【原理】 分别采用针对野生型和突变型序列的 PCR 引物以及一条 LNA-Taqman 探针，各自进行实时荧光 PCR 扩增。当 DNA 模板与引物完全匹配并扩增出 DNA 片段时，探针才会发出荧光。据此可将待测样本的突变情况划分为 *JAK2* V617F 纯合突变、杂合突变或野生型。

【试剂和仪器】 探针法检测 *JAK2* V617F 突变所需试剂包括 DNA 抽提与扩增试剂和质控品。

DNA 抽提试剂主要包括红细胞裂解液、蛋白酶 K、酚、氯仿、异丙醇、乙醇、NaAc 等；DNA 扩增试剂包含 PCR 反应液（酶、dNTP、Mg^{2+}、缓冲液等）、引物、探针、参比荧光 ROX、双蒸水等；质控品含阴性和阳性质控品。

所需仪器为实时荧光核酸扩增仪。

【操作】 分为标本采集、贮存、运输和实验操作部分。

1. 适用标本类型　外周血、骨髓。

2. 标本采集、贮存与运输　参见本篇第一章。

3. 实验操作　分为 DNA 抽提、DNA 扩增和结果分析 3 部分。

（1）DNA 抽提：参见本篇第一章。

（2）DNA 扩增

1）合成引物和探针：

JAK2-WT-Spec-F：5′-TTTTAAATTATGGAGTATGTG-3′

JAK2-MuT-Spec-F：5′-TTTTAAATTATGGAGTAT-GTT-3′

JAK2-R：5′-CAGATGCTCTGAGAAAGGC-3′

LNA 探针：5′-6FAM-CT（+G）TGG（+A）GAC（+G）AGA-BHQ1-3′

含“+”的碱基表示经过 LNA 修饰的碱基。

2）将 PCR 反应液（酶、dNTP、Mg^{2+}、缓冲液等）、一对引物（终浓度 0.5μmol/L）、LNA 探针（终浓度 0.5μmol/L）、ROX（根据仪器选择浓度）和10～20ng/μl 的 DNA 样品 1μl（待测样本或阴、阳性质控品提取产物）加入到反应管中，用双蒸水补足到 20μl。每个样本需分别采用 *JAK2*-WT-Spec-F 和 *JAK2*-R 引物以及 *JAK2*-MuT-Spec-F 和 *JAK2*-R 引物进行野生型序列和突变型序列扩增。盖严管盖，将反应管置于荧光核酸扩增仪上。

3）PCR 扩增反应：PCR 扩增反应循环程序设置如下：①野生型序列：95℃ 2 分钟，1 循环；95℃15 秒，59℃45 秒，45 循环，采集荧光；②突变型序列：95℃ 2 分钟，1 循环；95℃15 秒，57℃ 45 秒，45 循环，采集荧光。保存文件，运行程序。

（3）结果分析：此为定性试验，结果以 *JAK2* V617F 纯合突变、杂合突变以及无 *JAK2* V617F 突变表示。

JAK2 V617F 纯合突变：突变型序列反应管出现 S 型扩增曲线，而野生型序列反应管无扩增曲线出现。

JAK2 V617F 杂合突变：突变型序列反应管和野生型序列反应管同时出现 S 型扩增曲线。

无 *JAK2* V617F 突变：野生型序列反应管出现 S 型扩增曲线，而突变型序列反应管无扩增曲线出现。

【参考区间】健康人群应为 *JAK2* V617F 突变阴性。

【临床意义】WHO 已将 *JAK2* V617F 突变列为 MPN 的分子诊断指标之一，用于 PV、ET 和 PMF 的诊断，以及与其他先天性或获得性红细胞增多症、原因不明血小板增加、起源不明的骨髓纤维化等疾病的鉴别。

若检测到 *JAK2* V617F 突变，提示可能发生了 PV、ET 或 PMF，也可能为 RARS-T；若未检测到 *JAK2* V617F 突变，需要结合其他临床指标判断是否可以排除 MPN。

【注意事项】

1. *JAK2* V617F 突变发生于造血干细胞水平，因此当突变负荷较低时，骨髓标本比外周血标本更易检测到该突变。

2. 参比荧光 ROX 用于 ABI、Stratagene 等公司的实时荧光核酸扩增仪上，用以校正孔与孔之间产生的荧光信号误差。不同型号的实时荧光核酸扩增仪对 ROX 浓度要求不同。

3. 每次实验完毕用 10% 次氯酸钠或 75% 乙醇擦拭工作台和移液器，紫外灯照射 30 分钟。

二、*JAK2* exon12 突变

（一）*JAK2* exon12 基因突变特点

JAK2 exon12 突变是另一种发生于 JAK2 基因上的重要致病突变，主要与 MPN 中 PV 的发生有关。PV 是由多能造血干细胞克隆性紊乱引起红系细胞异常增殖所致，该病好发于中老年人，多见于男性，临床上常伴有 3 系异常升高、肝脾大和易引起血栓等特征。

JAK2 基因外显子 12 区域可发生一系列碱基置换、缺失或复制，形式多样，主要集中于第 533 至 547 氨基酸残基，目前已报道的突变数量近 40 种，常见突变包括 N542-E543del、E543-D544del、F537-K539delinsL、K539L、R541-E543delinsK 等，这一系列体细胞获得性突变统称为 *JAK2* exon12 突变，可导致不依赖配体的 JAK2 信号转导活性增强，与 PV 的发生密切相关。

JAK2 exon12 突变主要发生于 *JAK2* V617F 突变阴性的 PV 病例中，约占 PV 总病例数的 2%～3%，在 PV 患者中也存在，但极少见于原发性骨髓纤维化和急性髓系白血病。发生 *JAK2* exon12 突变的 PV 患者与发生 *JAK2* V617F 突变的 PV 患者相比，临床特征存在一定差异，如 *JAK2* exon12 突变的 PV 患者发病年龄低、外周血血红蛋白高、白细胞和血小板计数正常等。

（二）*JAK2* exon12 基因突变检测

JAK2 exon12 突变形式复杂、种类繁多、可能存在未知突变，给临床诊断带来挑战。目前可供选择的方法包括测序法、HRM、变性高效液相色法（dHPLC）等技术。本节仅介绍应用较广、结果稳定可靠的 Sanger 测序法。

【原理】对 *JAK2* 基因外显子 12 区域进行 PCR 扩增，再通过 Sanger 测序法测序扩增产物，将得到的碱基序列与野生型序列比较后分析 *JAK2* 外显子 12 区域内是否发生了突变。

【试剂和仪器】Sanger 测序法检测 *JAK2* exon12 突变所需试剂包括 DNA 抽提、纯化、扩增与测序试剂和质控品。

DNA 抽提试剂主要包括红细胞裂解液、蛋白酶

K、酚、氯仿、异丙醇、乙醇、NaAc 等；DNA 扩增试剂包含 PCR 反应液（酶、dNTP、Mg^{2+}、缓冲液等）、引物、双蒸水等；DNA 纯化试剂包括 NaAc、乙醇等；DNA 测序试剂包括 Taq 酶、标记四色荧光染料的 ddNTP、缓冲液、引物等；质控品包括阴性质控品和包含任意一种 JAK2 exon12 突变类型的阳性质控品。

所需仪器为核酸扩增仪和 DNA 测序仪。

【操作】分为标本采集、贮存、运输和实验操作部分。

1. 适用标本类型　外周血、骨髓。

2. 标本采集、贮存与运输　参见本篇第一章。

3. 实验操作　分为 DNA 抽提、DNA 扩增、扩增产物纯化、扩增产物的测序 PCR 反应、测序产物纯化、上机电泳和结果分析部分。

（1）DNA 抽提：参见本篇第一章。

（2）DNA 扩增

1）合成引物：

F：5′-AATGGTGTTTCTGATGTACC-3′

R：5′-AGACAGTAATGAGTATCTAATGAC-3′

2）将 PCR 反应液（Taq 酶、dNTP、Mg^{2+}、缓冲液等）、引物（终浓度 0.5μmol/L）和 10～20ng/μl 的 DNA 样品 1μl（待测样本或阴、阳质控品提取产物）加入到反应管中，用去离子水补足到 20μl。盖严管盖，将反应管置于核酸扩增仪上。

3）PCR 扩增反应：扩增反应程序设置如下：95℃ 2 分钟，1 循环；95℃ 15 秒，58℃ 30 秒，72℃ 20 秒，40 循环。

（3）扩增产物纯化

1）每 20μl PCR 产物中加入 2μl 3mol/L NaAc、50μl 无水乙醇。

2）4℃ 12 000×g 离心 30 分钟，用移液器吸尽上清液。

3）加入 70μl 70% 乙醇，4℃12 000×g 离心 15 分钟，用移液器吸尽上清液。

4）室温下开盖让乙醇挥发，加入 10μl 去离子水溶解 DNA。

（4）扩增产物的测序 PCR 反应：按照测序试剂盒的要求在 96 孔板中加入测序试剂、纯化后的扩增产物和引物，用去离子水补足到 10μl。测序 PCR 反应条件：96℃ 1 分钟，1 循环；96℃ 10 秒，50℃ 5 秒，60℃ 4 分钟，25 循环，4℃保温。必须同时进行正向和反向的测序 PCR 反应。

（5）测序产物纯化

1）在上述反应液中加入 125mmol/L EDTA 和 3mol/L NaAc 各 2μl，再加入 50μl 无水乙醇，振荡混匀，避光室温静置 15 分钟。

2）4℃ 3000×g 离心 30 分钟，倒扣 96 孔板，离心至 300×g 甩去液体。

3）加 70μl 70% 乙醇，4℃ 3000×g 离心 15 分钟；倒扣 96 孔板，离心至 300×g 甩去液体。重复 1 次。

4）室温下让乙醇挥发，然后加入 10μl Hi-Di 甲酰胺溶解 DNA。

5）在 PCR 仪上变性：95℃ 4 分钟，4℃ 4 分钟。

（6）上机电泳

1）加样：将变性后的测序产物加入与基因分析仪配套的 96 孔板中。

2）按操作说明书安装毛细管、校正位置、手动灌胶，建立测序文件，运行程序。

3）软件自动收集数据并进行分析。

（7）结果分析

1）若正向和反向测序结果一致，且与野生型序列不同，则判断为阳性，表明存在 JAK2 exon12 突变。

2）若正向和反向测序结果与野生型序列完全一致，则判断为阴性，表明未检测到 JAK2 exon12 突变。

3）若正向和反向测序结果不符，表明结果不可靠，需要重新检测。

【参考区间】*JAK2* exon12 突变阴性。

【临床意义】2008 年 WHO 将 *JAK2* exon12 突变列为 PV 的分子诊断指标之一。若阳性，表明样本中存在 *JAK2* exon12 突变，提示可能发生了 PV。

若阴性，表明样本中不存在 *JAK2* exon12 突变，或该突变负荷低于本法的最低检测限。

【注意事项】

1. 当 *JAK2* exon12 突变负荷低于测序法的最低检测限时，在 DNA 扩增阶段富集突变序列可提高检测阳性率。

2. 每次实验完毕用 10% 次氯酸钠或 75% 酒精擦拭工作台和移液器，并用紫外灯照射 30 分钟。

三、*MPL* W515L/K 突变

（一）*MPL* W515L/K 突变基因特点

骨髓增殖性肿瘤（MPN）是一类以一系或多系多功能造血干细胞异常增殖导致的血液系统恶性肿瘤。经典的 *BCR/ABL* 融合基因阴性的 MPN、PV、ET 和 PMF，这类疾病具有特征性的分子改变，如 *JAK2* V617F 和 *MPL* W515L/K 突变。

骨髓增殖性白血病病毒原癌基因（MPL）编码促血小板生成素（TPO）受体，这是一种跨膜受体酪氨酸激酶，对调节骨髓细胞的增生和巨核细胞的成熟具有重要作用。*MPL* 基因突变最为常见的类型为 W515L 和 W515K 突变，这 2 种突变发生于 *MPL* 基因第 10 外显子第 515 位密码子，分别由色氨酸 TGG 突变为亮氨酸 TTG 或赖氨酸 AAG，突变能够使 JAK/STAT 信号通路在即使缺乏 TPO 的情况下也自行激活，与增殖性肿瘤的发生密切相关。

W515L/K 突变见于约 5% ET 及 PMF 患者中，而未发生 *MPL515* 突变的病例也可发现 *JAK2* V617F 突变。所以对于 ET 和 PMF，建议在 JAK2 V617F 突变阴性的病例中检测 *W515*L/K 突变。2008 年，WHO 确定 ET 和 PMF 的分子诊断标志包括 *JAK2* V617F 突变和 *MPL* W515L/K 突变。

（二）*MPL* W515L/K 突变基因检测

*MPL*W515L/K 基因突变的分子检测技术主要有 Taqman 探针技术、PCR 产物直接测序技术、Mass Array 分析和高分辨率熔解曲线等，这些技术各有所长，可根据情况选择。本节仅介绍 LNA-Taqman 探针荧光 PCR 技术。

【原理】采用 LNA-Taqman 探针荧光 PCR 技术，分别设计针对 *MPL*515 位点野生型、W515L 突变型和 W515K 突变型的特异性位点的 LNA-Taqman 探针和扩增引物，只有探针与引物扩增区域中间的野生型或突变型 DNA 模板完全匹配并发生扩增，才能发出荧光信号，据此可将待测样本的突变情况划分为 *MPL*515 野生型、*MPL* W515L 突变型和 *MPL* W515K 突变型。

【试剂和仪器】*MPL* W515L/K 突变的荧光检测试剂包括标本处理与核酸扩增试剂和各种质控品三类。

标本处理试剂主要是核酸抽提试剂；核酸扩增试剂包括红细胞裂解液、蛋白酶 K、酚、氯仿、异丙醇、乙醇、NaAc 等；DNA 扩增试剂包含 PCR 反应液（酶、dNTP、Mg^{2+}、缓冲液等）、引物、探针、校正荧光 ROX、双蒸水等；各种质控品包括野生型对照品、*MPL*W515L 和 *MPL*W515K 突变阳性对照等。

所需仪器为各种实时荧光核酸扩增仪。

【操作】分标本采集、贮存、运输和实验操作部分。

1. 适用标本类型　外周血、骨髓。

2. 标本采集、贮存与运输　参见本篇第一章。

3. 实验操作　分样本处理、DNA 扩增和结果分析三部分。

（1）样本处理：参见本篇第一章。

（2）DNA 扩增

1）合成引物和探针：

MPL forward primer：5′-AGCCTGGATCTCCTTG-GTGAC-3′

MPL reverse primer：5′-ACCGCCAGTCTCCTGC-CT-3′

MPL wild-type probe：5′-6FAM-CTGCTG（+A）GGT（+G）GC（+A）GTTTC-BHQ1-3′

MPL 515W > L probe：5′-6FAM-CTGC（+T）GAGG（+T）（+T）GCAG（+T）（+T）TC-BHQ1-3′

MPL 515W > K probe：5′-6FAM-TGC（+T）GCTGAGG（+A）（+A）GCAGTTTCC-BHQ1-3′

含“+”的碱基表示经过 LNA 修饰的碱基。

2）将 PCR 反应液（酶、dNTP、Mg^{2+}、缓冲液等）、一对引物（终浓度 300nmol/L）、一种 LNA 探针（终浓度 200nmol/L）和 10～20ng/μl 的 DNA 样品 1μl（待测样本或阴、阳质控品提取产物）加入到反应管中，用双蒸水补足到 20μl。每个样本需分别采用 3 种不同探针独立进行野生型和突变型序列扩增。同时，每次实验必须使用 3 种不同的标准质粒分别作为不同基因型的阳性和阴性对照。盖严管盖，将反应管置于荧光核酸扩增仪上。

3）PCR 扩增反应：PCR 扩增反应循环程序设置如下：①野生型序列：95℃ 10 分钟，1 循环；95℃ 15 秒，66℃ 1 分钟，45 循环，采集荧光；②W515L 和 W515K 突变型序列：95℃ 10 分钟，1 循环；95℃ 15 秒，62℃ 1 分钟，45 循环，采集荧光。保存文件，运行程序。

（3）结果分析：此为定性试验，结果以 *MPL* 515 野生型、*MPL* W515L 突变、*MPL* W515K 突变表示。

MPL 515 野生型：野生型序列反应管出现 S 型扩增曲线，而突变型序列反应管无扩增曲线出现。

MPL W515L 突变：*MPL* W515L 突变型序列反应管和野生型序列反应管均出现 S 型扩增曲线。

MPL W515K 突变：*MPL* W515K 突变型序列反应管和野生型序列反应管均出现 S 型扩增曲线。

【参考区间】*MPL* W515L/K 突变检测阴性。

【临床意义】若阳性，表明样本中有对应 *MPL* 突变基因（*MPL*W515L 或 *MPL*W515K）存在，提示发生突变，建议结合临床鉴别 ET/PMF 并做出诊断。同时，*MPL*W515L/K 突变阳性病例同样可能发生 *JAK2* V617F 突变，相互不能作为排除依据。

若阴性，表明样本中 *MPL* W515L 或 *MPL*W515K 突变基因拷贝数低于本方法的检测下限。

【注意事项】

1. 本方法检测中的标本制备区所用过的吸头打入盛有10%次氯酸钠的容器浸泡1小时以上，经高压灭菌30分钟后，交由医院统一处理。

2. 每次实验完毕用10%次氯酸钠或75%乙醇擦拭工作台和移液器，并紫外灯照射30分钟。

3. 本检测有可能出现假阴性，即使未能检测*MPL*W515L/K突变的样本仍可能存在突变，可能由于突变负荷低于本检测下限所致。

第八章

器官移植配型 HLA 基因分型检测

1954 年，美国约瑟夫·默里医生世界首例纯合双生子间肾移植手术成功，提示人类白细胞抗原（human leukocyte antigen，HLA）相容性在器官移植中的重要性，随后 HLA 基础研究和组织配型技术得到广泛重视。但到了 20 世纪 80 年代，由于免疫抑制剂如环孢素 A（CsA）的临床应用，极大地提高了器官移植的短期存活率，使 HLA 配型的临床应用价值受到质疑。近年来，随着器官移植临床随访资料逐渐积累，有关 HLA 配型在器官移植中的临床意义又重新得到公认：HLA 配型在器官移植中是必要的，HLA 相容程度仍是影响移植物长期存活的主要因素之一。

移植物有功能的长期存活是器官移植科学研究与临床工作的最终目标。HLA 是复杂的人类遗传多态性系统，由 HLA 基因复合体编码。HLA 抗原与同种异体器官移植的排斥反应密切相关。若供受体 HLA 抗原不同，将会诱发受体产生明显的移植排斥反应。HLA 分型技术常应用于器官和骨髓移植时供者和受者组织相容性配型。

除成熟红细胞外，HLA 抗原几乎分布于人体各种有核细胞及血小板。由于此组抗原首先在人外周血白细胞上发现且含量最高，目前多采用外周血淋巴细胞来检测这类抗原型别，故称为 HLA。1952 年 Jean Dausset 首次报道 HLA-A2 抗原，并因此获得 1980 年诺贝尔奖。至 20 世纪 70 年代共发现 21 个 HLA 等位基因，随着分子生物学技术的发展，发现越来越多 HLA 等位基因。

第一节 HLA 遗传特点和组织分布

HLA 基因复合体是调节人体免疫反应和异体移植排斥作用的一组基因，位于人 6 号染色体短臂，该区 DNA 片段长度约 3.5～4.0kb。HLA 复合体共有数十个座，按其产物的结构、表达方式、组织分布与功能将这些基因座分为 3 类。HLA-Ⅰ类基因区内存在 31 个Ⅰ类基因座，其中 *HLA-A*、*B* 和 *C* 为经典 HLA-Ⅰ类基因，其他基因产物分布有限，且功能不明，还有许多伪基因。HLA-Ⅱ类基因区包括近 30 个基因座，其中经典Ⅱ类基因指 *DR*、*DP* 和 *DQ*，它们编码产物均为双肽链（α、β）分子。随后陆续发现一些位于Ⅱ类基因区的新基因座，其产物与内源性抗原处理与呈递有关。HLA-Ⅲ类基因区至少已发现 36 个基因座，其中 C2、C4 和 Bf 座编码相应的补体成分，另外还有 21 羧化酶基因（*CYP21A/B*）、肿瘤坏死因子基因（*TNFA/B*）及热休克蛋白 70（*HSP70*）基因，补体 C4 由两个不同基因（*C4A* 与 *C4B*）编码。

一、遗传特点

1. 单倍型遗传　单倍型指一条染色体上各 HLA 等位基因紧密连锁构成一个整体的遗传单位。人体细胞为二倍体型，两个单倍型分别来自父亲和母亲，共同组成个体基因型。由于一条染色体上 HLA 各位点间的距离非常近，很少发生同源染色体之间交换，因此亲代 HLA 以单倍型为单位将遗传信息传给子代。

2. 共显性遗传　指某位点的等位基因无论是杂合子还是纯合子均能同等表达，无隐性基因，也无等位基因排斥的现象。由于两个等位基因编码产物都可在细胞表面表达，故每个位点可有两个抗原，可能相同，也可能不相同；这些抗原组成了个体表型。多数个体 HLA 位点都是杂合子，但当父亲和母亲在某位点上具相同等位基因时，其子代该位点就成为纯合子。

3. 连锁不平衡 指单倍型内等位基因间的非随机组合现象。在随机组合下，一个 HLA 位点的等位基因与另一个或几个位点的等位基因在某一单倍型出现的频率应等于各自等位基因频率的乘积。然而在很多情况下，预期的单倍型频率往往与实际检测的频率相差很大，在不同地区或人群，某些等位基因相伴出现的频率特别高，称为连锁不平衡，其发生机制目前不清，但已发现某些疾病的发生与 HLA 复合体中某些特定的等位基因密切相关；某些连锁不平衡倾向于出现在某些区域、人种和民族。

二、组织分布

各类 HLA 抗原的组织分布不同。Ⅰ类抗原广泛分布于体内各种有核细胞表面，包括血小板和网织红细胞。除某些特殊血型者外，成熟红细胞一般不表达Ⅰ类抗原。不同组织细胞表达Ⅰ类抗原的密度各异。外周血白细胞和淋巴结、脾细胞所含Ⅰ类抗原量最多，其次为肝脏、皮肤、主动脉和肌肉。但神经细胞和成熟滋养层细胞不表达Ⅰ类抗原。Ⅱ类抗原主要表达在某些免疫细胞表面，如 B 细胞、单核-巨噬细胞、树突状细胞、激活 T 细胞等，内皮细胞和某些组织的上皮细胞也可检出 HLA-Ⅱ抗原。

另外，某些组织细胞在病理情况下也可异常表达Ⅱ类抗原。Ⅰ、Ⅱ类抗原主要分布在细胞表面，但也可出现于体液中，称可溶性 HLA-Ⅰ、Ⅱ类抗原。HLA-Ⅲ类抗原一般指几种补体成分，均分布于血浆中。

第二节 HLA 基因分型技术

目前常见的 HLA 基因分型技术有 PCR-SSP、PCR-测序法及基因芯片技术等，每种方法均有其优点。实际应用中，由于 PCR-SSP 分型法敏感性较高、特异性强、操作简便、耗时短且不需特殊仪器设备，已成为临床实验室最常用方法，故本节仅介绍我国临床实验室开展 HLA 基因分型最常用的 PCR-SSP 分型法。

根据实验目的不同，HLA 基因分型实验有高分辨及中分辨两种，如肾移植或肝移植只需中分辨 HLA 分型结果，而骨髓移植则需通过测序等技术手段得到高分辨 HLA 分型结果。其实验原理基本一致，不同之处在于高分辨 HLA 基因的引物设计更为严格，且需在中分辨基础上进一步实验。由于 HLA 基因分型技术日趋成熟，以及对检测质量的要求不断提高，成熟的商品化试剂盒已成为各实验室 HLA 基因分型的首选。

一、序列特异引物聚合酶链反应技术

序列特异引物聚合酶链反应技术（PCR-SSP）的特异性来自引物 3′端第一个碱基设计为靶 DNA 序列互补的碱基，由于 Taq 聚合酶仅仅延伸与 3′端匹配的引物。因此通过扩增产物的有无来判断等位基因的型别。由一对或多对能区分 HLA 基因位点的特异性引物组成混合引物，模板在不同的反应管中进行不同引物对的 PCR 扩增，扩增目标基因序列，PCR 产物中包含特定 HLA 特异性序列，通过电泳分离并参照扩增片段的分子量，以检测是否具有目标特异性序列，则可进行 HLA 基因分型。一般一对引物可扩增序列特异性相近的几个或多个 HLA 等位基因。同时设计有一对可扩增非 HLA 序列引物，用以作为内部质量控制指标。在无目标特异性扩增的样本孔中，内部质控条带（对于 HLA-Ⅱ类分子一般大小为 800bp，对于 HLA-Ⅰ类分子一般为 1200bp）显著，且只有这一条带；在有目标序列扩增的孔中，由于酶、引物等原料竞争的结果导致内部质控带明显变暗，而目标条带明亮；内部质控无条带出现预示着 PCR 扩增失败，同时确定扩增产物的数量（宽度和亮度）以及分子量（位置）有利于排除假阳性，扩增失败或假阳性时应重新操作。

【原理】根据人类 HLA 基因序列设计特异性引物，PCR 扩增反应后通过凝胶电泳检测 PCR 产物，依据是否有 PCR 产物及片段大小来判断 HLA 基因型。

【试剂和仪器】①包被有 HLA 等位基因特异性引物的 96 孔板（SSP 板）；②核酸扩增试剂；③2.5%琼脂糖凝胶；④PCR 扩增仪；⑤凝胶成像系统。

【操作】分标本处理和实验操作两部分。

（1）标本处理：参见本篇第一章。

（2）实验操作：不同实验室具体反应条件会因所用仪器和试剂而异，在保证方法可靠的前提下，应严格按仪器和有 CFDA 批文的试剂使用说明书，结合自己实验室的 SOP 操作，完成质控样品和样品的 PCR 扩增、产物的琼脂糖凝胶电泳及分析。

【结果判定】将电泳结果输入试剂盒所带的结果分析表中进行，并得出正确的等位基因结果。

【注意事项】在结果分析时注意以下情况：

1. 无反应带或反应带弱时可能提示 ① DNA 量不足或存在 PCR 抑制剂；②Taq 酶量不足；③ 溴乙

啶量不足（0.5μg/ml）。

2. 出现假阳性带时可能提示 ① DNA 量过多；② DNA 不纯或污染；③Taq 酶量过多。

3. 阴性孔中出现反应带时可能提示 DNA 污染，或 PCR 程序输入错误。

二、PCR-测序技术

对 HLA 各亚区基因进行 PCR 扩增，将产物直接 DNA 测序，此法是 HLA 分型技术中准确可行的方法之一，也是分型的金标准。同时，PCR 产物直接测序还可用于进一步证实扩增 DNA 产物的结构，确定 HLA 等位基因的多态性、变异度及未知基因定位等，但因费用昂贵，操作烦琐，检测时间长等，目前常规实验室较少采用。

三、基因芯片技术

基因芯片技术用于 HLA 分型是逐渐发展起来的技术，具有高通量、快速及高信息量的特点，是临床应用的主要优势，但检测结果的重复性目前还不能完全满足临床需要。

第三节 临床应用

器官移植是治疗终末期器官功能衰竭最有效的方法，目前随着手术方式的改进和新型免疫抑制剂的临床应用，移植器官早期存活率明显提高，但长期存活率仍不理想。器官移植的成败取决于受供体间的组织相容性，其中 HLA 等位基因匹配程度起关键作用，是影响移植器官长期预后的重要因素。

一、HLA 与肾移植

1. HLA 相容对早期肾功能的作用 HLA 错配可诱发受者体内抗移植物的免疫反应，导致移植物早期功能损害。HLA 错配对肾移植早期功能的影响主要包括移植物功能延迟恢复、术后第一天无尿和术后需要继续透析治疗等。

2. HLA 相容对排斥反应的作用 排斥反应的根本原因是移植物中含受者体内缺乏的移植抗原。良好的 HLA 相容性对于减少移植物排斥反应，提高移植物存活率具有重要意义。

3. HLA 相容对于移植物长期存活率的作用 移植物有功能的长期存活是所有移植研究与临床工作的中心目标，也是衡量肾移植水平的最佳标准。就现状而言，提高移植物的长期存活真正具有临床价值的举措主要包括 HLA 相容的供体和合理使用免疫抑制剂。

二、HLA 与骨髓移植

在骨髓移植中，由于移植物中高含免疫细胞，尤其是成熟 T 细胞，若供受体 HLA 配型不相符，所发生的移植物抗宿主反应（GVHR）不易被控制；因此，对于 HLA 配型要求更高。HLA 配型不符，尤其是 HLA-D 位点不符会引起严重的 GVHR。经 HLA 相合的异基因骨髓移植已使数以万计的急慢性白血病、重症再生障碍性贫血、严重复合型免疫缺乏症（SCID）和代谢性疾病等患者获得了新生。

随着临床药物研发领域的飞速发展，免疫抑制剂（如 CsA）应用后使 GVHR 得到一定控制。然而，经过近年对组织配型的重要性研究后再次认为 HLA-Ⅱ类基因包括 DP 的相容性对移植器官存活十分重要，对骨髓移植避免 GVHR 尤为如此。但由于 HLA 的高度多态性，Ⅰ类和Ⅱ类基因座完全相匹配的供受配对几乎仅见于同胞兄弟姐妹之间，因此供者的来源相当受限。目前的解决办法有两个，一是采用单体型相同的家庭成员为供者，一是转向无血缘关系者（URD）。近年来，世界范围内 URD 库急剧扩大，至今已有 50 万以上 URD 的 HLA-A 和 HLA-B 分型记录在案，其中 18 000 人还有 HLA-DR 和 HLA-DQ 分型资料。在我国，URD 库亟需迅速扩大，HLA 等位基因分型已成为必不可少的手段之一。

三、HLA 与肝移植

肝移植在诸多免疫反应方面有异于肾移植，但是移植物功能受损和排斥反应仍是困扰移植成功与否的关键问题。HLA 配型对于肝移植排斥反应和存活率的影响虽无肾移植重要，但仍是一个不可忽视的方面。

四、HLA 与个体化用药

HLA-B 位点的某些单倍型是卡马西平、苯妥英、阿巴卡韦和别嘌醇等药物引起重症药疹的主要原因（参见本篇第九章），对该位点进行基因分型并根据基因型实施个体化用药，可显著降低严重药物不良反应的发生率，提高用药安全。

第九章

用药个体化核酸检测

药物体内代谢、转运及药物作用靶点基因的遗传变异可通过影响药物的体内浓度和敏感性，导致药物反应性个体差异。对影响药物反应性的基因进行分子分型是临床实施个体化药物治疗的前提和基础。个体化用药核酸检测的目的在于指导临床针对特定的患者选择合适的药物和用药剂量，实现个体化用药，从而提高药物治疗效率，预防严重药物不良反应的发生。

影响药物效应的基因变异可以是基因组多态性，也可是体细胞突变。变异类型包括单核苷酸多态性(SNP)、插入/缺失多态性、点突变、缺失突变、基因扩增、基因缺失和融合基因等。临床常见的用药个体化核酸分子检测的基因包括药物代谢酶如 *CYP2C9*，药物作用靶点如 *EGFR*，以及其他用药相关基因如 *HLA-B* 等，不同分子靶标检测方法不尽相同。

第一节　CYP450 药物代谢酶核酸检测

一、*CYP2C9*

CYP2C9 是细胞色素 P450（CYP450）家族重要成员，主要表达在肝脏和肠道，由 490 个氨基酸残基组成。CYP2C9 参与代谢的药物包括抗凝血药、抗惊厥药、降糖药、非甾体类解热镇痛抗炎药、抗高血压药以及利尿药等，其中华法林、苯妥因和甲苯磺丁脲为其代谢的治疗指数均较窄的药物。CYP2C9 活性变化可导致这些药物体内浓度出现较大变化，甚至引起严重药物不良反应。

（一）*CYP2C9* 基因特点

人类 *CYP2C9* 编码基因位于染色体区 10q24.2，该基因存在两种导致酶活性降低的 SNP，分别为 *CYP2C9* * *2*（Arg144Cys，C430T）和 *CYP2C9* * *3*（Ile359Leu，A1075C）。*CYP2C9* * *2* 导致该酶与 P450 氧化酶亲和力下降，*CYP2C9* * *3* 导致该酶对底物的亲和力下降。*CYP2C9* * *3* 纯合子个体酶活性仅为野生型纯合子个体（携带 *CYP2C9* * *1* 或 Arg144/Ile359 等位基因）的 4%～6%。*CYP2C9* 等位基因频率分布存在种族差异。东方人群中 *CYP2C9* * *1* 和 *CYP2C9* * *3* 等位基因的频率分别为 92% 和 8%，未发现 *CYP2C9* * *2* 等位基因。

华法林是临床上常用的抗凝药，是深静脉血栓、心房颤动、心脏瓣膜置换术和肺栓塞等疾病的一线用药，其临床疗效和不良反应存在很大的个体差异，剂量难以掌握，血药浓度过高或敏感性增加可导致严重出血事件。*CYP2C9* * *3* 多态性导致华法林体内清除速率减慢。美国 FDA 已批准修改华法林产品说明书，推荐在使用华法林前检测 *CYP2C9* 基因。测定 *CYP2C9* * *3* 等位基因可用于指导临床确定华法林的起始用药剂量，并预测药物毒性，结合国际标准化比值（INR），估算华法林的维持剂量，降低华法林所致出血的风险。

氯沙坦是一种常用的抗高血压药物，在体内主要经 CYP2C9 代谢为具有降压作用的活性代谢产物E-3174。携带 *CYP2C9* * *3* 等位基因的个体服用氯沙坦后 E-3174 生成减少，氯沙坦的代谢率下降。*CYP2C9* * *1/* * *3* 基因型个体口服单剂量氯沙坦后 1～6 小时内血压下降的程度下降，提示 *CYP2C 9* * *1/* * *3*基因型个体需适当增加氯沙坦的用药剂量。

（二）*CYP2C9* 基因芯片检测

临床上可用于检测 *CYP2C9* * *3* 等位基因的方法包括 Sanger 与焦磷酸测序法、基因芯片法、实时荧光定量 PCR 法（如 Taqman-MBG 探针法）等。

本节重点介绍一种 CFDA 批准的基因芯片法，该试剂盒可同时检测 *CYP2C9*＊*3* 等5种等位基因。

【原理】以基因组 DNA 为模板进行 PCR 扩增，同时带上荧光标记，扩增产物与固定有待测多态性位点野生型探针、突变型探针、阳性与阴性质控探针和定位参照寡核苷酸探针的芯片进行杂交，杂交结果经图像扫描和软件分析，获得基因分型结果。

【试剂和仪器】基因突变检测芯片试剂盒（包括基因芯片、洗涤母液 A 与 B、阳性与阴性参照、杂交液、PCR 反应液1~5、酶1~2、定位参照等）。

所需仪器：PCR 仪、杂交舱、洗片盒、激光共聚焦芯片扫描仪。

【操作】分标本采集、贮存、运输和实验操作四部分。

1. 适用标本类型　血液、组织等标本来源的 DNA。

2. 标本采集、储存和运输　参见本篇第一章。

3. 实验操作　分 DNA 提取、PCR 扩增、杂交、芯片扫描和结果分析5部分。

（1）DNA 提取：参见本篇第一章。

（2）单重 PCR 核酸扩增

1）PCR 反应体系配制：每份标本做5个 PCR 体系，每个体系的体积为20μl。取200μl 的 EP 管5个，标记号1~5，每管内吸取相应编号的 PCR 反应液18.8μl、酶10.2μl 和酶20.2μl。每个反应体系中加入待测 DNA 标本0.8μl，混匀，8000rpm 离心数秒。

2）PCR 扩增：将完成上述操作的 EP 管放置 PCR 仪上，设置循环参数为：37℃ 1分钟，1循环；95℃ 3分钟，1循环；94℃ 30秒，56℃ 30秒，70℃ 30秒，40循环；70℃ 2分钟，进行 PCR 扩增。

（3）杂交

1）预先在每个杂交舱内分别加入纯水200μl。

2）取出芯片，将其平放在杂交舱内，同时将杂交液、洗涤母液 A 与 B 置41℃水浴5分钟，振荡混匀。

3）吸取上述 PCR 扩增产物各3μl，与8μl 杂交反应液、1μl 定位参照混合，振荡混匀，离心数秒。

4）立即取上述混合物液20μl 置于芯片反应区，使其均匀分布，将芯片置于杂交舱中，41℃水浴孵育2小时进行杂交。

5）在进行杂交反应的同时，按下述比例配制洗液1、洗液2和洗液3各500ml，41℃水浴预热备用。

洗液1：取洗涤母液 A 35ml，稀释于400ml 双蒸水中，再加入12ml 洗涤母液 B，搅拌混匀，加双蒸水稀释至500ml。

洗液2：取3.5ml 洗涤母液 A，用双蒸水稀释至500ml。

洗液3：500ml 双蒸水。

6）杂交结束后，分别将150ml 预热的洗液1~3加入到三个洗片盒中，取出芯片，撕掉覆膜，水平向上置于洗液1中，将洗片盒1置于水平摇床上，35~40rpm 洗片4分钟；取出芯片，按相同程序依次用洗液2和洗液3进行处理，最后将芯片于2500rpm 瞬时离心，甩干芯片上残留的液体。

（4）芯片扫描：设定芯片扫描仪参数，芯片干燥后立即用激光共聚焦芯片扫描仪进行扫描。

（5）结果分析：用扫描仪自带的图像分析软件对扫描结果进行定量分析，保存结果并打印检测报告。

【临床意义】待测标本可能出现 *CYP2C9*＊*1/*＊*1* 纯合子、*CYP2C9*＊*1/*＊*3* 杂合子和 *CYP2C9*＊*3/*＊*3* 纯合子3种基因型。建议 *CYP2C9*＊*1/*＊*1* 基因型个体使用常规剂量的华法林，降低 *CYP2C9*＊*1/*＊*3* 和 *CYP2C9*＊*3/*＊*3* 基因型个体华法林的起始用药剂量，以降低用药过程中发生出血的风险。由于华法林的反应性还受到维生素 K 环氧化物还原酶复合物1基因（*VKORC1*）多态性及其他因素影响，临床上一般同时进行 *VKORC1* 基因变异检测，并按华法林用药剂量计算公式估计用药剂量。在应用其他经 CYP2C9 代谢灭活的药物时，携带 *CYP2C9*＊*3* 的患者应注意减少用药剂量，但携带 *CYP2C9*＊*3* 的高血压患者氯沙坦的用药剂量应适当增加，以确保降压疗效。

【注意事项】

1. 各组分液体试剂在使用前应振荡混匀，杂交液和洗涤母液在2~8℃保存时出现白色沉淀属正常现象，使用前40℃助溶至澄清即可。

2. PCR 反应液和定位参照需避光保存，PCR 扩增、杂交和洗片过程要求在避光条件下进行，可在有日光灯的暗室内进行。

3. PCR 扩增时需同时扩增阴性参照，以确定是否存在核酸污染。

4. 芯片加样时注意使液体铺满整个反应区但又不溢出，避免出现气泡，防交叉污染。

5. PCR 产物若不马上进行杂交检测，可置于-20℃冰箱保存，但不应超过72小时。

6. 洗片过程应连续进行，避免芯片干燥。

7. 可根据实验具体情况选择是否扩增阳性参照。

（三）*CYP2C9*3* 等位基因焦磷酸测序检测

一种可用于检测 *CYP2C9*3* 等位基因的焦磷酸测序方法已在国外临床实验室广泛开展，但在我国才刚刚开始，现做简单介绍。

【原理】 由4种酶催化的同一反应体系中的酶级联化学发光反应。引物与单链模板 DNA 退火后，在 DNA 聚合酶、ATP 硫酸化酶、荧光素酶和三磷酸腺苷双磷酸酶4种酶的协同作用下，将引物上每一个 dNTP 的聚合与一次荧光信号的释放偶联起来，通过检测荧光的释放和强度，实时测定 DNA 序列，判断 *CYP2C9*3* 等位基因的有无。

【试剂和仪器】 包括样本处理、核酸扩增、单链模板制备与焦磷酸测序试剂和阳性质控品5大类。

标本处理试剂：主要为 DNA 提取液，核酸扩增试剂包括 2×Premix 预混液（含 dNTP、Taq DNA 聚合酶、引物、Mg^{2+} 等），单链模板制备试剂包括琼脂珠、结合缓冲液、变性缓冲液和洗涤缓冲液，焦磷酸测序试剂包括测序引物和延伸缓冲液（含测序反应底物、dNTP、DNA 聚合酶、ATP 硫酸化酶、荧光素酶和三磷酸腺苷双磷酸酶），*CYP2C9*3* 阳性标准品。需另外准备灭菌 ddH_2O、70%乙醇。

所需仪器有：PCR 仪、焦磷酸测序仪。

【操作】 分标本采集、贮存、运输和实验操作4部分。

1. 适用标本类型　血液、口腔拭子和组织等所有标本来源的 DNA。

2. 标本采集、储存和运输　参见本篇第一章。

3. 实验操作　可分为 DNA 提取、核酸扩增、单链模板制备与纯化、焦磷酸测序和结果分析5部分。

（1）DNA 提取：应用溶液法（盐析法）或吸附柱法提取 DNA 均可。

（2）核酸扩增反应：在试剂准备间从试剂盒中取出 2×Premix 预混液，取预混液 25μl 加入到已做好唯一性标记的 200μl 无菌离心管中，加入灭菌双蒸水 23μl，将反应管转移至核酸制备间内，依次向各反应管中加入 2μl DNA 样品（待测样本、阳性标准品或阴性对照），盖严管盖，离心10秒，将反应管按次序（阳性标准品、阴性对照、待测样本）置于扩增区的 PCR 仪上，设置 PCR 扩增循环参数，进行扩增。PCR 反应条件：95℃ 5分钟，1循环；95℃ 30秒、50℃ 30秒、72℃ 30秒，35循环；72℃ 7分钟，1循环。扩增完成后取出反应管。

（3）单链模板制备与纯化

1）将 40μl 延伸缓冲液和 2～3μl 测序引物加入焦磷酸测序反应板中备用。

2）取出琼脂珠，充分混匀后吸取 3μl 至 1.5ml 离心管中，加入 37μl 结合缓冲液，混匀后加入 40μl PCR 产物，室温振荡10分钟。

3）向试剂加样舱的4个液体槽中依次加入 180ml 灭菌 ddH_2O、120ml 70%乙醇、变性缓冲液和洗涤缓冲液，打开加样舱的真空泵和阀门，真空 Prep Tool 探头在 ddH_2O 中清洗30秒后转移到 PCR 管中，通过负压吸取结合了生物素标记核酸的琼脂珠（此操作在琼脂珠与 PCR 产物结合后3分钟内完成）。

4）将真空 Prep Tool 探头依次放入70%乙醇中5秒，变性缓冲液中5秒，洗涤缓冲液中10秒，依次清洗探头。

5）将真空 Prep Tool 探头悬放在已预先加入了延伸缓冲液和测序引物的焦磷酸测序反应板上方，关上真空泵和阀门。

6）将真空 Prep Tool 探头放入焦磷酸测序反应板中，旋转摇动以释放琼脂珠。

7）将焦磷酸测序反应板置于热盘上，于80℃加热炉中加热2分钟，取出自然冷却。

（4）焦磷酸测序：在与测序仪相连的计算机中创建检测程序，设定焦磷酸测序运行程序，将焦磷酸测序试剂（包括底物、酶、dNTP 等）加入到试剂舱，将焦磷酸测序反应板放入仪器相应的位置，运行程序进行焦磷酸测序，完成后，保存测序结果。

（5）结果分析：打开测序文件，通过测序峰图直接对结果进行判读。

【临床意义】 根据基因型确定华法林的起始用药剂量，以降低用药过程中发生出血的风险。

【注意事项】

1. 接收标本时如出现采集后室温下放置时间过长、真空采血管等密闭容器管壁有裂缝，或开盖等现象，应拒收标本。

2. 标本运送过程应注意记录运送人员接收标本的时间、实验室接收标本的时间以及实验室收到时标本的温度。

3. DNA 应避免过分干燥，以免影响 DNA 结构的完整性。

4. 标本制备区用过的吸头打入一次性利器盒，经高压灭菌后统一按医疗废物处理。

二、*CYP2C19*

（一）*CYP2C19* 基因特点

CYP2C19 介导氯吡格雷、S-美芬妥英、奥美拉唑、伏立康唑、地西泮、去甲西泮等多种药物的代谢。根据对药物代谢能力的差异，可将人群分为

CYP2C19 超快代谢（UM）、快代谢（EM）、中间代谢（IM）和慢代谢（PM）4 种类型，这种差异主要由其编码基因遗传变异所致。中国人群中主要存在 2 种导致 CYP2C19 酶缺陷的等位基因 *CYP2C19 * 2*（430T）和 *CYP2C19 * 3*（1075C）。*CYP2C19 * 2* 导致剪接缺失，*CYP2C19 * 3* 为终止密码子突变。EM 个体只携带 *CYP2C19 * 1* 等位基因。白种人和东方人群中 75% ~85% 的 PM 是由 *CYP2C19 * 2* 所致，东方人约 20% ~ 25% 的 PM 由 *CYP2C19 * 3* 所致。*CYP2C19* 不同基因型个体在药物疗效和毒副作用的发生方面存在显著差异。

氯吡格雷是一种抗血小板药物，广泛用于急性冠脉综合征、缺血性脑血栓、闭塞性脉管炎和动脉硬化及血栓栓塞引起的并发症。接受过冠脉支架手术的患者术后需长期服用。氯吡格雷主要经 CYP2C19 代谢生成活性代谢产物后发挥抗血小板效应。常规剂量的氯吡格雷在 *CYP2C19* PM 患者体内活性代谢物生产减少，对血小板的抑制作用下降。美国 FDA 和美国心脏病学会建议，对于 *CYP2C19* 慢代谢基因型患者需增加氯吡格雷的剂量，或考虑更改治疗方案。

（二）*CYP2C19* 基因检测

临床上可用于对 *CYP2C19 * 2* 和 *CYP2C19 * 3* 多态性位点进行检测的方法包括 Sanger 与焦磷酸测序法、基因芯片法和实时荧光定量 PCR 法（Taqman-MBG 探针法）等。

焦磷酸测序法和基因芯片法测定 *CYP2C19 * 2* 和 *CYP2C19 * 3* 等位基因的方法与本节 *CYP2C9 * 3* 等位基因检测方法相同。

三、*CYP2D6*

（一）*CYP2D6* 基因特点

CYP2D 亚家族是第一个被发现存在药物氧化代谢遗传多态性的 CYP450 酶。CYP2D6 主要表达于肝脏，参与 β 受体阻滞剂、抗心律失常药、抗高血压药、抗抑郁药、抗精神病药、镇痛药及抗肿瘤药等多种药物的代谢。CYP2D6 是最易发生遗传多态性的 P450 氧化代谢酶之一，对药物的代谢呈现出明显的个体、种族及地域差异。

人类 *CYP2D6* 基因位于第 22 号染色体长臂，目前已发现其 70 多种遗传变异。不同突变类型对酶活性的影响不一。中国人群中 *CYP2D6* 常见的功能减弱等位基因包括 *CYP2D6 * 3*、*CYP2D6 * 4*、*CYP2D6 * 5* 和 *CYP2D6 * 10*，发生频率分别为 1%、1%、6% 和 53%。*CYP2D6 * 10* 多态为该酶第 34 位脯氨酸被丝氨酸所替代，是中国人群 CYP2D6 活性降低的主要遗传变异。通过检测个体 *CYP2D6 * 10* 多态位点的基因型，可预知药物在体内的药动学特性及其代谢物，有助于寻找更为安全、合理和有效的药物治疗方案，为临床医师确定治疗策略和治疗剂量提供辅助手段。

（二）*CYP2D6* 基因检测

可用于对 *CYP2D6 * 10* 进行检测的方法包括 Sanger 和焦磷酸测序法、基因芯片法和 AS-PCR 等。

基因芯片法和焦磷酸测序法测定 *CYP2D6 * 10* 等位基因的方法与本节 *CYP2C9 * 3* 等位基因检测方法相同。

第二节 非 CYP450 其他药物代谢酶核酸检测

一、尿苷二磷酸葡糖醛酸转移酶 1A1 基因

（一）尿苷二磷酸葡糖醛酸转移酶 1A1 基因特点

伊立替康（CPT-11）是喜树碱类抗肿瘤药物，通过抑制 DNA 拓扑异构酶 Ⅰ 发挥抗肿瘤作用。以伊立替康为主的联合化疗方案广泛应用于结肠癌、胃癌和小细胞肺癌的治疗。约 20% ~40% 患者接受伊立替康治疗时出现严重的 3 ~4 级迟发性腹泻和 4 级粒细胞减少，导致化疗方案提前终止。

伊立替康在肠道内通过羧酸酯酶作用生成活性代谢产物 SN-38，后者在肝脏中经尿苷二磷酸葡糖醛酸转移酶 1A1（UDP-glucuronosyltransferase，UGT1A1）代谢为无活性的葡糖醛酸化 SN-38。*UGT1A1* 基因存在多种影响酶活性的多态性，其中启动子区的 TA 重复次数多态性可导致 UGT1A1 活性下降。野生型个体含 6 次 TA 重复（TA6，*UGT1A1 * 1*），突变型个体含 7 次（TA7，*UGT1A1 * 28*）或 8 次（TA8，*UGT1A1 * 37*）TA 重复，酶活性下降。野生型纯合子患者接受伊立替康治疗时发生毒副作用的风险较低，*UGT1A1 * 28* 突变杂合子和纯合子患者出现毒副作用的几率分别为 12.5% 和 50%。*UGT1A1 * 37* 则主要见于黑种人。白种人、黑种人、中国人和日本人中 *UGT1A1 * 28* 的频率分别为 0.33 ~0.4、0.48、0.14 和 0.17。FDA 已批准在伊立替康药品标签中建议在用药时检测 *UGT1A1 * 28*，以避免严重毒副作用的发生。

（二）*UGT1A1* 基因检测

可用于检测 *UGT1A1 * 28* 等位基因的方法包括 Sanger 测序法、PCR 毛细管电泳法和 PCR 凝胶电泳法等多种方法。本节介绍一种 CFDA 批准的可用于检测 *UGT1A1 * 28* 等位基因的 PCR-毛细管电泳分析试

剂盒。

【原理】在一条 PCR 引物的 5′端标记荧光染料，在 PCR 扩增时，PCR 产物带上荧光标记，然后通过高分辨率胶电泳（毛细管电泳）对扩增产物进行分离，荧光检测系统确定扩增片段的长度，根据片段长度对等位基因进行检测。

【试剂和仪器】*UGT1A1* 核酸扩增试剂（包括 UGT1A1 MIX-1 和 UGT1A1 MIX-2）、UGT1A1 PCR 阳性对照、UGT1A1 PCR 阴性对照、UGT1A1 Genscan 阳性对照、标准分子量内标（带荧光标记）、PCR 产物变性剂。

所需仪器有：PCR 仪、毛细管电泳测序仪。

【操作】分标本采集、贮存、运输和实验操作四部分。

1. 适用标本类型　外周抗凝血或石蜡包埋病理组织或切片提取的 DNA。

2. 标本采集、储存和运输　参见本篇第一章。

3. 实验操作：可分为 DNA 提取、核酸扩增、毛细管电泳和结果分析四部分。

（1）DNA 提取：参见本篇第一章。

（2）核酸扩增

1）从试剂盒中取出 UGT1A1 MIX-1 和 UGT1A1 MIX-2，室温融化并振荡混匀后，2000rpm 离心 10 秒。

2）配制反应体系：每个样品取 21μl UGT1A1 MIX-1 和 1μl UGT1A1 MIX-2 并混合均匀（根据待检样本数 N，配制 N+2 个样本的混合液），取 N+2 个 PCR 反应管，每管内分别自加入 22μl 上述混匀的反应液。

3）加样：吸取 3μl 样本 DNA、UGT1A1 PCR 阳性或阴性对照，分别加入到上述 PCR 反应管内，盖紧管盖，快速离心 10 秒，将其移至扩增区。

4）PCR 扩增条件为：42℃，5 分钟，94℃，5 分钟，1 循环；94℃，15 秒，55℃，25 秒，72℃，50 秒，40 循环；72℃，10 分钟。

5）毛细管电泳：PCR 产物适度稀释（约 3～5 倍），分别将 1μl 稀释的 PCR 产物或 0.5μl UGT1A1 Genscan 阳性对照品与 0.5μl 分子量大小标准品及 10μl 变性剂混合，95℃变性 3 分钟，立即置于冰上冷却，3 分钟后立即上测序仪进行毛细管电泳。若结果低于检出限，则可用未经稀释的 PCR 产物重新上样检测，计算机自动处理和分析数据。

【临床意义】对中国人群进行 *UGT1A1* *28 多态位点进行基因分型，可为临床合理制定伊立替康化疗方案、避免严重毒副作用提供参考。

【注意事项】

（1）随意替换试剂盒中的任何试剂，都可能影响使用效果，必须避免。

（2）操作时应将待检标本（石蜡包埋病理组织切片或外周抗凝血）视为潜在传染源，并严格按照生物制品安全操作规范操作。实验完毕用消毒剂处理工作台及相应的器具。

（3）检测试剂需低温运输，-20℃冷冻保存，并尽量避免反复冻融，试剂解冻后需充分混匀后使用。

二、5，10-亚甲基四氢叶酸还原酶基因

5，10-亚甲基四氢叶酸还原酶（MTHFR）是叶酸代谢系统中的关键酶，代谢还原型叶酸成 5-甲基四氢叶酸（5-MTHF），前者是胸苷酸合成的重要原料之一，参与 DNA 的合成与修复；后者是体内主要的甲基供体，参与 DNA 甲基化。

氟尿嘧啶（5-FU）为嘧啶类似物，进入体内后在胸苷激酶的催化下转变成 5-氟-2-脱氧尿苷-5-单磷酸盐，再与 5，10-亚甲基四氢叶酸（5，10-MTHF）及胸苷酸合成酶形成共价络合物，从而干扰 DNA 的合成和修复。MTHFR 活性下降可导致体内 5，10-MTHF 水平升高，增加 5-FU 的化疗敏感性。

甲氨蝶呤（MTX）是叶酸拮抗剂，能抑制 MTHFR 的活性，用于多种肿瘤的化疗。MTX 常导致胃肠道反应、骨髓移植和肝功能损害等不良反应，MTHFR 活性下降增加其不良反应的发生风险。

（一）*MTHFR* 基因特点

MTHFR 基因的 677C>T 多态导致 Ala222Val 氨基酸替换，使酶活性下降，体内 5，10-MTHF 水平升高，5-MTHF 水平下降。中国人群中约 17%～47% 个体携带突变等位基因 *MTHFR* 677T。携带 *MTHFR* 677T 等位基因的个体 MTX 毒副作用发生风险增加，对 5-FU 的敏感性增加；由于摄入的叶酸在体内代谢受阻，携带 *MTHFR* 突变等位基因的新生儿发生神经管缺陷、唐氏综合征和唇腭裂等疾病的风险增加，孕妇需补充更多的叶酸才能达到预防效果。

（二）*MTHFR* 基因检测

可用于检测 *MTHFR* 677T 等位基因的方法包括 Sanger 和焦磷酸测序法、基因芯片法、PCR-RFLP 方法等。本节仅介绍一种 CFDA 批准的可用于检测 C677T 多态性的 PCR-RFLP 方法。

【原理】对包含多态性位点的 DNA 序列进行 PCR 扩增，PCR 产物用特定的限制性内切酶进行酶

切，通过电泳将酶切片段做 DNA 图谱。由于多态性影响内切酶的识别和切割，不同基因型的 DNA 分子酶切后的片段长度各异，数目也不尽相同。

【试剂和仪器】红细胞裂解液、PCR 缓冲液、非离子去污剂、蛋白酶 K（20mg/ml）、MTHFR PCR 混合物、MTHFR 酶切混合物、Taq DNA 聚合酶（5U/ml）、*Hinf* Ⅰ（10U/ml）、突变阳性对照、阴性对照（灭菌注射用水），另需准备 30% 丙烯酰胺、10% 过硫酸铵、电泳缓冲液（1×TBE）、6×DNA 上样缓冲液、0.5μg/ml 溴乙啶（EB）。

仪器：冰箱（4℃及 -20℃）、台式高速离心机、恒温水浴锅（37～100℃）、PCR 仪、电泳仪、垂直电泳槽、凝胶成像系统。

【操作】分标本采集、贮存、运输和实验操作四部分。

1. 适用标本类型 血液、口腔拭子、组织等所有标本来源的核酸。

2. 标本采集、储存和运输 参见本篇第一章。

3. 实验操作 分 DNA 提取、核酸扩增、PCR 产物酶切和电泳分析四部分。

（1）微量全血 DNA 的提取：参见本篇第一章。

（2）PCR 反应体系配制：PCR 反应体系为 10μl。取出 MTHFR PCR 混合物并解冻。PCR 混合物和 Taq DNA 聚合酶短暂离心。根据实验待测样本数（n），配制 n+2 个样本 PCR 预混物（包括阳性对照和空白对照各 1 个），每个样品按 MTHFR PCR 混合物 8.7μl 和 Taq DNA 聚合酶 0.3μl 计算。PCR 预混物充分混匀后短暂离心，并每管 8μl 等量分装于 200μl 的 PCR 管中，向反应管中分别加入 2μl 样品 DNA、阳性或阴性对照，盖紧管盖，轻弹管壁混匀，短暂离心，置于 PCR 仪中。

（3）核酸扩增：PCR 扩增反应条件为：94℃ 2 分钟，1 循环；94℃ 30 秒、56℃ 30 秒、72℃ 45 秒，30 循环；72℃ 7 分钟，1 循环。扩增完成后将反应管取出，4℃保存，若暂不酶切，需 -20℃保存。

（4）PCR 产物酶切：酶切反应体系为 20μl。酶切混合液从冰箱取出解冻与短暂离心。将酶切混合液（每管 9.4μl）等量分装于 PCR 产物管中，然后每管中加入 *Hinf* Ⅰ内切酶 0.6μl（也可将内切酶与酶切混合液以 0.6μl∶9.4μl 的比例加入到含酶切混合液的微量离心管中，混匀后离心，吸取 10μl 混合液加入到 PCR 产物管中），盖紧管盖，轻弹管壁混匀，短暂离心。将反应管置于 37℃恒温水浴中孵育（240±10）分钟。

（5）非变性聚丙烯酰胺凝胶电泳及检测：配制 12% 聚丙烯酰胺凝胶，每通道上样 20μl，电压 120V，电泳时间 90 分钟（不小于 45 分钟）。电泳后将凝胶取下，浸入 0.5μg/ml EB 水溶液中避光染色 10 分钟，立即用凝胶成像系统观察或拍照记录。

【参考区间】PCR 扩增产物长度为 198bp，*MTHFR* 677T 突变纯合子可看到 175bp 和 23bp 两个条带，野生型纯合子仅能看到 198bp 条带，突变杂合子可看到 198bp、175bp 和 23bp 三个条带。23bp 片段可能因电泳出胶或染色较浅而观察不到，但不影响结果判定。*MTHFR* 纯合突变阳性对照应为阳性结果，阴性对照应无条带。

【临床意义】*MTHFR* C667T 等位基因检测结果可用于预测 5-FU 的化疗敏感性和 MTX 不良反应的发生风险，指导 5-FU 和 MTX 用药。

【注意事项】

1. 使用前需将试剂包装管短暂离心。

2. PCR 混合液和酶切混合液在使用前必须充分溶解和混匀。

3. 新鲜全血标本提取 DNA 应在扩增前完成，DNA 提取前全血需保存于 -20℃。

4. 提取 DNA 过程中，裂解红细胞后去上清时，勿使管底的沉淀悬起。

5. PCR 缓冲液/非离子去污剂保存在 -20℃可能会出现浑浊，可稍加热使其澄清。PCR 缓冲液/非离子去污剂/蛋白酶 K 应在使用前新鲜配制，配制后保存于 4℃并尽快使用；在 4℃放置后管底可能有沉淀析出，使用时应使沉淀重新溶解，否则影响 DNA 的提取。

6. 内切酶短暂离心后迅速吸取，剩余的酶立即放冰上或放回 -20℃冰箱。

7. 酶切反应时间过长和过短都可能影响结果判定。

8. 受实验仪器、实验环境（温度、湿度）、操作技术以及个体差异因素影响，可能出现 DNA 模板浓度不等同、非特异扩增条带或 PCR 产量降低的现象，不影响结果的读取。

9. 酶切后若无显色条带，而阳性对照模板有显色条带，可能 DNA 提取不当，应重新提取；若酶切后阳性对照模板也无显色条带，可能由于 PCR 混合液混匀不充分，需重做 PCR。

三、乙醛脱氢酶 2 基因

线粒体乙醛脱氢酶 2（ALDH2）同时具有乙醛脱氢酶和酯酶活性，在乙醇、硝酸甘油等的代谢中起重要作用。ALDH2 代谢硝酸甘油生成具有舒血管作用的活性代谢产物 NO。*ALDH2* * *2*（Glu504Lys）多态导致所编码蛋白质氨基酸替换，携带突变等位基因的个体酒精代谢能力较弱，少量饮酒即可出现脸红、心跳加速等不适；代谢硝酸甘油的能力下降，硝酸甘油抗心肌缺血的效应减弱。因此，携带 *ALDH2* * *2* 等位基因的心绞痛患者尽可能改用其他急救药物，避免硝酸甘油含服无效。

用于 *ALDH2* * *2* 等位基因检测的方法包括 Sanger 与焦磷酸测序、基因芯片法等。

基因芯片法和焦磷酸测序法测定 *ALDH2* * *2* 等位基因的方法与本章 *CYP2C9* * *3* 等位基因检测方法相同。

第三节 药物作用靶点核酸检测

一、维生素 K 环氧还原酶复合物 1 基因

维生素 K 环氧还原酶复合物 1（VKORC1）是维生素 K 循环再利用的关键分子，也是抗凝药物华法林主要的作用靶点。*VKORC1* 启动子区的 A-1639 > G（*VKORC1* * *2*）多态性使该基因 mRNA 表达下降，杂合子和突变纯合子个体 *VKORC1* mRNA 表达分别下降 25% 和 50%。携带 *VKORC1* * *2* 等位基因的个体对华法林的敏感性下降，华法林的用药剂量需增加。*VKORC1* * *2* 等位基因频率分布存在较大个体差异，白种人群、亚洲人群和非洲人群中的频率分别为 42%、89% 和 8%。美国 FDA 已批准修改华法林的产品说明书，推荐在使用华法林前进行 *VKORC1* 基因检测。基因型导向的华法林个体化治疗可显著降低用药期间的住院率和出血事件的发生风险。

目前可用于对 *VKORC1* * *2* 多态位点进行检测的方法包括 Sanger 与焦磷酸测序法、基因芯片法、变性高效液相色谱法、等位基因特异性荧光探针 PCR（ASP-PCR）等。本节介绍一种对 *VKORC1* * *2* 多态性进行检测的焦磷酸测序法。

【原理】 与本章第二节焦磷酸测序法检测 *CYP2C9* * *3* 等位基因的原理相同。

【试剂和仪器】 *VKORC1* * *2* 等位基因检测所需试剂包括样本处理试剂、核酸扩增试剂、单链模板制备试剂、焦磷酸测序试剂和阳性质控品 5 大类。除了核酸扩增试剂 *VKORC1* * *2* PCR-焦磷酸测序 2 × Premix 预混液、测序引物、*VKORC1* * *2*（-1639GG）标准品、阴性对照品，其他试剂均与 *CYP2C9* * *3* 等位基因检测试剂相同。

所需仪器：PCR 仪、焦磷酸测序仪。

【操作】 分标本采集、贮存、运输和实验操作四部分。

1. 适用标本类型　血液、口腔拭子、组织等所有标本来源的 DNA。

2. 标本采集、贮存和运输　参见本篇第一章。

3. 实验操作　可分为 DNA 提取、核酸扩增、单链模板制备与纯化、焦磷酸测序和结果分析五部分。具体操作见本章第二节焦磷酸测序法检测 *CYP2C9* * *3* 等位基因。

【临床意义】 根据基因检测结果，指导医生正确给予华法林的用药剂量，以提高其用药安全性，减少出血事件的发生。

【注意事项】 参见本章第二节 *CYP2C9* * *3* 等位基因检测。

二、人表皮生长因子受体-2 基因

人表皮生长因子受体-2（human epidermal growth factor receptor type 2，HER-2）编码基因位于 17q21，编码蛋白具有酪氨酸激酶活性，参与调节细胞的生长发育及分化。曲妥珠单抗（赫赛汀）是一种 HER-2 单克隆抗体，可选择性作用于 HER-2，从而干扰癌细胞的生物学进程，抑制癌细胞增殖，FDA 已批准曲妥珠单抗用于转移性乳腺癌或术后 HER-2 阳性乳腺癌患者治疗。临床上约 30% 乳腺癌患者出现 *HER-2* 基因异常扩增，曲妥珠单抗只在 *HER-2* 基因扩增阳性的患者才有效。

FISH 技术是目前检测 *HER-2* 基因扩增的金标准。本节介绍一种 CFDA 已批准的 *HER-2* 基因扩增检测 FISH 试剂盒的基本操作规程。

【原理】 标记了荧光信号（橘红色荧光）的 HER-2 DNA 探针经变性后按照碱基互补的原则，与待检组织细胞变性后 17 号染色体长臂（17q11.2-q12）上的单链核酸进行特异性结合，形成可被检测的杂交双链核酸后，通过荧光显微镜下观察，在组织原位直接确定是否存在 *HER-2* 基因扩增。实验同时用标记有其他荧光信号的 17 号染色体着丝粒（17p11.1-q11.1）DNA 识别探针（绿色荧光）作为对照，采用双探针测定，以确保检测结果的准确性。

【试剂和仪器】 杂交缓冲液、探针混合物（含 GLP HER-2 和 CSP 17 荧光探针）、4，6-联脒-2-苯基吲哚（DAPI）复染剂、二甲苯溶液（新鲜配制）、70% 乙醇、85% 乙醇、100% 乙醇、变性液 2 × SSC、蛋白酶 K、双蒸水、盖玻片、杂交盒、橡皮胶等。

所需仪器：水浴锅、恒温培养箱、杂交仪、pH计、荧光显微镜及相应的滤片组。

【操作】分标本采集、贮存、运输和实验操作四部分。

1. 适用标本类型 经病理检查确诊的乳腺癌患者石蜡包埋组织或白片2张。

2. 样本采集 新鲜组织切下后1小时内用10%中性甲醛溶液（用量为组织块的4~20倍）固定6~24小时，穿刺标本应固定1小时以上。石蜡组织由技术人员选定区域后6周内切片。切片经HE染色观察，根据病理图像划分癌巢，选定肿瘤区域。本检测需切片2张，厚度3~5μm。将切片铺片于经多聚赖氨酸处理过的载玻片上，80℃烤片30分钟以上，65℃烤片过夜，使组织片黏附更牢固，以防脱落。

3. 标本储存 组织样本放置于10%中性甲醛溶液中不超过1周。石蜡组织块室温保存，尽量用术后2~3年内的标本。

4. 标本运输 常温运输。

5. 实验操作 分烤片、脱蜡、变性、消化、脱水、探针混合物制备及变性、杂交、玻片洗涤、结果分析9个步骤，具体如下：

（1）烤片及脱蜡：切片于65℃烤片至少60分钟（已烤片的切片，65℃烤片5分钟即可），二甲苯脱蜡2次，每次10分钟；将切片于100%乙醇中浸泡5分钟，然后依次在100%、85%及70%乙醇中各浸泡2分钟，随后浸入去离子水中3分钟，取出后用无绒纸巾吸除多余水分。

（2）样本变性：90℃下用水处理组织片20分钟，室温下2×SSC溶液中漂洗2次，每次5分钟。

（3）消化：将切片放入蛋白酶K溶液（200mg/ml，2×SSC溶液配制）中，37℃孵育10~30分钟，将玻片于2×SSC溶液中漂洗2次，每次5分钟；70%乙醇洗涤3分钟，无绒纸巾吸除多余水分后，用10μl移液器吸取1滴DAPI染色剂至玻片组织区域，使用24×50盖玻片覆盖，观察细胞消化程度（若细胞消化不够，则需继续消化；若消化过度，则需放弃本次实验）。

（4）脱水：2×SSC洗涤2次，每次5分钟，然后依次放入-20℃预冷的70%、85%及100%乙醇中各3分钟，进行梯度脱水，玻片自然干燥；

（5）探针变性：室温下将7μl杂交缓冲液、1μl去离子水和2μl探针加入到0.5ml离心管中混匀，离心1~3秒，涡旋混匀后再次短暂离心，将离心管置于73℃±1℃水浴中变性5分钟，迅速置于45~50℃水浴箱中，杂交前取出。

（6）杂交：取10μl已变性的探针混合物滴加于玻片杂交区域，立即加盖盖玻片（24mm×24mm），用橡皮胶封边后，将玻片置于预热的潮湿暗盒中，42℃恒温培养箱过夜。

（7）洗涤：用刀片轻轻将盖玻片移去，用46℃±1℃ 2×SSC溶液配制的50%甲酰胺（2×SSC/50%去离子甲酰胺溶液，pH 7.0~8.0）洗涤3次，每次10分钟；46℃±1℃，2×SSC溶液洗涤10分钟；46℃±1℃，2×SSC溶液配制的0.1% NP-40溶液（2×SSC/0.1% NP-40溶液）洗涤5分钟。室温下将玻片浸泡在70%乙醇中，漂洗3分钟后取出，暗处自然干燥玻片。

（8）将15μl DAPI复染剂滴加于玻片杂交区域，立即盖上盖玻片，暗处放置15~20分钟后荧光显微镜下选用合适的滤光片组观察结果。选择细胞核大小一致、核边界完整、DAPI染色均一、细胞核孤立无重叠、绿色信号清晰的细胞进行杂交信号计数，随机计数30个癌细胞核中的双色信号。

【参考区间】

1. 30个细胞中红色信号总数与绿色信号总数比值≥2.2时，即为*HER-2*基因扩增。比值2~4为低度扩增，4~10为中度扩增，>10为高度扩增。比值<1.8判断为无扩增。

2. 红、绿两种信号的比值>20或众多信号连接成簇时可不计算，直接视为基因扩增。

3. 若红、绿两种信号的比值介于1.8~2.2，则需再计数20个细胞核中信号，由另外一个分析者重新计数，或重新做FISH。如仍为临界值，则应在检测报告中注明。

4. 不同癌细胞中*HER*-2基因扩增存在异质性时，应在另一肿瘤区域再计算20~30个癌细胞核中的红、绿信号值，报告其最大值，并加以注释。

【临床意义】曲妥珠单抗是特异性针对HER-2/NEU基因扩增产物的单克隆抗体靶向药物，只在HER-2/NEU基因异常扩增的患者才产生疗效。HER-2/NEU基因扩增检测对指导乳腺癌患者是否进行曲妥珠单抗治疗具有重要临床意义。

【注意事项】

1. 计数细胞必须是各通道信号均清晰可辨的细胞，不分析细胞核轮廓不清或有重叠的细胞。

2. 不分析杂交不均匀的区域。

3. 背景过深的区域影响信号判断，不作分析。

4. 石蜡切片需在病理医师指导下，对肿瘤细胞集中的区域进行分析。

5. 若超过25%的细胞核内信号太弱，或超过

10%的细胞胞质内有信号，则不对该区域进行分析。

6. 蛋白酶K消化可影响FISH检测的成败，蛋白酶K的浓度和消化时间根据蜡块存放的时间和切片厚度决定。

三、表皮生长因子受体基因

（一）表皮生长因子受体基因特点

位于细胞膜上的表皮生长因子受体（EGFR）是一种对肿瘤细胞的繁殖、生长、修复和存活等起重要作用的蛋白，具有酪氨酸激酶活性，是治疗非小细胞肺癌的靶向药物表皮生长因子-酪氨酸激酶抑制剂（TKI）吉非替尼和厄洛替尼（特罗凯）的作用靶点。吉非替尼和厄洛替尼的临床疗效的个体差异很大，仅25%～35%患者有很好疗效。*EGFR*基因位于第7号染色体短臂。已发现癌细胞中*EGFR*基因30多种位于酪氨酸激酶区的突变，这些突变主要集中在外显子18～21，其中包括第18外显子2155 G>A（G719A）突变，第19外显子2235-2249缺失、2236-2250缺失、2240-2257缺失、2254-2277缺失等突变，第20外显子2369C>T（T790M）突变，以及第21外显子2576T>G（L858R）突变。*EGFR*基因突变以第19外显子内的缺失突变（尤其是2236-2250缺失）和第21外显子2576T>G突变最为常见，占整个突变的90%左右，且可增加对吉非替尼和厄洛替尼的反应性；而第20外显子T790M突变则为TKI耐药突变。

7号染色体的多倍性是非小细胞肺癌中常见的事件，且7号染色体与*EGFR*基因的拷贝数出现一致性的增加，导致*EGFR*基因扩增。*EGFR*基因扩增可表现为高多倍体扩增或成簇扩增。高多倍体扩增表现为计数的至少100个细胞中，细胞核中*EGFR*探针信号数与内参基因信号数的比值（Ratio）>2.0，或10%细胞中出现*EGFR*探针信号大于或等于15个，或40%细胞中*EGFR*探针信号大于或等于4个。成簇扩增表现为成簇的*EGFR*探针信号出现。*EGFR*基因扩增阳性的患者对吉非替尼和厄洛替尼等的敏感性增加，疾病控制率高达70%；*EGFR*高拷贝数患者使用TKI后生存率明显高于低拷贝数患者，*EGFR*扩增阳性的患者建议使用靶向药物进行治疗。

*EGFR*突变检测方法包括Sanger与焦磷酸测序法、等位基因特异性PCR法、变性高效液相色谱法、PCR荧光探针法等，不同方法在灵敏度上差异显著，以富集突变为基础的等位基因特异性PCR法和PCR-荧光探针法灵敏度高。用于*EGFR*基因扩增检测的方法为FISH法，具体可参见本节*HER-2*基因扩增检测。

（二）*EGFR*基因检测

本节介绍一种应用已向CFDA报批的PCR荧光探针法同时检测*EGFR*的29种突变的试剂盒（表5-9-1）。

表5-9-1　*EGFR*基因29种突变

突变名称	外显子	氨基酸序列变化	碱基序列变化
Ex 18-Mu-1	18	G719S	2155G>A
Ex 18-Mu-2	18	G719C	2155G>T
Ex 18-Mu-3	18	G719A	2156G>C
Ex 19-Mu-1	19	Glu746-Ala750del	2235-2249缺失
Ex 19-Mu-2	19	Glu746-Thr751del insIle	2235-2252>AAT
Ex 19-Mu-3	19	Glu746-Thr751del	2236-2253缺失
Ex 19-Mu-4	19	Glu746-Thr751del insAla	2237-2251缺失
Ex 19-Mu-5	19	Glu746-Ser752>Ala	2237-2254缺失
Ex 19-Mu-6	19	Glu746-Ser752del insVal	2237-2255>T
Ex 19-Mu-7	19	Glu746-Ala750del	2236-2250缺失
Ex 19-Mu-8	19	Glu746-Ser752 ins Asp	2238-2255缺失
Ex 19-Mu-9	19	L747-A750>P	2238-2248>GC
Ex 19-Mu-10	19	Leu747-Thr751del insGln	2238-2252>GCA
Ex 19-Mu-11	19	Leu747-Glu749del	2239-2247缺失
Ex 19-Mu-12	19	Leu747-Thr751del	2239-2253缺失

续表

突变名称	外显子	氨基酸序列变化	碱基序列变化
Ex 19-Mu-13	19	Leu747-Ser752del	2239-2256 缺失
Ex 19-Mu-14	19	Leu747-Glu749del Ala750Pro	2239-2248TTAAGAGAAG > C
Ex 19-Mu-15	19	Leu747-Pro753del insGln	2239-2258 > CA
Ex 19-Mu-16	19	Leu747-Thr751del insSer	2240-2251 缺失
Ex 19-Mu-17	19	Leu747-Thr751del	2240-2254 缺失
Ex 19-Mu-18	19	Leu747-Pro753del insSer	2240-2257 缺失
Ex 19-Mu-19	19	Leu747-Thr751del insPro	2239-2251 > C
Ex 20-Mu-1	20	S768I	2303G > T
Ex 20-Mu-2	20	T790M	2369C > T
Ex 20-Mu-3	20	V769-D770insASV	2307_2308 插入 GCCAGCGTG
Ex 20-Mu-4	20	D770-N771insG	2310_2311 插入 GGT
Ex 20-Mu-5	20	H773-V774insH	2319_2320 插入 CAC
Ex 21-Mu-1	21	L858R	2573T > G
Ex 21-Mu-2	21	L861Q	2582T > A

【原理】 针对 *EGFR* 基因设计表 5-9-1 所列 29 种突变的特异性引物和探针，在反应体系中含有突变 DNA 模板的情况下，进行 PCR 反应并释放荧光信号。利用仪器对 PCR 过程中相应通道的信号强度进行实时监测和输出，实现检测结果的定性分析。

【试剂和仪器】 G719X、S768I、T790M、L858R、L861Q、Ins 及 Del PCR 反应液、质控 PCR 反应液（每种反应液均包含 PCR 缓冲液、dNTPs、相应突变位点特异性引物和探针）、酶混合液（含 Taq 酶、UNG 酶）、参比染料 ROX、内标模板、弱阳性对照、空白对照（10mmol/L Tris-HCl 缓冲液）。

【操作】

1. 适用标本类型 非小细胞肺癌新鲜、石蜡包埋及液氮冻存的组织标本。

2. 标本采集

（1）石蜡切片：提供石蜡包埋组织 1 块，要求肿瘤组织占总体积的 70% 或以上。石蜡组织切片厚度 5 ~ 8μm，成人拇指盖大小面积 6 ~ 8 张即可。HE 染色在对应的白片上圈出肿瘤密集区域（确保所切层面中肿瘤组织比例在 70% 以上，且坏死组织比例 < 10%），刮取白片上肿瘤细胞密集区域的组织至干净 Eppendorf 管中，根据肿瘤细胞数量，适当调节白片数量。尽可能提供两管标本，其中一管用于检测，另一管备用。

（2）新鲜组织标本：无菌条件下取手术或活检组织约 25mg（米粒大小），未坏死肿瘤组织比例应 > 70%。生理盐水冲洗组织块 2 次，将组织置于贴有标签的冻存管内，迅速冷冻。

3. 标本贮存与运输 参见本篇第一章。

4. 实验操作 分为 DNA 提取、实时荧光定量 PCR 扩增和结果分析三部分。

（1）DNA 提取

应用溶液法（盐析法）或吸附柱法提取 DNA 均可。石蜡组织或石蜡切片提取 DNA 前先进行脱蜡处理。

（2）实时荧光定量 PCR 扩增

1）从冰箱中取出试剂盒，平衡至室温，各组分充分溶解，快速离心 10 秒。

2）取第 1 ~ 8 种反应液 23μl 分别加至 8 联 PCR 反应管的 8 个孔中，每排 8 联管每孔中分别加入 2μl 待测标本 DNA、弱阳性或空白对照（每个待测样品需同时用 8 种 PCR 反应混合液进行检测）。

3）盖好 PCR 反应管盖，离心 10 秒，将 PCR 反应管放置实时定量 PCR 仪上，记录放置顺序。设置仪器 PCR 扩增相关参数：37℃ 10 分钟，1 循环；95℃ 5 分钟，1 循环；95℃ 15 秒，60℃ 60 秒，40 循环，进行 PCR 扩增。

（3）结果分析：PCR 完成后采集荧光信号。根据扩增曲线划定阈值（一般将阈值划定在扩增曲线对数形式下指数增长期的中间），计算 ΔCt（ΔCt = 突变检测 Ct − 质控检测 Ct）并进行结果判读。

【参考区间】

1. 质控 PCR 反应液　FAM 通道应为 $23 \leqslant Ct \leqslant 30$，Ct<23 提示 DNA 加入过量，建议稀释后重测；FAM 通道 30<Ct<34 为样本 DNA 加入量较低，只有突变 DNA 含量较高的样本可检测出突变类型；FAM 通道 Ct≥34 提示样本 DNA 含量过低，需重新制备 DNA 或增加 DNA 量进行检测。

2. 样本突变检测 Ct 值>36 时，提示该样本为阴性或低于本试剂盒检测下限；

3. 当样本突变检测 Ct 值≤36 时，计算该反应管的 ΔCt 值。若 ΔCt 值小于对应的 ΔCt Cut-Off 值（表 5-9-2），则该反应管对应的样本为突变阳性；反之则为阴性或低于本试剂盒检测下限。

表 5-9-2　*EGFR* 突变检测结果判定

反应液	检测的突变类型	阴性	阳性	
		Ct 值	Ct 值	ΔCt 值
G719X PCR 反应液	G719X	Ct>36 或无 Ct 值	Ct≤36	<7
S768I PCR 反应液	S768I	Ct>36 或无 Ct 值	Ct≤36	<7
T790M PCR 反应液	T790M	Ct>36 或无 Ct 值	Ct≤36	<7
L858R PCR 反应液	L858R	Ct>36 或无 Ct 值	Ct≤36	<7
L861Q PCR 反应液	L861Q	Ct>36 或无 Ct 值	Ct≤36	<7
Ins PCR 反应液	Ins	Ct>36 或无 Ct 值	Ct≤36	<6
Del PCR 反应液	Del	Ct>36 或无 Ct 值	Ct≤36	<6

【临床意义】检测 *EGFR* 基因突变或扩增，筛选出对 EGFR-TKI 类药物吉非替尼、厄洛替尼等敏感的患者，对外显子 19 缺失、外显子 18 或 21 突变阳性或 *EGFR* 基因扩增阳性的非小细胞肺癌患者，建议选用 EGFR-TKI 类药物吉非替尼、厄洛替尼等进行治疗，而对 *EGFR* 20 外显子 T790M 突变阳性的患者建议不选用 TKI 类药物进行治疗，实现非小细胞肺癌患者 TKI 类靶向药物的个体化治疗。

【注意事项】

1. 检测结果与样本的收集、处理和保存质量有关。为保证检测的准确性和检出率，尽量选用新鲜组织标本，石蜡包埋病理组织或切片应在 3 年以内。

2. 样本检测判断为阴性时，不排除丰度极低的突变及 *EGFR* 基因其他位点突变。

3. *EGFR* 突变检测试剂盒最低检出限：20ng 样本中可检测出 1% 的 *EGFR* 基因突变。

四、*KRAS*

KRAS 是表皮生长因子受体（EGFR）信号传导通路中关键的下游调节因子之一，参与调节细胞分化与增殖。Ras 基因点突变使其变为癌基因，蛋白功能发生变化，使 Ras 通路始终处于“开”的状态。目前已在胰腺癌、结肠癌、肺癌、甲状腺癌、膀胱癌、卵巢癌等多种肿瘤组织中检测到 *KRAS* 基因突变，其突变位点主要位于密码子 12 和 13。

EGFR 单克隆抗体与内源性配体竞争性结合 EGFR,阻断 EGFR 介导的细胞通路，产生抗肿瘤效应，*KRAS* 野生型基因型患者中 EGFR 抑制剂（如西妥昔单抗和帕尼单抗）的有效率可达 60%，但此类药物对具有 *KRAS* 基因突变的患者完全无效。*KRAS* 基因突变检测已被美国癌症综合网络/NCCN 的《NCCN 结肠癌临床实践指南》和《NCCN 直肠癌临床实践指南》列为临床用药必检项目。2011 年版《NCCN 非小细胞肺癌临床实践指南》中也指出，*KRAS* 突变对非小细胞肺癌患者是否选用酪氨酸激酶抑制剂治疗具有重要指导意义。

可用于检测 *KRAS* 基因突变的方法包括 Sanger 与焦磷酸测序、实时荧光 PCR 等多种方法。本节仅介绍一种 CFDA 批准的、可用于对 *KRAS* 基因密码子 12 和 13 的 7 个常见突变进行检测的荧光 PCR 试剂盒。

【原理】本方法基于实时定量 PCR 技术，结合特异引物和双环探针技术检测突变基因。利用特异引物对突变靶 DNA 序列进行 PCR 扩增，与此同时，利用双环探针检测扩增产物，结合使用特别的 PCR 反应程序和高特异 Taq 酶，在实时 PCR 平台上实现对样品 DNA 中的突变进行检测，同时实现对稀有突变的高特异性和高灵敏度测定。

【试剂和仪器】包括样本处理试剂、8 联 PCR 管反应条（含特异性引物、双环探针及反应缓冲液，每孔测定位点信息见表 5-9-3)、Taq 酶、*KRAS* 阳性质控品。

表 5-9-3 8 联 PCR 管反应条的组成

管号	检测试剂	体积	检测的突变位点	荧光信号
1	12-2-A	45μl	35 位 G>A	FAM, HEX/VIC
2	12-2-C	45μl	35 位 G>C	FAM, HEX/VIC
3	12-2-T	45μl	35 位 G>T	FAM, HEX/VIC
4	12-1-A	45μl	34 位 G>A	FAM, HEX/VIC
5	12-1-C	45μl	34 位 G>C	FAM, HEX/VIC
6	12-1-T	45μl	34 位 G>T	FAM, HEX/VIC
7	13-2-A	45μl	38 位 G>A	FAM, HEX/VIC
8	外控	45μl		FAM

所需仪器：荧光定量 PCR 仪。

【操作】 分标本采集、贮存、运输和实验操作四部分。

1. 适用样品　结肠癌、胃癌、头颈癌和非小细胞肺癌石蜡包埋组织、石蜡切片或新鲜组织。

2. 标本采集、贮存和运输参照本节 *EGFR* 突变检测。

3. 实验操作　可分为 DNA 提取、实时荧光定量 PCR 扩增和结果分析三部分。

(1) 样本处理：石蜡组织或石蜡切片提取 DNA 前先进行脱蜡处理。

(2) DNA 提取：应用溶液法（盐析法）或吸附柱法提取 DNA 均可。

(3) 实时荧光定量 PCR 扩增

1) 取出 *KRAS* 阳性质控品解冻混匀，质控品与 Taq 酶快速离心 15 秒。

2) 取灭菌 200μl PCR 反应管 3 个并分别编号，3 个反应管中分别加入 45μl 待测样品 DNA、KRAS 阳性质控品或 45μl 超纯水，每管中加入 2.25μl Taq 酶，涡旋混匀 15 秒，快速离心 15 秒。

3) 将装有 PCR 反应液的 8 联 PCR 管反应条置于 PCR 管冰架上，轻揭开条盖，将上述混好的 DNA 样品依次取 5μl 加入到 8 联 PCR 管反应条中，盖上管盖瞬时离心。

4) 将反应条放置实时定量 PCR 仪上。打开仪器，设置 PCR 参数如下：

第一阶段：95℃ 5 分钟，1 循环；第二阶段 95℃ 25 秒，64℃ 20 秒，72℃ 20 秒，15 循环；第三阶段：93℃ 25 秒，60℃ 35 秒，72℃ 20 秒，31 循环。设置在第三阶段 60℃时收集 HEX（或 VIC）信号。

5) 运行 PCR 程序，执行实时 PCR，保存文件，确定样品各个反应管各自突变的 Ct 值和外控 Ct 值。

【参考区间】

1. 阴性对照 1～7 号管 FAM 信号应无曲线升起。若出现任意一管 FAM 信号升起，则检测结果无效，建议重做。1～7 号管 HEX（或 VIC）信号及 8 号管 FAM 信号升起属正常现象。

2. 阳性质控品 Ct 值一般小于 20，但可能因不同仪器阈值设置不同而波动。

3. 判断检测结果是否可信的依据：

1) 外控对照孔 FAM 信号应该升起。石蜡切片样品 Ct 值应为 15～21；非石蜡切片样品 Ct 值为 13～19。

2) 若满足 1) 的要求，则继续分析，若 Ct 值小于上述范围，则提示 DNA 过量，应减少 DNA 的量重新测定。

3) 若外控对照分析为阴性或 Ct 值大于上述范围，提示 DNA 中含 PCR 抑制剂或 DNA 加入量过少，需重新提取 DNA 或增加 DNA 的量后再检测。

4) 待测样品的内控 HEX（或 VIC）信号应升起。若内控对照分析为阴性或部分管出现阴性，提示 DNA 中含 PCR 抑制剂或 DNA 加入量不够，需重新提取 DNA 后再检测。但如果管内 FAM 有信号，可能是由于突变序列的扩增抑制了内控序列的扩增，结果仍可信。

4. 突变结果的确定　样品中突变百分比不相同，所测得的 Ct 值也各不相同。根据不同的突变 Ct 值，可将样品检测结果分为阴性、弱阳性和强阳性，具体判定见表 5-9-4。

表 5-9-4　*KRAS* 突变检测结果判定

8 联管编号		1	2	3	4	5	6	7
	突变名称	12-2-A	12-2-C	12-2-T	12-1-A	12-1-C	12-1-T	13-2-A
强阳性	突变 Ct	<24	<26	<24	<26	<26	<24	<26
	突变含量	>5%	>5%	>5%	>5%	>5%	>5%	>5%
弱阳性	突变 Ct	24≤Ct<28	26≤Ct<29	24≤Ct<28	26≤Ct<29	26≤Ct<29	24≤Ct<28	26≤Ct<29
	ΔCt Cut-off 值	8	9	6	8	9	8	9
	突变含量	1%～5%	1%～5%	1%～5%	1%～5%	1%～5%	1%～5%	1%～5%
阴性	突变 Ct	Ct≥28	Ct≥29	Ct≥28	Ct≥29	Ct≥29	Ct≥28	Ct≥29

1）当样品 Ct 值大于或等于阴性临界值时，则该样品为阴性或低于本试剂盒检测下限。

2）当样品突变 Ct 值小于阴性临界值时，进行下列判断：①当某反应管 Ct 值小于阳性临界值时，则该样品为反应管对应的突变阳性，即强阳性；②当反应管的突变 Ct 值大于或等于阳性临界值时，则计算该反应管的 ΔCt 值。若反应管的 ΔCt 值（ΔCt 值 = 突变 Ct 值-外控 Ct 值）小于相应的 ΔCt Cut-off，则该样品该反应管对应的突变也为阳性，但为弱阳性；反之则为阴性或低于试剂盒检测下限。

【临床意义】根据检测 *KRAS* 外显子 12 和 13 检测结果，可筛查出对 EGFR 抑制剂（如西妥昔单抗和帕尼单抗）不敏感的结肠癌、胃癌、头颈癌和非小细胞肺癌患者，指导临床医生用药，实现肿瘤的个体化治疗。

【注意事项】

1. 样本检测结果与样本的收集、处理和保存质量有关。为了保证检测的准确性和检出率，尽量使用新鲜组织标本。提取后的 DNA 应进行质控确定提取质量。

2. 应严格区分阳性质控品和反应试剂的使用，防止因试剂污染所致假阳性。

3. 为防止外源 DNA 污染，检测时先加完样品 DNA 后再进行阳性质控品的操作。建议在制备反应试剂和添加 DNA 时，使用专用的移液器和滤芯枪头。

4. 试剂配制和实验过程中注意避光。

5. 当样本中突变含量<1%时，检测结果可能为阴性，但不排除存在丰度极低的 *KRAS* 密码子 12 和 13 突变。

五、*BRAF*

（一）*BRAF* 基因特点

BRAF 基因位于人类染色体 7q34，编码 MAPK 通路中的丝氨酸/苏氨酸蛋白激酶，参与调控细胞内多种生物学事件。*BRAF* 基因在多种恶性肿瘤细胞中都存在突变。结直肠癌患者癌组织中的突变率约 15%，这些突变约 92% 位于第 1799 位核苷酸（1799 T > A），导致编码的蛋白第 600 位谷氨酸被缬氨酸取代（V600E）。恶性黑色素瘤、甲状腺癌、肺癌、肝癌及胰腺癌等肿瘤组织中也均存在不同比例的 *BRAF* 基因突变。

抗 EGFR 单抗西妥昔单抗或帕尼单抗在 *KRAS* 为野生型、*BRAF* V600E 突变阳性的直肠癌患者中无效。2010 年版 NCCN 结直肠癌临床实践指南中指出，*KRAS* 基因无突变的患者必须进行 *BRAF* V600E 突变检测，以确定是否进行 EGFR 单抗治疗。

（二）*BRAF* 基因检测

可用于对 *BRAF* V600E 突变进行检测的方法包括 Sanger 与焦磷酸测序、变性高效液相色谱法、ARMS-PCR、荧光 PCR 法、荧光定量 PCR-HRM 等多种方法。本节介绍一种可用于对 *BRAF* V600E 测定的荧光 PCR 试剂盒。

【原理】结合 ARMS-PCR 和 Taqman 探针两种技术。Taq 酶缺乏 3′-5′外切酶活性，缺乏校正功能，因此对于 3′末端错配的引物，仍以低于正常末端配对引物的速度延伸。但当错配碱基的数目达到一定程度或者反应条件达到一定的严谨度时，3′末端碱基则因磷酸二酯键形成困难而不能延伸，反应终止，也就得不到特异长度的扩增条带，提示模板 DNA 没有与引物 3′端相应的突变；如果 PCR 结果得到特异长度的扩增条带，表明模板 DNA 上有与引物 3′末端相应的突变。利用 Taqman 探针对 PCR 扩增产物进行检测。设计用 Taqman 荧光报告基团标记的与靶序列完全匹配的探针。当探针完整时，报告基团发射的荧光信号被猝灭基团吸收；在 PCR 扩增时，Taq 酶 5′-3′外切酶活性将探针酶切降解，报告荧光基团和猝灭集团分离，从而荧光检测系统可检测到荧光，即每扩增一条 DNA 链，就有一个荧光分子形成，实现荧光信号累积与 PCR 产物形成完全同步。

【试剂和仪器】所需试剂包括 BRAF 反应混合物、Taq 酶、阳性质控品，另需准备灭菌去离子水。

所需仪器：荧光定量 PCR 仪。

【操作】分标本采集、贮存、运输和实验操作四部分。

1. 适用标本 病理检查确诊的结直肠癌、肺癌、甲状腺癌等癌症患者新鲜、冷冻或石蜡包埋的病变组织。

2. 标本采集、储存及运输 参见本篇第一章。

3. 实验操作 分样本处理、实时荧光定量 PCR 和结果分析三部分。

（1）样本处理：DNA 提取参见本节 *EGFR* 突变检测。

（2）实时荧光定量 PCR

1）解冻试剂盒中的 BRAF 反应混合物、阳性质控品和 Taq 酶均短暂离心。

2）配制 PCR 反应体系：总体积40μl，根据所检测的样本量（N），配制 N+2 个样本的反应预混液，每个样品以 35μl BRAF 反应混合物、0.25μl Taq 酶的比例配制。预混液混匀后离心 5 秒，将 35μl 预混液添加到编有唯一编号的200μl PCR 反应管中，加入 5μl 样品 DNA（1～2ng/μl），5μl 阳性质控品或 ddH_2O（阴性对照），盖严管盖，离心 5 秒，将反应管放于荧光定量 PCR 仪上。

3）PCR 扩增反应：PCR 扩增反应循环程序设置如下：95℃ 2 分钟，1 循环；95℃ 25 秒，60℃ 20 秒，72℃ 20 秒，15 循环；93℃ 10 秒，57℃ 45 秒，30 循环。采集荧光。保存文件，运行。

（3）分析结果，确定样品的 FAM Ct 值。

【参考区间】FAM Ct 值>29，提示 BRAF V600E 突变阴性，或低于检测限。

【临床意义】对 *KRAS* 突变阴性的个体进行 *BRAF* V600E 突变检测，有助于临床医生确定是否应用 EGFR 单抗进行治疗，制定最适合患者的个体化肿瘤治疗方案。

【注意事项】

1. 本方法可检测出 DNA 标本中含量为≥1%的 *BRAF* 基因突变。

2. 荧光 PCR 检测时要确保样品孔都出现内参 HEX 信号，若无 HEX 信号，提示待测 DNA 中可能存在 PCR 抑制剂，需重新提取纯化 DNA 后重新测定。

3. 阳性质控品 FAM 荧光信号 Ct 值应小于23。

4. 操作过程中切忌阳性质控品污染实验试剂。

5. 试剂配制和实验过程中注意避光。

六、拓扑异构酶 2A 基因

拓扑异构酶 2A 基因（topoisomerase Ⅱ alpha，TOPⅡα）编码的 DNA 拓扑异构酶Ⅱα 通过调节核酸空间结构动态变化，参与 DNA 复制、转录、重组及修复过程。*TOP2A* 基因异常包括 *TOP2A* 基因扩增和缺失。TOP2A 参与乳腺癌细胞复制，*TOP2A* 基因异常的患者预后差，无复发，生存期缩短，特别在 *TOP2A* 基因缺失的患者中表现更明显。蒽环类药物是乳腺癌等多种肿瘤治疗常用的化疗药物，*TOP2A* 基因异常患者对含蒽环类药物的治疗方案更敏感。*TOP2A* 基因扩增提示肿瘤有复发的可能，或远期疗效下降。

FISH 分析可对 *TOP2A* 基因扩增和缺失做出明确的检测和判断，为指导乳腺癌化疗、判断乳腺癌预后提供指导。CFDA 目前已批准一种可用于对 *TOP2A* 基因 FISH 分析的试剂盒，适用的标本类型为已确诊为乳腺癌患者的石蜡包埋乳腺癌组织或切片。试剂盒的检测原理、所需试剂和仪器、操作过程和注意事项与本节 HER-2 FISH 检测相同，不同之处在于试剂盒探针混合物中所包含的两种探针分别为 GLP TOP2A 和 CSP 17。

七、*BCR/ABL*

（一）*BCR/ABL* 基因特点

参见本篇第七章第二节。

甲磺酸伊马替尼（格列卫）是针对 BCR/ABL 融合蛋白的靶向药物，也是 CML 患者治疗的标准药物，通过抑制 BCR/ABL 融合蛋白的激酶活性发挥作用，但停药后易复发。*BCR/ABL* 融合基因表达水平与甲磺酸伊马替尼临床疗效的相关性好。临床可根据 BCR/ABL 融合基因表达与否来选择性应用甲磺酸伊马替尼进行治疗。

甲磺酸伊马替尼治疗时出现耐药现象，在约 80%患者是由于 BCR/ABL 融合蛋白 ABL 激酶区突变所致。ABL 激酶区的突变使甲磺酸伊马替尼结合位点的空间构象发生改变，导致药物不能结合。已报道有 50 多种 *BCR/ABL* 突变。ABL 激酶区突变主要集中在 ATP 结合区（P 环，第244～255 氨基酸）、T315I、M351T 和活化环（A 环）4 个区，不同突变位点引起的耐药程度不同。T315I 耐药程度最高，位于 P 环的突变（如 G250E、Y253F/H 及 E255K 等）也导致很强的耐药性。携带高度耐药突变的患者应用甲磺酸伊马替尼治疗时预后差，需尽早更改治疗方案。

M244V、M351T 和 E355G 等突变的耐药程度不高，可通过提高甲磺酸伊马替尼的用药剂量达到治疗目的。

（二）*BCR/ABL* 基因检测

针对 *BCR/ABL* 开展的检测包括 *BCRA/ABL* 定性测定、*BCRA/ABL* mRNA 表达定量及 *BCR/ABL* 突变检测。定性测定的方法包括 FISH 和荧光 PCR 法测定（参见本篇第七章）。*BCR/ABL* mRNA 表达定量可用 RT-PCR 法，为评价化疗效果、调整甲磺酸伊马替尼的用药剂量提供参考，并可对微小残留病变的复发进行监测。*BCR/ABL* 突变检测可采用 Sanger 测序法，主要用于预测是否对甲磺酸伊马替尼耐药。

下面介绍一种对 *BCR/ABL* mRNA 表达定量检测的 PCR-荧光探针法。

【原理】 选取 *BCR/ABL* 融合基因特异性引物和荧光杂交探针，通过 PCR-荧光探针体外扩增 *BCR/ABL* mRNA，从而快速、准确、实时定量检测其基因表达水平。

【试剂和仪器】 *BCR/ABL* 融合基因 mRNA 表达检测所需试剂包括样品 RNA 提取、反转录和 PCR 扩增试剂三大类。

样品 RNA 提取试剂包括 RNA 提取液 B，反转录试剂包括反转录酶系和 *BCR/ABL* RT 混合物，PCR 扩增试剂包括 *BCR/ABL* PCR 混合物、Taq 酶、阴阳性质控品，另需准备经 DEPC 处理的 ddH_2O、10×红细胞裂解液、Trizol 和氯仿等试剂。

所需仪器有：荧光定量 PCR 仪。

【操作】 分标本采集、贮存、运输和实验操作四部分。

1. 适用标本类型 新鲜血样或骨髓。

2. 标本采集、保存与运输 参见本篇第一章。

3. 实验操作 可分为 RNA 提取、反转录、PCR 扩增和结果分析四部分。

（1）RNA 提取：参见第八章。

阴性质控品：取 100μl 直接加入 500μl Trizol 处理后用氯仿抽提，其他步骤与血液样品操作相同。

（2）反转录：根据标本数量取经 DEPC 水处理的 200μl PCR 反应管，取出 BCR/ABL-RT 混合物、反转录酶系，室温融化并振荡混匀后，10 000rpm 离心 10 秒。向反应管中加 1μl 反转录酶系，7μl BCR/ABL-RT 混合物，充分混匀后短暂离心，42℃ 30 分钟，后 98℃ 5 分钟 灭活反转录酶，得到 cDNA。

（3）PCR 扩增：试剂盒中取出 BCR/ABL PCR 混合物、Taq 酶系，室温融化并振荡混匀后，10 000rpm 离心 10 秒。设所需要的 PCR 反应管管数为 N（N＝待测样本数＋1 管阴性对照＋4 管阳性对照），每个测试反应体系包括 BCR/ABL PCR 混合物 24μl，Taq 酶系 2μl。配制 N 管所需 PCR 体系总量，按每管 26μl 分装，向每管中分别加入 4μl 处理后的样品（待分析样品 cDNA）、阳性质控品（使用前梯度稀释 10 倍、100 倍、1000 倍，记为 1×10^6 拷贝/ml、1×10^5 拷贝/ml、1×10^4 拷贝/ml）或阴性质控品，10 000rpm 瞬时离心 30 秒。将各反应管放入定量 PCR 仪器的反应槽内，设置阴性控品、阳性定量标准品及未知标本孔号，设置好各种参数后进行 PCR 扩增。

（4）结果分析：反应结束后保存检测数据文件，根据图像调节基线开始值、终止值和阈值，绘制标准曲线，计算待测标本 mRNA 的浓度（拷贝数/ml）。

【临床意义】 通过定量检测 CML 患者治疗前后外周血或骨髓细胞中 *BCR/ABL* mRNA 表达，确定甲磺酸伊马替尼治疗的疗效，并根据其表达情况调整用药剂量。

【注意事项】

1. 血液或骨髓标本应采用 EDTA 抗凝，肝素对反转录和 PCR 扩增都有很强的抑制作用。

2. 应保证所抽取的血液或骨髓标本中有核细胞数量至少（1～2）$\times10^7$ 个，为保证数据的可比较性，同一患者最好不交替送检外周血和骨髓标本。

3. 为避免 RNA 降解对检测结果的影响，标本应采集后应低温（4℃）保存，尽量 24 小时内送检，最长不超过 36 小时。

八、磷酸肌醇 3-激酶 CA 基因

（一）磷酸肌醇 3-激酶 CA 基因特点

磷酸肌醇 3-激酶（phosphoinositide 3-kinase，PI3K）是脂激酶家族成员，表达于胞质中，可被 EGFR 和 IGFR 等生长因子类受体酪氨酸激酶激活，并通过活化系列下游蛋白如苏-丝氨酸激酶 AKT 等，参与调控细胞增殖、细胞存活和细胞周期，调节细胞代谢，产生等多种生物学效应。PI3K/AKT 途径过度激活是多种肿瘤发生的重要机制。PI3K 是由多种蛋白组成的多聚体，这些多聚体蛋白可分为Ⅰ、Ⅱ和Ⅲ 3 类，其中Ⅰ类蛋白包括ⅠA 和ⅠB 两个亚单位，ⅠA 亚单位是由一个 p110 催化亚单位和一个 p85 调节亚单位组成的异源二聚体。

PIK3CA 基因定位于人类染色体 3q26.3，编码 p110 催化亚单位。目前已在多种类型的实体瘤如乳腺癌、结直肠癌、肺癌、肝癌和胃癌中发现 *PIK3CA* 基因突变。乳腺癌中 *PIK3CA* 突变频率可达 40%，是乳腺癌肿瘤形成的早期事件。*PIK3CA* 突变 80%-

90%发生在该基因外显子9和20，其主要热点突变包括H1047R（3140 A > G）、E542K（1624 G > A）和E545K（1633 G > A）。*PIK3CA*的外显子9和20分别编码该蛋白的螺旋区和催化激酶区，其热点突变都导致PI3K脂质激酶活性增强。临床资料显示，携带*PIK3CA*突变的肿瘤细胞对小分子EGFR/HER-2双受体酪氨酸激酶抑制剂拉帕替尼产生耐药性；*PIK3CA*突变阳性的乳腺癌患者曲妥珠单抗的疗效欠佳。因此，*PIK3CA*基因检测可为乳腺癌患者个体化应用曲妥珠单抗提供参考。

（二）*PIK3CA*基因检测

检测*PIK3CA* H1047R、H1047L、E542K、E545 K和E545 D五种突变的方法包括Sanger与焦磷酸测序、荧光定量PCR-HRM、ARMS-PCR等。可用于对*PIK3CA*突变进行测定的焦磷酸测序法请参见本章第一节*CYP2C9 * 3*等位基因测定。CFDA已批准一种检测*PIK3CA*五种突变的荧光定量PCR-HRM试剂盒。

【原理】荧光定量PCR-HRM分析是基于核酸的物理性质，利用特定的荧光染料可插入DNA双链中的特性，在常规PCR基础上增加一个饱和染料，当双链DNA局部解链时，游离下来的染料不会重新结合到DNA分子上去，导致荧光强度降低，通过实时监测升温过程中双链DNA荧光染料与PCR扩增产物的结合情况，对DNA样品进行检测和基因分型。基因突变（包括SNP）位点因不匹配会使双链DNA在升温过程中先解开，荧光染料从局部解链的DNA分子上释放，通过荧光强度与时间曲线判断基因型。

【试剂和仪器】包括样本处理试剂、H1047R、H1047L、E542K、E545K及E545D反应混合液、PIK3CA外控反应混合液、Taq酶和PIK3CA阳性质控品。

所需仪器：带有HRM模块的荧光定量PCR仪。

【操作】分标本采集、贮存、运输和实验操作四部分。

1. 适用标本类型　乳腺癌患者石蜡包埋组织。

2. 标本采集、储存和运输　与本节*EGFR*突变检测相同。

3. 实验操作　分为DNA提取、荧光定量PCR-HRM和结果分析三部分。

（1）DNA提取：石蜡组织或切片提取DNA前先进行脱蜡处理。溶液法（盐析法）或吸附柱法提取DNA均可。

（2）荧光定量PCR扩增

1）从冰箱中取出试剂盒，平衡至室温，各组分充分溶解，快速离心10秒。

2）PCR反应体系配制：根据试剂盒说明书配制5种反应体系，分别加入待测DNA样本或PIK3CA阳性质控品，8000rpm离心10秒。

3）将各反应管放置荧光定量PCR仪的反应槽内，设置PCR参数与扩增。

（3）结果分析：反应结束后保存检测数据文件，根据通过荧光强度与时间曲线判断基因突变曲线确定是否存在相应的*PIK3CA*突变。

【临床意义】通过对*PIK3CA*突变进行检测，确定乳腺癌患者是否适合应用曲妥珠单抗进行治疗。*PIK3CA*突变阳性的患者对曲妥珠单抗耐药，建议用其他方案进行治疗。

九、β_1肾上腺素受体基因

β_1肾上腺素受体（β_1-AR）为肾上腺素受体的重要成员之一，属于G蛋白偶联受体超家族。多种β受体阻断药如普萘洛尔、美托洛尔和阿替洛尔等可通过阻断β_1-AR，用于高血压、心肌缺血和慢性充血性心力衰竭等心血管疾病的治疗，但这类药物的临床疗效存在显著的种族和个体差异。

β_1肾上腺素受体编码基因*ADRB1*位点存在导致受体功能改变的SNP 1165G > C，引起其受体389位Gly/Arg替换。由于389位氨基酸位于β_1-AR与G蛋白偶联的部位，1165G > C多态性可显著改变β_1-AR与G蛋白的偶联，389Arg型受体无论是基础状态下还是在有激动剂存在的情况下，其最大腺苷酸环化酶活性均显著升高。在原发性高血压患者和慢性充血性心力衰竭患者，1165CC基因型个体对美托洛尔的敏感性增加，1165CC基因型个体对阿替洛尔和比索洛尔的反应性也显著增强。因此，对*ADRB1* 1165G > C位点进行检测可为临床个体化应用美托洛尔、阿替洛尔和比索洛尔等β受体阻断药提供参考。

十、血管紧张素Ⅱ的1型受体基因

肾素-血管紧张素系统是机体重要的体液调节系统，血管紧张素Ⅱ是该系统重要的效应分子，其90%以上的效应通过血管紧张素Ⅱ的1型受体（AGTR1）介导。AGTR1受体阻断药如氯沙坦、厄贝沙坦等一线抗高血压药物常单独或与其他药物合用，用于高血压的长期治疗。

AGTR1的编码基因位于染色体3q21-q25，编码含359个氨基酸残基的受体。*AGTR1* 3′端未翻译区内miR-155识别位点SNP 1166A > C与降压药物的疗效密切相关。中国人群中该位点AA、AC和CC基因型

的频率分别为0.672、0.297和0.027，高加索人的相应基因型的频率分别为0.513、0.406和0.081，基因型分布存在显著的种族差异。高血压患者在接受尼群地平治疗时，*AGTR1* 1166AA基因型患者脉搏波传导速度降低更显著；1166AA纯合子个体应用氯沙坦后肝静脉压力梯度下降的速度较携带1166C等位基因的个体显著加快；在伴左室肥大的原发性高血压患者，1166 AC基因型个体厄贝沙坦治疗后左室质量降低更明显。因此，检测 *AGTR1* 1166A > C基因型可有助于医生了解患者对哪种特定的抗高血压药物有效，从而有助于制定最佳的治疗方案，使患者得到最有效的治疗。

临床上可用于 *AGTR*1 1166A > C检测的方法包括Sanger与焦磷酸测序法、基因芯片法、实时荧光定量PCR法等。CFDA已批准了一种可同时检测 *AGTR1* 1166A > C等5种等位基因的基因芯片法，具体与本章第二节 *CYP2C9 * 3* 等位基因检测方法相同。

十一、血管紧张素转换酶基因

肾素-血管紧张素系统在血压、血流和内环境稳态的调节中起重要作用，其中血管紧张素Ⅱ是迄今所知最强大的缩血管物质之一，其生成有赖于血管紧张素转换酶（ACE）的催化，ACE是肾素-血管紧张素系统中的关键分子。ACE抑制剂如卡托普利、依那普利、福辛普利等通过抑制ACE的活性，在高血压和慢性充血性心力衰竭中广泛应用。

人体 *ACE* 基因定位于染色体17q23，目前已发现该基因的多种遗传多态性，如T5941C、A240T、T93C、T1237C和D/Ⅰ等，其中位于内含子16包含287bp的Alu插入（Ⅰ）/缺失（D）多态性与ACE活性和药物（ACE抑制剂）的反应性相关。*ACE* I/D多态性导致三种不同的基因型：Ⅱ（插入纯合子）、ID（杂合子）和DD（缺失纯合子）。DD基因型个体基础状态下ACE活性增高，但给予依那普利后ACE活性下降程度较其他基因型更明显；在初治的高血压患者中，福辛普利的降压疗效在DD型患者中显著增强；在高血压合并左心室肥大和舒张期充盈障碍的患者中，DD基因型患者服用依那普利和赖诺普利后心功能改善较ID和Ⅱ基因型患者更显著；Ⅱ基因型患者在应用赖诺普利或卡托普利治疗时肾功能的降低更明显。因此，为了取得最佳疗效，对 *ACE* Ⅰ/D多态性进行检测并选择合适的ACE抑制剂进行治疗具有重要的临床意义。

临床上检测 *ACE* Ⅰ/D多态性的方法包括Sanger测序法和基因芯片法等。CFDA已批准了一种可同时检测 *ACE* Ⅰ/D等5种等位基因的基因芯片法，具体与本章第二节 *CYP2C9 * 3* 等位基因检测方法相同。

第四节 其他与用药相关基因分子检测

人群中药物超敏反应的发生率高达7%。位于人类6号染色体上主要组织相容性复合物区域内的 *HLA* 基因与免疫反应的发生密切相关，而 *HLA-B* 位点多态性是重症药疹发生的主要原因。目前已明确的与重症药疹有关的 *HLA-B* 位点遗传变异包括：携带 *HLA-B* * 1502与抗癫痫药卡马西平、苯妥因所致史帝文斯-强生综合征（SJS）及中毒性表皮坏死松解症（TEN）有关；携带 *HLA-B* * 5801与抗痛风药别嘌醇所致SJS/TEN发生相关；*HLA-B* * 5701与核苷类反转录酶抑制药阿巴卡韦所致重症药疹和氟氯西林所致肝脏毒性相关。

对 *HLA-B* 位点等位基因检测的方法主要包括基于测序的基因分型法（sequencing based typing，SBT）、基因芯片法、PCR-SSP法和荧光探针PCR法等，具体可参考本篇第八章第二节。

参考文献

1. 李艳，李金明. 个体化医疗中的临床分子诊断. 北京：人民卫生出版社，2013.
2. 李金明. 实时荧光PCR技术. 北京：人民军医出版社，2012.
3. 丛玉隆，王前. 实用临床实验室管理学. 北京：人民卫生出版社，2011.
4. 周宏灏，张伟. 新编遗传药理学. 北京：人民军医出版社，2011.
5. 郭柳薇. 地中海贫血基因检测研究进展. 医学综述，2006，12：1478-1480.
6. Michael RG，Joseph S. Molecular Cloning：A Laboratory Manual. 4th ed. New York：Cold Spring Harbor Laboratory Press，2012.
7. Burtis CA，Ashwood ER，BrunsDE. Tietz Textbook of Clinical Chemistry and Molecular Diagnostics，5th ed. Missouri：Elsevier Inc，2012.
8. Chen P，Lin JJ，Lu CS，et al. Carbamazepine-induced toxic effects and HLA-B * 1502 screening in Taiwan. N Engl J Med，2011，364：1126-1133.
9. Chen L，Hadd A，Sah S，et al. An information-rich CGG repeat primed PCR that detects the full range of fragile X expanded alleles and minimizes the need for southern blot analysis. J Mol Diagn，2010，12：589-600.
10. Patrinos GP，Ansorge W. Molecular Diagnostics，2nd ed. Boston：Academic Press，2010.

11. Simon T, Verstuyft C, Mary-Krause M, et al. Genetic determinants of response to clopidogrel and cardiovascular events. N Engl J Med, 2009, 360: 363-375.

12. Cooper GM, Johnson JA, Langaee TY, et al. A genome-wide scan for common genetic variants with a large influence on warfarin maintenance dose. Blood, 2008, 112: 1022-1027.

13. Di Nicolantonio F, Martini M, Molinari F, et al. Wild-type BRAF is required for response to panitumumab or cetuximab in metastatic colorectal cancer. J Clin Oncol, 2008, 26: 5705-5712.

14. Kobayashi S, Boggon TJ, Dayaram T, et al. EGFR mutation and resistance of non-small-cell lung cancer to gefitinib. N Engl J Med, 2005, 352: 786-792.

15. Hung SI, Chung WH, Liou LB, et al. HLA-B * 5801 allele as a genetic marker for severe cutaneous adverse reactions caused by allopurinol. Proc Natl Acad Sci U S A, 2005, 102: 4134-4139.

16. Verma L, Macdonald F, Leedham P, et al. Rapid and simple prenatal DNA diagnosis of Down's syndrome. Lancet, 1998, 352: 9-12.

17. Schena M, Shalon D, Heller R, et al. Parallel human genome analysis: microarray-based expression monitoring of 1000 genes. Proc Natl Acad Sci U S A, 1996, 93: 10614-10619.

18. Bauman JG, Wiegant J, Borst P, et al. A new method for fluorescence microscopical localization of specific DNA sequences by in situ hybridization of fluorochromelabelled RNA. Exp Cell Res, 1980, 128: 485-490.

19. Southern EM. Detection of specific sequences among DNA fragments separated by gel electrophoresis. J Mol Biol, 1975, 98: 503-517.

20. Watson JD, Crick FH. Molecular structure of nucleic acids; a structure for deoxyribose nucleic acid. Nature, 1953, 171: 737-738.

21. Pauling L, Itano HA. Sickle cell anemia, a molecular disease. Science, 1949, 109: 443.

第六篇

临床实验室管理

随着科学技术的发展，临床实验室的面目得到了极大的改变，从过去的手工操作变成了仪器分析，从单台仪器的测定到实验室自动化系统，因而使实验室的管理模式也随之发生根本性的变化。手工操作的时代，检验结果的质量完全取决于检验人员的个人素质和责任性，但在全面采用仪器分析和自动化的现在，检验结果的质量需要一整套的系统管理来保证，需要采用计量学的定义和术语，需要引入概率论和数理统计的基本知识，《医疗机构临床实验室管理办法》的出台和医学实验室认可的引入，正是为了适应临床实验室管理的这种巨大变化。

本篇主要以《医疗机构临床实验室管理办法》、《三级综合评审标准》、《三级综合医院评审标准实施细则》、《CNAS-CL02 医学实验室质量和能力认可准则（ISO 15189：2012，IDT）》的相关条款以及卫计委和国家药监局颁布的相关行业标准对《全国临床检验操作规程》第 3 版相关内容进行了修订，以期能够为临床实验室的管理者和检验人员提供实验室管理的思路、方法和相关知识。

第一章 概论

第一节 临床实验室的定义和作用

一、临床实验室的定义

原卫生部颁发的《医疗机构临床实验室管理办法》（以下简称《管理办法》）对临床实验室定义为：医疗机构临床实验室是指对取自人体的各种标本进行生物学、微生物学、免疫学、化学、血液免疫学、血液学、生物物理学、细胞学等检验，并为临床提供医学检验服务的实验室。实验室可以提供其检查范围的咨询服务，包括结果解释和为进一步适当检查提供建议。

根据以上定义，临床病理实验室、法医检验实验室以及结果不用于临床诊疗的医学科研实验室都不属于临床实验室的范畴。

目前，我国临床实验室的主要存在形式有以下几种：医疗机构内部独立设置的检验科（室）和部分临床科室所属的临床实验室；独立法人的第三方检验机构——独立临床实验室。

二、临床实验室提供的服务

实验室的最终服务对象是患者，直接服务对象是临床医师。实验室应以采用对患者伤害最小的方式，及时、准确地提供临床医师所需的诊断和治疗信息为服务宗旨。《管理办法》对实验室服务提出了“正确、及时、经济、便民、保护隐私”的要求，这是每个临床实验室应该努力做到的。随着临床诊疗技术的不断发展，实验室提供的服务范围逐渐扩大，目前我国临床准入的检验项目已超过1000项，临床实验室提供的信息为临床医师所获得患者辅助诊疗信息的60%以上。尽管不同医疗机构临床实验室的规模大小和组织结构有一些不同，但实验室提供的服务可以概括为临床血液、临床体液、临床生物化学、临床免疫、临床微生物、临床分子生物以及临床输血检验等，对血液、体液、分泌物、骨髓等标本进行检验。

实验室应为临床提供咨询服务，应对选择何种检验和服务提供建议，包括重复检验的频率及所需样品类型；适用时，应提供对检验结果的解释；宜按计划与临床医师就利用实验室服务和咨询科学问题进行定期交流；宜参与临床病例分析以便能对通案和个案提供有效的建议。实验室应提供分析前和分析后质量管理服务，分析前包括检验申请、患者准备、原始样品采集、样品运输及实验室内部传递等环节；分析后包括按照与临床协商后规定的报告时间发送结果、危急值报告、附加检验、报告的修改与重新发布、结果查询与解释等。近年来，我国虽已在咨询服务、分析前和分析后质量管理方面取得了一些成绩，但与发达国家相比还存在较大差距，应该引起医院和临床实验室管理者的重视。

实验室为临床提供服务，需要追求检验结果的溯源性或可比性，逐步实现临床检验标准化或一致化，为实现检验结果的互认奠定技术基础。

三、临床实验室的作用

临床实验室在疾病的筛查、诊断，疾病发展过程和治疗效果监测等方面发挥作用。

（一）诊断方面

疾病诊断是由临床医师根据患者的症状、体征、检验结果及其他物理学检查综合得出。其中检验结果是诊断的重要依据之一，主要表现在以下几个方面：①临床诊断的“金标准”：如感染性疾病的病原检查；白血病及肿瘤的血液细胞、脱落细胞检查等；

②临床诊断的重要指标：如糖化血红蛋白测定对糖尿病的诊断；胆固醇、三酰甘油测定对高脂血症的诊断等；③临床鉴别诊断的指标：如病原微生物检查和白细胞计数及分类对判断发热患者是否存在细菌感染有重要价值；红细胞沉降率检测对判断某些疾病是否处在活动期有重要意义；降钙素原检测有助于鉴别不同病原微生物感染的诊断等。

（二）治疗方面

如抗生素药物敏感试验、血药浓度测定等对指导用药十分重要。有些检验项目可以为制定个体化及靶向治疗方案提供科学依据。如某些肿瘤基因的检测，帮助临床制定个体化及靶向治疗的方案。检验结果可用于疗效观察，如与某种疾病相关的检验结果恢复正常是病情好转的指标，说明临床治疗有效；某些检验结果的变化可作为调整治疗药物剂量的根据。有些治疗药物对机体有毒副作用，检验结果也可用于判断药物有无毒副作用出现，最常用的如肝脏功能、肾脏功能、造血功能等相关指标的检查。

（三）预后方面

检验结果也可提供预后信息。如血清肌酐水平的高低可以提示患者的预后以及何时需要进行透析治疗；某些肿瘤标志物的检测结果可用于对肿瘤患者病情转归的评估。

（四）健康评估和筛查方面

不同的检验项目可根据需要用于健康体检和疾病筛查。通过这些检验结果，可以对受检者的健康状况进行评估；对某些特定人群易患疾病进行筛查，达到“早发现、早诊断、早治疗”的目的。

（五）疾病预防和控制方面

检验结果可为疾病防控提供重要的决策依据。在一些突发性事件如严重急性呼吸综合征（SARS）、甲型 H_1N_1 流感、H_7N_9 型禽流感等疾病的防控过程中，临床实验室提供了重要的信息。

总之，检验结果为临床医师提供了有关疾病诊断、治疗、预后等方面的重要信息，检验结果在不同个体、不同状态、不同时间的分析解释日益被大家重视，检验医学已从过去简单的诊断提示发展到目前多方位的用途，正在向前瞻性、预见性和主动性方向发展，在医疗卫生事业中发挥着越来越重要的作用。

第二节 临床实验室管理特性

一、临床实验室管理概述

管理是对组织的资源进行有效整合以达到组织既定目标与责任的动态创造性活动，计划、组织、领导、控制等行为是有效整合资源的部分手段或方式，而它们本身并不等同于管理。临床实验室有技术人员、检验设备、财力投入和检验信息等，如何将以上的资源有效整合利用是实验室管理工作的核心。管理的第一要素是集体活动，只有集体活动才需要协调。管理的基本对象是人，尽管管理还涉及财、物、信息等内容，但仅仅针对后者的管理不能称之为真正的管理。要想使实验室工作获得医院管理者、医护人员和患者的认可，对实验室管理人员进行专门的管理技能培训就显得尤为重要。

实验室主任、专业组长在一定程度上都扮演着管理者的角色。当然，实验室管理者有时会同时扮演管理者和作业者的双重角色。

二、成功的临床实验室管理的必备要素

管理渗透到实验室活动的各个方面，成功的实验室管理至少必须具备以下五个要素：

（一）规划实验室的整体目标

实验室工作目的是以对患者伤害最小的和经济的方式，提供有效、及时、准确的检验信息，满足临床医师对患者在疾病预防、诊断、治疗方面的需求。实验室管理必须围绕这一目的进行。

目标确定以后，实验室应进一步确定分目标以保证总目标的实现，这些分目标应紧紧围绕总目标而制定，如检验质量水平、检验周转时间、服务水平、检验覆盖水平等分目标。总目标是长远计划，分目标是近期计划。

（二）管理者必须具备相应的权力

要达到实验室设定的目标，实验室管理者必须具有相应的权力，如实验室内部组织结构的设定权、人事安排权、财务分配权等。医院领导只有授予实验室管理者这样的权力，才能保证实验室管理者在实验室中的领导地位和权威，有利于实验室工作目标的实现，有利于医院工作总目标的实现。

（三）必需的资源

资源是实现实验室工作目标的基础，没有资源作为保证，任何形式的工作目标都会成为空中楼阁。如实验室的检验周转时间工作目标明确后，如果没有足够的技术人员、没有足够的仪器，就不可能满足临床尽快发出报告的要求；如果没有既了解实验技术，又熟知临床医学的医师，实现对临床提供咨询服务的工作目标就有一定困难；没有相应的仪器设备，就无法开展相关的检测项目。总之，没有人、财、物等资源

保证，实验室就失去了实现其工作目标的基础。

（四）工作岗位描述和岗位要求

实验室管理者对每个岗位的工作内容都应该围绕完成实验室的总体工作目标而设定，因此应对每一个工作岗位包括领导岗位进行详细描述并明确其职责，根据工作职责明确岗位要求，如学历水平、工作经验、工作业绩等。同时管理者应明确专业组之间、工作人员之间的关系。

（五）评估与改进

实验室应定期（通常为半年或一年）对其工作情况进行评估，这种评估要紧密结合实验室实际工作情况，如制定的目标能否实现，资源的整合是否存在缺陷，工作人员是否能够达到其岗位技术要求等。评估的目的主要为了改正工作中存在的不足，有利于工作目标的顺利实现。当然，如果目标制定过高，无法达到，在评估后也可以对工作目标进行修正。

三、临床实验室管理者的能力要求

实验室管理者是指担负着对整个实验室的工作进行决策、筹划、组织和控制等职责的人，在管理活动中起着决定性的作用。管理者的素质如何，管理机构的设置是否科学，管理职能的确定和运用是否合理等，直接影响管理的效果。

实验室管理者的能力主要是指组织指挥能力、技术业务能力、影响号召能力等。为了管理好临床实验室，实验室管理者要有清晰的管理思路和工作方式，必须接受过良好的教育并具备相应的管理能力，拥有敏锐的洞察力，有良好的身体条件，精力充沛，反应敏捷，思路开阔，善于发现检验技术的发展方向，勇于开拓，愿意承担责任，有从事检验工作的知识、经验和能力，最好对经营、财务管理等专业知识也有一定的了解。

四、临床实验室管理者的职责

临床诊疗要求实验室的检验工作具有有效性、准确性、安全性、时效性和经济性，同时医疗水平在不断提高，而实验室检验项目、检验技术、分析仪器、实验人员等工作条件总是处在不断的变化之中，这对实验室管理提出了较高要求。尽管实验室的工作条件在不断变化，但实验室管理的工作模式可以相对固定，现就实验室管理人员的职责建议如下：①实验室管理人员必须接受过专业和管理的双重教育和培训，并达到国家规定的相应资格要求。具有良好的职业操守，廉洁自律，遵纪守法；②与医院领导、临床科室及相关职能部门商议，明确实验室应该并能够提供的检验服务能力和水平，明确工作目标，明确实现工作目标的要素及工作条件；③配备适宜的人员、设备和设施等资源，满足医师、患者等实验室用户的需求；④建立实验室质量管理体系，制定实验室管理文件，并定期审核和修订以保证质量体系的正常运转和持续改进；⑤对实验室的收入和支出应实行有效的管理和控制；⑥积极参加临床实验室室间质量评价活动，从管理和技术两方面实现对实验过程从分析前、分析中到分析后的全面质量管理；⑦建立实验室内部和外部的沟通制度，沟通必须是双向的和开放的；⑧实验室有责任就检验报告为临床医师提供科学的解释和参考意见；⑨检验结果必须以准确、完整、易于理解的方式迅速送达临床医师等用户手中；⑩实验室应有发展规划，制定未来希望达到的目标以及在现有的环境下通过采取什么样的措施才能达到这个目标，制定短期应达到的分目标应是整个战略发展规划的一部分。

五、临床实验室的投诉处理

临床实验室的投诉通常是指患者及其家属、临床医生、护士等服务对象对实验室服务产生不满意时所做的各种形式的表达，根据投诉的内容可分为质量与服务态度两方面的投诉，质量和服务是检验科工作的核心。①根据不同的服务对象及不同的内容为服务对象建立不同的投诉途径及解决方案；②工作人员应正确地面对和处理投诉，耐心地听取、记录并及时处理；③实验室应确定各类被投诉的第一责任人及相关责任人；④定期对投诉记录进行归纳和分析，提出改进方案，持续改进质量和服务水平，保护服务对象的利益。

六、服务对象的隐私保护

涉及患者等服务对象个人和身体的信息都属于服务对象的隐私，应特别注意医务人员可能在其工作中会有意识或无意识地侵犯服务对象的隐私情况存在。临床实验室医务人员可能侵犯的服务对象隐私包括检验报告单、以书面形式撰写论文涉及服务对象相关信息、以口头形式宣扬服务对象资料或者信息系统密码泄露等情况。泄露或侵犯服务对象隐私可对服务对象的身心健康造成严重的影响，例如医务人员不小心泄露患者乙肝血清标志物的检测结果，可能对患者工作、婚恋等各方面造成影响。为保护患者等服务对象隐私，应做到以下几点：①强化法律意识，实验室医务人员应按照技术操作规程办事；②加强职业道德教育，提高道德修养，禁止利用职务之便侵犯患者等服务对象隐私；③强化保密意识，提高职业自律性；

④加强信息系统管理，防止患者信息被无关人员获知；⑤加强患者等服务对象的维权意识，提高服务对象自我保护能力。

第三节 临床实验室管理过程

实验室管理是整合和协调实验室资源以达到既定目标的过程。管理过程通常由计划、组织、领导和控制四个阶段组成。计划阶段主要指确定实验室工作目标，实行目标管理；组织阶段则是指对实验室内部的人、财、物等各种资源进行有效整合和分配；领导阶段是指实验室管理者应建立一系列规章制度和标准，并依据有关规定领导实验室人员的具体工作；控制阶段是对已做工作进行检查，协调、控制整个检测过程，并根据实际情况，必要时修正已建立的目标及相关程序。管理过程中计划、组织、领导和控制并不是完全独立的，实际工作中管理者常常需要同时进行几项工作。管理过程的运行循环往复，可不断改进和完善。

一、计 划

从实验室的角度来说，确定实验室未来的方向，从而考虑怎样利用资源达到实验室的目标，便是实验室的计划。计划可对未来产生重大影响。实验室管理者的一个重要职责就是制订计划，实验室的远期目标和近期目标是计划的重要内容。计划主要包括建立工作目标、评价现实状况、明确时间进度、预测资源需求、完成计划内容、听取反馈意见等内容。管理者应首先确立实验室的长远发展目标，然后围绕长远目标建立近期工作计划。如长远目标是建设与国际接轨的、通过认可的实验室，近期计划就应该包括何时能够配置满足认可所需要的实验室设备、空间和人员，何时完成认可所需的文件准备，怎样建立实验室的质量体系，有计划、有步骤地满足实验室认可管理和技术两方面的全部要求。总之，近期计划要与远期计划有效结合，围绕着远期计划完成。

实验室的内外部环境总是处于不断的变化之中。要注意的是：计划并非是医院领导的专利，实验室和其下属的专业组都要计划怎样达到自己的目标，缺乏计划则可能导致失败。

二、组 织

组织是有意识地协调两个或两个以上的人的活动或力量的协作系统。

有了计划以后，便要将机构组织起来，以便完成计划的目标。要将实验室内部的人、财、物等资源合理配置，建立组织框架，妥当划分工作范围，高效利用现有资源，努力实现已制定的目标。实验室组织结构为金字塔形，通常以组织框架图来表示，它明确了实验室中的上下级关系，专业组之间以及工作人员之间的关系。实验室管理者应投入一定的精力建立和维持这种层次关系，维护这种层次关系主要应通过制定实验室规章制度、工作流程、程序文件来实现。在进行组织活动时应注意以下原则：①目标性：每一个工作岗位都有明确的工作目标和任务，这些岗位应与实验室的总体目标保持一致；②权威性：必须明确界定每一工作岗位的权限范围和内容；③责任性：每一工作人员都应对其行为负责，责任应与工作权限相对应；④分等原则：每一个工作人员都应清楚其在实验室组织结构中所处的位置；⑤命令唯一性：一个人应只有一个上级，不宜实行多重领导；⑥协调性：实验室的活动或工作应很好结合，不应发生冲突或失调。

三、领 导

领导是指通过指导和激励下属，使下属的才能得以发挥，从而促进机构工作的开展。领导的本质是影响力，是一个对人们施加影响的过程，领导者面临随时可能发生变化的内外环境，面对不同背景和需求的人们，因此做好领导就一定要有影响能力，其目的在于使人们情愿地、热心地为实现组织的目标而努力。

四、控 制

控制就是监督机构内的各项活动，以保证它们按计划进行并纠正各种重要偏差的过程。其目的是要确保各个员工都朝着既定的目标前进和发展，并能及时改正错误。

如果所有上述管理过程进行得十分顺利，则不需要进行控制工作，但事实上这是不可能的。控制活动主要是通过建立控制标准、衡量执行情况和采取纠正措施来完成。

（一）建立控制标准

建立标准是实现有效控制的基础，实验室应尽可能地为各项工作建立标准，以评价工作的执行情况。由于管理者不可能对所有过程进行监督并与标准进行对照，故应挑选出一些关键的控制点，通过对它们的衡量和监督实现对全部活动的控制。如在实验室的质量管理中，建立室内质量控制标准，用标准差或变异系数等监测检验的重复性是否良好。

（二）衡量执行情况

实验室管理者可以通过个人观察、统计报告、书面报告等形式收集实际工作中的数据，了解和掌握工作的实际情况，并与标准进行比较，衡量实际工作与已制定标准是否存在差距。

1. 个人观察　没有任何其他方法能取代管理者直接观察工作状态以及与工作人员接触以了解其实际活动情况，因为这样可获得第一手资料，避免了可能出现的遗漏、忽略和失真。进行现场调查和观察时，应准备好调查提纲，选择恰当的时间，采取灵活多样的形式，如召开座谈会、个别访问等。

2. 统计报告　将日常实际工作采集到的大量数据以一定的统计方法进行加工处理后可制成多种报告。特别是引入计算机技术后，这类报告有可能得出一些深层次信息和结论。如通过每月室内质控图表不难看出实验室质量存在的问题和变化趋势；从室间质评机构发回的室间质评结果不仅可以知道自己实验室的准确度，还可以了解到各类仪器性能的优劣。因此，实验室管理者在进行科学管理时越来越多地依靠报表来衡量实验室的实际工作情况并由此发现存在的问题。

3. 书面报告　以往管理者通常要求下级对一些工作和情况做出口头报告，随之给予口头指示。这类方式有一定的随意性，一旦出现分歧和问题，往往无法说清。现代化的实验室目前更多地应该采用书面报告和批复的方式，既便于存档复查，又便于弄清问题。在实际工作中还存在一些其他类型的方法，例如抽样检查等，管理者可以灵活地加以应用。在此阶段最重要的是管理者应设法保证所获取的信息具有准确性、及时性、可靠性和适用性。

（三）纠正行动

当工作偏离要求时，需采取纠正行动。最常用的是除外控制，也就是纠正由标准与实际工作成效的差距产生的偏差。纠正偏差的方法有两种：要么改进工作，要么修订临床实验室制定的标准。

1. 改进工作　这是最常用的方法。首先应分析问题所在和偏差产生的原因，然后采取相应的行动，如改变检测方法、变动实验室内部结构、改变人力资源分配等。

2. 修订标准　在少数情况下，偏差是由于临床实验室制定的标准不合适引起的。过高的实现不了的标准会浪费资源，同时也可能影响检验人员的士气，而过低的标准会降低质量要求，同时也会引起检验人员的懈怠，但是修订标准时必须谨慎。

采取管理行动或者纠正偏差是控制过程的最后环节，也是其他管理工作与控制过程的连接点。管理人员可以通过实验室信息系统（laboratory information system，LIS）和其他管理软件来协助实验室的有效管理。

第四节　临床实验室规范化管理

一、国际上临床实验室的管理

为了保证临床实验室的质量，美国国会于1967年通过了一个专门针对临床实验室管理的法律——《临床实验室改进法案》（Clinical Laboratory Improvement Act 1967，以下简称 CLIA 67）。在实行此法案20年后，美国国会于1988年又通过了对CLIA 67的修正案——《临床实验室改进法案修正案》（Clinical Laboratory Improvement Amendment 1988，以下简称 CLIA 88），并于1992年正式实施。2003年前有过4次修改，2003年美国卫生管理部门又公布了第5次修改法案，并于2003年1月24日通过，2003年4月24日实施。法国政府也于1999年11月26日发布了NOR：MESP9923609A《关于正确实施医学生物分析实验的决议》。其他国家和地区也有发布针对临床实验室管理方面的相关文件。

2003年2月国际标准化组织发布了专门针对临床实验室的管理标准，即ISO 15189：2003《医学实验室——质量和能力的专用要求》（以下简称ISO 15189），此标准经修改，2007年发布了第2版，2012年发布了第3版。

二、我国临床实验室的管理

（一）医疗机构临床实验室管理办法

原卫生部于2006年正式颁布了《医疗机构临床实验室管理办法》（卫医发〔2006〕73号，以下简称《管理办法》），这是医疗机构临床实验室建设和管理中一个重要事件，《管理办法》是临床实验室准入的标准，这意味着我国临床实验室的管理迈进了法制化和规范化的轨道，为提高临床实验室质量和服务水平打下基础。《管理办法》共分七章，明确了临床实验室的定义及功能，明确了临床实验室的工作目标、必备条件。质量管理是《管理办法》最重要的组成部分，在质量管理方面，除了对校准、室内质控、室间质评等提出要求外，还对以下内容提出了具体的要求：①建立了临床检验专业登记注册制度；②明确了临床实验室可开展的检验项目和方法；③明确了医疗机构内部实验室应集中设置、统一管理、资源共享；④明确提出了检测系统完整性、有效性的概念；⑤明确了实验室工作人员应有的任职资格；⑥明确了实验室应设立检验医师岗位，并提供咨询服务；⑦明确了检验前质量管理要求，并由医疗机构统一组织实施；⑧明确了检验报告应包含的内容。

在实验室安全方面，强调临床实验室的生物安全管理，保护工作人员的健康，防止医源性感染的扩散。国务院颁布的《病原微生物实验室生物安全管理条例》、原卫生部颁布的《医疗卫生机构医疗废弃物管理办法》等规定了实验室生物安全风险评估，上岗人员岗前培训，实验室场所的建筑设计、安全设备、防护用品、检验样本管理等规定。

《管理办法》确定了监督管理的主体及管理范围，明确各级卫生行政部门、医疗机构和临床检验中心在贯彻本办法中的职责。《管理办法》是强制性执行的，任何一个拟向临床出具报告并为临床诊治服务为目的的实验室，必须达到《管理办法》所规定的要求，否则不得开展相关检验项目，这与实验室认可不同，后者是自愿的。《管理办法》及其配套文件的制定参考了国际标准和发达国家的经验，但更主要的是密切结合了我国的国情，它既与发达国家的管理模式接轨，又结合了我国的经济发展现状，操作性较强。

（二）临床检验中心对临床实验室的管理

20 世纪 70 年代末，我国临床实验室开展检验项目少，方法学落后，自动化程度低，试剂应用混乱，专业队伍人员缺乏，临床检验质量差，远远不能满足临床医师和患者的要求。为了提高我国临床检验工作水平，原卫生部于 1981 年 12 月正式批准成立卫生部临床检验中心，负责全国临床检验管理、业务指导和科学研究，其主要任务是指导临床检验技术指导、培训技术骨干、开展科学研究、推荐常规检验方法、负责组织临床检验质量控制工作以及进行国际技术交流等。早在 1980 年筹备中的卫生部临床检验中心已在叶应妩教授的组织下，在全国范围内开展了临床化学室间质量评价活动，其后于 1985 年、1988 年和 1989 年相继开展临床细菌、乙肝免疫诊断和临床血液学的质评活动，迄今为止已开展了 57 项室间质量评价计划，参加各专业质评活动计划的实验室已累计超过两万家，大大提高了临床检验结果的准确性和可比性。

目前已有 30 多个省、自治区、直辖市和多个城市成立了省、市级临床检验中心并积极地开展了地区性的质量改进活动，和卫生部临床检验中心一起，形成了一个检验医学质量控制网络，提高了专业人员的业务水平、工作责任感和对质量体系的认识，推动了方法学的改进和统一，加强了仪器的校准工作，促进了检验工作的标准化，为改变我国临床检验的落后面貌做出了贡献。

（三）部门规章和文件对临床实验室的管理

为加强检验管理，原卫生部于 1991 年委托卫生部临床检验中心组织编写了《全国临床检验操作规程》，并于 1997 年修订再版，2006 年修订出版第 3 版。2012 年原卫生部医政司委托中华医学会检验分会组织相关专家修订出版当前版（第 4 版）。该书是我国第一部检验医学的标准操作规程，是我国规范临床实验室操作的基础。

为提高我国临床检验水平，经科学研究、试点和专家反复论证，原卫生部于 1991 年 12 月 20 日发布中华人民共和国卫生部令第 18 号，决定自 1992 年 7 月 1 日起至 1993 年 1 月 1 日，分步淘汰硫酸锌浊度试验等三十五项临床检验项目和方法。

1997 年成立了卫生部标准化委员会临床检验标准化专业委员会，临床检验标准化委员会已组织编写并经原卫生部正式发布了 WS/T102—1998《临床检验项目分类与代码》等超过 50 个行业推荐标准。2000 年原卫生部印发了卫医发〔2000〕412 号文件《出凝血时间检验方法操作规程的通知》，以上规章、规程和标准的出台对于规范实验室的检验行为，提高检验质量发挥了重要作用。

20 世纪 90 年代以来临床基因扩增检验实验室在我国发展很快，基因检验技术的发展对疾病的预防、诊断、治疗作用显著。由于基因扩增检验技术对临床实验室的环境条件、仪器设备、试剂耗材、人员技术操作和实验室质量控制等方面要求严格，而部分医疗机构和实验室工作人员由于对此不甚了解，出现了样品间的污染，导致检验结果准确性无法得到保证，影响了临床的正确诊断和治疗。为保证临床基因扩增技术的有效应用，经国内专家多次研究论证，并结合该技术在国内外的发展现状和实际情况，原卫生部发布了《医疗机构临床基因扩增管理暂行办法》（卫医发〔2002〕10 号）及其配套文件《临床基因扩增检验实验室基本设置标准》，2010 年颁布了正式管理办法《医疗机构临床基因扩增管理办法》（卫办医政发〔2010〕194 号）。这是我国第一个实验室质量管理的法规性文件，也是首次对特殊的检验技术进入临床实行准入。《医疗机构临床基因扩增检验实验室管理办法》的出台充分体现了卫生行政管理部门和广大检验界专家尊重科学、服务患者的根本宗旨。

第五节 临床实验室认可

一、实验室认可

认可（accreditation）是指正式表明合格评定机构具备实施特定合格评定工作的能力的第三方证明。认可机构是指实施认可的权威机构。认可机构的权力通常源自于政府。

认证（certification）是指与产品、过程、体系或人员有关的第三方证明。管理体系认证有时也被称为注册。实验室认可和质量体系认证有区别。表现在：①对象不同：认可对象是检测实验室或（和）校准实验室；认证对象是产品、过程或服务。②负责机构不同：认可由权威机构进行。不少国家是由政府机构进行的，这是为了确保认可的权威性；认证则由第三方进行，权威性不如政府机构。③性质不同：认可是权威机构正式承认，说明经批准可从事某项活动，认可的结果常得到国家的承认；认证是书面保证，通过由第三方认证机构颁发的认证证书，使其他方面确信经认证的产品、过程和服务满足质量体系的要求。④结果不同：认可是证明具备能力，是对能力的评审，说明经认可的实验室具有从事某个领域检测和（或）校准工作的能力；认证是证明符合性，证明产品、过程或服务符合特定标准的要求，是对符合性的审核。

二、临床实验室认可/认证相关标准

（一）GB/T 22576—2008《医学实验室——质量和能力的专用要求》（等同采用 ISO 15189：2007）

GB/T 22576 和 GB/T 27025《检测和校准实验室能力的通用要求》（等同采用 ISO/IEC 17025）这两个标准都是以 ISO 9000 作为质量管理活动的母体标准。GB/T 27025 作为实验室能力的通用要求，适用于所有检测和校准实验室。GB/T 22576 则从医学专业角度，更细化了医学实验室的管理要求，专用性更强。

2012 年 ISO 15189 改版第 3 版，对实验室组织和管理责任、质量管理体系、人员、设施、设备、检验前、中、后过程、结果报告与发布和实验室信息系统等 25 个方面作出了规定。

1. ISO 15189：2012 管理要求　①组织和管理责任：实验室应满足伦理要求。实验室主任应具备相应的职能和责任，制定符合实验室实际的质量方针和质量目标，明确管理责任。②质量管理体系：实验室应建立、实施质量管理体系并持续改进维持其有效性。质量管理体系应整合所有必需过程，以符合质量方针和目标并满足用户的要求。③文件控制：实验室应控制质量体系文件并确保避免误用作废文件，保证当前使用的文件有效并具有唯一性。④服务协议：实验室应建立、执行和评审服务协议。⑤受委托实验室的检验：实验室应建立受委托实验室的选择、评估程序，明确检验结果提供的要求。⑥外部服务和供应：实验室应建立外部服务、设备、试剂和耗材的选择和购买程序。⑦咨询服务：实验室应与用户建立沟通协议。⑧投诉的解决：实验室应有程序以解决来自用户的投诉或反馈意见。⑨不符合的识别和控制：实验室应制定文件化程序以识别和管理质量管理体系各方面发生的不符合，包括检验前、检验中和检验后过程。⑩纠正措施：实验室应采取纠正措施以消除产生不符合的原因。⑪预防措施：实验室应确定措施消除潜在不符合的原因以预防其发生。⑫持续改进：实验室设立一定的质量指标，以系统地监测、评价实验室的检验质量和服务质量，及时发现存在的问题，制定纠正和预防措施，以持续改进质量管理体系的有效性。⑬记录控制：实验室应制定文件化程序用于对质量和技术记录进行识别、收集、索引、获取、存放、维护、修改及安全处置。⑭评估和审核：实验室应策划并实施所需的评估和内部审核过程，确保符合质量管理体系要求并持续改进，以满足用户的需求。⑮管理评审：实验室管理层应定期评审质量管理体系，以确保其持续的适宜性、充分性和有效性以及对患者和医护的支持。

2. ISO 15189：2012 技术要求　①人员：实验室应有文件化程序，对人员进行管理并保持所有人记录，以证明满足要求。②设施和环境条件：实验室应分配开展工作的空间。空间分配应确保用户服务的质量、安全和有效，以及实验室员工、患者和来访者的健康和安全。实验室应评估和确定工作空间的充分性和适宜性。③实验室设备、试剂和耗材：实验室应制定设备选择、购买和管理的文件化程序，应有试剂和耗材的接收、储存、验收和库存管理的程序文件。确保设备的正确使用、维护和校准，以保证仪器设备处于良好的工作状态。④检验过程及其质量保证：检验过程包括“检验前过程”、“检验过程”和“检验后过程”、“检验结果的质量保证”四个部分。实验室应对全部检验活动建立文件化的操作程序，保证检验程序的选择、验证和确认满足要求，在规定的条件下进行检验，以保证检验质量。⑤结果报告与发布：包括“结果报告”和“结果发布”两个部分。实验室

应建立检验报告发放、修改及保存的程序，确保检验报告信息完整、数据准确、结果表述清晰易懂。⑥实验室信息管理：实验室应具备满足用户需求所需的数据和信息的能力。

（二）CAP 实验室认可

美国病理学家学会（College of American Pathologists，CAP）建立了三个认可计划，其目的是通过同行专家的检查评审，保证临床实验室的服务质量。

CAP 的实验室认可计划（laboratory accreditation program，LAP）始建于 1961 年，在 1995 年根据 CLIA 88 正式被美国卫生与人类服务部（U. S. Department of Health and Human Services）辖下的医疗保健和医疗救助服务中心（Centers for Medicare and Medicaid Service，CMS）认可。1988 年建立了法医尿液检测认可计划（forensic urine drug testing，FUDT）和生殖实验室认可计划（reproductive laboratory program，RLAP）。三个认可计划由实验室认可委员会（Commission on Laboratory Accreditation，CLA）组织和管理，CLA 由 CAP 主席指定的符合要求的病理学家组成。

CAP 认可的检查内容有三个基本文件，即实验室认可标准、认可核查表和评审员的总结报告（inspectors summation report，ISR）。CAP 的实验室认可计划检查实验室分析前、分析中和分析后涉及质量管理的各个方面，包括质量控制、试验方法性能特征、试剂、控制品、设备、样本处理、结果报告、内部性能评估和外部能力验证、人员能力要求、安全、文件管理、计算机服务和信息系统管理等。

（三）JCI 实验室认可

医疗机构评审联合委员会（the Joint Commission on Accreditation of Healthcare Organizations，JCAHO）是美国最大的卫生服务组织认可机构，具有超过 75 年的历史，通过自愿认可方式对近 20 000 个卫生服务机构（项目）进行了评审认可。美国医疗机构评审联合委员会国际部（Joint Commission International，JCI）创建于 1988 年，是 JCAHO 的全资子公司联合委员会资源公司的一个部门，其任务是提供美国以外的认可服务。JCI 临床实验室认可国际标准遵循 ISO 9001：2000 标准的大纲和流程，按照质量管理体系、临床实验室质量控制和实验室优质服务质量的基本原则，反映了 JCAHO 和 JCI 对质量管理和改进、对实验室服务安全性和有效性的要求，并适合当地国家的法规和文化传统因素。JCI 临床实验室认可国际标准包括以下内容：①认可需达到的标准；②每个标准的目的说明；③每个标准的可测定因素；④认可政策和程序；⑤在标准、目的说明中所使用的关键术语词汇表。

三、我国临床实验室认可现状

中国实验室国家认可委员会（China National Accreditation Board for Laboratories，CNAL）经中国国家认证认可监督管理委员会批准设立，并授权统一负责实验室和检查机构国家认可及相关工作。2006 年，CNAL 与中国认证机构国家认可委员会（CNAR）、中国认证人员与培训机构国家认可委员会（CHAT）三个认可委员会合并成立了中国合格评定国家认可委员会（China National Accreditation Service for Conformity assessment，CNAS），CNAS 统一负责对认证机构、实验室和检查机构等的认可工作。

2003 年 ISO 15189 正式发布前，CNAL 已经依据 ISO/IEC 17025 认可了我国的 20 多个临床实验室。ISO 15189 正式发布后，CNAL 已等同采用，且于 2003 年 12 月完成了 ISO 15189 的国家标准转化工作，并形成了报批稿，同时 CNAL 也完成了依据 ISO 15189 制定的《医学实验室认可准则》的工作。2004 年 CNAL 编辑出版了 ISO 15189 评审员学习班教材——《医学实验室质量管理与认可指南》，并于同年 6 月底在北京举办了第一期 ISO 15189 评审员学习班。目前已有一百多家临床实验室通过了 ISO 15189 的评审工作，还有一些临床实验室正在申请评审中。

另外，我国已有临床实验室通过了美国的 CAP 认可，也有医院通过了美国 JCI 认可，其临床实验室是 JCI 认可的一部分。

第六节 临床实验室质量管理体系

一、质量管理体系的概念

质量是指一组固有特性对于相应要求的满足程度；管理是指挥和控制组织的协调活动；体系则为相互关联和相互作用的一组要素。管理体系是“建立方针和目标并实现这些目标的体系”，一个组织的管理体系可包括若干个不同的管理体系，如质量管理体系、财务管理体系或环境管理体系。质量管理体系是在质量方面指挥和控制组织的管理体系。质量管理体系是由组织结构（含职责、权限及相互关系）、程序、过程和资源诸要素（或子系统）组成的，其目的是为了实施质量管理。因此，能否向临床提供高质量的检验报告和信息，满足临床工作和患者的要求，得到临床医师和患者的信赖与认可，是临床实验室质量管理体系的核心问题。

二、质量管理体系的构成

（一）组织结构

是指一个组织为行使其职能，按某种方式建立的职责权限及其相互关系。组织结构就是组织机构加职能，其本质是实验室职工的分工协作及其关系，目的是实现质量方针和质量目标，内涵是实验室职工在职、责、权方面的结构体系，体现了实验室所有对质量有影响的人员的责任、权限的关系，明确了管理层次和管理幅度，从整体的角度正确处理实验室上下级和同级之间的职权关系，把职权合理分配到各个层次及部门，规定不同部门、不同人员的具体职权，建立起集中统一、步调一致、协调配合的管理结构。

（二）过程

将输入转化为输出的一组彼此相关的资源和活动。从过程的定义可以理解为，任何一个过程都有输入和输出，输入是实施过程的前提和条件，输出是过程完成的结果，完成过程必须投入适当的资源和活动。过程是一个重要的概念，有关实验室认可的ISO标准或导则都是建立在“所有工作是通过过程来完成的”认识基础之上。例如在检验科所进行的每一项标本的检查或分析过程就是一组相互关联的与实施检测有关的资源、活动和影响量。资源包括检测人员、仪器（包括试剂）、程序（包括各项规章制度、操作手册）、检测方法等。影响量是指由环境引起的，对测量结果有影响的各种因素。检测过程的输入是被测样品，在一个测量过程中，通常由检测人员根据选定的方法、校准的仪器，经过溯源的标准进行分析，检测过程的输出为测量结果，并最终形成向临床发出的检验报告。我们用测量结果及其不确定度是否符合预先规定的要求来衡量测量过程的质量。根据过程的大小不同，一个过程可能包含多个纵向（直接）过程，也可能涉及多个横向（间接）过程，在相关资源的支持下，逐步或同时完成这些过程才是一个全过程。

在临床实验室日常工作中，以医院检验科为例，每一项检验报告都要经历：申请检查项目、标本采集与运送、标本处理、检测、记录、发出报告、实验数据准确地运用于临床等多个过程，这些过程的集合形成全过程。上一过程质量控制完成后即作为下一过程的输入，下一过程得到上一过程的输出结果，经过质量控制再将结果输出给它的下一过程。如此传递，并涉及过程相关的横向过程，从而形成检验报告的全过程。通常将这一过程分为三个阶段，即分析前质量管理、分析中质量管理和分析后质量管理。

（三）程序

为进行某项活动或过程所规定的途径称之为程序。程序是将过程及其相关资源和方法用书面文字规定下来，确保过程的规范性。实验室为了保证组织结构能按预定要求正常进行，除了要进行纵横向的协调设计外，程序的设计也非常重要。程序性文件是实验室人员工作的行为规范和准则。明确规定开展某一工作应由谁去做，怎样做，时间要求以及什么情况下去做。

程序包括管理性和技术性两种，管理性程序多为各项规章制度、各级人员职责、岗位责任制等。技术性程序一般为作业文件或称操作规程。凡是形成文件的程序，称之为“书面程序”或“文件化程序”。编制一份程序，其内容通常包括目的、范围、职责、工作流程、引用文件和所使用的记录、表格等。建立程序文件时，应实事求是，不要照搬其他实验室的文件，必须能客观反映本室的现实和整体素质。程序性文件的制定、批准、发布都应有一定的要求，要使实验室全体人员明白和了解，对涉及不同领域的人员要进行与其工作相关程序文件的学习和培训。程序性文件对实验室的人员有约束力，任何涉及某一工作领域的人员均不能违反相应的程序。

（四）资源

实验室资源包括人员、设备、设施、资金、技术和方法等。衡量一个实验室的资源保障，主要反映在是否具有满足检验工作所需的各种仪器、设备（含各类试剂）、设施和一批具有经验、资历的技术人员和管理人员，这是保证高质量检验报告的必要条件。

三、构成质量管理体系四要素之间的内在联系

质量管理体系分为组织结构、程序、过程和资源，彼此间是相对独立的，但其间又有互相依存的内在联系。组织结构是一个实验室按照目标分解职能并确定管理层次和管理幅度，以实现科学合理的分权和授权的具体和相对固定的组织框架。组织结构的建立为实验室的工作提供了组织上的保障。程序是组织结构的继续和细化，也是职权的进一步补充，比如实验室中各级人员职责的规定，可使组织结构更加规范化，起到巩固和稳定组织结构的作用。程序和过程是密切相关的，有了质量管理的各种程序性文件，有了规范的实验操作手册，才能保证检验过程高质量完成。质量管理是通过对过程的管理来实现的，过程的质量又取决于所投入的资源与活动，而活动的质量则是通过实施该项活动所采用的方法（或途径）予以

确保，书面或文件化程序规定了控制活动的有效途径和方法。

四、临床实验室质量管理体系的建立

临床实验室建立质量管理体系首先应是一种自我认识、自我评价的过程，然后才是引进先进管理经验，提高管理水平，不断发展的过程。

（一）临床实验室质量管理体系建立的依据

临床实验室质量管理体系建立的依据应基于相应的国家标准或国际标准。例如我国国家标准《医学实验室——质量和能力的专用要求》等同采用 ISO 15189 国际标准，该标准是针对医学实验室制定的专用要求，医学实验室可遵照执行。

（二）质量管理体系建立的策划

策划是成功建立质量管理体系的关键，尤其在我国现阶段，质量管理体系对大多数临床实验室来说是新事物，从管理层到一般工作人员对质量管理体系的概念、依据、方法，甚至目的都缺乏了解，更没有建立质量管理体系的经验，所以临床实验室质量管理体系建立过程中的策划与准备就显得尤为重要。

学习质量管理体系相关标准，评估当前实验室质量管理现状，制定适合于本室特点的质量管理体系文件框架，策划建立质量管理体系的各项工作。

（三）组织结构的确定

依据国家实验室认可的准则，实验室首先要明确自己的法律地位、与母体组织及其相关职能部门的关系。其次，要确定实验室内部各部门的责任和权力。根据此标准，实验室必须（非全部）设置的职能岗位有：①实验室最高管理者：最高管理者全面负责实验室的工作，对实验室具有决策权和支配权；②技术管理层：技术管理层应该由一名或多名在实验室某个专业领域内在基本知识、基本技能、学术研究等方面领先的人员组成，他们的主要职责是对实验室的运作和发展进行评审和技术指导，并提供相应的资源；③任命一名质量主管：质量主管（也可以采用其他名称）应有明确的职责和权利，拥有一定的实验室资源，以保证监督实验室整个质量管理体系的有效运行；质量主管直接对实验室管理层（者）负责，其工作不受实验室内其他机构和个人的干扰。

（四）人员培训

首先要对实验室全体员工进行培训，让每个员工对质量管理体系的概念、目的、方法、所依据的原理和国际标准都有充分的认识和理解，同时要让他们认识到实验室的质量管理现状与先进管理模式之间的差异，认识到建立先进质量管理体系的意义。对决策层，要在对有关质量管理体系国际标准的充分认识上，明确建立、完善质量管理体系的迫切性和重要性，明确决策层在质量管理体系建设中的关键地位和主导作用；对管理层，要让他们全面了解质量管理体系的内容，认识到体系的每个要素，每个过程都将对实验室的最终产品质量产生重要影响；对于执行层，主要培训与本岗位质量活动有关的内容。

（五）质量方针和质量目标的制定

质量方针是由实验室的最高管理者正式发布的该实验室总的质量宗旨和质量方向，是指引实验室开展质量管理的大纲，是建立质量管理体系的出发点；质量目标是质量方针的具体化，在一定的时间范围内，实验室规定的与质量有关的预期应达到的具体要求。任何一个质量管理体系都应设定其质量方针和质量目标，依据国际标准建立的质量管理体系，受益的将是三方：实验室本身、服务对象及实验室资源供应方，但每个实验室的具体情况不同，质量方针和质量目标也不同，必须实事求是，根据本室及与自己相关的其他两方的实际情况来制定质量方针和质量目标。

质量方针和质量目标的制定应考虑以下四个方面的内容。

1. 实验室当前及长期的服务对象、任务和市场　是以检测为主，还是以校准为主；是以服务临床患者为主，还是以科研为主；是综合性医院的实验室还是专科医院的实验室；是服务疑难危重患者还是服务特殊患者等。一般而言，临床实验室要求检验结果的准确性和实效性，还应考虑患者的满意度；综合性医院同时要求实验项目齐全，社区小医院则具备一般实验项目即可。实验室的服务对象和任务不同，其质量方针和目标也不同。

2. 实验室的人力、物质及资源供应方情况　不同规模、不同实力的实验室所能达到的质量不一样，因此设定质量方针和目标也不同，质量方针和质量目标既不可偏高，也不可偏低。

3. 要与上级组织保持一致　实验室的质量方针和目标应是上级组织的质量方针和目标的细化和补充，绝对不能偏离，更不可有矛盾，应在上级组织方针的框架内。

4. 实验室各成员能否理解和坚决执行　不能理解和执行的方针和目标是毫无意义的，需要制定具体措施来保证方针和目标的执行。

（六）资源配置

资源包括人员、设备、设施、资金、技术和方法。资源是实验室建立质量管理体系的必要条件。实验室的质量管理体系要通过认可，就必须依照认可标准配置其所申请的认可范围内的相关资源。例如，临床实验室的全血细胞分析要通过认可，管理者就应该配备有能力进行全血细胞分析的人员和相应的仪器设备，提供一定的设施和环境以保证全血细胞分析能正常运行。此外，全血细胞分析还必须有符合标准的技术和方法。资源的配置应以满足要求为目的，不应造成浪费。

（七）质量管理体系文件的编制

质量管理体系文件是质量管理体系存在的基础和依据，也是体系评价、改进、持续发展的依据。质量管理体系文件包括质量手册、程序文件、作业指导书和记录。这些文件的编制，是建立标准化质量管理体系过程中一项非常重要的工作。编写的质量管理体系文件需要进行宣贯，宣贯后可以试运行。

五、质量管理体系的运行

实验室的质量管理不仅需要管理者的正确领导，还有赖于全员的参与。实验室全体员工必须熟悉并准确理解和掌握与自己有关的所有文件。体系在运行过程中，特别是运行初期，常常需要根据具体情况对文件进行修改。

质量管理体系的运行要注意以下几个问题。首先，实验室质量管理体系所依据的国际或国家标准是通用标准，实验室在执行过程中符合其要求即可，而满足其要求的形式可以是多种多样的，实验室应根据本单位的具体情况采取适宜的方式。其次，质量管理体系文件进行初步试运行必然会出现问题，运行过程中要准确及时地收集反馈信息，管理层应根据出现的问题进行全面分析，及时提出纠正措施，逐步完善体系文件。再次，质量管理体系的运行过程中要注意协调各方面、各部门的工作。最后，要强化监督机制，及时纠正发现的问题。

六、质量管理体系的持续改进

实验室可从日常质量管理活动中发现问题并加以改正，但实验室持续改进的主要途径是实验室内部对全部运行程序进行定期系统的评审，这种评审是全面的，既包括质量管理体系的全部程序，也包括检验程序等技术方面的内容。通常定期系统评审包括内部审核和管理评审。内部审核主要是由实验室自己或以实验室的名义对实验室自身质量管理体系的符合性、有效性、适合性进行审核。审核的依据一般应包括质量管理体系文件及相关质量管理规定。实验室也可根据审核的目的不同来决定审核的依据。实验室通过内部审核可以发现问题并加以改正。管理评审是指由实验室最高管理层就质量方针和质量目标，对质量管理体系的现状和适应性进行的正式评价，它是实验室对质量管理体系最高层次的全面检查，主要对实验室的质量方针和质量目标的适宜性及实现情况、质量管理体系运行情况、资源配置充分性等方面的评审。当然，实验室质量改进可能还有更多的方法和途径，例如外部评审，实验室管理者应致力于经常寻找改进的机会，做到质量管理体系的持续改进。

第七节 临床实验室质量管理体系的文件编写

一、概 述

质量管理体系文件的编写是一项十分重要、系统的大工程，必须精心组织与安排，并在运行中不断修改和完善。实验室认可（如 ISO 15189 认可）是临床实验室努力的方向，但需要一定的客观条件，以目前情况而言，绝大多数临床实验室应从切实贯彻原卫生部颁布的《医疗机构临床实验室管理办法》做起，编写好相关的质量管理体系文件。

质量管理体系文件编写应注意以下问题：①文件应具有系统性：质量管理体系文件应反映一个实验室质量管理体系的系统特征，各种文件之间的关系是全面的、协调的，任何片面的、相互矛盾的规定都不应在文件体系中存在；②文件应具有法规性：文件经最高管理者批准后发布实施，对实验室的每个成员而言，它是必须执行的法规文件；③文件应具有增值效应：文件的建立应达到改善和促进质量管理的目的，而不是夸夸其谈的实验室装饰品；④文件应具有见证性：编制好的质量管理体系文件应可作为实验室质量管理体系有效运行的依据，记录是实验室各项活动之一，并使这些活动具有了可追溯性的客观证据；⑤文件应具有适应性：质量管理体系决定文件，而不是文件决定质量管理体系。质量管理体系发生变化，文件也应作相应变化。

质量管理体系文件可以分为四个层次：质量手册、程序文件、作业指导书、记录。也可以分为三个层次：质量手册（含程序文件）、作业指导书、记录。

二、各层次的质量管理体系文件

（一）质量手册

质量手册是纲领性的文件，规定了要做什么事情。首先应阐明实验室的质量方针和质量目标，并描述质量管理体系范围、各过程之间相互接口关系及各过程所要求形成的文件及文件控制，对实验室的组织结构（含职责）、各项活动过程和资源做出规定。它不仅是质量管理体系的表征形式，更是质量管理体系建立和运行的纲领。

ISO 15189：2012 规定实验室应建立和保持质量手册，内容包括：①质量方针或其引用之处；②质量管理体系范围；③实验室组织和管理结构及其在母体组织中位置；④确保符合 ISO 15189 标准的实验室管理层（包括实验室主任和质量主管）的作用和职责；⑤质量管理体系文件中使用的文件的结构和相互关系；⑥为实施质量管理体系而制定的文件化政策并指明支持这些政策的管理和技术活动。

不同临床实验室由于情况不同，质量手册的格式及详细程度可以不同，但应反映出该临床实验室为满足其质量管理体系标准中规定的要求所采用独特的方法及措施。必须强调的是质量手册应结合临床实验室的特点，并与其工作范围相适应。

质量手册规定质量管理体系的方针和目标，以表 6-1-1 为示例，供参考。

表 6-1-1

× × 医院检验科 质量手册	质量方针和 质量目标	文件编号：LAB-QM-005 页码：第 1 页，共 1 页 版本：A/1 生效日期：2012-05-01

1. 质量方针　准确及时、客观公正、优质服务、持续改进。

（1）准确及时：检测活动必须符合技术规范和方法要求，并对检验前、中、后全过程的各环节进行质量控制和质量监督，保证检验结果准确可靠，并及时发出检验报告。

（2）客观公正：本检验科全体人员保证行为公正、客观、实事求是，不受来自任何方面的压力和影响，保证检验结果的真实性、客观性和公正性。

（3）优质服务：树立服务意识，满足临床和患者需求，及时处理各方投诉和建议，按时发出检验报告，努力做好咨询服务工作。

（4）持续改进：检验科全体人员要持续不断地学习质量体系文件、相关领域知识和新技术、新方法，以内部审核和管理评审以及质量监督等方式，定期或不定期地检讨和评估个人和科室的工作，提高检验质量和服务水平，保证质量体系的持续、有效运行。

2. 质量目标

（1）服务范围：本科向服务对象提供临床基础检验、临床化学检验、临床免疫检验、临床微生物检验、临床输血与血液检验等相关的检测报告和血液制品，并提供相应的咨询服务，最大限度地满足患者和临床需求。

（2）服务要求：本科严格按照 ISO 15189 标准，为服务对象提供高效、优质的服务，服务对象对检验科满意率见质量手册附录。

（3）技术要求：以 ISO 15189 标准为准则，不断完善质量体系，确保检测结果的公正性、科学性和权威性，及时、准确地为服务对象提供可靠的检测报告，实现检验科规定的质量目标（详见质量手册附录）。

（4）其他相关承诺：严格按照 ISO 15189 标准建立质量体系，保证质量体系有效运行，持续改进。

× × 医院检验科主任：

20　年　月　　日

质量手册附录七：× × 医院检验科质量目标指标一览表

1. 检验前质量指标

（1）检验项目的申请有效比率（有效申请要求：医嘱录入正确，申请医生身份明确，申请科室信息正确，申请项目清晰可识别，患者信息正确）。

（2）标本信息和标识正确率（正确的标本信息和标识要求：标本按要求粘贴标签，标签信息正确完整，患者信息录入正确）。

（3）不合格标本率（包括：采样时间错误，采集量不足，标本类型错误，采样容器错误，溶血，脂血，凝固，未采集到标本，运输途中标本丢失，运输途中容器损坏，运输时间不合格，运输条件不合格）。

（4）血培养污染率。

2. 检验中质量指标

（1）能力验证或室间质评结果可接受性。

（2）比对试验要求。

（3）不精密度要求（含批内不精密度、批间不精密度）。

3. 检验后质量指标

（1）检验报告时间合格率

1）住院患者报告时间合格率。

2）门诊患者报告时间合格率。

3）急诊患者报告时间合格率。

4）节假日患者报告时间合格率。

（2）危急值报告合格率。

（3）结果报告的正确率

1）标本漏检率。

2）错误报告率。

（4）结果报告正确送达率。

（5）实验室与临床危急值记录的一致率。

4. 患者和临床医护对检验科的满意度 质量手册的结构，质量手册的结构可包括以下几个部分：

（1）封面和标题页：①名称；②发布日期；③版次和（或）现行修订日期和（或）修订编号；④页号。

（2）发布。

（3）目次。

（4）定义（如果有的话）。

（5）修正页。

（6）正文。

（7）各种附录。

（二）程序文件

程序文件是质量手册的具体化，主要回答如何做的问题，是描述为实施质量管理体系要求所涉及的各项活动和具体工作程序的文件，对质量管理活动具体工作过程中的细则作出规定，属于支持性文件，以保证过程和活动的策划、运作得到有效组织，并得到连续有效的控制。

程序性文件必须以质量手册为依据，必须符合质量手册的规定和要求；同时它应该具有承上启下功能，即上接质量手册，下接作业指导书。

程序性文件的结构和内容：

1. 封面 其内容包括以下几点：①实验室名称；②文件名称；③文件编号；④编制人；⑤审核人；⑥批准人、批准日期；⑦发布及生效日期；⑧版本；⑨受控号和保密等级；⑩页数；⑪发放登记号；⑫修改记录。

2. 目的 说明文件所控活动的目的。

3. 适用范围 即程序所涉及的活动、部门及有关人员。

4. 定义 对那些不同于所引用标准的定义的简称符号进行说明。

5. 职责 规定负责该项活动及实施该项活动相关部门及有关人员的职责权限。

6. 工作程序 可概括为“5W1H”。做什么（What）？谁来做（Who）？何时做（When）？什么地方做（Where）？为什么做（Why）？如何做（How）？

7. 引用文件与质量记录。

（三）作业指导书

作业指导书（标准操作程序/SOP）是指按一定要求、内容、格式和标准制定的作业文件，使之标准化，用以指导操作人员完成各项质量控制和作业活动，该文件对指导从事该项检验操作的人员应该是切实可行的。一般应包括作业内容、实施步骤及方法、操作、质量控制要求等。编写作业指导书时应把实施该项活动的经验、要领及技巧总结进去，成为纯技术性的细节。

作业指导书大致可分四类：即方法类、设备类、样品类、数据类。按内容分，在临床实验室主要有用于检验、校准、设备操作与维护的操作规程或规范；其中各种检验项目的标准操作规程及主要检测仪器的标准操作规程是大家最关心也是最重要的。广义地说，那些用于指导具体管理工作的各种规定、工作细则、导则、计划、方案、规章制度等也包括在内。

作业指导书应有唯一性标识，其封面可包括以下内容（当适用时）：①实验室名称；②文件名称；③检验项目或检测仪器名称；④编写人；⑤审核人；⑥批准人及批准日期；⑦发布及生效日期；⑧页数；⑨发文登记号；⑩序号。

关于检验项目操作程序，ISO 15189：2012《医学实验室——质量和能力要求》“5.5.3”中有明确规定。除文件控制标识，检验程序文件应包括以下内容：①检验的目的；②检验程序的原理和方法；③性能特征；④原始样本类型（如血浆、血清、尿液等）；⑤患者的准备；⑥容器和添加剂类型；⑦所需的仪器和试剂；⑧校准程序（计量学溯源）；⑨程序性步骤；⑩质量控制程序；⑪干扰（如脂血、溶血、黄疸、药物）和交叉反应；⑫结果计算程序的原理，相关时，包括测量量值的测量不确定度；⑬生物参考区间或医学决定水平；⑭检验结果的可报告区间；⑮当结果超出测量区间时，对如何确定定量结果的说明；⑯警示或危急值（适用时）；⑰实验室临床解释；⑱变异的潜在来源；⑲参考文献；⑳环境和安全控制。

依据ISO 15189认可标准，实验室还应制备原始样品采集手册，对与原始样品采集有关的患者的准备、申请者的指导、申请单的填写、采集方法及注意事项、原始样品的保存等一系列内容进行详细规定。

我国于2002年4月20日发布了中华人民共和国卫生行业标准WS/T 227—2002《临床检验操作规程编写要求》，要求每一检验项目都应有相应的操作规程，必须与当前的检测方法与操作步骤相一致。详见《临床检验操作规程编写要求》。

应考虑主要检测仪器的操作规程，检测仪器间性能及操作步骤及要求各不相同，均必须考虑以下几个基本问题：①仪器使用目的及范围；②校准程序；

③检测标准操作步骤；④质控程序；⑤保养及维修程序。

自动化分析仪器操作标准化文件通常应包含以下具体内容，供参考：①仪器名称及型号；②应用范围；③测试原理；④系统状态，如功能键名称及功能；⑤开机前准备；⑥试剂准备与检查；⑦开机；⑧校准，包括校准试剂及校准步骤；⑨质控，包括控制品、质控步骤以及质控结果判定或查看；⑩常规标准操作步骤；⑪测定结果查看、审核与修改；⑫急诊标本操作；⑬保养、维护，包括保养及维护内容、方法步骤以及周期，其中保养维护周期可有每日保养/每周维护/每月维护/每季维护/每半年维护/经常性维护等；⑭特殊操作程序；⑮报警及处理；⑯仪器工作条件；⑰其他注意事项。

为方便工作，实验室往往对许多检验项目及检测仪器的操作编写操作卡，但必须说明的是操作卡不能代替操作规程。另外，试剂和仪器的说明书（尤其外文说明书）也不能简单代替操作规程，除非说明书的内容符合操作规程编写的内容和要求，外文说明书原则上要求译成中文。操作规程、操作卡的内容必须和所使用的试剂、仪器的说明书相一致。

（四）记录

记录属证实性监督文件，广义说，记录可以产生于实验室内部，也可能来自实验室外部。

记录包括质量管理体系审核报告、质量培训、考核、原始检测记录、计算和导出的数据、校准记录，校准证书副本、检测证书或检测报告副本，以及标本采集、样品准备与处理、检测人员的标识等。

记录是质量管理的一项重要基础工作，是质量管理体系中的一个关键要素，也是信息管理的重要内容，离开及时、真实的记录，信息管理就没有实际意义。它记载了过程状态和过程结果，可为采取预防措施和纠正措施提供依据。是质量活动运行情况的证明，也是质量管理体系运行效果的证据，同时也是质量管理体系不断完善和持续改进的输入。

记录可以是数据、文字，也可以是图表。可以是书面材料，也可以是计算机存储和软盘上的材料。

临床实验室日常管理是多方面的，如科室内务管理（如出勤情况）、安全管理、信息管理等方面，皆有记录材料。本节不能一一列出，仅提出临床实验室日常质量管理中至少应有的记录材料：①检测仪器申购、认证、审批、采购的合同；②检测仪器生产厂方提供的仪器性能材料、说明书等文件以及验收材料；③检测仪器使用、保养、校准、维修记录；④强制性年检的检定证书；⑤检验试剂、耗材的申购、采购、验收、出入库等记录；⑥标本接收、拒收记录；⑦标本储存及处理记录；⑧检验结果原始记录；⑨报告发放记录；⑩开展新项目的申请、审批记录；⑪外送标本委托实验室资质认定、合同或协议；⑫员工培训及考核记录；⑬室内质控记录；⑭室内质控失控时处理记录；⑮室间质评记录；⑯室间质评不满意项目的处理记录；⑰定期质量分析会议记录；⑱与临床科室沟通协调会议记录；⑲患者投诉及处理记录；⑳差错事故登记及处理记录；㉑其他。

临床实验室应保存所有相关记录，有些材料可能其他部门（主要职能科室）也需保存留档，如检测仪器的申购、认证、审批、采购文件及合同；检测仪器生产厂方提供的仪器性能材料、说明书等文件以及验收材料可能保存在设备管理部门，但临床实验室应保存与质量管理有关的材料。其他材料遇类似情况，按此原则处理。在遵守国家相关法律法规的前提下，规定记录的保存时间。

三、临床实验室日常管理中应有的文件

临床实验室应建立有效的质量管理体系，编写质量管理体系文件。任何临床实验室均应满足、贯彻落实《管理办法》。贯彻落实《管理办法》也须文件化。临床实验室负责人在执行《管理办法》过程中，要结合本实验室实际情况，组织力量编写好各种必要文件。临床实验室负责人是编写文件的第一责任人。

临床实验室日常质量管理活动中至少应制定以下文件：

1. 本实验室服务范围　包括的内容至少如下：①开展的检验项目；②提供哪些服务；③可向临床提供的具体信息；④检验结果报告时间（含平诊、急诊、危急值）；⑤提供咨询服务的项目；⑥其他。

2. 科室组织结构　含科内、科外部门间接口，有委托检验任务时还有院外接口（可用图示）。

3. 人员梯队结构及其职责　包括学历、职务、职称、专业和工作经历等。

4. 科室工作流程　其中必须含分析前阶段、分析阶段、分析后阶段的工作流程（可用图示）。

5. 主要检测设备　包括仪器名称、型号、厂家名称、数量、购买日期等。

6. 各项检验项目的操作规程　编写要求及内容。

7. 主要检测设备的操作规程　编写要求及内容。

8. 设备的采购、维护和管理程序　应包括设备的采购时厂方提供的三证（营业执照、经销许可证、生产许可证）及有关部门颁发的注册文件。

9. 试剂及检测用的消耗品采购、使用及管理程序 应包括设备采购时厂方提供的三证（营业执照、经销许可证、生产许可证）及有关部门颁发的注册文件或批准文件，国家暂无标准及检定要求的应有厂方提供有关产品质量文件。

10. 检测项目及方法确认的管理程序 应开展批准临床应用的检验项目，未经批准临床应用或已淘汰的检验项目不应开展；如技术条件尚不完全具备的检验项目应暂缓开展。开展的检验项目必须与申请营业执照时所申报的检验项目相符，新增专业及检验项目必须有审批程序，并定期将变更情况向原营业执照发放单位或其委托机构备案。

11. 开展新项目的程序 开展新项目必须有申请、论证、审批程序。其中应有申请开展此项目的理由、人员技术状况、设备情况、质量保证措施等。

12. 原始样品采集、输送、接收管理程序。

13. 检测结果质量保证的管理程序及检测结果报告管理程序。

14. 质控小组的组成、职责、活动及质量分析程序。

15. 室内质量控制的管理程序 包括质控品选择、质控品水平、质控频率、质控方法、失控判断规则、失控时处理程序及方法等。

16. 室间质评或室间比对程序 包括参加国际、全国和（或）当地经卫生部门认定的室间质评机构组织的室间质评项目、对组织机构发下的质控品的接收及检测程序、质控品检测结果上报的审批手续、对组织机构回报的结果分析及处理程序（特别是质评不满意的结果）等。对那些尚未组织有室间质评的项目应有室间比对程序。如哪些项目需进行比对；与哪个实验室进行比对；每年比对多少次；每次比对多少标本；比对结果的统计处理方法等。

17. 受委托检验（外送标本）的管理程序 包括哪些项目的标本外送、受委托实验室资质认定（人员、设备、方法、质量管理措施等）、委托协议（包括标本的收取、结果回报时限及方式、收费、咨询服务等）。

18. 与临床科室联系及对患者抱怨处理程序 包括与临床科室联系、沟通的方法、渠道；对临床医师、护士的意见和要求处理程序；患者的抱怨及投诉处理程序及办法。

19. 员工培训和考核的管理程序 包括员工继续教育的要求、措施及考核办法。

20. 差错事故预防及纠正措施的管理程序 要确定哪些情况属于差错，哪些属于事故；预防差错事故发生需采取的措施。

21. 文件控制程序 应包括文件控制范围，内部文件编写、审批、发布、分发、修改、保管、归档等内容。

22. 安全管理文件及记录。

23. 其他方面的管理文件及记录。

以上所列全部记录原则上应考虑保存。

四、内部文件的编写、执行与管理

1. 文件的编写 首先必须明确本实验室质量管理体系文件应达到的目标，构建总体设计；然后确定编写组织及人员，明确要求及分工；质量手册、程序性文件的编写顺序没有统一规定，同时编写或先编写哪一个文件皆可以，但一定要服从总的质量方针和目标，文件之间内容不能互相矛盾或有遗漏；作业指导书也可以同时编写或先期编写。无论采用什么方式，实验室负责人是第一责任人，负责质量管理体系方针的确定、构建总体设计与组织编写、审批、发布、执行情况的检查、文件的修改等。

编写的文件一定要与本实验室情况符合，与其工作范围相适应。应当学习其他实验室的经验，但不要完全照搬。

所有与质量管理体系有关的文件须有唯一性标识，例如应有标题、发布日期、版次、现行修订日期、编号、发布人等。

2. 文件的执行 所有的文件必须经审批后方能发布及执行。文件一旦发布，实验室负责人应设法使所有相关人员知晓、理解及执行。因此，各类人员需要使用的文件应随时可以获得。如作业指导书（操作规程）要保证操作人员随时可得到，必要时有的文件要人手一册。

执行必需的检查。检查一方面是检查某项活动做了没有，有没有完成；另一方面通过检查其效果来以验证文件的有效性，是否需要修正等。

执行必须有记录，记录是该活动完成与否及其效果的证据。

在质量管理体系的实施过程中必须记住这样三句话“关系质量管理体系要求的活动必须有文件”、“文件必须得到切实执行”、“执行情况及效果必须有记录”。“文件、执行、记录”就是实施质量管理体系的六字诀。

3. 文件的修订 在执行过程中经常会发现一些原来未考虑到、未认识到的问题，或者情况发生了改变，如检测方法的改变，就必须进行修改。为保证质量管理体系文件的可行性、合理性、有效性，有必要定期对质量管理体系文件进行审评，发现不可行的部分、有矛盾的部分应修改，原文件不足的部分应将新的经验补充进去，使文件内容更完善。修改后的文件一定要审批后再发布，并注明修改人、批准人、批准日期、版本。原有文件要注明作废或其他字样，一定要防止新旧版本的文件混用。

4. 文件的控制　管理首先要区分哪些文件和资料是要控制的，而哪些文件和资料是不需要控制的（如某些教科书、广告等）。对于要控制的那些文件和资料必须建立文件控制程序，其中包括管理程序。原则上实验室负责人（或办公室）应持有（或保存）科里全部文件；一部分记录如主要检测仪器档案资料（或其副本）以及其他实验室负责人认为应该由实验室统一保管的资料亦应由实验室负责人或其指定人保管。

程序性文件、作业指导书及质控记录原则上可按“谁使用谁保管”执行，但必须有保管清单，且在实验室内存档。

文件和资料（含记录）最好分类保管，有些可汇集成册，封面标明文件或资料名称，但应附有目次及页数（如检验项目的操作规程就可以按专业或按被测物种类汇集成册使用及保管）。书面材料应防火、防虫蛀；电子材料必须有备份，防止文件损坏。所有被保管的文件和资料都要防止丢失。

所有被保管的文件和资料应建立检索系统，便于检索和应用，借用要有手续。

保管期限视文件、记录的重要性而定，实验室应有相关规定。通常质量手册、程序性文件、作业指导书皆需较长时间保存，当然其间会有修改；仪器档案、员工培训及考核记录亦需较长时间保存；而检验申请单、一般检验结果记录、室内质控记录、室间质评记录、室间比对记录、仪器使用保养记录等至少应保存两年（以能满足法律法规要求为界定）。

已过期或已无实用价值的文件通过一定手续经有权批准其销毁的管理部门批准后根据保密规定销毁并记录，销毁的文件应从保管的清单上除去。

由于各临床实验室规模和功能不一，隶属关系不同，质量管理体系实施模式也不尽相同，因此管理方式也可能不同，但以上一些原则应共同遵循。

第二章

组织与人力资源管理

临床实验室肩负着向临床提供有关患者诊断、治疗信息，为达到所提供信息的准确、可靠、有效和及时这一目标，必须充分发挥实验室的团队作用。一切活动，必须通过组织的形式进行，以期达到高效率、高质量的结果。实验室管理者应充分认识到组织管理的重要性，并不断研究组织管理的规律，探索组织管理的新思路。临床实验室各成员间必须明确分工，有明确的职责，在具体的工作岗位上，发挥每一个员工的主动性、积极性，按照一定的要求、标准、规范、程序进行相互协作，按组织的形式有条不紊的进行各项工作。

第一节　临床实验室的组织结构

组织是为了一个共同的目标而协同工作的人的集合体。也指为了实现既定目标，按照一定的规则、程序而设置的多层次、多岗位及其相应人员配备和职权隶属关系的权责角色结构。

一、临床实验室分类

国际上通常根据临床实验室规模大小及隶属关系而区分为医院所属的实验室、独立实验室及医师诊所实验室等；按法人资格，可分为独立实验室和非独立实验室；按营利与否可分为商业实验室及非商业（公益性）实验室。根据上述原则，我国目前区分为医疗机构内临床实验室及独立实验室（医学检验所）两种情况。这是因为这两种实验室因法人资格不同带来管理模式的不同。

（一）医疗机构内临床实验室

医疗机构这里仅指直接可对患者进行诊断、治疗或对健康进行评估的机构。如医院、保健站、社区医疗服务中心、体检中心等。本章以各级医院作为代表。

在医院内临床实验室主要指检验科（又称检验中心、实验诊断中心等），这是医院内提供检验信息最主要的部门，是检验人员、检验设备、设施最为集中的部门，反映了该医院的检验水平。

在该医疗机构中，检验科是该医疗机构的一部分，是作为该医疗机构的一部分注册营业的；通常不是独立法人；虽然也可能接受一些外来标本，但其主要任务是服务于本单位就诊的患者或体检人群。医疗机构内临床实验室应当集中设置，统一管理，资源共享。

（二）独立实验室（医学检验所）

独立实验室有独立的法人代表，是营利性的，面向社会上多个医疗机构服务的。开展的项目除常规项目外，还包括一些医院临床实验室不开展或较少开展的项目；独立实验室有独立的一套管理系统，管理模式与医院检验科也有所不同，但必须满足原卫生部2009年颁布的《医学检验所管理办法》（暂行）相关要求；必须经当地卫生行政管理部门审批后方可营业。

二、临床实验室的组织结构

组织机构是指组织内部关于员工职务、责任及权利关系的一套管理系统，它阐明如何分工以及谁向谁负责及内部协调的机制。其本质是为实现工作目标而采取的一种分工协作体系。

组织机构是整个管理系统的一个框架。由于每个组织内部环境和外部环境不同，组织结构的类型也不尽相同。同时组织结构不是一成不变的，必须随着实验室工作情况及管理的变化而调整。

目前临床实验室通常采用直线型结构和职能型结构两种类型。

（一）直线型结构

直线型结构是最简单的组织类型。其特点是：组织中主管人员对其下属有直接管理权，在其管辖的范围内，有绝对的职权；组织中每一个人只有一位直接领导，只向其报告工作情况。

其结构形式如图 6-2-1 所示。

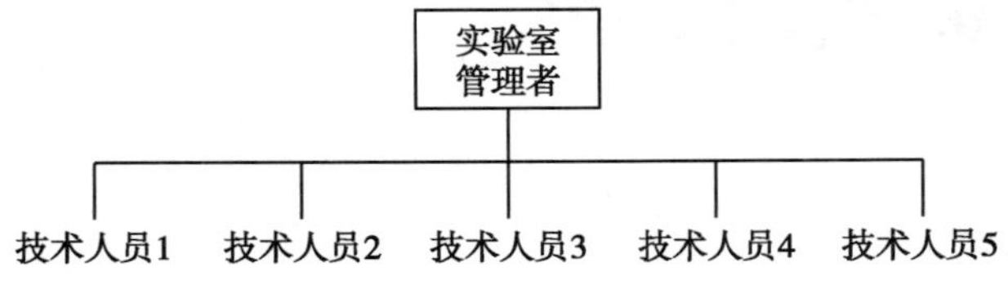

图 6-2-1 直线型结构

在一些规模较小、开展项目不太多，工作量不大的临床实验室通常采用这种形式。如一级医院、社区卫生所、妇幼保健机构、一些门诊单位、体检单位等医疗机构的临床实验室。

这种类型实验室负责人对实验室员工有直接管理权、对实验室日常事务有直接决定权。尽管这样，实验室负责人也必须对每一个员工的岗位及职责明确界定，并明确其与其他员工间的关系。

（二）职能型结构

职能型结构是按照分工原则进行设计的。除了实验室负责人，还相应设立一些其他的管理部门或专、兼职管理人员（如质量负责人、技术负责人、安全负责人），协助实验室负责人进行某一方面的管理工作。

这种结构要求实验室负责人把一些相应的管理职权交给相关的人员，在实验室负责人授权下，这些人员有权在自己的职责范围内，直接下达指示，安排或组织某一方面工作。下级部门负责人（包括专业组的组长）除了接受上级行政主管人员指挥外，还必须接受职能人员的领导。职能型结构见图 6-2-2。

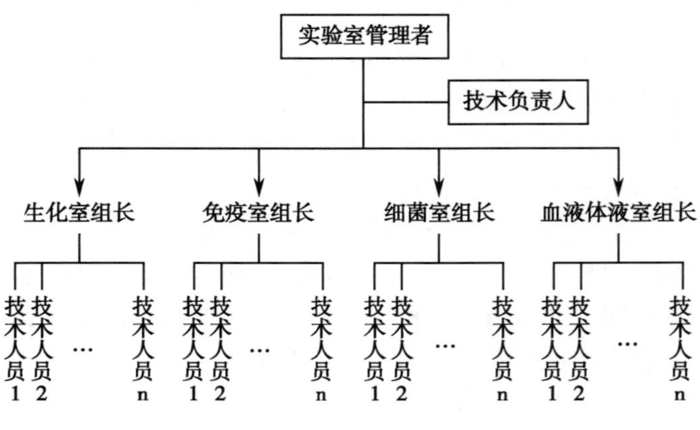

图 6-2-2 职能型结构

这种结构比较适用于专业划分较细，如开展有临床血液学、临床体液学、临床化学、临床免疫学、临床微生物学和临床分子生物学检测的规模较大的检验科。二级医院以上的医院检验科及医学检验所通常采用这个组织类型。

三、临床实验室组织结构设计的基本原则

组织结构设计的目的是使实验室的资源得到充分利用，减少重复性劳动并使工作中的矛盾减至最低，其原则是：

（一）工作专门化的原则

将某项复杂工作分解成许多单一性重复活动，即分工的原则。临床实验室专业多、开展的检验项目多，检验质量的保证及与临床沟通，都有大量工作要做，应根据每个人的能力、知识、技术水平进行合理分工，这是“用才”方面最重要的一环，也是组织结构设计时首要内容之一。

（二）部门化的原则

根据检验工作的特点，将工作分类部门化。临床实验室通常分成临床血液体液、生化、免疫、微生物、分子生物学等专业就是这个原则的体现。

专业组（通常称“检查室”或“组”）划分应科学、合理，以符合工作状况、便于管理及保证质量为目的。如有的临床实验室将骨髓细胞学从临检室划分出专门成立一个检查室；有的临床实验室将自动生化分析仪、自动酶标仪、化学发光免疫分析仪等集中在一个工作室进行相关的生化及免疫的测定等。

在一个专业组下面还可分成小组，如微量元素测定可作为生化室的一个组；HIV 抗体测定从免疫室分出单独成一个工作组等。

（三）权力分配原则

要明确实验室管理层各成员、各专业组长的职责、权限，明确隶属关系；明确哪些工作组长可自主决定，哪些工作应向科主任或科主任授权的责任人请示汇报等。并应明确各学组之间关系，使检验科的整体工作能相互配合、有条不紊地进行。

（四）管理幅度及管理层次原则

管理幅度指一个管理人员可直接领导的下级人数；管理层次指临床实验室内纵向管理系统所划分的等级数。在直线型结构中，不设专业组，实验室负责人全面直接管理，故只有一个层次；职能型结构中如分成若干个专业组，某些专业组还分小组，故其管理层次为 2 个、3 个或更多。

（五）正规化原则

组织中的工作实行标准化的程度。在临床实验室管理中，必须环绕质量为中心建立一整套管理文件，包括质量手册、程序性文件、操作规程，以及实验室安全管理文件等。每一个员工必须遵守这些规定，并为员工考核内容之一。

第二节　临床实验室的管理层次

一、管理层

采用职能型的临床实验室，基本上分为三个管理层次：实验室管理层、专业组组长、一线工作人员。

（一）实验室管理层

由实验室负责人及由实验室负责人指定的技术负责人、质量负责人、安全负责人组成。

1. 实验室负责人　是指有能力及有职权对实验室全面运行及管理负责的一人或多人，一般是指检验科的行政主任和行政副主任，是检验科的最高领导人，由该医疗机构管理层任命。实验室负责人对实验室的全面运行及管理负责。主要职责为圆满实现该医疗机构对临床实验室所提出的各项要求；制订科室的发展目标、工作计划；对工作进行决策、授权；与相关部门的沟通、协调；对日常工作的组织、管理等。

实验室负责人应具有相应的资质及职称，二级以上医疗机构临床实验室负责人还应经过省级以上卫生行政部门组织的相关培训。

2. 技术负责人　是一名或多名对实验室所涉及的专业领域内的基本知识、检验技术有经验的人员。主要职责是对实验室的运作和发展进行技术指导和管理，并提供相应资源（如物质资源、人力资源、信息资源，其中包括学术发展动态和检验系统的评价信息等）。

其工作还包括实验室主要检测仪器的监管、试剂管理、新检验项目的开展、实验室环境的监测等。

3. 质量负责人　是协助实验室负责人建立质量管理体系的人员。负责起草相关质量文件，并监督各专业组能按照质量管理体系有效运行；并定期实施内部审核，对影响质量的各种因素提出处理或改进意见；对员工进行培训；并对质控员或质控小组进行指导。

质量负责人直接对实验室负责人负责，有明确的职责与权力，不受其他机构或个人干扰。

4. 安全负责人　负责实验室安全，防止因职业暴露而引起实验室感染，防止医疗废弃物对环境的污染；参与对实验室生物安全防护级别的评估；组织安全教育；协助实验室负责人建立安全管理制度与安全操作规程，并督促执行；对个人防护用品、消毒、灭菌及防火设备的配备及使用情况进行检查；对菌株、毒株的保管、使用、处理及对医疗废弃物的处理进行监管；对职业暴露进行应急处理等。

（二）专业组组长

各专业组是完成日常工作的基本单位，专业组长由实验室负责人指定，并对其负责。其具体的职能包括本专业组日常管理工作（含行政管理）；组织本专业组的检验工作；监督和指导本专业组工作人员能按操作规程操作，保证在规定时间内完成检验任务；并对本专业组员工遵守相关规章制度等有监督检查责任。

二、授权

授权是一种领导艺术，也是一种管理行为。指的是领导者委授给下属一定的权力和责任，使被授权的下属在一定范围内拥有相当自主权。

在一个组织中，管理工作是多方面的，由于时间、精力、能力的限制，领导者不可能事事都亲自去处理，授权就是领导者提高工作效率的一种艺术。

1. 职能型组织结构临床实验室的授权　在职能型组织结构的临床实验室中，负责人必须对技术负责人、质量负责人、安全负责人授权，还必须给各专业组组长授权。在医学检验所中还必须给各职能部门授权。对一些特殊工作任务，实验室负责人也应当对执行人员授权。

2. 授权必须明确的几点要求

（1）确定被授权人。

（2）所授的职权范围、任务、责任、要求及权力。

（3）向被授权人提供履行职责时所必需的资源（人力、物力、必要的财力等）。

实验室负责人应根据实验室实际运行的需求，确定技术负责人、质量负责人、负责人人选（有的可能实验室负责人兼任），并明确其职权范围，任务一旦确定，必须授予相应权力，如决定权、指挥权、监管权等，并要求员工必须服从。

在临床实验室，被授权人往往由技术人员兼任，履行职责时时间上的安排，是否需要助手？是否需要购买某些试剂（如质控品）？要不要外出学习或外请专家指导等？如有需要，应提供必要的支持和资源。

授权可以是书面的，也可以是口头的。一旦授权，就必须向全体员工宣布。

3. 应注意几个原则

（1）“量力”的原则：即选择合适的下属进行授权，并根据被授权人的能力决定授什么权、授多少权，一旦授权，凡属授权范围内的事，就应放手让下属去干，领导者应积极支持。

（2）授权监管原则：授权者对被授权者有指导、检查和监督权。即授权后，领导者仍有领导和监督责任，而被授权者对授权者负有报告任务完成情况的责任。被授权者不能背离组织目标，超越授权范围行使职权。

（3）授权沟通原则：实验室负责人及被授权者及与员工间要经常相互沟通，达到协作更加密切，使各项工作更顺利进行。

第三节　员工管理

临床实验室的员工是指具有一定学历、技术职称或某一方面专长且能从事并胜任临床实验室工作的技术人员、管理人员和工勤人员。

一、临床实验室员工类型

1. 检验技师系列　这是临床实验室中从事检验工作的主体，也是临床实验室员工组成的主体。其任务主要为完成日常检验任务，保证检验质量及检验结果回报的及时性，解决检验工作中遇到的技术问题。

从职称上区分为技士、技师、主管技师、副主任技师、主任技师。其中副主任技师、主任技师为高级检验技术人员，对其他职称的检验人员具有指导责任。他们对检验方法的选择、新项目的开展、日常检验工作质量的保证及检验仪器（特别是特殊的检验仪器）的选购、校准及日常操作维护都承担责任。

在规模较大的医疗机构，门诊采血室可能由检验科管理，因此还可能配备有护理人员。

2. 医师系列　即具有医师执照在临床实验室工作的医师。他们应熟知检验医学，并熟悉某一检验专业的工作，善于将检验医学与临床医学结合。他们除参加部分检验工作外，主要要与临床医师沟通，对检验项目的正确选择以及检验结果的解释提供咨询和建议；在日常检验工作中，还负责诊断性报告的签发。

3. 管理系列　在医学检验所由于是独立法人单位，所以有较完善的管理系列，设有专门的管理人员，如人事管理、财务管理等。

在医疗机构内临床实验室的管理工作，往往由实验室负责人或其他授权的人员予以承担，且往往由某些技术人员承担某一管理工作。

4. 工勤及其他服务人员　如送检标本的接收、检验报告的发送，检验器具的洗刷、消毒等工作，往往配备少数工勤人员进行。

5. 其他系列　在规模较大的临床实验室，还会设置信息管理人员、医疗设备管理人员等保证工作的正常运行。

具有教学、科研任务的临床实验室，还可能设置有教学系列（教授、副教授、讲师等）；科研系列（研究员、副研究员等）。

二、人员编制及资质

（一）人员编制

国家原卫生部曾对不同规模的综合医院检验人员编制有一规定，目前随着医改的深入，人员编制会有所变动，实验室负责人应根据该医疗机构规模大小、对检验工作的要求、承担的任务、及检验工作量等情况，向医院申报人员编制意见，由该医疗机构统一向上级申报，经当地卫生主管部门批准后执行。

（二）专业技术人员资质

《医疗机构临床实验室管理办法》第十四条指出：“实验室专业技术人员应当具备相应的资格，进行专业培训并执证上岗”。

实验室专业技术人员主要指进行各种检验技术操作，向临床提供检验信息或对检验结果进行咨询服务的人员，即通常称检验技术人员。

“具备相应资格”，即应具备与其检验专业相应职称及相应学历及业务能力。一般而言，从事实验室专业技术人员主要是检验专业毕业，通过实习转正，获得签发检验报告资格的人员。但临床实验室涉及多种科学技术，因此非检验系的技术人员也可能参与临床实验室工作，如医疗系毕业的人员，临床科的医师还可能成为检验科医师系列中的一员；其他如医药专业、护理专业毕业的医护人员；某些非医学相关专业（如生物系、化学系等）毕业的人员也可能参加临床实验室工作。

但非检验专业毕业的专业技术人员，必须经过相关专业培训，应了解所从事检验工作的方法学原理、仪器使用、维护、具体操作、质量控制、临床意义等。并经考试或考核合格后由医院批准上岗。

进行特殊项目检查（如 PCR 检测）的人员必须进行培训后持证上岗。

三、员工管理中的几个问题

员工管理中必须充分体现“以人为本”的原则。管理中一定要注意“选才”、“育才”、“用才”、“惜才”和“展才”各个方面。

（一）招聘

医院内人员招聘通常由医院人事部门统一负责，临床实验室负责人要做的主要工作有：①根据当年及今后一段时间的工作目标、发展方向、临床需求及工作任务等变化向医院申请拟招聘人员的计划，即招聘人员种类及数量以及相应资质和能力等；②对应聘者的个人资料（如学历、职称、简历、成果等）进行审定；并参加医院组织的审评小组的审评工作；根据招聘条件及择优聘定的原则提出聘用建议。

对于技术骨干的引进，可以参考上述程序及方法；特聘专家可有医院直接聘用。

医学检验所的招聘工作可根据该检验所管理模式进行。

（二）定岗

即确定每一个员工的工作岗位。实验室负责人一定要根据工作需要及个人能力、受教育情况、技术水平将员工安排在合适的工作岗位，明确其工作范围、职责及权利，明确隶属关系。使每名员工在各自岗位上能各尽其能、各尽其才；在各自工作岗位上，发挥每个人的最大能力。

对于检验技术人员，根据其职称及专长，明确其所从事的检验工作和承担的责任。首先要明确在哪个专业组，从事哪些检验工作，这就是定岗。定岗后，与该岗位有关的，如主要负责哪些仪器的使用和保养；负责哪些试剂、耗材的申领和保管；检测标本的接收、保存及检测后标本的处理等都必须明确。

检验工作全过程涉及的各方面工作，非一个人能单独完成，各相关员工间的分工及协作也必须明确。以上这些工作通常还可由专业组长协助去安排。

有些检验技术人员轮岗后，也按同样的原则定岗。

检验结果的审核及签发报告，应由实验室负责人授权。

各专业组长间和技术、质量、安全负责人间也要分工，明确其工作范围、职责及权力。

其他员工也根据同样原则进行定岗。

一些员工还可能兼任其他一些工作，也必须明确其职责。

（三）教育与培训

这是育才的关键内容，这既是对员工未来发展负责，也是对实验室不断壮大自身及更好为临床、患者服务打下坚实基础。

对员工来说，应坚持“自学为主”的原则。对实验室管理层来说，有计划、有目的、分层次、有针对性地对员工进行持续的教育和培训，是不可推卸的责任。

1. 岗前培训和在岗职工的继续教育　培训通常分两种：即新职工上岗前的岗前培训和在岗职工的继续教育。

（1）新职工上岗前的岗前培训：新职工上岗前应进行岗前培训，通常医疗机构会对新职工进行全院统一培训，但临床实验室还必须进行必要的科内培训。

各医疗机构规模及管理模式不同，培训内容可能有所不同，但科内上岗前培训至少应有下列内容：医疗机构及临床实验室基本情况介绍；相关管理要求；工作制度；执业要求；将从事的工作岗位及岗位职责；必要的技术培训（包括检验方法学、标准操作规程、室内质量控制方法、影响实验结果各种因素及临床意义等）；必要的安全防护要求的培训等。

培训方法通常为讲课、现场培训（尤其技术培训时，可采用现场见习、实习等形式）。

培训考核合格，经实验室负责人授权后方可从事本岗位工作。

（2）在岗教育即继续教育：在职员工的培训属于继续教育范畴，但不同于在校学生，应有针对性，并注意层次化。“针对性”指针对工作中的需求、发展及目前需提高或解决的问题。“层次化”对不同员工应有不同要求，如技术骨干及学科带头人，应着眼于本学科前沿、新的知识、新的技术为主；对老的员工应以知识更新、技术更新为主；新员工应以基础知识、基本技能为主。也就是说“更新知识”是共同的要求，但又有所区别。

2. 培训内容　培训内容主要有：政策法规、规章制度的培训；新的知识及业务能力的培训；生物安全的培训等。

（1）政策法规、规章制度的培训：主要学习政府有关政策，目前应了解医改相关政策；同时学习行医的道德及行为准则有关规定；临床实验室规范化建设方面，要学习《医疗机构临床实验室管理办法》、《医疗机构临床基因扩增检验实验室管理办法》等法规、行业规范；拟进行实验室认可的，还应学习CNAS-CL02《医学实验室质量和能力认可准则》等文件。

（2）业务能力的培训：业务能力的培训，主要是针对基础理论、专业知识、操作技能的培训。这也是临床实验室对员工进行培训的重点，也是大家最关注的内容。这里包括新领域、新技术、新方法、新仪器及新的检测系统的应用；检验全过程质量保证工作的新理论和新方法；检验结果的临床意义及循证检验医学的应用等。

实验室负责人必须密切关注工作中的薄弱环节和问题，有针对性地组织员工学习。

一部分检验人员面临职称晋升，这方面的培训可列入科内培训计划内，但更应强调“自学为主”的原则。

许多地区都有“学分制”的要求，最好有针对性地组织参加相关学术讲座及学术活动，防止单纯“凑学分”的倾向发生。

本科室员工因岗位轮换到新的技术岗位时，由于从事新的检验技术或检测系统的差异，所以也需要进行必要的培训。

（3）安全的培训：这里包括生物安全专业知识、防护意识、防护用品的使用、突发事件应急处理等。其中如《临床实验室生物安全指南》、《医疗废物管理条例》（2003年国务院第380号令）、《医疗卫生机构医疗废物管理办法》（卫生部令第36号）、《实验室生物安全通用要求》（GB 19489—2004）以及国家有关防火和突发事件的应对等法规文件皆应学习。

（4）在医学检验所，除检验人员外，还有财务、物流、客服等部门，也要结合工作实际，进行必要培训。

3. 培训计划的制订　实验室负责人应从组织的目标出发，每年有针对性地制定继续教育的计划。

（1）培训计划应有的内容：培训计划中至少应包括下列内容：①培训内容；②培训对象；③培训时间；④培训方式；⑤培训地点；⑥培训教师；⑦必要时考虑培训经费。

其中实验室有共同的培训计划，也有针对个人的培训计划。即一种是所有职工或多数职工需要共同提高的培训，一种是针对特定任务选派“特定”人员进行的培训。

培训方式可以采取集体讲课、现场操作、参加学习班、学术会议以及选派特定人员外出进修等不同形式。

培训教师可以是本实验室、本院、外院其他单位（含企业）专家，也可以是本单位有经验的员工。

（2）培训记录：每次培训必须有记录，记录要包括上述①~⑥的内容。在医疗机构内或本实验室举办的培训记录上应有被培训者的签到记录。

（3）效果评估：培训后应进行效果评估，对一些共同性的培训，对学员可以采用考试、提问等方式进行；对外出参加学习班，如学习班有考核，则检查其考核成绩，或汇报其学习情况及收获（参加学术会议也可按此进行评估）；外出进修则以工作成绩为依据。培训效果应列入个人考核内容之中。

（四）考核

考核是管理者及每一个员工对自己工作的总结，并听取大家意见，对自己能力及工作成绩的一个客观评价。通过考核，激励自己不断前进。

考核一般为年度考核。管理者有任期考核；员工在晋升职称时有晋升考核等。年度考核通常由该医疗机构统一安排进行，有时上级部门来检查工作时可能进行现场考核。

考核方法通常有：述职报告、答辩评分、成果汇总、考试测试或技能考核等。

对个人来说，完成任务的情况（质和量）、工作中的成果是必然的考核内容，还应考虑到医德、临床医护人员及患者的满意度等。其中对临床实验室的满意度是对实验室负责人考核重要内容之一。

（五）激励

这是调动员工积极性、是否“以人为本”的首要问题之一，如何通过激励机制，最大限度的发挥员工潜能是值得进一步探讨的管理艺术。目前行之有效的激励方式有：

1. 精神层面的激励　如表扬、建议上级领导部门授予优秀工作者、模范等称号；在媒介上宣传等，激励员工的荣誉感和自尊感，培养敬业精神，也是其他员工学习的榜样。

2. 物质利益的激励　如奖金或其他物质奖励。对特别优秀的、有贡献的员工，涨工资时医疗机构应优先考虑。目前正在推行的“绩效工资”是一个良好的激励方式。但要防止“拜金主义”。

3. 生涯发展激励　如职称晋升、外出进修甚至出国学习等都应该和平时表现结合起来，实验室有责任向医疗机构推荐。

所有的激励必须公开、公正、实事求是，才能真正起到既激励本人也达到激励全体员工的效果。

（六）技术档案

人员技术档案不等于人事档案，后者由医院人事部门保管，反映的是该员工全面情况，而人员技术档案反映的是一个人的专业能力，是岗位安排、岗位培训、绩效考核甚至为技术资格晋升的依据。

CNAS-CL02《医学实验室质量和能力认可准则（ISO 15189：2007）》“5.1.2”中指出：“实验室管理层应当保持所有人员教育和专业资质、培训和经历以及能力的相关记录”。

这就是对人员技术档案的要求，因此实验室应建立全部人员档案，实施“一人一档”，并实施动态管理。

人员技术档案必须包括：相关教育背景、专业资格、专业培训、工作经历、工作能力及成果等记录。并有相应证书、证明文件及执照的复印件。

档案中还应有健康状况的记录，如既往病史、诊治情况、家族病史、现病史、体检结果等，应有职业危害记录及免疫接种情况等记录。

个人档案具有保密性，未经授权，不得随意查看。

第三章

临床实验室环境和设施

第一节　临床实验室设计原则及基本要求

临床实验室应具有生物安全防护，应确保实验人员的安全和实验室周围环境的安全，在临床实验室设计上以安全、实用、经济为原则。

一、临床实验室的建筑要求与环境要求

临床实验室选址、设计和建造应符合国家和地方的规划、环境保护、卫生和建设主管部门的规定和要求。

（一）建筑要求

遵守《城乡建设法》和《生物安全实验室建筑技术规范》（GB 50346—2004）等相关标准和法规。实验室的结构设计符合《建筑结构可靠度设计统一标准》（GB 50068—2001），实验室结构安全等级不宜低于二级。实验室的抗震设计符合《建筑工程抗震设防分类标准》（GB 50223—2008），按乙类建筑要求设计，有足够的抗震能力。有通风系统设计，如无机械通风系统时，可采用窗户进行自然通风，有防虫纱窗。

（二）环境要求

遵守《中华人民共和国环境保护法》和《病原微生物实验室生物安全环境管理办法》，根据实验室所从事的实验活动进行环境危害风险评估。应符合危险废物丢弃、倾倒、堆放的规定和要求。实验活动产生的废水、废气和危险废物要做到无害化处理排放等。

二、临床实验室的消防要求

临床实验室的防火和安全通道设置应符合国家的消防规定和要求，同时应考虑生物安全的特殊要求。实验室的防火设计应符合《建筑设计防火规范》（GB50016—2006）和《建筑灭火器配置设计规范》（GB50140—2005），建筑材料应为阻燃或难燃性建筑材料，所有疏散出口应有消防疏散指示标识和消防应急照明措施，不同区域应设置烟感报警器、火灾自动报警装置和有效的消防器材如消火栓、灭火器等。

三、临床实验室安全要求

临床实验室的安全既包括实验室的生物安全，又包括实验室的安全保卫。生物安全主要涉及感染性生物因子的实验操作以及实验室人员和环境的防护措施等方面的内容；安全保卫主要涉及病原体的保存、使用、运输过程中防止失窃、抢劫、丢失等方面的内容，以及因地震、洪水等自然灾害而发生安全事故等相关的内容应有应急预案。安全保卫的材料不仅包括生物危险物质，还包括化学、物理、辐射、电气、水灾、火灾等风险因素以及技术资料、个人隐私等。

（一）临床实验室活动风险评估建立

临床实验室应建立风险评估及风险控制程序，对实验室活动涉及的致病性生物因子进行生物风险评估。持续进行危险识别、风险评估和实施必要的控制措施。并对事先所有拟从事活动的风险进行评估，包括对化学、物理、辐射、电气、水灾、自然灾害等的风险进行评估。见如下：

样例 1. 实验室活动风险评估目录

1. 前言
2. 生物因子风险评估与控制
   2.1 生物危害评估与生物安全防护
   2.2 生物危害第二类病原微生物风险评估与控制：
      a）布鲁菌；b）结核分枝杆菌；c）人类免疫

缺陷病毒

2.3 生物危害第三类病原微生物风险评估与控制：a）革兰阳性球菌；b）革兰阴性球菌；c）革兰阳性杆菌；d）革兰阴性杆菌；e）梅毒螺旋体；f）支原体；g）衣原体；h）真菌；i）甲型肝炎病毒；j）乙型肝炎病毒；k）丙型肝炎病毒；l）戊型肝炎病毒；m）单纯疱疹病毒；n）人巨细胞病毒；o）风疹病毒；p）弓形虫

2.4 实验室活动的风险评估与控制：a）检验前活动的风险评估与控制；b）检验中活动的风险评估与控制；c）检验后活动的风险评估与控制

2.5 相关实验室已发生事故分析及控制措施

2.6 人员的风险评估与控制

2.7 设施设备风险评估与控制

2.8 实验室的综合评估

3. 理化因素、辐射风险评估与控制
4. 电气风险评估与控制
5. 火灾风险评估与控制
6. 水灾风险评估与控制
7. 自然灾害风险评估与控制
8. 恐怖事件风险评估与控制
9. 参考文献

样例2. 部分内容样例

2.1 生物危害评估与生物安全防护：a）生物危害等级评估；b）生物安全防护

2.2 生物危害第二类病原微生物风险评估与控制

例如 布鲁菌：a）生物学特性；b）变异性；c）传染性；d）传播途径；e）易感性；f）潜伏期；g）在环境中的稳定性、交互作用和抵抗力；h）致病性；i）流行病学资料；j）可能产生的实验室危害及后果；k）危险发生的概率评估；l）治疗；m）实验室活动的风险评估；n）预防与控制措施；o）医用垃圾处理；p）医用污水处理；q）含有布鲁菌的样本运送；r）相关实验室已发生事故分析及控制措施

附：布鲁菌检验标准操作规程：①适用范围；②样品；③试剂、仪器；④检验步骤；⑤操作流程；⑥结果报告；⑦检验后样品及废弃物处理；⑧注意事项；⑨临床意义；⑩危急值报告；⑪支持性文件；⑫记录

2.3 生物危害第三类病原微生物风险评估与控制

例如 革兰阳性球菌：a）致病性；b）传播途径；c）抵抗力；d）实验室危害；e）治疗

通过开展实验室生物安全风险评估，可以分析实验室工作场所内危险的来源、程度和后果，确定实验活动所需要实验室级别、个人防护程度、应急预案等安全防范措施，制定相应的管理程序和标准操作规程，以避免或最大限度地减少实验室感染事件的发生。

（二）实验室生物安全防护水平分级

根据对所操作生物因子采取的防护措施，将实验室生物安全防护水平分为：一级、二级、三级和四级，一级防护水平最低，四级防护水平最高。

《病原微生物实验室生物安全管理条例》根据病原微生物的传染性、感染后对个体或者群体的危害程度，将病原微生物分为四类：第一类是能够引起人类或者动物非常严重疾病的微生物，以及我国尚未发现或已经宣布消灭的微生物；第二类是能够引起人类或动物严重疾病，比较容易直接或间接在人与人、动物与人、动物与动物间传播的微生物；第三类是能够引起人类或动物疾病，但一般情况下对人、动物或环境不构成严重危害，传播风险有限，实验室感染后很少引起严重疾病，并且具备有效治疗和预防措施的微生物；第四类是在通常情况下不会引起人类或动物疾病的微生物。根据上述分类：

生物安全防护水平为一级的实验室适用于操作第四类病原微生物；

生物安全防护水平为二级的实验室适用于操作第三类病原微生物；

生物安全防护水平为三级的实验室适用于操作第二类病原微生物；

生物安全防护水平为四级的实验室适用于操作第一类病原微生物。

注：生物安全防护水平（bio-safety level，BSL），BSL 1、BSL2、BSL3、BSL4。

（三）实验室生物安全防护的基本原则

基本原则是将操作对象与操作者隔离（一级防护屏障）、将操作对象与环境隔离（二级防护屏障）。一级防护屏障主要包括生物安全柜、各种密闭容器、离心机安全罩等基础隔离设施及个人防护装备；二级防护屏障涉及的范围很广，包括实验室的建筑及安装的各种技术装备和措施。

（四）临床实验室的设计

临床实验室的设计必须保证对生物、化学、辐射和物理等危险源的防护水平控制在经过评估的可接受程度，为关联的办公区和邻近的公共空间提供安全的工作环境，以及防止危害环境。

评估生物材料、样本、药物、化学品和机密资料等被误用、被偷盗、被不正当使用的风险，采取相应

的物理防范措施。专门设计确保储存、转运、处理和处置危险物料的安全。

实验室内温度、湿度、照明度、噪声和洁净度等室内环境参数符合工作要求和卫生等相关要求。

临床实验室设计应考虑节能、环保及舒适性要求，符合职业卫生要求和人类工效学要求。从污染控制角度讲，实验台不宜设置抽屉或箱柜。

每个临床实验室会有各自的工作性质和特殊要求。通常情况下，临床实验室应重点关注以下几个主要安全因素：①实验室一级屏障、二级屏障和紧急逃生路线等设计；②实验室的通风系统设计和足够的换气次数；③上水供应和下水排放及防漏措施设计；④保证实验室温度、电力供应等控制要求；⑤空气消毒、局部区域消毒方式确认和设计；⑥感染性医疗废物高压灭菌的位置和排放通道设计；⑦实验室内部和外部紧急报警、对讲、监控等设计；⑧临床实验室其他应急预案设计。

四、临床实验室建筑材料和设备要求

临床实验室的建筑材料和设备等应符合国家相关部门对该类产品生产、销售和使用的规定和要求。既要考虑建筑材料和设备等本身的技术要求，还要兼顾节能、环保、安全和经济等多方面因素要求。如围护结构材料应采用环保、阻燃、耐腐蚀、强度高的专业材料；装饰材料要考虑环保、防腐性能，采用厚度12～19mm全玻璃隔断，是当前实验室建设普遍推广的设计方案。

实验室必配设备要求严格，属于一级保护屏障的重要防护设施如生物安全柜、高压灭菌器等，需要定期进行校验以保证其处于正常工作状态，个人防护用品和安全应急防护设备应符合相关国家标准的要求。

第二节 临床实验室布局及设施

临床实验室布局要有合理化的空间。临床实验室空间的设计应综合考虑多种因素，如工作人员的数量、仪器设备的体积、专业范围和实验方法等。实验室设计时应以发展的眼光合理分配实验室布局，既让工作人员感到舒适，又不产生浪费。

一、实验室的分区

（一）分区的要求

临床实验室布局设计应考虑实验室的工作流程和生物安全的要求，区分为生活区、缓冲区和实验区。按工作性质区分，通常可分为办公区、辅助工作区和防护区三个区域。实验室布局设计要求办公区、辅助工作区、防护区要分离。

1. 办公区　包括更衣间、办公室、教室、会议室、休息室、清洁通道和卫生间等。

2. 辅助工作区　包括办公区与防护区之间的过道、实验室内二次更衣区、实验试剂储存区、淋浴间等。

3. 防护区　包括实验室检测工作区、各类功能操作间、菌毒种库、标本储存区、污物高压和清洗间、污物通道等。

（二）临床实验室布局设计时需重点关注的因素

1. 样品的转运和人员流动　分配实验室区域应考虑工作流程、样品的转运和生物安全因素等，保证实验室人员流向、标本流向、气体流向要畅通。

2. 灵活性　实验室设计应考虑能否适应未来发展变化的需要。

3. 安全性　实验室的设计和大小应考虑安全性，满足紧急撤离和疏散出口的建筑规则，针对各实验室情况配备安全设备。检测工作区内设有紧急喷淋和洗眼装置；实验室出口处安装洗手池，洗手池是独立专用的，不能与污染物处理及实验混用；防护区任何安全罩及生物安全柜的放置均尽量远离出口处，以符合有害实验远离主通道的原则。

4. 特殊实验室设计与布局　特殊实验室主要指微生物和分子生物学实验室，其设计总体上应依据《微生物和生物医学实验室生物安全通用准则》。基因扩增实验室有充分的空间和按标准要求进行设计与布局，以避免实验室的污染。微生物学实验室在污染区使用生物安全柜，以保护工作人员的健康。有条件的微生物学实验室可以考虑安装空气调节和过滤的设备。

由于每个实验室的工作性质不同，无法建立一个统一的实验室通用的设计方案，应依照生物安全要求，结合各个单位专业特点、工艺流程、规模和建筑设计形状进行科学、合理分区。

二、实验室通风系统

（一）一般要求

1. 实验室根据操作对象的危害程度、平面布置等情况设计出符合平面工艺要求的实验室整体气流设计，采取有效措施避免污染和交叉污染。

2. 实验室空调净化系统的设计应充分考虑生物安全柜、离心机、培养箱、冰箱、高压灭菌器、检测仪器等设备的冷、热、湿和污染负荷。

3. 实验室送、排风系统的设计应考虑所用生物

安全柜等设备的使用条件。

4. 实验室可以采用带循环风的空气净化系统；如果涉及化学溶剂、感染性材料的操作，则应采用全新风系统。

5. 实验室污染区宜临近空调机房，使送、排风管道最短。

6. 空调通风系统的风机应选用风压变化较大时风量变化较小的类型。

（二）送风系统

1. 空气净化系统应设置粗、中、高三级空气过滤。

第一级是粗效过滤器，对于带回风的空调系统，粗效过滤器宜设置在新风口或紧靠新风口处。新风系统的粗效过滤器可设在空调箱内。

第二级是中效过滤器，宜设置在空气处理机组的正压段。

第三级是高效过滤器，设置在系统的末端或紧靠末端，不得设在空调箱内。

2. 送风系统新风口的设置应符合下列要求　①新风口处应采取有效的防雨措施；②新风口处应安装防鼠、防昆虫、阻挡绒毛等的保护网，且易于拆装；③新风口应高于室外地面2.5m，同时应尽可能远离污染源。

（三）排风系统

1. 检测区重点污染区域要强化实验室内部的负压梯度，设置专业负压通风装置，保证污染空气不会蔓延至其他区域而污染环境。

排风系统的设置应符合以下规定：①操作过程中可能产生污染的设备必须设置局部负压排风装置，并带高效空气过滤器；②排风必须与送风连锁，排风先于送风开启，后于送风关闭；③Ⅱ级B1型、B2型和Ⅲ级生物安全柜的排风必须与排风系统密闭相连；④排风机应设平衡基座，并采取有效的减振降噪措施。

2. 对实验室的排风量必须进行详细的设计计算。总排风量应包括围护结构漏风量、生物安全柜、离心机和真空泵等设备的排风量等。

（四）气流设计

1. 生物安全实验室内各区之间的气流方向应保证由办公区流向辅助工作区，由辅助工作区流向防护区。

2. 室内送排风应采用上送下排方式。室内送风口和排风口布置应使室内气流停滞的空间降低到最小程度。

3. 在生物安全柜操作面或其他有气溶胶操作地点的上方附近不得设送风口。

4. 高效过滤器排风口设在室内被污染风险最高的区域，单侧布置，不得有障碍。

5. 高效过滤器排风口下边沿离地面不宜低于0.1m，且不应高于0.15m；上边沿高度不应超过地面之上0.6m。排风口排风速度不宜大于1m/s。

（五）空气交换数量

在一般实验室，使用蒸气和生化危险试剂的区域，空气交换每小时12次，从事微生物检验区域空气交换达16次/小时。

实验室通风系统应考虑检测区域的通风系统一般应尽量避免与中央空调回风管道系统连接，避免交叉污染；另外一个容易被忽略的问题是仅考虑检测区域有整体中央空调就可以满足所有检测设备的需要，而没有考虑到季节变更期间可能检测区域温度不能满足设备条件需要而造成检测设备报警，甚至停止工作的情况发生，应根据地域气候条件和中央空调运行规定时限，为检测区域设计独立控制的空调通风设施。

三、实验室电力系统

临床实验室用电包括动力电、照明电和弱电三大部分。

临床实验室必须保证用电的可靠性。实验室应按一级负荷供电，当按一级负荷供电有困难时，应设不间断电源，不间断电源应能保证实验室主要设备30分钟的电力供应，主要设备包括各种检测设备、生物安全柜、排风机、自动报警监测系统等。此外，实验室内设置不少于30分钟的应急照明电力供应。

电源布局应对实验室所需电源，做充分的考虑和分析，应考虑：

1. 实验室所有仪器设备所需电量和电插座数　布局合理，保证使用安全和方便。

2. 实验室所需照明设备的数量　由工作的类型、工作台面的颜色、工作室天花板和墙壁的颜色、固定照明与工作台面之间的距离、需要照明空间的大小而决定。

3. 照明设备安装的位置　照明设备应安装成与工作台面呈垂直或对角线，可消除物体遮挡产生的阴影。

4. 特殊照明设备　微生物学和分子生物学实验区域，应能有效地保护工作人员和标本免受污染，紫外灯是最常用的消毒设备，虽不属于照明设备，但在电力系统设计时必须考虑。

在设计电源时除考虑满足现在使用需要外，还要有足够多的扩展量满足实验室的未来发展需要。

弱电是指直流电路，电压在32V以内，主要有音频及视频线路、网络线路、电话线路等。实验室的弱电系统是医院智能化系统的重要组成部分，在实验室实现信息化、网络化，将很大程度上提高实验室的管理质量和工作效率，在实验室设计时应周密设计通讯线路，除充分满足目前的需求外，还应有额外的容量适应仪器的增加和移动，同时要满足先进性、实用性、稳定可靠、高效实时、完整及可扩展等需要。

四、实验室给排水系统

（一）给水系统

给水系统设置按实验室规模、设备、实验过程对水质、水量、水压和水温等要求，并结合室外给水系统情况，经技术、经济上的比较，综合考虑而定。实验用水按照 GB/T 6682—2008《分析实验室用水规格和试验方法》的要求使用。一般试验用水为三级水：pH 范围（25℃）为 5.0～7.5、电导率（25℃，mS/m）为≤0.50、可氧化物质含量（以 O 计，mg/L）为≤0.4、蒸发残渣含量（105℃±2℃，mg/L）为≤2.0。

1. 生物安全实验室供水管道应设置管道倒流防止器或其他有效的防止倒流污染的装置，并且这些装置应设置在办公区。

2. 生物安全实验室的防护区和辅助工作区给水管路的用水点处应设止回阀。

3. 生物安全实验室应设洗手装置，洗手装置应设在防护区和辅助工作区的出口处，对于用水的洗手装置的供水应采用非手动开关。

4. 生物安全实验室应设紧急冲眼装置。

5. 室内给水管材宜采用不锈钢管、铜管或无毒塑料管。管道宜采用焊接或快速接口连接。

（二）排水系统

临床实验室设计时，应设置专用排污管道。实验废水须通过专用排污管道排至污水处理池，统一处理。生物安全实验室的排水管应采用不锈钢或其他合适的管材、管件，排水管材、管件应满足强度、温度、耐腐蚀等性能要求。

五、实验室标识与警示系统

临床实验室可以有多个功能不同的房间，有些房间需要进一步限制非授权人员的进入；此外，实验期间在不同工作状态时需要临时限制人员的进入。实验室应根据需求和风险评估，采取适当的警示和进入限制措施，如警示牌、警示灯、警示线、门禁等。实验室内部工作间入口应有工作状态的文字或灯光讯号显示。生物安全实验室应设紧急发光疏散指示标志，实验室的所有疏散出口都应有消防疏散指示标志和消防应急照明措施。

例如，“实验室风险告知”

风险告知

检验科属于生物安全二级实验室，存在能够引起人类或动物疾病的微生物，但一般情况下对人、动物或者环境不构成严重危害，并且具备有效治疗和预防措施。因此，告诫进入实验区的人员做好生物安全个人防护，并遵守本科室生物安全管理规定，保障自身安全。

六、实验室自动控制系统

临床实验室一般不需要很复杂的自动控制系统，但需要比较全面的建筑智能化系统，以便安全管理，比如：实验室进入权限的门禁系统，安全监控系统，对讲、广播系统，消防报警系统，实验室内部局域网系统和一些简单的温度自动控制系统、消毒定时控制系统等；当出现紧急情况时，所有设置互锁功能的门都必须能处于可开启状态。

第四章

临床实验室设备

第一节 临床实验室设备的概况

由于科学技术的快速发展，目前临床检验工作绝大部分都是通过设备来完成，手工法已退居次要地位，临床实验室设备的性能成为影响检验结果的主要因素，所以设备管理已成为临床实验室重要管理内涵之一。

一、临床实验室设备的概念

临床实验室设备是指在临床实验室使用的能给出检验结果或可供检验人员在检验过程中长期使用，并在检验过程中基本保持原有实物形态和功能的仪器设备。本概念不包括计算机系统硬件和软件以及中间件。

二、临床实验室设备的分类

临床实验室设备主要分成两类：临床实验室基础设备和临床实验室专业设备。

（一）临床实验室基础设备

临床实验室基础设备主要包括：医用离心机（常速、高速、低温等），温控设备（普通冰箱、低温冰箱、电热恒温培养箱、电热恒温水浴锅等），显微镜（普通光学、相差、荧光、激光共聚焦、电子、倒置等），分光光度计（可见、紫外等），吸样设备（加样枪、吸管、微量移液枪等），高压蒸气灭菌器，微量振荡器，纯水机，分析天平（机械、电子等），烤箱，pH 计，温度计，湿度计等。

（二）临床实验室专用设备

临床实验室专用设备主要包括：体液检验仪器（尿液干化学分析仪、尿液有形成分分析仪等），血液检验仪器（血液分析仪、红细胞沉降率测定仪、凝血分析仪、自动血型分析仪、血小板聚集分析仪等），生化检验仪器（电解质分析仪、全自动生化分析仪、干式化学分析仪、糖化血红蛋白分析仪、血气分析仪、自动电泳仪、毛细管电泳仪等），免疫检验仪器（流式细胞仪、发光免疫分析仪、时间分辨免疫荧光检测系统、免疫比浊仪、酶标仪、洗板机等），微生物检验仪（自动化血培养系统、自动微生物鉴定与药敏分析仪等），分子生物学检验（聚合酶链反应分析仪、测序仪、核酸提取仪、核酸杂交仪、激光共聚焦扫描仪等）等。

第二节 临床实验室设备管理的基本准则

临床实验室设备使用和管理的核心任务应该是：使设备“能够达到规定的性能标准，并且符合相关检验所要求的规格”。《医疗机构临床实验室管理办法》（卫医发〔2006〕73 号）和《医学实验室质量和能力认可准则》（GB/T 22586：2008/ISO 15189：2007）都对此提出了详细要求，其目的就是为了保证实验室设备能够正常、有效运行，其性能符合相关检验的要求，确保检验结果的正确和可靠。临床实验室设备使用和管理涉及设备整个使用周期，包括设备的采购计划编制与选购、设备安装与验收、设备标识、设备档案、设备的检定/校准、设备的使用、设备维修和保养、设备报废等内容。

一、设备的采购计划编制与选购

临床实验室设备的采购计划编制与选购是保证检验质量的重要环节之一，是设备正确使用和管理的前提条件，如果购买的设备性能不好，功能不全，就谈不上正确使用和管理，更谈不上检验质量保证。因此，应该根据临床实验室发展规划和实际情况，以及临床实验室质量目标要求和临床需求，认真编制设备采购计划，并应考虑到以下几方面问题。

（一）资质要求

设备的经销方必须具备《企业法人营业执照》、《医疗器械注册证》和《医疗器械生产/经营企业许可证》，所有这些文件均复印后存档保存。

（二）性能要求

临床实验室在采购设备前必须根据国家有关部门对该类设备规定的性能标准、临床实验室质量目标及临床对检验结果的要求，制定所要购买的设备的所有性能指标和应具有的功能。还应考虑：检验科内部仪器所组成检测系统一致性和测定结果可比性，设备功能能否满足目前客户的需求，以及未来客户需求等。

（三）仪器放置地的设施和环境条件

临床实验室应根据所购设备需要的设施和环境条件要求确定安装的地点和配备必要的设施。设备安放地点的电力供应、供水、通风、照明和温湿度应与制造商的要求相一致，并采取监测和控制措施，以确保设备的正常工作。

（四）信息要求

设备、仪器端口与 LIS 之间连接是否是兼容的，或者是可以兼容的，是否能满足 LIS 要求和临床实验室信息化要求。

（五）费用和可操性

设备采购应考虑设备购置费用和维护费用；以及员工对设备操作简便性和习惯性。

二、设备安装与验收

设备正确验收是保证所购置的设备达到规定的性能标准，且符合相关检验要求的前提条件，新购进设备需对设备进行安装、调试、验收。重点关注以下方面问题。

（一）安装评估

仪器安装环境是否符合制造商所需要的环境要求，仪器的基本性能特性是否达到制造商出厂时应达到的规定的性能标准，并且符合相关检验所要求的规格。

（二）人员培训

设备操作人员能力是否达到制造商的基本标准要求，是否建立了设备的危害识别与减少危害措施的规程。

（三）设备验收报告

仪器验收合格后，写出仪器验收报告。验收报告应有每一项性能指标的实验数据，经实验室主任授权人审核后，报科主任批准。无完整实验数据，性能指标和功能不符合要求的不能通过验收。

三、设备标识

（一）设备唯一性标识

每件设备均应有唯一性标识，并张贴在设备的醒目处。标签的内容可包括：设备统一编号、设备名称、规格型号、使用部门、启用日期等。

（二）设备状态标识

临床实验室设备应有明显标识表示仪器状态。仪器状态有三种：合格状态或正常使用状态、故障待修状态和停用报废状态。

1. 合格状态或正常使用状态　指设备已经过校准/检定合格可以使用，或正在使用中。

2. 故障待修状态　指设备出现故障或室内质控失控后怀疑设备性能指标不合格，设备不能正常工作或检验结果不符合要求，需要检修或校准。

3. 停用报废状态　指设备出现故障、经检修及校准后其性能指标仍无法达到规定的性能标准，且无法满足相关检验的要求，停用报废。

合格状态或正常使用状态的仪器标识还应标明下次检定或校准的日期。

四、设备档案

应保持影响检验性能的每件设备的记录，设备档案的内容和形式可根据临床实验室的具体情况及医院的规定确定，至少应包括：①设备标识；②设备的制造商名称、型号、序列号或其他唯一性识别；③制造商的联系人和电话（适用时）；④到货日期和投入运行日期；⑤当前的位置（适用时）；⑥接收时的状态（例如新品、使用过、修复过）；⑦制造商的说明书或其存放处（如果有）；⑧证实设备可以使用的设备性能记录；⑨已执行及计划进行的维护；⑩设备的损坏、故障、改动或修理；⑪预计更换日期（可能时）。

注：⑧项中提到的性能记录应包括所有校准或验证报告/证明的复件，内容包括日期、时间、结果、调整、可接受标准以及下次校准或验证的日期，在两次维护/校准之间的核查频次。应保持这些记录，并保证在设备的寿命期内或在国家、地区和当地的法规要求的任何时间内随时可用。

设备档案的核心是⑧⑨⑩三项，为决定该设备是否可以继续使用、还是需要检修或是必须报废提供了可靠的试验依据。

五、设备的检定/校准

临床实验室应制订计划，用于定期监测并证实设备已适当检定/校准并处于正常功能状态。

（一）设备的检定

设备的检定是指查明和确认测量仪器符合法定要求的活动，包括检查、加标记或出具检定证书。所以检定是将国家计量基准所复现的单位量值，通过检定传递给下一等级的计量标准，并依次逐级传递到工作计量器具，以保证被计量的对象量值准确一致，称为量值传递。检定是一种被动的实现单位量值统一的活动。

我国计量法明确规定某些仪器（装置）须强制检定，如：天平、温度计、加样器、分光光度计、酶标仪等，须有资质的计量检定所按相应的《计量检定规程》进行检定，检定合格的发检定报告，不合格的发不合格报告。检定周期至少每年一次。

（二）设备的校准

设备的校准是指将量值测量设备与测量标准进行技术比较，确定被校设备的量值及其不确定度，目的是确定测量设备示值误差的大小，并通过测量标准将测量设备的量值与整个量值溯源体系相联系，使测量设备具有溯源性。非强制检定的计量器具则可以进行校准。校准的方式可以采用自校、外校方式进行。仪器校准应该具备以下条件：

1. 设备校准标准　可依据《中华人民共和国医药行业标准》。因为这些标准是该设备在中国境内取得注册号必须达到的标准，有些类型的设备无《中华人民共和国医药行业标准》的可参照仪器厂家的企业标准编制仪器校准操作规程。设备校准操作规程内容至少应包括：目的和范围、校准的频率、使用的设备和校准材料、偏差和精度要求、执行校准的SOP文件、记录结果的说明、设备校准不合格所采取补救措施等。

2. 校准设备的人员　必须熟悉仪器的原理、性能、使用方法和设备校准过程，仪器生产厂商或代理商应对设备校准工程师进行培训。

3. 校准过程中修正因子　当仪器校准给出一组修正因子，校准人员必须检查设备此修正因子是否已被仪器接受，否则应重新进行设备的校准

4. 当校准结果不能够达到规定的性能标准与规格　校准结果不能够达到规定的性能标准并且也不符合相关检验所要求的规格，则该仪器应停止使用，更换仪器状态标识，进行检修和调整。

5. 校准报告　校准完成后应出具仪器校准报告，校准报告应能提供完整的试验数据，并符合规定的性能标准及相关检验的要求，明确显示仪器性能良好。校准的全部试验资料及校准报告应记录在案，由所在临床实验室保存。同时，应在仪器上粘贴标签，注明校准情况和下次校准时间。

6. 校准周期　应根据相关规定或制造厂商的说明书，通常为6个月或12个月。

六、设备的使用

设备投入使用前，应该确认设备在临床实验室能正常运行，并能确保检验质量。所以设备使用前至少应具备以下要求方可投入使用。

（一）设备SOP文件

仪器在使用前应制定SOP文件。SOP文件的制定要遵循设备制造厂商的说明书，如有改动应取得厂商的帮助，并提供相应的试验依据。具体的编写要求可参照第一章“概论”第七节中“二、各层次的质量管理体系文件”的（三）作业指导书（标准操作程序/SOP）。设备的操作卡片文件或类似系统应与完整手册的内容相对应。任何类似节略性程序均应是文件控制系统的一部分。

（二）仪器使用授权

仪器操作人员必须经过培训，考核合格取得许可后，方可授权进行仪器操作；临床实验室人员应随时可得到关于设备使用和维护的最新指导书（包括设备制造商提供的所有相关的使用手册和指导书），并严格按仪器操作规程进行操作。

（三）仪器有效性确认

在使用仪器时，应先检查确认仪器是否经过校准或检定处于正常功能状态，并确认仪器的安全工作状态，包括检查电气安全，紧急停止装置，以及由授权人员安全操作及处置化学、放射性和生物材料；如果设备脱离临床实验室直接控制，或已被修理、维护过，必须对其校准、验证，符合要求后方可使用。

（四）试剂和耗材

所用的试剂和耗材应符合国家有关部门的规定，建议使用仪器制造厂商配套试剂和耗材，并进行有效性验证；如果使用非仪器制造厂商配套试剂和耗材，必须进行有效性评价，并出具有效性评价报告并保存。

（五）操作人员防护

应将仪器使用的安全措施（包括防污染）提供给使用人员。在使用具有放射性物质或毒性物质的设备时，必须做好防护措施；对有腐蚀性或毒害性生物的试剂时，也应做好防护措施，如使用安全防护镜

等；实验仪器检验的生物学标本和产生的废物按国家的有关规定进行处理，减少污染的发生。

（六）仪器使用记录

应如实、及时记录仪器的使用、故障和维修情况。

七、设备维修和保养

正确的设备维修和保养是保证设备正常运行的前提，临床实验室必须根据制造商建议或行业规范要求进行设备维修和保养。

（一）设备维修

1. 当仪器出现故障时，应停止运行，报告临床实验室相关负责人，进行报修，同时应立即更换仪器状态标识。清楚标记后妥善存放至其被修复，应经校准、验证或检测表明其达到规定的可接受标准后方可使用。临床实验室应检查上述故障对之前检验的影响。

2. 仪器维修前，应进行去污染处理，并温馨提示和告知工程师此设备可能存在生物安全方面风险，应采取必要的预防措施，降低感染的机会，确保维修工程师安全。

3. 有符合要求的替用或备用设备时，启用替用或备用设备。借用其他部门设备时，应核实该设备的性能和使用状态。替用或备用的设备、借用的设备在满足质量要求的同时，必须同时满足临床实验室管理措施的要求。

4. 设备维修后应出具维修报告，维修报告内容至少应包括以下内容：维修的仪器或设备名称与设备编号、故障发生日期、故障描述、设备参数/设置、故障排除的日期和时间、故障维修人员签字确认、故障排除后所采取的后续行动（如果需要的话）、检验科（实验室）相关负责人的审核和批准等。

5. 设备维修后应有维修报告并存档，仪器维修后需经过校准、验证，或检测表明其达到规定的可接受标准，并经临床实验室负责人审核后方能投入使用。校准，验证和对故障前所检测项目的结果评估与验证可以根据故障的部位以及对检验结果的影响程度来进行确定。

（二）设备保养

临床实验室应遵循制造商的建议，制定每台设备的维护与保养程序，并严格按程序对设备进行常规性维护和保养，并记录。

1. 应根据临床实验室仪器设备制造商的建议制定定期（每日、每周、每月等）日常预防性维护和保养及年度维护保养计划。

2. 临床实验室仪器使用人员按该仪器计划规定，定期进行日常预防性维护和保养，并记录设备的状态、使用情况、维护和保养情况。

3. 每台设备年度维护由厂商工程师进行，并对维护保养的过程作详细记录，并经实验室相关负责人审核、确认。

八、设备报废

设备经数年使用后其性能指标不能达到临床实验室质量要求，或维修后仍然不能达到规定的性能标准或仍不能正常使用时，临床实验室需对该设备进行报废处理。

（一）设备报废流程要求

设备报废应按临床实验室设备报废管理流程办理设备报废手续、更新设备档案信息，按国家或医院规定处理设备，搬离临床实验室。

（二）设备无害化处理

报废设备应进行以下无害化处理后方可搬离临床实验室。

1. 危险品和感染性物品的去除　所有危险或感染性物质的容器必须从报废设备上去除，危险或感染性废物需要处置应该按照国家相关规定的要求进行。

2. 设备去污染处理　设备报废前必须对设备进行去污染处理，以免在报废设备运输或处置过程中对环境和人员存在潜在危害。设备去污染最好按照制造商的说明书进行，也可以根据设备以前使用过程中存在的污染严重性进行评估，然后采用相应去污染措施。经去污染处理的设备可以挂上“已经去污染处理”的标签。

3. 保密信息的去除　保留有患者信息或其他机密信息的设备，应将该信息转移到另一种介质进行存储。然后对报废设备内信息进行删除，并确认信息删除有效性。

第三节　临床实验室专用设备校准与维护

临床实验室设备是否正常运行直接关系到检验结果准确性，因此，为了保证检验质量，必须对临床实验室设备进行定期校准与正确维护，但临床实验室设备品种和型号均很多，本节仅对主要临床实验室设备的校准和维护要点进行说明，具体要求请参照相应行业规范和供应商提供的设备说明书。

一、尿液干化学分析仪

（一）仪器概况

尿液干化学分析仪由机械加样传送系统、光学检测系统、电路系统等部分组成。尿液干化学分析仪以反射光测定为测定基本原理。光源发出的光照射在试剂带的模块上，尿试带上的各试剂模块均可与尿液中相应的成分进行独立的化学反应，显示不同的颜色，光学单元中，相应波长的光线照射其反射部位，检测器接收反射光线；颜色的深度与特定成分的含量成比例关系，颜色变化越深，吸收光量值越大，反射光量值越小，则反射率越小，仪器将反射光信号转换成电信号，由电信号的强弱计算出试剂区的反射率，从而确定尿液中的成分含量。某些试带上另设一个空白试剂块称为“颜色补偿区”，它用于鉴别尿液本身颜色，并用此对异常颜色尿液对其他颜色反应产生的干扰进行补偿。测试原理分别按照比重、浊度、RGB颜色来分辨。尿液干化学分析仪按自动化程度分为半自动尿液分析仪和全自动尿液分析仪两类。

（二）校准

1. 性能参数　主要参数有检测重复性（标准灰度条或尿试纸条测试重复性）、分析仪与随机尿试纸条适配的准确度和检测稳定性（标准灰度条或尿试纸条测试稳定性）等。

2. 校准周期　一般每 12 个月校准一次，但在仪器主要检测部件故障或可能导致测定结果误差其他原因时，应立即对仪器进行校准。

（三）日常维护

按厂家说明书进行。

二、尿液有形成分分析仪

（一）仪器概况

尿液有形成分分析仪按检测原理可分为影像型尿液有形成分分析仪和流式型尿液有形成分分析仪两类。

1. 影像型尿液有形成分分析仪　是最早开发的尿液有形成分分析类仪器，模仿显微镜下形态学检验的方法而进行检测。根据检测的方式不同又分为流动式和静止式。流动式影像分析技术尿液有形成分分析仪主要由自动进样模块、流动式显微成像模块、计算机处理模块组成。采用平面流式细胞技术结合自动高速显微镜数码成像技术，运用智能粒子识别软件对尿液中的有形成分进行自动分类和定量报告；静止式影像分析技术尿液有形成分分析仪主要由自动进样模块、自动显微镜成像模块和计算机处理估计模块组成。软件系统对尿液有形成分进行识别和判定，给出最终的实验结果。

2. 流式型尿液有形成分分析仪　分析仪由仪器部分和中央处理器两部分构成；仪器部分由光学检测系统、液路系统（鞘流）、电气系统和自动进样系统组成。使用流式细胞计数法（FCM）技术来获取尿细胞前向散射光和荧光及侧向散射光和荧光的强度参数和电阻技术来获得尿液电导率参数。在对细胞中的特定物质进行荧光染色并调节到悬浮状后，使用鞘液包围此物质然后通过喷嘴以单柱形式喷出。每个尿细胞暴露在高度密集的激光束照射之下会按不同角度发出荧光和散射光。系统将对这些电信号进行分析，为各尿细胞按照荧光强度生成一维直方图，并按照荧光强度和散射光强度生成二维散点图，以便对各个尿细胞进行识别。前向散射光的发光度即可获知细胞的大小和表面状态等。由于荧光标识抗体的性质和荧光色素的作用，从染色尿细胞发出的荧光能够量化细胞表面和胞质内的性状以及细胞核的性质。

（二）校准

1. 性能参数　主要参数有准确度、重复性、线性误差、携带污染率等。

2. 校准周期　一般每 12 个月校准一次，但在仪器主要检测部件故障或可能导致测定结果误差其他原因时，应立即对仪器进行校准。

（三）日常维护

按厂家说明书进行。

三、血液分析仪

（一）仪器概况

血液分析仪按自动化程度分为半自动、全自动；按照分析原理分为电阻抗法、流式细胞术、激光散射法、多角度偏振光散射技术、荧光法、各种细胞化学特性应用技术、电导射频法五大类。

1. 电阻抗法　电阻抗法是利用血细胞的非传导性质进行计数与分类，把用等渗电解质溶液稀释过的血细胞悬液倒入不导电的容器中，将小孔管插到细胞悬液中，在小孔管内外各置一个电极，当小孔间充满导电的稀释液时，整个电路的阻抗为一定值；当血细胞通过微孔时，由于自身的非传导性，小孔间阻抗发生变化。保持电路中电流恒定，根据欧姆定律回路中电阻的增加于瞬间引起电压变化而出现一个脉冲信号（通过脉冲），脉冲振幅大小反映血细胞体积大小，脉冲数量反映血细胞个数。

2. 流式细胞术　流式细胞术是一种综合应用光学、机械学、流体力学、电子计算机、细胞生物学、分子免疫学等学科技术，使被测溶液流经测量区域，并逐一检测其中每一个细胞的物理和化学特性，从而对高速流动的细胞或亚细胞进行快速定量测定和分析的联合检测方法。

3. 激光散射法/多角度偏振光散射技术/荧光法 根据光散射理论，当激光照射到流动室内流过的每一个细胞时，由于细胞的物理特性，部分光线从细胞上经不同的角度散射。其中，前向小角度散射光的光强可以反应细胞体积；大角度散射光的光强可以反映细胞核复杂度和细胞颗粒的信息；而侧向散射光的光强可以反映细胞膜、核膜、细胞质的变化。因此，可以依据细胞表面光散射的特点对细胞进行分类。用激光光源产生的单色光束直接进入计数池的敏感区，在不同角度（10°~70°）对每个细胞进行扫描分析，测定其散射光强度，从而提供细胞结构、形态的光散射信息。荧光法是利用不同细胞的细胞膜、胞内因子以及胞内 DNA、RNA、胞内离子钙等不同染色特性，选用具有特异性抗原或抗体的荧光染料载体，使待分离的细胞分别标记相应的荧光物质，经过特定波长的激光照射激发出不同波长的荧光，利用各种 PMT 管检测荧光信号的个数，可以完成待检细胞的计数，如进一步分析计数淋巴细胞或网织红细胞等。

4. 细胞化学特性应用技术 不同的白细胞自身具有不同的化学性质，利用此特性，配合相应的化学试剂可以对细胞加以区分。由于嗜酸性粒细胞或嗜碱性粒细胞均有较强的碱性（或酸性），因此在特殊的溶血剂作用下，经过特定时间及温度的孵育，可使除嗜酸性（嗜碱性）粒细胞之外的所有细胞溶解或萎缩。经处理之后的细胞根据阻抗脉冲计数法，可得相应嗜酸性粒细胞或嗜碱性粒细胞有效数值。利用五种白细胞过氧化物酶活性的差异对白细胞进行染色，测定其酶反应强度，对白细胞进行分析。将待测血液加入清洗剂和甲醛的等渗液体内经孵育，再加入过氧化氢和四氯一萘酚，细胞内过氧化物酶分解产生氧离子，使四氯一萘酚显色并沉淀，并定位于酶反应部位。根据酶反应强度的不同，利用光电检测技术测定相应吸光度值的方法，用以区分嗜酸性粒细胞、中性粒细胞、单核细胞。

5. 电导射频法 射频技术的基本原理是电磁理论。射频法通常与电阻抗法结合对血细胞进行分析即利用射频电流（高频交流变化电磁波）穿透细胞，获得细胞核大小和颗粒多少的信息；利用直流电测量细胞的大小，因此，血细胞在通过计数小孔时将产生两个不同的脉冲信号，脉冲的高低分别代表细胞的大小和核及颗粒的密度。

（二）校准

1. 性能参数 主要参数有空白计数、线性（线性范围、线性误差）、仪器可比性、测量重复性、携带污染率、直方图分辨性能、白细胞分类准确性（针对五分类分析仪）等。

2. 校准周期 一般每 6 个月校准一次，但在仪器主要检测部件故障或可能导致测定结果误差其他原因时，应立即对仪器进行校准。

（三）日常维护

应该按照制造商要求维护。

四、红细胞沉降率测定仪

（一）仪器概况

毛细管光度计成像测定动停流动力分析：用带盖试管盛抗凝血样，试管放在合适的架子上，管中血会被慢慢地混匀，封闭式吸样针直接将血样从管中吸出，分配到一根毛细管中，高速离心，恒定温度，并经 950nm 波长的红外线显微光度计进行检测。红细胞在那段毛细管位置出现脉冲信号，单位时间内所检测的脉冲信号变化描绘成一条沉降曲线，使用线性回归模式分析，把所测得信号可换算成与魏氏法相关的值。包括毛细管光度计成像法、激光束法、红外光束法等。

（二）校准

1. 性能参数 主要参数有可比性（与手工魏氏法的比较）、检测重复性、准确性、检测速度等。

2. 校准周期 一般每 12 个月校准一次，但在仪器主要检测部件故障或可能导致测定结果误差其他原因时，应立即对仪器进行校准。

（三）日常维护

按照制造商具体要求或者说明书进行维护。

五、半自动凝血分析仪

（一）仪器概况

按照检测原理分为生物学法（如凝固法）、生物化学法（如发色底物法）两类。

1. 凝固法 模拟生理血液凝固条件，加入某种试剂，启动血液凝集反应，使样本中的纤维蛋白原转化为交联纤维蛋白，使样本发生凝固。通过连续监测此过程中反应体系所发生的光学（例如吸光度）、物理学（如黏度）或电学（如电流）特性变化确定反应终点，并作为纤维蛋白原的转化时间，利用这种原理测定血液样本凝固特性或纤溶特性的方法。

2. 发色底物法 以人工合成具有某种裂解位点

的化合物（如苯丙氨酸-缬氨酸-精氨酰胺）与产色物质结合，如对硝基苯胺连接形成酶的特异性底物，由于待测样本中存在或反应过程中产生了有活性的酶，底物被水解并释放产色物质，使反应体系发生颜色变化，通过比色的方法检测其颜色变化程度，并与酶活性或待测物含量成一定的比例关系。

（二）校准

1. 性能参数　主要有不同通道测定结果一致性、测量重复性、测量准确度、线性范围等。

2. 校准周期　一般每12个月校准一次，但在仪器主要检测部件故障或可能导致测定结果误差其他原因时，应立即对仪器进行校准。

（三）日常维护

根据厂商说明书进行操作。

六、全自动凝血分析仪

（一）仪器概况

全自动凝血分析仪按照检测原理分生物学法（如凝固法）、生物化学法（如发色底物法）和免疫学法（如免疫比浊法）三类。

1. 凝固法　模拟生理血液凝固条件，加入某种试剂，启动血液凝集反应，使样本中的纤维蛋白原转化为交联纤维蛋白，使样本发生凝固。通过连续监测此过程中反应体系发生的光学（例如吸光度）、物理学（例如黏度）或电学（例如电流）特性变化确定反应终点，并作为纤维蛋白原转化时间，利用这种原理测定血液样本凝固特性或纤溶特性的方法。

2. 发色底物法　以人工合成具有某种裂解位点的化合物（如苯丙氨酸-缬氨酸-精氨酰胺）与产色物质结合，由于待测样本中存在或反应过程中产生了有活性的酶，底物被水解并释放产色物质，使反应体系发生颜色变化，通过比色的方法检测其颜色变化程度，并与酶活性或待测物含量成一定的比例关系。

3. 免疫比浊法　利用抗原与特异性抗体结合的特点，使待测物与标记有其特异性抗体的微粒结合，使得反应体系的浊度发生变化，通过检测其光强度的变化定量待测物的方法。

（二）校准

1. 性能参数　主要在携带污染率、测试速度、测量重复性、测量准确度、线性范围等方面进行校准。

2. 校准周期　一般每12个月校准一次，但在仪器主要检测部件故障或可能导致测定结果误差其他原因时，应立即对仪器进行校准。

（三）日常维护

具体根据厂商说明书进行操作。

七、自动血型分析仪

（一）仪器概况

自动血型分析仪是一类利用自动设备完成血型鉴定过程中加样、孵育、反应与检测流程从而实现血型鉴定自动化的仪器。血型检测原理主要有：

1. 微柱凝胶法　在微柱凝胶介质中，红细胞抗原与相应抗体结合，经低速离心凝集的红细胞悬浮于凝胶中，未和抗体结合的红细胞则沉于凝胶底部。

2. 玻璃柱法　微柱中装有细小的玻璃柱，利用离心力将凝集的红细胞阻于微柱的上端，未凝集的红细胞通过微柱间的缝隙到达微柱的底部。

（二）校准

1. 性能参数　恒温箱的性能参数（室温保持区温度控制的准确性、恒温区温度控制的准确性和稳定性；离心机转速误差；检测准确性（ABO/Rh血型系统、抗人球蛋白测定）等。

2. 校准周期　一般每12个月校准一次，但在仪器主要检测部件故障或可能导致测定结果误差其他原因时，应立即对仪器进行校准。

（三）日常维护

按照仪器说明书要求进行。

八、电解质分析仪

（一）仪器概况

电解质分析仪分析原理有离子选择电极法、火焰光度法、分光光度法、大环发色团法、汞滴定法和库仑电量分析法。电解质分析仪按结构形式，可分为台式和便携式；按测量方法，可分为直接测量法和间接测量法；按操作自动化程度：可分为全自动、半自动和手动。

（二）校准

1. 性能参数　主要参数有正确度、精密度、线性、携带污染率等。

2. 校准周期　一般12个月校准一次，但在仪器主要检测部件故障或可能导致测定结果误差其他原因时，应立即对仪器进行校准。

（三）日常维护

使用不同机型应按厂家说明书进行维护保养。

九、半自动生化分析仪

（一）仪器概况

半自动生化分析仪属于光学分析仪器，其检测原理是基于物质对光的选择性吸收，即分光光度法。单色器将光源发出的复色光分成单色光，特定波长的单色光通过盛有样品溶液的比色池，光电转换器将透射光转换为电信号后送入信号处。半自动生化分析仪按照单色器分为滤光片式、光栅式、固体发光器件等方式；按照吸收池形式分为固定式和流动式等。

（二）校准

1. 性能参数　主要性能参数有波长性能（准确度偏倚、半宽度和重复性）、吸光度（线性偏倚、稳定性、重复性）、温控系统性能（准确性、稳定性等）、交叉污染率等。

2. 校准周期　一般每 12 个月校准一次，但在仪器主要检测部件故障或可能导致测定结果误差其他原因时，应立即对仪器进行校准。

（三）日常维护

按厂家说明书进行。

十、全自动生化分析仪

（一）仪器概况

全自动生化分析仪是把分析过程中的取样、加试剂、混匀、保温反应、检测、结果计算和显示以及清洗等步骤进行自动化操作的生化分析仪器。自动生化分析仪属于光学分析仪器。其检测原理是基于物质对光的选择性吸收，即分光光度法。单色器将光源发出的复色光分成单色光，特定波长的单色光通过盛有样品溶液的比色池，光电转换器将透射光转换为电信号后送入信号处。按照反应装置结构，自动生化分析仪主要分为流动式、分立式两大类。流动式是指测定项目相同的各待测样品与试剂混合后的化学反应在同一管道流动的过程中完成。这是第一代自动生化分析仪。分立式是指各待测样品与试剂混合后的化学反应都是在各自的反应杯中完成。

（二）校准

1. 性能参数

（1）光路系统：杂散光、吸光度线性范围、准确度、稳定性、重复性。

（2）温控系统：温度的准确度与波动度。

（3）加样系统：加样的准确度与重复性、样品携带污染率。

2. 校准周期　一般每 12 个月校准一次，但在仪器主要检测部件故障或可能导致测定结果误差其他原因时，应立即对仪器进行校准。

（三）日常维护

按厂家说明书进行。

十一、干式化学分析仪

（一）仪器概况

干式化学分析仪是一种专门使用固相载体试剂进行临床化学检验的分析仪。将待测液体样品（血清、血浆、全血、尿液等）直接加到已经将化学试剂固化到特殊结构的试剂载体上，以样品中的水为溶剂，将固化在载体上的试剂溶解后再与样品中的待测成分进行化学反应，通过比色法、免疫法、离子选择电极法等检测方法定量测出样品中待测成分的浓度或活度。

（二）校准

1. 性能参数　主要校准参数有准确度、批内精密度、线性、稳定性等。

2. 校准周期　一般每 12 个月校准一次，但在仪器主要检测部件故障或可能导致测定结果误差其他原因时，应立即对仪器进行校准。

（三）日常维护

按厂家说明书进行。

十二、糖化血红蛋白分析仪

（一）仪器概况

糖化血红蛋白分析仪是用于检测糖化血红蛋白（GHb）的专用仪器，临床实验室中应用的 GHb 测定方法主要分为两类：一类是基于 GHb 与非 GHb 的电荷不同，如离子交换层析、电泳和等电聚集方法；另一类是基于血红蛋白上糖化基团的结构特点，如免疫亲和层析法和免疫学检测法。

（二）校准

1. 性能参数　糖化血红蛋白分析仪的检定/校准目前尚无国家与行业标准，因此所依据的标准为厂家标准。主要涉及准确性、重复性、稳定性、线性等方面。

2. 校准周期　一般每 12 个月校准一次，但在仪器主要检测部件故障或可能导致测定结果误差其他原因时，应立即对仪器进行校准。

（三）日常维护

按厂家说明书进行。

十三、血气分析仪

（一）仪器概况

血气分析仪主要是由电极系统、管路系统及电路系统组成。一般包括电极（pH、PO_2、PCO_2）、进样室、恒温器、气体混合器、放大器元件、数字运算显示器和打印机等部件。待测血液在管路系统的抽吸下，被抽进样品室内的测量毛细管中测量。毛细管管壁上开有4个孔，pH、pH参比、PO_2和PCO_2 4支电极感测头紧紧将这4个孔堵严。其中，pH和pH参比电极共同组成对pH测量系统，被测量的血液吸入测量毛细管后，管路系统停止抽吸；这样，血液中的pH、PCO_2和PO_2同时被4支电极所感测，电极将它们转换成各自的电信号，这些电信号经过放大模数转换后被送至计算机统计，计算机处理后将测量值和计算值显示出来并打印出测量结果。血气分析仪根据携带的方便性可以分为便携式和非便携式两类。

（二）校准

1. 性能参数　电极性能（稳定度、精密度、重复性等）、检测准确度、检测重复性等。

2. 校准周期　一般每12个月校准一次，但在仪器主要检测部件故障或可能导致测定结果误差其他原因时，应立即对仪器进行校准。

（三）日常维护

按厂家说明书进行。

十四、快速血糖仪

（一）仪器概况

快速血糖仪是一种用于快速血糖检测的POCT仪器，根据仪器检测原理不同可分为：

1. 光电型血糖仪　其反应原理是利用在GOD氧化葡萄糖时产生的H_2O_2，在过氧化物酶（POD）存在时把还原型生色原氧化成氧化型生色原，其产量与血糖浓度成正比。通过测量在某一波长生色原的吸收强度，可计算出血液葡萄糖的浓度。光电型血糖仪类似CD机，有一个光点头，它的优点是价格比较便宜，缺点是探测头暴露在空气里，很容易受到污染，影响测试结果。

2. 电极型血糖仪　其检测原理是电极表面固化上葡萄糖氧化酶（GOD），当血液滴到电极上时，GOD可氧化血液中葡萄糖产生葡萄糖内酯和H_2O_2，同时释放出电子。所产生的电子被导电介质转移给电极，在一定电压的作用下，流过电极的电流将发生变化，通过检测电流变化与葡萄糖浓度的线性关系达到检测血糖浓度的目的。

血糖仪按采血方式分有两种，一种是抹血式，另一种是吸血式。抹血式光电型快速血糖仪一般采血量比较大，患者比较痛苦，如果采血偏多，还会影响测试结果，血量不足，操作就会失败，浪费试纸；吸血式快速血糖仪，试纸自己控制血样计量，不会因为血量的问题出现结果偏差，操作方便。

（二）校准

1. 性能参数　血糖仪和血糖试条的测量重复性和准确度；血糖纸条批间差；质控物质与血糖试纸的质控范围一致性。

2. 校准周期　一般每3个月校准一次，但在仪器主要检测部件故障或可能导致测定结果误差其他原因时，应立即对仪器进行校准。

（三）日常维护

按厂家说明书进行。

十五、流式细胞仪

（一）仪器概况

流式细胞仪是采用流式细胞技术对生物颗粒（红细胞、白细胞、各类组织细胞、血小板、微生物等）以及人工合成微球的多种物理和生物学特性进行定量分析，并能对特定细胞群体加以分选的自动化分析仪器。流式细胞仪主要由液流系统、光学系统、电子系统、分析系统四部分组成。通过测定细胞或颗粒的光散射和荧光情况获得其体积大小、内部结构、DNA、RNA、蛋白质、抗原等物理及化学特征。

流式细胞仪根据用途不同，可以分为临床型和科研型两大类。临床型流式细胞仪操作相对容易、功能相对简单，稳定性好，分析速度快，适合在临床实验室中应用；科研型流式细胞仪功能齐全、分析灵活，但操作比较烦琐，必须由经过正规训练的专业技术人员进行操作。根据其使用范围和功能不同，又可以将流式细胞仪分为通用型和专用型两类，通用型可以分析各种细胞或粒子悬液中固体成分的性质；专用型则专门用于某类标本的细胞分析。此外，根据使用的荧光参数不同，还可以分为单色荧光、双色荧光、多色荧光流式分析仪等。

（二）校准

1. 性能参数　光路系统（荧光灵敏度、线性、前向角散射光检测灵敏度、前向角散射光和侧向角散射光分辨率等）和检测性能（检测分辨率、稳定性、倍体分析线性、表面标志物检测准确性、表面标记物检测的重复性、携带污染率等）。

2. 校准周期　一般每12个月校准一次，但在仪器主要检测部件故障或可能导致测定结果误差其他原因时，应立即对仪器进行校准。

（三）日常维护

具体日常维护应遵循厂家仪器说明书要求。

十六、半自动化学发光免疫分析仪

（一）仪器概况

半自动化学发光免疫分析仪是以手工或其他方式完成添加样本、添加试剂、混匀、洗涤、孵育等部分或全部工作，然后由仪器自动进行测试、计算、报告结果的化学发光免疫分析仪。将患者样本和标记物加入到固相包被有抗体的白色不透明微孔板中，样本中的待测分子与标记物的结合物和固相载体上的抗体特异性结合。分离洗涤未反应的游离成分。然后，加入发光底液，利用化学反应释放的自由能激发中间体，使其从基态跃迁到激发态，当发光物质从激发态回基态时其能量以光子的形式释放。此时，将微孔板置入分析仪内，通过仪器内部的三维传动系统，依次由光子计数器读出各孔的光子数。样品中的待测分子浓度根据标准品建立的数学模型进行定量分析。据化学发光免疫分析中标志物的不同及反应原理的不同，大体分为直接半自动化学发光免疫分析仪、半自动化学发光酶免疫分析仪和半自动电化学发光免疫分析仪三类。

（二）校准

1. 性能参数　主要参数有测光值重复性和稳定性、线性范围、孔间干扰（不适用于单管式分析仪）和最低响应值等。

2. 校准周期　一般每 12 个月校准一次，但在仪器主要检测部件故障或可能导致测定结果误差其他原因时，应立即对仪器进行校准。

（三）日常维护

按厂家说明书进行。

十七、全自动化学发光免疫分析仪

（一）仪器概况

全自动化学发光免疫分析仪是将所有分析过程包括样品和试剂的加注、免疫结合反应环境的提供、数据测量、结果计算和输出都实施了自动化的发光免疫分析仪。化学发光免疫分析包含化学发光分析系统和免疫反应系统。前者是利用化学发光物质经催化剂和氧化剂的氧化，形成一个激发态的中间体，当这种激发态中间体回到稳定的基态时，同时发射出光子，利用发光信号测量仪器测量光量子数。后者是将发光物质或酶直接标记在抗原或抗体上，与相应抗体或抗原进行抗原抗体反应。根据化学发光免疫分析中标志物的不同及反应原理的不同，大体分为：全自动化学发光免疫分析仪、全自动化学发光酶免疫分析仪和全自动电化学发光免疫分析仪三种类型。

（二）校准

1. 性能参数　主要指标有反应区温度控制的准确性和稳定性、检测稳定性、批内测量重复性、线性和携带污染率等。

2. 校准周期　一般每 12 个月校准一次，但在仪器主要检测部件故障或可能导致测定结果误差其他原因时，应立即对仪器进行校准。

（三）日常维护

按厂家说明书进行。

十八、免疫比浊仪

（一）仪器概况

免疫浊度测定的基本原理是抗原抗体在特殊缓冲液中快速形成抗原抗体复合物，使反应液出现浊度。当反应液中保持抗体过量时，形成的复合物随抗原量增加而增加，反应液的浊度亦随之增加，与一系列的校准品对照，即可计算出待测物的含量。免疫浊度测定法按照仪器设计的不同可以分为两种，即透射免疫比浊仪和散射免疫比浊仪。

（二）校准

1. 性能参数　主要参数有加样系统（准确度、重复性）、温控系统（准确度、一致性）、光学检测系统（准确性、重复性、线性）等。

2. 校准周期　一般每 12 个月校准一次，但在仪器主要检测部件故障或可能导致测定结果误差其他原因时，应立即对仪器进行校准。

（三）日常维护

按厂家说明书进行。

十九、酶 标 仪

（一）仪器概况

酶标仪实际上就是一台专用光电比色计或分光光度计，其基本工作原理与主要结构和光电比色计基本相同。光源灯发出的光波经过滤光片或单色器变成一束单色光，进入塑料微孔板中的待测标本。该单色光一部分被标本吸收，另一部分则透过标本反射到光电检测器上，光电检测器将这一待测标本不同而强弱不同的光信号转换成相应的电信号。电信号经前置放大，对数放大，模数转换等信号处理后送入微处理器进行数据处理和计算，最后由显示器和打印机显示结果。酶标仪的分类方式一般可以按照滤光方式的不同和功能的不同进行划分。基于滤光方式的不同可分为滤光片式酶标仪和光栅式酶标仪。另外，根据通道的个数，也可将酶标仪分为单通道和多通道两种类型，单通道又有自动和手动两种之分。

（二）检定

1. 性能参数 波长（范围、准确度、重复性）、吸光度（准确度、重复性、通道间一致性）、光谱带宽、杂散光、T-A 转换误差等。

2. 检定周期 一般每 12 个月检定一次，但在仪器主要检测部件故障或可能导致测定结果误差其他原因时，应立即对仪器进行检定。

（三）日常维护

按厂家说明书进行。

二十、全自动酶标仪

（一）仪器概况

全自动酶标仪由液体处理臂、机械手、条码扫描系统、酶标仪、洗板机、孵育箱、安全工作台、配套用液体瓶及仪器控制软件组成。适用于检验科等实验室替代手工 ELISA 方法分析过程，可根据试剂厂商所提供的检验方法规程，全自动地执行加样、洗板、孵育以及光密度测量等步骤。因其内容涵盖酶标仪、洗板机相关内容，为避免重复，酶标仪、洗板机的相关部分在此章节将不再介绍。根据加样的工作原理可将全自动酶标仪分为两类：气动置换加样全自动酶标仪和定量稀释器加样全自动酶标仪。

（二）检定

1. 性能参数 主要参数有加样准确性和重复性、械臂加样速度、温度准确性和温度梯度等。

2. 检定周期 一般每 12 个月检定一次，但在仪器主要检测部件故障或可能导致测定结果误差其他原因时，应立即对仪器进行检定。

（三）日常维护

按厂家说明书进行。

二十一、自动化血培养系统

（一）设备概况

自动化血培养系统通过自动监测培养基（液）中的混浊度、pH、代谢终产物二氧化碳（CO_2）浓度、荧光标记底物或代谢产物等变化，定性检测微生物培养物生长变化情况。按检测原理可以分为检测培养基导电性和电压的血培养系统、采用测压原理的血培养系统、采用光电原理的血培养系统三类。

（二）校准

1. 校准内容 校准内容主要有孔位校准、温度校准（准确性、一致性）、检测系统校准等。

2. 校准周期 一般每 12 个月校准一次，但在仪器主要检测部件故障或可能导致测定结果误差其他原因时，应立即对仪器进行校准。

（三）日常维护

按厂家说明书进行。

二十二、自动微生物鉴定与药敏分析仪

（一）仪器概况

自动微生物鉴定与药敏分析仪是结合自动化、微机化和先进的微生物检验方法同时进行细菌鉴定和药敏试验，从而对临床大多数细菌进行快速鉴定和药敏检测的一类仪器。根据处理流程可分为全自动和半自动；根据细菌鉴定原理不同分为多波长比色法和荧光法；根据药敏试验原理也可分为比浊法和荧光测定法。

（二）校准

1. 性能参数 主要参数有温度控制的准确性、微生物鉴定的正确性、细菌药物敏感性的正确性；系统检测的可重复性等。

2. 校准周期 一般每 12 个月校准一次，但在仪器主要检测部件故障或可能导致测定结果误差其他原因时，应立即对仪器进行校准。

（三）日常维护

按厂家说明书进行。

二十三、聚合酶链反应分析仪

（一）仪器概况

聚合酶链反应（PCR）分析仪由控制系统、电源系统、温控系统、检测系统、外壳部件等部件组成，是按照聚合酶链反应的 DNA 变性、退火和延伸三个环节，以及温度均衡、传导快速、升降温迅速等原则，以达到 DNA 模板在 PCR 反应体系中进行体外基因扩增，也可以利用荧光检测系统直接检测 PCR 反应体系中荧光素在 PCR 扩增过程的荧光强度变化从而直接反映基因扩增量，是一种集传感技术、微电子技术、光学检测技术和电子计算机技术等发展而成自动化、智能化的体外基因扩增设备。聚合酶链反应分析仪根据控温方式可分为空气驱动循环 PCR 仪、变温金属块 PCR 仪等；根据是否对核酸定量分为普通 PCR 仪和实时荧光 PCR 仪，普通 PCR 仪可分为非梯度 PCR 仪和梯度 PCR 仪，实时荧光 PCR 仪根据采用荧光通道的多少可分为单通道荧光 PCR 仪和多通道荧光 PCR 仪。

（二）校准

1. 性能参数

（1）温控系统：升温速率（平均升温速率和最大升温速率）、降温速率（平均降温速率和最大降温

速率)、模块控温精度、温度准确度、模块温度均匀性、温度持续时间准确度。

(2)光路系统:荧光强度重复性和精密度、不同通道荧光干扰、荧光线性等。

2. 校准周期 一般每12个月校准一次,但在仪器主要检测部件故障或可能导致测定结果误差其他原因时,应立即对仪器进行校准。

(三)日常维护

按厂家说明书进行。

二十四、激光共聚焦扫描仪

(一)仪器概况

激光共聚焦扫描仪是芯片检测仪的一种,它是通过光学系统把激光汇聚在待测芯片上,基于激光共聚焦扫描显微镜原理,通过光学元件对芯片的快速扫描来获取数据的仪器。它的主要原理是利用激光扫描束通过光栅针孔形成点光源,在荧光标记标本的焦平面上逐点扫描,采集点的光信号通过探测针孔到达光电倍增管,再经过信号处理,在计算机监视屏上形成图像。

(二)校准

1. 性能参数 主要参数有仪器的分辨力、最低响应值、线性范围、一致性、重复性、稳定性等。

2. 校准周期 一般每12个月校准一次,但在仪器主要检测部件故障或可能导致测定结果误差其他原因时,应立即对仪器进行校准。

(三)日常维护

按厂家说明书进行。

二十五、电泳仪

(一)设备概况

电泳仪是利用带电粒子在电场中,不同物质由于所带电荷及分子量的不同,在电场中运动速度不同的原理,对不同物质来进行定性或定量分析,或将一定混合物进行组分分析或单个组分提取制备。电泳装置按产品结构形式可分为分体式和一体式两种类型;按其电泳方式可分为垂直式和水平式两大类;自动电泳仪根据自动化程度可分为半自动电泳仪和全自动电泳仪;按其电泳原理可分为淀粉凝胶电泳、琼脂糖凝胶电泳、醋纤膜电泳、圆盘电泳、聚丙烯酰胺凝胶电泳、等电聚焦电泳、二维电泳以及与免疫学技术结合衍生出的电泳技术。

(二)校准

1. 性能参数 电源性能(源电压效应、负载效应、时间漂移、温度系数、纹波系数、电源的连续工作时间、短路保护和报警功能、开路报警和保护功能、稳定状态指示能力、定时装置准确性等)和槽体性能(缓冲液池和冷却装置渗漏性、散热性等)。

2. 校准周期 一般每12个月校准一次,但在仪器主要检测部件故障或可能导致测定结果误差其他原因时,应立即对仪器进行校准。

(三)日常维护

按厂家说明书进行。

二十六、气相色谱仪

色谱法是各种分离技术中效率最高和应用最广的一种方法。它目前已成为天然产物、石油化工、医药卫生、环境科学、生命科学、能量科学、有机和无机新型材料等各个研究领域中不可缺少的重要手段。

色谱仪主要分为气相色谱仪和液相色谱仪。

(一)仪器概况

气相色谱仪是采用气体作为流动相的色谱仪。按色谱柱的形状可分为填充柱和毛细管色谱柱。由于使用了高灵敏度的检测器,可以检测 $10^{-11} \sim 10^{-13}$ g/L物质。因为被测物质需要被汽化,所以气相色谱仪的分析对象只限于气体和沸点较低,容易被汽化的物质,约占有机物总数的20%。

(二)仪器主要组成部分

1. 气路系统 目前常用的载气是高纯氮气、氢气和氦气,同时要对载气进行净化、稳压和稳流控制。

2. 进样系统 包括进样装置和汽化室。

3. 分离系统 是色谱仪的心脏,它的选择是否正确决定了色谱分离的好坏。色谱柱分为填充柱和毛细管柱两种。填充柱由于进样量大,灵敏度高,分析时间短,适合于常规不复杂混合物的分离测定,而毛细管柱的柱效远远高于填充柱,可解决很多极复杂混合物的分离分析。

4. 检测系统 它的作用是将经过色谱分离后的各组分按其物理、化学特性转换成电信号。常用的监测器有热导池检测器、氢火焰离子化检测器、电子俘获监测器、火焰光度检测器、热离子检测器、原子发射检测器、热能检测器和质谱等。这些检测器对于不同的化合物其响应值是不同的,所以应根据所分析的化合物种类选择相应的检测器。

5. 记录系统 包括放大器、记录仪和数据处理器。

(三)定性和定量分析

1. 定性分析 色谱分析就是要确定各色谱峰所代表的化合物。由于各种物质在一定的色谱条件下均有确定的保留时间，因此保留值是色谱分析的主要指标。但是不同的物质在同一色谱条件下可能具有相似或相同的保留性，因此需要结合其他的方法来定性，例如：利用标准品对照；与化学方法配合；利用检测器的选择性；与其他仪器联用等。

2. 定量分析 定量分析的依据是，在一定条件下，被测组分的质量（或其在载气中的浓度）与它在色谱图上的峰面积成正比。常用的定量计算方法有：归一化法，内标法，内标标准曲线法，外标法等。

二十七、液相色谱仪

（一）仪器概况

液体作为流动相的色谱称为液相色谱。目前商品化的液相色谱仪具有高速、高效、高灵明度、高自动化的特点，故称高效液相色谱仪，但也可称为高速液相色谱仪或高压液相色谱仪。近年来出现一种超高效液相色谱仪是指一种采用小粒径填充料（<2μm）和超高压系统（>105kPa）的新型液相色谱技术，可显著改善分离能力和灵敏度，大大缩短分析周期。目前液相色谱已被广泛应用于分析在生物学和医药上有重大意义的大分子物质，如蛋白质、核酸、氨基酸、多糖类等。

（二）仪器主要组成部分

1. 高压输液系统 包括储液器、高压泵、脱气（梯度洗脱）装置组成。其中高压（输液）泵是核心部件。

2. 进样系统 一般有隔膜注射器和高压进样阀两种。

3. 色谱柱-分离系统 色谱柱是色谱仪的心脏，它的种类和质量直接影响分离效果。一般可分为：吸附色谱、分配色谱、凝胶色谱、离子交换色谱、离子排斥色谱、离子对色谱、离子抑制色谱、配位体交换色谱、手性色谱和亲和色谱等。

4. 检测系统 常用的有紫外检测器、示差折光检测器、电导检测器、荧光检测器、蒸发光散射检测器及质谱等。由于各检测器对不同物质的检测能力不同，故应根据所分析对象选择不同的检测器。

5. 梯度淋洗装置 所谓梯度淋洗，指在分离过程中使流动相的组成随时间改变而改变。通过连续改变色谱柱中流动相的极性、离子强度和 pH 等因素，使被测组分的相对保留值得以改变，从而提高分离效率。

6. 记录系统 同气相色谱仪。

（三）定性和定量分析

同气相色谱仪。

二十八、质谱仪

质谱仪是纯物质鉴定的有力工具，其中包括相对原子质量和分子质量的测定，化学式的确定及结构鉴定等。同时质谱仪又可以通过离子流强度进行定量分析，且极其灵敏，少至20个离子仍能得到有用信号。

（一）仪器概况

质谱仪按其用途可分为：放射性核素质谱仪（测定放射性核素）、无机质谱仪（测定无机化合物）、有机质谱仪（测定有机化合物）。

（二）仪器主要组成部分

1. 真空系统 质谱仪的离子产生及经过系统必须处于高真空状态，一般质量分析器的真空度要高于离子源1~2个数量级。

2. 进样系统 进样系统是将样品送入离子源，一般质谱仪都配有间歇式进样系统和直接探针进样系统，在色谱-质谱联用时，色谱就是质谱的进样系统。

3. 离子源 离子源的作用是将被分析的样品原子或分子电离成带电离子，并会聚成有一定几何形状和一定能量的离子束，然后进入质量分析器被分离。为了使稳定性不同的样品分子在电离时都能得到分子离子的信息，就需要采用不同的电离方法。目前质谱仪常用的离子源有：电子轰击源；化学电离源和解吸化学电离源；场致电离源和场解吸电离源；快原子轰击电离源和离子轰击电离源；电喷雾电离源；大气压化学电离及基质辅助激光解吸源等。

4. 质量分析器 质量分析器是质谱仪的最重要组成部分，位于离子源和检测器之间，其作用是将离子源产生的样品离子，按质荷比（m/Z）的不同将其分开。质量分析器的类型很多，大约有20余种，但主要有：单聚焦分析器、双聚焦分析器、四极杆滤质器、离子阱质量分析器、飞行时间分析器和离子回旋共振质量分析器等。

5. 检测器 质谱仪常用的检测器有电子倍增器，闪烁检测器，法拉第杯和照相底板等。

6. 数据处理及输出系统 主要功能是快速采集和处理数据，监控质谱仪工作状态，进行化合物的定性和定量分析。

（三）定性和定量分析

1. 定性分析 包括相对分子质量的测定、化学式的确定及结构鉴定三个部分。从分子离子峰可以准确地测定该物质的相对分子质量；用高分辨率的质谱可以精确地测定分子离子的质量，从而可以通过计算来推断它的分子式；根据质谱图所提供的分子离子峰、放射性核素峰及碎片质量信息，可以推断出该化合物的结构。

2. 定量分析 质谱检出的离子强度与离子数目成正比，因此通过离子流强度可进行定量分析。一般分为单离子监测、多离子监测及总离子流监测三种。

二十九、色谱-质谱联用技术

联用技术指两种或两种以上的分析技术结合起来，重新组合成一种以实现更快速、更有效的分离和分析技术。其中最常用的联用技术是色谱与质谱的联用。色谱具有高分离能力、高分析速度、高灵敏度的优势，而质谱具有在高灵敏度下，极强的定性鉴别能力，因此，色谱与质谱的联用既发挥了各自的优势，也弥补了各自的不足，是目前应用范围最广、最成功的联用技术。

（一）气相色谱-质谱联用技术

在所有联用技术中气质联用发展最完善，应用最广泛。

1. 气质联用仪的基本构成 气质联用仪由气相色谱-接口-质谱仪组成。其中气相色谱仪是质谱的进样系统，而质谱仪则是气相色谱仪的检测器。这里最关键的是接口，它要协调前后两种完全不同仪器的输出和输入，使之充分发挥各自的特长。

2. 气质联用仪的分类 气质联用仪的分类是根据联用的质谱仪的质量分析器的不同而区分，如：气相色谱-四极杆色谱或磁质谱、气相色谱-离子阱质谱、气相色谱-飞行时间质谱等。

3. 气质联用仪所提供的信息 一般气质联用仪可以提供色谱保留值、总离子流色谱图、质量色谱图、选择离子检测图（质量碎片图）、质谱图等。从这些信息中可以推断化合物的分子量、化学式及结构式，从而确定化合物的名称。

4. 气质联用的定量方法 定量方法分为：外标法定量和内标法定量，其中放射性核素标记物作为内标物定量比较好。

（二）液相色谱-质谱联用技术

以液相色谱作为分离系统（进样系统），质谱仪作为检测系统，通过接口而连接起来。

1. 液质联用仪的分类 液质联用仪主要用于分析大分子、难以气化的物质，需要特殊的离子源，故其分类往往把离子源与质量分析器合起来。如：大气压电离（包括大气压电喷雾电离、大气压化学电离、大气压光电离）四极杆质谱仪，基质辅助激光解吸电离飞行时间质谱仪等。

2. 液质联用仪所提供的信息 总离子流图、质量色谱图、选择离子检测图、碰撞诱导解离子离子质谱图等。

3. 串联质谱 对于许多大分子化合物，由一台质谱很难获得足够的信息，以确定该化合物的组成和结构，为此诞生了串联质谱。串联质谱分为：空间串联和时间串联。前者是用两台或两台以上质谱仪前后串联，后者是用一台质谱仪，按时间顺序进行质谱分析。

空间串联的模式有：磁式质谱仪串联；二极或三极四极杆质谱串联；混合型质谱串联，如：磁质谱-飞行质谱、四极杆-飞行质谱等。空间串联的基础是在两台质谱仪之间的碰撞区，被分析离子在碰撞区中与气体（氦气、氩气等中性原子或分子）碰撞，导致离子分解，然后进入第二级质谱对这些分析后的碎片离子进行。

时间串联质谱只有在离子阱质谱仪及傅里叶变换离子回旋共振质谱仪才可实现，因此便成为高性能的结构分析及生命科学研究领域的强有力工具。

第五章

临床检验分析前质量管理

第一节 概 述

一、检验前质量保证体系的定义

分析前程序（pre-analytical procedures）也称为检验前程序（pre-examination procedures），按时间顺序，检验前程序始于临床医师提出检验申请，止于启动分析检验程序；其步骤包括检验申请、患者准备、原始样品采集、标本转运到实验室、在实验室内部传递及检验前标本的预处理的全部过程。

检验前质量保证体系是指对检验前程序各个环节进行质量控制，保证标本的结果能够反映患者真实状态而建立的体系。

二、建立检验前质量保证体系的重要性

实验室质量控制不仅仅局限于检验结果本身，从管理的角度来讲应包括影响分析结果的全过程和各个方面，包括检验前、检验中和检验后。检验前质量保证体系是保证临床检验结果准确性的重要基础。检验前影响因素具有复杂性、隐蔽性、不可控性及责任不确定性四大特点，作为临床实验室，必须建立检验前质量保证体系。

三、建立检验前质量保证体系的主要内容

检验前程序的内容定义为按时间顺序，始于临床医师提出检验申请，止于启动分析检验程序。建立检验前质量保证体系可以参照其框架，结合各自实验室的特点进行，至少应包括对医师、护理人员及患者的信息指导、检验申请、标本采集、标本转运、标本接收、不合格标本的处理、室内的存放、稳定性及前处理等内容。

建立良好的检验前质量保证体系，仅仅依靠临床实验室的努力是难以实现的，还需要临床科室参与和职能部门支持与协助，并定期对过程中有关环节的技术和管理问题进行分析和总结，对涉及标本采集及运送的人员进行系统的培训和考核，并记录所有的过程。

第二节 临床检验服务手册

检验前环节涉及的人员除了检验人员之外，还包括医师、护理人员、患者等多种角色，在执行检验前检验过程中务必给予相应的信息指导；为方便患者、医师、护理人员获取相应的检验信息，实验室可通过编写《临床检验服务手册》供患者、医师及护理人员随时查阅，同时可以利用网络资源，采用电子版本的形式编写内容。《临床检验服务手册》中的内容，都应以合同评审的形式征求临床医师和护理人员的意见和建议，获得临床医护人员的同意，以更好地为实验室服务对象提供服务。临床检验服务手册应包括以下内容：

一、基本信息

检验科在手册中应为其服务对象提供实验室的基本信息，具体内容包括：①实验室名称；②实验室地点；③实验室工作时间；④实验室联系方式；⑤实验室检验申请流程；⑥实验室专业组分类及工作内容。

二、对医师指导的信息

检验医学包括临床血液学、临床体液学、临床化

学、临床免疫学、临床微生物学和临床分子生物学等多个亚学科，学科知识结构与临床医学相对独立；临床医师在医学教育过程中，对于检验医学的了解主要集中于检验指标的临床意义，为其提供相应的检验医学信息指导会促使临床医师正确选择检验项目及组合，具体信息内容包括：

（一）实验室开展的所有检验项目基本信息

①项目名称及英文缩写；②检测方法的原理；③对标本类别的要求；④项目的参考区间；⑤检验项目的临床意义；⑥检测项目的敏感性和特异性；⑦结果回报时间；⑧检测频率（如每天检测或每周二、五检测等）。

对上述信息应定期更新，以保证新开展的检验项目能够尽快纳入该手册中，对于停止开展的项目应及时剔除。对于外送的检验项目，也应列在手册上，并在手册上特别标明委托实验室；对于委托实验室的人员水平、设备情况、检测方法和质量保证措施等应进行资格认定。

（二）检验项目选择原则

临床医师在了解检验项目的基本信息后，应结合患者的病情选择合适的检验项目，并应遵循针对性、有效性、时效性和经济性四个方面的原则。

1. 针对性　是指选择的检测指标要符合临床医师的检验目的。由于一种疾病相关的检测指标有很多，选择时一定要根据目的选择有价值的特定试验。

2. 有效性　是考虑检验项目对诊断疾病的敏感性和特异性。实验室检查不同于病理学检查，其敏感性和特异性有限，因此在选择时需要根据检测的目的进行选择。

3. 时效性　即检验结果回报的及时性，检验结果的及时性对患者的诊断和治疗起到重要的作用，尤其是对于病情危急的患者，检查项目的时效性显得更为重要。

4. 经济性　开具检验项目也需要考虑成本问题，避免增加患者经济负担。

（三）常用检验项目优化组合

目前检验项目的数量逐年增多，但单一检验项目难以满足临床诊疗之需求；同一检验项目有多种检测方法，不同方法各有其特点，任何一个检验项目其敏感性、特异度，以及预测值都有限，如何组合有价值的检测项目，获得有用的临床信息，这是临床医师和检验医师共同面临的问题。常见的检验组合原则包括四大类：

1. 根据疾病发生和演变特征的优化组合　检验项目组合对疾病诊断和发展具有重要的临床意义。例如心肌标志物被WHO确定为心肌梗死的三个诊断标准之一，由肌红蛋白（myoglobin，Myo）、心肌肌钙蛋白Ⅰ（cardiac troponin Ⅰ，CTnI）及肌酸磷酸激酶同工酶（creatine kinase isoenzyme MB，CK-MB）三个指标组合而成的心肌标志物组合在诊断和监测急性心肌梗死（acute myocardial infarction，AMI）中的应用就是根据疾病发生和演变特征优化的组合项目之一，这不仅可以发现是否有急性心肌梗死（心梗）发生，同时还可以推测心梗发生的时间，为抢救患者节省了宝贵的时间。

2. 根据疾病筛检、监测过程的优化组合　糖尿病是由自身免疫和遗传因素共同作用于机体导致胰岛功能减退和胰岛素抵抗等而引发的糖、蛋白质、脂肪、水和电解质等一系列代谢紊乱的代谢性疾病。糖尿病的治疗主要包括调整饮食习惯，定期监测血糖及控制并发症的发展，可以根据不同的目的采用不同的检验项目或组合，具体可参考表6-5-1。

表6-5-1　糖尿病相关检测指标优化组合

用途	项目或组合
糖尿病的诊断与监测	血糖（空腹血糖或手指血糖）
血糖控制程度的监测	糖化血红蛋白，糖化血浆蛋白
监测疾病的进展，糖尿病肾病的早期发现	尿微量白蛋白
糖尿病分型的依据	胰岛素、C肽、自身抗体等

3. 根据检测方法学特点的优化组合　部分检测指标在不同检测方法中其灵敏度和特异度有明显的差异，可采用不同的检测方法进行串联或并联，以增加其灵敏度和特异性，例如粪便隐血试验，化学法对上消化道出血敏感性较高，而由于血红蛋白经过消化道的破坏，免疫胶体金法对于上消化道出血的诊断的敏感性较低，可能会漏诊；对于下消化道出血免疫胶体金法特异性强的优势得到充分的体现，因此通过粪便隐血试验诊断消化道出血可采用化学法和免疫胶体金法组合，综合分析结果，可提高检测结果的准确性。

4. 根据组织器官功能特点的优化组合　评价器官功能特点时需要考虑到该器官的各种功能，例如肝脏是人体代谢的重要脏器，其功能包括物质代谢、胆汁生成和排泄、解毒、免疫、凝血因子合成等，单一指标难以全面反映肝脏功能，如果需要对肝脏功能进行全面的评价，可组合反映肝脏各种功能的指标，如表6-5-2所示。

表 6-5-2　肝脏功能检测指标优化组合

用途	组合指标
肝细胞坏死和损伤	AST、ALT、ADA、CHE、LDH
肝脏排泌及解毒功能	T-BIL、D-BIL、TBA、NH_3
肝脏蛋白质合成功能	ALB、ChE
凝血因子合成功能	PT
肿瘤初筛	AFP、AFU
再生及胆道通畅情况	ALP、5′-NT、γ-GT
肝纤维化指标	PCⅢ、Ⅳ-C、LN、HA

注：ALT：丙氨酸氨基转移酶；AST：天门冬氨酸氨基转移酶；ADA：腺苷脱氨酶；CHE：胆碱酯酶；LDH：乳酸脱氢酶；T-BIL：总胆红素；D-BIL：直接胆红素；TBA：胆汁酸；NH_3：血氨；ALB：白蛋白；PT：凝血酶原时间；AFP：甲胎蛋白；AFU：α-L岩藻糖苷酶；ALP：碱性磷酸酶；5′-NT：5′-核苷酸酶；γ-GT：γ-谷氨酸转肽酶；PCⅢ：Ⅲ型前胶原；LN：层黏蛋白；HA：透明质酸

（四）常用检验项目的影响因素

对检验结果能够产生影响的因素很多，临床医师需要考虑无法在标本采集前进行修正的因素，包括吸烟、长期饮酒、药物、生物周期、年龄、性别、昼夜节律、女性生理周期、妊娠等，在分析相关指标的检测结果时，需要考虑这些因素对检测结果的影响。

1. 吸烟　长期吸烟可导致机体发生一些生物化学及细胞学的变化。吸烟除引起肾上腺素、醛固酮、癌胚抗原和皮质醇等物质浓度的增高外，还可导致血红蛋白浓度、白细胞和红细胞数量、细胞平均容积增高；此外，吸烟可降低高密度脂蛋白-胆固醇的浓度。

2. 饮酒　饮酒可发生短期及长期效应，短期效应指在饮酒后2～4小时产生的效应，包括血糖水平降低、乳酸水平升高、血清AST及ALT活性升高等，可在检测前嘱咐患者禁酒。长期饮酒可使血清中的肝酶如GGT等活性增加，如果患者GGT略微偏高时需要考虑是否为患者长期饮酒所致。

3. 药物　很多药物进入人体后可通过诱发体内特定的生理效应或对体外分析方法的干扰，从而影响某些检验项目的结果。在分析药物对检验结果的影响中，应重点注意药物竞争性与蛋白结合的高亲和力以及与蛋白质发生交叉反应，以及使用抗生素对微生物培养结果的影响。

4. 年龄和性别　某些血清生化指标浓度具有年龄相关性，这种相关性源于多种因素，如器官和系统的功能成熟程度、机体含水量和体重。在特定情况下，甚至在确定参考范围时也必须要考虑这些差异。

5. 生理周期及妊娠　女性由于其特殊的生理周期，性激素水平随月经周期而不断地发生变化；在妊娠的不同阶段，由于胎儿快速生长的需要，孕妇体内部分激素检测结果也与常人相异，甚至形成独特的“妊娠参考区间”，临床医师在分析检验结果时，应充分考虑女性生理周期及妊娠的影响。

6. 昼夜节律　部分检验项目随时间变化呈周期性的改变。如葡萄糖、钾、铁等存在日内变化。睾酮和甲状腺素等激素的分泌有明显的时间节律变化，皮质醇呈昼夜节律，在分析检验结果时需要考虑标本采集时间。表6-5-3列出了部分检验项目日间变化的情况。

表 6-5-3　部分检验项目日间变化

项目	最大值出现时段	最小值出现时段	变化幅度（%）
促肾上腺皮质激素	6～10	0～4	150～200
皮质醇	5～8	21～24	180～200
睾酮	2～4	20～24	30～50
促甲状腺激素	20～24	7～13	5～15
游离总甲状腺激素	8～12	23～24	10～20
生长激素	21～23	1～21	300～400
催乳素	5～7	10～12	80～100
醛固酮	2～4	12～14	60～80
肾素	0～6	10～12	120～140

三、对护理人员指导的信息

影响临床检验结果的检验前因素很多与护理人员相关，护理人员掌握的检验医学专业知识有限，应对护理人员进行合适的信息指导、理论和操作的培训，以减少或避免检验前误差，这些因素主要包括：

（一）溶血

溶血是临床检验中最常见的一种干扰和影响因素，红细胞、血小板和白细胞等血细胞被破坏后释放的出某些成分会干扰或影响检测指标的测定，以红细胞被破坏最为常见，通常所说的溶血就是指红细胞破裂。

1. 溶血对检测指标的影响

（1）红细胞内外浓度差异：红细胞内外部分成分的含量差异较大，溶血后可以引起血浆/血清中部分成分的含量发生变化。

（2）细胞内物质对检测方法的干扰：血红蛋白对300～500nm波长范围内光有一定程度的吸收，能干扰检测结果，尤其是在431nm和555nm处有吸收峰，当选用此两种波长作测定时，吸光度会假性增高，且增高幅度与溶血程度相关。另外，红细胞的部分物质对某些测定反应有干扰，例如血红蛋白能够竞争性抑制胆红素与重氮试剂的偶氮反应，可导致胆红素浓度假性偏低，血红蛋白具有氧化性，可干扰采用氧化还原原理测定的指标。

2. 避免溶血的操作　为避免溶血对检验结果的影响，护理人员抽血时务必注意静脉穿刺时需等待消毒乙醇干透、压脉带压迫时间不得超过1分钟、混匀时避免剧烈振摇、避免全血直接低温冻存及反复冻融、避免室温长时间放置，正确的操作可以减少人为造成的标本溶血。

（二）采血体位对检验结果的影响

人体分别处于站立位、坐位及卧位时，伴随着体内电解质及水分在血管及组织间隙之间的流动，一些不能通过血管的大分子物质浓度会发生变化，如蛋白质、酶类等，对于可以被滤过的小分子物质不受体位的影响，如葡萄糖。另外，在进行动脉血气分析及检测二氧化碳分压和氧分压时注意卧位比坐位和站立位高。为了减少体位对检验结果的影响，护理人员在采血时应嘱咐患者尽量固定体位，如有可能，应备注体位信息，尤其是长期卧床的患者。

（三）运动对检验结果的影响

运动对检验结果的影响根据其影响机制可分为两方面，一方面运动可通过出汗及呼吸改变人体内液体容量及分布；另一方面，剧烈运动可使人体处于应激状态，可使白细胞、血红蛋白、肾上腺素、糖皮质激素、胰岛素浓度发生改变。为了减少运动对检验结果的影响，一般主张在清晨抽血，住院患者可在起床前抽血，匆忙起床到门诊的患者应至少休息15分钟后再采血。

此外，输液也可影响检测结果，如输注葡萄糖可引起体内血糖升高、输注电解质可引起电解质浓度升高，输注右旋糖酐可使凝血酶原时间缩短，输血时可使血液pH偏高。输液患者需要开具检验时需要充分考虑输液的影响，尽量不要在输液后采集血液标本，不得在输液同侧血管采血。

四、对患者指导的信息

（一）饮食对检验结果的影响

饮食是为人体提供能量的途径，但是餐后时间的长短、饮食结构及食物种类对部分检验指标存在一定的影响，在进行相关检测前应遵循医嘱。饮食对部分检验指标的影响如下：

1. 餐后时间　正常饮食后，各种食物被消化吸收，血液中的葡萄糖、血脂会随之升高，胰岛素由于高葡萄糖的刺激也会升高，这些影响都与餐后时间直接相关，而常见检测指标参考范围的建立都是基于空腹健康人，所以应注意餐后时间对检测结果的影响。

2. 饮食结构及食物种类　不同的食物所含的成分不一样，对检验结果也有影响；如高蛋白可使血尿素氮和肌酐增高；高核酸食物动物内脏可致尿酸明显升高；高脂肪饮食可使外源性乳糜微粒及甘油三酯升高，还会影响肝功能和免疫球蛋白等的测定。

（二）饥饿对检测结果的影响

空腹是指餐后时间超过8小时，但有些患者由于种种原因空腹时间过长，达到饥饿状态，对检测结果会产生一定的影响。空腹超过16小时可使血液中多种检测指标发生改变，如葡萄糖、胆固醇、甘油三酯、载脂蛋白、尿素氮降低，而肌酐、尿酸、胆红素、脂肪酸以及尿液中的酮体的含量会上升，应指导患者避免饥饿对检验结果的影响。

第三节　申请表信息

申请表属于合同的一种，常规申请表包括纸质形式和电子形式，申请是检验活动的开始，无论是何种形式的申请，申请表除了包含临床医师需要检查的检验项目信息外，还必须包含患者信息、申请医师信息及原始样品信息，即便是口头申请也必须在规定时间内补充申请内容的前提下才能够执行。

一、患者的信息

①患者姓名；②患者性别及年龄；③临床诊断；④患者唯一性标识，如住院号/门诊号/病案号。

提供患者姓名、性别、年龄及临床诊断是辅助检验人员审核检验报告的需要。首先，部分检验项目的参考范围都与患者的性别及年龄有关，例如血细胞分析参考范围与性别及年龄都相关，必须提供患者的性别及年龄信息。

其次，检验人员的报告的审核除了需要掌握检验专业知识（如室内质控结果分析、检验方法原理、仪器工作原理及性能等）之外，良好的医学综合知识也是正确审核报告的关键因素，需要结合患者临床诊断、各检测参数内在的联系，逻辑关系及检验前影响因素等。其中患者的临床诊断是临床医师通过患者的情况作出的推断，是最重要的因素，例如患者的临床诊断为多发性骨髓瘤，总蛋白检测结果为110g/L时，并不需要进行复查即可签发报告。

对于采用了电子病历的医院，可通过患者唯一性标识查询到更多的临床资料，例如对于血糖检测结果特别低的患者，可以通过医院信息管理系统（hospital informations system，HIS）查阅患者是否使用了胰岛素，或者是否由于空腹时间过长导致，这些信息都可以通过申请表信息获取，一旦发生检测结果与临床资料相矛盾的情况应特别引起注意，应进行适当的复查或与临床医师沟通后再签发。

二、申请医师的信息

申请表上应注明的申请医师信息应至少包括医师姓名、科室、申请时间，如为院外委托标本还需注明委托单位，医师的姓名和科室信息主要用于检验后阶段联系临床医师，尤其是出现检验结果与病情不相符或者出现危急值时能够快速、准确地联系到临床医师。申请时间是临床实验室用于计算结果回报时间（turn around time，TAT），TAT是临床实验室的重要考核指标之一。

三、原始样品信息

原始样品信息主要用于辅助检验人员初步判断标本是否符合要求，对于不合格标本能够尽快退回或及时与临床医师联系。

1. 原始样品的类型及添加剂　原始样品是直接来自于患者的样品，包括血液、尿液、粪便、脑脊液、胸腹水、关节腔滑液、分泌物、脓液等。根据其申请的检测项目，可以添加不同的添加剂，例如血液标本有全血、血清、血浆，血浆标本可添加各种抗凝剂，尿液标本可添加防腐剂等，但是由于添加剂本身的影响，可能会对检测结果产生影响，例如添加了EDTA-K_2的抗凝全血标本不可用于检测血钾，添加了防腐剂的尿液不可用于细菌培养检查。检验人员可通过上述信息初步筛查不合格标本，世界卫生组织2002年出版的《实验室检查中抗凝剂的使用》有对不同类型标本中常见检验项目的影响，可供实验室在选择原始样品类型及添加剂时参考。

2. 原始样品的采集部位　原始样品采集的部位对检测结果及结果分析有一定的影响，必须在申请表上予以注明，如血液标本应分别以动脉血、静脉血、末梢血、脐血等注明；尿液标本应以中段尿或穿刺尿等注明；分泌物应注明如口腔分泌物、阴道分泌物等。

3. 原始样品采集时间和采集人　原始样品采集时间主要用于检测原始样品的状态，例如尿液常规检验要求标本采集后2小时内运送至实验室。可通过原始样品采集时间和实验室样品接收时间的时间差判断是否对检验结果有影响。采集时间非常重要，对于某些特殊的试验，时间越精确越好，如进行静脉给药的药动学试验甚至需要精确到秒；采集人信息主要用于结果审核时怀疑结果受到标本采集的影响时与标本采集者联系，沟通确认。

四、口头申请程序

口头检验申请是没有“申请单”的一种特殊申请形式，临床实验室在实际工作中经常会遇到临床医师的电话通知，根据患者的实际情况要求对已送检的标本变更检验目的的情况。各临床实验室可根据医院和实验室的实际情况规定接受口头申请时间并文件化。

第四节　标本的采集与处理

采集高质量的检测标本，应注意控制采集时间、采集部位、采集容器、添加剂使用等，采集具有代表性且合乎要求的标本，以满足标本检测结果能够真实、客观地反映患者当前的病情状态。

一、标本采集前采集者的指导

（一）采样时间

1. 最具代表性时间　血液标本一般晨起空腹时采集，可以减少饮食及昼夜节律等对检测指标的影响；患者晨起时一般处于平静状态，可减少运动等因素对检测结果的影响；现行生物参考区间多基于健康人空腹的条件下建立的，检测结果更具有临床意义。

2. 高检出率时间　细菌培养应在使用抗生素之前采集标本，否则可能因为抗生素使用而降低培养的阳性率；微丝蚴检查应尽量在晚上9点至次日凌晨2点之间采集；尿液常规检验中亚硝酸盐检测使用晨尿最佳，因为晨尿在膀胱停留时间长，细菌有足够的作用时间。

（二）采集部位

标本采集部位应注意具有代表性，例如血细胞分析尽量采集静脉血，末梢血容易混入组织液而影响检查；粪便常规检验应取有黏液、血液或脓液的部分，如外观无异常应从表面、深处等多处取材。

（三）添加剂及采血管

原始样品中加入的添加剂应根据检测项目进行选择，不能盲目添加。添加剂种类主要包括三类：抗凝剂、稳定剂和防腐剂。实验室应根据世界卫生组织（World Health Organization，WHO）及美国临床和实验室标准协会（Clinical and Laboratory Standards Institute，CLSI）等权威机构的指南或建议选择合适的添加剂。

由于添加剂的不同，一般推荐以CLSI建议的采用采血管头盖的颜色进行区分，凝血管以蓝色标记，血清管以黄色或红色标记（无分离胶以红色头盖，含分离胶以黄色头盖标记），肝素抗凝管以绿色头盖标记，EDTA盐抗凝管以紫色头盖标记，含氟化物抑制剂的草酸盐抗凝管以灰色头盖标记。

（四）采血顺序

采集多管血液标本时应注意正确的采血顺序，CLSI推荐的采血顺序依次是：①血培养瓶；②蓝头管；③红头管/黄头管；④绿头管；⑤紫头管；⑥灰头管。

特殊情况下应注意，在没有血培养瓶而以蓝头管为第一管，且以蝶形针采血时，首先应采集一管血丢弃，以维持凝血管中血液和抗凝剂的比例，丢弃管应该是无任何添加剂的采血管或者蓝头管。如果采用直针采血则不需要丢弃管。

（五）其他

①防止溶血；②防止污染；③防止输液时同侧采血；④注意采集时患者体位；⑤禁止从小便池收集尿液标本；⑥容器上应有该标本的唯一性标识；⑦实验室应根据实际需要认真评估采血量。

二、标本采集流程的指导

为了减少标本采集活动对检测结果的影响，应制定各种标本采集的标准流程，供患者、护理人员和检验人员参考，对临床微生物标本及临床分子诊断标本的采集应特别注意，以下是CLSI指南对常见标本推荐的采集流程：

（一）静脉血标本采集程序

①收取检验申请单并审核申请单信息，审核合格后，与患者交流、辨别患者状态，确认患者是否按规定限制饮食，以及是否对乳胶敏感；②准备材料（试管或血培养瓶、穿刺针、试管架、持针器、吸管、止血带、酒精棉球、碘棉球、纱布、绷带、手套、利器盒等），指导患者做好体位准备，扎好止血带，找好采血静脉部位，戴好手套；③穿刺点消毒，静脉穿刺，嘱咐患者松拳，并使用装或未装特殊抗凝剂真空管采集静脉血并混匀，松开止血带，棉签压迫伤口（或摆放纱垫并扎绷带）；④移除穿刺针，并将穿刺针置入利器盒内，嘱咐患者压迫穿刺点，标记试管并注明采集时间，立即送至相应实验室检测。

（二）毛细血管末梢血标本采集程序

①收取检验申请单，审核合格后，检查管标识与检验申请单是否一致；②患者做好准备，找好采血部位并按摩采血部位使局部组织自然充血，用75%乙醇棉球消毒采血部位皮肤，待干后针刺；③用左手拇指和示指捏紧采血部位使采血部位的皮肤和皮下组织绷紧，右手持一次性消毒采血针，自指尖腹内侧迅速穿刺，立即出针，拭血（待血液自然流出后，用消毒干棉球擦去第1滴血），轻轻按摩针刺周围组织，尽量使血液自然流出，用EP管收集流出的血液至需要的量，使用消毒棉球压迫伤口，充分混匀标本（在检验申请单上注明标本采集日期和时间），送至临床实验室检测。

（三）动脉血标本采集程序

①收取检验申请单，审核合格后，检查采血器材及采血管标记是否与检验申请单一致，注射器肝素抗凝准备（5ml干燥注射器，按无菌手续抽取肝素抗凝剂（1000U/ml，生理盐水配制）0.2ml，来回抽动针栓，使针管全部湿润，将多余的肝素排出）；②选择相应的动脉（桡动脉、肱动脉或股动脉）或动脉毛细血管，消毒穿刺部位皮肤，无菌操作穿刺，收集动脉血，拔出针头，以海绵压迫止血或直接以海绵压迫止血，收集到的动脉血充分混匀并尽快送检。

动脉穿刺不同于静脉穿刺，选择合适的动脉非常重要，常用的动脉包括桡动脉、肱动脉、股动脉和足背动脉等，选择的原则是穿刺动脉存在足够的侧支循环血液流注的部位，减少因缺乏末梢血液流经而使穿刺部位发生的并发症，穿刺前应注意检查侧支循环的情况。

（四）尿液标本

尿液标本也是临床常用的标本之一，尿液标本类型众多，临床应用的尿液标本包括清洁中段尿、24小时尿、导管尿、耻骨上穿刺尿、随机尿、晨尿等，根据采集方法的不同分类可分为清洁中段尿、导管尿、耻骨上穿刺尿及24小时尿四类，CLSI针对上述四类尿液标本制定的采集程序如下：

1. 男性清洁中段尿标本 ①标本采集之前首先用肥皂将手洗净；②未行包皮环切术的患者首先要反转包皮，露出尿道口；③使用无菌的小毛巾和其他设备从尿道口往外围洗净龟头部（不能使用肥皂或含有抗生素的水）；④吩咐患者排尿，前段尿排入厕所，用无菌尿杯收集一定量的尿液，多余的尿液不再收集；⑤上述过程如果患者不能自行完成可由医务人员协助患者，但医务人员需佩戴无菌手套。

2. 女性清洁中段尿标本 ①标本采集之前首先用肥皂将手洗净；②吩咐患者蹲在便盆或厕所；③使用无菌小毛巾和其他设备清洗尿道口及周围区域（不能使用肥皂或含有抗生素的水）；④吩咐患者排尿，前段尿排入厕所，用无菌尿杯收集一定量的尿液，多余的尿液不再收集；⑤上述过程如果患者不能自行完成可由医务人员协助患者，但医务人员需佩戴无菌手套。

3. 24小时尿（时段尿标本） 由于有些物质的排出受生物节律的影响，在不同时间排出的速度有很大的差异，为了定量检测患者在24小时尿液内排出的溶质的量，应收集患者24小时排出的所有尿液进行检测。一般早晨8时排空膀胱所有尿液，收集至次日清晨8时之间所有尿液（包含次日8时最后一次排尿），即24小时尿。

4. 导管尿标本 以无菌操作从尿道口插入导尿管，导尿管内流出的尿液即导管尿标本，主要用于尿潴留或排尿困难时的尿液标本采集。

5. 耻骨上穿刺尿标本 以无菌操作技术行耻骨上膀胱穿刺，吸出的尿液即耻骨上穿刺尿标本，主要用于尿潴留或排尿困难时的尿液标本采集。

6. 尿液标本的临床应用 临床上清洁中段尿主要用于尿液常规检查及尿培养；24小时尿主要用于24小时尿蛋白定量、尿17-羟、尿17-酮及尿香草扁桃酸等；随机尿标本对收集时间没有要求，可以任意时间收集，由患者自己留取，但需得到实验室工作人员的指导；以清洁中段尿为好；晨尿标本是早晨醒来后第一次排尿，以前也称“隔夜尿”或“8小时尿”，以清洁中段尿为好；婴幼儿患者由于不能自行采集尿液标本且经常不能主动配合，尿液标本采集需要医务人员的协助，且需要特殊的装置。

（五）粪便标本

一般检验留取新鲜的自然排出的粪便3～5g，必要时可用肛拭子采取，放入干燥、清洁、无吸水性的有盖容器内，贴好标识送检，对于有黏液、血液及脓液的标本，应取含黏液、血液及脓液的部分，对于外观正常的粪便，应从表面、深处等多处取材。

（六）脑脊液标本

脑脊液标本通过腰椎穿刺采集，特殊情况下可由小脑延髓池或侧脑室穿刺获取，无菌操作以避免细菌污染，穿刺成功后首先进行压力测定，待压力测定完成后，将脑脊液分别收集于3～4支无菌试管中用于化学、微生物学以及细胞学分析，推荐第一管用于化学检查，第二管用于微生物检查，第三管用于细胞学分析，避免细菌的污染可获得较准确的细胞计数。

（七）胸膜腔积液、腹膜腔积液、心包膜腔积液

浆膜腔积液标本由临床医师局麻后经胸膜腔穿刺术、腹膜腔穿刺术和心包膜腔穿刺术采集，留取中段液体分别置于不同消毒试管内，且宜根据需要采取适当的抗凝剂予以抗凝，另应分别留1管不加抗凝剂的标本，用于观察有无凝固现象。具体采集要求见表6-5-4。

表6-5-4 浆膜腔积液样本采集要求

检查项目	抗凝剂	量（ml）
细胞计数和分类	EDTA	5～8
总蛋白、乳酸脱氢酶、葡萄糖、碱性磷酸酶	肝素或不使用	8～10
革兰染色、细菌培养	枸橼酸钠、不使用或其他不杀菌不抑菌的抗凝剂	8～10
抗酸菌培养	枸橼酸钠、不使用或其他不杀菌不抑菌的抗凝剂	15～50
过氧化物酶染色	肝素、EDTA或不使用	5～50

（八）临床微生物标本采集

详见第四篇临床微生物与寄生虫检验第一章第二节。

（九）临床分子诊断标本采集

临床分子诊断常用的标本类型包括血液、肿瘤组织、皮肤、肌肉、骨髓、口腔黏膜细胞、血痕、羊水、绒毛膜绒毛/胎盘膜活检样本、脐血、培养细胞等，各种类型标本采集应注意如下：

1. 标本的采集原则

（1）每份标本的基本信息都应含有患者资料、

标本类别、检验目的、临床诊断、具体采集部位、采集及接收时间以及申请医师等信息，如进行特殊遗传学分析，有必要增加性别、种族及血缘关系等相关信息。

（2）在采集标本之前，需确认患者所检查的分子诊断项目以及所应用的方法；选择合适的样本以及采集容器以最大化降低干扰因素；比如应排除溶血标本、冷冻血标本、标签错误等不合格标本。

（3）临床分子诊断检测大多数标本来源是血液，实体肿瘤或局部感染性疾病时，活检组织或脱落细胞是最佳的用于基因检测的标本；某些线粒体遗传疾病的最佳基因检测标本一般取自肌肉组织。

（4）采集足够量的标本，以保证 DNA 或 RNA 提取量，量不足可能导致假阴性结果。

1）血液/骨髓/脐血：EDTA 或 ACD 抗凝全血 2～3ml（新生儿及儿童最少 1ml），多项目组合时需要 8～10ml；骨髓 EDTA 抗凝 3～5ml；脐血 EDTA 或 ACD 抗凝约 1ml。

2）肿瘤组织：包括活检肿瘤组织、手术切除新鲜肿瘤组织、甲醛溶液固定肿瘤组织及新鲜冷冻肿瘤组织等，成人需 40～50mg，儿童至少 25mg，转移灶组织采样要求与肿瘤组织相同，组织石蜡切片或冷冻切片要求 5～6 张切片，切片厚度为 5～10μm。

3）组织：最佳质量为 1～2g，肌肉组织最少 0.5cm^3 组织块，皮肤组织至少 3mm^2。

4）DNA：至少需要 5～40μg 高质量 DNA 样本，多项目组合需要 100μg。

5）血痕：无菌采集 4～5 滴全血。

6）羊水：至少 10～20ml。

7）绒毛膜绒毛/胎盘膜活检样本：至少 15mg。

8）培养细胞：成纤维细胞或绒毛膜绒毛需要注入 1 瓶、面积 25cm^2 培养皿中，细胞铺满 80%～90% 面积即可提取核酸进行检测。

（5）选择正确的解剖部位、合适的时间、适当的设备或试剂盒采集标本，以符合检测目的。

2. 标本转运与储存原则　①由于射线可能会影响蛋白质或 DNA 质量，转运标本时应尽量避免射线的照射；②标本用于 DNA 检测一般在常温下需 24 小时内运送至实验室，RNA 检测一般 4 小时内运送至实验室；③标本 2～8℃一般能保存 72 小时，－20℃或－70℃下保存更久，标本用于检测 RNA 需在－70℃下保存，特殊情况除外；④有些用于 DNA 或 RNA 检测标本转运时需在冰上转运或加入稳定剂进行转运，而血液标本不能冷冻转运；⑤样本转运与保存均需在无菌状态下进行，以避免污染。

3. 采集容器或试剂盒验收检查原则　①检验医学中心标本采集容器或试剂盒有一次性无菌拭子、EDTA 或 ACD 抗凝管、无菌运送拭子、滤纸等；②采集标本前，应检查容器或试剂盒上标识的有效期，如已过期，需退回实验室，并重新领取有效期内的容器；③检查采集标本的拭子、无菌容器或试剂盒包装是否完整，有液体转运介质的容器若液体出现浑浊、颗粒状沉淀或液体泄漏现象，则为不合格的采样容器，需退回实验室。

第五节　标本的运送

为了保证标本的质量，实验室应制定相关程序监控标本的运送过程：确保运送过程不对运送者、公众及接收实验室造成危害，并遵守国家和地方的法律法规；确保标本根据申请项目的性质和实验室相关规定在规定时间内运达；确保原始样品在规定的温度范围内运送。

一、标本运送方式及安全

（一）专人运送或专用运输系统

从患者采集的原始样品原则上都应由经过专门训练的医护人员或护工运送，不得由患者本人或患者家属运送，或者由专用的气动物流运输系统运输；送往外院或委托实验室的标本也应该由经过训练的人员进行运送和接收，标本运送人员必须接受过相应的培训，具备一定的专业知识，保证运输中标本质量不影响检测结果、及时运送至实验室；保证运输途中的安全性及发生意外时有紧急处理措施，并有实验室负责人的授权。

（二）专用标本运送贮存箱

标本在运输的过程中可能会发生丢失、污染、过度振荡、容器破损、唯一性标识丢失或混淆以及高温、低温或阳光直射等使标本变质等情况，为了避免标本在运送过程中出现以上情况，运送时需使用专用的贮存箱。

对于疑为高致病性病原微生物的标本，应按照《病原微生物实验室生物安全管理条例》和各医疗机构制定的生物安全管理规定的相关要求进行传染性标识、运送和处理。

二、标本运送的时间限制和温度区间

标本采集后应及时送至实验室，CLSI 推荐当标本采集处温度超过 22℃时，应尽快将标本进行转运，避免某些分析物遭到破坏。

标本离体2小时内务必运送至实验室。有些检测项目不稳定应立即送检或采取特殊运送措施，例如血气分析，室温稳定时间小于15分钟，采集后应即刻送检，如不能在15分钟内送检，应置于冰上运输，运送时间不超过1小时，有条件可开展床旁诊断；全血血糖离体后10分钟即开始降低，采集后应立即运送或分离血清或血浆，或通过添加稳定剂（如氟化钠）抑制红细胞的糖酵解，减少葡萄糖的消耗，稳定血糖浓度。表6-5-5为2002年世界卫生组织出版的《实验室检查中抗凝剂的使用》中摘录的部分常见检测指标的稳定性。

表6-5-5　原始样品中部分指标在不同条件下的稳定性

检测指标	室温下全血中稳定性	血清/血浆中稳定性		
		-20℃	4~8℃	20~25℃
血气（CO_2，O_2，pH）	<15min PO_2<30min、pH、PCO_2 <60min（冰上运输）		2h	
GLU	10min	1m	7d	2d
TBil	不稳定	6m	7d	2d
DBil	不稳定	6m	7d	1d
ALT	4d	7d	7d	3d
AST	7d	3m	7d	4d
ALP	4d	2m	7d	7d
GGT	1d	1y	7d	7d
TP	1d	1y	4w	6d
ALB	6d	4m	5d	2.5d
Cr	2~3d	3m	7d	7d
TG	7d	1y	7d	2d

注：y、m、w、d分别代表year、month、week、day（年、月、周、日）

第六节　标本的接收

一、标本的可追溯性

标本的可追溯性包含两个方面，原始样品能够追溯至患者以及取自原始样品，部分标本可以追溯至原始样品，标本是否可追溯可通过标本上的唯一性标识（患者住院号或者申请号）识别，对于无法追溯的标本原则上应拒绝进行检验，但是对于特殊的标本，如脑脊液、关节腔滑液、骨髓等采集困难或者无法被取代的标本，实验室可选择优先处理标本，当检验申请者（申请医师）或标本采集者（护理人员或检验科标本采集人员）承担识别或接受样品的责任和（或）提供适当的信息后才可发布检验结果，且应在最终检验结果上注明。

二、标本接收及拒收

由于患者准备、标本采集及运送等过程的影响，实验室接收标本时会遇到各种不符合检测要求的标本，为了保证检测质量，实验室应建立一套标本接收标准和不合格标本的拒收标准，并建立不合格标本的处理流程。

（一）标本接收及拒收

建立标本接收及拒收标准时可参考以下因素：

1. 唯一性标识　唯一性标识是否正确无误，如果标识错误、不清楚、脱落或丢失应拒收。

2. 标本类别　申请检验项目与标本类别是否相符，如标本类型错误影响检验结果应拒收。

3. 标本容器　标本容器是否正确或有破损，如容器使用错误（无菌容器使用有菌容器或真空采血管的误用）或破损导致标本遗漏可拒收。

4. 标本外观　如血液标本有明显的脂血、溶血、乳糜状、抗凝血中有凝块等均可根据对检测结果的干扰拒收。

5. 标本量　标本量是否合适，标本量不足可以拒收。

6. 防腐剂使用　标本是否按要求添加防腐剂，

对于未按要求添加防腐剂的标本可拒收。

7. 抗凝剂使用 血液标本抗凝剂是否使用错误，抗凝剂使用错误对检测结果有影响的可拒收。

8. 标本运送时间 查看标本采集到接收之间的时间间隔，时间过长对检测结果有影响时应拒收。

9. 标本运送条件 不应该与空气接触的标本在运送过程中是否与空气接触，例如血气检测的标本接触了空气应予以拒收。

10. 抗凝剂比例 抗凝剂与标本比例是否恰当，例如凝血检测的标本，抗凝剂与血液比例不当时应予以拒收。

各实验室根据其自身情况，标本的拒收标准至少应包含以上内容，标本接收与拒收应有记录，可以是纸质形式或电子形式，记录的内容包括标本的唯一性标识、接收的日期和时间以及接收者信息。标本不合格应及时反馈给申请科室，并提出相应的建议。

（二）不合格标本的处理

不合格标本原则上应予以拒收，但在某些特殊情况下，例如关节腔滑液检测时，其标本采集比较困难。《Body Fluid Analysis for Cellular Composition；Approved Guideline》（CLSI-H56）规定关节腔滑液检测样本量不得少于3～5ml，但是该文件同时也规定不得以量少为由拒收关节腔滑液标本；对于类似与关节腔滑液获取比较困难的标本或者抗生素使用之前采集的培养等无法替代的标本，即便标本不合格，仍然不能拒绝检验，应优先处理，但在最终检验结果上应注明并提示申请医师考虑该因素对检测结果的影响。

三、无标记标本

无标记标本是指标本上没有任何标记，如标本唯一性标识、患者信息、标本信息、申请检验项目等信息，如果与申请单一同送至实验室，建议与申请单上的申请科室联系，并与申请单一并退回申请科室，如果无申请单视为无效标本。无标记标本的出现是护理人员培训不足的体现，为了预防这种情况的出现，应加强对护理人员在标本采集、转运方面的宣教和培训。

第七节 标本检测前处理、准备和保存

实验室应有相关程序保证患者样品在检测前的处理及保存过程中的安全，不变质、不丢失、不被损坏，同时还规定附加申请的时间限制，尤其是血液标本。血液标本是临床检验中最常见的标本，检测指标众多，不同指标稳定性有差异，应以不同的方式进行处理和保存。

全血是取自患者的原始样品，但是很多检验项目检测的标本并不是全血，而是血清或血浆，应即时分离血清或血浆，置于4℃。对于不能及时处理的血液样本，处理后应置于适当的温度下保存。

第六章

检验程序和分析系统

检验程序是临床实验室进行医学检验过程或活动所规定的途径，亦即根据给定的测量方法具体叙述的一组操作。分析系统目前尚无权威机构的准确定义，一般认为分析系统即检测系统（the method system）是用于检测或评估特定物质存在与否，或对血液、体液中的特定物质进行定量的一组装置。检测系统包括操作说明和所有的设备、试剂、校准品及（或）获得检测结果所需的物品。广义来讲是检验项目测定所涉及设备、试剂、校准品、质控品、操作程序及检验人员等的组合。

第一节　检验方法/程序的选择

一、概　述

《医疗机构临床实验室管理办法》规定医疗机构临床实验室应当按照原卫生部准入的临床检验项目和临床检验方法及国家发改委等三部委颁发的《全国医疗服务收费项目规范》开展临床检验工作。医疗机构临床实验室提供的临床检验服务应当满足临床工作的需要。ISO 15189 明确要求实验室在选择检验程序时应首先证实所用检验程序适合其预期用途，应尽量充分满足给定用途或满足某领域应用的需求。检验程序，包括选择/分取样品程序应符合实验室服务用户的需求并适用于检验。应评估所选用方法和程序，在用于医学检验之前应证实其可给出满意结果。实验室应优先使用在公认/权威教科书，经同行评议的书刊或杂志，或国际、国家或区域的指南中发表的程序。如果使用内部程序，则应适当确认其符合预期之用途并完全文件化。

应采用满足客户需要并适用于所进行的检测的方法，且应优先使用以国家标准、行业标准、国际和区域标准、地方标准、企业标准并确保所用标准为最新有效版本。

二、临床实验室引入新方法/新程序流程

临床实验室引入新的或修改的方法或程序，必须保证检验质量，并能满足临床需要。在使用新的或修改的方法或程序之前，必须对其性能等进行严格、公正、客观的评价。方法的选择、评价和质量控制是执行新方法过程的关键步骤。

（一）确立分析性能标准

一些国家已规定分析性能标准，美国临床实验室改进修正法案（CLIA'88）只是对一些常见的检测项目规定了允许总误差，即不精密度加偏移。德国有类似的法规，但其质量规范完全不同于美国［例如，德国联邦法律要求不精密度（CV_A）小于1/12 参考区间］。

CLIA'88 质量规范很知名，易于理解和获得［在互联网上（www. westgard. com/clia. htm）可获得］。其主要的缺点是 CLIA'88 质量要求是基于可达到的标准而不是适当的标准。许多关于质量计划的文献是使用 CLIA'88 作为允许总误差质量规范为模型。

目前我国行业标准中的质量规范：

1. 中华人民共和国卫生行业标准 WS/T 403—2012《临床生物化学检验常规项目分析质量指标》，见表 6-6-1。

表 6-6-1 临床生物化学检验常规项目分析质量指标

检验项目	允许 CV（%）	允许偏移（%）	允许总误差（%）	指标等级
丙氨酸氨基转移酶	6.0	6.0	16.0	优
天门冬氨酸氨基转移酶	6.0	5.0	15.0	中
γ-谷氨酰基转移酶	3.5	5.5	11.0	优
碱性磷酸酶	5.0	10.0	18.0	低
肌酸激酶	5.5	5.5	15.0	优
淀粉酶	4.5	7.5	15.0	中
乳酸脱氢酶	4.0	4.0	11.0	中
总蛋白	2.0	2.0	5.0	低
白蛋白	2.5	2.0	6.0	低
总胆红素	6.0	5.0	15.0	优
血糖	3.0	2.0	7.0	中
肌酐	4.0	5.5	12.0	低
尿酸	4.5	4.5	12.0	中
尿素	3.0	3.0	8.0	优
总胆固醇	3.0	4.0	9.0	中
甘油三酯	5.0	5.0	14.0	优
氯离子	1.5	1.5	4.0	低于低等
钠离子	1.5	1.5	4.0	低于低等
钾离子	2.5	2.0	6.0	中
钙离子	2.0	2.0	5.0	低于低等
镁离子	5.5	5.5	15.0	低于低等
铁离子	6.5	4.5	15.0	优
磷酸根离子	4.0	3.0	10.0	中

2. 中华人民共和国卫生行业标准 WS/T 406—2012《临床血液学检验常规项目分析质量要求》

（1）批内精密度检测要求：批内精密度以连续检测结果的变异系数为评价指标，批内精密度应达到厂家说明书的要求，检测正常浓度水平新鲜血的批内精密度至少应符合表 6-6-2 和表 6-6-3 的要求。

表 6-6-2 临床血液学检验常规项目批内精密度检测要求

检测项目	检测范围	变异系数
WBC	（4.0～10.0）$\times 10^9$/L	≤4.0%
RBC	（3.5～5.5）$\times 10^{12}$/L	≤2.0%
HGB	（110～160）g/L	≤1.5%
HCT	（35～55）%	≤3.0%
PLT	（100～300）$\times 10^9$/L	≤5.0%
MCV	（80～100）fl	≤3.0%
MCH	（27～34）pg	≤3.0%
MCHC	（320～360）g/L	≤3.0%

表 6-6-3 凝血试验批内精密度检测要求

检测项目		PT*	APTT*	FIB**
变异系数	正常样本	≤3.0%	≤4.0%	≤6.0%
	异常样本	≤8.0%	≤8.0%	≤12.0%

*：异常样本的浓度水平要求大于仪器检测结果参考区间中位值的 2 倍；**：FIB 异常样本的浓度要求大于 6g/L 或小于 1.5g/L

（2）期间精密度检测要求：期间精密度以室内质控在控结果的变异系数为评价指标，期间精密度应符合表 6-6-4 和表 6-6-5 的要求。

表 6-6-4 临床血液学检验常规项目期间精密度检测要求

检测项目	WBC	RBC	HGB	HCT	PLT	MCV	MCH	MCHC
变异系数	≤6.0%	≤2.8%	≤2.5%	≤4.7%	≤11.0%	≤2.9%	≤3.6%	≤4.6%

表 6-6-5 凝血试验的期间精密度检测要求

检测项目		PT	APTT	FIB
变异系数	正常样本	≤6.3%	≤6.5%	≤9.0%
	异常样本	≤10.0%	≤10.0%	≤15.0%

（3）正确度验证以偏移为评价指标，偏移应符合表 6-6-6 的要求。

表 6-6-6 临床血液学检验常规项目正确度验证的偏移要求

检测项目	WBC	RBC	HGB	HCT	PLT	MCV	MCH	MCHC
偏移	≤5.6%	≤3.0%	≤2.7%	≤3.0%	≤8.9%	≤3.0%	≤3.0%	≤3.0%

（4）总误差：准确度验证以总误差为评价指标，用百分偏差表示，百分偏差应符合表 6-6-7 和表 6-6-8 的要求。

表 6-6-7 临床血液学检验常规项目准确度验证的总误差要求

检测项目	WBC	RBC	HGB	HCT	PLT	MCV	MCH	MCHC
百分偏差	≤10.0%	≤5.0%	≤6.0%	≤8.0%	≤20.0%	≤7.0%	≤5.0%	≤8.0%

表 6-6-8 凝血试验准确度验证的总误差要求

检测项目	PT	APTT	FIB
百分偏差	≤15.0%	≤15.0%	≤20.0%

（二）评价分析方法

新方法和程序评价的关键点：①整个任务应用临床观点，即方法选择和评价过程必须开始于临床。②在开始之前，设定质量目标。③执行正确的试验，收集所需的数据；明确候选方法是否具有足够的分析重复性和准确度，使其结果为临床所用。④正确使用统计工具，以便正确地估计误差；统计的和经济的考虑也是重要的，但是要与临床方面进行比较。例如，对于方法评价需要统计技术，但是统计的显著性意义并不完全能提供判断方法的可接受性的基础。⑤做出新方法和程序的客观结论。

（三）评价方法的可接受性

候选方法可否被接受，应基于数据可进行误差的估计，最后根据评价方案中的误差结果进行归纳，做出判断。任何一项指标大于可允许误差，该方法都不能接受。实验成本也是选择候选方法的重要因素之一。实验室在决定新检验方法/程序是否可接受时，还应当充分考虑以下内容：①是否满足顾客的要求；②新检验方法/程序分析性能是否符合既定的质量目标；③是否适用于法律和法规的要求；④使用该新方法所必需的其他要求，如实验室确保有足够的人力和物力资源，技术支持、供应品和服务的可获得性，适当的安全预防措施及职业安全和卫生管理指南等。

第二节　标准化操作规程

一、标准化操作规程

标准化操作规程又称标准化操作程序（standard operation procedure，SOP），指的是按一定要求、内容、格式和标准制定的作业文件，使之标准化。即将某一检验方法、校准方法、仪器设备操作和维护等工作的标准操作步骤和要求以统一的格式描述出来，用来指导和规范日常的工作。ISO 15189 中将标准化操作规程也称作业指导书。

SOP 文件大致可分为 4 类：方法类、设备类、样品类和数据类。在临床实验室主要有用于检验、校准、设备操作与维护的标准操作规程。

为保证临床实验室检测结果的质量，《医疗机构临床实验室管理办法》明确要求实验室制定并严格执行临床检验项目标准操作规程和检验仪器的标准操作和维护规程；临床实验室应当有分析前质量保证措施，制定患者准备、标本采集、标本储存、标本运送、标本接收等标准操作规程，并由医疗机构组织实施。ISO 15189：2007《医学实验室——质量和能力的专用要求》中对此也有明确且严格的要求。

二、标准化操作规程编写的具体要求

关于如何编写 SOP 文件，ISO 15189：2007《医学实验室——质量和能力的专用要求》5.5.3 中对此有明确且具体的要求。我国于 2002 年 4 月 20 日发布了中华人民共和国卫生行业标准 WS/T227—2002《临床检验操作规程编写要求》，要求操作规程由主任或主管技术人员负责编写，编写的内容必须明确无疑义、完整。要确保每个检验人员能理解，并严格按照操作规程的精确说明进行操作。必须含有质量管理内容，包括进行检验的说明，明确质量控制和纠正作用等。

结合 ISO 15189 要求及中华人民共和国卫生行业标准 WS/T227—2002《临床检验操作规程编写要求》，综述临床检验标准操作规程编写应包含以下内容：①检验目的、检测原理；②设备的性能参数（如线性、精密度、以测量不确定度表示的准确性、检出限、测量区间、测量正确度、灵敏度和特异性）；③标本种类和采集方法、患者准备要求、标本容器和添加物类型；要求、拒收标本规定、标本处理方法、标本储存规定、标本外送规定等；④使用的试剂、校准品、质控品、培养基及其他所需物品；⑤仪器厂商的名称和仪器型号、仪器使用具体要求和校准程序；⑥程序步骤：每步操作步骤，直至报告检验结果；⑦质量控制程序，质控品的使用水平及频次，失控后的纠正措施；⑧干扰（如乳糜血、溶血、胆红素血）和交叉反应；⑨结果计算程序的原理，包括测量不确定度；⑩生物参考区间；⑪患者检验结果的可报告区间；⑫对超出可报告范围的结果的处理；⑬警戒/危急值的处理（只要适用）；⑭实验室解释；⑮安全防护措施；⑯变异的潜在来源，即方法局限性［如干扰物和（或）注意事项］；⑰参考文献；⑱其他必需内容。

实验室各种类型、各个项目、各个操作方法的操作规程编写格式应统一。应有唯一性标识。应注明操作规程的名称、单位及部门、文件编号、版本、页序和页总数、批准实施日期、规程有效期及复审计划、规程分发部门和（或）个人、规程编写者、审批者及保管者、规程修订记录。在每页的眉首均有规程字样及文件编号，并印有横线。每页的右下角印有页序。定期复审或发现问题时，需要做部分修改或更新的，要注明新确认的年月及版本，并由主任或主管签名认可。标准操作规程也可以使用电子手册。

标准操作规程编写应尽量详细，能够使熟练检验人员可随时对照检查实际操作情况，保证检验质量。对出现的问题及时纠正。在进行不熟悉的项目检验时，按标准操作规程进行，实现无人指导完成不熟悉项目的检验。新的检验人员和进修人员可从标准操作规程中学到详细内容，严格按规程操作肯定得到质量保证。

仪器和试剂的说明书不能简单替代标准操作规程，除非说明书的内容符合标准操作规程编写的内容和要求，且实验室确实完全按照厂商要求及指定每一步操作步骤，使用的仪器、试剂、校准品完全一致，定期进行仪器保养和校准，外文说明书必须译成中文。

第三节　临床检验方法分析性能验证

一、概　述

临床实验室引入新的或修改的检验程序和方法，应保证检验结果的准确可靠。为达到这一要求，《医疗机构临床实验室管理办法》规定，临床实验室在开展新项目之前，应对此项目进行方法学评价，证明

所选用方法的分析性能符合要求，以保证所选用的分析系统达到临床实验室要求的临床性能、分析性能和经济性能等各方面的要求。其中，分析性能是这些要求中重要的一个方面。

ISO 15189 的 5.5.2 中明确要求实验室应只用确认过的程序证实所用检验程序适合其预期用途，证实应尽量充分以满足给定用途或满足某领域应用的需求。实验室应评估所选用方法和程序，在用于医学检验之前应证实其可给出满意结果。实验室负责人或指定的人员应在开始即对程序评审并定期评审。评审通常每年一次，评审应文件化。这就要求临床实验室在选择检验方法/程序之前，应在临床和顾客需要的基础上确定其（最低）性能。

临床实验室应对所使用的检测系统或试剂盒进行检查，包括两个层面：

1. 全面确认　一般只在下列两种情况进行全面确认：①临床实验室自行开发的检验方法或仪器；②对国家食品药品监督管理局（CFDA）批准的检验方法或仪器进行了重大修改。即在这两种情况下只进行验证是不够的，此时应使用比较全面和复杂的确认方法。在确认定量分析性能时，国际上，特别是在美国广泛使用美国临床和实验室标准协会（Clinical and Laboratory Standards Institute，CLSI）提供的各种标准文件。这些标准文件提供的确认方法虽较复杂，需耗费大量的人力、物力和财力，但依据这些标准文件提供的确认方法所获得的数据公认比较准确、可靠。

2. 验证　临床实验室使用国家食品药品监督管理局（CFDA）批准的检测系统或试剂盒，这些检测系统或试剂盒已经经过严格的评估，临床实验室使用前，只需对主要性能进行证明，常称之为验证（verification）或者证实（demonstration），以证实在本实验室能达到厂家声明的分析性能，从而保证检验结果的准确可靠。美国《临床实验室改进修正案》（Clinical Laboratory Improvement Amendment，CLIA）明确提出在这种情况下定量分析性能验证实验室可只对主要性能指标——精密度、正确度、测量区间进行验证。

实验室在下述情况下，也需要对测定系统或试剂进行性能验证：使用新的检测试剂或系统；更换检测试剂或系统；检测试剂或系统出现重大改变时，如仪器设备故障维修后、试剂制备用原材料来源改变等。

临床实验室应将验证的全部文件和记录，作为选用检验方法/程序的依据。

二、定量分析系统分析性能验证

定量试验的性能验证包括精密度、正确度及线性范围（测量区间、检验可报告范围）的验证。检验医学包含多类亚学科，有些亚学科的定量检验方法由于各种原因，如血细胞计数检验方法由于缺乏稳定的检验样品，无法按本节的建议连续测量多天，此时可根据实际情况适当加以修改。

在开始验证实验前应系统地检查仪器性能，确认仪器处于良好状态，并建立具体可执行的验证方案：此方案至少应包含准备工作、验证实验、数据收集与处理、结果判读四部分内容。准备工作应包含：操作人员、使用的设备、设备的校准、环境（温度、湿度、空气污染等）、不同测量的时间间隔、试剂种类和批号等。同时还应建立质量控制程序。

为了得到正确的验证结果，实验室应选用熟悉仪器和检验方法、富有责任心的技术人员进行验证实验。操作者必须熟悉方法和（或）仪器工作原理，了解并掌握仪器的操作步骤和各项注意事项，能够严格按照每一操作程序进行操作，掌握质量控制的方法和规则，知道在什么情况属于失控，所测数据无效，如何进行纠正。能在评估阶段维持仪器的可靠和稳定。同时，应熟悉评价方案，包括样本准备。

实验数据数目应合适、足够多；选用可靠的统计学方法分析数据，得出合理的结论。

（一）精密度验证

1. 样品准备　样品可以是厂家生产的质控品或校准品，也可以是自制样本（应有充分证据证实其具有很好的稳定性和均匀性）。使用实验样本浓度至少含两个浓度水平。应尽可能与厂家精密度评价时所用样本的浓度一致。或尽可能选用接近“医学决定水平”处的浓度。

精密度验证需进行 5 天，每天一个批次。因此进行精密度验证的样本应具有很好的稳定性和均匀性。若选用样品为冻干品或干粉，存在瓶间差，宜取多瓶样品复溶，充分混匀后分装在密闭小瓶中。冷冻贮存，如 -20℃。每天在测量前取出，室温融化后进行精密度实验。

2. 实验方法　根据厂家说明书规定的方法进行校准。可在第一批次进行校准或每个批次测量时分别进行校准。每批样本测量前后应分别进行室内质控样本测量。如出现室内质控失控或其他操作问题或单次测量数据超出总均值 ±4SD，则应将此批次数据弃去，需在找到原因并纠正后，另加一个批次测量。数据剔除量应小于总测量数据量的 5%。

样本测量：每一批次对各浓度样本分别重复测量三次，连续 5 天。

3. 数据处理　根据重复（批内）精密度和期间

（批间）精密度的定义分别计算出重复精密度 Sr 和期间精密度 S_l。

结果判读

判读项及判读标准

1）重复标准差：如果厂家声称的精密度为变异系数 cv_r，应先将其转换为标准差 σ_r。

判读标准：

如果计算值 $S_r \leq$ 厂家声称值 σ_r 或验证值，则验证厂家声称的重复精密度可靠。

如果计算值 $S_r >$ 厂家声称值 σ_r，表明厂家声称的重复精密度未得到临床实验室验证，应与厂家联系并取得帮助。

2）期间精密度：如果厂家声称的精密度为变异系数 cv_r，应先将其转换为标准差 σ_l。

判读标准：

如果计算值 $S_l \leq$ 厂家声称值 σ_l，则验证厂家声称的期间精密度可靠；

如果计算值 $S_l >$ 厂家声称值 σ_l，表明厂家声称的期间精密度未得到临床实验室验证，应与厂家联系并取得帮助。

（二）正确度验证

一般常用 2 种方法验证正确度：用患者样本与其他检验方法/试剂盒进行正确度验证实验；用参考物质进行正确度验证实验。

1. 用患者样本与其他检验方法/程序进行正确度验证　用患者样本与其他检验方法/程序进行比较的几种情况：①如果实验室只是要验证厂家的声称，并以厂家的声称作为验证的基础，最好选择厂家进行比较的检验方法或试剂盒；②如果只是更新试剂盒，则应与现在使用的试剂盒进行比较；③如果是将试剂盒应用到其他仪器，则应重新验证。

判定标准：如果实验室进行此实验的目的是通过与参考方法进行比较以观察其正确度，应自行决定两法测量结果的医学允许偏移。

如果实验室使用与厂家确证时不同的比较方法或试剂盒验证正确度，实验室应自行决定两法测量结果的医学允许偏移。

两法的医学允许偏移可从文献中查到。本验证方案只能查出两法有无明显偏移。如有怀疑和疑问，建议按 EP9-A2 方案进一步进行试剂盒或方法的比较。

2. 用赋值参考物质进行正确度验证实验

（1）参考物质的来源

1）新鲜冷冻人血清或其他未经过加工的人体物质（从下列网站可查到部分此类物质名单 www.bipm.org/en/comittees/jctlm/jctlm-db/）。

2）检验医学溯源联合委员会（Joint Committee on Traceability in Laboratory Medicine，JCTLM）公布的二级参考物质（从下列网站可查到部分此类物质名单 www.bipm.org/en/comittees/jctlm/jctlm-db/）。但此类参考物质的基质和（或）添加物质不是来自人体，可能存在基质效应，影响其互通性，使用前应验证其互通性。

3）国内标准物质管理委员会已审批公布了近百种有关临床检验的国家一级、二级标准物质。

4）其他定值物质。当使用此类物质验证正确度时，解释结果时应注意。①大型能力比对或室间质评的样本：其定值常为大量实验室测量结果的均值，有时这个均值只代表不同仪器和不同试剂结果，此均值是否适用于验证实验室的检测系统应证实。该类样本也有可能缺乏互通性。解释结果时要充分考虑上述问题。②同方法组的室间质评物质：由使用同一检测系统，或同一检验方法，或同一试剂盒的实验室形成同方法组。用此类室间质评物质，其均值可作为有权威的赋值。应注意参加测量实验室的数量，通常应大于 10 个实验室。同时还应注意试剂批号的影响。

5）厂家提供的验证正确度的物质。这些产品往往指明用于该厂家特定的检验方法或试剂，往往不适用于其他厂家的产品。

6）第三方提供的赋值物质。某些厂家可提供验证不同测量系统正确度的物质。应注意该物质的赋值实验室数量，赋值的不确定度及所用试剂批号等赋值条件，以协助判断赋值物质的可靠性。若只有较少实验室参加计算同组靶值，则其靶值可靠性较低。

（2）参考物质赋值不确定度：①参考物质生产厂家应提供赋值的“标准不确定度”或“合成标准不确定度”；②如果厂家提供的是赋值的“扩展不确定度”（U）。应注意其覆盖因子。如为 2，覆盖范围 95%，则标准不确定度为 U/2。如为 3，覆盖范围 99%，标准不确定度为 U/3；③如果厂家提供赋值的“置信区间”（CI），则赋值标准不确定度为 CI/2；④室间质评物质（标准差和实验室数量），赋值标准不确定度为 $u_{标} = \frac{S}{\sqrt{n}}$ 式中 S——标准差；n——实验室数量。

（3）参考物质浓度：宜能覆盖整个测量区间。至少应含两个测量浓度，其中之一应为医学决定水平。还应注意选择在所用检验方法或试剂盒精密度最佳浓度处进行实验，以减小随机误差对验证结果的影响。

(三) 线性（测量区间）验证

线性是指所用分析方法在给定范围内获取与样品中分析物浓度/活性成正比的试验结果的能力。检验方法的准确度是随着所测定的含量范围而发生变化的。超过一定的范围，准确度就受影响。线性的验证要在厂商声称的线性范围内至少使用5个浓度。浓度与其对应的测定值经线性相关分析得到相关系数 r，相关系数值不小于0.950' 对此的任何偏离都将说明这一检验方法在这一浓度范围是不适用的，在这种情况下，应该修改检验方法/程序。

在线性（测量区间）验证实验前，应建立具体可执行的验证方案，还应注意以下问题：验证实验条件尽可能与厂商的一致，且最好在一个批次测量中完成，以避免不同批次测量带来的误差。保证检测系统处于最佳工作状态，制备不同浓度样本时要保证各样本的浓度比例不存在误差。不要从系统输出信号如吸光度进行线性评估，应从测量系统最后输出（浓度或活性浓度）进行线性评估，因为从信号转变到浓度还需经过一定过程。线性不是从零开始，而是在最低和最高浓度间形成线性。应避免基质效应对检验结果的影响。

1. 样本的选择　所用样本应尽可能与所测量样本相似。所用样本不应含有说明书上指出的干扰，如黄疸、溶血和乳糜血。宜选用与厂家线性评价一致的样本。如厂家选择不当，为避免所得结论不当，临床实验室也可自已选用恰当的样本。样本类别：

(1) 患者样本库：是进行线性验证理想样本。为得到不同浓度的样本，一般都选择高、低两个浓度的样本，理想的高浓度和低浓度应在测量区间的高低两端。按不同比例混匀上述两种浓度，而得到不同稀释度的样本。

(2) 患者样本添加分析物：若不易得到的高浓度患者样本，可考虑向患者样本中添加高浓度被测物质溶液。为减少对样本基质的影响，尽可能减少添加溶液量（小于总体积的10%），并记录溶剂种类。

(3) 用处理过的低浓度样本稀释患者样本库：以低浓度样本作为稀释液可避免基质效应，若不易得到低浓度患者样本，可对患者样本进行处理，如透析、热处理和层析等。但应注意，这些处理有可能会改变分析物和（或）基质的理化特性。

(4) 用厂家推荐/提供的稀释液稀释样本库：某些厂家在评估线性（测量区间）时，使用特定的稀释液（如牛白蛋白溶液）。此时厂家应说明稀释液种类、来源方法，或者能提供此类特定的稀释液，供临床实验室验证用。

(5) 用生理盐水稀释样本库：在实际测量中，当测量样本浓度超过线性范围，可采用生理盐水稀释2倍再测，临床实验室应检查用生理盐水稀释样本后，是否能得到预期结果。考虑到生理盐水与样本基质不同，不宜用此类样本作线性实验。

(6) 商品质控品/校准品和线性物质：某些厂家使用商品质控品/校准品和线性物质作为决定“测量区间”的样本。

2. 线性验证实验样本的制备　应正确使用经过校准的容积量具。应使用高精度的自动注加器，很好混匀两种浓度样本。在同一容积注加两份高、低患者样本时，应使用同一支注加器，根据注加次数不同，制成不同浓度样本。

不同稀释度（浓度）样本制备：应根据实验需要，决定每一份样本的实际制备体积。宜采用高低两个浓度样本按不同比例准确稀释的方法制备。对每个样本管编号。

示例：准备高、低浓度（最好分别为测量区间的高、低限）患者样本库，分别命名为样本5和样本1。然后，按下列公式制成5个浓度样本：

样本1：低浓度患者样本库。

样本2：三份样本1与一份样本5混匀。

样本3：两份样本1与两份样本5混匀。

样本4：一份样本1与三份样本5混匀。

样本5：高浓度患者样本库。

制备样本时，注意每管要充分混匀，并防止蒸发或其他改变。

临床实验室验证线性（测量区间）时，应在厂家声称的线性范围内取5~7个浓度样本。各浓度间距最好基本相等，必要时可在特定浓度如医学决定水平、最小分析物浓度或线性范围最低限、最大分析物浓度或线性范围最高限设定测量点。

3. 实验方法　按照厂家说明书规定的方法进行校准。样本测量前后应分别进行室内质控样本测量。如出现室内质控失控或其他操作问题或单次测量数据超出样本均值±4SD，则应将此次数据弃去，分析及纠正问题后，重新测量。数据剔出量：小于总测量数据量的5%。样本测量应尽可能在一个批次测量中完成实验。每一浓度宜随机测量，至少应重复2次，如可能，宜重复测量3~5次。

4. 数据处理及结果判定

(1) 线性回归图：以稀释度为横轴，每个稀释度的测量均值为纵轴做线性回归图，见图6-6-1。

肉眼判断有无离群值。

求出线性回归方程式 $y = b_0 + b_1x$ 和相关系数的

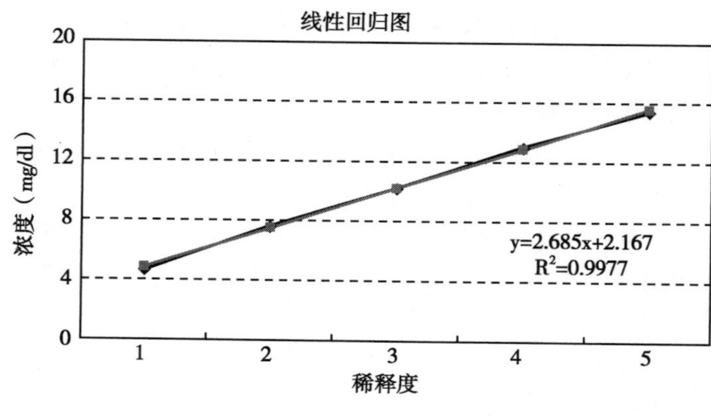

图 6-6-1 线性回归图

平方 r^2。

初步判断厂家提供的线性范围是否符合要求。如果 $r^2>0.95$，则可以初步判断厂家提供的线性范围符合要求。

（2）差异图：根据线性回归方程式求出每一稀释度符合线性的理论浓度，计算每一稀释度实测值和计算理论值的差异。以理论浓度值为横轴，差值为纵轴做图。见图 6-6-2。

统计不同浓度处的差异。若不同浓度处差异值都在厂家声称的允许差异百分数（差异限）内，可确认厂家声称可测量范围是可接受的。

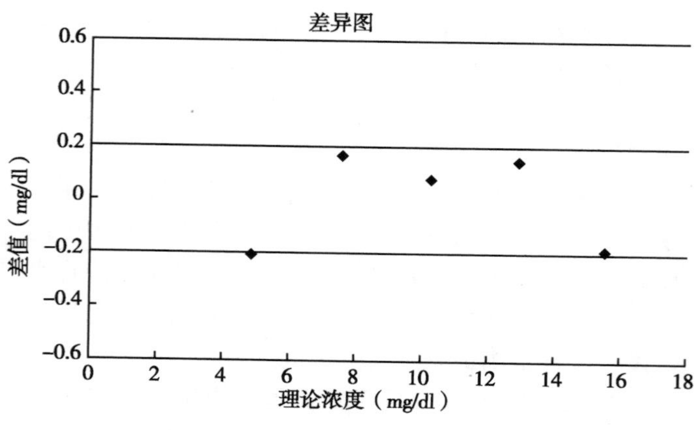

图 6-6-2 差异图

（3）判读方法：①如果 $r^2>$ 厂家声称值，则可以初步判断厂家提供的线性范围符合要求；②若不同浓度处差异值都在厂家声称的允许差异百分数（差异限）内，可确认厂家声称可测量范围是可接受的；③当线性验证结果不符合上述通过标准时，应重复实验或者增加测量样本数量到 7～11 个（特别有可能是曲线时），或者增加每个浓度样本重复测量次数（当变异系数较大时）；④如果重复测量结果仍未得到理想结果，实验室应与厂家联系并取得帮助。或尝试寻找是否存在以下问题：样本中是否存在干扰物质；测量时有无出现交叉污染或者结果出现偏离或漂移；方法或试剂盒存在较大的变异；测量结果具有较大偏移；仪器、试剂或校准错误。

三、定性检测的性能验证

定性检测（qualitative tests）是指只提供两种反应结果的检测方法（即阳性/阴性或者是/否）。定性测定是临床实验室最为常用的方法之一，广泛作为各种疾病的筛查、诊断、确证及监测。定性测定方法的敏感性、特异性、预测值以及疾病或者症状在被检测人群中的流行率决定了其在临床中的应用。为保证日常检验结果的一致性和可比性，临床实验室在将相应的定性检验方法、试剂或系统用于常规检验前，需对检验方法、试剂或系统进行性能验证或方法学比较评价。但由于每个实验室在实验设计、数据分析或结果解释等各方面的侧重点不同，因此定性测定的方法学评价多种多样。与定量检测相似，定性检测同样应考虑偏移（系统误差）和不精密度（随机误差）。评价定性检测试剂或系统精密度时，需采用浓度接近临界值的分析物作为检测材料，不宜采用阴性低值或强阳性样本来评价定性检测方法的不精密度。定性测定的临界值由试剂生产厂家依据阳性或阴性样本结果确定。

定性检测由于不精密度的存在，对同一样本进行多次重复检测可能得到并不完全一致的结果（如阳性或阴性、正值或负值、有或无）。可用 C_5～C_{95} 区间描述分析物浓度接近 C_{50} 的样本重复检测结果的不一致性（不精密度）。

（一）性能验证的准备

进行性能验证前，需做好以下准备工作：①对实验室技术人员进行必要的培训；②制订质量保证计划；③确定检验方法/程序；④样本的采集和处理；⑤精密度偏差来源。

在设计重复性研究方案时需考虑这些偏差来源，必要时可对上述影响检测的实验条件进行明确规定。因为感染性未知，所有患者或实验室样本均应按照有生物传染危险性样本对待。

（二）重复性研究

1. cut off 值附近的分析物浓度　生产厂家根据检测目的及临床敏感性和特异性建立 cut off 浓度，cut off 一旦确立，用户不可随意更改。

在理想条件下对恰好为 cut off 浓度的样本进行一系列重复性检测，将产生 50% 的阴性结果和 50% 的阳性结果，此分析物浓度称为 C_{50}。如果在理想条件下使用浓度恰好等于 cut off 的样本进行重复性研究，

C_{50}应恰好等于厂家建立的cut off。在实际重复性研究中，厂家定义的cut off和方法评价时估计的C_{50}之间的差异会导致定性测定的偏差。

2. $C_5 \sim C_{95}$区间　类似于C_{50}的定义，检测浓度为C_5和C_{95}的分析物时将分别产生5%和95%的阳性结果。用浓度$<C_5$的样本进行重复性检测时，将持续得到阴性结果，用浓度$>C_{95}$的样本进行重复性检测时，将持续得到阳性结果。而结果的真阳性或真阴性则取决于候选方法的诊断准确性，而诊断准确性则以候选方法的临床敏感性和临床特异性为特征。

分析物浓度位于$C_5 \sim C_{95}$区间之外（小于C_5或大于C_{95}）时，候选方法对同一样本的重复性检测将得到相同结果。$C_5 \sim C_{95}$区间越窄，检测方法越好。$C_5 \sim C_{95}$区间（$\geqslant C_5$且$\leqslant C_{95}$）和同一样本重复检测可获得一致结果时的浓度范围，在使用相同的分析物但采用不同方法检测时可能存在差异。而区分这种差异的能力正是评价定性测定方法性能的一个有用的工具。由于$C_5 \sim C_{95}$区间反映了重复检测可能获得不完全一致结果的浓度范围，因此$C_5 \sim C_{95}$区间的宽度提供了定性检测精密度的相关信息。从C_5到C_{95}之间的浓度范围称为方法的“95%区间”（勿将该术语和95%置信区间混淆）。

3. 性能验证中试剂盒阴、阳性对照的作用　在整个的性能验证评价过程中，每一批次实验都应加入试剂盒的阴性和阳性对照品同时进行检测，只有阴性和阳性对照品的检测结果符合试剂盒的预期要求，才可认定实验数据有效。在方法学比较研究中，如果比较研究在10天内完成，则每份对照品在每批次测定时，应重复双份测定，共提供20次重复检测结果。如果方法比较研究超过20天，则每一批次需对每份对照品进行单次检测，总计也提供20次重复检测结果。

如果阴性和阳性对照样本中任何一种未获得预期结果，则这一批次检测结果必须作废，不可用此检测结果进行研究，需在当天或另外一天安排新批次的检测以替换不合格的批次。并且，所在实验室要分析造成不合格质控结果的原因。如果不合格批次不止一次，所在实验室应中止检测工作，查找原因并采取相应纠正措施。必要时需咨询试剂或检测系统生产厂家。

4. 分析物浓度接近C_{50}的定性方法精密度（重复性）试验　进行重复性研究时，理想情况下需绘制在规定条件下候选方法的整个不精密度曲线，然而具体操作时需要检测的样本数量较大，因此，可使用一个简单的方法，即为待评价的检测方法建立分析物的临界浓度，并判定某一特定浓度范围，例如$C_{50}\pm$20%，是否包含了$C_5 \sim C_{95}$区间。若-20%到+20%浓度范围包含了$C_5 \sim C_{95}$区间，那么20%或距离C_{50}更远浓度的样本将得到一致的检测结果，即在$C_5 \sim C_{95}$区间之外的样本检测结果可认为是精密的，浓度$>C_{95}$，将持续得到阳性结果，浓度$<C_5$，将持续得到阴性结果。这里，±20%仅用于举例，实验室也可根据检验目的和可接受的精密度选择±10%或±30%。

（三）方法学比较

1. 比较方法分类　为比较不同的检测方法，可用这些检测方法检测同一套样本，比较其检测结果的差异。

在新的定性检验方法/程序的性能验证中，用来比较的方法可以是另一种定性方法，如实验室目前正在使用的方法，也可以是诊断准确度标准。诊断准确度标准（diagnostic accuracy criteria）是指使用一种方法或联合多种方法，包括实验室检测、影像学检测、病理和包括随访信息在内的临床信息，来界定状况、事件和关注特征有无的标准（诊断准确度标准可随着分析系统的进步而改变，或者在特定的情况下真实诊断可能与管理或权威机构测定结果的不同；诊断准确度标准并不考虑待评价方法（新检测方法）的结果。诊断准确度标准可为一种指定某个选择或为一套方法进行排序运算法则，从而以不同的结果组合来确定最终的阳性/阴性分类）。诊断准确度标准：金标准、定量方法和明确的临床诊断。因此，可据此分为“最高”和“较低”水平两种比较方法：①对候选方法进行诊断准确度标准评价为“最高”水平的比较：候选方法的检测性能可以用诊断准确度来描述，即待评价方法的检测结果与诊断准确性评判标准的一致性程度，包括敏感性和特异性的评估、阳性和阴性结果的似然比以及接受者工作特征曲线（ROC）；②候选方法与另一种或几种方法之间的一致性进行评价为“较低”水平比较：非诊断准确度标准称为“比较方法”。使用比较方法评价某种候选方法时，不适合用敏感性和特异性来描述比较的结果。不能直接估计候选方法的校正信息，可以验证候选方法与比较方法的诊断等效性。

2. 试验样本　患者样本、参考血清盘和室间质评样本均可用来研究方法的检测性能。但由于室间质评样本存在基质效应，可能会带来两种方法比对结果不一致的错误结论。尤其是在室间质评样本中分析物含量接近阳性或阴性阈值，或分析物分子构型与自然状态下的样本不一样，使得免疫学方法无法识别其相应表位时。

3. 样本数量　为有效地评价方法的敏感性和特异性，作为最低要求，按统计学原理，检测要持续到至少用比较方法获得50个阳性样本以确定此种检测方法的敏感性，并且至少用比较方法获得50例阴性样本以确定此种检测方法的特异性。当用50例阳性样本和50例阴性样本进行评价时，若某方法的敏感性和特异性均达到90%，那么其置信区间则为78%～97%（具有19个百分点的区间范围，Wilson计分置信区间）。样本量增加，置信区间随之减小。假如可接受较宽的置信区间，那么只需检测较少的样本。

评价者可向统计学专家咨询被检样本数量，以满足评价者对于得到的统计学变量所提出的要求。此外，检测足够多的样本对于获得生物学变异也十分重要。

4. 持续时间　比较研究时间可为10～20天。样本检测分散为数天进行，可使评价者能获得一定数量的有代表性样本，并在常规的实验室使用情况下进行评价。如果可行的话，评价过程中所有的检测样本都要妥善保存并且预留样本以备进一步的检测，必要时可以解决有争议的结果。进一步的检测可以是相同的比较方法、另一种比较方法或者使用临床诊断，它们能为分析检测方法结果的差异提供信息。

5. 数据收集及核查　所有数据应立即记录并核查，以早期发现分析系统及人为误差的来源。一旦发现一些结果是由可解释的误差引起的，需记录此误差状态，并且这些数据不能用于分析。如不能确定误差产生的原因，则保留原始结果。在比较待评价方法和比较方法检测结果是否存在差异之前，应剔除由技术原因造成的异常结果。假如在进行数据比较分析之后发现了某个技术错误，应对该错误进行校正并重新进行检测。

6. 差异结果的处理　在方法比较中，待评价方法和比较方法间检测相同的样本，可能会产生有差异的结果，这些差异结果的产生，可能是由于待评价方法的误差所致，也可能是因为比较方法并非100%准确引起的。如果比较方法不是100%准确，有差异的样本，可以用“金标准”或“参考方法”来检测确认。对于那些需将量化数值转化为定性结果的检测，应对待评价方法的检测数据表单和比较方法结果进行核查，以确定有差异的结果是否在待评价方法或比较方法的临界点附近。也可分析量值以确定待评价方法和比较方法在检测样本之间的结果差异。此外，应仔细审阅有差异结果的样本相关患者的临床诊断或其他临床信息，找出对产生差异起主导作用的临床情况加以深入探讨原因。

如果比较方法不是100%准确，除非有差异的结果已采用100%准确的方法重新检测，否则，要想获得敏感性和特异性的估计值，除重新检测有差异结果的样本外，至少还需再检测一些结果一致的样本。需要重测的样本数量取决于：所估计的敏感性和特异性的理想精度；已知疾病的流行或状况和待验证方法；比较方法及临床诊断之间的关联。

以上均需要详细的统计学设计及缜密的数据分析。

7. 参考样本盘（样本参照物）　参考样本盘是指曾经被检测证实过的或者被成熟参考方法检测验证的，或临床诊断已证明的由多份样本组成的一套临床样本，其对于评价定性测定方法来说很有价值。其真实值已经获知并且已用成熟的方法检测验证或在临床诊断中已明确。这些参考样本盘应已被政府机构、立法机构、工业、专业协会接受或文献引用。

这些参考样本盘应包括一些含有不同浓度的有价值的待测物的临床样本。可能的话，还应包括含一定浓度检测干扰物质的样本。这些可以干扰检测的物质因不同的定性检测有所不同。以下多种疾病状况或因素可能导致假阴性和假阳性结果：自身免疫病；螺旋体病；嗜异性抗体；多发性骨髓瘤等。

虽然使用参考样本盘能节省评价者的资源和时间以及提高工作效率，但这些参考样本盘并不是总能得到。并且，如果评价者没有评价实验室本身日常检测的临床人群，使用参考样本盘有局限性，因为实验室本身日常检测的这些人群代表某疾病或状态典型的流行和范围，没有对这些人群进行检测，就没有将阳性和阴性预测值作为检测效果的指标考虑在内。参考样本盘和质评样本在常规临床检测中的应用将大大提高评价过程的可信度。

8. 临床诊断　用“金标准”确定的临床诊断是评价检测结果与患者实际临床症状的符合程度。通常，应考虑以下几个关键点：①用于方法比较研究的临床标本应包括典型的临床病例。研究对象应该包括合理的年龄范围和性别的人群，使得患者标本具有代表性；②为确立每个患者的临床病情信息，应有正确的临床病情评价标准；③临床信息可以用来分析待评价检测方法和其比较方法两者检测结果的差异。

（四）试验数据分析

1. 数据分析分类　①当待评价方法与诊断准确度标准（已知诊断结果）进行比较时，性能指标包括：敏感性和特异性、阳性结果和阴性结果的似然比、阳性预测值（PPV）和阴性预测值（NPV）；②当待评价方法与用某种比较方法进行比较时，性能指标包括阳性百分比符合度（positive percent agreement，PPA）和阴性百分比符合度（negative percent agreement，NPA），而非敏感性和特异性。PPA 和 NPA 评价的是待评价方法与比较方法的一致性，并非待评价方法的准确性。此外，由于个体临床诊断（由诊断准确度标准决定）未知，不能计算 PPV、NPV 以及阳性和阴性似然比。

2. 用诊断准确度标准（已知诊断结果）进行比较评价　敏感性和特异性评价：常用“敏感性”和“特异性”评价临床定性测定试剂或系统的性能，如果样本来自诊断明确的患者时，通过表 6-6-9，这两个指标最容易计算。表的每个单元格代表相应样本的数量。表后描述了如何计算敏感性、特异性、预测值。

表 6-6-9　待评价方法与诊断准确度标准相比较的 2×2 表

待评价方法	诊断准确度标准		总数
	阳性	阴性	
阳性	真阳性数（TP）	假阳性数（FP）	TP + FP
阴性	假阴性数（FN）	真阴性数（TN）	FN + TN
总数	TP + FN	FP + TN	样本总数 N

敏感性 $sens = \frac{TP}{TP+FN} \times 100\%$

特异性 $spec = \frac{TN}{FP+TN} \times 100\%$

由所评价标本估计的疾病流行率 $prevalence = \frac{TP+FN}{N} \times 100\%$

阳性预测值 $PPV = \frac{TP}{TP+FP} \times 100\%$

阴性预测值 $NPV = \frac{TN}{FN+TN} \times 100\%$

如果真阳性率（敏感性）与假阳性率（1 - 特异性）等同，那么该方法没有诊断价值。相反，如果敏感性和特异性均接近 100%，则该方法具有较高的诊断价值。

根据上述公式计算得到的检测性能指标仅是对真实性能的估计值，因为其仅仅针对研究群体的某一部分个体或样本。如果检测其他的个体或样本，或对同一部分样本在不同时间段进行检测，那么检测性能的估计值可能在数值上存在差异。可利用置信区间和显著性水平对样本/个体选择造成的统计不确定性进行量化，这种不确定性也会随着研究样本数的增加而减小。

检测性能的估计值同样会存在偏差（系统误差）。了解偏差的来源利于在研究过程中尽量避免或减少系统误差。简单地增加样本数量不能减小偏差，只有选择“正确的”研究个体、改变研究模式或数据分析程序才可能会减小或消除偏差。

四、参考区间

参考区间：参考区间就是介于参考上限和参考下限之间的值，当然也包括参考上限和参考下限值。即参考值的分布区间是从参考下限到参考上限之间（例如）：快速血糖的参考区间是 65 ~ 110mg/dl（即 3.6 ~ 6.1mmol/L）。在某些情形中，有时候通常只有一个参考上限“x”有实际意义，即其参考区间被定义为 0 ~ x。

1. 参考区间的调用　确立一个可靠的参考区间是一项非常重要而花费昂贵的工作。通过采用一些更经济和更方便的确认程序，把一个实验室的参考区间调用到另一个实验室是非常有用的方法。随着愈来愈多新的检测项目和方法被实验室引进，要求每个实验室，无论其规模大小，都去研究自己的参考区间是不现实的。实验室可以越来越多地依赖其他实验室或生产商的帮助，在确定参考区间时利用他们提供的适当而足够的参考数据。参考区间的调用是一件复杂的事情，要达到可以接受，需满足一些必要条件。可接受调用的必要条件是因情况而异的：

（1）采用相同（一样）的分析系统（包括方法和仪器）进行检测的参考值的调用：①在同一个实验室进行调用；②从一个实验室调用到另一个实验室。其中又有两种情形：受试者是来自相同地区和人口统计学意义的群体；受试者是来自不同地区和不同人口统计学意义的群体。

（2）用不同分析系统（不同的方法或不同的仪器）检测分析物，其参考区间调用：①在同一个实验室进行调用；②从一个实验室调用到另一个实验室。其中又有两种情形：受试者是来自相同地区和人口统计学意义的群体；受试者是来自不同地区和不同人口统计学意义的群体。

假设原始参考值研究得非常透彻，那么各自进行参考区间的调用就面临着两个主要而突出的问题：即分析系统的可比性和观测群体的可比性。

如果利用临床实验室当前的检测系统，对受试人群某观测物确定的合适参考区间已经存在，那么在同一实验室进行改变方法或仪器后参考区间的调用，就成为两个分析系统的可比性的问题。可以参考 CLSI 的 EP9 文件——《利用患者样本进行的方法比较和偏差评估》。一般来说，如果考虑到分析系统有不同的精密度并确定有干扰，就应用相同的或有可比性的标准品或者校准品，采用相同的报告单位，这样获得的绝对观测值，就可以说是当前的分析方法与比对方法是可接受的。但是，当用 CLSI 的 EP9 文件指南进行验证后，发现可比性性能评估为不可接受时，实验室就必须进行自己的新的参考值的研究。

如果希望把其他实验室或诊断试剂生产商采用相同的（或可比性可接受的）分析系统研究建立的参考区间进行调用，这种情况调用的问题就变成了参考人群是否具有可比性了。此外，其他会干扰参考值研究的分析前因素也必须是可比的，如参考个体分析前的准备，标本的采集和处理程序等。

2. 参考区间的验证 相同（或可比性可接受）的分析系统之间参考区间的调用，主要有三种方法来评估其可接受性。

（1）调用的可接受性：可以通过审查研究原始参考数据时的相关因素来主观地评定。总体中所有参考个体的地区分布和人口统计学情况都必须有详尽的记述，并且资料可用于评审。分析前和分析中的程序细节、分析的执行过程、整套的原始参考数据以及评估参考区间采用的方法等，都必须有说明。要保证所有接受实验室实验的群体中这些因素的始终一致，除拥有描述这些考虑因素的文件外，无需要求接受参考区间的实验室做任何验证研究，即可直接调用参考区间。

（2）厂商或其他实验室提供的参考区间的验证：可以通过从接收实验室自己的受试者总体中抽出一小组参考个体（大约 20 例样本即可），研究与参考值之间的可比性。原始参考值研究的分析前和分析中各因素控制必须和接收实验室的操作保持一致。用于调用验证的参考个体必须是在选择条件上和参考值的获取一致。这 20 个样本应合理地代表接收实验室选择的健康总体，并且恰当地满足其排除和分组标准。依照标准的操作规程检验完这 20 个样本之后，应该审查检验结果是否在统计学上属于同一群体，即这些结果中应不包含离群值。要检验是否存在离群值，应该采用“1/3 规则”进行判断。即依据在参考值评估领域中 D/R 比率，D 指的是一个极端观测值（大的或小的值）和下一个的极端观测值（第二大或第二小的值）之间的绝对差值，而 R 是指所有观测值的全距，即最大极值和最小极值的差值。如果某个观测值的 D 值等于或大于 1/3 R 值，该极端值就要被剔除。任何明显的离群值都应该被弃用，并且代之以新的病例样本以确保 20 例测试结果不含离群值。

假如 20 例受试者中不超过 2 例（或测试结果的 10%）的观测值落在参考区间的界限之外的话，生产厂商或其他实验室报告的 95% 参考限可以有效地应用于接收实验室。如果三例（含 3 例）以上超出了界限，则必须采集另外 20 个和原来类似的样本，同样必须没有离群值。如果后来采集的 20 个样本的结果，少于 2 个观测值超过厂商或其他实验室报告的参考限，那么报告的参考限便可用于接收实验室。但是如果又有三个以上（含 3 个）值超出界限，用户就应该重新检查一下所用的分析程序，考虑两个样本总体生物学特征上可能存在的差异，并且考虑是否在接收实验室内按照全规模研究的指南建立自己的参考区间。

要求接收实验室用相同或可比的分析方法对经挑选的 20 个受试者进行测试，如果少于 2 个结果超出界限，则可以采用厂商或其他实验室报告的参考区间。

（3）调用的可接受性的评估和验证：也可以通过检验稍微多一点（大约 60 例）的接收实验室自己的受试者总体中抽出的参考个体，探讨这些参考值和调用的原始相对较大样本群体的参考值之间的可比性。接收实验室的操作必须和控制原始参考值研究的分析前和分析中各因素的措施保持一致。如果两组研究对象存在会导致参考区间差异的地理区域或者人口统计学意义上实质性不同，参考区间则不能调用。

第四节 检测系统之间可比性验证（仪器间比对）

《医疗机构临床实验室管理办法》要求实验室内采用不同方法或仪器检验的同一项目，应进行一致性的比较，定期实施比对（至少每年一次），及时解决比对试验中出现的问题，并保留此记录。ISO 15189 要求当同样的检验应用不同程序或设备，或在不同地点进行，或以上各项均不同时，应有确切机制以验证在整个临床适用区间内检验结果的可比性。应按适合于程序和设备特性的规定周期验证。实验室应文件化并记录比对活动，适用时，针对其结果迅速采取措施。对识别出的问题或不足应采取措施并保留记录。

根据管理办法和 ISO 15189 要求，实施周期性结果比对时，用于检测临床样本的每个检测系统都应进行可比性验证（也称仪器间比对）。应特别指出可比性验证只是确认检测系统之间同一检测项目检测结果的一致性，不能取代其他质量保证环节，如校准和室内质量控制等。每个检测系统在实施比对前，应已参照美国临床和实验室标准协会（Clinical and Laboratory Standards Institute，CLSI）颁布的 EP9-A2 和（或）EP15-A2 文件的要求，进行了全面的性能评价或验证。

一、检测系统之间可比性验证时机

实验室应按照管理办法要求定期进行仪器间比对（至少每半年一次）。此外，当实验室出现以下情况时也应进行仪器间比对：①室内质控结果有漂移趋势时；②室间质评结果不合格，采取纠正措施后；③更换试剂批号（必要时）；④更换重要部件或重大维修后；⑤软件程序变更后；⑥临床医师对结果的可比性有疑问时；⑦患者投诉对结果可比性有疑问（需要确认）时；⑧需提高周期性比对频率时（如每季度或每月 1 次）。

二、建立比对试验的结果可接受标准

（一）建立结果可接受标准的原则

可比性验证的可接受标准应满足临床需要，同时考虑检测系统的性能状况。如系统性能无法满足规定的比对标准，可比性验证将会经常失败，此时需要改进检测系统性能（更换检测系统或优化测量程序）以达到期望的比对标准。反之，如果基于检测系统不精密度建立的标准高于临床要求，实验室负责人可根据临床需要适当调整可接受标准。

（二）不同检测项目的分析质量要求

确认参与比对的各检测系统的不精密度均符合要求的前提下，按以下优选顺序确定不同检测项目的分析质量要求：①依据临床研究结果得出的推荐指标；②依据医疗机构内医师的临床经验提出的建议指标；③依据生物学变异确定的分析质量要求；注：对于精密度检测结果符合要求的检测系统，同一检测项目可比性结果的允许差异为个体内生物学变异（CV_I）的 1/3；④依据室间质评（EQA）数据设定的分析质量要求；⑤依据认可机构设置的最低标准；⑥如无适用的外部标准，可依据实验室内部的长期不精密度数据确定分析质量要求；⑦所选定的分析质量要求至少应满足国家或行业标准的要求。

三、可比性验证方案

（一）样本选择

1. 比对物质　推荐使用临床标本作为首选比对物质；不得不使用其他物质时，应验证比对物质的互通性（互通性是参考物质的重要属性，指用不同测量程序测量该物质时，各测量程序所得测量结果之间的数字关系，与用这些测量程序测量实际临床标本时测量结果的数字关系的一致程度）。这些物质包括室间质评物或其他参考物质。

2. 样本浓度水平　通常选择与质控品浓度水平相近的比对物质进行可比性验证；每个检测系统至少检测两个浓度水平（含正常和异常水平）的比对物质。

（二）比对试验的实施

1. 确定检测系统测定结果的不精密度

（1）使用日常工作中质控品的检测数据估计不精密度，尽可能使用累计 6 个月的检测数据计算长期的变异系数（CV），以保证不精密度的估计结果具有代表性。

（2）比较不同检测系统不精密度的大小，确定最大 CV 与最小 CV 间的差异是否小于 2 倍。如小于 2 倍，可使用本比对方案；如大于 2 倍，则应参照 CLSI EP9-A2 和（或）EP15-A2 确认检测系统的性能符合要求。

2. 确定比对样本的浓度范围　计算参与比对的所有检测系统质控品均值的总均值，以总均值 ±20% 作为比对样本的浓度选择范围。

质控品总均值 =（分析仪 A 的质控品平均浓度 + 分析仪 B 的质控品平均浓度 + … + 分析仪 J 的质控品平均浓度）/参与比对的分析仪数量

3. 确定比对物质的重复检测次数

计算不同检测系统合并 CV 值：合并 $CV = [(CV_1^2 + CV_2^2 + \cdots + CV_n^2)/n]^{1/2}$

注：使用上述公式计算合并 CV 值的前提是各检测系统长期的 CV 值（CV_1，CV_2，…，CV_n）是通过基本相同的检测次数（即相等的样本量）计算得出。

使用计算得出的合并 CV 值，以确定每台仪器比对样本的重复检测次数。

4. 如未进行重复检测，则直接比较每个检测系统的结果，计算所有检测系统结果的均值。如进行了重复检测，则计算每个检测系统结果的均值，然后再计算所有检测系统结果的总均值。

5. 计算比对偏差　选取差异最大的两个检测系统的均值计算极差，并除以所有检测系统结果的总均值以得出比对偏差，方法如下：如未进行重复检测：比对偏差 =［（检测系统的最大值 - 检测系统的最小值）/所有检测系统的均值］×100%。如进行了重复检测：比对偏差 =［（检测系统的最大均值 - 检测系统的最小均值）/所有检测系统的总均值］×100%

6. 将比对偏差与实验室建立比对试验的结果可接受标准中确定的分析质量要求进行比较。

7. 如比对偏差小于或等于分析质量要求，得出的结论是：在该次评估的样本浓度水平，所有检测系统的结果都具有可比性；如比对偏差大于分析质量要求，得出的结论是：均值差异最大的两个检测系统间的可比性不符合要求。将两个检测系统的结果分别与规范操作检测系统（如使用配套试剂、用配套校准物定期进行仪器校准、仪器性能良好、规范地开展室内质量控制、参加室间质量评价成绩优良、检测程序规范、人员经过良好培训的检测系统）的结果进行比较，剔除偏差较大的检测系统的结果后，对剩余检测系统的结果再计算比对偏差并将比对偏差与分析质量要求进行可比性分析，直到剩余检测系统的比对偏差小于或等于分析质量要求。以此方法筛出不同检验项目结果可比性不符合要求的检测系统。

四、可比性验证结果不符合要求的处理措施

1. 对于不符合可比性要求的检测系统，应分析原因，必要时采取相应的纠正措施，其后再将该检测系统与规范操作检测系统的结果进行比对，确认比对结果符合分析质量要求。

2. 维持结果的可比性需以检测系统各质量保证环节的标准化为前提，必要时通过校准改善结果的可比性，即不同检测系统通过结果的数字转换获得结果的一致性；结果不可比且难以纠正时，应与临床进行沟通，采用不同的参考区间和（或）医学决定水平并在检验报告单上明确标示。

第七章

检验程序的质量保证

第一节　正态分布

一、正态分布的特征

正态分布曲线是以均数为中心、左右完全对称的钟型曲线，它表示变量值出现的概率。均数的概率最高。正态分布有两个参数，即均数μ和标准差σ。μ是位置参数，σ是变异参数。一般用N（μ，σ^2）表示均数为μ、方差为σ^2的正态分布。

服从正态分布的变量的频数分布由μ、σ决定。

1. μ是正态分布的位置参数，描述正态分布的集中趋势位置。正态分布以$x=\mu$为对称轴，左右完全对称。正态分布的均数、中位数、众数相同，均等于μ。

2. σ描述正态分布资料数据分布的离散程度，σ越大，数据分布越分散，σ越小，数据分布越集中。σ也称为是正态分布的形状参数，σ越大，曲线越扁平，反之，σ越小，曲线越瘦高。

二、正态曲线下面积的分布规律

正态曲线下的面积有一定的分布规律。正态曲线总面积为1或100%，则理论上曲线下面积为（图6-7-1）：

$\mu\pm1\sigma$的面积占总面积的68.2%；

$\mu\pm2\sigma$的面积占总面积的95.5%；

$\mu\pm3\sigma$的面积占总面积的99.7%。

换句话说：

$\mu\pm1\sigma$的范围内包含68.2%的变量值；

$\mu\pm2\sigma$的范围内包含95.5%的变量值；

$\mu\pm3\sigma$的范围内包含99.7%的变量值。

如果资料呈正态分布或近似正态分布，μ和σ未知，可用样本均数作为总体均数的估计值，用样本的标准差作为总体标准差的估计值，只要求出$\bar{x}$和s，便可对其频率分布作出概率估计。

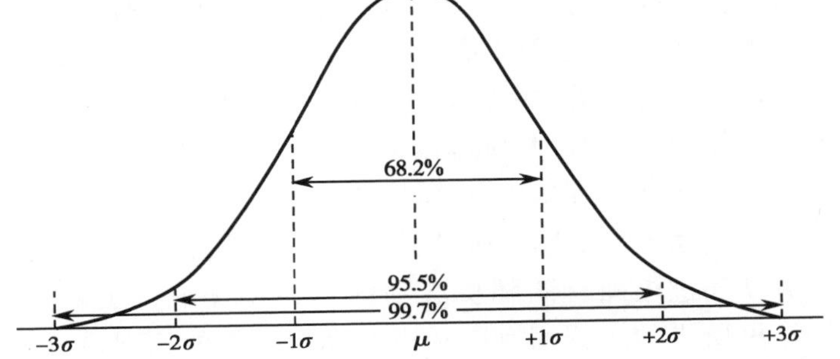

图6-7-1　正态曲线下的面积分布图

三、正态分布的应用

1. 估计参考值范围　在医学上通常把95%的正常人某指标所在范围作为参考值范围。如果资料近似正态分布，且样本含量较大，可按下式估计参考值范围：$\bar{x}\pm1.96s$。

2. 质量控制　为了控制实验中的检测误差，常以$\bar{x}\pm2s$作为上、下警告限，以$\bar{x}\pm3s$作为上、下控制界限。

3. 许多质量控制方法的理论基础　有些医学检验资料，如正常人血铅含量虽不服从正态分布，但经对数转换后则服从对数正态分布，仍可按上述正态分布规律来处理。

综上所述，正态分布是在许多领域都有重要影响的概率分布，也是临床检验质量控制图的理论依据，了解正态分布可为以后的学习质量控制方法打下坚实的基础。

第二节 室内质量控制

一、室内质控图和质控方法

（一）质控图概述

1. 质控图的定义和功能

（1）质控图的定义：质控图（quality control chart）是对过程质量加以测定、记录从而进行评估和监察过程是否处于控制状态而设计的一种统计方法图。图上有中心线（central line，CL）、上质控界限（upper control limit，UCL）和下质控界限（lower control limit，LCL），并有按时间顺序抽取的样本统计量值的描点序列，参见图6-7-2。UCL、CL与LCL统称为质控线（control lines）。若质控图中的描点落在UCL与LCL之外或描点在UCL与LCL之间的排列不随机，则表明过程异常。世界上第一张质控图是美国的休哈特（W. A. Shewhart）在1924年5月16日提出的不合格品率（p）质控图。

质控图也是用于区分异常或特殊原因所引起的波动和过程固有的随机波动的一种特殊统计工具。这里所讲的过程固有的随机波动指过程的正常质量波动。因为在过程中固有的随机波动是始终存在的，是无法消除的。从质控图的定义可以理解，质控图是用于判断过程正常还是异常的一种统计工具。

（2）质控图的功能：①诊断：评估一个过程的稳定性。②控制：决定某一过程何时需要调整，以保持原有稳定状态。这实际是指：当过程发生异常质量波动时必须对过程进行调整，采取措施消除异常因素的作用（加以控制）。当过程稳定在合理的正常质量波动状态时，就应保持这种状态（听之任之）。③确认：确认某一过程的改进效果。故质控图是质量管理七个工具图表的核心。

2. 质控图贯彻了预防为主的原则　前面提到一旦过程中有了异常因素起作用，就会导致典型分布遭到破坏，质控图可以监测到这些变化和破坏，起到捕捉异常先兆并对异常质量波动的发生起到报警的作用。那么质控图如何达到预防的原则，我们按下列情况分别考虑：

情况1：应用质控图对检测过程进行监控，如出现图6-7-3的上升倾向，则显然过程有问题，故异常因素刚一露头，即可发现，可及时采取措施加以消除，预防了异常因素的作用。

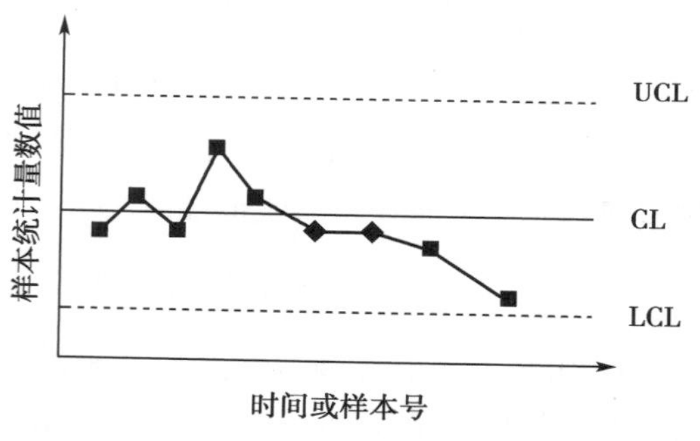

图6-7-2 质控图示例

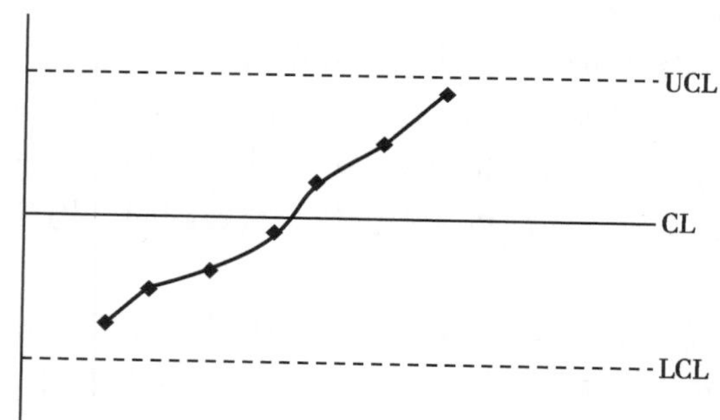

图6-7-3 质控图点子形成倾向

情况2：更经常见到的是质控图上有数据点突然出界，显示异常。这时必须按照下列20字方针去做："查出原因，采取措施，加以（保证）消除，不再出现，纳入标准。"每执行一次这20字方针，就有可能消灭一个异常原因，对此异常原因而言，起到了预防作用。不照这20字方针去做，质控图将形同虚设，就不必画质控图。因此，"点超出界限就判异常"这9个字与20字方针一共29个字是必须连起来执行的。但应注意的是"点超出界限就判异常"不等于就一定是出现异常原因，就一定是操作过程出现质量问题。

质控图的作用是及时告警。只在质控图上描一描数据点，是不可能起到预防作用的。要贯彻预防作用就必须执行上述20字方针。

3. 分析用控制图与控制用控制图　控制图是过程的灵魂，从控制图可以看出过程处于什么状态。如果一道工序从来没有应用过控制图，则一开始建立控制图对该道工序进行分析（称为分析用控制图），几乎可以肯定控制图不会处于稳态。这时需要执行上文提到的20字方针，逐个消除异因，逐步改进，最终可以达到只有偶因而无异因的稳态，建立起控制用控制图。由于分析一个过程从分析用控制图开始，最后改进到建立控制用控制图为止，即"始于控制图，终于控制图"。因此，根据使用的目的不同，控制图可分为：分析用控制图与控制用控制图。

（1）分析用控制图：主要分析以下两点：①所分析的过程是否处于统计稳态；②该过程的过程能力指数（process capability index，过去称为工序能力指数）是否满足要求。荷兰学者维尔达（S. L. Wierda）把过程能力指数满足技术要求称作技术稳态（state in technical control）。

（2）控制用控制图：当过程达到我们所确定的状态后，才能将分析用控制图的控制线延长作为控制用控制图。由于后者相当于生产中的立法，故由前者转为后者时应有正式交接手续。这里要用到判断统计稳态的准则（简称判稳准则），在稳定之前还要用到判断异常的准则（简称判异准则）。进入日常管理后，关键是保持所确定的状态。经过一个阶段的使用后，可能又出现异常，这时应按照上文提到的 20 字方针去做，恢复所确定的状态。

从数学的角度看，分析用控制图的阶段就是过程参数未知的阶段，而控制用控制图的阶段则是过程参数已知的阶段。

4. 质控图的两种错误　质控图对过程的监控是通过抽查来进行的，很经济。但既然是抽查就不可能没有风险（risk），不可能不犯错误。

（1）第一（Ⅰ）种错误：虚发警报（假失控或弃真）。过程正常而数据点偶然超出界外，根据点超出界限就判异常，于是就犯了第一种错误。通常以 α 为犯第一种错误的概率，参见图 6-7-4。

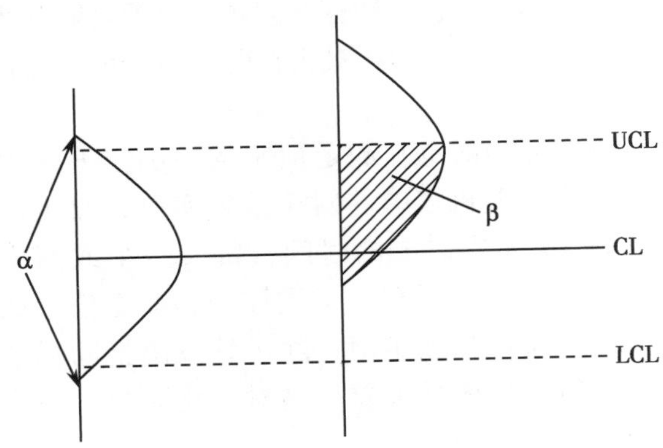

图 6-7-4　质控图的两种错误

犯第一种错误的概率只受质控界限幅度（上、下质控界限的间距）所影响。当采用 3σ 原则设计质控图时，虚发警报概率 $\sigma=0.0027$。国际上大多数国家均采用 3σ 原则设计质控图。

（2）第二（Ⅱ）种错误：漏发警报（假在控或取伪）。过程已经异常，但仍会有部分批次检验，其质量特性值的数值仍位于质控界限界内。此时室内质控物的测量值一般也在质控界限内，这就是犯第二种错误。通常以 β 表示犯第二种错误的概率，见图 6-7-5。

有四个方面的因素影响犯第二种错误的概率：①控制界限幅度；②均值偏移幅度；③标准差变动幅度；④样本大小。

5. 3σ 方式　休哈特对其质控图提出一个设置质控限的总公式，如下：

$$UCL=\mu+3\sigma,\ CL=\mu,\ LCL=\mu-3\sigma$$

式中：μ、σ 为统计量的总体参数，μ 为均值，σ 为标准差。

具体应用时需要经过下列两个步骤：①将 3σ 方式的公式具体化到所使用的具体质控图；②对总体参数进行估计。

注意事项：

（1）总体参数与样本参数不能混为一谈：总体包括过去已制定的产品、现在正在制造的产品以及未来将要制造的产品的全体。而样本只是过去已制成产品的一部分。故总体参数的数值是不可能精确知道的，只能通过以往已知样本参数的数据来估计。

（2）规格（公差）界限（在检验医学领域，称之为允许总误差）不能用作质控界限：规格界限用以区分合格与不合格，质控界限则用以区分偶然误差和异常误差，两者完全是两码事，不能混为一谈。

质控图中的质控界限（control limits）与公差界限是完全不同的两个概念，切不能混为一谈。公差界限是产品设计的结果，属于技术、质量标准的范畴，是对产品作“合格”与“不合格”的符合性判断的依据。质控界限是过程中质量数据的实际分布，是过程处于稳定受控状态时质量数据所形成的典型分布的 $\mu\pm3\sigma$ 范围。是判断过程正常与异常的依据。质控图所控制的是过程处于稳定受控状态时质量数据形成的典型分布的 $\mu\pm3\sigma$ 范围。强调过程稳定受控，是稳定在典型分布上。

（二）Levey-Jennings 质控图

临床实验室在许多方面与制造产品的工厂有类似之处，如接收原材料（标本和试剂），用各种特定的仪器和工具对其进行加工处理并最终生产出产品（检验结果）。因此，把工业上发展的质量控制方法应用于临床检验是很自然的。Levey 和 Jennings 在 20 世纪 50 年代初把上述休哈特质控图引入临床检验中。

他们描述的质控方法，首先是将质控物（control material）取代了标本抽查，因此患者标本和产品不一样，其检验结果随标本不同而异，因此制备了稳定性高、结果一致的特定质控物作为质控图的测试对象。其次他们的质控图是建立在将质控物的测定结果画在质控图上，也就是单个质控物双份测定值的平均值（$\bar{x}$）和极差（R）的基础上。历史上检验医学最初采用的质控方法就是从两个角度观察误差，即观察批内误差（R）和批间误差（平均值 $\bar{x}$ 的变化）。通过此质控图能直观地看出误差，在问题出现之前能发现预示迹象，便于及早采取措施，预防误差的发生。使用此种质控图，还能使分析人员决定特定分析批检验结果的可接受性。在每一分析批中，用相同的测定方法检测患者样品和稳定的质控物；质控物结果画在质控图上，并与其上的质控限比较。分析人员通过观察质控结果是否超过质控限可确定分析批是在控（in-control）还是失控（out-of-control），作出是否可报告在此批中患者测定结果的决定。

这种质控图从20世纪60年代起已在临床检验中普遍使用并被称之为Levey-Jennings质控图。每一分析批将包括患者标本和一定数量的质控物。质控物的测定结果数（N）是质控方法（quality control procedures）重要性能特征之一。

在Levey和Jennings原来设计的质控方法中，绘制质控图的数据来源于20对质控物的检测值。利用这些数据，计算出每对数据的极差（R）、平均值（$\bar{x}$）以及所有样本的总均值（$\bar{\bar{x}}$）和平均极差（$\bar{R}$）。然后，建立以总均值（$\bar{\bar{x}}$）为中心线，质控限为 $\pm 1.88\bar{R}$ 的 $\bar{x}$ 质控图。类似地，也建立以平均极差 $\bar{R}$ 为中心线，质控限为0到 $3.27\bar{R}$ 的R质控图。此质控限大体相当于3倍的标准差。这意味着稳定系统由于随机误差的原因使得1000个结果中只有3个超出了质控限，当观测到的平均值或极差超过各自的质控限时则判断为失控。在Levey和Jennings的研究中，每周两次对质控物进行双份测定。严格要求把质控物当作常规患者样品一样对待，不能给予特殊的处理。测定后将双份测定值的平均值和极差画在制好的质控图上来判断质控结果是在控还是失控。

自Levey和Jennings建立了检验医学中的质控图后，在临床检验中得到了普遍的应用。但也存在一些问题和困难，例如常规检验中，大多数项目只测一次而非双份；每一质控物需同时绘制两张图等。Henry和Segalove对Levey-Jennings质控图（$\bar{x}-R$）进行了修改，以20份质控物的试验结果，计算平均值和标准差，定出质控限（一般 $\bar{x}\pm 2s$ 为警告限，$\bar{x}\pm 3s$ 为失控限），每批随患者样品测定质控物，将所得的质控物结果标在质控图上。这种质控图一般称为单值质控图（single-value control chart），因历史和习惯，我们将Henry和Segalove修改后的质控图仍称为大家熟悉的Levey-Jennings质控图。此图Y轴为浓度单位，X轴为日期或分析批。画出的水平线相当于 $\bar{x}$、$\bar{x}\pm 1s$、$\bar{x}\pm 2s$ 和 $\bar{x}\pm 3s$。为了使用方便，可用颜色区分质控限，例如：$\bar{x}$ 为绿色、$\bar{x}\pm 1s$ 为蓝色、$\bar{x}\pm 2s$ 为橙色、$\bar{x}\pm 3s$ 为红色。图6-7-5为Levey-Jennings质控图。

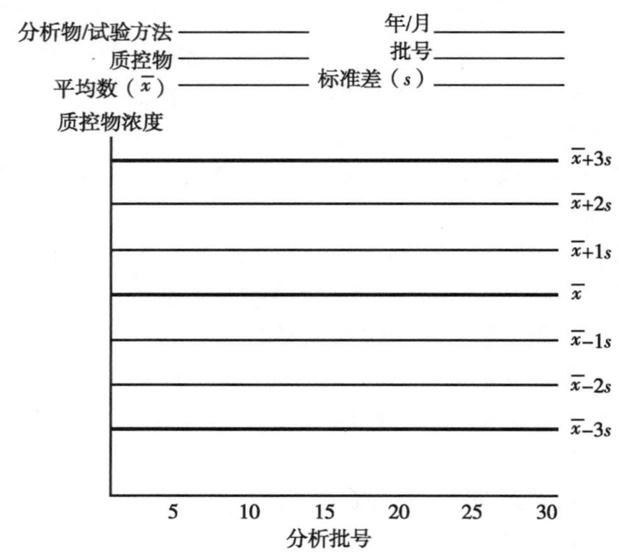

图6-7-5　Levey-Jennings质控图

每一分析批的质控物必须与患者样品一起进行分析，根据Levey-Jennings质控图判断分析批在控时，方能报告患者样品的测定结果。当判断分析批为失控时，则说明测定过程可能存在问题，应予以解决然后重复检测该分析批。分析批失控时，不能报告患者样品测定的结果。

可用质控物的重复测定值来描述测定方法固有的不精密度或随机误差。对于重复实验，收集的数据通常是20天或以上的时间，每天一个或两个分析批，每分析批至少有一个质控物的测定值。如每批具有两个质控物测定值，除可计算出批间标准差外还可计算出批内标准差，这对优化质控方法具有重要价值。

（三）质控方法的性能特征

不同的质控方法具有不同的检出分析误差的能力。因此，实际的质量控制程度依赖于所选择使用的特定质控方法。质控方法由质控规则和质控测定值个数（N）两个因素确定。通过估算在不同大小误差时的分析批失控的概率，能评价质控方法的性能特征，这些特征确定了质控方法的功效。

质控方法对分析批的判断结果或是在控或是失控。而分析过程可分为两种情况：即分析过程除了固有的随机误差外没有其他误差的分析批（在此称无误差分析批）和分析过程除了固有的随机误差外还存在其他的误差（有误差分析批）。表 6-7-1 是对分析批误差情况和质量控制状态的分类。真失控（true reject，tr）指质控方法对有误差分析批作出了失控判断；假失控（false reject，fr）指质控方法对无误差分析批作出了失控判断；假在控（false accept，fa）指质控方法对有误差分析批作出了在控判断；真在控（true accept，ta）指质控方法对无误差分析批作出了在控判断。

表 6-7-1　分析批和质量控制状态分类

分析批	质量控制状态	
	失控	在控
有误差	真失控（tr）	假在控（fa）
无误差	假失控（fr）	真在控（ta）

（四）常规质控规则

质控规则（control rules）是解释质控数据和判断分析批质控状态的标准。以符号 A_L 表示，其中 A 是质控测定值个数或超过质控限（L）的质控测定值的个数，L 是质控限。当质控物测定值达到规则要求的条件时，则判断该分析批违背此规则。例如 1_{2s} 质控规则，其中 A 为一个质控测定值，L 为 $\bar{x}\pm2s$。1_{2s} 代表有一个质控测定值超过 $\bar{x}\pm2s$ 时，即判断为失控。

常用质控规则的符号和定义如下：

1. 1_{2s}　1 个质控物测定值超过 $\bar{x}\pm2s$ 质控限。传统上，这是在 Shewhart 质控图上的“警告”限。也用为 Levey-Jennings 质控图上的警告界限。见图 6-7-6。

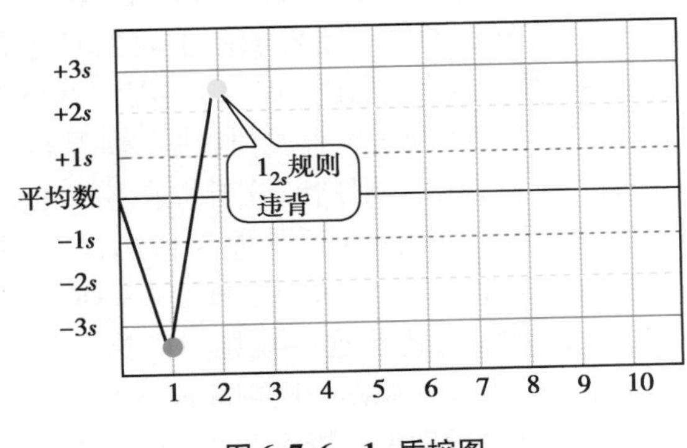

图 6-7-6　1_{2s} 质控图

2. 1_{3s}　1 个质控物测定值超过 $\bar{x}\pm3s$ 质控限。此规则对随机误差敏感。见图 6-7-7。

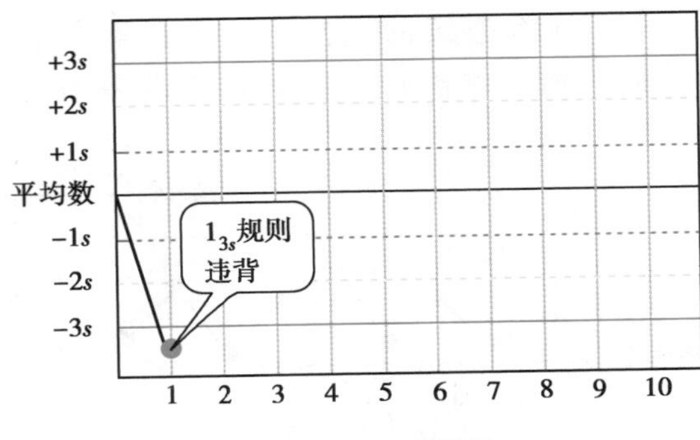

图 6-7-7　1_{3s} 质控图

3. 2_{2s}　2 个连续的质控物测定值同时超过 $\bar{x}+2s$ 或 $\bar{x}-2s$ 质控限。此规则主要对系统误差敏感。见图 6-7-8。

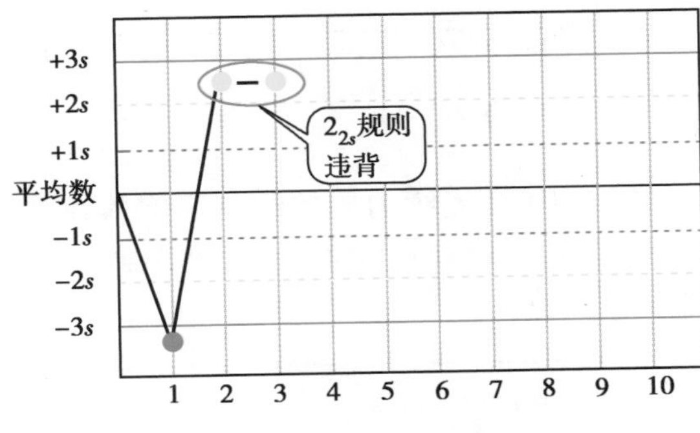

图 6-7-8　2_{2s} 质控图

4. R_{4s}　在同一批内最高质控物测定值与最低质控物测定值之间的差值超过 4s。此规则主要对随机误差敏感。见图 6-7-9。

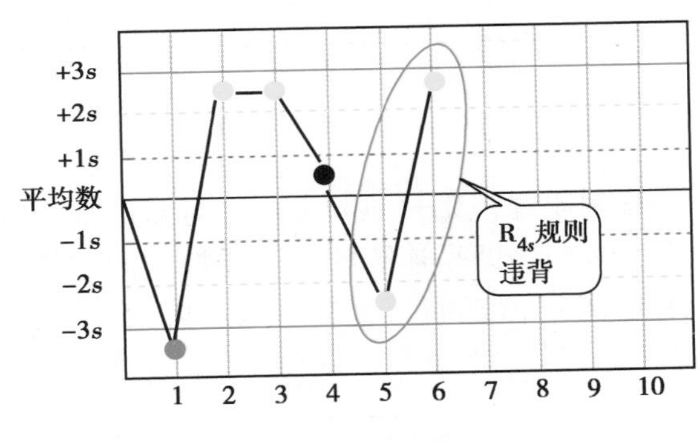

图 6-7-9　R_{4s} 质控图

5. 4_{1s}　4 个连续的质控物测定值同时超过 $\bar{x}+1s$ 或 $\bar{x}-1s$。此规则主要对系统误差敏感。见图 6-7-10。

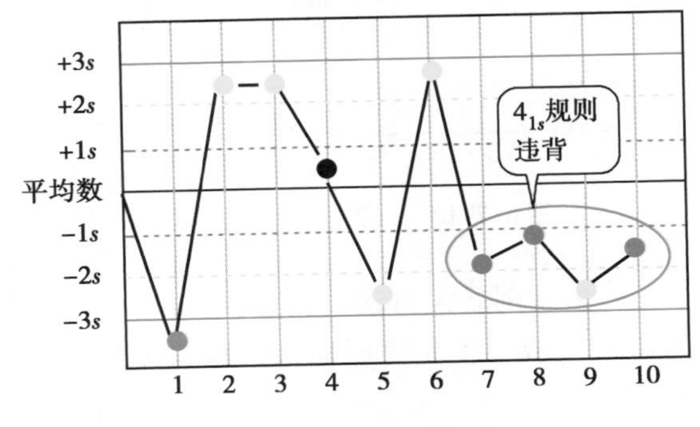

图 6-7-10　4_{1s} 质控图

6. $9_{\bar{X}}$ 9个连续的质控物测定值落在平均值($\bar{x}$)的同一侧。此规则主要对系统误差敏感。见图6-7-11。

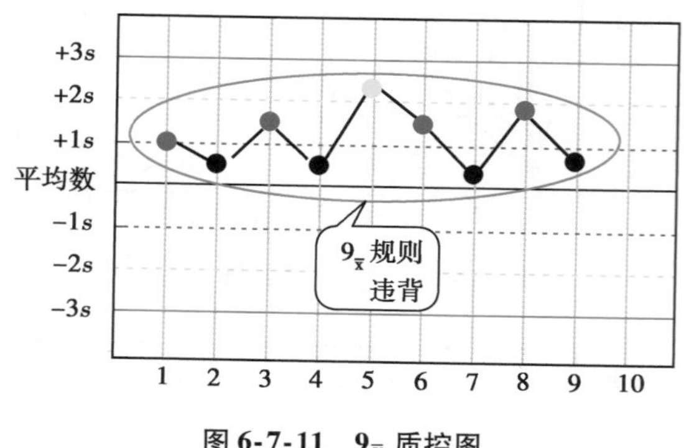

图6-7-11 $9_{\bar{X}}$ 质控图

7. $10_{\bar{X}}$ 10个连续的质控物测定值落在平均值($\bar{x}$)的同一侧。此规则主要对系统误差敏感。见图6-7-12。

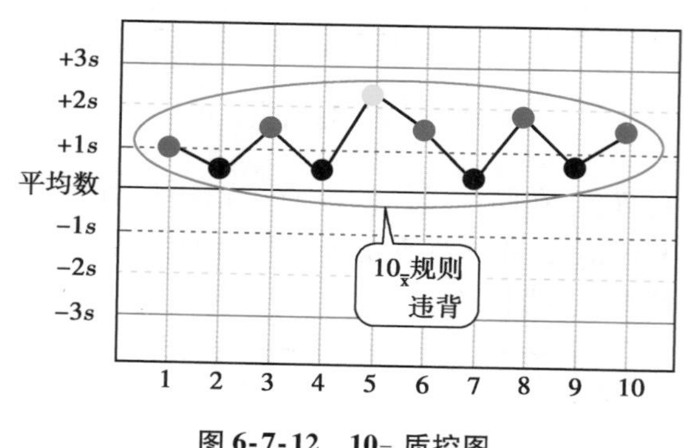

图6-7-12 $10_{\bar{X}}$ 质控图

8. 比例质控规则 $(m\ of\ n)_L$ 例如最常用的是 $(2\ of\ 3)_{2s}$规则，即是连续的三个质控物测定值中有两个质控测定值超过 $\bar{x}+2s$ 或 $\bar{x}-2s$ 质控限。见图6-7-13。

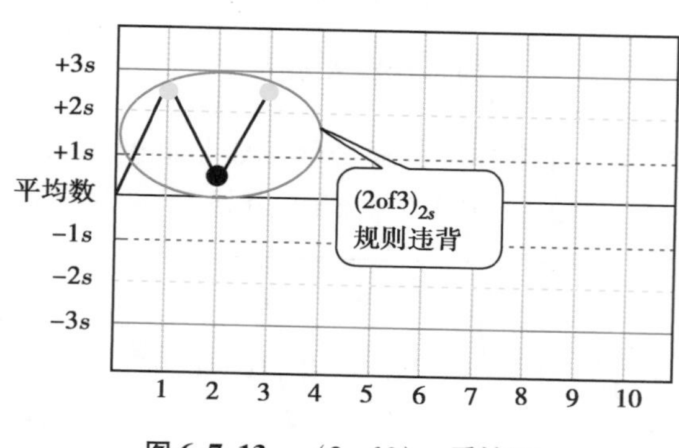

图6-7-13 $(2\ of\ 3)_{2s}$ 质控图

(五)多规则质控方法

选择两个或多个质控规则，以提高误差检出概率和降低假失控概率，多规则质控方法由Westgard等人推荐使用。

1. 多规则质控方法的特点 ①能够通过单值质控图进行简单的数据分析和显示；②容易与Levey-Jennings质控图适应和统一；③具有低的假失控概率；④当判断一批为失控时，能确定发生分析误差的类型，有助于确定失控原因和解决问题。

2. Westgard多规则质控方法 Westgard推荐下列6个基本质控规则，通常称为"Westgard规则"，其定义如下：

(1) 1_{2s}质控规则：1个质控测定值超过 $\bar{x}\pm2s$ 质控限，作为"警告"。

(2) 1_{3s}质控规则：1个质控测定值超过 $\bar{x}\pm3s$ 质控限时，则判断为该分析批为失控。这一规则主要对随机误差敏感，但也对大的系统误差产生响应。

(3) 2_{2s}质控规则：当2个连续的质控测定值同时超过 $\bar{x}+2s$ 或 $\bar{x}-2s$ 质控限时，则判断为失控。两个测定值可以是同一质控物，也可以是两个不同的质控物。当在同一批内两个连续的质控测定值超过它们各自的 $+2s$ 或 $-2s$ 质控限，则判断为失控；或当同一质控物在连续两个批的测定值超过 $\bar{x}+2s$ 或 $\bar{x}-2s$ 限时，则判断为失控。该规则对系统误差敏感。

(4) R_{4s}质控规则：当在同一批内高和低的质控测定值之间的差或极差超过4s时，则判断为失控。这一规则对随机误差敏感。

(5) 4_{1s}质控规则：当4个连续的质控测定值同时超过 $\bar{x}+1s$ 或 $\bar{x}-1s$ 质控限，则判断为失控。连续的质控测定值可能发生在同一质控物或不同质控物的测定值。这一规则对系统误差敏感。

(6) $10_{\bar{X}}$质控规则：当10个连续的质控测定值落在平均值的同一侧，则判断为失控。连续的质控测定值来源于几个分析批中，这一规则对系统误差敏感。

图6-7-14显示了将上述六项基本规则联合成为Westgard多规则的实际应用方法。1_{2s}规则作为警告规则启动其他的质控规则来检查质控数据。如果没有质控数据超过2s质控限，则判断分析批在控，并且可报告患者的结果。如果一个质控测定值超过2s质控限，应由1_{3s}，2_{2s}，R_{4s}，4_{1s}和$10_{\bar{X}}$规则进一步检验质控测定值，如果没有违背这些规则，则该分析批在控；如果违背其中任一规则，则判断该批为失控。违背的特定规则可提示发生分析误差的类型。在实践中常由1_{3s}或R_{4s}规则检出随机误差，而由2_{2s}，4_{1s}，$10_{\bar{X}}$规则检出系统误差。当系统误差非常大时，也可由1_{3s}规则检出。

3. Westgard多规则质控方法的修改 将4_{1s}和$10_{\bar{X}}$规则解释为警告规则，用于启动预防性维护过程，见图6-7-15。

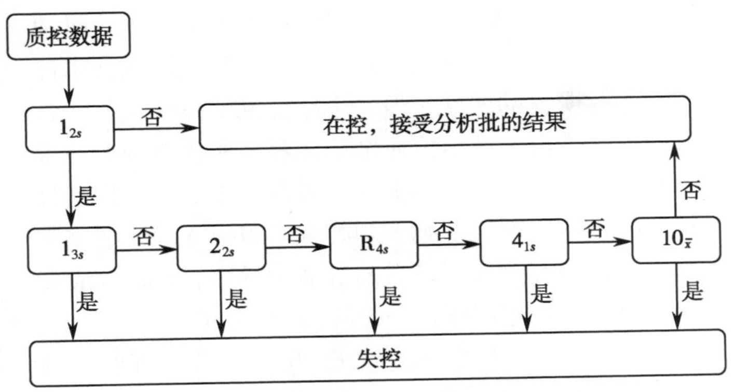

图 6-7-14　应用 $1_{3s}/2_{2s}/R_{4s}/4_{1s}/10_{\bar{X}}$ 系列质控规则的逻辑图

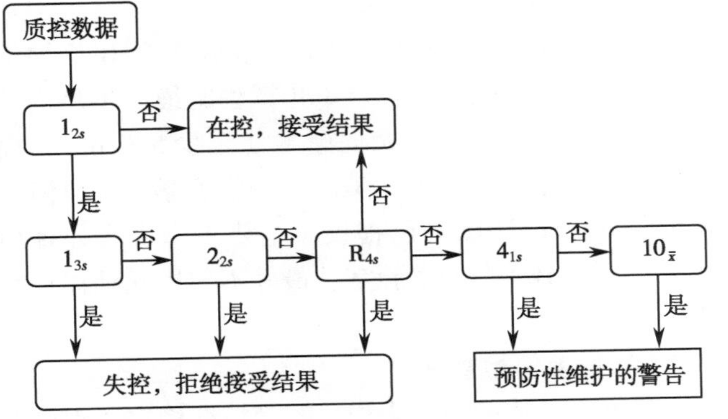

图 6-7-15　修改的 $1_{3s}/2_{2s}/R_{4s}/4_{1s}/10_{\bar{X}}$ 多规则方法

4. N=2 多规则质控方法　上面介绍了只有一个质控测定值时使用多规则控制的方法。实际工作中往往测定多个质控物，特别在早期的流动式自动分析仪，仪器状态常不稳定，当时每 20 个标本就要加测一个质控物。随着科学技术发展，现代自动化分析仪工作状态已经相当稳定，一些高质量的临床实验室往往测定两个质控物。两个质控测定值可以在一个工作日内、一个工作日不同班次如日班或夜班内或在一个班中的每一检验批次内，一般而言最好在一个批次中，因为质控结果是决定批次测定检测结果能否发放的重要依据。按下列步骤进行此项方法：

（1）分析两个不同浓度的质控物：将两个质控物测定值画在各自的质控图上或“Z 分数图”上。

（2）由 1_{2s} 质控规则：当两个质控测定值在 $\bar{x}\pm2s$ 限之内，则判为在控；当一个测定值超过 $\bar{x}\pm2s$ 限时，则保留患者结果，使用其他的质控规则来进一步检验质控测定值。

（3）检查同一批内质控测定值：①$1_{3s}$ 规则检验：当一个质控测定值超过 $\bar{x}\pm3s$ 时，则判断该分析批为失控，不能报告患者的结果；②用 2_{2s} 规则检验：当两个质控测定值同时超过 $\bar{x}+2s$ 或 $\bar{x}-2s$ 控制限时，该分析批判断为失控，不能报告患者的结果；③用 R_{4S} 规则检验：当一个质控测定值超过 $\bar{x}+2s$ 限，且另一个测定值超过 $\bar{x}-2s$ 限时，判断该批为失控，不能报告患者的结果。

（4）检查不同分析批质控测定值：①用 2_{2s} 规则检验同一质控物：当同一质控物的本次和前次测定值同时超过 $\bar{x}+2s$ 或 $\bar{x}-2s$ 质控限时，判断该分析批为失控，不能报告患者的结果；②用 4_{1s} 规则检验不同质控物：当最近的 4 个连续的质控测定值同时超过 $\bar{x}+1s$ 或 $\bar{x}-1s$ 时，判断为失控，不能报告患者的结果；③用 $10_{\bar{X}}$ 规则检验同一质控物：当同一质控物最近 10 个测定值落在平均值的同一侧时，判断为失控，不能报告患者的结果；④用 $10_{\bar{X}}$ 规则检验不同的质控物：当最近的 10 个连续的质控测定值落在平均值的同一侧时，判断为失控，不能报告患者结果。

（5）当没有违背规则时，判断为在控，报告患者的结果。

质控物放置的位置、顺序、间隔或时间由特定的测定过程决定。如：将两个质控物随机放在患者的样品中；更多的是将一个质控物放在检测患者样品之前，即在进行分析前观察测定过程是否在控制状态下，另一个质控物放在分析后，这样可以监测整个分析过程。

二、应用患者数据的质控方法

目前临床实验室广泛应用质控物进行质量控制。然而，利用质控物进行质量控制也存在一些局限性，见表 6-7-2。

表 6-7-2　利用质控物进行质量控制的局限

利用质控物进行质量控制的局限
质控物价格可能昂贵
质控物可能不稳定
质控物可能显示出不同于患者标本的特征，可能存在基质效应
通常在分析阶段使用质控物可监测分析阶段的问题，而忽略分析前阶段各种因素的影响，不能检出导致误差的分析前因素，它们可能存在于标本的收集、标记、运输和处理的各个环节中

这一部分将描述不需测定质控物，只使用患者数据就可进行的质量控制方法。包括患者数据的均值法、差值（delta）检查法、患者结果的多参数核查法、患者标本双份测定的极差型质控图法。

历史上在未使用质控物前，评价患者结果数据是当时常用的质量控制方法。如使用得当，根据患者数据也有可能检出系统误差和（或）随机误差。使用患者标本数据进行质控可节省质控活动的成本，而且，它是直接监察患者标本的结果，而不是间接地推断分析过程的质量。但这些方法也都有其缺点，例如对检查质量缺陷不灵敏，或者结论不可靠等。因此，在质量控制活动中，这些方法只能作为统计质控方法的补充。

患者结果的数据可以是一个患者的单个标本或几个标本，也可以是多个患者的一个或多个标本。

（一）患者结果均值法

1. 正态均值法 1965 年 Hoffmann 和 Waid 提出了使用患者数据的均值（正态均值）（average of normals method，AON）对测定结果进行质量控制的方法，并在其后得到了广泛的应用。这种方法原有的缺点是误差检出能力较低。近年来，Cembrowski 和 Westgard 等用计算机模拟得出了几种使用此法的功效函数图，表明其功效尚满意。建立 AON 方法并不复杂，需要下列步骤：

（1）收集连续几周的患者数据，并用计算机画出数据的频数直方图。

（2）使用中央区域的数据，计算患者标本数据的平均值 $\bar{x}_p$ 和标准差 s_p。

（3）从质控物确定分析标准差（s_a），质控物的平均浓度应接近患者标本数据的平均值。

（4）由公式 $N_p = 2 \times N_c \times (s_p/s_a)^2$ 估计 N_p 或从基于 s_p/s_a 和检出 ΔSEc 概率的关系图中得到 N_p。N_p 为患者样本个数。

（5）选择患者均值的舍弃界限（通常为 $\pm 3.09s_p$，$\pm 2.58s_p$ 或 $\pm 1.96s_p$）。

（6）选择控制限使 Pfr 不超过 1%，通常为 $\bar{x}_p \pm 3.09 \times s_p/\sqrt{N_p}$，或者为 $\bar{x}_p \pm 2.58 \times s_p/\sqrt{N_p}$。

执行 AON 质量控制方法时应考虑如下五个重要的参数或统计量：①患者样品数据的平均值（$\bar{x}_p$）；②患者样品测定结果的总体标准差（s_p）；③分析标准差（s_a）；④计算患者样品平均值的标本量（N_p）；⑤质控界限确定的假失控概率（Pfr）。此外，还应考虑患者样品均值舍弃局外值的界限（上限和下限）。Cembrowski 等人推导出了计算患者样品均值的样品量 N_p 的公式，其计算的公式如下：

$$N_p = 2 \times N_c \times (s_p/s_a)^2$$

患者样品均值法的质控界限一般有三种情况，可视实际情况而定：$\bar{x}_p \pm 3.09 \times s_p/\sqrt{N_p}$，$\bar{x}_p \pm 2.58 \times /\sqrt{N_p}$ 和 $\bar{x}_p \pm 1.96 \times s_p/\sqrt{N_p}$。与此三者对应的假失控概率分别为 0.2%，1% 和 5%。

2. 移动均值法 移动均值（moving average method）是 Bull 等早在 20 世纪 70 年代设计出的一种用于血液学质量控制的方法，又被称为 Bull 算法。原理是血液红细胞计数可因稀释、浓缩、病理性或技术性因素而有明显的增减，但每个红细胞的体积及其所含有的血红蛋白，或单位血细胞比容中所含有的血红蛋白则相对稳定，几乎不受这些因素的影响。根据这种特性，设计监测红细胞平均容量（MCV）、红细胞平均血红蛋白量（MCH）、红细胞平均血红蛋白浓度（MCHC）的均值变动，来进行质控的方法。

Bull 算法是建立在连续的 20 个患者红细胞指数（MCV、MCH、MCHC）的多组均值基础上，此种算法的原理简单，但公式很复杂的。Bull 均值的控制限一般定为 ±3%。

移动均值的另外一种形式是最近 3 个 Bull 均值的均值超过 2% 就算失控。Bull 算法的最大不足之处是质控限的决定，需要大批标本（至少 500 份），而且每日标本也不可太少，美国病理学家学会的血液学委员会（CAP-HRC）已提议，主要工作班次处理患者标本少于 100 个的实验室，最好不使用此种移动均值法。

（二）差值检查法

对某一具体的患者来说，若其情况稳定，则患者前后试验结果也应基本稳定。因此，在患者情况稳定时，患者连续试验结果之间的差值，即 Δ（delta）值应该很小。如果 Δ 值很大并超过预先规定的界限，则表明存在下列三种可能情况之一：①患者样品的试验结果确实有了变化；②标本标记错误或混乱；③计算 delta 的两个结果值之一有误差。在血液学检验中，特别是在输血或出血时，很可能遇到上述的第一种情况，即连续的血红蛋白测定、白细胞和血小板计数上的变异可能很大，临床化学的检验结果也可能遇到类似的情况，例如，肾透析和移植、静脉内给药治疗及补钾时的电解质的变化。

通常以下列两种方式之一来计算 delta：

Δ(试验单位) = 第二次结果 - 第一次结果

Δ(%) = 100 ×(第二次结果 - 第一次结果)/第二次结果

因此，可以用试验单位或百分数来表达 delta 值。

决定 delta 界限常需收集有代表性的患者连续配对数据，分别计算各 delta，并画出它的频数直方图来确定 delta 的统计置信区间（例如，95% 或 99% 的置信区间），如表 6-7-3 所示。

当同一患者短期内两次检验结果超过表 6-7-3 中的值时，临床实验室应高度怀疑分析过程是否存在质量问题。

表 6-7-3　建议的 delta 检验界限

试验项目	delta 检查界限
白蛋白	20%
总胆红素	50%
钙	15%
肌酸激酶	99%
肌酐	50%
磷	20%
总蛋白	20%
钠	5%
甲状腺素	25%
尿素氮	50%
尿酸	40%

另一决定 delta 界限的方法是凭经验，它建立在个体内生物变异和临床实践基础之上。尽管 delta 检查方法存在一定的局限性，出现问题不一定就能说明检测过程出现误差，但 delta 检查方法对分析前误差或分析后误差是很敏感的，进行 delta 检查能增强实验室和医师对试验结果的可信度，减少复查次数。

（三）患者结果多参数核查法

孤立根据单个试验结果不易判断结果是否准确，但是如果比较同一时间几个试验结果，也常可识别误差，并加以纠正。本节提供了几种相互关系，可以用于监测单个患者的结果。

1. 血型　红细胞血型抗原和血清中抗体测定结果之间应有对应关系。

2. 阴离子间隙　为了维持溶液的电中性，当以摩尔浓度表示时，血标本中阴离子电荷之和必须等于阳离子电荷之和。阴离子间隙可按下列公式计算：

$$AG=(Na^{+}+K^{+})-(Cl^{-}+HCO_3^{-})$$

其值小于 10mmol/L 或大于 20mmol/L 常提示上述离子测定结果可能出现误差。但应注意个别增高值可出现在肾功能障碍、糖尿病酸中毒、心力衰竭、缺氧症等患者。个别低值出现在低蛋白血症等患者。Cembrowski 等人研究提高阴离子间隙质控方法的能力：他们建议使用一个检测中 8 个或更多患者一组的平均阴离子间隙来进行统计质量控制，此法可提高检出误差的灵敏度。

3. 酸碱平衡法　由 Henderson-Hasselbalch 公式表达 pH，HCO_3^- 和 pCO_2 之间的关系：

$$pH=6.1+\log([HCO_3^-]/0.03pCO_2)$$

实验室通过比较从 Henderson-Hasselbach 公式计算的 HCO_3^- 理论值与电解质分析仪测定的 HCO_3^- 结果来评价血气分析仪测定的 pCO_2 和 pH 是否准确。两者的结果应该是一致的，差异应在 2mmol/L 范围之内。Van Kampen 报道了大约 1000 份血气分析计算的 HCO_3^- 与测定的 HCO_3^- 之间的关系，发现两者有明显差异者大约为 12%。经进一步研究表明 8% 的差异是由于 pCO_2 的测定有误差所致，其余的 3.5% 和 0.5% 的误差分别来自 pH 和 HCO_3^- 的测定上，说明这是一种可接受的质控方法。

（四）患者样品双份测定的极差型质控图法

某些分析方法采用双份测定，如放射免疫测定。此时使用患者样品双份测定值的差异能确定方法的批内标准差，也能应用双份测定的极差来检出批内随机误差。

双份测定结果的差值可以绘制在休哈特极差型质控图上，其质控界限可从差值的标准差计算出来，也可由下面的公式从双份测定的标准差（$s_{双}$）导出双份测定极差的质控限：

$R_{0.025}$质控限 $=s_{双}\times3.17$

$R_{0.01}$质控限 $=s_{双}\times3.64$

$R_{0.001}$质控限 $=s_{双}\times4.65$

对浓度是极高或极低的标本判断为失控时应特别谨慎，因为标准差通常和分析物浓度呈相反方向变化。

这种使用患者标本双份测定进行质量控制是一种简单的方法。不需要稳定的质控物，因此，当稳定的质控物不可得时可用此种方法。此方法可作为补充的质控方法。

应注意这种极差图仅监测随机误差，很难监测方法的准确度。如果是从两个不同实验室方法获得的双份测定值，则极差图实际上监测随机和系统误差，无法判断两个不同实验室方法在准确性上的优劣，特别是当两方法之间存在稳定的系统误差的时候。尽管如此，这种方法仍然是监测实验室数据是否一致的有用方式。

第三节　室内质量控制应用

一、定量测定室内质量控制

（一）质控物

为质量控制目的而制备的标本称为质控物（control material）。为了做好过程控制，必须选择合适的质控物。说明质控物性能的指标有：稳定性、瓶间差、定值和非定值、分析物水平、预处理的要求等。质控物可以是液体、冷冻、冻干的形态，包装于小瓶中便于使用；有各种市售商品供挑选，实验室也可自己制备。

1. 基质 制备质控物所用的基础材料一般为来自人或动物的血清或其他体液，经过处理，又添加了其他的材料，如：无机或有机化学品、来自生物体的提取物、基因制品、防腐剂等。对某一分析物进行检测时，除该分析物外的其他成分就是该分析物的基质（matrix）。这些成分的存在对分析物检测时的影响称为基质效应（matrix effects）。

理想状态下，质控物应和检验的患者标本具有相同的基质状态，这样，质控物将和患者标本具有相同的基质效应。

2. 稳定性 稳定性（stability）是质控物的重要指标。但是质控物出现变化、不稳定是很难避免的。不变化、稳定只是相对的。好的质控物可以在规定的保存条件下，至少稳定 1 ~2 年。实验室最好购买至少能使用 1 年的同一批号的质控物，可以在较长的时间内观察质控过程的检验质量变化。

3. 瓶间差 开展室内质控的主要目的是控制检验结果的重复性。在日常室内质控中，质控物检验结果的变异是检测不精密度和不同瓶质控物间差异的综合。只有将瓶间差异控制到最小，才能使检测结果间的变异真正反映日常检验操作的不精密度。

质量好的质控物在生产时除了极其注意均匀混合外，还特别用称量法控制分装加样时的重复性。一般可将重复加样的变异系数（CV）控制在 0.5% 以内。但是用户一定要严格对冻干质控物复溶的操作，注意复溶操作的标准化，否则实验室可因自身复溶不当造成新的瓶间差。所以复溶时，应使用 AA 级容量移液管而不应使用普通刻度吸管，优级的去离子水，对瓶内冻干物湿润和混匀的动作和时间要有明确的规定，这样才能消除在复溶过程中新产生的瓶间差。

液体质控物消除了复溶过程引入的误差，好的液体质控物在开瓶后可稳定 14 ~30 天；而冻干的质控物复溶后通常只稳定 48 小时。液体质控物的稳定性好可减少浪费、降低了瓶间差，也消除了操作人员在复溶过程的操作误差等，愈来愈多的实验室改用液体质控物。但是这类产品通常较昂贵，而且含有防腐剂等类的添加物，对某些检测产生明显基质效应。

4. 定值和非定值质控物 质控物分为定值（assayed value）和非定值（unassayed value）两类。定值质控物常因基质效应，在说明书中说明被定值的各分析物（检验项目）在不同检测系统下的均值和预期范围，用户可从中选择和自己一样的检测系统的定值表，作为工作的参考。必须注意的是，公司的定值是公司为保护自己利益的保险范围，它标示的预期范围只是告诉用户，只要你的测定值在预期范围内，说明它的质控物是好的，千万不能将预期范围认为是质控的允许范围。即使用户的均值和公司提供的均值相似，也不一定说明用户检测结果准确；不相似也不说明用户的准确度有问题。

非定值的质控物的质量和定值的质控物是一样的，只是这样的质控物没有定值。从实用上，非定值质控物较定值质控物便宜。无论定值还是非定值的质控物，用户在使用时，必须用自己的检测系统确定自己的均值和标准差，用于日常工作的过程控制中。

5. 分析物水平（浓度） 不少的检验项目在不同浓度时的临床价值和意义并不一样。临床最关心的是各项目的医学决定水平（medical decision level）浓度处检验结果的质量。所以临床实验室首先要关心检测系统（方法）在医学决定水平值处的质量。但如果只做一个水平的质控物检测，反映的质量是整个可报告范围中一点的表现，只说明在该质控值的附近的患者标本的检验结果符合要求，难以反映具较高或较低分析物的患者标本检验结果是否也符合要求。因此，若能同时做 2 个或更多水平的质控物检测，反映的质量是一个范围的表现，质量控制的效果更好。因此在选择质控物时，应该有几个浓度，最好在医学决定水平处选一质控物，此外，可选用在报告范围的上下限值处浓度的质控物。

6. 质控物的正确使用与保存 在使用和保存质控物时应注意以下几方面问题：①严格按质控物说明书规定的步骤进行操作；②冻干质控物的复溶要确保所用溶剂的质量；③冻干质控物复溶时所加溶剂的量要准确，尽量保证每次加入量的一致性；④冻干质控物复溶时应轻轻摇匀，使内容物完全溶解，切忌剧烈振摇；⑤质控物应严格按使用说明书规定的方法保存，不使用超过保质期的质控物；⑥质控物要在与患者标本同样测定条件下进行测定。

（二）质控图的选择和绘制

在临床实验室实际工作中最常用的是 Levey-Jennings 质控图和 Z 分数图。由于 Z 分数图可同时绘制数个质控物的结果，受到临床实验室的欢迎。下面介绍设定质控图的中心线（均值）和质控限。

（1）稳定性较长的质控物：质控图的中心线（均值）和质控限必须由实验室使用现行的测定方法进行确定，定值质控物的标定值只能作为参考。当使用新批号质控物时，常按下列步骤进行：

1）用新批号质控物更换旧质控物时，先建立暂定的中心线和质控限。应在“旧”批号质控物使用结束前，将新批号质控物与“旧”批号质控物同时进行测定。新旧质控物同时测定一个月，至少可获得20个新质控物的测定结果，对数据进行离群值检验，剔除超过3s外的数据后计算出平均值和标准差，作为暂定中心线和标准差；以此作为下一个月新质控物室内质控图的中心线和标准差；待此一个月结束后，将该月的在控结果与前20个质控测定结果汇集在一起，计算累积平均值和标准差，以此累积的平均值和标准差作为再下一个月质控图的中心线和标准差；重复上述操作过程，连续累积。

2）常规中心线和标准差的建立：将累积的在控数据汇集，计算的累积平均值和标准差作为该质控物在有效期内的常规中心线和标准差。累积的数据越多，中心线和标准差越接近总体均值和总体标准差。

（2）稳定性较短的质控物：在3～4天内，每天分析每一种质控物3～4瓶，每瓶进行2～3次重复。收集数据，计算平均值、标准差和变异系数。对数据进行离群值检验，如果有超过3s的数据，需剔除后重新计算余下数据的平均值和标准差。以此均值作为暂定质控图的中心线。至于标准差，使用的数据量越大，其标准差估计值将更好。由于这个原因，我们并未推荐使用上述的重复数据来建立新的标准差，而是采用以前室内质控得到的变异系数（CV）乘以上述重复试验得出的均值得出标准差，作为暂定的标准差。待此一个月结束后，将该月在控结果与前面建立质控图的质控结果汇集在一起，计算累积平均值和标准差，以此累积的平均值和标准差作为再下一个月质控图的中心线和标准差；重复上述操作过程，并进行逐月累积。

或者每天对每个水平质控物至少检测2次，持续3～5天计算每个被测量的新均值；将每个水平计算的均值与厂家说明书中规定的范围进行比较。如果计算的均值落在规定范围之内，则用这个均值来代替厂家所给的值。质控界限是通过评价每一质控水平3～6个月的数据来确定的。商品质控物的有些血液学检测项目（如MCV、HCT）的值随时间增加而增加。加权平均的不精密度（CV%）是基于累积的长期CV%，累积的不精密度包含了不同时间同一仪器相同质控物不同批次之间的预期变异。对每一批号质量控制批的数量不同，可以按照以下示例进行计算，见表6-7-4。

$$\text{加权平均的 CV\%} = \frac{30 \times 2.3 + 22 \times 4.6 + 41 \times 2.1}{30 + 22 + 41} = 2.76$$

这个加权平均的CV%值不是3个CV值简单的平均值（为3.0%）。在收集这些数据时不能抛除之前质控批次的数据。除非有合理的原因，否则会使累积的CV%值错误地偏低。用新批次的均值和加权平均的CV%计算该批号合适的标准差（s）。假定新批号的WBC的均值为7.5，使用上面所得的加权平均的CV%值2.76，得出：

表6-7-4　白细胞计数的质控情况（WBC×10^9/L）

批号	均值	批的数量	CV%
123	7.8	30	2.3
124	8.0	22	4.6
125	8.1	41	2.1

$$s = \frac{\text{加权平均的 CV\%} \times \text{均值}}{100} = \frac{2.76 \times 7.5}{100} = 0.20$$

结果表明68%的白细胞计数结果落在7.5±0.2范围（7.3～7.7）内，95%的结果落在7.5±0.4范围（7.1～7.9）内，近100%的结果落在7.5±0.6范围（6.9～8.1）内。一般的血液分析仪的Levey-Jennings质控图的控制界限在±1s或±2s。假定均值设定恰当，由于统计学的原因将有2.5%的结果落在控制界限值下面，也有2.5%的结果落在控制界限的上面。当又获得一个批次或其他时间的数据时，可追加到表6-7-4中，然后重新计算出下一个批次的s。上述表格最好以电子表格的形式进行管理，并设定计算公式，只要输入上月的均值和CV%便可自动计算出加权平均CV%值。这些值还可以在每月起始时用于自动计算短期不精密度均值，因此可自动计算出新的±1s和±2s范围。理想情况下，血液分析仪可以通过直接输入每月的值，输出计算并插入质控图实现这个功能。

（三）质控限的确定

质控限通常是以标准差的倍数表示，根据采用的质控规则决定临床实验室不同定量测定项目的质控限。

（四）质控数据记录

根据质控物的平均值和质控限绘制Levey-Jennings质控图（单一浓度水平），或将不同浓度水平绘制在同一图上的Z分数图上。将质控物结果记录在质控图表上，该原始质控记录至少保留2年。

（五）质控方法的选择和应用

各个临床实验室必须根据实验室情况和水平，选择合适的质量控制方法，包括质控规则和质控物在每个分析批质控物的测定数。可以根据功效函数图、质控方法选择和设计表格和操作过程规范图进行设计质控方法；也可以使用Westgard多规则质控方法，判断每一分析批是否在控。临床实验室只有确立了每一分析批确实在控，才能发出检测报告。通过上述的质量控制方法选择和设计指南（允许总误差、不精密度和不准确度，90%误差检出概率和小于5%的假失控概率等）对常规化学检验项目设计质控方法，其误差检出概率可满足要求。如果选择的质控方法其误差检出概率处于中度和低度的情况，根据全面质控策略（total QC strategy），可采用其他的质量控制方法和质量改进措施，见表6-7-5。

表6-7-5 全面质量控制策略

误差检出概率	统计质量控制	其他质量控制	质量改进
高	×××××	×	×
中	×××	×××	×××
低	×	×××××	×××××

注：×越多表示以此方式为主，越少表示以此方式为辅

其他质量控制包括预防性维护、仪器功能检查、性能验证试验、患者数据质控以及附加的特殊程序可适用于特定的试验或系统。

（六）失控处理及原因分析

操作者如发现质控物测定结果违背了质控规则，应记录失控情况或填写失控报告单，上交专业组（室）组长（主管），由专业组（室）组长（主管）作出是否发出与失控相关的那批患者标本检验报告的决定。

对失控的最佳处理是确认问题的原因，发现问题并提出妥善解决办法，消除失控的原因并防止以后再次发生。

多种因素可导致出现失控。这些因素包括：操作失误，试剂、校准物、质控物失效，仪器维护不良以及采用不当的质控规则和太小的质控限范围，一个分析批测定的质控物数不当等。寻找失控原因和处理的步骤如下：

1. 重新测定同一质控物　主要用以查明人为操作误差，并可以查出偶然误差。如是偶然误差，则重测的结果应在质控范围内（在控）。如果重测结果仍不在控制范围内，则可以进行下一步操作。

2. 新开一瓶质控物，重测失控项目　如果结果正常，那么应检查是否原来质控物因保存或放置不当而变质。如果结果仍不在允许范围，则进行下一步。

3. 进行仪器维护或更换试剂，重测失控项目　检查仪器状态，查明光源是否需要更换，比色杯是否需要清洗或更换，对仪器进行清洗等维护。更换试剂重测失控项目。如果结果仍不在允许范围，则进行下一步。

4. 重新校准，重测失控项目　用新的校准液校准仪器，排除校准液的原因。

5. 请专家帮助　如果前面各步都未能得到在控结果，可能是更复杂的原因，实验室很难自己简单排除，此时可与仪器或试剂厂家联系请求技术支援。实验室应记录此过程并至少保存2年。

实验室应建立制度，在出现质控失误时，有相应措施验证患者检测结果。查明导致失控的原因，如是假失控，经授权人员批准后可发出原来的标本检测结果。如是真失误，在查出原因并得到纠正后，应重新检测患者标本后并发出新的检测报告。有些实验室为节省资源，常随机挑选出一定比例（例如5%或10%）的患者标本先进行重新测定，最后根据既定标准判断先前测定结果是否可接受，如果差异不大，则发出原先测定结果。否则仍应对所有失控患者样品进行重新测定。

（七）室内质控数据的管理

1. 每月室内质控数据的计算　每个月的月初，应对上月的所有质控数据进行汇总和统计处理，计算内容至少应包括：①上月每个测定项目所有原始质控数据的平均值、标准差和变异系数；②上月每个测定项目除外失控数据后的平均值、标准差和变异系数；③上月及以前每个测定项目所有在控数据的累积平均值、标准差和变异系数。

2. 每月室内质控数据的保存　每个月的月初，应将上月的所有质控数据汇总整理后存档保存，存档的质控数据包括：①上月所有项目原始质控数据；②上月所有项目质控数据的质控图；③上述所有计算的数据（包括平均值、标准差、变异系数及累积的平均值、标准差、变异系数等）；④上月的失控记录或失控报告单（包括违背哪一项失控规则、失控原因和采取的纠正措施）。

3. 每月上报质控数据的审核　实验室授权人员（实验室主任或质量负责人）至少应审核：①上月所有测定项目质控数据汇总表；②所有测定项目该月的失控情况汇总表。对上月室内质控数据的平均值、标准差、变异系数及累积平均值、标准差、变异系数进行评价，查看与以往各月的平均值之间、标准差之间、变异系数之间是否有明显不同。如果发现有显著性的变异，要考虑是否对质控图的平均值、标准差或质控限进行修改。

4. 室内质控的周期性评审　室内质控是临床实验室内审和组织评审主要内容之一。此时不仅考虑修改质控图的平均值和质控限。必要时应根据持续质量

改进（continuous quality improvement，CQI）原则改换现用的质控方法或质控物。

二、定性测定室内质量控制

根据美国 CLIA 88 最终规则规定的质量控制程序如下：对每一定性的检测程序，每一分析批应包括一个阴性和一个弱阳性控制品；对于产生分级或滴度结果的检测程序，分别包括阴性控制品和具有分级或滴度反应性的阳性控制品。

两种控制品的选择应基于双重反应的不可靠性，即控制品在 C_0 和 C_1 浓度应可获得来执行这一方法：在 C_1 浓度的控制品 A（+）（临界值控制品），在 C_0 浓度的控制品 B（-）。

通过使用这两个控制品，可制作如图 6-7-16 所示的图形，根据可建立四种不同的区间：①区间（1），代表处于控制状态；②区间（2）和（3），相当于单一假反应：区间（2）为假阳性反应，区间（3）为假阴性反应；③区间（4），其代表双重的假反应：假阳性及假阴性（此种控制图可由 Clinet-IQC 软件制作）。

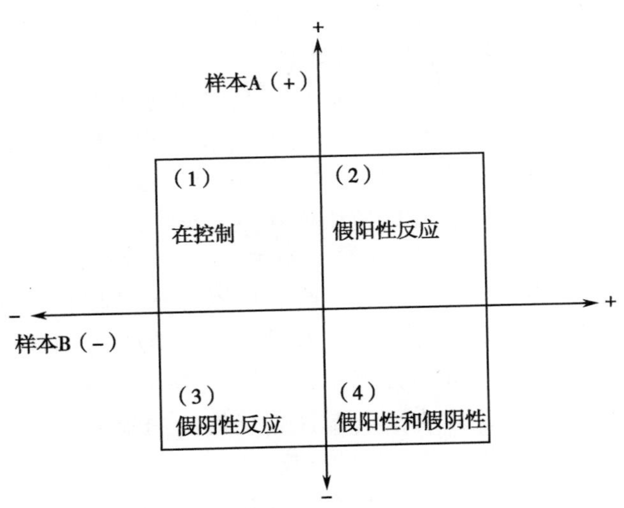

图 6-7-16 双重反应室内质量控制的质控图

在定性分析中这种质控图的主要目的是控制提供双重反应的仪器/系统的性能。这种质控图的目的是检出假阳性反应和假阴性反应，为了这一目的同时使用两个控制品是非常方便的。

第四节 室间质量评价

在实验室质量管理中，室间质量评价越来越受到临床实验室和实验室用户的重视。室间质量评价（external quality assessment，EQA）是多家实验室分析同一标本并由外部独立机构收集和反馈实验室的上报结果以评价实验室操作的过程。室间质量评价也被称作能力验证，根据 ISO/IEC 17043：2010 能力验证（proficiency testing，PT）被定义为“利用实验室间比对，按照预先制定的准则评价参加者的能力”。它是为确定某个实验室进行某项特定校准/检测能力以及监控其持续能力而进行的一种实验室间比对。实验室间比对（interlaboratory comparison）的定义为“按照预先规定的条件，由两个或多个实验室对相同或类似的物品进行测量或检测的组织、实施和评价”。

临床实验室的室间质量评价可以追溯到 20 世纪 30 年代，为了保证不同实验室血清学梅毒检测的准确性和可比性，美国疾病控制中心（Center of Diseases Control，CDC）首次在一定范围内开展了室间质量评价。20 世纪 40 年代以来美国病理学家学会（College of American Pathologists，CAP）逐步发展成为全世界最大的室间质量评价组织者，开展了临床化学、临床免疫、临床血液体液学、临床微生物等多种室间质量评价计划，到目前已有上万家实验室参加了它的评价计划。

目前，无论是发达国家还是发展中国家，广泛接受并开展室间质量评价（能力验证）计划。

一、能力验证计划的类型

（一）总则

能力验证已经成为检测、校准、检查各领域实验室活动的一项重要内容。根据使用方的需求、能力验证物品的性质、所用方法及参加者的数量，能力验证计划会有所不同。但是，大部分能力验证计划具有的共同特征，即将一个实验室所得的结果与一个或多个不同实验室所得的结果进行比较。

能力验证计划中的检测或测量类型决定了进行能力比较的方法。实验室活动有三种基本类型：定量的、定性的以及解释性的。

定量测量的结果是数值型的，并用定距或比例尺度表示。定量测量检测的精密度、正确度、分析灵敏度以及特异性可能有所差异。在定量能力验证计划中，对数值结果通常进行统计分析。

定性检测的结果是描述性的，并以分类或顺序尺度表示，如免疫测定中的有反应性、无反应性等，再如微生物的鉴定，或识别出存在某种特定的被测量（如某种药物或某种特性等级）。用统计分析评定能力可能不适用于定性检测。

对于解释性计划，“能力验证物品”是与参加者能力的解释性特征相关的一个检测结果（如描述性的形态学说明）、一套数据（如确定校准曲线）或其他一组信息（如案例研究）。

其他能力验证计划依其目的不同而有另外的特点。以下讨论一些常用的能力验证类型，并在图6-7-17中说明。这些计划可能是“单次的”即只做一次，或是“连续的”即按一定间隔实施。

（二）同步参加的计划

1. 总则 同步参加的计划是从材料源中随机抽取子样，同时分发给参加者共同进行测试。有些计划中，要求参加者自己抽取样品作为分析用能力验证物品。完成检测后，将结果返回能力验证提供者与给定值比对，以表明单个参加者的能力和一组参加者整体的能力。建议或有教育意义的评论是能力验证提供者反馈给参加者的报告中的典型部分，目的在于促进（参加者）能力的提升。图6-7-17中的模式2描述了这类能力验证计划的典型例子，通常针对检测实验室。模式3介绍了一种经常与同步计划结合使用的计划类型，用于监督或教育目的。

可以有多种方式确定这类能力验证计划的指定值。然而，能力的评定既可以基于参加者（全部参加者或部分“专家”参加者）的公议值，又可基于独立确定的指定值。

已知值计划使用独立于参加者的指定值，且制备的能力验证物品具有已知的被测量或特性。有证标准物质/标准样品也可用于该类计划，可以直接利用其标准值和测量不确定度。在该类计划中，也可以在重复性条件下将能力验证物品和有证标准物质/标准样品进行直接比较，但应确保有证标准物质/标准样品与能力验证物品非常接近。以前能力验证所用的能力验证物品如可证明是稳定的，也可用于该类计划。

能力验证的一种特殊应用，常被称作“盲样”能力验证，是指能力验证物品与实验室收到日常客户的物品或样品无法区别。该类能力验证可能是困难的，因为这要求与实验室的日常客户协作。另外，由于独特的包装和运输的需要，批量处理通常难以实现，且均匀性检验也有困难。

2. 分割水平设计 一种常用的能力验证设计是“分割水平”设计，其中两个能力验证物品具有类似（但不相同）水平的被测量。该设计用于评估参加者在某个特定的被测量水平下的精密度，它避免了用同一能力验证物品做重复测量，或者在同一轮能力验证中使用两个完全相同的能力验证物品带来的问题。

3. 分割样品检测计划 “分割样品”设计是经常被采用的能力验证特殊类型。

分割样品能力验证通常用于少量参加者（通常只有两个参加者）数据的比较。在该类能力验证计划中，某种产品或材料的样品被分成两份或多份，每个参加者检测其中的一份（图6-7-17模式5）。

该类计划的用途包括识别不好的准确度、描述持续偏移以及验证纠正措施的有效性。该设计可用于评价作为检测服务提供方的一个或两个参加者，或用于参加者数量太少而无法进行适当结果评价的情况。该类计划中，其中的一个参加者由于使用了参考方法和更先进的设备等，或通过参加承认的实验室间比对计划获得满意结果而证实了其自身的能力，可认为其测量具有较高的计量水平（即较小的测量不确定度）。该参加者的结果可用作该类比对的指定值，该参加者可作为顾问实验室或指导实验室，其他参加者的结果与之比对。

4. 部分过程计划 能力验证的一种特殊类型，用于评定参加者完成检测或测量全过程中若干部分的能力。例如，现有的某些能力验证计划是评定参加者转换和报告一套数据的能力（而不是进行实际的测试或测量），或基于一套数据或能力验证物品（如用于诊断的染色血液涂片）做出解释的能力，或根据规范抽取及制备样品或试样的能力。

（三）室间质量评价计划

室间质量评价（EQA）计划（例如为医学检验实验室提供的计划）根据传统的能力验证模型提供多种实验室间比对计划，但比在上述（二）及图6-7-17中所描述的应用模式更宽泛。许多EQA计划设计的目的是对实验室完整的工作流程进行深入了解，而不是仅针对检测过程。多数EQA计划是包括长期实验室能力跟踪的连续性计划。EQA计划的一个典型特征是向参加者提供教育机会并促进质量改进，为实现该目的，EQA计划反馈给参加者的报告中包括了咨询和教育性的评议。

某些EQA计划在评价分析阶段的同时，也评定检测的分析前阶段和分析后阶段的能力。在这类EQA计划中，能力验证物品的性质可能与传统能力验证计划中所用的有很大差异，这些“能力验证物品”可能是一个调查表或案例分析（图6-7-17模式3），由EQA提供者发放给每个参加者并要求其反馈特定的答案（如质量指标的室间质量评价）。另一种情况是，能力验证物品可能带有一些分析前信息，要求参加者选择适当的方法进行检测或结果解释，而不仅是实施检测。在“样品复查”计划中，可能要求参加者给EQA提供者提交“能力验证物品”（图6-7-17模式4）。该类能力验证物品可能是处理过的试样或样品（如染色玻片或固定的组织）、实验室数据（如测试结果、实验室报告或质量保证/质量控制记录）或文件（如程序或方法确认准则）。

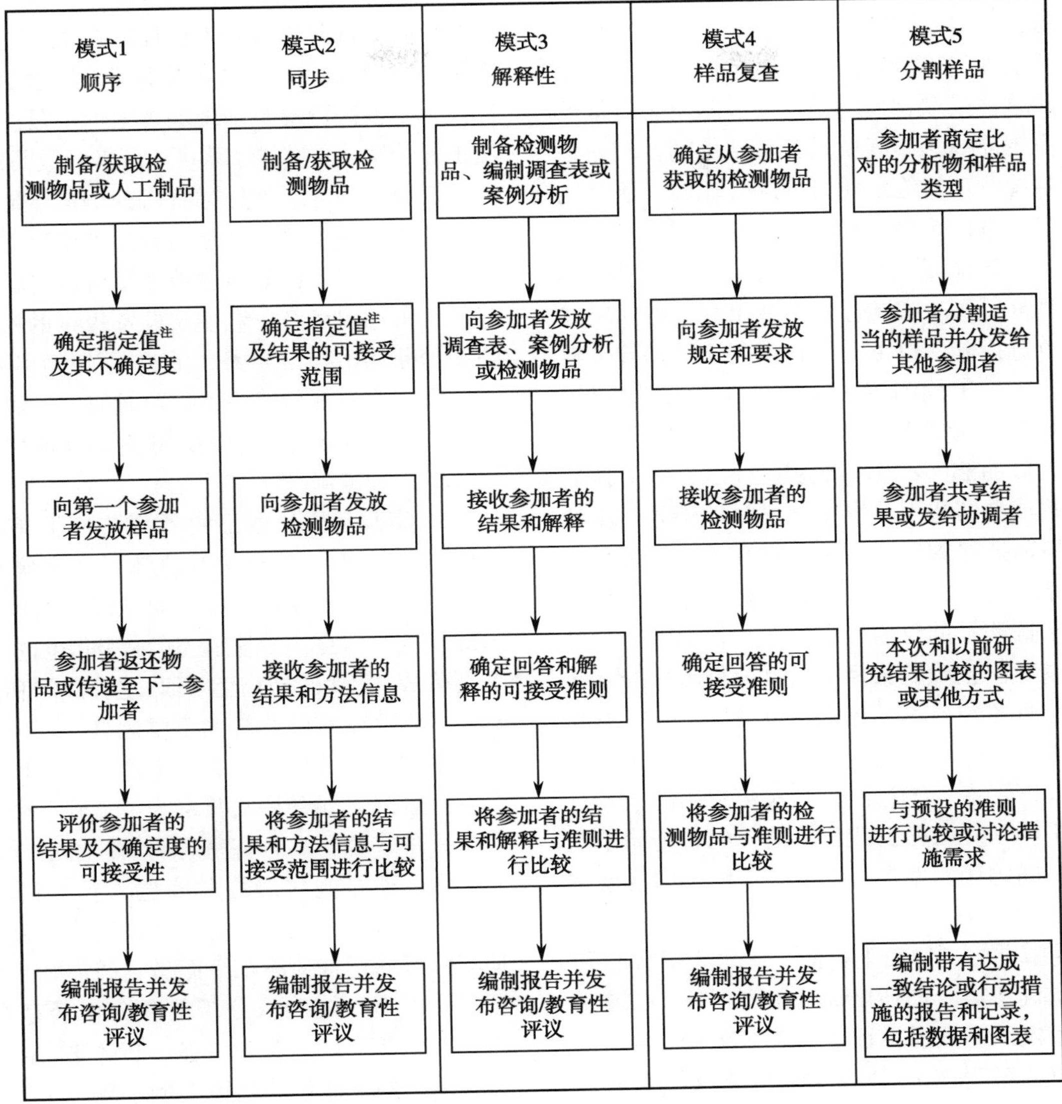
模式1
顺序
制备/获取检测物品或人工制品
确定指定值注及其不确定度
向第一个参加者发放样品
参加者返还物品或传递至下一参加者
评价参加者的结果及不确定度的可接受性
编制报告并发布咨询/教育性评议
模式2
同步
制备/获取检测物品
确定指定值注及结果的可接受范围
向参加者发放检测物品
接收参加者的结果和方法信息
将参加者的结果和方法信息与可接受范围进行比较
编制报告并发布咨询/教育性评议
模式3
解释性
制备检测物品、编制调查表或案例分析
向参加者发放调查表、案例分析或检测物品
接收参加者的结果和解释
确定回答和解释的可接受准则
将参加者的结果和解释与准则进行比较
编制报告并发布咨询/教育性评议
模式4
样品复查
确定从参加者获取的检测物品
向参加者发放规定和要求
接收参加者的检测物品
确定回答的可接受准则
将参加者的检测物品与准则进行比较
编制报告并发布咨询/教育性评议
模式5
分割样品
参加者商定比对的分析物和样品类型
参加者分割适当的样品并分发给其他参加者
参加者共享结果或发给协调者
本次和以前研究结果比较的图表或其他方式
与预设的准则进行比较或讨论措施需求
编制带有达成一致结论或行动措施的报告和记录，包括数据和图表

图 6-7-17　常见能力验证计划类型示例

注：根据指定值确定的方式，指定值在能力验证物品分发之前或在参加者结果反馈之后确定

此外根据实验室参加形式，可将室间质量评价计划分为“强制型”室间质量评价和“自愿型”室间质量评价。“强制型”室间质量评价通常以法律或法规为依据，强制要求实验室必须参加，由于要保证多数的实验室要通过评价计划，故在室间质量评价的计划设计上就不宜太严格，因为未能通过评价计划的实验室往往要接受政府有关部门的处罚。“自愿型”室间质量评价主要目的是教育和帮助实验室通过室间质量评价发现存在的问题并帮助实验室解决质量问题。实验室自愿参加，未能通过计划的实验室一般不会受到处罚，此类质评计划的设计形式灵活，可以难易结合。

二、室间质量评价计划的目的和作用

室间质量评价作为一种质量控制工具可以帮助实验室发现分析实验中存在的质量问题，促使临床实验室采取相应的措施提高检验质量，避免可能出现的医疗纠纷和法律诉讼。尽管很多实验室长期参加了室间质量评价，但由于没有充分了解其作用和用途，仍有部分实验室未能充分利用它解决实际工作中存在的问题。以下介绍室间质量评价的 8 项主要用途：

1. 识别实验室间的差异，评价实验室的检测能力　室间质量评价报告可以帮助实验室的管理者如卫生行政主管部门、医院院长，实验室的用户如医师、护理人员和患者，实验室管理人员和技术人员发现该实验室和其他实验室检测水平的差异，客观地反映出该实验室的检测能力。

2. 识别问题并采取相应的改进措施　帮助实验室发现质量问题并采取相应的改进措施是室间质量评价最重要的作用之一。室间质量评价结果的比较是每个参评实验室检测项目终末质量的综合比较，这种比较可以帮助实验室确定自己在参评实验室中检测水平的高低，如果自身检测结果与靶值或公议值有显著差异，则需认真分析每一实验过程，找出存在的问题并采取相应的改进措施。以下是导致室间质量评价失败的几个主要原因：①检测仪器未经校准并有效维护；②未做室内质控或室内质控失控；③试剂质量不稳定；④实验人员的能力不能满足实验要求；⑤上报的检测结果计算或抄写错误；⑥室间质量评价的样品处理不当；⑦室间质量评价样品本质存在质量问题。

3. 改进分析能力和实验方法　如果实验室拟改变实验方法和选购新的仪器，室间质量评价的信息可以帮助实验室做出正确的选择。通过分析和比较室间质量评价的信息资料，不难识别出较准确、较可靠和较稳定的实验方法和（或）仪器。选择新的检测系统时，可做如下考虑：①找出多数实验室用的检测系统；②比较不同系统的靶值或公议值，比较不同系统内参加实验室间的变异系数；③调查了解不同实验室检测系统的区别。

4. 确定重点投入和培训需求　室间质量评价可以帮助实验室确定需要加强培训的检测项目。如实验室参加细菌鉴定的室间质量评价，若多次检测结果与预期结果不符，说明该实验室在细菌学检测上存在问题较多，需要予以更多的关注和投入，并加强对细菌室技术人员的培训。

5. 实验室质量的客观证据　室间质量评价结果可以作为实验室质量稳定与否的客观证据，特别是在新的《医疗事故处理条例》于 2002 年 9 月 1 日由国务院正式颁布实施的情况下，实验室更加需要参加室间质量评价计划证明自己已采取各种质量保证的措施，并以获得满意的质评结果来证明实验室检测系统的准确性和可靠性。即使室间质量评价成绩不理想，但实验室分析了实验过程，查找问题，采取改进措施并加以记录，也可以作为检验质量保证的有力证据。

6. 支持实验室认可　在实验室认可领域中，室间质量评价越来越受到国际实验室认可组织及各国实验室认可组织的重视，成为实验室认可活动中不可或缺的一项重要内容。在实验室认可的主要依据 ISO/IEC 17025 文件中，多处提到了“能力验证”，即室间质量评价。ISO 15189 中提到的是“室间质量评价/能力验证”。室间质量评价之所以受到认可组织的重视，主要因为室间质量评价本身可以反映实验室是否有胜任从事某项检测的能力，它也可以补充实验室认可评审员和技术专家进行实验室现场评审的不足。成功的室间质量评价结果是实验室认可中所需的重要依据。

7. 增加实验室用户的信心　作为检测质量重要标志的室间质量评价成绩可以反映实验室检测水平的高低，满意的室间质量评价成绩可以鼓励实验室的用户—医师和患者充分利用实验室提供的检测信息帮助临床诊断和治疗。当然，无论是满意的还是不满意，一次室间质量评价成绩的解释具有一定的局限性，但利用多次室间质量评价的结果分析实验室检测水平就比较客观和准确。

8. 实验室质量保证的外部监督工具　美国国会 1988 年通过的《临床实验室改进法案修正案》对于未能获得满意的室间质量评价成绩的实验室，要进行追踪检查，并可责令实验室暂停该检测项目。室间质量评价成绩仍可作为卫生行政主管部门和医院管理者对实验室质量实施监督的重要工具。

室间质量评价虽然有以上诸多重要作用，但也存在一些缺陷，如参评实验室为了得到一个较好的室间质量评价成绩，没有将室间质量评价的样品按常规样品去做，而是选用最好的实验人员、最好的检测系统、采用多次反复测定的方式去完成，因此评价的不是实验室的正常检测水平而是它的最好水平；室间质量评价也不可能确认分析前和分析后存在的许多问题，如患者确认、患者准备、标本收集、标本处理、实验结果的传递等。调查人员对室间质量评价结果的分析表明，方法学、技术能力、笔误和质控物本身等存在的问题都可以导致室间质量评价的失败。

室间质量评价公议值（consensus value）或靶值（target value）的确定是一个十分重要的因素，如果参加某项质评的实验室数目较少或实验室上报结果离散度较大，公议值或靶值容易偏离真值。

靶值的建立有各种程序，以下按次序列出一些最常用的程序。在大多数情况下，该次序表明靶值的不确定度在逐渐增加。这些程序分别使用下列各值：①已知值：由专门的检测物品配方决定的结果；②有证参考值：由决定性法确定（用于定量检测）；③参考值：与一个可溯源到一个国家或国际标准的标准物质或标准并行进行分析、测量或比对检测物品所确定的值（卫生部临床检验中心已开展了多项正确度验证的室间质量评价计划就是利用参考方法来定靶值：如代谢物/总蛋白正确度验证，脂类正确度验证，酶学正确度验证，糖化血红蛋白正确度验证，电解质正确度验证）；④从专家实验室得到公议值：专家实验室利用已知的具有高精密度和高准确度的、并可与通常使用的方法相比较的有效方法，确定试验中的被测量时，应具有可证明的能力。在某些情况下，这些实验室可以是参考实验室；⑤从参加实验室得到公议值。

三、我国室间质量评价计划的程序和运作

（一）室间质量评价的工作流程

我国室间质量评价的工作流程由两部分组成，即室间质量评价组织者内部的工作流程和参加实验室的工作流程。

1. 室间质量评价组织者工作流程 ①质评计划的组织和设计；②邀请书的发放；③质控物的选择和准备；④质控物的包装和运输；⑤检测结果的接受；⑥检测结果的录入；⑦检测结果的核对；⑧靶值的确定；⑨报告的发放；⑩与参加者的沟通。

2. 室间质量评价参加者工作流程 ①接受质控品；②检查破损和申报；③将接收单传真给组织者；④按规定日期进行检测；⑤反馈结果；⑥收到评价报告；⑦分析评价报告；⑧决定是否采取纠正措施；⑨评估采取措施的效果；⑩结束。

（二）室间质量评价样品的检测

实验室必须与其测试患者样品一样的方式来检测室间质量评价（EQA）样品。

1. 室间质量评价样品必须按实验室常规工作，由进行常规工作的人员测试，工作人员必须使用实验室的常规检测方法。实验室主任和样品检测人员必须在由室间质量评价组织者提供的质评表上签字，声明室间质量评价的标本是按常规标本处理，并负担相应的法律责任。

2. 实验室在检测 EQA 样品的次数上必须与常规检测患者样品的次数一样。

3. 实验室在规定回报 EQA 结果给 EQA 组织者截止日期之前，严禁实验室间进行关于室间质量评价样品结果之间的交流。

4. 实验室不能将 EQA 样品或样品一部分送到另一实验室进行分析，任何实验室如从其他实验室收到 EQA 样品必须通知室间质量评价组织机构。当室间质量评价组织机构确认某一实验室意图将 EQA 样品送给其他实验室检查，则此次室间质量评价定为不满意 EQA 成绩。

5. 实验室进行 EQA 样品检测时，必须将处理、准备、方法、审核、检验的每一步骤和结果的报告文件化。实验室必须保存所有记录的复印件至少 2 年，这包括 EQA 结果的记录表格（包括 EQA 计划的说明、实验室主任和分析人员的签字、EQA 样品与患者样品一样处理的文件）。

（三）室间质量评价计划的成绩要求

1. 每次活动每一分析项目未能达到至少 80% 可接受成绩则称为本次活动该分析项目不满意的 EQA 成绩（细菌学专业除外）。

2. 每次室间质量评价所有评价项目未达到至少 80% 得分称为不满意的 EQA 成绩。

3. 未参加室间质量评价活动定为不满意的 EQA 成绩，该次得分为 0。

4. 在规定的回报时间内实验室未能将室间质量评价的结果回报给室间质量评价组织者，将定为不满意的 EQA 成绩，该次活动的得分为 0。

5. 对于不是由于未参加而造成的不满意的 EQA 成绩，实验室必须进行适当的培训及采取纠正措施。必须采取纠正措施和有文件化的记录。实验室对文件记录必须保存两年以上。

6. 对同一分析项目，连续两次活动或连续三次中的两次活动未能达到满意的成绩则称为该项目不成功的 EQA 成绩（细菌学专业除外）。

7. 所有评价的项目连续两次活动或连续三次中的两次活动未能达到满意的成绩则称为该计划不成功的 EQA 成绩。

（四）室间质量评价成绩的评价方式

1. 计划内容和样品检测频率 如有可能，计划应提供每次活动至少 5 个样品。每年在大概相同的时间间隔内，最好组织三次质评活动。每年计划提供的样品，其浓度应包括临床上相关的值，即是患者样品的浓度范围。标本可通过邮寄方式提供或指定人进行现场考核。

2. 实验室分析项目的评价 计划根据下列各项来评价实验室结果的准确度。

（1）为了确定定量测定项目实验室结果的准确度，计划必须将每一分析项目实验室结果与 10 个或更多仲裁实验室 90% 一致或所有参加实验室 90% 一致性得出的结果进行比较。定量测定项目每一样品的得分由下列（2）到（6）来确定得分。

（2）对于定量的分析项目，计划必须通过结果偏离靶值的程度来确定每一分析项目的结果。对每一结果确定了靶值后，通过使用基于偏离靶值的百分偏差或百分差值的固定准则或标准差的个数来确定结果的适当性，即：

$$偏差(\%)或差值(\%) = \frac{测定结果-靶值}{靶值} \times 100\%$$

$$Z = \frac{测定结果-组均值}{组标准差}$$

（3）定性的试验项目的可接受的性能准则是阳性或阴性。

（4）对于细菌学则考虑是否正确的鉴定和是否正确的药敏结果。

（5）对每一次 EQA 调查，针对某一项目的得分计算公式为：

$$\frac{该项目的可接受结果数}{该项目的总测定样本数} \times 100\%$$

（6）而对评价的所有项目，其得分计算公式为：

$$\frac{全部项目可接受结果总数}{全部项目总的测定样本数} \times 100\%$$

四、通过室间质量评价提高临床检验质量水平

实验室偶尔会有不及格的 EQA 结果。不及格的室间质量评价成绩往往可以揭示出实验室在标本处理、分析和报告过程中的不当。应充分地研究每一不及格的结果来最大限度地提供纠正问题。无论何时，实验室应尽可能地利用从不及格结果调查中获得的信息来预防在将来出现类似的问题。因此，实验室应将 EQA 融入到其质量改进计划中。

即使当 EQA 结果是可接受的，实验室应监测它们结果的趋势，也有可能提示质量存在问题。例如，当分析物的所有结果在平均值的一侧时，或几次 EQA 活动的结果的不精密度增加。这种情况下应及时采取措施以预防将来的结果不及格或患者标本的检测不准确。

（一）程序文件和记录

EQA 标本的制备和 EQA 结果的报告比患者标本需要更多的手工处理。因此，制定室间质量评价的样品的处理和制备的操作程序能最大限度地使操作标准化，减少技术或书写误差的可能性。要有室间质量评价的样品接受、保存、样品的复溶（包括在检测前允许最低的时间间隔）、样品分析和结果报告等的记录。应有书面的程序规定报告格式，包括书写准确的验证。重要的是实验室应保留发送给 EQA 组织者所有文件的复印件。

（二）室间质量评价的报告形式和内容

室间质量评价的报告形式和内容根据实验的目的和分析物的不同而异。理想情况下，EQA 内容应与实验室其他质量指标相一致。EQA 的报告形式和内容可以是图形或表格形式，其依赖于详细期望的水平。重要的是形式和内容要能识别质量变化趋势及显示对质量体系的影响/过程的改变。

1. EQA 报告形式和内容由三部分组成 ①实际测定结果；②靶值；③评价范围或允许误差。

2. 有三种不同类型的靶值 ①相同方法组（peer group）平均值；②其他组平均值或所有结果的平均值；③外部来源导出的值（例如，参考实验室公议值或决定性/参考方法）。

3. 有四种类型的评价范围 ①固定范围（例如：±4mmol/L）；②固定百分数（例如：±10%的靶值）；③以上两者的结合（例如：±0.33mol/L 或±10%靶值，取较大的值）；④范围基于组标准差（s）（例如：±2s）。

（三）研究不及格室间质量评价结果的程序

实验室应系统地评价检测过程的每一方面。实验室应有识别、解释和纠正已发现任何问题所需步骤的书面程序。

1. 收集和审核数据 应审核所有的文件（包括仪器打印结果，工作单和以电子形式储存的有关数据）。审核测试标本结果以及抄写结果之间是否一致。调查应包括：①书写误差的检查；②质控记录，校准状况及仪器性能的检查；③如可行时，重新分析原来样品和计算结果。如果没有保留原样品，实验室可向 EQA 组织者申请额外的相同批号的质控物（如果 EQA 组织者有此物品提供时）；④评价该分析物实验室的历史检测性能。

2. 问题分类 不及格结果可分为如下几种类型：①书写误差；②方法学问题；③技术问题；④室间质量评价样品的问题；⑤结果评价的问题；⑥经调查后无法解释。

（1）书写误差：书写误差可进一步分类为：①结果没有正确地从仪器读数窗口抄写到报告单上（如：标本的结果以相反的顺序抄写）；②在报告单上未正确显示所用的仪器/方法；③报告单位使用错误或小数点位数错误。

（2）方法学问题：方法学问题可进一步分类为

1）仪器功能性能（如：温度，空白读数，压力）未达到要求或执行不当，或结果不在可接受范围之内。

2）未能定期维护仪器或维护不当。

3）仪器校准不正确。

4）校准物或试剂的复溶和保存不恰当，或超出有效期后仍然使用。

5）仪器未调整好。

6）仪器数据处理功能有问题。

7）厂家试剂/校准物，或生产厂家参数设置的

问题，实验室可能需要与厂家联系来解决此类问题。

8）标本的携带污染率。

9）自动加样器没有校准到可接受的精密度和准确度。

10）室间质量评价的样品的测定值接近方法灵敏度低限，结果不精密很难评价。

11）仪器问题质量控制未能检出：①质控物未在有效期内使用，或保存不当；②在测定室间质量评价的样品时没有检测质控物。

12）结果不在仪器/试剂线性范围内。

13）仪器管道堵塞。

14）温浴时间不正确。

15）对于微生物学：①不适当的培养温度和条件；②计算机数据库中微生物鉴定软件有缺陷。

（3）技术问题：技术问题可进一步分类为：

1）室间质量评价的样品复溶不恰当。

2）室间质量评价的样品复溶后检测耽搁。

3）在仪器上室间质量评价的样品放置顺序不恰当。

4）尽管质控结果不及格，仍发出室间质量评价的样品结果。

5）质控数据虽在可接受限之内，但质控结果已显示出存在问题的趋势。

6）不适当的质控界限/规则。如果可接受的质控范围太宽，结果虽落在可接受的质控范围内，但室间质量评价的样品的结果会超过 EQA 的及格限。

7）测试温度不正确，或使用了不正确的试剂稀释液，手工移液/稀释操作不准确。

8）形态学误差，可能有：①筛查误差（细胞病理学）；②错误的解释（血液学、临床显微镜学、微生物学、外科病理学、细胞病理学）。

9）第二级样本管标记不正确。

10）免疫血液学，可能有：①悬液制备不适当；②没有规定反应强度；③未加入正确的试剂。

11）微生物学，可能有：①选择了不适当的培养基；②染色不充分；③没有根据病情选择合适的培养、分离和鉴定步骤；④结果并没有按当前分类学进行；⑤实验室常规没有进行微生物的试验，仍对微生物室间质量评价的样品进行检测。

12）分析并没有按实验室书面程序进行。

（4）室间质量评价样品的问题：室间质量评价样品的问题包括：

1）基质效应：有些仪器/方法的性能受到 EQA 样品基质的影响。当室间质量评价计划以所有方法的平均值或决定性/参考方法平均值进行评价时，有可能导致不及格的结果；当改用以相同组平均值评价时，如果少数实验室使用特定的仪器/方法时，可能被划分在“其他方法组”或“所有方法组”，基质效应有可能就会起作用。这些少数实验室的室间质量评价的结果有可能被认为结果不满意或不及格。

2）室间质量评价的样品均匀性差（分装液体的变异性，混匀不恰当，或冻干品加温复溶不一致）。在这种情况下，参加实验室的结果会有非常高的变异系数。

3）细菌污染或溶血（免疫血液学、血液学室间质量评价的样品）。

4）特定的微生物学室间质量评价的样品的问题：①样品中微生物死亡；②样品没有代表性（如：寄生虫学的粪便样品）。

（5）室间质量评价的评价问题　室间质量评价的评价问题包括：

1）分组不适当。

2）不适当的靶值：最常见的是来源于参加者公议值的靶值：①室间质量评价的样品的非均匀性，或②保留了异常的错误值或离群值（outlier）。EQA 组织者应有程序确保室间质量评价的样品的同一性，以及防止异常值进入靶值的计算，如稳健（Robust）的统计技术或方法剔除离群值。

3）不适当的评价范围。评价范围不能太窄，如果对于精密的方法使用 $\pm 2s$ 评价范围，与临床实用性需求相比，可接受的范围就太窄了。

4）EQA 数据输入不当。

（6）经调查后无法解释的问题：经调查后，仍有一部分不及格的 EQA 结果无法解释（有研究报告占全部分的 19.6% ~24.1%）。

当排除了所有的可识别的误差时，单个不及格的结果可能是由于随机误差，特别是当重新检测时其结果是可接受的。在这种情况下，不应采取纠正措施，这样的纠正实际上会增加将来出现不及格结果的几率。如果两个或多个结果是不及格的，且两个结果偏向一侧，则更可能的是系统误差（偏移）。重检的不及格结果分散在平均值的两侧提示实验室方法不够精密。

3. 患者结果评价　实验室应审核来源于不及格 EQA 结果时间内的患者数据，目的是确定是否问题已影响到患者的临床结果。如果是这样的话，应有文件记录相应的追踪措施。

4. 结论和措施　实验室应作出最大的努力去寻找出现不及格结果的原因，及其对不及格的 EQA 结果作出的影响，制定改进实验室质量体系的措施，使问题复发的危险性降到最低，持续不断地提高患者检测结果的质量。

5. 文件化 调查、结论和纠正措施应有完整的文件记录。实验室使用标准化格式记录每一不及格EQA结果的调查。

五、无室间质量评价的实验室间比对

原卫生部于2006年2月27日正式颁布《医疗机构临床实验室管理办法》，其中第三十条规定“医疗机构临床实验室应当将尚未开展室间质量评价的临床检验项目与其他临床实验室的同类项目进行比对，或者用其他方法验证其结果的可靠性。临床检验项目比对有困难时，医疗机构临床实验室应当对方法学进行评价，包括准确性、精密度、特异性、线性范围、稳定性、抗干扰性、参考区间等，并有质量保证措施”。

实验室间比对（interlaboratory comparison）：按照预先规定的条件，由两个或多个实验室对相同或类似的物品进行测量或检测的组织、实施和评价。实验室应当制定出进行检验项目实验室间比对的程序，例如，可以将患者的样品送到另一所实验室，以便于获得室间比较的数据。从而可以得到参加EQA所获得的相似信息。

如果比对的是参考方法，那么就能够评估本实验室检验项目的准确性。即使对于特定的试验无法进行室间质量评价或进行准确性评估，实验室间比对仍然能为质量管理提供有益的和补充的信息。

实验室间比对经常使用患者样品，它比EQA中使用的商业性室间质量评价质控物具有一定的优势：①使用患者样品可以消除或减少基质效应；②因为EQA分析前阶段与患者的测试过程并不相同，因此使用商品性质控物无法评估临床患者测试分析前阶段的各个步骤，包括-标本采集、运输以及处理等过程。相反，使用患者样品进行比对能够评估与分析前处理过程相关的各种因素。使用患者样品进行比对时，需要确保患者样品在实验室间运输及存储过程中的稳定性，尽可能减少与临床检测性能不相关的变异。

无法进行EQA的检测项目包括（但不只限于）下列几种情况：①新研究和开发的检测项目；②不常检测的项目；③特定的药物；④与EQA材料问题相关的试验；⑤容器-分析物相互作用相关的试验；⑥需要对于样品进行大量分析前操作的试验；⑦不常见基质中的分析物；⑧微生物；⑨地理因素：实验室所在的地区无法提供相关的EQA。

实验室应当确定无法实施EQA的试验，并尽可能地为这些试验制定出进行实验室间比对的程序文件。应当提前确定每一个定量评估程序的可接受范围。如果当前具备充足的质量控制数据时，实验室可以通过内部质控数据建立可接受的范围（例如平均值±2或3倍标准差），也可以根据文献的数据建立可接受的范围——即根据生物学差异或临床决策点导出的标准，或根据国外已有的室间质量评价的标准；还应当确定进行比对的频率。每年至少应进行一次。通常情况下，每年可以执行两次检验项目的实验室间比对。实验室应当记录实验室间比对的结果，以便于进行趋势分析。同时还应记录下对于不合格结果所采取的校正措施，并至少保存两年。

一般通过实验室间比对很难评价正确性，只有当比对样品的值是根据参考方法或参考物质标定时，才能够评价正确性（例如偏移）。每一个实验室自行确定分割样品测试时所寄送的样品/标本数。对于多数分析物而言，每次评估过程中寄送两份样品已经能够满足要求。

实验室间比对采用较多的是分割样品检测计划。典型的分割样品检测计划由包含少量实验室的小组（通常只有两个实验室）提供，分割样品检测计划包括把样品分成两份或几份，每个参加实验室检测每种样品中的一份。分割样品检测计划通常只有数量非常有限的实验室参加。此类计划的用途包含识别不良的精密度、系统性偏移和验证纠正措施是否有效。此计划经常需要保留足够的样品，以便由另外的实验室进一步分析以解决不同实验室比对结果出现差异时的原因。

可以每半年执行一次分割样品的比对，每次检测3份患者样品。如果定量项目3份样品中2份样品的结果在规定的范围之内，可认为比对结果是可接受的；定性项目结果必须一致。或者每半年执行一次，每次检测5份临床样品，如果定量项目5份样品中4份样品的结果在规定的范围之内（按EQA得分≥80%），可认为比对结果是可接受的；定性项目5份样品中4份以上样品的结果在规定的范围之内（按EQA得分≥80%）。每次3份样品实验室间检验项目结果比对应用实例见表6-7-6。

表 6-7-6 每次3份样品实验室间检验项目结果比对应用实例

试验项目	日期	比对	分析范围	可接受标准	被比对实验室结果	本实验室结果	百分差值	是否可接受	时间间隔	备注
A 项目 mmol/L	2005 年 1 月 15 日	分割样品	15 ~ 350	20%	32	34.5	7.8%	是		
					171	167	-2.3%	是		
					308	322	4.5%	是		
	2005 年 10 月 15 日	分割样品	15 ~ 350	20%	57	55	-3.5%	是	9 个月	
					174	175	0.6%	是		
					364	338	-7.1%	是		
	2006 年 5 月 15 日	分割样品	15 ~ 350	20%	37	35	-5.4%	是	7 个月	
					238	175	-26.5%	否		
					371	300	-19.1%	是		

第五节 计量的溯源性

一、概 述

溯源性是测量结果与公认标准相联系的属性。在临床检验领域，所谓计量学溯源可简单理解为使常规检验与参考系统相联系的过程。溯源原理是包括临床检验在内的各种（物理、化学等）测量质量保证的基本原理，其应用贯穿临床检验标准化的发展史。如美国疾病控制中心（CDC）的血脂标准化计划始于20世纪50年代，其基本工作方案是，制备胆固醇纯物质参考物质和建立胆固醇参考方法，为血清胆固醇参考物质定值，将血清参考物质分发到不同实验室，用于当地实验室方法校准或评价；20世纪80年代末CDC又建立胆固醇参考方法实验室网络（CRMLN），通过此网络将常规方法用新鲜样品直接与参考方法进行对比，以达校准或评价的目的。这些标准化计划在国际血脂标准化中产生巨大影响，目前仍在发挥重要作用。同样具有广泛国际影响的美国糖化血红蛋白标准化计划，基本采用CRMLN工作方式，迄今也已有十几年的历史。欧美国家的其他机构或组织，尤其是计量机构，也于20世纪60~70年代开始建立临床检验参考方法和参考物质。我国于20世纪80年代开始研究胆固醇测定参考方法和参考物质问题。

以计量学溯源为核心的临床检验标准化工作过去主要以重要疾病的预防和控制为导向（如上述血脂标准化计划和糖化血红蛋白标准化计划主要针对心血管病和糖尿病的预防和控制），溯源性作为一个计量学概念在临床检验领域很少受到关注。溯源性用于临床检验结果的质量描述并在国际上受到广泛重视，主要是由于欧盟于1998年签署体外诊断器具的指令（Directive 98/79/EC）（法律文件，2003年生效），该指令要求“体外诊断器具的校准物质和（或）质控物质定值必须通过参考测量程序或参考物质保证溯源性”。

为实施上述指令，规范临床检验计量学溯源活动，欧洲标准化委员会1999年开始制定有关标准，后被国际标准化组织（ISO）采用，于2002—2003年出版。这些标准包括，ISO 17511（2003）《体外诊断医学器具——生物样本中量的测量——校准物质和质控物质定值的计量学溯源》，ISO 18153（2003）《体外诊断医学器具——生物样本中量的测量——酶催化浓度校准物质和质控物质定值的计量学溯源》，ISO 15193（2002）《体外诊断医学器具——生物样本中量的测量——参考测量程序的表述》，ISO 15194（2002）《体外诊断医学器具——生物样本中量的测量——参考物质的描述》和ISO 15195（2003）《临床检验医学——参考测量实验室要求》。我国有关标准委员会近年已将上述标准转化我国行业标准或国家标准。

临床检验计量学溯源的另外一个推动因素是实验室认可。实验室认可近年来在临床检验领域逐渐受到重视，作为国际实验室认可准则的ISO 17025（1999）“检测和校准实验室的通用要求”和《医学实验室——质量和能力的专用要求》（GB/T 22576—2008/ISO 15189：2007）均提出溯源性要求。我国实验室认可机构已等同采用上述标准并已开始进行临床检验实验室认可工作。

溯源作为提高和保证检验结果准确性的重要手段，已逐渐被广泛接受，检验结果的溯源性将成为检验试剂生产和临床实验室检验中的重要质量指标。

二、计量学溯源链

（一）计量学溯源链的类型

溯源性又称计量学溯源性，我国国家标准（GB/T 21415—2008/ISO 17511：2003）对计量学溯源性的定义如下：测量结果或标准量值的属性，它使测量结果或标准量值通过连续的比较链与给定的参考标准联系起来，给定的参考标准通常是国家或国际标准，比较链中的每一步比较都有给定的不确定度。计量溯源链的理想终点是定义到国际单位制（SI）的相关单位，但对于某一指定值，程序的选择和计量溯源的最终水平取决于是否有较高等级的测量程序和校准品。目前很多情况下，生产商选定的测量程序或工作校准品为计量溯源性的最高等级。因此，在国际公认的参考测量程序和（或）校准品可用之前，测量的正确度取决于其校准等级水平。

校准的计量学溯源的目的是将参考物质和（或）参考测量程序的正确度水平传递给一个具有较低计量学水平的程序，例如常规程序。校准的计量学溯源要求参考测量程序和常规测量程序测量的是同一个可测量，这个可测量的分析物具有相同的相关特性。

需注意的是，用不同的测量程序测量特定样本或参考物质的同一量时，实际上可能会得出不同测量结果。例如用两个或多个基于免疫学原来的测量程序对某个参考物质的某种蛋白类物质，如促甲状腺素（甲状腺刺激激素，TSH）的浓度时，就会出现上述情况，因不同试剂识别被测物质的不同抗原决定簇并与其产生不同程度的反应，于是会得出不同的但相互关联的结果。

目前，常规医学检验定量项目大约有 400～700 个，其中多数临床检验项目因被测物质（主要是生物大分子类物质）的复杂性（如混合物、异构体等），其一级参考测量过程的建立和一级参考物质的制备非常困难，其量值溯源只能停止在较低水平，如为产品校准品定值的（参考）测量程序等级，或测量程序和（参考）校准品两个等级。

根据计量学溯源至 SI 的可能性及测量程序和校准品的不同计量水平的可获得性，可确定为以下五种典型的计量学溯源链。

1. 测量结果可以在计量上溯源至 SI 单位　有可用的一级参考测量程序和一种或多种（经认定的）一级参考物质（用作校准品）。这样的检验项目大约有 25～30 个，电解质类物质（如钾、钠、氯、镁、钙、锂离子等）、代谢物类物质（如胆固醇、甘油三酯、葡萄糖、肌酐、尿酸、尿素等）和某些甾体类激素及甲状腺激素。这些项目虽占的数目不大，却是临床检验常规项目的主要组成部分。

2. 测量结果计量学不能溯源至 SI 单位

（1）有国际约定参考测量程序（非一级参考测量程序）和一种或多种通过该程序定值的国际约定校准物。如糖化血红蛋白（HbA_{1c}）。

（2）有国际约定的参考测量程序，但无国际约定校准物质。大约有 30 个项目属于此类情况，如凝血因子。

（3）有一个或多个国际约定校准物质（用作校准品）和定值方案，但无国际约定参考测量程序。大约有 300 多个项目属于此类情况，如世界卫生组织（WHO）国际标准物质包含蛋白激素、某些抗体和肿瘤标志物。

（4）既无参考测量程序也无用作校准的参考物质。生产商自行建立“自用”测量程序和校准品为其产品校准品定值。大约有 300 个项目属于此种类型，如肿瘤标志物和抗体。

（二）检验医学溯源联合委员会（JCTLM）

该委员会设立两个工作组（WG-1 和 WG-2），WG-1 的任务是，建立程序，按一定标准（ISO 15193 和 ISO 15194 等）对现有参考测量程序和参考物质进行鉴别和评审，并公布符合要求的参考测量程序和参考物质。WG-2 的主要任务是，收集现有候选参考测量实验室信息，鼓励和促进按检验项目分类的参考测量实验室网络的形成，按 ISO 15195 评审并公布参考测量实验室。

JCTLM WG-2 根据溯源需要归纳提出检验医学校准与测量等级框架，如图 6-7-18 所示。该框架从计量学角度将与检验医学校准与测量有关的实验室分为国家计量机构、参考实验室和常规实验室三级，并对各级实验室应具备的能力及主要服务职能作出说明。

三、常规测量过程的特异性和参考物质的互通性问题

常规测量过程的特异性及其校准物质或用于常规测量过程校准及质量控制的参考物质的互通性（或称“互换性”）是临床检验量值溯源的两个重要问题。常规测量过程的测量量与参考测量过程的测量量完全一致，是量值溯源的前提。然而，由于临床检验被测物质的复杂性，许多常规测量过程，尤其是利用免疫学原理的测量过程，做到真正意义上的特异非常困难（如不同测量过程作用于同一被测物质的不同抗原决定位点，可能给出不同测量结果）。还有些常

规测量过程甚至还作用于被测物质以外的其他物质，其特异性问题则更为严重。在这种情况下，仅通过不同校准物质或参考物质逐级溯源显然不能提高测量的准确性。

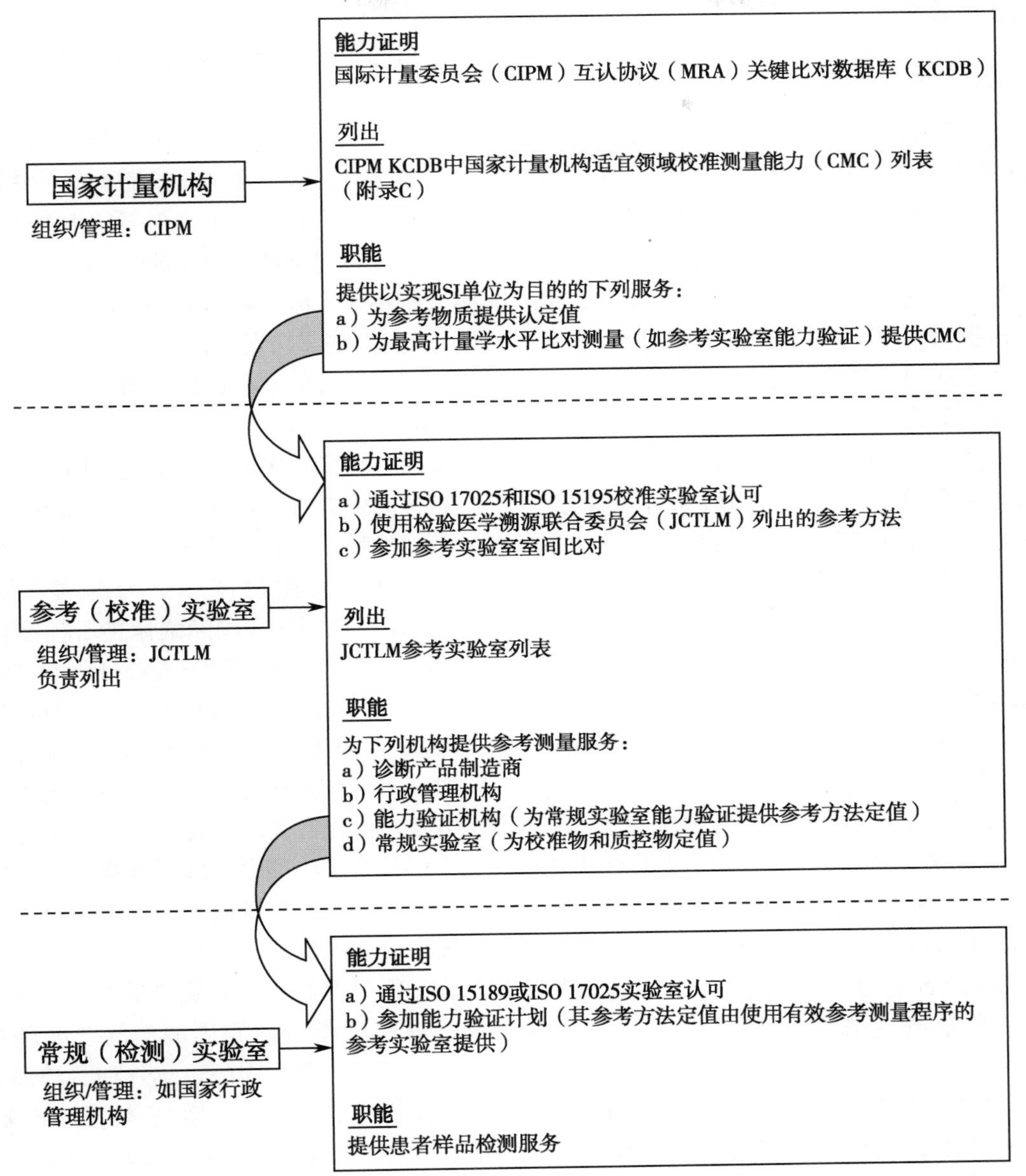

图 6-7-18　临床检验校准与测量等级框架

临床检验参考物质或校准物质的互通性，指用不同测量过程测量该物质时，各测量过程测量结果之间的数字关系，与用这些测量过程测量实际临床样品时测量结果的数字关系的一致程度，亦即该物质理化性质与实际临床样品的接近程度。参考物质，虽然一般采用与实际样品相同的物质作原料，但出于对被测物质浓度的要求和贮存、运输等方面的原因，往往需对原料成分进行调整并作处理（如冻干、冷冻等）。这些经加工的材料在某些测量过程中的行为有时会不同于实际临床样品，这种差异有时称基质效应，更确切的描述是缺乏互通性。缺乏互通性是各种临床检验质量保证中的常见问题。在量值溯源中，它限制了某些参考物质的直接使用；在室间质量评价计划中，它是用同组均值评价检验质量主要原因，而这种评价方式在不少情况下不能反映真正的检验质量，允许了错误的存在。值得指出的是，互通性问题的存在，不应是参考物质单方面的原因，认识和解决互通性问题需从参考物质和测量过程两方面入手。使参考物质与实际样品尽量接近是必要的，但对基质过分敏感的测量过程一般不是好的测量过程，尤其是对于小分子化合物的分析。然而，某些参考物质对于某些常规测量过程缺乏互通性，目前仍然是客观存在，在利用参考物质进行量值溯源时需首先鉴定参考物质的互通性，鉴定的方法一般是用参考方法和常规方法同时分析参考物质和实际新鲜样品。若存在互通性问题，需进行修正，或改用无基质效应的参考物质。

四、基质效应（互通性）评价方法

基质效应（互通性）评价方法主要参照 CLSI EP14 文件，我国也颁布了相应的卫生行业标准“基质效应与互通性评价指南”，其大致步骤如下：

1. 将制备样品与20份新鲜临床样品随机穿插排列，分别使用评估方法与比对方法测定所有样品，重复测定3批，每批每个样品测定1次，每批测定都需校准。评估方法与比对方法宜同步进行，若不能实现同步测定，应在适宜的条件下储存样本。

2. 使用合适的方法剔除离群值，如 Grubbs 法。

3. 实验完成后，将实验样本在适宜条件下保存。如在数据分析过程中发现问题，有必要选用其他比对方法（如决定性方法或参考方法）对样品进行重新测定。

4. 数据分析

（1）利用新鲜临床样品及制备样品重复测定结果的均值（使用不同符号）作散点图，y 轴为评估方法结果，x 轴为比对方法结果。

（2）线性回归分析

1）目视，评估方法和比对方法测定结果呈线性关系，无明显弯曲；在实验浓度范围内，临床样本的评估方法测定值（回归线的 y 轴）呈均匀分布。

2）检查数据是否适合回归分析（参考最新版 CLSI 文件 EP6-定量测定方法的线性评估：统计方法）。

3）将评估方法测定临床样品结果的均值作为 y 值，比对方法测定临床样品的均值作为 x 值，进行线性回归分析。

（3）用以下公式计算给定 x 值下（重复测量均值），新鲜临床样品评估方法测定均值 y 的双侧95%置信区间。

$$\overline{Y}_{pred} \pm t(0.975, n-2)S_{y.x}\sqrt{\left[1+\frac{1}{n}+\frac{(\overline{X}_i-\overline{\overline{X}})^2}{\sum(\overline{X}_i-\overline{\overline{X}})^2}\right]}$$

式中：

$\overline{Y}_{pred}$——根据回归曲线，计算出来的在 x 值的 y 值；

n——新鲜患者样本数量；

$S_{y.x}$——回归标准误，计算公式为 $[\sum(Y_{pred}-\overline{Y}_i)^2/(n-g)]^{1/2}$；

$\overline{X}_i$——x 轴上第 i 个值（某样本比对方法测定均值）；

$\overline{Y}_i$——y 轴上第 i 个值（某样本评估方法测定均值）；

$\overline{\overline{X}}$——所有样本比对方法测定均值的整体均值。

五、我国临床检验参考系统现状

我国临床检验参考系统研究始于20世纪90年代胆固醇标准化研究，该参考系统由卫生部北京老年医学研究所和国家标准物质研究中心制备的纯度标准物质（GBW 09203a 和 GBW 09203b）（一级参考物质）、卫生部北京老年医学研究所建立的参考方法和该研究所制备的血清标准物质（GBW 09138）（二级参考物质）组成；后来还有20余项与临床检验有关的国家一级标准物质，其中包括国家标准物质研究中心制备的尿素（GBW 09201）和尿酸（GBW 09202）纯度标准物质（ISO 17511 定义中的一级标准物质），其余则主要是生物样品中无机成分标准物质。在“十一五”期间，在国际临床检验标准化发展趋势的驱动下，我国在国家科技支撑计划和“863 计划”支持下得以系统开展临床检验参考系统研究，迄今已建立近30个重要常规检验项目的（候选）参考方法，同时在参考物质研究方面取得明显进展。所建立的参考方法已在国际比对中显示良好测量性能，部分参考物质已被批准为国家一级标准物质。卫生部临床检验中心一直是参考系统研究的主要参与者，经过近5年的努力，共同建立下列检验项目参考方法或候选参考方法：代谢物类（葡萄糖、肌酐、尿酸、尿素）、脂类（高密度脂蛋白胆固醇、低密度脂蛋白胆固醇、脂蛋白亚类、总胆固醇、总甘油、游离甘油）、电解质和无机离子类（钠、镁）、酶类（丙氨酸氨基转移酶、天冬氨酸氨基转移酶、肌酸激酶、乳酸脱氢酶、γ-谷氨酰转肽酶、淀粉酶）、非肽激素类（孕酮、氢化可的松）、糖化血红蛋白和血细胞计数等，同时研制上述多数检验项目的国家标准物质；卫生部临床检验中心免疫室研制的多种乙型肝炎病毒、丙型肝炎病毒、艾滋病病毒核酸和（或）抗原、抗体标准物质，已在我国室间质量评价计划中得到了广泛的应用，在我国检测结果的一致化中发挥了重要的作用。通过上述工作，不仅使我国重要常规检验项目参考系统初具规模，同时还建设了我国参考测量和标准化物质研制基础条件，初步培养一支参考测量和标准物质制备队伍。另外，卫生部北京老年医学研究所自2003年一直是美国 CDC 血脂标准化计划的 CRMLN 成员，为我国临床实验室和体外诊断企业提供标准化服务；

2006—2011年间，已有21个厂家的61分析系统通过了该实验室提供的总胆固醇和（或）高密度脂蛋白胆固醇分析系统溯源认证。

第六节　测量不确定度

一、测量不确定度的基本概念

1. 测量不确定度　简称不确定度（uncertainty），是根据所用到的信息，表征赋予被测量量值分散性的非负参数。测量不确定度一般由若干分量组成。其中一些分量可根据一系列测量值的统计分布，按测量不确定度的A类评定进行评定，并可用标准差表征。而另一些分量则可根据基于经验或其他信息所获得的概率密度函数，按测量不确定度的B类评定进行评定，也用标准偏差表征。通常，对于一组给定的信息，测量不确定度是相应于所赋予被测量的值的。该值的改变将致相应的不确定度的改变。本定义是按2008版VIM给出的。而在GUM中的定义是：表征合理地赋予被测量之值的分散性，与测量结果相联系的参数。

2. 标准不确定度　全称标准测量不确定度，以标准偏差表示的测量不确定度。

3. 测量不确定度的A类评定　简称A类评定，对在规定测量条件下测得的量值用统计分析的方法进行的测量不确定度分量的评定。规定测量条件是指重复性测量条件、期间精密度测量条件或复现性测量条件。

4. 测量不确定度的B类评定　简称B类评定，用不同于测量不确定度A类评定的方法对测量不确定度分量进行的评定。评定基于以下信息：权威机构发布的量值；有证标准物质的量值；校准证书；仪器的漂移；经检定的测量仪器的准确度等级；根据人员经验推断的极限值等。

5. 合成标准不确定度　全称合成标准测量不确定度，由在一个测量模型中各输入量的标准测量不确定度获得的输出量的标准测量不确定度。在数学模型中的输入量相关的情况下，当计算合成标准不确定度时必须考虑协方差。

6. 相对标准不确定度　全称相对标准测量不确定度，标准不确定度除以测得值的绝对值。

7. 定义的不确定度　由于被测量定义中细节量有限所引起的测量不确定度分量。定义的不确定度是在任何给定被测量的测量中实际可达到的最小测量不确定度。所描述细节中的任何改变导致另一个定义的不确定度。

8. 不确定度报告　对测量不确定度的陈述，包括测量不确定度的分量及其计算和合成。不确定度报告应该包括测量模型、估计值、测量模型中与各个量相关联的测量不确定度、协方差、所用的概率密度分布函数的类型、自由度、测量不确定度的评定类型和包含因子。

9. 目标不确定度　全称目标测量不确定度，根据测量结果的预期用途，规定作为上限的测量不确定度。

10. 扩展不确定度　全称扩展测量不确定度，合成标准不确定度与一个大于1的数字因子的乘积。该因子取决于测量模型中输出量的概率分布类型及所选取的包含概率。本定义中术语“因子”是指包含因子。

11. 包含区间　基于可获得的信息确定的包含被测量一组值的区间，被测量值以一定概率落在该区间内。包含区间不一定以所选的测得值为中心。不应把包含区间称为置信区间，以避免与统计学概念混淆。包含区间可由扩展测量不确定度导出。

12. 包含概率　在规定的包含区间内包含被测量的一组值的概率。为避免与统计学概念混淆，不应把包含概率称为置信水平。在GUM中包含概率又称“置信的水平（level of confidence）”。包含概率替代了曾经使用过的“置信水准”。

13. 包含因子　为获得扩展不确定度，对合成标准不确定度所乘的大于1的数。包含因子通常用符号k表示。

二、不确定度的应用

测量不确定度表达了测得值的可靠性，因为它提供了在一定包含概率中真值存在的区间。了解所谓真值、真值存在区间与包含概率的关系，实验室和医师会更好地理解、认识和解释测量结果，并恰当地应用于临床诊断和治疗，减少误用。

（一）实验室的应用

1. 评定测量不确定度是改进医学实验室质量的有效途径　测量不确定度存在的原因是存在影响测量结果的因素。这些影响因素中，有些因素可以消除，有些因素可以通过一些控制方法使其对测量的影响减低。如果实验室按科学规律和应用有效方法，找到那些可以消除或减低的影响因素，并采取措施，就会明显提高检验结果的质量。

2. 测量不确定度是医学实验室选择测量程序的客观指标　医学实验室的任务是提供可靠的检验结果。所谓可靠的检验结果就是“真值”、真值存在区间与置信概率关系清楚的结果。在满足应用的前提下，测量不确定度是选择经济、可靠测量程序的关键指标。

3. 加强与临床联系 经常、及时地向临床提供不确定度的信息，有助于实验室工作者加强与临床联系，帮助临床改进对患者结果的解释与应用，从而促进与医师的合作。

（二）医师的应用

诊断疾病时，一般先将报告测量量值与生物参考值或临床决定限进行比较，后二者都不存在不确定度。由于测量量值并不是真值，也不是完整的检验结果，直接比较是有风险的。科学的方法是在比较时考虑结果的不确定度，尤其是当测定值在临床决定值附近时更应该考虑。

示例：成年男性全血血红蛋白含铁量（Fe）浓度的参考区间为7.5～9.5μmol/L，此参考区间的限值没有不确定度。三位患者A、B、C的被测量的测得值分别是：7.0μmol/L、8.2μmol/L、9.2μmol/L。已知这3个测得值的标准不确定度均是0.2μmol/L，取K=2，上述测得值可表达为：

A：（7.0±2×0.2）μmol/L＝（6.6～7.4）μmol/L

B：（8.2±2×0.2）μmol/L＝（7.8～8.6）μmol/L

C：（9.2±2×0.2）μmol/L＝（8.8～9.6）μmol/L

这样可认为A患者结果偏低；B患者结果在参考区间内；虽然C患者结果在参考区间内，但无法确定是否正常，因为测得值加上扩展不确定度，已高于参考区间上限。

三、评定测量不确定度

ISO 15189将医学实验室一个完整的测量过程分为检验前、检验中和检验后三个阶段。理论上这三个阶段都存在测量不确定度的来源。本节仅针对检验中的不确定度的评定进行介绍。

测量不确定度的评定有两种模型：自下而上和自上而下。自下而上的模型是基于对测量程序可能的不确定度来源进行综合剖析，并对其进行鉴定和定量，然后进行数学合成产生结果的“合成的标准不确定度”。自上而下的模型使用统计原理直接估计给定测量系统的总不确定度，一般通过评估特定设计的实验的数据、质控数据或者方法确认数据（ISO 21748）。如果自上而下的方法提示的不确定度估计不满足目标性能，则可用自下而上的方法确定可能的可变更的不确定度来源。理想情况下，通过自上而下的方法和自下而上的方法对不确定度的估计是可以互换的。

大部分实验室既有全自动检测系统又有半自动的系统，半自动的系统的各组分是购自不同的厂家。这两种类型的检测系统都会有各种来源的变异，有些变异是仪器和试剂固有的变异，有的则是来源于实验室检测程序和人为因素。总的来说，医学实验室和化学实验室类似，测量不确定度分量来源包括（但不限于）：①精密度（重复性、实验室内复现性、复现性）；②校准（溯源性、值的不确定度、校准方式）；③校准值正确性和测量不确定度，校准品与参考物质的互通性；④与样品相关的效应（基体、干扰）；⑤试剂、校准品和参考物质的批间差；⑥不同的操作者；⑦器材的变异（如天平、注加器、仪器维护等）；⑧环境变化（如温度、湿度、振动、电压等）。

另外，有些影响因素虽然不直接作用于公信值，但确对示值和测量结果之间的关系有影响，也需要识别。有些影响因子如脂血、溶血和黄疸等可能本身无量值特性，但其实质是产生了干扰测量的物质或颜色等。

依据得到数据方法的不同，可从不同途径评定不确定度，推荐的优先次序为：①从实验室内质控数据计算实验室内测量复现性引入的测量不确定度；②从实验室间比对数据计算测量复现性引入的测量不确定度；③从重复测量常规样品的合并标准偏差计算实验室内测量复现性引入的测量不确定度。

ISO 15189：2012提出“测量不确定度可在中间精密度条件下通过测量质控物获得的量值计算，这些条件包括了测量程序标准操作中尽可能多而合理的常规变化，例如：不同批次试剂和标准品，不同操作者和定期仪器维护”。因此，几个月室内质控数据积累计算获得的SD和CV可以评定为标准不确定度和相对标准不确定度。

四、测量不确定度的报告

只有当测量结果有不确定度信息时，才能将其与其他结果或者参考值进行比较。因此，检验科希望能够给临床使用者提供测量不确定度。对于电子数据库，推荐每一个测量包含以下信息：测量值x，x的合成标准不确定度 $u_c(x)$，包含因子（k）和（或）扩展不确定度U（x）$-ku_c$（x）、x的单位以及不确定度是以测量单位表示还是以测量百分数表示。当将测量结果以不确定度的形式展示给使用者，应报告：x、测量单位、U（x）或者%U（x）、不确定度的单位以及用于计算U（x）$-ku_c$（x）的包含因子k，或者置信度水平如95%。几种常用的结果和不确定度报告形式，GUM推荐的完整形式如下：“血清-肌酐；物质浓度＝（50±1）μmol/L，±号后面的是扩展不确定度U＝ku_c（x），它表示此估计区间有95%

的置信度。”上述表达常用的缩写形式为：血清-肌酐=（50±1）μmol/L，$k=2$。

测量值和标准不确定度或者扩展不确定度都不能超出指定的有效数字位数。通常不确定度的报告最多为2个有效数字。在最终结果报告中，一般将不确定度四舍五入至最近的数字。测量值的表示应该与不确定度一致。例如，如果 $x=48.261$mg，不确定度为 $U(x)=1.2$mg，x 应该四舍五入为48.3mg；如果 $U(x)=1$mg，x 应该为48mg。

第八章

检验后程序及结果报告

检验后过程（post-examination processes）也称分析后期（postanalytical phase），是指检验后所有过程。包括系统性评审，规范格式和解释，授权发布、报告和传送结果，以及保存检验样品。这个阶段质量保证的主要工作包括：检验结果的正确发出；咨询服务；检验样品的保存及处理。

第一节　检验后程序

一、检验结果的评审

（一）建立检验报告单系统评审制度

首先对检测系统要进行评审，检查检测仪器工作状态是否正常；保养工作是否到位；检测试剂是否正确无误，有无失效；校准品的使用及校准程序及质控品的使用是否正确；操作人员有无更换；必要时要检查蒸馏水的纯度，实验室的温湿度及其他设备及用品的情况。只有这样对检测系统及检测条件进行评审，才能对检验结果可靠性进行正确评估。

检测过程通常用质量控制图法或其他质量控制方法来判断是否在控制状态。至于判断该批检验结果是否可靠，检验结果可否发出，通常可根据室内质控的情况来加以判定。

室内质控“在控”时，报告可发出。“失控”时必须寻找原因，结果不宜发出。在定量分析中目前主要采用 Levey-Jennings 质控图这一方法，应用这一方法，有两个基本前提：①送检患者标本的质量是保证的；②所用的质控图是测定过程完全在控制条件下绘制的。即其上下控制界限范围必须小于或等于临床允许误差；根据 Westgard 多规则判断无失控现象，即此质控图应符合“管理用质控图”（亦称“控制用质控图”）的要求。

必须指出根据质控图有无失控来判断检验结果可否发出是总体上的判断，并不代表个别标本结果是否皆可以报告，如某些异常结果就属于这情况。

在定性分析中，也要用相应质控品判断有无假阳性或假阴性，再决定该批检验结果可否发出。

此外还应注意检验结果与可利用的患者有关临床信息的符合程度。

（二）建立严格的检验报告单的签发审核制度

1. 检验报告单发出前，主要操作人员应对检验报告进行核查，核查的基本内容应包括：临床医师所申请的检验项目是否已全部检验，有无漏项；检验结果的填写是否清楚、正确；检验报告单上所有内容是否全部填写完整；有无非常异常的、难以解释的结果；有无书写错误；是否有需要复查的结果等。

还应有另一有资格的检验人员审核并签名，最好由本工作室负责人或高年资、有经验的检验人员审核签名。在危急情况下或单独一人值班时（如夜班）除外，但必须有相应的规定，如值班人员资格认定等。审核者可对拟发检验报告进行检查或抽查，重点应放在结果有无异常、异常波动、难以解释的结果、检验结果与可利用的患者有关临床信息的符合程度等。

实习人员不得签发检验结果报告单。

2. 特殊项目的检验结果及一些关系重大的检验结果：如抗 HIV 初筛阳性的检验结果；初次诊断为白血病及恶性肿瘤的检验结果；发现罕见病原体的检验结果；发现高致病性病原微生物等，需有实验室主任或由实验室主任授权的检验人员复核无误并签名后方可发出。

3. 异常结果、危重患者、疑难患者等的检验结果复核或复查制度：此处所谓异常结果并非单纯指高于参考区间上限或低于参考区间下限的那些检验结果，而且还包括以下情况的检验结果：①检验结果异常偏高或偏低；②与临床诊断不符的检验结果；③与以往结果相差过大的检验结果；④与相关试验结果不符的检验结果；⑤有争议的结果。

遇到上述情况，应检查当天检测系统的可靠性，核查送检标本情况。并考虑是否用原送检标本复查，或另行采集标本复查。或与临床医师联系，必要时查阅病历、查询患者情况。

当检测结果有争议而不能决定时，如某些特殊细菌的鉴定、寄生虫及细胞的识别，也包括某些难以解释的结果，除上述处理方法外，还可采用外送会诊方法处理。

二、原始样品的保存

检验后标本保存的目的主要是为了复查，保存时间的长短主要视工作需要及分析物稳定性而定。表6-8-1为某些分析物的稳定性。

表6-8-1　某些分析物在分析标本中的稳定性

项目名称	冰箱	低温冰箱	项目名称	冰箱	低温冰箱
ALT	7d	2d	PT	1d	1m
AST	7d	12w	APTT	8h	1m
AMY	7d	1y	Ⅴ因子	4h	1m
GGT	7d	数y	Ⅶ因子	不稳定	不稳定
LDH	4d	6w	Ⅷ因子	4h	2w
CK	7d	4w	D-二聚体	4d	6m
ALB	3m	3m			
TP	4w	数y	IgG	3m	6m
BUN	7d	1y	IgM	3m	6m
Cr	7d	3m	IgA	3m	6m
Glu	7d	?	C3	8d	8d
HDL	7d	3m	C4	2d	?
LDL	7d	3m			
Ch	7d	3m	AFP	7d	3m
TG	7d	数y	CEA	7d	6m
CTnT	1d	3m	CA125	5d	3m
Cl	7d	数y	CA15-3	5d	3m
K	1w	1y	CA19-9	30d	3m
Na	2w	1y	SCC	1m	1m
Ca	3w	8m	PSA	30d	3m
P	4d	1y			
血气	2h	?	RF	3d	1m
FT4	8d	3m	ASO	2d	6m
FT3	2w	3m			
E2	3d	1y			
HCG	3d	1y			
LH	1d	1y			

注：①分析标本是指经前处理用于分析的标本，原始标本是指采集后送至实验室的标本，如临床生化测定时采取的静脉血为原始标本，经离心分离后的血清或血浆为分析标本；②表内d代表天，w代表周，m代表月，y代表年

不同分析物其稳定性是不同的。通常一般临床生化、临床免疫检测项目在4～8℃冰箱保存时以不超过一周为宜，但检测抗原、抗体的标本可保存较长时间，必要时可冷冻保存；激素类测定样本保存三天为

宜；凝血因子、血细胞测定的标本、尿液、脑脊液、胸腹水等由保存目的决定保存时间。

保存的标本应按日期分别保存，有明显的标志。

三、到期样品的处理

鉴于检测标本具有或潜在具有生物性危害因子，因此这些标本及容器、检测过程中接触这些标本的材料皆应按《医疗废物管理条例》及《医疗卫生机构医疗废物管理办法》相关规定处理。

第二节 结果报告

一、报告内容及格式

（一）检验报告规范化管理

基本要求：完整、准确、及时，保护患者隐私。

1. 检验报告内容必须完整，以中文形式出具报告。

2. 需有检验结果能否发出的审核标准。

3. 需有检验报告签发和复核人员资格认定的规定和有检验报告签发和复核程序。

4. 实验室管理层与检验申请者应共同负责确保检验报告在约定时间内送达适当的人员。

5. 如原始样本质和量不符合要求，应重新采集样本进行检测，否则应在检验报告单上注明。

6. 应有适宜的实验室信息管理系统进行检验数据处理。

7. 实验室应保存所报告结果的文档或复件，并可快速检索。所报告数据保留时间的长短可不同，但无论如何，可检索期限应满足医学相关事务的需要，或符合国家、区域或地方法规的要求。

8. 若检验结果以临时报告形式传送，还应向检验申请者送交最终报告。

9. 当实验室需要对来自委托实验室的检验结果进行转录时，应有程序验证所有转录内容正确无误。

10. 实验室应有明确的发布检验结果的文件化程序，包括结果由谁发布及发给何人的详细规定，还包括用于将检验结果直接发给患者的指南。明确发放手续、责任，防止检验报告单的丢失或发错科室。

11. 实验室应制定政策及规范，以确保经电话或其他电子方式发布的检验结果只能送达被授权接收者。口头报告检验结果后应随后提供适当的有记录的报告。

12. 实验室应有关于更改报告的书面政策和程序。只要报告被更改，记录必须显示出更改的时间、日期及负责更改者的姓名。经更改后，原内容还应清晰可辨。应保留原始的电子记录并利用适当的编辑程序将改动加入该记录，以清楚地标明对报告所做的更改。

13. 已用于临床决策的检验结果应与对其的修改一同保留在随后的累积报告中，并可清楚地识别出其已被修改。如果报告系统不能发现修改、变更或更正，应使用审核日志。

检验结果是临床实验室日常检验工作最终产品，应该牢记：不正确的检验结果是对患者的伤害，检验结果不能及时回报和不能及时用于临床是对检验资源的最大浪费。

（二）检验报告基本信息

检验报告应包括但不限于下列基本信息：①清晰明确的检验标识。②发布报告实验室的标识，最好有实验室的联系方式（如地址、电话等）。③患者的唯一性标识和地点。如姓名、出生年月、性别、病历号；如是住院患者还应注明所在病区、病房及病床号；必要时注明民族。④检验申请者姓名或其他唯一性标识和申请者地址。委托实验室发出的报告还应有申请实验室提供的其他唯一性标识和申请者地址。⑤原始样品采集日期和时间，以及实验室接收样品的时间。⑥报告发布日期和时间。⑦原始样品的来源或原始样品的类型。⑧以SI单位或可溯源至SI单位报告的检验结果必须以中文形式报告，或国际通用的、规范的缩写。⑨参考区间（生物参考区间）；异常结果（高于或低于参考区间的结果）的提示。⑩报告者及结果审核者的签名。⑪其他注解（如可能影响检验结果的原始样品的质或量）。⑫需要时对结果进行解释：诊断性的检验报告应有必要的描述及有“印象”、“初步诊断”或“诊断”意见，并由执业医师出具诊断性检验报告（乡、民族乡、镇的医疗机构可由执业助理医师出具）。⑬检验结果如有修正，必要时应提供原始结果和修正后的结果。⑭其他。

如需要，检验报告单上可注明“本检验结果仅反映此检验标本信息”字样。

二、检验周期的确定和保证

实验室管理层在咨询检验申请者后，确定每项检验的检验周期，并不断满足临床需要。应制定在检验延迟时通知申请者的政策。实验室管理层应对检验周期及临床医师对该周期的反馈意见监控、记录并评审。必要时应对所识别出的问题采取纠正措施。

当检验延迟可能影响患者医护的情况下通知临床

医师并记录，定期评审不断改进。

对于平诊及急诊项目报告期限应有规定，并向临床科室公示，有些项目还应向患者公示，如门诊患者。如果特殊情况（仪器故障、结果异常需进一步检验/复检等情况时）不能按时发出报告时应及时与临床医师取得联系，说明原因。

委托实验室同样要向委托单位公示检验报告、报价时间和报告方式及途径。

三、危急值的确定和报告

危急值（critical value）是指某些检验结果出现异常（过高或过低），可能危及患者生命的检验数值。危急值与医学决定水平有联系但不完全等同，并不是所有的项目都属于有危急值的项目，也不是所有医学决定水平值都是危急值，只有危及患者生命的检验数值才称为危急值。

各医院制定的危急值不尽相同，实验室应与使用本实验室的临床医师协商一致后确定关键指标及其“警告/危急”区间。此适用于所有检验，包括定名性和定序性检验。不同科室相同检测项目的危急值也可能不一样，主要由临床科室的病种决定。

危急值的报告与急诊报告不要混淆。急诊检验结果无论正常还是异常必须立即报告；危急值的项目不一定是急诊检验，当关键指标的检验结果处于规定的“警告”或“危急”区间内时，实验室应有立即通知有关医师（或其他负责患者医护的临床人员）的程序。送至委托实验室，检验样品的结果包括在内。危急值电话报告时，应请对方复述报告内容。

实验室必须保留检验结果出现危急值时所采取措施的记录，记录应包括日期、时间、检验结果、检验者及被通知人员、在执行中遇到的任何困难和问题必须记录，报告实验室负责人。

危急值可因年龄等不同而有区别，也因检测系统的不同而有所不同。表6-8-2为常用的危急值示例。

表6-8-2 危急值的报告示例

项目名称	单位	低值	高值	备注
白细胞计数	$\times 10^9/L$	2.5	30	静脉血、末梢血
血小板计数	$\times 10^9/L$	50		静脉血、末梢血
血红蛋白	g/L	50	200	静脉血、末梢血
血细胞比容	%	15	60	静脉血、末梢血
PT	S		30	抗凝治疗时
APTT	S		70	静脉血
血糖	mmol/L	2.2	22.2	血清
血钾	mmol/L	2.8	6.2	血清
血钠	mmol/L	120	160	血清
血钙	mmol/L	1.75	3.50	血清
胆红素	μmol/L		307.8	血清
淀粉酶	U/L		正常参考区间上限三倍以上	新生儿、血清
COHb	%		50	
血气				
pH		7.25	7.55	动脉血
PCO_2	mmHg	20		动脉血
PO_2	mmHg	45		动脉血
HCO_3	mmol/L	10	40	动脉血
氧饱和度	%	75		动脉血

四、隐私权

隐私权是患者的基本权利之一。原则上所有检验结果都属于该患者隐私权的一部分，未取得本人同意，不得公开。因此，原则上所有检验结果都只发送给检验申请者，一般发送至检验申请者所在科室的护士站或医师站；如用电子形式发布的检验结果，如检验结果上网，患者从触摸屏自动查询等，应有保密措施，如设有密码或扫描患者条码。

检验报告单应有发放程序。门诊患者某些检验，如血、尿、粪便常规检验等结果，最好有专门窗口和专人负责报告发放工作，避免患者自行翻阅、拿取，这也可避免检验报告单的拿错和丢失。某些检验报告单如抗 HIV 阳性的结果、梅毒反应阳性、淋病双球菌阳性结果宜直接报送检验申请者本人。各临床实验室应有保护患者隐私权的规定及处理程序，应明确规定一般检验结果、特殊检验结果的报告方式及途径。但不要复杂化，以免贻误对患者及时诊治及处理。

五、检验结果的查询

在以下情况下往往要进行检验结果的查询，这也是临床实验室服务内容之一。

1. 检验报告单丢失。

2. 对患者病情分析需要以往的检验结果（可能多项的检验结果）作参考。

查询方式：一般可根据患者姓名、检验项目、送检日期等进行查询，需特别注意患者的唯一性标识。如果建立有实验室信息系统（LIS），应设计有较强的查询功能，不仅可根据患者姓名、检验项目、送检日期，且可以根据病历号、检测标本类型进行查询；不仅可查询最近某项目的检测结果，且可查询一定时间内的及相关的甚至所有的检测结果。

如需补发检验报告单时，应注明“补发”字样。

六、咨询及检验结果解释

咨询及检验结果解释是临床实验室应尽的职责之一。临床实验室应有能力向临床医师提供咨询及各项检验结果的解释工作，确保检验结果得到有效利用，尤其针对新开展的检验项目要及时对临床医护人员进行培训。

1. 基本要求 ①向临床科室提供开展检验项目的种类、参考区间、临床意义、回报时间等书面文件，其中含委托检验的检验项目；②向临床科室提供标本采集指南一类书面文件；③对临床科室根据诊治工作需要，要求开展的新项目应积极研究予以回应，条件具备可开展的予以开展，条件不具备或因其他原因暂不开展的应联系委托检验，对开展的新项目应主动向临床医师介绍、宣讲；④开展细菌学及抗生素药敏试验的实验室应定期向临床提供近期常见致病菌及耐药情况的信息；⑤有医师或相应资格检验人员的实验室，应帮助临床医师选择检验项目和对检验结果作出解释。关于检验项目选择的原则本篇第五章临床检验分析前质量管理中已作了阐述。关于检验结果解释，非常重要的一点是对参考区间是否合理需要进行评估。各实验室应建立自己的参考区间，但目前还难以全部做到，许多实验室经常应用文献上或说明书上的参考区间，这些应用的参考区间是否适合本地区、本实验室，应经常进行评估，例如每年评估一次。其基本方法可以是考察一个时期内该检验项目对“特定”患者（如 ALT 对肝病患者）及非“特定”患者检测的阳性率，以考察其敏感度及特异度，与预期是否相符；还可以根据正常人检测结果例如体检结果考察参考区间是否合理。同时还应倾听临床医师的意见，尽可能使正常参考区间适合本地区、本实验室情况；⑥根据患者病情及检验结果向临床医师提供进一步检查的建议。

2. 咨询服务的方法 通常咨询服务的方法有：①参与查房、会诊、病例讨论；②为门诊患者设立咨询服务台；③发行《检验通讯》之类的刊物；④给临床医护人员讲课；⑤邀请临床医师为实验室人员讲课；⑥召开与临床科室座谈会；⑦互派人员实习；⑧举办读片会及学术交流会；⑨电话、网络等电子工具；⑩其他。

3. 对医师资格的要求 做好咨询服务工作，检验人员都有责任，但医师应负更多责任，为此对检验医师有如下基本要求：①深刻理解检验医学的内涵，认识到“咨询服务”是检验医师的重要职责之一，应努力做好；②不仅要学习掌握有关方法学方面的知识和技能，熟悉检测方法的性能及局限性，同时应学习和掌握临床有关知识及基本技能；③通过查房、会诊等途径积累临床经验，同时通过这些途径来为临床进行咨询服务；④要组织全院医护人员学习检验医学相关知识；有条件的话还可以通过出版如《检验通讯》等方式来宣传和介绍检验医学发展的新动态，介绍检验项目的临床应用价值及其意义。

七、实验室医学伦理学

遵守国家的法律法规及本专业的伦理规范，不从事违法活动，维护职业荣誉。确保将患者的健康和利益放在第一位，对所有患者一视同仁。

患者信息的收集、原始样品的采集和检验、结果报告、医学记录的储存与保管、记录的查询、检验后样品其他用途，遵守国家的法律法规、遵从伦理委员会的要求。

第九章

临床实验室信息系统管理与基本功能

实验室信息系统（laboratory information system，LIS）是将以数据库为核心的信息化技术与实验室管理需求相结合的信息化管理工具。是一类用来实验室管理和处理实验室过程信息的应用软件，一般涉及检验医嘱、条码打印、标本采集、运送、编号、信息录入、检验、结果报告整个检验过程，也包括了实验室人力资源管理、质量管理、仪器设备与试剂管理、环境管理、安全管理、信息管理以及实验室设置模式与管理体制、管理机构与职能、建设与规划等。为了保证检验质量，提高管理效率，满足临床实验室管理规范，对临床实验室信息系统的基本功能和管理基本要求进行规范是非常有必要的。

第一节　临床实验室信息系统管理

为了保证临床实验室信息系统安全和有效运行，必须对信息系统的运行进行有效管理，管理内涵涉及信息系统管理文件建立、安全管理等内容。

一、信息系统管理文件建立

临床实验室应根据本实验室所使用 LIS 和实验室管理实际情况编写适合本实验室的信息系统管理程序文件和作业指导书，可以是电子版，便于所有授权的操作人员使用，并便于在各实验场所获得，且满足以下基本要求：

（一）程序文件

应对本实验室计算机软件和硬件使用与维护，检验数据的采集、传送、处理、报告过程以及储存于计算机数据库中的各种数据和文件进行管理，以保证计算机系统的正常运行，确保检验数据和文件的完整性和保密性等内容进行文件化。

（二）作业指导书

信息系统作业指导书必须描述 LIS 的特点、功能及使用方法，能让操作人员充分了解 LIS 的用途，并向相关操作人员提供 LIS 的技术性细节描述等相关知识和可操作性文件，包括操作方法的具体过程以及常见故障排除等，达到使用者按照作业指导书即可便利操作之目的。

（三）文件审批和定期评估

信息系统管理程序文件和作业指导书应由实验室主管或指定人员审批生效后才能使用，并定期评估文件有效性。

二、信息系统安全性管理

信息系统安全性管理应该涉及计算机硬件安全、信息系统数据安全、数据使用安全等内容。

（一）信息系统的使用安全性管理

1. 信息系统使用授权　为了充分保护信息系统的安全性，临床实验室负责人应该对 LIS 的使用进行授权。LIS 的授权应详细，应对接触患者资料、输入患者结果、更改结果、更改账单或改变计算机程序等人员进行授权。只有被授权的员工才能对计算机系统中的相关文件进行管理和更改，防止无关的或非授权的用户对其进行更改或破坏，任何人不得越权使用计算机和 LIS。如果其他计算机系统（如药房或病历记录）的信息可通过实验室的计算机系统获得，应设有适当的计算机安全措施防止非授权获得这些信息及非授权进行更改。授权进入实验室 LIS 的人员应维护信息系统中患者信息的机密性。

2. 应保护实验室内部和外部通过网络传输的数据，以免被非法接收或拦截。

3. LIS 使用保护　经授权使用者必须妥善保管好

用户名和密码，防止他人盗用，在不使用 LIS 时应及时退出。应规定 LIS 在无任何操作时自动锁定的时间，使用者需重新输入密码方能重新登录。

（二）计算机环境设施安全管理

1. 计算机及其相关设备应放置在合适的位置，保证其正常使用和工作方便，保证其适宜的温度和湿度，有防火安全措施。

2. 为保证电力供应，应对服务器和重要计算机配备不间断电源。

3. 在突发漏电或火灾的紧急情况下，应有切断相应电源等措施，保证人员安全，保护重要仪器设备的安全，实验室应配备干粉灭火器。

（三）信息系统的硬件和软件安全性管理

1. 应建立程序对计算机所有硬件进行预防性维护，并记录，以备随时取用。

2. 对信息系统的软件初次安装时、改变或修改后，应进行有效性验证，且做好记录，并经临床实验室负责人批准同意后方可正式投入使用。

3. 应有足以保护检验数据和信息的收集、处理、记录、报告、贮存或恢复，防止意外或非法人员获取、修改或破坏的措施。

4. 不应在实验室计算机中擅自安装软件，不应在计算机上运行与检验工作无关的程序。应定期对计算机查毒杀毒，并记录。

5. 如需对系统硬件及软件进行更改，应报告实验室负责人，经审核批准方可进行，并记录。应对更改进行验证，以确保可以接受。

6. 应建立程序文件，指定专人在计算机出现明显故障时可立即向其汇报，并记录。必要时，对急需要发出的门诊和（或）急诊报告，应先以手工方式发出临时报告或口头报告并做好记录，待系统恢复正常后，收回临时报告，再发出正式报告。

7. 当硬件和软件故障后重启时，应确认信息系统运行的正确性和数据的完整性，尽量减少对实验室提供服务的影响。记录故障原因和采取的纠正措施。

8. 应制定程序处理其他系统停机（例如医院信息系统）时的影响，以确保患者数据的完整性；制定验证其他系统恢复和数据文件更换或更新的程序。

9. 应制定应对计算机系统突发事件的书面处理方案。

（四）数据输入管理

1. 应定期对输入、输出信息系统的数据（包括检测仪器与实验室信息系统相互传输的数据、手工录入的数据等）与原始数据进行比较审核，以确保数据传输的完整性，并定期检查在数据传输、存储以及处理过程中是否出现错误，并记录。

2. 如果同一数据存在多个备份，应定期对这些备份进行比较，以保证所使用的各备份之间的一致性。应有适当的复制或对照程序，并定期核查。

3. 应定期对由 LIS 传输到医院信息管理系统（hospital information system，HIS）中的检验数据的内容和格式的正确性进行审核。

4. 在由计算机发出报告之前，为确保数据正确性，须经授权的审核人员对手工或自动方法输入计算机的数据进行审核，以确认输入数据的正确性。实验室应对计算机处理患者数据的过程及结果进行定期审核，并记录。

注：处理患者数据的过程及结果是指任何根据录入数据对患者记录所作的修改，包括数值计算、逻辑函数和自动核对结果、添加备注。

5. 实验室信息系统建立一套跟踪审核记录，对接触或修改过患者数据、控制文件或计算机程序的所有人员进行记录。

（五）检验报告管理

1. 临床实验室主任应对 LIS 中实验室报告的内容和格式进行审核、批准，并征求医务人员的意见。LIS 中的报告格式应具备样品质量、结果解释等备注的功能。

2. LIS 应有检验报告审核程序，并保证正常运行。

3. LIS 应有程序能在计算机发出报告前发现不合理或不可能的结果，患者数据修改后，原始数据应能显示。LIS 中应能显示患者的历史数据，以备检验人员在报告审核时进行检测数据的比较。

4. 报告系统能提供可能影响检验结果准确性的样本质量的备注（如脂血、溶血样本等），以及关于结果解释的备注。

5. LIS 应有程序能在计算机发出报告前发现危急值结果并发出预警，并通过相关程序及时通知临床（如医师、护士工作站闪屏），并记录（包括临床收到危急值结果的日期和时间、危急值结果、危急值结果接收者、通知者和通知的日期和时间等）。

（六）检验结果查询和储存管理

1. 实验室应规定信息系统中的患者结果数据和档案信息的保存时限。保存时限和检索查询方式应征求医务人员意见。存储在信息系统中的患者结果数据和档案信息应便于检索查询。

2. LIS 应可以完全复现存档的检验结果及其他必要的附加信息，包括测量不确定度、生物参考区间、检验结果所附的警示、脚注或解释性备注等。

3. 数据应该定期进行备份，并规定备份周期及保存期限，保证数据安全，在每次备份后，应确保信息系统和数据无意外改变。

4. 应建立程序文件对数据存储媒体正确标识、妥善保存，防止数据存储媒体被未授权者使用。

5. 数据库数据的维修、存储和备份由医院信息科或实验室信息系统开发者负责进行维护和处理。

第二节 临床实验室信息系统基本功能

为了满足临床实验室质量管理和流程监控的需要，临床实验室使用的信息系统应该具有以下基本功能：

一、LIS 功能基本要求

1. 应具有标本条码打印、标本采集、运送、编号、信息录入、检验、结果报告整个检验过程信息管理功能。

2. 应具有与实验室专用设备进行双向通讯功能，通过条码识别查询或直接下工作单方式控制设备运作，与 HIS 可以无缝连接。能自动接收来自分析仪的测定结果，并对应到 LIS 的患者信息形成检验报告单，检验结果自动检查，以检验项目的正常范围、警告范围及仪器的线性范围为条件，将超出范围的结果以各种方式报警提示。

3. 应具有质控数据自动接收、绘制质控图以及自动统计打印功能。

4. 应具有统计分析功能，能统计分析卫生部临床检验中心发布的质量指标数据。

二、LIS 基本功能

LIS 基本功能应该具有：系统设置、业务系统、统计查询、资料打印、质量管理、代码设置等基本模块。

（一）系统设置模块

应该具有系统登录、修改个人口令、选择输入代码、打印机设置、操作员调动、现部门调动等功能。

（二）业务系统模块

1. 主业务操作模块 应该具有信息输入（含标本登记、批量处理、结果输入、手工收费等）、质量管理、打印、查询等功能。要求在一个窗口中完成全部操作，不必在不同的菜单之间切换窗口。

2. 其他模块 温度数据记录、仪器使用情况记录、仪器保养记录、试剂使用管理、标本存放记录、标本接受处理、不合格标本登记、住院患者自动收费/查询、门诊/住院/体检中心化验抽血、标本运送确认/接收核对/失败处理、外送标本登记/接收核对等。

（三）统计查询模块

应该具有报告单查询、信息修改查询、危急值查询与统计分析、患者信息查询、标本监控和状态查询与统计分析、项目收费统计分析、结果趋势分析、工作量统计分析、工作进度统计分析等功能。

（四）资料打印模块

应该具有报告单打印、工作清单打印、异常结果打印、收费清单打印、标本条码打印以及标本二级或三级条码打印等功能。

（五）质控管理模块

应该具有质控批号输入、质控靶值输入、质控数据输入、质控月报表、质控日报表、结果累计质控、结果靶值设置等功能。失控重做或修改质控结果时，应保留原始数据，并记录所有修改操作。

（六）代码设置模块

应该具有化验项目设置、收费项目设置、样本类型设置、检验项目设置、设备种类维护、仪器通道设置、通讯参数设置、计算公式设置、本地参数设置、系统参数设置、审核人员设置等功能。

第十章

实验室自动化

第一节 实验室自动化定义与特性

实验室自动化是检验医学的发展趋势之一，特别是在我国医药卫生体制改革过程中，基于全民医疗保障制度的建立，大量的医疗需求被释放，患者增加，标本增加，实验室自动化可以适应这样的需求，故近两年来国内大型医院陆续引进了全自动化流水线。

一、实验室自动化定义

实验室自动化系统（laboratory automation system，LAS）是指将不同的分析仪器与分析前后的样本系统通过自动化和信息网络进行连接。LAS通常包含有样本前后处理单元、分析单元、样本运输系统和支持各单元运作的软件系统及实验室信息系统。LAS习惯上主要分为全实验室自动化（total laboratory automation，TLA）和模块式自动化（modular laboratory automation，MLA）系统。

二、临床实验室自动化的特点

理想的LAS应该具有以下特点：①开放性：并不局限于只与一个厂家仪器的连接，应该可以与其他任何厂家的分析仪进行连接；②完整性：具有完整的“分析前-分析中-分析后”硬件及软件支持，信息系统完整；③灵活性：全自动系统可以根据场地要求，进行多种摆放方式；④智能性：高度智能、人性化的系统设计，有助于实验顺利完成；⑤独立性：各功能单元既相互协作又相对独立，各单元均可独立运作。但要满足以上全部条件还相当困难。因此，LAS有了广义和狭义的实验室自动化。

第二节 临床实验室自动化的分类

一、全实验室自动化

1. 定义　全实验室自动化（TLA）是将各种分析仪器与分析前处理设备及分析后处理设备相连接，实现自动化采血管选择、贴标、分拣、输送，样本处理、分析和存储。构成流水线作业，实现检测过程的自动化，也可称之为广义的实验室自动化系统。

由于人工样品处理所用的时间占整个检测过程的70%以上，并且是造成报告错误的主要因素，因此实验室自动化的首要目标就是将整个分析周期中不具有增值效益的步骤减至最少，包括样品分类、开盖、离心、把样品装入分析仪器和分类存储，也就是实现样品前处理部分自动化。

自动化的第二个目标就是尽可能地增加分析周期中具有增值效益步骤的可用时间，从而使检验人员有更多的时间和精力提高检测结果的质量。具有增值效益的步骤包括对危险结果的审核，并决定是否要进行复检或根据特定的结果增加其他检测项目。这些功能在样品后处理系统中可以实现自动化。

2. TLA构成　包括硬件和软件两部分，硬件包括标本处理和检测所需的全部设备，软件则主要是执行进程控制。根据标本的处理流程，又可将所有的设备划分为四个主要部分，即标本前处理模块、检测流水线、独立检测单元和标本后处理模块。

（1）前处理系统：①输入分类：在标本处理模块中，最重要的是采血管的选择、分类以及标本的分装，不同的TLA系统处理方式不同。②离心：样品架自动装入离心机离心，然后重新放入传送带中。无论是在流水线上还是样本前处理系统离心机都是必需的，也是最贵的。建议根据经济实力和样本需求，流水线上可配置1~2台离心机，其余在线下离心，解决高峰期样本离心问题。③脱盖：这是生物安全最重要的，可自动除去样品管的盖子放入专用回收容器中。为避免不同样品的不同盖帽方式所带来的复杂的机械装置，在选择开盖机时必须先要统一采血管的标准，减少试管种类。④分样：应根据本实验室的工作流程选择。

（2）检测系统：检测流水线与标本前处理模块相连，样品经前处理后直接入流水线。生化、血液、免疫等分析仪器连接在流水线上，可通过连接单元自动加载样品。

1）分析能力：生化分析仪需要考虑分析通道的开放程度，开放程度越高，使用者的自主性就越高，但是，在使用开放试剂降低成本的同时，可能会付出一定的质量损失的代价。因此，应在选购仪器设备的同时，获得性价比高的试剂。

2）独立检测单元：免疫测定仪所能检测的免疫项目数也决定了流水线的实用性。各流水线生产厂家所能提供的免疫检测试剂项目数和种类各有不同，但是，流水线上能够检测的项目越少，流水线的价值就越低。

（3）标本后处理模块：样品进行完所设定的所有项目后自动放入冷藏室供复检及样品保存。

1）次级分样：自动准备供其他不在流水线上的仪器所测定的样品。

2）加盖：给每个检测完成的样品盖上盖子。

3）在线冰箱：由多个存储单元组成，用于样品的冷藏及自动复检或进行智能测试。

目前标本后处理模块的样本储存量一般是9000/15 000试管，它的优点是可以自动储存、自动复查、自动丢弃，但价格比较昂贵。因此，各实验室根据自己标本量、场地及经费情况进行选择。一般建议采用小型在线冰箱存储1~2天量的标本，便于当天或第二天复查，然后倒入普通冰箱或冷库保存，节省经费和空间。也可以采用前处理系统的归档功能，进行标本归档，放入冰箱或冷库，用LIS进行查找和管理。

3. TLA优缺点

（1）优点：①准确，通过管理软件可使试管自进入流水线起即实现了全程监控，将误差降至最低，特别是分杯和子条码的准确无误实现了在最低误差时样本使用的最大化；②标准化，通过设定参数，所有操作程序统一，为临床实验室标准化和质量管理提供了最好的保证；③效率显著提高，由于实验室流水线的高度自动化，带来了工作效率的提高，同时还有节省人力；④生物安全，完全闭盖的操作系统极大地降低了实验室生物危害的风险。

（2）缺点：①价格昂贵，TLA的投入是巨大的，宜慎重考虑，量力而行；②需要一定的场地；③缺乏自主性，目前销售的TLA绝大多数厂商是都只连接自己销售的生化分析仪和免疫分析仪，只有极少数的厂家有能力连接不同厂家的分析仪。

二、模块式自动化系统

1. 定义　模块式自动化（MLA）系统又称为灵活的实验室自动化（flexible laboratory automation，FLA）或叫任务目标自动化（task targeted automation，TTA）。其通常是将不同检测系统或工作单元根据特定需求进行灵活组合而形成的LAS。如样本前处理，血液分析工作站、一体式酶免疫测定仪，全自动尿液流水线等，较之TLA，FLA更灵活、建设成本更低，因而适合大部分实验室。

2. MLA的构成　根据实验室流程的需要，前、后处理系统、检测系统可不同组合，设备既可以独立于其他仪器单机运行，也可以相互连接形成工作单元，具有非常大的灵活性。如全自动血液分析系统，可根据实验室标本量和场地选择血细胞分析仪和自动推片机的数量进行组合。

3. MLA的优缺点　较之TLA，FLA更灵活、建设成本更低，因而适合大部分实验室。但由于它不是流水线，因此，部分工作需要人工完成，降低了工作效率。

第三节　临床实验室自动化的选择

一、临床实验室自动化选择策略

一个理想的LAS应由实验室的工作人员结合实际工作流程进行设计，既能满足工作需要，又不在短期内过度增加实验室的运营成本。应根据自身的基本情况和检验科的业务发展，结合投入经费、医院规模、检验标本量、检验项目种类、医院及科室工作流程、场地等具体情况进行总体规划，再分阶段逐步落实建设，还要注意系统的兼容与扩展。分阶段实施有利于降低投资风险，并可在建设和发展过程中充分发现缺点和不足之处，从而在后阶段通过调整补充得以修改和完善。

在LAS建设之前应该考虑：①构建自动化的样品前处理模式，改造实验室信息系统，应用条形码技术，为适应TLA信息流控制规则奠定基础；②充分挖掘自动分析仪的双向通信功能，实现分析仪与LIS的双向对话；③调整工作模式及组织构架，最好是免疫生化一体，便于自动化系统上的操作与质量管理。

二、临床实验室自动化选择需考虑到因素

实现实验室自动化必须满足三个基本条件：①要有一定量的样本，目前各个厂家的样本处理系统处理速度为300~600个样本/小时，上线要求每天样本量应超过500~800个，否则会出现大马拉小车现象，不符合效益最大化；②实验室要有一定的空间，因为自动化设备体积较大，尤其TLA有轨道传输系统，需要一定空间；③要有一定的配套系统，尤其是完善的信息系统。实验室自动化必须要非常完备的计算机信息化管理系统。医院信息管理系统（HIS）和检验科信息管理系统（LIS）要无缝连接，样本的标记也全部完成了真正条码化，只有这样才能充分发挥LAS的作用。另外还需考虑水电供应等其他配套；④最后需要考虑的就是厂家的售后支持和产品的易用性。一个较少差错的系统和厂家及时的支援，是能够顺利使用的保证。

第四节　实现实验室自动化的关键因素

一、实验室流程与LAS的整合

LAS不仅是设备的投入和更新，更重要的是进行实验室工作流程的再造，使之与LAS的工作模式有共同的结合点，从而形成一个整体。简而言之，实验室的流程要符合LAS的工作模式，LAS的工作流程要符合实验室的需要。在实验室流程再造时，必须根据专业要求决定LAS流程。

二、LIS与LAS的整合

LAS的顺利运行依赖高效的信息交互，一旦信息断流LAS就成为一堆“摆设”。LIS对LAS在信息流上的支持作用是必须优先考虑和解决的重要问题，两者的整合是决定LAS成功与否的关键。引进LAS前必须对原有的LIS及HIS进行改造，使其符合LAS工作流程。因此LIS必须具备两个基本要求：一是应用条形码技术的样本管理功能；二是双向通讯功能，能与LAS、分析仪器对话。此外，中间件虽与LAS、LIS有非常复杂的联系，但由于其较完善且功能强大，90%的实验室日常工作可在中间件的一个中文操作界面上完成，比在LAS的原版软件系统上操作更为简单，操作人员也无需掌握众多软件的应用。

参考文献

1. 陈文祥. 医院管理学临床实验室管理分册. 第2版. 北京：人民卫生出版社，2011.
2. 丛玉隆，冯仁丰，陈晓东. 临床实验室管理学. 北京：中国医药科技出版社，2004.
3. 丛玉隆. 临床实验室仪器管理. 北京：人民卫生出版社，2012.
4. 中华人民共和国国家标准 GB/T 15481—2000（Idt ISO/IEC 17025：1999）. 检测和校准实验室能力的通用要求. 2000.
5. 中国合格评定国家认可委员会. CNAS-CL02 医学实验室质量和能力认可准则（ISO 15189：2007）. 2008.
6. 中华人民共和国国家标准（GB/T 22576—2008/ISO 15189：2007）. 医学实验室质量和能力的专用要求. 2008.
7. 中国实验室国家认可委员会技术委员会医学分委员会. 医学实验室质量管理与认可指南. 北京：中国计量出版社，2004
8. 中华人民共和国卫生行业标准. WS/T 403—2012 临床生物化学检验常规项目分析质量指标. 2012.
9. 中华人民共和国卫生行业标准. WS/T 406—2012 临床血液学检验常规项目分析质量要求. 2012.
10. 国家标准化管理委员会. GB 19489—2008《实验室生物安全通用要求》理解与实施. 北京：中国标准出版社，2010.
11. 中华人民共和国卫生部. 医疗机构临床实验室管理办法. 卫医发〔2006〕73号. 2006.
12. ISO/TC 212. ISO 15189：2012（E）. Medical laboratories-Requirements for quality and competence. International Standard Organization，2012.
13. CAP. Standards for Laboratory Accreditation. College of American Pathologists，2012.
14. CAP. Laboratory General Checklists. College of American Pathologists，2012.
15. CAP. Laboratory General Checklist-Laboratory Computer services 2012
16. JCI. Joint commission international accreditation standards for clinical laboratories. Joint Commission International Accreditation，2012.
17. CLSI. Urinalysis；Approved Guideline-Third Edition. CLSI document GP16-A3. Wayne，PA：Clinical and Laboratory Standards Institute，2009.
18. CLSI. Approved standard-Sixth Edition. CLSI document H04-A6. Wayne，PA：Clinical and Laboratory Standards Institute，2008.
19. CLSI. Body Fluid Analysis for Cellular Composition；Approved Guideline. CLSI document H56-A. Wayne，PA：Clinical and Laboratory Standards Institute，2008.

20. CLSI. CLSI: C54-A Verification of Comparability of Patient Results Within One Health Care System; Approved Guideline. CLSI document. Wayne , PA: Clinical and Laboratory Standards Institute; 2008.
21. CLSI. ISO 15189: 2012 (E): Medical laboratories - Requirements for quality and competence CLSI. Procedures for the Collection of Diagnostic Blood Specimens by Venipuncture; Approved Standard-Sixth Edition. CLSI document H04-A6. Wayne, PA: Clinical and Laboratory Standards Institute, 2007.
22. EP15-A User Demonstration of Performance for Precision and Accuracy-Second Edition. 2005.
23. EP7-A2 Interference Testing in Clinical Chemistry; Approved Guideline-Second Edition. 2005.
24. ISO. In Vitro diagnostic medical devices-Measurement of quantities in biological samples Metrological traceability of values assigned to calibrators and control materials. ISO 17511. Geneva: International Organization for Standardization, 2003.
25. ISO. In Vitro diagnostic medical devices-Measurement of quantities in biological samples Metrological traceability of values assigned to catalytic concentration of enzymes in calibrators and control materials. ISO 18153. Geneva: International Organization for Stand-Standardization, 2003.
26. Garber CC, Carey RN. Evaluation of methods//Kaplan LA, Pesce AJ. Clinical Chemistry Theory, Analysis, and Correlation. 4th ed. St. Louis: Mosby, 2003: 402-426.
27. NCCLS. Procedures for the Collection of Arterial Blood Specimens; Approved Standard-Fourth Edition. NCCLS document H11-A4. Wayne, PA: Clinical and Laboratory Standards Institute, 2004.
28. CLSI. Procedures and Devices for the Collection of Diagnosis Capillary Blood Specimens; WHO. Use of Anticoagulants in Diagnostic Laboratory Investigations. World Health Organization, 2002.
29. Krouwer JS. Setting performance goals and evaluation total analytical error for diagnostic Assays. Clin Chem, 2002, 48: 919-927.
30. ISO. ISO 15193: In vitro diagnostic medical devices-Measurement of quantities in samples of biological origin-Presentation of reference measurement procedures. First edition. Switzerland: 2002.
31. EP9-A2 Method Comparison and Bias Estimation Using Patient Samples; Approved Guideline-Second Edition, 2002.
32. Fraster CG. Biological Variation: From Principles to practice. Washington, DC: AACC Press, 2001.
33. Koch DD, Peters T Jr. Selection and evaluation of methods// Burtis CA, Ashwood ER. Tietz Textbook of Clinical Chemistry. 3rd ed. Philadelphia: W. B. Saunders Co, 1999: 508-526.
34. Petersen PH, Fraeter CG, Kallner A, et al. Strategies to set global analytical quality specifications in laboratory medicine. Scand J Clin Lab Invest, 1999, 59: 475-585.
35. ISO. Statistcs-Vocabulary and Smybols-Part 2: Statistical Quality Control. ISO 3534-2. Geneva: International Organization for Standardization, 1993.
36. ISO. Statistcs-Vocabulary and Smybols -Part 1: Probability and General Statitical Terms. ISO 3534-1. Geneva: International Organization for Standardization, 1993.
37. ISO. International Vocabulary of Basic and General Terms in Metrology. Geneva: International Organization for Standardization, 1993.
38. Wesgard JO, Burnett RW. Precision requirement for cost-effective operation of analytical process. Clin Chem, 1990, 36: 1629-1632.
39. EP6-A Evaluation of the Linearity of Quantitative Analytical Method. Wayne, PA: National Committee for Clinical Laboratory Standards, 1986.

中英文名词对照索引

A

B

C

D

E

F

G

H

J

K

L

M

N

P

Q

R

S

T

W

Z